ポーリット&ベック
看護研究

第3版

D.F. ポーリット & C.T. ベック 著

監訳

坂下玲子　兵庫県立大学看護学部教授

訳

坂下玲子　兵庫県立大学看護学部教授
谷田恵子　兵庫県立大学看護学部准教授

Nursing Research 11th Edition
Generating and Assessing Evidence for Nursing Practice
Denise F. Polit & Cheryl Tatano Beck

医学書院

Denise F. Polit, PhD, FAAN

President
Humanalysis, Inc.
Saratoga Springs, New York, and
Adjunct Professor
Griffith University School of Nursing
Brisbane, Australia

Cheryl Tatano Beck, DNSc, CNM, FAAN

Distinguished Professor
School of Nursing
University of Connecticut
Storrs, Connecticut

Authorized translation of the original English language edition,
Denise F. Polit, Cheryl Tatano Beck: "Nursing Research: Generating and Assessing
Evidence for Nursing Practice, Eleventh Edition"
Copyright © 2021 Wolters Kluwer
© Third Japanese edition 2025 by Igaku-Shoin Ltd., Tokyo
Published by arrangement with Wolters Kluwer Health Inc., USA
Wolters Kluwer Health did not participate in the translation of this title and therefore
it does not take any responsibility for the inaccuracy or errors of this translation.

Printed and bound in Japan

免責事項

　本書には，薬の正確な指示，副作用および投与スケジュールが提供されていますが，これらは変更する可能性があります．読者は，記載されている薬についてメーカーのパッケージ情報データを確認することが強く求められます．著者，編集者，出版社，販売業者は本書の情報の適用によって生じた過失や不作為，またはいかなる結果に対しても責任を負うことはなく，本書の内容に関しては，明示あるいは黙示を問わず，一切の保証をいたしません．著者，編集者，出版社，販売業者は本書に起因する対人または対物の傷害および損害について，一切責任を負いません．

ポーリット&ベック　看護研究

発　行	1994 年 2 月 1 日　第 1 版第 1 刷
	2007 年 4 月 1 日　第 1 版第 15 刷
	2010 年 3 月 15 日　第 2 版第 1 刷
	2022 年 2 月 15 日　第 2 版第 9 刷
	2025 年 3 月 15 日　第 3 版第 1 刷

著　者　D. F. ポーリット・C. T. ベック
監　訳　坂下玲子
発行者　株式会社　医学書院
　　　　代表取締役　金原　俊
　　　　〒113-8719　東京都文京区本郷 1-28-23
　　　　電話　03-3817-5600（社内案内）
印刷・製本　大日本法令印刷

本書の複製権・翻訳権・上映権・譲渡権・貸与権・公衆送信権（送信可能化権を含む）は株式会社医学書院が保有します．

ISBN978-4-260-05706-6

本書を無断で複製する行為（複写，スキャン，デジタルデータ化など）は，「私的使用のための複製」など著作権法上の限られた例外を除き禁じられています．大学，病院，診療所，企業などにおいて，業務上使用する目的（診療，研究活動を含む）で上記の行為を行うことは，その使用範囲が内部的であっても，私的使用には該当せず，違法です．また私的使用に該当する場合であっても，代行業者等の第三者に依頼して上記の行為を行うことは違法となります．

JCOPY〈出版者著作権管理機構　委託出版物〉
本書の無断複製は著作権法上での例外を除き禁じられています．複製される場合は，そのつど事前に，出版者著作権管理機構（電話 03-5244-5088，FAX 03-5244-5089，info@jcopy.or.jp）の許諾を得てください．

第3版 監訳者序

　Denise F. Polit と Bernadette P. Hungler による『Nursing Research：Principles and Methods』は，1978 年に出版され，著者が Hungler から Cheryl T. Beck に代わって以来，「ポーリットとベックの看護研究」「黒本」という呼び名で，多くの看護研究者や大学院生，教員に愛され，読み継がれてきた。それは，彼らの本が，医療に関する研究法を広く網羅しているだけに留まらず，ひとえに，看護学と看護実践の向上を目指してきたからである。すなわち，「真に人間中心のケアを実現し，人々の Well-being を推進するために看護研究は，どのような貢献を果たしうるか」という探究が，本書の根底に一貫して流れていると考える。科学的推論を保証するために，研究の厳密性は追求しなければならない。ゆえに最新の知見を導入し，内的妥当性を高め，厳密にデザインされた研究法を構築する必要がある。しかし一方で，厳密な研究デザインでも証明できることは限られており，それを重んじるあまり，複雑な看護現象を単純化し，外的妥当性や実現可能性を犠牲にしてはならない。

　すべての看護研究は，看護実践の向上とその先にある人々の Well-being に捧げられるべきである。

　この原則を忘れては，研究活動そのものが意味のないものになってしまう。さまざまな要因が絡み合う看護現象をどのように捉え，看護介入をどのように導き，その効果をどう評価し改善していくか―そのような問いに，本書は答えてくれる。

　世界中の読者から圧倒的な支持を得て看護研究を牽引してきた本書は，初版から書き続けてきた Polit が 2021 年に他界し，両氏により版を重ねることは叶わなくなった。最新の原書第 12 版の著者は Jane M. Flanagan と Beck に代わったが，タイトルは『Polit & Beck's Nursing Research』となっており，Polit の名が残されている。果てしない看護現象の大海を照らし，看護学の科学性を高め導いてくれた灯台を失ったようで寂しいが，Polit が手掛けた最後の版（第 11 版）の翻訳という大役を仰せつかり，一語，一語，そのメッセージを読み解かせていただけたことを光栄に思う。

　日本語版は本書が第 3 版となる。前回は原書第 7 版（2009）の翻訳であったので，時代の変化とともに，内容はかなり進化している。大きな特徴として，次の 3 点が挙げられる。

　まず，エビデンスに基づく実践 Evidence-Based Practice（EBP）が軸となり，本書全体が，「看護のためのエビデンスをどのように構築し活用するか」という視点で構成されている。特に，新しく追加された質改善（第 12 章），量的研究結果の臨床的解釈（第 21 章），実践への適用可能性（第 31 章）に関する内容は，現実世界を変えるための研究に向けたヒントを提供してくれる。

　次に，ますます重要性の高まる質的研究の解説が前版からさらに充実していることに加え，ミックス・メソッド研究やシステマティックレビューなどの方法論も新たに章立てされており，幅広い研究法を俯瞰しつつ，包括的に学ぶことができる。時代の潮流に沿ってデジタルデータをはじめとする新しいデータの収集法や，ビッグデータを用いた研究手法が追加されているのも魅力的である。加えて前版と同様，多様な研

究例がそのヒントとともに紹介されている点は，抽象的な研究法の理解を促すとともに，具体的な研究を計画する際に大いに参考になる。

　最後に，看護研究を志す人には是非，「第6章 理論的枠組み」を読んでいただきたい。すべての研究が理論や概念モデルに基づいている必要はないとはいえ，何を対象に，何を明らかにしようとしているのかという研究の概念枠組みは明確にすべきであり，それが研究の質を大きく左右する。この章は，そのことの重要性を教えてくれる。

　看護学は人と人との関わりの中で実践される学問である。その現場においては，常に新しい課題が生まれ続ける。日々看護学を探究し，そしてこれからの看護学を担う多くの方々が，本書を通じて実りある研究活動を実現し，人々により良いケアが届けられることを願う。最後に，看護研究の礎ともいえる稀有な書をつくりあげた Polit と Beck の両博士に，深い敬意を捧げる。

　2025 年 3 月

坂下玲子

初版 監訳者序

　看護学分野で系統的な研究の必要性が叫ばれるようになってすでに久しい。事実，海外においてはもとより，わが国においても，看護研究の件数は年々増加しており，研究対象となる現象も，またそれらの現象をとらえる研究方法も非常に多様化してきている。発表された研究のよき批判者・賢明な利用者となり，また自らも看護の知識の蓄積に寄与しうる研究者となるためには，研究方法を広く組織立てて理解する基本的な能力を身につけることがまず第一に必要である。

　筆者は，前任の聖路加看護大学に大学院看護学研究科修士課程が開設され，『研究法概説』を担当することになった折，看護研究法の教材として使うことのできる出版物を国内外に広く渉猟し，それらの内容を綿密に検討した。しかしそのほとんどは，論文の様式の解説書であったり，特定分野の研究に限られた方法の紹介であったり，比較的広い範囲に言及されてはいるが内容が表面的であったりして，帯に短く襷（たすき）に長しの感を抱かざるをえなかった。そのようななかにあって1冊，内容の適切な選定，明快で組織的な記述，具体的でわかりやすい用例など，どの点からみても間然することのない，際立って優れたテキストブックがあった。それが，ここに訳出したポーリット博士とハングラー博士の共著になる《看護研究—原理と方法》(Polit, D. F. and Hungler, B. P.：NUSING RESEARCH—Principles and Methods)である。外国の友人の話でも，これが看護研究の入門書として海外でもっとも広く用いられているとのことであった。そして，実際に採用してセミナーで使ってみると，この教材は研究の広がりや深さに学生の目を開かせ，組織立てた理解をもたらすように思われた。院生と読み進め，彼らの反応をみながら，もしこれを翻訳すれば，日本のより多くの方々に役立てられるであろうという考えが浮かんだ。教師陣も院生もそれに賛同し，協力を申し出てくれた。

　しかし，いざ翻訳に取りかかってみると，適切な訳語を捜し，平易な日本語に表現するのはことのほか大変な作業であることがわかった。たとえば本書では「研究」と訳した表題の research というキーワードを1つとっても，study との違いをどうするか，investigation, inquiry, あるいは survey といった類似の用語がもつ微妙なニュアンスの違いをどう表現するかといった問題にこだわり出すとなかなか前に進めないのである。それでも訳語と文章表現には微力ながら最大限努力を尽くしたつもりだが，まだ不備な点がいろいろあろうかと思う。読者の方々のご教示を賜わることができれば幸いである。

　本書の概要については著者らの序に詳しいので，ここではふれない。1つだけ，本訳書の底本となった原書第3版は，旧版に比べ質的研究についての記述が相当に加えられたことを指摘しておきたい。これは，科学としての看護学の本質に迫り，枠組みを構築しようとするにつれて看護における質的研究の重要性が強く認識されてきたことを反映しているが，著者らが本書で繰り返し主張しているのは，看護では質的研究と量的研究が等しく重要であるということである。そして，それは妥当な主張であるように思われる。

先にもちょっと触れたが，本書の訳出には予想外に時間を要した。原稿が完成し，校正刷になってからも何校も重ねているうちに，原書では次の改訂版が出た。本来ならその時点で翻訳の底本を新版に切り替えて再び作業をし直すべきところであるが，今回は次の理由によりそれを断念した。1つは，この新改訂では実質的な内容の変更は小幅であり，むしろ活字の変更，組み替えなど体裁上の変更が主体であることで，したがって第3版のままの翻訳でも本書の基本的な価値はほとんど変わらないと判断されたことである。そしてもう1つは，翻訳がすでに校了間近かの段階まで進んでおり，もし切り替えを行なえばまた相当な時間がかかってしまうことである。しかし，もちろんいずれ機会が与えられるならば，訳書も原書に沿って改訂していきたいと思っている。

最後になったが，研究方法論の入門書として，どの専門分野の第一級の類書と比較しても遜色のないこのような優れたテキストを看護の分野で出された著者らに深甚なる敬意を表したい。多忙な業務のかたわら本書の訳出にあたられた訳者の方々の多大な努力には心から感謝している。と同時に，原書を読み進めてきた歴代の院生のエネルギーの累積がこの訳書の土台となったことを記し，ここでそのすべての方々に心から謝意を伝えたい。また遅々として進まない訳出の過程を忍耐強く支えてくださった医学書院編集部の渡辺邦彦氏，原稿の整理・校正で大変お世話いただいた制作部の斉藤雅永氏，伊藤直子氏に厚くお礼を申し上げる。

1993年12月

近藤潤子

TO

The memory of Denise's husband:

Alan A. Janosy, 1943–2019

謝辞

　この第11版も，これまでの10の版と同様に，数十人もの方々のご協力に支えられている。本書を使用した多くの教員や学生から，改善のための貴重な提案をいただき，そのすべてに心より感謝申し上げる。過去40年間にわたり，これまでの版の作成にご協力いただいたすべての方々に加え，以下の方々も特筆し感謝の意を表する。

　前版のレビューをしてくださった方々（当初は匿名であった）からは，本書の改訂につながるコメントをいただいたことに感謝する。オーストラリアのグリフィス大学の教員たちからは有益な示唆をいただき，いくつかの新しい内容を盛り込むきっかけとなった。コネチカット大学の図書館司書の Valori Banfi 氏には，継続的な支援をいただいた。Carrie Morgan Eaton 博士には，定期的なフィードバックをいただいた。Deborah Dillon McDonald 博士と Xiaomei Cong 博士には，リソースマニュアル（訳注：日本語版では割愛）のために NINR 助成金申請資料へのアクセスを快く提供していただいた。

　また，原稿を完成品に仕上げるために協力してくださった皆様にも感謝の意を表したい。長年にわたりご支援いただいた Wolters Kluwer 社のスタッフの皆様に心から感謝申し上げる。Mark Foss 氏，Meredith Brittain 氏，David Murphy 氏，Brittany Clements 氏，Barton Dudlick 氏，その他すべての裏方の方々の素晴らしい貢献に感謝する。

　最後に，私たちの家族と友人に感謝する。私たちそれぞれの夫である Alan と Chuck は，私たちの多忙なスケジュールにも慣れてくれたが，彼らのサポートには多大な忍耐と多くの犠牲が伴うことを私たちは理解している。

査読者一覧

Kelley M. Anderson, PhD, FNP, CHFN-K
Associate Professor
Department of Professional Nursing Practice
Georgetown University
Washington, District of Columbia

Debra Bacharz, PhD, MSN, RN
Professor of Nursing, Leach College of Nursing
University of St. Francis
Joliet, Illinois

Kimberly Balko, PhD, RN
Assistant Professor
Department of Nursing
SUNY Empire State College
Saratoga Springs, New York

Susan A. Bonis, PhD, RN
Assistant Clinical Professor
College of Nursing
University of Wisconsin—Milwaukee
Milwaukee, Wisconsin

Barbara Brewer, PhD, RN, MALS, MBA
Associate Professor
College of Nursing
The University of Arizona
Tucson, Arizona

Kathleen A. Fagan, PhD, RN, APN
Associate Professor
Graduate Nursing
School of Nursing
Felician University
Lodi, New Jersey

Tracia Forman, PhD, RN-BC, CNE
Assistant Professor
Department of Nursing
University of Texas Rio Grande Valley
Brownsville, Texas

LaDawna R. Goering, DNP, APN, ANP-BC
Assistant Professor
Department of Nursing
Northern Illinois University
DeKalb, Illinois

Rebecca W. Grizzle, PhD, RN, MSN, NP-C
Clinical Assistant Professor
College of Nursing
Sacred Heart University
Fairfield, Connecticut

Ashlyn Johnson, DNP, FNP-BC
Assistant Professor of Nursing
MSN Program (FNP & PMHNP Tracks)
Mount Marty College
Yankton, South Dakota

Kara Misto, PhD, RN
Assistant Professor
School of Nursing
Rhode Island College
Providence, Rhode Island

Stephen J. Stapleton, PhD, MS, RN, CEN, FAEN
Associate Professor
Mennonite College of Nursing
Illinois State University
Normal, Illinois

Debbie Stayer, PhD, RN-BC, CCRN-K
Assistant Professor
Department of Nursing
Bloomsburg University
Bloomsburg, Pennsylvania

Kathleen Thompson, PhD, RN, CNE
Clinical Professor
Department of Nursing
University of Tennessee, Knoxville
Knoxville, Tennessee

Ann Tritak, EdD, RN
Associate Dean
Department of Graduate Nursing
Felician University
Lodi, New Jersey

Shelly Wells, PhD, MBA, MS, APRN-CNS
Division Chair and Professor
Division of Nursing
Northwestern Oklahoma State University
Alva, Oklahoma

Kelli D. Whittington, PhD, RN, CNE
Chair, Division of Nursing
McKendree University
Lebanon, Illinois

序

　研究方法論は常に進化し続けている。本書の第10版を執筆した後も，研究方法の革新的な進歩や看護研究者によるその方法の活用から新たな材料やインスピレーションが提供され続けている。そして，この新しい版でそのような進歩の多くを共有できることを大変嬉しく思う。今回紹介する新しい方法論および技術の向上の多くが，看護実践のための強力なエビデンスとして活用されることを期待している。4年前，第10版を古典的な教科書の1つの転換点と位置付け，新たに2つの章を追加した。しかし，今回の第11版はそれ以上に優れたものになったと確信している。エビデンスに基づく看護を支援する研究に焦点を当てるなど，本書を古典的な教科書およびリソースとして確立した多くの特徴はそのままに，看護研究の未来を形作る一助となるであろう革新的な改善を行った。

新装版

■ 新しい章

　今回の改訂では，2つの新しい章を加えることができた。最初の新しい章（第12章）は，質改善Quality Improvement（QI）と改善科学Improvement Science に焦点を当てている。QI は，歴史的に「研究」とは見なされてこなかった。というのも，QI から得られる知識はあまりに限局され，広く関心を引くものではないと考えられてきたからである。しかし，多職種チームによる QI の取り組みは，多様な環境で働く医療専門職にとって重要な教訓をもたらすことが多い。新しい章では，改善プロジェクトを開発し評価するために使用できる方法と枠組みについて解説する。

　特に，研究エビデンスの適用可能性，一般化可能性，関連性に関する2つ目の新しい章（第31章）に熱意をもって取り組んでいる。エビデンスに基づく実践（EBP）のために用いられているアプローチには，個々の患者や患者のサブグループへの**適用可能性**という点で限界があるとの認識が高まっている。EBP の取り組みでは，通常，選択された集団を対象とした厳密にコントロールされた研究から得られた厳密なエビデンスが優先されるため，実世界の現場で一般的に見られる多くの患者が除外される傾向がある。さらに，EBP のためのエビデンスは，通常，このような非典型的な集団に対する**平均的な効果**を示している。

　新しい章では，患者中心の**実践に基づいたエビデンス**を生み出すための，さまざまな最先端の戦略について取り上げている。具体的には，効果比較研究，プラグマティック臨床試験，適応的介入，SMART デザイン，サブグループ（モデレーター）分析，多変量リスク層化分析など，治療効果の多様性をより深く理解するためのアプローチを紹介している。この章は，**プレシジョンヘルスケア**への関心の高まりを反映した内容となっている。

■ 大幅に改訂された各章

　本書の2つの章を大幅に改訂した。第2章のエビデンスに基づく実践の章では，効率的なエビデンスの検索（例：事前に評価されたエビデンスの6S 階層を通じた検索）と，従来のエビデンスレベル（LOE）尺度によるエビデンスのランク付けをより適切に行えるように全面的に改訂した。また，EBP に関連するもう1つの章，すなわちシステマティックレビューの章（第30章）も大幅に改訂した。近年，実施されるレビューの種類とその方法は大幅に拡大している。主要なアウトカムに対する介入効果の推定について，レビューチームがどの程度信頼できるかを評価するためのGRADE システムについて，少し詳しく説明している。また，解釈的アプローチ（メタシンセシス）とメタ集約を用いた集約アプローチを区別し，質

的統合における2つの幅広いアプローチの違いについても説明している。

■ 新コンテンツと追加コンテンツ

本書の全体を通じて，過去4，5年の間に看護学，医学，社会科学の分野で生まれた方法論の革新に関する内容を盛り込んだ。多くの追加や変更がありすぎて，ここでは詳細に説明することは難しい。特筆すべき点は，質的データ分析の章（第25章）を改訂し，データのコーディングとカテゴリー化という実際の作業により多くの説明を提供するようにした。

本文構成

本書の内容は主に6つのパートで構成されている。

- 第I部「看護研究とエビデンスに基づく実践の基礎」では，看護研究の基本的な概念を紹介する。第1章では，看護研究の歴史と未来について簡潔にまとめ，質的研究と量的研究の哲学的基盤について論じ，看護研究の主な目的について説明している。第2章は大幅に改訂され，エビデンスに基づいた実践を支援するための研究の活用についてガイダンスを提供する。第3章では，主要な研究用語を紹介し，質的研究および量的研究の研究プロセスについて概説している。

- 第II部「看護におけるエビデンス生成のための概念化と研究計画」では，研究の概念化に関する問題，すなわち，リサーチクエスチョンと仮説の設定（第4章），関連研究のレビュー（第5章），理論的・概念的背景の構築（第6章），研究を行ううえで倫理的に受け入れられるアプローチの促進（第7章）について論じることで，研究プロセスについて学ぶための舞台をさらに整えている。第8章では，あらゆる研究の計画中に研究者が留意しなければならない重要事項を概観している。

- 第III部「看護のエビデンスを創出する量的研究のデザインと実施」では，量的看護研究を実施するための資料を紹介している。第9章では，量的研究デザインの基本原則を説明し，第10章

では，研究におけるコントロールのメカニズムなど，量的研究の厳密性を高める方法に焦点を当てている。第11章では，非劣性試験，リアリスト評価，調査，アウトカム研究など，異なる明確な目的をもつ研究について論述している。第12章は，質改善と改善科学で用いられる方法について，本版で新たに設けられた章である。第13章では，量的研究における研究参加者の標本抽出戦略を紹介している。第14章では，量的な情報を得るための構造化されたデータ収集方法について述べている。第15章では，測定の概念について述べた後，正式な測定手段の質を評価する方法に焦点を当てている。この版では，一時点での測定（信頼性と妥当性）と縦断的測定，すなわち変化スコア（変化スコアの信頼性と反応性）の特性を評価する方法について説明している。第16章では，質の高い自己報告の作成方法について説明する。第17章，第18章，第19章では，それぞれ1変量，2変量，多変量の統計分析の概要を示している。第20章では，欠損データの取り扱いに関する内容を含む，量的研究の全体的な分析戦略の策定について説明している。第21章は第10版で追加された章であり，結果の解釈と臨床的意義に関する推測の問題について論じている。

- 第IV部「看護におけるエビデンス生成のための質的研究の設計と実施」では，質的看護研究の実施に関する内容を紹介している。第22章は，批判理論，フェミニスト研究，参加型アクションリサーチに関する情報を含む，質的研究のための研究デザインとアプローチに費やしている。第23章では，質的調査における研究参加者の標本抽出戦略を説明している。第24章では，質的研究における非構造化自己報告データおよび観察データの収集方法について説明している。第25章では，質的データの分析方法について，グラウンデッド・セオリー，現象学的分析，エスノグラフィーの分析について具体的に説明している。また，質的データのコーディングに関するガイダンスを追加している。第26章では，質的研究者が，調査全体を通してインテグリティと信憑性を高める（評価する）ために使用できる方法について詳しく説明している。

- 第Ⅴ部「看護におけるエビデンス生成のためのミックス・メソッド研究の設計と実施」では，ミックス・メソッド看護研究に関する資料を紹介している。第27章では，ミックス・メソッドの質問，質問に取り組むための研究の計画，ミックス・メソッド研究における参加者の標本抽出，質的データと量的データの分析と統合など，幅広い問題について論じている。第28章では，複雑な看護介入の開発におけるミックス・メソッドアプローチの使用に関する情報を提示している。第10版で新たに追加された第29章では，パイロット・スタディを計画・実施し，パイロット・スタディから得られたデータを用いて「次のステップ」を決定するための示唆を提供している。
- 第Ⅵ部「看護の実践のためのエビデンスの確立」では，研究と臨床実践を結び付けるための追加情報を提供する。第30章では，EBPを支援するシステマティックレビューの実施方法について概説している。この版で大幅に拡張されたこの章では，メタ分析（および GRADE システムを用いたエビデンスの信頼性の評価），メタシンセシス，メタ集約を用いた質的エビデンスの統合，および混合研究レビューの実施に関するガイダンスを提供している。この版で新たに追加された第31章では，個人およびサブグループに対する臨床判断への実践に基づくエビデンスの**適用可能性**を高めるための戦略について，最先端のアドバイスを提供している。第32章では，エビデンスの普及について，研究報告書（博士論文や修士論文を含む）の作成方法や研究結果の出版方法について論じている。最後の章（第33章）では，研究申請書の作成と財政的支援の獲得に関する提案とガイドラインを提示している。NIH 助成金の申請や NIH の採点システムによる得点の解釈に関する情報も含んでいる。

主な特徴

　本書は，研究の実施方法を学ぶ人々だけでなく，研究報告を批判的に評価し，研究結果を実践に役立てることを学ぶ人にも役立つように設計している。旧版で好評を博した特徴の多くは，この第11版でも引き継がれている。本書および旧版の基本原則は，(1)研究スキルの向上は看護職にとって不可欠であるという揺るぎない確信，(2)研究は知的にも専門的にもやりがいのあるものであるという基本的な信念，(3)研究方法についての学習は気後れするものでも退屈なものでもないという確固たる意見，である。これらの原則に基づき，私たちは，理解を容易にし，好奇心や興味を喚起するような方法で，研究法の基礎を紹介するよう努めた。私たちのアプローチの主な特徴は次のとおりである。

- 研究例：各章の最後には，その章で説明された方法論の特徴を強調し，読者の批判的思考力を磨くために，1つか2つの実際の研究例を掲載している。さらに，重要なポイントを説明し，研究のアイデアを刺激するために，本書全体を通して多くの研究例を示している。この版で使用されている多くの例は，オープンアクセス論文として公開されており，さらなる学習や教室での議論に利用することができる。
- 研究を行ううえでの具体的で実践的なヒント：本書には，研究方法の抽象的な概念を実際の研究戦略に変換する方法について，実践的な提案を満載している。各章には，その章で学んだ教訓を実際の状況に適用するためのヒントがいくつか含まれている。これらのヒントは，研究法の教科書で教えられている内容と，研究を実施するために研究者が知っておくべきことの間には，しばしばギャップがあることを反映したものである。
- 批判的評価のガイドライン：ほぼすべての章に，研究報告書のさまざまな側面を批判的に評価するためのガイドラインを示している。
- 包括的な索引：私たちは，非常に充実した索引を作成した。本書が教科書としてだけでなく，参考書としても使用されていることを私たちは知っており，必要な情報に効率的にアクセスすることがいかに重要であるかを認識している。
- 学生の学習支援：本書は学習を効果的に高めるべく，各章末に箇条書きによる簡潔な要約，本文の議論をサポートする例や図表，詳細な用語集など，いくつかの工夫をこらしている。

- **わかりやすく，読者に優しい文体**：私たちの文体は，理解しやすく，威圧感を与えないようにデザインした。読者が専門用語に触れたことがないことを前提として，概念は慎重かつ体系的に導入し，難しい考えは明確に示すよう工夫した。

〈略：教育と学習のための包括的パッケージ〉

〈略：包括的なデジタル統合コースソリューション〉

私たちは，『看護研究』第 11 版の内容・スタイル・構成が，看護学生や看護研究者の幅広いニーズに応え続けることを願っている。また，本書が，研究がもたらすさまざまな発見や，エビデンスに基づいた看護実践を支える知識に対する熱意を育む一助となることを期待している。

訳注：原書版へのサービスに関する記述は日本語版では割愛した。

Denise F. Polit, PhD, FAAN

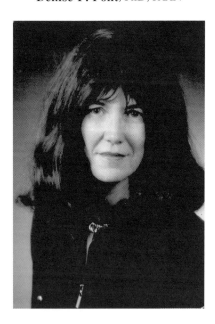

Cheryl Tatano Beck, DNSc, CNM, FAAN

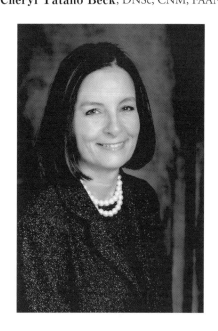

目次

第 I 部　看護研究とエビデンスに基づく実践の基礎　1

第 1 章　エビデンスに基づく実践のための看護研究への誘い ……………… 2
第 2 章　エビデンスに基づく看護：研究エビデンスから実践を導く …………… 19
第 3 章　質的研究と量的研究の重要な概念とステップ …………………… 40

第 II 部　看護におけるエビデンス生成のための概念化と研究計画　61

第 4 章　研究問題，リサーチクエスチョン，仮説 …………………………… 62
第 5 章　文献レビュー：エビデンスの探索と批判的評価 ………………… 80
第 6 章　理論的枠組み ………………………………………………………… 108
第 7 章　看護研究における倫理 …………………………………………… 126
第 8 章　看護研究の計画 ……………………………………………………… 148

第 III 部　看護のエビデンスを創出する量的研究のデザインと実施　169

第 9 章　量的研究デザイン ………………………………………………… 170
第 10 章　量的研究における厳密性と妥当性 …………………………… 200
第 11 章　量的研究のさまざまなタイプ …………………………………… 219
第 12 章　質改善と改善科学 ………………………………………………… 235
第 13 章　量的研究における標本抽出 …………………………………… 254
第 14 章　量的研究におけるデータ収集 ………………………………… 271
第 15 章　測定とデータの質 ………………………………………………… 304
第 16 章　自己報告尺度の開発と検証 …………………………………… 335
第 17 章　記述統計 …………………………………………………………… 359
第 18 章　推測統計 …………………………………………………………… 376
第 19 章　多変量統計 ………………………………………………………… 401
第 20 章　量的データ分析のプロセス …………………………………… 422
第 21 章　臨床的意義と量的結果の解釈 ………………………………… 436

第 IV 部　看護におけるエビデンス生成のための質的研究の設計と実施　457

第22章	質的研究のデザインとアプローチ	458
第23章	質的研究における標本抽出	484
第24章	質的研究におけるデータ収集	497
第25章	質的データ分析	523
第26章	質的研究における信憑性と厳密性	556

第 V 部　看護におけるエビデンス生成のためのミックス・メソッド研究の設計と実施　575

第27章	ミックス・メソッド研究の基本	576
第28章	ミックス・メソッド研究を用いた複雑な看護介入方法の開発	603
第29章	ミックス・メソッドを用いた介入の実行可能性研究とパイロット・スタディ	622

第 VI 部　看護の実践のためのエビデンスの確立　643

第30章	研究エビデンスのシステマティックレビュー	644
第31章	適用可能性，一般化可能性，関連性：実践に基づくエビデンスに向けて	687
第32章	エビデンスの普及：研究の知見の報告	716
第33章	エビデンスを生み出す研究計画書の執筆	741

■ 付録 A：確率分布の統計表	761
■ 付録 B：統計記号一覧	767
■ 用語集	769
■ 索引	797

※翻訳にあたっては，第1章から第21章まで谷田恵子先生に，第1章から第9章まで小野博史先生に助言を受けた。

第 I 部

看護研究と
エビデンスに基づく
実践の基礎

第1章 エビデンスに基づく実践のための看護研究への誘い

看護研究の視点

世界のあらゆる地域で，看護は大きな文化の変遷を経験してきた。看護師には，研究を理解し，実施し，そして，自らの専門的実践を研究のエビデンスに基づくものにすること，すなわち**エビデンスに基づく実践** evidence-based practice（EBP）がますます期待されている。EBPとは，最良のエビデンス（臨床判断，患者の希望や状況も含む）に基づいて患者のケアを決定することであり，「最良のエビデンス」とは通常，看護師や他の医療専門家によって行われた研究から得られるものである。

■ 看護研究とは？

研究 researchとは，問いに答えたり，問題を解決したりするために学問的な方法を用いる系統的な探究のことである。看護師は，看護とそのクライエントのためになる学術研究にますます取り組むようになっている。**看護研究** nursing research は，看護実践，教育，管理，情報科学など，看護職にとって重要な問題についてのエビデンスを得るための系統的な探究である。本書では，看護実践を導き，クライエントの健康や生活の質を向上させることを目的とした**臨床看護研究** clinical nursing research に焦点を当てる。

看護研究は，過去数十年の間に目覚ましい発展を遂げ，看護師が実践するためのエビデンスが増え続けている。しかし，まだ多くの課題もあり，革新的な研究成果を看護実践に取り入れるための仕組みを発展させていかなければならない。

👉 看護分野のリサーチクエスチョン例

・セクシュアリティとセクシュアルヘルスに関する，親と思春期の子どものコミュニケーションを改善するためのウェブベースでの介入は，どの程度効果があるか？（Varas-Díaz et al., 2019）
・新たに1型糖尿病と診断された大学生の経験とは？（Saylor et al., 2019）

■ 看護における研究の重要性

厳密な研究から得られる知見は，看護師の判断を助けるエビデンスとなる。看護師は，患者に良い結果をもたらす臨床的に適切なエビデンスがあれば，それを自分の実践に取り入れてきた。

国によっては，研究が看護師の資格認定やステータスに重要な役割を果たしている。例えば，米国看護師協会の一部門であり，米国の権威ある資格認定機関である米国看護師資格認定センターは，質の高い看護を提供する医療機関を認定するマグネット認定プログラムを開発した。2019年のマグネット申請マニュアルには，エビデンスに基づく要件を強化する改訂が盛り込まれている（Graystone, 2017）。実際，申請者は少なくとも3つの看護研究を提出する必要があり，マグネット認定施設は単にEBPを実践するだけでなく，新しい実践知識の創造にも関与しなければならない。研究やEBPを重視することが十分に報われる状況が増えつつあるのは良いニュースである。例えば，Barnesら（2016）は，病院特性の違いを考慮しても，マグネット認定施設は非認定施設よりも中心静脈カテーテル関連血流感染症の発生率が低いことを明らかにした。そして，McCaugheyら（2019）は，マグネット認定施設で療法を受けた患者は非認定施設の患者よりもケアに

満足していることを明らかにした。

EBP の取り組みによって，看護実践の変化が頻繁に起こるようになってきている。実践の変更は，公にされない限定的な取り組みである場合も多いが，有益な実践改革に関する研究エビデンスの蓄積に基づく，より広範囲での変化も起こっている。

☞ エビデンスに基づく実践の例

「カンガルーケア kangaroo care（おむつをつけた乳児を両親が肌と肌で抱きしめること）」は，現在では新生児集中治療室（NICU）で日常的に行われているが，2000 年以前はこのオプションを提供している NICU はごく少数であった。この実践が拡大していったのは，早期のスキンシップには副作用はなく，効果があることを示すエビデンスが増えてきたことを反映している（例：Johnston et al., 2017；Moore et al., 2016）。そのエビデンスのいくつかは，看護師の研究者によって行われた厳密な研究から得られたものである（例：Bastani et al., 2017；Billner-Garcia et al., 2018；Cho et al., 2016）。

■ 看護研究における消費者と生産者の連続体

ほとんどの看護師は，研究活動において消費者と生産者の連続体である。連続体の一端は，**看護研究の消費者**として，自分の看護実践に影響を与える可能性のある知見を常に最新のものに保つために研究報告書や研究概要を読む。EBP は，十分な情報を把握しているこのような看護師に支えられている。

もう一端は，**看護研究の生産者**，つまり研究を行う看護師である。かつては，看護研究の多くは大学等で教鞭をとる学者によって行われていたが，現在では，患者ケアで起こる問題の解決策を模索する臨床看護師が行うことが多くなっている。

これら両端の間には，看護師によって行われるさまざまな研究活動が存在する。たとえ個人的に研究を行うことはなくても，（1）臨床研究のアイデアに貢献する，（2）研究のために情報を集める，

（3）研究参加についてクライエントに助言する，（4）研究エビデンスを検索し評価することによって臨床問題の答えを探す，（5）研究論文を議論する実践の場である**ジャーナルクラブ** journal club などの集会（対面またはオンライン）に参加し，研究の意義について議論するなど，さまざまな活動を通して研究に関与できる。研究を理解することによって，すべての看護師は専門的実践をより深く幅広いものにすることができる。

ヒント

EBP にとって重要な組織であるコクラン共同計画は，ポッドキャスト，スライド，討論用の問いを含むオンラインジャーナルクラブリソースを提供している。ジャーナルクラブは，生涯学習の環境づくりに役立ち，EBP へのコミットメントを育むことができる（Gardner et al., 2016）。

■ 歴史的な視点から見た看護研究

表 1-1 に，看護研究の歴史的変遷の中で重要な出来事をいくつかまとめている。

看護研究は，1850 年代の Florence Nightingale（フローレンス・ナイチンゲール）から始まったというのが，多くの人の認識だろう。ナイチンゲールの最も有名な研究の貢献は，クリミア戦争中の兵士の死亡率や罹患率に影響を与える因子の分析である。ナイチンゲールは，その巧みな分析に基づいて，看護ケア，ひいては公衆衛生に変化をもたらすことに成功した。ナイチンゲールの研究以降 1900 年代初頭まで，看護に関する研究は見られず，初期の研究のほとんどは，患者ケアではなく看護師教育に関するものであった。

1950 年代に入り，看護師による研究が加速した。例えば，看護研究の推進を目的とした米国看護師研究基金が設立された。研究数の急増に伴い，新しい雑誌の必要性が生じ，1952 年に『Nursing Research』が創刊された。その後，**表 1-1** に示すように，専門誌による発信の機会は着実に増えていった。

1960 年代，看護界のリーダーたちは，実践に関する研究が不足していることに対する懸念を表

表 1-1　看護学研究における歴史的な出来事

年	イベント
1859	ナイチンゲールの『看護覚え書き』刊行
1900	『American Journal of Nursing』創刊
1923	コロンビア大学，看護師を対象とした初の博士課程を設置
	看護教育への提言をまとめた「ゴールドマークレポート」を発行
1936	シグマ・シータ・タウが米国初の看護学研究助成を授与
1948	Brown が看護教育の不備に関する報告書を発表
1952	雑誌『Nursing Research』創刊
1955	米国看護師研究基金の設立による看護師研究への出資開始
1957	ウォルター・リード陸軍研究所に看護研究センターを設立
1963	『International Journal of Nursing Research』創刊
1965	米国看護師協会(ANA)が看護研究学会の出資者を募集
1969	『Canadian Journal of Nursing Research』創刊
1972	ANA が研究委員会と看護師研究者協議会を設立
1976	Stetler と Marram による実践で使用するための研究を査定するためのガイドラインの発表
	雑誌『Journal of Advanced Nursing』創刊
1982	CURN(Conduct and Utilization of Research in Nursing)プロジェクトが報告書を発表
1983	『Annual Review of Nursing』創刊
1985	ANA 看護研究キャビネットによる研究優先順位の設定
1986	米国国立衛生研究所内に国立看護研究センター(NCNR)が設立
1988	NCNR による研究者優先会議の開催
1989	米国保健医療政策研究庁(AHCPR)設立
1993	NCNR が完全な研究所となり National Institute of Nursing Research (NINR)として創立
	コクラン共同計画が発足
	マグネット認定プログラムの初の表彰
1995	EBP の共同研究機関である Joanna Briggs Institute がオーストラリアに設立
1997	連邦政府の助成によりカナダ医療サービス研究財団が設立
1998	欧州看護科学アカデミー(EANS)発足
1999	AHCPR が AHRQ(Agency for Healthcare Research and Quality)に改称
2000	NINR の年間助成金が 1 億ドルを超過
	カナダ衛生研究所発足
	看護科学振興協議会(CANS)設立
2005	「看護師のための質と安全に関する教育(QSEN)」イニシアチブを発足
2006	NINR が 2006～2010 年の戦略計画を発表
2010	米国医学研究所が，研究の優先順位や生涯学習のための提言を含む報告書『The Future of Nursing』を発表
2011	NINR は 25 周年を迎え，新たな戦略計画を発表
2016	NINR が『The NINR Strategic Plan: Advancing Science, Improving Lives』を発表
2019	NINR の予算が 1 億 4500 万ドルを超過

明した。西部州間看護高等教育協議会 Western Interstate Council for Higher Education in Nursing などの看護専門組織が研究の優先順位を設定し，さまざまな臨床トピックスに関する実践志向の研究が文献に現れるようになった。

1970 年代には，患者ケアの向上がより明確な研究の優先事項となり，実践の場に適用可能な研究を実施するための指針が生まれた。また，看護研究は国際的な広がりをみせた。例えば，1978 年には，ヨーロッパ 25 か国の看護師協会間での連携を促進するために，「ヨーロッパ看護研究者ワークグループ」が設立された。

米国では，1986 年に国立衛生研究所 National Institutes of Health(NIH)の国立看護研究センターNational Center for Nursing Research(NCNR)が設立された。看護学以外の複数の分野も，1980 年代の看護研究の発展に貢献した。カナダのマクマスター大学メディカルスクールのグループは，エビデンスに基づく医療(EBM)と呼ばれる考え方を提示した。EBM は，臨床判断の根拠として，研究の知見のほうが権威者の意見よりも優れているという見解を示したもので，医学教育と臨床実践にとって大きな変革をもたらし，すべての医療専門職に大きな影響を及ぼした。

NCNR が NIH の正式な研究所に昇格したことで，看護研究はより強化され，より注目されるよ

うになった。1993年には国立看護研究所 National Institute of Nursing Research（NINR）が設立され，看護研究がヘルスケア研究の主流となることに貢献した。また，米国以外においても，看護研究への助成の機会が広がっている。

■ 看護研究の現状と今後の方向性

看護研究は，急速な発展を続けており，21世紀を通じて確実に発展していくだろう。これからの看護研究の優先事項は，概して，看護学の卓越性を推進することだろう。そのために，看護研究者や看護実践者は，研究能力を磨き，その能力を駆使して，専門職とそのクライエントにとって重要な課題に取り組んでいくことになるだろう。21世紀初頭に予測される方向性には次のようなものがある。

- **継続する EBP への注目**：看護師がエビデンスに基づく患者ケアと生涯学習に参加することは，今後も奨励され続けるだろう。そこでは，研究の質と看護師の能力の両方を向上させる必要がある。すなわち看護師が，自身の実践と関連する研究結果を探し出し，理解し，批判的に評価し，活用する能力を高める必要がある。また，トランスレーショナルリサーチ translational research への関心も高まっており，研究から得られた知見をどのように実践に最も効果的に結び付けるかという研究が促進される。

- **リサーチ・シンセシス research synthesis の推進**：それぞれの研究エビデンスを統合するリサーチ・シンセシスは，EBP の基盤となるものである。特に重要なのはシステマティックレビュー systematic review で，研究成果を厳密に統合する方法である。診療ガイドラインは，通常，システマティックレビューに依拠している。本書では，リサーチ・シンセシスの作成方法とその評価方法について，いくつか提示する。

- **ヘルスケアにおける臨床現場での研究や質改善への取り組みの拡大**：臨床現場での問題解決を目指したプロジェクトが増加するだろう。この傾向は，米国や他の国々で，さらに多くの病院がマグネットステータスの申請（および再認定）を行うにつれて，強まるだろう。このようなプ

ロジェクトで得られたエビデンスを，同じような課題に直面している組織が利用できるようにするための仕組みづくりが必要である。

- **専門職間連携 interprofessional collaboration の強化**：21世紀に入ってから，研究者がヘルスケアの根本的な問題に取り組む中で，看護師と関連分野の研究者との連携が広がっている。ひいては，このような連携の取り組みでは，国内外の医療政策において看護研究者がより重要な役割を果たすようになるだろう。2010年に発表された米国医学研究所 Institute of Medicine の報告書『The Future of Nursing』では，看護師は医師や他の医療従事者と連携しヘルスケアの再設計に取り組むべきであると提言されている。

- **患者中心主義の重視**：患者中心主義 patient centeredness は，医療の実践だけでなく，研究においても重要な関心事となっている。米国では，患者中心のアウトカム研究機関（PCORI）が，患者とその介護者が十分な情報を得たうえで医療に関する意思決定を行えるようにするための研究に対して資金援助を行っている。また，患者に関連する研究や患者が研究計画に参加する研究も増加している。従来の療法とその代替となる療法を比較する効果比較研究 comparative effectiveness research は，患者中心の研究のための重要なツールとして注目されている。

- **研究結果の適用可能性 applicability への高まる関心**：研究結果を個々の患者や患者群にどのように適用できるかを解明することに，より多くの関心が向けられている。現在の EBP モデルの限界は，理想的な状況下での介入の**平均的な効果**に関するエビデンスしか提供しえないことである。現実世界での研究の適用可能性を高めるにはどうしたらよいかについてのアイデアが生まれてきている。

- **臨床的意義 clinical significance の定義と確認への高まる関心**：研究結果は，臨床的に重要であることがますます求められ，臨床的意義を定義する取り組みにおいて患者が主役になってきている。

- **高まるプレシジョンヘルスケア precision**

healthcare と 症状科学 symptom science への
関心：NINR はこれらの分野の研究を受け入れ
ている（Cashion & Grady, 2015）。症状科学で
は，健康障害に関係なく，症状の根底にある行
動や分子メカニズムの研究が行われている。プ
レシジョンヘルスケア研究は，看護の**オミック
ス研究**（例：ゲノム，マイクロバイオーム）の推進
に貢献している。

看護研究者は，今後どのような研究をしていく
のだろうか。研究者の関心は本書で紹介する研究
例のように多様性に富んでいるが，研究の優先順
位は，NINR，シグマ・シータ・タウ・インター
ナショナル（国際看護名誉学会），その他，世界中
の看護団体によって示されている。例えば，2016
年の NINR 戦略計画で明示された主な関心領域
は，症状科学（パーソナライズされた健康戦略の
推進），ウェルネス（健康増進と疾病予防），セル
フマネジメント（慢性疾患患者の QOL 向上），終
末期と緩和ケア（思いやりの科学 science of com-
passion）である。横断的な重点分野として，イノ
ベーションの推進と研究キャリアのための革新的
な戦略開発の 2 つが挙げられた（NINR, 2016）。
そして 2017 年，米国の看護科学振興協議会
（CANS）の科学委員会は，プレシジョン科学，
ビッグデータとデータ分析，健康の決定要因，グ
ローバルヘルスという 4 つの優先課題を明示した
（Eckardt, 2017）。

看護実践のためのエビデンスの源

看護師は，コースワーク，教科書，自身の臨床
経験など，多くの情報源から得た知識に基づいて
臨床判断を下す。エビデンスは常に進化している
ため，ベストプラクティスのための学習は生涯を
通じて継続されるべきである。

あなたが学んだことの中には，系統的な研究に
基づいているものもあるが，そうでないものもあ
る。看護実践のためのエビデンスの源は何だろう
か？ 最近まで，知識は主に，経験や試行錯誤，
伝統，専門家の意見に基づいて，次世代へと受け
継がれてきた。エビデンスに関するいくつかの源
について考えてみれば，研究に基づく情報がそれ
らとは異なるものだとわかる。

■ 伝統と権威

決定は，習慣や伝統に基づいて下されることが
多い。ある種の「真理 truth」は自明のものとし
て受け入れられ，そのような「知識 knowledge」
は共通の遺産であるため，妥当性の検証を求める
人はほとんどいない。看護介入の中には，確かな
エビデンスよりも，むしろ慣習や「病棟文化 unit
culture」に基づいているものがある。実際，
EBP のリーダーとして認識されている医療機関
でさえ，複数の「sacred cow（効果のない伝統的
な習慣）」が存続していることが示唆されている
（Hanrahan et al., 2015）

もう 1 つの一般的な情報源は，専門的な知識を
もつ権威者である。権威者（教員や教科書の著者
など）への信頼は避けられないが，不完全なもの
でもある。特に，権威者の専門知識が主に個人の
経験や古い資料に基づいている場合，権威者が
誤っている可能性がある。

■ 臨床経験と試行錯誤

臨床経験は実用的な知識源であり，EBP にお
いて重要な役割を担っている。しかし，個人の臨
床経験は知識源としては限界がある。なぜなら，
看護師 1 人ひとりの経験は一般化するには狭すぎ
る。また，同じ事象に対する受け止め方も，看護
師によって異なることが多い。

試行錯誤とは，ある問題に対する解決策が見つ
かるまで，いろいろと試していくことである。試
行錯誤は知識を得るための実践的手法ではある
が，行き当たりばったりになりがちで，解決策も
奇異なものになりかねない。

■ 論理的推論

ある問題に対する解決策は，経験，知性，思考
体系を組み合わせた論理的な推理によって導き出
される。帰納的推論 inductive reasoning とは，
個々の事象の観察から一般的な結果を導き出すこ
とである。例えば，看護師が入院中の子どもの不
安な行動を観察して，「一般的に，子どもは親か
ら離れるとストレスが溜まる」と結論付けること
がある。演繹的推論 deductive reasoning は，一
般的な原理から具体的な予測を立てることであ

る。例えば，（一般的に）入院している子どもに分離不安が起こると仮定すると，（特定の）病院で親が同室でない子どもはストレスの症状を示すと予測できる。どちらの推論も現象を理解するのに有効であり，研究において役に立つ。しかし，論理的推論には限界がある。推論の妥当性は，基盤となる情報の正確さにかかっている。

■ 収集された情報

　ヘルスケア専門職は，臨床上の意思決定を行う際に，さまざまな目的で収集された情報を頼りにする。例えば，地域的，国内的，国際的な**ベンチマークデータ**（基準データ）は，感染率やさまざまな処置（例：帝王切開による分娩率）の割合などの問題についての情報を提供し，臨床実践の評価を容易にすることができる。**コストデータ**，すなわち特定の手法，方針，または実践に関連するコストに関する情報は，臨床の意思決定の決め手となる。誤薬報告など，**質改善やリスクに関するデータ**は，実践の必要性を検討するために使うことができる。このような情報源は有用であるが，臨床上の意思決定や改善を導く機能はない。

■ 学術研究

　学問的枠組みに基づいて実施される研究は，知識を得るための最良の情報源である。看護研究は，論理的推論と他の方法を組み合わせてエビデンスをつくりだす。それは絶対とはいえないが，信頼性の高いエビデンスを生み出す可能性は高い。厳密な研究から得られた結果を慎重にまとめたものは，特に価値がある。EBP が強調される現在，看護職は伝統，権威，直感，個人的な経験ではなく，研究に基づいて臨床実践を行うことが求められている。一方で看護は常に芸術と科学が豊かに融合したものであることに変わりはないだろう。

看護研究のパラダイムと方法

　パラダイム paradigm とは世界観のことであり，世界の複雑さに対する一般的な見方である。人間の探究のためのパラダイムは，しばしば，「現実の本質とは何か」，「研究者と研究対象との関係とは何か」といった哲学的な問いにどう答えるかによって特徴付けられる。

　看護学における学問的探究は，主に**実証主義**と**構成主義**という2つの大きなパラダイムの中で行われてきた。本章では，この2つのパラダイムについて記述し，それらに関連する研究方法について概説する。後の章では，**批判理論研究**を支える**変革的パラダイム**（第22章）と，**ミックス・メソッド研究（混合研究法）**を支える**プラグマティズムのパラダイム**（第27章）について記述する。

■ 実証主義のパラダイム

　何十年にもわたってヘルスケア研究を支配してきたパラダイムは，**実証主義** positivism（または**論理的実証主義**）と呼ばれるものである。実証主義は，Newton（ニュートン）や Locke（ロック）などの哲学者に導かれた19世紀の思想に根ざしている。実証主義は，合理的で科学的なものを強調する広範で文化的な現象（**モダニズム**）を反映している。

　実証主義者の基本的な前提は，研究し，知ることができる実在が**そこに存在する**ということである（前提 assumption とは，証明なしに真実であると信じられている基本原則のことである）。実証主義を支持する者は，自然は基本的に秩序だった規則正しいものであり，実在は人間の観察とは無関係に存在すると仮定している（**表1-2**）。**決定論** determinism の前提は，現象は偶然に起こるのではなく，先行する原因があるという信念である。例えば，ある人が脳血管障害を起こしたとすれば，そこには潜在的に特定しうる原因があるはずだと考えるのが実証主義である。このようなパラダイムのもとで，現象の根本的な原因の理解を目指した研究が多く行われている。

　実証主義者は客観性を重視し，個人の信念や偏見を抑えようとする。実証主義者は科学的アプローチとして，研究状況を厳密にコントロールしながら，秩序だった手法を用いて，研究対象である現象についての仮説を検証する。

　厳密な実証主義的思考は難しく，生粋の実証主義研究者はほとんどいない。**ポスト実証主義パラダイム** postpositivist paradigm では，実在を信じ，それを理解したいという願望をもちながら

表1-2 実証主義パラダイムと構成主義パラダイムの主な前提条件

哲学的問い	実証主義パラダイムの前提	構成主義パラダイムの前提
現実とは何なのか？	現実は実在する，自然現象によって成り立つ現実の世界がある	現実は，個人によって心の中で構築されており，多重的で主観的なものである
研究者は，研究対象とどのような関係にあるのか？	研究者は研究対象から独立しており，結果は研究者の影響を受けない	研究者は研究対象と相互作用し，結果は対話のプロセスから生み出される
探究における価値観の役割とは？	価値観や偏りを抑制し，客観性を追求する	主観と価値観は必然であり，望ましいものである
エビデンスを得る最適な方法とは？	演繹的プロセス→仮説の検定	帰納的プロセス→仮説の生成
	離散的で特異な概念の重視	現象の全体性の重視
	客観性・定量性の重視	主観性・非定量性の重視
	アウトサイダーの知識：研究者は，外部にいて，分離している	インサイダーの知識：研究者はプロセスの一部である
	固定的，事前設定されたデザイン	柔軟で創発的なデザイン
	文脈をコントロール	文脈に依存
	大規模，代表的な標本	小規模，情報豊かな標本
	測定された(量的)情報	ナラティブ(非構造的)情報
	統計学的分析	質的分析
	一般化の探求	深い理解の探求

も，完全な客観性が不可能であることを認識している。そのうえで，客観性を追求し，可能な限り中立を保とうとする。また，ポスト実証主義者は，現実を確実に知ることの難しさを認めて**確率的**エビデンスを求める。すなわち，ある現象の真の姿がおおよそどのようなものであるかを学ぶことを求める。この修正された実証主義の立場は，現在でもヘルスケア研究において支配的な力をもっている。話をわかりやすくするため，ここからは，修正された実証主義を「実証主義」と呼ぶこととする。

■ 構成主義のパラダイム

構成主義パラダイム constructivist paradigm（**自然主義パラダイム**ともいう）は，Weber（ウェーバー）や Kant（カント）らによって実証主義への対抗運動として始まった。実証主義が産業革命後に芽生えたモダニズムという文化現象を反映しているように，自然主義は**ポストモダニズム**と呼ばれる文化的変容の中で生まれたものである。ポストモダンの思想は，古い思想や構造を解体する**脱構築** deconstruction と，新しい方法で思想や構造を組み立てる**再構築** reconstruction を重視する。構成主義のパラダイムは，看護学の学術研究をするための重要かつ新しい体系を示して

いる。**表1-2**に，実証主義パラダイムと構成主義パラダイムの主な前提の比較を示す。

自然主義的研究者にとって，現実とは固定されたものではなく，研究に参加する人々によって構築されたものである。現実は文脈の中に存在し，多くの解釈が可能である。このように，自然主義者は相対主義の立場をとる。すなわち，もし人々の心の中にある現実について複数の解釈が存在するのであれば，その解釈の真偽を判断するプロセスは存在しないという立場である。

構成主義パラダイムでは，研究者と研究対象者の距離を最小にすることで，知識が最大化されると考える。関心ある現象を理解するためには，研究参加者の声とその解釈が重要である。構成主義的な調査における知見は，調査者と参加者の間の相互作用の産物である。

■ パラダイムと方法：量的研究と質的研究

研究方法 research methods とは，研究者が研究を構成し，リサーチクエスチョンに関連する情報を収集・分析するために用いる手法のことである。上述した2つのパラダイムは，エビデンスを構築するための異なるアプローチに対応する。すなわち実証主義に対応する量的研究と，構成主義的な探究に対応する質的研究である。とはいえ，

実証主義者が質的研究をすることもあれば，構成主義者が量的な情報を収集することもある。ここでは，この2つのパラダイムに関連する手法の概要を説明する。

科学的方法と量的研究

伝統的な科学的方法 scientific method では，情報を取得するために，一連の秩序ある規律正しい手順が用いられる。量的研究者は，演繹的推理を駆使して予測し，それを現実の世界で検証する。彼らは通常，問題の定義と焦点を当てるべき概念の選択から，問題の解決に至るまで，系統的 systematic な方法を用いる。系統的というのは，調査研究者があらかじめ定められた行動計画に従って，一連のステップを論理的に進めていくことを意味する。

量的研究の研究者は，さまざまなコントロール control 戦略を用いる。コントロールとは，バイアスを最小化し，妥当性の検証を最大化するために，さまざまな状況に条件を課すことである。コントロールの仕組みについては，本書で後ほど詳しく説明する。

量的研究者は，実証的エビデンス empirical evidence，すなわち客観的現実に根ざし，感覚（例：視覚や聴覚）を通じて収集されるエビデンスを収集する。皮膚の炎症の有無，患者の興奮状態，乳児の出生時の体重などの観察は，すべて実証的観察の一例である。実証的エビデンスに依拠するということは，研究の知見が研究者の個人的な信念ではなく，現実に基づいていることを意味する。

実証主義パラダイムにおける研究のエビデンスは，必要な情報を収集するために構造化された方法を用い，確立された計画に従って収集される。通常，収集される情報は量的 quantitative なものである。つまり，測定によって得られ，統計的に分析される数値情報である。

伝統的な科学的研究では，状況の特異性を超えた一般化を目指す。例えば，量的研究者は，ある人はなぜ脳卒中になるのかを理解することよりも，一般的に脳卒中の発生にどのような要因が影響しているかを明らかにすることに重きを置く。研究結果が，研究に参加した人以外の人々にどの程度適用できるかを一般化可能性 generalizability と呼ぶ。

科学的方法は，看護のさまざまな問題を探究する研究者に用いられ，高く評価されている。しかし，この方法は，すべての看護問題を解決できるわけではない。量的研究にも質的研究にも共通する重要な制約として，研究によって道徳的・倫理的な問いに答えることはできないということが挙げられる。例えば，安楽死を行うべきか，中絶は合法であるべきかといった人間に関する多くの興味深い問いは，これに該当する。

伝統的な研究手法には，測定という課題がある。ある現象を研究するためには，量的研究者は現象を測定し数値で示す必要がある。例えば，患者のストレスという現象がある場合，研究者は患者のストレスが高いか低いかを評価しなければならない。血圧のような生理現象は非常に正確な精度で測定できるが，心理現象（例：ストレス，レジリエンス，抑うつ）の測定は容易ではない。

もう1つの問題は，看護研究は本来複雑で多様な存在である人間を対象としていることである。量的研究は通常，比較的少数の概念（例：体重増加，疲労，疼痛）に焦点を当てる。複雑さをそのまま研究するのではなく，コントロールし，可能なら排除する傾向がある。この焦点の絞り込みが，洞察を曖昧にすることがある。実証主義パラダイムにおける量的研究は，人間の経験の幅を完全には捉えることができないという柔軟性のなさが非難されてきた。

構成主義的方法と質的研究

構成主義に立つ研究者は，人間固有の複雑さ，自らの経験をかたちづくる能力，そして真実は現実の複合体であるという考え方を重視している。したがって，構成主義的研究は，通常，物語的で主観的な質的 qualitative 資料の収集と分析を通じて，生きられた人間の経験を理解することに重きを置いている。

科学的方法を批判する研究者は，それが過度に還元主義的 reductionist であると考えている。つまり，人間の経験を，研究対象とする少数の概念に簡約し，そして，それらの概念は調査対象者の視点から生まれたのではなく，研究者により事前

に設定されていると考えている。構成主義の研究者は，人間の生活のダイナミックで全体的な側面を強調し，その全体像を捉えようとする傾向がある。

研究中に得られた知見を活用するために，柔軟で発展的な手法が用いられる。構成主義的研究は，しばしばフィールド field（すなわち自然な場面）で行われ，時には長期間にわたって行われることもある。構成主義的研究では，情報収集とその分析が同時に進行するのが一般的である。研究者が情報を吟味する過程で，洞察し，新しい問いが浮かび上がり，その洞察を深めたり確認したりするためにさらなるエビデンスが求められる。研究者は，帰納的プロセスを通じて，情報を統合し，対象となる現象を明らかとすることに役立つ理論や記述を開発する。

構成主義的な研究は，複雑な現象のさまざまな側面を明らかにすることができる豊かで深い情報をもたらす。質的研究の知見は，主としてその現象について直接的な情報をもつ人々の実体験に基づくものである。しかしながら，このアプローチにはいくつかの限界がある。1つは，人間が情報を集めるための道具として使われることである。人間はとても知的で繊細ではあるが，誤りを犯しやすい道具である。能力ある研究者では分析的洞察を豊かにする主観が，能力の劣る研究者ではありふれた「知見 findings」を生むことがある。

もう1つの潜在的な限界は，結論の特異性についての懸念である。同じ場面で同じ現象を研究する2人の構成主義的研究者が，同じような結論に達するだろうか。さらに，ほとんどの構成主義的研究が少人数の参加者を対象にしているという事実が，状況を複雑にしている。したがって，構成主義的研究から得られた知見の一般化可能性は，潜在的な課題である。

■ マルチパラダイムと看護研究

私たちはパラダイムを，知的好奇心を制限する目隠しとしてではなく，現象へ焦点を絞るためのレンズとして捉えるべきである。もし，2つのパラダイムの中で，長所と限界が互いに補完しあうような豊富な手法がなければ，看護の知識は薄っぺらなものになってしまうだろう。私たちは，パラダイムの多様性は利点であると信じている。

本書では，2つのパラダイムの違いや関連する手法の違いを強調し，区別しやすいように示した。本書の後続の章では，用語，研究方法，および研究成果の違いについて，さらに詳しく説明する。しかし，2つの主要なパラダイムには多くの共通点があることも同様に重要であり，ここではその一部を紹介する。

- **究極の目標**：学術研究のねらいは，パラダイムに関係なく，問いに答え，問題を解決することにある。量的研究者たちも質的研究者たちも，関心をもっている世界の一側面について真実を捉えようとするものであり，どちらのグループも看護実践のためのエビデンスに有意義な貢献をすることができる。

- **外部エビデンス**：実証主義という言葉は伝統的な科学的方法と関連付けられているが，どちらのパラダイムの研究者も経験的に，つまり感覚を通してエビデンスを集め，分析する。

- **人の協力に頼ること**：質的研究でも量的研究でも，人間の協力は不可欠である。人々の状況や経験を理解するために，研究者は人々が研究に参加し，率直に発言し行動するよう説得しなければならない。

- **倫理的な制約**：人間を対象とした研究は，時に研究目標と相反する倫理原則に従わなくてはならない。倫理的なジレンマは，パラダイムや方法に関係なく，研究者の前に立ちはだかることがある。

- **学術研究の誤りの可能性**：すべての研究には何かしら限界がある。すべてのリサーチクエスチョンは複数の方法で取り組むことができ，必然的にトレードオフが存在する。どのような研究にも欠点があるため，エビデンスの質を評価する際には，研究者の方法論の判断を理解し，批判的に評価することが重要である。

このように，哲学的・方法論的な違いはあっても，伝統的な科学的手法や構成主義的手法を用いる研究者は，多くの類似した課題に直面している。適切な方法を選択するかどうかは，研究者の個人的な哲学とリサーチクエスチョンに依存する。もし，研究者が「化学療法を受けている患者の吐き気と口腔粘膜炎に対する凍結療法の効果は

何か？」と問うならば，研究者は患者のアウトカムを注意深く測定することによって効果を検討する必要がある。一方，「親が子どもの死に対処できるようになる過程はどのようなものか？」という問いであれば，研究者がその過程を定量化することは難しいだろう。研究者の個人的な世界観も，リサーチクエスチョンを形成することに役立っている。

看護研究の2つのパラダイムを読んで，あなたはそのどちらかに惹かれたかもしれない。しかし，研究に対する両方のアプローチについて学び，それぞれの長所と限界を認識することが重要である。本書では，質的研究と量的研究の両方に関連する方法を記述し，皆さんが**方法論的にバイリンガル**になることを支援する。特に，現在，多くの看護研究者が，質的データと量的データの両方を収集・分析するミックス・メソッド研究 mixed methods research に取り組んでいるという点からも，このことは重要である（第27～29章）。

看護研究の目的

看護研究の一般的な目的は，看護に関連する問いに答え，問題を解決することである。具体的な目的は，さまざまに分類することができる。例えば，研究は，基礎研究と応用研究に分けられる。基礎研究 basic research は，人間の行動や生物生理学的プロセスの一般原理を発見するために行われる。一部の基礎研究（**ベンチリサーチ**）は実験室で行われ，疾患の根底にある分子および細胞メカニズムに焦点を当てる。応用研究 applied research は，基本原理を実践の場での問題解決にどのように活用できるかを検討することをねらいとしている。看護研究者はこの2つのタイプの研究に取り組んでいる。

研究目的を分類するもう1つの方法は，研究が説明的な情報をどの程度提供するかに関係している。具体的な研究目標は，記述的なものから説明的なものまであるが，基本的には現象を**記述する**ことを主な目的とする研究と，原因を探る cause-probing こと，すなわち現象の原因を明らかにすることを意図した研究とに区別される。こ

れらには，健康関連現象の同定，記述，探索，予測/コントロール，説明を目的とする研究が含まれる。それぞれの目的に対して，さまざまなタイプの問いがあり，定量的な問いよりも定性的な問いに適しているものもあれば，その逆のものもある。**表1-3**は，これらの目的に応じた問いの例である。

看護と医学の両方において，エビデンスに基づく実践を促進するためにいくつかの書籍が出版されており，これらの書籍は臨床家が必要とする情報の種類という観点から研究を分類している（Guyatt et al., 2015; Melnyk & Fineout-Overholt, 2015）。これらの著者は，療法/介入，診断/アセスメント，病因（原因）/害の予防，記述，意味/プロセスのようなタイプの臨床目的に焦点を当てている。

■ 療法/介入

療法/介入についての問い Therapy/intervention questions は，特定の行為，成果物，またはプロセスの効果について知りたいと考えているヘルスケア研究者が取り組むものである。一般的に，この種の問いに取り組む研究者は，新しい治療法や実践の変更が有益な効果をもたらすかどうかを評価する。

ここでの研究の分類における「療法 therapy」という名称は，新薬や外科手術などの「治療的 therapeutic」な医療介入の効果に焦点を当てた医学分野における EBP の推進者たちに由来している。しかし，ここでは改善戦略の検証を目的とした代替的方法の効果に関する研究などを広く含むべきだと考える[訳注1]。**療法についての問いは，エビデンスに基づく意思決定の基礎となるものである**。看護実践，看護教育，および看護管理の改善に関するエビデンスは，特定の方法で介入した場合の効果を検証した研究によってもたらされる。**表1-4**は，看護研究者が多様な療法/介入についての問いに取り組んだ研究の例である。このような問いに厳密な方法で答えることができれば，実践の変更や制度的な改革を示唆するエビデ

訳注1：therapy の訳は，本書においては，医学的な「治療」と区別するために「療法」としている。

表 1-3 研究目的とリサーチクエスチョン

目的	量的研究：設問のタイプ	質的研究：設問のタイプ
同定		この現象は何か？ その名前は何か？
記述	その現象はどの程度広まっているのか？ その現象はどれぐらいの頻度で起きているのか？ その現象の特徴は何か？	その現象の次元や特徴は何か？ その現象について重要なことは何か？
探索	その現象に関連している因子は何か？ その現象に先行することは何か？	その現象の全容は何か？ 本当に起こっているのは何か？ その現象はどのように経験されるのか？ その現象はどのようなプロセスで変化していくのか？
説明	その現象の根本的な原因は何か？ 理論はその現象を説明するのか？	その現象はどのように作用するのか？ その現象は何を意味するのか？ どのようにしてその現象が起きたのか？
予測	現象 X が起これば，現象 Y は続くのか？ 現象を変更したり，介入を導入したりすると何が起きるのか？	—
コントロール	その現象の発生を防いだり，コントロールしたりすることは可能か？	—

表 1-4 療法/介入のリサーチクエスチョン例

療法/介入についての問い	重点分野
教育介入は 10 代の避妊に関する知識と行動を改善するか？(Pivatti et al., 2019)	看護実践
心不全患者において，筋リラクゼーションや自然の音は疲労を軽減するか？(Seifi et al., 2018)	看護実践
看護師主導の電話フォローアップ教育プログラムは，心臓血管疾患患者の心臓血管リスクを低減させるか？(Zhou et al., 2018)	看護実践
シミュレーションを用いた緩和ケアコミュニケーションスキルワークショップによって，医療従事者や学生は共感表現とスピリチュアルな問題を議論するスキルが向上したと認識するか？(Brown et al., 2018)	多職種間教育
シミュレーションは 1 年目看護師のバイタルサイン学習能力を向上させるか？(Eyikara & Baykara, 2018)	看護教育
看護師のエビデンスに基づく実践(EBP)を支援するための介入は，彼らの知識や態度の向上，および図書館の利用を増加させるか？(Carter et al., 2018)	看護管理

ンスが得られるかもしれない。

このタイプの研究は，非常に具体的な療法（例：発熱患者に対する 2 種類の冷却ブランケットの比較）の評価から，行動変容のために設計された複雑な複数のセッションを伴う介入（例：看護師主導の健康増進プログラム）の評価まで多岐にわたる。介入研究 intervention research はエビデンスに基づく実践に不可欠であり，看護師はこの種の研究に携わることが多くなっている。療法についての問い Therapy questions に取り組む研究は，本質的に原因探索研究である。研究者は，ある介入によってアウトカムが改善されるかどうかを知りたいと考えている。

■ 診断/アセスメント

患者のスクリーニング，診断，アセスメントを行い，重要な臨床成果を測定するための正式なツール（測定ツール）の厳密な開発および評価に関する看護研究は急増している。これらの研究は，診断/アセスメントについての問い Diagnosis/assessment questions を扱っている。正確であることが証明された質の高い測定ツールは，臨床と研究の双方にとって不可欠である。一般的には，「この新しい測定ツールは，看護にとって重要な知見，状況，状態について信頼性が高く妥当な情報をもたらすか」という問いが扱われる。これら診断についての問いに取り組む研究では，原因の

究明はできない。

👉 診断・評価をねらいとした研究例

Kang ら(2018)は，電子カルテシステムに組み込んだAutomated Medical Error Assessment System を開発し，評価した。

■ 予後

予後についての問い Prognosis questions に取り組む研究者は，病気や健康問題に関連する知見（すなわち，その帰結）を理解し，それらが起こる確率を予測し，そのアウトカムが最も起こりやすい人のタイプを予測することに努めている。このような研究は，患者の長期的なケアプランの作成を容易にし，適切な介入の必要性を示唆することができる。例えば，予後に関する研究は，患者がライフスタイルを選択したり，危険な兆候に注意するよう指導するための貴重な情報を提供する。予後についての問いは通常，原因探索 probing である。研究者は，例えば，ある疾患や行動がその後の有害なアウトカムを引き起こすかどうかを知りたいと考えている。

👉 予後予測をねらいとした研究例

Galazzi ら(2018)は，体外式膜型人工肺を受けた重症呼吸不全患者の長期的な QOL アウトカムを調査した。

■ 病因（原因）/害の予防

看護師は，環境要因や個人の行動や特性のために潜在的に有害な事象に曝露されている患者に遭遇する。有害性とそれを回避する最善の方法に関する情報を患者に提供するには，健康リスクの要因に関する正確なエビデンスを活用する必要がある。例えば，喫煙がさまざまな健康問題を引き起こす，あるいはその一因であるという強力なエビデンスが，研究者によって提供されていなければ，禁煙プログラムはできないだろう。このように，病気，死亡または罹患に影響を与えたり，引き起こしたりする因子を特定することは，多くの看護研究の重要な目的である。病因についての問い Etiology questions は，原因を探るものであり，その目的は健康問題を引き起こす因子を理解することである。

👉 有害性の特定と予防をねらいとした研究例

Philpott と Corcoran(2018)は，アイルランドで父親の産後抑うつのリスク要因を特定する研究を行った。検討したリスク因子は，抑うつの既往歴，経済状況，婚姻状況，父親の育児休暇の有無などである。

■ 記述

記述についての問い Description questions は，EBP に関する研究には該当しないが，非常に多くの看護研究が記述的な目的をもっているため，ここに示す。看護研究者が記述した現象の例としては，患者の痛み，身体機能，混乱，抑うつのレベルなどがある。量的記述は，現象の発生率，大きさ，強度，測定可能な属性に焦点を当てる。これに対し，質的な研究者は，現象の次元や発展を記述する。

👉 記述をねらいとした量的研究の例

Schoenfisch ら(2019)は，病院の看護職員のリフトや移乗機器の使用について量的記述研究を行った。彼らは，リフト・移乗の半分以上に機器を使用している看護師は 40% しかいないことを発見した。

👉 記述をねらいとした質的研究の例

Dose と Rhudy(2018)は，進行がんと新たに診断され，がん療法中に尊厳療法を受ける患者にとって何が重要であるかを質的に記述する研究を行った。

■ 意味/プロセス

効果的な介入方法の立案，療法/健康増進行動への動機付け，患者へのきめ細かなアドバイスなど，クライエントの視点を理解することが有益となるヘルスケア活動は数多くある。クライエント

表 1-5　喫煙に関連するさまざまなリサーチクエスチョン

問いの種類	喫煙に関するリサーチクエスチョンの例
療法/介入	若年成人を対象とした看護師主導の禁煙プログラムは喫煙を減らすか？
診断/アセスメント	Smoking Susceptibility Index は，10 代の喫煙開始傾向についての妥当性と信頼性の高い測定法なのか？
予後	喫煙に関連する肺がんの診断は自殺念慮の増加と関連するか？
病因(原因)/害の予防	貧困は喫煙リスクを高くするか？
記述	高校生のうち，タバコを週 1 箱以上吸う人の割合と，禁煙を試みたことのある人の割合は？
意味/プロセス	長期喫煙者が禁煙に挑戦し，失敗するのはどのようなことか？

にとって健康や病気は何を意味するのか，積極的な健康実践を阻むものは何か，健康危機の移行においてクライエントが経験するプロセスは何か，といったエビデンスを提供する研究は，EBP にとって重要である。**意味/プロセスについての問い** Meaning/process questions に取り組む研究は，現象の原因の特定に焦点を当てることは少ないが，重要な手がかりを提供する可能性がある。

意味/プロセスの理解をねらいとした研究例

　Qin ら(2019)は，胎児異常のために妊娠中絶を受けた女性が認知行動の変容を経験する過程について研究した。

■ 研究目的とエビデンスに基づく実践

　療法/介入についての問いを扱った研究は，EBP の最も直接的なエビデンスとなる。例えば，くさび型のクッションが標準的なクッションよりも踵の褥瘡予防に効果的かどうかを知りたければ，この療法についての問いに答える厳密な研究を探す必要があるだろう。しかし，他の問いもまた，方法は違っても，看護ケアの質を向上させる役割を担っているのである。

　表 1-5 は，先ほど記述した研究目的の分類を用いて，喫煙に関するさまざまなタイプの問いの例を示している。これらの問いのうち，直接**実践に移せる**のは，療法についての問いに関する研究結果のみである。もし，看護師主導の禁煙プログラムが若年層の喫煙を減らすのに効果的であるという強いエビデンスがあれば，私たちは自分たちのコミュニティでそのようなプログラムを開始することを検討するかもしれない。

　表 1-5 にある他の問いに対する答えが厳密な研究によって得られた場合，そのエビデンスは看護実践の改善を導く可能性はあるが，療法についての問いほど直接的なものではない。これらの問いに対する答えは，介入を最も必要とする人々を特定するのに役立つかもしれない。例えば，診断についての問いに対応する研究に基づいて，Smoking Susceptibility Index の得点が高い 10 代の若者を対象とした予防活動を開始したり，病因に関する研究の知見から，低所得者層向けの禁煙活動を実施したりすることができるかもしれない。予後についての問いの研究結果から，肺がん患者のための強力な精神的サポートプログラムの開発が促されるかもしれない。記述についての問いに答える研究によって，高校生の喫煙率が高いことがわかれば，高校生への介入を計画するかもしれない。また，地域社会で禁煙に失敗した喫煙者の割合が高いことを知っていれば，その情報を念頭に置いて介入策を練るかもしれない。意味についての問いに答える研究で得られた，禁煙しようと努力しても失敗した長期喫煙者の話は，有効な介入策の設計につながるかもしれない。

　看護研究者は，重要な健康問題についてのあらゆる種類の問いに対応するために前進しているが，問題解決に何が**効く**かというエビデンスは，療法に焦点を当てた研究から得られている。しかし，問題の範囲，問題に影響を与える因子，問題の結果，問題の意味に関するエビデンスは，日々の実践の中でより良い介入を立案し，最も必要としている人々に資源を提供し，クライエントに適切な指導を行うための努力において重要な役割を

第1章　エビデンスに基づく実践のための看護研究への誘い　15

Box 1-1　研究報告を予備的に概観するための問い

1. その研究のリサーチクエスチョンは，実際の看護実践にどの程度関連しているか？ その研究は，看護研究における優先領域のトピックに焦点を当てているか？
2. その研究は量的研究か質的研究か？
3. その研究の目的は何か——同定，記述，探索，説明，予測，コントロールのいずれか？ その目的は，療法/介入，診断/アセスメント，予後，病因/予防，記述，意味/プロセスなどの EBP の焦点に対応しているか？
4. その研究は，基本的に原因探索型か？
5. その研究の臨床的意義は何か？ その研究は，どのような人々や状況に最も適応するか？ 結果に妥当性があるならば，それをどのように臨床に活用できるか？

果たすことができる。

本書を使う人たちへの支援

　本書は，主に研究を行うためのスキル開発に役立つように設計されているが，EBP を重視する臨床においては，看護研究を読み，評価し，利用するスキルを磨くことが非常に重要である。本書では，ほとんどの章において，その章で取り上げられた研究の側面を批判的に評価するためのガイドラインを掲載し，利用者への具体的なガイダンスを提供している。Box 1-1 の問いは，研究報告の全体的な事前評価において，本章の情報を活用するためのものである。

研究例

　本書の各章では，看護研究者が行った研究について，その章で強調されている側面に焦点を当てながら，簡潔に説明している。これらの研究の方法と結果の詳細については，研究論文の全文を参照してほしい。

量的研究の研究例

研究タイトル：農村部のアフリカ系アメリカ人の心臓の健康を促進する（Abbott et al., 2018）

目的：本研究の目的は，療法についての問いに対応するもので，農村部に住むアフリカ系アメリカ人成人における心臓血管疾患のリスク軽減を目的とし，文化を考慮した健康増進介入である「すべての鼓動は命とともに With Every Heartbeat is Life」プログラムを評価することである。

方法：フロリダ州北部の 2 つの郡にある 12 の教会を，介入を受ける群（6 教会）と受けない群（他の 6 教会）に無作為に割り付けた。その後，各教会の牧師と地域メンバーが研究への参加者を募集した。合計 115 人の成人が介入群に入り，114 人が介入を受けない群（対照群）に入った。介入群は，毎週 1 回，90 分の心臓血管健康増進のための介入を 6 週間受けたのに対し，対照群は，健康増進のための教育は一切受けなかった。研究に参加した全員が，調査開始前と 6 週間後の終了時に質問紙に記入した。質問紙によって，生鮮食品の摂取の増加，飽和脂肪摂取の減少，運動の増加について参加者の態度，意向，自己効力感に関する情報が収集された。

主な結果：介入群は対照群に比べ，ほとんどのアウトカムにおいて有意に大きな改善を示した。例えば，プログラムを受けた参加者は，生鮮食品の消費を増やし，脂肪の摂取を減らすという意向が有意に上昇した。健康的な選択に対する自己効力感も，介入群の参加者において有意に向上した。

結論：Abbott らは，地域における看護師主導の介入は，心臓血管疾患リスクを低減する可能性があると結論付けた。

質的研究の研究例

研究タイトル：「居心地が良すぎることはない」——病院のベッドサイドにおける人種，性別，感情（Cottingham et al., 2018）

研究目的：この記述的研究の目的は，看護師が職場で感情的な経験をし，管理し，振り返る際に，性別と人種が感情の形成にどのように交差して影響しているかを探索することであった。

研究方法：看護師と感情労働に関する大規模研究の一環として，性別（女性，男性）および人種（白人，黒人，アジア人）が異なる 48 人の看護師標本から音声日記を得た。参加者にはデジタルボイスレコーダーが渡され，連続した 6 回の勤務後に録音するように指示された。参加者は，最後の勤務中と勤務後にどのように感じたかを振り返り，自分の感情に影響を与えた事柄を記述し，その感情にどのように対応したかを説明するよう求められた。参加者は，人種に関連する経験について特に振り返るようには求められなかった。各記録は，分析のために書き起こされた。

主な結果：音声日記データの分析により，「ヘルスケアという白人の多い医療施設の中で，有色人種の女性看護師の間には不相応な感情の労苦が生じる」（Cottingham et al., 2018, p. 145）ことが明らかにされた。有色人種の女性は，患者，同僚，上司とのやりとりにおいて，感情的な「二重の負担 double shift」を経験することが判明した。これらの女性は，仕事に関連したストレスに加え，感情の消耗感や患者ケアに悪影響を及ぼすような経験をしていることが判明した。

結論：研究者は，自分たちの研究が，看護における感情労働において，人種とジェンダーの交錯作用の可視化に役立つことを期待すると述べている。

🖌 要点

- **看護研究** nursing research とは，看護師にとって重要な問題について，エビデンスを構築するために行われる系統的探索である。看護師は，研究結果を臨床判断に取り入れるよう**エビデンスに基づく実践** evidence-based practice （EBP）を行っている。

- 看護師は，**研究の消費者**（研究を読み，評価する人）から**研究の生産者**（研究を計画し，実施する人）まで，さまざまな研究関連活動に参加することができる。臨床では，抄読会（ジャーナルクラブ journal club）に参加することを通して研究に関わることも多い。

- 看護研究はフローレンス・ナイチンゲールによって始められ，ゆっくりと発展し，1950 年代に加速された。1980 年代以降，焦点は臨床看護研究 clinical nursing research，すなわち臨床実践に関する問題に置かれている。

- 1993 年に国立看護研究所 National Institute of Nursing Research（NINR）が米国国立衛生研究所に設立され，米国における看護研究の地位が確立された。

- 現代の看護研究の課題として，EBP の拡大，地域研究や質改善の取り組みの拡大，システマティックレビュー systematic review によるリサーチ・シンセシス，多職種間連携 interprofessional の研究，臨床看護と研究の双方における患者中心主義 patient-centeredness，個々の患者や集団への研究の適用可能性 applicability への関心，プレシジョンヘルスケアと症状科学への関心，研究結果の臨床的意義 clinical significance を評価する取り組みなどが挙げられる。

- 学術研究は，伝統，権威，個人的経験，試行錯誤，論理的推理など看護実践のための他の知識源とは対照的である。

- 看護研究は，主に実証主義パラダイムと構成主義パラダイムという，現実についての前提 assumption が異なる 2 つの大きなパラダイム paradigm のどちらかに依っている。

- 実証主義パラダイム positivist paradigm では，客観的な現実が存在し，自然現象には秩序があることが前提となっている。決定論 determinism の前提は，現象は先行する原因の結果であり，偶発的ではないと考える。

- 構成主義パラダイム constructivist paradigm （**自然主義パラダイム**）では，現実は固定されたものではなく，人間の心がつくり出したものであり，「真実 truth」は現実の複合的構造物であるとする。

- 実証主義パラダイムは，量的研究 quantitative research（数値情報の収集と分析）と関連してい

る。量的研究は，一般的に系統的かつコントロールされた伝統的な科学的手法 scientific method で実施される。量的研究者は，実証的エビデンス empirical evidence（人間の感覚を通じて収集されたエビデンス）を集め・分析し，その結果の一般化可能性 generalizability を追求する。

- 構成主義パラダイムでは，フィールド field において変化する柔軟な手法を用い，主観的で物語的な資料の収集と分析を通して，生きられた人間の経験を理解することを重視する。このパラダイムは質的研究 qualitative research と関連している。

- 基礎研究 basic research は，知識のための情報の基盤を拡げることを目的とする。応用研究 applied research は，差し迫った問題に対する解決策を見出すことに重点を置いている。

- 特に量的研究において，現象を**記述する**ことを主な目的とする研究と，原因を探る cause-probing ことを目的とする研究は，基本的に区別される。記述的なものから説明的なものまである具体的な研究目的には，同定，記述，探索，予測/コントロール，説明がある。

- 看護研究は，EBP に関連する目的によって分類することができる。それは，療法/介入 Therapy/intervention，診断/アセスメント Diagnosis/assessment，予後 Prognosis，病因/害の予防 Etiology/prevention of harm，記述 Description，意味/プロセス Meaning/process である。療法についての問いに対する厳密な答えは EBP の基礎となる。

文献

Abbott, L., Williams, C., Slate, E., & Gropper, S.（2018）. Promoting heart health among rural African Americans. *Journal of Cardiovascular Nursing, 33*, E8-E14.

Barnes, H., Reardon, J., & McHugh, M.（2016）. Magnet® hospital recognition linked to lower central line-associated bloodstream infection rates. *Research in Nursing & Health, 39*, 96-104.

Bastani, F., Rajai, N., Farsi, Z., & Als, H.（2017）. The effects of kangaroo care on the sleep-wake states of preterm infants. *Journal of Nursing Research, 25*, 231-239.

Billner-Garcia, R., Spilke, A., & Goyal, D.（2018）. Skin to skin contact: newborn temperature stability in the operating room. *MCN: American Journal of Maternal-Child Nursing, 43*, 158-163.

Brown, C., Back, A., Ford, D., Kross, E., Downey, L., Shannon,

S., ... Engelberg, R.（2018）. Self-assessment scores improve after simulation-based palliative care communication skill workshop. *American Journal of Hospice & Palliative Care, 35*, 45-51.

Carter, E., Rivera, R., Gallagher, K., & Cato, K.（2018）. Targeted interventions to advance a culture of inquiry at a large, multicampus hospital among nurses. *Journal of Nursing Administration, 48*, 18-24.

Cashion, A. K., & Grady, P.（2015）. The National Institutes of Health/National Institutes of Nursing Research intramural research program and the development of the NIH Symptom Science Model. *Nursing Outlook, 63*, 484-487.

Cho, E., Kim, S., Kwon, M., Cho, H., Kim, E., Jun, E., & Lee, S.（2016）. The effects of kangaroo care in the neonatal intensive care unit on the physiological functions of preterm infants, maternal-infant attachment, and maternal stress. *Journal of Pediatric Nursing, 31*, 430-438.

Cottingham, M., Johnson, A., & Erickson, R.（2018）. "I can never be too comfortable": race, gender, and emotion at the hospital bedside. *Qualitative Health Research, 28*, 145-158.

Dose, A., & Rhudy, L.（2018）. Perspectives of newly diagnosed advanced cancer patients receiving dignity therapy during cancer treatment. *Supportive Care in Cancer, 26*, 187-195.

Eckardt, P., Culley, J., Corwin, E., Richmond, T., Dougherty, C., Pickler, R., ... DeVon, H.（2017）. National nursing science priorities: creating a shared vision. *Nursing Outlook, 65*, 726-736.

Eyikara, E., & Baykara, Z.（2018）. Effect of simulation on the ability of first year nursing students to learn vital signs. *Nurse Education Today, 60*, 101-106.

Galazzi, A., Brambilla, A., Grasselli, G., Pesenti, A., Fumagalli, R., & Lucchini, A.（2018）. Quality of life of adult survivors after extra corporeal membrane oxygenation（ECMO）. *Dimensions of Critical Care Nursing, 37*, 12-17.

Gardner, K., Kanaskie, M., Knehans, A., Salisbury, S., Doheny, K., & Schirm, V.（2016）. Implementing and sustaining evidence based practice through a nursing journal club. *Applied Nursing Research, 31*, 139-145.

Graystone, R.（2017）. The 2014 Magnet® Application Manual: nursing excellence standards evolving with practice. *Journal of Nursing Administration, 47*, 527-528.

Guyatt, G., Rennie, D., Meade, M., & Cook, D.（2015）. *Users' guide to the medical literature: essentials of evidence-based clinical practice*（3rd ed.）. New York: McGraw Hill.

Hanrahan, K., Wagner, M., Matthews, G., Stewart, S., Dawson, C., Greiner, J., ... Williamson, A.（2015）. Sacred cows gone to pasture: a systematic evaluation and integration of evidence-based practice. *Worldviews on Evidence-Based Nursing, 12*, 3-11.

Institute of Medicine.（2010）. *The future of nursing: leading change, advancing health*. Washington, DC: The National Academies Press.

Johnston, C., Campbell-Yeo, M., Disher, T., Benoit, B., Fernandes, A., Streiner, D., ... Zee, R.（2017）. Skin-to-skin care for procedural pain in neonates. *Cochrane Database of Systematic Reviews*, CD0008435.

Kang, M., Jin, Y., Jin, T., & Lee, S.（2018）. Automated medication error risk assessment system（Auto-MERAS）. *Journal of Nursing Care Quality, 33*, 86-93.

McCaughey, D., McGhan, G., Rathert, C., Williams, J., & Hearld, K.（2019）. Magnetic work environments: patient experience outcomes in Magnet versus non-Magnet hospitals. *Health Care Management Review*（in press）.

Melnyk, B. M., & Fineout-Overholt, E.（2015）. *Evidence-based practice in nursing and healthcare: a guide to best practice* (3rd ed.). Philadelphia: Lippincott Williams & Wilkins.

Moore, E. R., Bergman, N., Anderson, G., & Medley, N. (2016). Early skin-to-skin contact for mothers and their health newborn infants. *Cochrane Database of Systematic Reviews*, CD0003519.

National Institute of Nursing Research. (2016). *The NINR strategic plan: advancing science, improving lives*. Bethesda, MD: NINR.

Philpott, L., & Corcoran, P. (2018). Paternal postnatal depression in Ireland: prevalence and associated factors. *Midwifery, 56*, 121-127.

Pivatti, A., Osis, M., & de Moraes Lopes, M. (2019). The use of educational strategies for promotion of knowledge, attitudes and contraceptive practice among teenagers: a randomized clinical trial. *Nurse Education Today, 72*, 18-26.

Qin, C., Chen, W., Deng, Y., Li, Y., Mi, C., Sun, L., & Tang, S. (2019). Cognition, emotion, and behaviour in women undergoing pregnancy termination for foetal anomaly: a grounded theory analysis. *Midwifery, 68*, 84-90.

Saylor, J., Hanna, K., & Calamaro, C. (2019). Experiences of students who are newly diagnosed with type 1 diabetes mellitus. *Journal of Pediatric Nursing, 44*, 74-80.

Schoenfisch, A., Kucera, K., Lipscomb, H., McIlvaine, J., Becherer, L., James, T., & Avent, S. (2019). Use of assistive devices to lift/transfer, and reposition hospital patients. *Nursing Research, 68*, 3-12.

Seifi, L., Najafi Ghezeljeh, T., & Haghani, H. (2018). Comparison of the effects of Benson muscle relaxation and nature sounds on the fatigue of patients with heart failure. *Holistic Nursing Practice, 32*, 27-34.

Varas-Díaz, N., Betancourt-Díaz, E., Lozano, A., Huang, L., Di-Napoli, L., Hanlon, A., & Villaruel, A. (2019). Testing the efficacy of a web-based parent-adolescent sexual communication intervention among Puerto Ricans. *Family & Community Health, 42*, 30-43.

Zhou, Y., Liao, J., Feng, F., Ji, M., Zhao, C., & Wang, X. (2018). Effects of a nurse-led phone follow-up education program based on the self-efficacy among patients with cardiovascular disease. *Journal of Cardiovascular Nursing, 33*, E15-E23.

第2章 エビデンスに基づく看護：研究エビデンスから実践を導く

　エビデンスに基づく実践(EBP)は，過去数十年にわたり，医療専門職の大きな力となっている。看護学においても，多くの組織や取り組みがEBPを推進してきた。例えば，EBPは，QSEN (Quality and Safety Education for Nurses)イニシアチブにおける6つのコアコンピテンシー[訳注1]の1つに挙げられている(Cronenwett, 2012)。

　本書は，看護実践のための研究エビデンスを生成し，評価する力を身に付けるための一助となるだろう。研究法について学ぶ前に，ここではEBPの重要な点について説明し，研究がEBPにおいて果たす重要な役割を明らかにする。

エビデンスに基づく看護実践の背景

　この節では，エビデンスに基づく看護実践とそれに関連する概念を理解するための背景を説明する。

■ エビデンスに基づく実践の定義

　エビデンスに基づく実践の定義は，これまで何十種類も提案されてきた。ここでは，MelnykとFineout-Overholt(2019)がEBPの教科書で提示している「個人，コミュニティ，システムのアウトカムを改善するために，自らの臨床的専門知識と患者の価値観や好みに合わせて，入手できる最良のエビデンス(クリニカルクエスチョン[訳注2]に答えるためのエビデンスの系統的検索と批判的評価)を意識的に使用する臨床判断のためのパラダイムと，生涯にわたる問題解決アプローチ(Mel-nyk & Fineout-Overholt, 2019, p. 753)」という定義を紹介しておく。この定義は，他の多くの定義と同様に，EBPが**意思決定**(または**問題解決**)**プロセス**であることを明言している。また，ほとんどの定義において，EBPは「3本脚の椅子 three-legged stool」のうえに成り立っている。それぞれの「脚」は，**最良のエビデンス，臨床の専門知識，患者の志向と価値観**であり，いずれも不可欠なものである。図2-1は，これらの概念を表したものである。

> **ヒント**
> 　ScottとMcSherry(2009)は，エビデンスに基づく看護の概念についてのレビューにおいて，エビデンスに基づく看護およびEBPに関する，重複しつつも異なる13の定義を示した。その後も，さらに多くの定義が生まれている。

最良のエビデンス

　臨床的な問題解決戦略としてのEBPの基本的な特徴は，伝統や専門家の意見に基づく決定を重視しないことである。EBPでは問題解決のため

訳注1：優れた成果を生む核となる専門的能力。
訳注2：臨床において解決すべき疑問や課題。

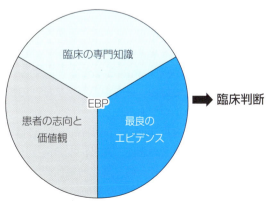

図2-1　エビデンスに基づく実践の構成要素

のツールとして，利用可能な最良の研究エビデンスを特定し，評価することに重点を置く。

ヒント

研究成果を利用しない場合，その結果は壊滅的なものになる恐れがある。例えば，1956年から1980年代にかけて乳幼児ケアの専門家と考えられていたBenjamin Spock博士が出版した『Baby and Child Care』という本はベストセラーになった。Spockは，赤ちゃんをうつぶせにして寝かせることを勧めていた。Gilbertら（2005）は，システマティックレビューの中で，「乳児をうつぶせで寝かせるようにという，半世紀近くにわたってなされてきたアドバイスは，それが有害であろうという1970年からあるエビデンスに反していた」（Gilbert, 2005, p. 874）と書いている。もし医療アドバイスが研究エビデンスに従っていれば，6万人以上の乳児の死亡が防げたかもしれないと彼らは推定している。

何が「最良の」エビデンスであるかについては，議論が続いている。多くの組織や研究者が，臨床上の決定を導くためのバイアスのないエビデンスを提供する度合いに応じて，エビデンスの情報源をランク付けする**エビデンス階層**を作成している。エビデンス階層については，この章の後半でさらに詳しく論じる。しかし，エビデンスは，「最良」であろうとなかろうと，それだけで臨床判断の十分な根拠とはならない。

患者の価値観と好み

患者中心のケア patient-centered care は，米国医学研究所（Institute of Medicine, 2001）により，「個々の患者の志向，ニーズ，価値観を尊重し，それらに応じるケアを提供し，患者の価値観がすべての臨床決定の指針となるようにすること」と定義されている。患者中心のケアは，EBPの重要な特徴の1つである。

「患者の志向（選択）patient preferences」には，療法についての患者の志向，意思決定の関与についての志向，患者の社会的・文化的価値観，ヘルスケアの意思決定への家族の参加についての志向，生活の質に関する患者の優先順位，霊的・宗教的価値観など，いくつかの概念が含まれる。また，意思決定には，患者が自由に使える資源など，患者の状況を理解することも必要である。そのため，看護師には，患者の志向を引き出し，理解し，「最良のエビデンス」に関する情報を患者に提供するスキルが必要とされる。

臨床的専門知識と経験的エビデンス

臨床実践での意思決定は，最終的には臨床家の専門知識に依存する。臨床的専門知識とは，研修や継続教育で得た学術的知識，患者ケアの経験，新しい知識の学際的な共有の複合体である。エビデンスに基づく医学のパイオニアである David Sackett は，意思決定における臨床的専門知識の重要性を強く主張した。なぜなら，非常に強力な研究エビデンスでさえ，個々の患者には適切でない，あるいは適用できない可能性があるからである。

Newhouse（2007）もまた**経験的エビデンス**の重要性を強調している。経験的エビデンスとは，質の向上プロジェクトなど，現場のモニタリングやエビデンス収集の努力から得られる内的エビデンス internal evidence[訳注3]である。臨床的な専門知識と経験的エビデンスが，患者の志向と組み合わさって，ヘルスケアを決定するための「最良のエビデンス」となる。

■ エビデンスに基づく実践と関連概念

1980年代に入り，研究を活用することに関心が高まってきた。研究活用 research utilization（RU）とは，研究によって得られた知見の実践への応用である。RUでは，新しい知識を現実世界での応用に移すことが重視される。EBPは，前に述べたように研究結果を他の因子と統合するため，RUよりも広い概念となる。また，RUは「この新しい知識を自身の臨床環境でどのように使うことができるか？」という研究そのものから始まるが，EBPは，一般的に「このクリニカル

訳注3：内的エビデンス internal evidence とは，教育や訓練を通じて得た知識や日々の実践により蓄積される経験等を指す。これに対して研究から得られたエビデンスを外的エビデンス external evidence という。

クエスチョンを解決する最良の方法は，何だとエビデンスは示唆しているか？」というクリニカルクエスチョンが出発点であるという点でも異なる。

1980年代から1990年代にかけて，多くの病院や看護団体でRUプロジェクトが実施された。これらのプロジェクトは，研究結果に基づき看護実践を改善するための組織的な試みであった。しかし，1990年代に入ると，研究活用の動きはEBPの推進に吸収されていった。

EBP運動は，1990年代に医学と疫学の分野で始まった。英国の疫学者Archie Cochraneは，医療従事者が意思決定に研究成果を取り入れていないと批判した。彼の功績により，世界43か国に拠点をもつ国際的なパートナーシップである，コクラン共同計画 Cochrane Collaboration が設立された。コクラン共同計画は，研究エビデンスに関するレビューを作成・発信し，コクランを医療の決定に関わる「エビデンスの拠点 the home of evidence」とすることを目標としている。

> ### ヒント
>
> コクラン共同計画は『Making a Difference』というシリーズを発行しており，コクランレビューのエビデンスが現実世界の意思決定や患者のアウトカムにどのような影響を与えたかについて紹介している。例えば，このシリーズのある記事は，継続的な助産師ケアがもたらす利点に焦点を当てている。

また，1990年代には，カナダのDavid Sackett博士が率いるマクマスター大学メディカルスクールのグループが，臨床学習戦略を開発し，これをエビデンスに基づく医療と呼んだ。エビデンスに基づく医療は，学際的なチームにおいて（医師だけでなく）すべての医療従事者が最良のエビデンスを用いるという，より広い概念へと移行している。EBPは，ヘルスケア教育と実践にとって大きな転換であると考えられている。EBPの世界では，熟練した臨床家であっても，古い記憶に頼ることは許されず，むしろ新しいエビデンスを取り入れ，評価し，応用しながら生涯にわたり学習

を続けなければならない。

> ### ヒント
>
> エビデンスに基づく実践 evidence-based practice という言葉をエビデンス情報に基づく実践 evidence-informed practice(EIP)に置き換えるべきかどうかという議論が起こっている。EIPを支持する人々は，"based"という言葉が，臨床的な決定において患者の志向を十分に考慮しない姿勢を示唆していると主張している（例：Glasziou, 2005）。しかし，Melnykと New-house(2014)が指摘するように，現在のEBPのモデルはすべて臨床家の専門知識と患者の志向を取り入れたものである。彼らは，「今，用語を変えることは……EBPの加速が進んでいる重要な時期に混乱を招くだけだ」（Melnyk & New-house, 2014, p. 348）と論じている。私たちも同意見であり，本書ではEBPという用語を使用する。

ナレッジトランスレーション knowledge translation(KT)は，臨床実践における組織的な変化を促進する取り組みと関連して用いられる。この用語はカナダ衛生研究所(CIHR)によってつくられたもので，KTを「研究者と利用者の間の複雑な相互作用のシステムの中で，知識の交換，統合，倫理的活用を行い，健康の改善，より効果的なサービスと成果，強化された医療制度を通じて，カナダ人に対する研究利益の供与を加速すること」（CIHR, 2004）と定義している。世界保健機関(WHO, 2005)はCIHRの定義を採用し，KTを「保健システムの強化と人々の健康増進におけるグローバルおよびローカルな改革の利益を加速するための関連するステークホルダーによる知識の統合，交換，適用」と定義している。KTをねらいとする機関プロジェクトでは，組織のEBPプロジェクトに類似した手法やモデルが用いられることが多い。

トランスレーショナルリサーチ translational research は，KTとエビデンスの利用を促進する方法を開発する学問として登場した。トランスレーショナルサイエンスには，医療実践における新しいエビデンスの取り込みに影響を与える介

入，実装プロセス，および文脈的要因の研究が含まれる(Titler, 2014)。看護学では，トランスレーショナルリサーチの必要性が，看護実践博士号(DNP)を設ける重要な原動力となった。トランスレーショナルリサーチについては，第11章で説明する。

EBP は，患者を担当する看護師個人が行うことも，医療機関内のチームが取り組むプロジェクトとして行うこともできる。組織的な EBP プロジェクトは，質改善 quality improvement(QI)の取り組みと共通の特徴がある。第12章で，質改善のための方法論的戦略を記述する。

> **ヒント**
>
> EBP は看護の世界では広く支持されているが，その実施には多くの課題がある。障壁としては，看護師の研究評価スキルの不足，EBP に対する誤解，担当患者数の多さと時間不足，看護師や管理者の変化に対する抵抗，臨床判断に関する自律性の欠如などがある。EBP を促進する因子としては，強力な組織的支援，EBP 指導者や資源の利用可能性，医療従事者間の協力，ジャーナルクラブへの参加などが挙げられる(Gardner et al., 2016；Newhouse & Spring, 2010)。

看護におけるエビデンスに基づく実践のためのリソース

EBP は看護師にとって課題となりうるが，EBP を支援するためのリソースはより利用しやすくなっている。本書では，いくつかの指針を提示するが，同僚，指導者，健康情報の専門家らと一緒に他のアイデアも探してみよう。

■ 事前処理[訳注4]され，事前評価されたエビデンス

現在，特にエビデンスの産出は加速されていることから，最良のエビデンスを探すには，技能が必要である。看護師に関連する研究は，毎月何千

――――――――――――――――
訳注4：個々の研究結果を統合することをいう。

件も専門誌に掲載されている。これらの一次研究 primary studies は，質や臨床的有用性について事前評価はされていない。

幸いにも，事前処理(統合)され，時には事前評価もされているエビデンス情報源が利用できるおかげで実践に有効なエビデンスが見つけやすくなっている。DiCenso ら(2009)は，エビデンス検索をガイドすることを意図し，エビデンス情報源の「6S」階層を作成した。6S 階層は，通常ピラミッドとして示され，上から5層は事前処理されたエビデンスが並び，個別の研究を最下層に置いている。この階層は，エビデンス検索を効率的に進めることを目的としている。エビデンスを求める臨床家が，階層の最上位から始めて，そのレベルで適切なエビデンスがない場合は，下のレベルへと作業を進めることになる。**表2-1** に **6S 階層** を示し，各レベルでの例を示す。本節では各エビデンス階層について説明するが，上位レベルの階層は下位レベルの階層の上に成り立っているので，一番下の階層から紹介を始める。

> **ヒント**
>
> 6S 階層は，エビデンスの質の観点から設定されているのではなく，クリニカルクエスチョンに関するエビデンスの検索しやすさという観点から設定されている。すべての階層で，エビデンスの質と，クリニカルクエスチョンとの関連性を検討する必要がある。

レベル6：個別研究 Single Studies

1つの新規の研究について記述した報告は，6S 階層の最下層に位置する。なぜなら，個別の研究は EBP の意思決定に直ちに使用することはできないからである。最低限，個々の一次研究の厳密性とクリニカルクエスチョンとの関連性を批判的に評価する必要がある。臨床家がクリニカルクエスチョンに対する最良のエビデンスを探す場合，より高いレベルのエビデンスが入手できないか，そのエビデンスに欠陥があると判断された場合に**のみ**，個別の研究から始めることになる。第3章では研究報告の主な情報源(学術論文)について記述し，第5章では研究を検索する際のガイダンス

第2章 エビデンスに基づく看護：研究エビデンスから実践を導く 23

表 2-1 エビデンス情報源の 6S 階層[a]

エビデンス情報源	記述／例	リソースの例
1. システム↓	• コンピュータによる意思決定支援システム	• 一部の電子カルテシステム
2. 要約↓	• エビデンスに基づく臨床実践ガイドライン • オンライン EBP 要約リソース	• U. S. National Guidelines Clearinghouse • オンタリオ州登録看護師協会ベストプラクティス • EBSCO Nursing Reference Center 　：JBI COnNECT＋；UpToDate
3. シンセシスの シノプシス↓	• エビデンスに基づく抄録雑誌に掲載された シノプシス，または組織が編集したシノプ シス	• 『Evidence-Based Nursing』 • DARE database of Reviews of Evidence • The Centre for Reviews and Dissemination 　(CRD)
4. 統合↓	• システマティックレビュー • 迅速レビュー	• Joanna Briggs Institute Database • Cochrane Database • AHRQ Evidence Reports • 『BMC Systematic Reviews』
5. 研究の シノプシス↓	• 個々の研究の短い要約(解説や臨床適応可 能性を含む)	• 『Evidence-Based Nursing』 • 『ACP Journal Club』
6. 個別研究	• 事前処理されていない，学術誌に掲載され た一次研究	• PubMed(MEDLINE) • CINAHL

[a] DiCenso ら(2009)によって提案された，異なる情報源に対するエビデンス検索の効率を表す 6S 階層。
AHRQ：Agency for Healthcare Research and Quality, EBP：evidence-based practice.

を提供する。

レベル 5：個別研究のシノプシス Synopses of Single Studies

　研究のシノプシス[訳注5](研究概要)は，研究の概観を提供し，多くの場合，エビデンスを理解するうえで十分に詳細な内容が記載されている。DiCenso ら(2009)が述べているように，シノプシスはオリジナルの報告と比較し，3 つの利点がある。(1)内容が要約されているため臨床家がより容易にアクセスできる，(2)専門家がその研究を重要であると判断してシノプシスに選んだと考えられる，(3)シノプシスには，しばしばそのエビデンスの臨床的有用性に関する解説(すなわち事前評価)が付いている。『Evidence-Based Nursing』，『Evidence-Based Midwifery』，『ACP Journal Club』，『The Online Journal of Knowledge Synthesis for Nursing』など，エビデンスに基づく学術雑誌には，シノプシスが掲載されているものがある。

レベル 4：シンセシス(統合)Syntheses

　エビデンスに基づく実践は，あるトピックに関する研究エビデンスの綿密な統合と合成に依っている。このような統合の重要性から，さまざまなタイプの研究レビューが生まれたが(Grant & Booth, 2009)，最もよく知られ，最も広く尊重されているシンセシスが，システマティックレビューである。システマティックレビューは，第 5 章で説明するような単なる文献レビューではない。システマティックレビューは，一次研究と同様に多くのステップを踏み，それ自体が方法論的かつ学術的な探究であることから，レビューが書かれた時点での最も優れたエビデンスの要約となる。第 30 章では，システマティックレビューの実施と批判的評価に関するガイダンスを提供し，**スコーピングレビュー，リアリストレビュー，アンブレラレビュー**など，他のいくつかのタイプのシンセシスについて説明する。

　システマティックレビューでは，メタ分析 meta-analysis と呼ばれる方法で，統計学的手法を用いて量的研究の結果を統合することがある。メタ分析では，1 つの研究結果を 1 つの情報として扱う。同じトピックについて行われた複数の研究結果が，統計的に統合，分析される。一次研究

訳注5：学術論文の内容を要約したもの。

では個々の人を**分析単位** unit of analysis（統計学的分析の基本単位）とするのに対し，メタ分析では個々の研究の結果を分析単位とする。メタ分析は，一連の結果を統合し，他の方法では発見されなかったかもしれないパターンを観察する客観的な方法である。

☞ メタ分析の例

Zhang ら（2018）は，変形性関節症患者に対する心理的介入の効果について，メタ分析を行った。彼らの分析には，12 の無作為化比較試験から得られた結果が含まれていた。その結果，心理的介入は痛みや疲労を軽減し，自己効力感を向上させることがわかったが，研究者はさらなる確証をもたらすエビデンスが必要であると結論付けた。

質的研究のシステマティックレビューは，しばしばメタシンセシスという形式をとり，EBP の豊かなリソースとなる（Beck, 2009）。**メタシンセシス** metasynthesis とは，あるトピックに関する質的研究結果を統合することであり，情報を整理することよりも拡大して解釈することに重点を置いている。特定の質的な問いに対しては，第 30 章で記述するように，**メタ集約** meta-aggregation と呼ばれる系統的な統合アプローチが適切な場合もある。また，あるトピックに関する量的エビデンスと質的エビデンスの両方を統合して合成する取り組みである**システマティック混合研究レビュー** systematic mixed studies review（**混合研究シンセシス**とも呼ばれる）のための戦略も開発されている（Heyvaert et al., 2017; Sandelowski et al., 2013）。

☞ 混合研究レビューの例

Beck と Woynar（2017）は，早産児が新生児集中治療室にいる間の母親の心的外傷後ストレスに関する混合研究レビューを行った。彼らは合計 37 の研究を統合した：25 が量的研究，12 が質的研究であった。

多くのシステマティックレビューは，標準的な文献検索においてアクセスできる学術誌に掲載されているが，専用のデータベースで利用できるものもある。主な例としては，Cochrane Database of Systematic Reviews があり，何千ものシステマティックレビューが収載されている。大半のコクランレビューはメタ分析を扱い，その多くは医療介入に関するものだが，コクラン共同計画は現在，質的エビデンスの統合も行っている。コクランレビューは非常に厳密に行われ，定期的にチェックされ更新されるという利点がある。

近年，迅速レビュー（または**迅速エビデンス評価**）と呼ばれるタイプの統合が出現している（Khangura et al., 2012）。これらの簡略化されたレビューは，システマティックレビューよりも厳密性に欠けるが，数か月または数年ではなく，通常，数週間の期間で完了する。迅速レビューについては，第 30 章で説明している。

ヒント

システマティックレビューを見つけるためのリソースはたくさんある。例えば，オーストラリア の Joanna Briggs Institute（https://jbi.global）やイギリスのヨーク大学の Centre for Reviews and Dissemination（https://www.york.ac.uk/crd/）は，有用なシステマティックレビューを作成している。

レベル 3：シンセシスのシノプシス Synopses of Syntheses

システマティックレビューのシノプシスは，クリニカルクエスチョンへの答えを求める臨床家のために，厳密に統合されたエビデンスをさらに便利なものにしている。レベル 5 のシノプシスを掲載している多くの抄録雑誌（例：『Evidence-Based Nursing』，『Evidence-Based Midwifery』）には，厳選されたシステマティックレビューのシノプシスも掲載されている。コクラン共同計画は，システマティックレビューの結果を平易な言葉でまとめた要約を作成し，レビューをより利用しやすくするよう取り組んでいる。

レベル2：要約 Summaries

クリニカルクエスチョンによっては，最良のエビデンスが「要約 Summaries」（オンラインのEBP要約リソースや診療ガイドラインを含む）として便利に利用できる場合がある。

医療従事者向けのエビデンスに基づくポイント・オブ・ケア point of care（POC）のリソースが数多く提供されるようになった。これらのウェブベースのリソースは，定期的に更新されるエビデンスに基づく情報（時にはガイダンス）に迅速にアクセスできるように設計されている。Campbellら（2015）は，20のオンラインのPOC要約リソースの内容，範囲，質，および厳密性に関する量的評価を行った。それによると，上位5つはUpToDate，Nursing Reference Center，Mosby's Nursing Consult，BMJ Best Practice，Joanna Briggs Institute のCOnNECT＋である。医師向けのエビデンス要約に着目したKwagら（2016）も，評価した23のリソースのうち，UpToDateとBMJ Best Practiceが最も信頼性が高く，優れているという結論に至っている。

エビデンスに基づく診療実践ガイドライン clinical practice guidelines は，システマティックレビューと同様に，大量のエビデンスを扱いやすい形にするよう努力しているが，ガイドラインはレビューとは多くの点で異なっている。第一に，通常，システマティックレビューに基づく診療実践ガイドラインは，エビデンスに基づく意思決定のための具体的な推奨を示している。第二に，ガイドラインは，利益とリスクのバランスなど臨床の意思決定に関連するすべての問題に対処しようとするものである。第三に，システマティックレビューは，エビデンス主導，すなわち，一連のエビデンスが産出され，それを統合する必要があるときに実施される。対照的に，ガイドラインは，「必要性に基づくもの necessity-driven」（Straus et al., 2011, p.125）であり，つまり利用可能なエビデンスが限られていたり質が十分でない場合でも，臨床実践をガイドするために作成される。第四に，システマティックレビューは研究者によって行われるが，ガイドラインの作成は通常，研究者，専門家，臨床家のグループによるコンセンサスが必要である。このため，同じ

エビデンスに基づくガイドラインでも，異なる推奨になることがある。例えば，米国で適切なガイドラインがインドでは不適切であるなど，ガイドライン間の相違は適応環境の違いを反映する場合もある。

ガイドラインの単一のリポジトリがないため，診療実践ガイドラインを探すのは困難な場合がある。1つの方法は，包括的なガイドラインデータベースでガイドラインを検索することである。例えば，米国では，看護やその他のヘルスケアに関するガイドラインがNational Guideline Clearinghouse によって管理されており，他の国でも同様のデータベースが利用可能である。また，オンタリオ州登録看護師協会（https://rnao.ca/bpg）も重要な看護ガイドラインの情報源となっている。

ガイドラインは，National Guideline Clearinghouse や専門機関のウェブサイトを探すほか，MEDLINE や EMBASE などの文献データベースでも検索できる。「**practice guideline**」，「**clinical practice guideline**」，「**best practice guideline**」，「**evidence-based guideline**」，「**consensus statement**」などの検索用語を使用するとよい。ただし，文献データベースでガイドラインを検索すると，多くの参考文献がヒットするが，実際のガイドラインだけでなく，解説，エピソード，実装研究なども混在していることが多く，注意が必要である。

👉 看護診療実践ガイドラインの例

2017年，オンタリオ州登録看護師協会は，『成人喘息ケア：喘息の管理の促進』というベストプラクティスガイドラインの第2版を発表した。このガイドラインは，「看護師や多職種間の医療チームの他のメンバーが，成人喘息のアセスメントとマネジメントに関する実践の質を高めるために」使用することを目的としている。

実践ガイドラインが作成されていないテーマも多くあるが，その逆もあり，ガイドラインの数が飛躍的に増加したことで，同じテーマについて複数のガイドラインが存在することもある。さらに悪いことに，ガイドライン作成の厳密さやエビデ

ンスの解釈にばらつきがあるため，ガイドライン
によって異なる，あるいは相反する推奨がされて
いることもある。したがって，あるクリニカルク
エスチョンについて実践ガイドラインを使おうと
する人は，複数のガイドラインを批判的に評価
し，最も強力で最新のエビデンスに基づき，綿密
につくられ，使いやすく，実際の使用環境に適し
たガイドラインを選ぶことが強く求められる。

　ガイドラインの評価ツールはいくつかあるが，
最も広く支持されているのは，現在第2版となっ
た AGREE（Appraisal of Guidelines Research
and Evaluation）である（Brouwers et al., 2010）。
このツールは，多くの言語に翻訳され，世界保健
機関（WHO）の承認を受けている。ガイドライン
の質を評価するための，より短くシンプルなツー
ル として，iCAHE Guideline Quality Checklist
（Grimmer et al., 2014）がある。また，日常診療
で使用するガイドラインの質を評価するための
「ミニチェックリスト mini-checklist」（MIChe）も
提案されている（Siebenhofer et al., 2016）。

ヒント

　米国医療研究・品質調査機構（AHRQ）は，「ガ
イドライン・シンセシス guideline syntheses」
を提供している。これは，同じトピックについ
ての選択された複数のガイドラインの一致と不
一致を系統的に比較したものである。

　最後に，ガイドラインは，一次研究やシステマ
ティックレビューのようなシンセシス研究よりも
改変が遅いという課題がある。もし，質の高いガ
イドラインが最新ではない場合，より最新のエビ
デンスがあれば，ガイドラインの推奨を変更（ま
たは強化）するかどうかを判断することが望まし
い。時代遅れにならないように，ガイドラインを
3年ごとに再評価することが推奨されている。

ヒント

　臨床ガイドラインに加え，エビデンスに基づ
くケアバンドル care bundles が開発されてい
る。Institute for Healthcare Initiatives（www.ihi.
org）が開発したケアバンドルという概念は，特
定の症状群を治療または予防するための一連の
介入を指す。単一の介入よりも，複数の介入が
束ねられた戦略のほうが良いアウトカムを生む
というエビデンスがある。

レベル1：システム　Systems

　理想的には，エビデンスに基づく臨床情報シス
テムは，ある問題についての厳密で最新のエビデ
ンス（例：要約や統合）を，電子カルテの**特定の患
者情報**に結び付けられたらよい。そして，臨床家
は，最良のエビデンスを手に，自らの専門知識と
患者の志向を取り入れながら，行動方針を決定す
ることになるだろう。現在のシステムにはこの理
想に合致しているものはほとんどないが，ノート
パソコンやスマートフォンで利用できる意思決定
支援ツールなど，特定の問題に対応したコン
ピュータによる意思決定支援システムは開発され
ている。今後，このようなシステムの進歩が期待
される。

👉　臨床判断支援システムの例

　Gengo e Silva ら（2018）は，ブラジルの病院
において，内科および外科の患者をケアする看
護師が行う看護診断，アウトカム，介入をリン
クさせた意思決定支援電子システムについて説
明した。

■ エビデンスの階層とエビデンスレベル尺度

　EBP の広がりによって，エビデンス階層 evi-
dence hierarchies が急増した。これらの階層は
バイアスリスクの観点からエビデンスの情報源を
ランク付けることを目的としている（これらは前
節で述べた6S階層とは異なる。前節の階層は，
クリニカルクエスチョンに対する答えを簡単に効
率的に見つけるという観点からランク付けしたも
のである）。エビデンス階層はしばしばピラミッ
ド型に表示され，最高ランクの情報源，すなわち
介入の効果について推論する際に最もバイアスが
少ないと推定されるものが最上位に位置付けられ
る。

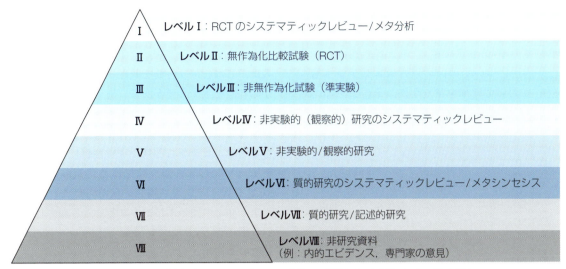

図2-2 療法についての問いに対する Polit-Beck のエビデンス階層／エビデンスレベル尺度

　この階層は，エビデンスの種類をランク付けするエビデンスレベル(LOE)尺度 level of evidence scales を形成している。レベルⅠのエビデンスは，通常，最も優れた（系統的バイアスの少ない）エビデンスとみなされ，ほとんどすべてのレベル尺度で，システマティックレビューが最上位に位置付けられる。LOE 尺度には，3段階しかないものもあれば，10段階以上あるものもある。

　図2-2は，療法／介入についての問いに対する私たちの8レベルのエビデンス階層を示している。この階層は，実践での介入にすぐに適応できるかという**準備性**の観点からエビデンスの情報源をランク付けしている。私たちは，レベルⅠのエビデンス情報源を，**無作為化比較試験** randomized controlled trial (RCT) のシステマティックレビューとし，これは療法の問いに対する「至適基準 gold standard」となる研究である。個々のRCT は，私たちの階層ではレベルⅡのエビデンス情報源である。エビデンス階層のランクを下げていくと，「何が有効か what works」について，よりバイアスのリスクが高まる。例えば，レベルⅢのエビデンスは，準実験研究と呼ばれるタイプの研究から得られる（図2-2の用語は，本書の後半で説明する）。もちろん，研究エビデンスがほとんどない臨床実践の問いも存在する。そのような状況では，看護実践は病態生理データ，現場のプロジェクト，専門家の意見（レベルⅧ）など，他の情報源に頼らざるを得ない。Straus ら(2011)が指摘するように，EBP 活動の利点は，満足できるエビデンスがないクリニカルクエスチョンが発生したときに，新たな研究課題を生み出すことである。

階層とエビデンスレベル尺度：いくつかの注意点

　エビデンス階層は EBP のための情報源として作成されているが，LOE 尺度についてはかなりの混乱がある。数十種類もの尺度が存在することは，この混乱をさらに深刻なものにしている。

　あまり認識されていない重要な問題の1つは，問いの種類によって異なる階層が必要であるということである。例えば，予後についての問いに対するエビデンス階層は，療法についての問いのための階層とは異なる。エビデンス階層の概念は医学において生まれ，医療的介入に関する判断に情報を提供することを目的としている。したがって，初期のエビデンス階層は，療法／介入についての問いに対するエビデンスをランク付けしていた。現在公表されている階層の中で，この点を明確にしているものはほとんどなく，主な例外は Oxford Centre for Evidence-Based Medicine (https://www.cebm.ox.ac.uk/resources/levels-of-evidence/ocebm-levels-of-evidence/) と Joanna Briggs Institute (https://jbi.global/sites/default/files/2019-05/JBI-Levels-of-evidence_2014_0.pdf)

が作成した LOE 階層である。また，本書では，さまざまなタイプの問いに対する LOE 尺度を提供している（第 9 章参照）。第 1 章で述べたように，療法についての問い以外のエビデンスも，EBP において役割を果たすが，そのようなエビデンスは実践の変更を直接はサポートしない。

> **ヒント**
>
> 　例えば，妊娠中の飲酒が流産リスクを高めるかどうか（病因についての問い）を知りたい場合，RCT のシステマティックレビューから「最良のエビデンス」を見つけることはできないだろう。飲酒群の流産率がより高いかを実験するために妊娠中の女性を「飲酒」群と「非飲酒」群に無作為に割り付けることは絶対ない。

　第二の問題は，LOE 尺度がさまざまな目的で使用されてきたことである。ある研究者らは，LOE 尺度が 6S 階層に類似しており，最高レベルがエビデンス探索の最適な出発点であると示唆している。一方，エビデンス階層を使ってエビデンス情報源を「レベル」または階級付けする者もあり，レベルが高いほど質の高いエビデンスだと示唆している。Levin（2014）が指摘するように，エビデンス階層は「答えを探すために検索されたエビデンスの質を評価するためのものではない」（Levin, 2014, p.6）。Oxford Centre for Evidence-Based Medicine も同意見で，彼らのスキームにおけるレベルはエビデンスの質についての明確な判定を提供することを意図していない。したがって『より低レベル』のエビデンスが『より高レベル』の研究よりも強力なエビデンスを提供することはありうる（Howick et al., 2011, p.2）。**エビデンスの質**を最終的に判断するためには，レベルに関係なく，それぞれの研究またはエビデンス源の批判的な評価が必要である。

　この 2 つ目の問題に関連して，LOE 尺度の中には，バイアスのリスクレベルと質を意味する用語を混同しているものがある。例えば，Melnyk と Fineout-Overholt（2019）のエビデンス階層では，レベル II は**十分に設計された** RCT と定義されている。

　もう 1 つの注意点は，想定可能なエビデンス情報源の全範囲を含むような詳細なエビデンス階層はないということである。LOE 尺度を利用する人は，しばしば「行間を読む」ことにより，何らかの判断を下す必要がある。例えば，私たちの階層では，システマティックレビューに RCT と非無作為化試験の両方が含まれていたとしても，レベル I のエビデンスと見なす。しかし，システマティックレビューが，非無作為化試験は含むが RCT を含んでいない場合，私たちはこれをレベル I と II の中間のエビデンスと考えるかもしれない。別の例として，Melnyk と Fineout-Overholt（2019）の階層では，「適切に設計されていない」RCT についてはレベルが指定されていない。

　Levin（2014）が述べているように，LOE 尺度を使いたい人は，選択したスケールに基づいて研究を「レベル化」することは，エビデンスの批判的評価の代わりにはならないことを心にとどめておく必要がある。

> **ヒント**
>
> 　エビデンス階層と LOE 尺度は，EBP の文献の中でかなり定着しているが，論争がないわけではない。当初は，質的エビデンスが過小評価されているという批判があり，懸念が表明された。例えば，療法についての問いでは，質的研究は一般的に最下層に位置している。これらのランキングシステムに対するもう 1 つの批判は，特定の種類のバイアスリスクのみに焦点を当て，現実世界においてエビデンスの適用可能性を損ねるバイアスには焦点を当てていないことである（例：Goodman, 2014）。EBP に関するこの重要な懸念については，第 31 章で述べる。

エビデンスそのものの評価システム

　LOE 尺度は，通常，個別の研究のような個々のエビデンスの「レベル分け」に使用される。しかし，**エビデンスの強さ**に関してエビデンスそのものを評定するための他のシステムも存在する。最も広く用いられているのは，GRADE（Grading of Recommendations Assessment, Development and Evaluation）システムである（Guyatt et al.,

第 2 章　エビデンスに基づく看護：研究エビデンスから実践を導く　　29

Box 2-1　エビデンスに基づく実践のためのモデルの例

- ACE Star Model of Knowledge Transformation (Stevens, 2012)
- Advancing Research and Clinical Practice Through Close Collaboration in Education (ARCC-E) Model (Melnyk & Fineout-Overholt, 2019)
- Diffusion of Innovations Model (Rogers, 1995)
- Iowa Model of Evidence-Based Practice to Promote Quality Care (Buckwalter et al., 2017; Titler et al., 2001)
- Johns Hopkins Nursing EBP Model (Dearholt & Deng, 2012)
- Promoting Action on Research Implementation in Health Services (PARiHS) Model (Harvey & Kitson, 2016; Rycroft-Malone et al., 2013)
- Stetler Model of Research Utilization (Stetler, 2010)

2008）。GRADE システムには，エビデンス自体の質を評価することと，それに基づく推奨度をランク付けすることの 2 つの要素が含まれている。GRADE は，システマティックレビューや診療ガイドラインの作成においてますます頻繁に使用されるようになっている。GRADE については，第 30 章で詳しく説明する。

■ エビデンスに基づく実践のための モデル

　EBP モデルは，実践の場において EBP プロジェクトを設計し，実施するための重要な情報源である。臨床家個人の立場から研究の活用に焦点を当てたモデル（例：Stetler モデル）もあるが，多くは組織的な EBP の取り組みに焦点を当てたもの（例：Iowa モデル）である。既存のモデルを分類するもう 1 つの方法は，プロセス指向のモデル（例：Iowa モデル）と，ARCC-E（Advanced Research and Clinical Practice Through Close Collaboration in Education）モデルのような指導者モデルである。

　価値ある EBP モデルは多すぎて列挙できないが，そのいくつかを **Box 2-1** に示す。Melnyk と Fineout-Overholt（2019）は，いくつかの EBP モデルをうまく統合したものを提供し，Schaffer ら（2013）は，EBP プロジェクトを計画するためのモデルを選択する際に考慮すべき点を明らかにしている。各モデルは，研究結果を実践に移す方法について異なる視点を提供しているが，いくつかの手順や手法は，モデル間で類似している。図

2-3 は，著名な EBP モデルの 1 つである EBP の改訂版 Iowa モデル（Buckwalter et al., 2017）を示す。

👉 エビデンスに基づく実践モデルの利用例

　Saqe-Rockoff ら（2018）は，救急外来の外傷患者の体温調節を改善することを目的とした EBP プロジェクトにおいて，Iowa モデルを使用した。

個人と組織のエビデンスに基づく実践

　個々の看護師は，多くの意思決定を行い，重要な医療情報やアドバイスを患者に伝えているため，研究成果を実践に活かす機会が多くある。ここでは，そのような機会の例となる 3 つの臨床シナリオを紹介する。

- 臨床シナリオ 1：あなたはアレルギークリニックに勤務しており，アレルギーのスクラッチテストを受けることが多くの子どもたちにとっていかに困難であるかに気づいている。あなたは，検査を受ける子どもの不安を軽減するために，対話型の気晴らしの介入ができないかと考えている。
- 臨床シナリオ 2：あなたはリハビリテーション病院に勤務している。股関節全置換術を受けた高齢の患者の 1 人が，リハビリ治療終了後に娘

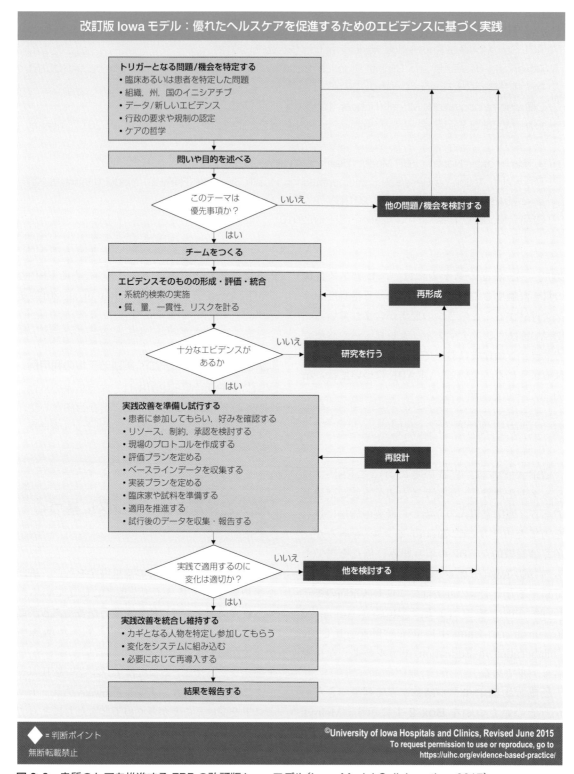

図2-3 良質のケアを推進するEBPの改訂版Iowaモデル(Iowa Model Collaborative. 2017)

〔Iowa model of evidence-based practice: revisions and validation. Worldviews on Evidence-Based Nursing, 14(3), 175-182. doi: 10.1111/wvn.12223. Used/reprinted with permission from the University of Iowa Hospitals and Clinics, copyright 2015. For permission to use or reproduce, please contact the University of Iowa Hospitals and Clinics at 319-384-9098.〕

に会いに飛行機で長旅をする予定であると話している。あなたは，飛行機での長旅が深部静脈血栓症のリスクを高めることを知っており，機内での圧迫ストッキングの使用が効果的かどうか考えている。あなたは，この問いに答えるために，最良のエビデンスを探すことにする。

- 臨床シナリオ3：あなたは入院中の心臓病患者をケアしており，患者が睡眠時無呼吸症候群であることを伝えてきた。彼は，持続的気道陽圧(CPAP)治療を受けることに躊躇しており，治療が妻との親密さに影響するのではないかと心配している。あなたは患者の懸念によりよく対処するために，CPAP療法を受ける体験とはどのようなものであるかについて，何かエビデンスがないかと考えている。

このように多くの臨床場面で，研究エビデンスを有効に活用し，看護ケアの質を向上することができる。そのため，個々の看護師はエビデンスを探し，評価し，実践に応用するスキルを身に付ける必要がある。

EBPのトリガー(契機となるもの)となる臨床シナリオにおいては，個々の看護師が自律性をもって研究に基づいた行動を実行できる。しかし，共通のクリニカルクエスチョンを解決するために，看護師のチーム(または多職種間チーム)で意思決定を行うのが最良の場合もある。施設におけるEBPの取り組みは，通常，多くの看護師やその他のスタッフの実践に影響を与える正式な指針やプロトコルに結び付く。

施設でのEBPプロジェクトにおけるステップの多くは，次節での説明と基本的に同じであるが，さらに組織レベルに関係する問題がある。例えば，改訂版Iowaモデル(**図2-3**)に示すように，その問題が組織の優先事項であるかどうかを検討し，チームを結成し，正式に評価を行うといった活動もある。

エビデンスに基づく実践の主要なステップ

本節では，研究エビデンスが臨床現場でどのよ

うに活用されるかについて概説する。EBPプロセスの基本的なステップを説明する際に，いくつかの情報源〔例：Guyatt et al., 2015; 看護教育者Cathy ThompsonによるEBPブログ(https://nursingeducationexpert.com)〕から引用した記憶法(5As)を使用する。

- ステップ1：尋ねる Ask——研究エビデンスで答えられるような，適切なクリニカルクエスチョンを尋ねる。
- ステップ2：入手する Acquire——クリニカルクエスチョンに答えるための最良のエビデンスを探し出し，入手する。
- ステップ3：評価する Appraise——問題や状況に対するエビデンスの妥当性や適用可能性を批判的に評価する。
- ステップ4：適用する Apply——臨床の専門知識，患者の志向，臨床状況とエビデンスを統合した後，臨床実践に適用する。
- ステップ5：アセスメントを行う Assess——実践改善のアウトカムを評価する。

EBPのプロセスは真空状態(何からも影響を受けない)でなされるわけではない。EBPに取り組む前提条件として，変化を受け入れる姿勢と，患者のアウトカムを好転させるエビデンスに基づいて可能な限り最高のケアを提供しようという意欲が必要である。MelnykとFineout-Overholt(2019)は，これを「ステップ0：探究心の育成」と呼んでいる。JohnsonとFineout-Overholt(2005)は，「0から1への進展」には，看護師が臨床実践について内省的になることが必要だと述べている。ステップ5以降の追加ステップとして，EBPプロジェクトに関する情報を広めることが考えられる。

■ ステップ1：適切に表現されたクリニカルクエスチョンで尋ねる

EBPの重要な第一歩は，情報ニーズを研究エビデンスで答えられるような，適切に表現されたクリニカルクエスチョンに変換することである。こうした臨床の問いはどこから生まれるのかと不思議に思うかもしれない。EBPモデルの中には，

EBP に取り組む「トリガー triggers」を 2 種類に分類しているものがある。(1)**問題に焦点を当てたトリガー**：解決が必要な臨床上の問題と，(2)**知識に焦点を当てたトリガー**：研究文献を読むこと，である。問題に焦点を当てたトリガーは，通常の臨床実践の過程で生じることがあり，患者が確認した問題と臨床家が特定した問題の双方が含まれる。改訂版 Iowa モデル(**図 2-3**)では，上部のボックスに両方のタイプのトリガーの例を示している。

EBP の専門家は，バックグラウンド・クエスチョンとフォアグラウンド・クエスチョンを区別している。**バックグラウンド・クエスチョン**とは，例えば，臨床的な問題に関する基礎的な問いのことである。例えば，「がん性悪液質(進行性身体消耗症)とは何か，その病態生理は何か？」といった問いである。そのようなバックグラウンド・クエスチョンに対する解答は，通常，教科書に記載されている。一方，**フォアグラウンド・クエスチョン**とは，患者の診断，アセスメント，治療，あるいは健康問題の意味や予後を理解するうえで，現在の研究エビデンスに基づいて答えることができる問いである。例えば，「進行がんの患者さんの体重を安定させるために，魚油を強化したサプリメントは効果的なのか？」といった問いである。そのような療法についての問いに対する答えは，悪液質の患者のニーズにどのように対応するかについて方向性を示してくれるかもしれない。つまり，フォアグラウンド・クエスチョンとは，臨床的な判断をするために必要な具体的な情報を求める問いである。

EBP のガイダンスの多くでは，PIO と PICO という頭字語を用いる。これは臨床家が適切な言葉で質問を作成できるようにするもので，PICO では，4 つの要素を同定できるようにクリニカルクエスチョンが構成されている。

1. P：**母集団**または**患者** Population or patients (患者または人々の主な特徴は何か？)
2. I：**介入**，**影響**または**曝露** Intervention, influence, or exposure(関心のある介入や療法は何か？ あるいは有害または有益な影響の可能性があるものは何か？)

3. C：「I」要素との明確な**比較** Comparison(介入や影響が何と比較されているのか？)
4. O：**アウトカム** Outcome(私たちが関心をもっているアウトカムや帰結は何か？)

このスキームを前述の悪液質の例に適用すると，**母集団**(P)は悪液質のがん患者，**介入**(I)は魚油強化サプリメント，**アウトカム**(O)は体重の安定となる。この問いでは，**比較**(C)は正式に述べられていないが，暗黙のうちに魚油強化サプリメントが**ない**ことを意味し，したがって，問いは PIO 形式になっている。明確な比較対象がある場合は，完全な PICO 形式が必要となる。例えば，がん患者(P)の体重(O)を安定させるのに，魚油強化サプリメント(I)がメラトニン(C)よりも優れているかどうかを知ることに興味があるかもしれない。

質的な情報で最もよく答えられる問い(例：経験や健康問題の意味について)には，次の 2 つの要素が最も関連している。

1. **母集団**(患者やクライエントの特徴は何か)
2. **状況**(どのような条件，経験，状況を理解することに関心があるのか？)

例えば，「悪液質で苦しむとはどのようなことか？」という問いを尋ねたとする。この場合，問いは豊富な質的情報を得るためになされ，**母集団**は進行がんの患者であり，**状況**は悪液質の経験である。

エビデンス検索では，基本的な PICO の構成要素に加え，他の構成要素も使用されるかもしれない。例えば，EBP の専門家の中には，時間枠を指定するために「T」要素(PICOT)の追加を提案する人もいる。例えば，次のような問いを考えてみよう。認知症患者の介護者(P)において，介護者介入への参加(I)は，介入に参加しない場合(C)と比較して，登録の 6 か月後(T)の生活の質(O)に与える影響は何か？ しかし，他の専門家は，時間枠をアウトカムの一部とみなす。例えば，登録 6 か月後の生活の質(O)とみなす。さらに，登録 4 か月後など追跡期間が異なる研究のエビデンスを除外しないですむように PICO の要素

表 2-2　選択された臨床的フォアグラウンド・クエスチョンのテンプレート：PIO と PICO

問いの種類	PIO の問いのテンプレート （明示的な比較を伴わない問い）	PICO の問いのテンプレート （比較を明示した問い）
療法/治療/介入	＿＿＿（P：母集団）において， ＿＿＿（I：介入）の ＿＿＿（O：アウトカム）における効果は何か？	＿＿＿（P：母集団）において， ＿＿＿（I：介入）の ＿＿＿（C：比較/代替の介入）と比較しての ＿＿＿（O：アウトカム）における効果は何か？
診断/アセスメント	＿＿＿（P：母集団）において， ＿＿＿（I：同定ツール/手順）は ＿＿＿（O：アウトカム）について正確で適切な 診断/アセスメントの情報をもたらすか？	＿＿＿（P：母集団）において， ＿＿＿（I：同定ツール/手続き）は ＿＿＿（C：比較されるツール/手順）よりも ＿＿＿（O：アウトカム）において正確で適切な 診断/アセスメントの情報をもたらすか？
予後	＿＿＿（P：母集団）において， ＿＿＿（I：影響/疾患や状況への曝露）は ＿＿＿（O：アウトカム）のリスクを増加させる か？	＿＿＿（P：母集団）において， ＿＿＿（I：影響/疾患や状況への曝露）は ＿＿＿（C：比較される疾患/状況あるいは疾患/ 状況がないこと）と比較して ＿＿＿（O：アウトカム）のリスクを増加させる か？
病因/害	＿＿＿（P：母集団）において， ＿＿＿（I：影響/曝露/特性）は ＿＿＿（O：アウトカム）のリスクを増加させる か？	＿＿＿（P：母集団）において， ＿＿＿（I：影響/曝露/特性）は ＿＿＿（C：比較される影響/曝露/曝露の欠如） と比較して ＿＿＿（O：アウトカム）のリスクを増加させる か？
記述（有病率/発生率）	＿＿＿（P：母集団）において， ＿＿＿（O：アウトカム）の有病率はどの程度 か？	比較は，異なる母集団と比較する場合を除き， 一般的ではない
意味/プロセス	＿＿＿＿（P：母集団）にとって（状況，病気，環境）を経験することはどのようなものであるか？ あるいは＿＿＿＿（P：母集団）が，（状況，病気，環境）に対処し，慣れて，ともに生きるようになるプロセスは何か？	この種の問いでは，比較は一般的ではない

で検索することを好む専門家もいる。

ヒント

コクラン共同計画は 2020 年イニシアチブ戦略として，PICO プロジェクトを立ち上げ，システマティックレビューに PICO の構成要素を特定する注釈をつけ，検索を容易にする取り組みを行っている。

表 2-2 は，特定のタイプの問いに対して適切に構成された臨床的なフォアグラウンド・クエスチョンを尋ねるための問いのテンプレートである。右側の列は，明確な比較を伴う問い（PICO の問い），中央の列は比較を伴わない問い（PIO）である。これらの問いは，第 1 章（EBP の目的）

で述べたのと同様の方法で分類されており，それは**表 1-3** に紹介している。問いの種類によって構成要素に多少の違いはあるが，必ず P の要素があることに注意してほしい。

■ ステップ 2：研究エビデンスを入手する

クリニカルクエスチョンをうまく表現することで，より効果的に研究文献を検索し，必要な情報を得ることができるはずである。**表 2-2** のテンプレートを使うと，空欄に入れた情報が電子検索の**キーワード**となる。

本章の前半で，エビデンスの検索を効率的に促進するためのリソースを説明した。6S 階層（**表 2-1**）に示すように，問いに関するエビデンスを得るのに役立つ，事前評価されたさまざまなエビデンス情報源がある。事前評価されたエビデンス

から始めることで，迅速な回答が得られる可能性があり，最下層の個々の研究から始めるよりも良い回答が得られる可能性がある。システマティックレビューやシノプシスを作成する研究者は，通常，優れた研究スキルを備えており，エビデンスを評価するために確立された基準を使用している。したがって，クリニカルクエスチョンに答えるために事前処理されたエビデンスが利用できる場合，そのレビューが最近のものでなかったり，質が低い場合を除き，それ以上調べる必要はないかもしれない。質の高い事前処理されたエビデンスが見つからない場合や古い場合は，第5章に示す戦略を用いて，一次研究の中から最良のエビデンスを探す必要がある。

ヒント

　第5章では，臨床的判断のためのエビデンスを求める人々のための特別なツールである無料のインターネットリソース，PubMedについて説明する。もう1つの重要なデータベースであるCINAHLは，ユーザーが「EBP」リミッター訳注6を使い検索を制御することができる。

■ ステップ3：エビデンスを評価する

　EBPプロセスのステップ2で得られたエビデンスは，実践に移る前に評価されるべきである。EBPの批判的評価には，以下のようなさまざまな基準が提案されている。

1. **質**：エビデンスがどれだけ妥当か，つまりバイアスのリスクはどの程度か？
2. **大きさ**：介入または影響（I：influence）が関心のある母集団（P：population）のアウトカム（O：outcome）に及ぼす効果はどの程度大きいか。その効果は臨床的に意義があるか？
3. **量**：エビデンスがどれくらいあるか。どれだけの研究が行われたか，また，それらの研究参加者は多かったか？

訳注6：検索条件の限定機能の1つ。特定領域で「Evidence-Based-Practice」を選択すると，検索結果をEBP関係の文献に制限することができる。

4. **一貫性**：さまざまな研究で得られた結果にどの程度一貫性があるか？
5. **適用可能性**：そのエビデンスは，私の臨床状況や患者にどの程度関連しているか？

エビデンスの質

　第一の評価課題は，研究報告の結果がどの程度妥当性のあるものであるかということである。つまり，研究方法が十分に厳密で，エビデンスのバイアスリスクが低いかどうかである。MelnykとFineout-Overholt（2019）は，以下のような公式を提示している：エビデンスのレベル（例：**図2-2**）＋エビデンスの質＝エビデンスの強さ。このように，エビデンスの質について結論を出すには，単にLOE尺度を用いてエビデンスを「レベル化」するだけでは不十分であり，評価も必要である。本書では，一次研究から得られたエビデンスの質を評価するためのガイダンスを提供しており，第5章には評価ワークシートを掲載している。

　一次研究はいくつかあっても，まだシステマティックレビューがない場合は，全体として一連のエビデンスについて結論を出す必要がある。先に述べたGRADEシステム（Guyatt et al., 2008）は，システマティックレビューにおける一連のエビデンスの質を要約するために，よく使われるようになっている（第30章）。

効果の大きさ

　効果の大きさに関する評価基準は，介入または影響の効果がどの程度強力であるかを検討するものである。定量的な結果について効果の大きさを推定することは，介入が高額な場合や副作用の可能性がある場合に，特に重要である。例えば，ある介入が健康問題の改善にわずかな効果しかないという十分なエビデンスがある場合，他の因子（例：QOLへの影響に関するエビデンス）を考慮することが重要である。効果の大きさを定量化する方法には，本書で後述する**効果量指数**など，さまざまなものがある。

　効果の大きさは，**臨床的意義**にも関係する。第21章では，研究結果の臨床的意義をどのように評価するかについて述べる。

エビデンスの量と一貫性

　厳密に実施された RCT の一次研究は，関心のあるアウトカムに対する介入の効果について特に強力なエビデンスを提供する。しかし，単一よりも複数の RCT のほうが優れている。多数の研究参加者を伴う大規模研究(マルチサイト研究など)であればさらに望ましい。

　しかし，あなたの臨床的な探究に関する研究が複数ある場合，研究間で結果に一貫性がないと，エビデンスは弱くなるだろう。GRADE システムでは，結果に一貫性がない場合，エビデンスの質が低く評価される。複数の研究結果が互いに異なる場合，さらなる研究を行うことで介入効果の信頼性を高められるだろう。

適用可能性

　エビデンスの評価にあたっては，それが特定の臨床の状況，つまりあなたの患者にどれだけ適用性があるかを評価することも重要である。あなたの患者が研究の参加者たちと類似しているのであれば，最良のエビデンスがうまく適用できるだろう。あなたの患者はその研究の参加基準を満たしていただろうか，それとも年齢，病気の重症度，併存疾患などの何らかの因子によって除外されていただろうか？ 臨床家は，研究エビデンスの適用可能性について結論を出さなければならないが，研究者もまた，自らの研究の適用可能性を高める責任を負っている。第 31 章で述べるように，「最良のエビデンス」は通常，限定された母集団の「平均的」な患者に対してのものであるという限界から，適用可能性の問題はますます重要視されるようになっている。

ヒント

　実践に適応するためのエビデンスの評価には，さらなる要素が含まれる場合がある。特に，コストは重要な考慮事項となるだろう。一部の介入は多額の費用がかかり，最良のエビデンスを実践に移すためには多くのリソースが必要となることは考慮しなければならない。もちろん，行動を起こさない場合に生じるコストも重要である。

エビデンスの評価に基づく行動

　エビデンスの評価によっては，異なる行動方針が導かれることもある。この段階に至って，エビデンスの信頼性が十分でない，効果が小さすぎる，あるいはエビデンスを適用するコストが高すぎると結論付けることがある。エビデンスは，「通常のケア」が最善の戦略であることを示す場合もあれば，新たな臨床的な質問を生む場合もある。また，あなたは，クリニカルクエスチョンに関する新たなエビデンスを加えるために，独自に研究の実施を検討するかもしれない。しかし，最初のエビデンスの評価で，有望な臨床行動が示唆された場合，次のステップに進むことができる。

■ ステップ 4：エビデンスを適用する

　EBP の定義が示すように，研究エビデンスは，あなた自身の臨床的な専門知識とあなたの臨床現場の知識とが統合される必要がある。エビデンスがいかに良好で有望なものであっても，その実施は望ましくないことにあなたは気づくかもしれない。患者の志向や価値観も重要である。患者と話し合うことにより，有益と思われる方針に対する否定的な態度，禁忌(例：併存疾患)，あるいは障害となりうるもの(例：健康保険の不足)などが明らかになることがある。

　厳密なエビデンス，あなた自身の臨床的ノウハウ，そして患者の状況について得られた情報を使って，エビデンスに基づく意思決定や研究に基づく助言を行うことができる。このプロセスのステップは複雑に見えるかもしれないが，もし，適切なエビデンス基盤があり，特にそれがよく吟味されているのであれば，実際にはこのプロセスは効果的なものとなる。しかし研究結果が矛盾していたり，結論が出ていなかったり，「薄い thin」場合，つまり，質の高いエビデンスが欠けていると EBP は困難となる。

　最後の課題は，質的研究からのエビデンスを統合することの重要性である。シンセシスにより，患者が困難をどのように経験しているかや，治療を受ける際の障壁について豊かな洞察を得ることができる。強力な効果が期待できる新しい療法であっても，患者の視点を理解したうえで丁寧に実行されなければ，望ましいアウトカムは得られな

い。Morse（2005）が指摘しているように，RCTから得られたエビデンスは，薬の効果を教えてくれるかもしれないが，質的研究は，なぜ患者が薬を飲めないのかを理解するのに役立つ。

■ ステップ5：実践の改善に伴うアウトカムを評価する

多くのEBPの取り組みにおける最後のステップは，実践改善のアウトカムを評価することである。望ましいアウトカムは得られたか？ 患者はその結果に満足したか？

Strausら（2011）は，自分がどれだけEBPを実践できているか継続的に評価することが大切であると気づかせてくれる。彼らは，EBPのステップに関する自己評価のための質問を提供している。それには，回答可能な問いをしているか（クリニカルクエスチョンになっているか？ 適切な問いをしているか？），また外部からエビデンスを入手しているか（最新で最良のエビデンスの情報源を知っているか？ 検索をより効率的に行っているか？）などが含まれている。

ヒント

すべての看護師が，研究エビデンスを利用する役割を果たすことができる。ここでは，いくつかの戦略を紹介する。

- **広く，批判的に読む。**専門家として責任をもつ看護師は，専門雑誌を読むことで，自分の専門に関連する重要な研究の最新の情報を把握する。
- **専門的な学会に参加する。**学会参加者が，研究者に会い，新しい研究の実践への影響を探索する機会である。
- **手法が効果的であるというエビデンスを要求する。**看護師や看護学生は，標準的な看護手法について説明されるたびに，「なぜ？」と問う権利がある。看護師は，自分たちが行う臨床上の決定が，エビデンスに基づいた健全なものであることを望む必要がある。
- **ジャーナルクラブに参加する。**看護師を雇用している多くの組織が，実践に関連する可能性のある研究をレビューするジャーナルクラブを主催している。

- **EBPプロジェクトを追求し，参加する。**いくつかの研究によれば，研究活動（例：EBPプロジェクトやデータ収集活動）に参加した看護師は，研究に対してより前向きな姿勢を身に付け，研究スキルも向上することがわかっている。

研究例

実践現場において，何千ものEBPプロジェクトが進行中である。看護の文献の多くは，そのような取り組みの計画や実施について情報を提供している。ここではそのうちの1つを説明する。

研究タイトル：地域病院の救急室における質の高いケアの推進と転倒の減少を目的としたMED-FRATの実施（McCarty et al., 2018）

目的：12の救急部門（ED）による大規模な医療提供システムにおいて，多職種チームによるエビデンスに基づく実践プロジェクトが実施された。プロジェクトの焦点は，地域病院のEDにおける転倒を減少させることであった。

枠組み：このプロジェクトでは，Iowaモデルをガイド的枠組みとして用いた。EBPチームは，焦点型トリガーとして，転倒リスクアセスメントの一貫性のなさと，EDでの転倒の多様性という2つの問題を特定した。

アプローチ：プロジェクトチームは，EDで用いるための適切な評価ツールを決めるために，関連する文献を集めた。チームは，使用が簡単で（6つの質問のみ），EDでの妥当性が示されている（すなわち，エビデンスに基づく有用性がある）ツールとして，Memorial Emergency Department Fall-Risk Assessment Tool（MED-FRAT）を選択した。このツールは，2つのリスク層化レベルがあり，それぞれに転倒リスク予防のための介入を提案している。例えば，1時間ごとの見回り，ベッドの低位置での使用，ベッドサイドアラームの使用，ナースステーションから見える位置に患者を配置するなどの介入が考えられた。情報システム担当者は，MEDFRATを電子カルテに組み込んだ。その後，チームは，EDの看護師向けに転倒に関す

る1時間の教育セッションを準備・実施した。このプロジェクトでは，4か月間で60人の看護師がセッションに参加した。参加した看護師は，フィードバックとさらなる提案を行った。ベッドサイドにアラームがないことを指摘した看護師がいたため，携帯用アラームが発注された。また，転倒リスクの高い患者を識別するために，滑り止めの付いた色の異なる靴下を使用することについても提案があった。MED-FRATに対する看護師の反応は，全員が一致して肯定的なものだった。

評価：MEDFRATは，システム内の全12のEDに導入された。4年間にわたるEDでの転倒のベースラインレベルは，10床未満のEDでは0件，最も病床数の多いEDでは76件と幅があった。この報告書が書かれた時点では，介入の効果に関するデータは得られていないが，短期的なアウトカムと長期的なアウトカム（転倒の減少）をモニターしているところである。

結論：この報告書の著者は，Iowaモデルが有用な枠組みであると結論付けた。彼らは，また，Iowaモデルを用いて他のEBNを実施することについても楽観的であった。

🖌 要点

- **エビデンスに基づく実践** evidence-based practice（EBP）とは，臨床上の意思決定を行う際に，現在の最良のエビデンスとその他の因子を慎重に統合することである。EBPの3つの主要な要素は，(1)最良の研究エビデンス，(2)自分自身の臨床経験と知識，(3)患者の志向，価値観，および状況である。

- EBP運動の2つの土台は，英国の疫学者Archie Cochraneの研究を基にした**コクラン共同計画** Cochrane Collaboration と，マクマスター大学メディカルスクールで開発された**エビデンスに基づく医療**と呼ばれる臨床学習戦略である。

- **研究活用** research utilization（RU）とEBPは，臨床判断の基礎として研究を活用する点で重なる概念であるが，RUは，実践での利用可能性を評価した研究に基づく革新から始まる。

- **ナレッジトランスレーション** knowledge translation（KT）とは，主に臨床実践や政策における系統的な変化を促進するためのシステム全体の取り組みについて用いられる用語である。**トランスレーショナルリサーチ** translational research とは，知識の橋渡しとエビデンスの利用を促進するための方法を開発する学問分野である。

- EBPを支援するリソースは驚異的なスピードで増加している。事前処理（統合）されたエビデンスや事前評価されたエビデンスは，臨床の問いに答えるのに有用かつ効率的である。事前評価済みエビデンスの**6S階層** 6S hierarchy は，効率的なエビデンス検索のためのガイドを提供する。この階層は，頂点から(6)システム，(5)要約，(4)シンセシスのシノプシス，(3)シンセシス，(2)個別研究のシノプシス，そして基底に(1)事前評価されない一次研究から成る。

- **システマティックレビュー** systematic review は，EBPの基礎と考えられてきた。**システマティックレビュー**は，あるトピックに関する複数の研究から得られた研究エビデンスを厳密に統合したものである。システマティックレビューには，統合のためのナラティブアプローチ（質的研究の**メタシンセシス** metasynthesis，**メタ集約** meta-aggregation を含む）と，個々の研究を**分析の単位**として統計的に結果を統合する量的手法（**メタ分析** meta-analysis）のいずれかが含まれる。**迅速レビュー** rapid review の出現は，厳密さはないが，よりタイムリーなエビデンス統合の必要性を反映している。

- エビデンスに基づく**臨床実践ガイドライン** clinical practice guidelines は，6S階層の「要約」カテゴリーの主要な例である。これらのガイドラインは，システマティックレビューから得られた研究エビデンスの統合・評価と，臨床的判断のための具体的な推奨を組み合わせたものである。診療ガイドラインは，例えば，Appraisal of Guidelines Research and Evaluation（AGREE II）を用いて，慎重かつ系統的に評価する必要がある。

- EBP運動は，バイアスリスクが最も低い「最良の」エビデンスを見つけるための道標を提供

するエビデンス階層 evidence hierarchies の普及をもたらした。エビデンス階層は，エビデンス情報源の種類を順位付けしたエビデンスレベル(LOE)尺度 level of evidence scales を反映したものである。公表されているほとんどのLOE尺度は，療法/介入についての問いにのみ適切である。療法についての問いのLOEでは，**無作為化比較試験**(RCT)のシステマティックレビューがレベルⅠの情報源とみなされている。しかし，どのレベルにおいても，エビデンスの質は評価されなければならない。エビデンスの強さ＝レベル＋質である。

- EBPのモデルは数多く開発されており，個々の臨床家に枠組みを提供するモデル(例：Stetler モデル)や，組織や臨床家チームのためのモデル(例：質の高いケアを推進するためのエビデンスに基づく実践の Iowa モデル)などがある。

- 組織的なプロジェクトではさらに多くのステップがあるが，個人とチームの両方にとってのEBPの最も基本的なステップは以下のとおりである(5As)：適切に表現されたクリニカルクエスチョンを**尋ねる**(Ask)，その問いに答えるための最良のエビデンスを**入手する**(Acquire)，エビデンスを**評価し統合する**(Appraise)，患者の好みや臨床の専門知識と統合したうえでエビデンスを**適用する**(Apply)，そして実践改善の効果を**評価する**(Assess)。

- 適切に表現されたクリニカルクエスチョンをつくるためのよく知られた方法には，4つの構成要素がある。それらは，母集団または患者(P)，介入または影響(I)，比較(C)，アウトカム(O)であり，それらの頭文字をとって PICO と呼ばれている。

- エビデンスの評価には，バイアスリスクからみたエビデンスの質，効果の大きさとその臨床的重要性，エビデンスの量，研究間のエビデンスの一貫性，特定の場面や患者へのエビデンスの適用可能性などを考慮する必要がある。

文献

Beck C. (2009). Metasynthesis: a goldmine for evidence-based practice. *AORN Journal*, 90, 701-702.

Beck C. T., & Woynar J. (2017). Posttraumatic stress in mothers while their preterm infants are in the newborn intensive care unit: a mixed research synthesis. *Advances in Nursing Science*, 40, 337-355.

Brouwers M., Kho M., Browman G., Burgers J., Cluzeau F., Feder G., ... Zitzelsberger L. for the AGREE Next Steps Consortium. (2010). AGREE II: advancing guideline development, reporting and evaluation in health care. *Canadian Medical Association Journal*, 182, E839-E842.

Buckwalter K., Cullen L., Hanrahan K., Kleiber C., McCarthy A., Rakel B., ... Tucker S. (2017). Iowa model of evidence-based practice: revisions and validation. *Worldviews on Evidence-Based Nursing*, 14, 175-182.

Campbell J. M., Umapathysivam K., Xue Y., & Lockwood C. (2015). Evidence-based practice point-of-care resources: a quantitative evaluation of quality, rigor, and content. *Worldviews on Evidence-Based Nursing*, 12, 313-327.

CIHR (2004). *Knowledge translation strategy 2004-2009: innovation in action*. Ottawa, ON: Canadian Institutes of Health Research.

Cronenwett L. R. (2012). A national initiative: quality and safety education for nurses (QSEN). In Sherwood G., & Barnsteiner J. (Eds.), *Quality and safety in nursing: a competency approach to improving outcomes*. Ames, IA: John Wiley & Sons.

Dearholt D., & Dang D,. (Eds.). (2012). *Johns Hopkins nursing evidence-based practice: model and guidelines*. Indianapolis, IN: Sigma Theta Tau International.

DiCenso A., Bayley L., & Haynes B. (2009). Accessing preappraised evidence: fine-tuning the 5S model into a 6S model. *Evidence-based Nursing*, 12, 99-101.

Gardner K., Kanaskie M., Knehans A., Salisbury S., Doheny K., & Schirm V. (2016). Implementing and sustaining evidence based practice through a nursing journal club. *Applied Nursing Research*, 31, 139-145.

Gengo e Silva R., Dos Santos Diogo R., da Cruz D., Ortiz D., Ortiz D., Peres H., & Moorhead S. (2018). Linkages of nursing diagnoses, outcomes, and interventions performed by nurses caring for medical and surgical patients using a decision support system. *International Journal of Nursing Knowledge*, 29, 269-275.

Gilbert R., Salanti G., Harden M., & See S. (2005). Infant sleeping position and the sudden infant death syndrome: systematic review of observational studies and historical review of recommendations from 1940 to 2002. *International Journal of Epidemiology*, 34, 874-887.

Glasziou P. (2005). Evidence-based medicine: does it make a difference? Make it evidence informed with a little wisdom. *British Medical Journal*, 330(7482), 92.

Goodman C. S. (2014). *HTA 101: introduction to health technology assessment*. Washington, DC: National Information Center on Health Services Research and Health Care Technology.

Grant M., & Booth A. (2009). A typology of reviews: an analysis of 14 review types and associated methodologies. *Health Information and Libraries Journal*, 26, 91-108.

Grimmer K., Dizon J., Milanese S., King E., Beaton K., Thorpe O., ... Kumar S. (2014). Efficient clinical evaluation of guideline quality: development and testing of a new tool. *BMC Medical Research Methodology*, 14, 63.

Guyatt G., Oxman A., Vist G., Kunz R., Falck-Ytter Y., Alonso-

Coello P., ... GRADE Working Group（2008）. GRADE: an emerging consensus on rating quality of evidence and strength of recommendations. *BMJ*, 336, 924-926.

Guyatt G., Rennie D., Meade M., & Cook D.（2015）. *Users' guide to the medical literature: essentials of evidence-based clinical practice*（3rd ed.）. New York: McGraw Hill.

Harvey G., & Kitson A.（2016）. PARIHS revisited: from heuristic to integrated framework for the successful implementation of knowledge into practice. *Implementation Science*, 11, 33.

Heyvaert M., Hannes K., & Onghena P.（2017）. *Using mixed methods research synthesis for literature reviews*. Los Angeles: Sage Publications.

Howick J., Chalmers I., Glasziou P., Greenhalgh T., Heneghan C., Liberati A., ... Thornton H.（2011）.*The 2011 Oxford CEBM levels of evidence: introductory document*. Oxford: Centre for Evidence-Based Medicine.

Institute of Medicine.（2001）. *Crossing the quality chasm: a new health care system for the 21st century*. Washington, DC: National Academic Press.

Johnston L., & Fineout-Overholt E.（2005）. Teaching EBP: "Getting from zero to one." moving from recognizing and admitting uncertainties to asking searchable, answerable questions. *Worldviews on Evidence-Based Nursing*, 2, 98-102.

Khangura S., Konnyu K., Cushman R., Grimshaw J., & Moher D.（2012）. Evidence summaries: the evolution of a rapid review approach. *Systematic Reviews*, 1, 10.

Kwag K. H., Gonzalez-Lorenzo M., Banzi R., Bonovas S., & Moja L.（2016）. Providing doctors with high-quality information: an updated evaluation of web-based point-of-care information summaries. *Journal of Medical Internet Research*, 18, e15.

Levin R. F.（2014）. Levels, grades, and strength of evidence: "What's it all about, Alfie?". *Research and Theory for Nursing Practice*, 28, 5-8.

McCarty C., Woehrle T., Waring S., Taran A., & Kitch L.（2018）. Implementation of the MEDFRAT to promote quality care and decrease falls in community hospital emergency rooms. *Journal of Emergency Nursing*, 44, 280-284.

Melnyk B. M., & Fineout-Overholt E.（2019）. *Evidence-based practice in nursing and health care*（4th ed.）. Philadelphia: Lippincott Williams & Wilkins.

Melnyk B. M., & Newhouse R.（2014）. Evidence-based practice versus evidence-informed practice: a debate that could stall forward momentum in improving health care quality, safety, patient outcomes, and costs. *Worldviews on Evidence-Based Nursing*, 11, 347-349.

Morse J. M.（2005）. Beyond the clinical trial: expanding criteria for evidence. *Qualitative Health Research*, 15, 3-4.

Newhouse R. P.（2007）. Diffusing confusion among evidence-based practice, quality improvement, and research. *Journal of Nursing Administration*, 37, 432-435.

Newhouse R. P., & Spring B.（2010）. Interdisciplinary evidence-based practice: moving from silos to synergy. *Nursing Outlook*, 58, 309-317.

Registered Nurses' Association of Ontario（2017）. *Adult asthma care: promoting control of asthma*（2nd ed.）. Retrieved from http://rnao.ca/bpg/guidelines/adult-asthma-care.

Rogers E. M.（1995）. *Diffusion of innovations*（4th ed.）. New York: Free Press.

Rycroft-Malone J., Seers K., Chandler J., Hawkes C., Crichton N., Allen C., ... Strunin L.（2013）. The role of evidence, context, and facilitation in an implementation trial: implications for the development of the PARIHS framework. *Implementation Science*, 8, 28.

Saqe-Rockoff A., Schubert F., Ciardiello A., & Douglas E.（2018）. Improving thermoregulation for trauma patients in the emergency department: an evidence-based project. *Journal of Trauma Nursing*, 25, 14-20.

Sandelowski M., Voils C. I., Crandell J. L., & Leeman J.（2013）. Synthesizing qualitative and quantitative research findings. In Beck C. T.（Ed.）. *Routledge international handbook of qualitative nursing research*（pp. 347-356）. New York: Routledge.

Schaffer M. A., Sandau K., & Diedrick L.（2013）. Evidence-based practice models for organizational change: overview and practical applications. *Journal of Advanced Nursing*, 69, 1197-1209.

Scott K., & McSherry R.（2009）. Evidence-based nursing: clarifying the concepts for nurses in practice. *Journal of Clinical Nursing*, 18, 1085-1095.

Siebenhofer A., Semlitsch T., Herbom T., Siering U., Kopp I., & Hartig J.（2016）. Validation and reliability of a guideline appraisal mini-checklist for daily practice use. *BMC Medical Research Methodology*, 16, 39.

Stetler C. B.（2010）. Stetler model. In Rycroft-Malone J. & Bucknall T.（Eds.）, *Models and frameworks for implementing evidence-based practice: linking evidence to action*（pp. 51-77）. Malden, MA: Wiley-Blackwell.

Stevens K. R.（2012）. *Star model of EBP: knowledge transformation. Academic center for evidence-based practice*. San Antonio, TX: The University of Texas Health Science Center at San Antonio.

Straus S. E., Glasziou P., Richardson W., & Haynes R.（2011）. *Evidence-based medicine: how to practice and teach it*（4th ed.）. Toronto: Churchill Livingstone.

Titler M.（2014）. Overview of evidence-based practice and translation science. *Nursing Clinics of North America*, 49, 269-274.

Titler M. G., Kleiber C., Steelman V., Rakel B., Budreau G., Everett L., ... Goode C.（2001）. The Iowa model of evidence-based practice to promote quality care. *Critical Care Nursing Clinics of North America*, 13, 497-509.

World Health Organization（2005）. *Bridging the "Know-Do" gap: meeting on knowledge translation in global health*. Retrieved June 20, 2019, from https://www.measureevaluation.org/resources/training/capacity-building-resources/high-impact-research-training-curricula/bridging-the-know-do-gap.pdf.

Zhang L., Fu T., Zhang Q., Yin R., Zhu L., He Y., ... Shen B.（2018）. Effects of psychological interventions for patients with osteoarthritis: a systematic review and meta-analysis. *Psychology, Health, and Medicine*, 23, 1-17.

第3章 質的研究と量的研究の重要な概念とステップ

この章では看護研究に関する基礎を学ぶが，多くの読者にとっては馴染みのある内容であろう。すでに研究の初級コースを学んだことがある人は，この章で研究プロセスの重要な用語やステップを再確認することができる。研究法を学んだことがない人は，この章で研究用語の基礎を学ぶことができる。

研究は，他の学問分野と同様に，独自の**専門用語** jargon をもっている。質的研究と量的研究の両方で使われる用語もあれば，主としてどちらかで使われる用語もある。また，看護研究の専門用語の中には，社会科学に由来するものもあり，医学研究では同じ概念に対して異なる用語が使用されることもあるが，本書はその両方をカバーしている。

基本的な研究用語と研究概念

研究者がある問題に取り組むとき，その背景にあるパラダイムにかかわらず，研究 study（あるいは調査 investigation）を行う。研究は，さまざまな役割をもった人々が協力し合って行うものである。

■ 研究の顔と場所

人間を対象とした研究には，研究を行う者と情報を提供する者の2つのグループが関わる。量的研究では，研究される人を対象者 subjects または研究参加者 study participants と呼ぶ（**表 3-1**）。質的研究では，研究参加者あるいは情報提供者 informants と呼ばれる。研究参加者全体が研究の標本 sample となる。

研究を行う人を，研究者 researcher または調査者 investigator という。研究はチームで行われることが多く，研究を指揮する人を主任研究者 principal investigator（PI）という。看護研究者は，学際的な研究チームの一員として活動することも多くなってきている。大規模なプロジェクトでは，何十人もの人が研究の計画や実施に携わることもある。

表 3-1 量的研究と質的研究における主要な用語

概念	量的研究用語	質的研究用語
情報提供者	対象者 研究参加者 —	— 研究参加者 情報提供者，重要な情報提供者
研究遂行者	研究者 調査研究者	研究者 調査研究者
研究されるもの	— 概念 構成概念 変数	現象 概念 — —
概念を整理するシステム	理論，理論枠組み，概念枠組み，概念モデル	理論 概念枠組み，感性的枠組み
集めた情報	データ（数値）	データ（ナラティブな記述）
概念間の結び付き	関係（因果関係，連合的関係）	関連のパターン
論理的推論プロセス	演繹的推論	帰納的推論

研究は，情報を集めることが可能なさまざまな**場**で行われる。誰かの家のような**自然な場**で行われることもあれば，実験室や臨床の場で行われることもある。質的研究者は，人々の経験の文脈に関心があるため，特に自然な環境での**フィールドワーク**を行う傾向がある。**場** site とは，研究が行われるあらゆる場所のことである。それはコミュニティ全体(例：マイアミのハイチ人居住区)や施設(例：トロントの病院)であることもある。複数の場を利用すれば，より多数のまたは多様な参加者からなる標本が得られることから，**マルチサイト研究**が行われることもある。

■ 研究の基本要素

現象，概念，構成概念

研究には，抽象的な表現が付きものである。例えば，**痛み**，**疲労**，**肥満**などは，人間の特徴を抽象化したものである。このような抽象化されたものを**概念** concepts といい，質的な研究では**現象** phenomena という。

研究者は，**構成概念** constructs という言葉も使う。これは状況や行動から推論される抽象的なものを指すが，多くの場合，意図的につくり出されたり，構築されたものを指す。例えば，オレムの健康維持モデルにおける**セルフケア**は構成概念である。**構成概念**と**概念**という用語は同じように使われることもあるが，慣例的に，構成概念は概念よりも複雑な抽象化された概念を指す傾向にある。

理論と概念モデル

理論 theory とは，現実のある側面についての系統的説明である。理論とは，概念と概念を結び付けて一貫した体系にしたものであり，質的研究においても量的研究においても重要な役割を果たす。

量的研究者は，理論や**概念モデル**から研究を始めるだろう(その区別は第 6 章で説明する)。研究者は，理論に基づき，**その理論が正しいとしたならば**，現実世界ではどのような現象が起こるのかを予測する。研究者は**演繹的推論**によって，理論から具体的な予測に至り，それを研究によって検証し，研究結果をもとに理論を支持，否定，修正

する。

質的研究において，理論はさまざまな用途に活用できる。概念枠組みや**感性的枠組み** sensitizing framework が，世界観を方向付けることもある。これは本章で後述する質的研究の伝統に由来するものである。こうした研究では，枠組みは探究を導き，結果を解釈するのに役立つ。また，理論は質的研究の**産物**であり，研究者は経験に根ざした理論を開発するために，研究参加者からの情報を**帰納的に**用いる。

変数

量的研究において，通常，概念は**変数** variables と呼ばれる。変数とは，その名のとおり，変動するものである。体重，疲労，ストレスは変数であり，それぞれ人によって異なる。実際のところ，人間のほとんどの側面は変数である。仮に，すべての人の体重が 150 ポンド(約 68 kg)であれば，体重は変数ではなく，**定数**となる。研究が行われるのは，まさに人や条件が変化するからである。量的研究者は，物事がどのように，あるいはなぜ変動するのかを理解しようとし，ある変数の差異が他の変数の差異と関連しているかどうかを知ろうとする。例えば，肺がんの研究では，肺がんを変数として注目する。誰もが肺がんになるわけではないので，それは変数になる。研究者は，喫煙のような，肺がんに関係すると考えられる因子を研究する。誰もがタバコを吸うわけではないので，喫煙もまた変数である。すなわち，変数とは，個人，グループ，状況などがもつ，異なる値をとる特性のことである。

ある属性が調査対象の集団で大きく変動する場合，その集団はその変数に関して**不均質** heterogeneous である。変動量が限られている場合，その集団は**均質** homogeneous である。例えば，身長という変数に関して，2 歳児の標本は 21 歳成人の標本よりも均質であると言える。

変数の特徴：変数は，年齢や血液型など，人が本来もっている特性の場合もある。しかし，時には研究者が変数を**つくり出す**こともある。例えば，研究者が手術後の疼痛緩和において，筋肉内注射による鎮痛法と患者管理鎮痛法の効果を比較検証する場合，ある患者には患者管理鎮痛法を提供

し，別の患者には筋肉内注射による鎮痛法を提供することになる。この研究においては，患者によって疼痛緩和方法が異なるため，それが変数となる。

変数の中には，連続的に表すことのできる幅広い値をとるものがある。例えば，人の年齢は**連続変数** continuous variable であり，理論上は 2 点間の無限の値をとることができる。例えば，**体重**という変数の場合，1 ポンドと 2 ポンドの間で，値の数は無限である（例：1.05，1.3333，など）。その他の変数は，いくつかの値しかとらない。**離散変数** discrete variables は，量的な情報（例：子どもの数）を提供するが，**カテゴリー変数** categorical variable は，人々をカテゴリーに分類する（例：性別，血液型）。2 つのカテゴリー（例：生/死）しかない変数は，**二値変数** dichotomous variable である。

従属変数と独立変数：多くの研究は，現象の原因を解明し理解することを目的としている。看護介入は患者のアウトカムを改善するのか？ 喫煙は肺がんの原因だろうか？ 推定される原因を<u>独立変数</u> independent variable といい，推定される効果を<u>従属変数</u> dependent variable（または<u>アウトカム変数</u> outcome variable）という。従属変数は，第 2 章で説明した PICO の「O」（アウトカム）に相当する。独立変数は，「I」（介入，影響，または曝露）と「C」（比較）に相当する。エビデンスの検索では，介入または影響（I）がアウトカム（O）へ及ぼす効果を知りたいと思うかもしれない。しかし，研究では，研究者は常に比較対照（「C」）を特定しなければならない。

従属変数の変動は，独立変数の変動に**依存する**と仮定される。例えば，研究者は肺がん（従属変数）が喫煙（独立変数）にどの程度依存しているかを研究する。あるいは，研究者は，患者の痛み（従属変数）が特定の看護行為（独立変数）にどの程度依存するかを調査するかもしれない。従属変数とは，研究者が理解，説明，予測したいアウトカムのことである。

独立変数と**従属変数**という用語は，因果関係よりもむしろ**影響の方向**を示している。例えば，ある研究者が認知症患者を介護している配偶者のメンタルヘルスにおけるジェンダーの役割を研究

し，夫よりも妻（C と I）の抑うつ（O）は低いことを見つけたとしよう。だからといって性別は抑うつの**原因**だと結論付けはしない。性別が抑うつに影響するという方向性は明らかであるが，患者の抑うつが性別に影響することはない。因果関係がなくても，抑うつをアウトカム変数とし，性別を独立変数とすることは適切である。

ほとんどのアウトカムには，複数の原因や影響要因がある。もし BMI（従属変数）で測定される肥満に影響を与える要因を研究するなら，身長，身体活動，食事を独立変数として質問するだろう。また，複数の**従属**変数が設定されることもある。例えば，嚢胞性線維症の子どもに対する 2 種類の看護介入の効果（療法についての問い）を研究するとしよう。療法の効果をアセスメントするために，入院期間，呼吸器感染症の再発回数など，複数の従属変数が設定できる。このように複数の独立変数と従属変数を用いて研究をデザインすることは一般的である。

変数は，本来，従属でも独立でもない。ある研究の従属変数が，別の研究では独立変数になることもありうる。例えば，ある研究では，療法についての問いに答えるために，骨粗鬆症（従属変数）に対する運動介入の効果（独立変数）を検討するかもしれない。また，予後についての問いに答えるために，骨粗鬆症の有無（独立変数）が，骨折発生率（従属変数）に及ぼす影響を研究するかもしれない。要するに，ある変数を独立変数とするか従属変数とするかは，その研究で果たす役割による。

👉 独立変数と従属変数の例

リサーチクエスチョン（病因/害についての問い）：食事性ビタミン C 欠乏症は，心不全の成人における心臓発作発生までの期間と関連するか？(Wu et al., 2019)

独立変数：食事性ビタミン C 欠乏症（vs 欠乏症なし）。

従属変数：心臓発作のない状態で生存 vs 心臓発作あり。

概念的定義と操作的定義

概念は観察可能な現象を抽象化したものであ

り，研究者の世界観によって，その概念がどのように定義されるかが決まる。概念的定義 conceptual definitions は，その研究における概念の意味を抽象的または理論的に示したものである。一見わかりやすい用語であっても，概念的に定義する必要がある。その古典的な例が，**ケアリング**の概念である。Morse ら（1990）は，研究者や理論家がどのように**ケアリング**を定義しているかを検討し，5 つの概念的定義を明らかにした。それは，人の特性，道徳的要請，情愛，人の相互関係，治療的介入である。最近では，Andersson ら（2015）が，看護師らがケアリングについて多様な解釈をしていることを明らかにしている。ケアリングの研究を行う研究者は，どの概念的定義を採用したかを明確にする必要がある。

　質的研究では，カギとなる現象の概念的定義が主要な最終成果物となることがある。それは，それらの研究が概念の意味を定義することを目指しているからである。しかし，量的研究では，研究者は変数をどのように観察し，測定するかを決定しなければならないため，最初に概念を定義する必要がある。操作的定義 operational definition は，その概念を測定し，必要な情報を収集するために研究者が何をすべきかを明示したものである。

　変数によって，操作化のしやすさには違いがある。例えば，「体重」という変数は，定義も測定も簡単である。体重を「0.5 ポンド単位で表した物体の重量」と操作的に定義することができる。この定義では，体重はグラムではなくポンドという度量法で測定することを示している。さらに，体重は，10 時間の絶食後，服を全部脱いだ状態でデジタル体重計を用いて測定すると特定することもできる。この操作的定義によって，**体重**という変数が何を意味するのかが明確になる。

　体重のように簡単に操作化できる変数ばかりではない。ほとんどの変数は，さまざまな方法で測定することができるので，研究者は変数を概念化する際に最も適した方法を選択する必要がある。例えば，**不安**は，生理学や心理学の双方の観点から定義することができる。生理的側面を重視すれば，操作的定義には唾液中コルチゾールの測定が含まれるかもしれない。不安を心理的状態として概念化するなら，操作的定義は状態不安尺度 State Anxiety Scale のような自己報告式検査のスコアになるかもしれない。変数の概念化とその測定について，研究論文の読者は必ずしも納得しないかもしれないが，研究において概念が意味することを正確に伝えるために，定義の精度は重要である。

ヒント

　概念の操作化は，通常，次の 2 つの要素を考える必要がある。それらは，(1)変数をどう正確に測定するか，(2)それを分析でどのように扱うかである。例えば，人の年齢は，生年月日を回答してもらうことで正確に測れるが，分析においては境界を設けて操作化するかもしれない（例：65 歳未満と 65 歳以上）。

👉 概念的定義と操作的定義の例

　Rafferty ら（2017）は，医療機関におけるケアの文化を測定するために，Culture of Care Barometer（CoCB）という測定用具を開発した。彼らは，「ケアの文化 culture of care」を，医療機関の環境を解釈し理解することができる共有された信念，規範，ルーチンとして概念的に定義した。この構成概念は，CoCB の中で，スタッフに対する 30 の質問を通して操作化された。例えば，「良い仕事をするために必要なリソースをもっている」や「潜在能力を高めるためのサポートを受けていると感じる」といった項目が設定された。

データ

　研究データ data（単数形は datum）とは，研究において得られた情報の断片のことである。量的研究において，研究者は変数を定義し，研究参加者から関連するデータを収集する。量的研究者は，主に量的データ quantitative data（数値化されたデータ）を収集する。例えば，**抑うつ**が量的研究の重要な変数であるとする。研究参加者に「過去 1 週間について，0 から 10 までのスケールでどれくらい落ち込んでいたと思うか教えてください。0 は『全く落ち込んでいない』，10 は『最

Box 3-1　量的データの例

問い：この1週間を振り返って，どの程度落ち込でいましたか？ 0から10までのスケールでお答えください。0は「全く落ち込んでいない」で，10は「最も落ち込んでいる」です。

データ：　9(対象者1)
　　　　　　0(対象者2)
　　　　　　4(対象者3)

Box 3-2　質的データの例

問い：最近の気分について教えてください。悲しかったり落ち込んだりしたことはありましたか。それとも概して気分よく過ごしていましたか？

データ：「実は最近，かなり落ち込んでいるんだ。毎朝起きると，何も楽しみが思い浮かばないんだ。一日中，家の中でゴロゴロして，絶望しているような感じだ。憂うつな気分は拭えないし，精神科に行ったほうがいいんじゃないかと思い始めたよ」(参加者1)
「人生でこんなに気分がいいことはない。新しい仕事で昇進したばかりで，会社で本当に出世できるような気がしている。そして，本当に特別な素晴らしい人と婚約したところだ」(参加者2)
「この1週間，多少の浮き沈みはあったが，基本的にはかなり順調だ。あまり不満はないよ」(参加者3)

も落ち込んでいた』を意味します」と尋ねたとしよう。**Box 3-1**では，3人の架空の人物の量的データを示している。被験者は，抑うつの程度を0から10の数値で表し，被験者1が9(重度の抑うつ)，被験者2が0(抑うつでない)，被験者3が4(軽度の抑うつ)であった。研究参加者全員の数値を合わせたものが，この研究の抑うつに関するデータを構成する。

質的研究において，研究者は質的データ qualitative data，つまりナラティブ(語り)の記述を収集する。ナラティブな情報は，参加者との会話，人々の行動に関する詳細メモ，あるいは日記のようなナラティブな記録の取得によって得られる。例えば，抑うつについて質的に研究するとしよう。**Box 3-2**は，「最近の気分について教えてください。悲しかったり落ち込んだりしたことはありましたか，それとも概して気分よく過ごしていましたか？」という問いに対して，会話形式で答えた3人の質的データを示している。このデータは，研究参加者の情緒的状態についての豊かなナラティブな記述となっている。

関連

研究者は，記述的研究を除いて，単独の概念にあまり関心をもたない。記述研究の例としては，静脈内注射を受ける患者のうち血管外漏出を経験する患者の割合についての研究がある。この例では，血管外漏出「あり」と「なし」の二値変数をとる。しかし，研究者はたいていの場合，現象を他の現象との関係を通して捉える，つまり，関連に着目する。関連 relationship とは，現象間の結び付きのことである。例えば，喫煙と肺がんの関連は，研究者によって繰り返し報告されている。質的研究でも量的研究でも，関連を検討するが，その方法は異なる。

量的研究では，研究者は独立変数と従属変数の間の関連を検討する。研究者は，従属変数(アウトカム)の変動が独立変数の変動と系統的に関連しているかを調べる。関連は通常，「**より強く**」，「**より弱く**」などの量的な言葉で表現される。例えば，人の体重を従属変数として考えてみよう。体重と関連する変数にはどのようなものがあるだろうか。身長，カロリー摂取量，運動量などが考えられる。それぞれの独立変数について，アウトカム変数との関連を予測することができる。

身長：背の高い人は，低い人より体重が重いだろう。

カロリー摂取量：カロリー摂取量が多い人は，少ない人より体重が重いだろう。

運動量：運動量が少ないほど，体重は重いだろう。

これらの説明はそれぞれ，体重（従属変数）と測定可能な独立変数の間の予測される関連を述べている。「**より多い**」や「**より重い**」などの用語は，ある変数の変化が観察されると，体重の変化も観察される可能性があることを意味している。もしAlex が Tom より背が高ければ，私たちは（他の情報がなければ）Alex が Tom より重いと予測するだろう。

量的研究は，関連についての以下のような問いを解決することができる。

- 変数間に関連は**存在する**か？（例：喫煙は肺がんと関連があるか？）
- 変数間の関連の**方向性**はどちら向きか？（例：タバコを吸う人は吸わない人に比べて肺がんになり**やすい**のか，なり**にくい**のか？）
- 変数間の関連の**強度**はどの程度か？（例：喫煙者が肺がんになるリスクはどの程度大きいか？）
- 変数間の関連の**性質**は何か？（例：喫煙が肺がんを**引き起こす**のか？　他の因子が喫煙と肺がんの両方を**引き起こしている**のか？）

変数には，さまざまな関係がある。その1つが因果関係 cause-and-effect（causal）relationship である。実証主義的パラダイムでは，自然現象には発見可能な先行原因があるとされる。体重の例では，カロリー摂取量と体重の間に因果関係があると推測される。すなわち，より多くのカロリーを摂取すると体重が増えると予測される。量的研究の多くは**原因探索型**であり，現象の原因を明らかにしようとするものである。

☞ 因果関係の研究例

Lee ら（2019a）は，カリフォルニア州の患者の安全な介助に関する法律が，看護師の筋骨格

系損傷予防に及ぼす効果を評価した。

変数間の関係は，すべて因果関係として解釈できるわけではない。例えば，肺動脈温と鼓膜温の間には関係があり，一方の値が高い人は他方の値も高くなる傾向がある。しかし，肺動脈温度が鼓膜温を上昇**させた**とは言えないし，その逆もまた然りである。このような関係は，因果関係ではなく，機能的（または連合的）関係 functional（associative）relationship である。

☞ 連合的関係の研究例

Fox ら（2018）は，急性処方オピオイド過剰摂取の成人を対象に，さまざまなリスク因子（年齢や性別を含む）と重症呼吸抑制の関係を調査した。年齢は重症呼吸抑制の高リスクと関連していた。

質的研究者は，関連を定量化することや，因果関係を検証することに関心がない。質的研究者は，現象の根底にある意味や次元を明らかにする方法として，関連するパターンを探す。相互に関連したテーマやプロセスのパターンは，全体を理解するための手段としてみなされる。

☞ パターンについての質的研究例

MacArtney ら（2017）は，3か国（デンマーク，イギリス，スウェーデン）のがん患者がどのようなステップを踏んでがんの診断に至ったかを調べた。155 人の男女への詳細なインタビューにより，2つの明確なパターンが明らかになった。それは（1）次に起こるべきことについての計画を立てて初回の診察を終えた人々と，（2）次のステップについて不明瞭だった人である。2つ目のパターンでは，何週間にもわたってわからないままの状況が続いた。スウェーデンの患者は，1つ目のパターンをたどることが多かった。

量的研究と質的研究の主な種類

研究者は，通常，自分の世界観に合致し，好奇

心をかき立てる問いが生じるようなパラダイムの中で仕事をする。また，焦点概念の成熟度によって，パラダイムを選択することもある。現象についてほとんど何も知られていない場合，量的アプローチよりも質的アプローチのほうが実り多いかもしれない。この節では，量的研究と質的研究のおおまかな分類を簡単に紹介する。

■ 量的研究：実験研究と非実験研究

量的研究の基本的な区分は，**実験研究** experimental research と**非実験研究** nonexperimental research である。実験研究では，研究者は積極的に介入/療法を導入し，多くの場合，療法についての問いに答えようとする。非実験研究では，研究者は傍観者であり，介入することなくデータを収集する。多くの場合，病因についての問い，予後についての問い，記述についての問いに答えようとする。例えば，研究者があるグループにはふすま麦のフレークを，別のグループにはプルーンジュースを提供し，どちらの方法がより効果的に排便を促すかを評価した場合，研究者は通常の行動を変えるという介入をしているので，その研究は実験研究となる。一方，普段の食事パターンが異なる2つのグループの排便パターンを比較した場合，研究者は介入していないので，その研究は非実験的なものとなる。医学研究において，実験研究は通常，**臨床試験** clinical trial と呼ばれ，非実験的な探究は**観察研究** observational study と呼ばれる。**無作為化比較試験**（RCT）は，臨床試験の一種である。

ヒント

図 2-2 に示すエビデンス階層では，システマティックレビューの下の2階層（RCTと準実験研究）は介入を行うものである。

実験研究は，原因探索型であり，介入によって従属変数の変化が**起こる**かどうかを検証する。非実験研究も因果関係を探索することがあるが，得られるエビデンスは通常決定的なものではない。実験研究は，非実験研究よりも交絡因子をよりコントロールできる可能性があるため，因果関係の推論がより確かなものとなる。

👉 実験研究の例

Mitchell ら（2018）は，脳卒中後の構音障害をもつ人に対するオンライン療法プログラム（ReaDySpeech）の効果を検証している。

療法についての問いのこの例では，研究者はある脳卒中患者らに特別な介入を行い，他の患者らには行わないという研究を行った。言い換えれば，研究者は独立変数（この事例では ReaDySpeech の介入を受けたか受けなかったか）を**コントロール**したのである。

👉 非実験研究の例

Chung と Sohn（2018）は，韓国の615病院の脳卒中入院患者を対象に，看護師の人員配置レベルと院内死亡率（患者の併存疾患などの要因を考慮した後）の関係を調査した。より多いスタッフ配置は，死亡率の低下と関連していた。

病因/害についての問いに対するこの非実験研究では，研究者はいかなる介入も行わず，看護師の配置をコントロールすることはしなかった。研究者の関心は，先の例と同じ母集団（脳卒中患者）にあったが，その目的は，問題に対する潜在的な解決策の検証ではなく，既存の関係を検討することにあった。

■ 質的研究：学問的なタイプ

質的看護研究の大半は，**質的な記述的研究** qualitative descriptive research と表現するのが最も適切だろう。しかし，多くの質的研究は，人類学，社会学，心理学に由来する研究の伝統に根ざしている。ここでは，質的看護研究で顕著な3つのタイプについて簡単に説明する。第22章では，以下の3つの伝統とその方法についてより詳しく説明する。

グラウンデッド・セオリー grounded theory 研究は，社会学に根ざしており，社会的状況の中で起こる重要な社会心理学的プロセスを記述し，

理解することを目的としている。グラウンデッド・セオリー研究のほとんどは社会的経験，つまり，ある出来事やエピソードを特徴付ける社会的・心理学的プロセスに焦点を当てる。グラウンデッド・セオリーの主要な要素は，基本的な社会心理学的問題だけでなく，その社会的場面で起こっていることを説明するうえで**中心となる変数**を発見することにある。グラウンデッド・セオリーの研究者は，現実に即した現象の説明を生み出そうと努力している。グラウンデッド・セオリーは，1960年代に2人の社会学者，Glaser と Strauss(1967)によって開発された。

☞ グラウンデッド・セオリー研究の例

Hsieh ら(2018)は，西洋医学と補完代替医療(CAM)の使用に関する虚血性脳卒中患者の意思決定プロセスを探索するために，台湾でグラウンデッド・セオリー研究を実施した。

現象学 phenomenology は，人間の生きられた経験に関するものである。現象学は，人々の生活体験がどのようなもので，それが何を意味するのかを考えるアプローチである。現象学の研究者は，次のような問いを投げかける。この人たちが経験したこの現象の**本質**は何なのか？ あるいは，その現象を経験した人にとって，その現象の意味は何なのか？

☞ 現象学的研究の例

Lee ら(2019b)は，トゥレット症候群の青少年の社会適応経験を探索するために詳細なインタビューを行った。

人類学の主要な研究手法である**エスノグラフィー** ethnography は，特定の文化集団におけるパターン，生活様式，経験を研究するための枠組みを提供する。エスノグラファーは通常，大規模なフィールドワークを行い，しばしば研究対象の文化圏で生活する。エスノグラフィー研究は，広義の文化(例：シリア難民のコミュニティ)を対象とすることもあるが，より狭義の文化(例：集中治療室の文化)に焦点を当てることもある。エスノグラファーは，ある文化集団のメンバーから学び，その世界観を理解し，彼らの習慣や規範を記述することに努める。

☞ エスノグラフィー研究の例

Ahlstedt ら(2019)は，看護師が仕事を続ける決断に影響を与えるものをよりよく理解するために，スウェーデンの看護師を対象にエスノグラフィー研究を行い，看護師の勤務中の出来事を調査した。

量的研究の主要なステップ

量的研究では，研究者は研究の開始(問いの提起)から終了(答えの取得)まで，合理的に直線的な一連のステップを踏む。ある研究では，ステップが重複していたり，ある研究では，いくつかのステップが不要であったりするが，量的研究においては総じて共通する一般的な流れがある(**図3-1**)。この節では量的研究の流れを示し，次節では質的研究がそれとどのように異なるかを説明する。

■ フェーズ1：概念のフェーズ

量的研究の初期段階は，一般的に概念的な要素が強い。その活動には，文献検討，概念化，理論化，同僚やアドバイザーとのアイデアのレビューなどが含まれる。このフェーズでは，研究者は関心のあるトピックに関する，創造力，演繹的推論能力，先行研究についての基礎知識といったスキルを必要とする。

ステップ1：問題の設定と限定

量的研究者は，興味深く重要な研究問題を特定し，**リサーチクエスチョン** research question を策定することから始める。優れた研究には，優れた問いが必要である。看護研究者は，リサーチクエスチョンの作成において，実質的な問題(どのような新しいエビデンスが必要なのか？)，理論的な問題(この問題を理解するための概念的な背景はあるのか？)，臨床的な問題(この研究から得

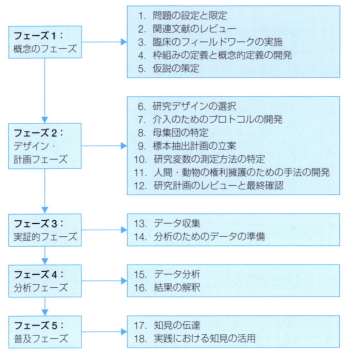

図3-1 量的研究のステップの流れ

られたエビデンスは臨床実践にどう使えるのか？），方法論の問題（質の高いエビデンスを得るにはどのように研究するのが最良か？），そして倫理的問題（この問いに倫理的な方法で取り組むことはできるのか？）に注意を払う必要がある。

> **ヒント**
> 良いリサーチクエスチョンを作成するための必須な要素は，個人の興味である。まずは，あなたが興味をもったテーマ，あるいは熱中しているテーマから始めよう。

ステップ2：関連文献のレビュー

量的研究は，すでに得られている知識を背景として行われる。量的研究者は，一般的に文献レビューを行うことで，そのトピックについてすでに知られていることを理解しようとする。徹底した文献レビュー literature review は，新しいエビデンスの基礎となるもので，通常，データを収集する前に実施される。臨床的な問題については，現在の手法の「現状 status quo」を知り，既存の診療ガイドラインをレビューすることも必要

であろう。

ステップ3：臨床のフィールドワークの実施

研究課題が臨床現場から生まれたものでない限り，臨床看護研究に着手する研究者は，関連する臨床現場で時間を過ごし，臨床家や管理者と問題を議論し，現在の実践を観察することが有益である。臨床のフィールドワークは，最近の臨床傾向，診断手順，関連する医療提供モデルについての視点を提供し，研究者がクライエントやケア提供の環境をよりよく理解することに役立つ。また，そのようなフィールドワークは，適切な研究の場や研究戦略を検討するうえでも貴重である。例えば，臨床のフィールドワークの過程で，研究者は方法論的バイリンガルの研究スタッフの必要性を見出すことがある。

ステップ4：枠組みの定義と概念的定義の開発

理論とは，特定の時間，場所，集団の特異性を超えて，変数間の関係における規則的な特徴を示すものである。理論的な枠組みの中で量的研究を行った場合，その知見はより大きな意味と利用価値をもつことが多い。リサーチクエスチョンを反

映する理論がない場合でも，研究者は概念的な根拠と研究対象の概念について明確な考えをもっている必要がある。

ステップ5：仮説の策定

仮説 hypotheses は，研究変数間の関係に対する研究者の予測を述べたものである。リサーチクエスチョンでは，研究概念を特定し，その概念がどのように関連しているかを問う。仮説は予測される答えである。例えば，リサーチクエスチョンが次のようなものだとしよう：子癇前症は妊娠中のストレスと関係があるのか？ これは，次のような仮説に置き換えられるかもしれない：妊娠中に高いストレスを感じた女性は，低いストレスを感じた女性よりも，子癇前症を経験する可能性が高くなる。量的研究の多くは，統計学的分析によって仮説を検証する。

■ フェーズ2：デザイン・計画フェーズ

量的研究の主要なステップの第2フェーズでは，研究者はリサーチクエスチョンに取り組むための方法を決定する。研究者は方法論についての多くの決定を行い，それは結果として得られるエビデンスの完全性と一般化可能性に重要な影響を与える。

ステップ6：研究デザインの選択

リサーチクエスチョンに対する答えを得るための全体的な計画が研究デザインである。研究者は，研究を計画する際に，数多くある実験研究デザインや非実験研究デザインから，特定のデザインを選択する。研究デザインでは，データ収集の頻度，比較の種類，研究実施場所などを特定する。研究者はまた，バイアスを最小に抑え，現実の環境への研究**適用可能性**を最大にするための戦略も決める。研究デザインは，研究の骨格となるものである。

ステップ7：介入のためのプロトコルの開発

実験研究において，研究者は介入（独立変数）を行い，その特徴を明確にする必要がある。例えば，高血圧に対するバイオフィードバック療法訳注1の効果を検証することに興味がある場合，

独立変数は，代替治療（例：リラクゼーション）または無治療と比較したバイオフィードバックへの曝露となるだろう。この研究の介入プロトコル intervention protocol を作成し，バイオフィードバック療法が何を含むか（例：どんな種類のフィードバックか，誰がそれを行うか，療法がどのくらいの頻度でどのくらいの期間続くかなど）や，代替の条件は何かを厳密に特定しなければならない。そのようなプロトコルの目標は，各グループのすべての人が同じように扱われることを保証することである（非実験研究では，このステップは必要ない）。

ステップ8：母集団の特定

量的研究者は，研究結果を一般化できる集団を明らかにする必要がある。つまり，研究対象となる母集団を特定する必要がある。母集団 population とは，共通の定義的特性（PICO の問いにおける「P」の要素）を有する**すべての**個人または対象のことである。例えば，アトランタで化学療法を受けるすべての患者が，研究対象の母集団となりうる。

ステップ9：標本抽出計画の立案

研究者は，母集団の部分集合である標本からデータを収集する。標本の使用は，母集団全体からデータを収集するよりも実行性は高いが，標本が母集団の特徴を反映していない可能性があるというリスクもある。量的研究において，標本の適切さは，その大きさと代表性 representativeness によって評価される。標本の質は，その標本が母集団に対してどの程度典型的（代表的）であるかによって決まる。標本抽出計画 sampling plan では，標本がどのように選択され，募集され，何人の対象者が必要かを特定する。

ステップ10：研究変数の測定方法の特定

量的研究者は，変数の測定方法を特定しなけれ

訳注1：バイオフィードバック療法とは，本来知覚できない生体情報を，工学的機器によって本人に提示することにより，生理心理学的な観点から状態を把握し，自己調節を促進しようとするアプローチである。

ばならない。データ収集の主な方法は，**自己報告**（例：自記式質問紙），**観察**（例：乳幼児の睡眠・覚醒状態の観察），**生物生理学的測定**（バイオマーカー）である。患者からの自己報告は，看護研究におけるデータ収集で最もよく用いられる方法である。研究変数の測定値を選択し，データ収集計画 data collection plan を立てる作業は複雑で難しいものである。

ステップ11：人間・動物の権利擁護のための手法の開発

ほとんどの看護研究は人間を対象とするため，研究が倫理原則を遵守していることを確認する必要がある。通常，倫理委員会による正式な承認が必要とされる。

ステップ12：研究計画のレビューと最終確認

データを収集する前に，研究者はしばしば，作業計画が円滑に進むようにするための手順を踏む。例えば，読解力の低い参加者でも理解できるかや資料が**読みやすい**かを評価したり，測定ツールがうまく機能するかを確かめるために**予備テストを行ったりする**。また，研究者は通常，研究計画を実行する前に，同僚やコンサルタント，その他の研究者にチェックを受ける。資金援助を求める研究者は，研究計画書 proposal を資金提供者に提出し，査読者は通常，改善点を提案する。

ヒント

大規模な研究の場合，研究者は研究計画を検証するために小規模なパイロット・スタディ（予備的研究）を実施することが多い。効果的なパイロット・スタディを立案するための戦略については，第29章で説明する。

■ フェーズ3：実証的フェーズ

量的研究の実証的フェーズでは，データを収集し，分析のためにデータを準備する。実証的フェーズは，多くの場合，研究の中で最も時間のかかる部分である。データ収集には通常，数か月の作業が必要である。

ステップ13：データ収集

量的研究の実際のデータ収集には，事前に設定された計画に従って行われることが多い。**データ収集プロトコル**には，一般的にデータ収集スタッフのトレーニング方法，実際のデータ収集手順（例：データ収集の場所やタイミング），および情報の記録手法を明記する。技術の進歩により，データ収集の自動化の可能性が広がっている。

ステップ14：分析のためのデータの準備

量的研究で収集したデータは，分析のために事前の準備が必要となる。準備の1つは**コーディング**で，これは言語データを数値に変換する作業である（例えば，性別について女性を「1」，男性を「2」，その他を「3」のようにコーディングする）。もう1つの準備は，分析のために文書データをコンピュータのファイルへと移すことである。

■ フェーズ4：分析フェーズ

量的データは，分析と解釈を行う必要があり，これはプロジェクトの第4フェーズで行われる。

ステップ15：データ分析

量的研究者は，統計学的分析 statistical analysis を用いてデータを分析する。統計学的分析には，単純な手法（例：平均値の計算）だけでなく，複雑な手法も含まれる。分析手法によっては計算が大変なものもあるが，統計学的検定の基本的な論理は比較的理解しやすい。コンピュータのおかげで，数学的な操作に煩わされることはなくなった。

ステップ16：結果の解釈

解釈 interpretation とは，研究結果を理解し，その意味を検討することである。研究者は，先行するエビデンス，理論，自身の臨床経験に照らして，また研究に用いた方法の妥当性に照らして，研究結果を説明しようとする。解釈には，結果の**臨床的意義**について結論を導き出し，新しいエビデンスを看護実践にどう活かせるか，さらにどのような研究が今後必要かを示唆することも含まれる。

■ フェーズ5：普及フェーズ

分析フェーズで，研究者は最初に投げかけられた問いに答えることから，研究は一巡したことになる。しかし，研究者の責任は，研究結果が普及するまでは終わらない。

ステップ17：知見の伝達

研究結果が共有されないと，研究は看護実践に貢献することはできない。研究のもう1つの，そしてしばしば最終的な課題は，研究を要約した研究報告 research report の作成である。研究報告には，学位論文，学術論文，学会発表など，さまざまな形態がある。学術論文，すなわち『Nursing Research』などの専門誌に掲載された報告は，国際的に広範な読者が利用できるため，通常，最も有用である。学術論文については，この章の後半で説明する。

ステップ18：実践における知見の活用

理想的には，質の高い研究の最終段階は，実践の場におけるエビデンスの活用を計画することである。研究者自身は研究結果を活用する立場にないかもしれないが，エビデンスの活用を推奨したり，システマティックレビューへ十分な情報を提供したり，研究成果を臨床家に普及させる機会を探すことで，そのプロセスに貢献できる。

質的研究における活動

量的研究では，かなり直線的に作業が進む。研究者は，研究をできうる限り完全なものにするために手順を計画し，その手順に可能な限り忠実に従う。これとは対照的に，質的研究は，直線的というよりは循環的に進行する。すなわち質的研究者は継続的にデータを検討・解釈し，見出したことに基づいて，どのように進めるかを決定する（図3-2）。

質的研究者は柔軟なアプローチをとるため，活動の流れを正確に示すことはできない。その流れは研究によって異なり，研究者自身も研究がどう展開するかはっきりとはわからない。しかし，主な活動を記述し，それがいつ行われるかを示すことで，質的研究がどのように行われるかを示すことができる。

■ 質的研究の概念化と計画

研究問題の特定

質的研究者は，通常，ほとんど理解されておらず知られていないトピックの側面に焦点を当て，広いテーマ領域から始める。質的研究者は，最初は広範な問いを立てることが多く，内省や他の人

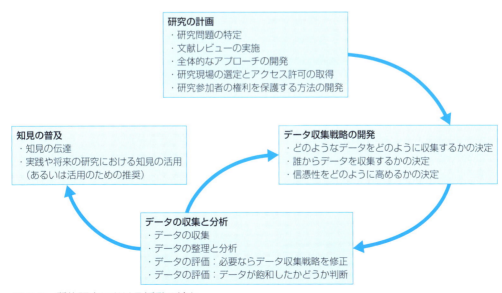

図3-2　質的研究における活動の流れ

との議論に基づいて，問いを絞り込む。具体的な焦点と問いは，通常，調査が開始されると，より明確に定義される。

文献レビューの実施

　研究の初めに文献レビューを行うことに関して，質的研究者によって見解が異なっている。先行研究が対象とする現象の概念化に影響を与える可能性があるため，データ収集前に文献を参照すべきではないと考える質的研究者がいる。この意見では，現象は先行知識ではなく，参加者の視点に基づいて解明されるべきだとする。このような考えをもつ研究者は，研究の最後に文献レビューを行うことが多い。一方，基礎知識を得るために簡単な予備レビューを行う研究者もいる。また，初めに十分に文献をレビューすることが適切であると考える研究者もいる。いずれにせよ，問いの性質から，関連する先行研究は少ないことが一般的である。

研究現場の選定とアクセス許可の取得

　フィールドに入る前に，質的研究者は適切な場を特定する必要がある。例えば，都市部の貧困層の健康信念がテーマであれば，低所得者が住む都心部の地域を特定しなければならない。研究者は，調査に適した情報の豊富な地域を特定するために，事前にフィールドワークを行う必要があるかもしれない。研究者が調査地にすぐにアクセスできる場合もあるが，アクセス許可を得る gain entrée 必要がある場合もある。ある場が研究のニーズに適していても，研究者が「入る get in」ことができなければ，研究を進めることはできない。アクセス許可を得るには，通常，その場に入ることを許可する権威をもつゲートキーパー gatekeepers と交渉することになる．

> **ヒント**
> 　質的研究では，フィールドワークを行う際にその場に入る許可を得ることが一般的だが，量的研究者でもデータ収集のために必要な場合も多い。

質的調査における全体的なアプローチの開発

　量的研究者は，研究デザインが確定するまでデータを収集しない。これに対し，質的研究者は，データ収集の過程で具体化する創発デザイン emergent design を用いる。研究者が取り組んでいる質的研究の伝統によってデザインの特徴は決まるが，フィールドワーク中に変更を許さないような厳格に構造化されたデザインに従う質的研究はほとんどない。質的研究者は，必ずしも研究がどのように進行するか事前に正確に知っているわけではないが，それでもフィールドワークに使える時間をある程度把握しておく必要がある。また，ノートパソコンやカメラなどの必要な機器を手配し，テストしておかなければならない。

倫理的な問題への対応

　量的研究者と同様に，質的研究者も倫理的問題に対応するための計画を立てなければならない。実際，質的研究においては研究者と研究参加者の間に通常より密接な関係が築かれるため，特別な懸念がある。第7章で，これらの懸念について説明する。

■ 質的研究の実施

　質的研究では，標本抽出，データ収集，データ分析，解釈といった作業は，通常，繰り返し行われる。質的研究者は，まず，研究対象とする現象を実際に経験した2〜3人と話したり，観察したりする。話し合いや観察は，信念，感情，行動など幅広く表現できるように，ゆるやかに構成化される。分析と解釈は，継続的に並行して行われ，次にどのような人々を選出するか，どのような質問をするか，どのような観察をするかという指針となる。

　データ分析のプロセスでは，関連するタイプのナラティブ情報を集めて，一貫したスキームにまとめる。分析と解釈が進むにつれ，研究者はテーマ themes とカテゴリー（またはプロセスの段階）を特定し，それらを用いて現象の豊かな記述または理論を構築していく。概念化が進み，洗練されるにつれて，得られるデータの種類や研究参加者は，目的に応じて選ばれるようになる。概念の発展が標本抽出のプロセスを決めていく。概念化ま

たは理論化が進むと，研究者は，理論的理解を確認し，豊かにしてくれる研究参加者と，それに疑問を呈し，さらなる理論的発展へと導いてくれるような研究参加者を求めるようになる。

　量的研究者は，研究に参加する人数を前もって決定するが，質的研究者の標本抽出の決定はデータによって導かれる。質的研究者は，データの飽和 data saturation という原則を用いる。それは，データにおけるテーマやカテゴリーが繰り返し現れるようになり，これ以上データを収集しても新しい情報が得られないということである。

　量的研究者は，信頼性と妥当性が検証された方法で変数を測定することで，質の高いデータを収集しようとする。これに対して，質的研究者は，自身が主要なデータ収集ツールであるので，データの信憑性 trustworthiness を示すための手順を踏まなければならない。これらの取り組みの主な特徴は，結果が研究者の認識ではなく，研究参加者の体験や視点を正確に反映していることを確認することである。例えば，研究者のテーマ分析が研究参加者らの経験と一致しているかどうかを評価できるように，研究参加者と解釈を共有することも確認作業の1つである。

■ 質的知見の普及

　質的看護研究者は，学会や学術論文で研究結果を他者と共有する。文献レビューを**いつ**行うべきかについての見解はどうであれ，通常，研究の背景を示す手段として，報告書で先行研究の要約が示される。

　量的研究報告書では，生データ raw data，つまり収集したままの数値データを載せることはほとんどない。これに対し，質的研究報告書では，参加者から直接聞き取った豊富な逐語的語りが含まれるのが普通である。その引用は，研究者の解釈やテーマの組み立てをサポートしたり説明するための証拠として使われる。

☞ **質的研究報告における生データの例**

　Nijboer と Van der Cingel（2019）は，オランダの新人看護師の思いやりに関する認識について詳細な調査を行った。看護師たちは4つの

テーマを特定し，そのうちの1つは看護師の職業的アイデンティティの一部としての思いやりだった。以下は，その説明の引用である。「私は，看護師でなければならないと確信している。思いやりがあり，そして看護師であることは，私という人間の一部なのである」（Nijboer & Van der Cingel, 2019, p. 87）。

　量的研究者と同様に，質的看護研究者も自分たちの知見を活用してもらいたいと考えている。質的研究の知見は，時には量的研究者が検証する仮説を立てるための基盤となり，研究や臨床で使う測定ツールを開発するための基盤となり，効果的な看護介入を考案するための基盤となる。質的研究は，看護師が問題や状況を認識したり，潜在的な解決策を概念化したり，患者の懸念や経験を理解するのに役立っている。

学術論文

　研究の背景，デザイン，結果などをまとめた学術論文 journal article は，研究エビデンスを普及させるための主要な方法である。この節では，研究文献を掘り下げる力を身に付けるために，学術雑誌論文の内容やスタイルについてレビューする。学術論文の構成については，研究報告書の書き方を紹介する第32章で詳しく解説している。

■ 雑誌論文の内容

　量的・質的学術論文の多くは，IMRAD 形式 IMRAD format と呼ばれる構成に従う。この形式では，論文は，序論，方法，結果，考察の4つの主なセクションに分けられる。本文の前には通常，抄録が置かれ，本文の後に引用文献が続く。

抄録

　抄録 abstract は，論文の冒頭に置かれる研究の簡潔な説明である。抄録は，250語程度で次のようなことに答える。リサーチクエスチョンは何か？　その問いに取り組むために，研究者はどのような方法を用いたか？　研究者は何を発見したのか？　そして，その結果が意味するところは何なのか？　読者は抄録を読んで，論文全体が興味

を引くものであるかどうか判断する。一部の雑誌では，研究の主な特徴を1段落でまとめる従来形式の抄録から，特定の見出しを付けて構造化された詳細な抄録に移行している。例えば，『Nursing Research』誌では，抄録は次のような見出しで構成されている：背景，目的，方法，結果，結論。

序論

　序論 introduction は，研究問題とその背景を伝えるものである。序論は，特に「序論」と明示されていないことも多く，抄録のすぐ後に続く。このセクションは通常，以下のことを記述する：(1)研究の中心となる現象，概念，変数，(2)対象となる集団，(3)簡潔な文献レビューに基づくエビデンスの現状，(4)理論的枠組み，(5)研究目的，リサーチクエスチョン，検証する仮説，(6)本研究の重要性。このように，序論では，研究者が何を行い，何を学んだかを説明するための舞台を整える。序論は，研究の概念のフェーズにほぼ相当する。

方法セクション

　方法セクションでは，リサーチクエスチョンに答えるために使用された方法を記述する。このセクションは，デザインと計画フェーズで行われた方法論の決定について示す。また，その根拠を示すこともある。量的研究の場合，方法セクションでは通常，以下を記述する：(1)研究デザイン，(2)対象母集団から研究参加者を抽出するための標本抽出計画，(3)データ収集の方法と使用する具体的なツール，(4)倫理的配慮を含むデータ収集の手続き，(5)分析手順および方法。

　質的研究も，同様なことを論じるが，ここでは異なる点を強調する。例えば，質的研究では研究環境や背景に関する情報が詳細に提供されるが，標本抽出に関する情報はあまり提供されないことが多い。また，質的データの収集には正式な測定ツールが使用されないため，データ収集方法に関する議論も少なくなる。また，質的研究論文には，研究の信憑性を高めるための研究者の努力についての記述が含まれることがある。

結果セクション

　結果セクションは，データ分析から得られた知見 findings を示す。文章では主な知見を要約し，(量的報告では)表でより詳細な情報を提供する。通常は，研究参加者の説明(例：平均年齢，男女比)を記載する。

　量的研究の場合，結果セクションでは，仮説を検証し，知見の信用性を評価するために使用される統計学的検定 statistical tests に関する情報を提供する。例えば，毎日2箱以上吸う喫煙者の割合が40%と計算された場合，その割合が正確である可能性はどの程度だろうか？ 介入群のほうが介入を受けていない群よりも，週あたりの平均喫煙本数が少ないことが明らかになった場合，その介入効果はどれくらいの確率で本当なのだろうか？ 統計学的検定は，そのような問いに答えるのに役立つ。研究者は通常，次のように報告する。

- **使用した統計学的検定の名称**：状況に応じて多様な検定が用いられるが，共通の原則に基づいている。知見を理解するために，何十種類もある統計学的検定をすべて知っている必要はない。
- **統計量の値**：コンピュータは，統計学的検定による値を計算するために使用される。その値によって，研究者は結果について結論を出すことができる。しかし，その数値自体には，本質的に意味がなく，重視する必要はない。
- **統計学的有意性**：統計量の値が有意であったかどうか(重要性や臨床的な関連性と混同しないように)は，重要な情報である。研究者が結果は統計学的に有意 statistically significant であると言う場合，その知見はおそらく信頼でき，新しい標本で再現可能であることを意味する。研究報告には有意水準 level of significance が示されているが，これはその知見が信頼に足るものである可能性を示す指数である。例えば，ある知見が，5%の水準で有意であったと報告されている場合，これは100回中5回(5÷100＝0.05)だけ偽の結果である可能性を意味する。つまり，100回中95回は，新しい標本で同様の結果が得られるということである。読者は，

その結果が高い信頼度をもつと考えてもよいが，完全な保証とはならない。

👉 量的研究の結果セクションの例

Caldwell ら(2018)は，子どものタバコの煙への曝露を減らすために，幼い子どもをもつ親を対象に，オーダーメイドの禁煙介入の効果を検証した。14 の小学校から募集した合計 453 人の保護者を，介入を受ける群と介入を受けない対照群のいずれかに無作為に割り付けた。研究開始時と介入終了から 2 年後に唾液コチニンが測定された。介入群では，平均コチニン値は 239.9 から 99.3 に低下したのに対し，対照群では平均コチニン値は 221.1 から 239.0 に上昇した($F=5.72, p=.004$)。

この療法についての問いでは，Caldwell らは介入群の親の唾液中コチニンレベルに経時的(最初の測定から介入終了後の 2 回目の測定まで)な改善を認めたが，対照群の親には認めなかった。この知見は非常に信頼できるもので，観察されたような大きな群間差が偶然に生じることは 1,000 回に 4 回以下($p<.004$)であった。この知見を理解するために，F 統計量が何であるかを理解する必要はなく，統計量の実際の値である 5.72 を気にする必要もない。

質的研究の結果セクションには，データから特定されたテーマ，プロセス，またはカテゴリーに対応するいくつかのサブセクションがある。生データからの抜粋は，テーマ分析をサポートし，豊富な説明を提供するために提示される。また，質的研究の結果セクションでは，研究対象の現象に関する研究者の新たな理論が提示されることもある。

考察セクション

研究者は，考察セクションで，結果が何を意味するのか，そしてエビデンスをどのように実践に役立てることができるのかについて，結論を導き出す。質的研究でも量的研究でも，考察には以下の要素が含まれる：(1)結果が先行研究とどの程度一致しているか，(2)結果の解釈とその臨床的意義，(3)臨床実践と今後の研究への示唆，(4)研究の限界とそれが結果の完全性に及ぼす影響。研究者は，標本の不足，デザイン上の問題，データ収集の弱点などを指摘するのに最適な立場にある。これらの限界を提示する考察のセクションは，著者がこれらの限界を認識しており，それらが知見の解釈において考慮されているであろうことを読者に示すものである。

■ 学術論文のスタイル

研究にはストーリーがある。しかし，研究論文の多く，特に量的研究論文のスタイルでは，多くの読者がそのストーリーを理解したり，ストーリーに興味をもったりすることが難しくなっている。慣れない読者には，研究報告は堅苦しく，杓子定規で，圧倒されるような印象を与えるかもしれない。このような印象を与える要因として，次の 4 点が挙げられる。

- **コンパクトであること**：雑誌のスペースは限られているので，著者は多くの情報を短いスペースに圧縮している。研究の興味深く個性的な側面は報告されない。質的研究であっても，裏付けとなる引用はごくわずかしか掲載できない。
- **専門用語**：研究報告の著者は，難解と思われるような用語を使用する。
- **客観性**：量的研究者は，無機質に聞こえるような様式で，ストーリーを客観的に伝える。例えば，ほとんどの量的研究報告は受動態で書かれ，人称代名詞は避けられることから，能動態を使うよりも生き生きとしたものにはなりにくい。これに対して質的報告は，よりパーソナルで会話的なスタイルで書かれる。
- **統計情報**：量的研究報告は，統計学的な分析結果を要約したものである。数字や統計記号は，統計の訓練を受けていない読者を不安にさせることがある。

本書では，このような問題に読者が対処できるよう支援し，読者が研究のストーリーを臨床看護師にもわかりやすい方法で語ることを奨励している。

■ 研究報告を読むコツ

本書を読み進めるうちに，研究報告を批判的に評価するスキルが身に付く。研究報告を読みこなすためのヒントをいくつか紹介する。

- 専門的なことはすべてわからなくても，研究論文をよく読んで，そのスタイルに慣れること。
- ダウンロードした論文を印刷し，ハイライトや周辺メモを書き込めるようにしておく（PDFファイルでこれができるソフトを使ってもよい）。
- 論文をゆっくり読む。最初に全体をざっと読んで主要な点を把握し，2回目はより注意深く読む。
- 研究論文を2回目に読むときは，**アクティブ**に読むように訓練する。アクティブに読むとは，読んでいる内容について自分が理解しているかどうかを常に評価することである。問題があれば，難しい箇所を読み返してみたり，誰かに質問できるようにメモを取ったりする。その「誰かsomeone」とは，ほとんどの場合は研究指導者だが，研究者本人にメールで問い合わせることも考えてみてほしい。
- 研究報告を読む際に，構造化された読書方法が役に立つことがある。その1つが「SQ3R読書法」と呼ばれるもので，5つのステップで構成されている。それは，**概観する** survey，**問う** question，**読む** read，**朗読する** recite，**復習する** review の5つのステップで構成されている。
- 用語集や索引でわからない用語を調べることができるように，論文を読むときは本書を参考文献として使うとよい。
- 統計情報に「うんざり」しないように心がけよう。数字に振り回されることなく，要点を把握するようにしよう。
- 研究論文に慣れるまでは，「訳す」とよいだろう。例えば，圧縮されたパラグラフをゆるやかな構文に展開したり，専門用語を身近な言葉に置き換えたり，文章を能動態に書き換えたり，結果を数字ではなく言葉でまとめたりするとよい。

研究の批判的評価における一般的な問い

本書のほとんどの章では，主に研究者の方法論の決定に焦点を当て，研究報告のさまざまな側面を批判的に評価するためのガイドラインを紹介している。**Box 3-3** では，本章で説明した概念に基づき，研究報告を概観するためのさらなる提案を示す。これらのガイドラインは，第1章 **Box 1-1** で紹介したものを補足するものである。

研究例

ここでは，本書の第二執筆者が行った2つの研

Box 3-3 研究報告を概観するための追加の問い

1. 研究は何に関するものか？ 研究対象となる主な現象，概念，構成概念は何か？
2. 量的研究の場合，独立変数と従属変数は何か？ PICOの要素は何で，またどのようなタイプの問い（療法について，予後についてなど）か？
3. 研究者は，変数や概念間の関係や関連のパターンを検討しているか？ 因果関係の可能性を示唆する報告か？
4. 主要な概念が，概念的にも操作的にも明確に定義されているか？
5. 本章で記述したどのようなタイプの研究に当たるのか？ 量的研究なら，実験研究か非実験研究か？ 質的研究なら記述的か，グラウンデッド・セオリーか，現象学的アプローチか，エスノグラフィーか？
6. 研究報告には，研究の完了に要した期間についての情報が提供されているか？
7. 研究報告の書式は従来のIMRAD形式に準拠しているか？ そうでない場合，どのような点で異なっているか？

究（量的，質的）について，活動の進行を説明するとともに，タイムスケジュールについて考察する。

量的研究の実施スケジュール

研究タイトル：産後の抑うつ症状－2段階の米国全国調査からの結果（Beck et al., 2011）。

目的：Beck らは，米国において産後の抑うつ症状レベルが上昇した母親の発生率を推定し，症状レベルのばらつきに寄与する因子を探索する研究を実施した。

方法：この研究は，3年弱の期間を要した。主な活動や方法は以下のとおりである。

フェーズ1. 概念のフェーズ：1か月。Beck は Listening to Mothers II の全米諮問委員会のメンバーであった。その全国調査（Childbirth Connection: Listening to Mothers II U. S. National Survey）のデータはすでに収集されており，Beck は調査の中で産後うつ病（PPD）症状に関する変数を分析するようもちかけられた。データ収集はすでに終了しており，PPD の世界的な専門家である Beck は文献レビューを更新するだけだったので，フェーズ1はわずか1か月で終了した。

フェーズ2. デザイン・計画フェーズ：3か月。デザインフェーズでは，全国調査における何百もの変数のうち，研究者がどの変数に着目して分析を行うかを決定した。また，リサーチクエスチョンが正式に決定され，ヒトを対象とした研究倫理委員会からの承認もこのフェーズで得られた。

フェーズ3. 実証的フェーズ：0か月。この研究では，すでに1,000人近い産後女性のデータが収集されていた。

フェーズ4. 分析フェーズ：12か月。(1)産後に高い抑うつ症状レベルを経験する初産婦の割合を推定し，(2)これらの症状レベルの上昇と有意に関連する産前・産中・産後の属性変数を特定するために，統計的分析を行った。

フェーズ5. 普及フェーズ：18か月。研究者は論文を執筆し『Journal of Midwifery & Women's Health』誌に投稿した。5か月以内に受理され，さらに4か月「in press」（出版

待ち）となった後に出版された。この雑誌論文は，Journal of Midwifery & Women's Health 2012 Best Research Article Award を受賞した。

質的研究の実施スケジュール

研究タイトル：出産時のトラウマからの精神的成長－「私は壊れたが，今は壊れない」（Beck & Watson, 2016）

目的：本研究の目的は，出産トラウマを経験した後に母親が心的な成長を体験したことの意味を記述することであった。

方法：この研究は4年弱の期間を要した。主な研究内容と方法は以下のとおりである。

フェーズ1. 概念のフェーズ：4か月。Beck と Watson は，出産トラウマとそれが母親へ及ぼす悪影響（例：出産トラウマが母乳育児体験やその後の出産に与える影響）についての質的研究を数多く行っていた。今回はトラウマ後の心的成長に関する初めての研究であったため，関連研究をレビューしたり，理論について読んだりする時間が必要であった。

フェーズ2. デザイン・計画フェーズ：3か月。Beck と Watson は，この研究のために現象学的デザインを選択した。彼らはいくつかの現象学的研究を行ったことがあったので，この新しい研究のデザインには長い期間を必要としなかった。研究計画書が完成すると，大学の施設内研究倫理審査委員会に提出し，承認を得た。

フェーズ3. 実証的/分析フェーズ：2年間。ニュージーランドにある慈善信託団体である Trauma and Birth Stress のウェブサイトに募集告知を掲載した。15人の母親が，過去の出産トラウマ後の心的成長についての経験談を，インターネットを通じて Beck に送信した。標本の募集には1年半を要した。母親たちの物語の分析には，さらに6か月を要した。データ解析の結果，(1)新しい現在に自分を開く，(2)人間関係をさらに透明化する，(3)スピリチュアルな心を強くする，(4)新しい道を切り開く，の4つのテーマが浮かび上がった。

フェーズ4. 普及フェーズ：1年1か月。本研

究を報告する原稿の作成には，約4か月を要した。2015年12月1日に『MCN：The American Journal of Maternal Child Nursing』に投稿された。この雑誌は異例の早さで対応し，1か月後の2016年1月4日，BeckとWatsonは同誌から「修正・再投稿」の判定を受けた。わずかな修正ですんだため，2016年1月11日，Beckらは修正した原稿を提出した。1週間後の2016年1月19日，BeckとWatsonは原稿が受理されたとの通知を受け，2016年9・10月号に論文が掲載された。

要点

- 調査において研究者 researchers や調査者 investigators に情報を提供する人を，対象者 subject または研究参加者 study participants（量的研究），質的研究では研究参加者または情報提供者 informants と呼び，参加者全員が標本 sample となる。
- 場とは，あらゆる研究が行われる場所のことである。研究者はマルチサイト研究 multisite studies を行うことがある。場面とは，データ収集が行われる場所の種類のことである。場面には，完全に自然な環境から研究用に設定した場までさまざまなものがある。
- 研究者は，行動や特性から推測される抽象的・精神的表現である概念 concepts（または構成概念 constructs）と現象 phenomena を調査する。
- 概念は，理論 theories の構成要素であり，現実世界のある側面を系統的に説明するものである。
- 量的研究において，概念は変数と呼ばれる。変数 variable とは，異なる値をとる（つまり，人によって異なる）属性のことである。ある属性に関してばらつきのある集団は不均質 heterogeneous であり，ばらつきの少ない集団は均質 homogeneous である。
- 従属変数 dependent variable（アウトカム変数 outcome variable）とは，研究者が説明する，予測する，または影響を与えることに関心がある行動または特性である（PICO スキームの「O」）。独立変数 independent variable は，従

属変数の推定される原因，前兆，または従属変数への影響である。独立変数は，PICO スキームの「I」と「C」に相当する。
- 概念的定義 conceptual definition は，研究される概念の抽象的または理論的な意味の記述である。操作的定義 operational definition は，変数がどのように測定されるかを特定する。
- 研究中に収集された情報であるデータ data は，ナラティブ情報（質的データ qualitative data）または数値（量的データ quantitative data）の形をとる。
- 関連 relationship とは，2つの変数間の結びつきのことである。量的研究者は，独立変数と従属変数の間の関連を検討する。
- 独立変数が従属変数の原因である場合，その関係は因果関係 cause-and-effect（causal）relationship である。連合的関係 associative relationship（機能的関係）では，変数は関連するが因果関係ではない。
- 量的研究において，研究者が介入を行う実験研究 experimental research と，介入を行わずに既存の現象を観察する非実験研究 non-experimental research（観察研究 observational research）の区分は重要である。
- 質的研究は，ときには他の学問分野を起源とする由緒ある研究手法に根ざしている。そのような手法には，グラウンデッド・セオリー，現象学，エスノグラフィーの3つがある。
- グラウンデッド・セオリー grounded theory は，社会的場面において生じる主要な社会心理学的プロセスを記述し，理解しようとするものである。
- 現象学 phenomenology は，人々の生きた経験に注目し，その人生経験がどのようなもので，それが何を意味するかを示すアプローチである。
- エスノグラフィー ethnography は，ある文化の意味，パターン，生活様式を全体的に研究する枠組みを提供する。
- 量的研究は通常，リサーチクエスチョンからその解答まで，かなり直線的な方法で進む。量的研究の主なフェーズは，概念，計画，実証的，分析，および普及のフェーズである。

- **概念のフェーズ**では，(1)研究すべき問題の定義，(2)文献レビュー literature review の実施，(3)臨床研究のための臨床フィールドワーク clinical fieldwork，(4)枠組みと概念的定義の開発，(5)検証すべき仮説 hypothesis の策定を行う。
- **計画フェーズ**では，(6)研究デザイン research design の選択，(7)実験研究の場合は介入プロトコル intervention protocols の作成，(8)母集団の特定，(9)標本抽出計画 sampling plan の作成，(10)研究変数の測定方法の特定，(11)研究参加者の権利を保護するための方法の策定，(12)研究計画の最終確認(例：測定用具の**予備テスト**)などが含まれる。
- **実証的フェーズ**では，(13)データを収集し，(14)分析のためにデータを準備する。
- **分析フェーズ**では，(15)統計学的分析 statistical analysis によりデータを解析し，(16)その結果を解釈する。
- **普及フェーズ**では，(17)研究報告書 research report で知見を伝え，(18)看護実践における研究エビデンスの活用を推進する。
- 質的研究の活動の流れは，より柔軟であり，直線的ではない。質的研究では，一般的にデータ収集中に創発デザイン emergent design が展開される。
- 質的研究者は，ある現象に関する幅広い問いから始めて，あまり研究されていない側面に焦点を当てることが多い。質的研究の初期段階では，研究者は場を選び，そこへのアクセス許可を得る gain entrée ことを試みるが，それには通常，ゲートキーパー gatekeepers の協力が必要である。
- フィールドにおいて，質的研究者は情報提供者を選定し，データを収集し，分析・解釈を行うことを繰り返しながら進めていく。データ収集中に得られた知識は，研究のデザインや参加者の選定に役立つ。
- 質的研究の初期分析は，データの飽和 data saturation(情報の重複)が得られるまで行われ，それは標本抽出とデータ収集の精錬につながる。
- 質的研究者も量的研究者も，得られた知見を発表する。多くの場合，研究者が何を行い，何を発見したかを簡潔に伝える学術論文 journal articles として発表する。
- 学術論文は通常，抄録 abstract(簡単な概要)と IMRAD 形式 IMRAD format の 4 つの主要セクションで構成されている：序論 Introduction(研究問題とその背景の説明)，方法セクション Method section(問題に対処するために用いた戦略)，結果セクション Result section(研究結果の提示)，考察 Discussion(結果の解釈)。
- 研究報告書は，内容が濃く専門用語が多いため，読みにくいものである。量的研究報告は，質的研究報告に比べて無機質であり，統計的情報も含まれるため，最初は戸惑うかもしれない。
- 統計学的検定 statistical tests とは，研究仮説を検証し，研究結果の信用性を評価するための手法である。統計学的に有意な statistically significant 結果は，「本物 real」である可能性が高い。

文献

Ahlstedt, C., Eriksson-Lindvall, C., Holmström, I., & Muntlin-Athlin, A.（2019）. What makes registered nurses remain in work? An ethnographic study. *International Journal of Nursing Studies, 89*, 32–38.

Andersson, E., Willman, A., Sjöström-Strand, A., & Borglin, G.（2015）. Registered nurses' descriptions of caring：A phenomenographic interview study. *BMC Nursing, 14*, 16.

Beck, C. T., Gable, R. K., Sakala, C., & Declercq, E. R.（2011）. Postpartum depressive symptomatology：Results from a two-stage U. S. national survey. *Journal of Midwifery & Women's Health, 56*, 427-435.

Beck, C. T., & Watson, S.（2016）. Posttraumatic growth after birth trauma："I was broken, now I am unbreakable". *MCN：The American Journal of Maternal Child Nursing, 41*, 264-271.

Caldwell, A., Tingen, M., Nguyen, J., Andrews, J., Heath, J., Waller, J., & Treiber, F.（2018）. Parental smoking cessation：Impacting children's tobacco exposure in the home. *Pediatrics, 141*, S96-S106.

Chung, W., & Sohn, M.（2018）. The impact of nurse staffing on in-hospital mortality of stroke patients in Korea. *Journal of Cardiovascular Disease, 22*, 47-54.

Fox, L., Hoffman, R., Vlahov, D., & Manini, A.（2018）. Risk factors for severe respiratory depression from prescription opioid overdose. *Addiction, 113*, 59-66.

Glaser, B. G., & Strauss, A. L.（1967）. *The discovery of grounded theory：Strategies for qualitative research.* Chicago：Aldine.

Hsieh, C., Wang, S., Chuang, Y., & Chen, H.（2018）. Ischemic stroke patients' decision-making process in their use of Western medicine and alternative and complementary medicine.

Holistic Nursing Practice, 32, 17-26.

Lee, S., Lee, J., & Harrison, R.（2019a）. Impact of California's safe patient handling legislation on musculoskeletal injury prevention among nurses. *American Journal of Industrial Medicine, 62*, 50-58.

Lee, M., Wang, H., Chen, C., & Lee, M.（2019b）. Social adjustment experiences of adolescents with Tourette syndrome. *Journal of Clinical Nursing, 28*, 279-288.

MacArtney, J., Malmstrom, M., Overgaard Nielsen, T., Evans, J., Bernhardson, B., Hajdarevic, S., ... Ziebland, S.（2017）. Patients initial steps to cancer diagnosis in Denmark, England and Sweden: What can a qualitative, cross-country comparison of narrative interviews tell us about potentially modifiable factors? *BMJ Open, 7*(11), e018210.

Mitchell, C., Bowen, A., Tyson, S., & Conroy, P.（2018）. A feasibility randomized controlled trial of ReaDySpeech for people with dysarthria after stroke. *Clinical Rehabilitation, 32*, 1037-1046.

Morse, J. M., Solberg, S. M., Neander, W. L., Bottorff, J. L., & Johnson, J. L.（1990）. Concepts of caring and caring as a concept. *Advances in Nursing Science, 13*, 1-14.

Nijboer, A., & Van der Cingel, M.（2019）. Compassion: Use it or lose it?: A study into the perceptions of novice nurses on compassion: A qualitative approach. *Nurse Education Today, 72*, 84-89.

Rafferty, A. M., Philippou, J., Fitzpatrick, J., Pike, G., & Ball, J.（2017）. Development and testing of the "culture of care barometer"（CoCB）in healthcare organisations. *BMJ Open, 7*, e016677.

Wu, J., Song, E., Moser, D., & Lennie, T.（2019）. Dietary vitamin C deficiency is associated with health-related quality of life and cardiac event-free survival in adults with heart failure. *Journal of Cardiovascular Nursing, 34*, 29-35.

第 II 部

看護における
エビデンス生成のための
概念化と研究計画

第4章 研究問題，リサーチクエスチョン，仮説

研究問題の概要

研究は，エビデンスに基づく実践（EBP）と同様，解決すべき問題や答えを出すべき問いから始まる。この章では，研究問題の作成について説明する。まず，関連するいくつかの用語を明確にすることから始める。

■ 基本的な用語

一般的には，研究者は研究の焦点となる**トピック**や**現象**を選ぶ。例えば，MRI検査時の閉所恐怖症，鎌状赤血球症の疼痛管理，妊娠中の栄養などである。このように，広範な研究トピックの中には，さまざまな研究問題が潜んでいる。ここでは，**化学療法の副作用**を題材に，さまざまな用語を説明する。

研究問題 research problem とは，不可解な，あるいは困った状態のことである。研究者は，広範なトピックの中から研究問題を特定する。研究の目的は，関連する質の高いエビデンスを得ることによって，その問題を「解決 solve」すること，または問題解決に貢献することである。研究者は，研究の論理的根拠を示す**問題記述** problem statement において，問題を明確にする。

多くの報告書には，研究のゴールを要約した**目的記述** statement of purpose（または目的文）が含まれている。**リサーチクエスチョン** research question とは，研究者が問題に取り組むうえで答えを出したい特定の問いである。リサーチクエスチョンにより，研究で収集するデータの種類が導かれる。リサーチクエスチョンに対する答えを予測し，その予測から研究で検証するための**仮説** hypotheses を立てる。

これらの用語は，研究方法の教科書では必ずしも一致した定義がされておらず，また，その違いも微妙なことが多い。**表4-1**に私たちの用例を示す。

■ 研究問題とパラダイム

研究問題によっては，質的方法が適していることもあれば，量的方法が適していることもある。量的研究は，通常，精錬された概念に焦点を当てる。それについては，既存のエビデンスがあり，信頼できる測定方法が開発されている（または開発できる）。例えば，慢性疾患をもつ高齢者の中

表4-1 研究問題に関連する用語の例

用語	例
トピック/焦点	化学療法による副作用
研究問題（簡単な問題記述）	悪心と嘔吐は化学療法を受ける患者によくみられる副作用であるが，これまでの介入では，それを軽減させる有効な方法はわずかしかない。その1つは，制吐療法による代替手段である。
目的記述	この研究の目的は，化学療法による副作用を軽減するための介入を検証することである。具体的には，化学療法を受けている患者の悪心と嘔吐を抑制するために，患者がコントロールする制吐療法と看護師が管理する制吐療法の有効性を比較検討することである。
リサーチクエスチョン	化学療法を受ける患者において，(1)薬の使用量，(2)悪心と嘔吐の抑制に関して，患者管理型制吐療法と看護師管理型制吐療法の相対的効果はどのようなものだろうか？
仮説	患者コントロールポンプによる制吐剤治療を受ける患者は，看護師による治療を受ける患者に比べ，(1)悪心が少なく，(2)嘔吐も少なく，(3)薬の使用量も少ないと考えられる。

で，仕事を続けている者は退職した者よりも抑うつレベルは低い（または高い）かどうかを探索する場合は，量的研究が実施されるだろう。なぜなら，高齢者の抑うつレベルを測定するための比較的優れた方法があり，それを用いることで慢性疾患をもつ高齢者の抑うつレベルに関する定量的情報が得られるからである。

　質的研究は，十分に理解されていない現象について，その文脈に基づいた豊かな理解を深めたい場合に実施されることが多い。研究者はたいてい，ある現象に関する認識を深め対話を生むために質的研究を開始する。質的方法は，仕事をもつ高齢者と退職した高齢者のレベルを比較することには適さないが，例えば，慢性疾患をもつ退職者の抑うつの意味や経験を探索するためには理想的だろう。このように，リサーチクエスチョンの性質は，パラダイムや，そのパラダイム内で確立された手法と関連する。

■ 研究問題の源

　研究問題のアイデアはどこから来るのだろうか？　基本的には研究テーマは研究者の興味から生まれる。研究は時間がかかるものであるため，テーマに対する好奇心や興味は欠かせない。研究報告書には，研究者の発想の源について書かれることはほとんどないが，以下のようなさまざまな源が研究者の興味をかき立てる。

- **臨床経験**：看護師の日々の臨床経験は研究課題の豊かなアイデアの源である。第2章で焦点を当てたような解決しなければならない身近な問題は，熱意を生み，臨床との関連性も高いだろう。
- **患者の参加**：研究者が，研究のための重要な問題を特定する際に，患者やその他の重要なステークホルダーの意見を求めることが多くなってきている。**患者中心のアウトカム研究** patient-centered outcomes research（PCOR）も目立つようになってきている。
- **質改善の取り組み**：重要なクリニカルクエスチョンは，質改善のための研究に関連して生まれる。質改善チームへの個人的な関与が，研究のためのアイデアにつながることもある。第

12章では，研究の焦点を見つけるための**根本原因分析** root cause analysis と呼ばれる方法について述べる。
- **看護文献**：研究のアイデアは，看護文献を読むことから生まれることがある。研究論文は，間接的には読者の好奇心を刺激し，直接的には必要な研究を指摘することで問題に気づかせてくれる。
- **社会問題**：ヘルスケアに関連する世界的な社会問題や政治的な問題からトピックが提案されることもある。例えば，フェミニスト運動は，ヘルスケアにおける男女平等などのトピックについて疑問を提起した。また，健康格差に対する人々の意識は，医療アクセスや文化的配慮を要する介入に関する研究へとつながっている。
- **外部からのアイデア**：外部の情報源や直接的な提案が，研究アイデアのきっかけになることもある。例えば，他の看護師とのブレインストーミングから研究のアイデアが生まれることもある。

　さらに，あるトピックについて研究プログラムを開発した研究者は，自分自身の知見や他者との議論から「次のステップ」へのインスピレーションを得るかもしれない。

👉 研究プログラムにおける問題の源の例

　本書の著者の1人である Beck は，2人の共同研究者とともに，認定看護助産師（CNM）の二次的心的外傷性ストレスに関する研究を行った（Beck et al., 2015）。Beck は，産後うつと出産トラウマに関する有効な研究プログラムを展開している。かつて，彼女と Gable は，トラウマ的な出産をする女性をケアする看護師の二次的心的外傷性ストレスについて研究を行った。Beck がその研究結果を学会で発表した際，聴衆の中にいた CNM たちは「私たちについても研究すべきよ。私たちも二次的心的外傷性ストレスを抱えているのですから」と言った。これが研究の契機となった。

64　第Ⅱ部　看護におけるエビデンス生成のための概念化と研究計画

ヒント

　臨床現場における個人的な体験は，研究のアイデアや問いを生み出す刺激的な源となる。いくつかのヒントを示す。

- 繰り返し起きる問題を観察し，問題につながる状況にパターンがあるか注意する。例：なぜ冠疾患集中治療室から段階別集中治療室に移った患者の多くは疲れを訴えるのか？
- あなたの仕事の中で，不満に思うことや思ったような結果にならないことを考え，その問題を変えられる要因を特定してみよう。例：なぜ老人ホームでの夕食時間は，こんなにイライラするのか？
- あなた自身の臨床判断を批判的に検討してみよう。それは慣習に基づくものなのか，それともその有効性を裏付ける系統的なエビデンスがあるのか。例：腹部手術後の消化管運動の回復を評価するのに，腸蠕動音ではなく腹部膨満の状態を用いたらどうなるか？

研究問題の設定と精錬

　研究問題の設定手順を説明することは難しい。そのプロセスが円滑に整然と進むことは稀で，出だしでつまずいたり，思い付きで終わったり，挫折することも多い。ここで紹介するいくつかの提案は，この最初の一歩を簡単にするテクニックがあることを示すものではなく，むしろすぐにはうまくいかなくても諦めずに取り組むことを奨励するものである。

■ トピックの選択

　研究問題の設定は，創造的なプロセスであり，チームで行うのが最も効果的な場合もある。チームには，他の看護師，指導者，学際的な共同研究者，患者，または地域住民が含まれるだろう。

　研究のアイデアを思いついた初期の段階では，あまり自己批判をしないようにしよう。リラックスして，興味のあるテーマを思いつくままにメモするのがよいだろう。抽象的か具体的か，広範囲か限定的か，専門用語か口語かなどは気にせずに，重要なのはアイデアを紙に書き出すことである。

　この最初のステップの後，アイデアについて，興味，トピックに関する知識，研究としての実行可能性という観点から検討する。最も実りあるトピックを選んだ後も，再び見直す必要が生じるかもしれないため，アイデアのリストは捨てないほうがよい。

ヒント

　研究問題を選択し，洗練させるプロセスは，思っている以上に時間がかかる。初期のアイデアから始め，同僚やアドバイザー，ステークホルダーらと議論し，研究文献に目を通し，臨床現場で何が起こっているかを調べ，そして何度も振り返る。

■ トピックの絞り込み

　興味のあるトピックを特定したら，研究可能な問題につながるような問いを検討しよう。探究の焦点を絞るのに役立つ質問には，次のようなものがある。

- ……はどうなっているのか？
- ……はどのようなプロセスか？
- ……はどういう意味か？
- もし……ならどうなる？
- 何が……に影響するのか，あるいは引き起こしているのか？
- ……の結果は何か？
- どのような要因が……に寄与するか？

　初めは，アイデアを批判しないほうがよい。そのアイデアを慎重に検討したり，他の人と探究したりする前に，それがつまらないとか，発想が貧困だとかいう結論に飛びつかないようにしてほしい。もう1つの危険は，初心者の場合，範囲が広すぎる問題に取り組むことである。一般的なトピックを研究として成立する問題へと変換する道は，平坦でないことが多い。一歩一歩ステップを踏むことで，問題の範囲を狭め概念を研ぎ澄ますという目標に向かって進むべきである。

　研究者が一般的なテーマからより具体的なトピックへと絞る過程で，いくつかの研究問題が浮上することがある。次のような例で考えてみよ

う。あなたがある病棟で働いていて，ある特定の看護師達が担当すると，いつも痛み止めを待たされると訴える患者がいることに困惑していたとする。問題は，痛み止めに関する患者の訴えに不一致があることである。あなたは，「何がこの不一致の原因なのか？ どうしたらこの状況を改善できるのだろうか？」と問うかもしれない。これらはリサーチクエスチョンではないが，次のような問いを導くかもしれない：この2つの看護師グループはどのように違うのか？ 不満を訴える患者に共通する特徴は何か？ このとき，問いは患者や看護師の文化的・民族的背景が関連している可能性があることが観察されるかもしれない。これをきっかけに，看護ケアと文化や民族性についての研究を文献で探したり，観察したことを他の人と話し合ったりすることになるかもしれない。このような努力の結果，次のようないくつかのリサーチクエスチョンが生まれるかもしれない。

- 文化的背景の異なる患者の訴えはどのようなものだろうか？
- 看護師の文化的背景は，鎮痛剤の与薬頻度に関係するか？
- 患者からの苦情は，看護師と同じ文化的背景をもつ患者よりも，異なった文化的背景をもつ患者のほうが多いだろうか？
- 看護師の与薬行動は，自身と患者の文化的背景の類似性によって変化するか？

これらの問いは同じ問題から生じているが，それぞれ異なる方法で研究されるだろう。質的アプローチを提案する人もいれば，量的アプローチを提案する人もいる。量的研究者は，看護師の与薬行動における文化的または民族的な違いについて知りたいと思うかもしれない。民族性も看護師の与薬行動も，操作化が可能な変数である。一方，質的研究者は，患者の苦情の**本質**やフラストレーションの**経験**，あるいは問題が解決される**過程**を理解することに興味をもつかもしれない。

研究者は，本来の関心や選択したいと思うパラダイムとの適合性など，いくつかの因子に基づいて研究すべき問題を選ぶ。また，暫定的な研究問題は，その実行可能性や価値はさまざまである。

この時点で，アイデアを批判的に評価することが望ましい。

■ 研究問題の評価

研究問題の選定にルールはないが，4つの重要な考慮点，すなわち問題の意義，研究可能性，実行可能性，研究者自身の関心が挙げられる。

問題の意義

研究問題の選定に際して重要なことは，その問題の解決が看護にとってどれだけ意義があるかを考えることである。その研究から得られるエビデンスは，看護への貢献が期待できるものである必要がある。すなわち，新しい研究は，エビデンスを構築するうえで正しい「次のステップ」であるべきである。正しい次のステップは，独創的な研究となる場合もあるが，過去のリサーチクエスチョンについて，より厳密に答えたり，または異なる母集団について答えるものであってもよい。

ヒント

アイデアの重要性を評価する際には，次のような問いをする。その問題は，看護とそのクライエントにとって重要か？ そのエビデンスによって，患者のケアは恩恵を受けるか？ その知見は，既存の実践に疑問を投げかけるか（あるいは支持するか）？ これらの問いに対する答えがすべて「いいえ」である場合，その問題は捨てるべきである。

問題の研究可能性

すべての問題が研究に適しているわけではない。刺激的であっても，道徳的，倫理的に問題のある問いでは研究として成立しない。例えば，安楽死は合法化されるべきか？ この問いには**正解**も**不正解**もなく，見解の相違があるだけである。もちろん，次のような関連する問いを研究することは可能である。例えば，疼痛が強い患者は，疼痛が弱い患者と比較して，安楽死に対してより好意的な態度をとるのか？ 安楽死に関わる可能性のある看護師はどのような道徳的葛藤を感じているのか？ このような問いに対する研究結果は，

安楽死が合法化されるべきかどうかには関係しないが，この重要な問題に対する理解を深めるうえで有用であろう。

問題の実行可能性

　3つ目は実行可能性で，これはいくつかの問題を含んでいる。以下の要因のすべてがいつも関連するわけではないが，意思決定を行う際には念頭に置いておく必要がある。

時間 time：ほとんどの研究には締切や完了目標があるため，問題は割り当てられた時間内に研究できるものでなければならない。研究活動には予想以上に時間がかかることが多く，さまざまな作業にかかる時間の見積もりは余裕を設けておくほうが賢明である。

研究者の経験 researcher experience：理想的なのは，問題があなたが事前に何らかの知識や経験をもっているトピックに関連していることである。また，新しい測定ツールの開発が必要な問題や，複雑な分析が必要な問題は，初学者は避けたほうがよいだろう。

研究参加者の参加可能性 availability of study participants：人間を対象とする研究では，研究者は必要な特性を満たす人々を集められるか，快く協力してくれるかどうかを考慮する必要がある。研究者は，参加者の募集にかなりの努力を払う必要があるかもしれず，また金銭的なインセンティブを提供する必要があるかもしれない。

周囲の協力 cooperation of others：適切なコミュニティや場へのアクセス許可が必要であったり，ゲートキーパーの信頼を得ることが必要な場合がある。組織（例：病院）によっては，クライエント，職員，記録へのアクセスには許諾が必要である。

倫理的な配慮 ethical consideration：研究が参加者に不当な要求や非倫理的な要求をするものである場合，研究問題は実行不可能となるだろう。研究の実行可能性を検討する際には，第7章で取り上げる倫理的な問題を検討する必要がある。

設備と備品 facilities and equipment：すべての研究には何かしらのリソースが必要である。どのような設備や備品が必要で，それらが利用可能かどうかを検討しておくべきである。

資金 money：研究に必要な資金はさまざまで，

学生による100ドル以下の小さなプロジェクトから，数十万ドルもの大規模なものまである。予算が限られている場合は，問題を選択する前に，予算についてよく考えておくべきである。研究関連の支出には，主として以下のようなものがある。

- 人件費：研究補助者への支払い（例：インタビュー，コーディング，データ入力，テープ起こし，統計コンサルティング）。
- 参加者にかかる費用：参加者の協力への謝礼，または負担経費の支払い（例：駐車場代，ベビーシッター代）。
- 消耗品：紙，電子記憶媒体，切手など
- 印刷・複写：書式や質問紙の複写費用
- 備品：コンピュータ，ソフトウェア，オーディオ・ビデオレコーダー，電卓など
- 生物生理学的データ分析のための実験費用
- 交通費（例：参加者の自宅までの移動費）

ヒント

　新しい手法や介入を検証する研究の場合，最終的に現実世界においても効果があるのか実行可能性を検討する必要がある。その介入が多くのリソースを必要とするのならば，たとえそれが改善につながるとしても，採用することは難しいだろう。

研究者の関心

　暫定的に設定した問題が，研究可能で，意義があり，実行可能であったとしても，もう1つ満たすべき基準がある。それはその問題に対するあなた自身の関心である。研究問題に対する純粋な好奇心は，研究を成功させるための大切な前提条件である。研究には多くの時間とエネルギーが費やされる。あなたが情熱をもてないプロジェクトにこれらを費やす意味はない。

ヒント

　研究初心者は，トピック領域に関する助言を求めることが多い。しかし，そのような助言は，研究を始める際には役立つかもしれないが，あ

なたがあまり関心をもてないテーマに深入りするのは賢明ではない。研究の始めにその問題に魅力を感じなければ，後でその選択を後悔する可能性が高い。

研究問題とリサーチクエスチョンのつながり

どのような研究でも，問題記述は必要である。つまり何が問題で，何が研究のきっかけになるのかを明確にすることが必要である。また，ほとんどの研究報告には，目的，リサーチクエスチョン，仮説が記述されている。

多くの人は問題を明記するということを理解していないため，それをつくるどころか，研究論文内で問題を特定することにさえ苦労しているかもしれない。問題記述は，抄録の後の最初の文章から始まることが多い。具体的なリサーチクエスチョン，目的，仮説は，序論の後半に記載される。しかし，一般的に研究者は，リサーチクエスチョンを特定することから**始め**，そして問題記述で論証を展開し，新たな研究の根拠を提示する。本節では，この順序に従って，目的とリサーチクエスチョンの記述，その後，問題記述について議論する。

■ 目的記述

多くの研究者は，研究ゴールを目的 purpose の記述という形で表明する。通常，目的の記述は，「この研究の目的(purpose)は……」というように記載されるため見分けるのは簡単である。この部分は purpose の代わりに，aim, goal, objective という用語が使われることもある。

量的研究において，目的記述は，主要な変数とその相互関係の可能性，および関心のある母集団を特定する(すなわち，これらは PICO の要素である)。

 量的研究における目的記述の例

「ねらい：本研究では，腫瘍内科病棟に勤務する看護師の不安，抑うつ，心身症に対する音楽介入の効果を検討した」(Ploukou & Panagopoulou, 2018, p. 77)。

療法の問いであるこの目的記述においては，母集団(P)は腫瘍内科病棟の看護師である。目的は，音楽介入なし(C)と比較して，音楽介入(I)が，従属変数である看護師の不安，抑うつ，心身症(O)に効果があるかを評価することである。

質的研究において，目的記述は，鍵となる概念または現象，および研究対象の人々を示す。

 質的研究における目的記述の例

本研究のねらいは，「乳がん女性におけるホルモン療法のアドヒアランスの経験と，服薬遵守において直面する課題の認識を探索すること」(Iacorossi et al., 2018, p. E57)である。

この記述は，この研究が扱う中心的な現象が，乳がんの女性(P)の服薬アドヒアランスの経験と，それに関連する課題であることを示している。

目的記述は，問題の性質を伝えるだけではない。目的記述の中で研究者が用いた動詞により，どのように問題を解決しようとするのか，あるいはそのトピックに関する既存の知識が予測できる。現象の**探索や記述**を目的とした研究は，あまり調査されていないトピックについての研究の可能性が高く，時には質的なアプローチを伴うこともある。質的研究における目的記述は，understand(理解する)，discover(発見する)，develop(開発する)などの動詞がよく使われる。質的研究の目的記述は，以下のようなそれぞれの質的研究における流儀を反映した「独自の専門用語 buzz words」に「変換 encode」されていることがあり，その用語から研究アプローチを予測できる。

- **グラウンデッド・セオリー**：プロセス，社会構造，社会的相互作用
- **現象学的研究**：経験，生きられた経験，意味，本質

68　第Ⅱ部　看護におけるエビデンス生成のための概念化と研究計画

- **エスノグラフィー**：文化，役割，生活様式，文化的行動

　量的研究者も，特定の動詞を用いて，探究の性質を示す。研究の目的が何か（例：介入）を**検証する** test または**評価する** evaluate ことであるならば，それは実験的デザインを示している。2つの変数間の関係を**検討する** examine または**探索する** explore ことを目的とする研究は，非実験的デザインである可能性が高い。動詞が曖昧な場合もある。**比較する**ことを示す目的の記述は，代替の療法との比較（実験的デザイン）の場合もあれば既存の群どうしの比較（非実験研究）を指していることもある。いずれにせよ，test（検定する），evaluate（評価する），compare（比較する）という動詞は，基盤となる知識や定量化可能な変数があることを示している。

　目的記述の動詞は，客観的でなければならない。研究の目標が何かを**立証する** prove，**論証する** demonstrate，**示す** show である場合は，そこに先入観があることが示唆される。**判断する** determine という言葉も避けたほうがよい。なぜなら，研究によって決定的な答えが出ることはほとんどないからだ。

ヒント

　残念ながら，研究目的を明確にせず，タイトルなどから読者に推論させる報告書もある。また，目的を見つけるのが難しい報告書もある。研究者は，報告書の序論の最後に目的を明記することが多いようである。

■ リサーチクエスチョン

　リサーチクエスチョンとは，目的記述を直接的に言い換えたもので，次の例のように平叙形ではなく，疑問形で表現される。

- **目的**（平叙形）：本研究の目的は，腎移植患者の ADL レベルと回復率の関係を評価することである。
- **問い**（疑問形）：腎移植患者（P）の ADL レベル（I と C：高い場合と低い場合）と回復率（O）はどのような関係か？

　問いはシンプルで直接的であり，問いを立てることで，答えを導き，その答えを出すために必要なデータの種類に注意を向けやすくする。そのため，研究報告の中には，目的の記述を省き，リサーチクエスチョンだけを提示するものもある。また，一連のリサーチクエスチョンを記述し，目的を明確にしたり，目的の記述全体をより具体的にする研究者もいる。

量的研究におけるリサーチクエスチョン

　第2章では，EBP の指針となる臨床的なフォアグラウンド・クエスチョン[訳注1] を設定することについて述べた。**表2-2** の EBP の質問テンプレートの多くから，同様に研究を導くための問いを得ることができるが，**研究者は問いを変数の観点から概念化する傾向がある**。例えば，**表2-2** の療法についての問いでは，「［母集団］において，［介入］が［結果］に及ぼす効果は何か？」と述べている。研究者は，この問いを次のように考えるだろう。「［母集団］において，［独立変数］が［従属変数］に及ぼす影響は何か？」。このように，量的研究ではリサーチクエスチョンは，研究対象となる母集団（P），主要な変数（I，C，O 成分），考えうる変数間の関係性を特定する。変数は，すべて定量化できる概念である。

　ほとんどのリサーチクエスチョンは関係に関するものであるため，多くの量的なリサーチクエスチョンは，一般的なテンプレートを用いて明確にすることができる。［母集団］において，［独立変数 independent variable：IV］と［従属変数 dependent variable：DV］の間にはどのような関係があるのか？　バリエーションとしては，以下のようなものがある。

- **療法/介入**：［母集団］において，［IV：介入対代替案］の［DV］に対する効果はどのようなものか？

訳注1：患者の診断，アセスメント，治療，あるいは健康問題の意味や予後を理解するうえで，現在の研究エビデンスに基づいて答えることができる問い。

第4章　研究問題，リサーチクエスチョン，仮説　69

- **予後**：［母集団］において，［IV：病気や疾患の有無］が［DV：有害な結果］の影響やリスクを増加させるか？
- **病因/害**：［母集団］において，［IV：曝露対非曝露］は，［DV：疾病，健康問題］の原因となるか，またはリスクを増加させるか？

　EBP に焦点を当てた臨床的なフォアグラウンド・クエスチョンと研究のための問いは，異なることがある。**表2-2** に示すように，臨床家は明確な比較に関する PICO[訳注2] を問うこともあれば（例：介入 A と介入 B を比較したい），しないこともある（例：介入 A の効果を他の介入や介入がない場合と比較して知りたい，PIO）。リサーチクエスチョンでは，**常に**比較が示される。なぜなら独立変数は操作的に定義されなければならないからである。この定義は，研究される「I」と「C」を特定する。

ヒント

　リサーチクエスチョンは，時に EBP の臨床的なフォアグラウンド・クエスチョンよりも複雑である。独立変数と従属変数に加えて，調整変数や媒介変数と呼ばれる要素が含まれることがある。**調整変数** moderator variable とは，2 つの変数の関係の強さや方向に影響を与える変数である（例えば，年齢は身体機能に対する運動の効果に影響するかもしれない）。**媒介変数** mediating variable とは，2 つの変数において「橋渡し役」のように作用する変数である（例：禁煙のための介入は，喫煙を止めることへの動機への効果を介して喫煙行動に影響を与えるかもしれない）。

　量的研究においても，いくつかのリサーチクエスチョンは記述的である。例として，看護師のユーモアの活用に関する研究で取り上げられる可能性のある記述的な問いを以下に示す。

- 入院中のがん患者に対して，看護師が補完療法としてユーモアを用いる頻度はどの程度か？
- 入院中のがん患者が看護師のユーモアの使い方にどのような反応を示すか？
- 入院中のがん患者に対して補完療法としてユーモアを用いる看護師の特徴とは？
- 私が開発した，臨床で患者に対して看護師がユーモアを用いることについて測定するユーモア尺度は，信頼性および妥当性があるか？

　このような問いに答えることは，方法論的に適切な研究で扱われれば，がん患者のストレス軽減のための介入策を開発するのに役立つかもしれない。

量的研究のリサーチクエスチョン例

　Lechner ら（2018）は，ドイツの介護施設において肌の状態とスキンケアについて調査した。そこで，次のようなリサーチクエスチョンを立てた。**介護施設入居者と入院患者において乾燥肌をもつ者の割合はどの程度か，またその割合はどちらが高いのか？**

質的研究におけるリサーチクエスチョン

　質的研究のリサーチクエスチョンには，対象となる現象，対象となる集団や母集団が明記されている。研究者が今までどのような質的研究を行ってきたかによって，重視する質問のタイプはさまざまである。グラウンデッド・セオリーの研究者は**プロセス**についての問い，現象学者は**意味**についての問い，エスノグラファーは文化に関する**記述**についての問いを行うのが一般的である。リサーチクエスチョンには，前述したようなそれぞれの流儀に関連した特別な用語が含まれる可能性がある。

訳注2：PICO はクリニカルクエスチョンを構成する以下の 4 要素の頭文字である。
1. P：母集団または患者（Population or patients）
2. I：介入，影響または曝露（Intervention, influence, or exposure）
3. C：「I」要素との明確な比較（Comparison）
4. O：アウトカム（Outcome）

> **現象学的研究からのリサーチクエスチョンの例**
>
> パレスチナのヨルダン川西岸地区における二分脊椎の子どもたちの生きられた経験はどのようなものか？（Nahal et al., 2019）

すべての質的研究が，特殊な研究法の流儀に根ざしているわけではない。文化や意味，社会的プロセスに注目することなく，現象を記述したり探索したりするために質的な方法を用いることも多い。

> **質的記述的研究からのリサーチクエスチョンの例**
>
> 質的記述的研究において，DialとHolmes（2018）は，「肥満の患者が自宅でのケアに用いている成功したセルフケアの戦略は何か？」と問うた。

質的研究において，リサーチクエスチョンは研究の過程で変化することがある。研究者は，広範な境界を定義する焦点から研究を始めるが，その境界は絶対ではない。境界は「変更可能であり，典型的な自然主義的探究ではそうである」(Lincoln & Guba, 1985, p.228)。自然主義者は，一般的な出発点を提供するリサーチクエスチョンから始めるが，新たな発見を否定するものではない。質的な探究は創発的であるので，新しいデータによって，リサーチクエスチョンが修正されることがある。

 問題記述

問題記述は，調査を必要とするジレンマや困難な状況を文として表現することで，新たな研究をする根拠となる。優れた問題記述とは，何が問題で，何の解決が必要なのか，何が十分に理解されていないのかを，うまく構造化したものである。問題記述は，特に量的研究の場合，以下の6つの構成要素のほとんどを備えていることが望ましい。

1. **問題の特定**：現状の何が問題なのか？
2. **背景**：読者が理解する必要のある問題の背景は何か？
3. **問題の範囲**：どの程度の大きさの問題なのか？ どれだけの人が影響を受けているのか？
4. **問題の結果**：問題を解決しない場合，どのようなコストがかかるのか？
5. **ナレッジギャップ**：問題に関してどのような情報が不足しているのか？
6. **提案された解決策**：提案された研究は問題の解決にどのように貢献するのか？

研究者は，これらの構成要素を総合して，研究の論証 argument を提供し，研究を実施することが合理的であることを読者に説得しようとするのである。

例えば，トピックとして，入院中のがん患者のストレスを軽減するための補完療法としてのユーモアの効果を挙げるとする。リサーチクエスチョンとしては，「入院中のがん患者のストレスとNK細胞の活性に，看護師のユーモアがどのような効果をもたらすか？」となるだろう。**Box 4-1** は，このような研究のための草稿を示している。この問題記述は，第一稿としては妥当である。この草稿には，6つの構成要素のうち，いくつかの要素が含まれている。

Box 4-2 は，範囲（構成要素3），長期的影響（構成要素4），可能な解決策（構成要素6）に関する情報を追加することによって，問題記述をどのように強化できるかを示している。この第2の問題記述は，新しい研究について，より説得力のある議論を提起する。すなわち，何百万人もの人々ががんの影響を受け，この病気は診断を受けた人とその家族だけでなく，社会にも悪影響を及ぼすからである。修正された問題記述は，解決策を示すことで新たに構築されるであろう研究の基盤を示唆している。

この例のように，問題記述は通常，研究文献からの裏付けとなるエビデンスと織り交ぜられ示される。多くの研究論文では，特に「文献レビュー literature review」と書かれたサブセクションがない限り，問題記述を文献レビューから切り離すことは困難である。

第4章 研究問題，リサーチクエスチョン，仮説 71

Box 4-1　ユーモアとストレスに関する問題記述の草稿

　がんの診断は，高いストレスレベルと関連している。がんの診断を受けた多くの患者が，不確実性，恐怖，怒り，およびコントロールの喪失という感情を表現する。対人関係，心理的機能，および役割遂行は，がんの診断および治療後に悪化することがわかっている。

　心理的および生理的機能にストレスが及ぼす有害な影響を軽減するために，さまざまな代替/補完療法が開発されており，これらの療法に費やされる資源（資金および人員）は近年増加している。しかし，これらの療法の多くは，その有効性，安全性，費用対効果について慎重に評価されていない。例えば，ユーモアの使用は，生活の質を向上させ，ストレスを軽減し，おそらく免疫機能を改善するものとして推奨されているが，この主張を支持するエビデンスは限られている。

Box 4-2　ユーモアとストレスに関する問題記述に対するいくつかの改善案

　毎年，100万人以上の人ががんと診断され，がんは男女ともに死因の上位を占めている（参考文献引用）。多くの研究が，がんの診断が高レベルのストレスと関連していることを報告している。がんの診断を受けたかなりの数の患者が，不確実性，恐怖，怒り，およびコントロールの喪失という感情を表現する（引用）。対人関係，心理的機能，役割遂行はすべて，がんの診断および治療後に悪化することがわかっている（引用）。これらのストレスは，がんサバイバーの健康，長期予後，医療費に悪影響を及ぼす可能性がある（引用）。

　心理的および生理的機能にストレスが及ぼす有害な影響を軽減するために，さまざまな代替/補完療法が開発され，これらの療法に費やされる資源（資金および人員）は近年増加している（引用）。しかし，これらの療法の多くは，その有効性，安全性，費用対効果について慎重に評価されていない。例えば，ユーモアの使用は，生活の質を向上させ，ストレスを軽減し，おそらく免疫機能を改善するものとして推奨されている（引用）が，この主張を支持するエビデンスは限られている。ユーモアの介入を受けた健康な参加者による最近の小規模な内分泌学的研究の予備的知見（引用）によれば，免疫が低下している集団への調査に期待がもてる。

　質的研究の問題記述も同様に，問題の性質，その背景，範囲，その問題に対処するために必要な情報を以下の要約例のように表現する。

👉　質的研究からの問題記述の例

　「関節リウマチ（RA）と乾癬性関節炎（PsA）は，慢性関節炎を特徴とする炎症性疾患で，疾患による負荷が大きい可能性がある。RAやPsAの疾患活動性や症状は，身体的，感情的，心理社会的な健康やwell-beingの低下につながる可能性がある……身体的に行動的なライフスタイルは，疾患のリスクを軽減する。しかし，RA患者のうち健康増進のための身体活動に参加している人はわずかである……さらに，RA患者は，身体活動に対する恐怖回避行動の増加に関連し，

自己評価の疼痛レベルとして疼痛過剰評価を高く報告している。本研究は，中程度から重度のリウマチ性疼痛を経験する人々の身体活動に関する恐怖回避信念について，より深い洞察を得るために行われた」（Lööf & Johansson, 2019, p. 322）。

　特定の研究の流儀に基づく質的研究は，通常，その流儀の影響を感じさせる用語を問題記述に組み込んでいる。例えば，グラウンデッド・セオリー研究の問題記述は，社会的プロセスに関連する理論を生み出す必要性に言及しているかもしれない。現象学的研究の問題記述では，人々の経験や，経験の意味を洞察する必要性を指摘するかもしれない。また，エスノグラフィーであれば，文化的な力が人々の健康行動にどのような影響を与

72　第 II 部　看護におけるエビデンス生成のための概念化と研究計画

えるのかを理解する必要性を指摘するかもしれない。

研究仮説

　仮説とは複数の変数間の関係についての予測である[1]。質的研究では，研究者は前もって仮説を立てない。それは，予測する既知の情報が少なすぎることと，質的研究者が自身の視点ではなく，参加者の視点に導かれるかたちで研究を進めたいからである。したがって，ここでは量的研究における仮説に焦点を当てて議論する。

■ 量的研究における仮説の機能

　リサーチクエスチョンとは，これまで見てきたように，通常，変数間の関係についての問いである。仮説は，これらの問いに対する答えを予測したものである。例えば，次のようなリサーチクエスチョンがあるとしよう：幼少期の性的虐待は，女性の過敏性腸症候群の発症に影響するだろうか？　研究者は次のように予測するかもしれない。幼少期に性的虐待を受けた女性(P)は，そうでない女性(C)よりも過敏性腸症候群の発症率(O)が高い。

　仮説は理論から導かれることもある。科学者は理論から仮説へと推論し，現実の世界で検証する。例えば，強化理論では，肯定的に強化された(報酬を得た)行動は学習されやすく，繰り返されやすい傾向があるとする。この理論に基づく予測は検証可能である。例えば，次のような仮説を検証することができる。小児患者(P)が看護処置を受ける際に報酬(例：おもちゃ)(I)を与えられると，報酬を与えられない他の小児患者(C)よりも，より協力的(O)である傾向がある。この仮説は検証することが可能であり，実際のデータで裏付けられると，理論の信用性が増す。

　理論がない場合でも，よく練られた仮説は方向性を示し説明性を増す。例えば，早産児において，自律哺乳は，従来式哺乳と比較して，完全経口哺乳までの時間および NICU からの退院までの時間を短縮するという仮説を立てたとする。その場合，先行研究や臨床観察，あるいはその両方に基づいて，その推測を正当化することができる。**予測を立てることによって，研究者は論理的に考え，先行研究の知見を結び付けるようになる。**

　ここで，前述の仮説が証明できなかったとする。つまり，早産児では，完全経口哺乳と退院までの時間は，自律哺乳と従来式哺乳で同様であることがわかったとする。**予測を裏付けるデータが得られなかった場合，研究者はその理論や先行研究を批判的に分析し，研究の限界を考慮し，知見に対する別の説明を探索しなければならない。**仮説を用いることで，批判的思考が誘発され，エビデンスの慎重な解釈が促進される。

　さらに仮説の有用性を説明しよう。「早産児の授乳方法と完全経口哺乳や NICU 退院までの期間には関係があるのか」というリサーチクエスチョンに従い研究を始めたとしよう。仮説をもたない調査研究者は，どのような結果でも受け入れてしまう恐れがある。困ったことに，どのような結果であっても，事後に何かしらの説明を付けることができるのである。仮説があれば，誤った結果を誤認してしまうリスクを減らすことができる。

ヒント

　サブグループによって，独立変数がアウトカムに及ぼす効果が異なるかという仮説を立てるべきか考えなさい―つまり，**調整**変数の効果を検討するということである。例えば，男性と女性では介入の効果が異なると予測されるか？　このような仮説を検証することで，特定のタイプの患者に対するエビデンスの適用可能性がより高まるだろう(第 31 章)。

■ 検証可能な仮説の特徴

　検証可能な仮説は，母集団における独立変数(推定される原因または先行要因)と従属変数(推定される効果または結果)の間に予想される関連

1：一般的ではないが，特定の値について仮説を立てることもできる。例えば，ある特徴的な母集団における服薬遵守率は 60% であると仮説を立てることができる。第 18 章に例を示す。

を述べている。

👉 研究仮説の例

Palesh ら(2018)は，進行乳がんを患う女性において，身体活動の程度が高いほど，生存期間が長くなるという仮説を立てた。

この例では，母集団は進行乳がんをもつ女性で，独立変数は身体活動の量，従属変数は死亡するまでの時間である。仮説は，これらの2つの変数が母集団内で関連していることを予測する。すなわち，より活発な身体活動がより長い生存期間と関連していると予測される。

関係性に言及しない仮説の検証は困難である。次のような例を見てみよう。**産褥期の経験について出産前に指導を受けた妊婦は，産後抑うつを経験する可能性は低い**。この記述は予想される関連について言及していない。変数（産後抑うつ）は1つしかないからだ。関連を示すには少なくとも2つの変数が必要である。

問題は，関連についての予測がなければ，その仮説を標準的な統計学的手法で検証することは困難なことである。この例では，仮説が支持されているかどうか，すなわちどのような基準で採択または否定するのかわからない。具体的に説明すると，産褥期の体験について指導を受けた母親たちに，産後1か月で次のような質問をしたとする：総合的に判断して，あなたは出産後どの程度落ち込んでいると思うか？ (1)非常に落ち込んでいる，(2)まあまあ落ち込んでいる，(3)少し落ち込んでいる，(4)全く落ち込んでいない。

この質問への回答に基づいて，実際の結果と予測された結果をどのように比較すればよいだろうか？ 女性**全員**が「全く落ち込んでいない」と答えなければ判断できないのだろうか？ 51%の女性が「全く落ち込んでいない」もしくは「少し落ち込んでいる」と答えた場合，予測は支持されたことになるのだろうか？ 予測を検証することは困難である。

しかし，予測を次のように修正すれば，検証は簡単である。出生前指導を受けた妊婦は，出生前指導を受けなかった妊婦よりも，産後抑うつにな

る確率が低い。ここで，アウトカム変数(O)は女性の抑うつで，独立変数は出生前指導の参加(I)あるいは不参加(C)である。予測される関係については，「〜よりも低い」というフレーズに表れている。仮説に「〜よりも多い」，「〜よりも少ない」，「〜よりも大きい」，「〜と異なる」，「〜に関係する」，「〜に関連する」，「と同様な」に類した表現がなければ，その仮説は統計学的検定を行うのが難しい。この修正された仮説を検証するには，出生前指導の経験が異なる2つのグループの女性に，抑うつに関する質問に回答してもらい，2つのグループの平均を比較すればよいだろう。それぞれのグループにおける抑うつの程度の絶対値は問題ではない。

仮説は，正当な根拠に基づいて立てられるべきである。仮説はしばしば，過去の研究成果から導かれたり，理論から推測されたりする。新しい領域を研究する場合は，研究者は論理的推論や臨床経験に頼って予測を正当化しなければならないこともある。

■ 仮説の導出

多くの学生が「仮説を立てるにはどうしたらよいか」と質問する。仮説を導き出すための思考法には，帰納法と演繹法という2つの基本的な過程がある。

帰納的仮説 inductive hypothesis は，観察から推論するものである。研究者は，現象の中にある一定のパターンを観察し，その観察結果に基づいて予測を立てる。帰納的仮説の重要な源泉は，臨床経験である。例えば，看護師は，術前に痛みについて多くの質問をする患者は，他の患者よりも術後の合併症予防のための手技を習得するのが困難であることに気づくかもしれない。看護師は，次のような仮説を立てることができる。痛みへの恐怖でストレスを感じている患者は，ストレスを感じていない患者に比べ，術後に深呼吸や咳をするのがより困難である。質的研究は，帰納的な仮説を立てるための重要なヒントとなる。

74　第Ⅱ部　看護におけるエビデンス生成のための概念化と研究計画

👉 帰納的仮説の導出例

　LoGiudice と Beck（2016）は，性的虐待のサバイバー 8 名を対象として出産経験についての現象学的研究を行った。この研究で得られたテーマの 1 つは，「過保護：わが子の安全を守ること」である。この質的な知見から導き出される仮説は，次のようなものだろう。性的虐待のサバイバーである女性は，性的虐待を経験していない母親よりも，子どもに対して過保護になる。

　帰納的仮説は，特定の観察から始まり，一般化へと向かっていく。演繹的仮説 deductive hypotheses は，先述の強化理論の例のように，理論や先行知識を出発点とする。研究者は，「もしその理論が真ならば特定の結果が生じる」と推論する。仮説が支持されれば，理論が強化される。看護の知識の向上には，帰納的仮説と演繹的仮説の双方が重要である。研究者は，概念の整理者（帰納的思考）であり，論理家（演繹的思考）であり，常にエビデンスを求める批判者・懐疑者である必要がある。

■ 仮説の表現

　優れた仮説は，単純明快な現在形で表現される。研究者は，特定の標本で明らかになる関連だけでなく，母集団に存在する関連についても予測する。仮説にはさまざまな種類がある。

方向性仮説と非方向性仮説の比較

　仮説は，次の例のように，いろいろな方法で述べることができる。

1. 高齢患者は，若い患者に比べて転倒しやすい。
2. 患者の年齢と転倒のリスクには関連がある。
3. 高齢な患者ほど，転倒のリスクが高い。
4. 高齢の患者は，転倒のリスクにおいて，若い患者とは異なる。
5. 若い患者は，高齢の患者に比べて転倒のリスクが低い傾向がある。

　それぞれの例で，仮説は母集団（患者），独立変数（患者の年齢），従属変数（転倒），そしてそれらの間に予想される関連を示している。

　仮説には，方向性のあるものとないものがある。方向性仮説 directional hypothesis は，変数間の関連だけでなく，予想される方向も指定するものである。この例では，仮説 1，3，5 は高齢の患者は若い患者よりも転倒しやすいという明確な予測があるため，方向性仮説である。非方向性仮説 nondirectional hypothesis は，仮説 2 と 4 で示されるように，関連の方向性を述べない。これらの仮説は，患者の年齢と転倒のリスクは関連していると予測するが，**高齢**の患者と**若年**の患者のどちらがよりリスクが高いかは規定しない。

　理論から導かれる仮説は，ほとんどの場合，方向性をもっている。なぜなら，理論は，変数がある方法で関連しているという根拠を提供するものだからである。また，既存の研究も方向性仮説の基盤となる。一方，理論や関連する研究がない場合，先行研究の知見が矛盾している場合，研究者自身の経験が矛盾するような場合，非方向性仮説が適切である。実際，非方向性仮説は中立性を意味することから，好ましいとする意見もある。方向性仮説は，研究者が特定の結果に思考上傾倒していることから，バイアスにつながることが懸念されている。しかし，明記するか否かにかかわらず，普通，研究者はアウトカムについて予感をもっている。方向性仮説は，研究の枠組みを明確にし，研究者が変数について批判的に考えていることを示すので，論理的な基盤がある場合には，方向性仮説のほうが望ましいと考える。

ヒント

　仮説には，1 つの独立変数と 1 つの従属変数をもつ単純仮説と，3 つ以上の変数，例えば，複数の独立変数または従属変数をもつ複雑仮説がある。

研究仮説と帰無仮説

　仮説は，研究仮説か帰無仮説に分けることができる。研究仮説 research hypothesis（**科学的**仮説ともいう）とは，変数間の予想される関連を述べたものである。これまで紹介した仮説はすべて，

実際の予測を述べた研究仮説である。

統計学的推論では，変数間には関係がないと予測するという，混乱を招くかもしれない論理を用いる。帰無仮説 null hypothesis（または**統計的仮説**）は，独立変数と従属変数の間に関連がないことを表明する。先の例を帰無仮説にすると，次のようになる：「患者の年齢と転倒のリスクは無関係である」または「高齢の患者も若い患者と同じように転倒しやすい」。帰無仮説は，多くの司法制度における被告人の無罪の推定と似ているかもしれない。つまり適切な統計的手法によって「有罪」と証明されるまでは，いかなる関係も「無罪」であると仮定される。帰無仮説は，「無罪」という仮説の形式的な陳述である。

研究者は通常，帰無仮説ではなく，研究仮説を述べる。実際，研究計画書でも研究報告でも，帰無仮説で記述することは素人のような印象を与えるので避けるべきである。統計学的検定では，基礎となる帰無仮説は明記されずに仮定される。研究者の実際の研究仮説が「変数間の関係が存在しない」というものであれば，それを検証するために複雑な手法が必要になる。

■ 仮説の検定と証明

仮説は，統計学的分析によって正式に検定される。研究者は，統計学を用いて，仮説が正しい確率が高いかどうか（すなわち，$p < .05$ であるかどうか）を検証する。しかし統計学的分析によって仮説が証明されるわけではない。それは仮説が**おそらく正しい**（あるいは正しくない）という推論を裏付けるに過ぎない。仮説は決して**立証されたり反証されたり**するものではなく，むしろ**支持されたり否定されたり**するものである。知見は常に暫定的なものである。仮説は，複数の研究から得られるエビデンスによって，次第に支持されるようになる。

なぜそうなるのかを見てみよう。身長と体重には関係があるという仮説があったとしよう。平均して，背の高い人は低い人よりも重いと予測する。そして，標本の身長と体重を測定し，そのデータを分析する。ここで，もし偶然，背が低くて太った人や長身で痩せた人から成る標本が得られてしまったとする。その結果，身長と体重の間

には何の関連もないことが示されるかもしれない。しかし，この研究が身長と体重が無関係であることを**証明した**，あるいは**論証した**と結論付けるのは正当ではないだろう。

この例は，標本からの観察によって母集団について明確な結論を導き出すことの難しさを示している。測定値の正確さ，コントロールされていない変数の影響，標本の特異性などの問題が，仮説は立証されたと結論付けることを妨げている。

ヒント

研究者が何らかの統計学的検定を行った場合（ほとんどの量的研究ではそうである），研究者がそれを明示したかどうかにかかわらず，基礎となる仮説があったことを意味する。なぜなら，統計学的検定は仮説を検証するために設計されているからである。そして統計学的検定とは仮説を検証するためのものだからである。量的研究を計画する際には，仮説を明示することをためらわないでほしい。

研究問題，リサーチクエスチョン，仮説の批判的評価

研究論文を評価する際には，研究者が問題を適切に伝えているかどうかを見定める必要がある。問題記述，目的，リサーチクエスチョン，仮説は，研究者が何を実施し，何を学んだかを説明するための舞台となる。研究問題やリサーチクエスチョンを解読するために，深く掘り下げる必要はないはずである。

研究問題の批判的評価は多面的に行われる。実質的には，その問題が看護にとって重要であるかどうかを検討する必要がある。既存の知識のうえに有意義な形で構築された研究は，エビデンスに基づく看護実践に貢献する可能性が高い。特に，これまでの知見に基づいて新しい研究を計画し，系統的な研究プログラム program of research を展開している研究者は，重要な貢献をするだろう（Conn, 2004）。例えば，Cheryl Beck の産後うつや出産トラウマに関する一連の研究は，世界中の

76 第Ⅱ部 看護におけるエビデンス生成のための概念化と研究計画

Box 4-3　研究問題，リサーチクエスチョン，仮説を批判的に評価するためのガイドライン

1. 研究問題は何か？ 問題記述は簡単に見つけられ，明確に述べられているか？ 問題記述は，新しい研究のための説得力のある論証になっているか？

2. その問題は，看護学にとって重要か？ その研究は，看護実践，管理，教育，政策にどのように貢献しうるか？

3. 研究問題と研究が行われたパラダイムとの適合性は高いか？ 研究問題と選ばれた質的研究の流儀との適合性はあるか（適用可能な場合）？

4. 報告書は，目的記述，リサーチクエスチョン，仮説のいずれかまたはすべてを正しい形式で提示しているか？ これらの情報は，明確かつ簡潔に伝えられ，論理的かつ適切な箇所に書かれているか？

5. 目的記述や質問は，適切な表現になっているか？ 例えば，重要な概念や変数が特定され，対象となる母集団が特定されているか？ 動詞は，調査の性質や研究の流儀を示すために適切に使用されているか？

6. 正式な仮説がない場合，その欠如は正当化されているか？ 仮説が述べられていないにもかかわらず，データ分析に統計学的検定が用いられているか？

7. 仮説がある場合，その仮説は理論や先行研究から導出されたものか？ 予測に正当な根拠があるか？

8. 仮説は適切に表現されているか——2つ以上の変数間の予測される関連を述べているか？ 仮説は方向性があるのか，ないのか，また，その理論的根拠はあるか？ 仮説は研究仮説として提示されているか，それとも帰無仮説として提示されているか？

女性のヘルスケアに影響を与えた。また，研究の優先事項（第1章）から導かれる研究問題は，専門家が必要だと考えている領域を反映しているため，看護師にとって重要な新しいエビデンスが得られる可能性が高くなる。

　研究問題の評価に関するもう1つの次元は方法論的なものである。特に，研究問題が，選択した研究パラダイムやそれに関連する手法に適合しているかどうかである。また，目的記述やリサーチクエスチョンが適切に表現され，実証的な調査に適しているかどうかも評価する必要がある。

　量的研究において，研究論文に明確な仮説が含まれていない場合，仮説がないことが正当化されるかどうかを検討する必要がある。仮説がある場合は，それが研究問題と論理的に関連しているか，既存のエビデンスや関連する理論と一致しているかなどを評価する必要がある。また，仮説の文言も評価する必要がある。検証可能であるためには，仮説は2つ以上の測定可能な変数間の関連についての予測を含んでいなければならない。研究問題，リサーチクエスチョン，仮説を批判的に評価するための具体的なガイドラインは，**Box 4-3**に示している。

研究例

　ここでは，量的研究と質的研究の2つの看護研究において，研究問題とリサーチクエスチョンがどのように書かれるか説明する。

量的研究の研究例

研究タイトル：コントロール不良の2型糖尿病患者を対象とした患者中心のエンパワーメント介入プログラムの効果（Cheng et al., 2018）

問題記述（抜粋。流れを示すために引用は省略）：「多くの国で，エビデンスに基づく糖尿病管理が広く実施されており，その優先順位は高いにもかかわらず，不十分な血糖コントロールは依然として多い……糖尿病自己管理の遵守は，目標血糖値を達成するための最も重要な要因であり続けている。血糖コントロールが不良な2型糖尿病患者は，活動的で多忙な日常生活の中で，自己管理に関する勧告を総合的に実施することが非常に困難である。このような患者を支援し，疾病の経過において積極的な自己管理の役割を担えるようにすることが強く求められて

いる。多くの研究が，患者中心のエンパワーメントに基づくアプローチにより患者の糖尿病自己管理へのコミットメントが高まる可能性を示している」（Cheng et al., 2018, p. 44）。

目的：本研究のねらいは，「コントロール不良の2型糖尿病患者における血糖コントロールと自己管理行動に対する患者中心のエンパワーメントに基づくプログラムの有効性を評価すること」（Cheng et al., 2018, p. 43）であった。

リサーチクエスチョン：研究者によって正式に述べられてはいないが，彼らの療法についての問いを以下のように述べることができる。コントロール不良の2型糖尿病患者(P)において，患者中心の自己管理プログラムへの参加(I)は，非参加(C)と比較して，HbA1c値および自己管理行動(O)の改善につながるか？

仮説：研究者は，介入を受けなかった患者と比較して，介入プログラムを受けた患者は，(1)血糖コントロールが有意に最適化され，(2)より良い自己管理行動を示す，と仮定を立てた。

方法：本研究は，中国の2つの三次病院で実施された。適格基準を満たした242人の患者が集められ，介入を受ける群と受けない群に無作為に振り分けられた。介入群は6週間の自己管理プログラムを受け，対照群は一般的な健康教育と退院後のフォローアップを受けた。主要アウトカムは，HbA1cレベルと自己管理行動の測定スコアであった。

主な知見：HbA1c値は両群とも低下し，フォローアップ時の群間差は統計学的に有意ではなかった。しかし，介入群の患者は，短期間(8週間のフォローアップ)および長期間(20週間のフォローアップ)の両方で，食事管理および血糖自己測定に有意な改善を示した。

質的研究の研究例

研究タイトル：二次癒合による外科的創傷治癒部をもって生きる患者の認識と経験(McCaughan et al., 2018)

問題記述(抜粋。流れを示すために引用は省略)：英国におけるほとんどの手術は，「一次癒合によって治癒する。すなわち，切開部は縫合糸(縫合)，ステープル，接着剤，クリップなどで縁を固定して閉鎖される。しかし，傷によっては，治癒するために開いたままにしておくこともある。治癒は，傷の底部から上に向かって新しい組織が成長することで起こり，この過程は"二次癒合による治癒"といわれている。……開放性外科創の管理には集中的治療が必要で，患者の長期入院やさらなる外科的介入を伴うことがある……下腿潰瘍などの慢性創をもつ患者の経験に関する文献は豊富にあるが，開放性外科創を経験することによる患者への影響に関するエビデンスはない」（McCaughan et al., 2018, p. 30）。

目的：本研究の目的は，「二次癒合による外科的創傷治癒部とともに生きる患者の認識と経験を探索すること」（McCaughan et al., 2018, p. 29）であった。

リサーチクエスチョン：「この傷は日常生活にどのような影響を及ぼしたか？」，「傷は肉親や友人との関係にどのような影響を及ぼしたか？」などの質問により，患者の経験を探索した。

方法：イングランド北部の2か所から，二次癒合で手術創が治癒した患者20名が研究に参加した。研究者は，性別，年齢，創傷期間，手術の種類が異なる患者を募集するように努めた。本研究は，3名の患者アドバイザーとの共同作業により立案された。研究参加者には詳細なインタビューが行われ，インタビューはデータが飽和するまで続けられた。

主な知見：患者は，手術による創傷治癒に対する最初の反応として，驚き，ショック，不信感を訴えた。創傷に関連する因子は，日常生活，身体的・心理社会的機能，および well-being に大きな負の影響を及ぼした。無力感やフラストレーションが一般的にみられ，創傷管理に関連するケアの継続性が欠如していると感じ不満を表明する人が多かった。

🖌 要点

• 研究問題 research problem とは，研究者が規律ある探究を通じて取り組みたいと考えている不可解な状況のことである。研究者は通常，広い**トピック**を特定し，問題の範囲を絞り込み，

選択したパラダイムに合致した問いを特定する。

- 看護研究問題のアイデアの一般的な源泉は，臨床経験，患者からの問い，関連文献，質改善の取り組み，社会問題，外部からの提案などである。

- 研究問題を選択する際の重要な基準は，臨床的に重要であること，研究可能であること，実行可能であること，そして個人的に興味があることである。

- 実行可能性には，時間，研究者のスキル，参加者やその他の人々の協力，施設や設備の利用可能性，資源の適切さ，倫理的な考慮などの問題が関わっている。

- 研究者は，研究の目標を問題記述，目的記述，リサーチクエスチョン，または仮説として伝える。

- 問題記述 problem statement とは，問題の性質，背景，重要性を明確にするもので，新しい研究の論証 argument を形成するために，問題の特定，問題の背景と範囲，結果，ナレッジギャップ，問題に対する可能な解決策といったいくつかの構成要素を含んでいる。

- 目的記述 statement of purpose は，研究の全体的な目標を要約し，重要な概念や変数，母集団を特定する。目的記述は，動詞や他の重要な用語を使い，質的研究では背景にある研究の流儀を伝え，量的研究では実験研究であるか非実験研究であるかを伝える。

- リサーチクエスチョン research question とは，研究者が研究問題に取り組むうえで，答えたい具体的な問いのことである。量的研究では，リサーチクエスチョンでは通常，変数間の関係性に着目する。

- 量的研究において，仮説 hypothesis とは，2つ以上の変数間の予測される関係を記述するものである。複雑な仮説には，調整変数 moderator variable（2つの変数間の関係の強さや方向を変える変数）や，2つの変数の間のリンクで「橋渡し役」として機能する媒介変数 mediating variable が含まれることがある。

- 方向性仮説 directional hypothesis は関連の方向性を予測する。非方向性仮説 nondirectional hypothesis は関連の存在を予測するが，その方向は予測しない。

- 研究仮説 research hypothesis は関連の存在を予測するもので，帰無仮説 null hypothesis は関連がないことを表す仮説で統計学的検定の対象となる。

- 仮説は究極的な意味で証明されたり反証されたりすることはなく，研究データによって採択されたり拒否されたり，支持されたり支持されなかったりする。

文献

Beck, C. T., LoGiudice, J., & Gable, R. K. (2015). A mixed methods study of secondary traumatic stress in certified nurse-midwives: shaken belief in the birth process. *Journal of Midwifery & Women's Health, 60*, 16-23.

Cheng, L., Sit, J., Choi, K., Chair, S., Li, X., Wu, Y., ... Tao, M. (2018). Effectiveness of a patient-centred, empowerment-based intervention programme among patients with poorly controlled type 2 diabetes. *International Journal of Nursing Studies, 79*, 43-51.

Conn, V. (2004). Building a research trajectory. Western Journal of Nursing Research, 26, 592-594.

Dial, M., & Holmes, J. (2018). "I do the best I can;" Personal care preferences of patients of size. *Applied Nursing Research, 39*, 259-264.

Iacorossi, L., Gambalunga, F., Fabi, A., Giannarelli, D., Marchetti, A., Piredda, M., & DeMarinis, M. (2018). Adherence to oral administration of endocrine treatment in patients with breast cancer. *Cancer Nursing, 41*, E57-E63.

Lechner, A., Lahmann, N., Lichterfeld-Kottner, A., Müller-Werdan, U., Blume-Peytavi, U., & Kottner, J. (2018). Dry skin and the use of leave-on products in nursing care: a prevalence study in nursing homes and hospitals. *Nursing Open, 6*, 189-196.

Lincoln, Y. S., & Guba, E. G. (1985). Naturalistic inquiry. Newbury Park, CA: Sage.

LoGiudice, J. A., & Beck, C. T. (2016). The lived experience of childbearing from survivors of sexual abuse: "it was the best of times, it was the worst of times". *Journal of Midwifery & Women's Health, 61*, 474-481.

Lööf, H., & Johansson, U. (2019). "A body in transformation" —an empirical phenomenological study about fear-avoidance beliefs toward physical activity among persons experiencing moderate to severe rheumatic pain. *Journal of Clinical Nursing, 28*, 321-329.

McCaughan, D., Sheard, L., Cullum, N., Dumville, J., & Chetter, I. (2018). Patients' perceptions and experiences of living with a surgical would healing by secondary intention. *International Journal of Nursing Studies, 77*, 29-38.

Nahal, M., Axelsson, A., Iman, A., & Wigert, H. (2019). Palestinian children's narratives about living with spina bifida: stigma, vulnerability, and social exclusion. *Child: Care, Health, and Development, 45*, 54-62.

Palesh, O., Kamen, C., Sharp, S., Golden, A., Neri, E., Spiegel, D., & Koopman, C. (2018). Physical activity and survival in women with advanced breast cancer. *Cancer Nursing, 41*, E31-E38.

Ploukou, S., & Panagopoulou, E.（2018）. Playing music improves well-being of oncology nurses. *Applied Nursing Research, 39*, 77–80.

第5章 文献レビュー：エビデンスの探索と批判的評価

文献レビュー literature review は，研究問題に関するエビデンスの統合と評価を文書化したものである。研究者は通常，研究の初期の段階として文献レビューを行う。この章では，研究の探索や批判的評価など，文献レビューに関連する活動を解説する。

文献レビューの基礎知識

文献レビューの手順を説明する前に，基礎的なことをいくつか簡単に説明する。

■ 文献レビューの目的

ヘルスケアの専門家は，さまざまなタイプの研究の統合を行っており，そのうちのいくつかは，エビデンスに基づく実践の支援を目的としている。Grant と Booth（2009）は，14 種類のタイプを特定しているが，近年さらに多くのタイプのレビューが登場している。第 2 章ではその中の 1 つであるシステマティックレビューについて紹介したが，第 30 章ではその他のタイプについて説明している。本章では，研究者が新しい研究を実施する際に行うナラティブ文献レビューに焦点を当てる。

ヒント

ナラティブ文献レビューは，メタ分析のような統計学的な統合ではなく，レビュー執筆者の判断により，レビュー対象の研究からの知見を統合するものである。メタ分析の手法が開発されるまでは，すべてのレビューがナラティブレビューであった。

研究問題とリサーチクエスチョンが特定されたら，徹底的な文献レビューが不可欠である。文献レビューは，研究者に質の高い研究の指針となる以下のような情報を提供する。

- 議論のために特定された研究問題の範囲と複雑さ
- リサーチクエスチョンに関連する他の研究者の知見
- 既存のエビデンスの質と量
- 研究が行われた背景や地域性
- 研究参加者の特徴
- 先行研究の理論的裏付け
- 疑問点を解決するために使用された方法論的戦略
- 既存のエビデンスにおけるギャップ，すなわち必要とされる新しいエビデンスの種類

このリストは，優れた文献レビューには利用可能なエビデンスに精通する必要があることを示唆している。Garrard（2017）がアドバイスしているように，質の高いレビューを自信をもって準備するためには，そのトピックに関する文献を**自分のものにする**努力が必要である。

「文献をレビューする」という言葉は，研究エビデンスの情報源を特定し，探し出し，読む「**プロセス**」，つまり文献レビューの実施を指す場合によく使われる。しかし，研究者は最終的に，学んだことを文書にまとめる必要がある。その長さは，その目的によって異なる。ナラティブ文献レビューでは，以下のような形式をとる。

- **研究報告（論文）に組み込まれたレビュー**：研究報告の序論にある文献レビューは，読者に既存のエビデンスを概観させ，新しい研究の必要性についての論証に貢献する。これらのレビューは通常，ダブルスペースで 2～3 ページしかないため，主要な研究のみ引用することになる。

エビデンス全体を要約してクリティークし，新たな研究の必要性を論証することに重点が置かれる。

- **研究計画書におけるレビュー**：研究計画書（多くの場合，研究資金獲得のため）の中の文献レビューは，研究の背景を示し，新しい研究の根拠を明らかにするものである。このようなレビューの長さは研究申請のガイドラインで指定されており，ほんの数ページの場合もある。このような場合，そのテーマに関する専門知識を簡潔に反映しなければならない。
- **修士論文や博士論文におけるレビュー**：一般的な博士論文様式（第 32 章参照）には，徹底的で批判的な文献レビューが含まれる。1 つの章がレビューに充てられることもあり，そのような章はしばしば 20〜30 ページに及ぶ。これらのレビューには，通常，文献全体の評価と，主要な個々の研究に対するクリティークが含まれる。また，研究に関連する理論的基盤について記述されることがある。

これらの 3 つすべてにおいて，レビューは単なる知の統合ではなく，研究報告書や研究計画書の読者に研究の背景を提供し，新しい研究の正当性を示すものである。また，このようなレビューは，研究者の能力と綿密さを論証するものでもある。

さらに，看護師は時に，新たな研究計画とは必ずしも関係していない，独立したナラティブレビューをすることがある。大学院での課題として，あるいは雑誌への投稿を目的としてレビューを書くことがある。例として，Gleason ら（2018）は，心房細動症状の発生率と，その症状と患者の性別，人種，心理的苦痛との関係に関する文献レビューを発表している。このような独立したレビューは，通常 15〜25 ページの長さである。

質的研究における文献レビュー

量的研究者は，ほとんどの場合，前もって文献レビューを行うが，質的研究者は，新しい研究を行う前に文献レビューをすることについて，異なる意見をもっている。その違いは，それぞれの質的研究法の流儀を反映している。

グラウンデッド・セオリーでは，研究者は文献をレビューする前にデータを収集し，分析することがよくある。研究者は，自身の理論が十分に発展した段階で文献に向かい，その理論を先行研究と関連付けようとする。Glaser（1978）は，「同じ分野の文献から得られる『豊かな』情報なしに，自分自身のアイデアを生み出すのは非常に難しい」（Glaser, 1978, p. 31）と警告している。したがって，グラウンデッド・セオリーの研究者は，文献レビューを先送りすることがあるが，後に先行研究が自身の新しい理論とどのように適合し，またはそれを拡張するかを検討する。

現象学者は，研究開始時に関連性のある資料を探すことが多く，特に研究対象の現象に関する経験的な記述を探す（Munhall, 2012）。その目的は，研究者が現象を多面的に理解することであり，現象が記述されている芸術的資料（例：小説や詩）を検討することも含まれる。

「エスノグラフィーは，ほとんど何も知らないところから始まる」（Spradley, 1979, p. 4）が，データ収集の前には，選択した文化的問題に関連する文献をレビューすることが多い。また，データ分析や解釈の際には，二次的な，より徹底した文献レビューを行い，新しい知見を過去の知見と比較できるようにすることが多い。

質的研究の流儀に関係なく，質的研究のプロジェクトに助成金を求める場合，通常，先行して文献レビューが必要になる。研究計画書の審査者が，助成するかどうかを判断する際に，提案された研究の背景を理解する必要があるからである。

研究レビューのための情報源

文献資料 source material は，その質も内容もさまざまである。文献レビューを行う際には，何を読み，何をレビューするかを決めなければならない。最初は，トピックに関する広範な文献（例：書籍）から検索を始めるかもしれないが，最終的には，専門誌に掲載された論文から情報を得ることになるだろう。

先行研究からの知見は，研究レビューにとって最も重要な情報である。これは，研究を行った研究者によって書かれた研究の説明である一次資料 primary source の研究報告を主とするべきである。

> **ヒント**
>
> 　研究プロトコルは，一次資料のもう１つのタイプであり，進行中の研究のデザインと方法について説明したものである。これらのプロトコルは，**登録システム**や雑誌に掲載されていることもあり，研究者は将来利用可能に**なる**新しいエビデンスがわかり，不要な重複を避けることができる。

　二次資料 secondary source とは，研究実施者以外によって作成されたその研究についての叙述である。例えば文献レビューは，二次資料の１つである。レビューが最近のものであれば，トピックの概要と貴重な文献を提供してくれるため，非常に有用である。しかし，二次資料は一次資料の代用にはならない。なぜなら，二次資料は通常，研究の詳細をあまり提供せず，完全には客観的でない可能性があるからである。

　研究報告に加え，症例報告，逸話，論説，臨床解説など，研究以外の文献が検索される場合がある。研究以外の文献は，問題の理解を広めたり，研究の必要性を論証したり，臨床実践の側面を説明したりする。これらの文献は，研究のアイデアを練るのに役立つかもしれないが，「その研究問題に関する**エビデンス**の現状はどうなっているのか？」という中心的な問いに触れていないため，通常，研究レビューの資料としての有用性は限られる。

■ レビューのための一次質問と二次質問

　独立した文献レビューでは，以下のような単一の焦点を当てた問いに関するエビデンスを要約する：**バーチャルリアリティゴーグル(I)は，創傷処置を受けている患者(P)の痛みを軽減する(O)か？** 新しい研究の一環として文献レビューを行う場合は，文献レビューの**一次質問**は，その研究のリサーチクエスチョンと同じである。すなわち，自分の研究で取り上げる問題についての知識の現状はどうなっているのか？ について明らかにする。

　新しい研究のためのレビューであれば，新しい研究の必要性の論証を展開しなければならないた

め，必然的にいくつかの**二次質問**について現在のエビデンスを検索する必要が出てくる。例を挙げると，この点が明確になる。

　例えば，次のような問いを解決するための研究を行うとしよう。病院で働く看護師(P)において，看護師またはその実践現場のどのような特徴(I)が，子どもの痛みの管理(O)に関連しているか？ このような問いは，看護師による子どもの痛みへの管理が必ずしも最適ではないという懸念がある状況から生じるかもしれない。問題の記述を簡略化すると，次のようになる。

　毎年多くの子どもが入院し，その子どもの多くは強い痛みを経験している。子どもの痛みをコントロールする効果的な鎮痛剤や非薬物療法は存在し，子どもの痛みをアセスメントするための信頼できる方法もあるが，これまでの知見では，看護師が必ずしも子どもの痛みを効果的に管理できていないことが示されている。

　この簡略化した問題の記述は，最新のエビデンスを見つける必要があるいくつかの二次質問を示唆している。そのような**二次質問**の例としては，次のようなものがある。

- 毎年，何人の子どもが入院しているか？
- 入院している子どもたちは，どの程度の痛みを感じているか？
- 入院中の子どもの痛みをどのように評価したらよいか？
- 看護師は，子どもの痛みのアセスメントや痛みの管理方法についてどの程度の知識があるか？

　このように，新しい研究の準備のために行う文献レビューは，多岐にわたる傾向がある。研究文献から情報を得る必要があるすべての質問を特定することが重要である。

■ ナラティブ文献レビューの主な ステップと戦略

　文献レビューは，問いから始まり，情報収集の計画を立て，実行し，情報を分析・解釈するという点で，本格的な研究に近いものがある。そして，その「知見 findings」は文書にまとめられる。

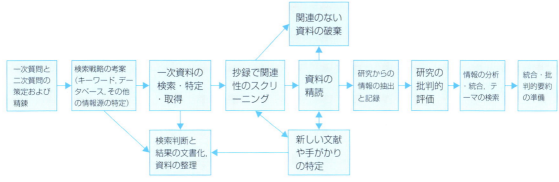

図5-1 文献レビューの作業フロー

　図5-1は，文献レビューの主要なステップを示したものである。図が示すように，より多くの情報を得るために前のステップをたどるいくつかのフィードバックループがある。この章では，各ステップについて説明するが，一部のステップについては，第30章のシステマティックレビューの項で詳しく説明する。

　質の高い文献レビューを行うことは，単なる機械的な作業ではなく，アートでありサイエンスでもある。質の高いレビューには，いくつかの特質がある。まず，レビューは，包括的で徹底的で，最新の情報を反映していなければならない。文献を「自分のものにする」ためには（Garrard, 2017），そのテーマの専門家になるという決意が必要であり，そのためには，エビデンスとなるような情報源を探し出すことに全力を注ぐ必要がある。

ヒント
　リサーチクエスチョンに関するすべての情報を探し出すことは，探偵になるようなものである。この章で説明する文献検索ツールは重要な支援ツールだが，トピックに関するエビデンスの手がかりを探すためには，どうしても掘り下げていく必要がある。さあ，探偵になるための準備をしよう。

　第二に，質の高いレビューは系統的である。決定ルールは明確であるべきで，その研究を含めるか除外するかの基準も明確である必要がある。優れたレビューの第三の特徴としては再現性があること，つまり別の熱心なレビュー執筆者が同じ決定ルールや基準を適用すれば，エビデンスについて同様の結論を出すことができることがある。

　文献レビューのもう1つの望ましい特性は，バイアスがないことである。これは，情報を評価するための系統的なルールが守られている場合や，研究者チームがレビューに参加している場合（システマティックレビューではほとんどそうである）に達成しやすい。最後に，レビュー執筆者は，単なる「部分の総和」以上の洞察に富んだレビューを目指すべきである。レビュー執筆者は，巧妙なエビデンスの統合を通じて，知識に貢献することができる。

　文献レビューは，質的研究と似ている。すなわち「データ収集」のために柔軟で創造的なアプローチをとる必要がある。関連する情報は，「飽和」するまで，つまり，検索戦略に従って含めるべき研究についての十分な情報が得られるまで，追求する必要がある。最後に，「データ」分析では，通常，文献の中から重要なテーマを特定することになる。

■ 文献レビューにおける整理

　文献レビューを行ううえで，よく整理することの重要性は，いくら強調してもし過ぎることはない。この章の後半の「文献検索における文書化」で説明するように，決定したことや成果はすべて文書化することを推奨し，文書化は枠組みをもって実施されるべきである。

　情報の検索，取得，保存に関しては，あなたは従来からの方法を好むかもしれない。例えば，雑

誌の論文を検索し，印刷またはコピーして，余白にメモを書き込むことである．この場合でも，特定の論文を見つけることができる目録システムをつくる必要がある（例：筆頭著者の姓によるアルファベット順のファイリングなど）．

最近では，雑誌の論文を PDF で取得し，Adobe 社のソフトウェアを使ってオンラインで読むことができる．本文をハイライトしたり，コメントを書き込んだりすることもできる．この方法では，コンピュータやクラウド上にこれらの論文を保存するフォルダを作成し，各ファイルに簡単に探せるような名前を付けておくとよいだろう．例えば，私たちは先に紹介した Gleason ら（2018）の文献レビューを保存するファイルには，次のような名前を付けている：Gleason2018JC-NAtrialFibSymptoms.pdf．このファイル名は，筆頭著者の姓，出版年，雑誌の略称（JCN＝『Journal of Cardiovascular Nursing』），トピックに関する簡単なフレーズを示している．このシステムにより，ドキュメントフォルダには，論文が筆頭著者の姓のアルファベット順にリストアップされることになる．

文献管理ソフトを使えば，論文の検索，文献ライブラリとメモの管理，論文への引用の挿入，レビューの文献リスト作成などができ，整理整頓もしやすくなる．Windows PC や Mac で使える人気の文献管理ソフトには，EndNote（Basic 版は無料），Mendeley（無料），RefWorks などがある．その他にも多くの文献管理ソフトがある（例：https://en.wikipedia.org/wiki/Comparison_of_reference_management_software を参照）．

文献レビュー作業におけるさまざまな構成要素について前もって考え，どのように整理するか計画を立てておくことが賢明である．おそらくコンピュータやクラウドにさまざまなフォルダを作成することになるだろう．例えば，文献管理ソフトを使用していない場合は，マスターフォルダ（例：「Pain_Management_Children」と名前を付ける）を作成し，複数のサブフォルダを作成するとよい．例えば，あるサブフォルダには情報源の論文（雑誌論文の PDF ファイルなど）を，別のサブフォルダには検索戦略や結果の文書を，さらに別のサブフォルダには実際の文献レビューの草稿を保存しておくことができる．

システマティックレビューに欠かせない整理ツールは，進捗状況を示すフローチャートであり，それには，情報源の特定，取得，スクリーニング，選択の過程を記録する．図 5-2 は，このようなフローチャートの一例であり，各ボックスに架空の数字（n＝）を示したものである．この図は，レビュアーが 400 件の候補から出発し，最終

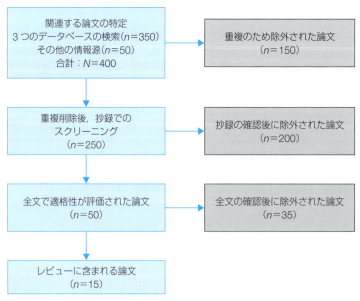

図 5-2　文献検索の進捗状況を記録したフローチャートの例

的に文献レビューに使用したのは 15 件であったことを示している。

研究レビューのための関連文献の検索

図 5-1 に示すように，文献レビューの初期段階は，関連する研究を探し出すための戦略を考えることである。あるトピックに関する研究論文を探し出す能力は，適応力を要する技能である。洗練された新しい検索戦略やツールは，定期的に導入されている。図書館司書，同僚，教員に相談し，助言してもらうことを強くお勧めする。保健科学系図書館の文献専門司書は特に貴重で，システマティックレビューを実施するチームに参加することもよくある。

■ 検索戦略の策定

研究エビデンスを検索する方法は多岐にわたる。検索は避けられない反復的なプロセスであり，すでに取得した情報に基づいて新たな「手がかり」が発見されるにつれ進化していく。

検索戦略オプション

Cooper（2017）はいくつかの検索戦略を挙げているが，本章ではそのうちの 1 つである書誌情報データベース bibliographic database を用いた文献検索について詳細に説明する。データベース検索は，パソコンやタブレットから効率的に行えるため，最も多くの研究文献を得られる可能性が高く，実際，時にはその数に圧倒されることもある。データベースは主に重要な変数（例：疼痛管理）で検索するが，その分野で重要な役割を果たした研究者の名前で検索することも可能である。

もう 1 つのアプローチは，**アンセストリー・アプローチ** ancestry approach（**雪だるま式，脚注追跡法，真珠採取法**とも呼ばれる）といい，最近の関連研究に引用された文献を使って，同じトピックに関する先行研究（「先祖 ancestors」）を追跡する方法である。これは継続的なプロセスであり，以前の関連研究を特定するだけでなく，今後

の検索のための新しい検索用語を見つけるためにも利用できる。

3 つ目の方法は，**ディッセンダンシー・アプローチ** descendancy approach と呼ばれるもので，初期の重要な研究を見つけ，その研究を引用したより新しい研究（「子孫 descendants」）を引用索引で探すというものである。この他にも，**灰色文献** grey literature と呼ばれる，学会論文や未発表の報告書など，流通量の少ない研究を追跡する方法がある。これらの戦略については，第 30 章のシステマティックレビューで説明する。文献を「自分のものにする」ことを意図するのであれば，これらの戦略の多くを採用するべきだろう。

ヒント

Google，Yahoo，Bing などのインターネット検索エンジンで文献検索をしたいと思うかもしれない。このような検索では，あなたのトピックについて多くの「ヒット」を得られる可能性が高いが，ここから関連**研究**の包括的な書誌情報が得られる可能性は低い。しかし，**検索用語**に関する有用な手がかりが得られることもある。また，年間何人の子どもが入院しているか？ といった二次質問に対する答えを見つけるには，インターネット検索が適切な場合がある。そのような情報は，研究論文よりも，オンラインの政府報告書から見つけられることが多い。

適性基準の特定

検索プランには，どの研究をレビューの対象とするかといった基準について決定することも含まれる。これらの決定は，書誌情報データベースの検索をするために必要である。検索制限は多くの場合，データベース内の**フィルター**（書誌情報ソフトでは**リミッター**）を使って管理する。

多言語に精通していない場合は，母国語で書かれた研究に検索を限定する必要があるかもしれない。検索対象を特定の期間内（例：過去 15 年以内）に限定したい場合もある。また，特定のタイプの参加者を含む研究を除外することもできる。例えば，看護師による子どもの痛みの管理に関す

86　第Ⅱ部　看護におけるエビデンス生成のための概念化と研究計画

る文献検索の例では，新生児を対象とした研究を除外したいと思うかもしれない。

　検索を限定することで，無関係な資料を避けることができるが，特に最初は検索に制限をかけすぎないように注意する。研究文献を除外することは，後の段階でもできる。

ヒント

　検索対象を看護学文献（例：PubMed の看護学サブセット）だけに限定しないようにしよう。多くの分野の研究者が，看護に関連する研究を行っている。また，多くの看護研究者が看護系以外の雑誌で発表しており，多職種間のチームのメンバーとして発表することも増えている。さらに，PubMed などの一部のデータベースでは，看護研究者が多く寄稿している雑誌でも，看護サブセットに含まれないものがある（例：『Qualitative Health Research, Birth』）。一方，看護サブセットに含まれる雑誌でも，看護研究者がほとんど執筆していないものがある（例：『Journal of Wound Care』）。

キーワードの特定

　レビュアーは，レビューの対象となる論文を探すために，しばしばキーワード keywords と呼ばれる検索語句を設定する。したがって，初期の重要な作業は，書誌情報データベースを検索するために使用するキーワードを特定しリストを作成することである。キーワードリストは，検索を進めるにつれて増えていくことになる。

　通常，キーワードはあなたの研究の主要な変数である。多くの研究者は，第 2 章で取り上げた PICO 形式（母集団，介入・影響，比較，アウトカム）を文献検索のキーワードとしているが，これはシステマティックレビューでは必ずしも最適な戦略とは限らない（第 30 章参照）。

　キーワードのリストを作成する際には，同義語を含め，関連する用語について広く考えることが重要である。例えば，**10 代の喫煙**に関する記事を検索する場合，10 代（例：**思春期，子ども，若者**）や喫煙（例：**タバコ，シガレット**）を表す他の用語も検討する必要がある。同義語を特定するた

めにシソーラス（ワープロソフトで利用可能）を使用することをお勧めするが，検索した論文で著者自身が指定したキーワードに注意しよう。

■ 書誌情報データベースの検索

　レビュアーは通常，コンピュータでアクセスできる書誌情報データベースを検索することから始める。データベースには，数百万件の雑誌論文の項目があり，検索を容易にするために，専門の索引作成者が論文をコーディングしている。例えば，論文は，使用言語（例：英語），主題（例：疼痛），雑誌のサブセット（例：看護）などでコーディングされている場合がある。データベースには，無料でアクセスできるもの（例：PubMed, Google Scholar）と，有料のものがあるが，後者は病院や大学の図書館で利用できることが多いようである。ほとんどのデータベースは使いやすく，メニュー式で最小限の操作で検索できるようになっている。

文献データベースを始めよう

　電子データベースを検索する前に，データベースへのアクセスに使用するソフトウェアの機能をよく理解しておく必要がある。ソフトウェアには，次のようなオプションがある。すなわち，検索を限定する，2 つの検索結果を組み合わせる，検索結果を保存する，検索に関連する新しい引用の通知を送るなどである。ほとんどのプログラムには，検索の効率と有用性を向上させるためのチュートリアルがある。

　データベースの検索方法は主として 2 つに分かれる。1 つは，索引作成者（通常は関連する分野の修士号以上の学位をもつ専門家）が割り当てる標準的な主題見出し subject headings（主題コード）を検索する方法である。主題見出しはデータベースによって異なる。関連する主題見出しを知ることは，同じ概念を扱っているのに異なる言葉を使用している論文を検索するために有用である。もう 1 つの大きな利点は，索引作成者が（抄録だけでなく）論文全体を読んで論文をコーディングし，単語だけでなく意味に基づいてコーディングされていることである。データベースの主題見出しは，データベースのシソーラスや参照ツー

ルで見つけることができる。

　もう1つの方法は，検索フィールドに独自のキーワードを入力することである。このような検索は，データベースのコントロールされた語彙を使った検索を補完する重要な方法である。なぜなら，索引作成者は絶対的な存在ではないからである。ただし，このようなキーワード検索は，論文全文ではなく，タイトルや抄録に含まれる単語の検索に限定されるため，タイトルや抄録に概念が記載されていない場合，その論文は検索から漏れるだろう。

　ほとんどの書誌情報ソフトは，自動的な用語マッピング機能を備えている。**マッピング**とは，自分が入力したキーワードを使った検索を容易にする機能である。ソフトウェアは，入力したキーワードを最も妥当と思われる対象コードに変換する（「マッピング maps」）。しかし，キーワード検索と主題検索は，結果は重複するものの，全く同じにはならないため，両方行うことが重要である。

一般的なデータベース検索機能

　電子検索の特徴は，データベース間で類似している。その1つが，ブール演算子 Boolean operators を使って検索を拡大したり，区切ったりする機能である。広く使われているブール演算子は，AND，OR，NOT（一部のデータベースではすべて大文字を使う）の3つである。AND 演算子は，検索を限定する。例えば，「pain AND child」と検索すると，両方の用語を含むレコードのみが検索される。OR 演算子は，検索範囲を広げる。「pain OR child」で検索すると，いずれかの用語を含むレコードを検索することができる。NOT 演算子は検索を狭める。「pain NOT child」は，child という用語を含まない，pain を含むすべてのレコードを検索する。複数のブール演算子を使用する場合は，左から右の順に処理されることに注意しよう。例えば，「teenage AND smoking OR cigarettes」とすると，(1)teenage と smoking の両方を含むレコード，(2)10 代の喫煙者に関する記事かどうかにかかわらず，cigarettes を含むすべてのレコードが検索される。括弧を使用して「teenage AND（smoking OR cigarettes）」

のようにすると用語の順序を変更できる。また，ブール演算子を使って，「teenage AND（smoking OR cigarettes）AND Kulbok」のように，キーワードとその分野の著名な研究者の姓（例：Kulbok）を組み合わせて検索することも可能である。

ヒント

　「NOT」演算子の使用は，関連性のある論文を意図せず削除してしまうリスクがあるため，細心の注意が必要である。例えば，10 代の女性喫煙者の研究を検索する場合，検索フィールドで「NOT male」を使用すると，ソフトウェアは男性と女性の両方を参加者とする論文をすべて削除してしまう。

　トランケーション記号もデータベースの検索に便利なツールである。これらの記号はデータベースによって異なるが，その機能は検索を拡大することである。トランケーション記号 truncation symbol（多くの場合，アスタリスク，＊）は，検索語を拡張して，語根のすべての形を含むようにする。例えば，「child＊」と検索すると，children，childhood，childrearing など，「child」で始まるすべての単語を検索するようにコンピュータに指示する。それぞれのデータベースで，これらの特殊な記号が何であるか，どのように機能するかを学ぶことが大切である。例えば，多くのデータベースでは，トランケーション記号の前に少なくとも3文字が必要である（例：ca＊は許可されない）。

　データベースによっては（PubMed は除く），ワイルドカード記号 wildcard symbol（多くの場合クエスチョンマーク）を検索語の途中に挿入して，別の綴りを含めることができる。例えば，ワイルドカードを使用できるデータベースでは，「behavio?r」と検索すると，behavior または behaviour のどちらかを含むレコードを検索することができる。

　トランケーション記号やワイルドカード記号は便利な場合もあるが，大きな欠点もある。ほとんどのデータベースでは，特殊記号を使用するとソ

フトウェアのマッピング機能がオフになる。例えば，「child＊」と検索すると，テキストフィールドに「child」のあらゆる形態が含まれているレコードが検索されるが，これらの概念をデータベースの主題見出しコードに対応付けることはできない。ブール演算子を使用して，関心のあるすべての用語（例：child OR children）をリストアップすることが望ましい場合がある。この場合，タイトルと抄録のテキスト単語検索でいずれかの用語を探し，適切な主題見出しコードに対応付ける。

もう1つの問題は，特定の単語を一緒に検索するフレーズ検索に関するものである（例：blood pressure 血圧）。書誌情報ソフトの中には，これを blood AND pressure として扱い，たとえ2つの単語が連続していなくともテキストフィールドのどこかに両方の単語があれば検索してしまうことがある。引用符を使えば，"blood pressure"のように単語を組み合わせて検索できることもある。しかし，PubMed では，まず引用符なしで検索してみてから，引用符を使うことを推奨している。PubMed は，関連する主題見出しコードを検索する際に，自動的にフレーズを検索するようになっている。

■ 看護研究者のための主要電子データベース

看護研究者にとって特に有用な書誌情報データベースは，後の節で述べる CINAHL（Cumulative Index to Nursing and Allied Health Literature）と，MEDLINE（Medical Literature On-Line，PubMed からアクセス）である。また，Google Scholar についても簡単に説明する。その他，看護師にとって有用と思われる書誌情報データベース/検索エンジンには，以下のようなものがある。

- British Nursing Index（BNI）
- Cochrane Central Register of Controlled Trials（CENTRAL）
- Cochrane Database of Systematic Reviews
- Database of Promoting Health Effectiveness Reviews（DoPHER）
- Excerpta Medica database（EMBASE）

- Health and Psychosocial Instruments（HaPI）
- Psychology Information（PsycINFO）

また，論文の中で引用されている文献を探すための**引用索引**として，Web of Science と Scopus がある。

あるデータベースで有効な検索方法が，別のデータベースで良い結果を生むとは限らないことに注意しよう。したがって，それぞれのデータベースで検索方法を探索し，それぞれのデータベースの構造を理解すること（例：どのような主題コードが使われているか，どのように階層化されているか，どのような特殊な機能が利用できるか）が重要である。

ヒント

以下では，PubMed を介した CINAHL と MEDLINE の利用について，具体的な情報を提供する。ただし，これらは定期的に変更されるため，最新の情報を参照してほしい。

Cumulative Index to Nursing and Allied Health Literature（CINAHL）

CINAHL は重要な書誌情報データベースで，ほぼすべての英語の看護学および保健学分野の雑誌をカバーし，関連する書籍や学位論文，および厳選された会議録も収録している。CINAHL データベースにはいくつかのバージョン（例：CINAHL Plus, CINAHL Complete）があり，それぞれ全文の利用と雑誌の収録範囲が異なる。

CINAHL データベースは，1981 年以降の 5,000 誌以上の雑誌について索引付けし，600 万件以上のレコードを含んでいる。CINAHL は，文献の書誌情報（著者，タイトル，雑誌，発行年，巻数，ページ数など）を提供する他，ほとんどの引用文献の抄録を提供している。論文の本文へのリンクが提供されることもある。ここでは CINAHL の機能を説明するが，一部の機能は利用する機関によって異なる場合があるので注意してほしい。

まずは，質問したい内容に関するキーワードやフレーズを入力する「基本検索 basic search」から始めるとよいだろう。検索ボックスに言葉を入

力すると，オートコンプリート[訳注1]の候補が表示
され，最もマッチしているものをクリックするこ
とができる。基本検索画面では，検索対象のレ
コードを特定の特徴をもつものに限定したり
（例：抄録のあるもの，研究論文のみ），特定の出
版期間に限定したり（例：2010年から現在までの
もの），特定の言語（例：英語）のものに限定する
など，さまざまな方法で検索を限定することが可
能である。検索画面では，「Apply related
words」というオプションをクリックすること
で，検索対象を拡大することができる。例えば，
子どもに対する看護師の疼痛管理に関する最近の
研究に興味があるとする。「pain management」
でキーワード検索すると，約18,000件のレコー
ドがヒットする。「pain management AND child
AND nurse」で検索すると，約400件になる
（child＊として検索しなかったのは，childhood
など痛みに関連しない用語のレコードを検索して
しまうのを避けるためである）。2000年以降に出
版された抄録付きの研究論文に限定すると，約
160件まで減らすことができる。

　すると，160の文献の全レコードが，モニター
上の「検索結果」リストに表示される。リストの
上部には「ソートsort」オプションがあり，出版
日，著者の姓，関連性など，いくつかの基準に基
づいて文献を並べ替えることができる。結果リス
トから，それぞれの文献の右上隅にあるファイル
アイコンをクリックして，有望な文献を後で精査
するためにフォルダに入れることができる。この
フォルダは保存，印刷，またはEndNoteのよう
な文献管理ソフトウェアに書き出すことができ
る。

　図5-3は，子どもの痛みの管理に関する検索
で特定された研究のCINAHL記載項目の要約例
である。このレコードは，論文タイトル，著者名
と所属，出典で始まる。出典は以下を示してい
る。

• 雑誌名（『Pain Management Nursing』）
• 発行年・月（2015年2月）

訳注1：入力内容に基づいて予測された結果を表示する機
能。

• 巻（16）
• 号（1）
• ページ数（40～50）

　また，このレコードは，索引作成者がコーディ
ングしたCINAHLの主題および副題見出しが示
されている。これらの見出しは，この文献を検索
するために使用されたものである。主題見出しに
は，Postoperative Painなどの実質的なコード，
および方法論コード（例：Correlational Studies），
人物の特性コード（例：Child），および場所コー
ド（Singapore）が含まれていることに注目しよう。
次に，その研究の抄録が示されている。抄録に基
づいて，この文献が適切であるかどうかを判断で
きるかもしれない。各レコードには，CINAHL
データベース内の登録番号や，その他の識別番号
が示されている。

　CINAHLの重要な機能は，良い文献を見つけ
たなら，他の関連文献を探しやすいことである。
図5-3のように，レコードには多くのリンクが
埋め込まれており，クリックして検索できる。例
えば，著者の名前をクリックすると，その著者が
他の関連論文を発表しているかどうかを確認でき
る。また，各レコードには「Times Cited in this
Database（本データベースでの引用回数）」とい
うサイドバーリンクがあり，引用があった場合に
は，この論文を引用した論文のレコードを取得す
ることができる（ディッセンダンシー検索用）。ま
た，「Find Similar Results（類似結果の検索）」
というリンクがあり，関連性のある他の文献が提
示される。

　CINAHLでは，データベースのシソーラスの
構造を探索することで，さらに検索の手がかりを
得ることもできる。画面上部のツールバーには，
「CINAHL Headings」というタブがある。この
タブをクリックし，**検索**フィールドに関心のある
用語を入力し，3つのオプションから1つを選択
することができる。すなわち，「Term Begins
With（それで始まる用語）」，「Term Contains
（含まれる用語）」，「Relevancy Ranked（関連度
ランク付け）（デフォルト）」の3つのオプション
のいずれかが選択できる。例えば，「Pain Man-
agement」と入力して「検索」をクリックする

Title:	Nurses' Provision of Parental Guidance Regarding School-Aged **Children's** Postoperative **Pain Management:** A Descriptive Correlational Study
Authors:	He, Hong-Gu; Klainin-Yobas, Piyanee; Ang, Emily Neo Kim; Sinnappan, Rajammal; Pölkki, Tarja; Wang, Wenru
Affiliation:	Alice Lee Centre for Nursing Studies Department, Yong Loo Lin School of Medicine, National University of Singapore, Singapore; Clinical and Oncology Nursing, National University Hospital, Singapore; Division of Nursing, KK Women's and Children's Hospital, Singapore; Institute of Health Sciences, University of Oulu, Oulu, Finland
Source:	Pain Management Nursing (PAIN MANAGE NURS), Feb2015; 16(1): 40-50. (11p)
Publication Type:	Journal Article - research
Language:	English
Major Subjects:	Postoperative Pain – Prevention and Control – In Infancy and Childhood Parental Role Nurse Attitudes – Evaluation Parents – Education Pediatric Nursing
Minor Subjects:	Human; Multiple Linear Regression; Descriptive Research; Descriptive Statistics; Correlational Studies; Convenience Sample; T-Tests; Hospitals – Singapore; Singapore; Age Factors; Educational Status; Questionnaires; Adult; Child
Abstract:	Involving parents in children's pain management is essential to achieve optimal outcomes. Parents need to be equipped with sufficient knowledge and information. Only a limited number of studies have explored nurses' provision of parental guidance regarding the use of nonpharmacologic methods in children's pain management. This study aimed to examine nurses' perceptions of providing preparatory information and nonpharmacologic methods to parents, and how their demographics and perceived knowledge adequacy of these methods influence this guidance. A descriptive correlational study using questionnaire surveys was conducted to collect data from a convenience sample of 134 registered nurses working in seven pediatric wards of two public hospitals in Singapore. Descriptive statistics, independent-samples t test, and multiple linear regression were used to analyze the data. Most nurses provided various types of cognitive information to parents related to their children's surgery, whereas information about children's feelings was less often provided. Most nurses provided guidance to parents on positioning, breathing technique, comforting/reassurance, helping with activities of daily living, relaxation, and creating a comfortable environment. Nurses' provision of parental guidance on preparatory information and nonpharmacologic methods was significantly different between subgroups of age, education, parent or not, and perceived knowledge adequacy of nonpharmacologic methods. Nurses' perceived knowledge adequacy was the main factor influencing their provision of parental guidance. More attention should be paid to nurses who are younger, have less working experience, and are not parents. There is a need to educate nurses about nonpharmacologic pain relief methods to optimize their provision of parental guidance.
Journal Subset:	Blind Peer Reviewed; Core Nursing; Editorial Board Reviewed; Expert Peer Reviewed; Nursing; Peer Reviewed; USA
Special Interest:	Pain and Pain Management; Pediatric Care; Perioperative Care
ISSN:	1524-9042
MEDLINE info:	*NLM UID*: 100890606
Entry Date:	20150115
Revision Date:	20150710
DOI:	http://dx.doi.org.libraryproxy.griffith.edu.au/10.1016/j.pmn.2014.03.002
Accession No:	103873708

図5-3　CINAHL（Cumulative Index to Nursing and Allied Health Literature）検索によるレコードの例

アブストラクトは許可を得て転載〔He H. G., Klainin-Yobas P., Ang E., Sinnappan R., Pölkki T., & Wang W.（2015）Nurses' provision of parental guidance regarding school-aged children's postoperative pain management: A descriptive correlational study. *Pain Management Nursing*, 16, 40–50.〕

と，疼痛管理に関連する主な主題見出しが表示され，表示された主題コードのいずれかをデータベースから検索することができる。

> **ヒント**
>
> この簡易検索の説明に使ったキーワード（疼痛管理，子ども，看護師）は，今回のレビューの問いに関連する研究を包括的に検索するには適切でないことに注意しよう。例えば，さらにいくつかの用語（例：小児科）を追加して検索したいところである。

■ MEDLINE データベースと PubMed

MEDLINE データベースは，米国国立医学図書館によって開発され，生物医学文献の書誌情報を網羅する第一の情報源として広く認知されている。MEDLINE は，約 70 か国で発行された約5,600 の医学，看護学，保健学雑誌をカバーし，1940 年代半ばまでさかのぼる 2,800 万件以上の記録を収録している。1999 年には，コクラン共同計画によるシステマティックレビューの抄録がMEDLINE を通じて利用できるようになった。

MEDLINE データベースは，商用ベンダーを通じてアクセスすることもできるが，PubMedのウェブサイト（https://pubmed.ncbi.nlm.nih.gov）から無料でアクセスできる。つまり，インターネットにアクセスできれば，世界中の誰でも，どこでも，雑誌論文を検索することができ，PubMed は生涯使える情報源である。PubMedには看護師のための 30 分のチュートリアル（Using PubMed in Evidence-Based Practice）などの優れた解説を備えている。PubMed は，MEDLINE ライブラリのすべての文献に加え，まだ索引に収載されていない文献など，追加の文献を含んでいる。

PubMed のホームページでは，レコードのテキストフィールドからキーワードを探す基本的な検索ができる。PubMed は，CINAHL と同様にオートコンプリート機能を備えており，用語を入力し始めると候補が表示される。

> **ヒント**
>
> PubMed のホームページでは，臨床疑問検索Clinical Query search を使うこともでき，これは EBP のためのエビデンスを検索するのに特に有用なツールである。

MEDLINE は，MeSH（Medical Subject Headings）と呼ばれるコントロールされた語彙を使用して，論文の索引を作成している。索引作成者は，論文の内容や特徴をカバーするのに適切な数の MeSH 見出しを割り当てる（通常，5〜15 コード）。関連性のある MeSH 用語については，ホームページの「More Resources」の見出しの下にある「MeSH database」リンクをクリックすると見ることができる。例えば，MeSH データベースで「痛み pain」を検索すると，「痛み」はMeSH の主題見出しであり（定義が記載されている），「がん性疼痛 Cancer pain」，「背部痛 Backpain」，「頭痛 Headache」など，60 の関連カテゴリーがあることがわかる。各カテゴリーには，「合併症 Complications」，「病因 Etiology」，「看護Nursing」などの多くの小見出しがある。

キーワード検索で始めた場合，右側のパネルにある「Search Details」というセクションを見れば，そのキーワードが，どのような MeSH 用語に変換されたかを確認できる。例えば，最初の画面の検索フィールドにキーワードとして「children」と入力した場合，PubMed がデータベースレコードのテキストフィールドに「child」または「children」を含むすべての文献を検索したこと，そして「child」が MeSH 主題見出しであることから「child」としてコーディングされているすべての文献も検索したことが，Search Details に示される。

CINAHL と同様に，MEDLINE の PubMed 検索を行った場合，単純に「pain management」で検索すると約 102,000 件，「pain managementAND child AND nurse」で検索すると 700 件近くがヒットする。これは画面の左サイドバーに表示されるフィルターを使って，検索を限定することができる。抄録があり，英語で書かれ，2000年以降に出版されたものに限定すると，約 450 件

がヒットする。このように，PubMed では CI-NAHL よりも多くの文献がヒットしたが，これは MEDLINE がより多くの雑誌を収載しているためであり，また PubMed には研究論文と非研究論文を区別する一般的なカテゴリーがないため，検索対象を研究論文に限定できないことも要因の1つである。

ヒント

先程記述した PubMed 検索の Search Details（検索式）は以下のとおりである。("pain management"[MeSH Terms]OR ("pain"[All Fields]AND "management"[All Fields])OR "pain management"[All Fields])AND ("child"[MeSH Terms]OR "child"[All Fields])AND ("nurses"[MeSH Terms]OR "nurse"[All Fields])AND (hasabstract [text] AND ("2000/01/01"[PDAT] : "3000/12/31"[PDAT])AND English [lang])

検索結果のページから，参照したい論文をクリックすると，論文の抄録と詳細が示された新しい画面が表示される。図 5-4 は，先に CINAHL で検索した論文の書誌情報と抄録を示したものである。抄録の下には，この研究で索引付けされた MeSH 用語が表示されている(Pain Management/nursing*などのアステリスクが付いたものは，論文の主要な焦点である MeSH である)。ご覧のように，MeSH 用語は，CINAHL の同じ論文の主題見出しとは異なる。CINAHL と同様，ハイライトされたレコードの項目(著者名や MeSH 用語)をクリックすると，新しい手がかりが得られる可能性がある。

特定の PubMed レコードの画面の右側のパネルに，「Similar Articles (類似論文)」のリストがある。探している研究の良い例を見つけたら，これは便利な機能である。さらに右側のパネルでは，PubMed Central データベースでこの研究を引用した論文のリストが表示される。PubMed Central は全文が掲載されたリポジトリなので，このリストに表示された論文をすぐにダウンロードすることができる。また，右パネルの上部にあ

る「お気に入りに追加 Add to Favorites」ボタンをクリックすると，レビューに関連しそうな論文を保存することができる。

PubMed の便利な点は，雑誌に今後掲載予定の多くの論文を含め，新しい研究にアクセスできることである。これらの未発表論文のレコードには，「Epub ahead of print」というタグが付いている。McKeever ら(2015)は，網羅的な文献レビューを行うために PubMed を利用するためのさらなる提案を行っている。

ヒント

質的研究の検索には，特別な課題があるかもしれない。Wilczynski ら(2007)は，CINAHL データベースにおける質的研究の最適な検索戦略について記述した。Flemming と Briggs (2006)は，質的研究の検索ために3つの戦略を比較した。

■ Google Scholar

2004 年に登場した Google Scholar(GS)は，書誌検索エンジンとしてますます人気を集めている。GS は，あらゆる分野の学術雑誌の論文や，学術書，技術報告書などの文献を収録している。インターネットから無料でアクセスできる。他の書誌検索エンジンと同様，トピック別，タイトル別，著者別の検索が可能で，ブール演算子やその他の検索規則が使える。PubMed や CINAHL と同様に，引用文献を検索する Cited By 機能や，特定の論文に関連する他の文献を検索する Related Articles 機能を備えている。広い範囲をカバーしているため，GS は多くの無料全文資料へアクセスすることができる。

他のデータベースとは異なり，GS では検索された文献を出版日順に並べない(最新順には示されない)。引用回数を重視するアルゴリズムが採用されているため，古い文献が上位に来やすい。GS のもう1つの欠点は，検索フィルターがかなり限られていることである。

医学の分野では，GS についてかなり議論があり，GS は一般的な医学データベースと同等の実用性と品質を備えているとする意見(Gehanno et

Pain Manag Nurs. 2015 Feb;16(1):40-50. doi: 10.1016/j.pmn.2014.03.002. Epub 2014 Jun 21.

Nurses' provision of parental guidance regarding school-aged children's postoperative pain management: a descriptive correlational study.

He HG[1], Klainin-Yobas P[2], Ang EN[3], Sinnappan R[4], Pölkki T[5], Wang W[2].

Author information: 1 Alice Lee Centre for Nursing Studies Department, Yong Loo Lin School of Medicine, National University of Singapore, Singapore. Electronic address: nurhhg@nus.edu.sg. 2 Alice Lee Centre for Nursing Studies Department, Yong Loo Lin School of Medicine, National University of Singapore, Singapore. 3 Clinical and Oncology Nursing, National University Hospital, Singapore. 4 Division of Nursing, KK Women's and Children's Hospital, Singapore. 5 Institute of Health Sciences, University of Oulu, Oulu, Finland.

Abstract:

Involving parents in children's pain management is essential to achieve optimal outcomes. Parents need to be equipped with sufficient knowledge and information. Only a limited number of studies have explored nurses' provision of parental guidance regarding the use of nonpharmacologic methods in children's pain management. This study aimed to examine nurses' perceptions of providing preparatory information and nonpharmacologic methods to parents, and how their demographics and perceived knowledge adequacy of these methods influence this guidance. A descriptive correlational study using questionnaire surveys was conducted to collect data from a convenience sample of 134 registered nurses working in seven pediatric wards of two public hospitals in Singapore. Descriptive statistics, independent-samples t test, and multiple linear regression were used to analyze the data. Most nurses provided various types of cognitive information to parents related to their children's surgery, whereas information about children's feelings was less often provided. Most nurses provided guidance to parents on positioning, breathing technique, comforting/reassurance, helping with activities of daily living, relaxation, and creating a comfortable environment. Nurses' provision of parental guidance on preparatory information and nonpharmacologic methods was significantly different between subgroups of age, education, parent or not, and perceived knowledge adequacy of nonpharmacologic methods. Nurses' perceived knowledge adequacy was the main factor influencing their provision of parental guidance. More attention should be paid to nurses who are younger, have less working experience, and are not parents. There is a need to educate nurses about nonpharmacologic pain relief methods to optimize their provision of parental guidance.

PMID: 24957816   DOI: 10.1016/j.pmn.2014.03.002

MeSH Terms

- Child
- Female
- Humans
- Male
- Nursing Education Research
- Nursing Staff, Hospital/statistics & numerical data*
- Pain Management/nursing*
- Pain, Postoperative/prevention & control*
- Parent-Child Relations
- Parents/education*
- Postoperative Care/nursing*
- Professional-Family Relations*
- Singapore

図 5-4　PubMed 検索からのレコードの例

アブストラクトは許可を得て転載〔He H. G., Klainin-Yobas P., Ang E., Sinnappan R., Pölkki T., & Wang W. (2015) Nurses' provision of parental guidance regarding school-aged children's postoperative pain management: A descriptive correlational study. *Pain Management Nursing*, 16, 40–50.〕

al., 2013）もあれば，GS をメインにすることには注意が必要とする意見（例：Boeker et al., 2013; Bramer et al., 2013）もある。また，臨床で迅速に検索するには，GS は PubMed よりも多くの結果を返すことがわかっている（Shariff et al., 2013）。GS の機能や性能は今後向上する可能性があるが，現時点では GS のみに頼って検索するのは危険である。文献レビューを充実させるためには，GS による検索と他のデータベースによる検索を組み合わせるのがよいと思われる。ただし，いわゆる**灰色文献**を検索したい場合には，GS が注目されていることに留意したい（Haddaway et al., 2015）。

> **ヒント**
>
> ほとんどのレビューでは，書誌情報データベース以外の資料も検討する必要がある。その他の情報源としては，政府の報告書，臨床試験登録（例：ClinicalTrials.gov），米国政府が資金提供している生物医学プロジェクトの検索可能なデータベースである NIH RePORTER などの進行中の研究情報などがある。

■ 文献のスクリーニングと収集

文献のスクリーニングは，多段階のプロセスで行われる。最初のスクリーニングは，論文タイトルである。例えば，私たちの研究課題が先に示したように「病院で働く看護師（P）において，看護師自身またはその実践現場のどのような特徴（I）が，子どもの痛みの管理（O）に関連しているか？」だとする。PubMed で「pain management AND child AND nurse」で検索すると，約450件の文献がヒットした。この検索で確認された1つの論文のタイトルは，『Nurses' perceptions of caring for childbearing women who misuse opioids』であった。このタイトルから，この論文は，看護師の子どもへの疼痛管理に影響を与える因子について，何のエビデンスも提供しないと結論付けることができる（この論文は掲載雑誌名にキーワードの1つである「Child」が含まれていたため検索された）。

タイトルによるスクリーニングが完了し，さまざまな検索リストから重複を除いたら，残った文献の抄録を検討する。抄録がない場合や，レビューテーマとの関連性が曖昧な場合は，論文全文を検討する必要がある。スクリーニングの際には，あなたの一次質問には関連性がないと思った論文が，二次質問には有用かもしれないことを念頭に置こう。

次のステップは，レビューするに値すると思った文献の全文を入手することである。もしあなたが研究機関に所属しているのであれば，ほとんどの論文の全文にオンラインでアクセスできるかもしれないので，ダウンロードして保存しておくとよいだろう。そうでない場合は，全文を入手するためにさらに努力が必要である。図書館の司書に相談するのも良い方法である。

オープンアクセスジャーナル open-access journals の動きは，ヘルスケア分野の出版において勢いを増している。オープンアクセスジャーナルは，機関購読の有無にかかわらず，論文を無料でオンライン提供するものである。一部の雑誌では，ほとんどの論文はオープンアクセスでは**ない**が一部の論文はオープンアクセスで**ある**ハイブリッド形式をとっている。書誌情報データベースは，どの論文がオープンアクセスであるかを示しており，これらの論文については，リンクをクリックすることで全文を取得することができる（PubMed では，クリックするリンクに「Free Article」または「Free PMC article」と記載されている）。

論文がオンラインで利用できない場合，筆頭著者と連絡を取ることでアクセスできる場合がある。書誌情報データベースには，通常，筆頭著者のメールアドレスが記載されている。また，ResearchGate や Academia.edu といった**学術交流ネットワーク**（SCN）のウェブサイトにアクセスし，特定の著者を検索する方法もある。著者は，他の人がアクセスできるように自分のプロフィールに論文をアップロードすることがある。論文がアップロードされていない場合，これらのネットワーク・サイトでは，あなたが著者にメッセージを送り，論文を直接送るよう依頼できる仕組みになっている。

■ 文献検索における文書化

文献を「自分のものにする」ことが目標なら，さまざまなデータベース，キーワード，主題検索，著者名，検索戦略を駆使して，あらゆる手がかりを追い求めることになるだろう。自分の行動を最初から文書化しておかないと，複雑な研究情報の世界をさまよううちに，自分の努力の軌跡を見失ってしまうだろう。

ワープロソフト，表計算ソフト，文献管理ソフトなどを使って，検索戦略や検索結果を記録しておくとよいだろう。検索したデータベースの名前，検索時に設定した制限，検索に使用したキーワード，主題見出し，著者，そして「関連記事」や「ディッセンダンシー」検索のきっかけとなっ

た研究，閲覧したウェブサイト，辿ったリンク，さらなる情報取得や入手困難な論文のコピーを求め連絡した著者，その他，検索を行った日付など，自分が行ったことを記録するのに役立つあらゆる情報を書きとめておくとよいだろう。通常，書誌情報データベースから検索履歴を保存することで，戦略の一部を文書化することができる。レビューを公表することが目標なら，**図5-2**に示すようなフローチャートを作成することをお勧めする。

自分の行動を記録することで，より効率的な検索を行うことができる。つまり，すでに実施した検索を不注意にも繰り返すことはない。また，文書化することで，他に何を試すべきか，つまり，次の探索の方向性を吟味することができる。結局，自分の努力を文書化することは，文献レビューの再現性を確保するための一歩となる。

情報の抽出と記録

有用な情報が揃ったら，その情報を解釈するための戦略が必要になる。文献レビューがかなり単純な場合は，レビューしている研究の主要な特徴についてメモを取り，これらのメモを統合の基礎とすれば十分だろう。

多くの文献レビューは複雑で，情報を抽出し記録するための系統的なプロセスが必要である。これまで研究者は，紙ベースのデータ抽出フォームを使って，各文献の情報を記録していた。しかし，ワープロソフトや表計算ソフトを使用すれば，簡単にフォームの検索や分類ができるため便利である。レビューでは各研究の情報が「データ」であるため，私たちはこれを**データ抽出フォーム**と呼んでいる。データ抽出フォームは，元の研究報告の情報とレビュー執筆者によるエビデンスの統合との間の重要な橋渡し役となる。

人気を集めている方法に，二次元データ収集フォーム（マトリックスまたは**エビデンスサマリー表**）の作成がある。これは，行に個々の研究を，列に各研究の標本の特徴や方法論，結果などについて書き入れる方法である。二次元の表は，研究間の重要な「テーマ」に関する洞察を提供することができる。

■ 抽出する情報

各研究の主要情報は，系統的に記録することが賢明である。方法にかかわらず，あらかじめ各研究のどの情報が重要かを決めておく必要がある。重要な要素はレビューごとに異なるだろうが，各研究の特徴を一貫して抽出したファイルを作成することを目標にすべきである。

Box 5-1では，データ抽出フォームで考慮すべきいくつかの要素をリストアップしている。レビューに，これらの要素のすべてが必要なわけではないし，追加要素が必要になることもある。この表にある多くの用語はまだ馴染みがないかもしれないが，後の章で学習するだろう。

データ抽出フォームに使用する要素を決めたら，いくつかの文献で試してみるべきである。抽出プロセスの後に他の要素が必要だとわかった場合，新しい情報を追加するために，完了したすべての論文をやり直さなければならなくなるからだ。

■ 主要な変数に着眼した研究知見のコーディング

システマティックレビューでは，ほとんどの場合，レビューチームは研究結果の統計的分析をするためにコーディングシステムを開発する。あまり正式でないレビューではコーディングは必要ないかもしれないが，特定の要素をコーディングすることは，レビューを系統的なものにするのに役立つことがあるので，いくつかの提案と例を提供する。

研究の知見を，重要な変数（量的）またはテーマ（質的）にコーディングすることは有用であると考える。先ほどの「子どもの疼痛管理に影響を与える看護師の要因」の例では，看護師の特性が独立変数であり，看護師の疼痛管理行動が従属変数となる。検索された論文を読むと，看護師の疼痛管理に関する知識，看護経験，属性など，いくつかの特性が研究されていることがわかる。それぞれの因子に対して，コードを割り当てることができる。従属変数である看護師の疼痛管理行動については，ある研究では看護師の疼痛評価に焦点を当て，ある研究では看護師の非薬物的な疼痛緩和方

96 第Ⅱ部 看護におけるエビデンス生成のための概念化と研究計画

Box 5-1 文献レビューにおけるデータ抽出のために考慮すべき情報

出典
- 引用
- 筆頭著者の連絡先

方法
- 研究デザイン
  - エビデンスレベル
- 研究の流儀（質的研究）
- 縦断研究または横断研究
- バイアス管理の方法（例：盲検化）
- 信憑性向上のための方法（質的研究）

参加者
- 参加者数
  - 検出力分析情報
- 標本の主な特徴
  - 年齢
  - 性別
  - 民族/人種
  - 社会経済
  - 診断/疾患
  - 併存疾患
- 国名
- 標本抽出の方法
- 減少（脱落率）

介入/独立変数
- 独立変数
  - 介入または影響
  - 比較
- （介入）グループ数
- 特定の介入（例：複雑な介入の構成要素）
- 介入遵守度

アウトカム/従属変数
- アウトカム（質的研究においては現象）
- アウトカムデータ収集の時点
  各主要アウトカムについて
- アウトカムの定義
- データ収集方法（例：自己報告，観察）
- 特定の測定ツール（該当する場合）
  - 信頼性・妥当性の検証情報

結果
- 質的研究：主要テーマのまとめ
- 量的研究：注目する各アウトカムについて
- 結果の概要
  - 効果量
  - p 値
  - 信頼区間
- サブグループ分析

評価
- 主な強み
- 主な弱み
- 総合的な質評価

その他
- 理論的枠組み
- 助成元
- 研究著者らの主な結論

Cochrane Handbook for Systematic Reviews（Higgins & Green, 2011）の表7-3a よりおおまかに引用した。

法について検討している。これらアウトカムのカテゴリーもコーディングできる。コーディング枠組みの例を **Box 5-2** に示す。8つの独立変数のカテゴリーと5つの従属変数のカテゴリーがある。

そして，各研究の結果をコーディングすることができる。これらのコードは，データ抽出フォームに記録することもできるが，論文自体の余白にコードを記しておくと，情報を簡単に見つけることができるので便利だ。**図 5-5** は，He ら（2015）

の研究結果の抜粋で，主要変数のコーディングを示したものである。この抜粋では，保護者への疼痛管理に関する看護師のガイダンス（コードE）が，看護師の年齢（コード4），子どもの有無（コード4），疼痛緩和の方法に関する知識の認識（コード1）によって異なることが報告されているとわかる。

この例よりも，より焦点を絞ったレビューを行う場合，コーディングは必要ないかもしれないし，より細かいコードが必要になるかもしれな

Box 5-2　子どもの痛みに対する看護師の対応に影響を与える因子に関する文献レビューの重要なコード

痛みに対する看護師の対応行動に関連する看護師の特性（独立変数）に関するコード

1. 看護師の疼痛管理に関する知識または専門的なトレーニング
2. 看護師の看護経験年数
3. 看護師の痛みに関する意識と信念
4. 看護師の属性（例：年齢，性別，学歴，自分の子どもがいる）
5. 看護師の役割/資格/地位（例：RN，CNS，APN，NP）
6. その他の看護師の要因（例：自己効力感，痛みに関する個人的な経験）
7. 組織的要因（例：看護師の業務量，組織文化）
8. 看護師の疼痛管理能力を向上させるための介入への参加

看護師の疼痛管理行動（従属変数）に関するコード

A. 看護師が行う子どもの痛みの査定
B. 看護師の疼痛管理――一般的な戦略
C. 看護師による疼痛管理のための鎮痛剤の使用
D. 看護師による非薬物療法の疼痛管理方法
E. 子どもの痛みの管理に関する保護者へのガイダンスの提供

> With regard to nurses' provision of preparatory information scores, there was significant difference between nurses in the two age groups, with moderate ($\eta^2 = 0.06$) magnitude of the difference in the means (mean difference = –6; 95% confidence interval [CI], –10.1 to –1.9). There was significant difference in preparatory information scores between nurses with or without own child, with small ($\eta^2 = 0.05$) magnitude of the difference in the means (mean difference = –5.8; 95% CI, –9.6 to –2.0). There was significant difference in preparatory information scores between nurses who perceived having inadequate or adequate knowledge of nonpharmacologic methods, with large ($\eta^2 = 0.19$) magnitude of the difference in the means (mean difference = –10.5; 95% CI, –14.2 to –6.8).
>
> E4
> E4
> E1

図5-5　看護師の子どもの疼痛管理に関する研究論文の結果セクションからの抜粋コード
余白に書かれたコードは，ここではPDFファイルにコメントとして入力されており，Box 5-2 で説明したコードに対応している。
抜粋は許可を得て転載〔He H. G., Klainin-Yobas P., Ang E., Sinnappan R., Pölkki T., & Wang W. (2015) Nurses' provision of parental guidance regarding school-aged children's postoperative pain management: A descriptive correlational study. *Pain Management Nursing*, 16, 40–50〕

い。例えば，リサーチクエスチョンが看護師の非薬物療法的疼痛緩和方法（鎮痛剤の使用や疼痛評価ではない）に明確に焦点を当てている場合，アウトカムのカテゴリーは，気晴らし，誘導イメージ法，音楽，マッサージなど，特定の非薬物療法のアプローチとなるかもしれない。重要なことは，コードを使って情報を整理し，検索と分析を容易にすることである。

■ 文献レビューのサマリー表

先に述べたように，取得した資料から情報を抽出し記録するために，二次元の表（マトリックス）を使用することをお勧めする。なぜなら，これらの表は取得したエビデンスの論点となる分析を直

98　第Ⅱ部　看護におけるエビデンス生成のための概念化と研究計画

表5-1　関連する研究の方法論的特徴に関するエビデンスサマリー表の例

著者	He ら
年	2015
国	シンガポール
従属変数(コード付)[a]	疼痛管理の非薬物的方法に関する看護師による情報提供
独立変数(コード付)[a]	1. 非薬物療法による疼痛緩和方法に関する知識 2. 看護経験 3. 属性(年齢，教育，子どもの有無) 4. 看護師の役割(スタッフナースか，上級ナースか)
研究デザイン	記述的相関デザイン，横断デザイン
エビデンスレベル[b]	Ⅴ
サンプルサイズ・特徴	2 病院 7 小児科病棟の 134 名の看護師
子どもの年齢	学齢期
サンプリング方法	便宜的
データ収集方法	質問紙

[a] 独立変数と従属変数のコードは Box 5-2 に示した。
[b] この表では，第 2 章の図 2-2 に示したエビデンス階層を使用したが，この階層は主に療法についての問いに適切である。異なるタイプの問いに対する別の階層は，第 9 章に記述している。

接サポートするからである。文献レビューによっては，例えば，学位論文ではこのような表を直接掲載することもある。つまり，これらの表は，データ抽出の道具としてだけでなく，複雑なレビューにおける重要な情報の表示としても機能する。

　Box 5-1 が示すように，各研究から抽出すべき潜在的な要素のリストは長くなることがある。二次元の表を使って抽出したデータを記録する場合，複数のデータ抽出フォームを作成することで情報をコンピュータ画面上に便利に表示できるため，長いリストを右左にスクロールすることなく表示できる点で有利かもしれない。例えば，情報源，使用した方法，結果，評価などに，別々のフォームを使用することができる。

　表5-1 は，レビューにおける研究の方法論的特徴を抽出するためのマトリックスの一例である。このような表は，ワープロソフトや表計算ソフトで作成することができる。この表は，図5-3 と図5-4 に示した CINAHL と PubMed に収録された He ら(2015)の研究例のみを示している。完全なエビデンスサマリー表は，1 研究 1 行とし，すべての文献を示す。これらの表は電子的に検索でき，ソートや再ソートが可能である(著者名，出版年，エビデンスレベルによりソートできる)。この表には例示として 1 件しか記載していないが，この表に 10〜15 件の研究が記載されていれば，いつ，どこで行われた研究か，どのような標本抽出方法が用いられているかなどが一目瞭然であろう。そのような表を精査することで，実施されたことだけでなく，ギャップや問題を指摘することもできる。例えば，看護師の行動を直接観察するのではなく，看護師の自己報告による疼痛管理方法に頼りすぎているという問題を指摘できる。

エビデンスの批判的評価

　ある一連の研究について結論を出す際，レビューアーは研究についての事実情報(方法論的特徴や知見)を記録するだけでなく，エビデンスの価値についての判断もしなければならない。この節では，レビューにおける研究の評価に関する問題を論じる。

ヒント

　研究クリティーク research critique と批判的評価 critical appraisal を区別することがある。後者の用語は，看護実践のためのエビデンスの評価に重点を置く人々に好まれている。クリティークという用語は，個々の研究の科学的メ

リットを評価する場合によく使われる。例えば，論文の出版について査定を行う 2 人以上の査読者 peer reviewers が原稿をレビューする場合や，ある人が文献レビューを作成する場合などである。しかし，クリティークも評価も，研究方法，理論，重要な問題についての知識を適応し，研究結果の妥当性や関連性について結論を導き出すことがポイントになる。

■ 個別の研究の評価

これまで定義されているように，研究クリティーク critique は研究の長所と短所を評価するものである。優れたクリティークは，公平な方法で適切な部分と不適切な部分を特定する。文献レビューは，一連の研究エビデンスを評価することを主としているが，個別の研究についての評価も簡単に提供する。

本書では，個々の研究の批判的評価を支援するためにいくつか工夫している。まず，各章の終わりには，研究の関連性を評価するための提案を示している。本章では，Box 5-3（量的研究）および Box 5-4（質的研究）において，重要な批判的評価の問いを提示している。この 2 つの Box の 2 列目には評価のための問いを，3 列目には他の章の詳細な評価ガイドラインを参照できるように示している。多くの問いは，現時点では回答することが難しいかもしれないが，本書を読み進めていくうちに，方法論と評価のスキルが向上していくだろう。これらの 2 つの Box の問いは，文献レビューの評価と同様に，EBP のために実施される迅速な批判的評価に役立つだろう。

これらのガイドラインについて，少しコメントしておく。まず，Box 5-3 と Box 5-4 の問いは，主に研究の厳密性に関するものである。例えば，倫理的な問題についての問いではない。なぜなら，研究者が倫理的な問題にどのように対処するかはきわめて重要ではあるが，エビデンスの質に影響を与えるとは考えにくいからである。

次に，この 2 つの Box の問いは，「はい」か「いいえ」で答えるものである（ただし，中には「はい，でも……」という答えもあるかもしれない）。いずれの場合も，望ましい答えは「はい」である。「いいえ」は限界の可能性を示し，「は

い」は強みを示唆する。したがって，より多くの「はい」を得た研究ほど，そのエビデンスは強力であると考えられる。よって，これらの質問によって総合的な評価を示すことができる：すなわち，10 個の「はい」を得た研究報告は，4 個しか得られなかった研究報告よりも優れているということだ。

私たちの簡略化したガイドラインには欠点がある。特に，このガイドラインは汎用的なものであり，すべての問いのリストに当てはまるわけではない。例えば，臨床試験に関する問いは，記述研究の評価には意味をなさないこともある。したがって，ガイドラインがあなたの状況に適切であるか判断する必要がある。

最後に，本ガイドラインには，客観的な答えのない問いもある。専門家でさえ，研究の方法論として何がベストなのか，意見が分かれることがある。

ヒント

学生は，研究の概念を習得したことを証明するために，研究の批判的評価を求められることがある。そのような評価は，エビデンスの本質的，理論的，倫理的，方法論的，および解釈的な側面を網羅した包括的なものであることが望まれる。

■ 研究の総合的評価

文献レビューでは，個々の研究を評価するのではなく，各研究のエビデンスの質を吟味し，各研究を集約して，エビデンス全体についての結論を導き出す必要がある。

新しい研究のために文献レビューをする際には，広範囲の問いに答えることを念頭に置いて，レビュー対象の研究を査定する必要がある。まず，蓄積された知見がどの程度まで真実を正確に反映しているか，逆に，方法論的欠陥がどの程度までエビデンスの信用性を損ねているか？ もう 1 つの重要な問いは，どのようなタイプの人々にエビデンスが適用できるか？ つまり，そのエビデンスは誰に対して適用可能なのか？ である。

文献レビューマトリックスを使用することで，

100　第Ⅱ部　看護におけるエビデンス生成のための概念化と研究計画

Box 5-3　量的研究報告におけるエビデンスの質に着目した批判的評価への指針

研究報告のセクション	批判的評価の問い	詳細なガイドライン
方法 研究デザイン	研究目的に最も厳密なデザインを使用したか？ 問いのタイプのエビデンスレベルは何か？　可能な限り最も高いレベルか？ 解釈可能性を高めるために適切な比較だったか？ データ収集ポイントの数は適切だったか？　フォローアップ（もしあれば）の期間は十分だったか？ 研究デザインは研究の内的妥当性への脅威を最小限にしたか？（例：無作為化や盲検化がされているか？　脱落率は最小化されているか？） 研究デザインは外的妥当性や研究結果の適用可能性を向上させたか？ 介入があった場合，それは強固な理論的基盤をもつか？	Box 9-1（194頁）， Box 10-1（215頁）， Box 31-1（710頁）
母集団と標本	母集団は特定されているか？　標本は十分に記述されているか？ 標本による母集団の代表性を高めるために良いサンプリングデザインが使用されたか？　標本抽出のバイアスは最小化されたか？ サンプルサイズは十分か？　検出力分析は行われたか？	Box 13-1（268頁）
データ収集と計測	主要な変数は可能な限り最良の方法（例：インタビュー，観察）で操作化されたか？ 臨床的に重要で患者中心のアウトカムが測定されたか？ データ収集の方法によって，信頼性が高く，妥当性のある，反応性の高いデータが得られたか？	Box 14-1（284頁）， Box 15-1（330頁）
手順	介入があった場合，それは厳密に開発され実施されたのか？　介入群に割り付けられたほとんどの参加者が実際に介入を受けたか？ データはバイアスを最小化する方法で収集されたか？	Box 9-1（194頁） Box 10-1（215頁）
結果 データ分析	適切で強力な統計学的手法が使用されたか？　解析は交絡変数のコントロールに有効であったか？ 第一種の過誤と第二種の過誤は回避または最小化されたか？ 異なるタイプの人々への結果の適用可能性をよりよく理解するために，サブグループ分析が行われか？	Box 17-1（373頁）， Box 18-1（397頁）， Box 31-1（710頁）
知見	知見は適切に要約されていたか？　効果量や推定値の精度（信頼区間）に関する情報が提示されていたか？ 知見はメタ分析に適した形で，かつEBPに必要な十分な情報を含んで報告されたか？	Box 17-1（373頁）
考察 知見の解釈	解釈は研究の限界と一致していたか？ 因果関係の推論があった場合，それは正当化されたか？ 知見の臨床的意義は議論されたか？ 報告は，知見の一般化および適用可能性について述べているか？	Box 21-1（452頁）
総括評価	限界はあるものの，研究結果は妥当と思われるか？　つまり結果の**真の価値**について確信がもてるか？ 報告は，そのエビデンスが適用可能な人々や環境のタイプについて確信をもたせてくれるか？	

複数の研究の分析・評価が可能になる。例えば，（**表5-1**のように）マトリックスにサンプルサイズの列があれば，エビデンスが小さく代表性のない標本の研究から得られたものかどうかが一目瞭然にわかるだろう。

ヒント

エビデンスを**格付けする**ための正式なシステムが開発されており，それはシステマティックレビューの章（第30章）で説明する。

第5章 文献レビュー：エビデンスの探索と批判的評価 101

Box 5-4　質的研究報告におけるエビデンスの質に着目した批判的評価への指針

研究報告のセクション	批判的評価の問い	詳細なガイドライン
方法 研究デザイン/研究の流儀	特定された研究法の流儀は，データを収集し分析するために使用される方法と一致しているか？ 研究参加者と十分な時間を共有できたか？ デザインにリフレクシヴィティはあったか？	Box 22-1（478 頁）
標本とセッティング	対象となる集団や母集団は適切に記述されていたか？ セッティングは十分詳細に記述されていたか？ 情報を充実させるために，良い標本抽出方法が使用されたか？ サンプルサイズは適切だったか？　データの飽和は達成されたか？	Box 23-1（494 頁）
データ収集	データ収集は適切な方法で行われたか？　トライアンギュレーションを実現するために，2 つ以上の方法でデータを集めたか？ データは十分な深さと豊かさをもっていたか？	Box 24-1（514 頁）
手順	データの収集・記録手順は適切か？ データはバイアスを最小化する方法で収集されたか？	Box 24-1（514 頁）
信頼性の向上	研究者は，研究の信頼性/完全性を高めるために効果的な戦略を用いたか？ 文脈，参加者，知見について「詳細な分厚い記述 thick description」があり，転用可能なレベルであったか？ 研究者の方法論や臨床経験が，研究知見や解釈の信頼性を高めているか？	Box 26-1（570 頁）
結果 データ分析	データ分析戦略は，研究の流儀，収集したデータの性質や種類に適合していたか？	Box 25-1（542 頁）
知見	知見は，生データの抜粋や強力な論証をうまく使って，効果的にまとめられているか？ 分析は，研究中の現象について，洞察に富み，挑発的で，真正な，意味のある像をもたらしたか？	Box 25-1（542 頁）
理論的統合	テーマやパターンが論理的につながり，納得のいく統合された全体を形成していたか？	Box 25-1（542 頁）
考察 知見の解釈	知見は，適切な社会的・文化的文脈の中で，また先行研究の流れの中で解釈可能であったか？ 解釈は研究の限界を反映していたか？ 報告は，知見の転用可能性，適用可能性について述べているか？	Box 25-1（542 頁）
総括評価	研究結果は信頼性がありそうか？　結果の**真**の価値について確信がもてるか？ 報告は，そのエビデンスが適用可能な人々や環境のタイプについて確信をもたせてくれるか？	

情報の分析・統合

　関連性のあるすべての研究を検索し，読み，抽出し，評価した後は，情報を分析し統合する必要がある。文献レビューは，単に先行研究の要約ではなく，重要なパターンによって特徴付けられた情報の統合である。前述したように，文献レビューは特にデータ（この場合は検索された研究事例からの情報）の分析という点で質的研究と似ている。どちらも，重要な**テーマ**を特定すること

に焦点が置かれている。

　テーマ分析では，本質的に，規則性だけでなく，矛盾や「穴」を検出することが求められる。**表 5-2** に記述するように，いくつかの異なるタイプのテーマを特定することができる。文献レビューのサマリー表を使うことを推奨する理由は，考えられうるテーマと質問のリストを読めばわかるからである：すなわち，レビューフォームをめくったり論文に目を通したりするよりはマトリックスの列を読むほうがパターンを見つけやすい。

102　第Ⅱ部　看護におけるエビデンス生成のための概念化と研究計画

表5-2　文献レビューのテーマの可能性

テーマの性質	テーマ分析のための質問
エビデンスの本質	エビデンスのパターンは何を示唆しているか？ どの程度のエビデンスが存在するか？ 研究間のエビデンスの整合性はどの程度か？ 観察された効果はどの程度強力か？ エビデンスはどの程度説得力があるか？ 知見の臨床的意義は評価されたか？ エビデンスにどのようなギャップがあるか？
方法論	どのようなタイプの研究デザインやアプローチが主流になっているか？ どのようなレベルのエビデンスが一般的か？ どのような母集団が研究されてきたか？ 特定の集団が研究対象から外されてきたか？ 主にどのようなデータ収集方法が用いられてきたか？ データは一般的に質が高いか？ 全体として，方法論的な長所と短所は何か？
理論	どのような理論的枠組みが用いられてきたか，あるいはほとんどの研究が非理論的であったか？ それぞれの枠組みはどの程度一致しているか？
一般化可能性/転用可能性	知見は，どのようなタイプの人々や環境に適用されるか？ 人々や環境の違いによって知見は異なるか？
歴史	時間の経過とともにエビデンスの本質，方法論，理論に変遷があったか？ エビデンスはよくなっているか？ 研究はいつ行われたのか？
研究者	分野，専門分野，国籍などの観点から，誰がその研究を行ってきたか？ 研究者の中に，このテーマに特化し系統的に研究してきた人はいるか？

　明らかに，**表5-2**のすべての質問に対応することは，たとえ文字制限のないレビューであっても不可能である。レビューアーは，どのパターンを追究するかを決めなければならない。新しい研究の一部としてレビューをする場合は，議論を展開し，新しい研究の背景を示すためには，どのパターンが最も関与するかを判断したらよい。

文献レビューの作成準備

　文献レビューを書くのは難しい。学術論文や研究計画書のように，膨大な情報を数ページに凝縮しなければならない場合は特に難しい。私たちはいくつかの提案をするが，文献レビューを書く能力は時間とともに向上するものである。

■ レビューの構成

　レビューは，構成が重要である。アウトラインを作成することで，ストーリーの流れを構造化するのに役立つ。特にレビューが複雑な場合は，アウトラインを書くことをお勧めする。アウトラインには，議論すべき主なトピックやテーマ，発表の順序を列挙しておく。重要なのは，書き始める前に計画を立て，レビューが一貫した考えの流れになるようにすることである。ゴールは，展開が論理的で，テーマが有意義に統合され，そのトピックに関するエビデンスについて結論を導き出

すようにレビューを構成することである。

■ 文献レビューの書き方

　研究レビューの書き方について詳細なガイダンスを提供することは本書の範囲外だが，その内容やスタイルについていくつかのコメントを提供する。Fink（2020）やGalvanとGalvan（2017）などの書籍をさらに参照するとよい。

文献レビューの内容

　研究レビューは，読者に対して特定のトピックに関する客観的かつ系統的なエビデンスを提供しなければならない。レビューは，引用や抄録の羅列であってはならない。重要なことは，現在までにわかっていることを明確にするために，一連のエビデンスすべてを咀嚼し批判的に評価することであり，単に著者が行ったことを記述することではない。

　主要な研究はある程度詳細に記述されることがあるが，すべての文献について詳細に記述する必要はない。同等の知見をもつ研究は要約され示されることが多い。

☞ グループ化された研究の例

　Kayserら（2019）は，入院患者の褥瘡の予測因子に関する研究の序論で，複数の研究からの

知見をまとめている。「褥瘡のリスク因子を検討した54件の研究のレビューでは……最大で200もの有意なリスク因子が確認された（Coleman et al., 2015）……検討した間接リスク因子の例としては，失禁，年齢，栄養，糖尿病，血管収縮剤の使用が挙げられる」。

レビューでは，一連の研究の価値を総合的に考察したことを論証する必要がある。レビューはできる限り客観的であるべきである。あなたの仮説と相反する研究を省くべきではないし，その知見が他の研究と矛盾しているからといってその研究を無視するべきではない。矛盾する結果は，それを引き起こした要因について分析する必要がある。

文献レビューは通常，トピックに関するエビデンスとエビデンスのギャップについての簡潔な要約で締めくくられる。もし，レビューが新しい研究のために行われるのなら，この批判的な要約では，研究の必要性を論証し仮説の根拠を明確にする必要がある。

ヒント

この本を読み進めるうちに，研究を批判的に評価する能力が身に付くだろう。この章を読んで，レビューの仕組みを理解してもらえればと思うが，おそらく，研究手法のスキルをもっと身に付けないと，最先端のレビューは書けないだろう。

研究レビューのスタイル

初めて研究レビューを書く学生は，スタイルの問題に悩まされることが多い。学生は研究結果を無批判に受け入れることがあるが，これはおそらく，結論についての誤解があるためだろう。仮説は実証的検定で立証することも反証することもできず，どんなリサーチクエスチョンも1つの研究では決定的な答えを出せないことを心に留めておく必要がある。この問題は，意味論的なところがある。すなわち仮説は証明されるものではなく，研究結果によって支持されるということだ。

ヒント

研究結果を記述する際には，以下のように結果が暫定的なものであることを示唆する表現を用いる必要がある。
- 複数の研究により……が**示された**
- これまでの知見では……と**示唆する**
- 研究結果は，……な仮説を**支持する**ものである
- これらは……についての良いエビデンスと考えられる

関連するスタイルの問題としては，レビューに意見が入り込むことが挙げられる。レビューでは意見は控えめにし，その出典を明確にする必要がある。レビュアーの意見は，研究の質を査定する場合を除き，文献レビューにはふさわしくない。

研究文献レビューの批判的評価

本章の最後として，文献レビューの評価についていくつかアドバイスする。レビュアーは読者よりもそのトピックに精通していることがほとんどであるため，研究レビューを批評することは困難なことが多い。関連する文献がすべて網羅されているかどうかを判断することは，通常不可能である。ただし，引用文献に最近のものがない場合は疑ってみるべきである。しかし，レビューのいくつかの側面は，そのトピックの専門家でない読者でも評価することが可能である。文献レビューを評価するためのいくつかの提案を **Box 5-5** で紹介する（これらの質問は，あなた自身の文献レビューを見直す際にも使える）。

文献レビューを評価する際，重要なのは，研究エビデンスの現状を適切に要約しているかどうかという点である。文献レビューが研究報告の一部として書かれている場合は，そのレビューが新しい研究のための確かな基礎を築いているかどうかも重要である。

文献レビューの研究例

研究文献レビューのスタイルや構成について学ぶには，看護学術雑誌に掲載されたレビューを読

104　第Ⅱ部　看護におけるエビデンス生成のための概念化と研究計画

Box 5-5　文献レビューを批判的に評価するためのガイドライン

1. レビューは徹底しているか，つまり，そのテーマに関する主要な研究をすべて含んでいるか？　最近の研究（過去 1〜3 年以内に発表された研究）が含まれているか？　適切な場合，他の関連分野の研究も含まれているか？
2. レビューは主に一次資料の研究論文に依拠しているか？
3. レビューは単に既存の研究の要約なのか，それとも主要な研究を批判的に評価し比較しているのか？　レビューは文献の重要な傾向やギャップを特定しているか？
4. レビューはよく構成されているか？　アイデアの展開が明確か？
5. レビューは先行研究の暫定性について適切な表現を用いているか？　レビューは客観的か？　著者は言い換えをしているか，原典からの直接引用に過度に依存していないか？
6. レビューが新しい研究の研究報告の一部である場合，その研究の必要性を裏付けているか？
7. 臨床実践のためのエビデンスを要約することを目的としたレビューである場合，臨床への影響について妥当な結論を導き出しているか？

むのが一番である。ここでは学術論文の序論の一部である 2 つのレビューからの抜粋を紹介する[a]。

量的研究報告からの文献レビュー

研究タイトル：健康行動の促進にむけた理論に基づく当事者中心の介入の評価（Worawong et al., 2018）。

目的：本研究の目的は，地域に住む成人（P）の身体活動および果物や野菜の摂取量（O）に対する行動的で当事者中心の介入（I）の効果を検証することであった。

文献レビュー（抜粋）：「多くの研究者が健康行動に対する介入効果を検証してきたが，研究者は，個人の健康を改善するためのより強力な行動的介入を開発するという課題をもち続けている（Desroches et al., 2013）。……専門家たちは，慢性疾患〔例：糖尿病 Estabrooks et al., 2005; Guo, Chen, Whittemore, & Whitaker, 2016；または心血管疾患（CVD）Edelman et al., 2006; Parra-Medina et al., 2011; Sniehotta, Scholz, & Schwarzer, 2006〕を予防または軽症にとどめるために，個人のニーズに焦点を合わせた食事や活動などの健康行動を促進しようと試みてきた。これらのアプローチは，個人が（a）予防に高い価値を見出し，（b）疾患やその

結果に対する感受性を認識し，（c）健康行動を実行可能であると認識し，（d）行動と臨床アウトカムとの関連性を理解しているという前提のもとに成り立っている。しかし，以下に説明するように，これらの前提は妥当ではないことが多い。

人々の健康行動の動機は，研究者や臨床家のそれとは異なることがある。人々は遠い将来の病気のリスクを他の人生目標よりも重要視しておらず，健康行動を開始したり維持したりしないことがある（Carpenter, 2010; Segar, Eccles, & Richardson, 2008; Teixeira et al., 2012）。システマティックレビューによると，人々は病気などの先の結果を防ぐよりも，さまざまな間近の短期目標を達成するために健康行動に取り組んでいる（Rhodes, Quinlan, & Mistry, 2016）。人々は，短期的には気分転換のため，長期的には容姿をよくするために，身体活動や健康的な食事に取り組んでいるのかもしれない（Bowen, Balbuena, Baetz, & Schwartz, 2013; Lauver, Worawong, & Olsen, 2008）。

したがって，健康行動への介入は，患者中心であることをより重視することで強化される可能性がある。これには，人々の健康行動の選択と，その動機，好み，価値，目標，信念，特性，またはニーズに関する介入をカスタマイズすることが含まれる（Morgan & Yoder, 2012; Rhodes et al., 2016）。患者中心の介入は，長期

---

a：ここで引用されている文献については，その全文を参照のこと。

的に食事，活動，臨床状態を改善するための動機付けとなり，有効である（Greaves et al., 2011; Teixeira et al., 2012）。

行動への介入を強化するために，研究者は食事と活動の介入を成功させるための重要な要素を特定しようとしてきた（Desroches et al., 2013; Pomerleau, Lock, Knai, & McKee, 2005）。例えば，対面式で行われる介入は，非対面式の介入よりも，身体活動……およびその後の心血管フィットネス……に対して効果があり（Richards, Hillsdon, Thorogood, & Foster, 2013），また食事と活動行動の維持に対しても同様の効果があった（Fjeldsoe, Neuhaus, Winkler & Eakin, 2011）。研究者は，効果的で実行可能性があり，受け入れられやすく，費用対効果の高い介入に貢献できる他の構成要素を特定する必要がある（Dombrowski, O'Carroll, & Williams, 2016; Teixeira et al., 2012）。」
〔Worawong C., Borden M. J., Cooper K., Perez O., & Lauver D. （2018）, Evaluation of a person-centered, theory-based intervention to promote health behaviors. *Nursing Research*, *67*, 6-15. より許可を得て抜粋転載〕

質的研究報告からの文献レビュー

研究タイトル：対話型意思決定ツールを活用した進行性前立腺がんの意思決定の理解（Jones et al., 2018）

目的記述：本研究の目的は，進行性前立腺がん患者とその意思決定パートナーが，対話型意思決定支援ツール（DecisionKEYS）を使用して，十分な情報を得たうえで治療について共有意思決定した際の生きられた経験を記述し，理解することである。

文献レビュー（抜粋）：「前立腺がんは，男性では最も頻度の高いがんであり，米国におけるがん死亡の第 2 位の原因である。2016 年には，推定 180,890 人の男性が前立腺がんと診断され，約 26,120 人の男性がこの病気で死亡すると推測されている（米国がん協会，2016 年）。生涯で，全男性の約 14％ が前立腺がんと診断されている（米国国立がん研究所，2016 年）……進行性前立腺がんの患者は，治療法の選択，治療

にかかる費用，家族の参画など，多くの難しい決断をしなければならない。しかし，時間の経過とともに，進行がんの患者は過去のいくつかの決断を後悔することが多い（Brom et al., 2015; Christie et al., 2015; Mahal et al., 2015）。多くの要因が，意思決定を最適化するために必要なタイミングで患者が十分な情報を得るのを妨げている。その要因は多岐にわたり，例えば，時間の制約，質問のし忘れ，医療提供者と患者のミスコミュニケーションなどが挙げられる（Hillen et al., 2011; Lu et al., 2011; Shay & Lafata, 2015; Woods et al., 2013）……。

進行性前立腺がん患者の多くは，治療の決定に苦慮している……患者と医療提供者が，系統的に情報提供された共有意思決定プロセス（患者および医療提供者が，科学的/臨床的エビデンスと患者/意思決定パートナーの価値や好みを考慮して，一緒に医療上の決定を行う共同プロセス）に関与できない場合，患者が行われた決定に関して不満や後悔を抱えている確率が高い（Mahara et al., 2015; Poon, 2012; Weeks et al., 2012）。さらに，意思決定パートナーは，医療者とのやりとりの中で「代理人 proxies」となることがあるが，患者の情報や意思決定に関するニーズを誤解していることが多い（Longo & Slater, 2014）。

意思決定支援は，患者が健康に関する意思決定に積極的に参加しながら，特定の健康情報を適用するのに役立つ（O'Connor et al., 2009; Stacey et al., 2014）……意思決定支援は，それぞれに合わせ調整され，対話的で，協調的で，個々の患者の優先事項に焦点を当てた場合に最も効果がある（Fowler et al., 2011; Jimbo et al., 2013; Ozanne et al., 2014; Sepucha et al., 2013; Stacey et al., 2014）。しかし，対話的意思決定支援はほとんど導入されていない（Jimbo et al., 2013）」。
〔Jones R., Hollen P., Wenzel J., Weiss G., Song D., Sims T., & Petroni G. （2018）. Understanding advanced prostate cancer decision making utilizing an interactive decision aid. *Cancer Nursing*, *41*, 2-10. より許可を得て抜粋転載〕

第 II 部　看護におけるエビデンス生成のための概念化と研究計画

要点

- **文献レビュー** literature review は，研究問題に関するエビデンスを文書でまとめたものである。

- 研究レビューの文書化における主なステップは，問いの設定，検索戦略の検討，レビュー活動を系統立てて文書化する計画の策定，検索の実施，関連情報源の選別と取得，情報源からの主要データの抽出，研究の評価，重要テーマに関する集約情報の分析，統合した結果の執筆などである。

- 研究論文は，研究レビューの主な対象である。研究論文以外の文献（例：症例報告，論説）の情報は，研究問題の理解を深めることはできても，研究のエビデンスを要約することにはあまり役立たない。

- **一次資料** primary source とは，研究を行った者が作成した研究の記述のことで，**二次資料** secondary source とは，他の人が書いた研究の記述のことである。文献レビューは，一次資料に基づくものでなければならない。

- あるテーマに関する研究を見つける方法としては，**書誌情報データベース** bibliographic databases の利用，**アンセストリー・アプローチ**（研究報告の文献リストに引用されている先行研究を追跡する），**ディッセンダンシー・アプローチ**（重要な研究を使って，それを引用した後続の研究を前向きに検索する）などがある。

- 文献を探すには，書誌情報データベースの電子検索が重要である。看護師にとっては，CINAHL と MEDLINE（PubMed 経由）データベースが特に便利である。また，Google Scholar は人気のある無料の情報源である。

- データベース検索では，データベースレコードのテキストフィールドから検索者が指定した語句を探す**キーワード検索** keyword search（またはデータベースの主題コードにキーワードを**マッピングする**検索）と，**主題見出し** subject heading コードそのものから探す検索がある。

- 多くの学術論文へのアクセスは，オンラインを通じて容易になりつつある。**オープンアクセス**

- open-access で公開されている論文はとりわけ容易である。

- 文献は，関連性を審査したうえで，分析のために適切な情報を抽出しなければならない。二次元の**エビデンスサマリー表**（マトリックス）は，優れたコーディング枠組みと同様に，研究からのデータの抽出と整理を容易にする。

- 研究**クリティーク** critique（または**批判的評価** critical appraisal）とは，研究の長所と短所を慎重に評価することである。研究レビューの批判的評価は，検索された研究の方法論的側面と知見に焦点を当てる傾向がある。

- 文献検索で得られた情報を分析する際には，重要なテーマ，すなわち情報の規則性（および矛盾点）を特定する必要がある。テーマには，実質的なテーマ，方法論的なテーマ，理論的なテーマなど，さまざまな形態がある。

- 文献レビューを書くには，資料を論理的に整理することが重要である。レビュー実施者の役割は，研究知見，エビデンスの信頼性，エビデンスの不足，（新しい研究の文脈において）その研究がもたらすであろう貢献を述べることである。

文献

Boeker, M., Vach, W., & Motschall, E. (2013). Google Scholar as replacement for systematic literature searches: Good relative recall and precision are not enough. *BMC Medical Research Methodology, 13*, 131.

Bramer, W. M., Giustini, D., Kramer, B., & Anderson, P. (2013). The comparative recall of Google Scholar versus PubMed in identical searches for biomedical systematic reviews. *Systematic Reviews, 2*, 115.

Cooper, H. (2017). *Research synthesis and meta-analysis: A step-by-step approach* (5th ed.). Thousand Oaks, CA: Sage Publications.

Fink, A. (2020). *Conducting research literature reviews: From the Internet to paper* (5th ed.). Thousand Oaks, CA: Sage.

Flemming, K., & Briggs, M. (2006). Electronic searching to locate qualitative research: Evaluation of three strategies. *Journal of Advanced Nursing, 57*, 95-100.

Galvan, J. L.. & Galvan, M. (2017). *Writing literature reviews: A guide for students of the social and behavioral sciences* (7th ed.) New York: Routledge.

Garrard, J. (2017). *Health sciences literature review made easy: The matrix method* (5th ed.) Burlington, MA: Jones and Bartlett Publishers.

Gehanno, J. F., Rollin, L., & Darmon, S. (2013). Is the coverage of Google Scholar enough to be used alone for systematic reviews? *BMC Medical Informatics and Decision Making, 13*, 7.

Glaser, B. (1978). *Theoretical sensitivity*. Mill Valley, CA: The

Sociology Press.

Gleason, K., Nazarian, S., & Dennison-Himmelfarb, C.（2018）. Atrial fibrillation symptoms and sex, race, and psychological distress : A literature review. *Journal of Cardiovascular Nursing, 33*, 137–143.

Grant, M., & Booth, A.（2009）. A typology of reviews : An analysis of 14 review types and associated methodologies. *Health Information and Libraries Journal, 26*, 91–108.

Haddaway, N., Collins, A., Coughlin, D., & Kirk, S.（2015）. The role of Google Scholar in evidence reviews and its applicability to grey literature searching. *PLoS One, 10*, e0138237.

He, H. G., Klainin-Yobas, P., Ang, E., Sinnappan, R., Pölkki, T., & Wang W.（2015）. Nurses' provision of parental guidance regarding school-aged children's postoperative pain management : A descriptive correlational study. *Pain Management Nursing, 16*, 40–50.

Higgins, J., & Green, S.,（Eds.）.（2011）. *Cochrane handbook for systematic reviews of interventions version 5.1.* Oxford : The Cochrane Collaboration.

Jones, R., Hollen, P., Wenzel, J., Weiss, G., Song, D., Sims, T., & Petroni G.（2018）. Understanding advanced prostate cancer decision making utilizing an interactive decision aid. *Cancer Nursing, 41*, 2–10.

Kayser, S., VanGilder, C., & Lachenbruch, C.（2019）. Predictors of superficial and severe hospital-acquired pressure injuries :

A cross-sectional study using the International Pressure Ulcer Prevalence™ survey. *International Journal of Nursing Studies, 89*, 46–52.

McKeever, L., Nguyen, V., Peterson, S., Gomez-Perez, S., & Braunschweig, C.（2015）. Demystifying the search button : A comprehensive PubMed search strategy for performing an exhaustive literature review. *Journal of Parenteral and Enteral Nutrition, 39*, 622–635.

Munhall, P. L.（2012）. *Nursing research : A qualitative perspective*（5th ed.）. Sudbury, MA : Jones & Bartlett.

Shariff, S. Z., Bejaimal, S., Sontrop, J., Iansavichus, A., Haynes, R. B., Weir, M., & Garg, A.（2013）. Retrieving clinical evidence : A comparison of PubMed and Google scholar for quick clinical searches. *Journal of Medical Internet Research, 15*(8), e164.

Spradley, J.（1979）. *The ethnographic interview.* New York : Holt Rinehart & Winston.

Wilczynski, N., Marks, S., Haynes, R.（2007）. Search strategies for identifying qualitative studies in CINAHL. *Qualitative Health Research, 17*, 705–710.

Worawong, C., Borden, M. J., Cooper, K. Perez, O., & Lauver, D.（2018）. Evaluation of a person-centered, theory-based intervention to promote health behaviors. *Nursing Research, 67*, 6–15.

第6章 理論的枠組み

　質の高い研究は，高度な**概念の統合**を成し遂げている。これは，リサーチクエスチョンに対して研究方法が適切であり，問いが既存のエビデンスと矛盾することなく，検証する仮説や介入デザインに適切な概念的根拠があることを意味する。

　例えば，看護師主導の禁煙支援の介入により，心血管疾患患者の喫煙率が低下するという仮説を立てたとしよう。なぜこのような予測を立てるのだろうか。介入が人々の行動をどのように変えるかについての「理論」（私たちの理論的根拠）は何だろうか？ 介入によって患者の知識，動機，意思決定へのコントロール感が変化すると予測するのか？ 介入がどのように「働く」のか，つまり，介入を受けることと望まれる結果との間を**仲介する**のは何かという私たちの見解が，介入と研究のデザインの指針となるべきである。

　研究者は，研究を計画する際に，人々の行動や特性が対人関係や環境，生物学的な力にどのように影響し，また影響されるのかについて概念化する必要がある。質の高い研究では，強固な概念化が明示される。この章では，看護研究問題のための理論的・概念的文脈について説明する。

理論，モデル，枠組み

　理論，モデル，枠組み，概念図，マップなど，研究のための概念的な文脈に関連して多くの用語が使われている。本書ではこれらの用語を区別するためのガイダンスを提供するが，これらの定義が普遍的でないことに注意してほしい。実際，理論に関する記述についての混乱の要因の1つは，用語に関するコンセンサスがないことである。

■ 理論

　理論 theory という用語は，さまざまな意味で使われている。例えば，看護教員や学生は，実際の看護行為の実践と対比させて，教室で学ぶ内容を指す言葉として使っている。一般的な用法でも科学的な用法でも，**理論**という用語は**抽象的なもの**を意味する。

　研究において，理論という用語は著者によって異なった使われ方をしている。古くから，理論とは，現象がどのように相互に関連しているかを説明する抽象的な一般化のことを指して使われている。この定義では，理論は関連性を説明する少なくとも2つの概念から成っている。このような伝統的な理論の目的は，現象を説明または予測することである。

　しかし，**理論**という用語をあまり限定せず，現象を徹底的に記述する広範な表現を指す場合もある。このような理論を記述理論 descriptive theory と呼ぶ人もいる。おおまかに言えば，記述理論とは，複数の現象にまたがって観察される共通の特徴を抽象化することによって，個人，集団，または状況の特徴を記述したり，分類したりするものである。記述理論は質的研究において重要な役割を果たす。質的研究者はしばしば，実際の観察に基づいた現象を概念化しようと努める。記述理論は，時に予測理論や説明理論へと発展する。

伝統的な理論の構成要素

　概念とは，理論の基本的な構成要素である。古典的な理論は，概念間の関係を示す一連の命題で成り立っている。関連は，「と関連する」，「で直接変化する」，「と付随する」などの用語で示される。命題は，相互に関連した演繹的体系を形成する。つまり，理論によって，元の命題から新しい命題を論理的に導き出すことができる。

　ここでは，合理的行為理論 Theory of Reasoned Action（Fishbein & Ajzen, 2010）と呼ばれ

る理論から発展した計画的行動理論 Theory of Planned Behavior（TPB. Ajzen, 2005）を使って説明しよう。TPB は，人々の行動とその心理的な決定要因を理解するための枠組みを提供する。TPB を大幅に単純化すると，以下の命題の構成になる。

1. 自発的な行動は，その行動を行おうとする人の意思によって決定される。
2. 行動を行うか行わないかの意思は，次の 3 つの因子によって決定される。
- その行動に対する態度（その行動を行うことに対する総合的な評価）
- 主観的規範（その行動を行うか行わないかに対する社会的圧力の認識）
- 行動コントロール感（その行動を行うにあたって予測される容易さや困難さ）
3. 意思に影響を与える 3 つの因子の相対的な重要度は，行動や状況によって異なる。

TPB の基礎となる概念には，**行動**，**意思**，**態度**，**主観的規範**，**自己コントロール感**がある。この理論は，これらの概念間の関係を特定し，健康行動に関連する仮説を生み出すための枠組みを提供する。例えば，医学療法の遵守（行動）は，遵守に対する人々の態度を変えることや，コントロール感を高めることによって強まる，という仮説を立てることができる。TPB は，健康上の意思決定行動を幅広く研究し，健康増進のための介入策を開発する際の基礎理論として利用されている。

👉 TPB の使用例

Shi ら（2019）は，中国において計画的行動理論を用いて，痔の患者を対象として治療が遅れる因子を研究した。

理論のレベル

理論によって，その一般性と抽象度のレベルはさまざまである。理論のレベルや範囲について，看護界でよく使われるラベルは，**大理論**，**中範囲理論**，そして**ミクロ**または**実践理論**である。

大理論 grand theories または**広範囲理論**とは，人間の体験の大きな部分を記述し説明することを目的としている。看護学では，いくつかの大理論が看護の全体像を説明し，医学という学問とは異なる看護実践の性質，目標，使命について述べている。大理論の例として，Parse の Humanbecoming Paradigm（2014）がある。

研究者が参照したい理論は，大理論よりも焦点が絞られていることが多い。中範囲理論 middle-range theories は，意思決定，ストレス，快適さ，不快な症状などの現象を説明しようとするものである。中範囲理論は，大理論よりも抽象度が低く実証的な検証に適している（Peterson & Bredow, 2017）。かなり多くの中範囲理論が看護師によって開発され，使用されてきたが，本章ではそのうちのいくつかを簡単に紹介する。

最も抽象度の低いレベルの理論が**実践理論**（**状況特定理論**や**ミクロ理論**と呼ばれることもある）である。このような理論は，非常に抽象度が低く，範囲が狭く，行動指向をもつ。グラウンデッド・セオリー研究は状況特定理論 situation specific theory の源となりうるが，実践理論は必ずしも研究と関連しているわけではない（Peterson & Bredow, 2017）。

■ モデル

概念モデル conceptual models，**概念枠組み** conceptual frameworks，または**概念図式** conceptual schemes（ここでは，これらの用語は同様の意味として使用する）は，理論ほど形式的ではないが現象を体系化して示す手段である。理論と同様に，概念モデルは，共通のテーマへの関連性によって組み立てられた抽象的なもの（概念）を扱う。しかし，概念モデルは，概念間の関係を説明する命題について演繹的体系を備えていない。すなわち，概念モデルは，相互に関連する現象についての視点は提供するが，理論ほど構造化されていない。概念モデルは，仮説を立てるための踏み台にはなるが，概念モデル全体が正式に「検証されている」わけではない（しかし，実際には，**モデル**と**理論**という用語は同じように使われることがある）。

モデルという用語は，概念化の象徴的表現について使われることが多い。図式モデル schematic models（または**概念図**）は，現実のある側面を視

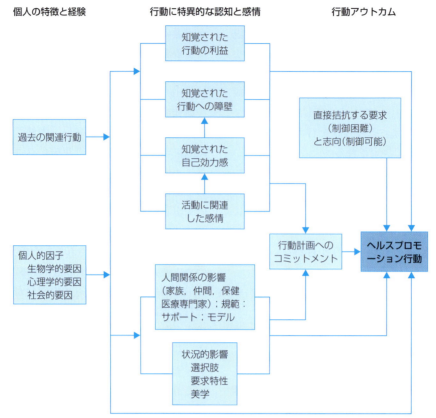

図6-1 Penderのヘルスプロモーションモデル(https://nolapender.weebly.com/critical-elements.html から取得)

覚的に表現したもので，概念を構成要素として使用するが，言葉の使用は最小限である。理論や概念の枠組みを視覚的または象徴的に表現することで，抽象的なアイデアを簡潔でわかりやすい形式で表現できる。

図式モデルは，質的研究においても量的研究においても一般的に使われる。概念とそのつながりは，箱や矢印などの記号を使って表現される。例として，図6-1は，ライフスタイルの健康増進要素を説明・予測するモデルである**Penderのヘルスプロモーションモデル** Pender's health promotion model を示している(Murdaugh et al., 2019)。このような図式モデルは，概念間の関連性を簡潔に伝えるのに有効である。

■ 枠組み

枠組み framework とは，研究の全体的な概念的な裏付けである。すべての研究が正式な理論や概念モデルに基づいているわけではないが，すべての研究は枠組み，つまり概念的根拠をもっている。理論に基づく研究では，枠組みは**理論的枠組み** theoretical framework といい，概念モデルに基づく研究では，枠組みは**概念枠組み** conceptual framework という。

ほとんどの看護研究では，枠組みは明確な理論やモデルではなく，時には研究の根底をなす概念的根拠が説明されないこともある。枠組みは多くの場合，表立って記述されることなく暗黙的に存在する。概念枠組みが明示されていない研究では，「研究者は何が起こっていると考えたのか」を把握することが困難な場合がある。

重要な構成概念が概念レベルで適切に記述されていないこともある。研究者が関心をもつ概念は，観察可能な現象を抽象化したものであり，それらの概念をどのように定義し，操作化するかは，その研究者の世界観によって形づくられる。研究者は，主要な変数の概念的定義を明確にし，それによって研究の枠組みに関する情報を提供す

る必要がある。

ほとんどの質的研究において，枠組みはその研究の基盤となる研究の流儀にある。例えば，エスノグラファーは通常，文化の理論に基づき研究を開始する。ほとんどの質的研究者の問いや，その問いに答えるために用いる方法は，本質的にある種の理論様式を反映している。

ヒント

近年，学生や看護師の研究者の間で**概念分析**が重要な取り組みとなっており，概念の分析を行い，概念の定義を明確にするための手法がいくつか提案されている（例：Rodgers & Knafl, 2000; Walker & Avant, 2019）。しかし，Bergdahlと Berterö（2016）は，概念分析は理論開発には適さないアプローチであると主張している。

👉 概念的定義の開発例

Mollohan（2018）は，Walker と Avant の 8 段階概念分析法を用いて，**食文化**を概念的に定義した。Mollohan は，複数のデータベースから特定された 67 の関連性のある論文を検索・分析し，以下のように提案した。「食文化は，無意識のうちに影響を受け，社会的に組織されパターン化された集団の食行動と定義できる」（Mollohan, 2018, p. E2）。

理論および概念モデルの特性

理論と概念モデルには，その起源，一般的な性質，目的，研究における役割など，多くの共通点がある。本節では，理論と概念モデルの特性を検討する。ここでは**理論**という用語を概念モデルを含めた広い意味で使用する。

■ 理論やモデルの起源

理論，概念枠組み，モデルは**発見される**ものではなく，創造されるものである。理論構築は，観察可能なエビデンスだけでなく，事実を集めて体系付ける開発者の工夫にかかっている。理論構築は，洞察力に優れ，既存のエビデンスをしっかり

と把握し，エビデンスをわかりやすいパターンにまとめることができる人であれば，誰でも行うことができる創造的な活動である。

■ 理論やモデルの暫定性

理論や概念モデルは立証することができない。それは，現象を記述し説明しようとする理論家の最善の努力を示したものである。今日隆盛を誇っている理論も，明日には否定されたり，修正されたりするかもしれない。これは，これまで受け入れられていた理論が，新しいエビデンスや観察によって論破された場合に起こる。あるいは，既存の理論に新しい観察結果を統合した新しい理論によって，現象をより簡潔で正確に説明できるようになるかもしれない。

文化的価値観にそぐわない理論やモデルは，時を経て廃れる可能性がある。例えば，何十年にもわたって広く支持されてきたある種の精神分析理論や構造主義的社会理論は，女性役割の捉え方の変化により，疑問視されるようになった。理論は人間が意図的につくり出したものであり，人間の価値観と無縁ではなく，時代とともに変化していくものである。

■ 理論やモデルの役割

理論によって，研究者は観察と事実を秩序だった体系へと統合することができる。知見を一貫した構造に結び付けることで，一連のエビデンスをより有用なものにすることができる。

理論やモデルは，研究者の考えをまとめるとともに，現象の本質が「何か what」だけでなく，それが「なぜ why」起こるのかについての理解も導いてくれる。時に理論は，現象を予測するための基盤を提供する。そして予測は，現象に影響を与えようとする介入につながる。功利主義的な理論は，人々の行動や健康状態に望ましい変化をもたらす可能性をもっている。このように，理論は看護介入を展開するための重要なリソースとなる。

理論や概念モデルは，方向性と推進力の両方を提供することで，研究と知識の拡張を促進する。したがって，理論は，知識の進展と，実践のためのエビデンスの蓄積に活用できる。

理論と研究の関係

理論と研究は相互に影響し合う関係にある。理論は観察から帰納的に構築されるが，研究によるエビデンスはその優れた情報源となる。研究によって検証された概念や関係性が，理論構築の基盤となる。一方で理論は，仮説から（演繹的に）推論された問題に対する系統的な調査を通して検証されなければならない。このように，研究は理論構築において2つの，そして継続的な役割を担っている。理論は研究のためのアイデアを導き出し，研究は理論の価値を評価し，新しい理論のための基礎を提供する。

看護研究で使用される概念モデルと理論

看護研究者は，研究に概念的文脈を与えるために，看護学や他学問の枠組みを利用してきた。この節では，これまで有用とされてきたいくつかの枠組みについて簡単に説明する。

看護における概念モデルと理論

看護師らは，看護実践の理論やモデルを構築してきた。これらのモデルは，看護とは何かや，看護のプロセスとは何を必要とするかについてを，論理的に説明するものである。Fawcett と De-Santo-Madeya（2013）が指摘するように，看護モデルには4つの中心概念，すなわち**人間**，**環境**，**健康**，**看護**がある。しかし，さまざまなモデルにおいて，これらの概念の定義は異なっており，多様な形で概念が結びつき，異なる関係性が強調されている。さらに，それぞれのモデルは看護の中核となるものとして，異なるプロセスを捉えている。

概念モデルは，看護研究のための基盤として開発されたものではない。ほとんどのモデルは，研究よりも看護教育や看護実践に大きな影響を及ぼしてきた。しかしながら，看護研究者は，これらの概念モデルに触発されながら，リサーチクエスチョンや仮説を立てている。研究の基盤として特に関心を集めてきた2つの看護モデルを簡単に説明する。

Roy の適応モデル

Roy の適応モデル Adaptation Model では，人間は，適応のプロセスを通じて環境変化に対処する生物心理社会的な適応システムであると見なされている（Roy & Andrews, 2009）。人間のシステムには，4つのサブシステムが存在し，それらは生理的/身体的，自己概念/集団アイデンティティ，役割機能，相互依存である。これらのサブシステムは，環境刺激や変化に対処するためのメカニズムを提供する適応様式 mode を構成する。健康とは，人と環境の相互関係を反映した統合された全体としての状態やそれに向かうプロセスと捉えられている。このモデルによれば，看護のゴールは，クライエントの適応を促進することである。また，看護は，適応に影響を与える刺激を調節する。看護介入は，適応に影響を与える内外の刺激を増加させたり，減少させたり，修正したり，除去したり，維持する形で行われる。Roy の適応モデルは，複数の中範囲理論と多くの研究の基礎となっている。

☞ Roy の適応モデルによる例

Frank ら（2017）は，Roy の適応モデルを用い，急性外傷患者に対する心的外傷後ストレス障害スクリーニングツール導入の効果に関する研究を行った。

Orem のセルフケア不足看護理論

Orem のセルフケア不足理論 Self-Care Deficit Theory の基本概念には，セルフケア，セルフケア不足，セルフケア・エージェンシーがある（Orem et al., 2003）。セルフケア行動とは，人が自分の生活，健康，well-being を維持するために，自分のために行動することである。セルフケアを行う能力をセルフケア・エージェンシーという。Orem は，健康を維持するための普遍的セルフケア要件として，空気，食物，水，排泄，活動と休息，孤独と社会的相互作用，危険の予防，正常性の促進を挙げている。セルフケア不足は，セ

ルフケア・エージェンシーがその人のセルフケア・デマンドを満たすのに十分でないときに起こる。Oremの理論では，患者のセルフケアに対するデマンドがその人の能力を上回ったときに看護が必要になると説明されている。

👉 Orem の理論の使用例

Treadwell（2017）は Orem のセルフケア不足理論を枠組みとして，透析患者のうつ病を探索した。彼女は，Orem の理論は，血液透析患者のうつ病と変化への動機を特定し，セルフケア実践の促進に適切であると結論付けた。

■ 看護師が開発した他のモデルや 中範囲理論

看護師は，看護過程を描写し特徴付けるようデザインされた概念モデルに加え，看護師が関心をよせ，より特定された現象に焦点を当てた中範囲理論やモデルを開発してきた。研究で使用された中範囲理論の例を以下に示す。

- Beck の産後抑うつの理論（2012）
- Kolcaba のコンフォート理論（2003）
- 症状マネジメントモデル（Dodd et al., 2001）
- 移行理論（Meleis et al., 2000）
- Peplau の対人関係論（1997）
- Swanson の配慮の理論（1991）
- Reed の自己超越理論（1991）
- Pender のヘルスプロモーションモデル（Murdaugh, Parsons, & Pender, 2019）
- Mishel の病気の不確かさ理論（1990）

ここでは，後者2つを簡単に説明する。

ヘルスプロモーションモデル

Nola Pender のヘルスプロモーションモデル health promotion model（HPM）は，ウェルネス志向を用いて，ヘルスプロモーション行動を説明することに焦点を当てている（Murdaugh et al., 2019）。このモデル（**図 6-1**）によると，**ヘルスプロモーション**には，well-being を維持または増進するような資源開発の活動が含まれる。このモデ

ルは，介入策を開発し，健康行動を洞察するために使用できる複数の理論的命題を具体的に示している。例えば，HPM の命題の1つは，人は価値ある利益を得られると予想される行動をとるということであり，もう1つは，行動に対する応答能力または自己効力感が，その行動をとる可能性を高めるということである。自己効力感が高ければ高いほど，健康行動に対する障壁が少なくなると考えられている。また，このモデルは，健康増進行動へのコミットメントに対する対人関係や状況的な影響も組み込んでいる。

👉 HPM を使用した例

Eren Fidanci ら（2017）は，トルコの肥満児の健康的な生活行動に関して，Pender のヘルスプロモーションモデルに基づく介入の効果を検証した。

病気の不確かさ理論

Mishel の病気の不確かさ理論 Uncertainty in Illness Theory（Mishel, 1990）は，不確かさの概念に焦点を当てている。人は状況を不確かだと認識すると病気に関連した出来事の意味を判断できなくなるという。この理論によると，人々は病気や治療の経験を解釈するために，主観的な評価をつくりだす。不確かさは，人々が刺激を認識し分類することができないときに生じる。不確かさにより状況を明確に把握できないが，不確かだと判断されたなら，個人はその状況に適応するために資源を使うようになる。概念化された当初のMishel の理論は，急性期の患者や病状の悪化した患者に関したものであったが，慢性期や再発性の病気にも適応できるように再概念化された。Mishel の不確かさの概念化，および彼女の不確かさ尺度は，多くの看護研究で使用されている。

👉 病気の不確かさ理論の利用例

Shun ら（2018）は，再発肝細胞がん患者において症状の苦痛レベルや満たされていないケアニーズと，患者の不確かさの程度の関連について研究した。

看護研究者に使われている他分野の モデルや理論

看護研究者が関心を寄せる概念の多くは看護学だけに特有なものではないため，その研究は時に他分野の枠組みとつながっていることもある。このような他分野のモデルのいくつかは，健康増進行動を促進するための看護介入の開発において，特に注目されている。先述した TPB に加え，3つの看護学以外のモデルや理論が看護研究にしばしば用いられてきた。Bandura の社会的認知理論，Prochaska のトランスセオレティカル（変革ステージ）モデル，そしてヘルスビリーフモデル（HBM）である。

Bandura の社会的認知理論

社会的認知理論 Social Cognitive Theory（Bandura, 1997, 2001）は，自己効力感理論 self-efficacy theory とも呼ばれ，自己効力感と結果予期という概念を用いて人間の行動を説明するものである。自己効力感とは，特定の行動（例：禁煙）を実行するための自分自身の能力に対する信念に関するものである。自己効力への予期は，行動の選択，忍耐の度合い，そしてパフォーマンスの質に影響を与える。Bandura は，自己効力感の認知評価に影響を与える4つの因子を特定した。それらは，（1）本人の達成体験，（2）言語的説得，（3）代理的体験，（4）痛みや不安などの生理的・感情的手がかりである。自己効力感の役割は，多くの健康行動（例：体重コントロール，喫煙）との関連で研究されている。

ヒント

Bandura の自己効力感の構成概念は，本章で取り上げるいくつかの理論において，重要な媒介変数となっている。自己効力感は，人々の行動におけるかなりのバリエーションを説明し，行動を変化させやすいことが繰り返し報告されている。その結果，自己効力感の向上は，人々の健康行動を改善するためにデザインされた介入の目標となることが多い（Conn et al., 2001）。

👉 社会的認知理論を用いた例

Staffileno ら（2018）は，高血圧の発症リスクのある若いアフリカ系アメリカ人女性を対象に，社会的認知理論に基づいた文化的ライフスタイル改善を促す Web ベースの介入を評価した。

トランスセオレティカル（変革ステージ）モデル

トランスセオレティカルモデル Transtheoretical Model（Prochaska et al., 2002; Prochaska & Velicer, 1997）は，人々の問題行動（例：アルコール乱用）を変えるためにデザインされた数多くの介入の基盤となっている。中核となる構成概念は，**変革ステージ**であり，行動を変えるための**動機付けの準備**の連続性を概念化している。変革の5つのステージは，無関心期，関心期，準備期，実行期，維持期である。変革に成功した人は，それぞれのステージで異なる過程をとることが研究で示されており，その人の準備のステージに合わせた個別の介入が望ましいことが示唆されている。このモデルには一連の媒介変数が組み込まれており，その1つが自己効力感である。

👉 トランスセオレティカルモデルを 用いた例

Wen ら（2019）は，ストーマをもつ人の自己管理についてトランスセオレティカルモデルに基づく介入を行い効果を検証した。

ヘルスビリーフモデル

ヘルスビリーフモデル Health Belief Model（HBM. Becker, 1978）は，患者のコンプライアンスと予防的なヘルスケア実践に焦点を当てた看護研究において，よく知られた枠組みとなっている。このモデルは，健康問題によってもたらされる脅威に対する患者の認識と，その脅威を軽減するための行動の価値観によって，健康行動が影響を受けると仮定している。HBM の主な構成要素は，認知された脆弱性，重大性，利益とコスト，動機，および行動を促進または修正する因子である。認知された脆弱性とは，健康問題に個人的関心がある，またはその診断が正確であるという認

識である。個人が脆弱性を認知したとしてもそれが深刻な影響を及ぼすほど重大であると認識しない限り，人は行動を起こさない。認知された利益とは，ある治療が病気を治す，あるいは予防に役立つという患者の信念であり，認知された障壁とは，療法の複雑さ，期間，アクセスのしやすさなどである。動機付けとは，治療に従おうという気持ちのことである。これまでに確認された修正因子には，性格変数，患者満足度，属性についての因子がある。

☞ HBM を使用した例

Rakhshkhorshid ら(2018)は，健康リテラシーと乳がんの知識，認識，検診行動との関連についての研究で，ヘルスビリーフモデルからの概念を使用した。

ヒント

理論的ドメインフレームワーク Theoretical Domain Framework(TDF)と呼ばれる理論的枠組みは，医療従事者の行動に影響を与える因子を理解し，介入策の設計を容易にする方法として，実践科学においてますます使用されるようになってきている。TDF は，専門家の合意によって開発された枠組みで，33 の行動変容理論から導き出された 14 のドメインからなる(Michie et al., 2005)。

■ 看護研究のための理論やモデルの選択

次節で述べるように，理論は質的研究においても量的研究においてもさまざまな方法で利用することができる。しかし，共通の課題は，自身の研究に適したモデルや理論を特定することである。モデルや理論の数は膨大であるため困難を極めるだろう。その方法には決まりはないが，理論やモデルから始める場合と，研究対象となる現象から始める場合の 2 とおりがある。

理論的な文献を読むことで研究アイデアが生まれることが多いので，さまざまな大理論や中範囲理論に精通しておくことは有用である。いくつかの看護理論の教科書は，主要な看護理論家の概要

がよく示されている(例：Alligood, 2018; Butts & Rich, 2018; Morse, 2017)。中範囲理論について詳しく知るための資料としては，Smith と Liehr (2018)，Peterson と Bredow(2017)などがある。

研究問題やテーマから理論を探す場合の良い戦略は，類似したトピックに関する先行研究の概念的な背景を検討することである。そこで，いくつかの異なる理論が使われていることがわかるかもしれない。次のステップは，最も有望な理論についてできるだけ多くのことを学び，自分の研究に適切な理論を選択できるようにすることである。

ヒント

理論の特徴については，二次資料を読みたいと思うかもしれないが，研究が蓄積されるにつれてモデルが改訂されることが多いため，一次資料を参照し，最新の文献を調べるのがベストだろう。しかし，その理論がどの程度実証的に支持されているか，重要な変数がどのように測定されたかを判断するために，その理論を用いた研究を調べるのも良い方法である。

多くの著者が，看護実践や看護研究に用いる理論を評価する方法について言及している(例：Chinn & Kramer, 2018; Fawcett & DeSanto-Madeya, 2013; Smith & Parker, 2015)。**Box 6-1**では，理論やモデルを評価するための基本的な質問をいくつか紹介する。

モデルや理論の一般的な整合性を評価することに加え，理論と研究対象との間に適切な「適合性 fit」があることを確認することが重要である。重要なのは，あなたの研究問題の主要な構成概念を，理論がうまく説明，予測，記述しているかどうかということである。

追加の質問としては，以下のようなものがある。

- その理論は類似のリサーチクエスチョンに応用されたことがあるか，また先行研究の知見はその理論の研究への活用に対して信用可能性を与えるか？
- モデルや理論の構成概念は操作可能か？ 質の

Box 6-1　モデルや理論の暫定的評価のための質問

問題	問い
理論的明確性	• 主要な概念は定義されているか，定義は明確か？ • すべての概念は理論に「適合 fit」しているか？　その理論で使われている概念は，定義に適合した形で使われているか？ • 図式モデルは有用か，また，本文と一致しているか？　必要な図式モデルが提示されているか？ • 理論的な説明は十分か？　曖昧な点はないか？
理論的複雑性	• 理論が十分に豊かで詳細か？ • 理論が複雑になりすぎていないか？ • その理論は現象を説明したり予測したりするのに使えるか，それとも描写するのにしか使えないか？
理論的根拠	• 現実に識別可能な概念なのか？ • その理論に研究上の根拠はあるか？　その根拠は確かなものか？
理論の適切性	• その理論の信条は，看護の理念と相容れるか？ • 看護の領域で重要な概念か？
理論の重要性	• この理論に基づいた研究は，看護における重要な問いに答えられるか？ • 理論を検証することは，看護のエビデンス基盤に貢献するのか？
一般的な課題	• 他の理論やモデルで，もっとうまく説明できるものはないか？ • その理論は，あなたの世界観に合っているか？

良い測定ツールは存在するか？
• その理論は，あなたの世界観やリサーチクエスチョンの世界観に適合しているか？

理論や枠組みの検証，使用，開発

　この節では，理論が質的研究や量的研究にどのように使われているかを解説する。ここでは，**理論**という用語を，概念モデルや枠組みを含む広い意味で使用する。

■ 理論と質的研究

　エスノグラフィー，現象学，グラウンデッド・セオリーを背景にもつ質的研究では，その程度にかかわらず，ほとんど常に理論が用いられる。これらの研究の流儀は，本質的に質的研究の理論的基盤となる包括的な枠組みを提供する。しかし，流儀が異なれば，理論の関わり方も異なってくる。

　Sandelowski (1993) は，**具体理論** substantive theory（研究対象となる現象の概念化）と，人間の探究を概念化した既存の理論とを区別している。質的研究者の中には，データの収集や分析を歪める可能性のある先験的な概念化を棚上げするため，対象となる現象に対して無神論的な（理論を

もたない）立場を主張する人もいる。例えば，現象学者は一般的に理論に依らず，現象に対する先入観を明確に抑えようとする。とはいえ，彼らは，人の生きられた経験という側面に焦点を当て分析するという現象学の哲学によって，探究を導かれているのである。

　エスノグラファーは通常，文化的な視点を強くもって研究に臨み，その視点が最初のフィールドワークをかたちづくる。エスノグラファーは，2つの文化的理論のうちのどちらかをとることが多い。それは，文化的条件は精神活動や観念に由来するとする**観念的理論** ideational theory，または物質的状況（資源，貨幣，生産など）を文化発展の源とみなす**唯物論的理論** materialistic theory である。

　グラウンデッド・セオリーで最も著名な社会学理論は，**シンボリック相互作用** symbolic interaction（あるいは**相互作用論**）であり，3つの前提条件がある (Blumer, 1986)。第一に，人間は物事に対し，その物事が自分にとってもつ意味に基づいて行動する。第二に，物事の意味は，人間が他の人間との間で行う相互作用から発生する。最後に，意味は，人間が遭遇する物事に対処する際の解釈プロセスから成り，解釈プロセスを通じて修正される。グラウンデッド・セオリーの研究者

は，理論的な傘をもっているにもかかわらず，現象学者のように，自分自身の実質的な理論が現れ始めるまで，先行する理論（現象に関する既存の知識や概念化）を参照しない。

☞ グラウンデッド・セオリー研究の一例

Girardon-Perlini と Ângelo（2017）は，がんにかかった親族をもつ農村部の家族の経験を探索するために，シンボリック相互作用論の枠組みに基づくグラウンデッド・セオリー研究を行った。彼らの主要なカテゴリーは「家族の世界を支えるためのケア」であり，患者ケアと家族生活へのケアを調和させるための家族の戦略を表していた。

質的研究において理論を用いることは，これまでにも議論されてきた。Morse（2002）は，質的研究者が「理論を無視するのではなく，理論に賢くなれ」（Morse, 2002, p.296）と述べ，理論恐怖症を「克服」するよう求めている。Morse（2004）は，質的研究は必ずしも研究対象とする現象に関するすべての先行知識を押さえることから始めるわけではないことを詳しく説明している。興味ある概念の境界を特定できれば，その境界を足がかりに，概念の属性を帰納的に探索することができると示唆している。

質的看護研究者の中には，枠組みとして批判理論の観点を採用している人もいる。批判理論 critical theory とは，第 22 章で述べるように，社会やそのプロセスや構造に対する批判を伴うパラダイムである。

質的研究者は，看護の概念モデルを研究遂行の指針としてではなく，解釈の枠組みとして用いることがある。例えば，質的研究者の中には，自分たちの研究の哲学的ルーツが，Newman, Parse, Rogers によって開発された看護の概念モデルにあるとする人もいる。

最後に，特定のトピックスに関する質的研究のシステマティックレビューも，理論開発につながる戦略の 1 つであることを記しておく。メタシンセシス（第 30 章）では，特定のトピックに関する質的研究を精査し，本質的要素を特定する。そして，さまざまな情報源からの知見を理論構築のために用いる。

■ 量的研究における理論とモデル

量的研究者は，質的研究者と同様に，いくつかの方法で研究を理論やモデルに結び付ける。典型的なアプローチは，既存の理論から推測される仮説を検証することである。

既存理論の検証

理論が新しい研究を刺激することもある。例えば，ある看護師が Pender の HPM（図 6-1）を読んで，次のような推論をするかもしれない。「もし HPM が妥当であるならば，カルシウム強化食の利点を知っている骨粗鬆症患者は，それを知らない患者よりも食事パターンを変更する可能性が高い」。このような推測は，モデルを検証するための出発点となりうる。

理論やモデルを検証する際，量的研究者は（上述の例のように）推論し，理論が正しいとするならば，変数がどのように関連するかを予測する仮説を立てる。そして，仮説は，系統的なデータ収集と分析によって検証される。

検証のプロセスでは，観察された結果と仮説を比較する。このプロセスを通じて，理論は常に否定される可能性にさらされる。もし研究によって，理論が否定できないことが繰り返されるなら，その理論は支持されるようになる。検証は，その理論では解釈できない研究結果が出てきて，以前の知見も合わせて説明**できる**新しい理論が開発されるまで続けられる。理論検証研究は，次のような場合に大変有効である。それは，研究者が理論から論理的に正しい推論を導き出す場合，観察された関係のもっともらしい説明を絞り込むような研究を計画する場合，競合する可能性のある理論を除外するため，できるだけ異質な状況下で理論の妥当性を評価しようとする場合である。

研究者は，以前に得られた記述的知見を説明するために，ある理論に基づいて新しい研究を行うことがある。例えば，老人ホームの入居者が，他の時間帯よりも就寝時間帯に介護スタッフに対してより大きなコンプライアンス違反を起こしていることを，複数の研究者が明らかにしたとする。

118　第Ⅱ部　看護におけるエビデンス生成のための概念化と研究計画

このような知見は，問題の根本的な原因を明らかにしていないため，問題の改善策を示唆するものではない。このような入居者の行動は，ストレス理論に基づいて説明できるかもしれない。研究者は，その理論を研究において直接検証する（すなわち，理論から導かれる仮説を推論する）ことで，**なぜ**就寝時が老人ホーム入居者にとって不穏な時間帯であるのかを説明できるかもしれない。

　研究者は，仮説を立てるための基礎として，2つの理論の要素を組み合わせることがある。この場合，研究者は**両**理論を完全に理解し，両理論を結合するための適切な概念的根拠があるかどうかを確認する必要がある。基礎となる前提や重要な概念の定義に互換性がない場合，その理論を結合すべきではない（ただし，独自の前提や定義をもつ新しい概念的枠組みを作成するために，2つの要素を使うことは可能かもしれない）。

　理論の検証は，理論に基づいた介入の検証という形で行われることが多くなっている。もし理論が正しければ，人々の健康に関連する態度や行動，ひいては健康に影響する戦略にとって意味がある。介入策の開発における理論の役割については，第28章でより詳しく説明する。

👉 **理論に基づいた介入の例**

　前章で文献レビューを抜粋したWorawongら（2018）は，地域に住む成人の身体活動や健康的な栄養摂取に対する当事者を中心とした介入の効果を検証した。彼らが「Healthy You」と名付けた介入は，2つの理論，すなわち自己調整理論と自己決定理論から統合された概念を用いて開発されたものである。

体系の組み立てとしてのモデルや理論の使用

　理論やモデルを研究の枠組みとして参照する研究者の多くは，それを直接検証するのではなく，組み立て，あるいは解釈のためのツールとして理論を利用している。このような研究では，研究者はまず，モデル開発者の概念と一致する看護（またはストレスや健康信念など）の概念化を行う。研究者は，枠組みとして使用されたモデルが妥当なものであると**仮定し**，そのモデルを念頭に置い

て構成概念の概念化と操作化を進めていく。このような方法でモデルを使用することは，体系化という目的を果たすことができるが，理論自体が妥当かどうかという問題には対処できていない。

　量的研究の枠組みは，前節で記述したような正式な理論である必要はないことに留意する。グラウンデッド・セオリーやその他の質的研究で明らかになった構成概念をさらに説明するために，量的研究が実施されることもある。

研究問題の理論への適合

　研究者はリサーチクエスチョンや仮説を設定し，その後にそれを実現するための理論的な文脈を考案しようとすることがある。このようなアプローチは場合によっては有益かもしれないが，事後的に理論を研究問題に結び付けることが，必ずしも研究を強化するとは限らないことに注意したい。重要な例外は，研究者が知見の意味を理解するのに苦労しているときに，それを説明したり解釈したりするのに既存の理論を利用する場合である。

　研究問題を選定した後に，関連する理論やモデルを探す必要がある場合，まず問題を抽象的に概念化することから始めなければならない。例えば，次のようなリサーチクエスチョンを考えてみよう。「退院後2週間，精神科看護師と患者が毎日電話で会話をすることで，短期精神科患者の再入院率は低下するか？」。これは比較的具体的な研究問題であるが，強化理論，社会的支援理論，危機解決理論などの文脈で見ることができよう。理論を見つけることの難しさの1つは，関心のある1つの現象がさまざまに概念化できることである。

　問題を事後的に理論に適合させることは慎重を期すべきである。理論的な文脈をもつことで研究の意義を高めることはできるが，問題と理論を無理に結び付けることは，科学的な有用性を高める道ではない。もし概念モデルが本当に問題と結びついているならば，研究のデザイン，何をどのように測定するのかの決定，知見の解釈は，その概念化から**溢れ出る**ものである。

第6章 理論的枠組み **119**

ヒント

　リサーチクエスチョンから始めて，その後に理論やモデルを特定した場合，理論をより深く理解するために，当初の研究問題を変更したり，補強したりすることを厭わないようにしよう。

量的研究における枠組みの構築

　研究初心者は，自分には概念図を構築する資格はないと考えるかもしれない。しかし，理論構築で重要なのは，研究経験よりも，観察力，問題把握力，先行研究についての知識である。創造的で鋭い洞察をもつ人が，研究のために独自の概念枠組みを構築することを妨げるものは何もない。その枠組みは，本格的な理論ではないかもしれないが，研究の問題をより広い視野で捉えるものでなければならない。

　理論構築の基礎となる知的プロセスは帰納的推論であり，特定の観察や事実から，より広い一般化へと推論することである。帰納的プロセスでは，経験したことや学んだことを系統的な枠組みに統合していく。量的研究の場合，帰納的プロセスで使用される観察に当たるものは，通常，他の研究からの知見である。このようにして変数間の関連のパターンが導き出されると，より厳密な検証を行うことができる理論の素地ができあがる。よって，枠組みの開発における最初のステップは，先行研究にしっかりと基づいた関連概念の一般化された枠組みをつくることである。

　ここでは，第4章で取り上げた研究課題の「がん患者のストレスに対するユーモアの効果は何か？」を例に考えてみよう（**Box 4-2**の問題記述を参照）。文献レビューを行うと，ユーモア，ソーシャルサポート，ストレス，コーピング，評価，免疫機能，神経内分泌機能などの概念と，さまざまな健康アウトカム（疼痛耐性，気分，抑うつ，健康状態，摂食・睡眠障害）の間に無数の複雑な関連が示唆されていることがわかる（例：Christie & Moore, 2005）。これらの関連の存在を示す研究エビデンスはかなりあるが，それらすべてがどのように適合するかは明らかではない。何が起こっているかという「地図」がないと，例えば，重要な変数をすべて測定できなかったり，適

切な分析ができなかったりするので，強力な研究をデザインするのは難しいだろう。また，ユーモア療法を考案することがゴールである場合，枠組みがなければ，強力な介入を開発することは難しいかもしれない。

　図6-2の概念図は，がん患者の健康アウトカムを改善するためのユーモア療法を検証する研究のために，パズルのピースを組み立てる試みを示したものである。このマップによると，ストレスは，本人の評価を通じて，直接的にも間接的にもがんの診断と治療の影響を受ける。その評価は，次に，患者のコーピングスキル，性格因子，および利用可能な社会的支援（それ自体が相互に関連している因子）によって影響を受ける。ストレスと生理学的機能（神経内分泌系および免疫系）には相互関連がある。

　図6-2には，まだユーモアの「ボックスbox」を入れていないことに注意しよう。ユーモアはどのように作用するのだろうか？　ユーモアが主に生理学的反応に直接的な効果をもたらすと考えるなら，ユーモアを一番下に配置し，ボックスから免疫および神経内分泌機能へと矢印を描くことになるだろう。しかし，ユーモアがストレスを軽減するのは，ユーモアが人のコーピングを助けるからかもしれない（すなわち，その効果は主に心理的なものと考える）。あるいは，ユーモアがその人の状況評価に影響を与えるのかもしれない。あるいは，看護師主導のユーモア療法がその効果を発揮するのは，それが主に社会的支援の一形態であるからかもしれない。それぞれの概念化によって，介入と研究のデザインは異なってくる。一例を挙げると，ユーモア療法が主に社会的支援の一形態と捉える場合，私たちは，ユーモアを取り入れるという特別なことせずに看護師が慰めるという替わりの介入（別の形の社会的支援）を行って，それと比較したいと考えるだろう。

　このように既存の研究に基づく帰納的な概念化は，研究の理論的根拠を提供する有用な手段である。もちろん，この例の研究課題は，McCainら（2005）の心理神経免疫学の枠組みのような，既存の概念の文脈で扱うことも可能だが，この例によって，独自の枠組みを開発することが，研究者の意思決定を助け，研究を強化することを理解し

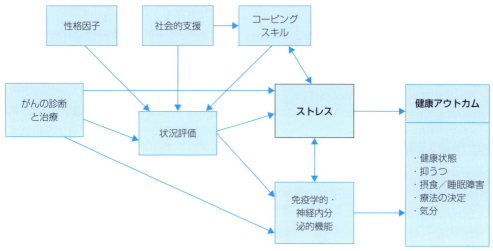

図6-2 がん患者におけるストレスと健康アウトカムの概念モデル

てほしい。Havenga ら（2014）は，モデル開発に関する追加のヒントを提供している。

ヒント

既存の理論や自分自身の帰納的な概念に基づく調査を始める前に，概念図を描くことを強く勧める。それは，モデル全体を正式に検証したり，報告書でモデルを発表したりする予定がない場合でも行ったほうがよい。このようなマップは，研究を計画する際の貴重な発見装置となる。

👉 新モデルの開発例

Hoffman ら（2017）は，肺がん患者に対するリハビリテーションプログラムを開発し，検証した。介入は，移行ケアモデルと症状自己管理理論の2つの理論を統合した彼ら独自のモデルに基づいて行われた。

研究報告の枠組みの批判的評価

発表された研究報告の理論的背景を批判的に評価することは，かなり困難なことだが，いくつかの示唆を示す。

グラウンデッド・セオリーが構築され発表される質的研究においては，提案された理論に反論するための十分な情報が提供されないことが多いだろう。しかし，その理論が論理的か，概念化が洞察に富んでいるか，それを支持するエビデンスに説得力があるかを評価することはできる。現象学的な研究では，研究者が研究の哲学的な基盤に言及しているか確認する必要がある。研究者は，研究の基盤となった現象学の哲学について簡潔に説明する必要がある。

あなたは，さまざまな理論やモデルに精通しているわけではないだろうから，量的研究報告の理論的枠組みをクリティークすることも困難かもしれない。量的研究の概念的な基盤を評価するためのいくつかの提案を，以下の議論とBox 6-2 で提供する。

最初の作業は，その研究が実際に理論的または概念的な枠組みをもっているかどうかを判断することである。もし，理論やモデル，あるいは枠組みについて言及がない場合，ないことで研究の質が損なわれるのかを検討する必要がある。場合によっては，研究が実用主義的であるため理論が必要ないこともある。しかし，複雑な介入を評価したり，仮説を検証したりするような研究において，正式に理論的枠組みや根拠が述べられていないのであれば，その研究は概念的に曖昧であることを示唆している。

研究に明確な枠組みがある場合，その枠組みが適切かどうかを問う必要がある。研究者が特定の理論を使用することに異議を唱えることはできな

第6章　理論的枠組み　　121

Box 6-2　研究論文における理論的・概念的枠組みを批判的に評価するためのガイドライン

1. 報告には，研究のための明確な理論的・概念的枠組みが記述されているか？　そうでない場合，枠組みがないことで研究の有用性や意義が損なわれていないか？
2. 報告は，読者が研究の概念的根拠を理解できるように，理論やモデルの主要な特徴を適切に記述していたか？
3. その理論やモデルは研究問題に適合しているか？　より適切な他の枠組みはなかったか？
4. 介入がある場合，その介入が望ましい結果をもたらすためにどのように「働く work」と期待されるかについて，説得力のある理論的根拠または理由があったか？
5. 理論やモデルは，仮説を生み出すための基盤として使われたのか，それとも系統的枠組みや解釈の枠組みとして使われたのか？　それは適切だったか？
6. 研究問題や仮説(もしあれば)は枠組みから自然に導かれたか，あるいは問題と枠組みとの間に無理のある関連性が見られるか？　理論からの推論は論理的であったか？
7. 概念は適切に定義されたか，理論と整合する方法で定義されたか？　介入があった場合，介入の構成要素は理論に合致していたか？
8. その枠組みは，看護の概念モデル，または看護師が開発したモデルに基づいているか？　他の分野から借用したものである場合，その使用には十分な正当性があるか？
9. 枠組みは研究方法の指針となったか？　例えば，質的研究であれば，適切な研究方法が用いられたか？　量的研究の場合，操作的定義は概念的定義と一致したか？
10. 研究者は，考察において，研究結果を枠組みに結び付けたか？　結果は枠組みをサポートするものだったか，あるいは挑戦するものだったか？　結果は，枠組みの文脈の中で解釈されたか？

いかもしれないが，研究問題と理論の関連性が確かであるかどうかを評価することはできる。研究者は，使用した枠組に説得力のある根拠を示したか？　仮説は理論から導かれたものか？　結果は理論の検証に貢献するか？　著者は枠組みの文脈の中で結果を解釈したか？　このような質問に対する答えが「いいえ」であれば，研究の概念的根拠がどのように改善されうるかを明確にできないとしても，研究の枠組みを批判する根拠となるかもしれない。

研究例

　本章では，さまざまな概念モデルや理論モデルに基づいた研究に触れてきた。この節では，看護研究論文から，理論と研究の関連性をより詳細に示す例として，量的研究と質的研究の2つを紹介する。

量的研究の例：ヘルスプロモーションモデル
研究タイトル：妊婦の信仰心と健康増進行動の関係(Cyphers et al., 2017)

目的：本研究の目的は，妊産婦支援センターにおける女性の信仰心と健康増進行動の関係を検討することである。

理論枠組み：ヘルスプロモーションモデル(HPM，**図 6-1**)は，本研究の指針となる枠組みであった。「HPM は，期待−価値理論と社会的認知理論に基づいた中範囲理論であり，健康増進行動を探索するための包括的かつ多次元的な枠組みを提供する。信仰心は，これまでHPM で研究されてこなかったが，信仰心は個人的な因子と考えられるため，この研究に含まれた」(Cyphers et al., 2017, p. 1430)。

方法：本研究は，ペンシルベニア州東部で実施された。研究者は，PRC を訪れた 86 人の妊婦を標本抽出した。PRC は，キリスト教の信仰に基づくケアを提供するコミュニティセンターである。研究参加者は，PRC の個室で無記名の質問紙に記入した。質問紙によって，妊娠の意図，信仰心，健康増進行動，PRC で利用したサービス，属性に関するデータが集められた。

主な知見：研究者は，センターでより多くのクラスに出席している女性ほど，健康増進行動の頻度が高いことを見出した。信仰心，宗教行事への参加，「神に身を委ねることへの満足度」の尺度得点も，健康増進行動の得点の高さと関連していることがわかった。これらの変数には，Pender のモデルでいう個人的要因，行動特有の認知，対人的要因が含まれていた。

質的研究の例：グラウンデッド・セオリー

研究タイトル：黄色いレンガ道をたどれ[訳注1]—幹細胞移植後の思春期・若年成人による自己管理（Morrison et al., 2018）

目的：本研究の目的は，思春期・若年成人が幹細胞移植後のケアを管理するために用いるプロセスを理解し，自己管理の促進要因，障壁，プロセス，および行動を探索することであった。

理論的枠組み：思春期・若年成人が自分のケアを管理する際に用いる心理社会的プロセスを探索するために，グラウンデッド・セオリー・アプローチが選択された。著者らは，「グラウンデッド・セオリーは，複雑な社会的・心理的行動やプロセスを研究するための理想的な方法論である。集められたデータは，参加者の見解，行動，意図，感情，生活構造，そしてそれらが生まれている文脈を含む豊かで詳細なものである」（Morrison et al., 2018, p.348）と述べている。

方法：13歳から25歳の間に幹細胞移植を受けた17名の思春期・若年成人（AYA）に対して詳細なインタビューを行いデータを収集した。また，移植後のAYAのケアについて理解を深めるため，参加者のうち13名の介護者にもインタビューを行った。インタビューは約1時間行われ，デジタル録音され，分析のために書き起こされた。データ収集とデータ分析は同時に行われ，データの飽和が起こるまでデータ収集が続けられた。

主な知見：AYAと介護者のインタビューデータを統合し，帰納的に発展させ，1つの枠組みを

訳注1：黄色いレンガ道は『オズの魔法使い』に出てくる道で幸福への道の意味。

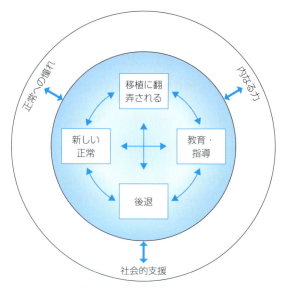

図6-3　思春期・若年成人の幹細胞移植後の自己管理プロセスに関するグラウンデッド・セオリー

プロセスは，「移植に翻弄される」から始まり，サイクルを経て進行する。それは，逆戻りせずに新しい正常な状態に進むこともあれば，別の段階に逆戻りしてサイクルを繰り返すこともある。正常への憧れ，内なる力，社会的支援が，社会的認知理論（SCT）とセルフマネジメントに影響を与え，また影響を受ける。

〔Morrison C., Martsolf D., Borich A., Coleman K., Ramirez P., Wehrkamp N., Pai A. (2018). Follow the yellow brick road: Self-management by adolescents and young adults after a stem cell transplant. *Cancer Nursing, 41*, 347-358. より許可を得て転載〕

構築した。研究チームによる理論的なブレインストーミングが完了した後，『オズの魔法使い』のドロシーの旅の比喩が適用された。図6-3は，その枠組みを図式化したものである。主なコンセプトは，「移植に翻弄される」（竜巻），「教育と指導」（黄色いレンガ道），「内なる力」（偉大で強力なオズ）である。

🖌 要点

- 質の高い研究には，**概念の統合**が必要であり，その一側面は，研究の理論的根拠を明確にすることである。研究者は，研究の基盤となる理論，モデル，枠組みを明確にすることで，研究の概念の明瞭さを論証する。
- **理論** theory とは，現象を広く特徴付けるものである。古典的な定義によれば，理論とは現象

間の関係を体系的に説明する抽象的な一般化である。記述理論 descriptive theory とは，ある現象を徹底的に記述する理論である。

- 概念とは，理論の基本的な構成要素である。古典的な定義によれば理論は，概念間の相互関連に関する命題から成り立っており，そこから新しい陳述（仮説）を推論できるような論理体系である。

- 大理論 grand theories（広範囲理論）は，人間の経験の大部分を描写しようとするものである。中範囲理論 middle-range theories（例：PenderのHPM）は，特定の現象（例：ストレス，病気における不確実性）を扱ったものである。

- 概念は概念モデル conceptual models の基本要素でもあるが，論理的に整理された演繹的システムによって関連付けられているわけではない。概念モデルは，理論と同様，看護学研究にストーリーを与えるものである。

- 研究における理論やモデルの目標は，知見を意味のあるものにし，知識を一貫したシステムに統合し，新しい研究を刺激し，現象やそれらの間の関係を説明することである。

- 図式モデル schematic models（または概念図 conceptual map）とは，現象とその相互関係を，記号や図，最小限の言葉を使って，理論に基づき視覚的に表現したものである。

- 枠組み framework とは，研究の概念的な裏付けであり，包括的な根拠や重要な概念の概念的定義を含む。質的研究では，枠組みはしばしば異なる研究の流儀から生まれている。

- 看護の概念モデルや大理論が複数開発されている。看護モデルの中心的な概念は，人間，環境，健康，看護である。研究者によって使用される看護の2つの主要な概念モデルは，Royの適応モデル Adaptation Model と Orem のセルフケア不足理論 Self-Care Deficit Theory である。

- 看護研究者が使用する他分野のモデルには，Bandura の社会的認知理論 Social Cognitive Theory，Prochaska のトランスセオレティカルモデル Transtheoretical Model，Becker のヘルスビリーフモデル Health Belief Model などがある。

- いくつかの質的研究の伝統（例：現象学）では，研究者は，研究対象の現象に関する既存の具体理論 substantive theories を避けているが，研究の流儀に関連する豊かな理論的裏付けがある。

- 質的研究者の中には，特に帰納的なプロセスを通じて研究中の現象をデータに基づいて説明するグラウンデッド・セオリーを開発しようとする人もいる。

- 古典的な理論の活用では，研究者は既存の理論から推測される仮説を検証する。新たな傾向として，理論に基づいた介入を検証することが挙げられる。

- 質的研究でも量的研究でも，研究者は理論やモデルを系統的枠組みや解釈のツールとして使うことがある。

- 研究者は，問題を設定し，研究をデザインし，それから概念的枠組みを探すことがある。このように，事後的に枠組みを選択することは，通常，特定の理論を系統的に適用することよりも説得力が低いことがある。

- 正式な理論がない場合でも，量的研究者は先行研究から得られた知見を帰納的にまとめ，方法論的・概念的な方向付けを提供する概念枠組みを構築できる。

文献

Ajzen, I.（2005）. *Attitudes, personality and behavior*（2nd ed.）. New York：McGraw Hill.

Alligood, M. R.（2018）. *Nursing theorists and their work*（9th ed.）. St. Louis, MO：Elsevier.

Bandura, A.（1997）. *Self-efficacy：The exercise of control*. New York：W. H. Freeman.

Bandura, A.（2001）. Social cognitive theory：An agentic perspective. *Annual Review of Psychology*, 52, 1–26.

Beck, C. T.（2012）. Exemplar：Teetering on the edge：A second grounded theory modification. In Munhall, P. L.（Ed.）, *Nursing research：A qualitative perspective*（5th ed.）（pp. 257–284）. Sudbury, MA：Jones & Bartlett Learning.

Becker, M.（1978）. The health belief model and sick role behavior. *Nursing Digest, 6*, 35–40.

Bergdahl, E., & Berterö, C.（2016）. Concept analysis and the building blocks of theory：Misconceptions regarding theory development. *Journal of Advanced Nursing, 72*, 2558–2566.

Blumer, H.（1986）. *Symbolic interactionism：Perspective and method*. Berkeley：University of California Press.

Butts, J., & Rich, K.（2018）. *Philosophies and theories for advanced nursing practice*（3rd ed.）. Burlington, MA：Jones & Bartlett.

Chinn, P., & Kramer, M.（2018）. *Knowledge development in nursing：Theory and process*（10th ed.）. St. Louis：Mosby.

Christie, W., & Moore, C.（2005）. The impact of humor on patients with cancer. *Clinical Journal of Oncology Nursing, 9*, 211-218.

Conn, V. S., Rantz, M. J., Wipke-Tevis, D. D., & Maas, M. L.（2001）. Designing effective nursing interventions. *Research in Nursing & Health, 24*, 433-442.

Cyphers, N., Clements, A., & Lindseth, G.（2017）. The relationship between religiosity and health-promoting behaviors in pregnant women. *Western Journal of Nursing Research, 39*, 1429-1446.

Dodd, M., Janson, S., Facione, N., Fawcett, J., Froelicher, E. S., Humphreys, J., ... Taylor, D.（2001）. Advancing the science of symptom management. *Journal of Advanced Nursing, 33*, 668-676.

Eren Fidanci, B., Akbayrak, N., & Arslan, F.（2017）. Assessment of a health promotion model on obese Turkish children. *Journal of Nursing Research, 25*, 436-446.

Fawcett, J., & DeSanto-Madeya, S.（2013）. *Contemporary nursing knowledge: Analysis and evaluation of nursing models and theories*（3rd ed.）. Philadelphia: F. A. Davis Company.

Fishbein, M., & Ajzen, I.（2010）. *Predicting and changing behavior: The reasoned action approach*. New York, NY: Psychology Press.

Frank, C., Schroeter, K., & Shaw, C.（2017）. Addressing traumatic stress in the acute traumatically injured patient. *Journal of Trauma Nursing, 24*, 78-84.

Girardon-Perlini, N., & Ângelo, M.（2017）. The experience of rural families in the face of cancer. *Revista Brasileira Enfermagem, 70*, 550-557.

Havenga, Y., Poggenpoel, M., & Myburgh, C.（2014）. Developing a model: An illustration. *Nursing Science Quarterly, 27*, 149-156.

Hoffman, A., Brintnall, R., Given, B., von Eye, A., Jones, L., & Brown, J.（2017）. Using perceived self-efficacy to improve fatigue and fatigability in postsurgical lung cancer patients. *Cancer Nursing, 40*, 1-12.

Kolcaba, K.（2003）. *Comfort theory and practice*. New York: Springer Publishing Co.

McCain, N. L., Gray, D. P., Walter, J. M., & Robins, J.（2005）. Implementing a comprehensive approach to the study of health dynamics using the psychoimmunology paradigm. *Advances in Nursing Science, 28*, 320-332.

Meleis, A. I., Sawyer, L. M., Im, E., Hilfinger Messias, D., & Schumacher, K.（2000）. Experiencing transitions: An emerging middle-range theory. *Advances in Nursing Science, 23*, 12-28.

Michie, S., Johnston, M., Abraham, C., Lawton, R., Parker, S., & Walker, A.（2005）. Making psychological theory useful for implementing evidence-based practice: A consensus approach. *Quality & Safety in Health Care, 14*, 26-33.

Mishel, M. H.（1990）. Reconceptualization of the uncertainty in illness theory. *Image: Journal of Nursing Scholarship, 22*, 256-262.

Mollohan, E. A.（2018）. Dietary culture: A concept analysis. *Advances in Nursing Science, 41*, E1-E12.

Morrison, C., Martsolf, D., Borich, A., Coleman, K., Ramirez, P., Wehrkamp, N., ... Pai, A.（2018）. Follow the yellow brick road: Self-management by adolescents and young adults after a stem cell transplant. *Cancer Nursing, 41*, 347-358.

Morse, J. M.（2002）. Theory innocent or theory smart? *Qualitative Health Research, 12*, 295-296.

Morse, J. M.（2004）. Constructing qualitatively derived theory. *Qualitative Health Research, 14*, 1387-1395.

Morse, J. M.（2017）. *Analyzing and conceptualizing the theoretical foundations of nursing*. New York: Springer Publishing Company.

Murdaugh, C., Parsons, M. A., & Pender, N. J.（2019）. *Health promotion in nursing practice*（8th ed.）. Upper Saddle River, NJ: Pearson.

Orem, D., Taylor, S., Renpenning, K., & Eisenhandler, S.（2003）. *Self-care theory in nursing: Selected papers of Dorothea Orem*. New York: Springer.

Parse, R. R.（2014）. *The humanbecoming paradigm: A transformational worldview*. Pittsburgh, PA: A Discovery International Publication.

Peplau, H. E.（1997）. Peplau's theory of interpersonal relations. *Nursing Science Quarterly, 10*, 162-167.

Peterson, S. J., & Bredow, T. S.（2017）. *Middle range theories: Applications to nursing research*（4th ed.）. Philadelphia: Lippincott Williams & Wilkins.

Prochaska, J. O., Redding, C. A., & Evers, K. E.（2002）. The transtheoretical model and stages of changes. In Lewis, F. M.（Ed.）, *Health behavior and health education: Theory, research and practice*（pp. 99-120）. San Francisco: Jossey Bass.

Prochaska, J. O., & Velicer, W. F.（1997）. The transtheoretical model of health behavior change. *American Journal of Health Promotion, 12*, 38-48.

Rakhshkhorshid, M., Navaee, M., Nouri, N., & Safarzaii, F.（2018）. The association of health literacy with breast cancer knowledge, perception and screening behavior. *European Journal of Breast Health, 14*, 144-147.

Reed, P. G.（1991）. Toward a nursing theory of self-transcendence. *Advances in Nursing Science, 13*, 64-77.

Rodgers, B., & Knafl, K., (Eds.).（2000）. *Concept development in nursing: Foundations, techniques, and applications*（2nd ed.）. Philadelphia: Saunders.

Roy, C., Sr., & Andrews, H.（2009）. *The Roy adaptation model*（3rd ed.）. Upper Saddle River, NJ: Pearson.

Sandelowski, M.（1993）. Theory unmasked: The uses and guises of theory in qualitative research. *Research in Nursing & Health, 16*, 213-218.

Shi, Y., Yang, D., Chen, S., Wang, S., Li, H., Ying, J., ... Sun, J.（2019）. Factors influencing patient delay in individuals with haemorrhoids: A study based on theory of planned behavior and common sense model. *Journal of Advanced Nursing, 75*（5）, 1018-1028.

Shun, S., Chou, Y., Chen, C., & Yang, J.（2018）. Change of uncertainty in illness and unmet care needs in patients with recurrent hepatocellular carcinoma during active treatment. *Cancer Nursing, 41*, 279-289.

Smith, M. J., & Liehr, P.（2018）. Middle-range theory for nursing（4th ed.）. New York, NY: Springer Publishing Co.

Smith, M. C., & Parker, M.（2015）. *Nursing theories and nursing practice*（4th ed.）. Philadelphia: F.A. Davis.

Staffileno, B., Tangney, C., & Fogg, L.（2018）. Favorable outcomes using an eHealth approach to promote physical activity and nutrition among you African American women. *Journal of Cardiovascular Disease, 33*, 62-71.

Swanson, K. M.（1991）. Empirical development of a middle-range theory of caring. *Nursing Research, 40*, 161-166.

Treadwell, A. A.（2017）. Examining depression in patients on dialysis. *Nephrology Nursing Journal, 44*, 295-307.

Walker, L. O., & Avant, K. C.（2019）. *Strategies for theory construction in nursing*（6th ed.）. Upper Saddle River, NJ: Prentice Hall.

Wen, S., Li, J., Wang, A., Lv, M., Li, H., Lu, Y., & Zhang, J.

（2019）. Effects of transtheoretical-model-based intervention on the self-management of patients with an ostomy: A randomised controlled trial. *Journal of Clinical Nursing, 28*(9-10), 1936-1951.

Worawong, C., Borden, M. J., Cooper, K. Perez, O., & Lauver, D.（2018）. Evaluation of a person-centered, theory-based intervention to promote health behaviors. *Nursing Research, 67,* 6-15.

第7章 看護研究における倫理

人や動物を対象とした研究は，倫理観をもって行わなければならない。倫理を尊重することは，時に厳密なエビデンスを生み出すという研究の目標に反することがあり，困難なものとなりえる。この章では，研究を行う際の主要な倫理原則について説明する。

倫理と研究

研究参加者に対して倫理的な行動をとる義務があることは当然のことと思われるかもしれないが，必ずしも遵守されてきたわけではない。倫理的な違反の歴史的な例はたくさんある。

■ 倫理綱領

科学の名の下に行われる人権侵害は，さまざまな倫理綱領 codes of ethics を生み出すきっかけとなった。『ニュルンベルク綱領』は，ナチスの犯罪がニュルンベルク裁判で公になった後に策定されたもので，倫理的基準を確立するための国際的な取り組みであった。また，人体実験に関する倫理原則を定めた『ヘルシンキ宣言』は 1964 年に世界医師会により採択され，直近では 2013 年に改訂された。

ほとんどの分野(例：心理学，医学)では，独自の倫理綱領を定めている。看護学では，米国看護師協会(ANA)が『看護研究の実施，普及，実装における倫理的ガイドライン』を発行した(Silva, 1995)。2015 年を「倫理年」と宣言した ANA は，看護研究者に適用される原則を盛り込んだ文書『看護師の解釈指針付き倫理綱領』の改訂版を発表した。カナダでは，カナダ看護師協会が 2017 年に『登録看護師のための倫理的研究ガイドライン』の改訂版を発表した。オーストラリアでは，3 つの看護団体が共同で『オーストラリア

における看護師の倫理綱領』(2018)を作成した。さらに，国際看護師協会(ICN)が『ICN 看護師の倫理綱領』を策定し，直近では 2012 年に改訂された。

■ 研究参加者の保護に関する政府規制

世界中の政府は資金提供を行い，倫理原則を遵守するためのルールを定めている。例えば，カナダ保健省は『三審議会方針声明：人を対象とする研究の倫理的行動』を作成した。これは，あらゆる種類の研究において研究参加者を保護するためのガイドラインとして作成され，直近では 2014 年に改訂された。オーストラリアでは，国立保健医療研究評議会が『人の研究における倫理的行動に関する国家声明』を発表し，2018 年に更新された。

米国では，1978 年に生物医学・行動学研究の被験者保護に関する国家委員会が倫理綱領を採択した。同委員会は，多くの規律ガイドラインのモデルとなった『ベルモントレポート』を発表している。国立看護研究所(NINR)が助成する研究など，米国政府が出資する研究に影響する規制は，ベルモントレポートに基づいている。米国保健社会福祉省(DHHS)は，連邦規則集 Code of Federal Regulations のタイトル 45 パート 46(45 CFR 46)として体系化された倫理規則を発行している。これらの規則は，直近では 2018 年に改訂された。

■ 研究実施における倫理的なジレンマ

倫理原則に反する研究が残酷な目的で行われることはほとんどなく，むしろ，得られる知識が長期的に有益であるという確信を反映している。しかし，参加者の権利と研究の要求が真っ向から対立し，研究者にとって倫理的ジレンマとなる状況も存在する。ここでは，研究の厳密さの探求と倫

理的配慮が衝突する研究問題の例を紹介する。

1. **リサーチクエスチョン**：新しい薬はパーキンソン病患者の運動能力を改善するか？
倫理的ジレンマ：介入の効果を検証する最善の方法は，一部の参加者には介入を行い，他の参加者には介入を行わず，群間で差が現れるかどうかを確認することである。しかし，介入が未試験の場合（例：新薬），介入を受けるグループは潜在的に危険な副作用にさらされる可能性がある。一方，薬物を投与されない群では有益な療法を受けられない可能性がある。

2. **リサーチクエスチョン**：集中治療室（ICU）において，男性患者と女性患者のケアに対して，看護師は同じように共感的であるか？
倫理的ジレンマ：倫理的には，参加者が研究での自分の役割を認識していることが求められる。しかし，研究者が参加者である看護師に，ICU の男性患者と女性患者の治療における共感性が調査されることを知らせた場合，彼らの行動は「通常」のままだろうか？ 研究観察者がいることがわかっているために看護師の普段の行動が変わってしまうとしたら，誤った結果が導かれてしまうだろう。

3. **リサーチクエスチョン**：子どもが終末期を迎えた場合，親はどのようにコーピングするのか？
倫理的ジレンマ：この問いに答えるために，研究者は傷つきやすい時期の親の心理状態を探索する必要があるかもしれない。そのような探索は苦痛やトラウマになるかもしれない。しかし，両親のコーピングメカニズムを知ることは，両親のストレスや悲しみを効果的に抑える方法を検討するのに役立つかもしれない。

4. **リサーチクエスチョン**：アルツハイマー病の親を介護する成人した子どもは，日々のストレスにどのように適応していくのか？
倫理的ジレンマ：特に質的研究において，研究者は参加者と親しくなり，「秘密」や特別な情報を共有するかもしれない。インタビューが自白になることもあり，時には見苦しい行為や違法行為について語られるかもしれない。例として，ある女性が母親への身体的虐待を認めたとしたら，研究者は守秘義務を損なわずにその情報に対応できる

だろうか？ また，研究者がその情報を当局に提供するならば，守秘義務を誠実に果たすことができるだろうか？

これらの例が示すように，研究者は時に窮地に立たされる。良いエビデンスを構築したいが，人権も守らなければならない。また，看護師である研究者が，研究者として期待される行動と看護師として期待される行動の利害が衝突する状態となる場合にも，ジレンマが生じる（例：患者への援助のために研究プロトコルから外れるなど）。このようなジレンマがあるからこそ，研究者の取り組みを支援するために倫理綱領が策定されたのである。

研究参加者を保護するための倫理原則

『ベルモントレポート』は，米国における研究倫理行動基準の基礎となる3つの広範な原則，すなわち善行，人間の尊厳の尊重，正義を明文化したものである。ここでは，これらの原則について簡単に説明した後，これらの原則を遵守するための手続きについて説明する。

■ 善行

善行 beneficence は，利益の最大と害の最小化を研究者に義務付けるものである。人を対象とする研究は，参加者またはより一般的な人々に対して利益をもたらすことを意図して行われるべきである。この原則はさまざまな側面を含んでいる。

> **ヒント**
>
> 患者や一般市民がリサーチクエスチョンやプロトコルの作成に参加するようになったことは，研究実施における倫理的なアプローチとみなされている。Domecq ら（2014）が指摘したように，「研究プロセスの『民主化』の表れとして，患者が研究に参加するための重要な倫理的規程が存在する」（Domecq et al., 2014, p. 1）のである。

害や不快を被らない権利

研究者は，人を対象とした研究において，危害を回避，防止，または最小限におさえる責務（**無危害の原則**）を負っている。参加者は害や不快の不必要なリスクにさらされるべきではなく，その参加は社会的に重要な目的を達成するために不可欠なものでなければならない。人を対象とした研究において，**害や不快**は，身体的なもの（例：怪我，疲労），感情的なもの（例：ストレス，恐怖），社会的なもの（例：社会的サポートの減少），経済的なもの（例：賃金の損失）などが考えられる。倫理的な研究者は，それが一時的なものであっても，あらゆる種類の害や不快を最小限にするための戦略を用いなければならない。

研究は，特に潜在的に危険な手法を用いる場合，有資格者によって実施されるべきである。研究を継続することで参加者に傷害を与えたり，過度の苦痛を与えたりすることになると思われる場合には，研究を中止するのが倫理的である。新しい治療法や薬剤を検証する場合，事前に動物や組織培養を用いた実験を行うことが望まれる。

人を身体的危害から守ることは簡単明瞭かもしれないが，心理的な影響はしばしばわかりにくいものである。例えば，参加者は個人的な弱点，恐れ，心配事について質問されるかもしれない。そのような質問によって，非常に個人的な情報が明らかになってしまうかもしれない。重要なのは，質問を控えることではなく，人々の心に踏み込んでしまうことに配慮することである。

個人的なことを深く探索することが多い質的研究においては，より繊細な配慮が必要となるかもしれない。参加者がこれまで抑圧してきた深層の不安を，広範な探索によって露呈させるかもしれない。質的研究者は，潜在的な倫理的課題を予期して十分な配慮をする必要がある。

搾取から守られる権利

研究への参加によって，参加者を不利な状況や損害にさらしてはならない。参加者は，自分の参加や提供した情報が，自分にとって不利にならないことを保証される必要がある。例えば，違法な薬物使用を打ち明ける人に，犯罪取締当局に発覚する恐れを感じさせてはならない。

研究参加者は，研究者と特別な関係を築くが，この関係を決して悪用してはならない。搾取は，あからさまで悪質なもの（例：性的搾取，提供された血液の商業利用）もあるが，もっとわかりにくいものもある。例えば，30分の時間を必要とする研究に参加することに同意した人が，実際には2時間拘束されたとする。このような場合，研究者は研究者と参加者という関係を悪用したと非難されるかもしれない。

看護研究者は，研究者と患者の関係に加えて，看護師と患者という関係をもつことがあるため，その絆を悪用しないよう特別な配慮が必要である。患者が研究参加に同意するのは，研究者の役割を**研究者**としてではなく**看護師**と捉えた結果かもしれない。

質的研究においては，研究が進むにつれて研究者と参加者の心理的距離が縮まることが多い。疑似的な治療関係が生まれることも珍しくなく，搾取が偶然に起こるリスクが高まる（Eide & Kahn, 2008）。一方で，質的研究者は，量的研究者よりも，単に害を与えないだけではなく，**善を行う**，むしろ良い立場にあることが多い。

☞ 治療的研究の体験談の例

Beck ら（2015）の認定看護助産師の二次的トラウマストレスに関する研究の参加者の中には，自分が立ち会ったトラウマ的な出産について書くことが自分にとって治療的であると語った人がいる。ある参加者は，「私たちが受けるトラウマ的な体験に対して，患者や同僚がほとんど敬意を払わないのは興味深い。この研究で自分の経験を書き出すことができ，実際にこのテーマを研究することに興味をもつ研究者がいることは，癒しになります」と書いている。

■ 人間の尊厳の尊重

人間の尊厳の尊重は，『ベルモントレポート』の2番目の倫理原則である。この原則には，自己決定の権利と完全な情報開示を受ける権利が含まれている。

自己決定の権利

　人間は自律した存在として扱われるべきである。自己決定とは，参加予定者が不利益な治療/療法を受けるリスクなしに，自発的に研究に参加するかどうかを決定できることを意味する。また，質問する権利，情報提供を拒否する権利，研究への参加を中止する権利も有していることを意味する。

　自己決定の権利には，強制されないことも含まれる。強制とは，研究に参加しなかった場合の罰則の脅しや，参加に同意した場合の過度な報酬が含まれる。看護師と患者の関係でよくあるように，研究者が参加候補者に対して権威や影響力をもつ立場にある場合，強制から人を守るには十分な配慮が必要である。強制の問題は，事前に確立された関係性がない場合でも，精査が必要な場合がある。例えば，経済的に恵まれないグループ（例：ホームレス）の参加を促すために提供される手厚い金銭的報奨（または手当）は，参加予定者に協力を迫る可能性があるため，軽い強制と見なされるかもしれない。

完全な情報開示を受ける権利

　研究参加について，自発的に決定するためには，完全な情報開示が必要である。完全な情報開示とは，研究内容，参加を拒否する権利，研究者の責任，起こりうるリスクと利益などを研究者が十分に説明していることを意味する。自己決定の権利と完全な情報開示を受ける権利は，本章で後述する**インフォームド・コンセント**の2つの重要な要素である。

　しかし，完全な情報開示は，バイアスや標本抽出の問題を生じさせる可能性がある。例えば，欠席率の高い高校生は，出席率の高い学生よりも薬物乱用者になる可能性が高いという仮説を検証するとしよう。対象者に接触し，研究の目的を十分に説明しても，ある生徒たちは参加を拒否するだろうし，不参加は選択的なものになる。さらに，リサーチクエスチョンを知ることで，参加した学生が率直な反応を示さなくなる可能性もある。このような状況では，完全な情報開示は研究を台無しにする可能性がある。

　このような状況で時々使われるテクニックが，秘密データ収集（隠蔽）であり，これは参加者の知識や同意なしにデータを収集することである。例えば，研究者が実際の環境において，人々の行動を観察したいが，それを公然と行うと，興味のある行動に影響を与えることが懸念される場合は，このようなことが起こるかもしれない。研究者は，隠しカメラを使用して撮影したり，他の活動に従事しているふりをしながら観察するなど，秘密裏に情報を収集することを選択するかもしれない。リスクが無視できるレベルで，参加者のプライバシーの権利が侵害されていない場合，秘密データ収集は場合によっては容認されるかもしれない。秘密データ収集は，薬物使用や性行動など，人々の行動のセンシティブな面に焦点を当てた研究である場合には倫理的に許容されがたい。

　もっと議論を呼びそうな手法は，研究についての情報を意図的に隠したり，参加者に虚偽の情報を提供したりする欺瞞である。例えば，高校生の薬物使用に関する研究では，生徒の健康習慣に関する研究と表現することがあるが，これはやや誤った情報である。

　欺瞞と隠蔽は，参加に伴う不利益と利益について十分情報を得たうえで意思決定をする権利を妨げるため，倫理的に問題がある。ごまかしは決して正当化されないと主張する者もいる。一方で，参加者へのリスクがほとんどない研究であり，社会への利益が期待される場合は，妥当性を高めるために，ごまかしが正当化される場合があると考える者もいる。

　また，電子コミュニケーション時代の課題として，インターネット上でのデータ収集が挙げられる。例えば，ソーシャルメディアに投稿されたメッセージの内容を分析する研究者がいる。このようなメッセージを，許可やインフォームド・コンセントなしに研究データとして扱ってよいのかどうかが問題になっている。研究者の中には，電子的に投稿されたメッセージは公共に帰したものであり，研究目的のために同意なしに利用できると考える者もいる。しかし，ネットワーク上の仮想空間での研究にも標準的な倫理規則が適用されるべきであり，研究者は「仮想」コミュニティに参加する人々の権利を慎重に保護しなければならないと考える研究者もいる。インターネット上で

のヘルスリサーチの倫理的な実施に関するガイダンスは，Ellett ら（2004）および Heilferty（2011）により提供されている。

■ 正義

『ベルモントレポート』で明示された 3 つ目の原則は，正義に関するものであり，これには公正な処遇を受ける権利とプライバシーの権利がある。

公正な処遇を受ける権利

正義の一側面は，研究の利益と負担の公平性である。参加者の選定は，弱い立場にあるかどうかではなく，研究の必要性に基づいて行われるべきである。参加者の選定は歴史的に重要な倫理的問題であり，研究者は社会的地位の低い人々（例：囚人）を参加者として選ぶことがあった。正義の原則は，自らの利益を守ることができない人々（例：死にゆく患者）が搾取されないようにするために，研究者に特別な義務を課している。

また，分配の正義は，研究から利益を得る可能性のある個人や集団を差別してはならないという義務を課している。1980 年代から 1990 年代にかけて，米国では多くの臨床研究において，女性やマイノリティが不当に排除されていることが明らかになった。そのため，国立衛生研究所（NIH）から助成を受けようとする研究者には，女性やマイノリティを参加者として含めることを求める規則が公布された。また，この規則では，臨床介入に効果の違いがあるかどうか（例：男性と女性で効果が異なるかどうか）を検討するよう研究者に求めているが，これは必ずしも遵守されていない（Polit & Beck, 2009, 2013）。

公正な処遇を受ける原則は，参加者の選択以外の問題も含んでいる。公正な処遇の権利とは，研究者が参加を拒否する（または研究の中止を申し出る）人々を偏見のない方法で扱うこと，参加者との合意のすべてを尊重すること，異なる背景や文化をもつ人々の信念や生活様式を尊重する姿勢を示すこと，希望する説明を受けるために研究スタッフと連絡できるようにすること，そして参加者に対して常に丁寧かつ臨機応変に対応することなどを指す。

プライバシーの権利

人間を対象とした研究には，個人の生活へ立ち入ることが伴う。研究者は，研究が必要以上に生活に立ち入ったものにならないよう，また参加者のプライバシーが保たれるよう配慮する必要がある。参加者は，自分のデータが極秘に扱われることを望む権利を有する。

1996 年に医療保険の相互運用性と説明責任に関する法律 the Health Insurance Portability and Accountability Act（HIPAA）が成立し，患者の健康情報を保護するための連邦基準が明確にされてから，米国の医療界ではプライバシー問題が特に重要視されるようになった。この法律を受けて，米国保健社会福祉省は『個人健康情報のプライバシーに関する基準』を発表した。

> **ヒント**
>
> 本章では HIPAA 遵守に関連する情報を紹介するが，具体的な運営や方針についてはあなたの研究に関与する組織に確認する必要がある。ヘルスリサーチにおける HIPAA の意義についての情報ウェブサイトはこちら：https://privacyruleandresearch.nih.gov

---

研究参加者を保護するための手順

研究における基本的な倫理原則を理解したところで，それを遵守するための手順を理解しよう。

■ リスクと利益のアセスメント

研究者が参加者を保護するために用いる戦略の 1 つは，リスクと利益のアセスメントをすることである。このような評価は，研究参加による利益が，金銭的，身体的，感情的，または社会的なコストに見合うかどうか，すなわちリスクと利益の比率が許容できるかどうかを評価するために行われる。リスクと利益の概要は，参加することが最善の利益であるかどうかを評価できるよう，リクルートした個々の人々に通知されるべきである。Box 7-1 は，研究参加に伴う潜在的なリスクと利益をまとめたものである。

リスクと利益の比率は，参加者の個人的リスク

第7章 看護研究における倫理　131

Box 7-1　参加者に対する研究の潜在的な利益とリスク

参加者への主な潜在的な利益
- 他の方法では得られない，有益と思われる介入へのアクセス
- 親しみやすく，客観的な立場の人に相談できる安心感
- 内省や自己反省の機会，あるいは研究者との直接的な交流を通じた，自分自身や自分の状況についての知識の深まり
- 普段の生活からの脱却
- 情報提供が，同じような症状の人に役立つかもしれないという満足感
- 謝金やその他のインセンティブを通じた，金銭的または物質的な利益の直接的な享受

参加者への主な潜在的なリスク
- 予期せぬ副作用を含む身体的被害
- 不快感，疲労感，または退屈感
- 自己開示，内省，他人への不快感，反感へのおそれ，怒り，質問されることへの恥ずかしさなどの結果として生じる感情的苦痛
- 社会的リスク。例えば，スティグマのリスク，個人的関係への悪影響，地位の喪失など
- プライバシーの喪失
- 時間の浪費
- 金銭的コスト（例：交通費，育児費，休業補償など）

が社会的利益に見合うものであるかどうかを考慮する必要がある。一般的な指針としては，参加によるリスクの程度は，得られるエビデンスがもたらす潜在的な人道的利益を決して上回ってはならない。したがって，患者ケアを改善する可能性がある重要なテーマを選択することが，研究の倫理性を確保するための第一歩となる。この問題については，Gennaro（2014）が見事に述べている。

　すべての研究者は何らかのリスクを伴うが，リスクは時に小さなものである。最小限のリスクとは，日常生活や標準的な手法で遭遇するリスクを超えない程度のリスクと定義される。リスクが最小限でない場合，研究者はリスクを軽減し，利益を最大化するためにあらゆる手段を講じ，慎重に進めるべきである。

　量的研究においては，通常，研究のほとんどの詳細が事前に明らかにされているため，合理的に正確なリスクと利益を査定できる。しかし，質的研究は，通常，データを収集するにつれて発展していくため，最初にすべてのリスクを評価することは困難である。質的研究者は，研究期間中，潜在的なリスクに対して敏感であり続けなければならない。

👉 継続的な警戒とアセスメントを行う例

　Stormmorken ら（2017）は，ノルウェーで *Giardia lamblia* [訳注1] が発生した後の感染後疲労症候群（PIFS）の疾病経過に影響を与える因子について研究した。PIFS 患者へのインタビューは苦痛を伴う感情的反応を引き起こす可能性があるので，インタビュアーは感情的苦痛の兆候（例：泣くこと）に注意を怠らず，参加者にインタビューを中止したいかどうかを尋ねた。その結果，参加者は必ずと言っていいほど，「この病気とともに生きてきた自分の物語を完結させたいので」（Stormmorken et al., 2017, p. 6）と，インタビューの継続に同意してくれた。

　参加者にとっての潜在的な利益の1つは経済的なものである。参加予定者に提供される謝金が経済的利益を得る機会と捉えられることはほとんどないが，謝金が参加者の募集および参加継続を促進する有効な報奨であるというエビデンスは十分にある（Edwards et al., 2009）。金銭的な報奨は，

訳注1：消化管寄生虫鞭毛虫の一種で下痢等を引き起こす。

研究対象集団のリクルートが困難な場合，研究に時間や手間がかかる場合，あるいは参加者に研究関連の費用（例：育児費や交通費）がかかる場合に特に有効である。謝金は1ドルから数百ドルまで幅があるが，多くは25ドルから75ドルの範囲である。

> **ヒント**
>
> 　研究デザインの予想されるリスクと利益のバランスを評価する際，**あなた**が研究参加者ならどの程度快適に感じるかを検討するとよいだろう。

■ インフォームド・コンセントと参加者の承認

　参加者を保護するために特に重要な手続きは，インフォームド・コンセントを得ることである。**インフォームド・コンセント** informed consent とは，研究参加者が研究に関する十分な情報をもち，その情報を理解し，自発的に参加に同意したり辞退したりできることを意味する。本節では，インフォームド・コンセントを得るための手続きと，患者の健康情報へのアクセスに関するHIPAA規則を遵守するための手続きについて説明する。

インフォームド・コンセントの内容

　十分なインフォームド・コンセントにおいては，一般的に参加者に以下の情報を伝えることになっている。

1. **参加者の立場**：参加予定者は，**研究**と通常の**療法**の違いを理解する必要がある。参加者には，どのヘルスケア活動がルーチンで，どの活動が研究のために特別に実施されるかを知らせるべきである。また，提供されたデータが研究目的で使用されることを伝えるべきである。
2. **研究目標**：研究の全体的な目標を，専門用語ではなく，平易な言葉で説明すべきである。データの用途についても説明すべきである。
3. **データの種類**：参加予定者には，どのような種類のデータ（例：自己報告，臨床検査）が収集されるかを伝えるべきである。
4. **手順**：参加予定者には，データ収集の手順と，新しい療法に関する手順の説明を行うべきである。
5. **依頼事項の内容**：参加者には，各介入あるいはデータ収集時の予定所要時間とその頻度を知らせるべきである。
6. **スポンサー**：研究の資金提供者についての情報を記載する。研究が学位取得要件の一部である場合は，その情報を共有する。
7. **参加者の選定**：参加予定者はどのように選ばれたのか，何人が参加するのかを知らせるべきである。
8. **予見されるリスク**：参加予定者には，予見可能なリスク（身体的，心理的，社会的，経済的）または不快感について，そしてそのリスクを最小化するための取り組みについて伝えなければならない。予見できないリスクの可能性についてもできるだけ話し合うべきである。傷害の可能性がある場合，参加者に提供可能な治療について説明するべきである。リスクが最小限に抑えられない場合，参加予定者には，参加に同意する前に助言を受けるよう勧めるべきである。
9. **予見される利益**：参加者への特定の利益がある場合は，他者に見込まれる利益と同様に説明するべきである。
10. **他の手段**：参加者に有利と思われる他の手法や療法についてもできるだけ説明すべきである。
11. **補償**：謝金や報酬が支払われる場合（または療法が無償で行われる場合），これらの取り決めについて話し合われなければならない。
12. **守秘義務の誓約**：参加予定者は，プライバシーが保護されることを保証されるべきである。匿名性が保証される場合は，その旨を明記する。
13. **自由意思による同意**：研究参加はあくまでも自由意思によるものであり，参加しなくても罰則や利益の損失はないことを研究者は明示すべきである。
14. **参加の撤回と情報を提供しない権利**：参加予

定者は，同意した後，研究参加を撤回する権利，あるいは特定の情報を提供しない権利を有することを知らされるべきである。研究者が研究を終了する場合の状況を説明しておく必要があるかもしれない。

15. **連絡先**：研究者は，参加者に質問，コメント，苦情があった場合の連絡先を伝えるべきである。

　質的研究，特に参加者と何度も接触する必要のある研究では，最初から意味のあるインフォームド・コンセントを得ることが困難な場合がある。質的研究者は，研究がどのように発展していくかを事前にはわからないこともある。研究デザインはデータ収集中に創発されるため，収集されるデータの正確な性質，参加者のリスクと利益，どれだけの時間的拘束が予想されるかは研究者にもわからないことがある。そのため，質的研究において，同意はしばしば継続的に得る必要があり，これはプロセス・コンセント process consent と呼ばれることもある。プロセス・コンセントでは，研究者は継続的に同意を再交渉し，参加者が参加継続の意思決定において協同的役割を果たせるようにする。

👉 プロセス・コンセントの例

　Coombs ら(2017)は，終末期に近付いたときのケアの移行に影響を与える意思決定プロセスについて研究した。末期患者と家族は，募集されたときにインタビューを受け，その 3～4 か月後に再びインタビューを受けた。最初のインタビューの前に書面による同意を得，その後，プロセス・コンセント・モデルが採用された。

インフォームド・コンセントの理解

　同意に関する情報は，通常，参加予定者の募集中に，口頭または書面で提供される。しかし，書面による説明は，口頭による説明に代わられるべきではない。書面での説明は，詳細に説明したり，参加者が研究者に質問したり，研究者を「選別」する機会を提供するからである。
　インフォームド・コンセントは，対象者が参加

による潜在的なリスクと利益について評価する基盤となるので，情報は伝えられるだけでなく，理解されることが大切である。研究者は，インフォームド・コンセントの情報を伝える際に，「教師」のような役割を果たす必要があるかもしれない。研究者は，平易な言葉を使い，可能な限り専門用語を避けるべきである。文章は，参加者の読解レベルに合ったものであるべきである。一般母集団(例：病院の患者)を対象とするなら，7～8 年生(中学 1，2 年生)程度の読解レベルがよい。

ヒント

　同意への理解を深めるための改革が進められている。Nishimura ら(2013)は，そのうちの 54 件についてシステマティックレビューを行った。

　一部の研究，特にリスクを伴う研究では，研究者は参加予定者が参加に伴う内容を理解していることを確認する必要がある。場合によっては，参加者を適格であると見なす前に，インフォームド・コンセントの内容を理解しているかをテストすることもよい。このような取り組みは，研究者と母国語が異なる参加者や，認知障害をもつ参加者に対しては特に必要である(Fields & Calvert, 2015; Simpson, 2010)。

👉 インフォームド・コンセントの理解の確認例

　Zhang ら(2018)は，ホームレスのゲイやバイセクシュアルの男性とトランスジェンダー女性の薬物乱用を減らすための看護師のケース・マネジメントの介入を検証した。すべての参加者は，書面によるインフォームド・コンセントに署名した。参加者はその後，認知能力と重要な同意条項の理解度を確認するために，研究のデザインと手順の重要な側面について復唱するよう求められた。

インフォームド・コンセントの記録

研究者は通常，参加者に同意書 consent form に署名してもらうことで，インフォームド・コンセントを文書化する。米国では，政府の助成を受ける研究は連邦規則によって，特定の状況を除いて参加者の書面による同意が義務付けられている。研究が介入を伴わず，データが匿名で収集される場合，あるいは記録や検体から得られた既存のデータを識別情報と関連付けずに使用する場合は，通常，書面によるインフォームド・コンセントを必要とする規制は適用されない。HIPAA 法は，データが非識別化されたとみなされるために患者の記録から削除されなければならない情報の種類について明確に規定している。

同意書には，インフォームド・コンセントに不可欠なすべての情報が含まれていなければならない。参加予定者（または**法的後継人**）は，署名する前に文書を吟味する十分な時間が与えられるべきである。同意書は，研究者も署名し，その写しを両者で保管すべきである。

ヒント

同意書を作成する際には，以下の提案が役立つであろう。

1. 参加予定者が伝えられる内容の論旨を追えるように，一貫性のある書式に整える。書式が複雑な場合は，見出しを用いてわかりやすくする。
2. フォントは読みやすい大きさにし，文字が詰まらないように間隔をとる。できるだけ興味をそそり，読む気になるような書式にする。
3. 一般的に，簡潔にする。専門用語はなるべく避け，必要な場合は定義を書く。
4. 調査対象のグループに適した読解レベルで書くために，リーダビリティ指標 readability formula を用いて査定する。このような指標としては，Flesch Reading Ease score や Flesch-Kincaid grade level score（Flesch, 1948）など，いくつかある。Microsoft Word では，Flesch の読みやすさの統計値を提供している。
5. 参加予定者と類似する人たちで書式を確認し，フィードバックを求める。

特定の状況（例：英語が通じない参加者）では，研究者は完全な情報を口頭で提供し，その後，重要な情報を簡易版の同意書に要約するという選択肢もある。ただし，簡易版を使用する場合は，口頭での説明に第三者が立ち会い，その証人の署名を簡易版同意書に記載しなければならない。また，包括的な同意書を使用する場合でも，最小限のリスクを超える研究では，第三者の立会人の署名が望ましいと思われる。

データ収集の手段が自記式質問紙である場合，一部の研究者は暗黙の同意（すなわち，記入済み質問紙の返送は自由意思での参加への同意を反映している）を前提としているため，書面によるインフォームド・コンセントを取得しない。このような場合，研究者は，同意書のすべての要素を含む**情報シート**を提供するが，それには署名を必要としないことが多い。**図 7-1** に，Cheryl Beck（本書の著者）の研究で使用された情報シートの例を示す。この図の左端にある数字は，先に説明したインフォームド・コンセントのための情報の種類に対応している。

健康個人情報へのアクセスの承認

米国の HIPAA 規則では，病院などの事業者は，患者の承認があれば，その記録から**個人を特定できる健康情報**を開示することができる。承認は，同意書に組み込むこともできるし，別の書類を作成することもできる。別紙の承認書を使用すれば，研究目的に関する詳細な情報を提供する必要がないため，患者の秘密保持のうえで有利になる場合がある。研究目的に機密性がない場合，あるいは対象者が研究目的をすでに認識している場合，同意書に組み込むことで十分である。承認は，別途取得するか同意書の一部として取得するかにかかわらず，以下を含まなければならない。(1)誰が情報を受け取るか，(2)どのような種類の情報の開示を求めるか，(3)研究者が予想するさらなる情報公開の内容。

■ 守秘義務の手続き

研究参加者は，提供したデータの秘密が厳守されるのを要求する権利を有する。参加者のプライバシーの権利は，さまざまな守秘義務の手続きを

研究責任者：Cheryl Tatano Beck, DNSc, CNM, FAAN
研究タイトル：出産時のトラウマが母親の育児体験に与える影響について

1　はじめに　出産時のトラウマが，母親が乳幼児や年長児と接し，世話をする経験に与える影響をよりよく理解するため，研究への参加をお願いします。

2　なぜこの研究が行われるのか？　これまで何十年もの間，研究者は産後うつが母子の相互作用や子どもの発達に与える長期的な効果について研究してきました。しかし，心的外傷後のストレスが母子の相互作用や愛着，子どもの感情や認知の発達に及ぼす効果については，あまり注目されてきませんでした。本研究の目的は，出産時トラウマを経験した母親の経験を理解し，それが乳幼児や年長児との相互作用にどのような影響を及ぼす可能性があるかを理解することです。

3/4/5　研究手順はどうなっているか？　何を依頼されるのか？　この調査に参加することに同意された方には，(1) 年齢，学歴，出産形態など，あなた自身に関する質問を含む参加者プロフィール用紙に記入していただきます。また，(2) 乳幼児や上の子の世話や交流の経験について，お好きなだけ詳しく記述していただきます。あなたの体験談の深さにもよりますが，調査への参加時間は 30〜60 分程度です。参加は匿名で行われ，再度連絡されることはありません。この研究に参加することで，報酬を得ることはありません。

8　この研究のリスクや不都合は何か？　この研究に関連する既知のリスクはないと考えられます。しかし，もしあなたが出産時のトラウマを思い出して不安になった場合は，この研究への参加を中止することができます。この研究を完了させる必要はありません。ただし，不利益として，このアンケートに回答するのに時間がかかることが考えられます。

9　この調査の利点は何か？　あなたがこの研究から直接利益を得ることはないかもしれませんが，この調査に参加していただくことで，医療従事者が出産時にトラウマをもつ母親に対してより良いケアを提供する助けになることが期待されます。

11　参加費はもらえるのか？　参加に費用はかかるか？　費用はかかりませんし，この研究に参加することで費用を得ることはありません。

12　私の個人情報はどのように保護されるか？　あなたのデータの秘密保持のために，次のような手順が用いられます。すなわち，すべての研究記録はロックされたファイルに保存され，安全な場所で無期限で保管されます。研究記録にはコードが付けられます。このコードは，研究に登録した人数を反映する連続した 3 桁の番号から成ります。すべての電子ファイル(データベース，スプレッドシートなど)は，パスワードで保護されます。そのようなファイルを保管しているコンピュータも，無許可のユーザーによるアクセスを防ぐためにパスワードで保護されます。パスワードにアクセスできるのは，研究者のみです。本調査終了後，研究者は研究からの知見を公表することができます。情報は，要約形式で発表され，いかなる出版物やプレゼンテーションにおいても，個人が特定されることはありません。

　　　「私たちは，収集した情報の秘密保持に最善を尽くしますが，100% の機密性を保証するものではありません。あなたの秘密は，使用する技術が許容する範囲内で保持されます。具体的には，インターネットを介して送信されたデータが第三者によって傍受されることに関しては，いかなる保証もできません」

　　　また，コネチカット大学の施設内研究倫理審査委員会(IRB)および Research Compliance Services は，モニタリングプログラムの一環として研究記録を点検することがありますが，これらの審査は研究者が対象であり，あなたの反応や関与に関する者ではないことを了解してください。IRB は，研究参加者の権利と福祉を守るために，研究を審査する人たちの集団です。

13　研究に参加するのをやめることはできるか，また，私の権利は何か？　あなたが希望しないのであれば，この研究に参加する必要はありません。この研究に参加することに同意しても，後で気が変わった場合は，いつでも脱退することができます。あなたが参加

14　したくないと決めた場合，いかなる罰則や影響はありません。

15　研究について質問がある場合は，どこに問い合わせればよいか？　ご判断に好きなだけ時間をかけて構いません。この研究についての質問には，喜んでお答えします。このプロジェクトについてさらに質問がある場合，あるいは研究に関した疑問がある場合は，研究責任者(Dr.Cheryl Beck, 860-xxx-xxx)に連絡することができます。研究対象者としてのあなたの権利について質問がある場合は，コネチカット大学施設内研究倫理審査委員会(IRB)(860-xxx-xxxx)に連絡することができます。

図 7-1　研究参加者向け情報シートの例(コネチカット大学のテンプレート)

通して保護される。

匿名性

　秘密を保護する最も安全な手段である匿名性 anonymity は，参加者とデータを結び付けることができないようにすることである。例えば，老人ホームの入居者に質問紙を配布し，個人を特定する情報なしで返送された場合，その回答は匿名となる。別の例として，個人を特定する情報がすべて削除された病院記録を研究者が使用する場合，匿名性によって参加者のプライバシーの権利は保護される。匿名性を保つことが可能であれば，研究者はそうするように努力すべきである。

匿名性の例

　Wilson ら(2019)は，ニュージーランドにおける安楽死合法化に関する看護師の見解について調査を行った。475 人の看護師が匿名のオンライン調査に回答した。

匿名性がない場合の守秘義務

　匿名が不可能な場合は，他の守秘義務の手続きが必要である。守秘義務 confidentiality の約束とは，参加者が提供するいかなる情報も，参加者を特定できるような形で公表されず，他者が利用できないことを約束することである。つまり，研究情報は，参加者の明確な許可がない限り，見知らぬ人や参加者が知っている人(例：親族，医師，他の看護師)とは共有すべきでないということである。

　研究者は，守秘義務違反が起こらないようにするために，以下のようなさまざまな措置を講じることができる。

- 情報が必要な場合のみ，参加者から氏名，住所などの個人情報を取得する。
- 参加者それぞれに ID 番号を割り当て，実際のデータフォームには識別情報ではなく ID 番号を添付する。
- 鍵がかかるキャビネットに識別情報を保管する。
- 識別情報にアクセスできるのは，知る必要のあ

る一部の人に限定する。
- 暗号化されたコンピュータ・ファイルに識別情報を入力する。
- 識別情報は可能な限り速やかに破棄する。
- 研究補助者が識別情報にアクセスする場合は，守秘義務誓約書に署名させる。
- 研究情報は集約して報告し，個人の情報を報告する場合は，偽名を使うなどして，その人物の身元を隠す。

ヒント

　参加者から何度もデータを収集する予定の研究者(または，リンクさせる必要のある複数のフォームを使用する研究者)は，匿名性を放棄する必要はない。良い方法は，参加者自身に ID 番号を生成してもらうことである。例えば，母親のミドルネームの最初の 3 文字と誕生年を ID コードとして使用するよう指示する(例：FRA1983)。このコードはすべての用紙に記載され，用紙はリンクされるが，研究者は参加者が誰かを知ることはできない。

　質的研究者は，参加者のプライバシーを保護するために特別な措置を講じる必要があるだろう。研究者は通常，参加者と密接に関わるため，質的研究において匿名性が保たれることはほとんどない。さらに，質的研究は深く掘り下げる性質ゆえに，量的研究よりもプライバシーを侵害する可能性がある。例えば，参加者の自宅で時間を費やしていると，参加者が公にしようとしている公的な行動と，データ収集中に繰り広げられる私的な行動とを区別することに難しさを感じるかもしれない。最後の問題は，報告書において，参加者の身元を隠すことである。参加者の数が少ないため，質的研究者は身元を保護するために特別な注意を払う必要がある。単に偽名を使うだけではなく，識別情報を少し歪曲したり，ぼかして説明しなければならないかもしれない。例えば，49 歳の卵巣がんの骨董品商は，詳細な情報で人物が特定されることを避けるために，「店のオーナーである中年のがん患者」と記述されるかもしれない。

質的調査における守秘義務の手続き例

Strandås ら(2019)は，ノルウェーの公的在宅ケアにおける看護師と患者の関係をより深く理解するために，フォーカスエスノグラフィーを実施した。看護師とのやり取りを観察されインタビューも受けた参加者は，研究者から研究内容に関する情報と同意撤回の権利を含む研究内容に関する情報の提供を受けた。観察に参加した患者からは，口頭でインフォームド・コンセントを得た。データは，名前と場所を削除し，一部の情報を変更することによって匿名化された。インタビューの記録と録音テープは，鍵がかかるキャビネットに保管された。

守秘義務証明書

ある状況では守秘義務は研究者と法的機関やその他機関との間に緊張をもたらす可能性がある。特に参加者が犯罪行為(例：薬物乱用)を行った場合がそうである。機密性の高い研究情報が(裁判所命令や召喚状などにより)強制的・非自発的に開示される可能性を回避するため，米国の研究者は国立衛生研究所(NIN)に守秘義務証明書を申請できる(Lutz et al., 2000; Wolf et al., 2015)。個人を特定できる取り扱いに注意を要する情報の収集を伴う研究は原則として，証明書の対象となる。情報が公開されることで，参加者の経済的地位，雇用機会，評判が損なわれる可能性がある場合には，機密情報とみなされる。また，精神的な健康状態に関する情報，遺伝的な情報も機密情報とみなされる。研究者は守秘義務証明書によって，連邦，州，または地域レベルの民事，刑事，行政または立法手続きにおいて研究参加者の識別情報の開示を拒否できる権利を与えられる。

守秘義務証明書は，研究者が強制的な開示の脅威を受けることなく研究目的を達成するのを支援し，参加者を募集する際にも役立つ。証明書を取得した研究者は，同意書において，この重要な保護について参加予定者に知らせるとともに，これらの保護に対する予期される例外を明記しなければならない。例えば，証明書によって当局には研究者を罰することはできなくとも，研究者が自発的に州の児童虐待報告法を遵守しようと決めるこ

とはあるかもしれない。

守秘義務証明書の取得例

Mallory と Hesson-McInnis(2013)は，収監中の女性やその他のハイリスクの女性を対象に，HIV(ヒト免疫不全ウイルス)感染予防介入を試験的に検証した。女性たちに対してさまざまなデリケートな話題を質問することから，研究者は守秘義務証明書を取得した。

■ デブリーフィング，連絡，紹介

研究者は，参加者との対話の性質に注意を払うことで，敬意を示し，感情的なリスクを積極的に減少することができる。例えば，研究者は常に丁寧で礼儀正しくあり，機転を利かせて質問をし，文化や言語の多様性に配慮すべきである。

研究者は，参加者の well-being を尊重することを伝えるために，正式な戦略を用いることもできる。例えば，データ収集終了後にデブリーフィングを開き，参加者が質問をしたり不満を述べたりできるようにすることは，時に有効である。デブリーフィングは，データ収集がストレスの多いものであった場合や，倫理指針が仕方なく「曲げられた」場合(例：研究の説明で何らかの偽りがあった場合)に特に重要である。

デブリーフィングの例

Payne(2013)は，オーストラリアの先住民女性を対象に糖尿病支援グループの効果を評価した。グループ支援の実施前と実施後に情報を収集した。研究の最後に「倫理的終結のために最終的なグループデブリーフィングが実施された」(Payne, 2013, p. 41)。

また，研究終了後に参加者と連絡を取り，彼らの参加に感謝していることを伝えることも思慮深いことである。研究者は，データの分析が終わった時点で，研究結果を参加者と共有すること(例：要約をメールで送るなど)を申し出ることもある。米国の National Academies(2018)は，個々の結果を参加者に返すことに関するガイダン

スを発表している。

最後に，状況によっては，研究者は研究参加者に適切なヘルスサービス，社会サービス，または心理サービスを紹介することで，彼らを支援する必要があるかもしれない。

👉 紹介の例

Mwalabu ら(2017)は，マラウィに住む周産期に HIV に感染した若年女性の性・生殖医療体験に影響を与える要因について研究した。42 人の若年女性に詳細なインタビューが行われた。彼女らが苦しくなった場合，支援サービスを紹介する規定が設けられた。

■ 弱い立場の人々への処遇

倫理基準の遵守はそれほど難しくないが，特に弱い立場の人々を保護するために，追加の手段が必要な場合がある。弱い立場の人々は，完全なインフォームド・コンセントを与えることができない場合(例：認知障害のある者)，またはその状況により意図しない副作用のリスクにさらされる場合(例：妊産婦)がある。高リスク・グループの研究に関心のある研究者は，インフォームド・コンセント，リスクと利益のバランスの査定，およびそのような人々に対する許容可能な研究手法を規定するガイドラインを理解する必要がある。弱い立場の人々に対する研究は，リスクに対して利益が低い場合や他に代替手段がない場合にのみ実施されるべきである(例：受刑者の健康行動に関する研究では，受刑者を参加者として必要である)。

看護師研究者が弱い立場として考えるべきグループには，次のようなものがある。

- **子ども**：法律上および倫理上，子どもにはインフォームド・コンセントの能力がないため，両親または法的後継人からインフォームド・コンセントを得なければならない。しかし，特に子どもが 7 歳以上であれば，子どもからも承諾を得ることが適切である。承認 assent とは，子どもが参加することに同意することである。子どもが基本的なインフォームド・コンセントの

情報を理解できるようであれば，子どもの自己決定権を尊重する証として，子どもと親から書面で同意を得ることが望ましい。最近の研究では，12 歳の子どもは同意を与える能力があるとされている(Hein et al., 2015)。米国政府は，研究参加者としての子どもをさらに保護するための特別な規則(Code of Federal Regulations, 2009, Subpart D)を定めている。

ヒント

Crane と Broome(2017)は，参加する子どもや青年の視点から，研究参加の倫理的側面に関するシステマティックレビューを行った。

- **精神障害または情緒障害者**：参加のリスクと利益を比較検討することが不可能な障害者(例：昏睡状態の人)も，法的にも倫理的にもインフォームド・コンセントを提供することができない。このような場合，研究者は法的後継人から書面による同意を得る必要がある。可能であれば，保護者の同意を補完するものとして，参加者自身によるインフォームド・コンセントまたは承諾を求めるべきである。NIH のガイドラインでは，障害によって自律性が損なわれている人を対象とした研究は，その人の状態に直接焦点を当てるべきであると規定している。

- **重病または身体障害者**：重病の患者については，研究参加について合理的な判断をする能力があるか査定することが賢明かもしれない。特定の障害については，同意を得るための特別な手法が必要となるだろう。例えば，耳の聞こえない参加者の場合，同意のプロセスはすべて書面で行う必要があるかもしれない。身体的障害により文字を書くことができない人，または文字を読めない参加者のために，インフォームド・コンセントの代替手法(例：同意手続きのビデオ録画)を使用すべきである。

- **終末期患者**：終末期患者が研究に参加することで個人的に利益を得ることはほとんど期待できないため，リスクと利益の比率を慎重にアセスメントすることが必要である。研究者は，終末期患者である参加者のケアと快適さが損なわれ

ないようにするための措置を講じなければならない。

- **施設入所者**：施設入所者は，医療従事者に依存しているため，研究に参加するよう圧力をかけられたり，協力しないと自分の治療が危うくなると考えたりすることがあるため，リクルートには配慮が求められる。また，刑務所入所者は，活動範囲の大部分で自律性を失っているので，同意を拒否することは許されないと感じるかもしれない。米国政府は，研究参加者としての受刑者を保護するための特別条例を発布した（Code of Federal Regulations, 2009, Subpart C 参照）。施設入所者を対象として研究を行う研究者は，自由意思での参加を強調する必要がある。

- **妊婦**：米国政府は，妊婦および胎児を対象とした研究に対する追加要件を発表した（Code of Federal Regulations, 2009, Subpart B）。この規則は，身体的および心理的リスクの高い妊婦と，インフォームド・コンセントが不可能な胎児の双方を保護するためのものである。この規則では，研究目的が妊婦の健康上のニーズを満たすことであり，妊婦と胎児へのリスクが最小限に抑えられ，胎児へのリスクがきわめて小さい場合のみ，妊婦を研究に参加させることができると定めている。

☞ 弱い立場の人々に対する研究の例

Culbert と Williams（2018）は，インドネシアで HIV 陽性の受刑者を対象として，文化的に適応した服薬アドヒアランス介入を開発した。文化的な適応は，対象グループのエスノグラフィーによる評価に基づいて行われた。介入は，ジャカルタの 2 つの刑務所で試験的に検証された。参加は任意であり，参加者は刑務所職員の関与なく公平に選定された。

研究者は，2 つ以上の脆弱性をもつ人々（例：収監されている少年）を対象とした研究を行う際には，細心の注意を払って進める必要がある。

■ 外部審査と人権擁護

研究に専念している研究者は，リスクと利益の査定や，参加者の権利を保護する計画に，客観性を欠くことがある。偏った自己評価が行われる可能性があるため，通常，研究倫理については外部の審査を受けるべきである。

研究が行われるほとんどの機関には，研究計画書を審査するための正式な委員会が設けられている。これらの委員会は，**人を対象とする研究委員会**，**倫理諮問委員会**，**研究倫理委員会**と呼ばれることもある。米国では，この委員会は通常，施設内研究倫理審査委員会 Institutional Review Board（IRB）と呼ばれ，カナダでは研究倫理委員会 Research Ethics Board（REB）と呼ばれている。

ヒント

研究機関の倫理に関する要件は，その書式，手続き，審査のスケジュールなどについて，早めに確認しておく必要がある。IRB との交渉で修正や再審査の決定が出る可能性もあるので，余裕をもった行動が賢明である。

施設内研究倫理審査委員会（IRB）

米国では，連邦政府が資金提供する研究には，参加者に対する処遇を評価するための厳格なガイドラインが適用される。研究者は，研究を行う前に，IRB に研究計画を提出しなければならず，さらに倫理的行動に関する公式なトレーニングや認証プロセスを受けなければならない。

IRB の責務は，計画案が研究倫理に関する連邦政府の要件を満たしていることを確認することである。IRB は，計画案を承認，修正を要求，あるいは不承認とすることができる。IRB の決定を左右する主な要件は，以下のように要約される（Code of Federal Regulations, 2009, §46.111）。

- 参加者へのリスクが最小限に抑えられている。
- 参加者へのリスクは，予想される利益や成果として得られる知識の重要性に鑑みて，妥当である。

- 参加者の選定は公平である。
- インフォームド・コンセントは，適切に文書で証明されている。
- 研究者の安全を確保するために，研究を監視するための適切な規定が設けられている。
- 参加者のプライバシー保護やデータの守秘義務のために適切な規定がなされている。
- 弱い立場の人々が関わる場合，参加者の権利と福利を保護するために，適切な追加的保護措置が含まれる。

👉 **IRB の承認例**

Dzikowicz と Carey(2019)は，勤務中の消防士を対象に，QRS-T 夾角(再分極不均質性の測定であり，心室の健康不良の予測因子である)と運動中の血圧の関係の可能性について評価した。本研究は，ニューヨーク州立大学の IRB によって承認された。

多くの研究では，IRB メンバーの過半数が出席する会議での審査が必要である。IRB は 5 人以上のメンバーで構成されなければならず，そのうち少なくとも 1 人は研究者ではないこと(例：弁護士や患者)が必要である。また，IRB メンバーのうち 1 人は，その機関に所属していない者で，関係者の家族でもない者でなければならない。偏りが生じないように，IRB は男性のみ，女性のみ，または単一の職業人のみで構成してはならない。

最小限のリスクしか伴わないような研究については，IRB は会議を必要としない迅速審査を使用することができる。迅速審査では，1 人の IRB 委員(通常は IRB 委員長)が審査を行う。迅速 IRB 審査の対象となる研究の例は，最小限のリスクの研究であり「……調査，インタビュー，口述(オーラル・ヒストリー)，フォーカスグループ，プログラム評価，人間要因評価，または品質保証方法論研究」(Code of Federal Regulations, 2009, §46.110)である。

また，連邦規則では，参加者に明らかなリスクがない特定の種類の研究については，IRB による審査を免除することが認められている。Office for Human Research Protections のウェブサイト

にあるポリシーガイダンスには，免除される研究を明確にするためにつくられた判断表が掲載されている。

ヒント

守秘義務証明書を希望する研究者は，まず IRB の承認を得る必要があり，これは証明書の前提条件となる。証明書の申請は，参加者が研究に登録される 3 か月前までに行う必要がある。

データおよび安全性モニタリング委員会

IRB に加えて，米国では，研究者は研究の倫理的側面に関する情報を他の団体に伝えなければならない場合がある。例えば，一部の機関では研究者が HIPAA の規定を遵守しているかどうかを審査するために，プライバシー委員会 Privacy Board を別に設けており，承認書や免除申請の審査なども行っている。

臨床試験で介入を評価する研究者には，NIH はデータおよび安全性モニタリング委員会 data and safety monitoring board(DSMB)による審査も要求している。DSMB の目的は，参加者の安全性を監督し，データのインテグリティ(公正性)を促進し，蓄積された結果データを定期的に審査し，試験プロトコルの変更や試験の中止が必要かどうかを評価することである。DSMB のメンバーは，臨床的，統計的，方法論的な専門性に基づいて選出される。DSMB によるモニタリングの程度は，研究によるリスクの程度に比例させるべきである。Slimmer と Andersen(2004)は，DSM 計画の策定に関する示唆を与えている。Artinian ら(2004)は，看護師が管理する遠隔モニタリング介入の研究に対するデータおよび安全性のモニタリング計画について優れた説明を行い，IRB と DSMB の違いについて議論している。

■ 研究のデザインに倫理を組み入れる

研究者は，研究を計画する際に，倫理的要件を考慮する必要があり，意図した保護措置が十分であるかどうかを自問する必要がある。また，予期せぬ倫理的ジレンマが生じる可能性があるため，研究期間中も注意を怠らないようにしなければな

Box 7-2　研究デザインに倫理を組み込むための質問例

研究デザイン
- 参加者は異なる治療群に公正に割り付けられるか？
- 環境は，参加者の不快感や不安を最小限に抑えられるか？

介入
- 介入は利益を最大化し，害を最小化するように設計されているか？
- どのような状況であれば，介入を中止したり，変更したりすることができるか？

標本
- 研究対象の母集団は，ある種の人々(例：女性，マイノリティ)が排除されたり，十分に代表されないというリスクを最小化するように定義されているか？
- 参加予定者は公平に，強制力を行使されることなく，リクルートされるか？

データ収集
- 回答者の負担は最小化されるか？　参加者の時間は効率的に使われるか？
- 情報秘密保持の手続きは適切か？
- データ収集スタッフは，礼儀正しく，尊敬の念をもち，思いやりがあるよう教育されるか？

レポーティング
- 参加者の個人情報は適切に保護されるか？

らない。もちろん，倫理的な研究を行うための第一歩は，臨床的に重要な質問と，厳密な方法を用いることである。不適切なデザインの研究を行うことは，参加者の時間を無駄に使うことになるため倫理的に問題があると解釈されることがある。別の問題は，研究結果を公表しないことであり，これも人々に時間を浪費させたとみなされるかもしれない。

　本書の残りの章では，実践のための質の高いエビデンスをもたらす研究をデザインする方法についてアドバイスしている。しかし，厳密性に関する方法論の決定は，倫理的要件を考慮して行わなければならない。**Box 7-2** は，研究デザインの倫理的側面について考える際に提起されるだろう質問の例である。

ヒント

　研究者は，研究手順を構築した後，その手順が倫理的要件を満たしているかどうか判断する必要がある。**Box 7-3** は，このような自己評価に使用できるガイドラインを示している。

その他の倫理問題

　看護研究の実施に関わる倫理的問題について議論する際，私たちは参加者を守ることを第一に考えてきた。しかし，研究活動における動物の扱いと研究不正という 2 つの倫理的問題についても言及する。

■ 研究での動物利用における倫理的課題

　看護師の研究者の中には，動物実験を行う人もいる。動物愛護主義者がこのような研究に反対しているにもかかわらず，ヘルスケア分野の研究者は，人にリスクをもたらす可能性のある生理的メカニズムや介入方法を探索するために，今後も動物実験を行う可能性が高い。

　倫理的な配慮は，動物と人では明らかに異なる。**インフォームド・コンセント**の概念は，動物には当てはまらない。研究における動物の取り扱いに関するガイドラインが作成されている。米国では，公衆衛生局が実験動物の人道的な飼育と使用に関する方針について声明を発表している。このガイドラインは，生物医学および行動学の研究

Box 7-3　研究の倫理的側面を批判的に評価するためのガイドライン

1. 施設内研究倫理審査委員会(IRB)，REB，その他同様の倫理委員会により承認，モニタリングされているか？
2. 参加者は身体的危害，不快感，または心理的苦痛を受けたか？　研究者は，害を除去，予防，または最小化するために適切な手段を講じたか？
3. 参加者への利益は，潜在的なリスクや実際に経験した不快感を上回ったか？　社会への利益は，参加者へのコストを上回ったか？
4. 参加者の募集に際して，何らかの強制や不当な影響力が行使されたか？　参加者は参加を拒否したり，ペナルティを受けずに中止する権利をもっていたか？
5. 参加者は何らかの形で騙されなかったか？　参加者は研究に参加することを十分に認識し，研究の目的と性質を理解していたか？
6. 適切なインフォームド・コンセントの手続きはとられたか？　そうでない場合，妥当性のある正当な理由があったか？
7. 参加者のプライバシーを保護するために適切な措置がとられていたか？　守秘義務はどのように保持されたか？　プライバシー規則の手続きに従ったか(適用可能な場合)？　守秘義務証明書は取得したか？　入手しなかった場合，入手**すべき**だったか？
8. 弱い立場の人々は研究に関与していたか？　もしそうなら，弱い立場であるための特別な予防措置がとられたか？
9. 女性(または男性)，マイノリティ，高齢者など，正当な理由なく調査対象から外された人々はなかったか？

に用いられる動物の適切な取り扱いに関する9つの原則を明文化している。これらの原則は，動物利用の代替案，実験動物の痛みと苦悩，研究者の資格，適切な麻酔の使用，および動物の安楽死の条件などの問題を網羅している。カナダでは，実験研究に動物を使用する研究者は，Canadian Council on Animal Care(CCAC)の『Guide to the Care and Use of Experimental Animals』に明示されているポリシーとガイドラインを遵守しなければならない。Holtzclaw と Hanneman(2002)は，看護研究における動物利用に関する重要な考慮事項を指摘し，Osier ら(2016)は，ゲノム看護研究における動物モデルの使用について論じている。

👉 動物を使った研究例

Kupferschmid と Therrien(2018)は，成体および高齢の雄の Brown-Norway ラットを用いて，年齢による疾病反応の時間的軌跡を5日にわたって調査した。動物は温度管理された部屋で個別に飼育され，餌と水を自由に摂れるようになっていた。ミシガン大学動物ケア・使用委員会は，すべての手順を承認した。

■ 研究不正

研究における倫理は，対象となる人や動物の保護だけでなく，社会的信用の保護も含まれる。近年，研究者の不正や虚偽の申告が明らかになり，研究不正の問題が大きくクローズアップされている。現在，米国では，研究不正防止局(ORI)が，研究不正を改善するための取り組みを監督し，研究不正の申し立てに対応する責任を負う機関となっている。NIH からの助成を希望する研究者は，研究のインテグリティと研究の責任ある実施に関する研修を受けていることを証明しなければならない。

研究不正は，米国公衆衛生局の規則(42 CFR Part 93.103)では「研究の提案・実施・審査，または研究結果の報告において，捏造・改ざん・剽窃を行うこと」と定義されている。不正行為と解釈されるには，その行為が研究コミュニティで受

け入れられている慣行から大きく逸脱しており，また故意に行われたものでなければならない。**捏造**には，データや研究結果をでっち上げることが含まれる。**改ざん**には，研究材料，機器，またはプロセスの操作が含まれ，データの変更や削除，結果の歪曲も含まれる。**剽窃**は，正当な謝意を示すことなく，他人のアイデア，結果，言葉を流用することであり，これは研究計画書や原稿の査読者として得た情報を含む。

👉 研究不正の例

　2015年，米国ORIは，NINRの支援を受けた研究において，研究者が科学的不正を行ったとの判決を下した。この研究者は，NINRに提出した5つの論文と3つの助成金申請書に報告されたデータを改ざん，捏造していた。

　公式の定義では3種類の不正行為にのみに焦点が当てられているが，研究不正は，不適切なオーサーシップ，データ管理の不備，利益相反，不適切な財務取引，政府規制の不遵守，秘密情報の不正使用など，他のさまざまな問題を含んでいる。

　研究のインテグリティは，看護における重要な関心事である。Habermannら（2010）は，1,645人の研究コーディネーターを対象に臨床における研究不正の経験について調査した。250人以上のコーディネーター（そのほとんどが看護師）は，プロトコル違反，同意違反，捏造，改ざん，金銭的利益相反を含む研究不正を直接知っていると回答した。Fierzら（2014）は，看護学における研究不正は「実証的エビデンスを歪めて科学的インテグリティを損なうだけでなく，患者を危険にさらす可能性がある」（Fierz et al., 2014, p. 271）と結論付けている。

研究倫理の批判的評価

　研究の倫理的側面を批判的に評価するためのガイドラインは，Box 7-3 に示した。倫理委員会の委員は，これらのすべての質問に答えられるよう，十分な情報を提供される必要がある。しかし，学術論文には，紙面の都合上，必ずしも倫理

に関する詳細な情報が記載されていない。したがって，研究者が倫理指針を遵守しているかどうかを常に評価できるわけではないが，研究の倫理的側面を考慮するためにいくつか提案する。

　多くの研究報告は，研究手順がIRBや倫理委員会によって審査されたことを示しており，学術誌によってはそのような記述を要求しているものもある。報告に特に公式な審査を受けたことの記載がある場合は，通常，関係する委員会が研究の倫理的問題について慎重に審査したと考えるのが妥当である。

　また，研究方法の説明に基づいて，何らかの判断を下すこともできる。例えば，参加者が危害や不快感を受けたかどうかなど，判断するのに十分な情報があるかもしれない。報告書にはインフォームド・コンセントの取得について常に記述されているとは限らない。参加が完全に自発的であるかのような記述があっても，そのとおりにデータ収集が行われていないこと（例：データがこっそりと集められた）があるかもしれないことに注意しなければならない。

　倫理的な問題を考える際には，研究参加者が誰であるかも考慮する必要がある。例えば，弱い立場にいる人々が参加する研究であれば，保護の手続きに関する情報をより詳細に提供する必要がある。また，誰が研究参加者に該当し**ない**のかを考慮する必要があるかもしれない。例えば，臨床研究から特定のグループ（例：マイノリティ）が省かれることは，かなり懸念される。

　研究者が守秘義務または匿名性の保持について言及しない限り，参加者のプライバシーが保護されているかどうかを判断することは困難な場合が多い。夫婦や親子など関係ある2人から，一緒にまたは別々にインタビューする場合，特別な配慮が必要な場合がある（Forbat & Henderson, 2003; Haahr et al., 2014）。例えば，研究者は，一方の人からその問題に関する秘密情報を提供されてしまったら，もう一方の人に掘り下げた質問をすることが難しくなるかもしれない。

研究例

　倫理的問題が強調された2つの研究事例を紹介

する。

量的研究からの研究例

研究タイトル：入院中の高齢せん妄患者の不穏を抑えるための家族面会の疑似体験の活用（Waszynski et al., 2018）

目的：本研究の目的は，事前に録画したビデオメッセージにより家族面会を疑似体験することが，急性の不穏状態にある入院患者の興奮レベルに及ぼす効果を検討することである。

方法：都心の外傷センターに入院しており，せん妄状態にある患者計111名が研究に参加した。参加者は，3つのグループのいずれかに無作為に割り付けられた。1群は1分間の家族ビデオメッセージを視聴し，2群は1分間の自然のビデオを視聴し，3群はビデオなしの通常ケアを受けた。介入前，介入中，介入後の患者の興奮のレベルが測定された。

倫理に関する手順：本研究は，世界医師会の倫理綱領に基づき，ハートフォード・ヘルスケアおよび研究者の所属する大学のIRBにより承認およびモニタリングされた。参加者全員がせん妄状態であったため，法的に任命された代理人または近親者からインフォームド・コンセントを取得した。また，家族ビデオメッセージの作成に参加した家族のメンバーからもインフォームド・コンセントを得た。研究責任者は，各患者のせん妄状態を評価し，口頭により同意を得た。研究者は患者に，もし後日に「調子が悪い」と感じたときがあったら，そのときにビデオを見せにきてもよいかどうかと尋ねて，承諾を得た。独立した観察者が，各家族のビデオメッセージを肯定的，中立的，否定的のどれに当てはまるか評価したところ，大半は励ましのメッセージを含み肯定的であると評価された。

主な知見：介入前から介入中に興奮が減少した参加者の割合は，家族ビデオ群（94％）では，自然ビデオ群（70％），通常ケア群（30％）に比べ，有意に高かった。

質的研究からの研究例

研究タイトル：小児集中治療室で子どもが死亡したときの親と医療者の関係の変化（Butler et al., 2018）

目的：本研究の目的は，小児集中治療室で子どもが死亡した場合の遺族と医療者の相互作用を探索することである。

方法：研究者はグラウンデッド・セオリー・アプローチを用いた。本研究のデータは，4つの小児ICUの26人の遺された親への詳細なインタビューを通して集められた。インタビューは1.5時間から2.5時間で，ほとんどが参加者の自宅で行われ，音声が録音された。

倫理に関する手順：本研究は，関連施設の研究倫理委員会により承認された。参加者は同意書に署名し，インタビュープロセスを通じて口頭で同意が再確認された。インタビューは，両親の希望により，別々または一緒に行われた。研究者は，この研究が非常に繊細なものであることを意識し，両親の心理的well-beingに配慮した。同意書には，精神的苦痛を感じる可能性が高いことを明記し，両親が十分な情報を得たうえで参加について決定できるようにした。また，研究者は，インタビュー中に休憩を取り，その人なりの対処方法を活用するように促した。インタビュー担当者は，このプロジェクトの準備のために死別カウンセリングのコースを受講し，インタビュー後のデブリーフィングでサポートを提供できるようにした。研究者は，フォローアップの電話をかけて，さらにサポートを提供した。必要に応じて，ソーシャルワーカーによる継続的なフォローアップも可能であった。

主な知見：研究者は，「移行的な一体感」として3つのプロセスを特定した。第一フェーズの「専門家を受け入れる」では，子どもの医療ニーズに焦点を当てた。第二フェーズの「チームになる」では，医療従事者と協働することが示された。そして，最後の「徐々に離れていく」フェーズでは，子どもの死後も医療者との関係を継続させたいとの意向が示された。

✏ 要点

• 研究者は，厳密で倫理的な研究を設計するうえで，**倫理的な**ジレンマ ethical dilemmas に直

面することがある。研究者を導くために，倫理綱領 codes of ethics が策定されている。

- 『ベルモントレポート』の3大倫理原則である「善行」「人間の尊厳の尊重」「正義」は，ほとんどのガイドラインに取り入れられている。
- 善行 beneficence には，何らかの善の遂行と，参加者を身体的・心理的な危害や搾取から保護することが含まれる。
- 人間の尊厳の尊重 respect for human dignity には，参加者の自己決定権 right to self-determination，つまり自発的な参加を含む自らの行動をコントロールする自由が含まれる。
- 完全な開示 full disclosure とは，研究者が参加者の権利，研究のリスクと利益を完全に開示することを意味する。完全な開示が結果にバイアスをもたらす可能性がある場合，研究者は秘密データ収集 covert data collection（参加者の知識や同意なしに情報を収集すること）や欺瞞 deception（虚偽の情報を提供すること）を用いることがある。
- 公平な処遇を受ける権利 right to fair treatment，プライバシーを守る権利 right to privacy も正義 justice に含まれる。米国ではプライバシーが重要な問題とされており，医療保険の相互運用性と説明責任に関する法律（HIPAA）からプライバシー・ルール規則が制定された。
- 研究参加者の権利を保護するために，さまざまな手続きが開発されている。例えば，研究者はリスクと利益のアセスメント risk/benefit assessment を実施し，研究参加者や社会に対する研究の潜在的な利益をリスクと比較検討することができる。
- インフォームド・コンセント informed consent の手続きとは，参加予定者が参加について合理的な判断をするために必要な情報を提供するものであり，通常，十分な情報を得たうえで自発的な参加であることを記録するために同意書 consent form に署名する。
- 質的研究においては，プロセス・コンセント process consent の手続きを通して，研究の進展に伴い，参加者と継続的に再交渉することが必要なこともある。
- プライバシーは，匿名性 anonymity（研究者にさえ参加者の身元を知られない）または参加者が提供する情報を保護する正式な守秘義務の手続き confidentiality procedures によって守られる。研究者は守秘義務違反 breach of confidentiality をしてはいけない。
- 米国の研究者は，機密情報の強制開示（裁判所命令など）から保護するための守秘義務証明書 Certificate of Confidentiality を求めることができる。
- 研究者は，データ収集後にデブリーフィング debriefing を開催し，参加者に追加の情報を提供したり，不満を聞く機会を提供することがある。
- 弱い立場の人々 vulnerable group は，さらなる保護が必要である。これらの人々は，研究参加について真に情報に基づいて決定することができない（例：子ども），自律性が低下している（例：囚人），あるいは肉体的・心理的危害のリスクが高まっている（例：妊婦），などの理由で弱い立場にある可能性がある。
- 研究の倫理的側面の外部審査は，倫理委員会または施設内研究倫理審査委員会 Institutional Review Board（IRB）によって実施される。その審査は，しばしば研究助成機関および参加者を募集する組織から要求される。
- 参加者へのリスクが最小限の研究においては，IRB の1人の委員による迅速審査 expedited review が，理事会の完全審査に代わることがある。予想されるリスクがない場合には，その研究の審査が免除されることがある。
- 研究者は，研究の計画と実施を通して倫理的要件について慎重に検討し，人を保護するための措置が十分であるかどうかを常に自問する必要がある。
- 研究倫理行動には，研究対象者の権利保護だけでなく，**剽窃**，結果の**捏造**，データの**改ざん**などの研究不正 research misconduct を回避し，高い水準の研究インテグリティを維持する努力も含まれる。

文献

Artinian, N., Froelicher, E., & Wal, J.（2004）. Data and safety monitoring during randomized controlled trials of nursing interventions. *Nursing Research, 53,* 414-418.

Beck, C. T., LoGiudice, J., & Gable, R. K. (2015). A mixed methods study of secondary traumatic stress in certified nurse-midwives: Shaken belief in the birth process. *Journal of Midwifery and Women's Health, 60*, 16-23.

Butler, A., Hall, H., & Copnell, B. (2018). The changing nature of relationships between parents and healthcare providers when a child dies in the paediatric intensive care unit. *Journal of Advanced Nursing, 74*, 89-99.

Coombs, M., Parker, R., & de Vries, K. (2017). Managing risk during care transitions when approaching end of life: A qualitative study of patients' and health care professionals' decision making. *Palliative Medicine, 31*, 617-624.

Crane, S., & Broome, M. (2017). Understanding ethical issues of research participation from the perspective of participating children and adolescents: A systematic review. *Worldviews on Evidence-Based Nursing, 14*, 200-209.

Culbert, G., & Williams, A. (2018). Cultural adaptation of a medication adherence intervention with prisoners living with HIV in Indonesia. *Journal of the Association of Nurses in AIDS Care, 29*, 454-465.

Domecq, J., Prutsky, G., Elraiyah, T., Wang, Z., Nabhan, M., Shippee, N., ... Murad. M. H. (2014). Patient engagement in research: A systematic review. *BMC Health Services Research, 14*, 89.

Dzikowicz, D., & Carey, M. (2019). Widened QRS-T angle may be a measure of poor ventricular stretch during exercise among on-duty firefighters. *Journal of Cardiovascular Nursing, 34*(3), 201-207.

Edwards, P., Roberts, I., Clarke, M., Diguiseppi, C., Wentz, R., Kwan, I., ... Pratap, S. (2009). Methods to increase response to postal and electronic questionnaires. *Cochrane Database of Systematic Reviews*, MR000008.

Eide, P., & Khan, D. (2008). Ethical issues in the qualitative researcher-participant relationship. *Nursing Ethics, 15*, 199-207.

Ellett, M., Lane, L., & Keffer, J. (2004). Ethical and legal issues of conducting nursing research via the Internet. *Journal of Professional Nursing, 20*, 68-74.

Fields, L., & Calvert, J. (2015). Informed consent procedures with cognitively impaired patients: A review of ethics and best practices. *Psychiatry and Clinical Neurosciences, 69*, 462-471.

Fierz, K., Gennaro, S., Dierickx, K., Van Achtenberg, T., Morin, K., & DeGeest, S. (2014). Scientific misconduct: Also an issue in nursing science? *Journal of Nursing Scholarship, 46*, 271-280.

Flesch, R. (1948). New readability yardstick. *Journal of Applied Psychology, 32*, 221-223.

Forbat, L., & Henderson, J. (2003). "Stuck in the middle with you": The ethics and process of qualitative research with two people in an intimate relationship. *Qualitative Health Research, 13*, 1453-1462.

Gennaro, S. (2014). Conducting important and ethical research. *Journal of Nursing Scholarship, 46*, 2.

Haahr, A., Norlyk, A., & Hall, E. (2014). Ethical challenges embedded in qualitative research interviews with close relatives. *Nursing Ethics, 21*, 6-15.

Habermann, B., Broome, M., Pryor, E., Ziner, K. W. (2010). Research coordinators' experiences with scientific misconduct and research integrity. *Nursing Research, 59*, 51-57.

Heilferty, C. M. (2011). Ethical considerations in the study of online illness narratives. *Journal of Advanced Nursing, 67*, 945-953.

Hein, I., DeVries, M., Troost, P., Meynen, G., Van Goudoever, J.,
& Lindauer, R. (2015). Informed consent instead of assent is appropriate in children from the age of twelve: Policy implications of new findings on children's competence to consent in clinical research. *BMC Medical Ethics, 16*, 76.

Holtzclaw, B. J., & Hanneman, S. (2002). Use of non-human biobehavioral models in critical care nursing research. *Critical Care Nursing Quarterly, 24*, 30-40.

Kupferschmid, B., & Therrien, B. (2018). Spatial learning responses to lipopolysaccharide in adults and aged rats. *Biological Research for Nursing, 20*, 32-39.

Lutz, K. F., Shelton, K., Robrecht, L., Hatton, D., & Beckett, A. (2000). Use of certificates of confidentiality in nursing research. *Journal of Nursing Scholarship, 32*, 185-188.

Mallory, C., & Hesson-McInnis, M. (2013). Pilot test results of an HIV prevention intervention for high-risk women. *Western Journal of Nursing Research, 35*, 313-329.

Mwalabu, G., Evans, C., & Redsell, S. (2017). Factors influencing the experience of sexual and reproductive healthcare for female adolescents with perinatally-acquired HIV. *BMC Women's Health, 17*, 125.

National Academies of Sciences, Engineering & Medicine (2018). *Returning individual research results to participants: Guidance for a new research paradigm*. Washington, DC: National Academies.

Nishimura, A., Carey, J., Erwin, P., Tilburt, J., Murad, M., & McCormick, J. (2013). Improving understanding in the research informed consent process: A systematic review of 54 interventions tested in randomized control trials. *BMC Medical Ethics, 14*, 28.

Osier, N., Pham, L., Savarese, A., Sayles, K., & Alexander, S. (2016). Animal models in genomic research: Techniques, applications, and roles for nurses. *Applied Nursing Research, 32*, 247-256.

Payne, C. (2013). A diabetes support group for Nywaigi women to enhance their capacity for maintaining physical and mental wellbeing. *Contemporary Nurse, 46*, 41-45.

Polit, D. F., & Beck, C. T. (2009). International gender bias in nursing research, 2005–2006: A quantitative content analysis. *International Journal of Nursing Studies, 46*, 1102-1110.

Polit, D. F., & Beck, C. T. (2013). Is there still gender bias in nursing research? An update. *Research in Nursing & Health, 36*, 75-83.

Silva, M. C. (1995). *Ethical guidelines in the conduct, dissemination, and implementation of nursing research*. Washington, DC: American Nurses Association.

Simpson, C. (2010). Decision-making capacity and informed consent to participate in research by cognitively impaired individuals. *Applied Nursing Research, 23*, 221-226.

Slimmer, L., & Andersen, B. (2004). Designing a data and safety monitoring plan. *Western Journal of Nursing Research, 26*, 797-803.

Stormorken, E., Jason, L., & Kirkevold, M. (2017). Factors impacting the illness trajectory of post-infectious fatigue syndrome. *BMC Public Health, 17*, 952.

Strandås, M., Wackerhausen, S., & Bondas, T. (2019). The nurse-patient relationship in the new public management era, in public home care: A focused ethnography. *Journal of Advanced Nursing, 75*(2), 400-411.

Waszynski, C., Milner, K., Staff, I., & Molony, S. (2018). Using simulated family presence to decrease agitation in older hospitalized delirious patients: A randomized controlled trial. *International Journal of Nursing Studies, 77*, 154-161.

Wilson, M., Oliver, P., & Malpas, P. (2019). Nurses' views on legalizing assisted dying in New Zealand: A cross-sectional study. *International Journal of Nursing Studies, 89*, 116‒124.

Wolf, L. E., Patel, M., Williams-Tarver, B., Austin, J., Dame, L., & Beskow, L.（2015）. Certificates of confidentiality：Protecting human subject research data in law and practice. *Journal of Law, Medicine, and Ethics, 43*, 594‒609.

Zhang, S., Shoptaw, S., Reback, C., Yadav, K., & Nyamathi, A.（2018）. Cost-effective way to reduce stimulant-abuse among gay/bisexual men and transgender women. *Public Health, 154*, 151‒160.

第8章 看護研究の計画

すべての研究において，事前の計画が必要である。この章では，質的研究および量的研究の計画に関するアドバイスを提供する。

厳密な研究計画のためのツールと概念

本節では，厳密な研究を行うための方法論に関する主要な概念とツールについて説明する。

■ 推論

推論は，研究を実施し評価するうえで不可欠な要素である。推論 inference とは，エビデンスの生成に使われた方法を考慮しながら，エビデンスから導き出された結論である。すなわち，推論とは，論理的な推理プロセスを用いて，限られた情報から結論を導き出そうとする試みである。

推論が必要なのは，研究者が関心のある事柄の「代わり」を使うからである。参加者の標本は，母集団の代わりである。研究場所は，関心のある現象が展開されうるすべての場の代わりである。介入を受けない対照群は，介入を受けた人が介入を受けなかった場合にどうなるかの代わりである。

研究者は，自分の推論を裏付ける説得力のあるエビデンスを得る方法を用いるという課題に直面している。

■ 信頼性，妥当性，信憑性

研究者は推論が**真実**と一致することを望んでいる。研究結果にバイアスがかかっていたり，対象集団の経験を代表していなかったりすると，研究は臨床実践を導くためのエビデンスを提供できない。研究を利用する者は，研究者が行った概念的および方法論的決定を査定しエビデンスの質を評価する必要がある。また，研究者は，質の高いエビデンスを生み出すよう努力しなければならない。

量的研究者は，**科学的価値** scientific merit と呼ばれることもある研究の厳密性を評価するために，いくつかの基準を使う。特に重要な基準は，信頼性と妥当性の2つである。**信頼性** reliability とは，研究で得られた情報の正確性と一貫性のことである。この用語は，変数を測定する方法と最も関連している。例えば，体温計が Alan の体温を1分後に36.7℃（98.1℉），次の1分後に39.2℃（102.5℉）と測定したとしたら，その体温計の信頼性は疑わしいといえるだろう。

妥当性 validity は，研究エビデンスの**健全性**に広く関わる，より複雑な概念である。つまり知見にバイアスがなく十分に事象を捉えているかということである。妥当性は，信頼性と同様に，変数を測定する方法を評価するための重要な基準である。すなわち，妥当性の論点は，その方法が測定しようとする概念を本当に測定しているのかということである。例えば，抑うつの自己報告式測定法は，**本当に**抑うつを測定しているのだろうか？ それとも，孤独感など他のものを測定しているのだろうか？ 研究者は，変数の的確な概念化と，変数を操作化するための妥当性のある方法を目指している。

妥当性は，独立変数が従属変数に及ぼす効果についての推論にも関連する。看護介入は**本当に**患者のアウトカムに改善をもたらしたのか，それとも患者の改善には他の因子が関与していたのか？ 研究者は，このような研究の妥当性に影響を与える方法論の決定を数多く行っている。さらにもう1つの妥当性の論点は，そのエビデンスを研究に参加していない人々にも適用できるかどうかに関

わる。

　質的研究者は，研究の質を評価する際に，異なる基準（および異なる用語）を使用する。質的研究者は，研究のエビデンスの信憑性 trustworthiness を高める方法を追求している（Lincoln & Guba, 1985）。信憑性には，信用可能性 credibility，転用可能性 transferability，確認可能性 confirmability，明晰性 dependability，真正性 authenticity といういくつかの次元があり，これらは第 26 章で説明する。

　信用可能性 credibility は，信憑性の中でも特に重要な側面である。その研究方法によって得られた結果や解釈が真実であるという確信が得られることで信用可能性が達成できる。信用可能性はさまざまな方法で高めることができるが，次の方法は量的研究を含むすべての研究デザインに関係するため早期に議論する価値がある。トライアンギュレーション triangulation とは，「何が真実か」についての結論を導き出すために，複数の情報源や見解を用いることである。量的研究では，予測される効果の一貫性を確認するために，アウトカム変数を複数の方法で測定することを意味するかもしれない。質的研究では，トライアンギュレーションは，現象の複雑さを明らかにするために，複数のデータ収集方法を用いて真実に近付くことを試みるかもしれない（例：参加者と深い議論を行うだけでなく，彼らのありのままの行動を観察する）。あるいは，複数の研究者がチームとなって協力し，解釈のトライアンギュレーションを行うこともある。看護研究者の間では，パラダイムを超えたトライアンギュレーション，つまり，結論の妥当性を高めるために，ミックス・メソッド研究 mixed methods study（混合研究法）により質的データと量的データの両方を統合することが増えている（第 27 章）。

🖝 トライアンギュレーションの例

　Bower ら（2018）は，小児集中治療室（PICU）における薬剤投与中に中断されたときの看護師の意思決定について探索的研究を行った。研究者は，フィールドワークにおいて，PICU の看護師に対して詳細なインタビューを行い，投薬中

の様子を観察した。

　看護研究者は，研究の信頼性，妥当性，信憑性を最大限に高めるような研究をデザインする必要がある。本書は，そのためのアドバイスを提供するものである。

■ バイアス

　バイアス bias とは，歪みや誤りを生じさせる影響のことである。バイアスは研究の妥当性や信憑性を脅かす可能性があり，研究デザインにおける重要な懸念事項である。バイアスは，研究を計画する際に考慮すべき次のような要因から生じることがある。

- **参加者の素直さの欠如**：人は時に，自分を最もよく見せるために，意識的にまたは無意識のうちに自分の行動や発言を歪めてしまうことがある。
- **研究者の主観**：研究者は，自分の期待する方向，あるいは自分の経験に沿った方向に推論を歪めるかもしれない。あるいは，意図せずして自分の期待を参加者に伝え，それによってバイアスのある回答を誘導するかもしれない。
- **標本の不均衡**：標本自体にバイアスがある可能性がある。例えば，中絶に対する態度を研究している研究者が，生命の権利を主張する（または選択権を支持する）メンバーだけを標本に含めた場合，結果は歪んでしまうだろう。
- **データ収集の方法の不備**：概念を捉える方法が不適切な場合，バイアスが生じることがある。例えば，看護ケアに対する患者の満足度を測定する方法に欠陥があると，患者の懸念が誇張されたり過小評価されたりすることがある。
- **不適切な研究デザイン**：研究者は，リサーチクエスチョンに対するバイアスのない回答が得られないような方法で研究をデザインすることがある。
- **実施の不備**：よくデザインされた研究であっても，研究プロトコルが注意深く実施されなければ，バイアスが生じる。

　研究者は，バイアスを可能な限り減らすまたは

排除すること，バイアスが存在する場合にそれを検出または測定する仕組みを確立すること，および研究結果の解釈において既知のバイアスを考慮することが求められている。知見を使う側の者が行わなければならないことは，方法論の決定を精査し，バイアスが研究エビデンスを損ねていないか結論を出すことである。

残念ながら，バイアスは潜在的に広く存在するため，完全に回避できることはほとんどない。ある種のバイアスは偶発的なものである。**ランダムバイアス**（または**ランダムエラー**）は，基本的にデータ中の「ノイズ」である。誤差がランダムな場合，結果の歪みが一方向だけではなく他方向にも偏る可能性がある。一方，**系統的バイアス** systematic bias は，一貫性があり，結果を一定方向に歪める。例えば，ある尺度が常に人々の体重を本当の体重より2ポンド重く測定していたとしたら，体重に関するデータには系統的バイアスがあることになる。

研究者は，バイアスを排除または最小化し，研究の厳密性を高めるために，さまざまな戦略を採用している。トライアンギュレーションはそのようなアプローチの1つで，複数の情報源や視点がバイアスを相殺し，バイアスを特定する道を開く。量的研究者がバイアスに対抗する方法は，しばしばリサーチ・コントロールを伴う。

■ リサーチ・コントロール

量的研究者は，通常，研究をコントロールするよう尽力する。**リサーチ・コントロール**は，独立変数と従属変数の真の関連が明らかになるように，従属変数に対する他の影響を一定にすることが一般的である。言い換えれば，リサーチ・コントロールとは，中心的な関心事である変数間の関連を不明瞭にする混入因子を排除しようとすることである。

混入因子，いわゆる**交絡変数** confounding variables（**外生変数** extraneous variables）については，例で説明するのがわかりやすいだろう。例えば，尿失禁（UI）が抑うつに影響を与えるかどうかを研究するとしよう。これまでのエビデンスは関連性を示唆しているが，問題は UI 自体（独立変数）が抑うつの深刻化に関連しているのか，

それとも他の因子が UI と抑うつの関連を説明するのか，ということである。独立変数である UI に関連する他の抑うつの決定因子をコントロールする研究計画を立てる必要がある。

この場合の1つの交絡変数は年齢である。抑うつのレベルは高齢者ほど高くなる傾向があり，つまり，UI 患者はそうでない人よりも高齢の傾向がある。言い換えれば，おそらく年齢が UI 患者の抑うつを増加させる**真**の原因なのだろう。年齢をコントロールしなければ，UI と抑うつの間に観察される関連は，UI が原因か，年齢が原因かのどちらかわからない。

3つの可能性が考えられ，以下のように描くことができるだろう。

モデル1：UI→抑うつ

モデル2：年齢→UI→抑うつ

モデル3：

年齢
↓ ＼
UI → 抑うつ

ここでの矢印は，因果律や影響を象徴している。モデル1では，UI は他の因子とは独立して，抑うつに直接影響を与える。モデル2においては，UI は**媒介変数** mediating variables であり，年齢が抑うつに及ぼす効果は UI によって**媒介される**。ここでは，年齢は年齢が UI に与える影響を通じて，うつ状態に影響を与える。モデル3では，年齢と UI がそれぞれ抑うつに影響を与え，年齢は UI のリスクを増加させる。研究の中には，特に媒介や複数の因果関係を検証するためにデザインされるものもあるが，ここに示す例では年齢はリサーチクエスチョンとは無関係であり，最初の説明を検証できるように研究をデザインしたい。年齢に関係なく，UI があると抑うつになりやすいと仮定するモデル1の妥当性の検証を目的とするならば，年齢をコントロールする必要がある。

どのようにしてそのようなコントロールができるのだろうか？ いくつかの方法があるが（第10章），一般的な原則として，交絡変数は群間で**同等になるようにコントロールされる**必要がある。交絡変数は，研究において，独立変数やアウトカムに関係しないように，何らかの方法で処理されなければならない。例えば，UI をもつ人とそう

でない人の抑うつ尺度の平均得点を比較しようとする。一般的に，UI 群と非 UI 群では年齢は異なるが，UI 群と非 UI 群の年齢を同等にするように研究をデザインする。

年齢をコントロールすることで，UI と抑うつの関連をより確実に説明することができるようになるだろう。世界は複雑で，多くの変数が複雑な形で相互に関連している。量的研究によって問題を探究する場合，この複雑さを直接検討することは困難である。研究者は一度にわずかな関連しか分析できない。量的研究におけるエビデンスの価値は，研究者が交絡の影響をいかにうまくコントロールしたかに左右されることが多い。今回の例では，抑うつに影響を与える可能性のある変数（年齢）を 1 つ特定したが，その他にも何十もの変数（例：社会的支援や自己効力感）が関連している可能性がある。研究者は，興味のある独立変数と従属変数を分離し，次にコントロールする必要のある交絡変数を特定する必要がある。

リサーチ・コントロールは，量的研究においてバイアスを管理し，妥当性を高めるための重要な手段である。しかし，コントロールが強すぎても，バイアスが生じる場合がある。主要な変数が顕在化するようにコントロールすると，その変数の本質が見えなくなってしまうことがある。理解されていない現象や，その次元が明確になっていない現象の研究には，柔軟で探索的な質的アプローチが適している。

■ 無作為性

量的研究におけるバイアスの軽減には，無作為性 randomness が関与することが多い。つまり研究者の選好ではなく，偶然によって研究が確立するという特徴がある。例えば，研究に参加する人が無作為に選ばれる場合，各人が選ばれる確率はそれぞれ等しく，それは標本構成に系統的バイアスがないことを意味する。同様に，参加者が比較される群（例：介入群と「通常ケア」群）に無作為に割り当てられた場合，群の構成に系統的バイアスはないことになる。無作為性は交絡変数をコントロールし，バイアスを減らすための説得力のある方法である。

☞ **無作為性の例**

Van der Meulen ら（2018）は，頭頸部がん患者に対して，Distress Thermometer（苦痛寒暖計）と問題リストを用いたスクリーニングを行うプロトコルを検証した。合計 110 人の患者を，苦痛寒暖計を用いる介入群と通常ケア群に無作為に割り付けた。そして，2 群を，がんの心配，抑うつ症状，QOL の観点から比較した。

質的研究者は，無作為性を望ましい手段と考えることはほとんどない。質的研究者は，研究の初期に意図的（非無作為）に得た情報を使って調査を導き，概念化の拡大や精錬に役立つ情報源を追求する傾向がある。研究者の判断は，関心のある現象の複雑性をときほぐすために不可欠であると考えられている。

■ リフレクシヴィティ

質的研究者はリサーチ・コントロールや無作為性を用いないが，人間の経験に関する真実を発見することに，量的研究者と同様に関心をもっている。質的研究者は，判断を下す際の個人的なバイアスを防ぐために，しばしばリフレクシヴィティに頼っている。リフレクシヴィティ reflexivity とは，自己を批判的に省みて，データの収集や解釈に影響を与えうる個人的な価値観を分析し，記録するプロセスである。

Schwandt（2007）は，リフレクシヴィティには 2 つの側面があると記述している。1 つは，研究者も研究環境の一部であると認識することである。もう 1 つは，研究者自身のバイアスや好み，研究に対する不安などについての自己省察である。質的研究者は，これらの問題を探索し，決定について省みて，個人の日誌に記録するよう勧められている。Patton（2015）が指摘するように，「質的な探究に秀でるには，鋭い自己認識が必要である」（Patton, 2015, p. 71）。

リフレクシヴィティは，量的研究だけでなく質的研究においても有用なツールになりうる。自己認識と内省は，あらゆる研究の質を高めることができる。

リフレクシヴィティの例

Currie と Szabo(2019)は，希少疾患をもつ子どもの介護に関する両親の視点を探索した。15人の親とのインタビューデータの分析と解釈において，リフレクシヴィティが重要な役割を果たした。「データはプロセス全体を通してリフレクシヴィティを考慮して分析された……解釈は再解釈と熟考を通して研究者と参加者の間で共創するプロセスである」(Currie & Szabo, 2019, p. 97)。

一般化可能性と転用可能性

看護師は，臨床実践において研究からのエビデンスに頼る傾向が強まっている。エビデンスに基づく実践は，研究結果が元の研究が行われた人，場所，状況に固有なものではないことを前提としている(Polit & Beck, 2010)。

一般化可能性 generalizability とは，量的研究で用いられる基準で，知見がどの程度，その研究で使用された以外の人々や環境に適用できるかを評価するものである。研究者はどのように研究の一般化可能性を高めることができるのだろうか？第一に，信頼性と妥当性の高い研究をデザインする必要がある。結果に正確さや妥当性がない場合，その結果に一般化可能性があるかどうかを考える意味はない。研究者は，参加者を選ぶ際に，結果がどのような人々に一般化されるかを考慮し，標本が研究対象母集団を反映するように参加者を選ぶ必要がある。もし，研究が男性と女性の患者に影響を与えることを意図しているのであれば，男性と女性を参加者として含めるべきである。本書のいくつかの章では，一般化可能性を高めるための戦略について説明している。

質的研究者は特に一般化可能性を目指すわけではないが，他の場面でも役立つ知識を生み出したいと考えている。Lincoln と Guba(1985)は，自然主義的な探究において影響力をもつ著書の中で，転用可能性 transferability という概念について論じている。転用可能性とは，研究の信憑性の一側面として，質的研究の結果をどの程度他の環境に転用できるかという概念である。質的研究者が研究の文脈においてどれだけ豊富な記述的情報を提供できるかが，転用可能性を促進する重要なところである。質的研究における転用可能性については，第26章で議論する。

ヒント

研究者は，研究結果の**適用可能性**，つまり，研究結果を個々の人々や小規模なサブグループにどの程度適用できるかに注目するようになってきている。この問題については，第31章で詳しく説明する。

ステークホルダーの参画

研究のあらゆる段階，つまり計画段階あるいはもっと前の研究問題の特定段階から，ステークホルダーのより多くの参画が必要であるという認識が医療界で高まっている。ヘルスリサーチの計画・実装段階におけるステークホルダーの参加を提唱する人々は，それが研究の関連性と透明性を高め，研究成果の実践での採用を加速すると主張している。

ヒント

欧州では，提唱者らはしばしば患者・市民参画 patient and public involvement(PPI)という言葉を使う。米国では，患者がより良い医療を選択するのを支援する研究に資金を提供するために，患者中心のアウトカム研究機関(PCORI)が2010年に設立され，患者は研究課題を導く役割を担っている。

患者は主要なステークホルダーとして認識されているが，研究者は研究計画において他のステークホルダーを巻き込むことも検討できる。Concannon ら(2012)は，ステークホルダー参画型研究の新時代において研究者を導くための分類法を開発し，ステークホルダーの「参画」について次のような定義を提唱している。「ステークホルダーと研究者の双方向の連携であり，研究の選択，実施，利用に関して，情報に基づいた意思決定をもたらすもの」(Concannon et al., 2012, p. 986)である。彼らは，ステークホルダーの特定

を支援するために，7P と呼ばれる枠組を作成した。すなわち，患者および一般市民 patients and the public，医療提供者 providers（例：看護師，医師），購入者 purchasers，支払者 payers，政策立案者 policy makers，製品製造者 product makers，そして研究責任者 principal investigators である。研究者は，主要なステークホルダーを特定し，彼らを計画プロセスにどのように巻き込むのが最善かを判断する必要がある。

研究デザインの特徴の概要

研究デザインは，正確で解釈可能なエビデンスを得るために，研究者が採用する基本的な戦略である。研究のデザインには，特に量的研究において，重要な方法論の決定が含まれている。

表 8-1 では，量的研究の計画で考慮する必要がある 7 つのデザイン上の要点を示している（いくつかの要点は，質的研究にも当てはまる）。これらの特徴は以下のとおりである。

- **介入**するかどうか？

- 交絡変数をどのように**コントロールする**か？
- バイアスを避けるために**盲検化**を行うかどうか？
- 従属変数と独立変数のデータ収集の**相対的なタイミング**をどうするか？
- 解釈可能性を高めるために，どのような**比較**を行うか？
- **研究場所**はどこか？
- どのような**タイムフレーム**を採用するか？

本節では，最後の 3 つの特徴について説明する。なぜなら，これらは質的研究においても量的研究においても計画するうえで重要だからである。第 9 章と第 10 章では，初めの 4 つについて詳しく説明する。

ヒント

デザインの決定は，研究インテグリティに影響する。これらの決定は，助成金を受けるかどうか（財政的支援を求める場合），知見が出版されるかどうか（雑誌に投稿する場合）に影響する

表 8-1　量的研究における研究デザインの主な特徴

特徴	主な問い	デザインオプション
介入	介入はあるか？ 介入はどのようなことをするのか？ 具体的にどのようなデザインが採用されるのか？	実験（無作為化比較試験）デザイン，準実験デザイン，非実験（観察）デザイン
交絡変数のコントロール	交絡変数はどのようにコントロールされるのか？ どのような交絡変数がコントロールされるのか？	マッチング，均質性，ブロック化，クロスオーバー，無作為化，統計学的コントロール
盲検化（マスキング）	バイアスを避けるために，誰の重要な情報を保留するのか？	オープン対クローズド研究，単盲検化，二重盲検化（盲検化群を明記）
相対的なタイミング	独立変数と従属変数に関する情報をいつ収集するのか，それは後ろ向きなのか前向きなのか？	後ろ向きデザイン，前向きデザイン
比較	主要なプロセスや関連を明らかにするために，どのような比較を行うか？ 比較の性質は何か？	被験者内デザイン，被験者間デザイン，混合デザイン，外部比較
研究場所	研究はどこで行われるのか？	単一サイト対マルチサイト，フィールド対コントロール環境
タイムフレーム	データ収集の頻度は？ 他のイベントと比較して，いつデータを収集するのか？	横断的，縦断的デザイン，反復測定デザイン

注：この表中の多くの用語は，後続の章で説明されている。

だろう。したがって，計画段階において，これらの決定には十分な注意と配慮が必要である。

■ 比較

　たいていの量的研究（および一部の質的研究）では，結果を解釈するために，デザインに比較が組み込まれている。ほとんどの量的研究のリサーチクエスチョンには，明確なまたは暗黙的な比較が含まれる。例えば，入院患者の不安に対するマッサージの効果は何かというリサーチクエスチョンであれば，マッサージありとマッサージなしという暗黙の比較があり，これが独立変数となる。

　研究者は，さまざまなタイプの比較を行うことができるが，その中でも一般的なものは以下のとおりである。

1. **複数グループ間での比較**：例えば，乳房切除を受けたことによる感情的な影響を研究する場合，乳房切除を受けた女性と乳房切除を受けなかった乳がん女性の感情的状態を比較するかもしれない。あるいは，特別な介入を受けた人と「通常のケア」を受けた人を比較するかもしれない。質的な研究では，白血病と診断された子どもをもつ母親と父親の経験について比較するかもしれない。（例1）
2. **1グループの複数時点での比較**：例えば，術前のストレスを軽減するための手法について導入する前と後の患者のストレスレベルを比較したいと思うかもしれない。あるいは，AIDS患者の介護者における対処プロセスについて，介護経験の初期と後期で比較したいと思うかもしれない。（例2）
3. **1グループの異なる状況下での比較**：例えば，2種類の運動時の心拍数を比較することがある。（例3）
4. **相対的順序付けに基づく比較**：例えば，がん患者の痛みの程度と希望の程度との間に関連があると仮定した場合，痛みのレベルが高い人は低い人に比べて希望を感じにくいかどうかを問うことになる。このリサーチクエスチョンでは，両変数の順位が高い人と低い人を比較することになる。（例4）
5. **外部データとの比較**：研究者は，自分たちの結果を他の研究の結果や，規範 norms（大規模かつ代表的な標本から得た基準となるもの）と比較することがある。この種の比較は，内部データ間の比較に取って代わるものではなく，むしろ補完するものである。量的研究において，この方法は，従属変数の信頼性が高く，広く受け入れられている方法（例：血圧測定値，評価の高い抑うつの尺度）で測定されている場合に有用である。（例5）

☞ 外部の比較データの利用例

　Dias ら(2018)は，子どもの死後6か月間の親の健康状態を調査した。彼らは，全国的な比較データが利用可能な健康状態と well-being を測定することで，参加者のアウトカムを米国の成人の全国標準と比較した。

　量的研究の研究デザインは，比較の種類によって分類することができる。異なる人々を比較する研究（例1および4）は，被験者間デザイン between-subjects designs である。しかし，例2や例3のように，同じ被験者を異なる時期や状況で比較することが望ましい場合もある。このようなデザインは被験者内デザイン within-subjects designs という。2つ以上のグループの人々を経時的に追跡する場合，比較は経時的にグループ内でも，ある特定の時点の異なるグループ間でも可能なので，このデザインは混合デザイン mixed designs と呼ばれることがある。

　比較は，知見を解釈するための道筋を提供する。乳房切除を受けた女性の感情の状態に関する例1では，女性の感情の状態を他の人と比較したり，より早い時期（例えば，診断前）の状態と比較しなければ，その状態が懸念されるものかどうかを知ることは困難であろう。量的研究者は，研究をデザインする際に，リサーチクエスチョンに対する答えを最も明確にするような比較を選択する。

　質的研究者は，綿密な研究を行う際に比較を行うことを計画することがあるが，比較が主要な焦点となることはほとんどない。それでも，データから浮かび上がるパターンは，ある種の比較が豊かな記述的価値をもたらすことが多い。

ヒント

デザインは独断で決めないようにしよう。教員や同僚に助言を求め，患者の意見を聞くことも望ましい。デザインを決めたら，その根拠を書き出し，他の人と共有し，改善点がないか意見を求めよう。

■ 研究場所

重要な計画作業の1つは，研究場所を特定することである。研究者が所属する病院や施設で実施される臨床研究のように，研究場所が「与えられている」場合もあるが，適切な研究の場の設定にかなりの労力を要する場合もある。設定環境が「現実世界」に近ければ近いほど，エビデンスが臨床に還元できる可能性が高くなる（第31章）。

研究場所の計画には，調査地の選定とそこへのアクセス確保という2つのタイプの活動が含まれる。ここで説明する問題のいくつかは，フィールド・スタディを行う質的研究者に特に関連するものだが，多くの量的研究でも，特に介入研究では，プロジェクトを計画するうえでこれらの事柄に注意を払う必要がある。

場所の選定

場所の選定で最も考慮すべきことは，研究対象となる行動，経験，または特性をもつ人々がその場にいるかどうかということである。また，研究目標を達成するために，十分な**数**の人々，および適切に**多様**な人々が混在する場でなければならない。さらに，参加者へのアクセス許可を受けられる場でなければならない。選択された場では，方法論的目標（例：必要なコントロールを課すことができる）と倫理的要件（例：プライバシーおよび秘密保持を確保することができる）の両方が達成される必要がある。

研究者は，研究場所を**何か所**にするか決めなければならない。複数の場所を使うことは，結果の一般化可能性を高めるには有利であるが，そのような研究は複雑で難しい。複数の場所での研究は，異なる研究機関の複数の共同研究者が共同でプロジェクトを組む場合には有効な戦略である。

候補地の<u>現地訪問</u>と臨床でのフィールドワークは，研究者が必要とするものと，その場が提供するものとの「適合性」をアセスメントするために有効である。現地訪問の際，研究者は現地の主要なゲートキーパーやステークホルダーを観察したり，話をしたりして，現地の特徴や制約をよりよく理解する。Buckwalter ら（2009）は，重症病棟や長期療養施設など「不安定な」環境を研究の場とする際に，特に懸念される問題を指摘している。

アクセス許可の取得

研究者は，研究に適していると思われる場所にアクセスする許可を得る必要がある。対象とする場が地域社会全体の場合，ゲートキーパーに受け入れてもらうための多層的な取り組みが必要になることもある。例えば，まずその地域のリーダー，次に特定の機関（例：DV団体）の管理者やスタッフ，あるいは特定のグループ（例：支援団体）のリーダーの協力を得ることが必要かもしれない。

信頼関係の構築は重要な課題であり，そのためには対人関係や場の習慣・言語に精通していることが必要である。ゲートキーパーの信頼を得るには，研究者が研究要件について率直に話し，その場の人々に対する真の興味と関心を示すことが重要である。ゲートキーパーは，自分たちやその構成員に直接的な利益があると思えば，協力的になる可能性が高い。

アクセス許可についてのゲートキーパーの判断を助ける情報は，たとえ対面で交渉が行われる場合でも，通常は文書で示されるべきである。

情報シートは，（1）研究の目的と意義，（2）なぜその場が選ばれたのか，（3）研究の内容（例：研究期間，その場にどの程度影響が生じるか，どのようなことを求めているか），（4）結果の報告方法とその際にどのような倫理的配慮がなされるのか，（5）研究に協力することでゲートキーパーやその場の人々が何を得られるか，を説明する必要がある。**図8-1**は，施設に入るための照会状の例である。

アクセス許可を得ることは，情報提供候補者を含む現場の人々との関係や良好な信頼関係を構築する継続的なプロセスかもしれない。このプロセ

> ウェンディ・スミスさん，R.N.
> ファミリー・バース・プレイス
> 総合病院
> ハートフォード，コネチカット州
>
> スミスさんへ
> 　私は，ヒスパニック系の母親における産後うつを見つける方法を改善することを主な目標とした研究の主任研究員です。この研究では，産後うつスクリーニング尺度（PDSS）の標準的なスペイン語版を検証する予定です。産後うつは多文化にわたる精神疾患であり，新米の母親とその家族の 10〜15％ に壊滅的な影響を与える可能性があります。全症例の 50％ までが発見されないと推定されています。この国の非英語圏の女性は，その環境においてさらに不利で孤立している可能性があり，したがって英語を話す女性よりもさらに抑うつのリスクが高い可能性があり，妥当性のある測定ツールを用いた効果的なスクリーニングが特に重要となります。
> 　貴院は，ファミリー・バース・プレイスで出産するヒスパニック系女性の割合が高いため，この研究の実施場所として望ましいと思われます。この研究では，過去 3 か月以内に出産した 18 歳以上のヒスパニック系の母親 75 名を標本抽出する必要があります。各母親はスペイン語版の PDSS を記入し，ヒスパニック系の女性心理学者による DSM-IV 抑うつ性障害の診断インタビューに参加することになります。産後うつと診断された場合，精神医学的なフォローアップが紹介されます。各母親には，この研究に参加することで 25 ドルの商品券が渡されます。
> 　実施可能であれば，75 人のヒスパニック系女性にアプローチして，出産後すぐ，あるいは産科病棟にいる間に研究への参加を呼びかけたいと考えています。母親たちを募集するのは，看護師であるヒスパニック系の研究助手です。参加予定者は，英語とスペイン語の両方で用意された情報提供同意書（参加者が希望するほうの言語）に署名するよう求められます。守秘義務は厳格に守られます。データ収集用紙には，氏名や個人を特定できる情報は一切記載されません。すべてのデータは，コネチカット大学の私のオフィスにある鍵付きのファイルキャビネットに保管されます。
> 　研究結果は，研究学会や看護研究雑誌で発表される予定です。研究知見により，貴院のヒスパニック系の人々と産後うつに罹患している割合について，より詳細な全体像が把握できるようになります。貴院でヒスパニック系の母親をスクリーニングするために，PDSS のスペイン語版が利用できるようになります。
> 　もし可能であれば，あなたの病棟で私がこの研究を行う可能性について話し合うために，あなたとアポイントメントを取りたいのです。
>
> 敬具
> シェリル・タタノ・ベック，DNSc, CNM, FAAN
> 教授

図 8-1　研究現場のアクセス許可を得るための手紙の例（架空のもの）

スでは，最初に特定の特権を交渉し，その後，拡大していくという**段階的な参入**になることがある。アクセス許可から研究開始までの間，ゲートキーパーと継続的にコミュニケーションをとることが推奨される。研究助成を申請する場合には，この期間が長くなるかもしれない。継続して情報を提供することは礼儀正しいだけでなく，現場の状況やリーダーシップが変わる可能性があるため，プロジェクトの成功にとっても重要な意味をもつだろう。

■ タイムフレーム

　研究者は，いつ，どれくらいの頻度でデータを収集するかを設計する。多くの研究では，データはある時点で収集される。例えば，患者は一度だけ，健康増進のための行動について記述するよう求められるかもしれない。しかし，研究デザイン

によっては，参加者と何度も接触し，経時的な変化を評価することもある。したがって，研究者は，研究を計画する際に，リサーチクエスチョンに適切に対応するよう必要なデータ収集回数を決める必要がある。また，研究デザインでは，データ収集の**時期**も指定する。例えば，ある研究では，運動介入後 4 週間後および 8 週間後に体重を測定することになるかもしれない。

　デザインは，研究の時間枠の観点から分類することができる。質的研究でも量的研究でも，横断的デザインと縦断的デザインに大別される。

横断的デザイン

　横断的デザイン cross-sectional designs は，データを一度収集することで，研究対象である現象が 1 つの時点で把握される。横断的研究は，ある時点での現象の実態や，現象間の関連を記述す

るのに適している。例えば，更年期を迎えた女性の心理的症状が，生理的症状と同時期に相関しているかどうかを検討するような場合である。

👉 横断的研究の例

Van Hoek ら(2019)は，看護学部生の属性，レジリエンス，ストレス低減活動が学業成績に及ぼす影響を調査した。データは，ベルギーの看護学生554人から1時点で集められた。

横断的デザインを使う場合，因果関係の推論は難しい。例えば，過剰なアルコール摂取の決定要因は，心理テストで測定されるような衝動コントロールの低さであるという仮説を，横断的データを用いて検証することがある。しかし，アルコール摂取と衝動コントロールの両方を同時に測定した場合，どちらの変数が他方に影響を与えたかを知ることは困難である。

横断的データの使用は，次の2つの状況下での時間的順序を推論する場合に最も適している。(1)明確な理論的根拠が分析を導く場合，(2)ある変数が他の変数に先行することを示すエビデンスや論理がある場合である。例えば，低出生体重が学齢期の子どもの疾病に及ぼす効果に関する研究では，出生体重が先であることは明らかである。

横断的研究は，時間の経過とともに変化するプロセスについて推論できるようにデザインすることができるが，説得力は縦断的デザインよりも弱くなる。例えば，10歳から13歳までの子どもの健康増進活動の変化を調査するとする。10歳のときにインタビューし，その3年後の13歳のときに再びインタビューするという縦断的なデザインで調査するのも1つの方法である。一方，横断的デザインとして，10歳と13歳の**異なる**子どもたちにインタビューし，その回答を比較する方法もある。もし，13歳の子どもが10歳の子どもよりも健康増進のための活動をしていれば，子どもは年齢とともに健康的な選択をするようになると推論できるかもしれない。このような推論を行うには，3年前に質問していたとすれば年長者が年少者と同じような回答をしたと仮定するか，逆に3年後に質問すれば10歳児がより健康増進のた

めの活動を行うと仮定する必要がある。このような，複数の年齢集団を比較するデザインを**コホート比較デザイン**と呼ぶことがある。

横断的研究は経済的ではあるが，このようなデザインで経時的な変化を推論するのは問題がある。この例では，10歳と13歳の子どもは，成熟度とは無関係に，健康増進に対する考え方が異なる可能性がある。社会や技術の急速な変化により，異なる年齢層の行動や特性の違いが，集団の特性によるものではなく，時間の経過によるものであると仮定することは危険である。変化を探索するためにデザインされた横断的研究では，結果には異なる複数の説明が成り立つことが多く，それこそが優れた研究デザインが避けようとしていることである。

👉 経時変化の推論を伴う横断的研究の例

Hladek ら(2018)は，サイトカインの測定に汗を使用することの実行可能性について，高齢者(65歳以上)と若年者(18～40歳)のデータを比較することにより検証した。高齢者では TNF-α と IL-10 の濃度が高く，サイトカインは年齢とともに増加するという仮説と一致することが観察された。

縦断的デザイン

研究者が**長期間にわたって複数の時点でデータを収集する研究**は，縦断的デザイン longitudinal design である。縦断的デザインが適切な状況は，次の4つである。

1. **時間に関連したプロセスの研究**：リサーチクエスチョンには，時間とともに変化する現象（例：創傷治癒）に関するものがある。

2. **時間の順序の決定**：現象がどのように連続するのかを確定することが重要な場合がある。例えば，不妊症が抑うつに影響するという仮説がある場合，抑うつが不妊症に先行していないことを確認することが重要である。

3. **時間経過によって生じる変化の評価**：研究によっては，時間の経過とともに変化が生じたかどうかを検討するものもある。例えば，介入研究では，健康アウトカムにおける短期お

および長期の変化を検討するかもしれない。質的研究では，緩和ケア患者の配偶者における悲嘆の変遷を探索することができる。

4. **リサーチ・コントロールの強化**：量的研究者は，結果の解釈可能性を高めるために，複数の時点でデータを収集することがある。例えば，介入効果について2群で比較する場合，介入前のデータを収集することで，研究者は最初に群間比較が可能かどうかを評価できる。

縦断的デザインにはいくつかの種類がある。多くは，同じ参加者たちから複数回データを収集するものであるが，異なる標本が含まれるものもある。例えば，トレンド研究 trend studies は，母集団から時間経過とともに（例：2年ごと）異なる標本を使って，特定の現象について調査する研究である。トレンド研究によって，研究者は変化のパターンや速度を検討し，将来の発展を予測することができる。多くのトレンド研究は，喫煙，肥満など，公衆衛生の問題におけるトレンドを報告している。

🖙 トレンド研究例

Neaigus ら(2017)は，ニューヨーク市で薬物を注射する人々における HIV および C 型肝炎ウイルスのリスク行動のトレンドを調査した。研究チームは，2005 年から 2009 年までと，さらに 2012 年までの変化を検討した。リスク行動の重要な傾向として，安全でない注射器使用の減少と，コンドームなしの膣または肛門性交の増加が挙げられた。

典型的な縦断的研究では，**同じ人が複数時点で**データを提供する。一般（非臨床）の母集団の縦断的研究は，パネル研究 panel studies と呼ばれることがある。**パネル**という用語は，データを提供する人々の標本を指す。同じ人を長期にわたって調査するため，研究者は多様な変化のパターン（例：健康状態がよくなった人，悪くなった人）を検討することができる。パネル研究は，変化を研究するためのアプローチとして魅力的であるが，コストがかかる。

🖙 パネル研究の一例

看護研究者によって分析された大規模なパネル研究は，多くの国の政府によって助成されている。例えば，Davis ら(2018)は，Australian Longitudinal Study on Women's Health のデータを用いて，16 年間にわたる分娩数と長期的な体重増加の関連を検討した。

追跡研究 follow-up studies は，特定の状態にある人，あるいは特定の療法を受けた人のその後の経過を検討するために実施される。例えば，特別な看護介入を受けた患者を追跡調査し，長期的な効果を確認することができる。また，質的研究において，前立腺がんの診断直後にインタビューした患者を追跡し，治療決定後の経験を評価することもできるだろう。

🖙 質的な追跡研究の例

Hansen ら(2017)は，終末期の肝細胞がんの患者を介護している家族を，6 か月間にわたって追跡調査した。介護者には月に 1 回のインタビューが行われた。

コホート研究 cohort studies と呼ばれる縦断的研究では，ある集団（コホート）を長期にわたって追跡し，異なる因子に曝露された部分集団がその後のどのようなアウトカムをたどるか調べるものである。例えば，女性のコホートでは，出産歴のある人とない人を追跡して，卵巣がんの発生率の違いを検討することができる。この種の研究は，**前向き研究**と呼ばれることもあり，第 9 章で説明する。

縦断的研究は，ある現象の軌跡を長期間にわたって研究するのに適切であるが，大きな問題は最初のデータ収集後に生じる参加者数の脱落 attrition である。研究から脱落した人は，継続して参加した人と系統的に異なることが多いため，バイアスが生じる可能性があり，元の母集団に一般化することが難しいため，脱落は問題になりがちである。データ収集ポイントの間隔が長ければ長いほど，脱落とその結果生じるバイアスのリス

クは大きくなる。

縦断的研究では，研究者はデータ収集ポイントの数とその間隔を決定する。変化や発達が急速な場合，それを記録するために短い間隔で数多くのデータ収集ポイントが必要となることがある。最初のデータ収集から数年後に発生する可能性のあるアウトカムに関心をもつ研究者は，より長期のフォローアップを行うか，代替アウトカム surrogate outcomes を使用する必要がある。例えば，禁煙介入の効果を評価する場合，関心のある主要アウトカムは肺がん発生率または死亡時年齢かもしれないが，その後の喫煙（例：介入後3か月）を代替アウトカムとして用いることができる。

反復測定デザイン

データ収集ポイントが複数回ある研究は，反復測定デザイン repeated measures design と呼ばれることがあり，これは通常，データが3回以上収集される研究を指す。追跡研究やコホート研究のような縦断的研究は，反復測定デザインを用いることがある。

しかし，反復測定デザインは，横断的研究にも用いられる。例えば，術後患者のバイタルサインを1時間ごとに6時間にわたって収集する研究は，長期的な時間的な視点を伴わないので，縦断的研究とは記述されない。しかし，このデザインは反復測定として特徴付けることができる。研究者は，統計学的分析に反復測定（第18章参照）を使用する場合，**反復測定デザイン**という用語を使う傾向がある。

> 👉 **反復測定デザインの例**
>
> Krause-Parello ら（2018）は，緩和ケアを受ける入院中の退役軍人に対する動物介在型介入の効果を研究した。血圧，心拍数，唾液コルチゾールを，介入前，介入直後，介入30分後に測定した。

> **ヒント**
>
> デザインを決定する際には，時間，コスト，倫理，研究の厳密性など，さまざまな検討事項

のバランスをとる必要がある。デザインを確定する前に，自分の「上限」を把握するようにしてほしい。つまり，そのプロジェクトに費やせる予算はいくらまでか？ 研究を実施するために利用可能な**最大限**の時間は？ 参加者の減少を許容できる限界は？ このような制約によって，デザインの選択肢がなくなることがよくある。これらの制約を熟慮したうえで，研究の厳密性や信憑性を最大化するような研究をデザインすることは重要である。

データ収集計画

研究計画において，研究者は研究データを収集する方法を選択しなければならない。ここでは，質的研究および量的研究のためのさまざまなデータ収集方法の概要を説明する。

■ データ収集とデータソースの概要

研究では，さまざまなデータ収集方法を用いることができる。場合によっては，研究者は記録など既存の情報源からデータを利用できることがある。しかし，ほとんどの場合，研究者は新しいデータを収集する。その際の重要な計画の決定は，収集するデータの種類である。看護研究者が最も頻繁に用いているのは，自己報告，観察，生物生理学的測定の3つのアプローチである。

自己報告（患者報告アウトカム）

多くの情報は，人々に直接質問することによって収集できる。この方法は，自己報告 self-report として知られている。医学文献では，自己報告はしばしば患者報告アウトカム patient-reported outcomes または PRO と呼ばれるが，自己報告の中には患者に関するものではないもの（例：看護師の燃え尽き症候群に関する自己報告）や**アウトカム**ではないもの（過去の入院に関する自己報告）もある。ほとんどの看護研究は自己報告データを含んでいる。人間には言葉でコミュニケーションをとるという独特な能力があるため，看護研究者のデータ収集レパートリーの中でも特に重要なのが，直接質問することである。

自己報告は汎用性が高い。人々が何を考え，何

を信じ、何をしようとしているのかを知りたければ、最も効率的なアプローチは、彼らに尋ねることである。自己報告によって、他の手段では収集できないような情報を得ることができる。行動は、観察（参与観察）できるが、それは参加者が公然とそれを行う場合に限られる。さらに、観察者は、研究時に発生した行動しか観察することができない。研究者は、自己報告を通じて、過去に起こった出来事に関する**後ろ向きデータ**、または人々が将来行う予定の行動に関する情報を集めることができる。また、自己報告では、モチベーションやレジリエンスといった心理的状態も把握することができる。

しかしながら、口頭報告にはいくつかの弱点がある。最も深刻な問題は、その妥当性と正確性に関するものである。人が本当にそのように感じ、行動していると確定できるだろうか？　人は誰でも自分を肯定的に見せようとする傾向があり、それが真実と相反する場合がある。自己報告データを集める研究者は、この限界を認識し、結果を解釈する際に考慮する必要がある。

自己報告を利用した研究例

Beattie ら(2019)は、クライアントからの職場での暴力に関する医療従事者の認識を研究した。データは、オーストラリアの看護師や他の医療スタッフとの詳細なグループインタビューと1対1のインタビューから得られた。

自己報告の方法は、回答者が個人的な情報を喜んで提供するかどうかにかかっている。**投影法** projective techniques は、人々の心理状態についてのデータを間接的に得るために使われることがある。投影法は、参加者に抽象的な刺激を提示し、それを「読み込み」、その解釈を記述させる方法である。ロールシャッハテスト（インクブロットテスト）は投影法の一例である。その他の投影法では、作品（例：絵）の作成を通して自己表現を促す。人は材料を加工したり操作したりすることで、自分のニーズ、動機、感情を表現するということが前提となっている。投影法は、主に子どもを対象としたデリケートなテーマを探索する

研究に使用されている。

投影法を用いた研究例

Anderson と Tulloch-Reid (2019)は、ジャマイカに住む糖尿病の青少年の経験を調査した。参加者はグループインタビューに参加し、また、自分の経験を表す絵を描くように求められた。

観察

自己報告に代わるものとして、研究参加者を**観察** observation する方法がある。観察は、人間の感覚を通して直接行うこともできるし、ビデオやX線などの装置を用いて行うこともできる。観察によって、以下のようなさまざまな現象について情報を集めることができる。(1)人々の特徴や状態（例：患者の睡眠や覚醒の状態）、(2)言語的コミュニケーション（例：看護師と患者の対話）、(3)非言語的コミュニケーション（例：表情）、(4)活動や行動（例：高齢患者の整容行動）、(5)スキル獲得（例：糖尿病患者の尿検査スキル）、(6)環境状態（例：介護施設の建築的バリア）、などである。

ヘルスケアの現場における観察は、重要なデータ収集戦略の1つである。看護師は、患者やその家族、病院スタッフの行動を目立つことなく観察するのに有利な立場にある。さらに、看護師は、訓練により、特に感度の高い観察者と成りえるだろう。

観察法は、特に次のようなときに有用である。対象者が自分の行動に気づいていない場合（例：術前の不安症状）、行動を報告するのをためらう場合（例：攻撃的行動）、行動が感情的な場合（例：悲嘆）、自分の行動を表現できない場合（例：幼児）である。観察（参与観察）の欠点は、参加者が観察されていることを意識すると行動に歪みが生じる可能性があることで、これは**反応性** reactivity と呼ばれる問題である。反応性は参加者に観察されていることを隠すことで除去できるが、倫理的な懸念を生む可能性がある。もう1つの問題は、**観察者のバイアス** observer biases である。偏見、感情、疲労など、さまざまな因子が客観性を損ねる可能性がある。観察者のバイアス

第8章 看護研究の計画　161

は，注意深い訓練によって最小限に抑えることができる。

観察を用いた研究例

Vittner ら(2018)は，両親と状態が安定している早産児のスキンシップが，両親のストレスを緩和すると同時に，母父子関係をサポートするかどうかを研究した。親と幼児の相互作用は，ビデオ録画による観察によって検討され，その中で同調性と感応性のレベルが記録された。

生物生理学的測定/バイオマーカー

多くの臨床研究では，生物生理学的測定やバイオマーカーが利用されている。バイオマーカーとは，生物学的プロセスの客観的で定量可能な特性である(Strimbu & Tavel, 2010)。生物生理学的な変数は，一般的に特殊な機器を用いて測定される。このような機器は医療施設において利用可能であるため，看護研究者がこれらの測定に要するコストはわずかであるか，あるいは全くないこともある。

生物生理学的測定の大きな長所は，その客観性にある。同じスパイロメーターから結果を読み取る看護師 A と看護師 B は，同じ努力呼気量(FEV)の値を記録するだろう。さらに，2台の異なるスパイロメーターを用いたとしても同じ FEV 値になる可能性も高い。生理学的測定のもう1つの利点は，通常，相対的に高い精度を提供することである。**相対的**というのは，暗黙のうちに，生理学的測定を，不安や痛みなどの自己報告式のような心理現象の測定と比較してということである。生物生理学的測定は，通常，非常に質の高いデータを生成する。

バイオマーカーを用いた試験例

Imes ら(2019)は，閉塞性睡眠時無呼吸症候群と心血管疾患を有する高齢者の血管内皮機能に関連する因子について調査した。検討した変数は，BMI，血圧，数種類のコレステロール値などである。

記録

研究者の多くは，研究のためにオリジナルのデータを作成するが，記録から得られる情報を活用することもある。電子カルテやその他の記録は，看護研究者がアクセス可能な豊かなデータ源である。記録から得られる研究データは安価であり，一方，オリジナルデータの収集には時間とコストがかかる。また，記録を活用することは，研究に参加することに対する人々の抵抗感の問題を回避できる。

一方で，データ収集を研究者が責任をもって実施していない場合，記録物の限界や，選択的な記録内容や記録物の欠損などから生じるバイアスに気づかないことがある。利用可能な記録が限られている場合，研究者は，それにどの程度の代表性があるかを問わなければならない。多くの記録担当者は，すべての記録を保存しようとしているが，それがいつもうまくいくわけではない。慎重な研究者は，どのようなバイアスが存在するのかを知る必要がある。Gregory と Radovinsky (2012)は，医療記録から抽出したデータの信頼性を高めるための戦略をいくつか提案しており，Dziadkowiec ら(2016)は，電子医療記録から抽出したデータを「クリーニング」する方法について記述している。

その他の困難もある。記録の真正性や正確性を検証しなければならないこともあるが，記録が古い場合は難しいかもしれない。記録を利用して傾向を調べる場合，研究者は記録管理手法が変更されているかもしれないこと注意する必要がある。もう1つの問題は，記録へのアクセス許可を得ることが難しくなっていることである。このように，記録は豊富で安価であるが，潜在的な問題に注意を払わずして利用することはできない。

ヒント

看護師研究者は，大規模な行政データベースや登録データ(**レジストリ**)などの「ビッグデータ」ソースからの情報を利用することが多くなっている。レジストリは，外傷やがんのレジストリなど，特定の疾患や患者集団に関する大量のデータの集合体である。Talbert と Sole

162　第Ⅱ部　看護におけるエビデンス生成のための概念化と研究計画

(2013)と Gephart ら(2018)は，大規模データベースを用いて研究を行うことについて説明している。

👉 記録を用いた研究例

Pressler ら(2018)は，高度な介護施設から地域社会に戻る心不全を患う高齢女性の症状，栄養，褥瘡の状態について調査した。データは電子カルテから収集された。

■ データ収集手法の側面

種々のデータ収集方法は，構造，研究者の干渉，客観性という3つの主要な側面で異なる。研究者は，計画の段階でデータ収集方法がこれらの側面のどこに位置付けられるべきかを決定する。

構造

構造化データ収集法では，情報は事前に決められた同じ方法で参加者から収集される。ほとんどの自記式質問紙法は構造化されている。通常，構造化された質問には，あらかじめ指定された回答選択肢(例：同意する/同意しない)をもつ一連の質問が含まれている。構造化された方法では，参加者が回答を補足したり，その意味を説明したりする機会が制限される。対照的に，質的研究は，非構造化手法によるデータ収集を主としている。

構造化された方法は，開発にはかなりの労力を要することが多いが，データを容易に定量化できるため，分析は比較的容易なことが多い。しかし，構造化された方法は，ある現象を詳細に検討するのには適していない。次の2つの方法で，人々にストレスの程度を尋ねることを考えてみよう。

構造化：この1週間，あなたはストレスを感じましたか？
1. めったにない，または全くない
2. いくらか，または少し
3. 時々，または中程度
4. ほとんど，またはいつも

非構造化：この1週間，あなたはどの程度のストレスや不安を感じましたか？ あなたが経験した緊張やストレスについて教えてください。

構造化された質問では，ストレスを感じている回答者の割合を計算することができるが，ストレスの状況についての情報は得られない。非構造化質問では，より深く，より思慮深い回答が得られるが，自己表現が苦手な人には不向きかもしれないし，結果として得られるデータの分析が難しくなる。

研究者の干渉

データ収集の方法によって，人々がデータ収集のプロセスをどの程度意識するかが異なる。もし人々が監視されていることを知っていれば，彼らの行動や反応は「通常」ではなくなり，歪みによって研究の価値が損なわれる可能性がある。しかし，目立つことなくデータを収集する場合には，倫理的な問題が生じる可能性がある。

研究参加者は，ある状況下では自分の行動や質問に対する回答を歪める可能性が高い。特に，研究者の干渉が問題となるのは次のような場合である。(1)プログラムが評価され，参加者が評価結果に利害関係をもつ，(2)参加者が社会的に受け入れがたい行動や異常な行動をとる，(3)参加者が医療・看護の指示に従わない，(4)参加者が「よく見せたい」という強いニーズをもつタイプの人物である。このような状況で，どうしても研究者が意識されてしまう場合は，研究者は参加者を和ませ，率直さの重要性を強調し，偏見のない態度で臨むよう努力する必要がある。

客観性

客観性 objectivity とは，独立した2人の研究者が，関心のある概念について，類似した「得点」や観察結果を得ることができる程度をいう。客観性は，バイアスを回避するための仕組みである。データ収集の方法によっては，他の方法よりも主観的な判断が必要となる場合がある。実証主義の立場をとる研究者は，通常，それなりの客観性を追求する。しかし，構成主義パラダイムに基づく研究では，人間の経験を理解するために，研

究者の主観的判断が不可欠であると考えられている。

■ データ収集計画の策定

研究を計画する際に，研究者は，収集するデータの種類と量について決定する。コストなどいくつかの要因を考慮しなければならないが，重要な目標は，リサーチクエスチョンに応えるために，正確で妥当性のある，信頼に値する情報をもたらすデータの種類を特定することである。

ほとんどの研究者は，情報の必要性と参加者の負担リスクとのバランスをとるという問題に直面している。多くの研究では，必要以上にデータが収集されたり分析されたりする。十分なデータがあるに越したことはないが，**参加者の負担を最小限にすることは重要な目標である**。データ収集計画に関する具体的なガイダンスは，量的研究の場合は第14章，質的研究の場合は第24章で説明する。

研究プロジェクトの準備

研究は，通常，完了には何か月もかかり，縦断的研究では数年の作業が必要である。計画段階では，さまざまな作業にどれくらいの時間がかかるか，事前に見積もっておくとよいだろう。締め切りを設けることで，文献レビューのようにいつまでも続く可能性のある作業を制限することができる。

第3章では，量的研究者が行う研究の手順を示した。このステップは，理想化された概念を表している。研究プロセスは，量的研究であっても，厳密に規定された一連の手順に従うことはほとんどない。例えば，あるステップでの決定が，以前の活動の変更を余儀なくするかもしれない。例えば，サンプルサイズの決定によって，いくつの場所が必要かを再考する必要があるかもしれない。とはいえ，予備的な時間の見積もりは大切である。特に，研究の総時間と開始時期を把握することは重要である。

> **ヒント**
>
> 私たちは，各タスクに費やすべき時間の割合について，おおよその目安すら示すことができなかった。参加者を募集するのに何か月もかかるプロジェクトもあれば，既存のグループに頼ることができる研究もある。明らかに，すべてのステップが同じように時間を消費するわけではない。

研究者は，研究を整理するために，視覚的なタイムラインを作成することがある。このような工夫は，研究者がいつ，どれくらいの期間，スタッフのサポート（例：インタビューの書き起こしなど）が必要かを理解するのに役立つため，助成金が必要な場合に特に有効である。これは，仮想的な量的研究の事例で説明するのが最もわかりやすいだろう。

ある研究者が次のような問題を研究しているとしよう。女性が毎年マンモグラフィーを受けるかどうかの判断は，乳がんにかかりやすいという認識と関係があるか？　第3章で説明したステップの構成を用いて，以下のような作業を考える[a]。

1. 研究者は，多くの高齢女性がマンモグラムを定期的に受けていないことを懸念している。研究者の具体的な**リサーチクエスチョン**は，乳がんのかかりやすさについて異なる認識をもつ女性の場合，マンモグラフィーの実施状況が異なるかどうかということである。

2. 研究者は，乳がん，マンモグラフィーの使用，およびマンモグラフィーの決定に影響を与える要因に関する**文献のレビューを行う**。

3. 研究者は，**臨床のフィールドワーク**として，さまざまな臨床現場において，看護師をはじめとする医療従事者と問題を議論したり，乳がん患者のサポートグループにおいて，女性たちとインフォーマルな議論を行う。

4. 研究者は，自分の研究問題に対するモデルや**理論を探す**。乳がんへのかかりやすさの認識

---

a：これはあくまで部分的なリストであり，研究活動の流れを説明するためのものである。この例の流れは，通常よりも秩序立ったものである。

の概念的な定義の開発に，ヘルスビリーフモデルが役立つと判断する。

5. この枠組みをもとに，次のような**仮説を立てる**。自分が乳がんになりやすいと認識している女性(P)は，他の女性(C)に比べて，年に一度のマンモグラフィーを受ける確率が高い(O)。

6. 研究者は，非実験的で横断的な被験者間**研究デザイン**を採用する。比較戦略は，乳がんへのかかりやすさの認識が異なる女性を比較することである。そして，年齢，配偶者の有無，健康保険の有無という交絡変数をコントロールするように研究をデザインする。研究場所は，ピッツバーグとなるだろう。

7. 本試験では**介入**を行わないため，このステップは不要となる。

8. 研究者は，対象**母集団**として，ピッツバーグに住む 50 歳から 65 歳の女性で，過去にがんと診断されたことのない人を特定する。

9. 研究者は，ピッツバーグに住む 250 人の女性を**研究標本**として募集する。募集は，**ランダム・デジット・ダイヤリング**(コンピュータで無作為に数字を組み合わせ電話をかける方法)で行うので，施設へのアクセス許可を得る必要はない。

10. 自己報告により**変数を収集する**。独立変数(乳がんにかかりやすいという認識の強さ)，従属変数(マンモグラフィー歴)，交絡変数は，参加者に一連の質問をすることにより測定する。

11. 研究者が所属する施設の施設内研究倫理審査委員会(IRB)に計画の審査を依頼し，研究が**倫理的基準を遵守している**ことを確認する。

12. **研究の計画は最終決定される**。方法論は臨床的，方法論的専門知識を有する同僚や IRB によって検討され，データ収集ツールは事前にテストされ，データを収集するインタビューアーは訓練を受ける。

13. **データ収集**は，調査標本の女性への電話インタビューによって行われる。

14. データをコーディングし，コンピュータのファイルに入力することで，**データ分析のための準備が整う**。

15. 統計ソフトで**データを解析する**。

16. その結果は，仮説が支持されることを示しているが，研究者の**解釈**においては，参加を依頼された多くの女性が参加を辞退したことを考慮する必要がある。

17. 研究者は，シグマ・シータ・タウ・インターナショナルの学会で，自分の知見と解釈に関する初期報告を行う。その後，その報告を学術誌『International Journal of Nursing Studies』で公表する。

18. 研究者は，臨床医と話し合い，研究知見をどのように**実践に役立てる**かを議論する。

　研究者はこの研究を 2 年間で実施する予定である。**図 8-2** に仮想的なスケジュールを示す。多くのステップが重なったり，同時に行われたりする。ほとんど時間がかからないと予測されるステップもあれば，数か月の作業が必要なステップもある(**図 8-2** は，2 年間にわたって調査を実施することを想定したスケジュールである)。

　スケジュールを立てる際には，方法論の専門知識や助成の有無など，いくつかの点を考慮する必要がある。今回の例では，研究者がインタビュアーの費用として資金援助を必要とする場合，研究計画書の作成と資金援助の決定を待つために必要な時間を考慮してスケジュールを拡大する必要がある。また，前の節では触れなかったが，研究実施のための実務的な側面も考慮することが重要である。許可証の取得，スタッフの雇用，会議の開催など，時間を要するが必要なことである。

　大規模な研究，特に介入を伴う研究においては，**パイロット・スタディ** pilot study(予備的研究)を実施することが賢明である。パイロット・スタディとは，計画した手法や手順を検証するために行われる試行である。パイロット・スタディの結果や経験は，大規模なプロジェクトにおける多くの決定に役立つ。パイロット・スタディの重要な役割については，第 29 章で説明する。

　どのような活動に魅力を感じるかは，個人差がある。ある人は，知的な要素を含む準備段階を楽しみ，ある人は，より人間的な要素を含むデータ収集に熱中する。しかし，研究者は，それぞれの活動に適切な時間を配分する必要がある。

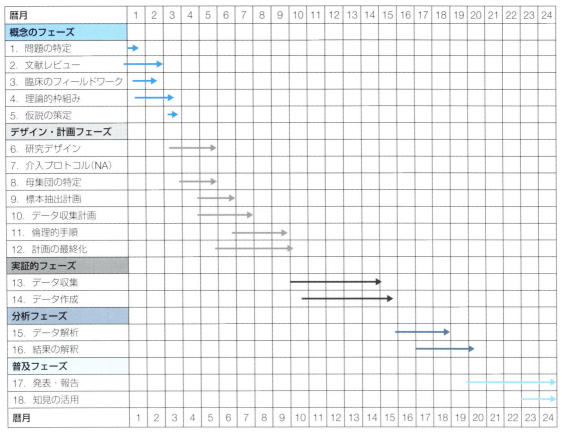

図8-2 女性のマンモグラフィーの決断に関する仮想研究のプロジェクトスケジュール（月単位）

> **ヒント**
>
> 研究の準備を整えるには，スケジュールだけでなく，さまざまな側面がある。重要な2つの問題は，研究プロジェクトに適したチームと機能の組み合わせをもつこと，および研究スタッフの雇用とモニタリングの計画を立てることである（Nelson & Morrison-Beedy, 2008）。

研究計画の批判的評価

研究者は通常，学術論文に研究計画のプロセスや研究中に生じた問題を記述しない。したがって，読者が研究者の計画の取り組みを批判的に評価できることは，通常ない。評価できるのは計画のアウトカム，つまり方法論の決定そのものである。本書では，これらの決定を批判的に評価するためのガイドラインを示している。

しかし，読者は，研究計画に関するいくつかのことに注意を払うことができる。第一に，入念な概念化の証拠は，プロジェクトが十分に計画されたことを示す手がかりとなる。報告書に概念図が示されている（または暗示されている）場合，研究者が計画を促進する「ロードマップ」をもっていたことを意味する。

第二に，読者は研究計画では，実践に基づくエビデンスに十分な配慮がされているかどうかを検討することができる。例えば，比較グループを設ける戦略は，現実の実践を反映するように計画されていたか？ 知見の一般化可能性を最大化するような場が設定されていたか？ データ収集のタイミングは，臨床的に重要な出来事に対応するものであったか？ 介入は典型的な実践環境の制約を反映していたか？

最後に，報告書は，研究者が研究の準備に十分な時間とリソースを費やしたかどうかを知る手がかりになるかもしれない。例えば，報告書に，その研究が類似のトピックに関する先行研究から発

展したものであること，研究者が以前に同じ測定
ツールを使用したことがあること，同じ環境で他
の研究を完了したことがあることが示されていれ
ば，それは研究者が未知の領域に飛び込んだわけ
ではないことを示唆する。標本の募集に関する議
論から，それは非現実的な計画であったと推論さ
れることもある。研究者が当初希望していた数の
参加者を集めることができなかった，あるいは募
集に予想以上の時間がかかったという報告がある
場合，研究者が計画段階で十分な下調べをしてい
なかった可能性を示唆している。

研究例

この節では，パイロット・スタディと研究者が
「得られた教訓」について記述する。これは，研
究のための強力な事前計画の重要性を示す良い例
である。

研究タイトル：抑うつ研究のための高齢のアフリ
カ系アメリカ人男性の募集―得られた教訓
（Bryant et al., 2014）

目的：目的は，高齢のアフリカ系アメリカ人男性
が経験する抑うつの徴候や症状を探索するため
のパイロット・スタディの頓挫とそこから得ら
れた教訓を記述することである。

方法：研究者は，3～4 か月の募集期間中に，60
歳以上のアフリカ系アメリカ人男性約 20 名を
募集した。彼らは，自分の抑うつをどのように
認識し，表現し，説明するかを調べるためにイ
ンタビューされることになっていた。最初の募
集は，対象とする地域の診療所や医院に配布さ
れたチラシによって行われた。カラフルなチラ
シには，写真，研究の説明，連絡先が掲載され
ていた。

結果：募集開始から 9 か月が経過した時点で，研
究への参加について問い合わせをしたのは 1 名
のみで，その人は不適格と判断された。この募
集の失敗をきっかけに，チームのメンバーは，
大学のコミュニティ・リエゾンや地元のコミュ
ニティ開発グループからフィードバックを求め
た。アドバイザーたちは，この研究は重要だと
考えていたが，年配の黒人男性は部外者を簡単
に信用せず，自分は強いので抑うつにならない

と信じている可能性があるなど，多くの障壁が
あることを指摘した。また，アドバイザーたち
は，募集チラシや研究デザインの他の側面につ
いても貴重なフィードバックを提供した。

結論：研究者は，「参加者の募集に失敗したのは，
いくつかの失敗が重なったからであり，それ
は，文化的に関連のない募集資料を使用したこ
と，事前に信頼関係を築き地域連合を巻き込め
なかったこと，そして，精神疾患に関連するス
ティグマに対処するために効果のない戦略を
使ってしまったこと」（Bryant et al., 2014,
p. 20）であると結論付けた。彼らは，この教訓
が，今後の黒人男性を対象とするメンタルヘル
ス研究の募集活動に活かされることを期待する
と述べている。

🖌 要点

- 研究者は，研究を計画する際に多くの課題に直
面する。その中には，信頼性と妥当性（量的研
究）または信憑性（質的研究）を強化することを
含む。

- 信頼性 reliability とは，研究で得られた情報の
正確性と一貫性のことである。妥当性 validity
は，より複雑な概念で，研究エビデンスの**健全
性**，すなわち結果に説得力があり，十分に事象
を捉えているかということである。

- 質的研究における信憑性 trustworthiness と
は，明晰性 dependability，確認可能性 con-
firmability，真正性 authenticity，転用可能性
transferability，信用可能性 credibility など，
いくつかの異なる側面を含むものである。

- 信用可能性 credibility は，研究方法によって
データの真実性と研究者の解釈に対する信頼性
を高められるときに達成される。トライアン
ギュレーション triangulation とは，何が真実
であるかを導き出すために，複数の情報源や見
解を使用することで，信用可能性を高めるため
の 1 つのアプローチである。

- バイアス bias は，研究結果を歪める影響力で
ある。系統的バイアス systematic bias は，バ
イアスが一貫した方向で作用している場合に生
じる。

- 量的研究において，リサーチ・コントロール research control は，アウトカム変数に対する外部の影響を一定に保ち，独立変数との関連をよりよく理解できるようにするために用いられる。研究者は，研究のねらいとは無関係で理解を妨げる可能性のある交絡変数 confounding variables をコントロールするために，さまざまな戦略を用いる。

- 量的研究において，バイアスを排除するための強力な手段は無作為性 randomness である。つまり，研究の特定の要素を研究者の意図ではなく偶然によって確立することである。

- リフレクシヴィティ reflexivity とは，自己を批判的に振り返り，解釈に影響を与える可能性のある個人の価値観を精査するプロセスで，質的研究において重要なツールである。

- 量的研究における一般化可能性 generalizability とは，研究に参加した人々以外や使用された以外の環境に研究に知見をどの程度適用できるかということである。転用可能性 transferability とは，質的な知見がどの程度他の環境に移転できるかということである。

- 計画段階では，研究者は主要なステークホルダー stakeholders がどの程度研究に関与するか，また主要なステークホルダーが誰であるかを検討する必要がある。

- 研究者は研究を計画する際に，介入を行うかどうか，交絡変数をどのようにコントロールするか，どのような比較を行うか，どこで研究を行うか，研究の時間枠はどうするかなど，多くの設計上の決定を行う。

- 量的研究者は，解釈可能性を高めるために，しばしばデザインに比較を組み入れる。被験者間デザイン between-subjects designs では，異なるグループの人々が比較される。被験者内デザイン within-subjects designs では，異なる時間または異なる状況下での同じ人々の比較が行われ，混合デザイン mixed designs では，両方のタイプの比較が行われる。

- 実行可能な研究を行うには，多くの場合，現地訪問 site visits を行い，適切さと実行可能性を評価する必要がある。アクセス許可を得るには，ゲートキーパーとの信頼関係を構築し，維持する必要がある。

- 横断的デザイン cross-sectional designs では，ある1時点のデータを収集するが，縦断的デザイン longitudinal designs では，長期間にわたって複数回データを収集する。

- トレンド研究 trend studies では，同じ母集団から異なる標本を抽出し複数のデータ収集ポイントを設定する。パネル研究 panel studies では，同じ人たち，通常は一般集団から複数回データを集める。追跡研究 follow-up study では，明確に定義されたグループ（例えば，特定の健康問題をもつ人々）から複数回データを集める。コホート研究 cohort study では，ある集団の人々を長期にわたって追跡し，リスク因子への曝露が異なるサブセットで，その後のアウトカムに違いがあるかどうかを確認する。

- 反復測定デザイン repeated measures design では，通常，長期間または短期間に，連続して3回以上データを収集する。

- 縦断的研究は，一般的に費用と時間がかかり，脱落 attrition のリスクもあるが，時間に関連した現象を明らかにするためには不可欠である。

- 研究者は，データ収集計画 data collection plan を作成する。看護学では，自己報告，観察，生物生理学的測定，既存の記録などのアプローチが最も広く用いられている。

- 自己報告 self-report データ（患者報告アウトカム patient-reported outcomes または PRO と呼ばれることもある）は，人に直接質問することによって得られる。自己報告は多用途で強力であるが，欠点は回答者が故意または不注意で虚偽の申告をする可能性があることである。

- 人間のさまざまな活動や特性は，直接観察 observation することが可能である。観察は，観察者のバイアス observer biases や参加観察者の行動の歪み（反応性 reactivity）を受けやすい。

- 生物生理学的測定 biophysiologic measures（バイオマーカー biomarkers）は，客観的で妥当性のある高品質なデータが得られる傾向がある。

- 既存の記録 records や文書は安価な研究データ源であるが，記録には選択的保存と選択的残存

の2つのバイアスが潜在している。

- データ収集法は，構造，研究者の干渉，客観性などの観点からさまざまあり，研究者は計画においてこれらの側面について決定する必要がある。
- 計画には，重要なタスクがいつ完了するのかを示すタイムラインの作成が必要である。

文献

Anderson, M., & Tulloch-Reid, M.（2019）."You cannot cure it, just control it": Jamaican adolescents living with diabetes. *Comprehensive Child and Adolescent Nursing, 42*（2），109-123.

Beattie, J., Griffiths, D., Innes, K., & Morphet, J.（2019）. Workplace violence perpetrated by clients of health care: A need for safety and trauma-informed care. *Journal of Clinical Nursing, 28*, 116-124.

Bower, R., Coad, J., Manning, J., & Pengelly, T.（2018）. A qualitative, exploratory study of nurses' decision-making when interrupted during medication administration within the paediatric intensive care unit. *Intensive & Critical Care Nursing, 44*, 11-17.

Bryant, K., Wicks, M., & Willis, N.（2014）. Recruitment of older African American males for depression research: Lessons learned. *Archives of Psychiatric Nursing, 28*, 17-20.

Buckwalter, K., Grey, M., Bowers, B., McCarthy, A., Gross, D., Funk, M., & Beck, C.（2009）. Intervention research in highly unstable environments. *Research in Nursing & Health, 32*, 110-121.

Concannon, T., Meissner, P., Grunbaum, J., McElwee, N., Guise, J. M., Santa, J., ... Leslie, L.（2012）. A new taxonomy for stakeholder engagement in patient-centered outcomes research. *Journal of General Internal Medicine, 27*, 985-991.

Currie, G., & Szabo, J.（2019）."It is like a jungle gym, and everything is under consideration": The parent's perspective of caring for a child with a rare disease. *Child: Care, Health and Development, 45*, 96-103.

Davis, D., Brown, W., Foureur, M., Nohr, E., & Xu, F.（2018）. Long-term weight gain and risk of overweight in parous and nulliparous women. *Obesity, 26*, 1072-1077.

Dias, N., Brandon, D., Haase, J., & Tanabe, P.（2018）. Bereaved parents' health status during the first 6 months after their child's death. *American Journal of Hospice & Palliative Care, 35*, 829-839.

Dziadkowiec, O., Callahan, T., Ozkaynak, M., Reeder, B., & Welton, J.（2016）. Using a data quality framework to clean data extracted from the electronic health record: A case study. *EGEMS, 4*, 1201.

Gephart, S., Davis, M., & Shea, K.（2018）. Perspectives on policy and the value of nursing science in a Big Data era. *Nursing Science Quarterly, 31*, 78-81.

Gregory, K. E., & Radovinsky, L.（2012）. Research strategies that result in optimal data collection from the patient medical record. *Applied Nursing Research, 25*, 108-116.

Hansen, L., Rosenkranz, S., Wherity, K., & Sasaki, A.（2017）. Living with hepatocellular carcinoma near the end of life: Family caregivers' perspectives. *Oncology Nursing Forum, 44*, 562-570.

Hladek, M., Szanton, S., Cho, Y., Lai, C., Sacko, C., Roberts, L., & Gill, J.（2018）. Using sweat to measure cytokines in older adults compared to younger adults. *Journal of Immunological Methods, 454*, 1-5.

Imes, C., Baniak, L., Choi, J., Luyster, F., Morris, J., Ren, D., & Chasens, E.（2019）. Correlates of endothelial function in older adults with untreated obstructive sleep apnea and cardiovascular disease. *Journal of Cardiovascular Nursing, 34*, E1-E7.

Krause-Parello, C., Levy, C., Holman, E., & Kolassa, J.（2018）. Effects of VA facility dog on hospitalized veterans seen by a palliative care psychologist. *American Journal of Hospice & Palliative Care, 35*, 5-14.

Lincoln, Y. S., & Guba, E. G.（1985）. *Naturalistic inquiry*. Newbury Park, CA: Sage.

Neaigus, A., Reilly, K., Jenness, S., Hagan, H., Wendel, T., Gelpi-Acosta, C., & Marshall, D.（2017）. Trends in HIV and HVC risk behaviors and prevalent infection among people who inject drugs in New York City, 2005-2012. *Journal of Acquired Immune Deficiency Syndromes, 75*, S325-S332.

Nelson, L. E., & Morrison-Beedy, D.（2008）. Research team training: moving beyond job descriptions. *Applied Nursing Research, 21*, 159-164.

Patton, M. Q.（2015）. *Qualitative research & evaluation methods*（4th ed.）. Thousand Oaks, CA: Sage.

Polit, D. F., & Beck, C. T.（2010）. Generalization in qualitative and quantitative research: Myths and strategies. *International Journal of Nursing Studies, 47*, 1451-1458.

Pressler, S., Jung, M., Titler, M., Harrison, J., & Lee, K.（2018）. Symptoms, nutrition, pressure ulcers, and return to community among older women with heart failure at skilled nursing facilities. *Journal of Cardiovascular Nursing, 33*, 22-29.

Schwandt, T.（2007）. *The Sage dictionary of qualitative inquiry*（3rd ed.）. Thousand Oaks, CA: Sage.

Strimbu, K., & Tavel, J.（2010）. What are biomarkers? *Current Opinion in HIV & AIDS, 5*, 463-366.

Talbert, S., & Sole, M. L.（2013）. Too much information: Research issues associated with large databases. *Clinical Nurse Specialist, 27*, 73-80.

Van Hoek, G., Portzky, M., & Franck, E.（2019）. The influence of sociodemographic factors, resilience and stress-reducing activities on academic outcomes of undergraduate nursing students: A cross-sectional research study. *Nurse Education Today, 72*, 90-96.

Van der Meulen, I., May, A., Koole, R., & Ros, W.（2018）. A distress thermometer intervention for patients with head and neck cancer. *Oncology Nursing Forum, 45*, E14-E32.

Vittner, D., McGrath, J., Robinson, J., Lawhon, G., Cusson, R., Eisenfeld, L., ... Cong, X.（2018）. Increase in oxytocin from skin-to-skin contact enhances development of parent-infant relationship. *Biological Research for Nursing, 20*, 54-62.

第 III 部

看護のエビデンスを創出する
量的研究のデザインと実施

第9章 量的研究デザイン

一般的なデザイン上の問題

この章では，量的研究をデザインするための選択肢について説明する。まず，いくつかのおおまかな問題について議論することから始める。

■ 因果関係

エビデンスに基づく看護実践には，さまざまなタイプのリサーチクエスチョンが関係する。それらは，介入，診断やアセスメント，予後，病因（因果関係）と害の予防，記述，意味またはプロセスについての問いである。意味またはプロセスの問いには，質的なアプローチが必要である（第22章参照）。

診断やアセスメントについての問いは，健康関連の状況についての問いと同様に，一般的に記述的である。しかし，多くのリサーチクエスチョンは，原因と結果に関するものである。

- 前立腺がんと診断された患者(P)に対する電話療法という介入(I)は，患者の意思決定能力の改善(O)をもたらすか？（療法/介入の問い）
- 出生時体重が 1,500 g 未満(I)の子ども(P)は発達の遅れ(O)を引き起こすか？（予後の問い）
- 高炭水化物食(I)は，高齢者(P)の認知障害(O)を引き起こすか？（病因/害の予防の問い）

因果関係については激しく論争されているが，私たちは皆，原因 cause という一般的な概念を理解している。例えば，睡眠不足は疲労の原因であり，高カロリー摂取は体重増加の原因であることを私たちは理解している。

ほとんどの現象は複数の原因をもっている。例えば，体重増加は高カロリー摂取の結果である可能性があるが，他の多くの因子も体重増加を引き起こす可能性がある。健康関連の現象の原因は，通常，決定論的ではなく，確率論的である。つまり，原因によって，ある結果が生じる確率が高くなるということである。例えば，喫煙が肺がんの原因であることは十分に証明されているが，喫煙者全員が肺がんになるわけではなく，また肺がんになった人の全員に喫煙歴があるわけでもない。

カウンターファクチュアルモデル

原因についての研究者の話を理解するのは簡単かもしれないが，効果 effect についてはそう簡単ではない。研究デザインと因果推論に関する画期的な本を書いた Shadish ら(2002)は，結果の意味を把握する良い方法は，カウンターファクチュアルを概念化することだと説明した。ある因子にさらされた人が，同時にその因子にさらされなかったらどうなっていたかを研究の文脈で考えるのがカウンターファクチュアル counterfactual である。結果とは，曝露によって実際に起こったことと，曝露しなくとも起こったであろうこととの差である。カウンターファクチュアルは，実現不可能であるが，原因探索についての問いに答えるための研究をデザインする際に念頭に置いておくとよいモデルである。Shadish らが指摘するように，「因果関係を探るすべての研究にとっての中心的な課題は，この物理的に不可能なカウンターファクチュアルに合理的な近い状況をつくり出すことである」(Shadish et al., 2002, p. 5)。

因果関係の判断基準

因果関係を証明する基準として，いくつかの案がある。19 世紀の哲学者 John Stuart Mill（ジョン・スチュアート・ミル）は，3 つの基準を提唱している。

1. **時間的**：原因は時間的に結果に先行する必要がある。喫煙が肺がんを引き起こすという仮説を検証する場合，喫煙開始後にがんが発生したことを示す必要がある。
2. **関連**：推定される原因と推定される結果の間に実証的な関連が存在しなければならない。この例では，喫煙とがんの間に関連があること，すなわち，非喫煙者よりも喫煙者のほうが肺がんになる割合が高いことが明らかにされなければならない。
3. **交絡因子がない**：**第3の変数**によって関連が説明できないこと。仮に，ほとんどの喫煙者が都市部に住んでいたとする。この場合，喫煙と肺がんの関連は，環境と肺がんとの間の根底にある因果関係を反映している可能性がある。

Bradford-Hill（1965）は，正確な肺がんの因果関係の議論の一環として，さらなる基準を提案した。Bradford-Hill の基準のうち2つは，メタ分析の重要性を示唆するものであるが，この基準が提案された当時はメタ分析の技術は開発されていなかった。**整合性**の基準は，複数の情報源から同様のエビデンスを得ることであり，**一貫性**の基準は，複数の研究において同様のレベルの統計的関連が示されることを意味する。もう1つの重要な基準は，**生物学的妥当性**，すなわち，実験室や基本的な生理学の研究からのエビデンスに基づき，因果関係の経路が信頼性があることを示すものである。

因果関係と研究デザイン

因果関係についての仮説を検証する研究者は，前述したさまざまな基準を満たす説得力のあるエビデンスを提供したい。研究デザインには，因果関係を明らかにするのにより適したものとそうでないものがある。真の実験デザインは，因果関係を明らかにするための最良のデザインであるが，常にそのようなデザインを使うことが可能とは限らない。

■ デザインに関する用語

研究デザインに関する用語は，著者によって一

表9-1　社会科学・医学文献における研究デザイン用語

社会科学用語	医学研究用語
実験，真の実験，実験研究	無作為化比較試験，無作為化臨床試験，RCT
準実験，準実験研究	比較臨床試験，無作為化を行わない臨床試験
非実験研究，相関研究	観察的研究
後ろ向き研究	症例対照研究
前向き非実験研究	コホート研究
群またはコンディション（例：実験群または対照群/コンディション）	群またはアーム（例：介入群または対照アーム）
実験群	療法群または介入群
従属変数	アウトカムまたはエンドポイント

貫性がないため，混乱することがある。また，医学研究者が使用するデザインに関する用語は，社会科学者が使用するものとは異なることが多い。初期の看護研究者は，博士課程に入る前に心理学などの社会科学分野で研究の訓練を受けたため，看護文献では社会科学的な用語が多く使われている。

エビデンスに基づく実践を目指す看護師は，多くの分野の研究を理解する必要がある。本書では，医学と社会科学の両方の用語を使用する。**表9-1**の1列目は社会科学のデザイン用語，2列目は対応する医学用語を示している。

実験デザイン

量的研究のデザインは，基本的に実験研究と非実験研究に区別される。実験 experiment（通常，無作為化比較試験 randomized controlled trial, RCT）では，研究者は単なる観察者ではなく，能動的な主体者である。初期の物理科学者は，観察は重要であるが，自然界は複雑であるため，関係を切り分け理解することが困難であることを知っていた。この問題は，現象を分離し，その発生条件をコントロールすることで解決された。20世紀には，人間の生理や行動に関心をもつ研究者にも，実験的方法が受け入れられるようになった。

コントロールされた実験は，原因と結果について信頼できるエビデンスを得るための**至適基準**と

考えられている。因果関係は，コントロールされた条件下で観察され，因果関係の基準を満たすため，実験者はその信憑性に比較的自信をもつことができる。仮説が科学的手法によって**立証される**ことはないが，RCT はある変数が別の変数と因果関係があるかについて，最も説得力のあるエビデンスを提供する。

真の実験デザインまたは RCT デザインは，以下の特性によって特徴付けられる。

- **操作**：研究者が少なくとも一部の参加者に何かをする。つまり何らかの介入をする。
- **コントロール**：研究者は，カウンターファクチュアルに近い状態をつくり出すなど，コントロールを導入する。たいていの場合，対照群は介入を受けない。
- **無作為化**：研究者が無作為に参加者をコントロールまたは実験条件に割り当てる。

■ 真の実験のデザイン上の特徴

研究者は，実験をデザインする際に多くの選択肢をもっている。まず，実験デザインのいくつかの特徴について説明する。

操作：実験的介入

操作 manipulation とは，研究参加者に何かをすることである。実験者は，ある人に療法 treatment／介入 intervention（I）を行い，他の人には行わないようにする（C），あるいは 2 つ以上の群に別の療法を行うことによって，独立変数を操作する。実験者は，独立変数（推定される原因）を意図的に**変動させ**，アウトカム（O）——これは医学文献では**エンドポイント**と呼ばれることもある——への影響を観察する。

例えば，優しくマッサージすることは老人ホームの入居者（P）にとって効果的な疼痛緩和方法であるという仮説を立てたとする。独立変数である軽いマッサージの実施は，一部の患者にはマッサージという介入を与え（I），他の患者には与えない（C）ことで操作できる。そして，介入を受けることによって平均疼痛レベルに群間差が生じるかどうかをみるために，2 群の疼痛レベル（O）を比較する。

RCT をデザインする際，研究者は実験条件について多くの決定を下す。公正な検証を行うには，介入が問題に対して適切であり，理論的根拠と一致し，効果が合理的に期待できる十分な強度と期間を有している必要がある。介入は，療法が何であるかを正確に記載した正式な**介入プロトコル**において明確にされなければならない。以下は，介入する研究者が取り組むべきいくつかの問いである。

- 介入は何か，そしてそれは通常のケアとどう違うのか？
- 介入の量や強さはどの程度か？
- 介入はどのくらいの期間，どのくらいの頻度で行うのか，いつから始めるのか？（例：術後 2 時間）。
- 誰が介入を行うのか？ その資格は何か？ どのような特別な訓練が必要か？
- どのような条件で介入を撤回または変更するのか？

ほとんどの RCT の目標は，介入群に属するすべての人に同一の介入を行うことである。例えば，ほとんどの薬物研究において，実験群の人々は全く同じ成分を同じ量で，全く同じ方法で投与される。しかし，**テーラーメイド介入** tailored interventions あるいは**患者中心の介入** patient-centered interventions（PCI）が関心を集めており，その目的は，人々の特性を考慮することによって療法の効果を高めることである（Lauver et al., 2002）。テーラーメイド介入では，各人が属性（例：性別）や認知的要因（例：読書レベル）などの特性にカスタマイズされた介入を受ける。トランスセオレティカル（変革ステージ）モデル（第 6 章）に基づく行動的介入は，介入が人々の行動を変える準備性に合わせて調整されるため，通常 PCIとなる。テーラーメイド介入が効果的であることを示唆するエビデンスもあるが（例：Richards et al., 2007），PCI 研究を実施する際には特別な課題がある（Beck et al., 2010）。

> **ヒント**
>
> PCI は普遍的に標準化されているわけではないが，明確に定義された手続きに従って実施される。介入者は，誰がどのタイプの治療を受けるべきかについて系統的に判断できるよう訓練されている。

比較：対照コンディション

　根拠をもって関連を示すには比較が必要である。未熟児（P）の食事に特別な栄養素（I）を 2 週間補給したとして，2 週間後の体重（O）だけではその効果について何も示せない。最低限，介入前後の体重を比較して，少なくとも体重が増加したかどうかを判断する必要がある。しかし，仮に平均 1 ポンドの体重増加がみられたとして，この変化は，栄養補助食品（独立変数）が体重増加（アウトカム）を引き起こしたという結論を裏付けるものだろうか？ いや，そうではない。赤ちゃんは通常，成熟するにつれて体重が増加する。対照群〔栄養補助食品を与えない群（C）〕がなければ，成熟の効果と療法の効果を区別することは困難である。

　対照群 control group とは，療法群のパフォーマンスを評価するために使われる参加者の群のことである。社会科学を学んだ研究者は「群」または「コンディション」（例：対照群または対照コンディション）という用語を使用するが，医学研究者は研究の「介入アーム」または「対照アーム」のように「アーム」という用語を使用することがよくある。

　対照コンディションは，理想的なカウンターファクチュアルの代替である。研究者は，カウンターファクチュアルとして何を使うか選択肢があり，以下のような可能性がある。

1. 代替介入：例えば，参加者は痛みに対して，音楽とマッサージのような代替療法を受けることができる。
2. 標準的なケア――すなわち，患者をケアするために使用される通常の手法：これは看護学研究において最も典型的な対照コンディションである。

3. 治療上の効果がないプラセボ placebo や疑似介入：例えば，薬物研究においては，ある患者には実験薬，他の患者には無害な物質が投与される。プラセボは，薬の非薬理的効果（例：特別な関心）をコントロールするために使用される。しかしながら，参加者が利益または害を期待するためにプラセボ効果（プラセボであることに起因するアウトカムの変化）が起こりえる。

☞ **プラセボ対照群の例**

　Saad ら（2018）は，自閉スペクトラム症（ASD）の子どもを対象に，ビタミン D 補給の効果を検証した。彼らは，ASD の子ども 109 名を，ビタミン D またはプラセボを 4 か月間投与するよう無作為に割り付けた。

4. 研究者は，介入効果が実際の療法そのものではなく，介入を受ける人に向けられる特別な注意によって起こる可能性を排除したい場合に，アテンション対照群を用いることがある。これによって，療法の「有効成分」と特別な注意による「不活性成分」を区別することができる。

☞ **アテンション対照群の例**

　Doering と Dogan（2018）は，産後の睡眠と疲労に対する介入についてパイロットテストを行った。参加者は，自己管理に焦点を当てた理論に基づく介入群と，健康的な食事と睡眠に関する一般的な情報を受け取るアテンション対照群に無作為に分けられた。

5. 異なる介入量または介入強度：すべての参加者がある種の介入を受けるが，実験群はより豊かで，より強く，またはより長い介入を受ける。この方法は，用量反応効果 dose-response effects を分析したい場合，すなわち，より大きな介入量がより大きな利益と関連しているか，あるいはより少ない（そしてより費用や負担の少ない）介入量で十分かどうか

を検証したい場合に魅力的な方法である。

👉 異なる介入量デザインの例

Breneman ら（2019）は，高齢女性を対象に，エネルギー消費量が異なる 2 つの中等度の強度のウォーキングプログラムが一晩ごとの睡眠の変化に及ぼす影響を調査した。参加者はどちらかのプログラムに無作為に割り付けられた。

6. 介入を遅らせた待機リスト対照群：対照群は，すべてのアウトカムが評価された後に介入を受ける。

推論の決定性という点では，実験群には強力な療法を，対照群には無介入のように，できるだけ異なる 2 つの条件間で検証するのが最良である。倫理的には，待機リスト法（選択肢 6）は魅力的であるが，実用は難しいかもしれない。2 つの競合する介入を検証する（選択肢 1）ことも倫理的に魅力的であるが，両方の介入が中程度に効果的である場合，結果が曖昧になるリスクがある。しかし，この方法は，臨床的な意思決定に有用なエビデンスを得ることを目的とした効果比較研究 comparative effectiveness research（CER）においては好ましいアプローチである。CER については，第 11 章と第 31 章で説明する。

研究者の中には，いくつかの比較戦略を組み合わせる者もいる。例えば，2 つの介入法（選択肢 1）をプラセボ（選択肢 3）に対して検証することもある。3 つ以上の比較群を設定することは魅力的だが，研究のコストと複雑さを増加させてしまう。

👉 三群無作為化デザインの例

Özkan と Zincir（2017）は，脳性麻痺の子どもの痙縮と筋機能に対するリフレクソロジーの効果を検証した。子どもたちは，リフレクソロジー群，プラセボ群（偽リフレクソロジー），対照群（介入なし）のいずれかに無作為に割り付けられた。

対照群の決定は，介入が意図した効果をどのように「起こす」のかについての根本的な概念化に基づくべきであり，またコントロールする必要があるものを反映すべきである。例えば，アテンション対照群を検討するのであれば，「アテンション」の構成要素の概念化が必要である（Gross, 2005）。

研究者は，対照群の戦略を慎重に説明する必要がある。研究報告では，研究者は対照群が「通常のケア」を受けたと言うが，通常のケアとは何かを説明しないことがある。看護実践のためにエビデンスを活用する場合，看護師は，異なる条件下の研究参加者に何が起こったかを正確に理解する必要がある。Barkauskas ら（2005）と Shadish ら（2002）は，対照群戦略の開発に関する有益なアドバイスを提供している。

無作為化

無作為化 randomization（無作為割り付けまたはランダムアロケーションとも呼ばれる）には，参加者に療法の条件を無作為に割り付けることを伴う。無作為とは，参加者がどの群にも等しく割り付けられる確率があることを意味する。人々が無作為に各群に配置されるなら，アウトカムに影響しうる交絡因子である介入前の属性に関して，群の系統的バイアスはないことになる。

無作為化の原則：無作為割り付けの目的は，同じ人々が同時に 2 つ以上の状態に置かれるという理想的ではあるが不可能なカウンターファクチュアルに近付けることである。例えば，次の妊娠を避けること（O）を願う多胎妊娠の女性（P）に対する避妊カウンセリング・プログラムの有効性を試験したいとする。2 つの女性群が設定され，1 群はカウンセリングを受け（I），もう 1 群は受けない（C）。標本に含まれる女性は，年齢，配偶者の有無，収入などの点で多様であるだろう。これらの特徴のいずれかが，カウンセリングを受けるかどうかとは無関係に，女性の避妊具の使用に影響を与える可能性がある。カウンセリングの妊娠への影響を評価するためには，「カウンセリングあり」群と「カウンセリングなし」群について，交絡特性に関しては等しくする必要がある。各群への無

作為な割り付けは，均等化の機能を果たすデザインである。

無作為化は群を均等にするために望ましい方法だが，群が均等になる**保証**はない。サンプルサイズが小さいと，群が不均等になるリスクは高くなる。例えば，標本が10人（男性5人，女性5人）しかいない場合，5人の男性全員が一方の群に割り当てられ，5人の女性全員がもう一方の群に割り当てられる可能性がある。サンプルサイズが大きくなると，著しく不平等な群になる可能性は低くなる。

なぜ，アウトカムに影響を与えそうな特性を意識的にマッチングでコントロールしないのかと思われるかもしれない。例えば，避妊カウンセリングの研究でマッチングを用いれば，実験群に3人の子どもをもつ38歳の既婚女性がいるならば，対照群にも3人の子どもをもつ38歳の既婚女性がいるようにすることができる。しかし，効果的にマッチングするためには，アウトカムに影響を与えそうな特性を知っていなければならず，その知識は不完全であることが多い。関連する特性がわかっていても，2つか3つ以上の交絡因子について同時にマッチングする複雑さは並大抵ではない。無作為化割り付けでは，年齢，収入，健康状態など，**すべての**個人的な特性が全群に均等に割り付けられる可能性が高い。結局は，無作為化された群は，無限の生物学的，心理学的，経済的，社会的特性に関して，相殺され釣り合う傾向がある。

基本的な無作為化：2群デザインの最も簡単な無作為化手法は，研究に登録した各人を単に無作為に割り付けることである。例えば，コイントスでコインの「表」が出た場合，参加者は一方の群に割り付けられ，「裏」が出た場合は，もう一方の群に割り付けられる。このような制限のない無作為化は，**完全無作為化**と呼ばれることがある。各人は，半々の確率で介入群に割り付けられる。この手法の問題点は，サンプルサイズが小さい場合に，各群の標本数に不均衡が発生しやすいことである。例えば，10人の標本では，完全なバランス（各群5人）が得られる確率は25％しかない。つまり，4回のうち3回は，介入群と対照群が不

均等なサイズになる。この方法は，サンプルサイズが200未満の場合には推奨されない（Lachin et al., 1988）。

研究者は，均等なサイズ，またはあらかじめ指定された比率の介入群を望むことがよくある。**単純無作為化**では，サンプルサイズがわかっている状態から始め，異なる介入条件に無作為に割り付ける被験者の比率を事前に指定する。単純無作為化を説明するために，扁桃腺切除術を受けようとしている子どもの不安を軽減するための2つの介入を検証するとしよう。1つの介入は，手術チームの活動に関する構造化された情報（手順の情報）を提供し，もう1つの介入では，子どもが何を感じるかについて構造化された情報（感覚情報）を提供する。第3の対照群には，特別な介入をしない。15人の子どもの標本があり，5人が各群に無作為に割り当てられるとする。

コンピュータが普及する以前，研究者は無作為化のために乱数表を使っていた。そのような表のごく一部を**表9-2**に示す。乱数表では，0から9までのどの数字も，他の任意の数字の後に等確率で現れる。表中のどの点からどの方向に進んでも，ランダムな数列が生成される。

この例では，**表9-3**の2列目に示すように，15人の子どもに1から15までの番号を付け，乱数表から01から15までの数字を抽選する。開始点を決めるには，目を閉じて，指を表のある点に落とせばよい。この例では，**表9-2**の太字の52番を始点にするとしよう。この地点から，01から15までの数字を選びながら，どの方向へも移動できる。ここでは，右方向へ2桁の組み合わせを見ていくことにする。52の右にある数字は06である。06の数字をもつ人，Alexanderは群Iに割り当てられる。次に範囲内の数字は11である（目的の範囲内の数字を見つけるために，16から99までの数字を迂回する）。11の数字をもつVioletは，群Iに割り当てられる。次の3つの数字は，01，15，14である。よって，Alaine，Christopher，Paulが群Iに割り当てられる。次の01から15までの5つの数字を使って，5人の子どもを群IIに，残りの5人を群IIIに振り分ける。なお，作業を終える前に，表に数字が再登場することがよくある。例えば，今回の無作為化で

表9-2 乱数表

46	85	05	23	26	34	67	75	83	00	74	91	06	43	45
69	24	89	34	60	45	30	50	75	21	61	31	83	18	55
14	01	33	17	92	59	74	76	72	77	76	50	33	45	13
56	30	38	73	15	16	**52**	06	96	76	11	65	49	98	93
81	30	44	85	85	68	65	22	73	76	92	85	25	58	66
70	28	42	43	26	79	37	59	52	20	01	15	96	32	67
90	41	59	36	14	33	52	12	66	65	55	82	34	76	41
39	90	40	21	15	59	58	94	90	67	66	82	14	15	75
88	15	20	00	80	20	55	49	14	09	96	27	74	82	57
45	13	46	35	45	59	40	47	20	59	43	94	75	16	80
70	01	41	50	21	41	29	06	73	12	71	85	71	59	57
37	23	93	52	95	05	87	00	11	19	92	78	42	63	40
18	63	73	75	09	82	44	49	90	05	04	92	17	37	01
05	32	78	21	62	20	24	78	17	59	45	19	72	53	32
95	09	66	79	46	48	46	08	55	58	15	19	02	87	82
43	25	38	41	45	60	83	32	59	83	01	29	14	13	49
80	85	40	92	79	43	52	90	63	18	38	38	47	47	61
81	08	87	70	74	88	72	25	67	36	66	16	44	94	31
84	89	07	80	02	94	81	03	19	00	54	10	58	34	36

表9-3 無作為割り付けの手順の例

子の名前	番号	群の割り付け
Alaine	01	Ⅰ
Kristina	02	Ⅲ
Julia	03	Ⅲ
Lauren	04	Ⅱ
Grace	05	Ⅱ
Alexander	06	Ⅰ
Norah	07	Ⅲ
Cormac	08	Ⅲ
Ronan	09	Ⅱ
Cullen	10	Ⅲ
Violet	11	Ⅰ
Maren	12	Ⅱ
Leo	13	Ⅱ
Paul	14	Ⅰ
Christopher	15	Ⅰ

は，15という数字が4回出現している。これは，数字が無作為に出てくるため，正常なことである。

3つの群を見て，性別という1つの明確な特徴について似ているかどうかを確認することができる。私たちは，8人の女の子と7人の男の子でスタートした。無作為化は，3つの群に男の子と女の子を均等に割り当てるのにかなり成功している：群ⅠからⅢには，それぞれ女の子2，3，3人，男の子3，2，2人がいる。他の特性(例：年齢，初期不安)も無作為割り付けした群にうまく分散されていると期待できるだろう。標本が大き

ければ大きいほど，アウトカムに影響しうるすべての因子で群間が均等になる可能性が高くなる。

研究者は，通常，比較する群数に応じて参加者を割り当てる。例えば，2群デザインでは300人の標本は，通常，介入群に150人，対照群に150人割り当てられる。もし，3つの群があれば，各群に100人ずつとなる。また，異なる割り付けを行うことも可能である(それが倫理的に望ましい場合もある)。例えば，特に有望な治療法が開発された場合，介入群に200人，対照群に100人を割り当てることも可能である。しかし，このような割り付けは，治療効果を統計的に有意な水準で検出することを難しくする。別の言い方をすれば，同じレベルの統計的信頼性を得るためには，全体のサンプルサイズを大きくする必要がある。

無作為化に役立つコンピュータ化されたリソースがインターネット上で無料で利用できる(例：www.randomizer.org，便利なチュートリアルがある)。標準的な統計ソフトウェアパッケージ(例：SPSS や SAS)も使用できる。

> **ヒント**
>
> 研究法の教科書でさえ，無作為割り付け random assignment と無作為標本抽出法 random sampling についてかなりの混乱がある。無作為

化は，実験デザインの特徴である。もし参加者が無作為に割り付けられないなら，そのデザインは真の実験とはならない。それに対して，無作為標本抽出法は，研究のために人々を選択する方法である（第13章参照）。無作為標本抽出法は，実験の特徴ではない。実際，ほとんどのRCTでは，無作為標本抽出は行われていない。

無作為化の手法：無作為化の成功は2つの要因にかかっている。第1に，割り付けプロセスは真に無作為なものでなければならない。第2に，無作為化のスケジュールが厳密に遵守されなければならない。後者は，割り付けが（参加者と登録実施者の両方にとって）**予測不可能**で，**改ざんができない**場合に達成できる。無作為化は，潜在的なバイアスを避けるために，参加者を登録する人が，その後の割り付けを知ることができないように**割り付けの隠蔽化** allocation concealment が必要である。例えば，登録を行う人が，次に来る人が効果の期待できる介入群に割り付けられる順番であることを知っていた場合，より必要な患者が来るまで登録を延期してしまうかもしれない。

　割り付けの隠蔽化には複数の方法が考案されているが，研究開始前に無作為化スケジュールの作成を必要とする。これは，人々が同時に研究に参加せず，**順次に参加する**ような場合に都合がよい。1つの方法は，割り付け情報の入った**連番の不透明な密封封筒** sequentially numbered, opaque sealed envelopes（SNOSE）を用意することである。研究参加者は，順番に封筒を受け取る（手順については，Doig & Simpson, 2005 を参照）。至適基準アプローチは，割り付けを登録とは無関係のエージェントが行い，電話または電子メールで研究者に連絡する方法である。しかし，Herbison ら（2011）は，SNOSE システムを用いた試験でも，集中無作為化を用いた試験でも，同等のバイアスのリスクがあることを明らかにした。

ヒント

　Downs ら（2010）は，無作為化を実施する際の現実的な問題を回避するための推奨事項を示している。

　無作為化のタイミングは重要である。研究の適性性（ある人が適合基準を満たすかどうか）は，無作為化の前に確認されるべきである。**ベースラインデータ**（アウトカムに関する介入前のデータ）を収集する場合は，割り付け群の情報がベースライン測定を歪めないように無作為化の前に行うべきである。無作為化は，参加者が割り付けられた条件を実際に受ける可能性を高めるために，介入開始直前に行うべきである。**図9-1**は，インフォームド・コンセントを得るタイミングを含め，ほとんどのRCTで発生する一連のステップを示している。

ヒント

　一部の研究では，**準無作為化** quasi-randomization（厳密には無作為ではない方法で参加者を割り付ける方法）を用いている。例えば，参加者は交互（1人おき）に群に割り当てられたり，生年月日が奇数か偶数かに基づいて割り当てられたりする。これらは真の無作為化の方法とは言えない。

無作為化のバリエーション：多くの看護研究で単純または完全無作為化が用いられているが，さまざまな無作為化のバリエーションには，群の比較可能性を確保したり，特定のバイアスを最小化する利点がある。これらのバリエーションには次のようなものがある。

- **層別無作為化** stratified randomization：異なるサブグループ（例：男性，女性）に対して別々に無作為化を行う方法。
- **置換ブロック無作為化** permuted block randomization：小さなサイズの無作為なブロックにグループ分けし，各ブロックの分布が均衡になるよう割り付ける方法。
- **アーン無作為化** urn randomization：群間バランスを継続的にモニターし，不均衡が生じた場合に割り付け確率を調整する方法（すなわち，参加者が少ない群への割り付け確率を高くする）。
- **無作為化コンセント** randomized consent：イ

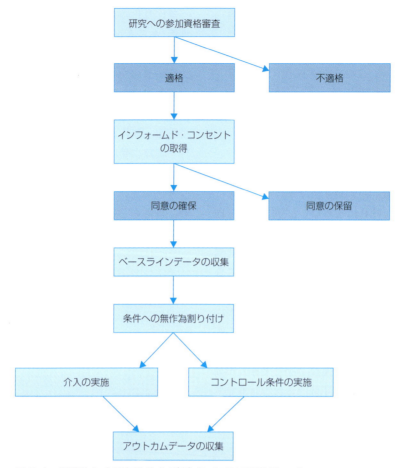

図9-1 標準的な2群無作為化デザインにおけるステップ

ンフォームド・コンセントを得る前に無作為化する方法(ゼーレンデザイン Zelen design ともいう)。

- 部分無作為化 partial randomization：介入に対する強い志向がない人だけが無作為化される。部分無作為化患者志向 partially randomized patient preference(PRPP)と呼ばれることもある。
- クラスター(群)無作為化法 cluster randomization：個人ではなくクラスター(病院など)を無作為に割り付ける方法。

盲検化またはマスキング

人は通常，物事がうまくいくことを望んでいる。研究者は自分のアイデアがうまくいくことを望み，自分の仮説が支持されることを望む。参加者は，役に立ちたいと思い，自分を肯定的に見せたいと思うものである。これらの傾向は，参加者の行動や発言(および研究者の質問や認識)に，真実を歪めるような影響を与えバイアスにつながる可能性がある。

RCTでは，**意識してしまうこと**によるバイアスを防ぐために**盲検化** blinding(または**マスキング** masking)と呼ばれる手法がよく用いられる。盲検化には，客観性を高め**期待バイアス** expectation bias を最小化するために，参加者，データ収集者，医療提供者，介入者，データ分析者に情報を隠蔽することが含まれる。例えば，参加者が実験薬かプラセボかを知らなければ，その効力に対する期待によってアウトカムが影響を受けることはない。

盲検化は，通常，この研究における参加者の状況(例：実験群か対照群か)に関する情報の隠蔽または留保を含むが，研究仮説や基準値に関する情

報を留保することもできる。

　盲検化をしないと，いくつかのタイプのバイアスが起きる可能性がある。実行バイアス performance bias は，介入とは別に提供されてしまうケアによる系統的なバイアスを指す。例えば，介入自体とは別に，介入群では参加者を異なるように扱うかもしれない(例：より注意深く扱う)。実行バイアスを回避する努力には，通常，参加者および実践者の盲検化が含まれる。検出 detection (または確認 ascertainment)バイアスは，アウトカム変数の測定，検証，または記録方法における集団間の系統的な差異に関係するが，アウトカムデータの収集者，または場合によってはデータの分析を盲検化することで対処される。

　割り付けの隠蔽化とは異なり，盲検化は常に可能とは限らない。薬物研究は盲検化に適しているが，多くの看護介入はそうではない。例えば，介入が禁煙プログラムであれば，参加者は自分が介入を受けているかどうかを知ることができ，介入者は誰がプログラムに参加しているかを知ることができる。しかし，アウトカムデータを収集する人や通常のケアを提供する臨床家から参加者の割り付けを盲検化することは通常可能であり，望ましいことである。

ヒント

　アウトカム指標の主観性が低い場合，盲検化は必要ないかもしれない。例えば，参加者の痛みの評価は，参加者自身やデータ収集者が介入群を意識することの影響を受けやすい。一方，再入院や入院期間は，人々の意識に影響される可能性は低い。

　盲検化が行われていない場合，その研究は，**クローズド試験**に対して，**オープン試験**となる。盲検化が1グループ(例えば，研究参加者)のみで行われる場合，単盲検試験 single-blind study と呼ばれる。2グループ(例えば，介入を行う人と受ける人)に対して盲検化が可能な場合，二重盲検 double blind と呼ばれる。ただし，最近のガイドラインでは，研究者はどの群を盲検化したかを明示せずにこれらの用語を使用しないよう推奨して

いる。なぜなら，「二重盲検」という用語が盲検群のさまざまな組み合わせを指すために使用されてきたからである(Moher et al., 2010)。

　盲検化という言葉は広く使われているが，侮蔑的な意味合いをもつ可能性があるため，批判されている。例えば，米国心理学会は，盲検化の代わりにマスキングという用語を用いることを推奨している。医学研究者は，研究対象者が視覚障害者でない限り**盲検化**と呼ぶのを好むようである(Schulz et al., 2002)。看護師研究者の多くも，**マスキング**ではなく**盲検化**という言葉を使う(Polit et al., 2011)。

☞ 盲検化を用いた実験例

　George ら(2018)は，妊婦の口腔衛生と出産アウトカムを改善するために助産師が開始した口腔衛生プログラムを評価する多施設 RCT を実施した。データ収集者と調査研究者は，参加者が介入群と対照群のどちらに属しているか盲検化された。

■ 特定の実験デザイン

　本節では，いくつかの一般的な実験デザインについて記述する。それらのいくつかは，古典的な研究論文(Campbell & Stanley, 1963)からのデザイン表記を用いて説明する。ここでは，R は無作為割り付け，O はアウトカム測定を表し，X は介入を意味する。それぞれの行は異なる群を意味する。

基本的な実験デザイン

　本章の前半で，老人ホームの入居者の痛みに対する軽いマッサージの効果を検証する研究を記述した。この例は，アウトカムのデータが無作為化と介入の終了後に一度だけ収集されるので，事後テストのみデザイン posttest-only design(または**事後のみデザイン**)と呼ばれる単純なデザインである。ここに，このデザインの表記を示す。これは，両方の群が無作為化され(R)，最初の群だけが介入を受ける(X)ことを示している。

```
R    X    O
R         O
```

第2の基本デザインは，図9-1のように，ベースラインデータを収集するものである。重症発熱患者を冷やすには，エアーブランケットが導電性ウォーターブランケットよりも効果的であるという仮説を立てたとする。私たちのデザインでは，患者を2種類のブランケット（独立変数）に割り付け，アウトカム（体温）を介入前と介入後の2回測定する。以下は，このデザインの表記である。

```
R    O₁    X    O₂
R    O₁         O₂
```

このデザインでは，発熱を**抑える**のに，あるブランケットが他のブランケットに比べてより効果的かどうかを検討することができ，**変化**を調べることができる。このデザインは，事前テスト事後テストデザイン pretest-posttest design（**事前事後デザイン**）であり，混合デザインである。この分析では，群**間**の違いと時間経過による群**内**での変化の両方を検討することができる。事前テスト事後テストデザインの中には，介入後の複数の時点におけるデータ収集を含むもの，すなわち**反復測定デザイン**がある。これらの基本デザインは，さまざまな方法で「ひとひねり」することができる——例えば，3つ以上のグループを比較をすることもできる。

> 👉 **事前テスト事後テストデザインの例**
>
> NgとWong（2018）は，在宅緩和プログラムが末期心不全患者のQOL，症状負担，機能状態，ケアに対する満足度に及ぼす効果を調査した。介入群と対照群の患者のアウトカムは，ベースライン時，退院4週間後と6週間後に測定された。

要因デザイン

ほとんどの実験研究では，独立変数を1つだけ操作するが，2つ以上の変数を同時に操作するこ

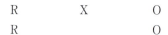

図9-2　2×3要因デザインの例

とも可能である。例えば，未熟児に対する2つの治療法，触覚刺激と聴覚刺激を比較したいとしよう。また，1日の刺激**時間**（15分，30分，45分）が未熟児の発達に影響するかどうかを知りたいとしよう。アウトカムは乳児の発達の測定値とする（例：体重増加）。図9-2は，このRCTの構造を示している。

この要因デザイン factorial design によって，3つのリサーチクエスチョンに取り組むことができる。

1. 聴覚刺激は触覚刺激よりも，未熟児の体重増加に対して，有益な効果をもつか，あるいはその逆か？
2. 刺激の量（種類によらず）は，乳児の体重増加に関係するか？
3. 聴覚刺激はどのような刺激量と関連するときに最も効果的で，触覚刺激は別のどのような刺激量のときに最も効果的か？

3つ目の問いは，要因デザインの長所を示している。要因デザインでは，主効果 main effects（問い1，2のように操作された変数による効果）だけでなく，相互作用効果 interaction effects（療法の組み合わせによる効果）も検証することが可能である。その結果は，30分の聴覚刺激が最も有益な療法であることを示すかもしれない。これは，1つの独立変数のみを操作し，もう1つの独立変数はそのままにして2つの実験を別々に行ったのではわからなかったことである。

要因実験では，被験者は特定の条件の組み合わせに無作為に割り当てられる。この例（図9-2）では，幼児は6つのセルのうちの1つ，つまり6つの介入条件に無作為に割り付けられることになる。要因デザインでは2つの独立変数が因子であ

る。刺激のタイプが因子 A，1 日あたりの曝露量が因子 B である。因子 A のレベル 1 が聴覚，レベル 2 が触覚である。研究者はデザインの次元を記述するとき，レベルの数を参考にする。図 9-2 のデザインは 2×3 デザインであり，因子 A の 2 レベルと因子 B の 3 レベルである。2 つよりも多い因子を扱う要因実験は稀である。

☞ 要因デザインの例

Adams ら（2017）は，成人の身体活動を増加させる研究において，要因デザインを用いた。彼らの 2×2 デザインでは，1 つ目の因子は目標設定戦略の種類（1 日の歩数の適応的目標，静的目標），もう 1 つの因子は報酬のタイミング（即時型，遅延型）であった。アウトカムは，1 日あたりの歩数とした。

クロスオーバーデザイン

これまで，異なる人が異なる条件に無作為に割り付けられた RCT について説明してきた。例えば，先の例では，聴覚刺激を受けた幼児と触覚刺激を受けた幼児は同じではない。クロスオーバーデザイン crossover design では，同じ人を 2 種類以上の条件下に置く。このデザインは，異なる条件下での被験者の均等性を可能な限り確保できるという利点がある。すなわち，比較される群は同じ参加者で構成させるため，年齢，体重などに関して両群は等しい。

無作為化は実験の特徴であるため，クロスオーバーデザインでは，療法の**順序**が異なるように参加者が無作為に割り付けられなければならない。例えば，クロスオーバーデザインで聴覚刺激と触覚刺激が乳児の発達に与える効果を比較する場合，ある乳児は聴覚刺激を先に受け，別の乳児は触覚刺激を先に受けるように無作為に割り付けることになる。被験者がさらされる条件が 3 つ以上ある場合，順序の効果を除外するために，順序効果相殺法という手法を用いることができる。例えば，3 つの条件（A，B，C）がある場合，参加者は 6 つある順序効果相殺法のうちの 1 つに無作為に割り当てられることになる。

A，B，C	A，C，B
B，C，A	B，A，C
C，A，B	C，B，A

クロスオーバーデザインは強力だが，キャリーオーバー効果の可能性があるため，適応が難しいリサーチクエスチョンがある。人々が 2 つの異なる条件にさらされたとき，最初の条件での経験によって 2 つ目の状態が影響を受けることもある。例えば，薬物研究では，薬物 A の**後**に薬物 B を投与しても，薬物 A の**前**に投与した薬物 B と同じ治療とは限らないので，クロスオーバーデザインを用いることはほとんどない。キャリーオーバー効果が潜在的に懸念される場合，研究者はしばしば療法と療法の間にウォッシュアウト期間（すなわち，療法にさらされない期間）を設ける。

☞ クロスオーバーデザインの例

Reddy ら（2018）は，1 型糖尿病患者で無作為化クロスオーバーデザインを用いて，異なる運動ルーチンが睡眠と夜間低血糖に及ぼす影響を検証した。

ヒント

個別化医療への関心の高まりを受けて，新しい実験デザインが創発されつつある。N-of-1 試験や適応的試験など，これらの研究デザインのいくつかは，研究エビデンスの適用可能性と関連性に焦点を当てた第 31 章で議論する。

■ 実験の強みと限界

ここでは，なぜ実験デザインが高く評価されるのかを探索し，その限界を検討する。

実験の強み

実験デザインは，介入の有効性に関する強力なエビデンスをもたらすので，介入を検証するための至適基準である。実験デザインは，他のアプローチよりも大きな確証を与えてくれる。すなわち，もし独立変数（例：食事，薬物，教育方法）を変化させれば，アウトカム変数に特定の変化

（例：体重減少，回復，学習）が生じる。RCT の大きな強みは，因果関係を確信をもって推論できることにある。操作，比較，無作為化によりコントロールすることで，他の解釈を否定することができる。複数の実験研究から得られたエビデンスを統合した RCT のメタ分析が，療法についての問いに対するエビデンス階層の頂点に君臨するのは，この強さのためである（第 2 章の図 2-2）。

実験の限界

実験には利点がある一方で，限界もある。まず，本章で後述する制約が，実験的アプローチを非現実的または不可能にすることがよくある。

> **ヒント**
>
> Shadish ら（2002）は，特に無作為化実験に適した 10 の状況について説明している。

実験は時にその不自然さが批判されることがあるが，それは無作為化された群内で，プロトコルに厳密に従った均等な療法が要求されることに起因している。それとは対照的に，私たちは，普段の生活の中では型どおりではない方法で人々とやり取りしている。したがって，実験研究プロセスの厳密さが，現実世界への転換を難しくしていることが懸念される。

参加者が介入から「脱退」した場合にも問題が生じる。例えば，HIV 患者を支援グループ介入群または対照群に無作為に割り付けたとする。介入群の参加者のうち，支援グループに参加しない，あるいは参加頻度が低い対象者は，介入群よりも対照群に近い「コンディション」にある。不参加によって療法の効果は弱められ，それがどんなに効果的であったとしても，それを検出することは難しくなるだろう。

もう 1 つの潜在的な問題は，人々の期待によって起こされるホーソン効果 Hawthorne effect である。これは，ウェスタン・エレクトリック社のホーソン工場で行われた一連の実験に由来する。その研究では照明や労働時間などの環境条件を変化させ，労働者の生産性に及ぼす影響が調べられた。どのような変化を導入しても，つまり，照明

をよくしても悪くしても，生産性は向上した。この研究に参加しているという意識（特定のグループに属しているという意識だけでなく）が人々の行動に影響を与え，介入の効果を曖昧にしたようである。

まとめると，RCT は因果関係の仮説の検証には優れているものの，いくつかの限界があり，そのうちのいくつかは実際の臨床問題への適用を困難にする可能性がある。それにもかかわらず，実践のための強力なエビデンスに対する要求が高まるにつれ，看護介入の効果を検証するために実験デザインがますます用いられるようになってきている。

準実験デザイン

準実験 quasi-experiments は，医学文献では**無作為化なしの対照試験**と呼ばれることもあり，介入を伴うが，実験の特徴である無作為化を欠くものである。いくつかの準実験は対照群さえも欠いている。つまり，準実験デザインの特徴は，無作為化がない状態で介入を行うことである。

■ 準実験デザイン

この節では，広く使われているいくつかの準実験デザインを説明し，いくつかについては，先に紹介した模式的な表記法を用いる。

不等価対照群デザイン

不等価対照群事前事後テストデザイン non-equivalent control group pretest-posttest design（医学文献では**対照前後デザイン**と呼ばれることもある）は，2 群の対象者を設け，アウトカムは介入の前と後で測定される。例えば，高齢者のための新しい椅子ヨガによる介入効果を研究したいとしよう。この介入は地域の高齢者センターで全員に提供されており，無作為化は実行不可能である。比較のために，介入を実施しない別の高齢者センターでアウトカムデータを収集する。健康関連の QOL に関するデータが，ベースライン時と介入実施 10 週間後に両群から収集される。以下は，このデザインの概略図である。

$$O_1 \qquad X \qquad O_2$$
$$O_1 \qquad \qquad O_2$$

一番上の行は実験が行われたセンターで介入（X）を受けた群，二番目の行は別のセンターの対照群を表す。この図は，「R」がないこと（参加者が無作為化割り付けされていないこと）を**除いて**，先に描いた実験的な事前事後テストデザインと同じである。準実験デザインでは，**実験群と比較群が当初から同等であると仮定できない**ので，検証力は弱くなる。無作為化されていないため，準実験的な比較は，実験的な比較よりもカウンターファクチュアルとしては弱い。とはいえ，ベースラインデータにより，2つの施設の高齢者の QOL 得点が当初から同等であったかどうかをアセスメントすることができるため，このデザインは強力である。もし2つの群がベースラインで平均して同程度であれば，事後テストのアウトカムの違いはヨガ介入の結果であると，比較的自信をもって推論できるだろう。しかし，QOL の得点が最初に異なっていれば，事後テストの差を解釈するのは難しいだろう。準実験では，介入群と比較される群を指すために，**対照群**の代わりに比較群 comparison group という用語が使われることもある。

ここで，ベースラインデータを集めることができなかったとする。

$$X \qquad O$$
$$\qquad O$$

このデザインには大きな欠陥がある。私たちはもはや，2つの高齢者センターの人々の初期の均等性についての情報をもっていない。もし実験群の QOL が比較群の QOL よりも事後テストで高かった場合，介入が QOL の改善を**もたらした**と結論付けることができるだろうか？ 事後テストの違いに関して，2つのセンターの人々が当初から異なっていたという別の説明が成り立つ。このような**不等価対照群の事後テストのみデザイン**は，準実験デザインとしてはかなり弱いものである。

☞ **不等価対照群事前事後テストデザインの例**

Takahashi ら（2018）は，準実験デザインを用いて，ケニアの農村で有害なアルコール消費を減らすための地域ベースの介入効果を検証した。ある村の問題のある飲酒者は，動機付けのための話を含む簡易介入を，別の村ではそれを含まない介入を，3番目の村では一般的な健康情報のみが提供された。アルコール消費量は，ベースライン時とフォローアップ時に測定された。

研究者は，同時期の比較群を用いる代わりに，歴史的比較群 historical comparison group を用いることがある。つまり，介入を実施する**前に**，他の人々から比較データを集める方法である。しかし，たとえ同じ環境（設定）であっても，2つの集団が同等であるとか，新しい介入を除けば環境が同等であると仮定するのは危険である。介入以外の何かが，観察されたアウトカムの違いを説明しうる可能性が残っているからである。

☞ **歴史的比較群の例**

Barta ら（2017）は，釈放前の心理教育や釈放後の綿密な監督を含む集中監督プログラムに参加した飲酒運転（DUI）犯罪者の再犯率を調査した。彼らの再犯率は，302 人の DUI 犯罪者の歴史的比較群と比較された。

時系列デザイン

これまで述べたデザインでは，対照群は使われているが，無作為化は行われなかった。しかし，準実験デザインの中にはどちらも行わないものもある。ある病院が急性期病棟に迅速対応チーム rapid response team（RRT）を導入したとする。管理者は患者のアウトカム（例：予定外の ICU への入院，死亡率）への効果を検討したいと考えている。この例では，他の病院が良い比較対照として使えないと仮定する。できる比較の1つは，前後を比較することである。RRT が1月に実施された場合，RRT 実施前の3か月間の死亡率（例）とその後の3か月間の死亡率を比較することがで

きる。このような研究の模式図は次のとおりである。

$$O_1 \quad\quad X \quad\quad O_2$$

この1群事前事後テストデザインは簡単そうに見えるが，いくつかの弱点がある。もし，3か月間のうちのどちらかが，改善策以外で異なる状況があったなら，どうだろうか？ 同じ期間に行われた他の規則変更の影響はどうだろうか？ インフルエンザの流行など，死亡率に影響を与える外的要因の影響はどうだろうか？ このデザインでは，これらの因子をコントロールすることはできない。

この例では，死亡率の変化に対する他の説明を除外できるようにデザインを修正することができる。そのようなデザインの1つが**時系列デザイン** time series design（または**中断時系列デザイン**）である。時系列では，この図のように，介入が導入される長期間にわたってデータが収集される。

$$O_1 \quad O_2 \quad O_3 \quad O_4 \quad X \quad O_5 \quad O_6 \quad O_7 \quad O_8$$

ここで，O_1 から O_4 は介入前のアウトカム測定の4つの別々の段階，X は介入の導入，O_5 から O_8 は介入後の4つの測定値を表す。この例では，O_1 は新しい RRT システムを導入する前の年の1月から3月の死亡数，O_2 は4月から6月の死亡数，といった具合である。RRT の導入後，死亡率に関するデータが3か月間にわたって4回分収集され，O_5 から O_8 までの観察結果が得られる。

時系列デザインによって解釈上の課題がすべて解消されるわけではないが，期間を長くすることで，変化を介入によるものと立証する能力が強化される。**図9-3** はその理由を論証するものである。図中の折れ線グラフ（AおよびB）は，8つの死亡率の観察について考えられる2つの結果パターンを示している。中央の縦の点線は RRT システムの導入を表している。パターンAとBは，どちらも時系列研究によく見られる特徴，すなわちあるデータポイントから別のデータポイントへの変動を反映している。この揺らぎは正常である。1年間に480人の患者が死亡した場合，1か月に40人ずつ同割合で死亡するとは考えられない。まさにこのような変動があるため，介入の前後に1回だけ観察する1群事前事後テストデザインの説明力は非常に弱いのである。

図9-3 に示すアウトカムについての解釈を比較してみよう。パターンA，Bともに，RRT 導入直後の O_4 から O_5 にかけて死亡率が減少して

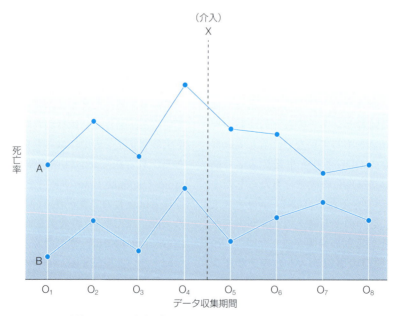

図9-3 四半期ごとの死亡率データからの2つの時系列アウトカムパターン

いる。しかし，Bでは，O_6で死亡数が増加し，O_7でも増加し続けている。O_5で減少しているのは，一見，他の死因の不規則な変動と同じように見える。一方，Aでは，O_5で死亡数が減少し，その後の観察では比較的低い死亡数にとどまっている。死亡率の変化には他の説明もありうるが，この時系列デザインは，たった2時点の死亡数の測定の不確かさを排除することができる。もし，単純な事前事後テストのデザインであれば，**図9-3**のO_4とO_5で測定したのと同じことになる。この2つの時点では，AもBもアウトカムは同じである。より広い時間的視点は，RRTの効果について異なる結論を導き出す。とはいえ，比較群がないため，このデザインでは理想的なカウンターファクチュアルは得られない。

👉 時系列デザインの例

Normanら(2017)は，大規模な教育病院において，入院患者の不必要な尿道カテーテル使用を減らすために考案された多面的な教育介入の効果を検証した。尿道カテーテル挿入の発生率は3年以上にわたって毎月測定され，介入後，月ごとの発生率は低下した。

時系列デザインの欠点は，従来の分析では多くのデータポイント(100以上)が推奨され(Shadish et al., 2002)，分析が複雑になりがちなことである。しかし，看護研究者は，統計的プロセス制御 statistical process control(SPC)と呼ばれる汎用性の高いアプローチを用いて，実践上の変更を実施する前後で一定期間にわたってデータを連続的に収集して効果を評価し始めている(Polit & Chaboyer, 2012)。**質の改善(QI)** プロジェクトでは無作為化がほとんどできないため，SPC分析を用いた時系列デザインはQIプロジェクトにおいて重要である(第12章参照)。

時系列デザインと不等価対照群デザインを組み合わせた場合，特に強力な準実験的デザインとなる。前述の例では，時系列不等価対照群デザインでは，RRTを導入した病院と導入していない同規模の病院の両方から長期間にわたってデータを収集することになる。トレンドに影響を与える他の外部因子(例：インフルエンザの流行)は，両方のケースで類似している可能性が高いため，類似病院からの情報は，RRTの効果に関する推論をより説得力のあるものにする。

単純な時系列デザインについて多くのバリエーションが可能である。例えば，いくつかの異なる時点で治療を導入したり，時間をかけて療法を強化したり，ある時点で療法を開始して後に中止し再開したりすることで，効果に関する新たなエビデンスを得ることができる。

その他の準実験デザイン

この章の前半ではPRPPデザインについて言及した。療法に強い志向がない人々は無作為化されるが，志向がある人々には望むコンディションが与えられ，研究の一部として追跡される。無作為化された2群は真の実験部分となるが，志向に従った2群は準実験部分となる。この種のデザインは，ある条件を別の条件より好む人がどのような人であるかについての貴重な情報を提供することができ，研究に参加するよう人々を説得するのに役立つかもしれない。しかし，ある療法を志向した人は，他の療法を志向した人と初めから異なっている可能性が高く，結果の差は介入前の差から生じていると説明することができるため，準実験部分では介入効果に関するエビデンスは弱いものとなる。とはいえ，準実験部分から得られたエビデンスは，研究の実験部分から得られたエビデンスを支持または修飾するのに有用である。

👉 PRPPデザイン例

Chalmersら(2018)は，がんの治療を受けている青年および若年成人に対して，遠隔医療によって心理社会的評価を提供することの実行可能性を対面の場合と比較し評価している。この試験はPRPPデザインを使用しており，強い志向をもつ参加者は，彼らが選んだ方法で評価を受け，そうでない参加者は無作為化されている。

もう1つの準実験的手法(真の実験に組み込まれることもある)は，用量反応 dose-response デザインで，異なる量の介入を受けた人々の結果を

（無作為化の結果ではなく）比較するものである。例えば，長時間の介入では，より多くのセッションに参加したり，より集中的な療法を受けたりする。準実験的量反応分析の論理的根拠は，より多くの量の介入がより良いアウトカムに対応するなら，それは療法がアウトカムを起こしたという支持的エビデンスになるということである。しかし，やっかいなことに，人々は動機，身体機能，またはアウトカムの差の真の原因になりうる他の特性の違いによって，受ける治療の量が異なる傾向がある。それでも，量反応エビデンスは，有用な情報を提供することができる。

☞ 量反応分析の例

Smith ら(2018)は，オンライン・レジリエンス・トレーニング・プログラムを実施した。この分析では，用量反応性効果―つまり，トレーニングプログラムに費やした時間の長さが，参加者のレジリエンスの変化量に影響するかどうかを検証した。

■ 準実験条件と比較条件

準実験的アプローチを用いる研究者は，介入が何を伴うかを文書化した介入プロトコルを作成する必要がある。研究者は，カウンターファクチュアルを理解し，それを文書化することに特に注意する必要がある。不等価対照群デザインの場合，これは比較群が提供されている条件(例：私たちの例ではヨガの介入をしない高齢者センターでの活動)を理解することを意味する。時系列デザインでは，カウンターファクチュアルは介入実施前の条件であり，これを理解する必要がある。可能な限り盲検化を行うべきである。実際，これはRCT よりも準実験のほうが実行しやすいかもしれない。

■ 準実験の強みと限界

準実験の大きな強みは，実用的であることである。現実世界では，看護介入について真の実験的検証を行うことは不可能かもしれない。完全に厳密な実験が不可能な場合，強力な準実験的デザインが研究において何らかのコントロールをもたら

す。

準実験のもう 1 つの利点は，患者が治療条件に対するコントロールを必ずしも放棄しないでよいことである。実際，臨床試験で無作為化されることを望まない人が増えている(Vedelø & Lomborg, 2011)。準実験デザインは，無作為化を伴わないため，より多くの人々に受け入れられる可能性がある。このことは，結果の一般化可能性に有利に働くが，問題はエビデンスが強固でないかもしれないことである。

準実験デザインを用いる研究者は，その弱点を認識し，結果の解釈においてそれらを考慮すべきである。準実験デザインを用いる場合，通常，結果の説明において介入と競合するライバル仮説 rival hypothesis が存在する(これは第 10 章で議論する**内的妥当性**に関わる問題である)。例えば，虚弱な老人ホームの入居者に特別食を提供し，体重増加に対する効果を評価する場合を考えてみよう。もし，比較群や不等価な対照群を用いずに体重増加を観察した場合，次のような問いを投げかけなければならない：他の因子が体重増加を引き起こした可能性はあるか？ 介入群と比較群の治療前の差が増加の差をもたらした可能性はあるか？ 最も虚弱な患者が死亡したため，平均して体重が増加した可能性はあるか？ このような問いに対する答えが「イエス」であれば，介入の因果効果に関する推論は弱いものとなる。対抗する説明の妥当性は一般に明確に知ることはできないが，それでも慎重に**妥当性の分析**を行うべきである。

ヒント

『Journal of Clinical Epidemiology』は，準実験デザインに関する優れた 13 の論文シリーズを発表している。例として，Geldsetzer と Fawzi (2017)，Bärnighausen ら(2017)による論文などがある。

非実験研究/観察的研究

因果関係の解明を含む多くのリサーチクエスチョンは，実験デザインや準実験デザインでは対

処できない。例えば，この章の冒頭で，私たちは次のような予後についての問いを投げかけた。出生時体重が 1,500 g 未満だと子どもの発達に遅れが生じるのか？ 明らかに，私たちは独立変数である出生体重を操作することができない。この問いに答える 1 つの方法は，出生時体重が 1,500 g 以上と 1,500 g 未満の乳児の 2 つの群の発達の成果を比較することである。研究者が独立変数の操作をする介入をしない場合，その研究は非実験的 nonexperimental，または，医学文献では観察的 observational とされる。

　ほとんどの看護研究は非実験的である。なぜなら，ほとんどの人間の特性（例：体重，乳糖不耐性）は操作できないからである。また，技術的には操作可能であっても，倫理的に操作できない変数も多くある。例えば，出生前ケアが乳児死亡率に及ぼす効果を研究する場合，ある妊婦群にはそのようなケアを提供し，無作為化した対照群の女性には故意にその機会を奪うというのは倫理的に問題がある。そこで，出生前ケアを受けた妊婦と受けていない妊婦の自然発生的な群を探し出し，その出生成績を比較することになる。しかし，問題は，この 2 つの女性集団は年齢，教育，収入など他の特性に関しても異なる可能性が高いということである。とはいえ，多くの非実験研究は，実験デザインが不可能な場合に，原因と結果の関係を探索できる。

■ 相関的原因探索研究

　研究者が操作できない潜在的な原因の影響を調べる場合，相関デザイン correlational design を用いて変数間の関連を検討する。相関とは，2 つの変数間の関連，つまり，ある変数の変動が別の変数の変動に関連する傾向のことである。例えば，成人では身長の高い人は低い人より体重が重いという傾向があるため，身長と体重には相関がある。

　前述したように，因果関係の 1 つの判断基準として，変数間の実証的な関連（相関）が論証されることが必要である。しかし，相関研究において因果関係を推論することは危険である。「相関は因果関係を立証しない」という有名な研究者の言葉がある。変数間に関連があるというだけでは，た

とえそれが強くても，ある変数が他の変数を引き起こしたと結論付けるには十分ではない。実験研究では，研究者は独立変数を直接コントロールする。実験研究では介入をある人には行い，ある人には行わないようにすることができ，独立変数以外のすべてに関して，無作為化により 2 つの群を均等にすることが可能である。相関研究では，研究者は独立変数をコントロールしないが，それはしばしばすでに生じてしまっている。比較される集団は，研究者が関心を寄せるアウトカムに影響を与える異なる点が多く，つまり，通常，交絡変数が存在する。相関研究は，因果関係の検証という点では実験研究より本質的に弱いが，デザインによって，裏付けとなるエビデンスの程度が異なる。

後ろ向きデザイン

　後ろ向きデザイン retrospective design とは，現在起きている現象を過去に起きた現象と関連付ける研究である。後ろ向き研究の特徴は，研究者が従属変数（結果）から始めて，それが過去に起こった 1 つ以上の独立変数（潜在的原因）と相関しているかどうかを検討することである。

　喫煙と肺がんの関連についての初期の研究のほとんどは，後ろ向きの症例対照デザイン case control design を用いたもので，研究者はまず肺がんにかかった人（症例）とそうでない人（対照）の群から始めた。研究者は次に，喫煙などの先行する状況や行動における両群間の差異を調べた。

　症例対照研究において，研究者は，主要な交絡変数（例：年齢，性別）について，症例とできるだけ類似していて，病気や特殊な状態のない者を対照として設定しようとする。研究者は，交絡変数をコントロールするために，マッチングや他の技法を用いることもある。交絡特性に関して症例と対照の類似性を示すことができればできるほど，推定原因に関する推論は強化される。しかし，難しいのは，結果に影響を与える因子について，2 つの群が完全に同じであることはほとんどないということである。Grimes と Schulz（2005）は，症例対照研究のための対照群の特定に関するガイダンスを提供している。

188 第Ⅲ部 看護のエビデンスを創出する量的研究のデザインと実施

☞ **症例対照デザインの例**

Yuan ら(2018)は，重症脳卒中患者における死亡のリスク因子について検討した。中国の大学病院において脳卒中で死亡した患者計188人をケースとし，同じ神経系ICUの脳卒中サバイバー188人を対照として無作為に選出し，そして両群の臨床的特徴を比較した。

すべての後ろ向き研究が，症例対照デザインを使っているわけではない。研究者は，「ケースネス[訳注1] caseness」ではなく，量的変化に影響を及ぼすリスク因子を同定するために，後ろ向きアプローチを用いることがある。例えば，初めて母親になった女性が乳児に母乳を与える時間の長さを予測する因子を同定するために，後ろ向きデザインを用いるかもしれない。このような研究では，しばしば母親にさまざまな母乳育児の決定をさせる因子を理解することを意図している（すなわち，病因についての問い）。

多くの後ろ向き研究は，従属変数と独立変数の両方のデータをある時点で収集した横断的なものである。このような研究では，独立変数のデータは，回想に基づくか，あるいは研究者が独立変数はアウトカムの前に起こったと「仮定」している。しかし，問題は，回想が，後発の出来事や記憶の喪失によって偏る可能性があることである。

☞ **後ろ向きデザインの例**

Como(2018)は，慢性心不全をもつ人々の身心の健康状態を予測する因子を特定するためにデザインされた後ろ向き研究で，横断的なデータを使用した。独立変数として，自己効力感，健康リテラシー，服薬アドヒアランスを設定した。

前向き非実験的デザイン

前向きデザイン prospective design（医学界ではコホートデザイン cohort design と呼ばれる）の相関研究では，研究者は推定される原因から始

———————————
訳注1：特定の病気や状態の事例であるかどうか。

めて，推定される結果まで時間をかけて進む。例えば，前向き肺がん研究では，研究者は喫煙者(I)と非喫煙者(C)を含む成人(P)のコホートから開始し，その後の肺がん発生率(O)について2つの群を比較する。予後についての問い，および無作為化が不可能な場合の病因についての問いに対する最良のデザインは，コホートデザインである。予後の問いに対して特に強力なデザインは，発端コホートデザイン inception cohort design である。これは，健康障害や推定される「原因」への曝露の初期の共通する時期（例：外傷性脳障害発生の直後）に群を集め，その後，アウトカムを評価するために追跡調査するものである。

前向き研究は後ろ向き研究よりも費用がかかるが，その理由の1つは，前向き研究は少なくとも2回のデータ収集を必要とするためである。喫煙と肺がんに関する前向き研究のように，対象とするアウトカムが生じるまでに長い追跡期間が必要となる場合がある。また，前向きデザインは，対象とするアウトカムが稀なものである場合，大きな標本が必要となる。もう1つの問題は，優れた前向き研究では独立変数を測定する時点ではすべての参加者が結果（例：病気）の状態にないことを確認するが，それ自体が難しかったり，費用がかかる場合があることである。例えば，喫煙/肺がんに関する前向き研究では，最初から肺がんであっても，まだ診断されていなかった可能性もある。

このような問題はあるものの，前向き研究は後ろ向き研究よりもかなり強力な研究デザインである。推定される原因が結果の前に生じていたかどうかという曖昧さは，前向き研究において最初に結果がないことを確認した場合には解決される。加えて，標本は代表的なものである可能性が高く，研究者は結果についての競合する説明を排除するためにコントロールを施すことができるかもしれない。

ヒント

「前向き prospective」という言葉は「縦断的 longitudinal」と同義語ではない。非実験的な前向き研究の多くは縦断的であるが，前向き研究

は必ずしも縦断的とは限らない。前向きとは，考えられる原因の情報が結果の情報より先に得られるという意味である。RCTは，研究者が介入を導入してからその効果を判断するため，本質的に前向きである。介入の1時間後に結果データを収集するRCTは，前向きではあるが縦断的とはいわないだろう。

前向き研究には，探索的なものもある。研究者は，ある時点で広範囲に可能性のある「原因」（例：摂取食品）を測定し，その後，ある時点で関心のあるアウトカム（例：がんの診断）を検討することがある。このような研究は，時系列がはっきりしているため，最初の時点でアウトカムが存在しないことが立証できれば，通常，後ろ向き研究よりも説得力がある。しかし，**事前**に仮説が立てられ，仮定された原因の差が既知である集団を比較する前向き研究ほど検出力は高くない。探索的な後ろ向き研究や前向き研究を行う研究者は，「証拠漁り fishing expeditions」として非難されることがある。それは，特定の参加者のサンプルにおける見せかけや特異な関連性のために誤った結論を導きかねないからである。

👉 前向き非実験研究の例

Ndosiら(2018)は，感染した糖尿病性足潰瘍の予後を調査した。抗生物質治療が必要となった12か月後の患者について，臨床情報を提供した。研究者は，潰瘍が単一か複数か，灌流グレードが2以上かなど，潰瘍治癒に関連する因子を調査した。

自然実験

研究者は，健康に影響を与えるかもしれない現象に曝露された群とそうでない群を比較する自然実験 natural experiment のアウトカムを調査できることがある。研究者が介入しないので非実験的であるが，人々が無作為に影響を受けてしまうような場合，「自然**実験**」と呼ばれる。例えば，自然災害（例：火山噴火）に見舞われた地域に住む人々の心理的幸福度を，同様の被害を受けなかった地域に住む人々の幸福度と比較し，災害（独立

変数）がもたらした影響を評価することができる。

👉 自然実験の例

Dotsonら(2016)は，非経口栄養を受けている重症患者において，カルシウムの投与が有害なアウトカムと関連するかどうかを調査した。院内死亡率や急性呼吸不全などのアウトカムが，グルコン酸カルシウム不足の前後で調査され，この自然実験の契機となった。

パス解析研究

非実験研究のデータを用いて因果律を検証しようとする研究者は，パス解析 path analysis（または**因果モデリング**手法）と呼ばれる方法を用いることが多い。研究者は，高度な統計手法を用い，一連の独立変数，媒介変数，従属変数の間の仮説的な因果関係を検証する。パス解析手法により，非実験的データが，研究者が立てた因果推論のモデルに十分に適合しているかどうかを検証することができる。パス解析研究は横断的デザインでも縦断的デザインでも行うことができ，後者は時系列に検証することができるため，因果推論のためのより強いエビデンスとなる。

👉 パス解析研究の例

Lauら(2018)は，早期母乳育児開始を説明するための因果モデルを検証した。彼らのパス解析では，出産様式，陣痛期間，NICU入室，早期スキンシップとアウトカムである早期母乳育児開始との間の仮説的因果関係を検証した。

■ 記述的研究

記述的研究 descriptive research は，非実験研究において2番目に大きい分野である。記述研究の目的は，自然に起こる現象を観察し，記述し，記録することである。記述研究は，仮説生成や理論構築の出発点となることもある。

記述的相関研究

研究問題の中には，非因果的に表現されるものがある。例えば，性染色体の配置が健康行動の違

いを**引き起こしている**かではなく，うつ病の支援を求める確率が女性より男性のほうが低いかを問う。他のタイプの相関研究（喫煙と肺がんの調査など）とは異なり，記述的相関研究 descriptive correlational research のねらいは，因果関係の推論を裏付けるというよりも，変数間の関連を記述することにある。

👉 記述的相関研究の例

Rosenzweig ら（2019）は，転移性乳がんの女性における経済負担（自費負担の治療費）と QOL およびがん関連の苦痛との関係を検討するために記述的相関研究を実施した。

診断/アセスメントについての問い，すなわち，あるツールや手順が，ある状態や結果について正確な評価や診断情報をもたらすかどうかを調べるためにデザインされた研究は，多くの場合，記述的相関デザインを伴うが，RCT において 2 つの手順やツールを互いに比較し，正確さを検証することもある。

単変量記述研究

記述的研究のねらいは，ある行動や状態の発生頻度を記述することであり，関係性を研究することではない。単変量記述研究 univariate descriptive studies は，必ずしも 1 つの変数に焦点を当てる必要はない。例えば，更年期の女性の経験に関心のある研究者は，さまざまな症状の頻度や症状を緩和するための薬の使用についてデータを集めるかもしれない。この研究では，複数の変数が含まれるが，主な目的はそれぞれの状態を記述することであり，変数間の相関を研究することではない。

疫学分野では，2 種類の記述的研究がある。有病率研究 prevalence studies は，ある時点におけるある状態（例：病気や喫煙などの行動）の有病率を推定するために行われる。有病率研究は，その疾患のリスクをもつ母集団からデータを収集する横断的デザインをとる。研究者は，リスクのある母集団の「スナップショット（断片）」をとり，その疾患がどの程度存在するかを判断する。有病率

prevalence rate（PR）の計算式は以下のとおりである。

$$\frac{\text{ある時点のある状態や疾患の症例数}}{\text{症例となるリスクをもった母集団の人数}} \times K$$

K は，その有病率を求めたい人の数である（例：人口 100 人あたり，1,000 人あたり）。標本からデータを抽出する場合，分母はサンプルサイズであり，分子はその疾患と特定された症例数である。ある地域に住む成人 500 人を標本抽出し，うつ病の評価を行ったところ，80 人が臨床的うつ病の基準を満たしていることがわかったとすると，臨床的うつ病の推定有病率は，その地域の成人 100 人あたり 16 人になる。

発生率研究 incidence studies は，**新規**症例の発生頻度を推定するものである。研究者はまず，誰が新規症例になるリスクがあるのか，つまり，発症していないのかを確定しなければならないため，発生率を推定するためには縦断的デザインが必要となる。発生率 incidence rate（IR）の公式は以下のとおりである。

$$\frac{\text{一定期間内に新たに発生した症例数}}{\genfrac{}{}{0pt}{}{\text{症例となるリスクをもった母集団の人数}}{\text{（最初はその状態を有さない）}}} \times K$$

前の例と同様に，2019 年 7 月に 500 人の標本のうち 80 人が臨床的にうつ病であることがわかったとする（PR＝100 人あたり 16 人）。1 年間の発生率を決定するために，2020 年 7 月に再度標本抽出を行う。2019 年にうつ病ではないと判断された 420 人のうち，21 人がうつ病の基準を満たすことがわかったとする。この場合，推定 1 年発生率は 100 人あたり 5 人となる（［21÷420］× 100＝5）。

母集団のサブグループ（例：男性群と女性群）に対して有病率や発生率を算出できる。これを行うと，他の重要な記述指数を計算することができる。相対リスク relative risk とは，ある集団と他の集団との比較による「ケースネス」の相対リスクである。相対リスクは，ある群の発生率を他の群の発生率で割ることによって算出される。例えば，うつ病の年間発生率が女性 100 人あたり 6 人，男性 100 人あたり 4 人であるとする。つま

り，女性は男性よりも1.5倍うつ病を発症しやすいと推定される。相対リスク（第17章で説明）は，ある疾患や状態に対する危険因子の寄与をアセスメントする際の重要な指標である。

👉 有病率研究の一例

Wongら(2018)は，オーストラリアの3つの大規模私立病院のデータを用いて，病棟における末梢静脈カニューレの使用率を推定した。

ヒント

因果関係を検証する研究の質は，研究のデザインに大きく依存する。すなわち，研究者はアウトカムについて対立する説明を排除するために，いかに研究をデザインするかということである。このような研究の厳密性を高める方法については，次章で記述する。それとは対照的に，記述的研究の質は，優れた標本（第13章）と強力な測定方法（第15章）に大きく依存する。

■ 相関研究の強みと限界

研究の質は必ずしもその研究デザインによるわけではない。欠陥のあるRCTもあれば，優れた非実験研究も多く存在する。とはいえ，非実験的相関研究は，因果関係の説明という点においてはいくつかの欠点がある。

相関研究の限界

実験研究や準実験研究に比べて，非実験研究は因果推論を裏付ける力が弱い。相関研究では，無作為ではなく，自己選択 self-selection による既存の群を用いるからである。相関研究を行う研究者は，仮説となる原因，すなわち独立変数が発生する前に，比較される群が互いに類似していたと仮定することはできない。もともと存在した集団間のばらつきは，群間のアウトカム変数に差が出たことの妥当な理由となりえる。

相関研究の結果解釈の難しさは，現実世界では行動や特性が複雑な形で相互に関連している（相関している）ことに起因している。この問題を明らかにするのに役立つ例がある。例えば，がん患者の抑うつの程度とソーシャルサポート（他者からの援助や精神的支援）の程度との関係を検討する横断的研究を実施したとしよう。ソーシャルサポート（独立変数）が，抑うつレベル（アウトカム）に影響を与えると仮定する。例えば，ソーシャルサポートが弱い患者は，強い患者に比べ，有意に抑うつ度が高いことがわかったとする。この結果は，患者の情緒的状態がソーシャルサポートの適切さに影響されると解釈できるだろう。この関連を図9-4Aに示す。しかし，別の説明もできる。患者の婚姻状況のような第3の変数がソーシャルサポートと抑うつの両方に影響を与えるかもしれない。配偶者がいることは，がん患者の抑うつ状態やソーシャルサポートの質に強力に影響するかもしれない。このような一連の環境設定（環境，場面，セッティング）を図9-4Bに示す。このシナリオでは，配偶者の有無が両方に影響するため，ソーシャルサポートと抑うつは単純に相関している。第3の可能性は，逆の因果関係である（図9-4C）。抑うつのがん患者は，明るい性格の患者や愛想の良い患者に比べ，他者から必要な支

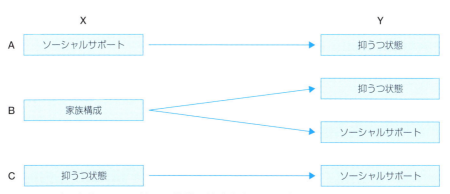

図9-4　がん患者における抑うつ状態と社会的支援の関連についての説明

援を引き出すことが困難かもしれない。この解釈では，患者の抑うつ状態が社会的支援の量を左右し，その逆はない。したがって，ほとんどの相関結果の解釈は，特に理論的な根拠がなく，横断的なデザインである場合は，暫定的だと考えるべきである。

相関研究の強み

先に，実験研究の適用を制限する制約について述べた。多くの興味深い問題が他の方法では解決できないため，相関研究は今後も看護研究において重要な役割を果たすだろう。

相関研究は，ある問題について大量のデータを収集するため効率的であることが多い。例えば，多くの人々の健康歴や食習慣に関する広範な情報を収集することが可能であろう。研究者は，どの健康問題がどの食事と関連しているかを検討し，比較的短時間で多数の相関を発見できるだろう。これに対して，実験研究は一度に数個の変数しか検討できない。ある実験ではコレステロールの高い食品を操作し，別の実験では塩分を操作する，といった具合である。

最後に，相関研究は現実的である。多くの実験研究と異なり，相関研究はその人為的不自然さを批判されることはほとんどない。

ヒント

複数の比較群をもつよう研究をデザインすることは有用である。非実験研究において，特に競合するバイアスに対処するために複数の比較群を設定すると，自己選択による偏りに対処するのに有効であろう。例えば，肺がんの潜在的原因に関する症例対照研究において，症例は肺がんの人，対照群の1つは別の肺疾患の人，もう1つは肺疾患のない人を設定することが可能である。

デザインと研究エビデンス

看護実践のためのエビデンスは，記述研究，相関研究，実験研究から得られる。エビデンスの拡充は，質的研究の記述のような豊かな記述から始まることがよくある。綿密な質的研究は，量的研究の焦点となりうる因果関係を示唆することがある。例えば，Colón-Emericら(2006)は，2つの施設で情報の流れに関連する医療・看護スタッフ間のコミュニケーションパターンを探索した。その結果，「命令系統」型のコミュニケーションスタイルが，臨床家が質の高いケアを提供することを制限しているかもしれないことが示唆された。この研究は，介入の可能性を示唆しており，実際にColón-Emericら(2013)は，老人ホームのスタッフのコミュニケーションと問題解決を改善するためにデザインされた介入を検証している。このように，質的研究は，因果関係を**検証する**ためのエビデンスの階層としては低いものの，アイデアを刺激するうえで重要な機能を果たすのである。

相関研究は，因果関係を推論するためのエビデンスを構築する役割も担っている。後ろ向き症例対照研究は，より厳密な(しかしより費用のかかる)前向き研究のための道を開くかもしれない。エビデンス基盤が構築されるにつれて，パス解析デザインおよび他の理論検証戦略を用いて概念モデルが開発され検証されるかもしれない。これらの研究は，介入をどのように構成するか，誰が最も恩恵を受けるか，そしていつ実施するのが最善であるかについてのヒントを提供することができる。

図2-2(第2章)に示したエビデンス階層を補強する**表9-4**に示すように，因果関係に関する異なる問い(療法，予後，病因についての問い)には，バイアスリスクに応じランク付けしたデザインのエビデンス階層がある。療法についての問い(およびいくつかの病因の問い)については，エビデンスレベル(LOE)尺度において，実験研究が至適基準(レベルII)であり，それはRCTのシステマティックレビュー(レベルI)にのみ取って代わられる。治療についての問いでは，下の階層に準実験デザインがある(この階層でも，いくつかのデザインは他のデザインよりバイアスのリスクが低くなっている)。さらに下の階層には，観察的研究と質的研究があり，これらは因果関係の仮説の裏付けとしては強くない傾向がある。

対照的に，予後についての問いでは，群の無作為化は不可能である(例：低出生体重児が発達遅

第9章 量的研究デザイン 193

表9-4 異なる原因探索リサーチクエスチョンに対するエビデンスレベルのランク付け

レベル	問いのタイプ	
	療法/介入と病因/害の予防[a]	予後
Ⅰ	RCTのシステマティックレビュー[b]	非実験研究のシステマティックレビュー
Ⅱ	無作為化比較試験	前向きコホート研究
Ⅲ	準実験研究	パス解析/理論に基づく研究
Ⅳ	非実験研究のシステマティックレビュー	後ろ向き/症例対照研究
Ⅴ	非実験研究・観察的研究 a. 前向きコホート研究 b. パス解析/理論に基づく研究 c. 後ろ向き/症例対照研究 d. 記述的相関研究	記述的相関研究
Ⅵ	質的研究のメタ統合	質的研究のメタ統合
Ⅶ	質的研究	質的研究
Ⅷ	非研究の資料	非研究の資料

[a]RCTおよび準実験デザインは，病因(原因)/害の予防についての問い(例：食塩摂取が血圧値に及ぼす効果)に使用できる場合がある。介入が不可能な場合(例：肺がんの原因として喫煙を検証する)，エビデンスレベルのランク付けは予後についての問いと同じになるだろう。
[b]システマティックレビュー(レベルⅠ)には，RCTや準実験研究が含まれることもある。

滞を引き起こすかという問い)。予後についての問いでは，個々の研究に最も適したデザインは前向きコホート研究である。また，縦断的なデータと強力な理論的な根拠をもつパス解析研究も検出力が高い。後ろ向き症例対照研究は，因果関係に関する問いを扱うには比較的弱い。複数の前向き研究のシステマティックレビューと，理論や生物生理学的研究の裏付けがあれば，この種のリサーチクエスチョンに対する最も強力なエビデンスとなる。

病因についての問いでは，RCTが実行可能な場合がある(例：食塩の摂取量を減らすと血圧が下がるか)。このような問いについては，治療についての問いと同じ階層になる。しかし，多くの病因についての問いには，RCTからのエビデンスを用いて答えることはできないだろう。その良い例が，喫煙が肺がんを引き起こすかどうかという病因についての問いである。喫煙群と非喫煙群に無作為化できないにもかかわらず，この因果関係の存在を疑う人はほとんどいない。この章の始めに述べた因果律の基準について考えてみると，タバコの喫煙が肺がんと相関していること，そして前向き研究によって喫煙が肺がんに先行することを示すエビデンスが豊富にある。研究者は，肺がんの可能性のある他の「原因」をコントロール

し，除外することができた。その結果には多くの一貫性と整合性があり，基礎的な生理学的研究によって生物学的妥当性という基準も満たされている。

ヒント

初期の研究では，実験研究と観察的研究からのエビデンスは，しばしば同じ結果をもたらさないことがあった。「原因」と「効果」の関係は，無作為化試験よりも非実験的な研究のほうが強くでることがわかった。しかし，よくデザインされた観察的研究は，特に研究参加基準が類似する場合は，RCTと比較して影響の大きさを過大評価しないことがわかっている(例：Concato et al., 2000)。

量的研究デザインの批判的評価

量的研究で使われる研究デザインは，そのエビデンスの質に強く影響するため，注意深く精査する必要がある。リサーチクエスチョンが因果関係に関するものである場合，研究デザインの決定は他のどの方法論の決定よりも研究の質に大きな影響を与える。

194　第Ⅲ部　看護のエビデンスを創出する量的研究のデザインと実施

Box 9-1　量的研究デザインを批判的に評価するためのガイドライン

1. この研究では，どのようなタイプの問い（療法，予後など）が扱われているか？ リサーチクエスチョンが原因探索型であるか，すなわち，独立変数と従属変数の間の仮説的な因果関係を問うているか？

2. リサーチクエスチョンに最も適したデザインは何か？ 実際に使用されたデザインと比較してどうか？

3. 介入や療法は行われたか？ 介入は適切に記述されていたか？ コントロールまたは比較条件は適切に記述されていたか？ 実験デザインまたは準実験デザインが用いられたか？

4. その研究が RCT（真の実験）であった場合，どのような特定のデザインが用いられたか？ このデザインは適切だったか？

5. RCT では，どのような無作為化が用いられたか？ 無作為化の手法は適切に説明され，正当化されたか？ 割り付けの隠蔽化は確認されたか？

6. 準実験デザインであった場合，具体的にどのような準実験デザインが用いられたか？ 参加者を療法に無作為化しないことを決定するのに十分な正当性があったか？ 報告は，比較する群が介入前と同等であったというエビデンスを示しているか？

7. デザインが非実験的であった場合，その研究は本質的に非実験的であったのか？ そうでない場合，独立変数を操作しないことに十分な正当性があるか？ 具体的にどのような非実験的デザインが用いられたか？ 後ろ向きデザインを用いた場合，前向きデザインを用いない正当な理由があるか？ 重要な交絡特性に関して，比較されたすべての群が類似しているというエビデンスは研究報告に記載されているか？

8. デザインにおいて，どのような種類の比較を行ったか（例：事前事後比較？ 群間比較？），これらの比較は，独立変数と従属変数の関係を十分に明らかにしたか？ 比較が行われなかった場合，あるいは不適切な比較が行われた場合，そのことが研究のインテグリティや結果の解釈可能性にどのような影響を与えたか？

9. 研究は縦断的であったか？ データ収集のタイミングは適切であったか？ データ収集時点の数は適切であったか？

10. 盲検化/マスキングは行われたか？ 行われた場合，誰が盲検化されたか，またそれは適切であったか？ そうでない場合，盲検化を行わなかったことに正当な根拠があったか？ 介入は参加者の期待を高め，それ自体がアウトカムに影響を与えるようなタイプだったか？

本章では，実際の研究デザインといくつかのコントロール技術（無作為化，盲検化，割り付けの隠蔽化）について説明したが，次章では研究のコントロールを強化するための具体的な戦略についてより詳しく説明する。**Box 9-1** のガイドラインは，量的研究デザインを批判的に評価する際に役立つ2組の問いのうちの1つである。

研究例

ここでは，実験研究，準実験研究，非実験研究について説明する。

RCT の研究例
研究タイトル：非栄養吸啜，経口母乳，ファシリ

テイティッド・タッキング^{訳注2} は踵部穿刺中の早産児の痛みを緩和する（Peng et al., 2018）

目的：本研究の目的は，踵部穿刺処置時の早産児の痛みを軽減するための複数の手法の効果を比較することであった。

療法群：本試験では，3つの療法群が設定された。早産児は，（1）非栄養吸啜＋経口母乳，（2）非栄養吸啜＋経口母乳＋ファシリテイティッド・タッキング（以下，タッキング），（3）通常のケアのいずれかを受けた。対照群では，姿勢のサポートと優しいタッチを行った。母乳投与群では，踵部穿刺の2分前にシリンジで母乳を

訳注2：児の上肢と下肢を屈曲させ，手で包み込むようにすること。

経口投与した。

方法：踵部穿刺の処置が必要な早産児（妊娠 39〜37 週）109 人を対象に，3 つの条件のいずれかに無作為に割り付けた。痛みへの反応に影響を及ぼす可能性のある疾患（例：先天性異常）を有する乳児は除外した。無作為割り付けは盲検化された統計学者が行い，ブロック無作為化手法を用いた。上級看護師が踵部穿刺を行い乳児の血液を採取した。踵部穿刺の手技にかかる時間は，3 群すべてにおいて 2 分とされた。測定は，第 1 相（刺激のないベースライン），第 2 相と第 3 相（手法中の 2 分目と 3 分目），第 4 相から第 8 相（回復の経過：看護師が採血を終えて乳児から離れた時点から 10 分間）の 8 相にわたって実施された。8 つの段階すべてにおいて，乳児の反応はビデオで記録された。乳児の痛みは，研究助手が 1 分間隔でビデオを見て得点化した。研究助手は，研究目的および乳児の臨床情報に対して盲検化された。

主な知見：非栄養吸啜と母乳の併用は，タッキングの有無にかかわらず，早産児の踵部穿刺時の痛みを軽減することが明らかになった。またタッキングを行うことで，痛みからの回復を促すことができた。

準実験研究の例

研究タイトル：学際的チームによるケアアプローチを受けた甲状腺がん患者（ITCA-ThyCa）はより良いアウトカムを示す（Henry et al., 2018）

目的：本研究の目的は，甲状腺がん患者に対する学際的チームによるケアアプローチ（ITCA）の効果を評価することであった。

療法群：カナダ，モントリオールの Jewish General Hospital において，生検により甲状腺がんが確認された，または強い疑いを指摘された成人患者が，ITCA の介入を受けた。このアプローチでは，外科，内分泌学，薬学，栄養学，ソーシャルワーク，地域支援を含む学際的チームにおいて，専任の看護師が中心的かつ統合的な役割を担った。また，ITCA では，サービスの調整とケアの継続性を促進するために，定期的にチームミーティングが行われた。比較群は，患者属性および臨床的プロファイルと医療

アプローチが介入病院と類似している McGill University Health Centre で甲状腺切除術を受けた患者から構成されていた。比較群は通常のケアを受けた。

方法：研究者は当初，無作為化デザインを用いようとしたが，患者が手術を待っている間は苦痛で同意が得られないことが判明したため，無作為化ではなく，不等価対照群デザインを選択した。合計 200 人の患者（介入群 122 人，比較群 78 人）が参加し，研究終了時に患者の満足度と一般的な well-being を測定する，さまざまな自己報告式の評価を行った。

主な知見：介入群と比較群では，属性および臨床的特徴は類似していた。ITCA 群の患者は，比較群の患者よりも事後テストにおいて well-being のレベルが高く，身体および日常面での心配が少なかった。また，介入群の患者はケアにより満足し，自分の病院を推薦する傾向が強かった。

相関研究の例

研究タイトル：認知症に関連する不穏状態：認知症患者と家族介護者の特徴との関係（Regier & Gitlin, 2018）

目的：本研究の目的は，認知症に関連する落ち着きのなさと患者のアウトカムおよび介護者の well-being との関係性を検討することであった。

方法：この横断研究の参加者は，1 つ以上の行動障害をもつ中等度認知症患者の介護者 569 人であった。介護者は，認知症患者と同居し，毎日 4 時間以上の介護を行い，患者が退屈，悲しみ，不安，興奮，落ち着きのなさを示したと報告した人を対象とした。介護者は，患者の神経精神症状（落ち着きのなさを含む），痛み，機能的能力についての認識を測定する質問紙に回答した。質問紙には，介護者の負担，抑うつ，介護の熟練度に関する測定も含まれていた。また，認知症患者の認知に関する評価の得点も得た。分析では，さまざまな変数間の相関を検討した。

主な知見：認知症介護者の 65% 近くが，症状として落ち着きのなさを報告した。落ち着きのな

い人は，そうでない人に比べて，痛みの得点が有意に高く，行動異常に対する薬物療法を受けている可能性が高く，精神神経症状がより強かった。落ち着きのない患者の介護者は，より大きな負担と抑うつ状態を報告した。

✏ 要点

- 多くの量的看護研究は，**因果関係**についての推論を促進することを目的としている。
- 因果関係の1つの基準は，原因が結果に先行していることである。他の2つの基準は，推定される原因（独立変数）と結果（従属変数）に関連が存在し，他の（交絡）変数が原因で起こったとは説明できないことである。
- 理想的なモデルにおいて，カウンターファクチュアル counterfactual とは，ある原因要因に曝露された状態と曝露されない状態が同じ人で同じ時期に起こった場合にどのようなことが生じるか，ということである。この**効果**は，両者の（状態の）差から生じる。研究デザインの目標は，この理想化された（しかし不可能な）カウンターファクチュアルによく似た状況を見つけることである。
- 実験 experiments（または無作為化比較試験 randomized controlled trials，RCT）には，操作 manipulation（研究者が療法 treatment または介入 intervention を導入することによって独立変数を操作する），コントロール（介入を受けず，かつ比較のカウンターファクチュアルを表す対照群 control group の使用を含む），無作為化 randomization/無作為割り付け random assignment（初めの時点では同等と考えられるようにするために無作為に割り付けられた実験群と対照群からなる）が含まれる。
- 実験群の参加者は通常，全員が正式なプロトコルで定義された同じ介入を受けるが，一部の研究では，個人のニーズや特性に合わせた患者中心の介入 patient-centered interventions（PCI）を行っている。
- 研究者は，対照群を，治療なし，代替治療，標準治療（「通常のケア usual care」），プラセボ placebo または偽介入，異なる介入量，または

遅延療法（待機リスト群）など，さまざまな条件を設定することができる。
- 無作為化は，すべての参加者がどの群にも属する確率が等しくなるような方法，例えば，コイントスや，乱数表の使用により行われる。無作為化は，研究の結果に影響しうるすべての特性について，群を均等にするための最も信頼できる方法である。無作為化は，今後の割り付けを予知できないように割り付けの隠蔽化 allocation concealment を伴うべきである。
- 単純な無作為化にはいくつかの種類があり，例えば，無作為に選択されたブロックの大きさで，一度に6人または8人など，ブロックにして無作為化を行う置換ブロック無作為化 permuted block randomization などがある。
- 盲検化 blinding（またはマスキング masking）は，参加者や研究者が群の状態や研究仮説を認識することから生じるバイアスを避けるためにしばしば用いられる。二重盲検研究 double-blind studies では，2つの群（例えば，参加者と調査研究者）が盲検化される。
- 多くの特異な実験デザインが存在する。事後テストのみデザイン posttest-only design（**事後のみデザイン**）では，介入後にのみデータを収集する。事前テスト事後テストデザイン pretest-posttest design（**事前事後デザイン**）では，介入前と介入後の両方でデータを収集し，変化を分析することができる。
- 2つ以上の独立変数を同時に操作する要因デザイン factorial design では，研究者は主効果 main effects（操作された独立変数による効果）と相互作用効果 interaction effects（療法の組み合わせによる効果）の両方を検証することが可能である。
- クロスオーバーデザイン crossover design では，対象者は複数の条件に，無作為な順序で曝露されるため，その対象者が自身のコントロールとして機能する。
- 実験デザインは，因果関係を推論するための基準を満たすうえで，他のどのデザインよりも優れているため，**至適基準**とされている。
- 準実験デザイン quasi-experimental designs（**無作為化はしない試験**）は，介入を伴うが無作為

化を行わないものである。強力な準実験デザインは，因果関係の推論をサポートするという特徴をもつ。

- **不等価対照群事前テスト事後テストデザイン** nonequivalent control group pretest-posttest design では，無作為化していない比較群 comparison group を用い，治療前のデータを収集することで，初期の群間の同等性を査定することができる。

- **時系列デザイン** time series design では，従属変数に関する情報は，1つの群で介入の前後に複数回収集される。データ収集の期間を長くすることで，変化を介入に起因させる能力を高めることができる。

- その他の準実験デザインには，無作為化していない**用量反応分析** dose-response analyses や，無作為化しない**群** arms（すなわち，強い志向をもつ群）をもつ**部分無作為化患者志向** partially randomized patient preference（**PRPP**）デザインがある。

- 準実験の結果を評価する際には，介入以外の因子がアウトカムを引き起こした，あるいは影響したと考えるのが妥当かどうか（すなわち，結果を説明するための信用性の高い**ライバル仮説** rival hypotheses が存在するかどうか）を問うことが重要である。

- **非実験研究** nonexperimental research（または**観察的研究** observational research）には，現象の状況を要約する**記述的研究** descriptive research と変数間の関係を検討するが，独立変数の操作を伴わない（操作できないことが多い）**相関** correlational 研究が含まれる。

- 原因を探る相関研究のデザインには，ある病気やある状態になった症例とそうでない対照を比較することによって「ケースネス」の先行原因を過去に遡って調べる**後ろ向きデザイン** retrospective designs（**症例対照デザイン** case-control designs），推定した原因から始めてその影響を将来に向かって調べる**前向きデザイン** prospective designs（**コホートデザイン** cohort designs），災害など，ある群が無作為の事象に影響を受ける**自然実験** natural experiments，理論に基づいて開発した因果関係モデルの検証

する**パス解析研究** path analytic studies などがある。

- **記述的相関研究** descriptive correlational studies は，因果関係を説明することなく，現象がどのように相互関連しているかを記述するものである。**単変量記述研究** univariate descriptive studies は，変数の頻度または平均値を検討する。

- 記述的研究には，ある時点におけるある状態の**有病率** prevalence rate を記述する**有病率研究** prevalence studies と，ある期間における新規症例の発生頻度を記述する**発生率研究** incidence studies が含まれる。2つのサブグループの**発生率** incidence rate が推定されると，研究者はその2つの「ケースネス」の**相対リスク** relative risk を計算することができる。

- 原因探索のための相関研究の一次的な弱点は，比較される群への**自己選択** self-selection などのバイアスが存在しうることである。

文献

Adams, M., Hurley, J., Todd, M., Bhuiyan, N., Jarrett, C., Tucker, W., ... Angadi, S.（2017）. Adaptive goal setting and financial incentives: a 2 × 2 factorial randomized controlled trial to increase adults' physical activity. *BMC Public Health, 17,* 286.

Barkauskas, V. H., Lusk, S. L., Eakin, B. L.（2005）. Selecting control interventions for clinical outcome studies. *Western Journal of Nursing Research, 27,* 346-363.

Bärnighausen, T., Tugwell, P., Røttingen, J., Shemilt, I., Rockers, P., Geldsetzer, P., ... Atun, R.（2017）. Quasi-experimental study design series—paper 4: uses and value. *Journal of Clinical Epidemiology, 89,* 4-11.

Barta, W., Fisher, V., & Hynes, P.（2017）. Decreased reconviction rates of DUI offenders with intensive supervision and home confinement. *American Journal of Drug & Alcohol Abuse, 43,* 742-746.

Beck, C., McSweeney, J., Richards, K., Robertson, P., Tsai, P., & Souder, E.（2010）. Challenges in tailored intervention research. *Nursing Outlook, 58,* 104-110.

Bradford-Hill, A.（1965）. The environment and disease: association or causation. *Proceedings of the Royal Society of Medicine, 58,* 295-300.

Breneman, C., Kline, C., West, D., Sui, X., Porter, R., Bowyer, K., ... Wang, X.（2019）. The effect of moderate-intensity exercise on nightly variability in objectively measured sleep parameters among older women. *Behavioral Sleep Medicine, 17,* 459-469.

Campbell, D. T., & Stanley, J. C.（1963）. *Experimental and quasi-experimental designs for research.* Chicago: Rand McNally.

Chalmers, J., Sansom-Daly, U., Patterson, P., McCowage, G., & Anazodo, A.（2018）. Psychosocial assessment using telehealth in adolescents and young adults with cancer: a partially randomized patient preference pilot study. *JMIR Research Protocols, 7*, e168.

Colón-Emeric, C., Ammarell, N, Bailey, D., Corazzini, K., Lekan-Rutledge, D., Piven, M., ... Anderson, R. A. (2006). Patterns of medical and nursing staff communication in nursing homes. *Qualitative Health Research, 16*, 173-188.

Colón-Emeric, C., McConnell, E., Pinheiro, S., Corazzini, K., Porter, K., Earp, K., ... Anderson, R. A. (2013). CONNECT for better fall prevention in nursing homes. *Journal of the American Geriatric Society, 61*, 2150-2159.

Como, J. M. (2018). Health literacy and health status in people with chronic heart failure. *Clinical Nurse Specialist, 32*, 29-42.

Concato, J., Shah, N., & Horwitz, R. (2000). Randomized, controlled trials, observational studies, and the hierarchy of research designs. *New England Journal of Medicine, 342*, 1887-1892.

Doering, J., & Dogan, S. (2018). A postpartum sleep and fatigue intervention feasibility pilot study. *Behavioral Sleep Medicine, 16*, 185-201.

Doig, G., & Simpson, F. (2005). Randomization and allocation concealment: a practical guide for researchers. *Journal of Critical Care, 20*, 187-191.

Dotson, B., Larabell, P., Patel, J., Wong, K., Qasem, L., Arthur, W., ... Tennenberg, S. (2016). Calcium administration is associated with adverse outcomes in critically ill patients receiving parenteral nutrition: results from a natural experiment created by a calcium gluconate shortage. *Pharmacotherapy, 36*, 1185-1190.

Downs, M., Tucker, K., Christ-Schmidt, H., & Wittes, J. (2010). Some practical problems in implementing randomization. *Clinical Trials, 7*, 235-245.

Geldsetzer, P., & Fawzi, W. (2017). Quasi-experimental study design series—paper 2: complementary approaches to advancing global health knowledge. *Journal of Clinical Epidemiology, 89*, 12-16.

George, A., Dahlen, H., Blinkhorn, A., Ajwani, S., Bhole, S., Ellis, S., ... Johnson, M. (2018). Evaluation of a midwifery initiated oral health-dental service program to improve oral health and birth outcomes for pregnant women: a multi-centre randomised controlled trial. *International Journal of Nursing Research, 82*, 49-57.

Grimes, D., & Schulz, K. (2005). Compared to what? Finding controls for case-control studies. *The Lancet, 365*, 1429-1433.

Gross, D. (2005). On the merits of attention control groups. *Research in Nursing & Health, 28*, 93-94.

Henry, M., Frenkiel, S., Chartier, G., Payne, R., MacDonald, C., Black, M., ... Hier, M. (2018). Thyroid cancer patients receiving an interdisciplinary team-based care approach (ITCA-ThyCa) appear to display better outcomes: program evaluation results indicating a need for further integrated care and support. *Psycho-oncology, 27*, 937-945.

Herbison, P., Hay-Smith, J., & Gillespie, W. (2011). Different methods of allocation to groups in randomized trials are associated with different levels of bias. A meta-epidemiological study. *Journal of Clinical Epidemiology, 64*, 1070-1075.

Lachin, J. M., Matts, J., & Wei, L. (1988). Randomization in clinical trials: conclusions and recommendations. *Controlled Clinical Trials, 9*, 365-374.

Lau, Y., Tha, P., Ho-Lim, S., Wong, L., Lim, P., Citra Nurfarah, B., & Shorey, S. (2018). An analysis of the effects of intrapartum factors, neonatal characteristics, and skin-to-skin contact on early breastfeeding initiation. *Maternal & Child Nutrition, 14*(1), e12492.

Lauver, D. R., Ward, S. E., Heidrich, S. M., Keller, M. L., Bowers, B. J., Brennan, P. F., Kirchhoff, K. T., & Wells, T. J. (2002). Patient-centered interventions. *Research in Nursing & Health, 25*, 246-255.

Moher, D., Hopewell, S., Schulz, K. F., Montori, V., Gotzsche, P., Devereaux, P., ... Altman, D. G. (2010). CONSORT 2010 explanation and elaboration: updated guidelines for reporting parallel-group randomised trials. *BMJ, 340*, c869.

Ndosi, M., Wright-Hughes, A., Brown, S., Backhouse, M., Lipsky, B., Bhogal, M., ... Nelson, E. (2018). Prognosis of the infected diabetic foot ulcer: a 12-month prospective observational study. *Diabetic Medicine, 35*, 78-88.

Ng, A., & Wong, F. (2018). Effects of a home-based palliative heart failure program on quality of life, symptom burden, satisfaction and caregiver burden: a randomized controlled trial. *Journal of Pain and Symptom Management, 55*, 1-11.

Norman, R., Ramsden, R., Ginty, L., & Sinha, S. (2017). Effect of a multimodal educational intervention on use of urinary catheters in hospitalized individuals. *Journal of the American Geriatric Society, 65*, 2679-2684.

Özkan, F., & Zincir, H. (2017). The effect of reflexology upon spasticity and function among children with cerebral palsy who received physiotherapy: three group randomised trial. *Applied Nursing Research, 36*, 128-134.

Peng, H., Yin, T., Yang, L., Wang, C., Chang, Y., Jeng, M., & Liaw, J. (2018). Non-nutritive sucking, oral breast milk, and facilitated tucking relieve preterm infants pain during heel-stick procedures: a prospective, randomized controlled trial. *International Journal of Nursing Studies, 77*, 162-170.

Polit, D. F., & Chaboyer, W. (2012). Statistical process control in nursing research. *Research in Nursing & Health, 35*, 82-93.

Polit, D., Gillespie, B., & Griffin, R. (2011). Deliberate ignorance: a systematic review of the use of blinding in nursing clinical trials. *Nursing Research, 61*, 9-16.

Reddy, R., El Yousseff, J., Winters-Stone, K., Branigan, D., Leitschuh, J., Castle, J., & Jacobs, P. (2018). The effect of exercise on sleep in adults with type 1 diabetes. *Diabetes, Obesity & Metabolism, 20*, 443-447.

Regier, N., & Gitlin, L. (2018). Dementia-related restlessness: relationship to characteristics of persons with dementia and family caregivers. *International Journal of Geriatric Psychiatry, 33*, 185-192.

Richards, K., Enderlin, C., Beck, C., McSweeney, J., Jones, T., & Robertson, P. (2007). Tailored biobehavioral interventions: a literature review and synthesis. *Research and Theory for Nursing Practice, 21*, 271-285.

Rosenzweig, M., West, M., Matthews, J., Stokan, M., Yoojin Kook, Y., Gallups, S., & Diergaarde, B. (2019). Financial toxicity among women with metastatic breast cancer. *Oncology Nursing Forum, 46*, 83-91.

Saad, K., Abdel-Rahman, A., Elserogy, Y., Al-Altram, A., El-Houfey, A., Othman, H., ... Abdel-Salam, A. (2018). Randomized controlled trial of vitamin D supplementation in children with autism spectrum disorder. *Journal of Child Psychology and Psychiatry, 59*, 20-29.

Schulz, K. F., Chalmers, I., & Altman, D. G. (2002). The landscape and lexicon of blinding in randomized trials. *Annals of Internal Medicine, 136*, 254-259.

Shadish, W. R., Cook, T. D., & Campbell, D. T. (2002). *Experimental and quasi-experimental designs for generalized causal inference*. Boston: Houghton Mifflin.

Smith, B., Shatté, A., Perlman, A., Siers, M., & Lynch, W. (2018). Improvements in resilience, stress, and somatic symptoms following online resilience training : a dose-response effect. *Journal of Occupational and Environmental Medicine, 60,* 1-5.

Takahashi, R., Wilunde, C., Magutah, K., Mwaura-Tenambergen, W., Atwoli, L., & Perngparn, U. (2018). Evaluation of alcohol screening and community-based brief interventions in rural western Kenya : a quasi-experimental study. *Alcohol and Alcoholism, 53,* 121-128.

Vedelø, T. W., & Lomborg, K. (2011). Reported challenges in nurse-led randomised controlled trials : an integrative review of the literature. *Scandinavian Journal of the Caring Sciences, 25,* 194-200.

Wong, K., Cooper, A., Brown, J., Boyd, L., & Levinson, M. (2018). The prevalence of peripheral intravenous cannulae and pattern of use : a point prevalence in a private hospital setting. *Journal of Clinical Nursing, 27,* e363-e367.

Yuan, M., Li, F., Fang, Q., Wang, W., Peng, J., Qin, D., Wang, X., & Liu, G. (2018). Research on the cause of death for severe stroke patients. *Journal of Clinical Nursing, 27,* 450-460.

第10章 量的研究における厳密性と妥当性

妥当性と推論

本章では，量的研究においてバイアスの原因をコントロールするための戦略を説明する。これらの戦略の多くは，因果関係についての推論を強化するものである。

■ 妥当性とそれへの脅威

研究計画においては，推論の妥当性 validity を損なう可能性のある因子を予測することが有用である。Shadish, Cook, Campbell（2002）は，研究計画の文脈における妥当性を「推論のおおよその真実性」（Shadish, Cook, & Campbell, 2002, p. 34）と定義している。例えば，ある**原因**が**結果**につながったという推論は，それを裏付ける強力なエビデンスを集めることができれば妥当である。妥当性は常に程度の問題であり，絶対的なものではない。

妥当性は推論の特性であり，研究デザインの特性ではないが，デザインの要素は推論に大きな影響を与える。妥当性への脅威 threats to validity とは，推論が誤っているかもしれない理由である。潜在的な脅威を最小化するように研究デザインを工夫すると，関係性に関する推論の妥当性が強化される。

■ 妥当性の種類

Shadish ら（2002）は，4つのタイプの妥当性と数十の妥当性への脅威を示した分類法を提案している。本章では分類法と主な脅威をまとめたが，さらなる指針としてこの重要な著作を参照することを強く勧める。

第1のタイプの妥当性，統計学的結論の妥当性 statistical conclusion validity は，推定される原因と結果の間に実証的な関連や相関が本当に存在するという推論の妥当性である。研究者の仕事は，観察された関連が**本当**であるという強力なエビデンスを提供することである。

内的妥当性 internal validity とは，実証的な関連が存在する場合，その結果を引き起こしたのは，他の何かではなく，独立変数であるという推論の妥当性である。研究者は，観察された関連を説明する独立変数以外の因子が存在する可能性を排除するための戦略を開発しなければならない。

構成概念妥当性 construct validity とは，「観察された人々，場面，原因と結果の操作から，これらの事柄が表しうる」（Shadish et al., 2002, p. 38）推論の妥当性である。構成概念妥当性の1つの側面は，有益なアウトカムをもたらす可能性があると理論化された構成概念を，介入がどの程度よく実現しているかということである。もう1つの問題は，アウトカムの測定が，意図されている構成概念をうまく操作化しているかということである。

外的妥当性 external validity は，観察された関連についての推論が，異なる人々，場面，時間でも成り立つかどうかということである。つまり，外的妥当性は推論の一般化可能性に関するものであり，エビデンスに基づく看護実践にとって重要な関心事である。

本章では，これら4つの妥当性のタイプと，それに関係する脅威について説明する。妥当性への脅威の多くは，交絡変数に対するコントロールが不十分であることから生じるので，参加者の特性に関連する交絡因子をコントロールする方法を簡単にレビューする。

■ 交絡する参加者特性のコントロール

この節では，参加者の特性，すなわちアウトカ

ムの原因として独立変数と競合しうる特性をコントロールする6つの方法について説明する。

無作為化

第9章で述べたように，無作為化は個人の特性をコントロールする最も効果的な方法である。無作為化の機能は，比較可能な集団を確保すること，すなわち，交絡変数に関して集団を均等化することである。他の方法と比較して，無作為化の明確な利点は，**コントロールする変数を決めなくても**，可能性のある**すべての**交絡変数をコントロールできることである。

クロスオーバー

クロスオーバー・デザインでの無作為化は，参加者が自分自身の対照となるため，比較する群間の均質性を保証する特に強力な方法である。さらに，このようなデザインでは，通常，より少ない参加者ですむ。50人が無作為な順序で2つの療法にさらされた場合，100のデータポイント（50×2）が得られるが，50人が無作為に2つの異なる群に割り付けられた場合，50のデータポイント（25×2）のみになる。しかし，クロスオーバー・デザインは，キャリーオーバー効果の可能性があるため，すべての研究に適しているわけではない。2つの異なる条件に曝露される人は，最初の条件での経験が2番目の条件に影響する。

均質性

無作為化やクロスオーバーが実行できない場合，交絡特性をコントロールする別の方法が必要である。1つは，交絡変数に関して均質な人だけを対象にすることである。例えば，高齢者の心血管系機能に対する運動訓練プログラムの効果を検証するとしよう。準実験デザインでは，2つの異なる老人ホームから高齢者を募集し，1つの施設の高齢者が介入を受けることにする。もし性別が重要な交絡変数で，2つの老人ホームの男女比が異なる場合，参加者を男性のみ（または女性のみ）にすることで，性別をコントロールすることが可能である。

均質性の代償として，研究に参加しなかったタイプの人々には研究結果を一般化することができ

ない。仮に，65〜75歳の女性の標本で運動訓練による介入が心血管系の状態に有益な効果をもたらすことがわかったとしても，80歳代の男性においての有効性を調べるには，別の研究が必要となる。実際，この方法への批判の1つは，極度に健康状態の悪い人が除外されることであり，その結果，介入を最も必要とする可能性のある人々に研究結果を一般化することができないことである。

☞ 均質性によるコントロールの例

Bangら（2018）は，不等価対照群デザインを用いて，看護学生指導者による健康増進プログラムが韓国の小学生の心理的健康に及ぼす効果を検証した。この研究では，子どもの年齢（全員4〜6年生）や社会経済的背景（子どもは全員「弱者」とされた）など，いくつかの変数は均質になるようコントロールされており，全員がコミュニティセンターで社会サービスを受けていた。

ヒント

均質性の原則は，アウトカムに影響することが知られている外的因子をコントロールする（一定に保つ）ためにしばしば用いられる。例えば，時間が結果に影響を与える可能性がある場合（例：疲労），すべての参加者において，1日の同じ時間にアウトカムデータを収集することが重要かもしれない。別の例として，データ収集場所に関して**条件の一定性**を維持することが望ましい場合がある。例えば，状況が質問に対する回答に影響する可能性があるため，一部の人は勤務先でインタビューを行うのではなく，すべての人は自宅でインタビューを行うことが望ましい。

層化/ブロック化

交絡因子をコントロールするもう1つの方法は，層化によって研究デザインに交絡因子を含めることである。性別を交絡変数とする運動訓練プログラムの例を続けると，男女が治療群に別々に割り当てられる**無作為化ブロックデザイン**を用いることができる。この方法は，アウトカムに対す

るブロック変数(性別)の効果を除去できるため，実験群と対照群間の差を検出しやすくする。さらに，もしブロック変数に興味があれば，研究者は層化変数によってつくられたサブ集団(例：男性対女性)の差異を研究することもできる。

マッチング

マッチング(ペアマッチング pair matching ともいう)とは，人々の特性に関する情報を使って，比較可能な集団をつくることである。先の運動訓練プログラムの例でマッチングを用い，年齢と性別を交絡変数とすると，介入群の人と比較群の人の年齢と性別を一致させることになる。

マッチングにはいくつかの問題がある。マッチングを用いるには，研究者が関連性のある交絡因子をあらかじめ知っておく必要がある。また，3つ以上の変数をマッチングすることは困難である。この問題は，傾向マッチング(傾向スコアマッチング)propensity matching と呼ばれる高度なマッチング技法で対処することができる。この方法は，統計的に高度な技術を要し，介入前のさまざまな特性を考慮した場合の療法に曝露される条件付き確率を示す傾向スコア propensity score の作成を必要とする。そして，比較群(観察研究または準実験研究)のメンバーは，傾向スコアに従いマッチングされる(Qin et al., 2008)。従来のマッチングも傾向マッチングも，比較群の参加者候補が多数いる場合には容易に実施でき，そこから療法群のメンバーと良好なマッチングを示す参加者を選択することができる。とはいえ，マッチングは，他のより強力なコントロール手法が実行できない場合にのみ使用されるべきである。

マッチングの代わりに，研究者は主要な交絡因子に関してバランスデザイン balanced design を使用することもある。この方法では，研究者は1対1のマッチングではなく，比較群が交絡変数に関して同じような割合であることだけを保証する。例えば，性別と年齢という2つの変数が交絡変数として考えられる場合，2つの群に同じ割合の男女が含まれ，平均年齢が同等であることを確認することになる。このようなアプローチはマッチングより面倒ではないが，同様の限界がある。

それでも，マッチングとバランシングは，参加者の特性を全くコントロールしないよりは望ましい。

👉 マッチングによるコントロールの例

Fehlberg ら(2017)は，症例対照デザインを用いて，入院患者における低ナトリウム血症，ナトリウム不足と転倒のリスクとの関連について研究した。4つの病院で，転倒した成人患者699人と，マッチさせた転倒しなかったコントロール1,189人からデータを収集した。症例の患者が転倒した同時期に病棟にいた，入院期間がほぼ同じ対照となる患者が2人まで選ばれた。そして血清ナトリウム濃度の低さは転倒と強く関連していることが明らかになった。

統計学的コントロール

交絡変数をコントロールするもう1つの方法は，研究デザインではなく，統計学的分析によるものである。強力な統計学的コントロール statistical control の詳しい説明は第19章で扱うが，ここでは共分散分析 analysis of covariance (ANOVA)という手法について基本的な原理を説明する。

先の運動訓練プログラムの例において，2つの老人ホームの高齢者を対象に不等価対照群デザインを使用し，安静時心拍数をアウトカムとしよう。標本の心拍数には個人差があることが予想される，つまり，心拍数は人によって異なる。リサーチクエスチョンは，「心拍数の違いの一部は，プログラム参加によるものか？」である。心拍数の違いは，年齢など他の特性にも関係していることがわかっている。図10-1では，大きな円は安静時心拍数の変動量の総和を表している。図10-1Aで左側の小さな円は，年齢によって説明できる変動量である。その他の変動は，(右の小さな円として描かれている)プログラムへの参加・不参加によって説明できるかもしれない。2つの小さな円(年齢とプログラムへの参加)は重なっており，両者の間に関連があることを示している。つまり，運動訓練プログラム群の人々は，平均して，比較群の人たちより年上か年下となる。年齢

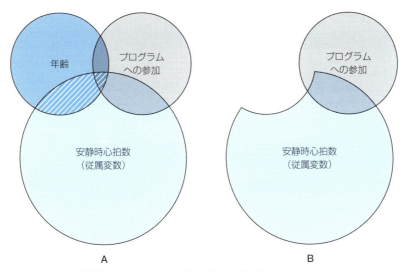

図10-1　共分散分析の原理を概念的に示した模式図

をコントロールしなければ，介入後の安静時心拍数の差が，年齢によるのかプログラム参加によるものなのかを判断することができない。

ANCOVAは，結果に対する交絡変数の効果を統計的に除く。図では，年齢による心拍のばらつきの部分（Aの大きな円の斜線部分）がANCOVAによって除かれている。**図10-1B**は，最終分析で**年齢の効果を除去した後**，プログラム参加による心拍数の効果を検証していることを示している。年齢による心拍のばらつきをコントロールすることで，心拍に対するプログラムの効果をより正確に推定することができる。年齢による変動を除去した後でも，プログラムとは関係のない個人変動（Bの大きな円の下半分）があることに注意してほしい。これは，性別，喫煙歴などの交絡因子を追加してコントロールすることによって，この研究が改善されることを意味する。ANCOVAや他の洗練された手法は，複数の交絡変数をコントロールすることができる。

統計学的コントロールの例

Abbasiら（2018）は，妊婦の出産自己効力感に対する，eラーニングと教育用小冊子（または介入しない通常のケア）の効果を検証した。研究者は，3群の女性の介入後の自己効力感尺度の得点を，ベースライン時のその得点で統計学的にコントロールして比較した。

ヒント

コントロールの必要がある交絡する参加者の特性は，研究によって異なるが，いくつかの指針を提供することができる。最適な変数は，独立変数が発生する前に測定されたアウトカム変数そのものである。先の運動療法の例では，プログラム前の心血管系機能の測定値をコントロールすることが良い選択だろう。主要な属性変数（例：年齢，人種/民族，教育）および健康指標は，通常，統計学的コントロールの良い候補となる。この場合，アウトカムと相関する交絡変数を文献レビューによって特定する必要がある。

コントロール方法の評価

表10-1は，6つのコントロール方法の利点と欠点をまとめたものである。無作為化は交絡変数を管理する最も効果的な方法であり，第9章で述べた理想的だが達成不可能なカウンターファクチュアルに近付ける方法だが，それは考えられるすべての交絡変数の個人差を相殺するからである。クロスオーバー・デザインは無作為化を補うのに有用だが，常に適切というわけではない。残りの代替方法には共通の欠点がある。つまり，研

表10-1 参加者の特性をコントロールする方法

方法	長所	限界
無作為化	• 介入前のすべての交絡変数をコントロールする • コントロールすべき変数の事前知識は不要である	• 操作可能な変数に対して制約がある(倫理的,実践的) • 人為的な条件である可能性がある • 多くの人は無作為化されることに抵抗感をもつ
クロスオーバー	• 無作為化で行う場合,非常に強力な方法:対象者が自分自身の対照となるため,完全に「マッチしている」ことになる	• キャリーオーバー効果の可能性がある場合は使用できない • 外的要因が時間とともに変化する場合にヒストリーによる脅威の可能性がある
均質性	• あらゆるタイプの研究で実現しやすい • 関連の解釈可能性を高めることができる	• 一般化可能性を制限する • コントロールすべき変数についての知識が必要である • 範囲を限定することは,統計学的結論の妥当性を低下させる可能性がある
層化/ブロック化	• 関連の検出と解釈可能性を高める • 層化変数を独立変数として検討する機会を提供する	• 通常は少数の層化変数に制限される • コントロールすべき変数についての知識が必要である
マッチング	• 関連の検出と解釈可能性を高める • 比較対象者が多数存在する場合は容易である	• 通常は少数のマッチング変数に制限される(傾向マッチングを除く) • マッチすべき変数についての知識が必要である • 特にマッチング変数が2つ以上ある場合,比較集団のマッチングを見つけるのが困難な場合がある
統計学的コントロール	• 関連の検出と解釈可能性を高める • 交絡変数をコントロールする比較的経済的な方法である	• コントロールすべき変数についての知識と,その変数の測定が必要である • 統計学的な知識が必要である

究者は関連する交絡変数をあらかじめ知っておかなければならず,それらすべてをコントロールできることはほとんどない。均質性,層化,マッチング,または ANCOVA を使用するためには,研究者はどの変数を測定し,コントロールしなければならないかを知っている必要がある。しかし,無作為化が不可能な場合は,何もしないよりは,これらの戦略のいずれかを使用するほうがよい。

統計学的結論の妥当性

因果関係を確立するための1つの基準は,独立変数と従属変数の間に関連性があると論証することである。このような関連が存在するかどうかを推論するために統計学的手法が使用される。研究者は,誤った統計学的結論に陥らないように,デザインを決定する必要がある。Shadish ら(2002)は,統計学的結論の妥当性に対する9つの脅威を論じた。ここでは,特に重要な3つの脅威に焦点を当てる。

■ 低い統計学的検出力

変数間の関連を検出するためには,統計学的検出力 statistical power が必要である。十分な統計学的検出力を得るにはさまざまな方法があるが,最も簡単な方法は,十分に大きな標本を使用することである。標本が小さいと,統計学的検出力が低くなり,独立変数と従属変数が関連していても,その関係を示すことができない場合がある。標本抽出力とサンプルサイズについては,第13章と第18章で説明する。

強力な検出力についてのもう1つの側面は,どのように独立変数が定義されるのかである。統計的にも実質的にも,比較する集団間の差が大きければ,結果はより明確になる。独立変数の差を最大化することでアウトカムの集団間の変動を大きくすることができる。Conn ら(2001)は,看護介

第10章 量的研究における厳密性と妥当性 205

入の検出力と効果を高めるための良い提案を行っている。集団間の差を大きくすることは，非実験研究よりも RCT のほうが容易であることに注意してほしい。実験では，研究者は金銭的，倫理的，実用的に異なる介入を工夫することができる。

統計学的検出力のもう1つの側面は，精密な測定ツール，交絡変数のコントロール，強力な統計学的コントロールによって，精度を最大化しようとするものである。精度は，具体例によって説明するとわかりやすいだろう。例えば，老人ホームへの入所が抑うつに及ぼす影響を，入所した人としなかった人を比較して研究するとしよう。抑うつ状態はさまざまな理由で高齢者ごとに異なる。私たちは，老人ホームに入所したことによる抑うつの変動を，できるだけ正確に分離したいと考える。この例で査定したいことは，次のような比率で表現される。

$$\frac{老人ホーム入所による抑うつの変動}{他の要因による抑うつの変動（例：年齢，痛み，病状）}$$

この比率は，かなり簡略化したものであるが，多くの統計学的検定の本質を捉えている。分母（下半分）の変動に対して分子（上半分）の変動をできるだけ大きくすることによって，老人ホーム入所と抑うつの関連を正確に評価できる。交絡変数（例：年齢，痛み）による抑うつの変動が小さいほど，老人ホームに入所した高齢者としなかった高齢者の抑うつの違いを検出することが容易になる。したがって，交絡変数による変動を減らすことで，統計学的結論の妥当性を高めることができる。仮説的な説明として，以下のように比率に数値*を付けてみよう。

*これらの数値がどのように得られるかは気にする必要はない。解析手法は第18章で説明する。

$$\frac{老人ホーム入所による変動}{すべての交絡変数による変動}=\frac{10}{4}$$

もし，分母を小さく，例えば，4から2に変えることができれば，他の影響と比較して，老人ホーム入所が抑うつに与える影響をより正確に推定することができる。先に記述したようなコントロールの方法は，外生変数による変動を減らすのに役立つ。この例では，年齢を重要な交絡変数として，これを説明しよう。抑うつのレベルの全変動は，次のように表すことができる。

抑うつの変動の合計
＝老人ホーム入所による変動＋年齢による変動
＋その他の交絡変数による変動

この式は，高齢者の抑うつに差がある理由の一部が，老人ホームに入所したかどうか，高齢かどうか，また，その他の因子（例：痛み）も抑うつに影響することを意味している。

この研究の精度を上げる方法の1つは，年齢をコントロールすることで，年齢差から生じる抑うつの変動を除外することである。例えば，年齢を80歳未満の高齢者に限定することで，年齢による抑うつの変動を小さくすることができる。その結果，残りの変動に対して，老人ホーム入所の抑うつへの効果はより大きくなる。したがって，このようなデザイン（均質化）により，老人ホーム入所の抑うつレベルへの効果について，より精密な推定が可能となった（もちろん，一般化には限界が生じるが）。デザインにより，研究対象の影響を統計的に検出する感度に違いがある。Lipsey（1990）は，研究デザインの感度を高めるためのガイドを作成した。

■ 範囲の制限

均質にすることにより，外来性の変動はコントロールはしやすく，主要な変数間の関連を明らかにするのに役立つが，リスクもある。この方法は一般化可能性を制限するだけでなく，時には統計学的結論の妥当性を損なうこともある。均質にすることでアウトカム変数の値の範囲が制限されると，アウトカム変数と独立変数の間の関連が弱まり，その結果，変数が無関係であるという誤った結論に至る可能性がある。例えば，標本の全員が抑うつの得点が50であった場合，得点は年齢や老人ホームへの入所などとは無関係になるはずである。

前例では，分母の変動を減らすために，老人

ホーム入所者の標本は80歳未満の人に限定することを提案した。私たちのねらいは，他の因子による抑うつの変動よりも，老人ホーム入所による抑うつ得点の変動を大きくすることだった。しかし，80歳未満の高齢者で抑うつの人が少なかったらどうだろうか？ 変動が少ないと，関連を検出することができない。したがって，研究をデザインする際には，想定している統計学的分析をサポートするのに十分な変動があるかどうかを検討する必要がある。測定値の下限と上限における**フロア効果**と**天井効果**の問題については後述する。

■ 不確実な療法の実施

介入が「紙上」で考えたほど実際には有効ではない場合，その介入の効果，そして統計学的結論の妥当性は損なわれるだろう。**介入忠実度** intervention fidelity（または**療法忠実度** treatment fidelity）は，介入の実施が計画にどの程度忠実であるかということである。介入忠実度への関心は高まっており，それを達成する方法についてかなり多くの助言がある（例：Bova et al., 2017; Rixon et al., 2016）。

介入はさまざまな要因によって，その効果を弱められるが，研究者がそれに対応することもできる。1つの問題は，介入が同様であるかということである。通常，研究者は療法を実装する際に条件が一定になるように尽力するが，標準化されていないと余計なばらつきが生じる。患者中心のオーダーメイドの介入であってもプロトコルは存在するが，それぞれに異なるプロトコルが使用される。先ほど見てきた式を用いると，標準的なプロトコルに従わない場合，介入による変動（すなわち，分子）が抑えられ，他の因子による変動（すなわち，分母）が増して，介入が有効でなかったという誤った結論に至る可能性がある。このことは，介入が計画どおりに実施されていること，および対照群のメンバーが介入にアクセスしていないことを確認するために，何らかの標準化，手順マニュアルの使用，担当者の徹底した訓練，および慎重なモニタリング（例：介入の実施状況の観察）の必要性を示している。

介入が意図したとおりに行われたかどうかを評価するためには，介入が意図したとおりに**受け取**られたことを確認することで補う必要があることがある。具体的には，療法が期待された方法で認識されたかどうかをアセスメントする**操作チェック** manipulation check がある。例えば，不安に対する癒し系音楽と耳障りな音楽の影響を検証する場合，参加者自身がその音楽を癒し系と耳障りなものと認識しているかどうかを知る必要がある。行動変容介入における療法の忠実度のもう1つの側面は，**エナクトメント** enactment という概念である（Bellg et al., 2004）。この概念は，療法に関連した技能，行動，認知戦略を参加者が関連する実生活において実行することを示す。

☞ **介入忠実度への配慮の例**

Morrison ら（2017）は，多発性硬化症の成人に対する多施設 RCT で用いられた取り組みを例示しながら，介入忠実度を高め，評価するための戦略について説明している。彼らのアプローチには，介入クラスの録音，参加者が完了したコンピュータ演習の監査，およびクラスへの出席のモニタリングが含まれていた。

療法遵守 treatment adherence はもう1つの問題となりえる。例えば，療法セッションに行かなくなるなど，介入群の患者が療法に完全に参加しないことを選択することは珍しいことではない。研究者は，介入群への参加を促すための手段を講じる必要がある。その手段には，介入をできるだけ楽しいものにすること，インセンティブを提供すること，データ収集の負担を減らすことなどである（Polit & Gillespie, 2010）。介入への不参加が偶然であることは稀である。研究者は，結果の分析や解釈において介入の「量」の個人差を検討することができるように，どの人がどの程度の介入を受けたかを記録しておくべきである。

ヒント

小規模の試験を除き，すべての試験は，実施するためのプロトコルや手順を定めた**手順書**を作成する必要がある。

内的妥当性

内的妥当性とは，独立変数が他の因子ではなく，本当にアウトカムに因果的な影響を及ぼしたという推論が可能である程度をいう。私たちは，他の潜在的な原因を排除することによって，結果から原因を推論する。先に紹介したコントロールの方法は，内的妥当性を高めるための戦略である。研究者が交絡因子の変動をコントロールしない場合，アウトカムが独立変数によって引き起こされたという結論は，異議を唱えられる可能性がある。

■ 内的妥当性への脅威

操作と無作為割り付けにより，研究者は結果に対する競合するほとんど説明を排除できるため，実験デザインには高い内的妥当性がある。準実験デザインまたは相関デザインを使用する研究者は，何が結果を引き起こしたかについての競合する説明と戦わなければならない。内的妥当性への主な脅威をここで検討する。

時間的曖昧さ

因果関係を推論するための1つの基準は，原因は結果に先行しているということである。RCTでは，研究者が独立変数を設定し，その後にアウトカムのパフォーマンスを観察するので，時間的順序は成立する。しかし，相関研究では，独立変数が従属変数に先行するのか，あるいはその逆なのかが不明確な場合があり，特に横断的研究ではそうである。

選択

選択 selection（自己選択）とは，集団間に存在している差に起因するバイアスである。個人が無作為に割り付けられない場合，比較される集団が完全に均等であることはほとんどない。その場合，アウトカムの違いは，独立変数の効果ではなく，初期の集団の違いを反映している可能性がある。例えば，太り過ぎの男性群は，そうでない男性群よりも抑うつになりやすいと結果が出ても，2つの集団が，体重が原因で抑うつに差があると

結論付けることは難しい。研究者が独立変数の発生前に参加者の特性に関するデータを収集することができれば，選択の問題は軽減される。この例では，男性の抑うつレベルを太る前に測定できれば，初期の抑うつレベルをコントロールするように研究をデザインすることができる。選択バイアスは，実験デザインを用いない研究において特に問題となり，内的妥当性への脅威となることが多い。

ヒストリー

ヒストリーによる脅威 history threat は，独立変数と同時に起こり，アウトカムに影響を与える可能性のある外的に発生するイベントに関するものである。例えば，農村部の妊婦に健康習慣（例：禁煙，妊産婦ケア）の改善を促す福祉プログラムの有効性を研究するとしよう。このプログラムは，時系列デザインを使って，福祉プログラム開始前の12か月間に生まれた乳児の平均出生体重と，プログラム導入後の12か月間に生まれた乳児の平均出生体重を比較することによって評価されるとしよう。しかし，新しいプログラムが開始された1か月後に，妊娠中の健康的なライフスタイルの重要性について有名なテレビ番組が放送されたとする。この場合，乳児の出生時体重は介入とテレビ番組のメッセージの両方の影響を受ける可能性があり，この2つの効果を分離することは困難だろう。

真の実験では，ヒストリーによる脅威が研究の内的妥当性を脅かすものとはなりにくい。なぜなら，外的イベントは介入群にも対照群にも同じように影響すると仮定できることが多いからである。このような場合，従属変数の群間差は，外部要因によって生じた分を超えた効果を表す。しかし，例外もある。例えば，クロスオーバー・デザインが使用される場合，実験の前半（または後半）に外部イベントが発生する可能性があり，そのイベントによって，療法の効果に影響が生じる可能性が出てくる。つまり，ある人はそのイベントとともに治療 A を受け，ある人はイベントなしで治療 A を受けることになり，同じことが療法 B についてもいえるだろう。

選択バイアスは時にヒストリーとの相互作用に

より，内的妥当性への脅威を増大させる。例えば，比較群が介入群と異質な場合，比較群のメンバーの特性によって介入経験が異なることがあり，それによって，ヒストリー・バイアスと選択バイアスの両方がもたらされる可能性がある。

成熟

研究の文脈においての成熟 maturation とは，独立変数の結果としてではなく，時間経過の結果として研究中に発生する変化を指す。そのような例としては，身体的成長，情緒的成熟，疲労などがある。例えば，発達遅滞児の感覚運動プログラムの効果を評価したい場合，これらの子どもは特別な援助がなくても進歩があることを考慮しなければならない。1群事前事後テストデザインは，この脅威の影響を非常に受けやすい。

ヘルスリサーチにおいては，成熟を考慮しなくてはならない。成熟とは，単に年を取ることを指すのではなく，時間の経過に伴って起こるあらゆる変化を指す。したがって，創傷治癒，術後回復，その他の身体的変化などの成熟は，独立変数が結果に及ぼす効果を説明するときのライバルとなりうる。

死亡/脱落

死亡 mortality/脱落 attrition は，比較される集団からの人員の欠落により生じる妥当性への脅威となる。もし，集団によって異なる種類の人々が研究に残るならば，独立変数ではなく，こうした違いが観察されたアウトカムの違いを説明する可能性がある。重篤な患者は要求が厳しすぎるという理由で実験群から離脱するかもしれないし，また，参加しても利点がないという理由で対照群から離脱するかもしれない。前向きコホート研究では，死亡，病気，転居などの理由で，比較する群間で異なる脱落があるかもしれない。また，単一群の準実験研究においても，療法によって平均値が変化したように見える集団が脱落した場合，減少バイアスが発生する可能性がある。

特に，データ収集の時間が長い場合，脱落のリスクは大きくなる。例えば，参加者の12か月間の追跡調査は，1か月間の追跡調査よりも脱落率は高い傾向がある（Polit & Gillespie, 2009）。臨床研究では，患者の死亡や障害により，脱落の問題が深刻になる場合がある。

もし，脱落が無作為なものであれば（すなわち，研究から脱落した人と残った人が同等であれば），バイアスは生じないだろう。しかし，脱落が無作為に起こることはほとんどない。一般に，脱落の割合が高ければ高いほど，バイアスの可能性は高くなる。

ヒント

縦断的研究では，参加者が研究から脱落したのではなく，研究者が参加者の所在を突き止められないために，減少が発生することがある。参加者の所在を**追跡する**効果的な戦略は，データ収集の各時点で参加者から**連絡先情報**を提供してもらうことである。連絡先には，参加者と親しい人（例：兄弟姉妹）2～3人の名前，住所，電話番号，および電子メールアドレスを含めるべきである。つまり，参加者が移動した場合に情報を提供できる人たちの連絡先である。

テスティングと測定ツール

テスティング testing とは，事前テストを受けることが，事後テストの成績評価に与える影響を指す。特に「意識」に関する研究では，人々からデータを集めるという行為だけで，人々に変化をもたらすことがわかっている。例えば，看護学生を対象に自殺幇助に対する態度について質問紙調査を行うとしよう。続けて，自殺幇助に対するさまざまな賛否両論や判例などを彼らに教える。そして，同じように態度を測定し，彼らの態度が変化したかどうかを観察する。問題は，最初の質問紙が学生を感化し，その後の指導とは無関係に態度を変化させる可能性があることである。また，比較群を用いないと，指導の効果と事前テストの効果を分離することは難しい。意識化あるいはテスティングの問題は，事前テストで論争的な内容や新しい内容に接したときに起こりやすい。

関連する脅威として，測定ツール instrumentation がある。このバイアスは，2つのデータ収集時点間で測定ツールの変更または測定方法の変更による。例えば，ベースラインのストレスをある

方法で測定し，フォローアップでは変更した方法で測定した場合，差は独立変数の効果ではなく，測定ツールの変更を反映している可能性がある。測定ツールの影響は，同じ測定ツールを使用した場合でも生じることがある。例えば，測定ツールが2回目のほうがより正確な測定を行える場合（例：データ収集者の経験が増した場合），または2回目の測定がより正確でない場合（例：参加者が退屈してでたらめに回答した場合），結果にバイアスが生じる可能性がある。

■ 内的妥当性と研究デザイン

準実験研究と相関研究は，特に内的妥当性への脅威を受けやすい。**表10-2**はこの脅威に対して最も脆弱なデザインを示すが，リストにないデザインでは脅威は関係ないと考えるべきではない。このような脅威は，アウトカムの原因として独立変数と競合する代替説明を表している。強力な研究デザインの目的は，競合する説明を排除することである。

実験デザインは通常，ほとんどのライバル仮説を排除するが，RCTにおいてさえも，研究者は注意を払わなければならない。例えば，療法の不確実さや療法間の混入がある場合，ヒストリーが群間の差異（または差異の欠如）の競合する説明になるかもしれない。脱落による脅威は，真の実験においても顕著な脅威となりうる。実験群と対照

群では異なることが行われるので，各群の人々は異なった形で研究から脱落するかもしれない。これは，実験群への介入が苦痛や不便を伴う場合，あるいはコントロール条件が退屈で煩わしい場合に起こりやすい。このようなことが起こると，研究に残った参加者と脱落した参加者が異質である可能性があり，それによって最初に設定された群の均質性が失われる。つまり，研究者は，どのようなデザインであっても，内的妥当性へのあらゆる脅威に対して，どのように防御し検出するのが最善かを考えるべきである。

ヒント

従来のエビデンス階層またはエビデンスレベル（LOE）尺度（例：**図2-2**）は，専ら内的妥当性への脅威のリスクに基づいて，エビデンス提供源をランク付けしている。

■ 内的妥当性とデータ分析

内的妥当性を高めるための最善の戦略は，本章で先に説明したコントロール方法やデザイン上の特徴を含む強力な研究デザインを用いることである。これが可能な場合でも（もちろん不可能な場合も），バイアスの性質と程度を判断するために分析を行うことが望ましい。バイアスが検出されれば，その情報は実質的な結果を解釈するために利用することができる。さらに，場合によっては，バイアスを統計学的にコントロールすることができる。

研究者は自己批判的である必要がある。どのようなバイアスが生じうるかを十分かつ客観的に検討し，それが存在する証拠を系統的に探す必要がある（もちろん，そのような証拠が見つからないことを祈りながら）。バイアスを排除し，コントロールすることができれば，因果関係の証明の質は高まる。

選択バイアスは常に検討されなければならない。これは，概して，事前テストのデータが収集されている場合に，テスト前の測定値で群を比較することである。例えば，帝王切開で出産した女性と経腟分娩で出産した女性の抑うつを研究する場合，選択バイアスは，妊娠中または妊娠前にこ

表10-2　研究デザインと内的妥当性への脅威

脅威	最も影響を受けやすいデザイン
時間的曖昧さ	症例対照 その他の後ろ向き/横断的研究
選択	不等価対照群（特に，事後テストのみ） 症例対照2群の「自然 natural」実験 時系列，母集団が変化する場合
ヒストリー	1群事前テスト事後テスト 時系列 前向きコホート クロスオーバー
成熟	1群事前事後テスト
死亡/脱落	前向きコホート 縦断的研究（実験研究と観察研究） 1群事前事後テスト
テスティング	すべての事前事後テストデザイン
測定ツール	すべの事前事後テストデザイン

の２群の抑うつ得点を比較することによって査定することができる。出産前に有意な差があれば，出産後の差は，初期の差を考慮して（または差をコントロールして）解釈されなければならないだろう。アウトカムの事前テスト測定がないデザインでは，研究者は年齢，健康状態などの主要な背景変数に関して群を比較することにより，選択バイアスを判断する必要がある。

　研究デザインに複数のデータ収集ポイントが含まれる場合は，常に研究者は減少バイアスを分析する必要がある。これは通常，アウトカムのベースライン測定値または他のベースライン特性について，研究を完了した人と完了しなかった人を比較することで達成される。

👉 内的妥当性への脅威を査定する例

　Uhm と Kim（2019）は，準実験デザインを用いて，小児心臓集中治療室における母親と乳児のアウトカムに対する母親と看護師のパートナーシップ・プログラムの有効性を研究した。彼らは選択バイアスを検証し，いくつかのベースライン変数（例：術前の NICU ケア）に関して介入群と比較群で有意な差を見出し，これらは主解析において ANCOVA を用いて統計学的にコントロールされた。どちらの群においても脱落はなかった。

　参加者が介入研究への参加を中止した場合，研究者はその人を参加者としてカウントするかというジレンマに陥る。1つの方法は，実際に介入を受けた場合のみ療法群に含める per-protocol 分析 per-protocol analysis である。しかし，このような解析には問題がある。なぜなら，療法を受けないことは自己選択であり，当初の群間比較可能性が損なわれる可能性があるからである。このような分析では，ほとんどの場合，療法にポジティブな効果を見出すように偏ってしまう。「至適基準 gold standard」の方法は，intention-to-treat 分析 intention-to-treat analysis（ITT 分析）を用いることで，無作為化された参加者が脱落しても，割り当てられた集団にとどめられる（Polit & Gillespie, 2009, 2010）。ITT 分析においては，多くの参加者が実際に割り当てられた療法を受けなかった場合，療法の効果を過小評価するかもしれないが，現実の世界で起こることをよりよく反映することができる。ITT 分析の難しさの1つは，療法から脱落した人々のアウトカムデータを得るのが難しいことだが，第20章で議論するように，データが欠損している人々のアウトカムを推定するための戦略がある。

👉 ITT 分析の一例

　Zhang ら（2018）は，母乳ポンプの吸引圧が，帝王切開出産後の母親の授乳開始と乳汁供給に及ぼす影響を探索した。母親は，高吸引圧群，低吸引圧群，対照群に無作為に割り付けられた。研究者は，ITT 分析を用いて，高圧ポンプが授乳開始のタイミングを早めることを明らかにした。

　クロスオーバー・デザインでは，ヒストリーが潜在的な脅威となる。なぜなら，外的イベントが異なる療法順序の人々に異なる影響を与える可能性があり，また療法を受ける順序が異なること自体が一種のヒストリーにもなるからである。データの**実質的な**分析では，療法の効果を療法 A 対療法 B で比較する。これに対して，バイアスの分析では，異なる順序（例：A→B 対 B→A）の参加者を比較する。順序の違いによってみられる有意な差は，順序のバイアスがある証拠となる。

　要するに，研究の内的妥当性を高めるための努力は，研究デザインを決めた時点で終わりではないということである。研究者は，発生しうる内的妥当性へのさまざまな脅威を理解する（そして場合によっては修正する）機会を常に求めるべきである。

構成概念妥当性

　研究者は，広範な構成概念を代表する役割を果たすような特定の療法，アウトカム，場，および人々の具体例を用いて研究を行う。構成概念妥当性には，研究の詳細から，それらが表すことを意図した高次の構成概念への推論が含まれる。構成概念は，研究において行われた操作と，得られた

エビデンスを実践に移行するための手段である。研究において構成概念の誤りがあると，そのエビデンスは誤解を招くおそれがある。

■ 構成概念妥当性の強化

構成概念妥当性を育むための最初のステップは，対象となる療法，アウトカム，場，母集団の構成概念を注意深く説明することであり，次のステップは，それらの構成概念にできるだけ一致している事例を選択することである。研究者が具体例と構成概念の一致している度合いや，「ずれslippage」が生じている度合いを評価することで，構成概念の妥当性がさらに高まる。

構成概念妥当性は，アウトカムの測定に関連して研究者の関心事となることが多く，この問題については第15章で議論する。しかし，療法自体が高い構成概念妥当性をもつような，理論に基づいた介入の慎重な概念化と開発に対する関心が高まっている（第28章参照）。独立変数（介入であろうと操作できないものであろうと）が関心のある構成概念の明確な例であることは，測定されたアウトカムがアウトカムの構成概念に強く対応することと同様に重要である。非実験研究では，研究者は仮説の原因をつくったり操作したりしないので，独立変数の構成概念妥当性の確保はしばしば困難である。

Shadishら（2002）は，構成概念妥当性の概念をアウトカムや療法だけでなく，人や場にまで広げた。例えば，看護介入には「不利な立場にある」とされる集団を特に対象とすることがあるが，この用語をどのように定義し操作化するかについては，必ずしも合意があるわけではない。研究者は，推論を行う対象となる不利な立場にある集団の構成概念を表すために特定の人々を選択する。したがって，その特定の人々が構成概念をよく表していることが重要である。標本抽出を行う前に，「不利な立場にある」という概念を注意深く定義する必要がある。同様に，研究者が「移民居住区」や「学校を拠点とした診療所」といった場に関心をもつ場合，これらも構成概念であり，慎重に記述し，これらの構成概念に合う良い典型となる場を選択する必要がある。

■ 構成概念妥当性への脅威

構成概念妥当性への脅威とは，具体的な研究要素から抽象的な構成概念への推論が誤りとなるかもしれない理由である。このような脅威は，構成概念の操作化が基礎となる構成概念の要素をすべて盛り込むことができない場合，または余分な内容を含んでいる場合に生じる可能性があり，いずれもミスマッチ例である。Shadishら（2002）は，構成概念妥当性に対する14の脅威（彼らの表3-1）と，症例対照研究に特化したいくつかの追加的な脅威（彼らの表4-3）を特定した。注目すべき脅威を以下に示す。

1. **研究状況に対する反応性**：参加者は，研究における自分の役割を自覚しているため，特定の行動をとることがある（ホーソン効果）。人々の反応が研究参加に対する認識を部分的に反映している場合，その認識は研究中の療法の構成概念の望まれない一部となる。この問題を軽減する戦略には，盲検化，反応性の影響を受けにくいアウトカム測定（例：病院の記録から）の使用，有能に見せたい，または研究者を喜ばせたいという参加者の欲求を満たすための介入前戦略などがある。

> 👉 **ホーソン効果の可能性のある例**
>
> Bhimani（2016）は，看護師の業務に関連する筋骨格系の怪我を減らすために考案された一連の戦略の効果を評価した。負傷の50%減少が認められたが，Bhimaniはホーソン効果が負傷率の減少に寄与している可能性が高いと指摘している。

2. **研究者の期待**：同様の脅威は，望ましい結果に関する微妙な（またはそうでない）コミュニケーションを通じて，研究者が参加者の反応に影響を与えることから生じる。これが起こると，研究者の期待が，検証される療法の構成概念の一部になってしまう。盲検化はこの脅威を減らすことができるが，もう1つの戦略は，研究者の期待に関する言語または行動

のシグナルを検出し，それを修正するために観察を行うことである。

3. **新規性効果**：療法が新しいものである場合，参加者も研究者も同様に行動を変えるかもしれない。人々は，新しい方法に対して熱狂的であったり懐疑的であったりする。結果は介入の本質よりもむしろ新規性に対する反応を反映している可能性があり，したがって介入の構成概念は新規性の内容によって曖昧になる。

4. **代償効果**：介入研究において，医療スタッフまたは家族が，対照群が有益と思われる療法を受けられなかったことを埋め合わせようとする場合，**代償的な均質化**が起こりうる。この場合，代償的に提供される物やサービスは，研究の構成概念の一部となる。**代償的対抗意識**は，対照群が特別な療法を受けている人々と同じようにうまくやれることを証明したいという欲求から生じる脅威である。

5. **療法の拡散またはコンタミネーション**：療法の実施状況が曖昧になり，独立変数の適切な構成概念の記述が妨げられることがある。これは，対照群の参加者が療法群と同様のサービスを受けた場合に発生することがある。療法群の参加者が介入から脱落することで，本質的には対照群に入ってしまうときに拡散が生じる。この脅威は，非実験的な研究でも起こりうる。例えば，喫煙者と非喫煙者の症例対照デザインでは，参加者が適切に分類されるようスクリーニング時に注意しなければならない(例：週末だけ定期的に喫煙していても，自分は非喫煙者であると考える人もいる)。

構成概念妥当性の検証では，適切な構成概念の推論が行えるよう，物事の呼び方(構成概念ラベル)に注意する必要がある。研究において構成概念の妥当性を高めるには，研究を実施する前に，構成概念をよく考えて説明し，研究後に，操作と構成概念の間がどの程度一致していたかを査定することが必要である。

外的妥当性

外的妥当性とは，ある研究で観察された関連が，人，状況，場の違いにかかわらず，どの程度まで当てはまるかを推論することである。外的妥当性は，厳密にコントロールされた研究の場から実際の臨床現場へとエビデンスを一般化することに関心をもつ EBP の世界において，主要な懸念事項として浮上してきた。

外的妥当性の検証は，いくつかの形で行われる。私たちは，標本において観察された関係がより大きな集団に一般化できるかどうかを問うかもしれない。例えば，ボストンの 10 代の妊婦に効果があるとされる禁煙プログラムの結果は，全米の 10 代の妊婦に一般化できるのか，ということである。その他の外的妥当性の検証においては，研究対象とは異なるタイプの人々，場，療法への一般化について問われる(Polit & Beck, 2010)。例えば，オーストラリア人女性を対象とした療法に関する知見は，カナダの男性に一般化できるだろうか？ 外的妥当性の検証に答えるために新たな研究が必要な場合もあるが，研究者のデザイン設定によって外的妥当性を高めることができる場合も多い。

■ 外的妥当性の強化

外的妥当性の 1 つの側面は，研究参加者の**代表性**に関するものである。例えば，研究結果を一般化したい母集団を代表するような標本が選ばれていれば，研究結果はより容易にその母集団に適用できる(第 13 章)。同様に，研究が行われる環境が，結果が適用される可能性のある臨床場面を代表するものであれば，他の場面での関連性に関する推論を強化することができる。

外的妥当性を考えるうえで重要な概念に**再現**がある。マルチサイト研究は強力である。なぜなら，複数の施設で同じ結果が再現されれば，その一般化可能性についてより高い信頼性が得られるからである。特に，施設の規模，看護スキルミックスなど，重要な要素が異なる場合はなおさらである。参加者の標本が多様な研究では，標本のサブ集団に対して研究結果が再現されるかどうかを

検証することができる。例えば，ある介入による利益が男性と女性に当てはまるかどうか，などである。システマティックレビューは，異なる集団や設定で再現された研究結果の一貫性を明らかにするため，外的妥当性のきわめて重要な助けとなる。

■ 外的妥当性への脅威

前章では，要因デザインにおいて2つの療法が同時に操作されたときに起こりうる**相互作用効果**について説明した。相互作用の問題は，療法Bのすべてのレベルで療法Aの効果が保たれるか（同等であるか）である。外的妥当性に関する問題は，概念的に，この相互作用の問題に似ている。外的妥当性への脅威は，変数間の関連が人，場，時間，条件の変動と相互作用したり，変動によって緩和されてしまうかもしれないことである。Shadishら（2002）は，2つの次のような外的妥当性への脅威を記述している。

1. **関連と人の相互作用**：ある種の人々で観察された効果は，他の人々では観察されないかもしれない。RCTに関するよくある不満は，多くの人が除外されていることである。それは，その人々が療法から利益を得られないからではなく，必要な研究データを提供できないから（例：認知障害のある人，英語を話さない人），あるいは介入の「最良の検証」を行うことができないから（例：複雑な合併症を有する人）である。
2. **因果関係と療法のばらつきの相互作用**：革新的な療法は，他の要素と組み合わされることで効果を発揮することがあり，その要素は無形であることもある（例：熱心なプロジェクトリーダー）。同じ「療法」を完全に再現することはできないため，その後の検証で異なる結果が出る可能性がある。

Shadishら（2002）は，関係性の調整効果は例外的なことではなく当然なことであると述べている。介入では，療法がある人にとって他の人よりも「よく効く」ことは普通である。この問題については第31章で扱う。

研究の妥当性におけるトレードオフと優先順位

量的研究者は，4つのタイプの妥当性のすべてに強い研究をデザインするように努めている。時には，あるタイプの妥当性を高めようとする努力が，他の妥当性にも役立つことがある。しかし，多くの場合，1つの妥当性を高めることで他の妥当性への脅威が増す。

例えば，RCTにおいて介入忠実度を最大化するために細心の注意を払ったとしよう。その努力には，スタッフへの強力な訓練，介入実施の慎重なモニタリング，参加者の療法遵守を最大化するための措置などが含まれるかもしれない。このような努力は，療法をより効果的に強化するため，統計学的結論の妥当性にプラスの効果をもたらすであろう。脱落によるバイアスが最小化されれば，内的妥当性は強化されるだろう。介入忠実度が向上すると療法の構成概念妥当性も向上するだろう。なぜなら，提供された内容と受け取られた内容が根底となる構成概念とが，より適合するからである。しかし，外的妥当性についてはどうだろうか？ 介入の効果が大きく，構成概念を反映し，計画どおりに実施されるようにするすべての活動は，臨床現場の現実と一致しない。人々は通常，療法を遵守するためにお金をもらうわけではなく，看護師は台本どおりに動いていることを監視されたり矯正されたりせず，新しいプロトコルの使用に関するトレーニングは通常短い，などである。

この例は，研究者が，研究デザインの決定がさまざまなタイプの妥当性にどのように影響するかを研究者が慎重に考慮する必要があることを示している。特に懸念されるのは，内的妥当性と外的妥当性の間のトレードオフである。

■ 内的妥当性と外的妥当性

内的妥当性と外的妥当性の達成という目標の間には，強い緊張関係がある。因果関係の仮説に対して競合する説明を排除するために設計された多くのコントロール方法は，コントロールされてい

ない現実の場において，その関係が真実であると推論することは難しい。

内的妥当性は，長い間，実験研究の「必須条件 sine qua non」と考えられていた(Campbell & Stanley, 1963)。その理由は，介入が本当に効果を起こしたという十分なエビデンスがないならば，結果の一般化を心配する必要はないからである。しかし，この内的妥当性の検証に対する高い優先順位は，エビデンスに基づく実践を重視する現在の状況とはやや相容れないものである。適切な言い方はこうであろう。もし実験結果が現実の臨床に一般化できないのであれば，介入は効果的かどうか誰が気にするのだろうか？ エビデンスに基づく看護実践を構築するためには，内的妥当性と外的妥当性の両方が重要であることは明らかである。

内的妥当性と外的妥当性の対立には，いくつかの「解決策」がある。最初の(そして最もよくみられる)アプローチは，一方を重視し，他方を犠牲にすることである。多くの場合，犠牲にされるのは外的妥当性である。例えば，LOE 尺度(第2章)におけるエビデンスの順位付けにおいて，外的妥当性は考慮されていない。

第2の方法は，段階的な一連の研究を用いることである。初期の段階では，厳しいコントロール，厳格な介入プロトコル，および RCT に参加させるための厳格な基準がある。このような研究は効能研究 efficacy studies である。内的妥当性を優先し厳しくコントロールされた条件下で介入が効果的であると判断されると，外的妥当性を重視した実効性研究 effectiveness studies で，より制約の少ない条件下，多施設でより多くの標本で検証される。

第3のアプローチは妥協することである。最近，単一介入研究で内的妥当性と外的妥当性のバランスをとることをねらいとしたデザインに関心が集まっている。このようなプラグマティック臨床研究については，研究結果の適用可能性を論じる新しい章である第31章で説明する。

■ 優先順位付けとデザインの決定

研究の妥当性への脅威をすべて回避することは不可能である。しかし，さまざまな脅威を理解す

ることで，研究目標を達成するためにどのようなトレードオフを行うべきかを明確にすることができる。脅威の中には，発生する可能性や推論への危険性という点で，他の脅威よりも懸念されるものがある。さらに，回避するためにコストがかかる脅威もある。研究に使える資源は，最も重要な妥当性に対応するために配分されなければならない。例えば，予算が決まっている場合，サンプルサイズを大きくして検出力を上げること(統計学的結論の妥当性)に資金を使うのか，脱落を抑えること(内的妥当性)に使うのかを判断する必要がある。

重要なのは，妥当性の懸念に対処するために，どのように研究を構築するかについて意識的に決定する必要があるということである。すべてのデザイン上の決定は，研究インテグリティという点で，「見返り」と「コスト」の両方を伴う。

ヒント

有効な方法は，最初の列にデザイン(例：無作為化，クロスオーバー・デザイン)を記載し，次の4列には，それらのデザインが4タイプの研究妥当性に与える潜在的な影響について示すマトリックスを作成することである。

研究妥当性の批判的評価

看護実践への貢献の可能性を評価するために研究報告を批判的に評価するためには，妥当性への脅威がどの程度まで最小化されているか，少なくとも結果の解釈においてどの程度評価され考慮されているかを判断することがきわめて重要である。Box 10-1 のガイドラインは，妥当性に関連する問題について，量的研究デザインを評価する際に役立つ。前章のガイドラインと合わせると，量的研究で得られたエビデンスを批判的に評価する際の核となるだろう。EBP の観点からすると，因果関係の推論は，研究がエビデンス階層(図2-2)のどの位置にあるかだけでなく，妥当性がどのぐらいコントロールされ，競合する妥当性のバランスを取ることにどれだけ成功したかが重要である。

第 10 章　量的研究における厳密性と妥当性　215

Box 10-1　量的研究におけるデザイン要素および研究の妥当性の批判的評価に関する　ガイドライン

1. 統計学的検出力は十分であったか？　独立変数の操作化の方法は，統計学的検出力を高める強力な比較をつくり出したか？　交絡変数をコントロールすることで精度は向上したか？　仮説が支持されなかった場合（例：仮説とされた関連が見つからなかった場合），統計学的結論の妥当性が損なわれ，結果が間違っている可能性はないか？

2. 介入研究において，研究者は介入忠実度に注意を払ったか？　例えば，スタッフは十分な訓練を受けたか？　介入の実施はモニタリングされていたか？　介入の提供と受領の両方に注意を払ったか？

3. 報告書は，選択バイアスが排除または最小化されたことをどのように立証しているか？　比較する群の均等性に影響を与える可能性のある，交絡する参加者の特性をコントロールするために，どのような措置が取られたか？　これらの措置は適切だったか？

4. 研究デザインは，ヒストリー，脱落，成熟などの内的妥当性への他の脅威をどの程度排除したか？　研究の内的妥当性の検証について，全体的な結論はどのようなものか？

5. 研究の構成概念妥当性に対する大きな脅威はなかったか？　介入研究において，介入の基本的な概念化とその操作化はうまく一致していたか？　介入は研究者の期待など外部要因と交絡していなかったか？設定または場は，概念化で想定された種類の良い具体例であったか？

6. 外的妥当性の検証を行うために，研究の背景が十分に記述されていたか？　場や研究参加者は，結果を一般化するために設計された代表的なタイプであったか？

7. 全体として，研究者は妥当性の懸念についてのバランスを適切にとったか？　ある種の脅威（例：内的妥当性）に注意を払い，他の脅威（例：外的妥当性）を犠牲にしていなかったか？

研究例

　本章の最後に，研究妥当性における多くの側面について配慮した研究の例を紹介する。この研究で用いられているデザインについては，第 31 章でより詳細に説明する。

研究タイトル：がん患者の症状マネジメントを改善するための SMART デザインの使用（Sikorskii et al., 2017）。

目的：本研究の目的は，研究プロトコルについて書かれた時点ではまだ進行中であったが，がん患者における症状マネジメントを改善するための介入に関する連続多段階無作為割り付け試験（SMART）において効能を評価することであった。

療法群：この研究では，リフレクソロジーと瞑想（マインドフルネス）という 2 つの方法を検証している。固形腫瘍患者とその介護者の二人組は，患者の自宅で行われるこれらの介入のうちの 1 つか，通常のケアを行う対照群に最初に割

り付けられる。4 週間後，疲労の改善がほとんど認められない介入群は，元の介入を継続するか，代わりの介入に参加するかのいずれかに再無作為化される。

方法：研究者は，妥当性に関する多くの懸念に対処するデザインを使用している。無作為化（初期および再無作為化）は，コンピュータによる最小化アルゴリズムを用いて行われ，患者のがん部位（例，乳房，肺，大腸），がんの病期，および療法の種類に応じて群のバランスをとるよう設計されている。研究者は，統計学的結論の妥当性のために十分な検出力を得るために，どのぐらいの標本が必要かを，検出力分析（第 13 章）を用いて推定した。

研究妥当性のためのさらなる取り組み：リフレクソロジー群では，介護者はリフレクソロジストからトレーニングを受ける。瞑想群では，患者と介護者の両方が瞑想指導者により訓練される。すべての介入者は，注意深く訓練され，モニターされる。全群の患者と介護者は，ベースライン時と研究開始 12 週目の 2 回，電話によ

るインタビューを受ける。インタビュー担当者は，患者の集団分けについて盲検化されている。インタビュー担当者は，質の高い測定ツールを用いて，患者の疲労，疼痛，抑うつ，不安に関する情報を収集する。研究コーディネーターは，毎週患者に電話をかけて症状について尋ねるとともに，介入群の介護者にも患者と行ったセッションの回数を尋ねる。この論文が書かれた時点ではまだ分析は行われていないが，研究者は，属性およびベースラインの臨床的特性について統計学的にコントロールすることを計画している。研究者は介入忠実度を保証するために包括的な手続きを実施している。例えば，介入者と介護者の両方が，その療法に熟達しなければならない。介護者が療法を実施する様子はモニターされる。研究者は，この研究から脱落した人と脱落しなかった人の特徴を比較するために，脱落の分析を行うことを計画している。

結論：この論文が書かれた時点で，研究者は登録予定であった430組のうち150組を登録した。150組のうち40組が再無作為化された。研究者は，患者と介護者の二人組を募集することが難しいと述べていた。

🖌 要点

- 研究の妥当性は，適切な推論がどの程度まで可能かということである。**妥当性への脅威** threats to validity とは，推論が誤っているかもしれない理由である。量的研究デザインの重要な機能は，妥当性への脅威を排除することである。
- 交絡する参加者の特性をコントロールすることは，妥当性への脅威をコントロールするうえで重要である。最良の方法は無作為化であり，これは特にクロスオーバー・デザインにおいて，すべての交絡変数を効果的にコントロールすることになる。
- 無作為化が不可能な場合，他のコントロール法には，①**均質性** homogeneity（交絡特性に関する変動を排除するために均質なサンプルを使用），②**無作為化ブロックデザイン**のようなブ

ロック化または層化，③集団をより比較可能にするために主要変数で参加者を**ペアマッチング** pair matching（または各参加者の**傾向スコア** propensity score でマッチする**傾向マッチング** propensity matching の使用），④比較可能性を高めるために集団のバランシング，⑤交絡変数の影響を除去するために統計学的コントロール statistical control（例：**共分散分析** analysis of covariance による）などがある。

- 均質性，層化，マッチング，統計学的コントロールには，2つの欠点がある。研究者は，どの交絡変数をコントロールすべきかをあらかじめ知っておかなければならず，また，すべての交絡変数をコントロールできることはほとんどない。
- 統計学的結論の妥当性，内的妥当性，構成概念妥当性，外的妥当性の4種類の妥当性が量的研究の厳密性に影響を与える。
- **統計学的結論の妥当性** statistical conclusion validity は，変数間の関連が本当に存在するという推論の妥当性に関するものである。
- 統計学的結論の妥当性への脅威としては，低い**統計学的検出力** statistical power（変数間の真の関連を検出する能力），低い**精度** precision（交絡変数をコントロールした後に明らかになる関連の正確さ），独立変数の操作可能性を弱める要因などが挙げられる。
- **介入忠実度** intervention fidelity（または**療法忠実度** treatment fidelity）とは，療法の実施がその計画に忠実である程度である。介入忠実度は，標準化された療法プロトコル，介入担当者への徹底した訓練，介入の実施と受領のモニタリング，**操作チェック** manipulation checks，**療法遵守** treatment adherence の促進，**療法のコンタミネーション** contamination of treatment の回避などによって強化される。
- **内的妥当性** internal validity とは，アウトカムが交絡変数ではなく，独立変数によって結果が引き起こされたという推論に関するものである。内的妥当性への脅威は，時間的曖昧さ（推定される原因が結果に先行するかどうかが明確でないこと），**選択** selection（集団における既存の差），**ヒストリー** history（結果に影響しう

る外部イベントの発生），**成熟** maturation（時間の経過による変化），**死亡** mortality/**脱落** attrition（脱落による影響），**テスティング** testing（事前テストの影響），および**測定ツール** instrumentation（データ収集方法の変更）による脅威が含まれる。

- 内的妥当性は，慎重にデザインを決定することで高めることができるが，分析を通して対処することもできる（例：選択バイアスまたは脱落バイアスの分析を通して）。研究参加の中止があった場合，無作為化の完全性を維持するために，**per-protocol 分析** per-protocol analysis（完全な治療を受けた人のみの結果を解析すること）よりも **intention-to-treat**（ITT）**分析** intention-to-treat analysis（元の治療条件におけるすべての人の結果を解析すること）が望ましいとされる。

- **構成概念妥当性** construct validity は，研究の特定の具体例（例：特定の療法，アウトカム，場）から，それらが意図している高次の概念への推論に関するものである。構成概念妥当性を育むための最初のステップは，これらの構成概念を注意深く説明することである。

- 構成概念妥当性への脅威は，構成概念の操作化に際し特性をすべて盛り込めなかったり，余計な内容を含んでしまったりした場合に生じる。このような脅威の例としては，**対象者の反応性，研究者の期待，新規性効果，代償効果，療法の拡散**などがある。

- **外的妥当性** external validity は，研究結果をどの程度一般化できるかということである。すなわち，研究において観察された関連が，異なる人々，場，療法に対しても当てはまるかどうかである。外的妥当性は，**代表的な**人々や場を選択し，再現することによって高めることができる。

- 研究者は，さまざまなタイプの妥当性の中で優先順位を付け，トレードオフを検討する必要があり，それらは時に互いに競合する。内的妥当性と外的妥当性の対立は，特に顕著である。1つの解決策は，まず内的妥当性を重視した試験（**効能研究** efficacy studies）を行い，因果関係が推察される場合には，外的妥当性を重視した

実効性研究 effectiveness studies を行うことである。

文献

Abbasi, P., Mohammed-Alizadeh, S., & Mirghafourvand, M. (2018). Comparing the effect of e-learning and educational booklet on the childbirth self-efficacy: A randomized controlled clinical trial. *Journal of Maternal-Fetal & Neonatal Medicine, 31*, 633-650.

Bang, K., Kim, S., Song, M., Kang, K., & Jeong, Y. (2018). The effects of a health promotion program using urban forests and nursing student mentors on the perceived and psychological health of elementary school children in vulnerable populations. *International Journal of Environmental Research and Public Health, 15*, 1977.

Bellg, A., Borrelli, B., Resnick, B., Hecht, J., Minicucci, D., et al. (2004). Enhancing treatment fidelity in health behavior change studies: Best practices and recommendations from the NIH Behavior Change Consortium. *Health Psychology, 23*, 443-451.

Bhimani, R. (2016). Prevention of work-related musculoskeletal injuries in rehabilitation nursing. *Rehabilitation Nursing, 41*, 326-335.

Bova, C., Jaffarian, C., Crawford, S., Quintos, J., Lee, M., & Sullivan-Bolyai, S. (2017). Intervention fidelity: Monitoring drift, providing feedback, and assessing the control condition. *Nursing Research, 66*, 54-59.

Campbell, D. T., & Stanley, J. C. (1963). *Experimental and quasi-experimental designs for research*. Chicago: Rand McNally.

Conn, V. S., Rantz, M. J., Wipke-Tevis, D. D., & Maas, M. L. (2001). Designing effective nursing interventions. *Research in Nursing & Health, 24*, 433-442.

Fehlberg, E., Lucero, R., Weaver, M., McDaniel, A., Chandler, A., Richey, P., ... Shorr, R. (2017). Associations between hyponatraemia, volume depletion and the risk of falls in US hospitalised patients. *BMJ Open, 7*, e017045.

Lipsey, M. W. (1990). *Design sensitivity: Statistical power for experimental research*. Newbury Park, CA: Sage.

Morrison, J., Becker, H., & Stuifbergen, A. (2017). Evaluation of intervention fidelity in a multisite clinical trial in persons with multiple sclerosis. *Journal of Neuroscience Nursing, 49*, 344-348.

Polit, D. F., & Beck, C. T. (2010). Generalization in qualitative and quantitative research: Myths and strategies. *International Journal of Nursing Studies, 47*, 1451-1458.

Polit, D. F., & Gillespie, B. (2009). The use of the intention-to-treat principle in nursing clinical trials. *Nursing Research, 58*, 391-399.

Polit, D. F., & Gillespie, B. (2010). Intention-to-treat in randomized controlled trials: Recommendations for a total trial strategy. *Research in Nursing & Health, 33*, 355-368.

Qin, R., Titler, M., Shever, L., & Kim, T. (2008). Estimating effects of nursing intervention via propensity score analysis. *Nursing Research, 57*, 444-452.

Rixon, L., Baron, J., McGale, N., Lorencatto, F., Francis, J., & Davies, A. (2016). Methods used to address fidelity of receipt in health intervention research: A citation analysis and systematic review. *BMC Health Services Research, 16*, 663.

Shadish, W. R., Cook, T. D., & Campbell, D. T. (2002). *Experimental and quasi-experimental designs for generalized causal inference*. Boston: Houghton Mifflin Co.

Sikorskii, A., Wyatt, G., Lehto, R., Victorson, D., Badger, T., & Pace, T.（2017）. Using SMART design to improve symptom management among cancer patients : A study protocol. *Research in Nursing & Health, 40*, 501-511.

Uhm, J., & Kim, H.（2019）. Impact of the mother-nurse partnership programme on mother and infant outcomes in paediatric cardiac intensive care unit. *Intensive & Critical Care Nursing, 50*, 79-87.

Zhang, F., Yang, Y., Bai, T., Sun, L., Sun, M., Shi, X., ... Xia, H.（2018）. Effect of pumping pressure on onset of lactation after caesarean section : A randomized controlled study. *Maternal & Child Nutrition, 14*,（1）.

第11章 量的研究のさまざまなタイプ

　量的研究は，実験的，準実験的，または非実験的なデザインのいずれかに分類することができる。本章では，研究デザインというよりは，研究目的による研究の種類について説明する。最初の2つのタイプ，すなわち臨床試験と評価研究は介入を伴うが，学問的ルーツが異なることから別々に発展してきた。臨床試験はヘルスケアや医学分野で，評価研究は教育，社会福祉，公共政策の分野で行われてきた。これらの研究法には重複するところがあるが，関連する用語を知ってもらうために，別々に説明する。この章の後半では，効果比較研究，アウトカム研究，調査研究，および看護に関連するいくつかの研究タイプについて説明する。

臨床試験

　臨床試験 clinical trials は，臨床介入を評価するために計画された試験である。多くの看護研究者は，多職種チームの一員として臨床試験に携わっている。

■ 臨床試験のフェーズ

　医学・薬学研究において，臨床試験は一連の研究，すなわち以下のような4つの相からなることが多い。

第I相は，薬物または治療法の初期開発の後に行われ，主に安全性と耐性を確立し，最適な用量を決定するために計画される。この段階では，通常，1群事前事後テストデザインのような単純なデザインを用いた小規模な試験が行われる。可能な限り最良の(そして最も安全な)治療法を開発することに焦点が置かれている。

第II相では，介入の実行可能性に関する予備的なエビデンスを収集する。この段階では，研究者は厳密な試験を開始する実行可能性を査定し，その治療法が有望であるというエビデンスを求め，介入を改善するための改良点を明らかにする。この段階は治療のパイロットテストであり，小規模な実験または準実験として計画される。介入のパイロットテストについては，第29章で説明する。

👉 **早期臨床試験の例**

　Heyland ら(2018)は，重症の ICU 長期滞在患者のケアにおいて，家族と協働するための2つの代替的アプローチについて第II相試験のプロトコルを記述した。計150人の家族を共有意思決定において家族を支援する2種類のアプローチと対照群のいずれかに無作為に割り付けた(1群50人)。

第III相は，介入の完全な検証であり，コントロールされた条件下で治療群へ無作為割り付けされる無作為化比較試験(RCT)である。この段階の目的は，治療の**効能**に関するエビデンスを得ること，すなわち，その治療法が通常のケア(または代替のカウンターファクチュアル)よりも有効であるか否かを明らかにすることである。有害作用もモニターされる。第III相の RCT は，しばしばかなり多くの参加者を必要とし，結果が単一の設定に特有のものではないことを保証するために，時には複数の場所から選ばれることがある。第III相(および第IV相)試験では，介入の費用対効果も検討されることがある。

219

👉 多施設共同第Ⅲ相RCTの例

Watson ら(2018)は，入院した小児の退院後のアウトカム（機能状態および QOL）を評価するために，31 の医療機関で第Ⅲ相のクラスター RCT を実施した。合計 1,360 人の人工呼吸器を付けた小児を，看護師が実施する目的指向型鎮静プロトコルと通常ケアのいずれかに無作為に割り付けた。

第Ⅳ相試験は，一般集団における介入の**実効性**を研究するものである。管理された（しかし多くの場合は人工的な）条件下で効能が約束された介入についての外的妥当性の検証に焦点が置かれる。

ヒント

研究者は，臨床試験登録機関 clinical trials registry に自分の臨床試験を登録すべきである。登録は，研究についての透明性を提供し，臨床試験にアクセスするための情報を提供する。ほとんどの登録はオンラインで検索可能である（例：疾患別，臨床試験の場所別）。最大の登録機関は ClinicalTrials.gov である。もう 1 つの重要な登録機関は，世界保健機関の国際臨床試験登録機関 International Clinical Trials Registry Platform of the World Health Organization である。学術誌によっては，登録されていない臨床試験の掲載を拒否するものもある。臨床試験のプロトコルは，多くの場合，研究が開始される前に登録される。

■ 優越性試験，非劣性試験，同等性試験

RCT の大部分は**優越性試験** superiority trials であり，研究者は介入がコントロール条件よりも「優れている（より効果的である）」という仮説を立てる。標準的な統計学的分析では，帰無仮説，すなわち，2 つの療法の効果が同等であるという仮説を直接検定することができない。しかし，新しい（そして，おそらくより安価で，より苦痛の少ない）介入が，標準的な介入と同様の結果をもたらすかどうかを検証することが望ましい状況も

ある。**非劣性試験** noninferiority trials では，新しい介入が参照される療法（通常，標準治療）より悪くないかどうかを評価することが目的とされる。その他には**同等性試験** equivalence trials と呼ばれるものがあり，その目的は，2 つの介入によるアウトカムが同等であるという仮説を検証することである。非劣性試験においては，非劣性という仮説を受け入れるためには，事前に主要アウトカムにおける劣性の最小限のマージン（例：1 ％）を決めておく必要がある。同等性試験では，一方の療法が他方より優れていないことの**許容範囲**を設定しなければならず，統計学的検定は両側検定をとる。つまり，両群が指定した許容範囲を超えて（どちらの方向にも）異ならない場合に同等性が認められるということである。非劣性試験も同等性試験も，統計学的な結論の妥当性を保証するために，統計学の高度な知識と非常に多くの参加者が必要である。詳細については，Christensen(2007) および Piaggio ら(2012)が情報を提供している。

👉 同等性試験の例

Makenzius ら(2017)は，ケニアの資源に乏しい地域において，産後ケアを必要とする不全流産の女性が，ミソプロストールを医師によって投与された場合と比較して，助産師によって投与された場合に同じアウトカムが得られるかを検証するために，同等性試験を実施した。合計 810 人の女性が無作為化された。その結果，助産師による療法は，医師と同様に効果的で，安全であり，患者に受け入れられることが示された。

ヒント

従来の第Ⅲ相試験では，十分に大きな標本の募集と無作為化に数か月，効能に関する結論を出すのに数年かかる場合がある（すなわち，すべてのデータの収集と分析が行われた後に結論が出る）。逐次臨床試験 sequential clinical trials では，実験データが利用可能になると継続的に分析され，介入の効能に関する結論を支持するのに十分なエビデンスが得られた時点で試験を中

止することができる。逐次試験については Bartroff ら(2013)が詳しく説明している。

■ プラグマティック臨床試験

従来の第Ⅲ相 RCT の問題点の 1 つは，因果関係の推論を裏付ける内的妥当性を高めようとするあまり，デザインが厳格に管理され，現実への応用可能性が疑問視されることである。このような状況を懸念して，内的妥当性への悪影響を最小限に抑えながら外的妥当性を最大化しようとする，プラグマティック臨床試験 pragmatic clinical trials(**実用的**臨床試験)が求められるようになった(Glasgow et al., 2005)。プラグマティック臨床試験は，臨床で日常的に展開されるような介入の利益とリスクに関する実用的な問題を扱うものである。プラグマティック臨床試験については，第 31 章で詳しく説明する。

評価研究

評価研究 evaluation research は，プログラム，実践，手法，または政策を採用，修正，または放棄するかどうかについて，意思決定者が必要とする情報を開発することに焦点を当てる。Patton(2015)は，**研究**と**評価**を区別し，「研究は知識に貢献することを第一の目的とし，評価は行動への情報提供を第一の目的とする」(Patton, 2015, p.86)と述べている。しかし，評価はしばしば他の場面でも利用できる知識を生み出す。評価研究から得られた概念は，健康への介入を検証する多くの活動に組み込まれている。

評価は，プログラムが効果的かどうかという問題よりも広範な問いに答えようとすることがある。例えば，プログラムを改善するための取り組みや，プログラムが実際にどのように機能するかを知るための試みを含むことがある。評価は時に，**ブラックボックス**になりがちな問題に取り組むこともある。つまり，多面的なプログラムにおいて観察された効果をもたらしている具体的な要因は何かという問題に取り組むことがある。評価研究の詳細については，Patton(2012)および Rossi ら(2019)の書籍が良い情報源となる。

ヒント

評価は脅威となりうる。ほとんどの評価の焦点は，目に見えない実体(例：プログラム)であるにもかかわらず，それを実施するのは**人**である。人々は，自分自身や自分の仕事が評価されていると考え，自分の仕事や評判が危ういと感じるかもしれない。したがって，評価研究者は，方法論的なスキルだけではなく，対人関係にも長けている必要がある。

■ 評価項目

評価は，ここで説明するように，さまざまな問いに答えるために，下記の要素を含むことがある。

プロセス分析/実装分析

プロセス分析 process analysis または実装分析 implementation analysis は，プログラムがどのように実装され，実際にどのように機能するかについて，記述的な情報を提供する。プロセス分析では，通常，以下のような問いを扱う。プログラムは設計者が意図したとおりに運用されているか？ プログラムは従来の方法とどのように異なるか？ プログラムを実施するうえで障害となったものは何か？ スタッフやクライアントは，このプログラムの何が最も好きか，あるいは最も嫌いか？

プロセス分析は，プログラムを改善することをねらいとして実施されることもある(**形成的評価**)。他の状況では，プロセス分析の主たる目的は，再現できるようにプログラムを注意深く記述することや，プログラムがその目的を果たすうえで効果的であった，または効果的でなかった理由を人々が理解できるようにすることもある。いずれの場合も，プロセス分析にはプログラムの運用の詳細な調査が含まれ，多くの場合，質的および量的データの収集が必要となる。プロセス評価は，介入忠実度をモニタリングする取り組みと重なることもある。

プロセス分析の例

Boersma ら(2017)は，ヴェダー接触法（心理社会的介入の要素と演劇的・詩的コミュニケーションを組み合わせた方法）と呼ばれる介入を老人ホームにおいて実施する際に，プロセス分析を実施した。プロセス分析では，複数のステークホルダーを対象としたグループインタビューと個別インタビューを行った。

インパクト分析の例

Račić ら(2017)は，専門職による糖尿病教育が看護学生，医学生，歯学生の知識に与える影響を検証した。学生は，多職種による教育と単一職種による教育に無作為化された。多職種による教育群の学生は，知識の得点とチームワークスキルの自己評価が有意に高かった。

アウトカム分析とインパクト分析

評価では，プログラムや政策がその目的を達成しているかどうかに焦点を当てることがある。このような評価の意図は，そのプログラムを継続または再現すべきかどうかを人々が判断するのを助けることである。評価研究者の中には，アウトカム分析とインパクト分析を区別している人もいる。アウトカム分析 outcome analysis（または**アウトカム評価**）は，単に，プログラムの目的がどの程度達成されたか，すなわち，肯定的なアウトカムがどの程度発生したかを記録するものである。例えば，貧しい農村地域の女性が出産前ケアを受けることを奨励するためのプログラムがあるとしよう。アウトカム分析では，研究者は妊婦が出産前ケアを受けた割合，出産前のケアを開始した平均月などを記録し，おそらくこの情報を介入前のコミュニティのデータと比較するだろう。

インパクト分析 impact analysis は，プログラムの正味の影響 net impact，すなわちカウンターファクチュアル（例：標準治療）の効果を超えてプログラムに帰属する影響を査定するものである。インパクト分析は，プログラムの効果に関する因果推論を容易にするため，実験的または強力な準実験的デザインを用いる。例えば，出生前ケアを奨励するためのプログラムとして，看護師が農村部の女性を家庭訪問し，早期ケアのメリットを説明したとしよう。もしプログラムに無作為に割り当てられた妊婦への訪問が行えるなら，家庭訪問を受ける女性群と受けない女性群の結果を比較し，介入の正味の影響（例えば，対照群と比較したときの実験群の産前ケアを受ける割合の**増加率**）を評価できる。

費用(コスト)分析/経済分析

新しいプログラムを実施するには費用がかかることが多く，また既存のプログラムも費用がかかることがある。医療費が高騰している現状では，評価（および臨床試験）には，プログラムの利益が経費を上回っているかどうかを検討するための費用分析 cost analysis（経済分析 economic analysis）を行うことがある。管理者は，医療サービスの資源配分について，効果があるかどうかだけでなく，経済的に実行可能かどうかにも基づいて決定を下す必要がある。費用分析は，通常，インパクト分析や第Ⅲ相臨床試験と関連して，つまり，プログラムや介入の有効性の厳密なテストと同時に行われる。

経済分析には，費用便益分析と費用効果分析の2種類がある。

- 費用便益分析 cost-benefit analysis：費用と便益の両方について，金銭的な評価を行う。しかし，医療サービスの便益を金銭的に定量化することが困難な場合があることが難点である。また，人命の価値を金額に換算することについても議論がある。

- 費用効果分析 cost-effectiveness analysis：介入の健康アウトカムと資源費用を比較するために用いられる。費用は金銭で測定されるが，アウトカム効果は金銭で測定されない。このような分析では，QOL のような金銭では簡単に評価できないアウトカムに影響を与えるために，どの程度の費用がかかるかを推定する。金銭的な利益に関する情報がなければ，意思決定者を説得して変化をもたらすのは難しいだろう。

第11章 量的研究のさまざまなタイプ 223

☞ **費用効果分析の例**

Mervin ら(2018)は，認知症患者の焦燥と薬剤の使用を減らすために用いられる治療用アザラシ型ロボット「PARO」の使用に関する費用効果分析を実施した。分析は，オーストラリアの28の長期療養施設を対象としたクラスター無作為化試験のデータに基づき行われた。

費用効用分析 cost-utility analysis は，経済分析の第三のタイプである。この方法は，罹患率や死亡率が関心の対象である場合や，QOL が主な関心事である場合に好まれる。費用効用分析では，質調整生存年 quality-adjusted life year (QALY)と呼ばれる指数が重要なアウトカム分析指標となる。疾病負担の測定として，QALY は生活の質と量の両方を含んでいる。1 QALY は完全な健康状態での1年間に相当し，0 QALY は死亡を意味する。

☞ **費用効用分析の例**

Heslin ら(2017)は，重度の精神疾患をもつ人々の健康を改善し薬物使用を減らすための介入を，標準ケアと比較して検証した RCT の中で，費用効用分析を行った。彼らの分析におけるアウトカムの1つは，ベースライン12か月後と5か月後における QALY であった。

経済分析を行う場合，研究者は潜在的な短期的費用(例：クライエントが6か月以内に仕事を休んだ日数)と長期的費用(例：生産労働生活における損失年数)について考えなければならない。多くの場合，費用分析者は，対象集団，プログラムを実施する病院，納税者，社会全体など，異なる観点から経済的利益と損失を検討する。プログラムの効果が，あるグループ(例：納税者)にとっては損失であるが，別のグループ(例：対象集団)にとっては利益である場合，これらの異なる視点を判別することがきわめて重要である。

看護研究者が費用分析に関わることが増えているとはいえ，Cook ら(2017)は最近，米国における看護研究における経済評価の質に多くの欠陥が

あることを明らかにした。さらにこの件を理解するには，国際的に高く評価されている Drummond らによる教科書(2015)を参照するとよい。

ヒント

エビデンスに基づく実践の改善を計画している人にとって，改革にかかる費用は懸念事項であるかもしれない。重要な問題の1つは，その改革を日常診療に導入するために費やされる時間と資源に比して，投資利益率 return on investment(ROI)はどうか，つまり，長期的には費用を節約できる(あるいは少なくとも費用相応となる)可能性があるかどうかだろう。

■ リアリスト評価

看護研究者の中には，特に複雑なプログラムや介入を評価するための理論主導型アプローチであるリアリスト評価 realist evaluations に着手している者もいる。リアリスト・アプローチでは，人々は多様であり，複雑な社会的・文化的文脈に組み込まれているため，介入は必ずしもすべての人に有効であるとは限らないことを前提としている。リアリスト評価では，介入効果の根底にある理論的なメカニズムを考慮する。その焦点は，なぜある集団が介入によって恩恵を受け，他の集団が恩恵を受けなかったのかを理解することに置かれる。

リアリスト評価の主要な提唱者である Pawson と Tilley(1997)は，意思決定者にとって有用であるためには，評価者は単に「これはうまくいくか？」ではなく，「誰にとって，どのような状況下で，何がうまくいくか？」を明らかにする必要があると主張している。リアリスト評価は決められた方法で行われるものではない。すなわち，デザイン，データ収集，分析に関する決定は，評価についての問いに答え，初期のプログラム理論を検証するために必要なデータの種類によって導かれる。リアリスト評価では，量的データと質的データの両方を収集することが多く，特に質的アプローチが重要な役割を果たす。

👉 リアリスト評価例

Kerr ら(2018)は，余命が限られている若年成人を対象に，子ども向けサービスから成人向けサービスへの移行を促進するプログラムに関するミックス・メソッド研究において，リアリスト評価を用いた。

ヒント

保健技術評価 Health technology assessments(HTAs)とは，保健技術や介入の効果を系統的に評価することである。技術の適用による健康および社会的影響を検討する HTA は保健政策研究の一形態である。このような評価の主な目的は，政策立案者に政策の選択肢に関するエビデンスを提供することである。Ramacciati (2013)は，看護における保健技術評価について役に立つレビューを書いている。

効果比較研究

効果比較研究 comparative effectiveness research(CER)とは，2つ以上の健康介入を直接比較することである。リアリスト・アプローチと同様に，CER は，どの介入がどの患者に対して最適かについて洞察する。エビデンスに基づく実践のために選好される方法への失望，特にプラセボを比較対照とする厳密にコントロールされたRCT に強く依存することへの失望から，CER はヘルスリサーチにおける重要な力として台頭し，新しいアイデア，新しいモデル，および新しい研究方法の開発をもたらした。

米国では，2000 年代前半に CER が脚光を浴び，2009 年に米国医学研究所(IOM)の報告書が発表され，その勢いが加速された。CER の重要性を提案した IOM は，CER を「疾病状態を予防，診断，治療，モニタリングする，あるいはケアの提供を改善する新しい方法の利害を比較するエビデンスを生成し統合すること」と定義し，「CER の目的は，消費者，臨床家，購入者，および政策立案者への情報提供による意思決定の支援により，個人と集団の両レベルでヘルスケアを改善することである」(Institute of Medicine of the National Academies, 2009, Chapter 2, p. 41)としている。

米国における CER のもう 1 つの大きな促進要素は，2010 年に米国議会によって承認されたPatient-Centered Outcomes Research Institute(PCORI)という非営利組織の設立であった。PCORI は特に CER を支援しており，実際，CER は患者中心のアウトカム研究 patient-centered outcomes research と呼ばれることもある。PCORI は，患者が自分のニーズに最も合った医療を選択できるようにするための研究に資金を提供している。CER の研究には，患者や介護者にとって特に重要なアウトカムが含まれることが多い。医学研究で用いられる標準的なアウトカム(例：血圧，死亡率)に加え，機能制限，QOL，ケアに関する経験など，患者が強い関心をもつアウトカムがますます増えている。Barksdale ら(2014)は，PCORI と看護の関連性を，助成の機会も含めて説明している。

CER のデザインは多岐にわたる。ある研究では，2 つ以上の有効な(プラセボでない)療法を比較する RCT が行われている。しかし，CER の中には，患者登録のような大規模データベースからのデータを用いた観察研究もある。効果比較研究については，実際の臨床における個々の患者への研究の適用可能性を高めるための方法に焦点を当てて第 31 章で詳しく説明している。

👉 効果比較研究の例

2017 年，PCORI は看護研究者(Huong Nguyen)が率いる多職種のチームに，1400 万ドルを授与し，15 施設でのプロジェクトである「高齢者における在宅緩和ケアの非劣性効果比較試験(HomePal)」を支援した。このプロジェクトは，在宅緩和ケアについて対面とビデオ診察とを比較するもので，2024 年に完了する予定である(https://www.pcori.org/research-results/2017/identifying-barriers-telehealth-home-based-palliative-care-patients-serious-illness-homepal-study)。

ヘルスサービス研究とアウトカム研究

ヘルスサービス研究 health service research は，組織構造やプロセス，社会要因，個人の行動などが，医療へのアクセス，医療のコストや質，ひいては人々の健康や幸福にどのように影響するかを広く学際的に研究するものである。

アウトカム研究 outcome research は，ヘルスサービス研究の一部であり，ヘルスケアの構造やプロセスの最終結果を理解し，ヘルスケアサービスの効果を査定するための取り組みである。評価研究が特異なプログラムや政策に焦点を当てるのに対して，アウトカム研究はヘルスケアサービスの価値をより包括的に評価するものである。看護学では，アウトカム研究は，「看護が患者のアウトカムにどのような効果をもたらすのか？」という問いに取り組む。アウトカム研究では，看護職がケアにどのような貢献をしているのか，そのエビデンスを探る。

アウトカム研究は，費用と患者のアウトカムの改善という観点から，医療行為や医療制度を適正なものにしたいという，政策立案者，保険会社，一般市民からの高まる要求に応えるものである。アウトカム研究は，タスクベースのヘルスケア（医療従事者が患者のために何を**実施する**か？）ではなく，アウトカムベースのヘルスケア（医療従事者が何を**達成する**か？）を重視する方向への転換を反映している。1980 年代から 1990 年代にかけてのアウトカム研究の焦点は，主に患者の健康状態とヘルスケアに関連する費用だったが，より幅広い患者アウトカムの研究への関心が高まり，多くの課題を抱えながらも，看護実践が質改善と医療安全のために貢献できるという認識が広まりつつある。

ヒント

ケアの質を向上させ，主要な健康アウトカムを文書化することへの関心から，看護分野ではいくつかの取り組みが行われている。例えば，

看護師のための質と安全に関する教育（QSEN）プロジェクトは，看護師の能力を強化することによる看護ケアの質を向上する取り組みの一環である（Sherwood & Barnsteiner, 2012）。

多くの看護研究は患者のアウトカムを検討しているが，ヘルスケアシステム全体ではなく看護独自のケアの影響を評価し，記録するための取り組みはあまり見られない。その大きな障害となっているのが**帰属**，すなわち患者のアウトカムをヘルスケアチームの他のメンバーとは異なる特定の看護行為に関連付けることである。アウトカム研究では，従来からさまざまな非実験的デザインや方法論（主に量的研究）が用いられてきたが，新しい手法も開発されている。

■ ヘルスケアの質のモデル

看護サービスの質を評価する際には，さまざまな要因を考慮する必要がある。アウトカム研究の枠組みの基盤を構築した先駆者である Donabedian（1987）は，構造，プロセス，アウトカムの 3 要因を重視している。この枠組みは，良い構造は良いプロセスを支え，その結果，望ましい患者のアウトカムをもたらすというものである。ケアの**構造**とは，広範な組織的特徴を指す。例えば，構造は，規模やサービスの範囲などにより評価される。**プロセス**とは，臨床管理，意思決定，臨床的介入（例：退院計画）の側面を指す。**アウトカム**とは，QOL や機能的状態など，患者ケアの臨床的な転帰を指す。Mitchell ら（1998）は，「ケアの質評価の重点は，構造（正しいものをもつ）からプロセス（正しいことをする），そしてアウトカム（正しいことが起こる）へとシフトしている」（Mitchell et al., 1998, p. 43）と述べている。

ヘルスケアの質を評価するための Donabedian の枠組みには，いくつかの修正案が提案されている。注目すべき枠組みとして，米国看護学会が開発した Quality Health Outcomes Model がある（Mitchell et al., 1998）。このモデルは，Donabedian の当初の枠組みよりも線形性が低く，より動的で，クライエントとシステムの特性を考慮したものである。このモデルでは，行動やプロセスを結果に直接結び付けてはいない。むしろ，行動

の効果は，クライエントとシステムの特性によって媒介されると見なしている。このモデルやそれに類するものは，ケアの質を評価する研究の概念枠組みとしてますます使われるようになっている（Baernholdt et al., 2018; Mitchell & Lang, 2004）。もう1つの質の枠組みは，看護パフォーマンスに特化して開発された Nursing Care Performance Framework（NCPF）（Dubois et al., 2013）である。アウトカム研究は通常，モデル全体を検証することよりも，モデル内のさまざまな関係性に焦点を当てる。

■ ケアの構造

いくつかの研究で，看護ケアの構造がさまざまな患者アウトカムに及ぼす効果が検討されている。看護ケアと関連性のある構造の指標は数多く確認されている。例えば，看護職配置レベル，看護スキルミックス，看護職の経験，患者あたりの看護時間，看護職配置の継続性などが，患者アウトカムと相関する変数であることが判明している。これらの構造に関する変数は確実に測定することができ，これらの変数は日常的に入手可能である。

より複雑な構造に関する変数である看護師の実践環境を測定するための取り組みも行われている。最もよく知られた測定法は，数か国語に翻訳されている Nursing Work Index-Revised（NWI-R）（Aiken & Patrician, 2000）であり，特にその Practice Environment Scale（Lake, 2002）が有名である。Warshawsky と Havens（2011）は，NWI-R の使用が臨床現場や国を超えて拡大していると述べている。

☞ ケアの構造に関する研究例

Zhu ら（2018）は，患者の入院経験の指標についての経時的な病院の実績と，病院のマグネット認定状況[訳注1]および看護職配置レベルとの関係を調査した。

訳注1：米国看護師認定センター（ANCC）は，卓越した看護を実践し，質の高い患者ケアを提供する医療機関をマグネット施設として認定している。

■ 看護過程と看護行為

看護師が健康アウトカムに及ぼす効果を論証するためには，看護師の臨床行為と行動を記述し，明文化する必要がある。看護過程の変数の例としては，看護師の問題解決，臨床的意思決定，臨床能力，および特定の活動または介入（例：コミュニケーション，接触，歩行補助）がある。

看護師が行う業務は，分類体系や分類法として明文化されてきた。看護介入に関するいくつかの研究ベースの分類システムが開発，改良，検証されてきた。中でも，北米看護診断協会（NANDA）の看護診断分類法（NANDA International, 2018）と，アイオワ大学で開発された看護介入分類法 Nursing Intervention Classification（NIC）（Butcher et al., 2018）が有名である。NIC は 400 以上の介入からなり，それぞれには定義と，看護師が介入を実施するための詳細な活動が関連付けられている。

■ 患者のリスク調整

患者アウトカムは，受けるケアの違いだけでなく，患者の状態や合併症によっても変化する。どのような看護介入を行ったとしても，有害なアウトカムが生じる可能性がある。したがって，看護行為がアウトカムに及ぼす効果を評価する際には，アウトカムを悪くする患者のリスクや，リスクの組み合わせを考慮する何らかの方法が必要である。

リスク調整は，多くの看護アウトカム研究で用いられている。これらの研究では，一般的に患者のリスクや急性度に関するグローバルな測定方法が採用されており，例えば，クリティカルケア環境におけるアパッチスコア（APACHE I, II, III, or IV）システムなどが挙げられる。Wheeler（2009）は，このシステムのさまざまなバージョンの長所と短所を論じている。

☞ リスク調整を伴うアウトカム研究の例

Lee ら（2017）は，重症患者の退院までの生存率（アウトカム）に対する看護師の仕事量/人員比率（構造指標）の関係について検討した。解析で

は，患者の重症度を調整するために APACHE III を使用した。仕事量/看護師率が高い状態に 1 日以上おかれた患者は，生存のオッズが低いことが見出された。

■ 看護に鋭敏なアウトカム

患者アウトカムと看護行為の関連性を理解することは，看護の質を向上させるうえで非常に重要である。看護に関連するアウトカムは，身体・生理的機能（例：心拍数，血圧），心理的機能（例：快適さ，ケアに対する満足度），または健康行動（例：セルフケア，運動）の観点から定義することができる。アウトカムは，一時的なもの（例：術後の体温）であっても，長期的なもの（例：復職）であってもよい。さらに，アウトカムは，ケアを受けた患者個人に対する最終成果である場合もあれば，家族や地域社会などのより広い単位に対する成果である場合もある。

看護に鋭敏なアウトカム nursing-sensitive outcome とは，看護師のケアの量や質が高ければ向上する患者のアウトカムのことである（Burston et al., 2013; Doran, 2011）。例としては，褥瘡，転倒，静脈外漏出などがある。看護に鋭敏なアウトカム分類システムがいくつか開発されている。米国看護師協会は，このようなアウトカムのデータベースである National Database of Nursing Quality Indicators（NDNQI）を開発した（Montalvo, 2007）。また，アイオワ大学看護学部の看護師によって，看護介入分類を補完するために，Nursing-Sensitive Outcomes Classification（NOC）が開発されている（Moorhead et al., 2018）。

☞ 看護に鋭敏なアウトカムを用いたアウトカム研究の例

Backhaus ら（2017）は，オランダの長期療養施設の入居者を対象に，看護師の人員配置（バカロレア教育を受けた看護師の存在）と患者の転倒や褥瘡発生率などのアウトカムとの関連について検討した。

■ アウトカム研究の課題

看護実践が患者のアウトカムに及ぼす効果を明文化する取り組みにおいて，看護職はいくつかの課題に直面している。Jones（2016）が指摘するように，「質の高いアウトカムへの独自の貢献を裏付ける実証的なエビデンスは，現在のところ不足している」（Jones, 2016, p. 1）。課題の 1 つは，看護ケアは医療行為よりも概念化および測定が困難であることである。看護介入は医療介入よりも広範囲であり，例えば，看護サーベイランスは単一の行為でもなければ，1 人の看護師だけが関与するわけでもない。

そのためか，看護の質を鋭敏に反映する指標は，医療の質に関する立法や政策を行う機関では承認されにくい傾向がある。例えば，米国では，質の測定に関する合意基準は，全米品質フォーラム（NQF）の承認が必要とされている。本書の執筆時点では，NQF に提出された 150 の測定基準候補のうち，看護の質に関する指標はわずか 15 であり，2004 年以降そのような指標は承認されていない。NQF が承認した看護アウトカム指標の例としては，転倒率，褥瘡率，拘束率などがある（NQF, 2004）。看護行為と患者のアウトカムの関連性を証明する研究がさらに進めば，最終的には健康状態の改善における看護の重要な役割がより高く評価されるようになるかもしれない。

また，看護の質に関する**プロセス**変数の開発とその妥当性の検証も課題である（Heslop & Lu, 2014; Jones, 2016）。看護ケアの有効成分を特定し，測定する取り組みが必要である。全米品質フォーラムは，看護に鋭敏なプロセス指標を 3 つのみ承認しているが，その 3 つすべてが禁煙カウンセリングに関するもので，3 つの異なる疾患グループについてである。明らかに，この 3 つの NQF 指標では，看護実践の全貌は把握できない。

Dubois ら（2013）は，看護職に対して，看護ケアの実践をしっかりと概念化するように促している。Dubois ら（2017）は最近，「看護ケアの全領域を捉えるのに十分な幅と深さをもつ」（Dubois et al., 2017, p. 3154）指標群を特定し，その取り組みは，看護ケア実践の具体化に向けた新しいイニシアチブの舞台となることを想定している。

もう 1 つの特出すべき課題は，看護行為を完全に文書化することの難しさである。患者のアウトカムに与える影響を評価することができる信頼性の高い看護プロセスの測定には，包括的な文書化が必要である。看護師の文書作業負担は従来から大きく，電子カルテの導入が必ずしもその負担を減らし，より包括的な文書作成をもたらすとは限らない(Bilyeu & Eastes, 2013; Cutugno et al., 2015)。

調査研究

調査 survey は，集団内の現象の出現率，分布，相互関係に関する情報を得るために行われる。政治的な世論調査はこの一例である。通常，標本についての調査を行う場合，標本調査 sample survey と呼ばれることがある(国勢調査 census が母集団全体を対象とするのとは対照的である)。調査研究は，参加者の自己報告 self-report に依っている。参加者は，調査研究者が提示する一連の質問に回答する。調査では，主に量的なデータが収集され，横断的または縦断的(例：パネル研究)に行われる。調査は記述についての問いへの解答に特に適しているが，縦断的な調査は病因や予後についての問いへの解答に用いられる。記述や相関の解明を目的とする調査から得られるエビデンスの質は，使用する標本の質(第 13 章)，収集したデータの質(第 15 章)に大きく依存する。

調査研究は，多くの集団に適用でき，幅広いトピックに焦点を当て，その情報を多くの目的に使用できる柔軟なものである。しかし，調査で得られる情報は，表面的なものになりがちであり，人間の複雑さを深く探れることはほとんどない。

調査は，直接質問して得られる情報はすべて収集可能であるが，簡単な回答(例：はい／いいえ，いつも／ときどき／一度もない)を求める質問とならざるをえない。調査は，人々が何をするか，つまり，何を食べるか，どのように健康に気を付けるか，などに焦点を当てることが多い。また，どのような健康診断を受ける予定かというような人々の今後の予定や，過去に何を行ったかということに焦点をおくこともある。

調査データの収集方法はさまざまである。最も一般的な方法は，個人インタビュー personal interview(対面インタビュー)であり，インタビュアーが回答者と直接面会するものである。個人インタビューは，多くの人手を必要とするため，コストが高くなりがちである。しかし，得られる情報の質が高く，拒否率も低いため，調査データの収集方法として最も優れていると考えられている。

👉 個人インタビューを伴う調査例

Mutiso ら(2018)は，ケニアの 2 つの環境(都市のスラムと農村のコミュニティ)における精神疾患とスティグマについて調査するために，コミュニティで世帯調査を実施した。選択されたコミュニティの世帯員が標本抽出され，神経精神疾患の状態の測定を含む個人インタビューを受けた。

電話インタビュー telephone interview は，個人インタビューよりも費用がかからないが，回答者が電話には非協力的な(または連絡が取りにくい)場合がある。電話によるインタビューは，インタビュー時間が短く，具体的で，あまり個人的でない場合，または研究者が回答者と事前に個人的な接触をもっている場合には，データ収集の方法として許容されることがある。例えば，研究者によっては，ベースライン時に臨床現場で対面インタビューを行い，その後，電話でフォローアップのインタビューを行うこともある。電話インタビューは，聴覚に問題のある高齢者など特定のグループは回答することが難しいかもしれない。

質問紙法 questionnaires は，インタビューと異なり，自分で回答を記入する。回答者は質問事項を読み，その回答を文章で記入する。回答者の読解力や文章でのコミュニケーション能力には個人差があるため，質問紙法では，問いを明確かつ簡単に表現するよう注意する必要がある。質問紙法は経済的だが，特定の母集団(例：子ども)を調査するのには適していない。調査研究において，質問紙法は，臨床の場で直接配布されるか，郵便で配布される(郵便調査と呼ばれることもある)が，

最近ではインターネット上で配布されることも多くなってきている。郵送およびウェブを使った調査に関する詳しいガイダンスは，第14章に掲載している。

👉 郵送アンケートの例

Miyashita ら（2018）は，日本国内の緩和ケア病棟と在宅ホスピスで亡くなった人の家族介護者に質問紙を郵送した。質問紙には，調査に参加することで感じたメリットやストレスに関する問いも含まれていた。

調査研究者は，データ収集を支援するための新しい技術を利用している。現在，ほとんどの主要な電話調査では，コンピュータ補助による電話インタビュー法 computer-assisted telephone interviewing（CATI）を，また一部の対面調査では，ノートパソコンを使ったコンピュータ補助による個人インタビュー法 computer-assisted personal interviewing（CAPI）を使っている。どちらの方法も，モニター上に質問事項を表示するためと，インタビュアーがコーディングされた回答を直接コンピュータ・ファイルに入力するためのコンピュータ・プログラムの開発を必要とする。CATI と CAPI の調査は，コストはかかるが，データ収集が非常に容易になり，インタビュアーのミスの機会が減るため，データの質も向上する。

音声 CASI（Audio-CASI, ACASI）技術は，インタビューよりもプライバシーを確保できるアプローチであり（例：薬物乱用について尋ねる場合），識字能力に問題のある集団に有用である（Brown et al., 2013; Jones, 2003）。音声 CASI では，回答者はコンピュータの前に座り，ヘッドホンで質問を聞く。回答者は回答を直接キーボードに入力するので，回答をインタビュアーに見られることはない。この方法は，タブレット端末やスマートフォンを使った調査にも広がっている。

👉 音声 CASI の例

Lor と Bowers（2017）は，モン族の高齢者か

ら健康データを収集するために，文化や言語を考慮したヘルパー支援付き音声 CASI の実行可能性を検証した。参加者は，インターフェイスは使いやすいと感じたが，調査過程においてはヘルパーが必要であることを確認した。

Fowler（2014）や Dillman ら（2014）の名著をはじめ，調査研究について詳しく知ることができる優れた資料がたくさんある。

その他の研究タイプ

看護研究者が行ってきた量的研究の大半は，これまで本章や第9章で説明したが，他のタイプの研究も探求されてきた。本節では，そのうちのいくつかを簡単に説明する。

- **トランスレーショナルリサーチ** translational research：トランスレーショナルリサーチ（**トランスレーションサイエンス**とも呼ばれる）は，基礎研究の知識を実践的応用に転用し，人間の well-being を向上させるための系統的な取り組みを行う学際的な分野である。
- **実装研究** implementation research：実装研究の目的は，新しいプログラム，政策，または実践などのヘルスケアの改善を実施するうえでの問題を解決することである。
- **二次分析** secondary analysis：二次分析は，先行研究（または大規模データベース）のデータを用いて，当初想定していなかった仮説を検証したり，疑問に答えたりする。二次分析は，多くの場合，大規模なデータセット（例：全国調査）からの量的データに基づいて行われるが，質的研究からのデータの二次分析も実施されている（Beck, 2019）。
- **ニーズアセスメント** needs assessment：研究者は，グループ，コミュニティ，または組織のニーズを理解するために，ニーズアセスメントを行う。このような研究のねらいは，特別なサービスの必要性をアセスメントしたり，標準的なサービスが対象とする受益者のニーズを満たしているかどうかを確認することにある。
- **デルファイ調査** Delphi surveys：デルファイ

調査は，短期予測のためのツールとして開発された。この手法では，エキスパートパネル（専門知識をもつ集団）に調査トピックスに関する判断を尋ねる質問紙調査を数回実施するものであり，統一見解が得られるまで何度も繰り返される。

- **再現研究** replication studies：研究者は再現研究を行うことがある。これは，ある研究で得られた知見を別の状況でも再現できるかどうかを明らかにしようとするものである。
- **方法論研究** methodologic studies：看護研究者は，質の高い，厳密な研究を行うための方法を探求するために，多くの方法論研究を行っている。

本章で紹介した研究の批判的評価

本章で紹介したような種類の研究を批判的に評価するための指針を示すことは困難である。なぜなら，それらの研究は非常に多様であり，また，評価を必要とする基本的な方法論の問題の多くが研究デザイン全体に関係するからである。研究デザインについての問題を評価するためのガイドラインは，前の2つの章で示した。

Box 11-1 では，本章で取り上げた研究を評価するためのいくつかの具体的な問いを示している。

研究例

この節では，臨床試験から派生した一連の研究を紹介する。

背景：Claire Rickard 博士は，オーストラリアで末梢静脈カテーテルの交換に関する一連の研究を行っている。主な研究は，小規模な臨床試験（Rickard et al., 2010; Van Donk et al., 2009）の結果を基にしたもので，費用効果分析を含む大規模な多施設共同 RCT であった。この研究でも方法論的な工夫が必要であった。親試験のデータは，二次分析に使用されている。

第Ⅲ相無作為化同等性試験：Rickard ら（2012）は，臨床的に交換の必要性が生じたタイミングで静脈内カテーテルを交換した患者は，標準ガイドラインに従って3日ごとにカテーテルを交換した患者と比較して，静脈炎や合併症（例：血流感染）の発生率は同等だが，カテーテル挿入回数は減少すると仮説を立てている。対象者は，カテーテルの使用が4日以上と予想される成人であった。3つの病院の患者 3,283 人からなる標本が，臨床指示によるカテーテル交換群と3日ごとのルーチン交換群に無作為化された。均等性マージンは 3% に設定された。静脈炎は両群の患者の 7% に発生し，均等性の仮説は立証された。2つの挿入プロトコルに関連す

Box 11-1　第 11 章で記述した研究を批判的に評価するためのいくつかのガイドライン

1. 研究目的は研究デザインにマッチしているか？　研究目的に対応するために最適な設計がなされたか？
2. 試験が臨床試験である場合，強力で慎重に考案された介入を開発するために十分な注意が払われたか？　介入は十分にパイロットテストが実施されたか？
3. 試験が臨床試験または評価研究である場合，介入がどのように実施されたかを理解するための取り組み（すなわち，プロセス型分析）がなされたか？　金銭的なコストと便益は査定されたか？　評価されていない場合，評価する必要があったか？
4. 研究が評価である場合，研究結果は主要な意思決定者や意図された利用者の実用的な情報提供ニーズにどの程度役立っているか？
5. アウトカム研究である場合，看護に鋭敏な指標を用いたか？　仮説に基づいた関連性（例：看護の構造とアウトカム，看護のプロセスとアウトカム）は，看護のケア独自の貢献を明らかにする可能性という点で説得力があったか？
6. 研究が調査である場合，データ収集に最も適切な方法（対面インタビュー，電話インタビュー，郵送またはインターネットによる質問紙法など）が用いられたか？

る重篤な有害事象は観察されなかった。

費用効果試験の実施：RCT に関連して，費用効果試験も実施された(Tuffaha et al., 2014)。研究チームは，資源の利用と関連するコストに関するデータを収集した。臨床指示群の患者は，カテーテルの使用量が有意に少なかった。3 日目のカテーテルの平均留置時間は，臨床指示に従い交換した場合は 99 時間で，ルーチンに交換した場合は 70 時間であった。費用分析の結果，臨床指示による交換の純利益は患者 1 人あたり約 8 ドルであると結論付けられた。

方法論的副研究：レビュー論文(Ray-Barruel, Polit, Murfield & Rickard, 2014)に示されたように，Rickard らは RCT において静脈炎の発生率を測定するための信頼性の高い新しい方法を開発し，検証した。

二次分析：Wallis らのチーム(2014)は，本試験のデータを用いて二次分析を行った。全患者 3,283 人のデータを用いて，末梢静脈カテーテル(PIVC)失敗のリスク因子を探索した。研究者は，静脈炎を予測するいくつかの因子(例：大径の PIVC，病棟での挿入と手術室での挿入)は変えることができるものであったが，そうでない因子(例：女性のリスクが高い)も見出した。試験データの別の二次分析で，Webster ら(2015)は，輸液後静脈炎のリスク因子について検討した。

🖌 要点

- **臨床試験** clinical trials は，臨床介入の効果を評価するために一連の相で展開される。**第 I 相**では，介入の特徴が確定される。**第 II 相**では，改良の機会や，実行可能性と効能の予備的エビデンスを求める。**第 III 相**は，療法の**効能**を実験的に完全に検証する。**第 IV 相**では，研究者は主に一般化される**実効性**に焦点を当てる。

- ほとんどの試験は**優越性試験** superiority trials であり，研究者は介入がより良い結果をもたらすと仮定する。**非劣性試験** noninferiority trials においては，新しい介入が参照される療法より劣らないかを検証することが目的である。**同等性試験** equivalence trials においては，2 つの療法から得られる結果は，指定された許容範囲内で等しいという仮説を検証することが目的である。

- **評価研究** evaluation research は，プログラム，政策，手法の効果を査定するものであり，多くの場合，いくつかの要素が含まれる。**プロセス分析** process analyses または**実装分析** implementation analysis では，プログラムが実装される過程と，それが実際にどのように機能するのかを記述する。**アウトカム分析** outcome analyses は，プログラム導入後のアウトカムの状況を記述する。**インパクト分析** impact analyses は，プログラムが主要アウトカムに対して**正味の影響** net impact を及ぼしたかを検証する。**費用分析** cost analyses(**経済分析** economic analyses)では，プログラムの金銭的費用が便益に見合うかを査定し，**費用便益分析** cost-benefit analyses，**費用効果分析** cost-effectiveness analyses，および**費用効用分析** cost-utility analyses が含まれる。**リアリスト評価** realist evaluation は，プログラムを評価するための理論主導型アプローチであり，介入の効果の根底にある理論的メカニズムが重要な関心事となる。

- **効果比較研究** comparative effectiveness research(**CER**)は，臨床および公衆衛生上の介入を直接比較することで，どの療法がどの患者に最も効果的であるか，また，どの療法がより大きな有害リスクをもつかについての洞察を得ることを目的としている。Patient-Centered Outcomes Research Institute(PCORI)は，CER の主要な資金提供者である。

- **アウトカム研究** outcome research(**ヘルスサービス研究** health services research の一部)は，ヘルスケアと看護サービスの質と効果を検討するものである。ヘルスケアと看護の質に関するモデルは，一般的に，いくつかの幅広い概念を包んでいる。それは**構造**(看護スキルミックスなどの要因)，**プロセス**(例：看護行為)，クライエントのリスク要因(例：病気の重症度，合併症)，および**アウトカム**である。看護学では，看護の構造およびプロセスが**看護に鋭敏なアウトカム** nursing-sensitive outcomes，すなわち，

看護ケアの量や質が高ければ恩恵を受ける患者のアウトカム（例：患者の転倒，褥瘡）に注目する。

- **調査研究** survey research は，人々に質問することによって，その人の特性，行動，意図に関するデータを集める。調査方法の1つに**個人インタビュー** personal interviews があり，インタビュアーが回答者に直接会って質問をする。**電話インタビュー** telephone interviews はコストがかからないが，インタビューが長時間に及んだり，質問がセンシティブな場合は避けなければならない。**質問紙法** questionnaires は回答者が質問を読み回答を書く自記式質問法で，通常，郵送またはインターネットを通じて配布される。

- その他のタイプの研究には，以下のようなものがある。**トランスレーショナルリサーチ** translational research（基礎研究の知識を実用化するための系統的な取り組み），**実装研究** implementation research（革新的なプログラム，政策，介入の実装を改善するための方法を研究者が探求する），**二次分析** secondary analysis（以前に収集したデータを別の目的で分析する）。**ニーズアセスメント** needs assessments（グループまたはコミュニティのニーズを理解し明文化することを目的とする），**デルファイ調査** Delphi surveys（エキスパートパネルと複数回の質問のやりとりを行い統一見解を得ることを目的とする），**再現研究** replication research（結果を再現できるかどうかを検証するために先行研究を追試する），**方法論研究** methodologic studies（方法論のツールや戦略を開発し検証することに焦点を当てる）などがある。

文献

Aiken, L., & Patrician, P.（2000）. Measuring organizational traits of hospitals: The revised nursing work index. *Nursing Research, 49*, 146-153.

Backhaus, R., van Rossum, E., Verbeek, H., Halfens, R., Tan, F., Capezuti, E., & Hamers, J.（2017）. Relationship between the presence of baccalaureate-education RNs and quality of care: A cross-sectional study in Dutch long-term care facilities. *BMC Health Services Research, 17*, 53.

Baernholdt, M., Dunton, N., Hughes, R., Stone, P., & White, K.（2018）. Quality measures: A stakeholder analysis. *Journal of Nursing Care Quality, 33*, 149-156.

Barksdale, D., Newhouse, R., & Miller, J.（2014）. The Pa-

tient-Centered Outcomes Research Institute（PCORI）: Information for academic nursing. *Nursing Outlook, 62*, 192-200.

Bartroff, J., Lai, T. L., & Shih, M.（2013）. *Sequential experimentation in clinical trials*. New York: Springer.

Beck, C. T.（2019）. *Secondary qualitative data analysis in the health and social sciences*. New York: Routledge.

Bilyeu, P., & Eastes, L.（2013）. Use of the electronic medical record for trauma resuscitations: How does this impact documentation completeness? *Journal of Trauma Nursing, 20*, 166-168.

Boersma, P., van Weert, J., van Meijel, B., & Droes, R.（2017）. Implementation of the Veder contact method in daily nursing home care for people with dementia: A process analysis according to the RE-AIM framework. *Journal of Clinical Nursing, 26*, 436-455.

Brown, J., Swartzendruber, A., & DiClemente, R.（2013）. Application of audio computer-assisted self-interviews to collect self-reported health data: An overview. *Caries Research, 47*, S40-S45.

Burston, S., Chaboyer, W., & Gillespie, B.（2013）. Nurse-sensitive indicators suitable to reflect nursing care quality: A review and discussion of the issues. *Journal of Clinical Nursing, 23*, 1785-1793.

Butcher, H., Bulechek, G., Dochterman, J. M., & Wagner, C.（2018）. *Nursing interventions classification（NIC）*（7th ed.）. St. Louis: Elsevier.

Christensen, E.（2007）. Methodology of superiority vs. equivalence trials and non-inferiority trials. *Journal of Hepatology, 46*, 947-954.

Cook, W., Morrison, M., Eaton, L., Theodore, B., & Doorenbos, A.（2017）. Quantity and quality of economic evaluations in U.S. Nursing research, 1997-2015: A systematic review. *Nursing Research, 66*, 28-39.

Cutugno, C., Hozak, M., Fitzsimmons, D., & Ertogan, H.（2015）. Documentation of preventive nursing measures in the elderly trauma patient: Potential financial impact and the health record. *Nursing Economic$, 33*, 219-226.

Dillman, D. A., Smyth, J., & Christian, L.（2014）. *Internet, phone, mail, and mixed-mode surveys: The tailored design method*（4th ed.）. New York: John Wiley.

Donabedian, A.（1987）. Some basic issues in evaluating the quality of health care. In Rinke, L. T.（Ed.）, *Outcome measures in home care*（Vol. 1, pp. 3-28）. New York: National League for Nursing.

Doran, D.,（Ed.）.（2011）. *Nursing outcomes: State of the science*（2nd ed.）. Sudbury, MA: Jones & Bartlett.

Drummond, M., Sculpher, M., Claxton, G., Stoddart, G., & Torrance, G.（2015）. *Methods for the economic evaluation of health care programs*（4th ed.）. Oxford: Oxford Medical Publications.

Dubois, C., D'Amour, D., Brault, I., Dallaire, C., Dery, J., Duhous, A., ... Zufferey, A.（2017）. Which priority indicators to use to evaluate nursing care performance? A discussion paper. *Journal of Advanced Nursing, 73*, 3154-3167.

Dubois, C., D'Amour, D., Pomey, M., Girard, F., & Brault, I.（2013）. Conceptualizing performance of nursing care as a prerequisite for better measurement: A systematic and interpretive review. *BMC Nursing, 12*, 7.

Fowler, F. J.（2014）. *Survey research methods*（5th ed.）. Thousand Oaks, CA: Sage.

Glasgow, R. E., Magid, D., Beck, A., Ritzwoller, D., & Estabrooks, P.（2005）. Practical clinical trials for translating research to practice: Design and measurement recommendations. *Medical Care, 43* 551-557.

Heslin, M., Patel, A., Stahl, D., Gardner-Sood, P., Mushore, M., Smith, S., ... Gaughran, E.（2017）. Randomised controlled trial to improve health and reduce substance use in established psychosis（IMPaCT）: Cost effectiveness of integrated psychosocial health promotion. *BMC Psychiatry, 17*, 407.

Heslop, L., & Lu, S.（2014）. Nursing-sensitive indicators: A concept analysis. *Journal of Advanced Nursing, 70*, 2469-2482.

Heyland, D., Davidson, J., Skrobik, Y., des Ordons, A., Van Scoy, L. Day, A, ... Marshall, A.（2018）. Improving partnerships with family members of ICU patients: Study protocol for a randomized controlled trial. *Trials, 19*, 3.

Institute of Medicine of the National Academies（2009）. *Initial priorities for comparative effectiveness research*. Washington, DC: IOM.

Jones, R.（2003）. Survey data collection using audio computer-assisted self-interview. *Western Journal of Nursing Research, 25*, 349-358.

Jones, T.（2016）. Outcome measurement in nursing: Imperatives, ideals, history, and challenges. *The Online Journal of Issues in Nursing, 21*, 2.

Kerr, H., Price, J., Nicholl, H., & O'Halloran, P.（2018）. Facilitating transition from children's to adult services for young adults with life-limiting conditions（TASYL）: Programme theory developed from a mixed methods realist evaluation. *International Journal of Nursing Research, 86*, 125-138.

Lake, E. T.（2002）. Development of the practice environment scale of the Nursing Work Index. *Research in Nursing & Health, 25*, 176-188.

Lee, A., Cheung, Y., Joynt, G., Leung, C., Wong, W., & Gomersall, C.（2017）. Are high nurse workload/staffing ratios associated with decreased survival in critically ill patients? *Annals of Intensive Care, 7*, 46.

Lor, M., & Bowers, B.（2017）. Feasibility of audio-computer-assisted self-interviewing with color coding and helper assistance（ACASI-H）for Hmong older adults. *Research in Nursing & Health, 40*, 360-371.

Makenzius, M., Oguttu, M., Klingberg-Allvin, M., Gemzell-Danielsson, K., Odero, T., & Faxelid, E.（2017）. Post-abortion care with misoprostol—equally effective, safe and accepted when administered by midwives compared to physicians: A randomised controlled equivalence trial in a low-resource setting in Kenya. *BMJ Open, 7*, e016157.

Mervin, M., Moyle, W., Jones, C., Murfield, J., Draper, B., Beattie, E., ... Thalib, L.（2018）. The cost-effectiveness of using PARO, a therapeutic robotic seal, to reduce agitation and medication use in dementia. *Journal of the American Medical Directors Association, 19*, 619-622.

Mitchell, P., Ferketich, S., & Jennings, B.（1998）. Quality health outcomes model. *Image: The Journal of Nursing Scholarship, 30*, 43-46.

Mitchell, P., & Lang, N.（2004）. Framing the problem of measuring and improving healthcare quality: Has the Quality Health Outcomes Model been useful? *Medical Care, 42*, II4-11.

Miyashita, M., Aoyama, M., Yoshida, S., Yamada, Y., Abe, M., Yanagihara, K, ... Nakahata, M.（2018）. The distress and benefit to bereaved family members of participating in a post-bereavement survey. *Japanese Journal of Clinical Oncology, 48*, 135-143.

Montalvo, I.（2007）. The National Database of Nursing Quality Indicators®（NDNQI®）. *The Online Journal of Issues in Nursing, 12*（3）.

Moorhead, S., Johnson, M., Maas, M., & Swanson, E.（2018）.

Nursing Outcomes Classification（NOC）: Measurement of health outcomes（6th ed.）. St. Louis: Elsevier.

Mutiso, V., Musyimi, C., Tomita, A., Loeffen, L., Burns, J., & Nditei, D.（2018）. Epidemiological patterns of mental disorders and stigma in a community household survey in urban slum and rural settings in Kenya. *International Journal of Social Psychiatry, 64*, 120-129.

NANDA International（2018）. NANDA *International Nursing Diagnoses: Definitions and classification, 2018-2020*（11th ed.）. Oxford: Wiley-Blackwell.

National Quality Forum（2004）. *National voluntary consensus standards for nursing-sensitive care: An initial performance set. A consensus report*. Washington, DC: National Quality Forum.

Patton, M. Q.（2012）. *Essentials of utilization-focused evaluation*. Thousand Oaks, CA: Sage.

Patton, M. Q.（2015）. *Qualitative research and evaluation methods*（4th ed.）. Thousand Oaks, CA: Sage.

Pawson, R., & Tilley, N.（1997）. *Realistic evaluation*. London: Sage.

Piaggio, G., Elbourne, D., Pocock, S., Evans, S., Altman, D.（2012）. Reporting of noninferiority and equivalence randomized trials: Extension of the CONSORT 2010 statement. *Journal of the American Medical Association, 308*, 2594-2604.

Račić, M., Joksimović, B., Cicmil, S., Kusmuk, S., Ivković, N., Hadzivuković, N., ... Dubravac, M.（2017）. The effects of interprofessional diabetes education on the knowledge of medical, dentistry, and nursing students. *Acta Medica Academica, 46*, 145-154.

Ramacciati, N.（2013）. Health technology assessment in nursing: A literature review. *International Nursing Review, 60*, 23-30.

Ray-Barruel, G., Polit, D., Murfield, J., & Rickard, C. M.（2014）. Infusion phlebitis assessment measures: A systematic review. *Journal of Evaluation in Clinical Practice, 20*, 191-202.

Rickard, C. M., McCann, D., Munnings, J., & McGrail, M.（2010）. Routine resite of peripheral intravenous devices every 3 days did not reduce complications compared with clinically indicated resite. *BMC Medical, 8*, 53.

Rickard, C. M., Webster, J., Wallis, M., Marsh, N., McGrail, M., French, V., ... Whitby, M.（2012）. Routine versus clinically indicated replacement of peripheral intravenous catheters: A randomised controlled equivalence trial. *The Lancet, 380*, 1066-1074.

Rossi, P., Lipsey, M., & Henry, G.（2019）. *Evaluation: A systematic approach*（8th ed.）. Thousand Oaks, CA: Sage.

Sherwood, G., & Barnsteiner, J.（2012）. *Quality and safety in nursing: A competence approach to improving outcomes*. Ames, Iowa: Wiley-Blackwell.

Tuffaha, H. W., Rickard, C. M., Webster, J., Marsh, N., Gordon, L., Wallis, M., & Scuffham, P.（2014）. Cost-effectiveness of clinically indicated versus routine replacement of peripheral intravenous catheters. *Applied Health Economics and Health Policy, 12*, 51-58.

Van Donk, P., Rickard, C. M., McGrail, M., & Doolan, G.（2009）. Routine replacement versus clinical monitoring of peripheral intravenous catheters in a regional hospital in the home program. *Infection Control and Hospital Epidemiology, 30*, 915-917.

Wallis, M., McGrail, M., Webster, J., Marsh, N., Gowardman, J., Playford, E., & Rickard, C. M.（2014）. Risk factors for peripheral intravenous catheter failure: A multivariate analysis of data from a randomized controlled trial. *Infection Control and Hospital Epidemiology, 35*, 63-68.

Warshawsky, N. E., & Havens, D.（2011）. Global use of the Practice Environment Scale of the Nursing Work Index. *Nursing Research, 60*, 17-31.

Watson, R., Asaro, L., Hertzog, J., Sorce, L., Kachmar, A., Dervan, L., ... Curley, M.（2018）. Long-term outcomes after protocolized sedation vs usual care in ventilated pediatric patients. *American Journal of Respiratory & Critical Care Medicine, 197*, 1457-1467.

Webster, J., McGrail, M., Marsh, N., Wallis, M., Ray-Barruel, G., & Rickard, C.（2015）. Postinfusion phlebitis: Incidence and risk factors. *Nursing Research and Practice, 2015*, 691934.

Wheeler, M. M.（2009）. APACHE: An evaluation. *Critical Care Nursing Quarterly, 32*, 46-48.

Zhu, J., Dy, S., Wenzel, J., & Wu, A.（2018）. Association of Magnet status and nurse staffing with improvements in patient experience with hospital care, 2008-2015. *Medical Care, 56*, 111-120.

第12章 質改善と改善科学

ヘルスケアサービスと患者アウトカムを改善することは、すべての健康分野に共通する目標である。今世紀に入り、いくつかの動きが1つになって、特にヘルスケアの改善に関わる新たな取り組みや研究分野が生まれた。**質改善** quality improvement（QI）と改善科学は急速に進化しており、まだ開発の初期段階にあることから、看護師がこの分野のリーダーとして参加する機会が豊富に残されている。本章では、質改善の取り組みの主要な特徴をいくつか紹介するが、より包括的な内容については、他の文献（例：Finkelman, 2018; Hughes, 2008）を参照されたい。

質改善の基本

ここでは、QIが研究とどのように異なるかを示し、QIの動向について述べ、QIの基本的な特徴について説明する。

■ 質改善と研究

10年前、看護系専門誌では、QI、研究、エビデンスに基づく実践（EBP）プロジェクトの違いと共通点について、多くの議論が交わされた。これら3つには多くの共通点があり、特に健康問題を解決するために系統的な方法をとり、医療の改善を促進することが全体目的として挙げられる。多くの場合、使用される手法は重複している。患者データと統計学的分析（時には質的データの分析と組み合わせることもある）は、3つすべてで使用されている。

QI、研究、EBPプロジェクトの定義はそれぞれ明確に異なるが、実際の活動においてはこれらを区別することは必ずしも容易ではなく、その結果、混乱が生じることもある。質改善（QI）は、「ピア分析、介入、問題の解決およびフォローアップを通じて患者ケアを改善することを目的として、QI組織によって、またはQI組織のために行われる患者ケアに関する問題の評価」（CMS, 2003, 第16章）と米国メディケア・メディケイドサービスセンター（CMS）により定義されている。米国連邦規則集 U. S. Code of Federal Regulations は、**研究**を「一般化できる知識を発展させ、またはそれに貢献することを目的とした、研究開発、試験、評価を含む系統的な調査」と定義している。EBPプロジェクトは、クライエントのために良い結果を最大化するように医療スタッフの行動を導くためのプロトコルに「最良のエビデンス」を盛り込む取り組みである。

Shirey ら（2011）は、この3種類の取り組みの共通点と相違点を記述した20項目の比較表を作成した。例えば、施設内研究倫理審査委員会（IRB）や倫理委員会の承認が必要かどうかなど、いくつかの側面については、この表で指摘されたような違いは依然としてある。ほとんどのQIの取り組み（EBPプロジェクトと同様）は、人を保護する倫理的規制の対象にはなっておらず、通常、患者のインフォームドコンセントは取られない。Morris と Dracup（2007）が指摘するように、研究とQIの間の重要な相違点は、患者がどのようにリスクに曝されるかに関わるもので、QIプロジェクトでは通常、リスクは最小限である。

しかし、別の次元では、QIと研究の違いは Shirey らの比較表で示唆されているほど明確ではなくなってきている。例えば、「知識の普及への期待 Expectations for knowledge dissemination」という次元を考えてみよう。かつては、QIに期待されるのは結果を内部で普及させることであり、専門誌への掲載は必要ないと考えられていた。実際、10年前までは、専門誌に掲載されるのはQIやEBPではなく、「研究」として分類さ

れるものであると多くの人が考えていたが，今は
そうではない。現在では，多くのQIプロジェク
トが専門誌に掲載されるだけでなく，いくつかの
専門誌がQIプロジェクトに特化したものとなっ
ている。

Shireyら（2011）は，QI，研究，EBPを比較す
る際に，プロジェクトで得られた知識の一般化可
能性という次元を挙げている。彼らのチャートで
は，QIから得られる知識は一般化できない，つ
まり，それはQIが実施された組織に特異的であ
るのでQIの結果を公表するには限界があると述
べられている。しかし，ヘルスケアの改善への関
心が高まるにつれ，より系統的で，厳密で，理論
的，かつ再現可能な改善活動を啓発する努力，つ
まり改善科学 improvement science を発展させ，
進歩させる努力がなされている（Marshall et al.,
2015）。多くの質改善に取り組む研究者によって，
ますますQIエビデンスの独自の基盤が構築され
ている。QIエビデンスのシステマティックレ
ビューが発表され，エビデンスに基づく質改善
evidence-based quality improvement（EBQI）を
促進している。

👉 質改善戦略のレビュー例

Phelanら（2017）は，集中治療室における患
者の早期離床を促進するQIプロジェクトの実施
と持続に寄与する主要な因子を特定するために，
レビューを実施した。研究者は13の論文を特定
し，批判的に評価した。彼らは，強力なリー
ダーシップ，学際的なチームの協力，実施への
障壁を克服するための戦略の使用など，QIプロ
ジェクトの成功におけるいくつかの因子を特定
した。

■ ヘルスケアにおける改善の原動力

1999年，米国医学研究所 the U. S. Institute of
Medicine（IOM）は影響力のある報告書『To Err
Is Human』を発表し，米国では医療過誤に起因
する死亡者数が多く，年間10万人近くが死亡し
ていることを強調した。その2年後，IOM
（2001）は別の報告書『Crossing the Quality
Chasm』を発表し，質の問題に対処するための6

つの目標（頭文字をとって STEEEP と呼ばれる
こともある）を示した（Finkelman, 2018）。

1. **安全 safe**：患者を助けるためのケアに起因す
   る患者の怪我を避ける
2. **タイムリー timely**：待ち時間や有害な遅延を
   減らす
3. **効果的 effective**：知識に基づいた（＝エビデ
   ンスに基づいた）サービスを提供し，患者のた
   めにならないサービスの提供を避ける
4. **効率的 efficient**：資源やエネルギーの無駄を
   省く
5. **公平 equitable**：患者の個人的な特性による質
   に差が生じないようなケアを提供する
6. **患者中心 patient-centered**：患者個人の意向
   を尊重したケアを提供し，患者の価値観に基
   づいた臨床的判断を確実に行う

さらにもう1つのIOMレポート『Health Pro-
fessions Education：A Bridge to Quality』が2003
年に発表された。この報告書を作成した専門家委
員会は，医療従事者が望ましいケアの質に到達す
るための5つのコアコンピテンシーとして，（1）
患者中心のケアの提供，（2）多職種間のチーム
ワーク，（3）EBPの採用，（4）質改善の適用，お
よび（5）ITの活用を挙げている。

これらの報告書やその他のIOMの『Quality
Chasm』報告書は，医療システムのさまざまな
部門（例：医療従事者，政策立案者，一般市民）と
さまざまなヘルスケア分野に，質の問題に取り組
む緊急性を喚起した。医療の質に対する責任につ
いての見解は，医療管理者からすべての医療従事
者へと移り始めた。Batalden と Davidoff（2007）
は，質改善を「医療従事者，患者とその家族，研
究者，支払者，計画者，教育者の全員が結集した
絶え間ない努力であり，患者のアウトカム（健康）
の改善，システムのパフォーマンス（ケア）の改
善，専門家の育成（学習）の向上につながる変化を
もたらすもの」（Batalden & Davidoff, 2007, p. 2）
と定義することを提案している。

■ 質改善・改善科学の特徴

質改善プロジェクトは，通常，ヘルスケアサー

ビスにおける良い変化を迅速に達成することを第1の目的としている。QIプロジェクトは実践的なものであり，多くの場合，ある特異な状況下で特定された具体的な問題に焦点を当てる。また，質改善には，無駄を省き，効率を高め，満足度を向上させることを目的に，多職種からなるチームが協力してシステムやプロセスを改善する継続的なプロセスも含まれることがある。このような努力の継続は，継続的質改善 continuous quality improvement（CQI）と呼ばれる質マネジメントの哲学に不可欠である。CQIは，ヘルスケアチームのメンバーが，「うまくやれているか」や「よりよくできるか」といった問いを常に投げかけることを奨励するものである（National Learning Consortium, 2013）。

多くのQIプロジェクトには，いくつかの特徴がある。例えば，改善プロジェクトの介入やプロトコルは，量的研究とは異なり，新しいアイデアや洞察を取り入れるために，評価中に変更することができる。もう1つの特徴は，QIプロジェクトが持続可能な改善を達成するように設計されていることである。一般的に，QIプロジェクトは多職種プロジェクトであり，問題に対して多様な視点をもつチームが関与する。

> **ヒント**
>
> 米国の医療研究・品質調査機構では，コミュニケーションとチームワークのスキルを向上させ，品質と安全性の障壁を取り除くことを目的としたチームワークシステムのトレーニングを提供している。

ヘルスケア改善の分野は，議論と意見の相違を特徴とする新しい分野である。特に，改善の取り組みは，実践的（ローカルな文脈で変化を生み出すことを目的とする）かつ科学的（より一般化できる知識を生み出すことを目的とする）であることが可能かどうかについて議論がなされている（Portela et al., 2015）。その境界線はますます曖昧になっており，QIは必然的に両方の目的を果たすことになるというのが私たちの見解である。Marshall ら（2015）は，改善科学を異なる学問

分野として推進する近年増加している提唱グループの1つである。彼らは，改善科学は「非常に実用的な方法で適用される強固で確立された研究方法を用いて，ローカルの知恵と一般化可能な，または転用可能な知識を生み出すことを目指している」（Marshall et al., 2015, p. 419）と主張している。彼らは，他の多くの論者と同様に，QIプロジェクトがしばしば方法論的に弱く，不十分な戦略や未検証のデータから結論づけることを指摘している。彼らは，ヘルスケアの改善のために科学的なアプローチを用い，複雑な適応システム変化に関する理論を活用し貢献するために努力するよう求めた。また，質改善の取り組みにおける背景的因子の役割を注意深く研究することの重要性を指摘する者もいる（Coles et al., 2017）。

> **ヒント**
>
> **改善科学**の定義についての統一見解を得るために，看護師を含むチームにより，ヨーロッパ7か国の専門家を対象にデルファイ調査が行われた。その定義は，IOM の Quality Chasm レポート（STEEP）で述べられた目標である「変化を育み，安全で効果的で効率的で公正でタイムリーな人間中心のケアを提供するための知識の生成」と密接に関連している。「それは患者のアウトカム，医療システムのパフォーマンス，集団の健康を向上させる」（Skela-Savič, 2017）。

改善の取り組みに関する多大な熱意にもかかわらず，QIチームは多くの課題に直面することが多い。例えば，Tappen ら（2017）は，長期介護において広く知られた変革の活動（INTERACT）を実施する際のいくつかの障壁を記述している。主な障壁は，変化の大きさと複雑さ，リーダーシップの不安定さ，競合する要求，ステークホルダーの抵抗，資源の不足，技術的な問題などであった。

■ 看護と改善科学

Seidl と Newhouse（2012）は，「ヘルスケアの現場における質改善の手腕と積極的な取り組みは，看護師の責務の中心である」（Seidl & Newhouse, 2012, p. 299）と主張している。実際，質の向上は，

Quality and Safety Education for Nurses（QSEN）プロジェクトによって特定された6つのコアコンピテンシーのうちの1つである。（QSENの6つのコアコンピテンシーは，カテゴリーに**安全**が追加されていることを除いては，2003年の医療教育に関するIOM報告書で特定された5つのコンピテンシーと対応している。）

看護師はQIの取り組みに参加するだけでなく，主導的な役割を果たすことが推奨されている。Johnson（2012）が観察したように，「ヘルスケアの提供やアウトカムを改善するための取り組みをリードするのは，ヘルスケアの大部分を提供している専門家以上に誰がふさわしいだろうか……？」（Johnson, 2012, p.113）。このような役割を果たすためには，看護師は新しいスキルを身に付け，新しいツールに精通しなければならないが，本章ではそれを促進することを目的としている。

実際，看護師はQIに専念するいくつかの組織で際立った存在となっている。例えば，改善科学研究ネットワーク（ISRN）は，組織において多職種間の改善科学を加速させることを使命とするグループである。ISRNは，国立看護研究所がテキサス大学の研究者に提供した助成金により2009年に始まった。もう1つの例として，改善科学の最先端を行く組織であるInstitute for Healthcare Improvement（IHI）には，（執筆時点では）2人の副施設長を含め，数人の看護師が在籍していた。

看護師は，地域の医療機関内のQIチームで活動し，また，いくつかの大規模な改善プロジェクトにも参加している。ロバート・ウッド・ジョンソン財団 Robert Wood Johnson Foundation（RWJF）は，この分野における看護師の取り組みを特に強力に支援してきた。例えば，QSENプロジェクトは同財団から資金提供を受けており，また，Nursing Alliance for Quality CareはRWJFの支援を受けて2010年にスタートした。また，「ベッドサイドでのケアの変革 Transforming Care at the Bedside（TCAB）」と呼ばれる重要な質に関する取り組みは，財団がIHIと協力して実施したものである。TCABは，看護師が外科病棟の患者ケアの質改善をリードできるように実践を開発し，検証し，普及させた。TCABに関連するプロジェクトは，数か国で実施されている。

☞ **TCAB プロジェクトの一例**

Lavoie-Tremblayら（2017）は，TCABプログラムが医療チームの有効性，患者安全および患者の体験に与える影響について記述した。このプログラムは，カナダ・モントリオールにある複数の病院・研究施設からなる学術医療科学センターの8つの病棟で実施された。いくつかのアウトカムに関する改善が観察された（例：バンコマイシン耐性腸球菌の減少）。

■ 質改善介入のタイプ

医療機関における質と安全性の向上への取り組みでは，ポジティブな変化を実現するためにさまざまなアプローチが用いられてきた。Tingら（2009）は，QIの介入を8つのタイプに分類している。

1. **医療従事者の教育**：多くのQIプロジェクトでは，特定の状況や状態を管理する最善の方法について，ヘルスケアチームのメンバーを教育している。教育的介入には，ワークショップ，教育資料の配布，または他の形態の教育的支援活動がある。

☞ **医療従事者教育の質改善プロジェクト例**

PolicicchioとDontje（2018）は，アメリカンインディアン居留地のコミュニティヘルスワーカーの糖尿病の管理に関する知識と技術を向上させるために設計されたQIプロジェクトを実施した。トレーニングは，6回の対面式セッションで行われた。

2. **医療従事者へのリマインダー**：QIプロジェクトでは，医療従事者に何らかの行動を促すためのリマインダーや意思決定支援資料の作成が行われることがある。リマインダーは，紙ベースのものでも電子的なものでもよい。

👉 質改善プロジェクトにおける看護師への注意喚起の例

Hassan ら(2017)は，挿管された重症患者の看護師主導による離床を促すための QI 介入(MOVIN' プロジェクト)を設計した。当初の戦略は看護師の教育に重点を置いていたが，その後，視覚的リマインダーを導入したところ，離床が大きく増加する結果となった。

3. **監査とフィードバック。**この QI 手法では，個々の医療従事者または病棟によって提供された臨床実績の要約を医療従事者にフィードバックする。このフィードバックには，推奨される目標値やベンチマークが含まれることが多い。

👉 質改善における監査の活用例

DiLibero ら(2018)は，神経科学患者のせん妄評価を正確に行うことを目的とした質改善活動を実施した。この QI プロジェクトでは，都市部の学術医療・外傷センターにある新しい神経科学中間病棟(NIMU)の全看護師を対象とした教育が行われた。また，このプロジェクトでは，看護熟練者が数回の監査を行い，せん妄評価の正確度についてリアルタイムにフィードバックを行った。

4. **患者教育**：質改善の取り組みには，具体的な予防や治療方略に対する患者の理解を深めるための介入が含まれることがある。
5. **患者のセルフマネジメントの促進**：その他の QI 活動では，患者のセルフマネジメントと推奨療法の遵守を促すためのリソースを開発している。このアプローチでは，患者の日々の決断を支援するリソースへの利用を提供することもある。
6. **患者へのリマインダー**：QI 活動では，患者に予約の遵守やセルフケアの遵守を促す方法(例：電話，テキストメッセージ)を開発することもある。

👉 患者に焦点を当てた質改善への取り組み例

Downey ら(2017)は，プライマリケアの実践において，オピオイド薬の誤用や乱用のリスクを減らすための QI プロジェクトを実施した。介入では，慢性疼痛のために長期にわたってスケジュールⅡ分類の薬物を処方された成人患者に，医療者と患者の責任を記載した患者同意書に署名させた。すなわち，患者は無作為の尿検査と処方モニタリングプログラムに同意しなければならなかった。患者と医療提供者の両方の行動において，有意な改善が観察された。

7. **構造的変更とケースマネジメントプログラム**：QI の取り組みには，症例管理システムや疾病管理チームの創設など，構造的変更が含まれる場合がある。診断，療法，フォローアップを調整するためのシステムを導入することができる。

👉 ケア・コーディネーションの質改善への取り組み例

Gallo de Moraes ら(2018)は，教育医療センター内で QI 活動を実施し，迅速対応のチーム活動においてプライマリー・サービスを拡大させることを検証した。彼らは，この介入がより高いレベルのケアへの移行と規約の変更につながったものの，在院日数の短縮にはつながらなかったことを明らかにした。

8. **経済的インセンティブ，規制，および政策**：QI プロジェクトでは，特定のケアプロセスの実施や特定の結果の達成に対して，臨床家に金銭的なインセンティブを与えることがある。

👉 経済的インセンティブによる質改善プログラムの例

Rhodes ら(2015)は，職務満足の促進，離職率の低下，ケアの質と臨床生産性の向上を目的とした高度実践看護師向けのインセンティブ給

与プランについて記述した。この施設では，プログラム実施後，患者の来院数が増加した。

Ting ら（2009）は，システマティックレビューに基づき，これらの QI 戦略は一般的に小から中程度の効果しか得られていないことを指摘している。他の論評者と同様に，彼らは QI に対して，より熟考して実行するように提唱している。「これらの質改善介入策の効果が一般的に低い主な理由の 1 つは，選択された介入策がターゲットである質の問題の解決に適しているかどうかについてあまり検討されずに実施されることが多いことである」（Ting et al., 2009, p.1968）。同様に，Shojania と Grimshaw（2005）は，「介入策の選択には，その成功を予測する，あるいはその開発の具体的な特徴を示す説得力のある理論が欠けている」（Shojania & Grimshaw, 2005, p.148）ことを指摘している。また，Ting らは，QI の介入策による効果が限定的であるのは，媒介因子や実施環境での背景的因子に留意しないからだとみている。

ヒント

長年にわたり，医療システムのパフォーマンスの最適化を概念化する方法として，「トリプル・エイム the triple aim」と呼ばれる概念が広く知られてきた。トリプル・エイムは，集団の健康状態の改善，患者のケア体験の向上，コスト削減という 3 つの次元のパフォーマンスを同時に実現する医療システムの改善を導いた。2014 年，Bodenheimer と Sinsky は，4 つ目の次元として医療従事者のワークライフの改善を含めることを提案し，その結果，「クアドラプル・エイム the Quadruple Aim」となった。このように，現在，QI プロジェクトには，患者ケアの改善への過程として，臨床家やその他の医療スタッフの well-being や満足度を向上させる取り組みが含まれている。

質改善モデル

質改善プロジェクトは，通常，プロセスや活動を導くために，いくつかの一般的なモデルのうち

の 1 つに基づいて計画される。ここでは，4 つの著名なモデルを簡単に紹介し，これらのモデルを用いた QI プロジェクトで看護師が役割を果たした例を示す。

■ リーン・アプローチ

医療における質改善の取り組みの多くは，産業界から導入した改善手法を活用している。**トヨタ生産システム**とも呼ばれるリーン・アプローチ Lean approach は，その重要な例である。リーン・アプローチは，質と効率の向上を低コストで実現するための活動として，産業界や医療界で活用されている（Institute for Healthcare Improvement, 2005）。リーンの大きな特徴は，次のような 3 種類の無駄を除く点である。(1) 不必要な動作，待機，過剰生産，(2) 製品や情報の流れのばらつきと変動性，(3) 人（または機材）の能力に対するプロセスの不合理性。リーン・アプローチの目標は，付加価値のないステップを除き，クライエント（患者）にとっての「価値」とは何かを見極め，クライエントのニーズに応えることである。

リーン・アプローチは一般に，患者が医療現場に入ってから退出するまでといった，システムまたはプロセス全体に焦点を当てる。リーン・アプローチでは，医療サービスを提供する過程のステップを系統的に分析し，より効率的にするためにプロセスを見直す。フロー図を用いてプロセスを批判的に分析し，非効率性，重複，作業工程の改善機会を探す。目標は，継続的な改善と実践の標準化である。看護や医療では，リーン・アプローチは臨床分野（例：救急部，手術室）における患者の流れを改善し，待ち時間を短縮するために使用されている（Johnson et al., 2012）。

☞ リーン質改善プロジェクト例

Kieran ら（2017）は，リーン方法を用いて薬剤ラウンドの効率を改善し，中断を減らし，経口薬剤のラウンド時間を短縮した。

■ 故障モード影響解析

故障モード影響解析 Failure Mode and Effect Analysis（FMEA）は，問題や故障を特定し，発生

第12章 質改善と改善科学　241

前に予防するための系統的なアプローチである。FMEA は，標準化されたアプローチを用いて複雑なプロセスを評価し，問題を引き起こすリスクとなる要因を特定するために使用される。リーン・アプローチと同様に，FMEA も産業界に端を発している。米国では，病院やその他の医療機関の認定・認証を行う合同委員会が，2001 年にFMEA モデルを導入した。認定を受けた施設は，毎年少なくとも 1 回の FMEA 型プロジェクトを実施することが義務付けられている。

ヒント

FMEA 分析（および他の QI 分析）のためのワークシートやテンプレートは，オンラインで入手可能である。特に有用なリソースは，Institute for Healthcare Improvement（2017）の『QI Essential Toolkit』である。

FMEA プロジェクトでは，以下のようなレビューが行われる。それは，故障モード（何が悪いのか？），故障原因（なぜ故障が起きるのか？），故障の影響（故障が起きるとどのような影響が出るのか？）である。失敗の可能性があるプロセスを分析することで，医療チームは有害事象が発生するのを待つのではなく，事前に修正を加えることで予防することができる。DeRosier ら（2002）は，米国退役軍人省患者安全センターにおける FMEA の活用を 5 段階のプロセスとして示している。

1. 高リスクまたは脆弱な領域における FMEA の課題を特定する
2. 学際的なチームを編成する
3. プロセスフロー図を用いて，分析中のプロセスを視覚的に示す
4. ハザード分析を実施し，プロセスの各部分について，起こりうるすべての故障モードをリストアップする
5. 各故障モードの原因に対する処置の説明を作成し，アウトカム指標を特定する

👉 故障モード影響解析の例

Yakov（2018）が率いる学際的なチームは，FMEA を使用して，精神科急性期病棟における高い拘束使用率について探索した。チームは，午後 4 時から 7 時の間に患者とスタッフが過剰な刺激を受けていることを観察し，それが興奮や攻撃性の高まりに寄与していることを明らかにした。チームは，過剰な拘束を防ぐために，感覚刺激を緩和する改善を実施した。

■ シックスシグマ

シックスシグマ Six Sigma の手法は，1980 年代にモトローラ社によって開発された（Pysdek & Keller, 2014）。「シグマ」とはギリシャ文字（σ）のことで，統計的なばらつきの指数である標準偏差を表すものである（第17章）。製品やプロセスがほぼ完璧な状態であるとき，ばらつきは最小となる。つまり，パフォーマンスの境界は平均値から上下 3 標準偏差，すなわち 6 シグマに収まる。シックスシグマ標準は，100 万回の「機会」に対して 3.4 件の問題（例：投薬ミス）が起こるということである。

シックスシグマモデルは，パフォーマンスを理解し，改善するために系統的な枠組みをもつ。このモデルは 5 つのステップ（DMAIC）を含んでいる。それは，定義 define，測定 measure，分析 analyze，改善 improve，コントロール control である。目標は，ばらつきを最小化することによってアウトプットを改善することであり，それは QI 変革の前後に複数回データを収集し**コントロールチャート**を用いて評価される。シックスシグマの手法は，質改善の取り組みに広く活用されており，リーン（リーンシックスシグマと呼ばれることもある）や次に述べる PDSA（Plan-Do-Study-Act）/PDCA（Plan-Do-Check-Act）などの手法と組み合わせて用いられることも多い。

👉 シックスシグマプロジェクトの例

サウジアラビアの学術医療センターにおいて，ステークホルダー（看護師，医師，リハビリテーション専門家など）からなる学際的なチームが，

患者の転倒リスクを減らすためにシックスシグ
マのアプローチを用いた(Kuwaiti & Subbaraya-
lu, 2017)。さまざまな QI ツールを用いて，5 段
階の DMAIC プロセスを採用した。改善策を実
施した結果，転倒率は 70% 以上減少した。

■ Plan-Do-Study-Act

医療で最も広く使われている QI モデルは
Plan-Do-Study-Act(PDSA)であり，Plan-Do-
Check-Act(PDCA)とも呼ばれることがある。
PDSA サイクルは，IHI 改善モデルの一部であ
り，もともと Deming と Shewhart によって，ビ
ジネスや製造業における CQI の枠組みとして紹
介されたものである(Hughes, 2008)。一般に，
PDSA は，問題の調査と行動の迅速なサイクル
を複数回繰り返す。迅速な改善サイクルを支える
考え方は，まず，改善策を小規模に試してみて，
その効果を確認し，次にそれを修正して，変化の
効果に確信がもてるまで再び試してみることであ
る。

Deming は，プロセス改善の指針として，
PDSA とともに FOCUS という頭字語を使った。

- Find：改善の余地があるプロセスを見つける
  ・プロセスを見つけるには，ブレインストーミ
    ングを行い，トレンドやイベントに関する情
    報を吟味し，重要な課題とその重要性を特定
    する Opportunity statement^{訳注 1} を作成する
    のが一般的である。
- Organize：プロセスを理解したチームを編成
  する
  ・関連するすべての分野の主要なステークホル
    ダーを特定し，その代表者を採用する必要が
    ある。
- Clarify：プロセスに関する現在の知識を明確
  にする
  ・現在のベストプラクティスを，文献レビュー

―――――――――――
訳注 1：Opportunity statement の作成とは，改善すべき
課題は何か，誰のために行うのか，なぜ彼らは苦労してい
るのか，何のために解決するのかなどを書き出してみるこ
と。

により検討する。また，現在の仕事の流れ
は，フローチャートを作成し分析されること
が多く，なぜプロセスに問題があるのかを特
定するのに役立つ。
- Understand：ばらつきや質不良の原因を理解
  する
  ・このステップでは，なぜばらつきがあるの
    か，なぜ現在のやり方がベストプラクティス
    から逸脱しているのかを検討する。
- Select：改善したいプロセスを選択する
  ・最後に，問題のどのような具体的な側面に取
    り組むかを検討する。

図 12-1 に示すように，これらの 5 つのステッ
プは PDSA サイクルにつながる。PDSA によっ
て，QI チームはコントロールされた方法で改善
策を検証し，その結果を測定し，さらに改善を推
し進めることができる。PDSA/PDCA プロセス
には，次のようなものがある。

1. 計画 plan：QI チームはまず，FOCUS 作業で
   特定された問題に対処するための明確な戦略
   または介入策の策定に取り組む。この段階で，
   チームはデータ収集計画を立て，改善を評価
   するために使用する主要な測定基準を特定す
   る。ベースライン(QI 介入前)データは，通
   常，この段階で収集される。
2. 実行 do：その後，チームはプロセスの改善を
   実施し，主要なアウトカムに関するデータを
   収集し，改善が行われたかどうかを評価する。
   PDSA サイクルでは，各改善はかなり小規模
   で検証される。
3. 研究 study/評価 check：試行データを分析
   し，良い変化が起きたかどうかを確認する。
4. 改善 act：QI プロジェクトによって改善され
   た場合，チームは，その実践の変化を維持す
   る(そしておそらく普及させる)ための最善の
   方法を検討する。改善が観察されないか，あ
   るいはわずかであった場合，チームは再び
   PDSA/PDCA モデルを通じて，次にどのよう
   な変更を行うべきかを決定することから始め
   ることになる。

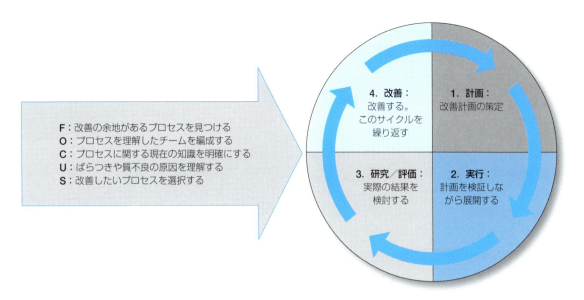

図12-1 FOCUS-PDSA(計画-実行-研究-改善)モデル

理想的には，複数のPDSAサイクルをかなり早い段階で連続して回し（迅速なサイクル），簡単な変更は初期に行い，より難しい変更は後で検証する。

ヒント

米国医療研究・品質調査機構(AHRQ)は，QIプロジェクトのためのPDSAワークシートやその他のツールやリソースを提供している。(https://www.ahrq.gov/evidencenow/tools/search/index.html)。

👉 PDSA プロジェクトの例

Timmonsら(2017)は，カテーテル関連尿路感染症(CAUTI)の発生率を減少させるために，PDSAサイクルを用いて看護師主導のプロトコルを開発・実施した。彼らは，PDSAの枠組みにより，「プロジェクト実施中にカテーテル留置時間の変化を査定し，病院全体に実施する前に必要に応じてプロトコルを改良することができた」(Timmons et al., 2017, p. 105)と述べている。介入後，カテーテルの平均留置時間は11%減少した。

特定の質改善ツールと方法

質改善プロジェクトでは，研究方法で使用されるものと同じデザイン，方法，測定，手法の多くが使用されることが多い。しかし，QIに特化したツールや手法も開発されている。これらのツールのいくつかは，計画段階で特に有用である。これらのツールのほとんどは，前述したどのQIモデルでも使用することができる。

■ 質改善計画ツール：根本原因分析

QI活動計画では，焦点を当てるべき問題を特定することが大きな問題となる。そのためには，主要なステークホルダーとの非公式の議論，ブレインストーミング，組織傾向のレビュー，関連するエビデンスの調査，フローチャートやプロセスマップの作成などが必要となる。

改善すべき問題やプロセスが選択されると，QIチームは通常，その**原因**を調査しようとする。制度上の問題を解決するためには，その根本的な要因を理解することなしに，解決策を講じることは困難である。QIチームは，根本的なプロセスの欠陥を特定するよう<u>根本原因分析</u> root cause analysis(<u>RCA</u>)と呼ばれる方法で分析することが多い(Haxby & Shuldham, 2018)。RCAには，さ

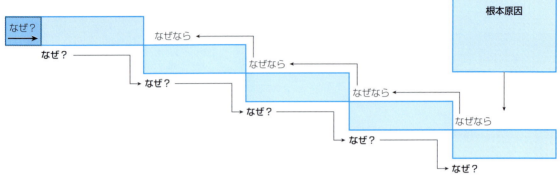

図12-2　5 Whys 分析のテンプレート

まざまなツールやプロセスがあるが，ここではそのうちのいくつかについてのみを説明する。

> **ヒント**
> 根本原因分析は，多くの場合，質に関する問題の要因を全体的に見ることによって行われる。しかし，一部のQI活動では，問題の発生ごとに個別の根本原因分析が実施される。例えば，Ouslanderら学際的チーム（2016）は，患者が介護施設から急性期病院に転院するたびに根本原因分析をするという研究を実施した。

5つのwhy

問題の根本原因を特定するためのツールの1つに，「5 Whys」と呼ばれる方法がある。図12-2は，5 Whys 分析のテンプレートを示している。まず具体的な問題を特定し，その問題がなぜ起こるのかを問うことから始まる。その答えが根本的な原因にたどり着けない場合，「なぜwhy」を再度問う。このプロセスは，5回以下の「なぜ」の繰り返しで完了することもあれば，さらなる探索を必要とすることもある。以下はその例である（Chambers et al., 2014）。

問題：患者が排泄中に転倒した。
1. なぜ患者はトイレで転ぶのか？ →看護師が患者と一緒にトイレに入らないから。
2. なぜ看護師は患者と一緒にトイレに入らないのか？ →患者が看護師が付き添わなければならないことを理解できないから。
3. なぜ患者は看護師が付き添わなければならない理由を理解しないのか？ →自分が不安定になる可能性があることや看護師がいれば転倒を未然に防げることを知らないから。
4. なぜ患者はそのことを知らないのか？ →看護師が安全注意事項を説明していないから。
5. なぜ看護師はこの安全注意事項を説明しないのか？ →現在の研修や実践に組み込まれていないから。

5 Whys を正しく実行するためのアドバイスとして，次のようなものがある。(1)個人ではなく，プロセスに焦点を当てて，「ヒューマンエラー」や「Maryのせい」という根本原因にたどり着こうとしない。(2)原因と症状を区別する。(3)結論を急がずに段階的に原因を特定する。(4)根本原因を特定するまで「なぜ」を問い続け，それを排除すれば問題の再発リスクを最小化する。

フィッシュボーン分析

根本原因分析のツールとして，**フィッシュボーン分析** fishbone analysis と呼ばれるものがあり，5 Whys プロセスと並行して実施されることがある。フィッシュボーン分析では，**フィッシュボーン図**（**特性要因図**，**石川図**とも呼ばれる）を用いて，因果関係のプロセスを可視化し，改善の機会を特定する（Phillips & Simmonds, 2013）。

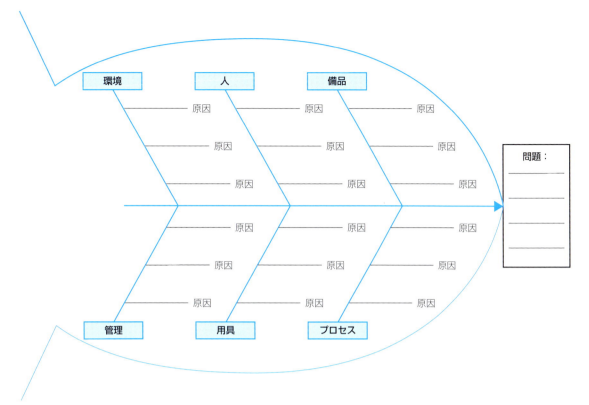

図12-3 フィッシュボーン図のテンプレート

図12-3 に示すように，フィッシュボーンの「頭」は，図の先端にあり，検討中の問題である「影響」を特定するものである。各「骨」は，問題の潜在的な原因を特定するために使用できる広範なカテゴリーを表している。よく使われるカテゴリーは以下のとおりである。(1)人(医療スタッフ，患者，家族など)，(2)備品，(3)環境因子，(4)プロセス/方法，(5)用具，(6)管理(Johnson, 2012)である。ただし，問題によっては，さらに別のカテゴリー(例：規制)が関連する場合もあるし，カテゴリーが少なくてすむ場合もある。

この図は，通常，学際的なブレインストーミングの場面において，共同作業を促し，問題の原因となりうるものを幅広く発見するためのツールとなる。グループは共同でカテゴリーの見出しを確認し，各主要カテゴリーを詳細に探索する。その目標は，医療スタッフがそれまで考えもしなかった解決策を見出すことができるような要因を明らかにすることである。

☞ **フィッシュボーン図の使用例**

Powell ら(2016)は，新生児集中治療室(NICU)における予定外の抜管を減らすためのQIプロジェクトに取り組んだ。彼らの迅速なPDSAサイクルにおいては，Plan のステップでフィッシュボーン図を作成し，6つの改善の機会を特定するのに役立てた。その結果，予定外抜管率を大幅に削減することができた。

パレート図

QIチームは，問題の「根本原因」を，その問題に寄与する因子の分布をグラフ化したパレート図 Pareto chart に示すことがある。イタリアの経済学者 Vilfredo Pareto は，「影響」(問題の発生)の約80%は約20%の原因によってもたらされると述べている(いわゆる**80対20の法則**)。パレート図は，「きわめて重要な少数」の原因と「とるに足りない多数」の原因を視覚的に表現するように設計されている。パレート図が有効なのは，可能性のある対策が多数あり，QIチームが

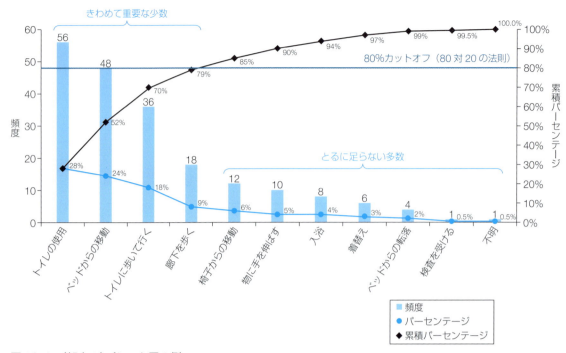

図 12-4 （架空の）パレート図の例

最も改善効果の高いものを選択したい場合である。言い換えれば，これらの図表は，優れた優先順位設定ツールとなりうる（Chambers et al., 2014）。

パレート図は，横軸に棒グラフを並べ，それぞれが問題の原因（または要因）を表す（**図 12-4**）。左側の縦軸には頻度（ある原因が問題を引き起こした回数）が，右側の縦軸には累積パーセンテージが描かれる。「原因」（棒グラフ）は左から右へ頻度の高い順に並べられている。各棒に対応する点が追加され，その点を結ぶことで要因による累積パーセンテージが連続して示される。**図 12-4** の架空の例は，患者の転倒の 80％ 近くが，患者が 4 つの活動をしているときに起きていることを示している。

👉 パレート図を活用した質改善プロジェクト例

Merkel ら（2014）は，NICU における予定外抜管を減らすために，PDSA モデルを用いた QI プロジェクトを実施した。予定外抜管が発生する原因をパレート図を用いて分析した。彼らは，患者ケア手法（例：吸引，再ポジショニング），患者の動き，およびテープ固定の失敗が，予定外抜管の 70〜80％ を占めていることを発見した。

ヒント

パレート図は，Microsoft Excel などの表計算ソフトで作成することができる。

■ 質改善プロジェクトのデザイン

ほとんどの QI プロジェクトでは，バイアスや誤解を招く危険性のある単純なデザインを使用している。現実の医療現場でのプロジェクト実施は，強力なデザインの使用が困難なことがあるがより厳密なアプローチを推進する人々（**改善科学**を提唱する人々）は，QI チームにより強力なデザインを検討するよう促している。

QI の分野では無作為化比較試験（RCT）は稀ではあるが，存在する。Portela ら（2015）は，改善介入を初期のエビデンスに基づいて広く実施することを検討している場合，RCT は特に適してい

ると指摘している。

👉 質改善のための無作為化比較試験の例

INTERACT（INTErventions to Reduce Acute Care Transfers）という公開されている QI プログラムは，介護施設入居者の急変の特定と管理を改善し，入院を回避することに焦点を当てている。看護師研究者を含むチームが，85 の老人ホームで INTERACT プログラムの無作為化実装試験を実施した（Kane et al., 2017）。

　しかし，ほとんどの QI チームは，システムやケアプロセスの変更の効果を検証するために，準実験的なデザインに頼っている。特に QI 介入を実施した後の主要なアウトカムの変化を測定する事前事後測定デザインはよく見られるが，これはきわめて弱いデザインである。例えば，集団やアウトカムにおける経年的な傾向を考慮することができない。

　QI 介入を実施していない施設と比較する不等価対照群デザインは，より強力なデザイン選択肢である。Portela ら（2015）は，適切な比較対象を見つけるのは難しいことを認めつつも，規模や場所などの表面的な特徴だけで比較対象を選択しないよう警告している。すなわち，「適切な特徴の選択は，介入に関与する変化のメカニズムと，それらがどのように機能するかについての環境の影響（例：組織文化）に関しての仮説に基づいて行われるべきである」（Portela et al., 2015, p. 348）。

　時系列型デザインは，QI 介入効果から季節的または周期的な効果を選別するのに特に有用である。時系列測定デザインでは，介入導入の前後に複数回の測定を行い，長期間にわたってアウトカム・データを収集する。従来の時系列デザインではサンプルサイズが膨大になるが，多くの QI プロジェクトは，統計的プロセス制御 statistical process control（SPC）を使っている。SPC は，しばしば QI に対するシックスシグマのアプローチと関連しているが，他の改善モデルでも使用されている。SPC では，コントロールチャート control chart を用いて，関心のあるアウトカムの変動を時系列にマッピングするが，一般的には

既存の医療記録からのデータが使われる（Polit & Chaboyer, 2012）。

　図 12-5 は，看護師主導の質改善プロジェクトで使用された SPC コントロールチャートの例である。Gillespie ら（2019）は，手術チームにおけるノンテクニカルスキル（コミュニケーション，チームワーク，意思決定）の向上を目的としたトレーニングの介入を実施した。手術チームは，介入前の約 25 週間と介入後の 20～25 週間，ノンテクニカルスキル習熟度測定スコア（NOTECS）を観察，評価された。図 12-5 は，QI 介入を受けた 4 つの外科チームのうちの 1 つである心臓チームの平均得点をプロットしたものである。SPC 手法を学んでいなくても，このグラフから，介入導入後にノンテクニカルスキルの顕著な向上が観察されることが容易にわかる。これらの改善は，SPC のルールにより統計的に有意であった。

　SPC は複雑なテーマであり，基本的な統計的原理を理解することが必要である。

👉 統計的プロセス制御を用いた質改善プロジェクト例

Brown ら（2016）は，救急部における急性喘息の小児患者へのステロイド剤投与の適時性を改善するために，看護師主導の QI 介入を検証した。彼らは統計的プロセス制御を用いて，介入前の 12 か月間と介入実施後の 12 か月間において投与までの時間を検討した。

■ 質改善と測定

　質改善は，QI の取り組みが良好な変化をもたらしたかどうかを評価するチームの能力にかかっている。医療パフォーマンスの変数を測定することは，質改善に不可欠である。実際，測定が改善を促すと言われることもある。

　米国では，全米医療の質フォーラム（NQF）が，質改善のためのパフォーマンス測定の承認に重要な役割を担っている。NQF の各指標は 4 つの基準を用いて慎重に評価される。すなわち，医療の質に対する指標の重要性，指標の信頼性と妥当性のエビデンスに基づく科学的健全性（第 15 章参照），ユーザーにとっての指標の使いやすさと関

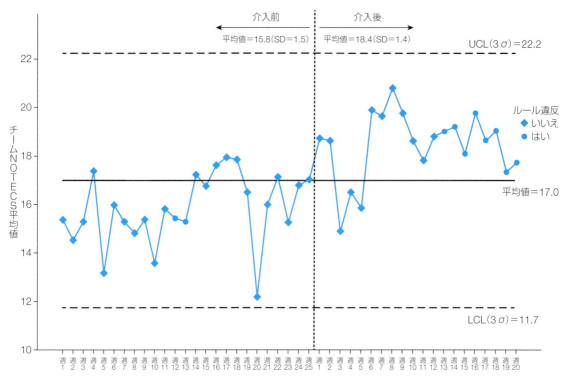

図12-5 ノンテクニカルスキル習熟度測定スコア(NOTECS)の平均得点を，心臓チームの介入前25週間と介入後20週間でプロットした統計的プロセス制御(SPC)チャートの例

〔Gillespie, B., Harbeck, E., Kang, E., Steel, C., Fairweather, N., Panuwatwanich, K., & Chaboyer, W. (2019) Effects of a brief team training program on surgical teams' nontechnical skills: An interrupted time-series design. *Journal of Patient Safety*. doi: 10.1097/PTS. 0000000000000361 より許可を得て転載〕

連性，過度な負担なしにデータを収集できる実行可能性である。

NQFは，アウトカム研究に関連して第11章で論じたDonabedian(1987)の枠組みを基に，5つのカテゴリーで測定法を推奨している。その5つのカテゴリーとは以下のとおりである。

- **プロセス指標**：ある行動が完了したか，または適切な手順が踏まれ正しく実行されたかどうかを捉えるもの
- **構造的指標**：医療従事者が患者をケアする状況を反映するもの(例：人員配置)
- **アウトカム指標**：ケアの実際の結果を捉えるもの(これらは通常，医療機関が改善において最も関心をもつ指標である)
- **患者経験指標**：患者のケアに対する考え方を捉えるもの
- **複合的指標**：複数のパフォーマンス指標を組み合わせたもの

> **ヒント**
> 第11章で述べたように，NQFは看護に鋭敏な指標を承認するのに時間がかかっているが，QI活動でリーダー的役割を果たす看護師が増えるにつれて，その状況は変わっていくと思われる。

QIプロジェクトのためのデータを電子カルテelectronic health records(EHR)から取得することが多くなっている。しかし，行為とアウトカムを文書化するのに膨大な時間を必要とすること，EHRに質指標が含まれていないこと，EHRの構造上や表示上の課題，欠損データの問題，データ抽出のためのリソースの利用可能性の問題など，複数の研究者がEHRデータを用いることの課題についての懸念を示している(Baernholdt et al., 2018; Samuels et al., 2015)。EHRをQIニーズに対応させるような相当な進歩が今後起こることが

予想される。有望な傾向として，複雑な情報を伝えるためのデータの可視化に対する関心が高まっている(Caban & Gotz, 2015; Monsen et al., 2015)

ヒント

多くの QI プロジェクトでは，質的データと量的データの両方を収集するミックス・メソッド・デザインを採用している。質的方法は，特に計画段階と，QI チームが次に何をすべきかを検討する「改善 Act」段階において適している。

質改善研究の批判的評価

Box 12-1 では，質改善の研究報告を批判的に評価するためのいくつかの問いを提示している。雑誌のページ数の制限から，研究報告書には QI プロジェクトのすべての側面について豊富な記述がない場合がある。特に，多くの QI に関する研究報告では，対象となる問題の根本原因を特定するために使用したツールについてあまり詳しく説明しておらず，その代わり，導入した介入策と，介入策の評価において学んだことに焦点を当てて

いる。しかし，なぜその介入がアウトカムの改善につながると信じたのかについて，著者らがその論理的根拠(理論的説明)を示すことが理想的であり，その論理的根拠から結果の解釈が導かれるべきである。

研究調査と同様に，QI プロジェクトのデザインは，構成概念妥当性，統計的結論妥当性とともに，内的妥当性を査定するために精査されなければならない。読者が自分の環境で同様の質改善戦略が機能するかを査定できるように，研究報告書にはその状況に関するかなり詳細な情報を提供することが理想的である。

研究例

ここでは，看護教育者のリーダーシップのもとで行われた質改善プロジェクトについて紹介する。

研究タイトル：新生児患者ケア病棟における CBC 凝固率の低減(McCoy, Tichon, & Narvey, 2016)

背景：カナダのウィニペグにあるヘルスサイエンスセンターでは，NICU と中間ケア施設の乳児の毛細血管採血をベッドサイドの看護師が行うことが義務付けられていた。採血後，看護師は

Box 12-1　質改善研究の批判的評価のためのガイドライン

1. 問題の性質と重要性は適切に記述されたか？ QI 活動の目的は明確だったか？
2. プロジェクトは，類似の問題に対する解決策について，既存のエビデンスを活用したか？ その取り組みは，変革の理論と結びついていたか？
3. QI チームには誰が参加したか？ 多職種間連携はプロジェクトの重要な側面であったか？
4. 問題の根本的な原因を特定するために，どのような方法が用いられたか？ その方法は適切だったか？
5. どのような QI モデル(例：リーン，PDSA)を使用したか？ それは適切に使用されたか？
6. どのような具体的な QI 介入が実施されたか？ その介入は，他の人が再現できるように十分に記述されていたか？
7. QI の変更の効果を査定するために，どのような研究デザインを使用したか？ そのデザインは結果に関する代替説明を排除したか(すなわち，内的妥当性の検証は良好であったか)？ 統計的プロセス制御が用いられた場合，介入の前後で十分なデータ収集ポイントがあったか？
8. QI の取り組みの効果を査定するために，どのようなアウトカム指標が使用されたか？ これらの指標は適切だったか？ また，指標が良質であることを示すエビデンスがあったか？
9. 結果は明確に説明されたか？ 結果の解釈は，使用した方法の厳密さと一致していたか？
10. QI 研究の一般化に関する限界について言及されたか？

分析のために血液標本を検査室に送った。しかし，標本が凝固していると，ラボは全血球計算（CBC）分析を行うことができず，看護師は再度採血をしなければならなかった。看護師たちは，自分たちの血液凝固率が高いことに気づき，苛立ちを覚えた。このセンターの看護教育担当者は，システム全体の分析と迅速なサイクルのQIプロジェクトに着手することを決定した。

QIの取り組み：QIチームには，看護教育者，患者ケアマネージャー，検査室のスタッフ2名，および穿刺針と採血管を供給する会社の製品担当者が含まれていた。彼らはまず採血のプロセス図を作成し，このプロセスの根本原因分析を行った。その後3年間にわたり，2つの新生児ケアエリアにおける血液凝固率を，当初観察された30％から7〜10％に減らすことを主目標に，いくつかの介入策が導入された。

PDSAサイクル：ベッドサイド採血のプロセスを継続的に改善するために，PDSAモデルを使用した。4つの迅速なPDSAサイクルが実施された。McCoyらの論文には，4つのサイクルの各段階で実施されたアクションが詳述されている。ここでは，2012年5月に開始され，2012年12月までに完了した最初のサイクルの見どころをいくつか紹介する。

- **計画 Plan**：看護師と検査室スタッフは，潜在的な寄与要因に対処するための計画を策定した。チームは，血液サンプルを検査室に送るための移送プロセスを調査するよりも，採血方法と看護師のスキルに焦点を当てて介入することがより適切であると判断した。
- **実行 Do**：実践を伴う教育セッションを開発し，看護師に提供するとともに，情報提供用のポスターを作成した。
- **研究 Study**：メーカー担当者が来て，看護師のベッドサイドでの採血方法を観察し，フィードバックした。CBC凝固の定期的なデータ収集が始まった。
- **改善 Act**：検査室のスタッフは，前向きな変化をもたらすためには，CBC凝固率の継続的なモニタリングとともに，さらなる教育や実地訓練が必要であるとチームに伝えた。こ

れが，PDSAの第2サイクルにつながった。

結果：血液凝固率は，QI活動開始時の30％から4サイクル後には14％に減少した。著者らは，「現職のスタッフナースのための年2回の教育および新規採用ナースや学生ナースのオリエンテーションに，多面的な教育が組み込まれたことにより，CBCの血液凝固率は経過とともに減少し続けた」（McCoy, Tichon, & Narvey, 2016, p.1）と記している。

🖌 要点

- 医療における質改善 quality improvement（QI）とは，医療専門家の協力によって，患者のアウトカムを改善し，システムのパフォーマンスを向上させるための変更を行う取り組みである。

- 改善科学 improvement science とは，ヘルスケアのプロセスやアウトカムの向上をもたらすための，系統的で厳密なエビデンスの生成と評価を探究する学問分野である。

- 研究はQIプロジェクトとは別物と考えられているが，QIはもはや「限られた場 local」だけの事業とは考えられていないため，その区別は曖昧になりつつある。QIプロジェクトは学術誌で報告されることが増え，エビデンスに基づく質改善 evidence based quality improvement（EBQI）の他の場面での利用促進を目指して，QI研究から得られたエビデンスはシステマティックレビューでも焦点を当てられている。

- 米国では，IOMの『Quality Chasm』報告書をきっかけに，系統的な医療の改善や，継続的質改善 continuous quality improvement（CQI）を促すという質管理の考え方が注目されるようになった。看護師は，改善科学においてますます重要な役割を担うようになっている。

- さまざまなタイプのQI介入が実施されている。それには，医療従事者教育，医療従事者リマインダー，医療従事者フィードバック，患者教育，患者リマインダー，自己管理のための患者サポート，ケースマネジメントとケアコーディネーション，経済的インセンティブなどがある。

- 質改善モデルは，その多くが産業界で生まれた
ものであるが，医療分野でも利用されている。
リーン・アプローチ Lean approach（**トヨタ生
産システム**としても知られる）は，無駄，非効
率，重複を排除しようとするものである。目標
は，継続的な改善と作業方法の標準化である。
- 故障モード影響解析（FMEA）モデルとは，問題
が発生する前にそれを特定し，防止するための
系統的なアプローチである。FMEA プロジェ
クトでは，次のような疑問に対する答えを探
す。何が問題なのか？ なぜ問題が発生するの
か？ また，問題が発生した場合，どのような
影響が考えられるか？
- シックスシグマ Six Sigma は，プロセスを標準
化し，ばらつきを減らすために考案されたアプ
ローチである。このモデルは，5 つのステップ
（DMAIC）を含んでいる。それは，定義 define，
測定 measure，分析 analyze，改善 improve，
そしてコントロール control である。
- 医療現場で最も広く使われている QI モデル
は，Plan-Do-Study-Act（PDSA）〔または Plan-
Do-Check-Act（PDCA）〕と呼ばれ，改善と検
証の迅速なサイクル rapid cycles を複数回行う
ものである。PDSA サイクルは，FOCUS のス
テップによって導かれる。それは，改善すべき
プロセスを見つける（F），チームを編成する
（O），プロセスに関する現在の知識を明らかに
する（C），ばらつきや質不良の原因を理解する
（V），改善すべきプロセスの一部を選択する
（S）。
- QI 研究の計画段階において，チームは，フ
ローチャート，プロセスマップ，根本原因分析
root cause analysis（RCA）の方法など，さまざ
まなツールを使用することができる。RCA は，
プロセスの根本的な欠陥を見直し，理解するた
めの取り組みである。
- RCA のツールの 1 つに 5 Whys というものが
ある。これは，「なぜ why」を何度も問いかけ
ながら，問題の根本的な原因を探っていくもの
である。
- フィッシュボーン分析 fishbone analysis も
RCA ツールの 1 つで，問題の原因となりうる
ものを魚の骨格に見立てて図式化するものであ

る。
- パレート図 Pareto chart は，問題の原因を発
生率の高い順に視覚的に描写したものである。
パレート図は，QI 活動の優先順位付けを容易
にする。いわゆる **80 対 20 の法則**は，問題の約
80% は約 20% の原因に起因すると予想される
ことを明瞭に表現したものである。
- QI 研究の多くは，さまざまなバイアスや交絡
因子のリスクを伴う弱い事前事後測定デザイン
を用いている。QI に適した強力なデザインの
1 つが時系列デザインで，これは統計的プロセ
ス制御 statistical process control（SPC）と呼ば
れる分析戦略でよく使用される。
- SPC では，QI 介入を導入する前後で多くの
データ収集ポイントを設け，対象とするアウト
カムの変動を経時的にマッピングするコント
ロールチャート control chart を使用する。
- QI プロジェクトでは，質的データと量的デー
タの両方を収集することができるが，QI プロ
ジェクトではパフォーマンス指標が重要な役割
を果たし，それらのパフォーマンス指標はます
ます電子カルテ（EHR）から抽出されるように
なってきている。

文献

Baernholdt, M., Dunton, N., Hughes, R., Stone, P., & White, K. (2018), Quality measures : A stakeholder analysis. *Journal of Nursing Care Quality, 33*, 149–156.

Batalden, P., & Davidoff, F. (2007). What is "quality improvement" and how can it transform healthcare? *Quality and Safety in Healthcare, 16*, 2–3.

Bodenheimer, T., & Sinsky, C. (2014). From triple to quadruple aim : Care of the patient requires care of the provider. *Annals of Family Medicine, 12*, 573–576.

Brown, K., Iqbal, S., Sun, S., Fritzeen, J., Chamberlain, J., & Mullan, P. (2016). Improving timeliness for acute asthma care for paediatric ED patients using a nurse-driven intervention : An interrupted time series analysis. *BMJ Quality Improvement Reports, 5*, u216506.w5621.

Caban, J., & Gotz, D. (2015). Visual analytics in healthcare — opportunities and research challenges. *Journal of the American Medical Informatics Association, 22*, 260–262.

Centers for Medicare & Medicaid Services. (2003). *Quality improvement organization manual.* Downloaded December 30, 2018, Retrieved from https://www.cms.gov/Regulations-and-Guidance/Guidance/Manuals/Downloads/qio110c16.pdf.

Chambers, C., Petrie, J., Lindsie, S., & Makic, M. B. (2014). How to use quality improvement processes to implement evidence-based practice. In Fink, R., Oman, K., & Makic, B. B. (Eds.). *Research & evidence-based practice manual* (3rd ed. pp. 37–48). Aurora, CO : University of Colorado Hospital Authority.

Coles, E., Wells, M., Maxwell, M., Harris, F., Anderson, J., Gray, N., ... McGillivray, S. (2017). The influence of contextual factors on healthcare quality improvement initiatives: What works, for whom and in what setting? *Systematic Reviews, 6*, 168.

DeRosier, J., Stalhandske, E., Bagian, J., & Nudell, T. (2002). Using health care Failure Mode and Effect Analysis: The VA National Center for Patient Safety's prospective risk analysis system. *The Joint Commission Journal on Quality Improvement, 27*, 248-267.

DiLibero, J., DeSanto-Madya, S., Dottery, R., Sullivan, L., & O'Donoghue, S. (2018). Improving the accuracy of delirium assessments in neuroscience patients. *Dimensions of Critical Care Nursing, 37*, 27-34.

Donabedian, A. (1987). Some basic issues in evaluating the quality of health care. In Rinke, L. T. (Ed.), *Outcome measures in home care* (Vol. I, pp. 3-28). New York: National League for Nursing.

Downey, E., Pan, W., Harrison, J., Poza-Juncal, E., & Tanabe, P. (2017). Implementation of a Schedule II patient agreement for opioids and stimulants in an adult primary care practice. *Journal of Family Medicine and Primary Care, 6*, 52-57.

Finkelman, A. (2018). *Quality improvement: A guide for integration in nursing*. Burlington, MA: Jones & Bartlett.

Gallo de Moraes, A., O'Horo, J., Sevilla-Berrios, R., Iacovella, G., Lenhertz, A., Schmidt, J., ... Jensen, J. (2018). Expanding the presence of primary services at rapid response team activations: A quality improvement project. *Quality Management in Health Care, 27*, 50-55.

Gillespie, B., Harbeck, E., Kang, E., Steel, C., Fairweather, N., Panuwatwanich, K., & Chaboyer, W. (2019). Effects of a brief team training program on surgical teams' nontechnical skills: An interrupted time-series design. *Journal of Patient Safety*. doi:10.1097/PTS.0000000000000361.

Hassan, A., Rajamani, A., Fitzsimons, F. (2017). The MOVIN' project (mobilisation of ventilated intensive care patients at Nepean): A quality improvement project based on the principles of knowledge translation to promote nurse-led mobilization of critically ill ventilated patients. *Intensive & Critical Care Nursing, 42*, 36-43.

Haxby, E., & Shildham, C. (2018). How to undertake a root cause analysis investigation to improve patient safety. *Nursing Standard, 32*, 41-46.

Hughes, R. G. (2008). Tools and strategies for quality improvement and patient safety. In Hughes, R. G. (Ed.). *Patient safety and quality: An evidence-based handbook for nurses*. Rockville, MD: Agency for Healthcare Research and Quality.

Institute for Healthcare Improvement. (2005). *Going Lean in health care*. Cambridge, MA: IHI.

Institute for Healthcare Improvement. (2017). *Quality essentials Toolkit*. Cambridge, MA: IHI.

Institute of Medicine. (1999). *To err is human: Building a safer health system.* Washington, DC: National Academies Press.

Institute of Medicine. (2001). *Crossing the quality chasm: A new health system for the 21st century*. Washington, DC: National Academies Press.

Institute of Medicine. (2003). *Health professions education: A bridge to quality*. Washington, DC: National Academies Press.

Johnson, J. (2012). Quality improvement. In Sherwood, G. & Barnsteiner, J. (Eds.), *Quality and safety in nursing: A competency approach to improving outcomes* (pp. 113-132). New York: John Wiley & Sons.

Johnson, J. E., Smith, A., & Mastro, K. (2012). From Toyota to

the bedside: Nurses can lead the Lean way in health care reform. *Nursing Administration Quarterly, 36*, 234-242.

Kane, R., Huckfeldt, P., Tappen, R., Engstrom, G., Rojido, C., Newman, D., ... Ouslander, J. (2017). Effects of an intervention to reduce hospitalizations from nursing homes: A randomized implementation trial of the INTERACT program. *Journal of the American Medical Association Internal Medicine, 177*, 1257-1264.

Kieran, M., Cleary, M., DeBrun, A., & Igoe, A. (2017). Supply and demand: Application of Lean Six Sigma methods to improve drug round efficiency and release nurse time. *International Journal for Quality in Health Care, 29*, 803-809.

Kuwaiti, A. A., & Subbarayalu, A. V. (2017). Reducing patients' falls rate in an academic medical center (AMC) using Six Sigma "DMAIC" approach. *International Journal of Health Care Quality Assurance, 30*, 373-384.

Lavoie-Tremblay, M., O'Connor, P., Biron, A., Lavigne, G., Fréchette, J., & Briand, A. (2017). The effects of the Transforming Care at the Bedside Program on perceived team effectiveness and patient outcomes. *Health Care Management, 36*, 10-20.

Marshall, M., Pronovost, P., & Dixon-Woods, M. (2015). Promotion of improvement as science. *The Lancet, 381*, 419-421.

McCoy, J., Tichon, T., & Narvey, M. (2016). Reducing CBC clotting rates in the neonatal patient care areas. *BMC Quality Improvement Reports, 5*, u215456.w4946.

Merkel, L., Beers, K., Lewis, M., Stauffer, J., Mujsce, D., & Kresch, M. (2014). Reducing unplanned extubations in the NICU. *Pediatrics, 133*, e1367-e1372.

Monsen, K., Peterson, J., Mathiason, M., Kim, E., Lee, S., Chi, C., & Pieczkiewicz, D. (2015). Data visualization techniques to showcase nursing care quality. *Computers, Informatics, Nursing, 33*, 417-426.

Morris, P. E., & Dracup, K. (2007). Quality improvement or research? The ethics of hospital oversight. *American Journal of Critical Care, 16*, 424-426.

National Learning Consortium (2013). *Continuous quality improvement (CQI) strategies to optimize your practice*. Washington, DC: NLC.

Ouslander, J., Naharci, I., Engstrom, G., Shutes, J., Wolf, D., Rojido, M., ... Newman, D. (2016). Hospital transfers of skilled nursing facility (SNF) patients within 48 hours and 30 days after SNF admission, *Journal of the American Medical Directors Association, 17*, 839-845.

Phelan, S., Lin, F., Mitchell, M., & Chaboyer, W. (2017). Implementing early mobilization in the intensive care unit: An integrative review. *International Journal of Nursing Studies, 77*, 91-105.

Phillips, J., & Simmonds, L. (2013). Using fishbone analysis to investigate problems. *Nursing Times, 109*, 18-20.

Policicchio, J., & Dontje, K. (2018). Diabetes training for community health workers on an American Indian reservation. *Public Health Nursing, 35*, 40-47.

Polit, D., & Chaboyer, W. (2012). Statistical process control in nursing research. *Research in Nursing & Health, 35*, 82-93.

Portela, M., Pronovost, P., Woodcock, T., Carter, P., & Dixon-woods, M. (2015). How to study improvement interventions: A brief overview of possible study types. *BMJ Quality & Safety, 24*, 325-336.

Powell, B., Gilbert, E., & Volsko, T. (2016). Reducing unplanned extubations in the NICU using Lean methodology. *Respiratory Care, 61*, 1567-1572.

Pyzdek, T., & Keller, P. (2014). *The Six Sigma handbook* (4th ed.). New York: McGraw Hill.

Rhodes, C., Bechtle, M., & McNett, M.（2015）. An incentive pay plan for advanced practice registered nurses: Impact on provider and organizational outcomes. *Nursing Economic$, 33*, 125-131.

Samuels, J., McGrath, R., Fetzer, S., Mittal, P., & Bourgoine, D.（2015）. Using the electronic health record in nursing research: Challenges and opportunities. *Western Journal of Nursing Research, 37*, 1284-1294.

Seidl, K., & Newhouse, R.（2012）. The intersection of evidence-based practice with 5 quality improvement methodologies. *Journal of Nursing Administration, 42*, 299-304.

Shirey, M., Hauck, S., Embree, J., Kinner, T., Schaar, G., Phillips, L., ... McCool, I.（2011）. Showcasing differences between quality improvement, evidence-based practice, and research. *Journal of Continuing Education in Nursing, 42*, 57-68.

Shojania, K., & Grimshaw, J.（2005）. Evidence-based quality improvement: The state of the science. *Health Affairs, 24*, 138-150.

Skela-Savič, B., MacRae, R., Lillo-Crespo, M., & Rooney, K.（2017）. The development of a consensus definition for healthcare improvement science（HIS）in seven European countries. *Zdavstveno Varstvo, 56*, 82-90.

Tappen, R., Wolf, D., Rahemi, Z., Engstrom, G., Rojido, C., Shutes, J., & Ouslander, J.（2017）. Barriers and facilitators to implementing a change initiative in long-term care using the INTERACT® quality improvement program. *Health Care Management, 36*, 219-230.

Timmons, B., Vess, J., & Conner, B.（2017）. Nurse-driven protocol to reduce indwelling catheter dwell time: A healthcare improvement initiative. *Journal of Nursing Care Quality, 32*, 104-107.

Ting, H., Shojania, K., Montori, V., & Bradley, E.（2009）. Quality improvement: Science and action. *Circulation, 119*, 1962-1974.

United States Code of Federal Regulations, 45CFR 46.102（d）. http://www.hhs.gov/ohrp/humansubjects/guidance/45cfr46. Accessed July 23, 2019.

Yakov, S., Birur, B., Bearden, M., Aguilar, B., Ghelani, K., & Fargason, R.（2018）. Sensory education on the general milieu of a high-acuity inpatient psychiatric unit to prevent use of physical restraints: A successful open quality improvement trial. *Journal of the American Psychiatric Nurses Association, 24*, 133-144.

第13章 量的研究における標本抽出

　研究者は，ほとんどの場合，標本からデータを取得する。例えば，入院患者のための新しい転倒予防プログラムの効果を検証する場合，研究者は世界中の**すべての**入院患者はもちろんのこと，ある病院の**すべて**の患者でさえ対象にすることなく結論に達する。しかし，研究者は，不備のある標本に基づいて結論を出さないように注意しなければならない。

　量的研究者は，統計的結論の妥当性を満たし，使用した標本を超えて結果を一般化することができるように標本を抽出しようとする。彼らは，参加者をどのように選択し，何人含めるかを事前に特定する標本抽出計画 sampling plan を作成する。これに対して質的研究者は，データ収集の過程で標本抽出について決定し，異なる基準を用いて標本抽出の適切性を評価する。この章では，量的研究のための標本抽出について論じる。

標本抽出の基本概念

　まず，標本抽出に関連するいくつかの用語を紹介する。これらの用語は，主に量的研究で使用されるが，それに限らず使われている。

■ 母集団

　母集団 population（PICO の問いの「P」）とは，研究者が関心をもつ対象の全集合体のことである。例えば，米国の博士号をもつ看護師を研究する場合，母集団は，米国の登録看護師（RN）であり，かつ博士号，DNSc.，DNP，またはその他の博士レベルの学位をもつすべての米国市民と定義できる。その他の例として，2019 年にメモリアル病院で心臓手術を受けた全患者，スウェーデンで過敏性腸症候群をもつすべての女性，またはカナダで嚢胞性線維症をもつすべての小児などが母集団となる可能性がある。母集団は人間に限定されるものではない。母集団は，特定の研究室のすべての血液標本であるかもしれない。基本単位が何であれ，母集団は関心のある要素から成る集合体である。

　標的母集団と対象母集団を区別することが有用な場合がある。対象母集団 accessible population は，設定された基準に適合し，アクセス可能な対象の集合体である。標的（目標）母集団 target population は，研究者が調査し一般化したいと思う事例の集合体である。標的母集団はカリフォルニア州のすべての糖尿病患者から成るかもしれないが，対象母集団はロサンゼルスのクリニックで治療を受けているすべての糖尿病患者から成るかもしれない。研究者は通常，対象母集団から標本抽出を行い，標的母集団への一般化を目指す。

ヒント

　量的研究者の多くは，標的母集団を特定したり，結果の一般化可能性について議論したりすることを怠っている。看護実践のためのエビデンスは，特定の臨床の母集団に関する研究から得られるものでなければならない。したがって，研究の計画および報告において，対象となる母集団を慎重に検討する必要がある。

■ 適格基準

　研究者は，誰が母集団に含まれるかを定義する基準を明示しなければならない。米国の看護学生という母集団について考えてみよう。この母集団は，あらゆる種類の看護プログラムの学生を含むだろうか？　米国の看護プログラムに在籍している外国人学生は対象となるだろうか？　研究者は，ある個人が母集団の一員として分類されるか，さ

れないかを判断することができる正確な基準を示さなければならない。母集団の特徴を特定する基準は、適格基準 eligibility criteria または選択基準 inclusion criteria という。時には、母集団は、人々がもってはならない特性(すなわち、除外基準 exclusion criteria)の観点からも定義される。例えば、英語を話せない人を除外するように母集団を定義することがある。

母集団の定義を考える際、結果として得られる標本が、関心のある母集団の構成概念の良い典型となりうるか検討することが重要である。適格基準と母集団の構成概念がうまくマッチしていれば、研究の構成概念妥当性は高まる。

もちろん、研究の適格基準は、実質的な懸念事項とは別の考慮すべきことを反映することが多い。適格基準は、以下を反映するかもしれない。

- **費用**:基準によっては、費用の制約を反映するものもある。例えば、英語が話せない人々が除外されている場合、研究者がそのような人々に関心がないのではなく、通訳や多言語を話すスタッフを雇う余裕がないからかもしれない。
- **実施上の制約**:地方の人々や聴覚障害者を含めるのが難しいなど、実施上の制約がある場合もある。
- **研究に参加する人々の能力**:健康状態によって参加できない場合がある。例えば、認知障害がある人や、昏睡状態にある人や病状が不安定な人などは除外されるかもしれない。
- **デザインに関する検討事項**:第10章で述べたように、交絡変数をコントロールする手段として、均質な母集団を定義することが有利な場合がある。

母集団を定義するために用いられる基準は、結果の解釈と一般化可能性に影響を与える。実際、無作為化比較試験(RCT)の標本抽出計画に関する懸念が高まっているのは、介入を最も必要とする人々に結果を適用できなくするような除外基準(例:合併症を有する人々を除外)がしばしば用いられるからである。除外基準は、第31章で述べるように、外的妥当性を犠牲にして内的妥当性を強化したいという願望を反映しているかもしれない。

い。

👉 選択基準・除外基準の例

WarrenとKent(2019)は、心臓集中治療中の患者を対象に、排便管理プロトコルが臨床医のコンプライアンスと患者のアウトカム(例:便秘や下痢の発生率)に与える影響を調査した。患者は、集中治療室での滞在時間が72時間以上であり、18歳以上であることが条件とされた。腸や胃の手術歴、脊髄損傷、ストーマ造設、腸閉塞など、多くの除外基準を設けた。

■ 標本と標本抽出

標本抽出 sampling とは、母集団全体を代表するような事例を選び出し、母集団に関する推論を可能にするプロセスである。標本 sample は、母集団の要素 elements の一部であり、データを収集する最も基本的な単位である。看護研究において、それは通常、人間である。

標本と標本抽出計画は、その質においてさまざまである。**量的調査の標本を査定する際に重要なのは、標本の代表性とサイズの2点である。**代表的な標本 representative sample とは、その主要な特性が母集団の特性に近いものをいう。患者を対象とした研究で母集団が男性50%、女性50%であれば、代表的な標本は同様の性別分布をもつだろう。標本が母集団を代表していない場合、研究の外的妥当性と構成概念妥当性が危険にさらされる。

ある種の標本抽出方法は、他の方法よりも標本抽出のバイアスが生じにくいが、それでも代表的な標本が保証されるわけではない。研究者は、誤差が生じうる状況下で活動している。量的研究者は、誤差を最小限に抑え、可能であれば、その影響の大きさを推定するために努力している。

標本抽出デザインは、確率標本抽出と非確率標本抽出に分類される。確率標本抽出(無作為抽出) probability sampling では、要素を無作為に抽出する。確率標本抽出では、母集団のある要素が標本に含まれる確率を特定することができる。確率標本抽出においては、標本の代表性に大きな信頼を置くことができる。非確率標本 nonprobability sample では，要素は非無作為な方法によって抽出（有意抽出）される。非確率標本では，各要素が標本に含まれる確率を推定する方法はなく，通常，すべての要素が含まれるという保証もない。

■ 層

母集団を下位集団や層 strata から構成されていると考えることが有益な場合がある。層とは，1つ以上の特性によって定義された，母集団の互いに排他的な部分のことである。例えば，母集団が英国のすべての登録看護師であるとしよう。この母集団は，性別（男性，女性，その他）に基づき，3つの層に分けることができる。あるいは，40歳未満の看護師と40歳以上の看護師の2つの年齢層を設定することも可能である。標本抽出では，標本の代表性を高めるために，層化がよく用いられる。標本抽出デザインに層を用いると，異なる特徴をもつ人々に対して結果が異なるかどうかを確認するために，サブグループのデータ分析を容易にすることもできる。

■ 段階的な標本抽出

標本は，多段階にわたって抽出されることがあり，それを多段抽出 multistage sampling という。最初の段階では，大きな単位（病院や老人ホームなど）が選択される。そして，次の段階で，より小さな単位（例：個人）が標本抽出される。段階的標本抽出では，確率標本抽出と非確率標本抽出を組み合わせることが可能である。例えば，第一段階では，調査地を意図的（非無作為）に選択することができる。次に，選択された場の人々を無作為に選択することができる。

■ 標本抽出のバイアス

母集団の全員を研究する余裕があることはめったにない。標本からかなり正確な情報を得ることは可能だろうが，標本から得られるデータには誤りがある**可能性がある**。研究に参加してくれる人を100人見つけるのは簡単かもしれないが，母集団から偏りのない100人の部分集合を選ぶのはなかなか難しい。**標本抽出のバイアス** sampling bias とは，リサーチクエスチョンに関わる特性において，標本集団が系統的に過大または過小に

代表することをいう。

意図的なバイアスが生じる抽出の例を挙げよう。看護師のタッチに対する患者の反応を調査することにして，適格基準を満たした最初の50人の患者を募集するとしよう。しかし，Z氏は看護スタッフに敵対的であるという理由で，標本から除外することにした。また，配偶者を亡くしたばかりのX夫人も標本から除外することにした。このような特定の人を除外する決定は，真の適格基準を反映するものではない。看護師のタッチに対する反応（アウトカム変数）は，患者の看護師に対する感情や情動状態に影響される可能性があるため，このような決定はバイアスにつながる可能性がある。

しかし，標本抽出のバイアスは，無意識に生じることが多い。例えば，看護学生の研究において，看護学校の図書館に入ってくる学生10人目ごとに系統的にインタビューしたとする。年齢，性別，特徴に関係なく10人目ごとに集めても，標本は図書館によく通う人に偏ってしまう。

> **ヒント**
>
> インターネット調査は，地理的に分散している人々に配信できる点で魅力的である。しかし，コンピュータやインターネットに容易にアクセスでき，快適に利用できる人々が母集団でない限り，このような調査には固有のバイアスが存在する。

標本抽出のバイアスは，部分的には母集団の均質性に起因する。すなわち，母集団の要素が，主要な属性についてすべて同じであれば，どの標本も同じように適したものになる。実際，母集団が完全に均質（ばらつきが全くない）であれば，1つの要素で十分であろう。多くの生理学的な属性については，ある程度高い均質性を仮定することができるかもしれない。例えば，人の静脈内の血液は比較的均質であるため，1つの血液標本で十分であろう。しかし，ほとんどの人間の属性については，均質であることはほとんどない。年齢，ストレス，回復力など，これらの属性はすべて均質ではない。母集団にばらつきがある場合は，可能

第13章 量的研究における標本抽出 **257**

な限り標本に同様のばらつきを反映させる必要がある。

非確率標本抽出

非確率標本抽出(有意抽出)では,確率標本抽出と比べ,代表的な標本が得られる可能性が低くなる。この事実にもかかわらず,看護学やその他の健康分野の研究の大部分は,非確率標本抽出に頼っている。

■ 便宜的標本抽出

便宜的標本抽出 convenience sampling は,便宜的に集めやすい人々を参加者として採用することをいう。例えば,地元の青少年団体から学生を募って,思春期のリスクテイキングに関する研究を行う場合は,便宜的標本抽出である。便宜的標本抽出の問題点は,参加する人々が重要な変数に関して母集団を必ずしも代表しないことである。

特定の特徴をもつ人を探すために,新聞に広告を出したり,診療所に掲示したり,ネット上のソーシャルメディアにメッセージを投稿したりすることがある。このような「便宜的な convenient」アプローチは,バイアスを生む可能性がある。なぜなら,掲示された告知に反応する人は,ボランティアをしない人あるいは告知を見ない人と異なる可能性があるためである。

雪だるま式標本抽出 snowball sampling(**ネットワーク・サンプリング**,**連鎖式標本抽出**とも呼ばれる)は,便宜的標本抽出の異形である。この方法では,初めの標本メンバー(**シード** seeds と呼ばれる)に,適格基準を満たす他の人々を紹介するよう依頼する。この方法は,この方法でなければ見つけにくい特徴をもつ母集団(例:悪夢を繰り返し見る人々)の場合に使われることが多い。

便宜的標本抽出は,最も弱点の大きい標本抽出である。不均質な母集団においては,バイアスのリスクが最も大きい方法である。一方で,便宜的標本抽出は,多くの分野で最もよく使われている方法である。

☞ **便宜的標本抽出の例**

Dev ら(2019)は,ニュージーランドにおいて専門職者間で共感に対する障壁に違いがあるかについて調査した。研究者は,1,700 人の看護師,医師,医学生からなる便宜的標本を募集した。

ヒント

ホームレスや注射薬使用者などの**隠れた母集団**を標本抽出する厳密な方法が出現している。このような母集団に対しては,標準的な確率抽出は不適切であるため,雪だるま式標本抽出の異形である **RDS 法** respondent-driven sampling と呼ばれる方法が開発された。RDS 法は,従来の雪だるま式標本抽出とは異なり,数学的モデルに基づいて相対的な選択確率を査定することができる(Magnani et al., 2005)。RDS 法に関する詳細な情報は,McCreesh ら(2012,2013)が説明している。

■ 割り当て標本抽出

割り当て標本 quota sample とは,研究者が母集団の層を特定し,各層から必要な参加者の数を決定するものである。母集団の特徴についての情報を使うことで,研究者は母集団での多様な層の割合に応じて,標本に含まれるようにすることができる。

例えば,AIDS 患者と接することについて看護学生の態度を調査することに関心があるとしよう。対象母集団は,500 人の学部生がいる看護学校で,100 人の標本が必要である。最も簡単な方法は,教室で質問紙を配布し,便宜的標本抽出を行うことである。しかし,男子学生と女子学生では態度が異なるのではないかと考えたとしよう。便宜的標本抽出では,男性が多すぎたり,女性が多すぎたりする結果になるかもしれない。**表13-1** は,母集団(第 2 列)と便宜的標本(第 3 列)の性別分布を示した架空のデータである。この例では,便宜的標本抽出では,男性が少なくなっている。しかし,標本に両方の層から適切な数の人が含まれるように,「割り当て quotas」を設定することができる。**表13-1** の右端の列は,割り当て

表 13-1　母集団，便宜的標本，割り当て標本の層における学生の人数と百分率

層	母集団	便宜的標本	割り当て標本
男性	100（20%）	5（5%）	20（20%）
女性	400（80%）	95（95%）	80（80%）
合計	500（100%）	100（100%）	100（100%）

表 13-2　母集団，便宜的標本，割り当て標本における，AIDS ユニットで働くことを希望する学生

	母集団	便宜的標本	割り当て標本
希望する男性（人）	28	2	6
希望する女性（人）	72	9	13
希望者総数	100	11	19
全学生数	500	100	100
希望する人の割合	20%	11%	19%

標本に必要な男女の人数を示している。

　標本抽出のバイアスの危険性については，具体的な例で説明するとよくわかるだろう。調査参加者に対する重要な質問が，「あなたは AIDS 患者専用のユニットで働く意思はありますか？」であったとしよう。母集団の中で「はい」と答える学生の数と割合を，**表 13-2** の 1 列目に示す。これは架空の数値であり，ポイントを説明するために示している。母集団では，男性（28/100）は女性（72/400）よりも AIDS 専用ユニットで働くことに意欲的であると回答する可能性が高いが，便宜的標本では正しく反映されていない。その結果，この重要な質問に対する母集団と標本の値は食い違うことになった。すなわち，便宜的標本の結果（11%）に比べて，母集団では，ほぼ 2 倍（20%）の学生が AIDS 患者を担当することに好意的である。割り当て標本（19%）では，母集団の意見をよりよく反映していた。実際の研究では，便宜的標本による歪みはこの例よりも小さい場合もあるが，もっと大きい場合もある。

　層化は，この架空例の性別のように，アウトカムに重要な違いを反映する変数に基づいて行われるべきである。年齢，民族性，性別，教育，医学診断名などの変数が良い層化変数となるだろう。

　割り当て標本抽出は，便宜的標本抽出と同様の手順である。下位標本集団は，母集団の層から便宜的に抽出された標本からなる。例えば，**表 13-1** にある 100 人の学生の標本は，母集団 500 人からの便宜的な標本である。割り当て標本の 20 人の男性は母集団の 100 人の男性からの便宜的な標本である。割り当て標本抽出は，便宜的標本抽出と同様の弱点をもつことがある。例えば，割り当て標本抽出によって，65 歳から 80 歳の男性 10 人にインタビューする場合，老人ホームから参加者を得ることが最も便利な方法かもしれない。しかし，この方法では，地域で自立して生活する男性高齢者を代表することはできない。

　このような限界はあるものの，割り当て標本抽出は便宜的標本抽出よりも優れた方法である。割り当て標本抽出には，高度な技能や多くの労力は必要ない。便宜的標本抽出を用いている多くの研究者は，割り当て標本抽出を有効に利用できるだろう。

☞ **割り当て標本抽出の例**

　Butler ら（2017）は，家庭内での喫煙と肺がんの心配や知覚リスクとの関連を調査した。彼らは，ケンタッキー州の 515 人の自宅所有者を標本として抽出した。彼らは，家族に喫煙者がいる人といない人が半数ずつになるように割り当て標本抽出を用いた。

■ 連続標本抽出

　連続標本抽出 consecutive sampling では，一定の期間にわたって，または指定のサンプルサイズに達するまで，適格基準を満たす**すべての人々**を対象母集団から募集する。例えば，集中治療室（ICU）患者における人工呼吸関連肺炎の研究では，対象母集団が特定の病院の ICU の患者であれば，連続標本は 6 か月間にその ICU に入院したすべての適格基準を満たす患者とするかもしれない。あるいは，サンプルサイズを 250 とすると，ICU に入室した 250 人の患者を対象とするかもしれない。

　連続標本抽出は便宜的標本抽出よりはるかに優れた方法で，特に，季節やその他の時間的な変動を反映する潜在的なバイアスに対処するために十分な標本抽出期間が必要な場合はよいだろう。対象母集団のすべての人々に一定期間にわたって研

究への参加を呼びかけるなら，バイアスのリスクは大幅に減少する。連続標本抽出は，対象母集団への「順次登録 rolling enrollment」がある場合の標本抽出デザインとして，良い選択となる。

> 👉 **連続標本抽出の例**
>
> Madi と Clinton (2018) は，がん治療を受ける子どもたちの痛みとその機能的能力への影響について研究した。彼らは，レバノン小児がんセンターで治療を受けている 62 人の子どもたちについて連続標本抽出を用いた。

■ 有意標本抽出

有意標本抽出 purposive sampling は，母集団に関して研究者がもつ情報を利用して抽出を行うものである。研究者は，例えばデルファイ調査のように，調査中の問題について特に知識があると判断される人々を意図的に選択するかもしれない。欠点は，この方法では標本が母集団を代表しない可能性があることである。有意標本抽出は，2 段階の標本抽出において，効果的に使われることがある。例えば，まず母集団の多様な特徴を反映するような場所を有意に標本抽出し，その後，連続標本抽出などの方法で対象者を抽出することができる。

> 👉 **有意標本抽出の例**
>
> Hewitt と Cappiello (2015) は，米国の看護教育における意図しない妊娠への予防とケアに不可欠なコンピテンシーを特定するために，看護師専門家によるデルファイ調査を実施した。有意標本抽出を用いて，米国全 50 州を代表する 100 名のパネリストを募集した。

■ 非確率標本抽出の評価

ある種の連続標本は別として，非確率標本が母集団を代表することはほとんどない。母集団のすべての要素が標本に含まれる可能性がない場合，ある部分は系統的に代表性を欠くことになるだろう。標本抽出に偏りがある場合には，結果が誤って導かれることもあり，母集団に一般化しようとする努力は見当違いなものになる可能性がある。

とはいえ，非確率標本抽出は，その実用性から今後も主流であり続けるだろう。確率標本抽出は時間，スキル，リソースを必要とするため用いることができない場合がある。しかし，非確率標本抽出の代表的な方法である便宜的標本抽出は，代表性を高めるための明確な努力をしない限り，避けるべきである。量的研究者が，母集団の代表性を高めることを目的とした抽出方法を用いることで，一般化できる標本を得ることができると私たちは主張したい (Polit & Beck, 2010)。

割り当て標本抽出法は，母集団の主要な層における代表性を確保することを目指したものであり，便宜的標本抽出よりはるかに優れた抽出方法である。もう 1 つの一般化可能性を高めるための戦略は，意図的なマルチサイト標本抽出である。例えば，便宜的標本抽出によって，社会経済的に異なることが知られている 2 つのコミュニティから標本を得ることで，その標本は低階級および中流階級の両方の経験を反映することができる可能性がある。言い換えれば，母集団が不均質であることがわかっている場合には，標本に重要なバリエーションを取り込むための手段を講じる必要があるということである。

たとえ便宜的標本抽出を用いた 1 か所での研究であっても，より母集団の特徴を反映するように標本を追加することが可能である。例えば，母集団の半分が男性であることがわかっている場合，研究者は標本の約半分が男性であるかどうかを確認し，男性の割合が少ない場合はさらに募集をかけ必要数の男性を確保することができる。

非確率標本抽出を使う量的研究者は，特に代表性を意図的（有意的）に高める努力をしない場合には，推論を誤る可能性がある。量的研究において，意図的アプローチは通常高く評価されないが，研究エビデンスを実際の臨床場面に適用するためには大いに役立つ。

確率標本抽出

確率標本抽出とは，母集団から無作為に要素を抽出することである。無作為標本抽出 random sampling は，母集団の各要素が等しく独立した

確率で選択されるようなプロセスを含む。確率標本抽出は複雑で専門的なトピックである。上級者向けには Thompson（2012）などの著書でさらに詳しく解説されている。

ヒント

　無作為標本抽出は，実験計画法（第9章）で説明した無作為割り付けと混同されるべきでない（しかし，しばしば混同される）。無作為割り付けは，人々を異なる療法に無作為に割りつけるプロセスである。無作為割り付けは，RCTに参加する人々がそもそもどのように選択されたかということとは無関係である。実際，RCTで無作為標本抽出が用いられることはほとんどない。

■ 単純無作為標本抽出

　最も基本的な確率標本抽出は，**単純無作為標本抽出** simple random sampling である。単純無作為標本抽出を用いる研究者は，**標本抽出枠** sampling frame を設定する。それは，標本が無作為に選ばれる対象リストを指す専門用語である。コネチカット大学の看護学生が対象母集団であれば，それらの学生の名簿が標本抽出枠となる。標本抽出の単位が台湾の 300 床以上の病院であれば，そのような病院すべてのリストが標本抽出枠となる。母集団を既存の標本抽出枠から定義することもある。例えば，標本抽出枠として有権者登録リストを使用したい場合，「地域住民」を投票登録を行った住民と定義する必要がある。

　標本抽出枠がつくられると，要素に連続番号が付けられる。その後，乱数表やコンピュータ・ソフトウェアを用いて，希望するサンプルサイズの無作為標本抽出を行う。50 人の母集団に対する標本抽出枠の例を**表 13-3** に示す。20 人を無作為に抽出するとしよう。無作為抽出の開始位置を決めるために，目をつぶって乱数表のどこかに指を置いて 01 から 50 の間の 2 桁の数字を見つける。ここでは，**表 9-2**（176 頁）の乱数表の最初の 2 桁の数字，46 から始めたとすると，その数字に対応する人，D. Abraham は研究に参加する最初の人として選ばれる。05 番の H. Edelman が 2 番目に選ばれ，23 番の J. Yepsen が 3 番目に選ばれ

表 13-3　単純無作為抽出の標本抽出枠の例

①.	N. Alexander	㉖.	C. Ball
2.	D. Brady	27.	L. Chodos
3.	D. Carroll	28.	K. DiSanto
4.	M. Dakes	29.	B. Eddy
⑤.	H. Edelman	㉚.	J. Fishon
⑥.	L. Forester	㉛.	R. Griffin
7.	J. Galt	32.	B. Hebert
8.	L. Hall	㉝.	C. Joyce
9.	R. Ivry	㉞.	S. Kane
10.	A. Janosy	35.	C. Lace
11.	J. Kettlewell	36.	M. Montanari
12.	L. Lack	37.	B. Nicolet
⑬.	B. Mastrianni	㊳.	T. Opitz
⑭.	K. Nolte	39.	J. Portnoy
15.	N. O'Hara	40.	G. Queto
16.	T. Piekarz	41.	A. Ryan
⑰.	J. Quint	42.	S. Singleton
⑱.	M. Riggi	㊸.	L. Tower
19.	M. Solomons	44.	V. Vaccaro
20.	S. Thompson	㊺.	B. Wilmot
㉑.	C. VanWagner	㊻.	D. Abraham
22.	R. Walsh	47.	V. Brusser
㉓.	J. Yepsen	48.	O. Crampton
㉔.	M. Zimmerman	49.	R. Davis
25.	A. Arnold	㊿.	C. Eldred

る。このプロセスは，20 人の参加者が選ばれるまで続けられる。選ばれた番号を**表 13-3** に丸で囲んでいる。

　このようにして無作為に抽出された標本は，バイアスがない。無作為な標本が代表的であるという保証はないが，無作為抽出は標本と母集団の属性の違いが純粋に偶然の結果によることを保証する。サンプルサイズが大きくなるにつれ，代表しない標本が抽出される確率は低くなる。

　単純無作為標本抽出は，手間がかかる傾向がある。標本抽出枠の作成，全要素の番号付け，要素の抽出は，母集団が大きい場合は特に時間のかかる作業である。特に母集団が大きい場合，無作為標本抽出は効率が悪いため，実際にはあまり使用されていない。また，母集団のすべての要素をリストアップすることは必ずしも可能ではないので，他の方法が必要になる。

単純無作為標本抽出の例

Boamah ら (2018) は，看護管理者の変革的リーダーシップ行動に対する認識と，看護師の職務満足度および患者の安全に関するアウトカムとの関連を調査した。オンタリオ州で無作為抽出された急性期看護師 378 人が調査に参加した。

■ 層化無作為標本抽出

層化無作為標本抽出 stratified random sampling では，まず母集団を 2 つ以上の均質な層（例：性別）に分割し，そこから無作為に要素を抽出する。割り当て標本抽出とは異なり，層化無作為標本抽出では，選択を行う前に層における個人の状態を把握しておく必要があり，これが問題となることがある。患者リストや組織名簿に層化のための有意義な情報が含まれている場合もあるが，多くの場合は含まれていない。

層化無作為標本抽出の最も一般的な手法は，ある層に属する要素をグループ化し，その中から望む数の要素を無作為に抽出する方法である。例えば，**表 13-3** のリストが男性 25 人（1 番から 25 番）と女性 25 人（26 番から 50 番）から構成されているとする。性別を層化の変数として，リストの前半から 10 人，後半から 10 人を無作為に抽出すれば，男性 10 人，女性 10 人の標本を得ることができる。結局のところ，単純無作為抽出を行ったとしても，それぞれの層から 10 人ずつ抽出できたかもしれないが，それは純粋に偶然の結果である。例えば，片方から 8 人，もう片方から 12 人が抽出されていたかもしれない。層化標本抽出は，集団の異なる層の適切な代表性を保証することができる。

層化は通常，母集団を不揃いな部分集団に分割する。例えば，米国市民の母集団を層化するために人種を使用した場合，白人集団は非白人集団より大きいだろう。**比例層化標本抽出** proportionate stratified sampling では，母集団の層の大きさに比例して参加者が抽出される。もし母集団が，アフリカ系米国人 20%，ヒスパニック系 20%，アジア系 10%，白人 50% から構成される看護学校の学生である場合，この割合に基づいて 100 人の標本を選ぶとしたら，人種/民族性を層化して，それぞれの層から 20 人，20 人，10 人，50 人の学生を抽出する。

比例層化標本抽出では，層間の比較をするのに十分な数が得られない場合がある。この例では，たった 10 例に基づいて，アジア系看護学生について結論を出すのは危険である。このため，研究者は人数が大きく異なる層集団間で比較を行う場合，**不均衡標本抽出** disproportionate sampling を用いることがある。この例では，アフリカ系米国人 20 人，ヒスパニック系 20 人，アジア系 20 人，白人 40 人の学生を選ぶように標本抽出の比率を変更することもできる。このようにすれば，アジア人看護師をより適切にカバーすることができる。しかし，不均衡標本抽出を行う場合，母集団**全体**の値を最適に推定できるようにするための調整が必要となる。この調整は**重み付け** weighting と呼ばれ，標本抽出の教科書に記述されている簡単な算術計算で行うことができる。

層化無作為標本抽出を用いると，研究者は標本の代表性をより高めることができる。しかし，重要な変数に関する情報が得られないならば，それは不可能となる。さらに，層化標本は，複数の列挙されたリストから標本を抽出しなければならないため，単純無作為化標本抽出よりもさらに多くの労力と努力を必要とする。

層化無作為標本抽出の例

Willgerodt ら (2018) は，スクールナースの労働力を記述しようとした。彼らは，米国の 1,062 の公立学校からの調査データを使用した。学校の標本は，層化無作為デザインを用いて，地域，都市/農村，学校レベルに基づいて層化され抽出された。

■ 多段クラスター抽出

多くの母集団においては，すべての要素のリストを入手することは不可能である。例えば，カナダの看護学生の母集団について，無作為標本抽出のために全員をリストアップし番号を振ることは困難である。大規模な調査では，単純無作為標本抽出や層化無作為標本抽出はほとんど使われず，

通常はある集群(クラスター)の抽出から始まる多段標本抽出を使うことになる。

クラスター標本抽出 cluster sampling は，多段標本抽出の第1段として，個人を抽出するのではなく，クラスターを抽出するものである。例えば，看護学生の標本であれば，まず看護学校について無作為に標本抽出を行い，次にその学校から学生の標本抽出を行う。米国において，一般的な母集団から標本抽出する通常の手続きは，まず行政単位である国勢調査区，次に世帯，そして世帯員の順に抽出する方法である。その結果，標本抽出デザインは，段階数で表される(例：3段階標本抽出)。クラスターは，単純または層化された方法で選択することができる。例えば，看護学校を選択する場合，地理的な地域で層化することができる。

特定の対象数では，多段標本抽出は単純無作為標本抽出や層化無作為標本抽出よりも精度が落ちる傾向にある。しかし，多段標本抽出は，母集団が大きく，広範囲に分散している場合には，他のタイプの確率標本抽出よりも実用的である。

👉 **多段標本抽出の例**

Abdolaliyan ら(2017)は，イランのイスファハンに住む妊婦の体重コントロールにおける自己効力感の決定要因を探索した。研究者はまず，イスファハンの5つの地区からそれぞれ2つの保健所を無作為に抽出した。そして，各保健所から20人の妊婦の医療記録を無作為に抽出し，これらの女性に研究への参加を依頼した。

■ 系統標本抽出

系統標本抽出 systematic sampling は，リストからk人目のケースを抽出する方法で，例えば患者リストの10人番目の人，または25番目の人など，リストから一定の間隔で標本を抽出する。この抽出を標本抽出枠に適用すると，以下の手法で実質的に無作為に標本を抽出することができる。

望ましいサンプルサイズを，ある数(n)に設定する。母集団の大きさ(N)がわかっているか，推定する必要がある。Nをnで割ることにより，標本抽出間隔(k)が求められる。標本抽出間隔

sampling interval とは，抽出される要素間の標準的な距離をいう。例えば，母集団 40,000 から 200 の標本がほしい場合，標本抽出間隔は次のようになる。

$$k = 40,000/200 = 200$$

つまり，リスト上の 200 番目ごとの要素が標本として抽出されることになる。最初の要素は無作為に選択する必要がある。例えば，乱数表から無作為に 73 番を選んだとしよう。すると 73 番，273 番，473 番……に該当する人が選ばれる。

系統標本抽出は，基本的に単純無作為標本抽出と同じ結果が得られるが，作業量は少なくてすむ。問題は標本抽出の間隔と同じ間隔で，ある種の要素がリストに配置されている場合に生じる可能性がある。例えば，看護職員名簿の常に 10 番目が看護師長で，抽出間隔が 10 である場合，看護師長は常に標本に含まれるか，あるいは全く含まれないかのどちらかになってしまう。幸い，この種の問題はほとんど起こらない。系統標本抽出は，層化されたリストにも適用できる。

ヒント

系統標本抽出は，店に入る人や病院を出る人の中から，k 人目の人を標本にするために使われることがある。このような場合では，母集団が店に入るすべての人や病院を出るすべての人々のように狭く定義されていない限り，標本は本質的に便宜的標本抽出となってしまう。

👉 **系統標本抽出の例**

Abera ら(2017)は，エチオピアの生徒のコンドーム使用意向を調査した。大規模な高校の生徒を抽出するために系統標本抽出を用いた。母集団は 3,674 人であった。望ましいサンプルサイズ(442)で割ると，標本抽出間隔は 8 であることがわかった。最初の生徒は無作為に選択された。

■ 確率標本抽出の評価

確率標本抽出は，代表的な標本を得るための最良の方法である。母集団内のすべての要素が等しい確率で抽出されるなら，結果として得られる標本は，母集団をよく代表する可能性が高い。もう1つの利点は，確率標本抽出により，研究者が標本誤差の大きさを推定できることである。標本誤差 sampling error とは，標本の値（例：標本の平均年齢）と母集団の値（母集団の平均年齢）の差である。

確率標本抽出の欠点は，その非現実性にある。母集団を狭く定義しない限り，確率標本抽出は不可能であり，母集団を狭く定義すると，通常「過剰 overkill」になる可能性がある。確率標本抽出は標本要素を得るための方法として好ましく，最も信頼されている方法だが，実現不可能な場合が多い。

ヒント

調査研究の目的は，母集団の有病率や平均値に関する情報を得ることであるため，調査研究において標本抽出計画の質は特に重要である。米国の国民健康調査（National Health Interview Survey）のような全国規模の調査はすべて確率標本抽出を用いている。確率標本は，介入研究ではほとんど使用されない。

量的研究におけるサンプルサイズ

量的研究者は，通常，研究の開始時にどれくらいの標本が必要かを定める。サンプルサイズの推測には検出力分析 power analysis（Cohen, 1988）という手法があるが，この手法を理解するには，ある程度の統計学的知識が必要である。本節では，初学者のためのガイドラインを提供する。上級者は，第18章または標本抽出や統計学の教科書（例：Polit, 2010）を参照するとよい。

■ サンプルサイズの基礎知識

調査に必要なサンプルサイズを示す簡単な公式はないが，一般的にはできるだけ大きな標本を使用するとよい。標本が大きければ大きいほど，母集団をより代表する傾向がある。研究者が標本データに基づいて割合や平均値を計算するときは，常に母集団の値を推定していることになる。標本が大きければ大きいほど，標本誤差は小さくなる。

これをある老人ホームの月間アスピリン使用量の例（**表13-4**）で説明しよう。母集団は表の上段に示すように，15人の入居者で，1か月あたりの平均アスピリン使用量は16.0個である。サンプルサイズを2，3，5，10として，2回ずつ計8回の単純無作為標本抽出を行った。各標本の平均値は，母集団の平均値（ここでは16.0）の推定値を表している。サンプルサイズが2である場合，推定値は8個（標本1B，平均値24.0）も，つまり母集団の値より50％も大きくなる。サンプルサイズ

表13-4 母集団と標本の値および平均値の比較：介護施設でのアスピリン使用量の例

グループの人数	グループ	個別のデータ値（前月に消費したアスピリンの数）	平均
15	母集団	2，4，6，8，10，12，14，16，18，20，22，24，26，28，30	16.0
2	標本1A	6，14	10.0
2	標本1B	20，28	24.0
3	標本2A	16，18，8	14.0
3	標本2B	20，14，26	20.0
5	標本3A	26，14，18，2，28	17.6
5	標本3B	30，2，26，10，4	14.4
10	標本4A	22，16，24，20，2，8，14，28，20，4	15.8
10	標本4B	12，18，8，10，16，6，28，14，30，22	16.4

が大きくなるにつれて，平均値は母集団の真の値に近づき，標本 A と B の推定値の差も小さくなる。このようにサンプルサイズが大きくなると，逸脱した標本を得る確率が低くなる。標本が大きくなれば，逸脱した値は相殺される機会が多くなる。検出力分析ができない場合，最も安全な方法は，実行可能な限り大きな標本からデータを取得することである。

　一方で，標本数が多ければ正確であるというわけではない。非確率標本抽出を行った場合，大きな標本でもバイアスが生じることがある。有名な例としては，雑誌『Literary Digest』が 1936 年に行った米国大統領選の世論調査がある。この調査は，Alfred Landon が Franklin D. Roosevelt を圧倒的に負かすと予測した。この世論調査には約 250 万人が参加した。この大きな標本は，大恐慌時代に電話帳と自動車登録から抽出されたもので，車や電話をもっているのは Landon を好む富裕層だけであったことから，バイアスが生じた。このように，標本が大きいからといって誤った標本抽出デザインを修正できないが，大きな非確率標本は小さな標本より望ましい。

　ほとんどの看護研究は便宜的な標本を用いており，多くは研究仮説を十分に検証するには小さすぎる標本に基づいている。研究報告には，サンプルサイズに関する正当な理由が記載されていないことがよくある。標本が小さすぎる場合，量的研究者は，たとえ**仮説が正しい場合でも**，その仮説を支持しないデータを集めてしまうリスクがあり，それによって統計学的結論の妥当性が損なわれてしまうのである。

■ 量的研究におけるサンプルサイズに影響する要因

　研究に必要な参加者数は，効果量，母集団の均質性，協力と脱落，サブグループ分析などさまざまな要因に影響される。

効果量

　検出力分析は，研究変数間の関連の強さを表す**効果量** effect size の概念に基づいている。独立変数と従属変数が強く関連していると予想できる理由がある場合，その関連を統計的に明らかにする

には比較的小さな標本でも十分であろう。しかし通常，看護介入の効果は中程度である。関連が強いと考えられる先験的な理由がない場合，小さな標本は危険である。

母集団の均質性

　母集団が比較的均質な場合は，小さな標本で十分なことがある。ばらつきが大きければ大きいほど，小さな標本ではばらつきの全範囲を十分に捉えられないというリスクが高くなる。ほとんどの看護研究では，かなりの異質性を前提とすることが最善であろう。

協力と脱落

　ほとんどの研究では，研究への参加を呼びかけた人全員が同意するわけではない。したがって，標本抽出計画を立てる際には，協力してくれそうな人の割合について，現実的でエビデンスに基づく見積もりから始めるとよいだろう。つまり，サンプルサイズが 200 でも，拒否率が 50% と予想される場合，約 400 人の対象者を募集する必要がある。

　縦断的研究では，参加者数は時間とともに減少するのが普通である。データ収集間隔が長い場合，母集団の移動性が高い場合，死亡や障害のリスクがある場合に，脱落が発生しやすい。研究者と継続的な関係があれば，参加者が脱落する可能性は低くなるかもしれないが，それが 0% であることは稀である。したがって，サンプルサイズの必要性を推定する際には，脱落を考慮する必要がある。

　脱落の問題は縦断的研究に限られるわけではない。初めは研究協力に同意した人が，その後，死亡，健康状態の悪化，早期退院，あるいは単なる心変わりなど，さまざまな理由で参加できなくなったり，参加したくなくなったりすることがある。研究者は，参加者がいなくなることを予期し，それに応じて対象者を募集すべきである。

> **ヒント**
>
> Polit と Gillespie（2009）は，100 以上の看護の RCT を検討し，ベースラインから 31～90 日

後に追跡データを収集した研究では，参加者の平均脱落率が 12.5%，最終データの収集がベースラインから 6 か月以上経過した場合は 18% であったことを明らかにした。

サブグループ分析

　研究者は，母集団全体だけでなく，サブグループについても仮説の検証をしたいと思うことがある。例えば，構造化された運動プログラムが乳児の運動能力の向上に効果的かどうかを査定したいとする。また，介入が特定の乳児(例：低出生体重児と正常出生体重児)に対して，より効果的であるかどうかを検証したい場合もある。サブグループ効果 subgroup effects を検証するために標本が分割された場合，標本は，サブグループの分析をサポートするのに十分な大きさでなければならない。

量的標本抽出計画の実施

　本節では，標本抽出計画を実施するための実践的なガイダンスを提供する。

■ 量的研究における標本抽出のステップ

　標本抽出のステップは，標本抽出デザインによって多少異なるが，一般的な手順の概要を以下に示す。

1. **母集団を特定する**：研究結果を一般化したい母集団について，明確な考えをもつことから始める必要がある。豊富なリソースがない限り，標的母集団のすべてにアクセスできる可能性は低いので，対象母集団を特定する必要がある。研究者は，対象母集団を特定することから始め，そこから標的母集団を特徴付ける最善の方法を決めることがある。
2. **適格基準を明確にする**：次に，参加資格の基準を明示する必要がある。基準は，潜在的な参加者を除外できる特性(例：きわめて健康状態が悪い，英語が読めない)に関して，できるだけ具体的に示す必要がある。基準によっては，標的母集団を再定義することが必要になる。

3. **標本抽出計画を明確にする**：次に，標本の抽出方法とその大きさを決定する必要がある。検出力分析を行い，必要な参加者数を推定できる場合は，ぜひそうすることをお勧めする。同様に，確率標本抽出が実行可能であれば，ぜひ実行すべきである。どちらもできない場合は，できるだけ大きな標本を用い，標本の代表性が確立する手段をとること(例：割り当て標本抽出または連続標本抽出)をお勧めする。
4. **標本を募集する**：次のステップは，参加希望者を募集し(必要な機関許可が得られた後)，協力を依頼することである。参加者の募集に関する問題点は，次に論じる。

■ 標本の募集

　研究への参加者を募集することには，一般的に 2 つの大きな課題がある。それは，適格な候補者を特定することと，その人々が参加するよう説得することである。研究者は，可能性のある参加者を募集するための最良の情報源を検討しなければならない。そこで，研究者は次のような質問をしなければならない：私の母集団に合致する大勢の人々はどこに住み，どこでケアを受けているのか？ その人たちに直接アクセスすることができるのか，それとも管理者を通す必要があるのか？ 1 か所で十分な人数が集まるのか，それとも複数の場が必要なのか？ 募集段階では，スクリーニングツール screening instruments を作成したほうがよい場合がある。これは，参加希望者が研究の適格基準を満たしているかどうかを研究者が判断するための簡単な様式である。

　次の課題は，適格と判断された人々の協力を得ることである。臨床試験や調査に協力してくれる人の割合が減少していることは明らかであるので，効果的な募集戦略をとることが重要である。

ヒント

　技術革新により，ある種の研究においては，標本を「購入」することが可能になった。参加者は，Amazon Mechanical Turk などのクラウドソーシング専門のプラットフォームを通じ

て募集することができる(Buhrmester et al., 2011)。例えば，Arora ら(2016)は，新生児集中治療室(NICU)における資源配分と配給の決定に関する非医療専門家の直感を，Amazon Mechanical Turk の 119 人の回答者の標本を使って探索した。臨床試験の募集におけるもう 1 つの革新は，**コホート多重無作為化コントロール試験デザイン**(Richards et al., 2014)と呼ばれる，異なる試験に対して無作為に選択される可能性のある参加者の大規模なプールを作成することである。

健康分野における最近の方法論研究の多くが，効果的な募集戦略に焦点を当てている。以下のような手段により参加率が向上すると言われている。それは，対面での募集，複数回の連絡および依頼，金銭的および非金銭的な報酬，簡潔なデータ収集，参加者にとって関連性が高いと思われる質問の組み込み，匿名性の保証，および尊敬する人物または機関による研究の推奨などである。研究者は，患者を研究プロセスに関与させることでリクルート効果も期待しているが，そのような取り組みが成功するかどうかというエビデンスはまちまちである(Brett et al., 2014)。

参加者の募集は，研究者が予想するよりも遅れることが多い。このため，当初の計画が楽観過ぎたことが判明した場合に備えて，追加の参加者を募集するための代替案を計画しておくとよい。例えば，適格基準を緩和する，参加者を募集できる別の機関を特定する，参加したくなるような報酬を提供する，募集期間を長くするなどの対応が考えられる。このような計画を最初に立てておくと，望ましくないサンプルサイズに妥協しなければならない可能性は低くなる。

■ 標本からの一般化

理想的には，標本は対象母集団を代表し，対象母集団は標的母集団を代表するものである。強力な標本抽出計画を用いることで，研究者はこの理想の前半部分が実現されたと考えられるだろう。しかし，理想とされる後半部分は難しい。例えば，ボストンの糖尿病患者は，米国の糖尿病患者を代表しているのだろうか？ 研究者は，母集団

との類似性を査定するに当たって判断力を働かせなければならない。

最善のアドバイスは，現実的かつ保守的であること，そして挑戦的な問いを立てることである。すなわち，対象母集団が標的母集団を代表していると仮定することは妥当か？ どのような点で違う可能性があるか？ そのような違いは結論にどのような影響を与えるか？ 違いが大きい場合は，結果を意味のある形で一般化できるような，より限定された標的母集団を特定することが賢明であろう。

結果の一般化可能性に関する解釈は，標本の特徴を母集団の特徴と比較することによって強化することができる。標本抽出のバイアスを評価するために，母集団の特性に関する公表された情報を利用できる場合がある。例えば，シカゴの低所得層の子どもを調査する場合，米国国勢調査局から低所得層の子どもの顕著な特徴(例：人種/民族，年齢分布)に関する情報をインターネットから入手できる。母集団の特性と標本の特性を比較し，その違いを考慮し結果を解釈することができる。

👉 標本と母集団の特徴を比較する例

Griffin, Polit, Byrne(2008)は，9,000 人の看護師から無作為に抽出された 300 人以上の小児科看護師を対象に調査を実施した。標本の人口統計学的特性(例：性別，人種/民族，学歴)を，全国を代表する看護師標本の特性と比較した。

標本抽出の重要なトピックについては，さらに学びを深めることをお勧めする。例えば，Sousaら(2004)は，便宜的標本が母集団を代表しているかどうかについての結論を導き出すための示唆を与えている。Greenhouse ら(2008)は，臨床試験データから，彼らが「一般化可能性判断 generalizability judgements」と呼ぶものを実施するためのアプローチについて記述している。Sen ら(2016)は，研究の適格基準が一般化可能性にどのような影響を与えるかを探索するために，多特性指標を提案した。

標本抽出計画の批判的評価

研究がもたらすエビデンスの質について結論を出す際には，標本抽出計画を注意深く精査する必要がある。標本が少なすぎたり，標本抽出にバイアスがあったりすると，得られた結果は誤解を招いたり，単なる間違いとなるかもしれない。

研究の標本抽出計画を評価する際には，2つの問題を考慮する必要がある。1つ目は，研究者が標本抽出の戦略を適切に記述しているかどうかである。看護研究の研究報告書は，標本抽出計画に関する記述が不十分であることがわかっている（例：Suhonen et al., 2015）。研究報告書には，以下のような記述が含まれることが理想的である。

- 使用した標本抽出方法の種類（例：便宜的標本抽出，単純無作為標本抽出）
- 研究母集団と標本抽出のための適格基準
- 参加者数とサンプルサイズの根拠，検出力分析を行ったか否かを含む
- 標本メンバーの主な特徴（例：年齢，性別，病状）と，理想的には母集団の特徴の説明
- 研究への参加を辞退した潜在的参加者の数と特性，および/または，その後のデータ収集に参加しなかった潜在的参加者の数および特性

標本についての記述が不十分だと，研究者が適切な標本抽出を行ったかどうか，結論が出せないかもしれない。また，記述が不完全だと，そのエビデンスが臨床で使えるかどうかがわからない。

標本抽出計画は，研究の構成概念妥当性，内的妥当性，外的妥当性，統計学的結論の妥当性への影響に関して詳細に検討されるべきである。標本が少ない場合，統計学的結論の妥当性が損なわれる可能性がある。適格基準を厳しくすれば，内的妥当性は高まるが，構成概念妥当性や外的妥当性が損なわれる可能性がある。

研究の標本が母集団を適切に表しているかどうかを確実に知ることはできないが，標本抽出デザインが弱い場合やサンプルサイズが小さい場合は，何らかのバイアスを疑うべきである。研究者は，バイアスのリスクが高い標本抽出計画を採用

するのであれば，読者が正しい結論を導けるように，バイアスの方向と程度を推定するための措置を講じ，その情報を提供する必要がある。

厳密な標本抽出計画を立てても，研究への参加を呼びかけた人全員が同意しない場合（ほとんどの場合そうであるが），標本にバイアスが生じる可能性がある。母集団の一部が参加を拒否した場合，たとえ確率標本抽出を用いたとしても，標本にバイアスが生じる可能性がある。研究報告には，回答率 response rates（サンプリングされた人数に対して研究に参加した人数の割合），および参加者と参加を拒否した人の違いを反映する非回答バイアス nonresponse bias（回答バイアスとも呼ばれる）についての情報を提供する必要がある。縦断的研究では，脱落のバイアスを報告する必要がある。

研究の評価においては，研究された標本から対象母集団へ，また対象母集団から標的母集団へ知見を一般化することが妥当かどうかについて結論を出すことが重要である。標本抽出計画に欠陥がある場合，別の標本で研究を再現することなく結果を一般化することは危険かもしれない。

Box 13-1 は，量的研究報告の標本抽出計画を批判的に評価する指針になる問いを示している。

研究例

ここでは，看護の量的プロジェクトの標本抽出計画例について，少し詳しく紹介する。

研究：Barbara A. Mark 博士が作成したデータセットを使用したいくつかの研究

目的：Mark 博士は国立看護研究所（NINR）の資金援助を受けて，Outcomes Research in Nursing Administration Project-II（ORNA-II）と呼ばれる大規模多施設共同研究を開始した。その全体的な目的は，病院の状況や構造と，患者・看護師・組織のアウトカムとの関連を調査することだった。このプロジェクトから得られたデータは，多くの研究に利用されたが，ここではそのうちの4つを引用する。

デザイン：研究デザインは前向き相関研究である。

標本抽出計画：標本抽出は多段標本抽出であっ

268 第Ⅲ部 看護のエビデンスを創出する量的研究のデザインと実施

Box 13-1 量的な標本抽出計画を批判的に評価するためのガイドライン

1. 研究母集団は特定され，記述されたか？ 適格基準は特定されているか？ 標本抽出の手法は明確にされているか？

2. 標本と母集団の特徴（適格基準）は，母集団の構成概念に関する構成概念妥当性の推論を裏付けているか？

3. どのような標本抽出計画が用いられたか？ その標本抽出計画は，代表的な標本を得ることが期待できるものであったか？ 別の標本抽出計画であれば，より良い標本が得られたか？

4. 標本抽出が層化された場合，有用な層化変数が選択されたか？ 連続標本を用いた場合，その期間は季節的・時間的変動に対処するのに十分な長さであったか？ マルチサイト研究においては，場所の選択は代表性を高めるようなものであったか？

5. 標本の募集はどのように行われたか？ その方法は潜在的なバイアスを示唆しているか？ 募集を強化するための戦略は用いられたか？

6. 標本抽出計画以外の何らかの因子（例：低い回答率，募集の困難さ）が標本の代表性に影響を与えた可能性はあるか？

7. 研究者によって，標本抽出のバイアスや不備の可能性が指摘されていたか？

8. 標本の主要な特性（例：平均年齢，女性の割合）を記述しているか？

9. サンプルサイズは，統計学的結論の妥当性を高めるために十分な大きさか？ サンプルサイズは検出力分析やその他の根拠に基づいて正当化されたか？

10. 標本は外的妥当性の検証の推論を裏付けるか？ 研究結果は誰に対して合理的に一般化できるか？

た。第1段階では，The Joint Commission on Accreditation of Health Organizations によって認定された病院のリストから，146 の急性期病院が無作為に抽出された。対象病院は，99 床以上の許可病床を有することが条件であった。病院は，連邦政府，営利団体，精神科の施設である場合は除外された。次に，各病院から内科，外科，または内科・外科系病棟が2か所ずつ選ばれ研究に参加した。重症病棟，小児病棟，産科病棟，精神科病棟は除外された。対象となる病棟が2つしかない病院では，両方の病棟が参加した。対象となる病棟が2つ以上ある病院では，現場の研究コーディネーターが2病棟を選んだ。最終的に，143 病院の 281 病棟が研究に参加した。各病院において6か月間に3回のデータ収集が行われた。参加した各病棟で3か月以上の経験をもつすべての登録看護師が質問紙に回答するよう依頼された。回答率は，1回目 75％（4,911 人），2回目 58％（3,689 人），3回目 53％（3,272 人）であった。3回目においては，患者にも研究参加が呼びかけられた。各病棟の患者 10 名を無作為に抽出し，質問紙に回答してもらった。18 歳以上で，48 時間以上入院しており，英語を話し，読むことができ，すぐに退院する予定でない患者が対象とされた。合計 2,720 人の患者が参加し，回答率は 91 ％ であった。

主な結果：

- ORNA-Ⅱ プロジェクトのデータを用いて，Bacon, Lee & Mark（2015）は，仕事の複雑さが増すと，看護師の意思決定への参加が減少することを見出した。

- Hughes ら（2012）は，エラーに焦点を当てた分析において，マグネット認定施設の看護師は，非マグネット認定施設の看護師よりもエラーについてコミュニケーションを取り，エラーに関連した問題解決に参加する傾向があることを見出した。

- Gates & Mark（2012）は，看護師の職場における人種・民族の多様性と看護師の仕事満足度との間に正の関連を見出した。

- 誤薬の分析では，学習環境が整っている看護ユニットでは誤薬が少ないことが判明した（Chang & Mark, 2011）。

要点

- 標本抽出 sampling とは，対象の全集合である母集団 population から，研究のために一部を選択することである。要素 element とは，情報を提供する最も基本的な母集団の単位で，看護研究においては通常，人間が対象となる。

- 適格基準 eligibility criteria は，母集団の特徴を設定し，誰が研究に参加できるか，つまり，研究に含まれる人（選択基準 inclusion criteria）か除外される人（除外基準 exclusion criteria）かを判断するために使用される。

- 研究者は通常，対象母集団 accessible population から標本抽出を行うが，結果を一般化したい標的母集団 target population を特定する必要がある。

- 量的研究において，標本の重要な質の基準は，その代表性 representativeness（標本が母集団と類似しているか，バイアスがないか）である。標本抽出のバイアス sampling bias とは，母集団のある部分を系統的に過大または過小に代表することをいう。

- 非確率標本抽出 nonprobability sampling（無作為ではなく要素を抽出する方法）には，便宜的標本抽出，割り当て標本抽出，連続標本抽出，有意標本抽出などがある。非確率標本抽出デザインは実用的であるが，通常，標本抽出のバイアスが生じる可能性が高い。

- 便宜的標本抽出 convenience sampling では，最も容易に入手できる，あるいは使いやすい集団を標本として使用する。雪だるま式標本抽出 snowball sampling は，すでに標本に含まれている人々から潜在的な参加者を紹介してもらう便宜的標本抽出の一種である。

- 割り当て標本抽出 quota sampling では，母集団を均質な層 strata（下位集団）に分割して，下位集団の代表性を確保し，各層内では便宜的に抽出する。

- 連続標本抽出 consecutive sampling では，対象母集団から，一定の期間にわたってまたは指定された大きさまで，適格基準を満たすすべての人々を抽出する。

- 有意標本抽出 purposive sampling では，母集団に関する研究者の情報に基づいて，標本を手作業で選ぶ。

- 確率標本抽出 probability sampling デザインは，非確率標本抽出デザインよりも代表的な標本が得られ，標本誤差 sampling error の大きさを推定することが可能である。

- 単純無作為標本抽出 simple random sampling は，母集団の全構成員を列挙した標本抽出枠 sampling frame から無作為に抽出するものである。層化無作為標本抽出 stratified random sampling は，母集団を均質な層に分割し，そこから構成員を無作為に抽出する。標本抽出は，母集団内の下位集団の割合を反映することもあるが，下位集団の十分な標本サイズを得るために反映しないこともある。

- クラスター標本抽出 cluster sampling は，大きな単位を標本化するものである。多段無作為標本抽出 multistage random sampling では，単純無作為標本抽出または層化無作為標本抽出のいずれかにより，大きな単位（クラスター）から小さな単位（個人）へと連続的に多段的に無作為抽出される。

- 系統標本抽出 systematic sampling とは，リストからk件目ごとに抽出することである。母集団を希望するサンプルサイズで割ることにより，研究者は標本抽出間隔 sampling interval を設定し，これは選択される要素間の標準距離である。

- 量的研究において，研究者は理想的には検出力分析 power analysis を用いて必要なサンプルサイズ sample size を推定する必要がある。標本が大きいと統計学的な結論の妥当性が高まり，より代表性が高くなる傾向があるため，小さい標本よりも大きい標本が望ましいが，大きい標本でも代表性が保証されるわけではない。

- 研究参加者の募集は，ますます困難になっている。回答率 response rates が低いことが多く，標本の抽出にバイアスが生じたり，目的のサンプルサイズに達しないという問題がある。

文献

Abdolaliyan, N., Shahnazi, H., Kzemi, A., & Hasanzadeh, A.

(2017). Determinants of the self-efficacy of physical activity for maintaining weight during pregnancy. *Journal of Education and Health Promotion, 6*, 93.

Abera, H., Tamiru, F., & Kibret, G. (2017). Intention toward condom use and it associated factors among students of Debre Work Senior Secondary and Preparatory School, East Gojjam Zone, Amhara Region, Ethiopia. *HIV/AIDS, 9*, 137–143.

Arora, C., Savulescu, J., Maslen, H., Seigelid, M., & Wilkinson, D. (2016). The Intensive Care Lifeboat: A survey of lay attitudes to rationing dilemmas in neonatal intensive care. *BMC Medical Ethics, 17*, 69.

Bacon, C., Lee, S., & Mark, B. (2015). The relationships between work complexity and nurses' participation in decision making in hospitals. *Journal of Nursing Administration, 45*, 200–205.

Boamah, S., Spence Laschinger, H., Wong, C., & Clarke, S. (2018). Effect of transformational leadership on job satisfaction and patient safety outcomes. *Nursing Outlook, 66*, 180–189.

Brett, J., Staniszewska, S., Mockford, C., Herron-Marx, S., Hughes, J., Tysall, C., & Suleman, R. (2014). Mapping the impact of patient and public involvement on health and social care research: A systematic review. *Health Expectations, 17*, 637–650.

Buhrmester, M., Kwang, T., & Gosling, S. (2011). Amazon's Mechanical Turk: A new source of inexpensive, yet high-quality data? *Perspectives on Psychological Science, 6*, 3–5.

Butler, K., Rayens, M., Wiggins, A., Rademacher, K., & Hahn, E. (2017). Association of smoking in the home with lung cancer worry, perceived risk, and synergistic risk. *Oncology Nursing Forum, 44*, E55–E63.

Chang, Y., & Mark, B. A. (2011). Effects of learning climate and registered nurse staffing on medication errors. *Nursing Research, 60*, 32–39.

Cohen, J. (1988). *Statistical power analysis for the behavioral sciences* (2nd ed.). Hillsdale, NJ: Lawrence Erlbaum Associates.

Dev, V., Fernando, A., Kirby, J., & Consedine, N. (2019). Variation in the barriers to compassion across healthcare training and disciplines: A cross-sectional study of doctors, nurses, and medical students. *International Journal of Nursing Studies, 90*, 1–10.

Gates, M. G., & Mark, B. A. (2012). Demographic diversity, value congruence, and workplace outcomes in acute care. *Research in Nursing & Health, 35*, 265–276.

Greenhouse, J., Kaizar, E., Kelleher, K., Seltman, H., & Gardner, W. (2008). Generalizing from clinical trial data. *Statistics in Medicine, 27*, 1801–1813.

Griffin, R., Polit, D., & Byrne, M. (2008). Nurse characteristics and inferences about children's pain. *Pediatric Nursing, 34*, 297–305.

Hewitt, C., & Cappiello, J. (2015). Essential competencies in nursing education for prevention and care related to unintend-

ed pregnancy. *Journal of Obstetric, Gynecologic, & Neonatal Nursing, 44*, 69–76.

Hughes, L., Chang, Y., & Mark, B. (2012). Quality and strength of patient safety climate on medical-surgical units. *Journal of Nursing Administration, 42*, S27–S36.

Madi, D., & Clinton, M. (2018). Pain and its impact on the functional ability of children treated at the Children's Cancer Center of Lebanon. *Journal of Pediatric Nursing, 39*, e11–e20.

Magnani, R., Sabin, K., Saidel, T., & Heckathorn, D. (2005). Review of sampling hard-to-reach and hidden populations for HIV surveillance. *AIDS, 19*, S67–S72.

McCreesh, N., Copas, A., Seeley, J., Johnston, L., Sonnenberg, P., Hayes, R. J., ... White, R. (2013). Respondent-driven sampling: Determinants of recruitment and a method to improve point estimation. *PLoS One, 8*, e78402.

McCreesh, N., Frost, S., Seeley, J., Katongole, J., Tarsh, M., Ndunguse, R., & White, R. G. (2012). Evaluation of respondent-driven sampling. *Epidemiology, 23*, 138–147.

Polit, D. F. (2010). *Statistics and data analysis for nursing research* (2nd ed.). Upper Saddle River, NJ: Pearson.

Polit, D. F., & Beck, C. T. (2010). Generalization in qualitative and quantitative research: Myths and strategies. *International Journal of Nursing Studies, 47*, 1451–1458.

Polit, D. F., & Gillespie, B. (2009). The use of the intention-to-treat principle in nursing clinical trials. *Nursing Research, 58*, 391–399.

Richards, D. A., Ross, S., Robens, S., & Borglin, G. (2014). The DiReCT study—Improving recruitment into clinical trials: A mixed methods study investigating the ethical acceptability, feasibility and recruitment yield of cohort multiple randomised controlled trials design. *Trials, 15*, 398.

Sen, A., Chakrabarti, S., Goldstein, A., Wang, S., Ryan, P., & Weng, C. (2016). GIST 2.0: A scalable multi-trait metric for quantifying population representativeness of individual clinical studies. *Journal of Biomedical Informatics, 63*, 325–336.

Sousa, V., Zauszniewski, J., & Musil, C. (2004). How to determine whether a convenience sample represents the population. *Applied Nursing Research, 17*, 130–133.

Suhonen, R., Stolt, M., Katajisto, J., & Leino-Kilpi, H. (2015). Review of sampling, sample and data collection procedures in nursing research. *Scandinavian Journal of the Caring Sciences, 29*, 843–858.

Thompson, S. K. (2012). *Sampling* (3rd ed.). New York: John Wiley.

Warren, D., & Kent, B. (2019). Determining the impact of a bowel management protocol on patients and clinicians' compliance in cardiac intensive care. *Journal of Clinical Nursing, 28*, 89–103.

Willgerodt, M., Brock, D., & Maughan, E. (2018). Public school nursing practice in the United States. *Journal of School Nursing, 34*, 232–244.

第14章 量的研究におけるデータ収集

量的研究者は，一般的に，高度に構造化されたデータを収集する。その目標は，バイアスを減らし，分析を容易にすることで，各変数の一貫性を実現することである。本章では，構造化データの主な収集法について説明する。

データ収集計画の策定

量的研究のデータ収集においては，正確で妥当で意味のあるデータを得ることが理想である。これは挑戦的な目標であり，達成するためにはかなりの努力が必要である。本節では，データ収集計画を立てるためのステップを説明する。

■ データニーズの把握

研究者は通常，研究に必要なデータの種類を特定することから始める。量的研究において，研究者は以下のような目的のためにデータを必要とする。

1. **仮説を検証し，リサーチクエスチョンに答える**：研究者は，すべての重要な変数について，1つ以上の測定値を設定する必要がある。

> **ヒント**
>
> 研究者は，自分たちが関心をもつ「本当の」アウトカムを測定できないことがある。例えば，死亡率は重要な臨床アウトカムであるが，看護研究においては関連が直接的ではないため，使用されることはほとんどない。望ましい本来のアウトカムを用いることが困難な場合，研究者は代替アウトカム surrogate outcome を用いる。代替アウトカムは，重要な臨床事象（例：栄養失調）ではないが，そのような事象を**予測する**

もの（例：栄養補助食品の不使用）である。臨床研究において代替アウトカムの使用は避けられないが，潜在的な問題も指摘されている（例：Fleming & Powers, 2012; Weintraub et al., 2015）。

2. **標本について説明する**：通常，標本の人口統計学的および健康上の特性について情報を集める。私たちは，参加者の年齢，性別，人種または民族性，および教育または収入に関するデータを集めることをお勧めする。これらの情報は，研究結果を一般化できる母集団を理解するうえで，非常に重要である。標本に健康上の問題を抱える参加者が含まれる場合，その問題の性質に関するデータ（例：重症度，診断からの経過時間）を収集すべきである。

> **ヒント**
>
> 人口統計学的な質問を正しく尋ねることは，思っている以上に難しい。

3. **交絡変数をコントロールする**：交絡変数をコントロールするには，それを測定する必要がある。例えば，研究者は，統計的にコントロールする変数のデータを集めなければならない。

4. **潜在的なバイアスを分析する**：潜在的なバイアスを検証するためのデータを収集する必要がある。例えば，研究者は，選択バイアスや脱落バイアスを明らかにすることができる情報を収集する必要がある。

5. **サブグループ効果を理解する**：参加者の主要なサブグループについて，リサーチクエスチョンに回答することが望ましい場合が多い。

例えば，妊婦への介入が初産婦と経産婦に等しく効果的であるかどうかを知りたい場合がある。このような状況では，参加者の出産歴に関するデータを収集する必要がある。

6. **療法の忠実度を査定する**：介入研究において，意図した療法を実際に受けたかどうかのデータを集めることは有用である。

7. **経費を査定する**：介入研究（および一部の質向上プロジェクト）において，代替的介入の経費と金銭的な利益に関する情報は有用である。

8. **管理上の特徴を文書化する**：管理上の情報を集める必要がある場合が多い（例：データ収集日，参加者の連絡先など）。

必要と考えられるデータのリストはとても多く見えるかもしれないが，多くのカテゴリーは重複している。例えば，標本抽出のための参加者の特性は，バイアスの分析，交絡因子のコントロール，またはサブグループの作成によく使用される。リソースの制約により，すべての変数のデータを収集することが不可能な場合，研究者はデータの必要性に優先順位を付ける必要がある。

■ 測定の種類を選択する

必要なデータが特定できたら，各変数についてデータ収集方法（例：自己報告）を選択する必要がある。1つの研究に複数の方法（自己報告，観察，バイオマーカー，記録物）を組み合わせるのが一般的である。

データ収集の決定は，倫理的配慮（例：秘密情報の収集が正当化されるか），経費の制約，データ収集に協力するアシスタントの利用可能性，および次節で説明するその他の問題を考慮する必要がある。データ収集は，研究の中で最も経費や時間を要する部分であることが多いため，収集するデータの種類や量について妥協しなければならないこともある。

■ 測定ツールの選定と開発

基本的なデータ収集計画を決めたら，研究者は研究変数を測定するための**ツール** instruments を探す（あるいは既存の記録からデータが得られないか検討する）。その後，有用と思われるデータ収集ツールを評価する必要がある。第1に考慮すべきは，概念的な関連性である。その測定ツールは，変数の概念的定義に対応しているか？ もう1つの重要な基準は，その測定ツールが質の高いデータをもたらすかどうかである。データの質を評価するアプローチについては，第15章で説明する。その他に測定ツールを選択する際に考慮すべき要素は，以下のとおりである。

1. **リソース**：リソースの制約により，最も優れた測定ツールを使用できないことがある。直接経費（例：測定ツールの購入）がかかる場合もあるが，1人でデータを収集できない場合，最大の経費はデータ収集者の報酬になると思われる。そのような場合，測定ツールの長さ（質問項目数の多さ）が実用性に影響することがある。経費のかかる方法を用いると，他の部分で経費削減を余儀なくされる（例：標本数の縮小）可能性があるため，データ収集の経費を見積っておかねばならない。

2. **母集団に対する適切性**：測定ツールは，標的母集団の特徴を考慮して選択する必要がある。参加者の年齢と識字レベルは特に重要である。参加者の読解力に懸念がある場合は，使用予定の測定ツールの**読みやすさ**を検討する必要がある。参加者に少数民族が含まれる場合は，文化的に適切な測定ツールを見つけるよう努力する。英語を話さない参加者が標本に含まれる場合は，翻訳版が利用可能かどうかに基づいて測定ツールを選択することもある。

3. **標準値と比較**：適切な標準値をもつ測定ツールを選択することが望ましい場合がある。**標準値** norms は，特定の母集団における測定値の「標準 normal」を示すものであることから，有用な比較が可能となる。また，他の類似の研究で使用された測定ツールを選択することは，研究結果の解釈を容易にするために有利となるだろう。

4. **臨床的意義**：第21章に示すように，臨床的意義のあるアウトカムの閾値を特定するための取り組みがますます盛んになってきている。そのような閾値が確立されている測定ツール（すなわち，**最小重要変化**のベンチマークが利

用可能な測定ツール）を選択することは有益で
あろう。

5. **実施上の課題**：測定ツールには，特別な要件
があるものもある。例えば，子どもの発達状
態を測定する場合，専門的な心理学者のスキ
ルが必要となるだろう。また，測定ツールに
よっては，実施時間の制限やプライバシーな
どに関して厳しい条件が求められることもあ
る。このような場合，妥当性のある測定をす
るための要件は，研究環境の特性に合ってい
なければならない。

6. **評判**：同じ構成概念の2つの測定ツールは，
たとえ得られるデータの質は同等であったと
しても，その分野の専門家間で評判が異なる
場合がある。したがって，測定ツールを使用
した経験のある人に助言を求めることが有用
な場合がある。また，測定ツールの中には，
特別な専門家委員会によって評価されている
ものもある。例えば，米国医療研究・品質調
査機構はNational Quality Measures Clear-
inghouseを運営しており，アウトカム研究や
質改善プロジェクトに特に有用な推奨測定値
を提供している。別の例として，COMET イ
ニシアチブは，RCT で使用されるアウトカム
の測定を標準化するための取り組みである
（Williamson, 2017）。

　既存の測定ツールが適さない場合，測定ツール
を調整するか，新しい測定ツールを開発するか，
どちらかを選択しなければならないかもしれな
い。新しい測定ツールを開発することは，特に初
心者の研究者にとって，最後の手段であるべきで
ある。なぜなら，正確で妥当性のある測定ツール
を開発することは大仕事だからである（第15章参
照）。

　適切な測定ツールを見つけた場合，次のステッ
プは，おそらくその著者の使用許可を得ることだ
ろう。政府の助成金のもとに開発された測定ツー
ルは公有物であることが多いが，疑わしい場合は
許可を得るのが一番である。測定ツールの著者に
連絡すれば，その測定ツールやその質に関する詳
細な情報を求めることもできる。

> **ヒント**
>
> 　測定ツールを最終的に決定する際には，デー
> タの質と量の間のトレードオフ（すなわち，どの
> 程度のデータを収集するか）を考慮する必要があ
> るかもしれない。長い測定ツールは，参加者の
> 協力意欲を低下させる傾向があるため，妥協が
> 必要な場合は，量を犠牲にすることが望ましい。

■ データ収集パッケージの予備テスト

　新しい測定ツールを開発する研究者は，通常，
それを評価し改良できるように，厳密な予備テス
ト（プレテスト，事前テスト）pretesting を行う。
しかし，既存の測定ツールを使う場合でも，実際
の参加者と同様な人を対象に小さい標本（通常10
〜15人）で予備テストを行うのが賢明である。

　予備テストの目的の1つは，測定ツール全体を
実施するのにどれくらいの時間がかかるかを確認
することである。時間の見積もりは，インフォー
ムド・コンセントの目的，予算策定，および参加
者の負担を査定するためにも必要である。予備テ
スト（特に自己報告式の測定ツールの予備テスト）
は，以下を含む多くの目的に使用することができ
る。

- 測定ツールのうち，参加者が読みにくい，ある
  いは理解しにくい部分を特定する
- 参加者が抵抗感や不快感を抱くような質問を特
  定する
- 質問または測定ツールの順序が適切かどうか検
  討する
- データを収集する者への訓練が必要かどうかを
  判断する
- 測定値が十分なばらつきのあるデータとして得
  られるかどうかを評価する

　この最後の目的に関しては，研究者は重要な変
数に十分なばらつきがあることを確認する必要が
ある。例えば，抑うつと流産の関連についての研
究では，流産を経験した女性とそうでない女性の
抑うつを比較することになる。しかし，予備テス
トの標本全体が非常に抑うつ状態にある（あるい
は全く抑うつ状態にない）場合，その測定では抑

うつレベルの違いを検出する感度が十分ではないため，別の測定で予備テストすることが望ましい。

👉 予備テストの例

Emelonye ら（2017）は，ナイジェリアにおいて出産時の疼痛緩和のために配偶者が同席することを妨げる障壁について知るために，女性，その配偶者，助産師に調査を実施した。3つの測定ツールはすべて予備テストが行われた。研究者は「言葉の曖昧さ，質問の誤訳，回答しにくさ，質問のデリケートさ，その他気づいた問題など，質問紙法における潜在的な問題についてのフィードバック」（Emelonye et al., 2017, p. 570）を求めた。

■ データ収集の書式と手法の開発

研究者は，測定ツールを決定した後，さまざまな書式（例：適格性を査定するためのスクリーニング書式，インフォームド・コンセント書式，参加者との接触を試みた記録）の作成など，管理上のいくつかの作業に直面する。魅力的なフォーマットで読みやすく，使いやすい書式を設計することが賢明である。また，守秘義務を遵守できるように設計する必要がある。例えば，識別情報（例：氏名，住所）は切り離せるページに記録し，他のデータから分離して保管する必要がある。

ヒント

可能な限り，わざわざ一からつくり直すのはやめよう。測定ツールの開発だけでなく，書式，トレーニング教材，プロトコルの作成においても，ゼロから始める必要はほとんどない。ベテランの研究者に，借用または改変可能な資料がないか尋ねてみよう。

ほとんどの量的研究では，研究者が**データ収集プロトコル**を作成し，データ収集に使用する手法を明文化している。これらのプロトコルには，以下のようなことが記述されている。

- データ収集の条件（例：データ収集中に他の人

が立ち会うことは可能か？ データ収集はどこで行わなければならないか？）
- データ収集のための具体的な要件（例：測定ツールの順序付け，情報の記録など）
- 参加者が尋ねるかもしれない質問に対する回答（FAQ への回答）。そのような質問の例としては，次のようなものがある。この研究から得られた情報はどのように使用されるのか？ どうやって私の名前を知ったのか？ この研究にはどれくらいの時間がかかるか？ 誰がこの情報にアクセスできるのか？ 研究結果を見ることはできるか？ 苦情がある場合，誰に連絡すればよいか？ 報酬を受け取れるのか，または経費は支払われるのか？
- 参加者が取り乱したり，他の理由でデータ収集プロセスを完了できない場合に従うべき手順

研究者はまた，実際にどのようにデータを収集し，記録し，管理するかを決める必要がある。技術の進歩により新しい選択肢は増え続けており，そのいくつかについては本章で後述する。データ収集のための新しい技術に関しては，Coons ら（2015），Schick-Makaroff と Molzahn（2015），Udtha ら（2015）が提案している。

ヒント

データ収集計画の立案と，実施の過程で行われる主な行動や決定をすべて文書に記録すること。後で研究報告を書くとき，追跡研究のための助成金を要請するとき，あるいは同様の研究を行う他の研究者を支援するときに，この情報が役立つ。

構造化された自己報告式ツール

看護研究者が最も広く用いているデータ収集法は，構造化された自己報告であり，これには定型の測定ツールが含まれる。測定ツールは，対面または電話による面接において口頭で質問する場合は，**面接票（面接スケジュール）**interview schedule と呼ばれる。回答者が紙と鉛筆で記入する形式またはコンピュータ上で自ら測定ツールに記入

する場合は，質問紙 questionnaire または SAQ（self-administration of questionnaire，自記式質問紙）と呼ばれる。本節では，構造化された自己報告のための測定ツールの開発と管理について説明する。

■ 構造化された質問の種類

構造化された自己報告式ツールは，一連の質問（しばしば項目 items と呼ばれる）で構成され，質問文と，ほとんどの場合は回答選択肢 response options の両方があらかじめ決められている。参加者は，同じ質問に対して，同じ順序で，決まった回答選択肢で回答するよう求められる。構造化された測定ツールを開発する研究者は，質問の内容，形式，言葉遣いに注意深く気を配る必要がある。

自由回答式質問と選択回答式質問

測定ツールは，自由回答式質問と選択回答式質問の組み合わせによって，構造の程度は一様でない。自由回答式質問（開放型質問）open-ended questions は，人々が自分の言葉でナラティブに回答することを可能にする。「手術後，最も困難だったことは何ですか？」という質問は，自由回答式質問の一例である。質問紙では，回答者は自由回答式の項目に対して文章で回答するよう求められるため，十分な回答が書けるような余白を設ける必要がある。インタビューにおいては，回答をそのままの言葉で引用することが求められる。

選択回答式質問（閉鎖型質問）closed-ended questions では，回答選択肢があり，回答者はその中から自分の回答に最も近いものを選ぶ。選択肢は，単純な「はい」か「いいえ」（「今日，タバコを吸いましたか？」）から，意見や行動を複雑に表現するものまでさまざまである。

自由回答式質問と選択回答式質問には，どちらも長所と短所がある。良い選択回答式質問は，作成するのは難しいことが多いが，実施は簡単で，特に分析は容易になる。選択回答式質問では，研究者は各選択肢に対する回答数を集計するだけで，記述的な洞察が得られる。自由回答式の質問項目の分析は難しく時間がかかることが多い。通常は，カテゴリーを作成し，回答をカテゴリーに

割り当てるようにする。つまり，研究者は，自由回答式の回答を調査後に決めたカテゴリーに変換し，集計できるようにする。

回答者は，自由回答式質問よりも選択回答式質問のほうが一定の時間内に多く回答することができる。質問紙では，回答者は選択肢にチェックを入れるよりも，文章で回答することを嫌うかもしれない。また，回答者が言葉でうまく表現できない場合は，選択式の項目が好まれる。さらに，質問によっては，自由回答式よりも選択回答式のほうが無難なことがある。次のような例を見てみよう。

1. 昨年のあなたのご家族の総収入はいくらでしたか？
2. 昨年のあなたのご家族の総収入はどの程度でしたか？
   □ 1. 50,000 ドル未満。
   □ 2. 50,000 ドル以上 99,999 ドル未満。
   □ 3. 100,000 ドル以上。

自由回答式質問よりも，2 番目の質問のほうが回答者のプライバシーが守られ，回答しやすいだろう。

選択回答式質問の短所は，重要な回答選択肢が欠落するリスクである。このような欠落は，問題を十分に理解できなかったり，回答者が自分の立場を誤って伝えるような選択肢を選ぶことになり，明らかな誤りにつながる可能性がある。もう 1 つの問題は，選択回答式質問は表面的になりがちなことである。自由回答式質問では，回答者が言葉でうまく表現し，協力的であれば，トピックについてより豊かで充実した見解を得ることができる。研究者が回答を分類し集計することで，この豊かな反応が一部損なわれることもあるが，自由回答式の回答から直接抜粋することで，回答の趣向を伝えることができる。最後に，自分の意見を正確に反映しない回答選択肢を強制されることに抵抗を感じる人もいる。

自由回答式質問と選択回答式質問の組み合わせは，質問のデリケートさ，回答者の言語能力，使える時間などを考慮して決定される。両方の質問を組み合わせることで，それぞれの長所と短所を

補うことができる。質問紙では，回答者の筆記負担を最小限にするため，一般的に選択回答式質問を主に使用する。一方，面接票では，この2つの質問形式の組み合わせ具合はより多様になる。

選択回答式質問の特定のタイプ

選択回答式質問の分析上の利点は，説得力があることである。**表14-1**にさまざまなタイプの選択回答式質問を示したが，それらをここで説明しよう。

- **二者択一質問** dichotomous questions は，回答者に「はい/いいえ」のような2つの選択肢から選択させる質問である。二者択一の質問は，事実に関する情報を収集するために最も適している。
- **多肢選択質問** multiple-choice questions では，3つ以上の回答選択肢を提供する。研究者がより多くの情報（意見の方向性だけでなく強度についても）を得ることができるため，態度に関する質問では二者択一の質問よりも段階的な質

問が望ましい。
- **順位付け質問** rank-order questions は，回答者に概念について最も重要なものから最も重要でないものへと，連続的に順位を付けてもらう質問である。1を最も重要な概念に，2を2番目に重要な概念に，といった具合に順位を付けてもらう。順位付けの質問は有用だが，回答者の中には誤解する人もいるので，適切な指示が必要である。選択肢は，10位以内とする。
- **強制選択式質問** forced-choice questions では，回答者は対極にある立場を表す2つの文のどちらかを選ぶことになる。
- **評定尺度質問** rating scale questions は，順序付けられた次元で何かを評価するよう回答者に求める質問である。評定尺度の質問は，通常，連続で対立する極端をもつ**二極性尺度** bipolar scale である。尺度に沿って端点と，場合によっては，中間点が言葉でラベル付けされている。尺度の段階の数または得点の数はさまざまだが，中立的な中間点を設定できるように，5，7，9，11などの奇数であることが望ましいと

表14-1 選択回答式質問の例

質問タイプ	例
1. 二者択一質問	妊娠したことはありますか？ 1. はい 2. いいえ
2. 多肢選択質問	現時点で妊娠を回避することは，あなたにとってどの程度重要ですか？ 1. きわめて重要 2. 非常に重要 3. やや重要 4. 重要でない
3. 順位付け質問	人が生きていくうえで大切にしていることはさまざまです。以下は，多くの人が大切にしていることのリストです。最も重要なものには「1」を，2番目に重要なものには「2」を，といった具合に，あなたにとって重要な順序を記入してください。 ＿＿＿＿キャリア達成/仕事 ＿＿＿＿家族関係 ＿＿＿＿友情，社会的相互作用 ＿＿＿＿健康 ＿＿＿＿お金 ＿＿＿＿宗教
4. 強制選択式質問	あなたの考えに最も近いのはどちらの文ですか？ 1. 私に起こることは，私自身が行うことである。 2. 自分の人生を十分にコントロールできていないと感じることがある。
5. 評定尺度質問	0から10の尺度で，0が「非常に不満」，10が「非常に満足」です。 入院中の看護について，どの程度満足されましたか？ 　　　　0　1　2　3　4　5　6　7　8　9　10 　　非常に不満　　　　　　　　　　　　　　　非常に満足

次の質問は，あなた自身に起こった出来事についてです。これらのことが起こったのは，いつのことなのか，をお答えください。

	はい，過去12か月以内	はい，2，3年前	はい，3年以上前	いいえ，一度も
a. 誰かがあなたをいつも怒鳴ったり，わざと貶めたりしたことがありますか？	1	2	3	4
b. あなたの一挙手一投足をコントロールしようとする人がいたことはありますか？	1	2	3	4
c. 今までに，誰かに身体的危害を加えると脅されたことがありますか？	1	2	3	4
d. 今までに誰かに殴られたり，叩かれたり，蹴られたり，身体的な危害を加えられたことがありますか？	1	2	3	4

図14-1　チェックリスト（マトリックス法）の例

されている（**表14-1**の例では，評点法は11点で，0～10の番号が付けられている）。

- **チェックリスト** checklists には，同じ回答選択肢をもつ複数の質問が含まれている。チェックリストは，質問が1つの次元（通常は垂直方向）に配列され，回答選択肢がもう1つの次元に配置される二次元のマトリックスである。チェックリストは，比較的効率的で理解しやすいが，口頭で伝えるのが難しいため，インタビューよりもSAQで多く使用される。**図14-1**は，チェックリストの例を示している。

- **視覚的アナログ尺度** visual analog scale（**VAS**）は，痛み，呼吸困難，疲労などの主観的な経験を測定するために使われる。VASは1本の直線で，その端の最終点は測定される感覚や感情の極限値を示すラベルが付いている。人々は，経験した感覚の量に対応する線上の1か所に印を付けるよう求められる。慣例上，VASの尺度は100 mmである。これは，尺度の一端から線上の印までの距離を測定するだけで，0～100までの得点を簡単に導き出すことができるようにするためである。VASの例を**図14-2**に示す。

研究者は，**イベント履歴カレンダー** event history calendar を用いて活動や日付に関する情報を収集することがある（Martyn & Belli, 2002; Vanhoutte & Nazroo, 2016）。このようなカレンダーは，一方の次元に時間（通常は水平方向）を，もう一方の次元にイベントや活動をプロットした

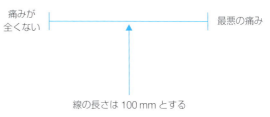

図14-2　視覚的アナログ尺度の例

マトリックスをとる。データを記録する人（参加者またはインタビュアー）は，指定されたイベントや行動の停止日および開始日を示す線を描く。イベント履歴カレンダーは，イベントの発生と順序に関する情報を過去にさかのぼって収集する際に特に適している。カレンダーは，参加者がいくつかのイベントのタイミングを他のイベントのタイミングと関連付けるのを助けるので，過去の出来事に関するデータの質が向上する。

イベント履歴のデータを過去にさかのぼって収集する代わりに，参加者に一定期間，継続的に所定の様式の**日記** diary で情報を記録してもらう方法がある。この方法は，睡眠，食事，運動行動，または症状の経験に関する量的情報を収集するためによく使用される。

👉 構造化日記の例

RhéaumeとMullen（2018）は，看護師の認知エラーとパフォーマンスに対する長時間労働と交代勤務の影響を研究した。看護師は睡眠パターンに関する情報を睡眠日誌に記録した。

合成尺度とその他の構造化された自己報告

多項目合成尺度 Multi-item composite scales は，構造化された自己報告の重要なタイプの1つである。**尺度** scale は，体重を測定する秤のように，回答者をある属性について得点化し，連続的に位置付ける。尺度は，人々の異なる態度，症状，状態，ニーズの差を量的に判別するために用いられる。医学の分野では，患者が記入する自己報告式の尺度を一般的に**患者報告アウトカム** patient-reported outcome（PRO）と呼ぶ。

リッカート尺度による相加評定尺度

広く用いられている測定技法の1つに，心理学者 Rensis Likert にちなんで名付けられた**リッカート尺度** Likert scale がある。伝統的なリッカート尺度は，あるトピックに関する見解を示すいくつかの陳述で構成されている。回答者は，項目で提示された意見にどの程度賛成か反対かを示すよう求められる。

表14-2 は，コンドーム使用に対する態度を測定するための6項目のリッカート尺度を示している。リッカート尺度は6項目以上あることが多いが，この例は単に主要な形態を示している。回答者がリッカート尺度に記入した後，その回答が得点化される。一般に，肯定的な記述には「賛成」，否定的な記述には「反対」に高い得点が付与される（ただし，尺度に肯定と否定の両方の項目を含めることの問題点については，第16章を参照）。**表14-2** の最初の文は肯定的な表現であり，同意はコンドーム使用に対する肯定的な態度を示す。したがって，この文に同意する人は，同意しない人よりも高い得点を与えられる。回答選択肢が5つある場合，強く同意する人には5点，同意する人には4点，といった具合である。2人の仮想回答者の反応をチェック印または×印で示し，項目の得点を右端の列に示している。A さんは，最初の文章には賛成なので4点を与えるが，B さんは強く反対しているので1点である。2番目の文章は否定的な表現であり，得点を逆転し，強く同意する人に1が割り当てられる。このように得点を逆転させることにより，高得点が常にコンドーム使用に対する肯定的な態度を反映する。それぞれの項目の得点を合計することによって，個人の総得点が算出できる。このような尺度は，その特徴から，**相加評定尺度** summated rating scales とも呼ばれる。両者の合計得点は，**表14-2** の下部に示したとおりである。この得点は，コンドーム使用に対して，A さん（得点＝26）は，B さん（得点＝11）と比較してはるかに肯定的な態度をもっていることを示している。

表14-2　リッカート尺度の例

得点方向[a]	項目	sa	a	?	d	sd	A さん	B さん
＋	1. コンドームを使うことは，パートナーを大切に思っていることを示している。		✓			×	4	1
－	2. コンドームの使用について話すと，パートナーは怒るだろう。				×	✓	5	3
－	3. パートナーとともにコンドームを使ったら，私はセックスをあまり楽しめないだろう。				×	✓	4	2
＋	4. コンドームは，AIDS などの性感染症対策になる。			✓	×		3	2
＋	5. 私がコンドームの使用にこだわれば，パートナーは私を尊敬するだろう。	✓				×	5	1
－	6. コンドームを使うようにパートナーに頼むことは恥ずかしくてできない。				×	✓	5	2
	総得点						26	11

[a] 研究者は，研究参加者に実施されたリッカート尺度の得点の方向を示さない。この表では，説明のために得点の方向を示しているに過ぎない。

[b] sa：強く同意する，a：同意する，？：どちらでもない，d：同意しない，sd：強く同意しない。

第14章 量的研究におけるデータ収集　279

このような尺度は，相加により，人々の観点の違いをきめ細かく識別することを可能にする。この例では，1つの質問では5つのカテゴリーに分類するが，表14-2のように6項目の尺度を相加すると，最小得点の6点(6×1)から最大得点の30点(6×5)まで，より細かな段階の評価が可能となる。

相加評定尺度は，さまざまな属性の測定に使用することができる。二極性尺度は，「賛成/反対」ではなく，「常に当てはまる/全く当てはまらない」，「きわめて可能性が高い/きわめて可能性が低い」などにも使える。優れた相加評定尺度を構築するには，かなりのスキルと労力が必要である。第16章では，そのような尺度を開発し，検証するためのステップを説明している。

🖝 リッカート尺度の例

　Romisherら(2018)は，新生児薬物離脱症候群(NAS)のケアにおける看護師の態度，知識，実践を測定するために，20項目のリッカート尺度を用いた。以下は，態度を測定する項目の例である：「NASの新生児の母親と関わることが，ストレスを感じたり不快に思ったりする」に対する回答は，**強く同意する**，**同意する**，**どちらでもない**，**同意しない**，**強く同意しない**，の5点尺度であった。

ヒント

　ほとんどの看護研究者は，独自に尺度を開発するよりも，既存の尺度を使用している。既存の測定ツールをHealth and Psychosocial Instruments(HaPI)データベースで探すこともできる。特定の構成概念に対する測定ツールのシステマティックレビューも，医学系の文献に掲載されている。例えば，Casalら(2017)は，授乳に関する態度，知識，およびサポートを測定するツールについてレビューした。

認知・神経心理学テスト

　看護研究者は，認知機能を評価したり，研究したりすることがある。認知テスト cognitive test には，いくつかの種類がある。例えば，**知能検査**

は個人の問題解決能力を総合的に評価し，**適性検査**は達成する可能性を測定する。看護研究者は，低出生体重児のような高リスク集団の研究に能力テストを使うだろう。

　認知テストには，MMSE(Mini-Mental Status Examination)のように，認知障害の可能性を検討するために特別に設計されたものもある。これらのテストでは，集中力や記憶力など，さまざまなタイプの能力を測定する。能力検査について詳しく知るには，3年ごとに更新される Buros Institute(2017)の書籍がよいだろう。

🖝 神経心理学的機能を測定する研究の例

　FrainとChen(2018)は，HIV陽性の軽度認知障害のある高齢者の認知機能を改善するための介入の効果を検証した。研究者は，介入前後の認知機能を測定するために，モントリオール認知機能評価テストを使用した。

その他の構造化された自己報告の種類

　看護研究者は，他のタイプの構造化された自己報告方法を用いることもある。以下にそれらのデータ収集方法の簡単な説明をする。

- **SD法** semantic differential scales(セマンティック・ディファレンシャル法)とは，リッカート尺度に代わる態度測定法の1つである。SD法では，回答者は概念(例：ダイエット，運動)を，良い/悪い，効果的/効果的でない，重要/重要でないといった二極の形容詞で評価するよう求められる。
- **Q分類** Q sorts では，参加者に文章が書かれたカードのセットを提供する。参加者は，最も役に立つ/最も立たない，決して真実ではない/常に真実であるなど，特定の次元に沿ってカードを並べ替えるよう求められる。
- **ビネット** Vignettes とは，(架空または実際の)出来事や状況を簡潔に描写したもので，回答者がそのような状況に置かれた場合にどのように対処するかについて，回答を求めるものである。
- **エコロジカル・モーメンタリー・アセスメント**

ecological momentary assessment（経験サンプリング法）とは，テキストメッセージなどの現代のテクノロジーを用いて，人々の現在の行動，感情，経験を，自然な状況下で，リアルタイムに繰り返し評価する方法である。

■ 質問紙法かインタビューか

データ収集計画を立てる際，研究者はインタビューと質問紙法のどちらで自己報告データを収集するかを決めなければならない。それぞれの方法には次のような利点と欠点がある。

質問紙法のメリット

自記式質問紙は，対面，郵送，インターネットなどで配布することができ，以下のような利点がある。

- **経費**：質問紙法は，インタビューと比較して，はるかに低コストである。質問紙をグループ（例：老人ホームの入居者）に配布するのは，安価で手軽である。また，一定の資金や時間があれば，インタビューよりも郵送やインターネットによる質問紙法のほうがより大規模で，地理的により多様な標本が得られる。
- **匿名性**：インタビューとは異なり，質問紙法では完全な匿名性を確保することが可能である。匿名性の保証は，デリケートな質問に対する率直な回答を得るために非常に重要である。無記名質問紙法は，社会的に好ましくない視点や特性を明らかにする回答が得られる割合が，インタビューよりも高くなることが多い。
- **インタビューアーバイアス**：インタビューアーがいないことで，インタビューアーバイアスが発生しない。理想的には，インタビューアーは中立的な立場で質問し回答を得る。しかし，この理想を実現するのは難しいことが研究で明らかになっている。回答者とインタビューアーは人間として相互作用し，この相互作用が回答に影響を与える可能性がある。

インターネットによるデータ収集は特に経済的で，誰かがデータを入力する必要がなく，直接分析に適したデータセットを得ることができる。同

じことは，コンピュータ補助による個人インタビュー法 computer-assisted personal interviews（CAPI）やコンピュータ補助による電話インタビュー法 computer-assisted telephone interviews（CATI）にも言えることである。また，インターネット調査では，参加者にカスタマイズされたフィードバックや指示を提供することで，回答の欠損を最小限に抑えることができる。

インタビューの利点

たしかにインタビューはコストがかかり，匿名性が保てず，インタビューアーのバイアスがかかるリスクもある。それにもかかわらず，インタビューは以下のような利点があるため，ほとんどの研究目的において，質問紙法よりも優れていると考えられている。

- **回答率**：回答率は，対面式のインタビューで高くなる傾向がある。郵送された質問紙や電子メールは無視しやすいかもしれないが，協力を求めるインタビューアーと話すことは拒否しにくい。よくデザインされたインタビュー調査では，通常80〜90%の回答率になるが，郵送やインターネットによる質問紙法では，たいてい50%以下にとどまる。無回答は無作為には起こらないので，低い回答率はバイアスをもたらす可能性がある。しかし，質問紙を個別に配布する場合，例えば，診療所の患者に配布する場合，非常に高い回答率を達成できることが多い。
- **参加者**：質問紙に記入することができない人が多くいる。例えば，幼い子どもや目の不自由な人，読み書きができない人などである。一方，インタビューは，ほとんどの人に実施可能である。インターネットによる質問紙法の重要な欠点は，すべての人がコンピュータにアクセスすることができ，定期的に使用しているわけではないことだが，この問題は少なくなってきている。
- **明確さ**：インタビューは，曖昧な質問や混乱を招く質問にある程度対処することができる。質問紙法では，誤解された質問は見過ごされてしまう可能性があるが，インタビューでは，必要

な説明を提供することができる。

- **質問の深さ**：質問紙から得られる情報は，インタビューから得られる情報よりも表面的になりがちであるが，これは質問紙が通常，ほとんど選択回答式質問からなることが大きな理由である。さらに，インタビュアーは，後述する**探りを入れること**によって，自己報告データの質を高めることができる。

- **情報の欠如**：質問紙法よりもインタビューのほうが，回答者が「わからない」と答えたり，質問が未回答のままになることが少ない。

- **補足データ**：対面インタビューでは，観察によって追加データを得ることができる。インタビュアーは，回答者の理解度，協力の程度，生活環境などを観察し，評価することができる。このような情報は，回答の解釈に役立つ。

対面インタビューの利点のいくつかは，電話インタビューにも当てはまる。長時間のインタビューや詳細なインタビュー，デリケートな質問は電話インタビューには適していないが，比較的短い質問内容であれば，電話インタビューは経済的で，郵送やインターネットによる質問紙よりも高い回答率を得られる傾向がある。

■ 構造化された自己報告式ツールのデザイン

本章の前半で，構造化された自己報告式ツールを開発するための主要なステップを説明したが，さらにいくつかの考慮すべき点を挙げておく。例えば，関連する構成概念は，同じ**モジュール**（構成単位）または質問領域にまとめられるべきである。例えば，面接調査票は，1つ目が人口統計的情報のモジュール，次が健康症状についてのモジュール，3つ目が健康増進のための活動というモジュールで構成できる。

心理学的に意味があり，率直に答えやすいように，モジュールの順やモジュール内の質問の配置を考える必要がある。興味深く，あまりデリケートでない質問から始めるべきである。トピックに関する一般的な質問と特異的な質問の両方が含まれる場合は，「誘導」を避けるために，一般的な質問を最初に配置するべきである。

測定ツールを使う前に，その研究の性質と目的について紹介する必要がある。インタビュー調査では，通常，紹介はインタビュアーが文字を読み上げて行われる。質問紙法では，紹介は**カバーレター**（またはカバーメール）の形で行われる。紹介は，潜在的な回答者との最初の接触となるため，慎重に作成する必要がある。**図14-3**は，郵送による質問紙法のカバーレターの例である。

測定ツールの初稿がある程度整ったら，それを質問紙構成のエキスパート，内容領域の専門家，スペルミスや文法的な誤りを発見できる人などに批判的に確認してもらうとよい。彼らからのフィードバックを測定ツールに反映させたら，予備テストを行ってみよう。

本節の残りの部分では，質の高い自己報告式ツールをデザインするためにいくつかの具体的な提案をする。より詳細については，Fowler（2014）とBradburnら（2007）の書籍を参照してほしい。

質問文の書き方のヒント

私たちは皆，質問をすることには慣れているが，研究のための質問を適切に表現することはそう簡単ではない。研究者は，質問の表現において，以下の4つの重要な事項を心にとどめておくとよい。

1. **明瞭性**：質問は，明瞭で曖昧さのない言葉で表現する必要がある。これは通常，言うは易く行うは難しである。回答者は，研究者と同じ心構えでいるとは限らない。

2. **回答者の情報提供能力**：研究者は，回答者が質問を理解することができるか，または意味のある回答を提供するのに適任かを考慮する必要がある。

3. **バイアス**：質問は，回答バイアスのリスクを最小にするような表現にする。

4. **繊細さ**：研究者は，特にプライベートな質問をする際には，回答者の状況に対して，礼儀正しく，思いやりをもって，敏感であるよう努めるべきである。

この4つの検討事項について，具体的な提案は

282　第Ⅲ部　看護のエビデンスを創出する量的研究のデザインと実施

> **オハラさんへ**
>
> 　私たちは，定年間近の男性(55〜65歳)がどのように健康を管理しているかを理解するための研究を行っています。この研究は，国立衛生研究所の出資によるもので，医療従事者があなたの年齢層の男性のニーズによりよく対応できるようにするためのものです。同封の質問紙にご記入のうえ，研究にご協力をお願いいたします。男性の健康について正確に把握するために，皆様のご意見をお聞かせください。
>
> 　あなたのお名前は，お住まいの地域の住民リストの中から無作為に抽出されました。質問紙は完全に匿名ですので，安心して率直なご意見をお聞かせください。何かご不明な点がございましたら，メール(dfp1@grifuni.edu)またはお電話(518-587-3994)にてお気軽にお問い合わせください。
>
> 　質問紙への回答は，10分ほどで終わります。返信用封筒を同封しています。5月12日までに質問紙をご返送ください。ご協力に感謝し，2ドルを同封いたします。
>
> 　この研究への参加は，完全に任意です。冊子をご返送いただくことで，研究への参加にご同意いただいたものとさせていただきます。ご協力ありがとうございました。
>
> 　　　　　　　　　　　　　　　敬具
> 　　　　　　　　　　　　　　　デニス・F・ポリット博士
> 　　　　　　　　　　　　　　　教授

図14-3　郵送による質問紙に付けるカバーレターの例
このカバーレターは，ウェブを使った調査に参加するよう人々を招待する電子メールメッセージにも容易に適用することができる。

以下のとおりである。

- 求める情報を自分の中で明確にする。「あなたは普段，いつ夕食を食べていますか？」という質問に対して，「午後6時頃」，「息子がサッカーの練習から帰ってきたとき」，「料理をしたくなったとき」などの反応が返ってくるかもしれない。質問自体に難しい言葉は含まれていないが，研究者の意図が見えないため，不明瞭な質問になっている。

- 専門用語(例：浮腫)の使用は避け，一般的な用語(例：腫れ)で問題なければ，それを使用する。対象の中で最も教育を受けていない人でも理解できるような平易な言葉を使用する。

- 回答者が，あなたが関心をよせる問題について認識しているとか，知っているとか思い込まないようにする。当然知っているべきだという印象を与えてはいけない。複雑な論点についての質問は，回答者が自分がそれを知らないことを認めても構わないような表現にすることもできる(例：「多くの人は，糖尿病のリスクを高める因子について読んだことがないと思います。あなたは何か危険因子をご存知ですか？」)。もう1つの方法は，質問に先立って，用語や論点について短く説明することである。

- 特定の答えを示唆するような誘導的な質問は避ける。「助産師が医療チームにおいて不可欠な役割を果たしている，ということに同意しますか？」というような質問は，中立的ではない。

- 可能であれば，質問自体に選択肢の幅をもたせる。例えば，「週末に早起きするのは好きですか？」という質問は，「週末は早起きするかゆっくり寝ているかどちらがよいですか？」という質問よりも「正しい」答えを示唆してしまう。

- 社会的に好ましくない行動(例：過度の飲酒)を問う質問には，選択回答式質問のほうが好ましいかもしれない。自由回答式質問で社会的に好ましくない行動をしたと答えるより，そうした行動をしたことがある欄にチェックを入れるほうが簡単だからである。論争の的になる行動が選択肢として提示されると，回答者は自分の行動がありふれたものだと考えがちになり，そのような行動を認めることが気まずくないと思うかもしれない。

- 非人称的な表現を使うほうが，正直に答えてもらうことに役立つこともある。例えば，次の2つの質問に対して，回答者に「そう思う」「そ

う思わない」を尋ねる場合を考えてみよう。(1)「私は入院中に受けた看護ケアに不満があった」。(2)「この病院の看護ケアの質は満足のいくものではない」。回答者は，非人称的な表現をとった2番目の質問のほうが，看護ケアへの不満を認めることに抵抗がないかもしれない。

回答選択肢を準備する際のヒント

選択回答式質問を用いる場合，研究者は回答選択肢を作成する必要がある。以下は，その準備のためのいくつかの助言である。

- 回答選択肢は，重要な選択肢をすべて網羅する必要がある。回答者が研究者から提供された選択肢から選ぶことを余儀なくされる場合，選択肢は合理的に網羅されている必要がある。安全策として，研究者は，選択肢の最後に「その他——具体的に書いてください」などの語句を用意している。
- 選択肢は重複がないようにする。例えば，30歳以下，30歳以上50歳以下，50歳以上というような年齢を尋ねる問いのカテゴリーは，互いに排他的ではない。ちょうど30歳か50歳の人は，2つのカテゴリーに該当してしまうことになる。
- 回答選択肢は，合理的な順序で並べる。選択肢は多くの場合，好感度，同意度，強さが低い順，または高い順に並べることが多い(例：強く同意する，同意する，など)。選択肢に「自然な」順序がない場合，アルファベット順にすることで，回答者を特定の回答に誘導することを避けることができる(例：順位付けの質問，**表14-1**参照)。
- 回答選択肢は簡潔であるべきである。1つの概念を表現するには，各選択肢に1つの文章または1つの語句で通常は十分である。回答選択肢は，ほぼ同じ長さがよい。

測定ツールの書式についてのヒント

測定ツールの体裁やレイアウトは，さほど重要でないように思われるかもしれない。しかし，デザインの悪い書式では，回答者(またはインタ

ビュアー)が混乱したり，質問を抜かしたり，答えなくてよい質問に答えてしまう結果を招く可能性がある。質問紙法では，回答者は助けを求めることができないので，書式は特に重要である。測定ツールのレイアウトは，次のようなものが参考になるであろう。

- 質問を狭いスペースに押し込まない。質問が密集してわかりにくく，自由回答式質問への回答スペースが十分でないならば，もう1ページ用紙を増やすほうがよい。
- 質問から回答選択肢を離して示す。回答選択肢は，普通は縦に並ぶようにする(**表14-1**を参照)。
- フィルター質問では，回答者の回答に応じて，異なる質問セットに誘導するように注意して書式をつくる。インタビュー法の場合は，スキップパターンは，回答に応じて特定の質問まで飛ぶよう回答者またはインタビュアーに指示するものである(例：質問10まで飛ぶ)。SAQでは，スキップの指示は混乱を招くことがある。**Box 14-1**のBで示すように，追加質問に回答しやすいように，主な質問の流れから離して示すのがよいことが多い。CAPI，CATI，音声CASI，インターネット調査の重要な利点は，スキップパターンがコンピュータプログラムに組み込まれているため，人為的なミスが起こらないということである。
- SAQにおいては，すべての回答者に該当しない質問まで読ませることを避ける。**Box 14-1**のBの質問2が「米国看護師協会の会員であるならば，会員になって何年ですか？」と表現されていたとする。会員でない人はこの質問にどう対応すればよいかわからず，関係のない項目を読まされることを煩わしく思うかもしれない。

■ 構造化された自己報告式ツールの実施

インタビュー法や質問紙法の実施には，さまざまな問題や技法が伴う。

Box 14-1　フィルター質問のフォーマット例

A. インタビュー形式
1. 現在，米国看護師協会の会員か？
   1. はい
   2. いいえ（問3へ進む）
2. 会員になって何年になるか？
   ＿＿＿＿＿年
3. 看護雑誌を購読しているか？
   1. はい
   2. いいえ

B. 質問紙法形式
1. 現在，米国看護師協会の会員か？
   1. はい
   2. いいえ

   2.「はい」の場合：会員歴は何年か？
   ＿＿＿＿＿年

3. 看護雑誌を購読しているか？
   1. はい
   2. いいえ

インタビューデータの収集

インタビューデータの質は，インタビュアーの熟練度に依るところが大きい。大規模な調査機関のインタビュアーは，広範囲なトレーニングを受けている。優れたインタビューの原則をすべて網羅することはできないが，いくつかの主要な論点を次に示す。詳しくは，Fowler（2014）を参照してほしい。

インタビュアーの主な役割は，回答者に安心感を与えることであり，そうすると回答者は心地よく感じ自分の意見を正直に述べることができるだろう。インタビュアーは，常に約束した時間を守り，礼儀正しく，親しみやすくあるべきである。インタビュアーは，先入観をもってみないように努め，回答者が率直になれるような雰囲気をつくるべきである。回答者の意見はすべてありのままに受け入れなければならない。つまり，インタビュアーは，驚いたり，不賛成や賛成の意さえも表してはいけない。

 よく訓練されたインタビュアーの例

Nyamathiら（2015）は，ホームレスの若者の収監リスクについてデータを集めた。基準となるインタビューは，「個人を1人の人間として尊重すること，報告された行動で参加者を判断しないこと，プライベートな場所で質問紙を実施することなど，機密データ収集に関する訓練を十分に受けた研究スタッフによって実施された」（Nyamathi et al., 2015, p. 803）。

インタビュアーは，インタビュー調査票に示された言葉づかいに正確に従う必要がある。インタビュアーは，質問の意味について勝手に説明してはいけない。通常，質問を繰り返すことは，誤解を避けるために適切である。特に測定ツールの予備テストのときはそうである。インタビュアーは，質問を機械的に読むべきではない。信頼関係を築くには，自然な会話の調子で話すことが不可欠だが，これはインタビュアーが質問を熟知していなければ実現できない。

選択回答式質問で回答選択肢が長い場合や，一

Box 14-2　中立的，非直接的な探り方の例

- 他に何かありますか？
- 続けてください。
- 他に理由はありますか？
- どういうことですか？
- 詳しく教えてもらえますか？
- あなたが考えていることを教えてくだいますか？
- 正解も不正解もありません。ただ，あなたの考えを聞かせてください。
- それを説明してくださいますか？
- 例を挙げてもらえますか？

連の質問で同じ回答選択肢を使う場合は，インタビュアーは回答者に選択肢を記載した**ショーカード** show card を渡すべきである。回答者が聞き慣れない内容を詳細に覚えていることは期待できず，前の選択肢を思い出せないと最後の選択肢を選んでしまうかもしれない。

インタビュアーは，選択回答式質問の回答は，該当する選択肢にチェックを入れるか丸で囲んで記録するが，自由回答式質問の回答は，全文を書き出すか，後で書き起こすために録音しなければならない。インタビュアーは，回答者の答えを言い換えたり，要約したりしてはいけない。

質問に対する完全かつ適切な回答を得ることは，必ずしも容易ではない。回答者は，一見単純な質問に対して，部分的にしか回答しないかもしれない。また，デリケートな話題について自分の意見を言うのを避けたり，考える時間をかせぐために「わからない」と答えるかもしれない。このような場合，インタビュアーの仕事は，**探る** probe ことである。探りを入れる目的は，回答者が最初に自発的に答えたこと以上の有益な情報を引き出すことである。探りにはいろいろな形がある。質問を繰り返すこともあれば，長い沈黙を挟むことにより回答者が話を続けざるを得ないようにすることもある。自由回答式質問に対して，「それはどのようなものですか？」などの非指示的な補足質問で，より完全な回答を促す必要がある場合もある。インタビュアーは，回答内容に影響しないような**中立的な探り**だけをするように注意しなければならない。**Box 14-2** は，質問に対するより完全な回答を促すために，インタビュー

の専門家が使っている中立的で非指示的な探りの例を示している。うまく探りを入れられるかどうかは，おそらくインタビュアーの技量を最もよく示すものであろう。いつ探りを入れるか，どのように探るのがよいかを知るために，インタビュアーはそれぞれの質問の目的を理解する必要がある。

電話インタビューのガイドラインは，基本的に対面インタビューのガイドラインと同じだが，通常，電話を通じて信頼関係を築くためにさらなる努力が必要とされる。どちらの場合も，インタビュアーは，回答者が自分が提供する情報は価値があるものだと思えるような，心地よくて満足のいくインタビューになるよう努力する必要がある。

👉　電話調査のインタビュー例

Pisu ら(2018)は，1,457 人のがん高齢者を対象に電話調査を実施した。この研究の目的は，参加者の健康関連 QOL に寄与する因子を特定することだった。

対面配布による質問紙の回収

質問紙は，郵便，インターネットなどのさまざまな方法で個別に配布することができる。最も都合の良い方法は，ある集団に質問紙を配布し，その場で測定ツールに記入してもらうことである。この方法は，回収率を最大限にでき，回答者は質問について尋ねることができるという明らかな利点がある。集団への配布は，臨床や教育現場で実

施することが可能な場合もある。

　研究者は，質問紙を個々の回答者に手渡すこともできる。個人的な接触は回答率に良い効果をもたらし，研究者は対象者からの質問に答えることができる。臨床現場での質問紙の個別配布は，多くの場合，経費もあまりかからず効率的である。

> **質問紙の個別配布例**
> Pölkki ら(2018)は，フィンランドの新生児集中治療病棟で治療を受けている乳児の親 178 人に質問紙を配布した。質問紙で，親が乳児の処置時の痛みに対してどのような非薬物的対処をしているか尋ねた。

郵便による質問紙の収集

　幅広い集団を対象とする調査の場合，質問紙を郵送することができる。**郵送調査**アプローチは，地理的に分散している回答者に届けるためには費用対効果が高いのだが，回答率が低くなる傾向があり，50％以下になることも多々ある。このようなケースでは，バイアスのリスクが大きくなる。回答率は，質問紙をどのようにデザインし，郵送するかによって影響を受ける。推奨される手法は，切手を貼って宛先を記入した返信用封筒を同封することである。

> **ヒント**
> 名前を知っている人に回答を依頼されたら，より多くの人が回答し返送する可能性がある。可能であれば，有名な人物の推薦を得るか，大学などの権威ある組織の便箋に依頼状を書くとよい。

　リマインダー follow-up reminders は，郵送やインターネットによる質問紙の回答率を向上させるために重要である。これは，未回答者に対し，回答と返送を促すように追加で連絡することである。事後の督促は，最初の通知から 5〜10 日後に送られるべきである。リマインダーとして，単に未回答者に督促のハガキを送ることもあるが，未回答者の多くは，最初の質問紙を置き忘れたり，捨てたりしているので，別の質問紙を送る必要があるかもしれない。無記名の質問紙の場合は，回答者と非回答者を区別することができないだろう。このような場合は，全員にリマインダーを送り，すでに回答した人々には感謝の意を表し，他の人々に協力を求めるのが最良の手法である。Dillman ら(2014)は，郵送，インターネット，電話調査に関する優れたアドバイスを提供している。

> **郵送質問紙の例**
> Etingen ら(2018)は，脊髄損傷/障害(SCI/D)の退役軍人における疼痛と心理社会的 well-being の関係を調査した。前年度に退役軍人会の医療を受けた SCI/D をもつ全国の退役軍人の標本に質問紙を郵送した。

インターネットによる質問紙データの収集

　インターネットは，経済的な方法で質問紙を配布する手段を提供する。インターネット調査は，特定のトピックに関心のある人々の集団にアクセスするための有望なアプローチであろう。

　インターネットを利用した調査には，いくつかの方法がある。1 つは，郵送による質問紙と同じように，ワープロソフトで質問紙を作成する方法である。質問紙のファイルを電子メールに添付し，配布する。回答者は質問紙に回答を記入し，電子メールの添付ファイルとして返送するか，印刷して郵便またはファックスで返送する。この方法は，回答者が添付ファイルを開くのが苦手な場合や，そのワープロソフトを使用していない場合には，問題が生じる可能性がある。また，電子メールアドレスが変更されていたり，セキュリティフィルターによって電子メールメッセージがブロックされている場合には，質問紙が目的の相手に届かないというリスクもある。

　研究者は，**ウェブ調査** web-based surveys によってデータを収集することが多くなってきている。このアプローチでは，研究者は調査票を掲載するウェブサイトをもつか，SurveyMonkey (https://www.surveymonkey.com/) や Qualtrics (www.qualtrics.com/) などの調査プラット

フォームを使用する。回答者は一般的に，ハイパーテキストのリンクをクリックすることでウェブサイトにアクセスする。例えば，回答者は，質問紙へのリンクを含む電子メールメッセージを通して調査への参加を誘われたり，調査に関連するウェブサイト（例：がん支援団体のウェブサイト）にアクセスしたときに，調査への参加を誘われたりする。

ウェブ調査のフォームは，多くの場合，双方向性の機能をもつようにプログラムできる。ダイナミックな機能をもたせることで，回答者は，情報を提供するだけでなく，受け取ることもできるので，参加意欲を高めることができる。例えば，回答者に自分の回答に関する情報（例：尺度での得点）や以前の参加者の回答を集約した情報を提供できる。ウェブ調査の大きな利点は，データを直接分析できることである。

👉 ウェブ調査例

Rosman ら（2019）は，周産期心筋症の女性の全国ウェブ登録を用いて，女性の心理社会的適応と QOL の研究を行った。

ヒント

招待メールを送る際，件名に「調査」や「質問紙」という言葉を使うのは避けたほうがよい。これらの言葉は，人々がメールを開くのを躊躇させる傾向がある。招待メールを送るのに最適な時間帯は，月曜日の午前中であるというエビデンスがある。

インターネットによる質問紙調査が盛んに行われるようになった。インターネット調査は経済的であり，多くの人々に調査を実施することができる。しかし，標本が母集団を代表することはほとんどなく，回答率は郵送による質問紙よりも低い傾向にある。インターネット調査を計画したい研究者を支援するために，いくつかの参考文献がある。例えば，Dillman ら（2014），Tourangeau ら（2013），Callegaro ら（2015）の書籍は，有用な情報を提供している。看護学の文献では，Cope（2014），McPeake ら（2014）が電子調査に関する

アドバイスを行っている。

米国国立衛生研究所（NIH）の資金提供を受けたプロジェクトは，インターネットを介して患者が報告したアウトカムを収集するための別の選択肢を提供している。Patient-Reported Outcomes Measurement Information System（PROMIS®）initiative（Cella et al., 2010）では，厳密な開発と検証を経た測定法を用いて，広範な患者報告アウトカムをオンラインで得ることが可能である。PROMIS® における患者アウトカムの例としては，身体的健康領域（例：疲労，身体機能，睡眠障害），精神的健康領域（例：不安，抑うつ，怒り），社会的健康領域（例：ソーシャルサポート）などがある。測定は，成人および小児の集団を対象としており，オンラインで実施し得点化でき，標準化された情報が即座に入手できる。

👉 PROMIS® を用いた研究例

Hanish と Han（2018）は，PAX6 ハプロ不全の思春期の患者における睡眠アウトカムを研究した。研究参加者は，2 つの PROMIS® 尺度（sleep-related impairment および sleep disturbance scale）に回答した。

■ 構造化された自己報告の評価

構造化された自己報告は，強力なデータ収集法である。汎用性があり，統計的に分析しやすい情報を得ることができる。構造化された質問は，慎重に言葉を選び，厳密な予備テストを行うことができる一方，非構造化面接の質問よりも表面的になりがちである。

構造化された自己報告は，さまざまな回答バイアス response bias に影響されやすい。そのうちのいくつかは，構造化されていない自己報告でも発生しうる。例えば，回答者は，インタビュアーの行動や外見に反応して，偏った回答をする可能性がある。おそらく最も大きな問題は，人々が自分自身について好ましいイメージを提示する傾向があることである。社会的望ましさバイアス social desirability response bias とは，社会的価値観に合致した回答をすることによって，自分自身を偽って表現してしまう傾向を指す。この問題

は，対策が容易ではない。質問を，巧みで，間接的で，婉曲的な表現にすることによって，回答バイアスを小さくすることができる。また，偏見のない雰囲気をつくり，匿名性を守ることも，率直な発言を促すことになる。インタビューの場面では，インタビュアーのトレーニングが欠かせない。

回答傾向 response set と呼ばれる回答バイアスは，合成尺度で最もよく観察される。極端な回答 extreme response は，極端な選択肢（例：「強くそう思う」）を一貫して選択することによるバイアスである。これらの極端な回答は，必ずしも研究している現象についての最も強い感情を反映しているのではなく，むしろ回答者の特徴を反映しているため，調査結果を歪めてしまうことになる。

一部の人々は，内容に関係なく発言に同意することが知られている。このような人々は肯定傾向者 yea-sayers と呼ばれ，そのバイアスは黙従回答傾向 acquiescence response set として知られている。あまり一般的ではないが，否定傾向者 nay-sayers と呼ばれる人々もいて，問題の内容とは無関係に常に反対する。

尺度を作成する研究者は，回答傾向バイアスを排除または最小化するよう努める必要がある。他者が使用するような測定ツールを開発する場合，その尺度が，回答バイアスがなく重要な変数を測定できるというエビデンスを示す必要がある。

構造化観察

構造化観察 structured observation は，行動，相互作用，出来事を系統的に記録するために実施される。構造化観察では，何を観察するのか，どれくらいの時間観察するのか，どのように情報を記録するのかなどを定められたツールやプロトコルを使用する。観察は，患者やその世話人に焦点を当てることが多いが，特に質の向上の研究において看護師や他の医療従事者の行動を記録するためにも使われる。

■ 構造化観察の記録方法

構造化観察を記録する研究者は，チェックリストまたは評定尺度のいずれかをよく使う。どちらのタイプの記録ツールも，数値情報を提供するように設計されている。

カテゴリー・システムとチェックリスト

構造化観察では，観察された現象を分類するためにカテゴリー・システム category system を構築することがよくある。カテゴリー・システムは，観察の場でみられる質的な行動や事象を系統的に捉える方法である。

カテゴリー・システムの中には，ある特定の領域（例：音声）として観察されたすべての行動は，1つのカテゴリーに分類できるように構築されているものがある。このような網羅的なシステムでは，カテゴリーは相互に排他的である。

☞ 網羅的なカテゴリーの例

Shabani ら（2016）は，クロスオーバーデザインを用いて，未熟児の血液採取時の痛み反応に対する音楽療法の効果を検証した。乳児の睡眠覚醒状態は15秒ごとに記録され，6つの相互に排他的なカテゴリー（深い睡眠，浅い睡眠，まどろみ，静かに目覚めている，活動的に目覚めている，泣いている）のいずれかにコーディングされた。

ある種の行動（例：言葉のやりとり）を網羅的にすべて観察し，記録する場合，研究者は通常，ある行動がいつ終わり，新しい行動が始まるかを観察者がわかるように，慎重にカテゴリーを定義する必要がある。このようなカテゴリー・システムを使用する際の前提は，特定のカテゴリーに割り当てられる行動，事象，または行為は，その同じカテゴリー内の他のすべての行動，事象，または行為と同等であるということである。

別のアプローチとして，特定の行動（起こっても起こらなくてもよい）だけを記録するシステムを開発する方法もある。例えば，子どもの攻撃的な行動を研究する場合，「他の子を叩く」「壁や床を蹴る・叩く」などのカテゴリーを設定することが考えられる。このようなカテゴリー・システムでは，多くの行動（非攻撃的な行動すべて）が分類

されないことになる。このような非網羅的なシステムも適切かもしれないが，結果の解釈が難しくなるというリスクがある。もし多くの行動が分類されない場合や，観察セッションの長いセグメントに対象行動が含まれない場合には問題が生じる可能性がある。このような場合，調査研究者は，観察時間全体に対する対象行動が発生した時間を記録する必要がある。

👉 非網羅的なカテゴリーの例

Dey ら（2017）は，インドにおいて，看護師を含む医療従事者による出産時の女性への虐待を調査した。訓練を受けた観察者は，6 種類の虐待の有無をチェックリストで記録した（例：身体的虐待，言語的虐待，放棄など）。虐待ではない医療従事者の行動（例：支援行動）は記録されなかった。

優れたカテゴリー・システムには，観察すべき行動や特性を注意深く定義することが求められる。観察者が特定の現象の発生を識別できるような明確な基準をもてるように，各カテゴリーを詳細に説明しなければならない。カテゴリーを詳細に定義しても，実質的にはすべてのカテゴリー・システムは，多かれ少なかれ，観察者の推論を必要とする。例えば，前の例で述べた出産中の女性のケアに関する Dey ら（2017）の研究において，提供者の行動を虐待としてコーディングすることは，たとえ良いトレーニング資料があったとしても，かなりの推論を必要とするだろう。

カテゴリー・システムは，観察者が観察した現象を記録するためのツールである**チェックリスト**の基礎となるものである。チェックリストは通常，左側にカテゴリー・システムの行動や事象を縦に並べ，右側に行動の発生頻度，時間，強度を記録するスペースを設けた形式になっている。非網羅的なカテゴリー・システムの場合，関心のある行動は，はっきりと表れていてもいなくても，チェックリストに記載される。観察者の仕事は，これらの行動を観察し，その発生を記録することである。

網羅的なチェックリストを用いる場合，観察者

の役割は，各要素について，すべての行動を要素ごとに分けられた 1 つのカテゴリーに分類することである。ここでいう**要素** element とは，会話中の一文のような行動の単位，あるいは指定された時間間隔をいう。例えば，ホームレスへの介入について議論している公衆衛生スタッフのグループの問題解決行動を研究するとしよう。カテゴリー・システムは，(1)情報探求，(2)情報提供，(3)問題説明，(4)提案，(5)提案反対，(6)提案賛成，(7)要約，(8)その他の 8 カテゴリーで構成されるとしよう。観察者は，例えば，各文章を要素として使い，グループメンバーがとったすべての行動を 8 つのカテゴリーのいずれかに分類する必要がある。

また，網羅的なシステムでのもう 1 つのアプローチは，関連性のある行動を一定の時間間隔で分類することである。例えば，乳児の運動活動のためのカテゴリー・システムでは，研究者は 10秒の時間間隔を要素とするかもしれない。観察者は 10 秒間に起きた乳児の動きをカテゴリー化することになる。

評定尺度

構造化観察を記録するチェックリストに代わる方法に**評定尺度** rating scale がある。その尺度は，観察者に，通常二極をもつ連続的な尺度に沿って現象を評価するよう求める。観察者は，観察期間中，特定の間隔（例：5 分ごと）で行動や事象を評価するよう求められる。他の方法として，観察を終了した後に事象全体を評価することもある。観察後の評定では，観察者はいくつかの活動を統合し，どの尺度が自分の解釈と最も適合するかを判断する必要がある。例えば，アレルギーを調べるスクラッチテスト（プリックテスト，皮内テスト）を受けている子どもたちの行動を観察するとしよう。各セッションの後，観察者は，以下のような図式評定尺度で，子どもたちの検査中の全体的な不安を評価するよう求められるかもしれない。

検査の間，子どもがどの程度落ち着いているか，または緊張しているように見えたかを評定してください。

1		2	3	4	5	6		7
非常に 落ち着いている			どちらとも いえない		極度に 緊張している			

ヒント

観察評定尺度は，構造化インタビューに組み込まれることもある。例えば，低所得者層4,000世帯の健康問題に関する研究では，インタビュアーに対して，潜在的な健康リスクに関する子どもの家庭環境の安全性を，「完全に安全」から「きわめて危険」までの5段階で評価するよう求めた（Polit et al., 2007）。

評定尺度はチェックリストの1つとしても使用でき，観察者は行動の発生状況だけでなく，その強度など質的な面も評価することができる。評定尺度をカテゴリー分類表とともに用いると，現象についてかなり多くの情報が得られるが，特に活動量が多い場合には観察者に大きな負担がかかる。

👉 観察評定の例

Mitchellら（2016）は，ルーチンで行われる新生児に対する踵穿刺採血時における代替的な疼痛緩和療法（例：はり療法のつぼに非侵襲的電気刺激を与える）の効果を評価するために臨床試験を実施した。新生児の疼痛は，広く用いられている未熟児疼痛プロファイル Premature Infant Pain Profile（PIPP）を用いて測定された。この尺度は，新生児の行動評価と生理学的指標（例：心拍数）の両方を組み合わせたものである。

PIPPシステムでは，観察者が30秒間乳児を観察し，**ぎゅっと目をつぶる**，**覚醒状態**など特定の行動を得点化する。**表14-3**は，観察者が評価した4つの行動に対するPIPP評価システムを示したものである。

ヒント

観察を開始する前に，参加者とともに時間を過ごすことが望ましい。ウォームアップの時間を設けることは，特にオーディオやビデオ機器を使用する場合，参加者をリラックスさせるのに役立ち，観察者にとっても有益である（例え

表14-3　未熟児疼痛プロファイル（PIPP）の観察者が評価するカテゴリー

指標	観察[a]	得点
覚醒状態	活動的/起きている，目を開けている，顔の動きがある 静かにしている/起きている，目を開けている，顔の動きがない アクティブ/眠っている，目を閉じる，顔の動きがある 静かにしている/眠っている，目を閉じる，顔を動かさない	0 1 2 3
眉毛の膨らみ	なし（9%未満の時間） 最低限（10〜39%の時間） 中程度（40〜69%の時間）。 最大（70%以上の時間）	0 1 2 3
ぎゅっと目をつぶる	なし（9%未満の時間） 最低限（10〜39%の時間） 中程度（40〜69%の時間）。 最大（70%以上の時間）	0 1 2 3
ほうれい線	なし（9%未満の時間） 最低限（10〜39%の時間） 中程度（40〜69%の時間）。 最大（70%以上の時間）	0 1 2 3

[a]15秒間のベースラインと痛覚イベント直後の30秒間の観察を行う。

〔Stevens, B., et al.（1996）Premature Infant Pain Profile: Development and initial validation. *Clinical Journal of Pain* 12, 13-22. より許可を得て引用〕

ば，参加者に訛や独特の話し方がある場合，それに慣れなければならない）。

構造化観察ツールの開発か借用か

自己報告式ツールの開発の手引きとなる書籍が豊富にあるのに比べ，独自の観察ツールを開発したい研究者のための資料は少ない。Yoderら（2018）は，行動観察測定について1つのリソースを提供している。

しかし，構造化観察ツールは，自己報告式ツールと同様に，自分で作成するのではなく，利用可能な観察ツールを探すことをお勧めする。既存の測定ツールを使用することで，かなりの労力と時間を節約でき，研究間の比較も容易になる。既存の測定ツールの最良のリソースは，研究トピックに関する最近の研究文献である。例えば，幼児の痛みに関する観察研究を行う場合，幼児の痛みがどのように操作化されているかを知るために，このテーマに関する最近の研究を読むことから始めるとよいだろう。

■ 構造化観察のための標本抽出

研究者は，構造化された観察をいつ，どれくらいの時間行うかを決めなければならない。観察は通常，特定の時間行われ，その時間は参加者間で標準化される。代表的な行動例を得るために**観察標本抽出** observational sampling が必要な場合がある。標本抽出は参加者の選択ではなく，観察されるべき行動や活動の選択である。

時間標本抽出（タイムサンプリング）time sampling では，研究者は観察が行われる時間帯を選択する。この時間枠は，系統的に（例：5分ごとに60秒）選択することも，無作為に選択することも可能である。例えば，クリニックで母親と子どもの相互作用を研究しているとしよう。30分の観察期間中，全時間にわたって観察するのではなく，観察する瞬間を標本抽出する。ここでは，観察は2分ごとに行われるとしよう。もし系統抽出を行うならば，2分間観察した後，あらかじめ指定した時間（例えば3分間）観察を中断する。この方式では，各母子について，2分間の観察が時間内に合計6回行われることになる。2番目の方法は，30分間に15ある2分間の観察時間から無

作為に時間を選ぶ。3番目の方法は，15回すべての時間について観察する。良いサンプルづくりのための時間の長さと回数については，研究の目的に応じて決めなければならない。時間単位を設定する際，重要な考慮点は，心理学的に意味のある時間枠を決定することである。異なる標本抽出計画で予備テストを行うことが望ましい。

☞ タイムサンプリングの例

Teipelら（2017）は，ドイツの老人ホームに住む認知症の人の多次元行動評価を行った。研究者は，入居者の well-being について標準化された Dementia Care Mapping（DCM）を用いて観察した（例：攻撃性，徘徊，落ち着きのない行動）。DCM は5分ごとに測定された。

事象標本抽出 event sampling では，観察に統合的行動セットまたは事象を使用する。事象標本抽出では，調査研究者が事象の発生についてある程度知っているか，その発生を待てる（または手配する）立場にいる必要がある。事象標本抽出に適した事象の例としては，看護師のシフトチェンジや小児患者のギプス除去などがある。この方法は，対象となる事象発生の時間間隔が広い場合には，時間標本抽出よりも望ましい。観察したい事象が頻繁に起こる場合は，時間標本抽出のほうが観察された行動の代表性を高めることができる。

☞ 事象標本抽出の例

SaxtonとCahill（2017）は，投薬業務中の中断を減らすための質改善介入を検証した。アウトカムには，投薬業務に費やされた時間と中断の回数が含まれた。訓練を受けた観察者が，観察ツールとストップウォッチを用いて，投薬に関わる事象について看護師が薬を取り出すところから薬を投与するまで観察した。

■ 観察における技術的な補助

行動や出来事を記録し，後で分析したり分類したりするためのさまざまなデバイスが利用可能である。対象となる行動が聴覚的なものである場合

（例：言葉のやりとり），録音を恒久的な観察記録を得るために使用することができる。技術の進歩により，録音機器の品質や感度，目立たなさが大幅に改善された。また，録音した音声を音声ソフトで分析し，特定の特徴（例：音量，音程）の客観的な量的測定を行うことも可能である。

ビデオ録画は，恒久的な視覚的記録が必要な場合に使用できる。ビデオ録画は，その場の観察者が捉えられないかもしれない複雑な行動を捉えることができる。ビデオ記録は，記録者の正確度をチェックすることができ，観察者のトレーニングに役立つ。最後に，カメラは人間の観察者よりもたいてい目立たない。一方で，ビデオ記録には，照明要件やレンズの制限など，技術的な欠点がいくつかある。また，カメラの角度によって，事象が一方向に偏って見えることがある。また，参加者の中には，ビデオカメラの前で自意識過剰になる人もいるかもしれない。それでも，多くの場合，視覚的記録は観察研究の範囲を拡大する比類ない機会を提供する。Haidet ら（2009）は，ビデオ録画された観察データの質を向上させるための貴重なアドバイスを提供している。

観察の読みとりを支援する技術が発展している。例えば，観察者が観察中に観察データを直接コンピュータに入力できる装置やソフトウェアがあり，場合によっては，生理学的データを同時に記録できる装置もある。

👉 装置使用例

Pecanac ら（2015）は，携帯型装置を利用し連続的な行動を観察しており，彼らはこれを**時限事象系列データ** timed event sequential data と呼んでいる。この技術は，患者と看護師の両方の行動記録を捉えることができ，「その行動はいつ発生するのか？ その行動はどのくらい続くのか？」（Pecanac et al., 2015, p. 67）のような質問に答えることができる。彼らは，「急性期医療における高齢患者の移動に関連する看護ケアの頻度，時間，順序はどのようなものなのか？」（Pecanac et al., 2015, p. 68）という問いに答える研究においてそれを使った。

■ 研究者以外の観察者による構造化された観察

これまで述べてきた観察は，研究チームのメンバーによって行われることを前提としてきた。しかし，研究チームではない人に他者を観察してもらい，構造化データの提供を依頼することもある。この方法は，自己報告式ツールと（形式や得点の手順の点で）共通するところが多いが，主な違いは質問に答える人が他の人の行動を記述するよう求められることである。例えば，母親は子どもの行動の問題について記述するよう求められるかもしれない。

研究者以外の人から観察データを得ることは，訓練を受けた観察者を雇用することに比べて経済的である。例えば，子どもの問題行動の性質や程度を把握するために，観察者は何時間も何日も観察しなければならないかもしれないが，親や教師ならすぐにできる。また，行動によっては，私的な場面で起こるため，外部の人間による観察には適さない場合もある。

一方，このような方法では，観察者のバイアスに加えて，自己報告と同様の問題（例：回答傾向バイアス）が発生する可能性がある。観察者のバイアスは，親が自分の子どもに関する情報を提供する場合には極端に大きくなることがよくある。また，研究者ではない観察者は通常訓練を受けておらず，観察者間の一致率はたいてい評価されていない。このように，この方法にはいくつかの問題があるが，多くの場合，他に選択肢がないために今後も使用され続けるであろう。

👉 研究者以外による観察の例

Cui ら（2018）は，中国において，母親と父親による子どもへの身体的虐待と子どもの問題行動との関係を調査した。母親は，子ども（平均年齢＝12.3 歳）の外向性と内在性の行動を「子ども行動チェックリスト」を用いて観察した。

■ 構造化観察の評価

構造化観察は，自己報告を適切に行うのが難しい人々の行動を記録するための重要なデータ収集

法である。観察は，乳幼児や小児，混乱や興奮状態にある高齢者，コミュニケーション能力が低下している人などのデータを集めるのに特に有効である。

観察は，自己申告と同様，バイアスの影響を受けやすい。バイアスの原因の1つは，観察される側にある。参加者は，「よく見せる」方向に自分の行動を歪めるかもしれない。また，観察されていることを意識したり（**反応性**），知らない人やカメラの前で恥ずかしがったりすることで，いつもと違う行動をとってしまうこともある。

また，バイアスは，観察者の知覚の誤りを反映することもある。完全に客観的な方法で観察を行い，記録することは困難である。特に，観察者の高度な推論が必要な場合，バイアスのリスクは大きくなる。

観察のバイアスにはいくつかのタイプがある。同化バイアス assimilatory biases では，観察者は以前の情報と同一になるように観察を歪める。このバイアスは，情報を規則性や秩序性に従って誤って分類してしまうという影響がある。また観察者の期待や態度に同化することも起こる。

評定尺度に関して，ハロー効果 halo effect が知られており，これは観察者がある特性の影響を受けて，他の無関係な特性を判断してしまう傾向のことである。例えば，ある人物に肯定的な印象をもった場合，単純に，その人物は知的で信頼できる人物であると評価するかもしれない。このような評価は観察者の特性を反映する可能性がある。観察者が何でも肯定的に評価する傾向を「寛大効果 error of leniency」，反対に厳しく評価する傾向を「厳格効果 error of severity」という。

チェックリストと評定尺度の慎重な予備テストと，観察者の徹底した訓練は，バイアスを最小化するために不可欠である。訓練では，観察者達が行った分類と評定を比較検討する練習セッションを含める必要がある。すなわち，2人以上の独立した観察者が試験的に状況を観察し，そのコーディングを比較する必要がある。構造化された観察の**評定者間信頼性**については，次章で記述する。

ヒント

観察されている人は，自分が評価されていると思えば，通常の行動をとりにくくなる。肯定的な合図（例：うなずきによる承認）であっても避けるべきである。なぜなら，承認が行動の繰り返しを誘発する可能性があり，そうでなければ発生しなかったかもしれない行動が引き起こされるおそれがあるからである。

バイオマーカー

米国国立衛生研究所のバイオマーカー作業部会（2001）が定義したように，バイオマーカー biomarker とは「正常な生物学的過程，病理学的過程，あるいは治療的介入に対する薬理学的指標として，客観的に測定・評価される特性」（Biomarker Definitions Working Group, 2001, p. 90）である。バイオマーカーの例としては，日常的な臨床測定（例：血圧）や，血液，他の体液，組織などの複雑な実験室検査がある。

看護師が働く環境には，通常，生理機能を測定するためのさまざまなツールがある。看護研究者は，これまでさまざまな目的でバイオマーカーを使用してきた。例えば，基本的な生物生理学的プロセスの研究，看護行為や介入が生理学的アウトカムに影響を与える方法の探索，健康問題を抱える患者における生理学的機能の相関研究などである。Corwin と Ferranti（2016）は，看護研究者に対し，「看護介入を精密に調整し検証することができる」（Corwin & Ferranti, 2016, p. 293）ように，バイオマーカーを研究に取り入れるよう促している。

看護研究者が利用できるバイオマーカーを詳細に記述することは，本書の範囲を超えている。本書の目標は，生物生理学的測定を概観し，研究での利用法を説明し，利用を決定する際の注意事項を記すことである。

■ バイオマーカーの種類

生理学測定法には，in vivo と in vitro がある。生体内測定法 in vivo measurements は，生体内または生体上で直接行う測定法である。例えば，

酸素飽和度の測定，血圧，体温の測定などである。一方，生体外測定法 in vitro measurements は，例えば，血液中の血清カリウム濃度の測定など，生体の外で行われる。

生体内測定法は，あらゆる生体機能を測定するために開発されたもので，技術の向上により，生物生理学的現象をこれまで以上に正確かつ簡便に，そして迅速に測定することができるようになりつつある。

👉 生体内測定法を用いた試験例

Burrai ら(2019)は，血液透析を受けている患者を対象に，生歌を聴くことの効果を検証した。歌の介入は，患者の収縮期血圧および拡張期血圧の改善と関連した。

生体外測定法では，人から生理学的物質を採取し，それを実験室で分析する。通常，検査室は各測定値について正常値の基準範囲を設定し，結果の解釈に役立てる。化学的測定(例：カリウム値の測定)，微生物学的測定(例：細菌数)，細胞学的または組織学的測定(例：組織生検)，および遺伝子検査など，いくつかの種類の実験室分析が看護研究者に使用されてきた。血液および尿試料の実験室分析は，看護学的調査において最も頻繁に使用される生体外測定法である。

👉 生体外測定法を用いた試験例

Rieder ら(2019)は，地域の刑事司法監督下にある母親を対象に，母親のストレスの予測因子として，交感神経系と視床下部-下垂体-副腎軸機能の唾液バイオマーカーをテストした。

■ バイオマーカーの選択

バイオマーカーを選択する際の最も基本的な問題は，それが主要な研究変数に関する適切な情報を提供できるかどうかである。研究者は，場合によっては生物生理学的測定装置を用いる代わりに(あるいはそれに加えて)，観察または自己報告によって測定できないかを検討する必要がある。例えば，ストレスは，質問紙(例：State-Trait Anx-iety Inventory の使用)，ストレス刺激にさらされたときの行動の観察，あるいは心拍数，血圧，尿サンプル中の副腎皮質刺激ホルモンのレベルなどを使用することで測定できる。

ヒント

臨床試験における臨床エンドポイントの代替としてのバイオマーカーの使用については，医学界でかなりの議論がなされてきた。重要な問題の1つは，バイオマーカーがより臨床的に意味のあるエンドポイントの効果を確実に予測できるかどうかである(Fleming & Powers, 2012)。

生物生理学的測定法を選択する際には，他にもいくつかの点を考慮する必要がある。重要な問題には次のようなものがある。

- 必要な装置や実験室での分析はいつでも利用可能か？
- 施設内研究倫理審査委員会(IRB)や関係機関から許可を得るのは難しいか？
- アウトカムの測定は1回で十分か，それとも信頼できる値を得るには複数回の測定が必要か？後者の場合，参加者にどのような負担を強いることになるか？
- その測定は反応性(参加者が自分が研究対象であると認識すること)に影響を受ける可能性はあるか？
- アースの取り方など，安全対策は十分に理解しているか？

■ バイオマーカーの評価

生物生理学的測定は，看護研究者にとって以下のような利点がある。

- バイオマーカーは，心理学的測定(例：不安の自己報告式測定)と比較して，高い精度を有している。
- バイオマーカーは客観的である。2人の看護師が同じ血圧計を読めば，同じ血圧測定値になるであろう，2つの異なる血圧計は同じ数値を表示する可能性が高い。患者は，生物生理学的な

測定値を簡単に歪めることはできない。

- 生物生理学的測定ツールは，目的とする変数の妥当な測定値を提供できる。例えば，体温計は体温を測定できるが血液量を測定できず，反対もしかりである。自己報告や観察者用の測定ツールでは，その測定ツールが本当に目的概念を測定しているかどうかを確認することはより困難である。

バイオマーカーには欠点もある。

- ある種の生物生理学的データの収集コストは低いかかからないが，臨床検査が伴う場合は，他の方法よりもコストがかかる場合がある（例：コチニン測定による喫煙状態の評価と自己報告の比較）。
- 測定器は測定しようとする変数に影響を与える可能性がある。血管内に留置されたトランスデューサーのような検出装置の存在は，血管を部分的に遮断し，測定される圧力―流体特性を変化させる。
- 生物生理学的測定の際には，生体にエネルギーを加える必要があることが多く，高エネルギーによって細胞を損傷するリスクがあるため，注意が必要である。
- 研究室のプロトコルは，独立した研究室と臨床または商業的な研究室とで異なる場合があり，これらの違いが結果のばらつきにつながる可能性がある。
- バイオマーカーの標準値は，白人男性からの情報提供に基づいていることが多く，正常値は性，年齢，人種，民族によって異なる場合がある。

看護学研究にバイオマーカーを選択することの難しさは，バイオマーカーの不足でもなければ，その他の手法に劣るということでもない。実際，バイオマーカーは豊富であり，しばしば非常に信頼性は高く妥当性もあり，臨床看護研究においてきわめて有用である。しかし，測定ツールの選択には，実際的，倫理的，医学的，技術的な配慮が必要であり，注意が必要である。

フィジカルパフォーマンステスト

患者の能力やスキルは，パフォーマンステスト performance tests で測定することもできる。例えば，6分間歩行テスト（6MWT）は，さまざまな心血管系，呼吸器系，神経系疾患をもつ患者や，外科手術やリハビリテーションの介入を必要とする患者の身体機能の測定に広く使用されている。測定は6分間の歩行距離で，トレッドミルを使用することもある。その他，バランス，運動能力，持久力，柔軟性などを測定するためのパフォーマンス評価テストが数多く考案されている。

☞ **パフォーマンス評価の例**

無作為化比較試験において，Xueyu ら（2017）は，慢性心不全の高齢者に対する低強度運動介入の効果を検証した。研究成果は，6分間歩行テストと TUG テスト Timed Up-and-Go Test における患者のパフォーマンス評価であった。

記録から抽出したデータ

多くの看護研究，特に質改善プロジェクトやアウトカム研究においては，少なくとも一部の研究データは既存の記録から得られる。電子カルテ（EHR）は，多くの研究にとって良いデータ源となりうる。記録からのデータが「利用可能」であるとはいえ，研究者が慎重な計画なしにそれを利用できるわけではない。

電子データベースによる医療記録は，紙ベースの記録よりも検索が容易で効率的である。しかし，Worster と Haines（2004）は，電子データベースは転記を伴う場合，誤記の可能性があるため，正確さに欠ける可能性があると指摘している。

紙媒体または電子記録のいずれかを使用する研究者は，正確度と一貫性を高めるためにデータを抽出する手段を開発する必要がある。抽出されたデータは，紙ベースまたはコンピュータ化（例：スプレッドシート）されたデータ収集フォームに

記録することができる。Worster と Haines（2004）は，医療記録からデータを抽出する際に，データの質を高めるための有用な戦略をいくつか提案している。

- データの抽出を行う者は慎重に訓練されるべきである。
- 抽出する者は，研究の仮説について盲検化されるべきである。
- 抽出の対象となる記録の選定・除外基準を明示するべきである。
- 興味のある変数を注意深く定義し，関連性がある場合は，取りうる値の範囲を伝えるべきである（例：1 または 0 とコーディングされるべき測定値において，2 は範囲外である）。
- 欠損値の扱いに関する明確なガイドラインを最初に確立しておくべきである。
- 相反するデータをどのように扱うかについて，明確なルールを設けるべきである（例：データベース内に同じ変数のバージョンが 2 つ以上存在する場合）。
- データを抽出する者には，自分の仕事の正確度合いをチェックされることを最初から伝えておくべきである。
- 抽出の正確度は，実際，記録の無作為な標本で検証されるべきである。

Gregory と Radovinsky（2012）は，医療記録から質の高いデータを抽出することについての追加のアドバイスを提供し，データ収集フォームとコーディングガイドラインの例を示している。看護研究における EHR からのデータの使用に関しての詳細は，Samuels ら（2015）および Seaman ら（2017）を参照してほしい。

データ収集計画の実施

量的研究のデータの質は，データ収集計画とその計画がどう実施されるかの両方に影響される。

■ 研究人材の選定

重要な決定は，誰が実際に研究データを収集するかということである。小規模な研究では，主任研究者が個人的にデータを収集するのが普通だが，大規模な研究ではこれは現実的ではない。データを他人が収集する場合，適切な人を選ぶことが重要である。一般的には，中立的な立場の人であるべきで，その人の特性や行動がデータに影響を及ぼしてはならない。以下は，研究者を選ぶ際に留意すべき点である。

- **経験**：研究者は，関連する過去の経験（例：インタビューの経験）をもっていることが理想的である。それが難しい場合は，必要な技能を容易に習得できる人を探す（例：インタビュアーは言語能力と社会性に長けている必要がある）。
- **標本の特徴との適合性**：可能であれば，データ収集者は，参加者の人種や文化的背景，性別と一致していることが望ましい。質問の内容がセンシティブなほど，一致していることがより望ましい。
- **目立たない外観**：極端な外観は避けるべきである。例えば，データ収集者は，非常にカジュアルな服装（例：T シャツ）でもフォーマルな服装（例：有名ブランドの服）でもいけない。データ収集者は，政治的，社会的，宗教的見解を伝えるようなものを身に付けるべきではない。
- **人柄**：データ収集者は，快活で（しかし大げさでなく），社交的で（しかし過度におしゃべりでなく），偏見がなく（しかし無感情でなく）いなければならない。理想は，脅威にならないデータ収集者を確保し，参加者を安心させることである。

状況によっては，研究者は人材を選ぶことができない。例えば，データ収集者は病院で雇用されているスタッフ看護師である場合がある。このような状況では，データ収集スタッフのトレーニングが特に重要である。研究者自身がデータを収集する場合，自分の態度を自己監視し，慎重に役割を果たすための準備をする必要がある。

■ データ収集者の育成

これまでの経験にもよるが，一般的な手法（例：インタビューでの探り方）と研究に特化した手法（例：特定の質問の仕方や行動の分類の仕方）

の両方をトレーニングする必要がある。複雑なプロジェクトでは，数日間のトレーニングが必要な場合もある。研修資料を作成し，研修を実施するには，通常，主任研究者が最適な人材となる。

データ収集プロトコルは，通常，トレーニングマニュアルの良い基盤となる。マニュアルには通常，背景資料（例：研究の目的），一般的な指示，具体的な指示，およびすべてのデータ書式のコピーが含まれる。

ヒント

自己報告データを自分で収集する場合は，専門的なインタビューのテクニックを学ぶ必要がある。

トレーニングでは，多くの場合，質の高い架空のデータ収集セッションをライブまたはビデオで実演する。研修では，講師の前で模擬的なデータ収集のデモンストレーション（模擬面接）をしてもらい，指示の理解度を見ることもある。Thompsonら（2005）は，研究者の研修に関するより詳細なヒントを提供している。

もう１つの問題は，盲検化に関するものである。理想的には，データ収集者は研究仮説と比較対象のグループに属しているかどうかを盲検化されることが望ましい。データ収集者は，研究**変数**と**母集団**を理解する必要があるが，研究者の期待は理解する必要はない。

👉 データ収集者トレーニングの例

Politら（2007）は，4,000人の低所得世帯の健康に関する２波のパネル研究において，４つの研究現場で約100人のインタビュアーを訓練した。トレーニングセッションは３日間で，そのうち半日はCAPIの使用法に関するトレーニングであった。模擬面接で良好な面接スキルを示さなかったため，数名の研修生が不採用となった。

構造化データ収集法の批判的評価

研究者は，データの収集方法や手法に関する多くの決定を下す。これらの決定はデータの質，ひいては研究全体の質に影響する可能性がある。これらの決定は，可能な限り，研究のエビデンスを評価する際に批判的に評価されるべきである。Box 14-3 のガイドラインは，データ収集計画の立案と実施に関連する広範な問題に焦点を当てている。しかし，雑誌の紙面の都合上，研究報告ではデータ収集手法が十分に記述されないことが多い。データ収集計画を完全に評価することは，めったに実行可能ではない。

２つ目の批判的評価のガイドラインは，Box 14-4 に示されている。これらの質問は，量的研究におけるデータ収集の特定の方法に焦点を当てている。データの質に関する結論の導き方についての詳しいガイダンスは，次章で説明する。

研究例

次に示す研究では，研究変数を測定するために，さまざまなデータ収集方法が用いられた。

研究：痛みから気を紛らわせることに対する子どもの反応を予測する（Dr. Ann McCarthy and Dr. Charmaine Kleiber, Principal Investigators, NINR grant 1-R01-NR005269）

目的：McCarthy博士とKleiber博士は，静脈内カテーテル挿入時に子どもの気を紛らわせるよう両親を訓練する介入を開発し検証した。全体的な研究目的は，子どもの痛みと苦痛の軽減における介入の効果を検証すること，どのような子どもに気を紛らわせる効果があるのかを予測する因子を同定すること，および気を紛らわせることに成功した両親の特徴を見極めることであった。

デザイン：多施設臨床試験では，542人の保護者が介入群と通常ケア対照群に無作為に割り付けられた。4歳から10歳の子どもが，診断的医療処置のために静脈内カテーテル挿入を受ける予定であった。介入群の保護者は，カテーテル挿入前に子どもの気を紛らわせる効果的な方法

298 第Ⅲ部 看護のエビデンスを創出する量的研究のデザインと実施

Box 14-3　量的研究におけるデータ収集計画を批判的に評価するためのガイドライン

1. 構造化データの収集法（非構造化データとの比較）は，研究のねらいと一致していたか？
2. データ収集に適切な方法が用いられたか（自己報告，観察，など）？ 異なる方法のトライアンギュレーションは適切に行われたか？ 追加のデータ収集方法を使用するべきだったか？
3. 適切な量のデータが収集されたか？ 研究の多様なニーズに対応するためのデータが収集されたか？ データが**多すぎて**参加者の負担が大きくなったか，もしそうならそれはデータの質にどのように影響したか？
4. 研究者は，基礎的構成概念との適合性，データの質，評判，効率などの点で，良い測定ツールを選択したか？ 正当な根拠なく新しい測定ツールが開発されなかったか？
5. データ測定ツールは適切に予備テストされたか？
6. データ収集手法に関する研究報告の情報は十分だったか？
7. 誰がデータを収集したか？ データの質を向上させるような特性をもつデータ収集者が，慎重に選ばれたか？
8. データ収集者のトレーニングについて記述されていたか？ そのトレーニングは適切だったか？ データ収集者が質の高いデータを作成する能力を向上させるため，またはそのパフォーマンスを監視するための措置がとられたか？
9. データはどこで，どのような状況で集められたか？ セッティングは適切であったか？
10. データ収集の際，他の人は同席していたか？ 他の人がいることでバイアスが生じる可能性はあったか？
11. データ収集者は，研究仮説や参加者の集団状態について盲検化されていたか？

Box 14-4　構造化データ収集法を批判的に評価するためのガイドライン

1. 自己報告データを収集した場合，研究者は自己報告情報を求めるための具体的な方法（例：自由回答式と選択回答式質問の混合，合成尺度の使用など）について適切な判断を下したか？
2. 測定ツールのパッケージは，概念の適切性，質問の読解レベル，測定に要する時間などの観点から適切に記述されていたか？
3. 自己報告データの取得方法は最適だったか（例：個人インタビュー，郵送による質問紙法，ウェブによる質問紙法）？
4. 自己報告データは，質の高い，バイアスのない回答を促す方法で収集されたか（例：プライバシーへの配慮，回答者が安心できるような工夫など）？
5. 観察的手法を用いた場合，研究報告には観察された特定の構成概念が適切に記述されていたか？
6. 観察の記録には，カテゴリー・システムまたは評価システムが使用されていたか？ カテゴリー・システムは網羅的だったか？ 観察者にどの程度の推論が要求されたか？ 網羅性と観察者の推論の度合いについての判断は適切だったか？
7. 観察単位の標本抽出には，どのような方法が用いられたか？ 標本抽出方法は良いものだったか，つまり，代表的な標本を得ることができたか？
8. 観察者のバイアスはどの程度コントロールされ，あるいは最小化されたか？
9. 研究においてバイオマーカーが使用されているか，またそれは適切なものだったか？ 研究者はバイオマーカーを適切に解釈するために必要なスキルをもっているようだったか？
10. 本調査でパフォーマンス測定は行われたか，またそれは適切だったか？
11. データは記録から抽出されたか？ その場合，データの質を確保するための適切な措置がとられていたか？

に関する 15 分間のトレーニングを受けた。

データ収集計画：研究者は，介入とカテーテル挿入手技の実施前後に，自己報告，観察，バイオマーカーなどの豊富なデータを収集した。データ収集計画には，標本特性の測定，主要なアウトカムの評価，介入の効果を予測すると仮定した因子の測定，静脈内カテーテル挿入手順の特性の把握，療法の忠実度の評価のための正式な測定ツールの使用が含まれていた。研究者は，痛みを伴う処置に対する子どもの反応に影響を与える因子を特定するために徹底した文献レビューを行い，データ収集の指針となる概念モデルを開発した。本格的な調査を開始する前に，測定ツールの予備テストを行った（Kleiber & McCarthy, 2006）。予備テストは，測定ツールが理解しやすいかどうか，また，得られるデータの質を評価するために行われた。データ収集計画が広範囲に及んだため，ここではいくつかの特定の測定方法のみを記述する。

自己報告式ツール：親と子どもの両方が自己報告データを提供した。例えば，子どもの痛みの自己報告測定には，Oucher 尺度が用いられた。また，子どもたちは不安の程度を視覚的アナログ尺度で報告した。もう 1 つの自己報告式ツール（Child Behavioral Style Scale）は，4 つのストレスフルなシナリオを用いたビネットタイプのアプローチにより，子どもの対処スタイルを測定するものであった。保護者は，子育てスタイル（Parenting Dimensions Inventory）と不安（State-Trait Anxiety Inventory）を測定する尺度を組み込んだ自記式質問紙に回答した。また，子どもの気質を記述するツール（Dimensions of Temperament Survey）にも記入した。

観察ツール：研究補助者は，治療室にいる間の親子をビデオで記録した。ビデオファイルはコンピュータのビデオ編集プログラムに入力され，分析のために 10 秒間隔に分割された。研究者が慎重に開発した観察ツール〔Distraction Coaching Index（Kleiber et al., 2007）〕を用い，親の行動について気を紛らわすコーチングの質と頻度という観点からコーディングした。また，ビデオを撮り，Observation Scale of Behavioral Distress 尺度を用いて，子どもの苦痛のレベルをコーディングした。

バイオマーカー：唾液中コルチゾールレベルを測定することで，子どもたちのストレスを評価した。子どもたちは，唾液分泌促進剤として無糖のガムを噛んだ。ガムを捨てた後，子どもたちは唾液を採取管に吐き出した。それぞれの子どもは，静脈ライン挿入前，挿入 20 分後，およびベースラインのコルチゾールレベルを調べるために自宅で 2 本の計 4 本の唾液コルチゾール標本を提供した。標本のインテグリティを確保し，標本採取の条件をコントロールするために，注意が払われた（McCarthy et al., 2009）

主な知見：介入の結果に関する報告によると，介入群の親は，子どもの気を紛らわすコーチングの頻度および質に関して，対照群の親よりも有意に高い得点を示した（Kleiber et al., 2007）。気を紛らわすコーチングが最高レベルの子どもは，最も低いレベルの苦痛を示した（McCarthy et al., 2010）。別の分析では，McCarthy ら（2011）は，注意欠陥・多動性障害（ADHD）のある子どもとない子どもの行動的苦痛とベースラインの唾液コルチゾールレベルを比較した。Hanrahan ら（2012）は，子どもの苦痛のリスクを予測するための予測モデルを開発した。McCarthy ら（2014）は，苦痛に対して高リスクと中リスクの子どもたちに対して，量の異なる 3 種類の気を紛らわす介入の効果を探索した。Ersig ら（2017）は，本研究のデータを用いて，子どもの痛み，不安，苦痛に関連するゲノムの変異を検討した。

🖌 要点

- 量的研究者は，データ収集を開始する前に，**データ収集計画** data collection plan を立てる。構造化データの場合，研究者は，定められたデータ収集ツールを使用する。それはデータを収集する者とデータを提供する者に制約を課す。

- データ収集計画の最初の段階は，必要なデータの特定と優先順位を付けることである。次に，変数の測定方法を探し出さなければならない。既存の測定ツールの選択は，概念的な適合性，

データの質，母集団への適切性，コスト，評判
などに基づくべきである。

- 既存の測定ツールを使用する場合でも，測定
ツールの長さ，明確さ，全体的な妥当性を査定
するために予備テストを行う pretested べきで
ある。

- 構造化された自己報告ツール〔患者報告アウト
カム patient-reported outcome（PRO）と呼ばれ
ることもある〕には，自由回答式質問と選択回
答式質問を含めることができる。自由回答式質
問 open-ended questions は，回答者がナラ
ティブに回答できるのに対し，選択回答式質問
closed-ended question は，回答者が選択しな
ければならない回答選択肢 response options
を提供するものである。

- 選択回答式質問には，以下がある。(1)二者択
一質問 dichotomous questions は，2つの選択
肢（例：はい/いいえ）のどちらかを選ぶ，(2)多
肢選択質問 multiple-choice questions は，幅広
い選択肢を提供する，(3)順位付け質問 rank-
order questions は，連続した概念をランク付
けするよう回答者に求める，(4)強制選択式質
問 forced-choice questions は，相反する2つの
選択肢から選択するよう回答者に求める，(5)
評定尺度質問 rating scale questions は，二極
に沿って段階的に評価するよう回答者に求め
る，(6)チェックリストは，同じ回答形式の質
問群を示したものである，(7)視覚的アナログ
尺度 visual analog scale（VAS）は，疲労などの
主観的体験を計測するために用いられる連続帯
の尺度である。イベント履歴カレンダー event
history calendar や日記は，イベントの発生に
関するデータを取得するために使用される。

- 合成心理社会尺度とは，個人が対象とする特定
の属性をどの程度もっているか，あるいはどの
程度特徴付けられているかを測定するための，
複数の質問を用いた自己報告ツールである。従
来のリッカート尺度 Likert scales（相加評定尺
度 summated rating scales）は，ある現象（例：
中絶）についての一連の記述（項目 items）から
構成されている。回答者は，その項目に対する
反応を二極の連続帯に沿って評価する（例：強
く同意する/同意しない）。各項目の得点は，好

感度の強さと方向によって得点化され，合計得
点が算出される。

- その他の自己報告法には，回答者がある現象に
対する反応を示す二極性評定尺度からなる SD
法 semantic differentials，特定の基準に従って
文章が書かれたカード文を分類し並べる Q 分
類 Q sorts，ある出来事や状況において回答者
にどのように対処するかを求めるビネット vi-
gnettes，現在の行動や経験を実時間で繰り返
し評価するエコロジカル・モーメンタリー・ア
セスメント ecological momentary assessment
がある。

- 構造化された自記式測定ツールは，口頭（面接
票 interview schedules）または書面（質問紙
questionnaires）で使われる。質問紙法は，イン
タビューよりもコストや時間がかからず，匿名
性が確保できる。インタビューは，質問紙法よ
りも回答率が高く，さまざまな人に対応でき，
より豊かなデータを得られる傾向がある。

- インタビューにおけるデータの質は，インタ
ビュアーの対人関係スキルに依存する。インタ
ビュアーは回答者を安心させ，信頼関係を築か
なくてはならず，また，回答者が不完全な回答
をした場合，追加情報を上手に探る probe 必
要がある。

- 質問紙を配布する方法としては，集団での実施
が最も経済的である。もう1つの方法は，郵送
することである。自記式質問紙（SAQ）は，イ
ンターネットを通じて配布することができ，ハ
イパーテキストのリンクからアクセスできる
ウェブ調査 web-based survey として配布され
ることが多い。特にインターネット上で配布さ
れる質問紙法は，回答率 response rates が低
くなる傾向があり，バイアスの原因となること
がある。リマインダー follow-up reminders や
優れたカバーレターなどのテクニックは，質問
紙法の回答率を高める。

- 構造化自己報告は，バイアスのリスクに対して
脆弱である。回答傾向バイアス response set
biases は，一部の人々が質問内容とは無関係
に，特徴的に回答する傾向を反映したものであ
る。一般的な回答傾向としては，社会的望まし
さ social desirability，極端な回答 extreme re-

sponse, 黙従 acquiescence（肯定傾向 yea-saying）などがある。

- 構造化観察 structured observation の方法は，観察者が何を見て何を記録するかに制限を課し，観察の正確さと一貫性を高め，関心のある現象を適切に表現することを目的としている。

- チェックリストは，指定された行動，事象，または行為の発生，頻度，持続時間，または強度を記録するために使われる。チェックリストは，観察された現象を個別のカテゴリーに読みとるためのカテゴリー・システム category system に基づいている。評定尺度 rating scales を使用する場合，観察者は，一般的に二極性の次元に沿って現象を評価する（例：受動的/攻撃的）。

- 観察者は，観察データの収集に際して，さまざまな標本抽出方法を用いる。時間標本抽出（タイムサンプリング）time sampling は，観察時間や観察間隔の長さや頻度を指定するものである。事象標本抽出 event sampling は，特定の行動や事象を選択的に観察するものである。

- 観察は，ある構成概念を操作可能化する優れた方法であるが，さまざまなバイアスの影響を受ける。観察者の推論の度合いが大きければ大きいほど，歪みが生じる可能性が高くなる。

- バイオマーカー biomarkers には，生体内測定法 in vivo measurements（血圧測定など生体内または生体上で行われるもの）と生体外測定法 in vitro measurements（血液検査など生体外で行われるもの）がある。

- バイオマーカーは客観的で正確で精度が高いが，その測定には実用的，技術的，倫理的な配慮が必要である。

- フィジカルパフォーマンステスト performance tests は，患者の身体機能に関するアウトカム・データを収集するために，用いられることがある。

- 研究や質改善プロジェクトのためのデータは，医療記録，特に電子カルテ（EHR）から抽出されることが多くなっている。記録データの抽出には，明示的なルールと手法の開発が必要である。

- 研究者は，援助なしにはデータを収集できない場合，データ収集をするスタッフを慎重に選び，正式に訓練するためにリソースを割く必要がある。

文献

Biomarker Definitions Working Group.（2001）. Biomarkers and surrogate endpoints: Preferred definitions and conceptual framework. *Clinical Pharmacology & Therapeutics, 69*, 89-95.

Bradburn, N., Sudman, S., & Wansink, B.（2007）. *Asking questions: The definitive guide for questionnaire design*（2nd ed.）. San Francisco: Jossey Bass.

Buros Institute, Carlson, J., Geisinger, K., & Jonson, J.（Eds.）.（2017）. *The 20th mental measurements yearbook*. Lincoln, NE: The Buros Institute.

Burrai, F., Lupi, R., Luppi, M., Micheluzzi, V., Donati, G., Lamanna, G., & Raghaven, R.（2019）. Effects of listening to live singing in patients undergoing hemodialysis. *Biological Research for Nursing, 21*, 30-38.

Callegaro, M., Manfreda, K., & Vehovar, V.（2015）. *Web survey methodology*. Thousand Oaks, CA: Sage.

Casal, C., Lei, A., Young, S., & Tuthill, E.（2017）. A critical review of instruments measuring breastfeeding attitudes, knowledge, and social support. *Journal of Human Lactation, 33*, 21-47.

Cella, D., Riley, W., Stone, A., Rothrock, N., Reeve, B., Yount, S., ... PROMIS Cooperative Group.（2010）. The Patient-Reported Outcomes Measurement Information System（PROMIS）developed and tested its first wave of adult self-reported health outcome item banks. *Journal of Clinical Epidemiology, 63*, 1179-1194.

Coons, S., Eremenco, S., Lundy, J., O'Donohue, P., O'Gorman, H., & Malizia, W.（2015）. Capturing patient-reported outcome（PRO）data electronically: The past, present, and promise of ePRO measurement in clinical trials. *The Patient, 8*, 301-309.

Cope, D.（2014）. Using electronic surveys in nursing research. *Oncology Nursing Forum, 41*, 681-682.

Corwin, E., & Ferranti, E.（2016）. Integration of biomarkers to advance precision nursing interventions for family research across the lifespan. *Nursing Outlook, 64*, 292-298.

Cui, N., Deatrick, J., & Liu, J.（2018）. Maternal and paternal physical abuse: Unique and joint associations with child behavioral problems. *Child Abuse & Neglect, 76*, 524-532.

Dey, A., Shakya, H., Chandurkar, D., Kuman, S., Das, A., Anthony, J., ... Raj, A.（2017）. Discordance in self-report and observation data on mistreatment of women by providers during childbirth in Uttar Pradesh, India. *Reproductive Health, 14*, 149.

Dillman, D., Smyth, J., & Christian, L. M.（2014）. Internet, phone, mail, and mixed-mode surveys: *The tailored design method*（4th ed.）. New York: John Wiley & Sons.

Emelonye, A., Pitkaaho, T., Aregbesola, A., & Vehvilainen-Julkunen, K.（2017）. Barriers to spousal contribution to childbirth pain relief in Nigeria. *International Nursing Review, 64*, 568-575.

Ersig, A., Schutte, D., Standley, J., Leslie, J., Zimmerman, B., Kleiber, C., ... McCarthy, A.（2017）. Relationship of genetic variants with procedural pain, anxiety, and distress in children. *Biological Research for Nursing, 19*, 339-349.

Etingen, B., Miskevics, S., & LaVela, S.（2018）. The relationship between pain interference and psychosocial well-being among veterans with spinal cord injuries/disorders. *Journal of Neuroscience Nursing, 50*, 48-55.

Fleming, T., & Powers, J.（2012）. Biomarkers and surrogate endpoints in clinical trials. *Statistics in Medicine, 31*, 2973-2984.

Fowler, F. J.（2014）. *Survey research methods*（5th ed.）. Thousand Oaks, CA：Sage.

Frain, J., & Chen, L.（2018）. Examining the effectiveness of a cognitive intervention to improve cognitive function in a population of older adults living with HIV. *Therapeutic Advances in Infectious Disease, 5*,19-28.

Gregory, K., & Radovinsky, L.（2012）. Research strategies that result in optimal data collection from the patient medical record. *Applied Nursing Research, 25*, 108-116.

Haidet, K. K., Tate, J., Divirgilio-Thomas, D., Kolanowski, A., & Happ, M.（2009）. Methods to improve reliability of video-recorded behavioral data. *Research in Nursing & Health, 32*, 465-474.

Hanish, A., & Han, J.（2018）. Delayed onset of sleep in adolescents with PAX6 haploinsufficiency. *Biological Research for Nursing, 20*, 237-243.

Hanrahan, K., McCarthy, A. M., Kleiber, C., Ataman, K., Street, W., Zimmerman, M., & Ersig, A.（2012）. Building a computer program to support children, parents, and distraction during healthcare interventions. *Computers, Informatics, Nursing, 30*, 554-561.

Kleiber, C., & McCarthy, A. M.（2006）. Evaluating instruments for a study on children's responses to a painful procedure when parents are distraction coaches. *Journal of Pediatric Nursing, 21*, 99-107.

Kleiber, C., McCarthy, A. M., Hanrahan, K., Myers, L., & Weathers, N.（2007）. Development of the Distraction Coaching Index. *Children's Health Care, 36*, 219-235.

Martyn, K., & Belli, R.（2002）. Retrospective data collection using event history calendars. *Nursing Research, 51*, 270-274.

McCarthy, A. M., Hanrahan, K., Kleiber, C., Zimmerman, M. B., Lutgendorf, S., & Tsalikian, E.（2009）. Normative salivary cortisol values and responsivity in children. *Applied Nursing Research, 22*, 54-62.

McCarthy, A. M., Hanrahan, K., Scott, L., Zemblidge, N., Kleiber, C., & Zimmerman, M.（2011）. Salivary cortisol responsivity to an intravenous catheter insertion in children with attention-deficit/hyperactivity disorder. *Journal of Pediatric Psychology, 36*, 902-910.

McCarthy, A. M., Kleiber, C., Hanrahan, K., Zimmerman, M., Westhus, N., & Allen, S.（2010）. Impact of parent-provided distraction on child responses to an IV insertion. *Children's Health Care, 39*, 125-141.

McCarthy, A. M., Kleiber, C., Hanrahan, K., Zimmerman, M., Westhus, N., & Allen, S.（2014）. Matching doses of distraction with child risk for distress during a medical procedure. *Nursing Research, 63*, 397-407.

McPeake, J., Bateson, M., O'Neill, A.（2014）. Electronic surveys：How to maximise success. *Nurse Researcher, 21*, 24-26.

Mitchell, A. J., Hall, R., Golianu, B., Yates, C., Williams, D., Chang, S., & Anand, K. J.（2016）. Does noninvasive electrical stimulation of acupuncture points reduce heelstick pain in neonates? *Acta Paediatrica, 105*, 1434-1439.

Nyamathi, A., Reback, C., Salem, B., Zhang, S., Shoptaw, S., Branson, C., & Leake, B.（2015）. Correlates of self-reported incarceration among homeless gay and bisexual stimulant-using young adults. *Western Journal of Nursing Research, 37*,

799-811.

Pecanac, K., Doherty-King, B., Yoon, J., Brown, R., & Schiefelbein, T.（2015）. Using timed event sequential data in nursing research. *Nursing Research, 64*, 67-71.

Pisu, M., Azuero, A., Halilova, K., Williams, C., Kenzik, K., Kvale, E., ... Rocque, G.（2018）. Most impactful factors on the health-related quality of life of a geriatric population with cancer. *Cancer, 124*, 596-605.

Polit, D. F., London, A. S., & Martinez, J. M.（2007）. *The health of poor urban women*. New York：MDRC.

Pölkki, T., Korhonen, A., & Laukkala, H.（2018）. Parents' use of nonpharmacologic methods to manage procedural pain in infants. *Journal of Obstetric, Gynecologic, & Neonatal Nursing, 47*, 43-51.

Rhéaume, A., & Mullen, J.（2018）. The impact of long work hours and shift work on cognitive errors in nurses. *Journal of Nursing Management, 26*, 26-32.

Rieder, J., Goshin, L., Sissoko, D., Kleshchova, O., & Weierich, M.（2019）. Salivary biomarkers of parenting stress in mothers under community criminal justice supervision. *Nursing Research, 68*, 48-56.

Romisher, R., Hill, D., & Cong, X.（2018）. Neonatal abstinence syndrome：Exploring nurses' attitudes, knowledge, and practice. *Advances in Neonatal Care, 18*, E3-E11.

Rosman, L., Salmoirago-Blotcher, E., Cahill, J., & Sears, A.（2019）. Psychosocial adjustment and quality of life in patients with peripartum cardiomyopathy. *Journal of Cardiovascular Nursing, 34*, 20-28.

Samuels, J., McGrath, R., Fetzer, S., Mittal, P., & Bourgoine, D.（2015）. Using the electronic health record in nursing research：Challenges and opportunities. *Western Journal of Nursing Research, 37*, 1284-1294.

Saxton, R., & Cahill, R.（2017）. Impact of no-interruption intervention on safety and efficiency. *Journal of Nursing Care Quality, 32*, 281-284.

Schick-Makaroff, K., & Molzahn, A.（2015）. Strategies to use tablet computers for collection of electronic patient-reported outcomes. *Health and Quality of Life Outcomes, 13*, 2.

Seaman, J., Evans, A., Sciulli, A., Barnato, A., Sereika, S., & Happ, M.（2017）. Abstracting ICU nursing care quality from the electronic health record. *Western Journal of Nursing Research, 39*, 1271-1288.

Shabani, F., Nayeri, N., Karimi, R., Zarei, K., & Chehrazi, M.（2016）. Effects of music therapy on pain responses induced by blood sampling in premature infants. *Iranian Journal of Nursing and Midwifery Research, 21*, 391-396.

Stevens, B., Johnston, C., Petryshen, P., & Taddio, A.（1996）. Premature Infant Pain Profile：Development and initial validation. *Clinical Journal of Pain, 12*, 13-22.

Teipel, S., Heine, C., Hein, A., Kruger, F., Kutschke, A., Kernebeck, S., ... Kirste, T.（2017）. Multidimensional assessment of challenging behaviors in advanced stages of dementia in nursing homes—The inside DEM framework. *Alzheimer's & Dementia, 8*, 36-44.

Thompson, A., Pickler, R., & Reyna, B.（2005）. Clinical coordination of research. Applied Nursing Research, 18, 102-105.

Tourangeau, R., Conrad, F., & Couper, M.（2013）. *The science of web surveys*. New York：Oxford University Press.

Udtha, M., Nomie, K., Yu, E., & Sanner, J.（2015）. Novel and emerging strategies for longitudinal data collection. *Journal of Nursing Scholarship, 47*, 152-160.

Vanhoutte, B., & Nazroo, J.（2016）. Life-history data. *Public Health Research & Practice, 26*, e2631630.

Weintraub, W., Lüscher, T., & Pocock, T.（2015）. The perils of surrogate endpoints. *European Heart Journal, 36*, 2212-2218.

Williamson, P., Altman, D., Bagley, H., Barnes, K., Blazeby, J., Brookes, S., ... Young, B.（2017）. The COMET Handbook : Version 1.0. *Trials, 18*（Suppl. 3）, 280.

Worster, A., & Haines, T.（2004）. Advanced statistics : Understanding medical record review（MRR）studies. *Academic Emergency Medicine, 11*, 187-192.

Xueyu, L., Hao, Y., Shunlin, X., Rongbin, L., & Yuan, G.（2017）. Effects of low-intensity exercise in older adults with chronic heart failure during the transitional period from hospital to home in China : A randomized controlled trial. *Research in Gerontological Nursing, 10*, 121-128.

Yoder, P., Lloyd, B., & Symons, F.（2018）. *Observational measurement of behavior*（2nd ed.）. Baltimore : Paul H. Brooks Publishing Co.

第15章　測定とデータの質

　量的研究において，理想的なデータ収集の手法は，その研究の構成概念を正確に，しっかりと確実に測定することである。バイオマーカーは自己報告や観察よりもこの目標を達成しやすいが，完璧な方法というものはない。この章では，測定によって得られたデータの質を評価する基準について説明する。測定における統計的な問題点については，Polit と Yang（2016）がより詳細に説明している。まず，測定の原理についての議論から始めよう。

測定

　量的研究者は，構成概念を測定することによりデータを得る。測定は，人や物のある属性の量を表すために数値を当てる。属性は一定ではなく，日々変動したり，個人によって異なったりする。変動性は，ある属性が**どのくらい**存在するかを数値で表すことができる。数値を割り当てる目的は，属性の度合いが異なる人々を弁別するためである。

■ ルールと測定

　測定とは，**ルール**に従って数値を割り当てることである。ルールによって一貫性と解釈可能性が増す。体温，体重，その他の身体的属性の測定ルールは，私たちになじみのあるものである。しかし，吐き気や QOL のような構成概念を測定するためのルールは，自分で考えなければならない。観察，自己報告，または他のいずれの方法でデータを収集するにせよ，研究者は対象となる特性に数値を割り当てるための基準を明確にしなければならない。研究者は，ある構成概念を定量化するためのルールをつくることで，その構成概念の測定ツールを創り出す。測定ツールは，ある属

性が**どの程度**存在するか，あるいは全く存在しないかを伝える数値である得点 scores をもたらす。

　構成概念を測定するルールは，それがよいルールであるかどうかによって評価されるべきである。そのルールは，対象としている特性に正確に対応する量的情報をもたらすものでなければならない。新しい測定ルールは，属性がどのように変化するかについての仮説を反映したものである。仮説の妥当性，すなわち測定の価値は，実証的に評価される必要がある。

■ 測定の利点

　測定は具体的に何を達成するのか？　測定ができなければ，臨床家はどれほど不利益を被るかを考えてみてほしい。例えば，体温や血圧の測定ツールがなかったらどうだろうか？　測定の大きな強みは，主観を排除できることである。測定は明確なルールに基づいて行われるため，結果として得られる情報は客観的であることが多く，独立して検証することができる。例えば，ある人の体重を 2 人の人が同じ尺度で測定した場合，同じ結果になる可能性が高い。ほとんどの測定方法は，主観を最小限にするための機能を組み込んでいる。

　また，測定することで，精密な情報を得ることができる。アレックスを「かなり背が高い」と記述する代わりに，「身長 190.5 cm」と記述することができる。

　最後に，測定はコミュニケーションのための言語となる。数値は言葉よりも曖昧さが少ない。研究者が患者の平均体温を「高い」と報告した場合，読者によってその解釈が異なる可能性がある。しかし，平均体温は 37.7℃（99.8°F）だと報告すれば，曖昧でなくなる。

■ 測定の理論

心理測定学 psychometrics は，心理学的測定の理論や方法に関する研究分野である。健康の測定は，目的や概念に違いはあるが，心理測定の影響を強く受けている。新しい測定方法を開発し検証する際，研究者はしばしば「**心理測定アセスメントを実施している**」と言う。

心理測定には，2つの測定理論が影響を及ぼしてきた。古典的テスト理論 classical test theory (CTT)は，ごく最近まで主流であった測定の理論である。CTT は，健康の構成概念の多項目測定法の開発の基盤となっており，また，あらゆるタイプの測定(例：バイオマーカー)の概念化にも適している。もう1つの測定理論〔項目応答理論 item response theory(IRT)〕は，第16章で説明するように普及してきている。CTT とは異なり，IRT は，多項目尺度や試験にのみ適切な測定の枠組みである。

■ 測定誤差

測定手順や測定対象は，測定結果を変えるような影響を受けやすい。一部の偏りの影響はコントロールしたり最小化したりすることができるが，完全に排除することは難しい。

測定ツールが完全に正確でなければ，測定値には多少の誤差が含まれる。古典的なテスト理論では，観察された(または得られた)得点は，誤差成分と真の成分の2つの部分から成るように概念化されている。これは次のように書くことができる。

$$得られた得点＝真の得点±誤差$$
$$または$$
$$X_O＝X_T±X_E$$

この式の第1項は観察された得点，例えば不安尺度の得点である。X_T は，完璧な測定によって得られるだろう値である。真の得点 true score は仮説上のものであり，実際には知ることはできない。最後の項は，測定誤差 error of measurement である。測定を歪める因子によって，真の得点と得られた得点の間の差が生じる。

研究者がある属性を測定するときには関心のない属性も「測定している」ことになる。真の得点とは，研究者が得たい値であり，誤差とは，研究者の意図に反して測定されてしまう他の諸要因の混合物である。極端な例を挙げ説明しよう。ある研究者が10人の体重を体重計で測定したとしよう。研究者は，被験者が体重計に乗ると，被験者の肩に手を置き，圧力をかける。実際の体重(X_T)と圧力(X_E)の両方が得点に反映されるため，結果として得られる測定値(X_O)は高めに偏ることになる。測定誤差は，その値が未知であり，変動することが問題である。この例では，肩に加えた圧力は人によって異なる可能性が高く，つまり，真の得点の割合は人によって異なるということである。

測定誤差は多くの因子によって起こる。誤差の中にはランダムに起こるものもあれば，**バイアス**を反映した系統的なものもある。一般的な測定誤差の原因は以下のとおりである。

1. **一時的な個人因子**：人の得点は，疲労や気分などの個人の一時的な状態によって影響を受けることがある。不安感が脈拍測定に影響するように，こうした因子が直接測定に影響する場合もある。また，個人的な要因がスコアを変えることがあり，それは人々の協力する意欲，自然にふるまおうとする意欲，あるいは最善を尽くす意欲に影響を与えることで起こる。

2. **状況によるコンタミネーション**：得点は，測定条件によって影響を受けることがある。参加者が観察者の存在を意識すること(反応性)は，バイアスの原因の1つである。温度，照明，時間帯などの環境因子も測定誤差の原因となる可能性がある。

3. **回答傾向のバイアス**：回答者の比較的持続的な特性が，正確な測定を妨げることがある。社会的望ましさや黙従傾向といった回答傾向は，自己報告による測定の潜在的なバイアスである(第14章)。

4. **施行上の変動**：データ収集の方法が人によって異なると，その属性の変動とは無関係な得点の変動が生じることがある。例えば，ある

生理学的測定をある者には食前に行い，ある者には食後に行った場合，測定誤差が発生する可能性がある。

5. **測定ツールの明確さ**：測定ツールの指示がよく理解できない場合，得点に影響を与える可能性がある。例えば，自己報告式測定ツールの質問が回答者によって異なって解釈されてしまうと，変数の測定に歪みが生じてしまう可能性がある。

6. **項目の抽出**：測定に使用する項目の抽出結果によって，誤差が生じることがある。例えば，救急看護の知識に関する100項目のテストにおける看護学生の得点は，**どの**100問がテストに含まれるかに影響される。あるテストでは94問正解できても，別の同様のテストでは92問しかできないこともある。

■ 主な測定方法の種類

測定ツールには，さまざまなものがある。例えば，情報源（自己報告，観察），複雑さ（例：視覚的アナログ尺度，数十の項目を有する多次元尺度），および得点のタイプ（例：連続得点，カテゴリー得点）などさまざまである。測定ツールの中には，**一般的なもの**，すなわち，さまざまな臨床・非臨床の集団に広く適用可能なものもあれば，**特異的なもの**，すなわち，特定の集団に使用するために設計されたものもある。例えば，自己効力感尺度には汎用的なものもあるが，特定の疾患（例：糖尿病や喘息用）に特化したものも多数存在する。

静的測定ツールと適応型測定ツール

多項目測定ツールには，静的なものと適応的なものがある。静的測定ツール static measure は，測定されるすべての人に同じように実施される。静的な合成尺度では，人々は一連の項目をすべて記入し，その反応に応じて得点化される。健康に関連する測定は，ほとんどが静的である。例として，広く使われている抑うつの一般的な測定ツール，Center for Epidemiologic Studies Depression Scale（CES-D）（Radloff, 1977）がある。CES-Dの総得点は，全員が同じ20の質問に対する反応によって計算される。本書では，多くの重要な

測定概念を説明するために，静的尺度が使用されている。

対照的に，適応型測定ツール[訳注1] adaptive measure では，初めの質問に対する反応から，その後の質問が選択される。動的な適応型測定は，回答者の負担を最小限に抑えながら，ある属性に関する正確な情報を得るための方法としてよく使われるようになってきている。適応型測定は，項目応答理論による測定の進歩に端を発している。身体機能，痛み，睡眠障害など，健康に関する幅広いテーマについて，何百もの項目をもつ**項目バンク**が作成されてきた。項目バンクの最も重要な例は，米国国立衛生研究所の支援で開発された PROMIS®（Patient-Reported Outcomes Measurement Information System）である（Cella et al., 2007）。CAT（コンピュータ適応型テスト computerized adaptive testing）と呼ばれるアプローチは，これらの項目バンクを使用して，個人の回答パターンに合わせた測定項目を作成するものである。このような個別化により，ある構成概念を測定するために使用される一連の項目は，各人によって異なることになる。質問される項目の違いにもかかわらず，このテストでは，関心のある次元に沿って人々の得点を並べることができるため，個人間の比較は可能である。

反映型尺度と形成型指標

多項目測定ツールが，反映型であるか形成型であるかは重要であり，これは構成概念とそれを測定する項目との関連によって決まる。構成概念は直接観察できない——すなわち，観察できるものへの影響によって推測する必要がある。例えば，患者報告アウトカム（PRO）の項目への回答や観察尺度で観察，記録された行動などから推測される。ほとんどの健康尺度は反映型尺度 reflective scales であり，測定項目は構成概念を**反映したもの**とみなされる。例えば，CES-Dでは，睡眠障害，悲しみなどに関する項目に対して，個人の潜在的な抑うつレベルが，特定の反応を**引き起こす**と推定される。反映型尺度の項目は，共通の原因

訳注1：回答者の理解度や回答に応じて出題する項目を変える測定方式。

（この例では，抑うつのレベル）を有している。反映型尺度の項目は，すべて構成概念を引き起こされているものを反映しているので，各項目は相互に関連していると考えられる。

しかし，すべての多項目測定ツールが反映型であるわけではない。多項目測定ツールは，属性の結果ではなく，属性を「引き起こす」または特徴付ける項目をもつものとして捉えることができる。このような測定ツールは，形成型測定ツール formative measure と呼ばれる。研究者の中には，反映型測定ツールには尺度 scale という用語を使用し，形成型測定ツールには指標 index という用語を使用するように提唱する研究者が複数いる（DeVellis, 2017; Streiner, 2003）。形成型指標は，構成概念がその構成要素を引き起こすのではなく，構成要素から形成される関係性がある。

形成型指標の良い例として，ストレスの測定ツールである Holmes-Rahe 社会的再適応評価尺度がある。精神科医の Holmes と Rahe は，ストレスとなるライフイベントが病気を引き起こすかどうかを研究し，患者に前年度に経験した 43 のライフイベントのうちどれかを記入してもらう指標を考案した（Holmes & Rahe, 1967）。ライフイベント項目の例としては，配偶者の死，妊娠，転居などがある。ライフイベントには異なる重み，すなわち「ライフチェンジ単位 life change unit」が割り当てられ（例：配偶者の死は 100，転居は 20），その単位が合計される。ライフチェンジ単位の合計が，ストレスの多いライフイベントという構成概念を定義する。項目は構成概念の「結果」ではない。例えば，高いストレスが，配偶者の死や住居の転居を「引き起こす」のではない。

指標項目は，根底にある構成概念に引き起こされるものではないため，必ずしも相関するわけではない。実際は，ある属性の異なる側面を捉えるような弱い相関をもつ項目が，形成型指標には望ましい。多くのスクリーニングツールは形成型であり，単独で結果を予測できる項目で構成されている。

反映型尺度と形成型指標の開発は，必然的に異なる。例えば，形成型指標の項目は属性を定義するものであるため，各項目が非常に重要である。例えば，反映型尺度である CES-D 尺度の「急に泣き出すことがある」という項目を削除しても，他の 19 項目で抑うつ測定のほとんどを担えるだろう。しかし，Holmes-Rahe 指標から「配偶者の死」を除くと，配偶者を亡くした人のストレスが含まれない得点になってしまう。また，本章で後述するように，形成型指標に相関のない項目があると，CTT に関連する標準的な評価方法が適切でなくなることがある。

> ### ヒント
>
> 形成型指標が標準的な心理測定アプローチで作成されることはほとんどない。臨床における現象を測定する手法を開発する臨床計量学 clinimetrics の分野の中では，形成型指標が開発されることもある。Polit と Yang（2016）は，測定学の本の中で臨床計量学の章を執筆している。

測定特性：概要

慎重な研究者は，構成概念の測定方法を決定する際に，心理測定として健全であることが知られている測定ツールを選択する，つまり，優れた測定特性 measurement properties をもつツールを選択する。心理測定学の専門家は伝統的に，信頼性と妥当性の 2 つの尺度特性に焦点を当ててきた。しかし，健康分野の測定専門家は，より広い視点をもっている。

■ 測定分類

オランダに本拠を置くワーキンググループは，健康測定の専門家パネルとともに，デルファイ法を用いて，主要な測定特性を特定し，それらの特性の分類と定義を開発した。その結果，COSMIN, the Consensus-based Standards for the selection of health Measurement Instruments（Mokkink et al., 2010b, 2010a; Terwee et al., 2012）がつくられた（COSMIN に関する情報は，https://www.cosmin.nl でアクセス可能）。Polit と Yang（2016）は，この画期的な研究を基に，時間的視点をより明確に取り入れ，分類法に小さな修正を加えた。Polit-Yang の測定分類を図式化したものを図 15-1 に示す。

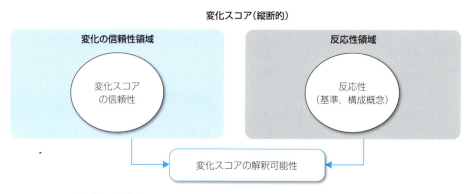

図15-1 尺度特性の分類法

　この分類では，測定特性の領域は4つある。そのうち2つは横断的な領域で，ある1時点での測定の質を扱う。これらの横断的領域は，**信頼性**と**妥当性**であり，何十年もの間，心理測定学者達が扱ってきた特性である。分類の他の2領域は，縦断的測定，すなわち時間の経過に伴う変化を捉えるものである。この2領域は，**変化スコアの信頼性**と**反応性**と呼ばれている。ある時点で構成概念を測定し，さらに時間経過とともにそれがどのように変化するかを測定するために使用される新しい尺度は，理想的にはこの4つの測定特性のすべてについて評価されることになる。この分類には，解釈可能性というもう1つの概念も組み込まれており，これは1時点の得点と変化スコアの両方に関連するものである。

　各測定特性について，研究者は測定パラメーター measurement parameters を推定することができる。このパラメーターは，測定値の得点がどの程度望ましい属性をもっているかを定量化するものである。これらの推定値は，特定の母集団や用途における測定ツールの質について結論を導き出すための手段となる。

　4つの測定特性領域と2つの解釈可能性については，6つの重要な測定についての問いに対応しており，これを例を用いて説明していこう。例えば，認知症患者の家族介護者のための看護師主導支援プログラムの効果を検証しており，アウトカム変数の1つが抑うつだったとする。介入群の介護者は，ベースライン時のCES-Dが20点（高度の抑うつ状態），6か月後のフォローアップでは15点（抑うつ状態が軽減）であった。測定分類の要素に対応する問いとしては，以下の6つが考えられる。

1. **信頼性**：ベースライン時の20という得点は，この人の正しい得点なのか，つまり信頼性のある得点なのか？

2. **妥当性**：尺度は本当に抑うつを測定しているのか，それとも何か別のものを測定しているのか？

3. **得点の解釈**：20という得点は何を**意味する**のか？　高いのか低いのか？

4. **変化の信頼性**：20から15への変化は**本当の**変化なのか，それとも単に測定の偶然の変動を反映したものなのか？

5. **反応性**：20から15への変化は，それに見合った抑うつレベルの改善に対応しているのか？

6. **変化スコアの解釈**：5ポイントの改善は何を**意味する**のか？　その改善は臨床的に意義があるといえるほど大きいのか？

この章では，測定分類における4つの領域について記述している。解釈に関する問題は，第16章と第21章で説明する。

> ### ヒント
>
> 看護研究者は，主に標準的な心理測定のアプローチに従って測定特性を評価してきた。つまり，研究者の努力のほとんどは信頼性と妥当性に集中してきたのである。縦断的な測定の特性はこれまであまり考慮されてこなかったが，COSMINの影響力のある研究によって，今後の変化が期待される。

■ 測定と統計

測定特性を評価するには，ある程度の統計学的知識が必要である。この章では，統計についての詳細よりも，主に原理について記述する。しかし，いくつかの測定特性は，相関係数と呼ばれる統計的指数の計算によっているので，先に進む前にこの指数について簡単に説明しておく。

すでに指摘してきたように，研究者は，現象間の関連，例えば，「患者の胃酸の量とストレスレベルには関係があるのか？」を検出し，説明しようとする。相関係数 correlational coefficient と

は，2つの変数間の関連の大きさと方向を量的に記述するためのツールである。最も広く使われている相関係数は，ピアソンの r Pearson's r と呼ばれるものである。

明らかに関係がある2変数には，人の身長と体重がある。背の高い人は低い人よりも重い傾向がある。もし，集団の中で最も背の高い人が最も重く，2番目に背の高い人が2番目に重く，といった具合に続くならば，完全な相関があるといえるだろう。相関係数は，その関連がどの程度完全なものであるかを要約するものである。相関係数の取りうる値は，−1.00から.00，+1.00までである。もし，身長と体重が完全な相関関係にあれば，この関連を表す相関係数は+1.00となる。しかし，完全な相関はめったにないので，相関係数は+.50または+.60の近辺になる（一般的には.50，.60と書かれるだろう）。身長の**増加**は体重の**増加**に関連する傾向があるため，身長と体重の関係は正の相関 positive relationship にある。

2つの変数が全く関連しない場合，相関係数はゼロに等しくなる。例えば，女性の身長と知能は無関係であると予想されるかもしれない。背の高い女性は，背の低い女性と同じようにIQテストで良い結果を出すだろう。このような関連を要約した相関係数は，おそらく.00近辺になる。

.00から−1.00までの相関係数は，逆相関 inverse relationship または負の相関 negative relationship を示す。2つの変数が逆相関をもつ場合，一方の変数の増加は，他方の変数の**減少**に関連する。仮に，人々の年齢と睡眠時間の間に逆相関があるとしよう。つまり，平均して年齢が高い人ほど，睡眠時間が短いということである。もし，この関連が完全なものであれば（例：集団の中で最も年齢の高い人が最も睡眠時間が短い），相関係数は−1.00となる。実際には，年齢と睡眠時間の関連はおそらく弱く−.15または−.20くらいである。この程度の相関係数は弱い相関を示し，高齢者は睡眠時間が短く，若年者は睡眠時間が長い**傾向がある**が，それでも若年者の中には睡眠時間が短い人もいるし，高齢者の中には睡眠時間が長い人もいるということである。

相関係数は測定ツールの質を評価するうえで重要である。

信頼性

量的測定の信頼性は，その質を評価するための主要な基準である。信頼性とは，広義には得点が測定誤差を含まない程度を意味する。しかし，運用上の観点からは，さらに広い定義がより有用である。COSMIN の定義を若干参照し，私たちは以下のように定義している。

• 信頼性は，**変化がなかった人**の得点が，異なる状況下で繰り返し測定された際に同じである程度を示すものである。すなわち異なる場面で，異なる測定者によって，異なるバージョンの測定ツール，あるいは多項目尺度の異なる項目によって測定された際の同じ程度（内的整合性）を示す。

つまり，信頼性とは，ある個人の安定した特性を測定する際の一貫性（変動の**なさ**）を意味する。すべてのタイプの信頼性の評価は，得点がどの程度安定しているかを評価するために，**反復**測定を伴う。一貫性を評価するためには，不均質な標本が必要である。なぜなら，信頼性の高い測定の役割は，人々を互いに区別することだからである。

図 15-1 に示す分類法でも，COSMIN 分類と同様に，横断的信頼性の領域は，信頼性，内的整合性，測定誤差の 3 つの要素から構成されている。各要素について簡単に述べ，各要素に対応する測定パラメーターについて説明する。

■ 信頼性

広義の信頼性の領域のうち，最初の構成要素は，単に信頼性と呼ばれている。信頼性評価には，以下の 4 つのアプローチがある。

• 再テスト信頼性 test-retest reliability：同じ測定を同じ人に別の機会に 2 回実施（複数回にわたる繰り返し）
• 評定者間信頼性 interrater reliability：2 人以上の評定者が同じ測定ツールを用いて測定（複数人による繰り返し）
• 評定者内信頼性 intrarater reliability：同一評定者による 2 回以上の測定（複数回にわたる繰り返し）
• 並行テスト信頼性 parallel test reliability：同じ測定ツールの別バージョンを使って，同じ人を対象に同じ属性を測定（バージョン間の繰り返し）

信頼性の評価には，広く信頼性係数 reliability coefficient と呼ばれる統計量（R と表記されることもある）を計算する。標本データから計算されたこれらの係数は，得点の信頼性を推定するものである。係数の種類は状況によって異なるが，一般的には .00（信頼性なし）から 1.00 まであり，相関係数に似ているが，負の値はない。係数が高いほど，得点の信頼性が高いことを意味する。完全な信頼性（係数 1.00）を得ることは事実上不可能だが，それを目指す。

再テスト信頼性

再テスト信頼性 test-retest reliability は，同じ人に同じ測定が反復される。このとき，特徴が変化していないと仮定すると，2 回の測定で得られる得点差は測定誤差を反映したものであると仮定する。複数回の測定間の得点差が小さい場合，信頼性は高くなる。このような信頼性は，**安定性**または**再現性**とも呼ばれ，反復測定において得点が再現される度合いを表す。

例えば，16 項目の自尊心尺度の再テスト信頼性に興味があるとしよう。自尊心はかなり安定した属性で，日によってあまり変動しないので，信頼できる測定においては 2 回とも一貫した得点が出ると期待される。この測定ツールの信頼性を評価するために，2 週間間隔で測定する。この例での 10 人の標本に対する架空のデータを**表 15-1**に示す（実際の評価では，標本はもっと大きいだろう）。2 回のテストを行った場合の得点の差は大きくない。例えば，1 回目の得点が最も高かった人（参加者 3）は，2 回目でも最も高い得点である。

この例のように測定が連続した値をとる場合，再テスト信頼性を評価する好ましいパラメーターは，級内相関係数 intraclass correlation coefficient（ICC）である。ICC がどのように計算される

表15-1 自尊心尺度の再テスト信頼性を2週間空けて検証した架空データ

参加者番号	時点1	時点2	
1	55	57	
2	49	46	
3	78	74	
4	37	35	
5	44	46	
6	50	56	
7	58	55	
8	62	66	
9	48	50	
10	67	63	ICC＝.95

ICC＝intraclass correlation coefficient（級内相関係数）。

かは本書の範囲外だが，この例ではICCの値は0.95[1]である。ICCは，SPSS（Statistical Package for the Social Sciences）などの主要な統計ソフトウェアパッケージで計算することができる。

ヒント

多くの看護研究者は，再テストでの信頼性の推定値としてピアソンのrを算出している。しかし，測定の専門家は，ICCとrの値が通常は近い値であるにもかかわらず，ピアソン相関係数は信頼性の推定に不適切であると考えている（例：DeVet et al., 2011）。自尊心得点の例では，ピアソンのr係数の値も0.95である。

　再テスト信頼性は，バイオマーカー，観察的測定，パフォーマンステスト，1項目測定（例：視覚的アナログ尺度，単一の人口統計学的質問），形成型指標，反映型尺度など，事実上すべての測定で評価することができる。しかしながら，再テスト信頼性評価には問題がある。1つの問題は，多くの特性は測定の安定性とは関係なく，時間の経過とともに変化することである。態度，知識，技能などは，試験と試験の間の経験によって変化することがあり，そのような真の変化は，測定の信頼性を実際よりも低く見せることになる。このため，再テスト信頼性評価では，試験間の適切な間隔を見つけることが大きな課題となる。

　もう1つの問題は，2回目の結果が初回測定の記憶に影響される可能性があることである。このような記憶による影響は**キャリーオーバー効果**と呼ばれ，信頼性係数が誤って高くなる可能性がある。もう1つの問題は，1回目の調査の**結果として**，人が変化してしまうことである。最後に，同じ測定ツールの2回目では，人は1回目ほど注意を払い実施しないかもしれないことである。もし，2回目には飽きてしまったら，その対応はいい加減なものとなり，結果的に信頼性は誤って低く見積もられることになる。再テスト信頼性評価に関連するその他の複雑な問題とその対処法については，Polit（2014）が記述している。

　再テスト信頼性評価に関する諸問題から，心理測定学者の中には再テスト信頼性の使用を思いとどまる者もいる（例：Nunnally & Bernstein, 1994）。しかし，ヘルスケア研究者はこのような考え方に異を唱え，再テスト信頼性を重要視してきた。看護研究者は標準的な心理測定方法を追求してきたため，新しい尺度を開発する際に必ずしも再テスト信頼性を検証してこなかったが，今後，このような傾向が変わっていくことを期待したい。

👉 再テスト信頼性の例

　Thoyreら（2018）は，幼児の摂食問題を測定するための保護者報告ツール〔Pediatric Eating Assessment Tool（PediEAT）〕を開発した。研究者は，567人の保護者を対象として行ったこの測定ツールの心理測定学的評価において，2週間後の再テスト信頼性は.95であることを示した。

---

[1] ICCは，いくつかの異なる計算式を用いて計算することができる。PolitとYang（2016）で詳しく説明されているように，主なものは，一致のためのICC（$ICC_{Agreement}$）と呼ばれるものと一貫のためのICC（$ICC_{Consistency}$）と呼ばれるものである。**表15-1**の例では，信頼性の推定値は，$ICC_{Consistency}$が.951で，$ICC_{Agreement}$が.956である。ICCの値を報告する研究者は，どちらのICCを計算したかを明記する必要がある。

ヒント

　多くの反映型尺度および形成型指標には，2つ以上の下位尺度 subscales が含まれ，異なるが関連する概念を測定する(例：疲労の測定には，精神的疲労と身体的疲労の下位尺度が含まれるかもしれない)。その場合，各下位尺度の信頼性を評価する必要がある。下位尺度の得点を合計して総得点とする場合，尺度の全体的な信頼性も計算できる。

評定者間信頼性と評定者内信頼性

　観察者がある構成概念を測定するために得点判定を行う場合，測定誤差の主要な原因は測定者に起因することがある。これは，観察ツール(例：老人ホーム入居者の焦燥性興奮を測定する尺度)や，いくつかの生物生理学的測定(例：皮下脂肪測定)やパフォーマンス評価(バランステスト)などでよく見られる状況である。そのような状況では，測定値が評価者ではなく，評価される人の属性をどれだけ確実に反映しているかを評価することが重要である。新しい観察用測定ツールの開発者は，その測定ツールが訓練された観察者によって信頼できる得点を得ることができるかどうかを明らかにする必要がある。また，そのような測定を使う者は，測定が信頼をもって適用できるかどうかや，十分な信頼性を得るためにどれくらいの訓練が必要かを知る必要がある。

　典型的なアプローチは，評定者間信頼性 inter-rater reliability(または**観測者間**信頼性)を評価することである。これは，2人以上の観察者が，同じ人に測定ツールを独立して適用し，観察者の得点を比較し，評定者間で得点が一致しているかどうかを確認する。

　一方，あまり利用はされていないが，多くの臨床場面で適切なのが，同じ評価者が，前回の評価を盲検化したうえで，2回以上測定を行う評定者内信頼性 intrarater reliability の評価である。評定者内信頼性は，自己一貫性の指標である。再テスト信頼性と似ているが，再テストでは**測定される者**の一貫性を見るのに対し，評定者内信頼性では**測定する者**の一貫性を見る。再テスト信頼性と同様，評定者内信頼性の査定には，検証する間隔

を慎重に選択する必要がある。

　測定により連続得点が算出される場合，ICC を計算することによって，評定者間信頼性または評定者内信頼性を推定できる。一方，観察者は観察結果をカテゴリーに**分類する**ように求められることがある。評価がカテゴリーに分類される場合，1つの手法は，以下の式を用いて一致率 proportion of agreement を計算することである。

$$一致数/(一致数+不一致数)$$

　この式は，偶然の一致を考慮に入れていないため，残念ながら一致を過大評価する傾向がある。もし，ある行動が「ない」と「ある」でコーディングされた場合，観察者は偶然によるだけで 50％ の確率で一致することになる。このような状況で広く使われている統計量がコーエンの κ (カッパ kappa)Cohen's κ 係数で，これは偶然の一致を調整するものである。κ 係数の値は，通常 .00 から 1.00 の範囲である。κ 係数の許容レベルについてはさまざまな基準が提案されているが，.60 の値ならば最低限許容でき，.75 以上の値は非常に良い一致率と判断することに，ある程度の合意が得られている。

👉 評定者間信頼性の例

　Coleman ら(2018)は，新しい褥瘡リスク評価ツール〔Pressure Ulcer Risk Primary or Secondary Evaluation Tool(PURPOSE T)〕を開発し評価した。230 人の患者を評価するために，病棟看護師と専門看護師が同時に測定ツールを用いて査定した。測定ツールを用いて患者を「リスクあり」と「リスクなし」に二値化したところ，一致率は 0.93，κ 値は 0.81 であった。

並行テスト信頼性

　多項目**並行テスト**(または**代替形式テスト**)は，ヘルスケアの測定では一般的ではないが，いくつかの例がある。例えば，認知障害の尺度であるミニメンタルステート検査 Mini-Mental State Examination (MMSE-2)の最新版には代替形式がある(Folstein et al., 2010)。並行テストは，プール

した項目から2組の項目を無作為に抽出することで作成することができる。2つのテストが本当に並行であるならば，真の値が同じである複製となるはずである。並行テストを行うことは，研究者が短期間で測定したい場合やキャリーオーバーバイアスを回避したい場合に有益である。再テスト信頼性と同様に，並行テスト信頼性 parallel test reliability では，同一人物に並行テストを実施し，ICC のような信頼性パラメーターを推定する。

信頼性係数の解釈

信頼性係数は，測定ツールの質を示す重要な指標である。信頼性の低い測定は，統計学的検出力を低下させ，統計学的結論の妥当性に影響を与える。データが仮説を支持しない場合は測定ツールが信頼できない可能性があり，必ずしも期待された関連が存在しないからではないかもしれない。

集団レベルでの比較では，信頼性係数が.70 付近でも十分だが（特に下位尺度），.80 以上が望ましいとされている。集団レベルの比較とは，男性対女性，実験群対対照群など，集団の得点を比較する場合を指す。個人についての決定に用いる場合には信頼性係数は理想的には.90 以上であるべきである。例えば，ある得点が，特別な介入に対する患者の適格性を決定するために使用される場合，そのテストの信頼性は非常に重要な意味をもつだろう。

信頼性係数は，観察された得点の変動は誤差成分と真の得点成分へ分解できると解釈される。例えば，がん患者 50 人に希望を測定する尺度を実施したとしよう。得点は人によって異なり，つまり，ある人は他の人よりも希望に満ちているだろう。個々の得点の変動の一部は，希望についての真の個人差を反映した真の変動であるが，変動誤差も含まれる。したがって，この関係は以下のように示すことができる。

$$V_O = V_T + V_E$$

V_O = 観測値全体の変動
V_T = 真の変動
V_E = 誤差による変動

信頼性係数はこの式を反映する。**信頼性とは，**

得点全体的の変動に対する真の変動の割合であり，以下のように表される。

$$R = V_T / V_O$$

例えば，信頼性係数が.85 であった場合，得点の変動の 85％ が真の個人差であり，15％ が外生要因を反映していると考えられる。このように考えると，信頼性が.70 未満の測定ツールを使用するのは危険であることがわかるはずである。

信頼性に影響を与える因子

研究者の努力により，信頼性係数を改善することができる。例えば，観察尺度の場合，観察者のトレーニング時に基盤となる構成概念をより明確に説明することで，信頼性を向上できる。

測定ツールの信頼性は，検査される標本の不均質性に関係する。標本が均質であればあるほど（すなわち，得点が類似しているほど），信頼性係数は低くなる。これは，測定ツールが測定対象者間の差異を測定するために設計されているからである。標本が均質であれば，属性の程度が異なる人々を測定ツールで，弁別することがより難しくなる。例えば，**表15-1** に示す自尊心の得点が，2 名について変化したとする。参加者 3（高得点者）の得点が 78 と 74 ではなく 58 と 54 で，参加者 4（低得点者）の得点が 37 と 35 ではなく 57 と 55 だった場合，得点の範囲が小さくなる（37〜78 に対して 44〜67）ので，ICC は.95 ではなく.85 となる。

CTT の枠組みで信頼性係数を計算したり解釈したりする際，あるいは研究で使用する測定ツールを選択する際，重要なことは，**信頼性はその特定ツールの不変的な特性ではない**，ということである。信頼性は集団や状況によって変化する。信頼性は，測定方法そのものの特性ではなく，特定の状況で得られた得点の特性であると考えたほうがよいだろう。測定ツールを使う際は，対象とする集団が，信頼性パラメーターの推定に使われた元の集団とどの程度類似しているかを考慮する必要がある。集団が類似している場合，尺度開発者が算出した信頼性推定値は，おそらく新しい研究においても測定ツールの正確度を示す良い指数と

なるだろう。しかし，集団の特性が大きく異なる場合は，新たに信頼性の推定値を算出する必要がある。

内的整合性

測定分類（図15-1）の信頼性の領域におけるもう1つの構成要素は，内的整合性（内的一貫性）internal consistency である。私たちの信頼性の定義には内的整合性が含まれている。つまり，信頼性とは，変化していない患者を繰り返し測定したときに，得点が同じになる程度である。内的整合性においては，1回の測定の中で複数項目に対する人々の反応が検討される。前節で説明した信頼性の推定値は時間，評価者，尺度のバージョンによる一貫性の程度を査定するのに対し，内的整合性は，項目間の一貫性を査定する。

単一項目では構成概念を測定するのに不十分な場合が多く，実際，単一項目では信頼性が低いことが，多項目尺度を作成する理由となっている。ある項目に対して回答する際，人々は根底にある構成概念だけでなく，言葉に対する特異的な反応にも影響される。さまざまな表現をもつ複数の項目を設定することで，項目間のちぐはぐさが打ち消されることが期待される。測定ツールは，その項目が同じ特性を測定している限り，内的整合性があると言われる。

内的整合性を評価するために最も広く使われている統計量は，アルファ係数 coefficient alpha（クロンバックのアルファ Cronbach's alpha）である。アルファ係数は，測定ツールの下位部分（項目）がどの程度，重要な属性を確実に測定しているかを推定する。相互相関の高い項目群では，より大きな内的整合性が得られる。アルファ係数は，他の信頼性係数と同じように解釈できる。正常な値の範囲は .00 から +1.00 で，値が高いほど，内的整合性が高い。係数は .80 以上が，特に望ましいとされている。アルファ係数の計算を説明することは本書の範囲外であるが，情報は測定についての成書（例：Polit & Yang, 2016）に掲載されている。アルファ係数の計算には，SPSS などのほとんどの標準的な統計ソフトが使用できる。

内的整合性の重要な特徴は，アルファ係数の値が尺度の長さにも依存することである。内的整合性を向上させるには，同じ構成概念を測る項目を増やす必要がある。

内的整合性は，看護研究者の間で最も広く報告されている信頼性評価の側面である。その人気は，1回の実施で済むため経済的であることと，心理社会的測定ツールにおける重要な測定誤差の原因である項目抽出を評価できる手段であることを反映している。

しかし，内的整合性は，多項目の反映型尺度についてのみに関する概念である。相関関係がない項目で構成される形成型指標には関係ない。形成型指標については，再テスト信頼性のみを推定することになる。ほとんどの多項目反映型尺度（自己報告尺度であれ，観察尺度であれ）については，内的整合性と再テスト信頼性の両方を尺度開発者が評価する必要がある。また，既存の尺度を利用する場合は，自身の研究標本のデータでアルファ係数を計算する必要がある。

👉 内的整合性の信頼性の例

Radwin ら（2019）は，看護師などの医療従事者の患者中心ケアを測定するための尺度を開発し，検証した。3つの下位尺度について内的整合性を評価し，アルファ係数の値は .94 から .98 であった。

ヒント

信頼性の推測値は，それを得るために使用される手法によって異なる。尺度の再テスト信頼性係数（ICC）は，内的整合性の推定値（アルファ係数）と同じ，あるいは類似した値であると期待するべきではない。

測定誤差

測定誤差は，私たちの分類法の信頼性の領域におけるもう1つの要素である。測定誤差と信頼性は表裏一体の関係にあり，信頼性係数が 1.0 でない限り（しかし，これは事実上ありえない），測定誤差は存在することになる。しかし，測定誤差の統計値は信頼性係数では得られない情報を提供す

る。例えば，測定誤差の統計は連続得点の精度，つまり真の値がどの範囲にあるかを推定するために用いることができる。

測定の標準誤差

最も広く使われている測定誤差の指数は，測定の標準誤差 standard error of measurement (SEM) である。SEM は，測定値の「典型的な誤差」を定量化したものと考えることができる。これは，信頼性（例えば，再テスト信頼性）や内的整合性の推定と関連して計算できる指数である。

信頼性係数は，通常 .00 から 1.00 の範囲だが，これは実際の測定に関連する測定単位ではない。信頼性係数は**相対的な**指数であり，標本間や集団間で異なる。これに対し，SEM は，測定ツールの測定単位で表される。体重の SEM はポンド（またはグラム）単位であり，CES-D などの尺度の SEM は CES-D 尺度のポイント単位となる。SEM は信頼性係数よりも安定しており，標本の均質性に影響されにくい。

SEM は，いくつかの公式のうちの 1 つを用いて推定できる。一般的で簡単な公式は，1 から信頼性係数を引いた値 $(1-R)$ の平方根をとり，その値に標本得点がどれだけ変動するかの指数を掛けるものである[2]（R は，再テスト分析による ICC 推定値か，内的整合性分析によるアルファ係数のどちらかである）。残念ながら，SEM は多くの主要なソフトウェアパッケージで計算されない。それが尺度開発の論文で常に報告されるわけではない理由かもしれない。**表 15-1** に示す自尊心得点の場合，SEM は時点 1 では 2.65，時点 2 では 2.49 である。SEM の値を知ることで，ある人の真の値がある範囲内に存在する確率を述べることができる。例えば，参加者 1 は，時点 1 において 55 点であった。SEM が 2.65 であることがわかれば，時点 1 における真の値が約 50 から 60 の間（すなわち，得られた得点の両側の SEM の約 2 倍）である確率が 95% であるということができ

る。

許容範囲

測定誤差の別の指標としては，Bland と Altman (1986) の研究に由来する許容範囲 limits of agreement (LOA) がある。**ブランド・アルトマンプロット** Bland-Altman plots は，測定値の信頼性と妥当性の両方を検討するために医学研究者に広く利用されているが，心理測定学者や看護研究者にはあまり利用されていない。ブランド・アルトマンプロットは，得点が連続的な場合に，再テストや評定者間の評価におけるランダム測定誤差と系統的測定誤差（バイアス）を視覚的に解釈し区別するのに有用な方法である。

SEM と同様に，LOA も得点の精度についての情報を提供する。許容範囲は簡単に計算できるが[3]，SPSS のような標準的な統計ソフトウェアパッケージでは常に計算されるわけではない。**表 15-1** の自尊心得点の場合，許容範囲は得点差（すなわち，時点 1 と時点 2 の得点の差）付近で約 +7.0 である。つまり，7 を超える得点差は，安定した測定に期待される範囲を超えていることを意味する。**表 15-1** の得点差はいずれも 7 より大きくはない。

☞ **測定誤差情報の例**

Ambrosio ら (2016) は，パーキンソン病患者の集団において，6 項目の人生満足度尺度 Satisfaction with Life Scale (SLS-6) を評価した。5 か国 324 人の患者のデータを用いて，研究者は SEM を 3.48 と算出した。

ヒント

項目応答理論 (IRT) 法で開発された多項目尺度では，測定誤差が必ず推定されている。実際，測定誤差の推定は，一般的に内的整合性や信頼性を推定する取り組みに取って代わる。古典的テスト理論 (CTT) 法における測定誤差の問題の 1 つは，IRT モデルでは個人ごとに測定誤差を推定するのに対し，推定値が標本内の全員に対して同じであることである。コンピュータ適応型

---

[2] 具体的には，この SEM の計算式は $SEM = \mathrm{SD}\sqrt{1-R}$。
[3] 許容範囲は，対応のある t 検定の出力を使って計算することができる。信頼度 95% の場合，LOA は試験と再テストの得点の差の標準偏差の 1.96 倍となる。

テストでは，望ましい精度のレベル(すなわち，測定誤差の最大許容量)において「停止規則」が設定され，停止規則によって，各回答者がどれだけの項目数を完了するかが決定される。

妥当性

　測定分類法における第2の領域は，妥当性である。測定において**妥当性** validity とは，測定ツールが測定しようとする構成概念をどの程度適切に測定しているかということである。研究者が**レジリエンス**を測定する尺度を開発する場合，得られた得点が，自己効力感，希望，忍耐力といった他の概念ではなく，この構成概念を適切な形で反映していることを確認する必要がある。抽象的な構成概念の妥当性を査定するには，構成概念の慎重な概念化が必要であり，また，構成概念が何で**ないか**を概念化することも必要である。

　信頼性と同様に，妥当性にもさまざまな側面と評価法がある。**図15-1**に示すように，妥当性の領域では，内容・表面妥当性，基準妥当性，構成概念妥当性の3つが主な構成要素である。しかし，信頼性とは異なり，妥当性の検証は難しい。測定ツールによってレジリエンス尺度の得点を得ることはできるが，その尺度が重要な変数を測定できているのかを推定する方程式は存在しない。妥当性の検証は，エビデンスを構築する作業であり，そのゴールは，妥当性を推論するのに十分なエビデンスを集めることである。妥当性を裏付けるエビデンスが多ければ多いほど，より信頼できる推論となる。

ヒント

　測定ツールの信頼性と妥当性は，その性質上全く独立したものではない。信頼性の低い測定ツールは妥当とはいえない。測定ツールに一貫性がない場合，妥当性のある測定はできない。

■ 内容妥当性と表面妥当性

　表面妥当性 face validity は，測定ツールが対象とする構成概念を測定しているように**見える**かど

うかを示す。表面妥当性は妥当性の強力な根拠とは見なされないが，他のタイプの妥当性が満たされているならば，表面妥当性があることは有用である。その尺度が自分の問題や状況に関連していないと，患者は測定されることに対して抵抗を抱くような場合，表面妥当性が重要になることがある。実際，疾患に特異的な測定法を開発する理由の1つは，一般的な測定法が表面妥当性を欠くからである。

👉 表面妥当性の検証例

　Bikker ら(2017)は，セクシャルヘルス看護師の943件のコンサルテーションにおける患者の回答を用いて，コンサルテーションと関係性への共感(CARE)測定ツールを開発し，検証した。CARE の表面妥当性は，CARE 10項目の「該当なし not applicable」と欠損値の数によって，また看護師の共感を捉えるのにその項目がどの程度重要かを患者が評価することによって検証した。

　内容妥当性 content validity とは，測定ツールの内容が構成概念をどの程度適切に捉えているか，つまり，測定しようとしている構成概念に対して測定ツールが適切な項目を有しているかどうか，と定義できるだろう。測定の内容妥当性を評価し向上させることは，測定ツールの構成概念妥当性を強化するための重要な初めの段階であるという認識が高まっている。測定ツールの内容が構成概念をよく反映していれば，その測定ツールが目的を達成する可能性がより高くなる。

　内容妥当性の検証には，一般的に，専門家パネルによって協議される。その際，関連性，包括性，バランスの3点が重要となる。

- **関連性**：関連性の評価は，個々の項目の関連性，および項目全体の関連性を検討する。各項目について，この項目は，構成概念またはその下位概念に関連性があるかを明らかにする必要がある。もう1つの考慮点は，項目が対象集団に関連性があるかどうかである。
- **包括性**：専門家に項目の関連性を尋ねるもう1

つの側面は，顕著な欠落があるかどうかを尋ねることである。内容妥当性を確保するためには，測定ツールは構成概念の複雑性を完全に包含する必要がある。

- **バランス**：内容妥当性のある測定ツールは，構成概念の各領域をバランスよく表現している。多項目尺度では，下位尺度の高い内的整合性を確保するために，各次元に十分な数の項目が必要である。

新しい測定ツールを開発する研究者は，その構成概念の徹底的な概念化から始めるべきである。このような概念化は，豊富な実体験に基づく知識，徹底的な文献レビュー，専門家との協議，対象集団のメンバーとの綿密な対話に基づいて行うとよい。内容妥当性の検証に質的な手法を適用することについての具体的なアドバイスは，Brodら(2009)が提供している。

👉 内容妥当性を高めるための質的データの活用例

Olsen ら(2018)は，子どもの傷害防止とリスク対応に対する父親の態度を測定する Risk Engagement and Protection Survey(REPS)を開発した。初期項目は，グラウンデッド・セオリー研究における 32 人の父親への詳細なインタビューに基づいて開発された。

測定ツールの内容妥当性は，必然的に判断に基づいている。専門家パネルを用いて内容妥当性を評価する方法はさまざまあるが，看護研究者は内容妥当性指数 content validity index(CVI)を算出する方法など内的妥当性へのアプローチを率先して開発している。

項目レベルでは，専門家が項目の関連性を 4 点満点で評定する手法が一般的である。4 点の表現にはいくつかのバリエーションがあるが，最もよく使われるのは以下のとおりである。**1＝関連性がない**，**2＝やや関連性がある**，**3＝かなり関連性がある**，**4＝非常に関連性がある**。そして，各項目について，3 または 4 の評価をした専門家の数を専門家の数で割ったもの，つまり，関連性につ

いて一致している割合として，項目 CVI(item CVI, I-CVI)が計算される。例えば，5 人の専門家のうち 4 人から「かなり quite」または「非常に highly」関連性があると評価された項目は，I-CVI が .80 となり，これは許容できる値とみなされる。I-CVI が .78 以下の項目は，慎重に精査し，修正または削除する必要がある。

尺度の内容妥当性係数 scale CVIs(S-CVI)の計算には 2 つのアプローチがあるが，残念ながら測定ツールの開発論文では，どちらのアプローチを使用したかは必ずしも示されていない(Polit & Beck, 2006)。私たちが推奨するアプローチは，すべての I-CVI を平均して S-CVI を計算することである。私たちは，優れた内容妥当性を確立するための基準として，S-CVI/Averaging の値が .90 であることを推奨する(Polit et al., 2007)。内容妥当性の検証は，少なくとも 3 人の専門家で行うべきであるが，より多くの人数であることが望ましい。さらなるガイダンスは第 16 章に記載されている。

👉 内容妥当性の検証指数の使用例

Egger-Rainer(2018)は，Epilepsy Monitoring Unit Comfort Questionnaire と呼ばれる尺度を開発した。9 人の専門家が尺度の内容妥当性を評価した。I-CVI 値が .78 未満であったため，多くの項目が言い換えられたり，削除された。残りの 38 項目の S-CVI は .90 であった。

■ 基準妥当性

基準妥当性[訳注2] criterion validity とは，測定ツールの得点が「至適基準[訳注3] gold standard」，すなわち構成概念の理想的な基準をどの程度よく反映しているかということである。常に至適基準

訳注 2：基準関連妥当性 criterion related validity といわれることもある。

訳注 3：ここでの至適基準とは，評価の精度が高いものとして広く認められた基準のことで，標準基準 criterion standard や参照基準 reference standard ともいわれる。新しい検査法を評価するときに，比較の基準になる方法をいう。

が使えるわけではないため，すべての尺度がこのアプローチで妥当性の検証を行えるわけではない。

確定された基準がすでにあるのなら，なぜ新しい測定法が必要なのか，なぜ単に至適基準を使わないのかと，合理的に考えることもできるだろう。新しい測定ツールを作成する理由としては，(1)至適基準による測定の実施費用が高すぎる，(2)至適基準による方法は負担が大きい，(3)至適基準を用いることにリスクや違和感がある，(4)至適基準が臨床現場で日常的に利用できない，などである。

基準妥当性の検証は，測定ツールの測定値と比較することができる信頼性の高い基準があることが前提であるが，現実的には必ずしもそれが存在するわけではない。例えば，患者のケアに対する満足度や QOL についての基準を確定することは困難であろう。基準妥当性が得られない場合は，構成概念妥当性のアプローチを使うしかない。

基準妥当性の検証では，新しい尺度得点が至適基準の得点と同程度であるという暗黙の仮説を検証する。つまり，両者の得点に相関があるという仮説を意味する。このような仮説が正式なテストによって支持された場合，対象集団に同様の状況で使用したときには，その測定は問われている属性について適切な推論ができることをある程度保証する。

基準妥当性の1つのタイプである併存妥当性 concurrent validity は，至適基準と新しい尺度での測定が同時に行われた場合に評価できる。新しい測定は至適基準の適切な代替となることが暗黙のうちに仮説されている。予測妥当性 predictive validity では，新しい測定が将来測定される基準に対して検証される。スクリーニング尺度は，多くの場合，将来の基準，すなわちスクリーニング尺度が検出しようとする現象の発生に対して検証される。

さまざまな統計的手法を使い，基準妥当性の仮説が標本データによって支持されるかどうかを検証することができる。統計量の選択は，新しい尺度と基準となる測定が連続変数で測定されるのか，それともカテゴリカル変数なのかによって異なる。特に次の3つの場合が一般的である。

新しい測定と至適基準の得点が連続量である場合の基準妥当性

1つ目は，検証される新しい測定と至適基準がともに連続量である場合である。例えば，機能的パフォーマンスの測定として2分間の歩行テストの基準妥当性の検証に基準として確立された6分間歩行テストを使用したとしよう。この場合，患者の標本から両方の検査の測定値を取得し，2つの得点のセットの間のピアソンの r（相関係数）を計算することになる。r の値が高ければ高いほど，基準妥当性のエビデンスとして優れていることになる。

👉 相関を用いた併存妥当性の検証例

Bowen ら（2017）は，新しいパフォーマンスベースの測定ツールである Physical and Cognitive Performance Test for Assisted Living Facilities（PCPT ALF）を開発し検証した。介護付有料老人ホームの入居者は，PCPT ALF と2つの至適基準であるバーセルインデックスと機能的自立度による評価を受けた。その結果，相関は .72 を超え，この新しい測定法の基準妥当性を支持するものとなった。

新しい測定と至適基準が二値である場合の基準妥当性

新しい測定と既存の至適基準の両方が二値をとる場合には，いくつかの統計的手法を用いることができるが，ほとんどの場合，診断精度 diagnostic accuracy を査定する手法が適用される。感度 sensitivity とは，測定ツールが「症例 case」を正しく識別する能力，すなわち，ある状態を正しくスクリーニングまたは診断する能力である。測定値の感度は，「真陽性 true positives」をもたらす割合である。特異度 specificity とは，非症例を正しく識別する，つまり，その状態をもたない人を選別する能力である。特異度は，測定ツールが「真陰性 true negatives」を生み出す割合である。もちろん，測定ツールの感度と特異度を評価するためには，測定ツールの得点を評価するための，信頼性が高く妥当性のある「ケースネス caseness」の基準が必要である。

表15-2 感度，特異度，尤度比を説明する例

自己申告の喫煙	尿中コチニン値（基準）		
	陽性（＞200 ng/mL）	陰性（＜200 ng/mL）	計
はい	セル A：真陽性 30	セル B：偽陽性 5	35（A＋B）
いいえ	セル C：偽陰性 10	セル D：真陰性 55	65（C＋D）
計	40（A＋C）	60（B＋D）	100（A＋B＋C＋D）

感度：A/（A＋C）＝.75
特異度：D/（B＋D）＝.92
陽性適中率：A/（A＋B）＝.86
陰性適中率：D/（C＋D）＝.85
陽性尤度比：感度/（1－特異度）＝9.04
陰性尤度比：（1－感度）/特異度＝0.27

例えば，10代の若者の喫煙に関する自己申告の妥当性を検証したいと考え，100人の10代の若者に24時間以内にタバコを吸ったかどうかを尋ねたとしよう。ニコチン摂取の至適基準は体液中のコチニンレベルなので，尿中コチニンを測定した。その結果をもとに，10代の若者が喫煙をした（200 ng/mL 以上）かしていないかに二分する。いくつかの架空のデータを表15-2に示す。感度は，喫煙していると答え，かつ尿検査でニコチン濃度が高かった人数を，尿検査において実際の喫煙者であると判定された人数で割ることで算出される。別の言い方をすれば，真の陽性者をすべての陽性者で割ったものである。この例では，喫煙の申告が少なかったので，自己申告の感度は.75 となった。特異度は，喫煙していないと正確に申告した10代の若者の割合で，真の陰性者を全陰性者で割ったものである。この例では，特異度は.92 であった。喫煙の過剰申告（悪いふり）は，過少申告（良いふり）よりも少なかった。このことから，自己申告の感度は中程度で，特異度は良好であると結論付けられる。

他の関連指標もこのようなデータから算出することができる。予測値 predictive value とは事後確率のことで，結果が判明した後のアウトカムの確率のことである。陽性適中率 positive predictive value（PPV）は，陽性の人のうち，基準により陽性と判断された人の割合である。この例では，PPV は喫煙すると答えた10代の若者のうち，コチニン検査の結果，実際に喫煙していた人

の割合である。喫煙すると答えた35人中30人がニコチン濃度が高かったことから，PPV＝.86 となる。陰性適中率 negative predictive value（NPV）とは，測定において陰性の「得点」を得た人のうち，至適基準でも陰性の結果を得た人の割合のことである。表15-2 に示すように，喫煙していないと答えた65人の10代の若者のうち55人が実際には非喫煙者だったので，この例でのNPV は.85 となる。

尤度比 likelihood ratio の報告が好まれるようになったのは，特異度と感度の関連を1つの数値にまとめることができるためである。陽性尤度比（LR＋）は，真陽性と偽陽性の比率である。LR＋の計算式は，感度を（1－特異度）で割ったものである。表15-2 のデータでは，LR＋は9.04 である。喫煙の自己申告が本当に真の喫煙者であると判明する確率は，非喫煙者のそれよりも9倍も高い。陰性尤度比（LR－）は偽陰性の結果と真陰性の結果の比である。表15-2 のデータでは，LR－は0.27 であり，これは，喫煙していないという自己申告が本当のことを反映しているとわかるよりも，その自己申告が嘘であるとわかる可能性のほうがはるかに低いことを示す。

これらの基準妥当性の指標は，次に述べる連続量測定の**カットオフ値**を用いて患者を2つのカテゴリーに分類する場合に，よく用いられる。

320　第Ⅲ部　看護のエビデンスを創出する量的研究のデザインと実施

> **ヒント**
>
> 　第1章では，療法についての問い，予後についての問いなど，エビデンスに基づく実践（EBP）に関連する問いのカテゴリーについて説明した。そのうちの1つのカテゴリーは，診断やスクリーニングテストの正確さについてのものである。本節で述べた基準妥当性の検証方法は，この種のEBPの問いに対するエビデンスを提供するために特に重要である。

連続量による測定値と二値の至適基準の場合の基準妥当性

　評価される測定が連続量で至適基準が二値の場合の基準妥当性の検証では，至適基準に基づいた正しい特異性と感度に対し，各スコアをプロットするアプローチがよく用いられる。

　表15-2のデータから算出した指標は，コチニン濃度（200 ng/mL）に基づいている。もし100 ng/mLを喫煙状態の基準とした場合，感度と特異度は異なるだろう。ある測定の感度と特異度はほぼ必ずトレードオフの関係にある。感度を上げて真陽性を多くすると，真陰性の割合が減少する。したがって，連続変数で測定される至適基準が存在する場合に，新しい測定ツールを開発する際の一般的な課題は，症例と非症例を区別するためのスコアである適切な**カットオフ値** cutoff point（またはカットポイント）を見つけることである。

　最適なカットオフ値を特定するために，**受信者動作特性曲線** receiver operating characteristic curve（**ROC曲線**）が利用できる。ROC曲線では，ある測定ツールの感度（すなわち，確立された基準に対して症例を正しく識別する割合）を，その測定ツールの異なる得点範囲における偽陽性率（すなわち，症例として誤って分類する割合，これは特異度の逆数である）に対してプロットする。そして，感度と特異度のバランスが最もよくなる得点（カットオフ値）を求めることができる。最適なカットオフ値は，ROC曲線の肩の部分か，その近辺にある。

　図15-2は，先天性心疾患をもつ青年のための簡易認知スクリーニングツール〔モントリオール認知評価 the Montreal Cognitive Assessment，（MoCA）〕について基準妥当性を検討した研究（Pike et al., 2017）のROC曲線を示している。至適基準には，この集団において長年にわたって広く受け入れられている認知に関する測定値である一般記憶指数 the General Memory Index（GMI）を使用した。GMIの得点は，85で「ケースネス」について二値化された。この図では，各MoCA得点について，感度と「1−特異度」をプロットしている。左上隅は，感度が最高値（1.0），偽陽性が最低値（.00）であることを表している。

　ROC分析では，**曲線下面積** area under curve（**AUC**）を妥当性のパラメーターとして用いることができる。望ましいAUC値（1.00に近い）は，曲線が左上隅に近付くときに得られる。曲線が対角線に近い場合，AUC値は.50となり，その測定は基準に対して陽性と陰性を区別できないことを示す。通常，.70あれば妥当性があるものとみなされる。**図15-2**に描かれたデータのAUCは.84である。この例でのMoCAのカットオフ値は26に設定された。このカットオフ値では，感度は.94，特異度は.80，PPVは.70，NPVは.96であった。

> **👉　感度，特異度，予測値，尤度比の例**
>
> 　Curleyら（2018）は，小児患者の褥瘡リスクを予測するためのブレーデンQD尺度を開発し検証した。8つの医療センターの患者625人から得たデータを使用した結果，ブレーデンQDのカットオフ値13における感度と特異度は，それぞれ.86と.59だった。PPVは.15，NPVは.98，陽性尤度比は2.09であった。

■ 構成概念妥当性

　多くの抽象的な属性（構成概念）については，至適基準が存在しないため，他の検証方法を探究する必要がある。測定分類（**図15-1**）の妥当性についての第3の要素は，構成概念の妥当性である。構成概念妥当性で問うのは，「測定されるのはどのような属性なのか？」ということである。有名な方法論者 Shadish, Cook, Campbell（2002）の言葉を借りると，**構成概念妥当性** construct

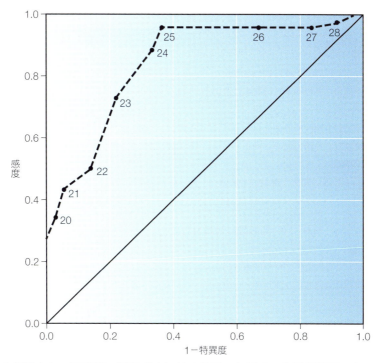

図15-2 先天性心疾患をもつ思春期・若年成人に対するモントリオール認知評価スクリーニングツールのROC曲線

〔Pike, N., Poulsen, M., & Woo, M. (2017). Validity of the Montreal Cognitive Assessment Screener for adolescents and young adults with and without congenital heart disease. *Nursing Research*, 66, 222-230. より許可を得て転載〕

validityとは，ある尺度の測定値と他の尺度得点との関係性を示すエビデンスによって，構成概念が適切に反映されていると支持できる程度と定義される。

構成概念妥当性のエビデンスは，構成概念の性質に関する仮説の検証と，新しい測定ツールの得点から得られる。開発者は自分の測定ツールが，本当に構成概念Xを測定しているとしたら，得点はどのようになるかということを推測しなければならない。構成概念妥当性の検証では，測定ツールの開発者は構成概念そのものだけでなく，内容妥当性の検証の場合と同様に，それが他の構成概念とどのように関連しているかをしっかりと概念化する必要がある。言い換えれば，構成概念に関連するプロセスや特性についての包括的な概念モデルが必要となる。

構成概念妥当性には，仮説検証的構成概念妥当性，構造的妥当性，異文化間妥当性の3つの側面がある。

仮説検証的構成概念妥当性

仮説検証的妥当性 hypothesis-testing validityでは，新しい測定ツールに関する仮説を検証するためのテストが行われる。仮説検証的構成概念妥当性の検証では，新しい測定ツールの得点と他の測定の得点との間の関連について仮説を立て，特定の母集団から標本を抽出してその仮説を検証し，その結果に基づいて妥当性を判断する。構成概念妥当性の検証を成功させるためには，創意工夫が必要である。研究者は，自分たちの新しい測定ツールが本当に関心のある構成概念を測定しているかどうかを検証するための多様で相補的な方法の開発に挑戦しなければならない。

構成概念妥当性にはさまざまなタイプのエビデンスがあり，その結果，さまざまな名称が付けられたアプローチが生み出されている。残念ながら，これらの名称について一貫性がないものもある。さまざまな妥当性の検証に関連する用語はしばしば混乱を招くため，**表15-3** は，以前に議論した妥当性の用語も含めた簡単な概要を示し

表15-3 測定に関連する妥当性の種類

妥当性の種類	説明
内容妥当性と表面妥当性	
表面妥当性	その測定が関連する構成概念を測定しているように「見える looks」かどうかをいう
内容妥当性	多項目尺度における内容の妥当性をいう
基準妥当性	
併存妥当性	その測定が，同時に測定された基準（至適基準）と一致するかどうかを検証する
予測妥当性	その測定が，将来の時点で測定される基準（至適基準）と一致するかどうかを検証する
構成概念妥当性：仮説の検定	
収束妥当性	至適基準がない場合，新しい測定値と，概念の収束が期待される構成概念の測定値との間の相関を検証する
既知集団妥当性	その測定が，構成概念が異なることがわかっている集団間で，どの程度弁別できるかを検証する
弁別妥当性	その測定が，意図された構成概念とは異なる構成概念の測定にならないことを検証する
構成概念妥当性：その他	
構造的妥当性	その測定が仮説に基づく構成概念の次元を捉えているかどうかを検証する
異文化間妥当性	翻訳または適応された測定が，元の測定とどの程度等価であるかをいう

ている。

収束妥当性：<u>収束妥当性</u> convergent validity とは，新しい測定ツールの得点が関連が仮定される別の測定ツールの得点と相関する程度，つまり，概念の収束の程度をいう。別の測定とは，同じ構成概念の別の測定法であることもある（ただし，「至適基準」と解釈されるような測定ではない）。例えば，がん患者に特有の疲労を測定する新しい尺度を開発する場合，この新しい尺度の得点は，Piper Fatigue Scale などの一般的な疲労の尺度得点とかなり強い正の相関があると予測できるかもしれない。

より広い観点からみると，収束妥当性は，その測定値が基礎となる理論または概念モデルを反映する変数と相関する程度と考えられる。例えば，不十分なソーシャルサポートが産後抑うつ postpartum depression（PPD）の要因であるという仮説を立てるとしよう。PPD 尺度の構成概念妥当性を検証するために，ソーシャルサポートの測定値とこの PPD 尺度得点との相関を検討することができる。要するに，研究者は次のように推論している。

- 理論や既存のエビデンスによれば，構成概念 X は構成概念 Y と正の相関がある。
- 測定ツール A は構成概念 X の尺度であり，測定ツール B は構成概念 Y の妥当性のある尺度

である。

- A と B の得点は，予測どおり正の相関がある。
- したがって，A は X の妥当性のある測定ツールであると推論される。

この論理的な分析は，構成概念の妥当性を証明するものではなく，裏付けとなるエビデンスをもたらすものである。構成概念妥当性の検証は，継続的にエビデンスをつくる作業である。収束妥当性のパラメーターは，通常，2 つの尺度得点間の相関係数，多くの場合，ピアソンの r である。

👉 収束妥当性の例

Ciupitu-Plath ら（2018）は，191 人の肥満の青年を対象として，ドイツ版 Weight Bias Internalization Scale（WBIS-Y）の心理学的測定特性を評価した。彼らは構成概念妥当性の検証において，青年の WBIS の得点は，体格指数と正の相関があり，自尊心，自己効能，健康関連 QOL と負の相関があると仮定した。分析の結果，彼らの仮説は支持された。

既知集団妥当性：<u>既知集団妥当性</u> known-groups validity は，**判別的妥当性**とも呼ばれ，対象となる構成概念について異なることがわかっている（または予想される）2 つ以上の集団を測定ツール

が判別できることを検証するものである。例えば，妊娠を計画していた女性は，望まない妊娠をした女性よりも PPD 尺度の得点が高いという仮説を立てるとしよう。妊娠を望まなかった女性よりも，希望した女性は PPD になりにくいというエビデンスがあることから，もし新しい尺度の得点が両群で差がない場合，その尺度の妥当性は疑われる。どちらの群にも PPD に苦しむ女性はいるはずなので，必ずしも大きな差が出るわけではないだろうが，群間の平均得点には差はあると仮説できる。既知集団アプローチは，構成概念妥当性を評価するうえで最も広く用いられている方法の 1 つである。

収束妥当性と既知集団妥当性の重要な違いは，妥当性の検証のための変数をどのように測定するかにある。既知集団妥当性と収束妥当性との重要な違いは，妥当性を検証するための変数をどのように評価するかにある。既知集団妥当性の場合，比較したい構成概念の連続スコアを使って標本をサブグループに分け，「既知」集団を作成し群間で比較する。一方，収束妥当性では，この連続スコアを使って相関を検証する。既知集団妥当性の検証のために標本メンバーをサブグループに分割するのは，「ケースネス」のカットオフ値が確立されている場合に最適である。

👉 既知集団法の例

Martin, Martin, Redshaw(2017) は，Birth Satisfaction Scale-Revised(BSS-R)の項目を用いて短縮版出産満足度尺度を開発し検証した。彼らの仮説と一致して，この尺度による出産満足度得点は，介入分娩(鉗子による出産や帝王切開による出産など)を行った母親と比較して，通常の経腟分娩の母親で有意に高かった。

弁別妥当性：弁別妥当性 divergent validity(discriminant validity)は，ある測定ツールが異なる構成概念の測定ツールでは**ない**ということを示す。この概念は，収束妥当性 convergent validity と対比され，また discriminant(弁別妥当性)と discriminative(既知集団妥当性)という用語の間で混同される可能性があるため，本書では弁別

divergent という用語を使用している。

弁別妥当性の検証では，研究者は通常，測定しようとしている属性と類似しているが明確に異なる属性の両方を測定し，両者が実際には同じ構成概念の測定ではなく，異なるラベルが付けられるべきであることを確認する。したがって，弁別妥当性の検証では，2 つの測定ツールは弱い相関しかないという仮説が成り立つ。

構成概念妥当性の検証のための仮説は，特に収束的仮説と弁別的仮説の両方がある場合，絶対的ではなく，相対的なものとして表現されることがある。例えば，新しい産後うつ(PDD)尺度の絶対的な仮説として，得点が母親の役割遂行に対する不安の測定値と弱い相関関係をもつと予測し，PPD の構成概念を母親の不安と弁別する。相対的な仮説としては，PPD 尺度の得点は，母性の不安尺度の得点(弁別妥当性)よりも，抑うつの一般的な測定尺度の得点(収束妥当性)と強く相関すると予測するかもしれない。

弁別妥当性の検証の主なアプローチは，相関係数を計算することである。研究者は，弁別妥当性のエビデンスとして，相関がどの程度「弱い」必要があるかを，絶対的または相対的な観点からあらかじめ定めておく必要がある。

👉 収束妥当性と弁別妥当性の例

Jurgens ら(2017)は，患者の症状認知を測定するための Heart Failure Somatic Perception Scale (HFSPS)の心理測定評価を行った。研究者は，HFSPS の得点と身体的制限の下位尺度との間の仮説的関係を検証することにより，収束妥当性を評価した。弁別妥当性として，HFSPS の得点とセルフケア管理尺度の得点との相関を検証した。

ヒント

多特性・多方法行列法 multitrait-multimethod matrix method(MTMM)として知られるアプローチは，収束妥当性と弁別妥当性の両方の検証を含む重要な構成概念妥当性の検証法である(Campbell & Fiske, 1959)。MTMM を完全な

形で使用した看護研究者はほとんどいない。MTMMについては，PolitとYang（2016）が詳細に説明している。

構成概念妥当性のエビデンス：ほとんどの研究者は，構成概念妥当性を検証するために複数の仮説を立て，1つの研究に複数の異なるタイプの検証アプローチを組み込んでいる。その結果，測定ツールの構成概念妥当性に関する結論を出すことは，一般的に，信頼性など他の測定特性の結果を解釈するよりも複雑である。多くの測定パラメーターでは，1つの数値のみしか解釈できない。例えば，再テスト信頼性に用いるデータでICCを計算した場合，その値で信頼性を推定することになる。しかし，構成概念の検証では，通常，複数の仮説が検証されるため，ほとんどの場合「妥当性係数 validity coefficient」が1つだけのことはありえない。実際，裏付けとなるエビデンスが多ければ多いほど，その測定の妥当性の信頼性は高くなる。測定ツールに妥当性があるかないかではなく，程度の問題なのである。測定ツールの妥当性は，立証されたり，確立されたり，論証されたりするものではなく，むしろ多かれ少なかれエビデンスによって支持されるものなのである。しかし，複数の仮説がある場合，ある仮説は支持され，ある仮説は支持されないという「複合した」結果になることがある。このことは，どの程度の確証的エビデンスがあれば十分と考えるかについて，研究者があらかじめ基準を設けることが賢明であることを意味している。

構造的妥当性

　構成概念妥当性のもう1つの側面は，構造的妥当性 structural validity と呼ばれるものである。構造的妥当性とは，多項目尺度の構造が測定される構成概念の仮説上の次元性をどの程度まで適切に反映しているかを示すものである。構造的妥当性は，より広い構成概念のどの次元（概念）を測定ツールが捉えているか，またその次元が理論と一致しているかどうかに関係する。例えば，痛みを「痛みの強さ」と「痛みによる干渉」という2つの次元で概念化することができる。この概念に基づいた尺度を開発したならば，この2つの次元を正しく捉え，区別することができたかどうかを検証したいと思うだろう。内容妥当性の検証は，理想的には構成概念の複数の次元を適切に概念化するための道筋をつけるものである。

　構造的妥当性の評価は，因子分析 factor analysis と呼ばれる統計的手法に依っており，計算としては複雑であるが，概念的にはかなり単純である。因子分析は，関連する項目のクラスター，つまり，広範な構成概念の根底にある次元を識別するための手法である。各次元（因子）は，比較的単一な属性を表す。この手法は，属性を測定する異なる項目を識別し，グループ化するために使われる。事実上，因子分析は，変数間の相互関連についての仮説を検証し，項目レベルでの収束と弁別のエビデンスを提供するための手段となっている。

　次章で説明するように，因子分析には，**探索的因子分析** exploratory factor analysis（EFA）と**確証的因子分析** confirmatory factor analysis（CFA）の2つがある。探索的因子分析は，多項目尺度の開発において重要な手法である。一方，確証的因子分析は，尺度の次元に関する構造的妥当性の仮説を検証するのに適した手法である。

　尺度の構造的妥当性に関する情報は，尺度の構成概念妥当性の十分なエビデンスとはならないことに注意すべきである。因子分析は，複雑な構成概念が例えば3つの基礎となる次元をもつという仮説を確認できるが，「この尺度は測定しようとする構成概念を本当に測定しているのだろうか？」という構成概念妥当性の中心的な問いを解決するものではない。

👉 **構造的妥当性の検証例**

　Riegelら（2019）は，改訂版 Self-Care of Heart Failure Index（SCHFI）の測定特性を検証した。データは，5つのサイトで626人の患者から収集された。構造的妥当性は確証的因子分析（CFA）を用いて評価された。標本は無作為に2つのサブグループに分割され，一方のサブグループのCFA結果は，他方のサブグループのCFAでも確認された。

ヒント

　構造的妥当性は，多項目の反映型尺度にのみ該当し，形成型指標には該当しない。因子分析は，強い相互相関をもつ項目に依存する。

■ 異文化間妥当性

　構成概念妥当性の第3のタイプは，異文化間妥当性 cross-cultural validity であり，これはオリジナルの測定ツールとは異なる文化集団に応用するために翻訳または改変された測定ツールに関するものである。私たちは，異文化間妥当性を，翻訳または文化的に適合するように改変された測定ツールの構成要素（例：項目）が元の測定ツールの性能と比較して，個々としても全体としても適切かつ同等に機能する程度と定義している。

　質が高く，異文化間妥当性のある測定ツールを開発するには，新しい測定ツールをゼロから始めるよりも，さらに多くの時間と労力を必要とする。そのような努力なしには，グローバルに健康アウトカムを理解することは不可能である。例えば，健康関連の QOL が国によって異なるかどうかを知りたい場合，バラバラの測定ツールでは比較ができない。ミニメンタルステート検査（MMSE）や SF-36 と呼ばれる QOL 尺度など，広く使われている英語の健康尺度を異文化間で適応させるために，複数の国で共同した取り組みが行われている。また，PROMIS® イニシアチブの一環として，健康アウトカムに関する多くの項目バンクが，CAT で使用するために翻訳されている。

　異文化間妥当性の検証で用いられる手法は複雑で多面的であり，その多くは高度な統計的知識を必要とする。より詳細な情報は，Polit と Yang（2016）により提供されている。

変化スコアの信頼性

　私たちの測定分類では，時間の経過に伴う測定に関連する領域が2つある。これらの領域は両方とも変化スコアに関するものなので，変化の測定についての問題を簡単に説明する。

■ 変化を測定する

　ある構成概念に変化が生じたかどうかを測定するにはどうすればよいのか？ 属性によっては，2回測定して値を比較する，つまり，一方の値を他方の値から引いて，2つのスコア間の変化量を表す変化スコア change score を計算する，という選択肢しかない。例えば，ある患者の血圧が下がったかどうかを知りたければ，最初の血圧と現在の血圧を知り，その差を計算する必要がある。患者が報告するアウトカムについては，変化が生じたかどうかを患者に直接尋ねる方法と，患者の以前の状態を遡及的に報告してもらい，それを現在の状態と比較する方法の2つの選択肢がある。残念ながら，これら3つの方法にはいずれも潜在的な問題がある。

　臨床試験において，統計学者は療法の効果を分析する際に，変化スコアを従属変数として使用することに反対してきた。患者を無作為に割り付けた場合，変化スコアではなく，事後テストのスコアをアウトカム変数として用いることが推奨されている。つまり，無作為化試験では，**変化スコア**よりも**差スコア**（無作為化された2群における事後テストの平均の差）に大きな重点が置かれる。

　しかし，臨床試験ではすべての群で患者がどの程度変化したかを理解することは，本質的な関心事である。非実験研究の中には，疾病の経過に伴うアウトカムを記述しようとするものがあり，それには得点がどのように変化したかを直接検討する必要がある。また，個々の患者レベルでは，変化スコアで測定された時間の経過に伴う改善，悪化，または安定の評価が，臨床評価と意思決定の焦点となることがある。

　変化スコアには，その正確性と妥当性の検証を脅かすような複数の要因の影響を受ける。変化スコアに関する主な懸念は，測定誤差が避けられないことである。変化スコア（時点1における信頼性が不完全なスコアと時点2における信頼性が不完全なスコアとの差）は，潜在的に小さな変化を拡大したり，大きな変化を隠したりする可能性がある。信頼性が低ければ低いほど，変化スコアが誤るリスクは大きくなる。

　変化の信頼性に関しては，この問題に焦点を当

ている。すなわち，変化スコアが単なる偶然の変動ではなく，「本物」であることをどのようにして知ることができるのだろうか？ 項目応答理論の枠組みで作成された測定値を除いて，信頼性のある変化は，ほとんどの場合，最小可検変化量または信頼性変動指数の2つの指数のいずれかを計算することによって査定されてきた。

■ 最小可検変化量

集団レベルの変化の信頼性を査定する通常のアプローチは，ある時点から別の時点への集団のスコア変化の統計学的有意性を検証することである。これには第18章で説明する検定が使用される。しかし，測定という観点からは，統計学的有意性は変化を理解するための情報にはならないかもしれない。また，有意性は，個々人にとって変化が信頼できるかどうかについては何も教えてくれない。

連続量データの信頼できる変化は，多くの場合，最小可検変化量 smallest detectable change（SDC）〔minimal detectable change（MDC）〕と呼ばれる指標を用いて推定される。SDC[4] は，測定誤差を超えた得点の変化，すなわち，それが確率誤差から生じた可能性が低い変化と定義することができる。

運用上，SDC はブランド・アルトマンプロットの許容範囲（LOA）の外にある変化スコアである。先に述べたように，LOA は安定した母集団から得た再テストデータによって推定することができる。LOA とは，安定した母集団における，ある一定期間に実施された2回のテストの得点差の可能範囲を推定したものである。変化スコアがLOA の範囲外であれば，その変化は信頼性が高いという確信がもてる。測定誤差が大きいと，真の変化を検出することが難しくなる。このこと

は，信頼性の高い測定方法を使用することの重要性を強調している。

先に，**表15-1** の自尊心得点の LOA が約 7.0（正確には 7.1）であったことを指摘した。青少年の自尊心と精神的健康を向上させることを目的とした介入を評価したとしよう。**表15-1** の得点は尺度の再テストによるものであるが，時点2の得点を介入を検証するためのベースライン値とし，介入から3か月後に自尊心尺度で再度評価する（時点3）。LOA に基づき，参加者の自尊心の得点が7点以上上昇した場合，自尊心が実際に（信頼できる）改善されたと考えられる。

☞ 最小可検変化量の例

Lee ら（2016）は，虚血性心疾患患者 105 人を対象に，Heart Quality of Life 尺度を評価した。95% 許容範囲は，身体的下位尺度が .07＋.67，感情的下位尺度が .04＋.70 であった。これら2つの下位尺度に対する SDC はそれぞれ .67と .70 であった。

■ 信頼性変動指数

SDC は，心理療法の分野で広く用いられている別の指標と類似している。信頼性変動指数 reliable change index（RCI）は，Jacobson ら（1984, 1991）によって，心理療法の結果として患者の改善の臨床的意義を査定するための2段階のプロセスの要素の1つとして提案されたものである。Jacobson は，臨床的に意味があるとされる心理療法のアウトカムの変化スコアは「本物」であること，つまり測定誤差を超える変化であるという検証に合格する必要がある，と主張した。

RCI は，測定の標準誤差から推定される尺度の測定誤差を含む公式を使用して計算される[5]。信頼できる変化のカットオフ値は，RCI と SDC で似ている（ただし同一ではない）。**表15-1** の自尊心の得点の例では，SDC は 7.10 で，RCI は 7.33 である。

---

[4] 医学文献では「minimal detectable change」という用語がよく使われている。COSMIN との整合性をとるため，私たちは「smallest detectable change」を用いている。SDC は「smallest detectable difference」または「minimal detectable difference」とも呼ばれているが，COSMIN グループと同様に，**変化**スコアということを強調するために「smallest detectable change」を使用することにした。

---

[5] 信頼度を 95% とした場合，RCI の計算式は $1.96 \times \sqrt{(2 \times SEM^2)}$。

第15章 測定とデータの質 327

👉 信頼性変動指数の例

Bond ら(2016)は，頭頸部がん患者における神経認知の変化について研究した。研究参加者は，ベースライン時と，化学放射線療法から後3か月後に神経認知テストを受けた。患者のパフォーマンスの変化は，信頼性変動指数を用いて査定された。

反応性

測定分類の最後の領域は，時間の経過に伴う測定に関するものである。私たちは，反応性 responsiveness という測定特性を「変化した構成概念の経時的な変化を発生した変化の量に見合うように検出できる測定ツールの能力」と定義している。信頼性を拡張して変化スコアにも適用できるように，反応性は妥当性を時間的に拡張することを意味する。妥当性は，測定ツールが意図された構成概念を本当に捉えているかどうかということであり，反応性は，変化スコアが構成概念の実際の変化を本当に捉えているかどうかということである。

ヒント

COSMIN 以前は，反応性とは何か，反応性が達成されたときにそれをどのように知るかについて，コンセンサスは得られていなかった。Terwee ら(2003)は QOL に関する文献のシステマティックレビューを行い，25 の反応性の定義を見つけた。COSMIN グループは，健康測定の専門家を集め，反応性を変化スコアの妥当性の検証と定義することで合意した。

妥当性と反応性は多くの特徴を共有しているが，主な違いは時間性である。反応性の評価に用いる手法は，妥当性の評価に用いる手法と重複している。また，妥当性も反応性も，どちらも評価することが難しい。評価するためには，研究者が創造力を発揮して有用な仮説を立てることが必要である。さらに，反応性と妥当性は，どちらも継続的なエビデンス構築が必要である。測定の反応性に関するエビデンスが多ければ多いほど，その測定ツールが構成概念の真の変化を捉える能力に対する信頼が高まる。横断的および縦断的妥当性（反応性）に関するエビデンス構築のこの特徴は，定量化する単一の数値が存在しないことを意味する。

心理測定者は伝統的に反応性を測定特性として考慮していない。しかし，私たちは COSMIN グループと同様に，反応性は考慮に値すると考える。クライエントとの改善を望む医療従事者にとって，変化はきわめて重要である。

反応性を査定する際には，妥当性の検証で用いられるアプローチと同様に，基準アプローチと構成概念アプローチの2つのアプローチが用いられてきた。

■ 反応性の基準アプローチ

基準妥当性の検証と同様に，反応性の基準アプローチでは，至適基準，つまり，対象とする構成概念に変化が生じたことを示す確立された信頼性の高い基準が必要である。反応性を評価するためこのアプローチは，アンカーに基づく方法 anchor-based approach とも呼ばれ，基準がアンカーとして機能する。

反応性に対する基準に基づいた評価では，対象となる測定値の変化と至適基準の変化との関係を検討することがあるが，これは基準妥当性の縦断的評価に直接対応する。例えば，本章の前半では，Bowen ら(2017)の研究を用いて基準妥当性を説明した。これらの研究者は，介護付有料老人ホームの入居者の身体的および認知的パフォーマンスの新しい尺度(PCPT ALF)の得点と2つの標準的なパフォーマンス尺度の得点を相関させた。PCPT ALF の反応性を査定するために，彼らはこの新しい尺度の得点**変化**と至適基準とする尺度による得点の**変化**との間の相関を計算した。このような反応性の評価における暗黙の仮説は，新しい測定ツールの変化スコアは基準となる尺度の変化スコアと一致している，ということである。正式な検証でこの仮説が支持されれば，焦点となる測定の反応性（縦断的妥当性）を支持するエビデンスとなる。

至適基準を基に反応性を検証するもう1つの戦

座った状態から立ち上がったり，お風呂やシャワーを浴びたりするなどの**日常生活動作**について，過去3か月間に経験した変化について評価してください。

1. 非常に良くなった
2. かなり良くなった
3. 少し良くなった
4. 変化なし
5. 少し悪くなった
6. かなり悪くなった
7. 非常に悪くなった

色付きにした回答選択肢は，その基準で考えられるカットポイントを示しています。回答1-3(改善あり)vs 4-7(改善なし)。

図15-3 日常生活動作(ADL)尺度に対する反応性の基準関連評価のためのグローバル評定尺度の例

略として，1項目のグローバル評定尺度 global rating scale(GRS)(これは健康変化評価尺度 health transition rating としても知られる)を用いる方法がある(DeVet et al., 2011)。GRS では，変化が生じたと推定される時間間隔において，焦点となる構成概念に関する自分の状態がどの程度変化したかを患者に直接尋ねて評価してもらう。**図15-3**は7段階の GRS の例であり，日常生活動作の能力の変化を評価するよう患者に求めている。このような GRS は，例えば健康増進のための介入から3か月後の患者の身体機能の改善を測定するために，身体機能や日常生活動作(ADL)尺度の反応性を評価するのに適している。

バーセルインデックス(BI)のような身体機能尺度の反応性を査定するとしよう。介入直前と3か月後に BI を実施するとする。3か月後の時点で，患者には**図15-3**に示す GRS の記入も求める。BI の反応性を検証するために，いくつかの統計学的なアプローチを用いることができる。例えば，GRS で改善がみられたと答えた患者(回答選択肢1～3)と改善を報告しなかった患者(選択肢4～7)の BI の変化スコアの平均値を統計的に比較することが可能である。あるいは，BI の変化スコアを，GRS の基準である改善対非改善を予測するための感度および特異度に対して ROC 曲線上にプロットすることも可能である。AUC (ROC 曲線の曲線下面積)は，反応性の推定値を提供する。

■ 反応性への構成概念アプローチ

尺度の反応性を評価する構成概念アプローチは，仮説検証型の構成概念妥当性の検証に類似している。研究者は，新しい尺度の得点の変化について，他の現象との関連で仮説を立て，検証する。仮説は，有効性が確立している療法(例：人工股関節置換術後の QOL の変化)から生じる構成概念の予想される変化に関する場合もある。あるいは，仮説は新しい尺度の測定値の変化と，測ろうとしている構成概念に理論的に関連する尺度の測定値の変化との間の関係性と大きさに関するものの場合もある。

新しい尺度による測定値の変化が，他の尺度による測定値の変化と関連しているかについて仮説を立てる場合，構成概念妥当性の仮説検証について説明したのと同様に，幅広い戦略と分析方法を用いることができる。例えば，ある仮説は**収束反応性**(新しいツールの測定値の変化スコアが，関連が仮定される構成概念の測定値の変化スコアと相関している程度)と呼ばれるものを裏付けるためにデザインされている。同様に，ある測定の変化スコアで捉えられる構成概念の変化が，関連性のない別の尺度による測定値の変化と関連しない(あるいは弱い関連性しかない)という仮説を立てることも可能である(**弁別反応性**)。もう1つの選択肢は，既知集団妥当性を縦断的に拡張した**既知集団反応性**である。このアプローチでは，研究者は新しい尺度の得点の変化が，変化量が異なることが知られている(または仮定されている)集団から得られた得点の変化と異なるという仮説を検証する。

概念的には，構成概念に焦点を当てた反応性評価は構成概念妥当性の検証の延長線上にあるが，手続き的には反応性の評価はより複雑である。Polit と Yang(2016)は，いわゆる反応性指数および反応性を評価するための分布に基づく方法 distribution-based approaches について，より詳細に説明している。この分布に基づく方法という名前は変化スコア分布に基づいている。

👉 **反応性査定をした例**

　Wong ら(2017)は，中国の前立腺肥大症患者標本において，国際前立腺症状尺度(IPSS)の心理測定学的特性を検証した。分布に基づく方法を用いて，研究者は，IPSS とその 4 つの下位尺度のうち 3 つについて反応性のエビデンスを見出した。

ヒント

　研究で使う測定ツールを選択する際には，その測定ツールの開発者の報告書を検討して，その心理測定学的な健全性を証明する必要がある。報告書には，本章で取り上げたすべての測定特性に関するエビデンスが記載されていることが理想的だが，変化スコアや反応性の信頼性に関する情報は記載されていない場合がある。また，その測定ツールを使用した他の研究者からの測定の質に関するエビデンスも検討する必要がある。尺度が仮説どおりに「機能する」たびに，これは尺度の妥当性と，場合によっては反応性に関する補足的な検証になる。

量的研究のデータの質に関する批判的評価

　データに重大な欠陥がある場合，その研究は有用なエビデンスを提供できない。したがって，研究のエビデンスについて結論を出す際には，研究者が主要な構成概念に対する質の高い測定を保証するために適切な手順を踏んでいるかどうかを検討する必要がある。検討の際には，「この研究のデータは信頼できるのか？」「主要な構成概念の測定は信頼性が高く妥当性があるか？」「変化スコアは信頼性が高く反応性があるか？」について問う必要がある。

　データの質に関する情報は，すべての量的研究の報告書において提供されるべきである。信頼性の推定値は，伝えるのが容易であるため通常報告される。理想的には，合成尺度の場合，研究報告書には，過去の研究からのデータだけでなく，研究自体からのデータに基づいた内的整合性の信頼

性係数を記載すべきである。観察法を用いた研究において，データの質について結論を出すには，評定者間信頼性または観察者間信頼性が特に重要である。信頼性係数の値は，知見の信頼性を裏付けるのに十分な高さでなければならない。測定値の信頼性の低さは統計学的結論の妥当性を損なう可能性があるため，有意でない知見が得られた研究においては，信頼性情報に特に注意を払う必要がある。

　妥当性は，信頼性に比べて研究報告書に記載することが難しい。少なくとも研究者は，既存の測定ツールの開発者からの妥当性の検証に基づいて，その測定ツールを選択したことの正当性を主張し，関連する出版物を引用する必要がある。また，スクリーニングや診断のための測定が行われる場合は，その感度や特異度についての情報も記載する必要がある。

　Box 15-1 には，量的測定のデータの質を批判的に評価するためのガイドラインをいくつか示している。Francis ら(2016)は，患者報告アウトカム測定を評価するためのチェックリストも作成している。

研究例

　本節では，さまざまな種類のデータとデータの質を高めるための戦略を用いた研究について紹介する。

研究タイトル：超低出生体重(VLBW)児のホルモンバイオマーカーと認知・運動・言語発達状況との関連(Cho et al., 2017)

目的：本研究の目的は，VLBW 児におけるテストステロンおよびコルチゾールと認知，運動および言語の発達の測定値との関係を検討することである。

デザイン：合計 62 組の母親と乳児のペアが研究に参加した。データは，記録のレビュー，母親の自己報告，バイオマーカー，および観察を通じて収集された。母子相互作用は生後 3 か月と 6 か月に観察され，乳児の発達は生後 6 か月に測定された。

測定ツール，データの質：**記録データ**：乳児の人口統計情報および新生児期の病歴に関する情報

> ### Box 15-1　量的研究における測定とデータの質を批判的に評価するためのガイドライン
>
> 1. 概念化されたもの（研究報告書の序論で述べられたもの）と操作化されたもの（方法の項で記述されたもの）の間で変数に適合性があったか？
>
> 2. 操作的定義（または得点手順）が特定されている場合，その測定ルールは明確に示されているか？　そのルールは理にかなったものであるか？　測定誤差を最小化するような方法でデータを収集したか（例：データ収集者のトレーニング）？
>
> 3. 研究報告書では，研究の主要な構成概念を測定するために使用した測定ツールの尺度特性が記述されていたか？　選択された測定ツールを使用する根拠は，データの質の問題に基づいていたか（例：同じ構成概念の代替測定ツールよりも尺度特性が優れている）？
>
> 4. 研究報告書は，研究で使用された測定の信頼性を示すエビデンスを提示しているか？　その根拠はその研究の標本から得られたものか，それとも他の研究に基づくものか？　後者の場合，データの質が研究標本と信頼性のある標本で同等であると結論付けるのは妥当か（例：標本の特徴は類似しているか）？
>
> 5. 信頼性が報告されている場合，どのような推定方法が用いられたか？　その方法は適切だったか？　信頼性評価の代替手法や追加手法を用いるべきだったか？　適切な信頼性係数（例：再テスト信頼性のICC）が算出されたか？　信頼性は十分に高いか？　測定誤差は報告されたか？
>
> 6. 研究報告書では測定値の妥当性の検証が行われたか？　妥当性のエビデンスが他の研究から得られたものならば，データの質が研究標本と妥当性のある標本の間で類似していると考えるのは妥当か（例：標本の特徴は類似しているか）？
>
> 7. 妥当性の情報が報告された場合，どのような妥当性の検証方法を用いたか？　その方法は適切だったか？　測定ツールの妥当性は適切であったと思われるか？
>
> 8. 変化スコアの算出を伴う研究の場合，変化スコアの信頼性に関する情報は提供されたか？　変化スコアの反応性に関するエビデンスは示されたか？
>
> 9. この研究で使用された主要な測定ツールの特性に関する情報があった場合，あなたはこの研究のデータの質についてどのような結論に達することができるか？
>
> 10. 研究仮説は支持されたか？　支持されなかった場合，データの質が仮説の確認に影響を及ぼした可能性があるか？

をカルテから抽出した。**母親の自己報告**：新生児集中治療室（NICU）退院後の乳児の健康歴に関するデータを収集するために，母親からの報告が用いられた。研究者は，想起バイアスのリスクを減らすために，健康問題の発生頻度ではなく，健康問題の有無について尋ねた。**バイオマーカーのデータ**：コルチゾールおよびテストステロン値を測定するための唾液サンプルは，汚染を避けるため，哺乳の1時間前または後に採取された。唾液サンプルは2時間以内に3回採取され，信頼性を高めるためにその値は平均化された。テストステロンとコルチゾールレベルを判断する検査技師は，バイアスのリスクを最小にするため，乳児の特性について盲検化された。**観察測定**：乳児の発達状態は，広く用い

られている尺度である Bayley Scales of Infant Development-Ⅲ（BSID-Ⅲ）を用いて評価された。Cho らは，測定ツールの開発研究で評価されたこの尺度の高い信頼性と妥当性に関する情報を提供している。例えば，早産児に対するBSID-Ⅲの信頼性は .89〜.96 と報告されている（信頼性の種類は明記されていない）。また，BSID-Ⅲの収束妥当性の検証も報告されている。母子相互作用は，2回にわたり15分間のビデオ撮影が行われた。母親は，普段と同じように乳幼児と接するよう求められた。2人の記録者が妥当性が検証されているコーディングスキームを用いて，母親の5つの行動と乳児の5つの行動をコーディングした。これらの行動は，「データ分析時の多重性を減らすため」

（Cho et al., 2017, p. 353），グローバルな相互作用行動にまとめられた。母親は注意と制限の2つに，乳児は社会的行動と拒否の2つの行動に分類された。評定者間信頼性はコーエンの κ（カッパ係数）Cohen's κ を用いて計算され，平均して母親の行動で .82，乳児の行動で .90 であった。研究者は，3か月時と6か月時の観察において母子相互作用の変化を調べたが，変化の信頼性や反応性に関する情報は提供されていない。先に述べたように，看護研究者は縦断的測定の問題を検討し始めたばかりである。

主な知見：研究者らは，母子相互作用やその他の変数を統計学的にコントロールした結果，高いテストステロンレベルは，男児の言語発達と正の相関があることを明らかにした。高いコルチゾールレベルは女児の運動発達と負の相関があった。

🖌 要点

- 測定 measurement は，ある属性を量で表すために，ルールに従って対象に数値を割り当てることである。研究者がある構成概念を捉えるルールを作成すると，その構成概念の測定ツール measure を開発することになる。

- 心理測定学 psychometrics は，心理測定の理論と方法に関する心理学の一分野であり，心理測定は健康測定にも影響を及ぼしている。心理測定の代表的な理論には古典的テスト理論 classical test theory（CTT）と項目応答理論 item response theory（IRT）がある。

- CTT では，測定から得られた得点 obtained score は，真の得点 true score 成分と，測定の不正確さを表す誤差成分（測定誤差 error of measurement）から成ると概念化されている。測定誤差の要因としては，状況によるコンタミネーション，回答傾向バイアス，疲労などの一時的な個人的要因などがある。

- 測定ツールは，**一般的なもの**（広く適用可能なもの）か，疾患特異的などある種の人々に**特異的なもの**かなど，さまざまである。測定ツールは，静的なもの static（全員に同じ測定項目）と，**項目バンク**から異なる質問を各人に合わせ

実施する適応型 adaptive（通常はコンピュータ適応型テスト computerized adaptive testing）がある。

- 多項目測定では，別の区別が重要である。反映型尺度 reflective scales では，項目は構成概念**に起因する**と見なされる。すなわち反応は潜在的な属性の反映であると捉える。形成型指標 formative index では，項目は構成概念を定義するものと見なされる。

- 健康測定の専門家パネルが COSMIN イニシアチブで主要な測定特性 measurement properties を定義した。本書で紹介する分類法は，COSMIN 分類を改変し，2つの横断的測定特性（信頼性と妥当性）と2つの縦断的測定特性（変化スコアの信頼性と反応性）を含むようにしたものである。

- 多くの測定特性は，測定パラメーター measurement parameter を推定する統計量を計算することで評価することができる。パラメーターの推定には，2つの変数間の関係の大きさと方向を示す相関係数 correlation coefficient を計算する必要がある。相関係数は，-1.00（完全な負の相関 perfect negative relationship）から .00 〜 $+1.00$（完全な正の相関 perfect positive relationship）までの範囲にある。

- 信頼性 reliability とは，異なる機会での繰り返し測定（再テスト信頼性および測定者内信頼性），異なる人による測定（評定者間信頼性），異なるバージョンの測定器による測定（並行テスト信頼性），多項目の異なる項目による測定（内的整合性）など，いくつかの状況下で，**変化していない**人の得点が，繰り返し測定しても同じであることをいう。

- 再テスト信頼性 test-retest reliability の評価では，2回測定し，得点の安定性を評価する。得点が連続量である場合，再テスト信頼性の指標として望ましいのは級内相関係数 intraclass correlation coefficient（ICC）である。ICC などの信頼性係数は .00 〜 1.00 の範囲で，値が高いほど信頼性が高いことを表している。

- 評定者間信頼性 interrater reliability とは，2人以上の独立した観察者による評価や分類の一致性を評価するものである。観察者が分類を行

う場合，観察者間の一致は通常，確率調整された一致率 proportion of agreement の指数である κ（kappa）統計量を用いて評価される。

- 内的整合性 internal consistency は，信頼性領域の構成要素の1つで，測定ツールのすべての項目が同じ属性を測定している程度をいい，通常クロンバックのアルファ係数 Cronbach alpha によって評価される。内的整合性は，形成型指標には関係しない。
- 信頼性領域の第3の要素は測定誤差であり，これには得点の精度（正確性）を示す2つの指数がある。測定の標準誤差 standard error of measurement（SEM）は，測定値の「典型的な誤差 typical error」を定量化するもので，測定値そのものの測定単位で表す。もう1つの指標は，ブランド・アルトマンプロットにおける許容範囲 limits of agreement（LOA）と呼ばれるものである。LOA は，属性が実際に変化していない場合，再テスト研究における得点の差がどの程度妥当かを識別するために用いることができる。
- 測定分類の第2領域である妥当性 validity は，測定ツールが測定しようとするものをどの程度測定できるかを示すものである。妥当性には，複数の要素がある。
- 表面妥当性 face validity とは，測定ツールが表面上，適切な構成概念を測定しているように見えるかどうかということである。
- 内容妥当性 content validity とは，測定ツールの内容（項目）が，測定される構成概念をどの程度適切に捉えているかということである。項目の妥当性に関する専門家の評価は，内容妥当性指数 content validity index（CVI）の情報を計算するために使用することができる。項目 CVI（item CVI, I-CVI）は，専門家が項目を関連性ありと評価した比率を表す。平均法を用いた尺度 CVI（scale CVI, S-CVI）は，尺度上の項目の集合に対するすべての I-CVI 値の平均である。
- 基準妥当性 criterion-related validity（予測妥当性 predictive validity と併存妥当性 concurrent validity の両方を含む）とは，測定ツールの得点が，「至適基準 gold standard」とされる基準をどの程度適切に反映しているかということで

ある。新しい測定ツールと基準の尺度がともに連続変数である場合，相関係数が基準妥当性の推定に使用される。

- 新しい測定ツールの測定値と基準の測定値がともに二値変数である場合，基準妥当性は，診断精度 diagnostic accuracy の指標である感度と特異度によって評価される。感度 sensitivity とは，測定ツールがある症例を正しく識別する能力（すなわち，真陽性率）である。特異度 specificity は，測定ツールが非症例を正しく識別する能力（すなわち，真陰性率）である。
- 感度を特異度に対してプロットした受信者動作特性曲線 receiver operating characteristic curve（ROC 曲線）を用いて，連続変数による最適なカットオフ値 cutoff point を求めることができる。ROC は曲線下面積 area under the curve（AUC）と呼ばれる指標を提供し，これは基準妥当性の検証の指標として使用することができる。
- 構成概念妥当性 construct validity は，妥当性領域の3番目の構成要素であり，測定ツールが実際にどのような抽象的な構成概念を測定しているかをいう。その1つの側面は仮説検証的構成概念妥当性 hypothesis-testing construct validity で，測定ツールが何を測定しているかについての仮説がどの程度支持されるかを検証するものである。主なアプローチとしては，収束妥当性 convergent validity（ある測定と別の測定の得点の間に概念的収束が存在する程度），既知集団妥当性 known-groups validity（測定で異なると予想される集団に関する仮説が支持される程度），および弁別妥当性 divergent validity（測定ツールが測定しないものに関する仮説が支持される程度）などがある。
- 構成概念妥当性のもう1つの側面は，構造的妥当性 structural validity であり，複雑な構成概念の次元に関する仮説をエビデンスがどの程度サポートするかということである。構造的妥当性を評価するために，因子分析 factor analysis と呼ばれる統計学的な方法が使われる。
- 構成概念妥当性のもう1つの側面である異文化間妥当性 cross-cultural validity は，翻訳されたまたは文化的に適応された尺度の項目が，元

の尺度の性能と比較して適切かつ同等に機能する程度をいう。

- 変化は，しばしば2つの測定間の値の差である変化スコア change score を計算することによって測定される。変化スコアに関する主要な問題は，測定誤差を増幅する傾向があることである。したがって，分類の第3の領域は，変化スコアの信頼性 reliability of a change score である。

- 時間経過に伴う個人の得点の変化が信頼できるものなのか，それとも単に偶然の変動を反映しているものなのかを要約する2つの指標がある。1つは最小可検変化量 smallest detectable change（SDC）であり，許容範囲の外にある値である。信頼性変動指数 reliable change index（RCI）は同様の指数であるが，測定の標準誤差に基づいて算出される。

- 測定分類の最後の領域は，反応性 responsiveness であり，これは構成概念の時間の経過における変化を検出できる測定ツールの能力を意味する。反応性は，縦断的な妥当性を意味し，新しい尺度の測定値の変化が，他の測定値の変化とどのように一致するかについての仮説を検証することによって評価することができる。

- 反応性の評価は，妥当性と同様に，基準アプローチまたは構成概念アプローチで行うことができる。研究者の中には，変化の基準として健康変化評価尺度 health transition ratings（グローバル評定尺度 global rating scales とも呼ばれる）を用いる人もいる。

文献

Ambrosio, L., Portillo, M., Rodriguez-Blazquez, C., Martinez-Castillo, J., Rodriguez-Violante, M., Serrano-Duenas, M., ... Martinez-Martin, P.（2016）. Satisfaction with Life Scale（SLS-6）: First validation study in Parkinson's disease population. *Parkinsonism & Related Disorder, 25*, 52-57.

Bikker, A., Fitzpatrick, B., Murphy, D., Foster, L., & Mercer, S.（2017）. Assessing the consultation and relational empathy（CARE）measure in sexual nurses' consultations. *BMC Nursing, 16*, 71.

Bland, J. M. & Altman, D. G.（1986）. Statistical methods for assessing agreement between two methods of clinical measurement. *Lancet, 327*, 307-310.

Bond, S., Dietrich, M., Gilbert, J., Ely, E., Jackson, J., & Murphy, B.（2016）. Neurocognitive function in patients with head and neck cancer undergoing primary or adjuvant chemoradiation treatment. *Supportive Care in Cancer, 24*, 4433-4442.

Bowen, M., Rowe, M., Wesek, M., Ibrahim, S., & Shea, J.（2017）. The Physical and Cognitive Performance Test for residents in assisted living facilities. *Journal of the American Geriatric Society, 65*, 1543-1548.

Brod, M., Tesler, L., & Christensen, T.（2009）. Qualitative research and content validity: Developing best practices based on science and experience. *Quality of Life Research, 18*, 1263-1278.

Campbell, D. T., & Fiske, D. W.（1959）. Convergent and discriminant validation by the multitrait-multimethod matrix. *Psychological Bulletin, 56*, 81-105.

Cella, D., Gershon, R., Lai, J., & Choi, S.（2007）. The future of outcome measurement: Item banking, tailored short forms, and computerized adaptive testing. *Quality of Life Research, 16*(Suppl. 1), 133-141.

Cho, J., Holditch-Davis, D., Su, X., Phillips, V., Biasini, F., & Carlo, W.（2017）. Associations between hormonal biomarkers and cognitive, motor, and language developmental status in very low birth weight infants. *Nursing Research, 66*, 350-358.

Ciuputu-Plath, C., Wiegand, S., & Babitsch, B.（2018）. The Weight Bias Internalization Scale for Youth: Validation of a specific tool for assessing internalized weight bias among treatment-seeking German adolescents with overweight. *Journal of Pediatric Psychology, 43*, 40-51.

Coleman, S., Smith, I., McGinnis, E., Keen, J., Muir, D., Wilson, L., ... Nixon, J.（2018）. Clinical evaluation of a new pressure ulcer risk assessment instrument, the Pressure Ulcer Risk Primary or Secondary Evaluation Tool（PURPOSE T）. *Journal of Advanced Nursing, 74*, 407-424.

Curley, M., Hasbani, N., Quigley, S., Stellar, J., Pasek, T., Shelley, S., ... Wypij, D.（2018）. Predicting pressure injury risk in pediatric patients: The Braden QD scale. *The Journal of Pediatrics, 192*, 189-195.

DeVellis, R. F.（2017）. Scale development: Theory and application（4th ed.）. Thousand Oaks, CA: Sage Publications.

DeVet, H. C. W., Terwee, C., Mokkink, L. B., & Knol, D. L.（2011）. *Measurement in medicine: A practical guide*. Cambridge: Cambridge University Press.

Egger-Rainer, A.（2018）. Determination of content validity of the Epilepsy Monitoring Unit Comfort Questionnaire using the content validity index. *Journal of Nursing Measurement, 26*, 398-410.

Folstein, M., Folstein, S., White, T., & Messer, M.（2010）. *MMSE-2: User's manual*. Lutz, FL: PAR.

Francis, D. O., McPheeters, M., Noud, M., Penson, D., & Feurer, I.（2016）. Checklist to operationalize measurement characteristics of patient-reported outcome measures. *Systematic Reviews, 5*, 129.

Holmes, T. H., & Rahe, R.（1967）. The Social Readjustment Rating Scale. *Journal of Psychosomatic Research, 11*, 213-218.

Jacobson, N. S., Follette, W. C., & Revenstorf, D.（1984）. Psychotherapy outcome research: Methods for reporting variability and evaluating clinical significance. *Behavior Therapy, 15*, 336-352.

Jacobson, N. S., & Truax, P.（1991）. Clinical significance: A statistical approach to defining meaningful change in psychotherapy research. *Journal of Consulting and Clinical Psychology, 59*, 12-19.

Jurgens, C., Lee, C., & Riegel, B.（2017）. Psychometric analysis of the Heart Failure Somatic Perception Scale as a measure of patient symptom perception. *Journal of Cardiovascular Nursing, 32*, 140-147.

Lee, L., Chinna, K., Bulgiba, A., Abdullah, K., Abidin, I., &

Hofer, S.（2016）. Test-retest reliability of HeartQOL and its comparability to the MacNew heart disease health-related quality of life questionnaire. *Quality of Life Research, 25*, 351-357.

Martin, C., Martin, C., & Redshaw, M.（2017）. The Birth Satisfaction Scale-Revised Indicator（BSS-RI）. *BMC Pregnancy & Childbirth, 17*, 277.

Mokkink, L. B., Terwee, C., Patrick, D., Alonso, J., Stratford, P., Knol, D. L., ... DeVet, H. C. W.（2010a）. The COSMIN study reached international consensus on taxonomy, terminology, and definitions of measurement properties for health-related patient-reported outcomes. *Journal of Clinical Epidemiology, 63*, 737-745.

Mokkink, L. B., Terwee, C., Patrick, D., Alonso, J., Stratford, P., Knol, D. L., ... DeVet, H. C. W.（2010b）. The COSMIN checklist for assessing the methodological quality of studies on measurement properties of health status instruments: An international Delphi study. *Quality of Life Research, 19*, 539-549.

Nunnally, J., & Bernstein, I. H.（1994）. *Psychometric theory* (3rd ed.). New York: McGraw-Hill.

Olsen, L., Ishikawa, T., Masse, L., Chan, G., & Brussoni, M.（2018）. Risk Engagement and Protection Survey（REPS）: Developing a validating a survey tool on fathers' attitudes towards child injury protection and risk engagement. *Injury Protection, 24*, 106-112.

Pike, N., Poulsen, M., & Woo, M.（2017）. Validity of the Montreal Cognitive Assessment screener for adolescents and young adults with and without congenital heart disease. *Nursing Research, 66*, 222-230.

Polit, D. F.（2014）. Getting serious about test-retest reliability: A critique of retest research and some recommendations. *Quality of Life Research, 23*, 1713-1720.

Polit, D. F., & Beck, C. T.（2006）. The content validity index: Are you sure you know what is being reported? *Research in Nursing & Health, 29*, 489-497.

Polit, D. F., Beck, C. T., & Owen, S. V.（2007）. Is the CVI an acceptable indicator of content validity? Appraisal and recommendations. *Research in Nursing & Health, 30*, 459-467.

Polit, D. F. & Yang, F. M.（2016）. *Measurement and the measurement of change: A primer for health professionals*. Philadelphia: Lippincott.

Radloff, L. S.（1977）. The CES-D scale: A self -report depression scale for research in the general population. *Applied Psychological Measurement, 1*, 385-401.

Radwin, L., Cabral, H., Seibert, M., Stolzmann, K., Meterko, M., Evans, L., ... Bokhour, B.（2019）. Patient-centered care in primary care scale: Pilot development and psychometric assessment. *Journal of Nursing Care Quality, 34*, 34-39.

Riegel, B., Barbaranelli, C., Carlson, B., Sethares, K., Daus, M., Moser, D., ... Vellone, E.（2019）. Psychometric testing of the Revised Self-Care of Heart Failure Index. *Journal of Cardiovascular Nursing, 34*(2), 183-192.

Shadish, W. R., Cook, T. D., & Campbell, D. T.（2002）. *Experimental and quasi-experimental designs for generalized causal inference*. Boston, MA: Houghton Mifflin Co.

Streiner, D. L.（2003）. Being inconsistent about consistency: When coefficient alpha does and doesn't matter. *Journal of Personality Assessment, 80*, 217-222.

Terwee, C. B., Dekker, F., Wiersinga, W., Prummel, M., & Bossuyt, P.（2003）. On assessing responsiveness of health-related quality of life instruments: Guidelines for instrument evaluation. *Quality of Life Research, 12*, 349-362.

Terwee, C. B., Mokkink, L. B., Knol, D. L., Ostelo, R., Bouter, L. M., & DeVet, H. C. W.（2012）. Rating the methodological quality in systematic reviews of studies on measurement properties: A scoring system for the COSMIN checklist. *Quality of Life Research, 21*, 651-657.

Thoyre, S., Pados, B., Park, J., Estrem, H., McComish, C., & Hodges, E.（2018）. The Pediatric Eating Assessment Tool: Factor structure and psychometric properties. *Journal of Pediatric Gastroenterology and Nutrition, 66*, 299-305.

Wong, C., Choi, E., Chan, S., Tsu, J., Fan, C., Chu, P., ... Lam, C.（2017）. Use of the International Prostate Symptom Score（IPSS）in Chinese male patients with benign prostatic hyperplasia. *The Aging Male, 20*, 241-249.

第16章 自己報告尺度の開発と検証

研究者は，ある構成概念を操作化するための適切な測定ツールを見つけられないことがある。これは，構成概念が新しい場合にも起こりうるが，既存の測定ツールの限界に起因することも多い。この章では，質の高い自己報告尺度を開発するためのステップの概要を説明する。ただし，本章で取り上げる範囲は限局しており，具体的には，多項目の反映型尺度と，主として古典的テスト理論に基づく尺度に焦点を当てる。

ヒント

質の高い尺度の開発は，長い時間と労力を要する作業であり，それにはある程度の統計的な知識が必要である。尺度開発に着手する前に慎重に検討することと，進める際には心理測定学の専門家の協力を検討することを強くお勧めする。

はじめのステップ：概念化と項目作成

■ 構成概念を概念化する

測定される構成概念に関する堅実で洞察に満ちた概念化が不可欠である。捉えたい潜在特性 latent trait（基盤となる構成概念）を十分に理解していなければ，その特性を適切に定量化できない。反映型尺度では，潜在特性は質問に対する人々の反応の**原因**であり，それが測定に影響を与える。構成概念が不明確なままでは，正しい得点を生み出すための項目を開発することはできない。したがって，尺度開発の最初のステップは，構成概念についての**エキスパート**になることである。

複雑な構成概念は，多くの異なる**次元**をもっており，それぞれを識別し理解することが重要である。これは内容妥当性を考慮することでもある。すなわち，尺度が内容妥当性をもつためには，構成概念のすべての側面を表す項目が必要である。すべての尺度，またはより広範な尺度の下位尺度は，**単一次元**尺度（単一の構成概念または構成概念の一側面を測定する）である必要があり，内的整合性がなければならない。

初期の概念化の段階では，対象とする構成概念と区別されるべき関連する構成概念についても考える必要がある。例えば，自尊心を測定する場合，自信のような類似しているが異なる構成概念を区別できることを確認しなければならない。対象とする構成概念の次元を考える場合，それらが本当にその構成概念の一面であり，全く別の構成概念ではないことを確認する必要がある。

また，尺度の対象となる母集団を明確に概念化しておく必要がある。例えば，一般的な不安尺度は，妊婦の出産不安を測定するのに適していない場合がある。特に項目の関連性と表面妥当性に関しては，特定の患者用の尺度を開発することが望ましいという議論がある。一方で，焦点を絞りすぎた尺度では母集団間の比較が難しくなる。重要なのは，尺度をどのように，誰に使うのかを明確にすることである。母集団をよく把握していないと，項目の言葉選びにおいて，読解レベルや文化的適切性などの問題を考慮することが難しくない。

■ 尺度の種類を決める

項目を作成する前に，尺度の種類によって項目の特性が異なるため，作成したい尺度の種類を決定する必要がある。ここでは多項目の反映型尺度

（第 15 章 306 頁参照）に限定して説明する。この
タイプの尺度については，開発に関して複数の書
籍でも紹介されており，それらからより詳細な情
報を得ることができる（DeVellis, 2017; Polit &
Yang, 2016; Streiner et al., 2015）。多項目の反応
型尺度には，大きく分けて，伝統的な相加評定尺
度と，潜在特性尺度の 2 つのカテゴリーがある。

　従来の相加評定尺度（第 14 章）は，古典的テス
ト理論 classical test theory（CTT）に基づいてい
る。CTT では，項目は基盤となる構成概念のほ
ぼ同等の指標であると仮定される。項目を総計す
ることで，仮想的な真の得点に近似するようにな
る。従来の尺度では，意図的に冗長な項目を設け
ることで，構成概念の複数の指標が真の得点に収
束し，誤差をバランスよく補正することを期待し
ている。

　尺度開発において，項目応答理論 item re-
sponse theory（IRT）は CTT に変わるものとして
人気が高まっている。IRT の方法は複雑で，統
計的な洞察を必要とする。

　CTT では，特性は観察された尺度得点のレベ
ルでモデル化されるが，IRT では，モデルは観
察された項目反応のレベルで行われる。IRT の
目標は，誰が回答したかには関係なく，研究者が
項目の特性を理解できるようにすることである。
IRT モデルに基づく**潜在特性尺度**では，CTT で
使用されているような項目，例えばリッカート形
式の項目を使用することができる。実際，尺度に
回答する人は，その尺度が CTT の枠組みで開発
されたのか，IRT の枠組みで開発されたのかは
わからないだろう。しかし，尺度を**開発する**人
は，どちらの測定理論を使用するかを決定する必
要がある。CTT 尺度の項目は，基盤となる構成
概念を同様な方法で把握するために互いに類似す
るように設計されているが，潜在特性 IRT 尺度
の項目は，測定される属性の異なるレベルを測定
する。

　例として，青少年のリスク行動への志向性（リ
スクテイク）を測定する尺度を開発するとしよう。
CTT モデルの尺度では，項目には同程度のリス
クテイクについての記述が含まれ，回答者はその
頻度または支持の強さについて回答をする。回答
を総計することで，回答者をリスクテイクの傾向

を示す連続体上に位置付ける。IRT モデルの尺
度では，項目は異なるレベルのリスクテイク
（例：野菜を食べない，タバコを吸う，無防備な
性行為，運転中のメール）を示すように選択され
るであろう。すなわち，各項目は，異なる**難易度**
をもつように設定される。リスクの高い項目より
もリスクの低い項目のほうが，同意したり認めた
りすることが「容易」である。IRT モデルに基
づく尺度は，項目と回答者の両方について，それ
らが特定の連続体上のどこに**位置**するかという情
報をもたらす。もし，一次元項目のプールを難易
度の階層に容易に整理できるならば，IRT モデ
ルの適合度は高い。

■ 項目プールを作成する：始めてみよう

　尺度構築の初めの段階は，項目候補のプールを
開発することである。項目は構成概念の操作的定
義を構成する集合体であり，それらは，測定する
ように設計された潜在変数を反映するように慎重
に作成する必要がある。この作業は，チームとし
て行うほうが容易なことが多い。なぜなら，さま
ざまな人がさまざまな方法でアイデアを提供する
からである。以下に，項目プール item pool を作
成するための情報源を示す。

1. **既存の測定ツール**：ゼロから始めるのではな
   く，既存の尺度を適応することが可能な場合
   もある。適応には，項目の追加，削除，文言
   の変更などが含まれる。例えば，読解力の低
   い母集団のために文言を簡略化することが挙
   げられる。出版されている尺度は著作権で保
   護されているため，元の尺度の著者の許可を
   得る必要がある。
2. **文献**：項目内容のアイデアは，多くの場合，
   先行研究の徹底的な理解から生まれる。
3. **概念分析**：概念分析はアイデア源となる。
   Walker と Avant（2019）は，尺度の項目を開
   発するために使用できる概念分析の戦略を提
   供している。
4. **綿密な質的研究**：主要な構成概念に関する綿
   密な調査は，項目の豊富な提供源となる。質
   的研究は，現象の次元を理解するのに役立ち，
   項目用の実際のフレーズを提供する。あなた

が綿密な調査ができない場合は，構成概念に関する既存の質的研究報告の逐語引用に注目しよう。

5. **臨床的観察**：臨床場面において，患者は優れた情報源となりうる。患者の行動を直接観察したり，患者のコメントを聞いたりすることで，項目のアイデアが浮かぶかもしれない。

☞ **項目の提供源の例**

Wu ら(2018)は，青年期のがん患者を対象とした骨の健康尺度を中国語で開発した。項目は，質的先行研究，社会的認知理論を用いた理論的考察，主任研究者の臨床的専門知識，文献レビューに基づいて開発された。

DeVellis(2017)は，尺度開発者に対し，初期段階ではあまり批判的なレビューをせずに尺度項目を書き始めるよう勧めている。もし悩んでいるのであれば，重要な構成概念に言及した簡単な文を作ることから始めるのがよいだろう。例えば，構成概念が「テスト不安」である場合，「テストを受けると不安になる」から始めるとよいだろう。その後に，「テストを受けると緊張する」など，言葉を変えて同様の文を続けてもよいだろう。

■ 項目の特徴についての決定する

項目作成の準備として，作成する項目の数，回答選択肢の形式，肯定的な言葉と否定的な言葉を含む項目の有無，時間の扱いなどを決定する必要がある。

項目の数

CTT の枠組みでは，ドメイン・サンプリングモデル domain sampling model が想定されており，構成概念に関する仮想的な項目の世界から均質な項目セットを無作為に抽出することになる。もちろん，現実的には，すべての項目候補の世界から標本抽出することは起こらない。構成概念を理論的に考え，かなり網羅的な項目候補を生成することが目的である。従来の尺度では，冗長性（些細な言葉の置き換えを除く）は良いことである。目標は，個々の項目の無関係な側面が互いに相殺されるように，構成概念の本質をわずかに異なる方法で捉える一連の項目でその構成概念を測定することである。

いくつ項目を開発すべきかについての魔法の公式は存在しないが，大きな項目プールを生成することを私たちは勧める。作業を進めるうちに，多くの項目が捨てられることになるだろう。長い尺度は内的整合性が高くなる傾向があるので，多くの項目から始めることで，内的整合性のある尺度を開発できる可能性が高まる。DeVellis(2017)は，最終的な尺度に入れる項目の3～4倍の項目から始めることを推奨しているが（例：10項目尺度の場合は30～40項目），最低でも50%以上（例：10項目尺度の場合は15項目）から始めるべきである。

回答選択肢

尺度項目は，**質問項目** stem（多くの場合，叙述文）と**回答選択肢**の両方を含んでいる。伝統的なリッカート尺度は，同意についての連続する回答選択肢を含むが，頻度（決して/常に），重要性（非常に重要/重要でない），質（優れている/非常に悪い），可能性（確実に/絶対にない）など，他の設定も可能である。

回答選択肢はいくつにすべきだろうか？ 単純な答えはないが，目標は人々を連続的に位置付けることであり，そのためにはばらつきが必要であることを心に留めておいてほしい。ばらつきは，多くの項目，多くの回答選択肢，またはその両方によって高めることができる。しかし，精度がないにもかかわらず，あるかのように錯覚させることは得策ではない。例えば，回答選択肢が15個もあれば，選択肢12と13の得点差は意味をなさないかもしれない。また，選択肢が多すぎるのも混乱を招く。

ほとんどの尺度は回答に5～7つの選択肢をもつ。各選択肢には説明文が添えられたり，さらに，回答者が連続体の中で適切な場所を見つけやすいように，説明文の下に数字が置かれることがある。項目数が奇数ならば，回答者は中立または両義的（すなわち，中間点）を選ぶことができる。尺度開発者の中には，わずかな傾向も強調し曖昧さを避けるために，偶数（例：4または6）を好む

人もいる。しかし，回答者の中には，実際に中立的であったり，両義的であったりする人もいるので，中間点の選択肢があると，それを表現することができる。中間点には，「賛成でも反対でもない」，「どちらともいえない」，「同じくらいそう思う」，あるいは単に「？」といったラベルが付けられる。

ヒント

　以下は，回答選択肢によく使われる言葉で，中間点の選択肢は記載されていない。
- 強く反対，反対，賛成，強く賛成
- 全くない，ほとんどない（またはめったにない），時々ある（または時折ある），よくある（または頻繁にある），ほとんどいつもある（または常にある）
- 非常に重要，重要，やや重要，あまり重要でない，重要でない
- 絶対に違う，おそらく違う，可能性はある，おそらくある，非常にその可能性は高い，絶対にそうである
- 問題ない，少し問題がある，いくらか問題がある，かなり問題がある，できない

肯定的および否定的質問項目

　一昔前，心理測定学者は尺度の開発者に，肯定的な言葉と否定的な言葉の両方を意図的に盛り込み，否定的な項目の得点を逆転させるよう助言した。例えば，抑うつの尺度のために，次の2つの項目を考えてみよう。「私はよく憂鬱な気分になる」，「私はめったに悲しい気分にならない」。その目的は，黙従性反応（内容に関係なく説明文に同意を示す傾向）の可能性を最小化することであった。

　現在，多くの専門家が，尺度に否定的と肯定的な項目を含めることに反対している。回答者の中には，極性を反転させることで混乱する人がいる。否定的な記述の項目への回答は，特に若い回答者にとって認知するのが難しいことのようである。いくつかの研究は，最も肯定的な回答選択肢（例：強く同意する）を，リストの最初ではなく最後に置くことで，黙従を最小化できることを示唆している。

項目の強度

　従来の相加評定尺度では，質問項目の強度は類似しており，かなり強い表現がされている。ほとんどの人が同意するような項目であると，尺度は，特性の度合いが異なる人々を弁別することができなくなる。例えば，「健康であることは重要である」という項目は，ほぼ全員が同意することになる。一方，質問項目は，万人に拒絶されるような極端な表現であってはならない。潜在特性尺度では，尺度の開発者は項目の強度に幅を求める。しかし，IRTに基づく尺度であっても，ほとんどの人が賛成するか反対するような項目を含めることには意味がない。

項目の時間枠

　項目によっては，時間について言及することもあるが（例：「過去1週間，寝つきが悪い」），そうでないものもある（例：「私は寝つきが悪い」）。尺度の説明において，時間枠を指定する場合もある（例：「以下の質問に答える際，過去1週間にどのように感じたかを示してください」）。また，「過去1週間，寝つきが悪くなった：毎日，5〜6日，……，全くない」というように，回答に時間枠を設定することもできる。

　時間枠は，項目開発の結果として設定されるべきではない。構成概念の概念的な理解や尺度を作成する際の必要性に基づいて，時間をどのように扱うかを事前に決定する必要がある。

👉 尺度での時間の扱い方の例

　産後抑うつスクリーニング尺度は，回答者に過去2週間の感情状態を尋ねるものである。例えば，過去2週間の私は，「……赤ちゃんが眠っていても眠れなかった」，「……母親として失敗したと感じた」（Beck & Gable, 2000, 2001）。2週間という期間は，DSM-5の基準で主要なうつ病のエピソードと診断されるために必要な症状の期間であるために選ばれた。

■ 項目の表現方法

　第14章で示した質問文に関する提案に加え，尺度項目に特化した追加のヒントを以下に示す。

1. **明確さ**：尺度開発者は，明確で曖昧さのない項目を作成するよう努めるべきである。言葉は，標的母集団の教育レベルや読解レベルを考慮して選ぶ必要がある。ほとんどの場合，これは，中学1年生程度の読解レベルの尺度を開発することを意味する。誰もが理解できる言葉を使い，その言葉の意味について誰もが同じ結論に達するように努力しなければならない。

2. **長さ**：長い文章やフレーズは避け，不要な単語は削除する。例えば，「私は十分な睡眠をとれていないと言っても過言ではない」は，「私は十分な睡眠がとれていない」とシンプルに表現できる。

3. **二重否定**：否定的な表現（「私は普段から悲しい思いをしていない」）よりも肯定的な表現（「私は普段から幸せだ」）のほうが望ましい。二重否定（「私は普段から不幸ではない」）は常に避けなければならない。

4. **二重の項目**：1つの項目に2つ以上の意味を含むのは避けよう。例えば，「私は虫と蛇が怖い」は，虫は怖いが蛇は怖くない（あるいはその逆）という人がどう回答していいかわからないので，よくない項目と言える。

ヒント

　他言語への翻訳を望む尺度解説者へのヒントは以下のとおりである。(1)比喩，慣用句，口語体は避ける。(2)解釈の余地がある言葉ではなく，限定される言葉を使う（例：「頻繁に」ではなく「毎日」）。(3)代名詞を避け，曖昧さを避けるために名詞を繰り返す。(4)現在時制で書き，仮定法は避ける。(5)ロマンス言語[訳注1]への翻訳が予想される場合は，ラテン語の語源をもつ言葉を使用する(Hilton & Skrutkowski, 2002)。

訳注1：ラテン語を起源とするフランス語，イタリア語，スペイン語などを指す。

項目の予備評価

■ 内部レビュー

　大規模な項目プールが作成されたら，批判的に評価を行う必要がある。個々の項目が構成概念を捉えているか，文法的に正しいか，語句は適切か，といった問題に注意を払う必要がある。また，最初のレビューでは，項目が構成概念のニュアンスを適切に表現しているかどうかを検討する必要がある。

　尺度が高学歴の母集団を対象としている場合を除き，尺度の読みやすさを検討しなければならない。書かれた文書の読みやすさを検討するさまざまな方法があるが，多くの方法では数百語のテキストを必要とするため，尺度項目の評価には適していない。

　多くのワープロソフトは，読みやすさに関する何らかの情報を提供している。例えば，Microsoft Word では，リストに項目を入力すると，第7章で記述したように，項目全体または個々の項目についての読みやすさの統計情報を得ることができる。例えば，次のような2つの疲労度を測定する項目があるとする。

セット A	セット B
I am frequently exhausted.	I am often tired.
I invariably get insufficient sleep.	I don't get enough sleep.

　Word ソフトによると，セット A の項目は **Flesch-Kincaid グレードレベル**が 12.0, Flesch の読みやすさ得点が 4.8 である（読みやすさの得点は，文章を 100 点満点で評価するもので，数値が高いほど読みやすいことを意味する）。一方，セット B は，グレードレベル 1.8, 読みやすさ得点は 89.4 である。Streiner ら(2015)は，こういった読みやすさの得点は慎重に解釈すべきと警告しているが，前述の分析から，教育水準の低い人を含む母集団では，セット B のほうが優れていることは明らかである。一般的な原則は，長い文章や4音節以上の単語を避けることである。

第Ⅲ部　看護のエビデンスを創出する量的研究のデザインと実施

👉 読みやすさを評価した例

Moser ら（2017）は，8 歳から 17 歳の若者を対象として，糖尿病性末梢神経障害の症状測定尺度を慎重に作成した。項目は，Flesch-Kincaid 読みやすさレベルテストを用いて読みやすさを評価した。平均して，項目は 3 年生のレベルで書かれていた。研究者は，全 25 項目の読解レベルについて表に示した。

■ 標的母集団の反応

次のステップでは，最初の項目プールを予備テストする。従来の予備テストでは，標的母集団を代表する少人数からなる標本（20〜40 人）に，項目を回答してもらう。研究者は，無回答率の高い項目，ばらつきの少ない項目，中間の回答が多い項目（日和見的な回答），回答がどちらかの極に偏っている項目（**フロア効果**または**天井効果**）などを探す。このような項目は，削除や改訂の候補となる。

過去 25 年間の認知科学の発展により，通常の予備テストを補うものとして，異なるアプローチが出てきた。認知的質問 cognitive questioning では，回答選択の根本的なプロセスをよりよく理解するために，項目とその回答に対する解釈を振り返るよう求める。

認知的インタビューには，2 つの基本的なアプローチがある。1 つは，発話思考法 think-aloud method と呼ばれるもので，回答者が質問をどのように処理し，答えにたどり着いたかを段階的に説明するよう求めるものである。もう 1 つは，インタビュアーが一連の的を絞った探り probes を用いて，潜在的な認知プロセスについての考察を促すインタビューを行う方法である。

👉 認知的質問の例

Gibbs ら（2017）は，慢性疾患をもつ 12 人の患者を対象として，認知的質問法を用いて，Nutrition Literacy Assessment 尺度をプライマリケアで使用するための測定ツールに改訂した。研究者は，インタビュー中に浮かび上がったテーマと，その結果得られた改訂の決定をまとめた表を示した。全部で 17 項目が修正され，5 項目が削除された。

ヒント

予備テストにおいて項目の明確さや意味について質問する場合，研究の専門用語である「項目 item」の使用は避ける（例：「何か混乱させる項目はありましたか？」と言わない）。

予備テストの代替または補足として，尺度開発のこの段階で**フォーカスグループインタビュー**を実施することもできる。2〜3 人のグループを招集し，回答者の視点から，項目が理解可能か，言語的・文化的に適切か，不快ではないか，構成概念に関連しているかを議論することができる。

■ 専門家による外部レビュー

尺度の内容妥当性 content validity を査定するために，修正した項目に対して専門家パネルによる外部レビューを実施するべきである。可能であれば，2 回のレビューを行うことをお勧めする。1 回目は誤った項目の修正または削除や新しい項目の追加を行い，2 回目は項目と尺度の内容妥当性を正式に評価する。このような 2 段階の戦略のためのいくつかの手順を説明する。

専門家の選定と採用

専門家パネルには，測定される構成概念や標的母集団に精通した人物を含めるべきである。また，第 1 ラウンドでは，尺度開発の専門家を含めることが望ましい。

2 段階レビューの最初の段階では，役割（例：臨床家，研究者）と専門分野の点でバランスのとれた 8〜12 人の専門家パネルを設けることをお勧めする。例えば，高齢者の死に対する恐怖を測定する尺度の場合，専門家には看護師，老年学者，精神科医を含むとよいかもしれない。尺度が広く使用されることを想定している場合，言語が地域によって異なる可能性があるため，さまざまな地域から専門家を募集することが有利になる場合がある。第 2 段階の専門家パネルでは，より洗練された項目の内容妥当性を正式に査定することを目

的に，その領域の3〜5人の専門家で構成することが望ましい。

☞ 専門家パネルの例

Sanchezら(2019)は，心血管疾患患者が定期的な歯科治療を求める際の障壁を測定する尺度を開発した。歯科，循環器科，および関連分野の臨床家，教育者，学識経験者からなる専門家パネルが，尺度の内容妥当性について検討した。

通常，専門家に送付する資料には，依頼文，構成概念と標的母集団に関する背景情報，レビューの手引き，意見を求める質問紙が含まれる。これらの資料の重要な要素は，下位尺度で捉えられるであろう概念の次元についての説明を含む，構成概念の概念化についての丁寧な説明である。

専門家による予備的レビュー：
項目の内容妥当性の検証

専門家の仕事は，尺度開発者が設定したガイドラインを使って，個々の項目と尺度全体(および下位尺度)を評価することである。最初の専門家パネルでは，通常，言葉の明確さ，構成概念と項目の関連性，標的母集団への適切性(例：発達的または文化的適切性)など，いくつかの次元に沿って各項目を評価するように求められる。専門

家には，二者択一的(例：曖昧/明確)または連続的なスケールで判断するよう求めることができる。前章で述べたように，関連性は次のように評価されることがほとんどである。1＝**関連性がない**，2＝**やや関連性がある**，3＝**かなり関連性がある**，4＝**非常に関連性がある**。**表16-1**は，関連性の内容妥当性検証のための形式を示している。

質問紙では通常，不明瞭，関連性がない，適切でないと判断された項目について，どのように表現を改善するか，またはその項目がなぜ関連性がないと判断されたのか，などの詳細なコメントを求める。第1段階では，専門家に全体的な提案を求めることもある。例えば，その項目をそのまま残す，その項目を大きく修正する，その項目を少し修正する，その項目を完全に削除する，などである。

各項目の評価に加えて，最初の専門家パネルでは，項目は全体として構成概念を十分にカバーしているかどうかを尋ねる必要がある。専門家には，追加すべき項目や下位領域について具体的な指示を求めるべきである。IRTの枠組みで構築された尺度では，項目が連続的に難易度をカバーしているかどうかを専門家に尋ねることもできる。

項目レベルの**内容妥当性指数** content validity index(I-CVI)の標準的な計算方法は，4段階の関連性尺度で3または4の評価の数を，参加した専

表16-1 内容妥当性の検証フォームの例

以下に示す尺度項目は，青少年の安全な性行動という構成概念の1つの次元である「**自己主張** assertiveness」を測定するために開発されたものです。各項目を読んで，この概念との関連性を得点化してください。
自己主張 assertiveness とは，性行為の際に自分を守るため言葉や対人スキルを用いて交渉することと定義されます。

項目	関連性評価			
	関連性なし	やや関連あり	かなり関連あり	関連性が高い
1. 私は，性交をする前に，パートナーの性生活歴について尋ねる。	1	2	3	4
2. 私は，相手が HIV/AIDS の検査を受けたかどうかを聞かずにセックスをしない。	1	2	3	4
3. 初めての相手とセックスするときは，コンドームを使うように主張する。	1	2	3	4
4. 私は，パートナーがリスクを考慮せずにセックスするよう説得してくることをさせない。	1	2	3	4

これらの項目に関して，改訂や代替の可能性，あるいは項目が自己主張の概念に関連しない理由など，ご意見をお聞かせください。青少年の安全な性行動に関連する自己主張の測定を改善すると思われる追加項目があれば，提案してください。

門家の総数で割ることである。例えば，5人の専門家がある項目を3と評価し，1人が2と評価した場合，I-CVIは.83となる。偶然の一致のリスクがあるため，I-CVIは.78以上を推奨している（Polit et al., 2007）。これは，専門家が4人以下の場合は，100%の一致が必要であることを意味する。専門家が5～8人いる場合は，「関連性がない」という評価が1つあっても許容される。

　I-CVIが望ましい値より低い項目は，慎重に精査する必要がある。もし，個々の項目に関して専門家の間で意見が分かれる場合は（あるいは関連性の欠如に関して合意があれば），その項目は修正されるか削除されるべきである。

尺度の内容妥当性の検証

　内容妥当性の検証の第2ラウンドでは，より少数の専門家グループ（3～5人）によって，改訂された項目群の関連性を評価し，尺度の内容妥当性（S-CVI）を計算する。新しい専門家グループに依頼することも可能だが，第1回目の専門家パネルから起用することをお勧めする。第1回目の情報を用いて，最も適格な審査員を選択することができる。例えば，第1ラウンドの情報があれば，仕事を理解していない専門家，思ったほど構成概念に精通していない専門家，あるいは偏った見方をする専門家を特定できるかもしれない。つまり，第1ラウンドのデータは，項目だけでなく，専門家のパフォーマンスを評価する観点でも分析することができる。

　第1ラウンドでの評価に基づいて専門家を選択する際には，いくつか考慮すべき点がある。第1に，すべての項目を「関連性が高い」（または「関連性がない」）と評価した専門家は，弁別能力が十分でない可能性がある。第2に，他のほとんどの人が，関連がないと判断した項目に対して高い評価をした専門家を省くことを検討する。第3に，関連性があると判断された項目の比率は，すべての審査員について計算されるべきである。例えば，ある専門家が10項目のうち8項目を関連性があると評価した場合，その評価の割合は.80となる。専門家間を比較して，「外れ値 outliers」を検討することができる。評価者全体の平均割合が例えば.80であれば，平均割合が非常に低い

（例：.50）または非常に高い（例：1.00）専門家を再招聘しないよう検討できるかもしれない。第1ラウンドでの専門家からの質的フィードバックにより，レビュー能力とプロジェクトに対するコミットメントの両方がわかる。最後に，関連性が**ない**ことがわかっている項目を第1ラウンドに含めておくと，その項目を関連性があると誤るような専門性の低い審査員を特定することができる。

　修正された項目群に対して関連性の評価が得られたら，S-CVIを計算することができる。S-CVIを計算する方法は1つだけではない。私たちは，I-CVIを平均化する方法を推奨する。例えば，10項目の尺度で，5項目のI-CVIが.80で，残りの5項目のI-CVIが1.00であれば，S-CVI/Aveは.90となる。S-CVI/Aveが.90以上であることが望ましいとされている。

　要約すると，尺度は，そのすべての項目のI-CVIが.78以上，かつ尺度のS-CVI（平均化アプローチを使用）が.90以上であれば，内容妥当性に優れていると判断することができる。そのためには，強力な項目，熟練した専門家，そして専門家へ構成概念と評価作業に関して明確に説明することが必要である。

ヒント

　研究報告書に内容妥当性を記載する場合，項目を受け入れる基準（すなわち，I-CVIとS-CVIのカットオフ値）を具体的に説明すること。研究報告書には，得られたI-CVI値の範囲と，S-CVIの計算に使用した方法を示すべきである。

測定ツールのフィールドテスト

　この時点で，あなた自身や他者による慎重な検討に基づいて，項目が絞り込まれ，洗練されているだろう。次のステップは，項目の量的評価を行うことであり，これには，かなり大規模な標本を用いた評価が必要となる。新しい測定ツールを検証することは，それ自体が完全な研究であり，尺度の価値について有用なエビデンスを得るために研究を計画する際には注意を払わねばならない。重要なステップには，標本抽出計画やデータ収集

戦略の策定が含まれる。

■ 標本抽出計画の立案

尺度を検証する標本は，尺度の対象となる母集団を代表するものでなければならず，複雑な分析を行うのに十分な大きさでなければならない。無作為標本抽出法が不可能な場合は，代表性を高めるために，また項目への回答の地理的なばらつきを評価するために，複数の場所から標本を募集することが有利である。例えば，標本に高齢者と若年者，男性と女性，学歴や民族的背景が異なる人などが含まれていることを確認するなど，代表性を高めるための他の戦略も検討すべきだろう。また，「既知集団」の検証のために，標本に適切なサブグループが含まれていることを確認するためのステップが必要な場合もある。

「大きな」標本とはどのくらいの大きさなのだろうか？ 専門家の間でコンセンサスが得られているわけでも，厳密な規則があるわけでもない。因子分析をサポートするために300人が適切な数であると示唆する人もいる（Nunnally & Bernstein, 1994）。項目あたりの回答者数の観点からガイダンスを提供する人もいる。1項目あたり10人が推奨されることもある。つまり，20の項目がある場合，少なくとも200人は必要だということである。項目間の関連を推定する際の安定性を確保するため，十分に大きな標本を確保することが重要である。再テスト信頼性を査定する場合は，通常，より少ない参加者のサブサンプル（例：50〜100人）で十分である。

対象となる属性について多様な人からなる標本が募集されるように努力する必要がある。得点の多様性が十分でない場合，信頼性と内的整合性の推定値は低くなる。

■ データ収集計画の策定

データ収集をどのように実施するか（郵送，インターネットなど）を決定しなければならない。尺度が完成した後，その尺度が実際に使用される方法に最も近い手段を選択するべきである。

測定ツールには，尺度項目と基本的な人口統計学的情報を含める必要がある。もし，再テスト信頼性を検証するのであれば，2回目の実施のため

の連絡先を入手する必要がある。変化スコアや反応性の信頼性を検証する場合も同様である。

また，開発のための標本を用いて妥当性の検証を行う場合は，妥当性評価のために他の尺度も含めることを検討する必要がある。通常，対象とする構成概念と相関があると仮定される構成概念の測定も含めるべきである。理論や先行研究によって予測された関連がデータで確認できれば，新しい尺度の妥当性のエビデンスとなる。

ヒント

採用する他の尺度を決める際には，尺度が長くなると回答者の協力意欲が低下する可能性があることを念頭に置くこと。

■ データ収集の準備

すべてのデータ収集活動と同様に，測定ツールを魅力的で専門的な外観にし，理解しやすくするために注意を払う必要がある。尺度の記入方法の説明は明確であるべきで，読みやすさを検討すべきである。連続体で示されるスケールにおいて点が明示的にラベル付けされていない場合は，回答選択肢の両端の意味を理解するための指示が必要な場合がある。指示は，率直さを促すものにするべきである。時には，正しい答えや間違った答えはないと述べることで，社会的望ましさの影響を最小限にすることができる。

もう1つの考慮点は，測定ツールの項目をどのように並べるかということである。問題となるのは，**近接効果**と呼ばれるもので，ある項目に対する反応が，前の項目に対する反応に影響される傾向のことである。この効果は，内的整合性の推定値を人為的に高める傾向がある。これに対処するための1つのアプローチは，項目を無作為に並べることである。関連する複数の次元を測定するように設計された尺度の場合は，異なる下位尺度として採点されると予想される項目を系統的に交互に配置するという方法もある。

尺度開発データの分析

多項目尺度からのデータ分析は，それに関する

344　第Ⅲ部　看護のエビデンスを創出する量的研究のデザインと実施

本が何冊も出版されているテーマである。ここでは，その概要のみ提供する。本節の読者は，統計学の基本的な知識をもっていると仮定している。学習が必要な方は，第17〜19章を参照してほしい。

■ 基本項目の分析

予備尺度の各項目は，項目分析 item analysis で実証的に評価する必要がある。古典的なテスト理論では，基礎となる構成概念の真の得点と高い相関をもつ項目が望まれる。これを直接評価することはできないが，各項目がその構成概念を測定するものであれば，項目は互いに相関しているはずである。

項目間の相関 inter-item correlation の程度は，すべての項目の相関マトリックスを詳しく調べることによって評価することができる。負の相関をもつ項目がある場合，おそらくいくつかは逆点数化されるべきである。しかし，意図的においた項目でない限り，負の相関は問題を起こす可能性が高く，項目の削除が必要かもしれない。同じ下位尺度の項目については，項目間相関が.30〜.70であることが推奨されており，.30より低い場合は構成概念との適合性が低く，.70より高い場合は重複があることが示唆される。ただし，その評価は尺度の項目数に依存する。3項目尺度でα係数.80を達成するためには平均.57の項目間相関が必要だが，10項目尺度では平均.29しか必要としない（DeVellis, 2017）。

次のステップは，尺度または下位尺度の合計得点を計算し，次に下位尺度の合計得点との相関を計算することである。項目得点と尺度得点の相関が低い場合，その項目は何か別のものを測定していると考えられ，尺度の信頼性を低下させることになる。項目尺度間相関 item-scale correlations には，総得点に対象項目が含まれる場合（未補正）と，その項目を削除する場合（補正）の2種類がある。総尺度得点の算出にその項目を含むと相関係数が高くなるため，後者（補正）のアプローチが望ましいとされている。一般的には，項目尺度間相関が.30より小さい項目を削除することが勧められている。

また，各項目の記述的統計情報も検討する必要

がある。項目は，十分なばらつきをもつべきである。十分なばらつきがないと，尺度全体との相関がとれず，内的整合性が損なわれてしまう。また，得点可能範囲の中心に近い平均値が望ましい（例：7点満点で4点に近い平均値）。平均値が両端のいずれかに近い項目は，回答者をうまく弁別できない傾向がある。また，そのような項目は，それ以上の改善や悪化の余地がない（つまり，フロア効果や天井効果）ため，変化を評価することが目的である場合，うまく機能しないだろう。

> 👉 **項目分析例**
>
> Burchill ら（2018）は，Personal Workplace Safety Instrument for Emergency Nurses（PWSI-EN）のフィールドテストにおいて，項目分析を行った。彼らの標本は，16の病院の305人の救急看護師から構成されていた。彼らは，項目尺度間相関が低い2つの項目（ともに<.15）を削除した。

■ 探索的因子分析

一連の項目があっても，尺度として成立するわけではない。すなわち，項目が共通の構成概念をもっている場合にのみ，それは尺度を形成する。因子分析 factor analysis は，項目間の複雑な相互関係を分離し，統一された概念として「一緒になる go together」項目を識別する。本節では，探索的因子分析 exploratory factor analysis（EFA）として知られる因子分析を扱う。これは基本的には，項目の次元性について事前に仮説を立てないタイプの因子分析である

例えば，更年期障害に対する女性の態度を測定するために，50の項目を作成したとしよう。いくつかの項目の得点を合計して尺度を作ることができるが，どの項目を組み合わせればよいのだろうか？ 50項目すべてを組み合わせるのが妥当なのだろうか？ おそらく違うだろう。なぜなら，50の項目はすべて同じことを測定しているわけではない。更年期障害に対する女性の態度にはさまざまな側面があるからである。ある側面は加齢に関連し，別の側面は生殖能力の喪失に関連するかもしれない。また，セクシュアリティに関連す

る項目もあるだろう。更年期障害に対する女性の態度にはこのような複数の**次元**があり，それらは別々の下位尺度で測定されるべきである。ある次元における女性の態度は，別の次元における女性の態度と独立している場合がある。構成概念の次元は，通常，最初の概念化および内容妥当性の検証の際に特定される。しかし，当初設定された次元の概念が，実際の反応について検証したときに，必ずしも「うまくいく」とは限らない。因子分析は，一連の項目の根底にある次元性を明らかにする客観的な方法である。分析において，次元は項目の重み付けされた組み合わせである因子 factors と呼ばれる。

ヒント

EFA を実施する前に，項目セットの**因子性** factorability を評価する必要がある。因子性評価のための手法は，Polit(2010) および Polit と Yang(2016)の書籍の中で説明されている。

因子抽出

EFA は 2 つの段階がある。最初の段階(因子抽出 factor extraction)は，より小さい数の因子に項目を凝縮し，次元の数を識別するのに使用されている。目標は相関マトリックスから相互に強く関連した項目の集まりを得ることである。最初のステップを実行する方法はさまざまであり，それぞれ項目に重みを割り当てるための異なる基準を使用している。広く使われている因子抽出法は主成分分析 principal component analysis(PCA)であり，もう 1 つは主因子分析 principal axis factor analysis である。この 2 つの方法は次元性について同じ結論を導くことが多いが，ここでは主に PCA に焦点を当てて論じる。

因子抽出により，**非回転因子行列**が生成される。この行列には，抽出された因子ごとに，元の項目に対する係数や**重み**が含まれている。抽出された各因子は，すべての元の項目の重み付き線形結合である。例えば，項目が 3 つある場合，因子は，項目 1(×重み) + 項目 2(×重み) + 項目 3(×重み)となる。PCA 法では，第 1 因子の重みは，平均二乗重みが最大になるように計算される。これにより，その因子によって抽出される分散は最大量となる。第 2 因子，または重み付き線形結合は，第 1 因子の後に**残る**ものから可能な限り大きな分散が抽出されるように形成される。したがって，因子はデータ行列内の独立した変動要因を表す。

因子分解は，意味のある分散がなくなるまで続けなければならない。つまり，いつ抽出を止めるかを決めるための基準を適応しなくてはならない。因子分析からの情報を例示することで複数の基準を説明する。**表 16-2** は，10 個の因子に対する固有値，分散の百分率，および分散の累積百分率の架空の値を示している。固有値 eigenvalues は，因子の項目重みの二乗の和に等しい。多くの研究者は，1.0 以上の固有値を抽出のためのカットオフ値としている。この例では，最初の 5 つの因子はこの基準を満たしている。もう 1 つの

表 16-2　因子抽出結果の概要

因子	固有値	説明された分散の百分率	説明された分散の累積百分率
1	12.32	29.2	29.2
2	8.57	23.3	52.5
3	6.91	15.6	68.1
4	2.02	8.4	76.5
5	1.09	6.2	82.7
6	0.98	5.8	88.5
7	0.80	4.5	93.0
8	0.62	3.1	96.1
9	0.47	2.2	98.3
10	0.25	1.7	100.0

カットオフの基準は、**スクリーテスト**と呼ばれるものである。このテストでは、説明された分散の百分率の急激な低下が、終了点である可能性を示している。**表16-2**では、第3因子と第4因子の間にかなりの不連続性があると主張できる、つまり、3つの因子が抽出されるべきであるといえる。もう1つのガイドラインは、因子によって説明される分散の量に関係する。抽出された因子が全分散の少なくとも60％を占めるべきであり、有意であるために任意の因子が分散の少なくとも5％を占めなければならないと提唱するものがある。私たちの表では、最初の3つの因子が全分散の68.1％を占めている。6つの因子は、総分散に少なくとも5％以上寄与している。

　では、3つの因子、5つの因子、6つの因子のいずれを抽出すればよいのだろうか？1つの方法は、基準間の収束があるかどうかを確認することである。この例では、2つの基準（スクリーテストおよび総分散のテスト）は3つの因子を提案する。もう1つの方法は、私たちが当初設定した概念の数と一致する結果をもたらすかどうかを見ることである。この例においては、理論的に意味のある3つの下位尺度を表すように項目を設計していたとしたら、結果はその結論を十分にサポートするので、私たちは3つの因子が適切な数であると考えるだろう。

> **ヒント**
> Polit（2010）は、探索的因子分析を行う際にどのように決定がなされるかを「手順の説明 walk-through」として示している。

因子回転

　因子分析の第2段階は、**因子回転** factor rotation で、因子をより解釈しやすくするために、抽出基準を満たした因子に対して実行される。因子回転の概念は、図による説明が最もわかりやすいだろう。**図16-1**は、軸A1とA2、B1とB2で示された2つの座標系を示している。初めの座標軸（A1とA2）はそれぞれ因子Ⅰと因子Ⅱを表し、回転**前**に特定されたものである。点1から点6は6つの項目を表している。各項目の重みは、これ

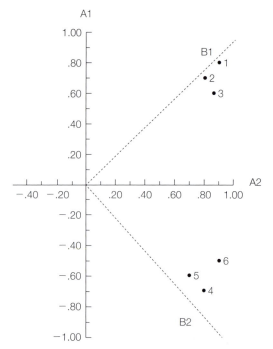

図16-1 因子回転の図解

らの軸との関連で決定することができる。例えば、回転前に、項目1は因子Ⅰで.80、因子Ⅱで.85の重みをもち、項目6は因子Ⅰで-.45、因子Ⅱで.90の重みをもつ。回転前の軸は最大の分散量を説明するが、項目のクラスターが因子と明確に関連付けられるように軸を回転させることによって、解釈可能性が高まる。この図では、B1とB2は回転した因子を表している。回転後、項目1、2、3は因子Ⅰに大きな重みをもつが、因子Ⅱの重みは小さくなり、項目4、5、6はその逆である。

　研究者は2種類の回転を選択することができる。**図16-1**は**直交回転** orthogonal rotation を示し、因子が互いに直角に保たれている。直交回転では、因子の独立性が維持される。つまり、直交する因子は互いに相関がない。**斜交回転** oblique rotation では、回転軸が90度から離れるように回転させる。この図では、斜交回転により、軸B1が項目2と3の間に、軸B2が項目5と6の間に配置されることになる。この配置によって、関連因子の周りに項目が集まるようになるが、結果として相関因子となる。直交回転がより理論的に明確であると主張する人もいれば、それは非現

表16-3　因子負荷量：臨床看護教育における不適切行動

看護師に○○された状況を どのくらい頻繁に経験しているか	因子1	因子2
1. 困惑させられた	.83[a]	.18
2. 呆れた顔をされた	**.73**	.30
3. 間違った報告をされた	.02	**.70**
4. 不適切な口調で話された	**.77**	.19
5. あなたからの報告を受けることを避けた	.24	**.75**
6. 報告を避けられた	.21	**.82**
7. 悪口を言われた	**.58**	.30
8. 声を荒げられた	**.76**	.23
9. 患者ケアの意思決定にあなたを関与させなかった	.23	**.70**
10. 患者情報を伝えられなかった	.18	**.78**
11. 無能だと言われた	**.82**	−.07
12. 助けてくれなかった	**.77**	.18

[a] 高い負荷量は太字で表示されている。これらは，因子の命名と解釈に使用されるものである。因子1は敵対/意地悪/不誠実と名付けられ，因子2は排他的行動と名付けられた。

〔Anthony, M., Yastik, J., MacDonald, D., & Marshall, K.（2014）Development and validation of a tool to measure incivility in clinical nursing education. *Journal of Professional Nursing*, 30, 48-55. の表6および付録Bより引用〕

実的だと主張する人もいる。斜交回転の支持者は，概念が相関しているならば，分析はこの事実を反映すべきであると指摘する。多次元からなる尺度を開発する場合，各次元に相関があることが予想されるため，斜交回転のほうがより意味があると考えられる。これは実証的に評価できる。すなわち，斜交回転を指定した場合，因子間の相関が計算される。相関が低い場合（例：.15または.20未満），直交回転がより単純なモデルをもたらすので，好まれるかもしれない。

　因子分析を解釈する際には，回転因子行列 rotated factor matrix を用いる。例として，**表16-3** は，臨床看護教育における不適切行動（Uncivil Behavior in Clinical Nursing Education, UBCNE）尺度（Anthony et al., 2014）の最終12項目の因子分析情報を示している。各因子の下の項目は，重みまたは因子負荷量 factor loadings である。直交回転した因子では，因子負荷量は−1.00から+1.00の範囲で，相関係数のように解釈できる。それらは項目と因子の間の相関を表す。この例では，項目1は因子1と強い相関があり，.83である。因子負荷量を検討することによって，私たちは，どの項目が因子に「属する」かを見つけ

ることができる。この例では，項目1，2，4，7，8，11，12が因子1に対して大きな負荷量をもっていた。絶対値.40以上が負荷量のカットオフ値としてよく使われるが，理論的に意味があれば，多少小さい値でも構わない。そして，項目の次元性を解釈する。この7項目の内容を吟味することで，それらを「一緒に」する共通のテーマを探すことができる。UBCNEの開発者は，この第1因子を敵対的/意地悪/軽蔑的と名付けた。項目3，5，6，9，10は第2因子への負荷量が高く，彼らはこれを**排他的行動**と名付けた。因子の命名は，基礎となる構成概念を特定するプロセスであり，この命名は概念化の段階で行われる。

　因子分析の結果は，構成概念の次元を特定するだけでなく，項目の保持と削除を決定するためにも使用することができる。すべての因子への負荷量が低い項目は，削除（または，回答者が異なる意味に捉えたのではないかという表現上の問題が考えられる場合は改訂）の候補となるだろう。複数の因子への負荷量が高い項目も，削除の候補となりえる。UBCNEの開発では，研究者は複数の因子への負荷量が高い6項目を削除した（例：「先生に聞きに行くように言われた」）。負荷量がカッ

トオフ値の周辺にある項目（例：.35）でも，内容妥当性の高い項目は，内的整合性の分析に残すこともできるだろう。

👉 探索的因子分析の例

Shin ら（2018）は，韓国の思春期女子における月経の健康状態を測定する尺度を開発し，230人の生徒の標本で検証した。研究者は，項目分析によって 10 項目を削除した後，残りの 29 項目に対して EFA を行った結果，理論的に意味のある 5 つの因子が抽出された。

■ 内的整合性の分析

項目分析と因子分析の結果に基づいて最終的な項目セットを選択した後，信頼性をみる α 係数を計算するために分析を行う必要がある。α 係数は，多項目尺度の重要な特性である内的整合性の信頼性推定値を提供する。

ほとんどの汎用統計プログラムでは，尺度全体と，個々の項目を削除した場合の仮想尺度について，α 係数の値を計算する。全体の α 係数が非常に高い場合は，あまり寄与しない項目を削除して冗長性を排除したほうがよい場合もある（しかし，間違った項目を除くことで α 係数が**上昇する**こともある）。項目を削除することで，信頼性が多少低下しても，回答者の負担を減らすという利点に見合う場合もある。尺度開発者は，簡潔さと内的整合性の間の最良のトレードオフを検討する必要がある。

内的整合性の推定値は，回答する標本における偶発的な要因に影響されるので，新たな別の標本では低くなることがある。したがって，新しい標本では，α 係数が低下してもよいように，最低限許容できる α 係数よりも少し高い α 係数を設定すべきである。これは，新しい標本が小さい場合は，特に当てはまる。

ヒント

標本が非常に大きい場合は，無作為に半分に分割し，一方のサブ標本で因子分析および内的整合性についての分析を実行し，次にクロス検定として，もう一方のサブ標本でそれらを再実行することを検討してほしい。

■ 再テスト信頼性分析

再テスト信頼性分析は，看護研究における心理測定評価では標準的なものではなかったが，今後，開発者には，内的整合性と再テスト信頼性の両方について情報を収集することを強く勧める。COSMIN グループは，尺度の質を示す指標として，再テスト信頼性を特に重要視している。

再テストの研究において重要な問題は，最初のテストに対する再テストのタイミングである。タイミングを決めるには，さまざまな潜在的エラーの原因となるリスクを検討する必要がある。間隔が短すぎると，キャリーオーバー効果（前回の回答と一貫性を保ちたいという欲求）により，信頼性の推定値が人為的に高くなることがある。しかし，間隔が長いとその他の因子（真の変化を含む）により，信頼性係数が低下する可能性がある。一部の専門家は，測定間隔を 1〜2 週間程度にするよう助言している。Polit（2014）は，再テスト間隔を決定するための戦略や，思い込みでなく属性の安定性に関するエビデンスや理論に基づいて決定するための提案を行っている。彼女はまた，再テスト結果を用いて改訂すべき項目を特定するためのガイダンスを提供している。

尺度の改良と妥当性の検証

尺度開発の取り組みによっては，この時点で作業の大部分が終了することもある。例えば，重要な構成概念の適切な測定方法がないため，大規模なプロジェクトの一環として尺度を開発した場合，実質的な分析を行う準備は整ったことになる。しかし，第三者が利用するための尺度を開発する場合は，さらにいくつかのステップが必要である。

■ 尺度の見直し

開発段階での分析によって，しばしば項目の修正または追加が必要になることがある。例えば，下位尺度の α 係数が .80 程度より低い場合，項目の追加を検討する必要がある。新しい項目を検討

第16章　自己報告尺度の開発と検証　349

する際には，因子負荷量が高い項目を検討するのが良い戦略である。なぜなら，それらが適切な新しい項目のための手がかりを提供する可能性が高いからである。

尺度を確定する前に，尺度に含まれる項目の内容を見直すことが賢明である。類似した表現をもつ項目によってα係数が過大評価されることがあるので，項目の保持または削除の決定は，内容妥当性の情報も考慮して行うのが最善である。最終的な決定をする際に，各項目のI-CVIを再検討することは有用かもしれない。

■ 尺度の得点化

相加評定尺度の採点は簡単である。項目得点は，通常，単に合計して（適切であれば，項目のスケール得点を逆にして）下位尺度の得点を作成する。時に下位尺度の得点の合計を相加尺度の総得点とすることもあるが，これが常に適切というわけではない。尺度開発者によっては，合計得点が項目と同じスケールになるように，全項目の**平均値**を相加尺度の総合得点とする場合もある。いずれの場合も，すべての項目は等しく重み付けされる。このような得点化では，対象とする構成概念の測定値として各項目が同等に重要であるという暗黙の前提がある。

> **ヒント**
>
> 項目測定への寄与の違いを反映させるために，項目の重み付けに差をつけることは魅力的な場合もあるが，通常，重み付けは尺度の測定特性にほとんど影響を与えないことがわかっている（Streiner et al., 2015）。したがって，ほとんどの合成尺度では，項目の単一な重み付けが一般的である。

■ 妥当性の検証の実施

第三者によって使用される尺度を設計する場合は，妥当性の評価が必要である。妥当性の検証を独自に行うことができない尺度開発者は，オリジナルな標本からのデータを用いて，本節で説明する手順を取るよう努力すべきである。妥当性を検証する場合，標本の構成，サンプルサイズ，デー

タ収集戦略など，尺度を開発する場合とほぼ同じ問題（およびアドバイス）がある。例外は，縦断的な測定尺度を査定する場合，縦断的なデザインが必要なことである。

確証的因子分析

確証的因子分析 confirmatory factor analysis（CFA）（確認的因子分析とも呼ばれる）は，妥当性の検証においてますます重要な役割を果たしている。構成概念妥当性に対するアプローチとして，CFAはEFAより望ましいとされている。なぜなら，CFAは，仮説検証のアプローチであり，EFAのように一連の項目の次元性を明らかにするというより，その項目が特定の因子に属するという仮説を検証するアプローチであるからである。

CFAは，**構造方程式モデリング** structural equation modeling（SEM）として知られる高度な統計技術の一種である。CFAは，多くの点でEFAと異なっているが，その多くは技術的なものである。その1つは，推測手法に関するものである。看護研究者が使用する多くの統計手法は，**最小二乗法** least-squares estimation と呼ばれる推測手法を使っている。SEMでは，**最尤推定** maximum likelihood estimation という推測手法を使う。最小二乗法は，一般に受け入れがたい厳格な前提がいくつかある。例えば，変数が誤差なく測定されているという前提である。SEMは測定誤差を考慮し，他の制約を回避することができる。

CFAは，潜在する構成概念と**顕在変数** manifest variables（すなわち項目）の間の仮説的な関連を特定する**測定モデル** measurement model を検証する。因子（**潜在変数** latent variables）の負荷量は，観察された変数（項目）と観察されない変数（構成概念の因子）の間の関連を評価する方法を提供する。

ここでは，身体的疲労と精神的疲労という2つの疲労の側面を測定するために設計された尺度を例にとって説明する。**図16-2**の例では，身体的疲労を表す項目I1からI5，精神的疲労を表す項目I6からI10の項目によって，両方の疲労が捉えられている。このモデルによれば，項目への反

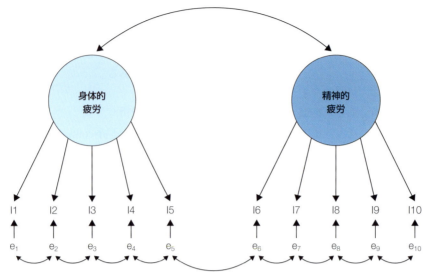

図16-2 測定モデルの例

応は，回答者の身体的・精神的疲労の程度によって引き起こされ(直線矢印は仮説上の因果経路を示す)，さらに誤差(e_1〜e_{10})にも影響される。誤差を結ぶ曲線で示されるように，誤差項には相関があることが予想される。項目の測定誤差の相関は，人の「よく見せたい」という願望から生じる可能性があり，その因子はすべての項目の得点に系統的に影響する。また，2つの疲労の構成概念も相関があると仮定される。

測定モデル仮説は，実際のデータに対して検証される。分析によって，潜在変数に対する観察変数の負荷量，2つの潜在変数間の相関，および誤差項間の相関を得るだろう。分析はまた，いくつかの**適合度統計量** goodness-of-fit statistics に基づいて，全体的なモデルの適合性がよいかどうかを示す。

CFAは複雑な話題であるので，ここでは基本的な特徴のみを記述した。さらに探究したい人は，さらなる学習が不可欠である(例：Brown, 2015; Kline, 2016)。

確認的因子分析の例

Oh ら(2018)は，Arthritis Self-Management Assessment Toolの妥当性の検証を行った。彼らは，自己管理の3つの領域に関する仮説を検証するために，韓国の患者150人を対象に確証的因子分析を行った。その結果，32項目の尺度は，関節炎の自己管理の3つの概念構成と対応することが示された。

ヒント

Bott ら(2018)は，確証的因子分析を行い，患者データと内容妥当性評価の専門家データを組み合わせるための，アクセス可能な無料ソフトウェア(CBID)を紹介している。

その他の妥当性の検証

妥当性の検証は，第15章に記述したような検証を追加的に行わなければ，完全なものにはならない。基準妥当性または構成概念妥当性の査定は，主に相関関係のエビデンスに依存している。基準妥当性では，新しい尺度の得点は外部の標準基準と相関がある。構成概念妥当性では，尺度の得点は例えば，対象とする構成概念に関連すると仮定された構成概念の測定値，または同じ構成概念の補足的な測定値(収束妥当性)，あるいは密接に関連するが区別できる構成概念の測定値(弁別妥当性)と相関しうる。既知集団アプローチによる妥当性の検証では，尺度の得点において平均値が異なると予想される集団に属する人々を選択する必要がある。できるだけ多くの妥当性のエビデンスを検討することが望ましい。

ヒント

CFA が難しい場合であっても，EFA を用いた「確認のための」因子分析を実施することが望ましい。元の因子分析結果と新しい因子分析間の比較は，因子構造，負荷量，説明できる分散などについて行う。新しい分析では，構成概念の次元についての作業仮説があるため，抽出および回転する因子数を事前に指定できる。

縦断的尺度特性

臨床でも研究でも，健康アウトカムの測定は，変化が生じたかどうかを評価するために，2回以上行われることが多い。尺度が変化の測定に使用されることが想定されるならば，尺度の変化スコアの信頼性とその反応性（縦断的な構成概念妥当性）を評価する必要がある。

このような評価を行うには，測定を2回行うような縦断的な研究デザインが必要である。検証は，特定の期間にわたって変化が起こると予想される母集団を用いて計画されるべきである。これは，悪化が予測される母集団（例：進行性疾患の患者），または効果的であることが知られている療法を受けている母集団であってもよい。測定間隔については，焦点となる構成概念について，標本のかなりの部分が変化することを合理的に期待できる十分な時間が必要である。しかし，長い時間経過は，脱落を含むいくつかの問題を引き起こす可能性がある。

反応性を縦断的妥当性（第15章）と定義すると，構成概念妥当性の検証に関して提供したアドバイスの多くが，ここにも適応できる。構成概念妥当性の検討と同様に，尺度の反応性を検討するためには，複数の仮説の検定が望ましい。これは，一般的には，新しい尺度の変化スコアと，関連が予想される他の測定法の変化スコアとの相関をみることである。反応性の評価として既知集団アプローチをとる場合，変化の軌跡が異なると予想される比較集団が必要となる。反応性の検証に関するさらなるアドバイスは，Polit と Yang（2016）が提供している。

尺度得点の解釈可能性

15章の分類法（**図 15-1**）で示した4つの測定特性に加えて，もう1つの重要な側面は，解釈可能性，つまり，得点が何を**意味する**のかを理解することである。COSMIN グループは解釈可能性 interpretability を「質的な意味，すなわち臨床的または一般的に理解されている意味を，測定ツールの定量的な得点または得点の変化に対して割り当てることができる程度」（Mokkink et al., 2010, p.743）と定義した。

尺度の素点で直接解釈できることはほとんどない。例えば，抑うつ尺度（CES-D）の16点は何を意味するのだろうか？ ここでは，尺度得点の解釈可能性を高めるための方法について簡単に説明する。

ヒント

尺度を第三者が使うことを想定する場合は，使用マニュアルを作成するのが理想的である。マニュアル作成のガイドラインは，『Standards for Educational and Psychological Testing』(AERA, APA, & NCME Joint Committee, 2014)に掲載されている。尺度開発者は，尺度を商業的に公表する予定がなくても，著作権の登録を検討すべきである。

■ パーセンタイル

尺度の素点は，パーセンタイル percentile に変換することで，より解釈可能な値にすることができる。パーセンタイルは，特定の得点以下の人の割合を示すものである。パーセンタイルは，ある人が他の人と比較してどのようなパフォーマンスを示したかという情報を提供し，ほとんどの人が簡単に解釈できる。パーセンタイルは，0から99パーセンタイルまであり，50パーセンタイルは中央値に相当する。パーセンタイル値は，大規模な代表的標本（代表サンプル）を用いて判断する場合に最も有用である。

標準得点

標準得点 standard score は，素点を元の測定単位を取り除いた値に変換する。この変換により，得点値そのものを理解しなくとも，解釈しやすい尺度で人々を比較することが可能となる。また，標準得点を用いることで，測定尺度の異なる複数の測定項目（例：10項目の疲労尺度と5項目の痛み尺度）を比較することが可能となる。

標準得点は，標準偏差 standard deviation（SD）単位により，平均値からの相対的な距離で表される。標準得点が0.00ということは，その平均がどのような値であれ，その得点は尺度の平均に相当することを意味する。標準得点1.0は，平均より1SD高い得点に対応し，標準得点−1.0は，平均より1SD低い得点に対応する。標準得点は，平均値とSDが計算されれば，素点から容易に計算できる（第19章参照）。

負の値や小数点をもたない得点値のほうが，作業しやすいことが多い。標準得点は，任意の平均値やSDに変換することができる。特に，平均値50，SD値10の標準得点は広く使われており，**Tスコア** T scores と呼ばれている。Tスコアでは，例えば60の得点は，尺度についてあまり知らなくても，平均値より1SD高い得点であるとすぐに解釈できる。

ノルム値

場合によっては，新しい尺度を標準化し，ノルム（基準）値 norms を確立することが望ましいかもしれない。これは通常，その尺度が広く使用されることを想定する場合，つまり，得点を評価するために人々が比較情報を利用したい場合に行われる。ノルム値は，主要な人口統計学的サブグループに対して設定されることが多い。

標準化をするためには，優れた標本抽出計画が非常に重要である。標本は，地理的に分散しており，尺度が対象とする母集団を代表するものでなければならない。サブグループの値が安定するように，大規模な標準化標本が必要である。

ノルム値は，しばしばパーセンタイルで表現される。例えば，尺度の得点が72点の成人男性は80パーセンタイルに入るが，同じ得点の女性は85パーセンタイルであるかもしれない。Nunnally と Bernstein（1994）は，測定ツールの標準化のためのガイドラインを提供している。

カットオフ値

測定ツール開発者が，分類のために**カットオフ値**を設定すれば，得点の解釈は容易になるだろう。カットオフ値は通常，必要な療法やさらなる評価に関する決定の基盤として使用される。時には，カットオフ値は，パーセンタイルで定義されることもある。例えば，子どもの体重の場合，5パーセンタイル以下は低体重（乳児の場合は成長不良）と見なされ，95パーセンタイル以上は過体重と見なされる。また，標準得点でカットオフ値が指定されることもある。例えば，世界保健機関では，骨密度検査の標準得点が−2.5以下（30歳代女性の平均値より2½ SD 低い）と定義している。尺度の分布に関連するカットオフ値は，**ノルム値参照**とみなされる。

尺度得点のカットオフ値を設定するために，実証的，主観的なさまざまな方法が開発されてきた。第15章で説明したように，感度および特異度を最大化し，かつ均衡させるカットオフ値を特定するために，受信者動作特性（ROC）曲線を作成する方法がよく使われている。ROC曲線を作成しようとする尺度開発者は，人々をグループ（例：スクリーニングされる疾患のある人とない人）に分けるための信頼性の高い基準を決める必要があり，その基準は尺度に対する参加者の反応から独立していなければならない。

ヒント

変化スコアを解釈するためのガイドラインを作成することが重要となる場合がある。変化を捉えるために尺度を開発する場合（例：介入研究のアウトカム測定として）は，尺度の**最小重要変化**（第21章）および**最小可検変化量**（第15章）の値を確立するよう努力する必要がある。

第16章　自己報告尺度の開発と検証　353

Box 16-1　尺度開発と検証の研究報告に対する批判的評価のためのガイドライン

1. 研究報告書は測定される構成概念の明確な定義を提供したか？　文献の要約や関連する理論についての考察を通じて，研究の十分な背景を提供したか？　尺度が対象とする母集団は適切に記述されているか？

2. 研究報告書には，項目がどのように生成されたかが示されていたか？　その手順は堅実と思われるか？　尺度項目の読解レベルに関する情報を提供したか？

3. 研究報告書は内容妥当性の検証の方法について記述し，その記述は十分か？　内容妥当性が良好であることを示すエビデンスがあるか？

4. 尺度を改善するために適切な取り組みがなされたか（予備テスト，認知的質問，項目分析などを通して）？

5. 尺度開発/検証における標本は，代表性，大きさ，多様性の点で適切であったか？

6. 尺度の次元性を評価または検証するために因子分析が使用されたか？　使用された場合，その研究報告書は因子構造と因子の命名を支持するエビデンスを提供したか？

7. 尺度の内的整合性と信頼性を査定するために適切な方法が使用されたか？　信頼性と内的整合性の推定値は十分に高かったか？

8. 尺度の基準妥当性または構成概念妥当性を査定するために適切な方法が使用されたか？　尺度の妥当性の検証は説得力があるか？　他のどのような検証方法があれば，尺度の妥当性の推論を強化できたか？

9. 変化スコアの信頼性と新しい測定の反応性を査定する努力は行われたか？

10. 研究報告には，尺度の採点や尺度の解釈に関する情報（平均値や標準偏差，カットオフ値，ノルム値など）が記載されていたか？

尺度開発研究の批判的評価

　看護の学術誌には，尺度開発に関する論文が定期的に掲載されている。研究で尺度を使用する場合は，尺度の構築方法やその心理測定の適切性を評価するために，使用された方法を慎重に検討する必要がある。信頼性の低い尺度を使用すると，研究の統計学的結論の妥当性が損なわれる。つまり，仮説を検証するための検出力が不足する危険性があることを忘れてはいけない。また，測定値が主要な構成概念を十分に反映しない場合，研究の構成概念妥当性が損なわれるリスクがある。

　Box 16-1 には，尺度開発と妥当性の検証に関する研究報告書を評価するための幅広いガイドラインを記載した。

　さらに，測定研究の報告や研究デザインに関する多くの重要な評価項目が，COSMIN グループが作成した一連のチェックリストに盛り込まれている（Terwee et al., 2012）。

研究例

　本節では，本書の著者の1人が入念に構築した，広く使われている尺度の開発と検証について示す。

研究タイトル：産後抑うつスクリーニング尺度—開発と心理測定テスト（Beck & Gable, 2000），産後抑うつスクリーニング尺度のさらなる検証（Beck & Gable, 2001），産後抑うつスクリーニング尺度：スペイン語版（Beck & Gable, 2003）。

背景：Beck は，産後抑うつ（PPD）について，現象学的アプローチとグラウンデッド・セオリー・アプローチの両方を用いて，一連の質的研究を行った。PPD に関する深い理解に基づいて，彼女は PPD のスクリーニングに使用できる尺度，産後抑うつスクリーニング尺度 the Postpartum Depression Screening Scale（PDSS）を開発しようとした。Beck と心理測定専門家は，PPD のスクリーニングに用いる

PDSS を開発し精錬し，妥当性の検証を行い，その尺度をスペイン語に翻訳するための方法論的研究を行った。

尺度の開発：PDSS は，睡眠障害，摂食障害，精神的錯乱などの 7 つの次元を構成するように設計された評定尺度である。PDSS の 56 項目のパイロット版が最初に開発され，各次元につき 8 項目，5 段階回答選択肢の尺度が用いられた。7 次元の項目は，Beck の質的研究からのテーマが用いられた。最終的な PDSS の読解レベルは小学 3 年生レベルであると査定され，Flesch の読みやすさの得点は 92.7 であった。

内容妥当性：質的研究からの語りの引用（例：「私は気が狂いそうだった」）を尺度項目として使用することで，内容妥当性を高めた。パイロット版では，5 人の専門家による内容妥当性の検証を 2 回行った。これらの手法から得られたフィードバックにより，いくつかの項目が修正された。

構成概念妥当性：PDSS は，6 州の新しく母親になった 525 人を対象として実施された（Beck & Gable, 2000）。予備的な項目分析の結果，項目尺度間相関に基づき，いくつかの項目が削除された。PDSS は最終的に 35 項目の尺度となり，それぞれ 5 項目からなる 7 つの下位尺度が設定された。このバージョンの PDSS は確証的因子分析にかけられた。これは，個々の項目が精神的混乱などの基礎となる構成概念にどのように対応するかという Beck の仮説の妥当性を検証するものであった。項目応答理論分析も用いられ，尺度の構成概念妥当性の裏付けとなった。その後の研究で，Beck と Gable（2001）は，150 人の新しい母親に対して PDSS と他の 2 つの抑うつ尺度を実施し，PDSS の得点が他の尺度の得点とどのように相関するかについての仮説の検証を行った。その結果，収束妥当性は良好であることが示された。

内的整合性：両研究において，Beck と Gable は PDSS とその下位尺度の内的整合性を評価した。下位尺度の α 係数は高く，最初の研究で 0.83 から 0.94，2 番目の研究で 0.80 から 0.91 の範囲であった。**図 16-3** は，最初の研究の精神的混乱の下位尺度 5 項目の内的整合性分析の結果を示している（SPSS，バージョン 17.0 による）。パネル A では，5 項目の下位尺度に対するクロンバックの α が .912 と高いことがわかる。パネル B の最初の列（項目統計）は，項目 11，項目 18 というように，番号で下位尺度の項目を表している。例えば，項目 11 は，「私は自分が正気を失いそうだと感じた」という項目である。522 例の項目平均と標準偏差は，各項目の十分な変動を示唆している。パネル C は，5 項目の相互の相関を示したものである。相関はかなり高く，項目 25 の 53 との .601 から項目 11 の 25 との .814 までの範囲である。パネル D（要約項目の統計）は，記述的な項目の統計量を示している。パネル E の 4 列目（「修正済み項目合計相関」）は，尺度から項目を削除した後の，女性の項目得点と下位尺度の得点の相関係数を示している。項目 11 は，修正項目尺度間相関が .799 と非常に高く，5 項目すべてが下位尺度得点の合計と優れた相関を示している。最後の列は，項目を削除した場合の内的整合性を示している。もし，下位尺度から項目 11 が削除され 4 項目だけが残った場合，信頼性係数は .888 となり，5 項目すべての信頼性（.912）よりも低くなる。下位尺度のいずれかの項目も削除すると，内的整合性は低下するが，その影響は比較的小さい。

基準妥当性：2 番目の研究では，Beck と Gable は PDSS の得点と，各対象者に対する専門臨床医による PPD の診断（確定基準）との間の相関を調べた。その係数は .70 で，臨床診断と他の抑うつ尺度の得点との相関よりも高く，スクリーニングツールとしての優位性が示された。さらに，専門家による診断により PPD の症例を確定し，カットオフ値における PDSS の感度と特異度を検討するために ROC 曲線を作成した。この標本では，150 人の母親のうち 46 人が重度または軽度の抑うつと診断された。研究者が行ったトレードオフを説明するために，ROC 曲線（**図 16-4**）を見ると，PDSS のカットオフ値を 95 点とした場合，感度はわずか .41，つまり実際に PPD と診断された女性のうち 41 ％しか識別されないことがわかった。95 点とした場合，特異度は 1.00 であり，これは実際

第16章 自己報告尺度の開発と検証 **355**

A 信頼性統計量

クロンバックのα	標準化された項目に基づいた クロンバックのα	項目の数
.912	.912	5

B 項目統計量

	平均値	標準偏差	N
項目11	2.36	1.424	522
項目18	2.21	1.270	522
項目25	2.21	1.374	522
項目39	2.40	1.351	522
項目53	2.28	1.349	522

C 項目間の相関行列

	項目11	項目18	項目25	項目39	項目53
項目11	1.000	.654	.814	.646	.649
項目18	.654	1.000	.603	.659	.751
項目25	.814	.603	1.000	.652	.601
項目39	.646	.659	.652	1.000	.724
項目53	.649	.751	.601	.724	1.000

D 要約項目の統計

	平均値	最小値	最大値	範囲	最大/最小	分散	項目数
項目平均値	2.292	2.205	2.399	.194	1.088	.008	5
項目分散	1.835	1.612	2.029	.416	1.258	.023	5
項目間相関	.675	.601	.814	.213	1.354	.006	5

E 項目合計統計量

	項目が削除された 場合の尺度の平均値	項目が削除された 場合の尺度の分散	修正済み 項目合計相関	重相関の二乗	項目が削除された場合 のクロンバックのα
項目11	9.09	21.371	.799	.715	.888
項目18	9.25	23.006	.770	.623	.895
項目25	9.25	22.097	.769	.691	.894
項目39	9.06	22.290	.869	.610	.894
項目53	9.18	22.176	.781	.666	.891

図16-3 産後抑うつスクリーニング尺度の精神錯乱の下位尺度に関する，SPSSによる内的整合性分析

にPPDと診断され**なかった**すべての症例が正確にスクリーニングされることを意味する。一方，カットオフ値が45点の場合，感度は1.00だが特異度は.28しかなく（すなわち，72%の偽陽性），過剰診断となり，容認できない割合となった。BeckとGableは，カットオフ値を60点にすることを推奨した。この場合，真の値（真の得点）の91%が正確にスクリーニングされ，PPDでない28%が誤ってスクリーニングされることになる。BeckとGableは，この

カットオフ値により，標本の85%が正しく分類されることを見出した。彼らのROC分析では，曲線下の面積は.91と優れていた。

スペイン語への翻訳：Beckは翻訳の専門家と協力して，PDSSのスペイン語版を開発した。メキシコ人，プエルトリコ人，キューバ人，南米人という異なる背景をもつ8人のバイリンガル翻訳者が，項目の翻訳と逆翻訳を担当した。翻訳者たちは検討会を開き，互いの訳をレビューし，コンセンサスを得た。その後，英語版とス

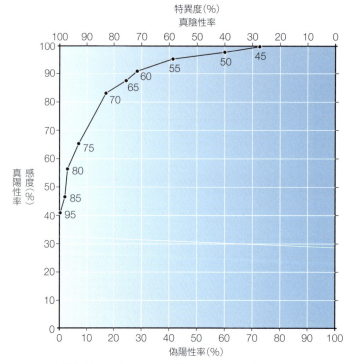

図 16-4　産後抑うつスクリーニング尺度の ROC 曲線

ペイン語版の両方が，無作為な順序で，バイリンガルの対象者に実施された。両者の得点は高い相関を示した(例えば，「睡眠/摂食障害」の下位尺度では .98)。α 係数は，尺度全体では .95 であり，下位尺度では .76 から .90 の範囲であった。CFA の結果，仮説の測定モデルとの適合度は十分と判断され，スクリーニング機能は良好であるとされた(Beck & Gable, 2005)。スペイン語版の別の心理学的測定評価は，メキシコの Lara ら(2013)によって実施され，比較的良好な測定特性が確認された。

その他の翻訳：PDSS はいくつかの他の言語(例：中国語，ポルトガル語，トルコ語，ハンガリー語，タイ語)にも翻訳されており，いずれの場合にも心理測定評価により，良好な測定特性をもつことが示されている。トルコ語版 PDSS では，他の論文では報告されていない 15 日間後に測定したテスト再テストによる信頼性が示され，$r = .86$ と高かった(Karaçam, & Kitiş, 2008)。ハンガリー語版では，英語版との並行テスト法による信頼性は .97 であった(Hegedus & Beck, 2012)。

反応性：尺度開発者は PDSS の反応性を評価していない。しかし，PDSS で測定された PPD は介入や経時的な変化に敏感であるというエビデンスがあり，このことは尺度の反応性が良好であることを示唆している。例えば，ブラジルで行われたカンガルーケアの効果に関する研究では，PDSS の得点は乳児が NICU にいる間に低下し，研究者の仮説と一致した(de Alencar et al., 2009)。また Rowe ら(2014)は，虐待に関連する心的外傷後ストレスをもつ妊婦に対する心理教育介入効果の分析において，PDSS の得点が有意に低下したと報告している。Zhao ら(2018)は，PDSS で測定される女性の周産期抑うつの得点が周産期にわたってどのように変化するかを検討した。

要点

- 尺度開発は，測定される構成概念(潜在特性 latent trait)の**次元性**を含む適切な概念化から始まる。
- 尺度開発の初期段階は，項目の作成である。項

目の一般的な情報源は，既存の測定ツール，研究文献，概念分析，質的研究，および臨床観察などである。

- 古典的なテスト理論では，ドメイン・サンプリングモデル domain sampling model が仮定されており，基本的な考え方は，項目の数多い候補から均質な項目セットを標本化することである。

- 項目を作成する際には，作成する項目の数（通常は最初は多数），回答選択肢に使用する連続体，回答選択肢の数，肯定的および否定的な質問項目を含めるかどうか，項目をどれだけ強く表現するか，時間への言及をどうするかなど，多くの決定を行う必要がある。

- 項目の明確さ，長さ，専門用語や二重否定の回避などを点検し，尺度の読みやすさを評価する。

- 項目プールの外部レビューは，標的母集団のメンバーによるレビュー（例：認知的質問 cognitive questioning を含む小規模な予備テスト）を含めて，実施されるべきである。

- 内容妥当性 content validity は，構成概念を概念化するための慎重な努力と，専門家パネルによる内容妥当性検証を通じて尺度に組み込まれるべきで，それには尺度項目の妥当性に関する専門家の判断を要約する CVI などの量的指数の算出が含まれる。

- 内容妥当性が満足できるレベルで確立されたら，新たな標本（通常は標的母集団を代表する 300 人以上の回答者）に対して尺度を使用して検証する必要がある。

- 新たな標本から収集されたデータは，項目分析 item analysis（例：項目間相関 inter-item correlations や項目尺度間相関 item-scale correlations の精査），探索的因子分析 exploratory factor analysis（EFA），内的整合性分析，再テスト信頼性分析を含む多くの技法を用いて分析される。

- EFA は，変数の大きなセットを，因子 factors と呼ばれる基礎的な次元の小さなセットに減らすために使用される。数学的には，各因子はデータ行列の変数の線形結合である。

- EFA の最初の段階（因子抽出 factor ex-traction）は，相互に強く関連する項目のクラスターを識別し，項目内の基本的な次元の数を定義するのに役立つ。広く使われている因子抽出法は主成分分析 principal component analysis（PCA）と主因子分析 principal axis factor analysis である。

- 因子分析の第 2 段階は，因子回転 factor rotation である。これにより項目を特定の因子により明確に関連付けることによって因子の解釈性が向上する。回転は，直交 orthogonal（因子の独立性を維持する）または斜交 oblique（因子の相関を許容する）がある。回転させた因子行列の項目の因子負荷量 factor loadings は，因子を解釈し，命名するために使用される。

- 尺度が予備分析に基づいて最終版となった後は，さまざまな方法を用いて検証される。構造的妥当性を検討するために広く使われている手法の 1 つが確証的因子分析 confirmatory factor analysis（CFA）である。

- CFA は，潜在特性と顕在変数（項目）の間の仮説的な関連を規定する測定モデル measurement model を検証するものである。CFA は，構造方程式モデリング structural equation modeling と呼ばれる高度な統計手法の一種である。

- パーセンタイル percentiles の計算，素点から標準得点 standard scores への変換，ノルム値 norms や意味のあるカットオフ値 cutoff points の開発などのアプローチを用いて，尺度得点の解釈可能性 interpretability を高めることができる。

文献

AERA, APA, & NCME Joint Committee.（2014）. *Standards for educational and psychological testing*（5th rev.）. Washington：American Psychological Association.

Anthony, M., Yastik, J., MacDonald, D., & Marshall, K.（2014）. Development and validation of a tool to measure incivility in clinical nursing education. *Journal of Professional Nursing, 30*, 48-55.

Beck, C. T., & Gable, R. K.（2000）. Postpartum Depression Screening Scale：Development and psychometric testing. *Nursing Research, 49*, 272-282.

Beck, C. T., & Gable, R. K.（2001）. Further validation of the Postpartum Depression Screening Scale. *Nursing Research, 50*, 155-164.

Beck, C. T., & Gable, R. K.（2003）. Postpartum Depression Screening Scale：Spanish version. *Nursing Research, 52*,

296–306.

Beck, C. T., & Gable, R. K.（2005）. Screening performance of the Postpartum Depression Screening Scale－Spanish version. *Journal of Transcultural Nursing, 16*, 331–338.

Bott, M., Karanevich, A., Garrard, L., Price, L., Mudaranthakam, D., & Gajewski, B.（2018）. Confirmatory factor analysis alternative: Free, accessible CBID software. *Western Journal of Nursing Research, 40*, 257–269.

Brown, T.（2015）. *Confirmatory factor analysis for applied research*（2nd ed.）. New York: Guilford Press.

Burchill, C., Bena, J., & Polomano, R.（2018）. Psychometric testing of the Personal Workplace Safety Instrument for Emergency Nurses. *Worldviews on Evidence Based Nursing, 15*, 97–103.

De Alencar, A., Arraes, L., de Albuquerque, E., & Alves, J.（2009）. Effect of kangaroo mother care on postpartum depression. *Journal of Tropical Pediatrics, 55*, 36–38.

DeVellis, R. F.（2017）. *Scale development: Theory and application*（4th ed.）. Thousand Oaks, CA: Sage Publications.

Gibbs, H., Harvey, S., Owens, S., Boyle, D., & Sullivan, D.（2017）. Engaging experts and patients to refine the Nutrition Literacy Assessment Instrument. *BMC Nutrition, 3*, 7.

Hegedus, K. S., & Beck, C. T.（2012）. Development and psychometric testing of the Postpartum Depression Screening Scale: Hungarian version. *International Journal for Human Caring, 16*, 54–58.

Hilton, A., & Skrutkowski, M.（2002）. Translating instruments into other language: Development and testing processes. *Cancer Nursing, 25*, 1–7.

Karaçam, Z., & Kitiş, Y.（2008）. The Postpartum Depression Screening Scale: Its reliability and validity for the Turkish population. *Türk Psikiyatri Dergisi, 19*, 187–196.

Kline, R. B.（2016）. *Principles and practice of structural equation modeling*（4th ed.）. New York: The Guilford Press.

Lara, M., Navarette, L., Navarro, C., & Le, H.（2013）. Evaluation of the psychometric measures for the Postpartum Depression Screening Scale－Spanish version for Mexican women. *Journal of Transcultural Nursing, 24*, 378–386.

Mokkink, L. B., Terwee, C., Patrick, D., Alonso, J., Stratford, P., Knol, D. L., ... DeVet, H.（2010）. The COSMIN study reached international consensus on taxonomy, terminology, and definitions of measurement properties for health-related patient-reported outcomes. *Journal of Clinical Epidemiology, 63*, 737–745.

Moser, J., Lipman, T., Langdon, D., & Bevans, K.（2017）. Development of a youth-report measure of DPN symptoms: Conceptualization and content validation. *Journal of Clinical and Translational Endocrinology, 9*, 55–60.

Nunnally, J., & Bernstein, I. H.（1994）. *Psychometric theory*（3rd ed.）. New York: McGraw-Hill.

Oh, H., Han, S., Kim, S., & Seo, W.（2018）. Development and validity testing of an arthritis self-management assessment tool. *Orthopaedic Nursing, 37*, 24–35.

Polit, D. F.（2010）. *Statistics and data analysis for nursing research*（2nd ed.）. Upper Saddle River, NJ: Pearson.

Polit, D. F.（2014）. Getting serious about test-retest reliability: A critique of retest research and some recommendations. *Quality of Life Research, 23*, 1713–1720.

Polit, D., Beck, C., & Owen, S.（2007）. Is the CVI an acceptable indicator of content validity? Appraisal and recommendations. *Research in Nursing & Health, 30*, 459–467.

Polit, D. F., & Yang, F. M.（2016）. *Measurement and the measurement of change: A primer for health professionals*. Philadelphia: Lippincott.

Rowe, H., Sperlich, M., Cameron, H., & Seng, J.（2014）. A quasi-experimental outcomes analysis of a psychoeducation intervention for pregnant women with abuse-related posttraumatic stress. *Journal of Obstetric, Gynecologic, and Neonatal Nursing, 43*, 282–293.

Sanchez, P., Salamonson, Y., Everett, B., & George, A.（2019）. Barriers and predictors associated with accessing oral healthcare among patients with cardiovascular disease in Australia. *Journal of Cardiovascular Nursing, 34*, 208–214.

Shin, H., Park, Y., & Cho, I.（2018）. Development and psychometric validation of the Menstrual Health Instrument（MHI）for adolescents in Korea. *Health Care for Women International, 9*, 1–20.

Streiner, D. L., Norman, G. R., & Cairney, J.（2015）. *Health measurement scales: A practical guide to their development and use*（5th ed.）. Oxford: Oxford University Press.

Terwee, C. B., Mokkink, L. B., Knol, D. L., Ostelo, R., Bouter, L. M., & DeVet, H. C. W.（2012）. Rating the methodological quality in systematic reviews of studies on measurement properties: A scoring system for the COSMIN checklist. *Quality of Life Research, 21*, 651–657.

Walker, L. O., & Avant, K. C.（2019）. *Strategies for theory construction in nursing*（6th ed.）. Upper Saddle River, NJ: Prentice Hall.

Wu, W., Liu, C., Jou, S., Hung, G., & Liang, S.（2018）. Development of feasibility of Mandarin-language bone health scales for adolescents with cancer in Taiwan. *Nursing & Health Sciences, 20*, 197–205.

Zhao, Y., Munro-Kramer, M. L., Shi, S., Wang, J., & Luo, J.（2018）. A longitudinal study of perinatal depression among Chinese high-risk pregnant women. *Women and Birth, 31*, e395–e402.

第17章 記述統計

統計学的分析は，数値情報を整理し提供することを可能にする。基本的な統計を理解するのに数学的スキルは必要なく，必要なのは論理的思考力である。本書では，どのような場面でどのような統計を使うのか，統計結果の意味をどう理解するのかに重点を置いて解説する。

統計には，記述統計と推測統計がある。記述統計 descriptive statistics は，データを記述し，統合するために用いる。例えば，百分率は記述統計である。母集団のデータから計算された記述的指標は，パラメーター parameter という。標本から計算した記述的指標は統計量 statistic という。リサーチクエスチョンはパラメーターに関するものだが，研究者はパラメーターを推定するために統計量を計算し，推測統計 inferential statistics を用いて，母集団について推定する。本章では記述統計について説明し，第18章では推測統計に焦点を当てる。どのような変数が測定されるかによって分析の選択肢が変わるため，まず尺度の水準について説明する。

尺度の水準

科学者たちは尺度を分類するシステムを開発してきた。尺度の水準 levels of measurement は4つあり，名義尺度，順序尺度，間隔尺度，および比尺度である。

名義尺度

尺度の最も低い水準は名義尺度 nominal measurement であり，これは特性に数字を割り当てカテゴリーに分類する。名義尺度の変数の例としては，性別，血液型，婚姻状態などがある。

名義尺度で使われる数字には，数量的な意味はない。例えば既婚者を1，未婚者を2とした場合，2という数字は1「よりも多い」ことを意味しない。数字は婚姻の異なる状態を表す記号にすぎない。未婚を1，既婚を2としても全く問題はない。名義尺度は，ある属性について，同じかどうか以外の情報を提供しない。もし，Nate，Alan，Cathy，Diane の性別をそれぞれ1，1，2，2というコードで「測定する」としたら，Nate と Alan は性別の属性では同じだが，Cathy と Diane は同じでないということになる。

名義尺度には，相互に重複せず，全体を網羅するカテゴリーが必要である。例えば，血液型を測定する場合，1＝A，2＝B，3＝O というコードを使うかもしれない。全体を網羅するという要件は，AB 型の人が標本の中にいた場合には満たすことはできない。名義尺度における数値は，数学的に扱うことができない。標本の平均的な婚姻状況を計算することは意味がないが，百分率を計算することはできる。未婚30人，既婚20人の患者50人の標本では，未婚が60%，既婚が40% であるといえる。

順序尺度

順序尺度 ordinal measurement では，ある属性に基づいて対象者を相対的な順位に並べる。この水準は単なる分類ではなく，属性をある基準に従って**順序付ける**。順序尺度は同等性だけでなく，相対的な順位も示す。

日常生活動作の能力を測定するための順序尺度を考えてみよう。(1)完全に依存，(2)他者の援助が必要，(3)用具による補助が必要，(4)完全に自立，とする。数字は，日常生活動作の能力が段階的に高いことを意味する。(4)に分類された人は，機能的能力に関して互いに同等であり，**かつ**他のカテゴリーの人と比べて，その特徴をより多くもつ。

しかし，順序尺度は，ある水準が他の水準よりどれだけ優れているかについては何も教えてくれない。完全に自立していることが，用具による補助を必要とすることの2倍良いのかどうかはわからない。また，他者の援助を必要とすることと用具による補助を必要とすることの違いが，用具による補助を必要とすることと完全に自立していることの違いと同じであるかどうかもわからない。順序尺度は，属性の水準の相対的な順位付けだけを教えてくれる。

名義尺度と同様，順序尺度のデータに対する数学的操作には限りがある。例えば，平均値は通常意味がない。度数，百分率，および後述するいくつかの統計は，順序尺度のデータを扱うのに適している。

■ 間隔尺度

間隔尺度 interval measurement は，ある属性の順位の間隔が同等とみなせる場合である。華氏温度目盛りがその例で，$60^\circ F$ の温度は $50^\circ F$ より $10^\circ F$ 熱いということである。同様に $10^\circ F$ の差は $40^\circ F$ と $30^\circ F$ を分け，両方の温度差は等しい。間隔尺度の測定は順序尺度よりも情報が多いが，間隔尺度は絶対的な大きさを伝えるものではない。例えば，$60^\circ F$ は $30^\circ F$ の2倍熱いとはいえない。華氏尺度は任意のゼロ点に基づいており，$0^\circ F$ は熱がないことを意味しない。ほとんどの心理社会的尺度は，間隔尺度のデータをもたらすと仮定されている。

間隔尺度は分析の可能性を広げる。特に，間隔水準のデータを平均化するのは意味がある。例えば，入院患者の1日の平均体温を計算するのは妥当である。

■ 比尺度

比尺度（比例尺度，比率尺度）ratio measurement は，合理的で意味のあるゼロ点が存在するため，重要な属性についての順序，対象者間の間隔，属性の絶対的な大きさに関する情報を提供する。多くの身体的測定は比尺度のデータを提供する。例えば，人の体重は比尺度で測定される。体重200ポンドの人は，体重100ポンドの人の2倍重いということができる。

比尺度は絶対的なゼロ点をもつので，すべての四則演算ができる。間隔尺度のデータに適した統計手法は，比尺度のデータにも適している。

☞ 尺度の水準の違いによる例

Zenk ら（2018）は，退役軍人のための体重管理プログラムの体重減少効果に対するコミュニティの食環境の影響を検討した。10の慢性健康状態（糖尿病，高血圧など）の有無は，二値の名義変数とした。対象者の自宅から1マイル以内にあるファーストフード店の数など，地域の食環境の測定は，順序変数（例：0，1〜4，5〜11，または12以上）として捉えた。肥満度指標は，比尺度の変数とした。

ヒント

名義尺度は，**カテゴリー尺度**とも呼ばれる。間隔または比尺度で測定された変数は，**連続**変数とも呼ばれる。

■ 水準の比較

4つの尺度の水準は，比尺度を頂点とし，名義尺度を底辺とする階層を成す。上位の尺度の水準から下位の水準に移るにつれ，情報が失われる。例えば，女性の体重をポンドで測定した場合，これは比尺度となる。体重を3つのグループ（例：125未満，125〜175，176以上）に分類すれば，これは順序尺度となる。この方法では，体重125ポンドの女性と175ポンドの女性を区別することができない。つまり，順序尺度では情報がはるかに少なくなってしまう。この例は，もう1つの点を示している。ある水準の情報があれば，データをより低い水準に変換することはできるが，その逆はできない。もし，順序尺度だけが与えられたとしたら，実際の体重を再構築することはできない。

変数の尺度の水準を特定することは，必ずしも容易ではない。通常，名義尺度や比尺度の区別はできるが，順序尺度と間隔尺度の区別は難しい。方法論者の中には，間隔尺度として扱われる心理学的尺度のほとんどは，実際には順序尺度である

と主張する者もいる。リッカートスケールのような測定ツールは，厳密にいえば順序尺度であるが，それらを間隔尺度として扱っても，結果としてほとんど誤差はないので，検出力の弱い統計手法をあえて使う必要はないと多くの分析者は考えている。

ヒント

変数の操作化においては，可能な限り高い水準の測定を使うことが，より強力で正確なため，最善である。しかし，特に臨床家が意思決定をするための「カットオフ値」を必要とする場合，連続得点よりもグループ区分のほうが有益な情報である場合がある。例えば，ある目的のためには，出生時体重の実測値（比尺度）よりも，低出生時体重と正常出生時体重の区分（名義尺度）を指定するほうがより適切である場合がある。しかし，妥当な場合には，最初に高い水準で測定し，その後に低い水準に変換することが最善である。

度数分布

量的データは分析しなければ，一般的な傾向さえも見抜くことは困難である。**表17-1**に示した60の数字について考えてみよう。これは，患者60人の6項目の不安尺度の架空の得点であり，ここでは間隔尺度として考えることにしよう。この数字を見るだけでは，患者の不安を理解することはできない。データセットは，数値の分布の形，中心傾向，ばらつきの3つの特徴で記述することができる。本節では，分布の形状に注目する。

■ 度数分布の作成

度数分布 frequency distribution は，数値データを整理するために使われる。度数分布は，数値を最小値から最大値まで系統的に配列し，各値が得られた回数を数えたものである。60人の不安得点を**表17-2**に度数分布で示す。このようにすると最高得点と最低得点，最も多い得点，得点が集まっているところ，サンプルサイズ（一般にNと示される）が一目でわかる。このようなことは，データを整理する前には全くわからなかった。

度数分布は，観測値（X）と，各値におけるケースの度数（f）の2つの部分から成る。得点は1列に順番に並べられ，対応する度数は別の列に並べられる。度数欄の数値の合計はサンプルサイズに等しくなければならない。つまり，サンプルサイズは，$\Sigma f = N$であり，度数（f）の総和（ギリシャ語のシグマ，Σで表記）はサンプルサイズ（N）に等しい。

表17-2の3列目に示すように，各値の百分率を表示すると便利である。すべての度数の総和がNになるように，すべての百分率の和は100になるはずである。

度数データはグラフで表示することができる。間隔尺度や比尺度のデータを表示するグラフには，ヒストグラムや度数分布多角形があるが，これらは同じような構成になっている。まず，横軸（X軸）に階級値を並べ，左の最小値から右の最大値へと上昇させる。縦軸には，度数や百分率を表示する。ヒストグラムは，階級値の上に，その得点の度数に対応する高さの棒を描くことによって作成される。**図17-1**は，不安得点データについてのヒストグラムを示したものである。度数分布多角形も同様だが，各得点の上に度数に対応するドット（点）が配置されている（**図17-2**）。ドット

表17-1 患者の不安得点

22	27	25	19	24	25	23	29	24	20
26	16	20	26	17	22	24	18	26	28
15	24	23	22	21	24	20	25	18	27
24	23	16	25	30	29	27	21	23	24
26	18	30	21	17	25	22	24	29	28
20	25	26	24	23	19	27	28	25	26

表17-2 患者の不安得点の度数分布

得点(X)	度数(f)	百分率(%)
15	1	1.7
16	2	3.3
17	2	3.3
18	3	5.0
19	2	3.3
20	4	6.7
21	3	5.0
22	4	6.7
23	5	8.3
24	9	15.0
25	7	11.7
26	6	10.0
27	4	6.7
28	3	5.0
29	3	5.0
30	2	3.3
	$N=60=\Sigma f$	$\Sigma\%=100.0\%$

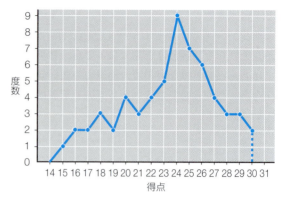

図17-2 患者の不安得点の度数分布多角形

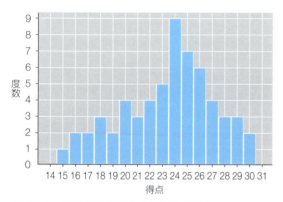

図17-1 患者の不安得点のヒストグラム

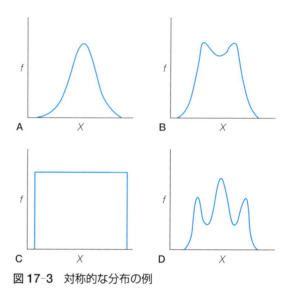

図17-3 対称的な分布の例

は直線で結ばれ，分布の形を示す。

■ 分布の形状

分布を中央で2つ折りにしたとき，両半分が重なる場合は，対称的である。図17-3の分布は，すべて対称的である。実際のデータセットでは，分布が完全に対称であることは稀だが，分布の形状を特徴付けるのに，多少の不一致は無視される。

歪んだ skewed（非対称な）分布では，頂点が中央からずれていて，片方の裾が他方より長くなっている。長いほうの裾が右に延びているとき，その分布は正に歪んでいる positively skewed（図17-4A）。例えば，個人所得は正に歪んでいる。

つまり，ほとんどの人は低から中所得であり，高所得者は比較的少数である。裾が左に延びている場合，分布は負に歪んでいる negatively skewed（図17-4B）。死亡時の年齢は負に歪んだ分布である。つまり，ほとんどの人が分布の上端に位置し，若くして死ぬ人は比較的少ない。患者の不安得点（図17-2）は負の歪みがあり，高得点が低得点よりも多い。

峰性 modality とは，分布の形状の第2の側面である。単峰分布 unimodal distribution は，頂点（度数の高い値）は1つしかない分布だが，多峰分布 multimodal distribution は，頂点が2つ以上ある。頂点が2つあるものは双峰 bimodal 分布である。図17-3A は単峰分布，図17-3B と D は多峰分布を表している。対称性と峰性は関

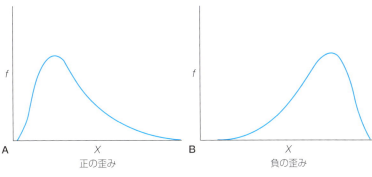

図17-4　歪んだ分布の例

係がない。つまり，歪度は分布がいくつの頂点をもっているかとは無関係である。

　分布の中には特別な名前をもつものがある。特に重要なのは正規分布 normal distribution である（ガウス分布やベル型曲線ともいう）。正規分布は，左右対称的な単峰分布であり，それほど尖った形をしていない（図17-3A）。多くの人間の属性（例：身長，知能）は近似的に正規分布をなす。

中心傾向

　度数分布はデータのパターンを明確にする良い方法だが，多くの場合，パターンは全体の要約ほどには関心がもたれていない。研究者は，「幼児の入浴時の平均体温は？」や「がん患者の平均体重減少は？」といった問いを立てる。このような問いでは，分布を最もよく代表する1つの数値が求められる。典型的な指標は，極端なものよりも分布の中心から得られる可能性が高いため，このような指標は中心傾向 central tendency の測定と呼ばれている。一般の人々は中心傾向を表すのに平均という用語を使う。研究者はこの用語の使用を避けている。なぜなら，中心傾向の指標には最頻値，中央値，平均値の3つが存在するからである。

■ 最頻値

　最頻値（モード）mode とは，分布の中で最も頻出する得点値である。次の分布では，最頻値は53である。

　　　50 51 51 52 53 53 53 53 54 55 56

53点が4回と他の得点より高い度数を示している。患者の不安得点（表17-2）の最頻値は24である。多峰分布では，高い頻度の得点値が2つ以上存在する。最頻値は，「最もよくみられる」得点を決定する手っ取り早い方法であるが，どちらかといえば不安定である。最頻値が**不安定**というのは，同じ母集団から抽出された標本間で最頻値は変動する傾向があるという意味である。

■ 中央値

　中央値（メディアン）median とは，分布において，50％のケースがその上下にある点のことである。例として，次の数値を考えてみよう。

　　　2 2 3 3 4 5 6 7 8 9

　これをちょうど半分に分ける値が4.5で，この数値群の中央値である。その上下に50％のケースがある点は，4と5の中間になる。患者不安得点の場合，中央値は24である。中央値の重要な特徴は，得点の量的な値を考慮しないこと，つまり分布の中での平均的な**位置**の指標であり，極端な値には影響を受けないことである。上記の数値群において，9の値を99に変えても，中央値は4.5のままである。このような性質から，中央値は歪んだ分布の中心傾向を表す指標としてよく用いられる。研究報告などでは，中央値を Md または Mdn と略記することもある。

■ 平均値

　平均値 mean は，しばしば M または $\overline{X}$ と記号化され，すべての得点の総和を得点の数で割った

ものである。平均値は，人々が通常**平均**と呼ぶものである。患者の不安得点の平均値は，23.4（1405÷60）である。次の体重をもつ 8 人の平均体重を計算してみよう。85，109，120，135，158，177，181，195：

$$\overline{X} = \frac{(8.5 + 109 + 120 + 135 + 158 + 177 + 181 + 195)}{8} = 145$$

中央値とは異なり，平均値はすべての得点に影響される。もし，この例で 195 ポンドの人を 275 ポンドの人と交換すると，平均値は 145 から 155 に増加する。このような入れ換えを行っても，中央値は変化しない。

平均値は，中心傾向の測定として最も広く使われている。研究者が間隔尺度や比尺度を扱う場合，中央値や最頻値ではなく，通常，平均値が統計量として報告される。

■ 最頻値，中央値，平均値の比較

平均値は，中心傾向を表す最も安定した指標である。母集団から繰り返し標本を抽出した場合，平均値は最頻値や中央値よりも変動が小さい。しかし，何が典型的かを理解することが第 1 の関心事である場合は，中央値が好まれるかもしれない。例えば，アメリカ国民の経済的な well-being を知りたい場合，所得の平均値は，少数派の富裕層によって膨れ上がり，歪んだ印象を与えるだろう。中央値であれば，一般的な人の経済的な状況をよりよく反映することができる。

分布が対称的で単峰の場合，中心傾向の 3 つの指標は一致する。歪んだ分布では，最頻値，中央値，平均値の値は異なる。**図 17-5** に示すように，平均値は常に長い裾のほうに引っ張られる。

変数の尺度の水準は，使用すべき適切な中心傾向の指標を決定する役割を果たす。一般に，最頻値は名義尺度に，最頻値または中央値は順序尺度に，平均値は間隔尺度および比尺度に適している。

ばらつき

同じ平均値をもつ 2 つの分布でも，**ばらつき** variability，すなわちデータの広がりや分散が異なる場合がある。**図 17-6** の 2 つの分布は，IQ テストを検証した 2 校の生徒の架空の得点を表している。どちらの分布も平均は 100 点だが，得点のパターンが異なる。A 校は 70 点以下から 130 点以上まで幅広い得点範囲をもっている。それに対して B 校では，低得点と高得点は小数しかない。A 校は B 校よりも**不均質** heterogeneous（ばらつきが大きい）であり，B 校は A 校よりも**均質** homogeneous である。

研究者は，分布内の得点が互いにどの程度異なるかを表現するために，ばらつきの指標を計算する。一般的な指標は，範囲と標準偏差の 2 つである。

■ 範囲

範囲 range とは，分布において最高得点から最低得点を単に引いたものである。患者の不安得点の例では，範囲は 15（30 − 15）である。**図 17-6** に示す例では，A 校の範囲は約 80（140 − 60），B 校の範囲は約 50（125 − 75）である。

範囲は計算しやすいという長所があるが，2 つの得点だけに基づいているため，不安定である。

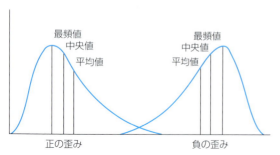

図 17-5 歪んだ分布における中心傾向指標の関係

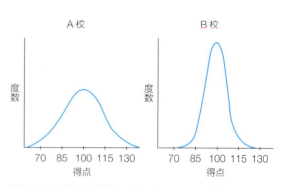

図 17-6 異なるばらつきをもつ 2 つの分布

母集団からの抽出標本ごとに，範囲は大きく変動する傾向がある。もう1つの限界は，2つの極値間の得点の変動を無視していることである。**図17-6**のB校で，ある生徒が60点，別の生徒が140点を得たとする。不均質性には明らかな違いがあるにもかかわらず，両校の範囲は80となる。このような理由から，範囲は主におおまかな記述的な指標として使われる。

ヒント

もう1つのばらつきの指標として，四分位値に基づいて算出される**四分位範囲** interquartile range(IQR)というものがある。IQRは，得点の中央の50%が位置する範囲を示している。IQRは報告される頻度は低いが，極端な値(**外れ値**)を検出する際に役立つ。

■ 標準偏差

ばらつきの評価で最も広く使われているのは，標準偏差である。標準偏差 standard deviation は，平均値からの偏差の**平均的な量**を示し，すべての得点を用いて計算される。研究報告では，標準偏差は SD と略されることが多い。

ばらつきの指標は，得点が互いにどの程度逸脱しているかを把握する必要がある。この偏差という概念は，範囲内においてマイナス符号で表され，2つの得点間の偏差，つまり差の指標となる。標準偏差も，この得点差に基づいている。事実，標準偏差を計算する第一歩は，各得点について偏差値を計算することである。偏差値 deviation score(x と表記)は，個々の得点と平均値との差，すなわち $x = X - \overline{X}$ である。ある人の体重が150ポンドで，標本の平均値が140であれば，その人の偏差値は +10 となる。

偏差値の**平均**を求めるのなら，すべての偏差値スコアを合計し，それをケース数で割れば，良いばらつき指標が計算できると思うかもしれない。しかし，問題は偏差値の合計が常にゼロになることである。**表17-3**は9つの数値の偏差値を示している。2列目に示すように，x の和はゼロである。平均値より上の偏差値は，平均値より下の偏差値と常に完全に釣り合っている。

標準偏差は，各偏差値を二乗してから合計することで，この問題を克服している。ケース数(マイナス1)で割った後，平方根をとることで，指標を元の測定単位に戻している。標準偏差の計算式は以下のとおりである。

$$SD = \sqrt{\frac{\Sigma x^2}{(N-1)}}$$

ヒント

母集団の SD を計算する場合，分母は $N-1$ ではなく，N となる。サンプルサイズが小さくない限り，この2つの公式による結果の違いは無視できる。統計プログラムでは，SD の計算には $N-1$ を分母とする。

表17-3のデータについて，標準偏差を算出した。まず，9つの粗点から平均値($\overline{X}=7$)を引いて，偏差値を計算する。各偏差値を二乗し(第3列)，すべての値が正の数に変換される。二乗した偏差値を合計し($\Sigma x^2 = 28$)，8で割って平方根をとると，SD は1.87となる。

ヒント

標準偏差は，しばしば正式な名前を示さずに平均値とともに示される。例えば，患者の不安得点は，$M = 23.4(3.7)$ または $M = 23.4 \pm 3.7$ と示されることがある。これは，23.4は平均値で3.7は標準偏差を表す。

表17-3 標準偏差の計算

X	$x = X - \overline{X}$	$x^2 = (X - \overline{X}^2)$
4	−3	9
5	−2	4
6	−1	1
7	0	0
7	0	0
7	0	0
8	1	1
9	2	4
10	3	9
$\Sigma X = 63$	$\Sigma x = 0$	$\Sigma x^2 = 28$

$\overline{X} = 7$

$$SD = \sqrt{\frac{28}{8}} = \sqrt{3.50} = 1.87$$

関連するばらつき指数として，標準偏差の平方根をとる前の値である**分散** variance がある。つまり，分散＝SD^2 である。私たちの例では，分散は 1.87^2 または 3.50 である。分散は元のデータと同じ測定単位ではないので，報告されることはほとんどないが，第 18 章で検証する統計学的検定では重要となる。

標準偏差は，平均値などの他の統計値よりも解釈が難しい。この例では，$SD＝1.87$ と計算されている。1.87 とは**何か**？ この数字は何を意味するのだろうか？ まず，標準偏差は，一連の得点のばらつきを示す指数である。もし，2 つの分布の平均が 25.0 であり，一方は SD が 7.0，もう一方は SD が 3.0 であれば，前者の標本はより不均質であることがわかる。

次に，標準偏差は，平均値からの偏差の平均だと考えてほしい。標準偏差は，平均値から得点がどの程度乖離しているかを示す平均である。したがって，標準偏差は，標本全体を記述するために平均値を使用するときの誤差の程度と解釈することができる。

標準偏差は，分布の中の個々の得点を解釈するためにも使うことができる。平均体重が 150 ポンドで，$SD＝10$ の標本から体重データを得たとする。SD は，ばらつきの**基準**を示している。平均値から 1 SD 以上離れた体重（160 ポンド以上，140 ポンド未満）は，平均値からの「距離」が平均的なばらつきより大きい。

正規分布では，平均値の上下におおよそ 3 SD ある。例えば，平均が 50 で SD が 10 の正規分布の得点があったとしよう（**図 17-7**）。正規分布では，平均値から一定の距離内にあるケースが一定の割合で存在する。すなわち，68％ のケースが平均値から 1 SD 以内に収まっている（平均値より上 34％，下 34％）。この例では，10 人中 7 人の得点が 40 点から 60 点の間にある。正規分布では，95％ の得点が平均値から 2 SD 以内に収まっている。平均から 2 SD 以上離れているのは，ごくわずかなケース（両極それぞれ約 2％）である。この図から，70 点の人は標本全体の約 98％ より高い得点であることがわかる。

要約すると，SD は分布を説明し，個々の得点を解釈するための有用なばらつきの指数である。

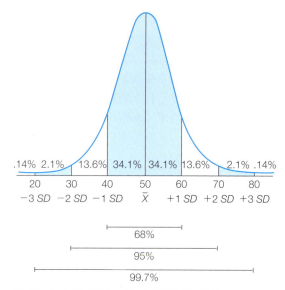

図 17-7 正規分布における標準偏差（SD）

平均と同様に，標準偏差はパラメーターの安定した推定値であり，分布のばらつきの指数として好ましいものである。

> **ヒント**
> 記述統計（百分率，平均値，標準偏差など）は，リサーチクエスチョンに答えるためではなく，標本の特徴を要約し，主要な変数を記述し，方法論の特徴（例：回答率など）を示すために最もよく使われる。リサーチクエスチョンに答えるためには推測統計（第 18 章）が使われる。

> ☞ **記述統計の例**
> Lucas-de la Cruz ら（2018）は，スペインの子どもを対象に，睡眠の特性がメタボリックシンドローム（MetS）に及ぼす影響について検討した。洗練された統計学的分析が行われたが，研究者は標本に含まれる 210 人の子どもの特徴に関する記述的な情報も示した。例えば，平均年齢は 9.2 歳（$SD＝0.74$），平均 BMI は 18.7（$SD＝3.81$），平均睡眠効率は 92.8％（$SD＝3.12$）であった。標本の 54.8％ は女子が占めた。

第 17 章　記述統計　367

表17-4　性別と喫煙状況の関連についての分割表

喫煙状況	性別				計	
	女性		男性			
	n	%	n	%	n	%
非喫煙者	10	45.4	6	27.3	16	36.4
軽度喫煙者	8	36.4	8	36.4	16	36.4
重度喫煙者	4	18.2	8	36.4	12	27.3
計	22	100.0	22	100.0	44	100.0

2 変量記述統計

平均値，最頻値，標準偏差は，1 変量 univariate（1 変数）の記述統計で，一度に 1 変量ずつ記述する。ほとんどの研究者は，変数間の関係について研究しており，2 変量記述統計 bivariate descriptive statistics は，しばしばクロス集計表や相関指標を通して，その関連を記述する。

■ クロス集計表

クロス集計表 crosstabs table（または分割表）とは，2 つの変数の頻度をクロス集計した 2 次元の度数分布表のことである。患者の性別（男性―女性）と，非喫煙者，軽度喫煙者（1 日 1 箱未満），重度喫煙者（1 日 1 箱以上）のデータをもっていたとしよう。問いは，女性よりも男性のほうがヘビースモーカーになる傾向があるのか，あるいはその逆なのか（つまり，喫煙と性別の間に関係があるのか）である。この 2 変数に関する架空のデータを表17-4 に示す。一方の変数（性別）を一次元に，他方の変数（喫煙状況）を他の次元に配置し，6 つのセルを作る。各参加者は，2 変数の状態に基づいて各セルに割り当てられる。例えば，タバコを吸わない女性は，6 つのセルのうち左上にカウントされる。すべての参加者が適切なセルに割り当てられた後，百分率が計算される。クロス集計により，この標本では，女性は男性よりも非喫煙者である可能性が高く（45.4% 対 27.3%），ヘビースモーカーである可能性は低い（18.2% 対 36.4%）ことがわかる。クロス集計表は，名義尺度または階級が少ない順序尺度に使用される。この例では，性別は名義尺度であり，定義された喫煙状況は順序尺度である。

クロス集計表は，手書きでも，コンピュータのコマンドを使っても簡単に作成できる。重要なことは，どの変数を行に，どの変数を列に入れるかである。クロス集計表は，通常，表17-4 のように列の百分率が 100% になるように設定することが多い。しかし，セルの百分率は，行合計あるいは列合計のどちらに基づいても計算できる。表17-4 では，最初のセルの数字 10（非喫煙 女性）を列の合計（すなわち，女性の総数：22）で割って，非喫煙者の女性の割合（45.4%）とした。このセルは，非喫煙者の女性比率（10÷16）である 62.5% を示すこともできる。このように，クロス集計表は読み方に注意が必要である。

☞ クロス集計の例

Luz ら（2019）は，医療組織で改革を推進するナース・チャンピオン[訳注1] について公式な役割につくものとそうでないもので，その特徴を比較した。研究報告の表には，93 人のナース・チャンピオンが公式な役割（正式な組織の役割で遂行）か非公式かと，性別，プロジェクトの種類，在職期間などの特徴との関連を示した。例えば，公式な役割をもつ 67% は勤続年数が 15 年未満であるのに対し，非公式では 42% であった。

■ 相関

2 つの変数の間の関連は，通常，相関 correlation によって示される。相関係数は，第 15 章で

訳注 1：ナース・チャンピオンとは，組織でのイノベーションに献身的に取り組み，その実現を積極的に支援する看護師のこと。詳細な基準は Luz ら（2019）を参照のこと。

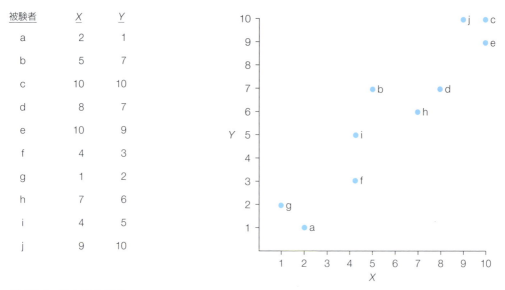

図17-8 散布図の構成

簡単に記述したが，順序尺度，間隔尺度，または比尺度で測定された2つの変数で計算することができる。相関は，「2つの変数がどの程度，お互いに関連しているか？」を問う。例えば，「不安得点と血圧の測定値はどの程度相関しているか？」ということである。

2つの変数間の相関は，グラフを使って散布図 scatter plot に表すことができる。一方の変数(X)の値を横軸に，他方の変数(Y)の値を縦軸に描く（図17-8）。このグラフは10人(a～j)のデータを示している。人物 a の場合，X と Y の値はそれぞれ2と1である。人物 a の位置をグラフ化するために，X 軸を右に2目盛り，Y 軸を上に1目盛り移動する。プロット脇の文字は，個人を特定しやすくするために示しているが，通常は点だけが示される。

散布図では，ドット全体の傾きの方向が相関の方向を示す。正の相関は，一方の変数の高い値が，他方の変数の高い値と関連するときに起こる。点の傾きが左下隅から始まり，右上隅まで伸びている場合，その関連は正である。この例では，X と Y は正の関係である。変数 X の得点が高い人は，変数 Y の得点も高い傾向があり，X の得点が低い人は，Y の得点も低い傾向がある。

負の相関とは，一方の変数の高い値が，他の変数の低い値と関係することである。散布図における負の相関は，図17-9A，Dのように，左上隅から右下隅に向かって傾斜する点によって表現される。

関連が完全であれば，一方の変数の値がわかれば，他方の変数の値を完全に予測することが可能である。例えば，身長6フィート2インチの人が全員体重180ポンド，身長6フィート1インチの人が全員体重175ポンド，といった具合に，体重と身長は完全に正の関係にあるとしよう。このような状況では，体重を知るためにはその人の身長を知るだけでよい。散布図では，完全な関係は，1本の斜線で表される（図17-9C）。通常，関連は完全ではないので，点が直線の周りにどれだけ密集しているかを見ることで，相関の程度を解釈できる。点の集まりが対角線の傾きに近いほど，相関は強い。グラフ上に点が散らばっている場合は，関連は弱いか，ないことになる。図17-9にさまざまな相関の度合いと方向を示す。

相関係数を求めて関連を表すとより効率的であり，相関係数は，完全な負の相関を示す−1.00から，関係がないことを示す0を経て，完全な正の相関を表す+1.00までの値をとる。係数の絶対値（符号を無視した値）が大きいほど，関連が強いことを意味する。例えば，−.30 の相関は，+.20 の相関より強い。

最も広く使われている相関指標は積率相関係数

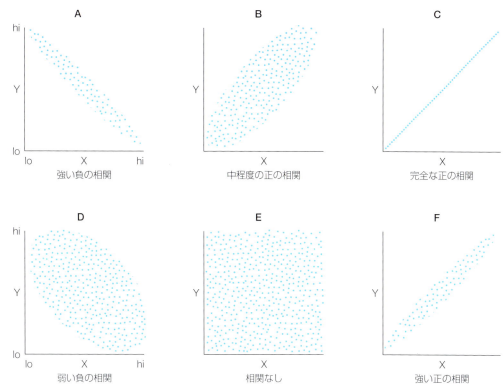

図17-9 散布図に描かれたさまざまな関連

product-moment correlation coefficient で，ピアソンの r Pearson's r とも呼ばれる。この係数は，間隔尺度または比尺度で測定された変数を用いて計算される。スピアマンの ρ Spearman's ρ は，順序尺度のデータの相関係数である。これらの相関統計量の計算は手間がかかり，手作業で行うことはほとんどない（計算式は Polit, 2010 などの統計学の成書に載っている）。

何をもって関連が強い，弱いと解釈するかは，変数によるため，指針を示すことは困難である。例えば患者の体温を口腔と直腸で測定した場合，2つの値の相関(r)が .70 であれば，相関は低いといえるだろう。ほとんどの心理社会的変数（例えば，ストレスや病気の重症度）については，r が .70 であれば高い値となるだろう。このような変数間の相関は，一般的に .30 から .40 の範囲にある。

相関係数は，すべての変数を行と列で示し，その交点に相関係数を示す2次元相関のマトリックス correlation matrix で示されることもある。相関マトリックスの例は本章の最後に示す。

リスク指標

臨床上の判断を容易にするために，いくつかの記述統計的な指標を用いることができる。これらの指標は，リスクとリスク低減は実際の状況の中で解釈されなければならないということを反映している。ある介入によって有害事象のリスクが3倍減少しても，初期のリスクがごくわずかであれば，その介入はコストがかかりすぎて実用的でない可能性がある。リスクの絶対的な差と相対的な差の両方が，臨床上の判断においては重要である。

ヒント

本節で述べる指標は，看護系の学術誌では報告されないことが多いが，読者は計算できることが多い。これらの指標の使用と解釈に関する詳細な情報は，Guyatt ら(2015)および Polit (2010)に記載されている。

表17-5　2×2表で示すリスクと関連性の指標

暴露	アウトカム		計
	望ましくない アウトカム	望ましい アウトカム	
介入に曝露された(実験群) (リスク因子に曝露されていない)	a	b	$a+b$
介入に曝露されていない(対照群) (リスク因子に曝露されている)	c	d	$c+d$
計	$a+c$	$b+d$	$a+b+c+d$

絶対リスク，曝露群(AR_E)　$= a/(a+b)$　　　オッズ，暴露群($Odds_E$)　$= a/b$
絶対リスク，非曝露群(AR_{NE})　$= c/(c+d)$　　オッズ，非暴露群($Odds_{NE}$)　$= c/d$

絶対リスク減少(ARR)　$= AR_{NE} - AR_E$　　　オッズ比(OR)　$= \dfrac{Odds_E}{Odds_{NE}}$

相対リスク(RR)　$= \dfrac{AR_E}{AR_{NE}}$　　　治療必要数(NNT)　$= \dfrac{1}{ARR}$

相対リスク減少(RRR)　$= \dfrac{ARR}{AR_{NE}}$

　本節では，潜在的に有益な療法への曝露と非曝露において，二項対立のアウトカム(例：生存/死亡，転倒があった/なかった)に対するリスクを説明することに焦点を当てる。この結果は，**表17-5**に示すような4つのセルをもつ2×2クロス集計表となり，計算が説明できるように4つのセルについてのラベルを示す。**セル a** は介入群における望ましくない結果(例：死亡)の数，**セル b** は介入群における望ましいアウトカム(例：生存)の数，**セル c と d** は非曝露(対照)群におけるそれら2つのアウトカムである。ここで，臨床家が関心をもついくつかの指標の意味と計算方法を説明する。

■ 絶対リスク

　絶対リスクは，介入(またはリスク因子)に曝露された人と曝露されていない人の両方について計算できる。絶対リスク absolute risk(AR)とは，各群で望ましくないアウトカムを経験した人の割合のことである。この指標とその他の指標について，200人の喫煙者が禁煙介入群と対照群に無作為に割り付けられた介入研究の架空のデータを用いて説明しよう(**表17-6**)。介入3か月後の喫煙状態がアウトカム変数である。この例では，喫煙継続の絶対リスクは，介入群で.50，対照群で.80であった。治療群の望ましくないアウトカムのリスクは**実験的イベント率**(EER)とも呼ばれ，治療を受けていない人の有害なアウトカムのリスク

はベースラインリスク率またはコントロールイベント率 control event rate(CER)とも呼ばれる。介入がなければ，実験群の20%が喫煙を止めたかもしれないが，介入によってその割合は50%に高まった。

ヒント

　表17-5 に示した計算は，特に介入することが有益であり，**望ましくない**アウトカムに関する情報がセル a および c であると仮定したリスク指標を反映している。もし，セル a および c に悪い結果ではなく良い結果が入る場合，計算式を変更する必要がある。例えば，AR_E は $b/(a+b)$ となる。同様に，もしリサーチクエスチョンが有害なアウトカムと仮説上のリスク要因(例：喫煙が心臓血管障害を起こすリスク)との関連についてのものである場合，リスク要因にさらされたグループ(例：喫煙者)は上段ではなく，**下段**(セル c と d)に配置するべきで，さもなくば，再度，計算式を変更する必要がある。一般的な原則として，**表17-6** に示す計算式を使用するには，左下のセル(セル c)が，望ましくないアウトカムの割合が最も高くなるように配置するべきである。

■ 絶対リスク減少

　絶対リスク減少 absolute risk reduction(ARR)は，**リスク差**または RD と呼ぶこともあり，2つ

第17章　記述統計　371

表17-6　リスク指標の計算を説明する禁煙例のための架空データ

禁煙介入への暴露	アウトカム		計
	継続喫煙	禁煙	
曝露された（実験群）	50(a)	50(b)	100
曝露されていない（対照群）	80(c)	20(d)	100
計	130	70	200

$$\text{絶対リスク，暴露群（}AR_E\text{）} = 50/100 = 0.50$$
$$\text{絶対リスク，非暴露群（}AR_{NE}\text{）} = 80/100 = 0.80$$
$$\text{絶対リスク減少（ARR）} = .80 - .50 = 0.30$$
$$\text{相対リスク（RR）} = .50/.80 = 0.625$$
$$\text{相対リスク減少（RRR）} = .30/.80 = 0.375$$
$$\text{オッズ比（OR）} = \frac{(50/50)}{(80/20)} = 0.25$$
$$\text{治療必要数（NNT）} = 1/.30 = 3.33$$

のリスクの比較を表している。これは，曝露群の絶対リスクから非曝露群の絶対リスクを引くことで算出される。この指標は，介入に曝露することによって望ましくない結果を免れると推定される人々の割合を示す。この例では，ARRの値は0.30である。つまり，もし介入を受けていれば，対照群の30％が禁煙したと推定され，これは介入なしで禁煙した20％を上回っている。

■ 相対リスク

相対リスク relative risk（RR）または**リスク比**とは，人々が介入に曝露されたときに生じる望ましくないアウトカム（この例では喫煙の継続）が，曝露されていない元の状態で生じると推定される割合を示す。RRを計算するためには，曝露された人の絶対リスクを曝露されていない人の絶対リスクで割る。この架空の例では，RRは0.625である。これは，禁煙の介入後の喫煙継続リスクは，介入がなかった場合の62.5％と推定されることを意味する。

■ 相対リスク減少

相対リスク減少 relative risk reduction（RRR）も介入の効果を評価するための有用な指標である。RRRは，介入によって減少する未治療リスクの推定割合である。この指標は，ARRを対照群の絶対リスクで割ることで算出される。この例では，RRR＝0.375である。これは，禁煙の介入は介入を受けなかった場合と比較して，喫煙継続の相対リスクを37.5％減少させたことを意味す

る。

■ オッズ比

オッズ比 odds ratio（OR）は，リスクの指標としてはRRより直感的ではないが，広く報告されている指標である。ここでいう**オッズ** odds とは，望ましくないアウトカムを**もつ**人の割合と，**もたない**人の割合との比率である。この例では，実験群の喫煙継続のオッズは，50（喫煙継続者数）÷50（喫煙停止者数），つまり1である。対照群のオッズは，80÷20，つまり4となる。オッズ比は，これらの2つのオッズの比であり，この例では0.25である。喫煙を継続する推定オッズは，介入群では対照群の4分の1である。逆に，喫煙を続ける推定オッズは，介入を受けなかった喫煙者では受けた喫煙者の4倍高いということができる。

> **ヒント**
>
> オッズ比は，独立変数が2値変数でない場合，第19章で記述する統計手法で計算することができる。例えば，4つの異なる所得グループの成人における肥満のオッズ比を，グループの1つを参照して推定することができる。

■ 治療必要数

最後の注目すべき指標は，治療必要数 number needed to treat（NNT）であり，1つの望ましくないアウトカムを防ぐために，何人の人が治療また

は介入を受ける必要があるかの推定値を表すものである。NNT は，1 を絶対リスク減少の値で割って計算される。この例では，ARR＝.30 であり，NNT は 3.33 である。1 人の喫煙継続を回避するために，約 3 人の喫煙者に介入する必要がある。NNT は RRR と反比例の関係にある。相対リスク減少に関して 2 倍の効果がある介入は，治療必要数を半分にする。NNT は，介入が費用対効果に優れているかどうかを判断するために金銭的情報と統合することができるため，意思決定者にとって特に価値がある。

👉 相対リスクと治療必要数の例

Forni ら（2018）は，股関節骨折の高齢者における褥瘡予防のために，仙骨部に新しいポリウレタンの多層ドレッシングを使用した効果を検証した。褥瘡の発生は，介入群 4.5%，対照群15.4% であった。相対リスクは 0.29 で，NNTは 9 であった。

ヒント

インターネット上のさまざまなツールは，リスク指標の計算を容易にする。

記述統計の批判的評価

記述統計は，量的エビデンスを理解するための舞台をつくる。記述統計は，標本に関する情報を提供するのに有効である。研究論文の読者は，主要な人口統計学的特性や健康関連の属性に関して，参加者がどのような人であったかを理解しなければ，研究の適用可能性について推論することはできない。

記述統計は，標本の特性を記述することに加え，縦断的研究または介入研究における主要なアウトカム変数のベースライン値や，独立変数間の相関に関する情報を伝えるのに有用である。また，研究の質に関する方法論的情報も記述統計が頼りとなる。例えば，回答率や脱落率は通常百分率で示され，平均値は 2 回の面談の間の経過時間などを示すために使用される。

記述統計は，主に記述的研究において，リサーチクエスチョンを直接的に解決するために用いられることがある。しかし，記述統計だけが提示された場合，読者は推測統計を含めることが望ましいかどうかを考える必要がある。リサーチクエスチョンが，研究に参加した特定の人だけでなく，**母集団**に関するものである場合，推測統計が必要となる。

研究者の記述統計の利用を批判的に評価する場合，読者は，情報が適切か，正しい統計指標が使われているか，明確かつ効率的な方法で提示されているかなどを検討することができる。**Box 17-1** に，研究論文で提示された記述統計の批判的評価のためのガイドとなる問いかけをいくつか示した。

研究例

最後に，本章で述べた記述統計をいくつか提示した研究を紹介する。

研究タイトル：サウジアラビアのジェッダにおける若年女性の身体活動（Bajamal et al., 2017）

目的：本研究の目的は，サウジアラビアの 13 歳から 18 歳の若年女性を対象に，自己申告による身体活動と認知および感情についての変数の関係を検討することであった。

方法：サウジアラビアの大都市ジェッダにある無作為に抽出した中高一貫の 10 校から，サウジアラビア人女性の標本が募集された。適格基準を満たした者がアンケートに回答し，身長と体重が測定された。調査には，人口統計的質問と身体活動（PA），身体活動に対する認識されているバリア，およびその他の PA 関連変数を測定するための尺度が含まれた。最終的には，383 人を対象とした。

分析および知見：研究者は，多くの複雑な分析を行ったが，ここでは記述を省く。記述統計としては，参加者の背景特性に関する情報を提供した。**表 17-7** は，順序尺度で測定された，いくつかの変数をまとめたものである。この表は，例えば，若年女性が学年別にほぼ均等に分かれており，約半数が母親と父親の両方が大卒の家庭の出身であることを示す。これらの若者の約

第 17 章　記述統計　　373

Box 17-1　記述統計を批判的に評価するためのガイドライン

1. 研究報告には記述統計が含まれていたか？ これらの統計は標本の主要な特徴を十分に記述しているか？
2. 記述統計は適切に使用されたか，例えば，標本特性，主要変数，および回答率や脱落率など研究の方法論的特徴を記述するために記述統計が使用されたか？ 推測統計がより適切であった場合は，リサーチクエスチョンに答えるために使用されたか？
3. 正しい記述統計が使われていたか？ 例えば，百分率のほうが情報が豊富であるはずなのに，平均値が示されていたか？ 平均値ではなく中央値が使われた場合，これは適切だったか？
4. 記述情報は有用な形式で提供されたか，例えば，表は効果的に使用されていたか？ 本文と表の情報は冗長になっていないか？ 本文と表の情報は，互いに矛盾していないか？ 表は，タイトル，見出し，注釈が明確であったか？
5. リスク指標は計算されたか？ 計算されていない場合，それらは役立つものとなったか？

---

4 人に 1 人は，体重過多か肥満であった。

　変数間の相互関係についての知見は，**表 17-8**[a] で示された。この表は，左側に，参加者の(1) 身体活動（PA）尺度，(2)PA への認識されているバリア尺度，(3)PA 自己効力感尺度，(4)PA 楽しさ尺度，(5)PA への取り組み尺度，および(6)年齢という 6 変数を示している。上段の数字は 6 つの変数に対応しており，1 が身体活動（PA）得点，以下同様である。相関マトリックスは，最初の列で，PA 得点とすべての 6 つの変数との間の相関係数（r）を示している。1 行目と 1 列目の交点に，1.00 という値があり，これは単に PA 得点がそれ自身と完全な相関があることを示している。1 列目の次の項目は，PA 得点と PA への認識されているバリアの相関である。−.20 という値は弱い負の関連を示し，身体活動のレベルが高い人ほど，身体活動への認識されているバリアがやや低いことを表している。次の項目（.29）は，PA と PA 自己効力感の間の正の関係を示す。つまり，より多くの身体活動を行う人々は，PA に対する自己効力感尺度の得点がやや高いということである。年齢は，運動量以外のほとんどの結果とは無関係であり，年長の若年女性ほど身体活動が

---
[a] **表 17-8** では記述情報のみを示したが，Bajamal らは相関マトリックスで推測統計情報も提供している（つまり，統計的に有意な相関を特定した）。

表 17-7　調査標本に含まれるサウジアラビアの若年女性の選択された人口統計学的特性（$N=$338 人）

標本特性	頻度	百分率
学年		
7 年生または 8 年生	126	32.9
9 年生または 10 年生	118	30.8
11 年生または 12 年生	139	36.3
母親の教育レベル		
中等教育以下	86	22.4
高等学校	116	30.3
学部卒以上	181	47.3
父親の教育レベル		
中等教育以下	53	13.8
高等学校	119	31.1
学部卒以上	211	55.1
BMI 区分		
低体重	70	18.3
標準体重	216	56.4
体重過多	67	17.5
肥満	30	7.8

〔Bajamal, E., Robbins, L., Ling, J., Smith, B., Pfeiffer, K., & Sharma, D. (2017) Physical activity among female adolescents in Jeddah, Saudi Arabia: A health promotion model-based path analysis. *Nursing Research*, 66, 473-482. の表 1 より引用〕

少ない傾向にあった。この表の右側の 2 列は，6 つの変数すべての平均値と標準偏差を示している。例えば，女子の平均年齢は 15.4 歳（$SD=$1.7）であった。PA 尺度の平均得点（$M=2.1$）は，この標本における身体活動のレベルがかなり低いことを示している。

表17-8 サウジアラビアの若年女性における身体活動に関連する選択された変数の相関マトリックス

変数	1	2	3	4	5	6	平均値	SD
1. 身体活動(PA)尺度	1.00						2.1	0.7
2. PAへの認識されているバリア尺度	−.20	1.00					1.4	0.4
3. PA自己効力感尺度	.29	−.18	1.00				1.8	0.6
4. PA楽しさ尺度	.27	−.31	.35	1.00			2.4	0.5
5. PAへの取り組み尺度	.32	−.18	.48	.44	1.00		1.9	0.6
6. 年齢	−.21	.00	−.05	.00	−.01	1.00	15.4	1.7

〔Bajamal, E., Robbins, L., Ling, J., Smith, B., Pfeiffer, K., & Sharma, D. (2017) Physical activity among female adolescents in Jeddah, Saudi Arabia: A health promotion model-based path analysis. *Nursing Research*, 66, 473-482. の表2より引用〕

要点

- 尺度の水準 level of measurement には，(1)特性を互いに重複しないカテゴリーに分類する名義尺度 nominal measurement，(2)ある属性に関する相対的な位置付けに基づいて対象を順位付けする順序尺度 ordinal measurement，(3)対象の順位だけでなくその間の距離も示す間隔尺度 interval measurement，(4)絶対的なゼロ点をもつことで間隔尺度とは異なる比尺度 ratio measurement の4種類がある。

- 記述統計 descriptive statistics は，研究者が量的データを要約し，記述できる。

- 度数分布 frequency distribution は，生データを整理し，数値は低いものから高いものへと並べられ，各数値が得られた回数(または百分率)が表示される。

- ヒストグラム histograms や度数分布多角形 frequency polygons は，頻度情報を図として表示する方法である。

- 変数のデータは，分布の形状，中心傾向，ばらつきで記述することができる。

- 分布が対称的 symmetric なのは，その2つの半分が互いに鏡像である場合である。歪んだ skewed 分布は非対称で，一方の尾が他方より長くなっている。

- 正に歪んだ分布 positively skewed distributions では，長いほうの裾は右を向き(例：個人所得)，負の歪んだ分布 negatively skewed distributions では，長いほうの裾は左を向く(例：死亡時年齢)。

- 分布の峰性 modality とは，分布の峰の数をいう。単峰分布 unimodal distribution は頂点が1つ，多峰分布 multimodal distribution は頂点が2つ以上ある。

- 正規分布 normal distribution(**ベル型曲線**)は，対称的で，単峰性で，なだらかな曲線を描く。

- 中心傾向 central tendency の測定は，一連の得点の平均値または典型的な値を表す指標である。最頻値(モード)mode とは，分布の中で最も頻繁に出現する値である。中央値 median は，上下に50%のケースが存在する点である。平均値 mean は，すべての得点の算術平均である。平均値は，母集団から抽出された標本間で**安定**しているため，中心傾向の指標として好まれる。

- ばらつき variability の測定には，範囲と標準偏差が含まれる。範囲 range とは，最高得点と最低得点の間の距離のことである。標準偏差 standard deviation(SD)は，得点が平均値からどの程度乖離しているかを示すものである。

- SD は，まず偏差値 deviation scores を計算し，その人の得点が平均値からどの程度乖離しているかを示す。分散 variance は，SD の二乗に等しい。正規分布では，95%の得点が平均値の上下 $2SD$ 以内に収まる。

- 2変量記述統計 bivariate descriptive statistics は，2つの変数の間の関係を記述する。

- クロス集計表 crosstabs table とは，2つの名義水準または順序水準の変数の頻度をクロス集計した2次元の頻度分布である。

- 相関係数 correlation coefficients は，2つの変数の間の関係の方向と大きさを記述する。最も

よく用いられるのは，積率相関係数 product-moment correlation coefficient（ピアソンの *r* Pearson's *r*）で，間隔尺度または比尺度の変数に使用される。スピアマンのロー係数 Spearman rho coefficient は，順序尺度の変数の相関に使用される。

- グラフとして，2つの連続変数の関係を散布図 scatter plot で表示することができる。

- いくつかのリスク指標は，二項対立の結果（例：生死）を伴う2群（例：実験群対対照群）の曝露（介入または危険因子）においての結果を記述する。これらの指標は，臨床的な意思決定に有用である。

- 絶対リスク減少 absolute risk reduction（ARR）とは，ある介入にさらされる（あるいはリスクにさらされない）ことで，有害な結果を免れる人々の推定割合を表すものである。相対リスク relative risk（RR）とは，ある介入を受けた人々に持続する有害事象の本来の危険度の推定割合である。相対リスク減少 relative risk reduction（RRR）とは，介入を受けることによって減少するはずの介入を受けない場合の危険度の推定割合である。オッズ比 odds ratio（OR）とは，治療群と未治療群におけるオッズの比であり，オッズ odds は有害事象がない人に対するある人の割合を反映する。治療必要数 number needed to treat（NNT）とは，1つの有害事象を予防するために，何人の人が介入を受ける必要があるかの推定値である。

文献

Bajamal, E., Robbins, L., Ling, J., Smith, B., Pfeiffer, K., & Sharma, D.（2017）. Physical activity among female adolescents in Jeddah, Saudi Arabia：A health promotion model-based path analysis. *Nursing Research, 66*, 473-482.

Forni, C., D'Alessandro, F., Gallerani, P., Genco, R., Bolzon, A., Bombino, C., ... Taddia, P.（2018）. Effectiveness of using a new polyurethane foam multi-layer dressing in the sacral area to prevent the onset of pressure ulcer in the elderly with hip fractures：A pragmatic randomised controlled trial. *International Wound Journal, 15*, 383-390.

Guyatt, G., Rennie, D., Meade, M., & Cook, D.（2015）. *Users' guide to the medical literature：A manual for evidence-based clinical practice*（3rd ed.）. New York：McGraw Hill.

Lucas-de la Cruz, L., Martín-Espinosa, N., Cavero-Redondo, I., González-Garcia, A., Díez-Fernández, A., Martínez-Vizcaíno, V., & Notario-Pacheco, B.（2018）. Sleep patterns and cardiometabolic risk in schoolchildren from Cuenca, Spain. *PLoS One, 13*, e0191637.

Luz, S., Shadmi, E., Admi, H., Peterfreund, I., & Drach-Zahavy, A.（2019）. Characteristics and behaviours of formal versus informal nurse champions and their relationship to innovation success. *Journal of Advanced Nursing, 75*, 85-95.

Polit, D. F.（2010）. *Statistics and data analysis for nursing research*（2nd ed.）. Upper Saddle River, NJ：Pearson.

Zenk, S., Tarlov, E., Wing, C., Matthews, S., Tong, H., Jones, K., & Powell, L.（2018）. Long-term weight loss effects of a behavioral weight management program：Does the community food environment matter? *International Journal of Environmental Research and Public Health, 15*（2）.

第18章 推測統計

推測統計 inferential statistics は，確率の法則 law of probability に基づいて，標本より得たデータから母集団についての結論を導くことを可能にする。推測統計は，例えば，「未熟児500人の標本において生後1分後のアプガースコアの平均値が6.9と計算されたならば，未熟児母集団について何が推測できるか？」といった問いを解くのに役立つだろう。推測統計は，母集団のパラメーターを推定する際に，標本からの統計値の信頼性を客観的に判断するための枠組みを提供する。異なる研究者であっても，同じデータに対して推測統計を行うならば，同じ結論が導かれるであろう。

標本分布

母集団のパラメーターを推定するためには，代表的な標本を用いる必要があり，それを得るには確率標本抽出が最良の方法である（第13章）。推測統計は母集団からの無作為標本抽出を前提としているが，この前提はたいてい破られている。しかし，統計計算の妥当性は，標本から得られた結果が母集団から無作為抽出した場合に得られたであろう結果とどの程度似ているかに依存する。

無作為標本抽出法であっても，標本の特性が母集団の特性と同じであることはほとんどない。標準化された入学試験の平均得点が500.0点，標準偏差（SD）が100.0点の看護学校志願者50,000人の母集団があったとしよう。25人の受験生の無作為標本の得点から母集団の平均値を推定したいとするとしよう。標本の平均値は**ちょうど**500.0となるだろうか？ 正確な母集団の値を得ることは不可能である。例えば，標本の平均値が505.1であるとしよう。新しく無作為に標本を抽出すると，497.8という平均値が得られるかもしれない。

統計値が標本ごとに変動する傾向は，標本誤差 sampling error を反映している。標本値が母集団のパラメーターの良い推定値であるかどうかを判断することが課題となる。

研究者は**1つ**の標本だけで統計量を計算するが，推測統計を理解するためには，頭を働かせる必要がある。50,000人の母集団から25人の学生の標本を抽出し，平均値を計算し，次に学生を入れ替え，新しい標本を抽出することを考えてみよう。それぞれの平均値を1つのデータとする。このような標本を10万回抽出すると，10万個の平均値（データポイント）を得ることができ，それを使って度数分布多角形（**図18-1**）を作成する。この分布が平均値の標本分布 sampling distribution of the mean である。標本分布は理論的なものであり，実際には母集団から連続的に標本を採取してその平均値をプロットする人はいないが，それは推測統計の基礎となっている。

■ 標本分布の特徴

母集団から無限の標本が無作為に抽出された場合，平均値の標本分布はある特徴をもつ（標本数10万個の例は，この特徴に近似するには十分な

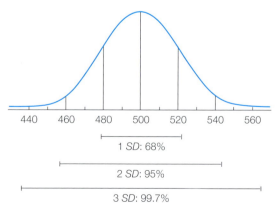

図18-1　平均値の標本分布

376

大きさである）。平均値の標本分布は正規分布となり，その平均値は常に母集団の平均値と等しくなる。**図18-1**に示す例では，標本分布の平均は500.0であり，母集団の平均値と同じである。

データが正規分布している場合，値の68%は平均から±1 SD の間にあることを思い出してほしい。平均値の標本分布は正規分布なので，無作為に抽出した標本の平均値が母集団の平均値の＋1 SD と−1 SD の間にある確率は100回中68回であるといえる。したがって，標本分布の標準偏差がわかれば，標本の平均値の正確さを解釈することができる。

■ 平均値の標準誤差

平均値の標本分布の標準偏差を標準誤差 standard error of the mean（SEM）という。**誤差**という言葉は，標本分布のさまざまな平均値が母集団の平均値の推定値として多少の誤差があることを意味する。SEM が小さいほど，つまり標本平均値のばらつきが少ないほど，母集団の推定値としてより正確である。

標本分布を実際につくる人はいないが，それなら標準偏差はどのように計算できるのだろうか？幸いなことに，標準偏差とサンプルサイズの2つの情報を使って，その標本の SEM を推定する公式がある。SEM を求める式は $SD/\sqrt{N}$ である。例えば，25人の学生の標本で SD が100.0のSEM を計算すると，次のようになる。

$$SEM = \frac{100.0}{\sqrt{25}} = 20.0$$

図18-1に示すように，この例での標本分布の標準偏差は20.0である。この SEM は，25人の標本を無作為に抽出し，SD が100.0である場合，ある標本の平均値から別の標本の平均値までの標本の誤差を推定するものである。

平均値の標本分布が正規曲線に従う場合，ある平均値をもつ標本が抽出される確率を推定できる。サンプルサイズが25，母集団の平均値が500.0であれば，標本の平均値が460と540の間（すなわち，平均値の上下に2 SD）に入る確率は100回中約95回である。無作為に抽出された標本の平均値が540を超えるか，460を下回ること

は，100回中5回しかない。標本の平均値が母集団の平均値から40点以上離れるのは，100回中5回だけである。

SEM は部分的にサンプルサイズの関数であるため，推定値の正確さを増すためには，サンプルサイズを大きくすればよいことになる。もし私たちが25人ではなく100人の標本抽出をした場合，SEM は10になる（すなわち，$100/\sqrt{100} = 10.0$）。この場合，標本の平均値が480と520の間になる確率は100回中約95回である。サンプルサイズが大きくなると，極値が互いに相殺される可能性が高くなるため，母集団の平均値と大きく異なる平均値をもつ標本が抽出される確率は減少する。

パラメーターの推定

統計学的推論には，(1)パラメーターの推定と(2)仮説の検定の2つの手法がある。パラメーターの推定は，これまで看護研究では報告されなかったが，その状況は変わりつつある。エビデンスに基づく実践（EBP）の推進により，仮説が支持されたかどうか（仮説の検定）だけでなく，母集団のパラメーターの推定値や推定値の正確さを知ること（パラメーター推定）に対する実践家の関心は高まっている。この情報は，臨床家にとって有用なため，多くの医学研究の学術誌は推定情報を提供することを**求めている**（Braitman, 1991）。本節では，パラメーター推定に関する一般的な概念を示し，1変数の記述統計に基づいたいくつかの例を示す。

■ 信頼区間

パラメーター推定 parameter estimation は，パラメーター，例えば，平均値，割合，2つのグループ（例：実験群と対照群のメンバー）の平均値差などを推定するために使用される。推定には，点推定と区間推定がある。点推定 point estimation では，母集団のパラメーターを推定するために，1つの統計量を計算する。先ほどの例の続きだが，25人の志願者の標本について入試の平均点を計算したところ，510.0点であったとしたら，これが母集団の平均値の点推定となる。

区間推定 interval estimation は，パラメーター

が特定の確率で存在する範囲を示すので，有用である。区間推定では，推定値の周りに信頼区間 confidence interval（CI）を設定し，その上限と下限を信頼限界 confidence limits とする。標本の平均値の周囲に信頼区間を設定することで，母集団の値の範囲と正確な確率が定まるので，推定はある程度の信頼性をもって行われる。研究者は慣例として，通常 95% または 99% の信頼区間を使用する。

■ 平均値に対する信頼区間

平均値に対する信頼限界の計算には，SEM を使用する。正規分布では，得点の 95% は平均値から約 2 SD（正確には 1.96 SD）の範囲内にある。先の例において，入試の平均点の点推定値が 510.0 点，SD が 100.0 点であったとしよう。25 人の標本での SEM は 20.0 となる。次の式で 95% 信頼区間を設定することができる。

$$\text{CI } 95\% = (\overline{X} \pm 1.96 \times SEM)$$

つまり，標本の平均値の上下にある SEM の 1.96 倍に相当する値の範囲に母集団の平均値があることを 95% の信頼性で表すことができる。この例では，次のようになる。

$$\text{CI } 95\% = [510.0 \pm (1.96 \times 20.0)]$$
$$\text{CI } 95\% = [510.0 \pm (39.2)]$$
$$\text{CI } 95\% = (470.8 \leq \mu \leq 549.2)$$

最終的には，95% の信頼性をもって，母集団の平均値（慣例でギリシャ文字の μ で表す）が 470.8 と 549.2 の範囲にあるといえる，と読み替えることができる。これは研究報告では 95% CI ＝470.8〜549.2，または 95% CI（470.8，549.2）と表現される。

信頼区間は，研究者が誤りをおかすリスクを反映している。95% 信頼区間では，研究者は 100 回中 5 回間違う確率を許容することになる。99% 信頼区間では，より広い範囲の値を許容することで，リスクをわずか 1% にする。公式は次のとおりである。

$$\text{CI } 99\% = (\overline{X} \pm 2.58 \times SEM)$$

2.58 という数値は，正規分布において，すべてのケースの 99% が，平均値から ±2.58 SD 範囲以内にあることを示している。この例では，99% 信頼区間は次のようになる。

$$\text{CI } 99\% = [510.0 \pm (2.58 \times 20.0)]$$
$$\text{CI } 99\% = (510.0 \pm (51.6))$$
$$\text{CI } 99\% = (458.4 \leq \mu \leq 561.6)$$

誤るリスクを減らした代償として，**精度**が落ちる。信頼度 95% の場合，信頼区間の範囲は約 80 点，信頼度 99% の場合，範囲は 100 点以上となる。どこまで誤差を許容できるかは，問題の性質によって異なる。患者の健康に影響を与えるような研究では，99% の厳しい信頼区間が使われるかもしれないが，ほとんどの研究では通常 95% の信頼区間で十分である。

■ 比率とリスク指標に関する信頼区間

比率や百分率の信頼区間を計算することは，特にリスクの推定に関して重要である。例えば，次のような問いを考えてみよう。「ある危険にさらされた人の何パーセントが病気にかかるのか？」。この質問は，推定比率（第 17 章で説明した絶対リスク指標）を求めており，95% 信頼区間を報告できればより有用である。

上記の質問（疾病の陽性/陰性）のように 2 値変数に基づく比率の場合，理論的な分布は二項分布 binominal distribution である。二項分布とは，独立した「はい/いいえ」の試行（例：コイン投げ）において，「成功 successes」（例：表）の確率分布で，各試行は特定の確率で「成功 success」をもたらすというものである。

比率の信頼区間を設定することは計算上複雑なため，ここでは公式を示さないが，比率の信頼区間にはいくつか注目すべき特徴がある。まず，信頼区間は標本比率に対して対称的であることは稀である。例えば，標本の参加者 30 人中の 3 人はアウトカム（例：再入院）が陽性であった場合，母集団の推定比率は .10 で，95% 信頼区間は .021 から .265 となる。第 2 に，信頼区間の幅はサン

プルサイズと，比率の両方に依存する。標本が小さければ小さいほど，信頼区間は広くなる。そして，標本比率が.50に近いほど，信頼区間は広くなる。例えば，サンプルサイズが30の場合，比率が.50の95%信頼区間の範囲は.374（.313，.687）だが，比率が.10の場合の範囲は.188（.021，.265）だけとなる。最後に，比率の信頼区間は0以下や1.0以上はとらないが，**得られた**比率が0や1.0であれば信頼区間を設定することは可能である。例えば，30人の参加者のうち0人が再入院した場合，推定比率は.00で，95%信頼区間は.00から.116となる。

ARR，RRR，OR，NNTなど，前章で記述したすべてのリスク指標について信頼区間を設定することが望ましい。研究データから計算されたこれらの指標の値は「最良の推定値」を表し，信頼区間は推定値の精度を示す。リスク指標の妥当な範囲についての情報が提供されれば，臨床推論が向上することは明らかである。主要なリスク指標に対する95%信頼区間を簡単に計算する方法は，Evidence-Based Medicine Toolbox（https://ebm-tools.knowledgetranslation.net/calculator/prospective/）にあるようなオンライン計算機を使用することである。

👉 オッズ比の信頼区間例

GrayとGiuliano（2018）は，急性期ケア施設における失禁患者の特性と施設内での褥瘡リスクとの関連について調査した。彼らは，例えば，動けない人と動ける人の損傷のオッズ比は3.30（95% CI＝2.38〜4.59）であったことを示した。

仮説の検定

統計学的**仮説の検定** hypothesis testing では，仮説がデータによって裏付けられているかどうかを判断するための客観的な基準を提供する。例えば，がん患者はストレス管理プログラムに参加することで不安が低下するという仮説を立てたとしよう。標本は，プログラムに参加しない対照群の患者25人と参加する患者25人である。介入群の参加後の不安得点の平均値は15.8で，対照群で

は17.9であった。仮説は正しいと結論付けるべきだろうか？ 群間差は予測された方向だが，その結果は標本抽出の誤差である可能性がある。新しい標本では，群平均値がほぼ同じになるかもしれない。統計学的な仮説検定を行うことで，研究者は研究結果が標本の偶然による差を反映しているのか，それとも真の母集団の差を反映しているのかについて，客観的な判断を下すことができるようになる。

■ 帰無仮説

仮説検定は，否定的推論に基づいて行われる。先の例では，介入に参加した患者は対照群の患者よりも平均不安得点が低かった。これについて，2つの説明が考えられる。(1)介入は不安の減少に効果があった。または(2)その差は偶然に生じたものである。前者は研究仮説であり，後者は帰無仮説である。**帰無仮説** null hypothesis とは，「変数間には関係がない」とするものである。統計学的な仮説検定は，基本的に棄却の過程をとる。研究仮説が正しいことを直接論証することはできないが，理論的な標本分布を用いて，帰無仮説が高い確率で誤りであることを示すことができる。研究者は，さまざまな**統計学的検定** statistical tests によって，帰無仮説を棄却しようとする。

この例での帰無仮説は，形式的には次のように表すことができる。

$$H_0 : \mu_E = \mu_C$$

帰無仮説（H_0）は，実験群患者の不安得点の母平均値（μ_E）は対照群の母平均値（μ_C）と同じであるというものである。**対立仮説** alternative hypothesis または研究仮説（H_A）は，平均値が同じではないということである。

$$H_A : \mu_E \neq \mu_C$$

標本データに基づいて，帰無仮説を採用したり，棄却したりするが，仮説の検定は母集団についての推論のために行う。

	実際の状況は，帰無仮説が：	
	真	偽
研究者は，検定統計量を計算し，帰無仮説について判断する　真（帰無仮説を採用する）	正しい判断	第二種の過誤（偽陰性）
偽（帰無仮説を棄却する）	第一種の過誤（偽陽性）	正しい判断

図18-2　統計的意思決定の結果

第一種の過誤と第二種の過誤

　研究者は，観察された結果が偶然に起因する可能性がどれくらい高いかを判断することで，帰無仮説を採用するか棄却するかを決める。研究者は，標本データに基づいて，帰無仮説が真であるか否かを確実に知ることはできない。研究者は，仮説が**おそらく**真である，または**おそらく**偽であると結論付けることができるだけであり，常に誤りをおかすリスクが存在する。

　研究者は，2種類の統計的過誤をおかす可能性がある。それらは，真の帰無仮説の棄却と偽の帰無仮説の採用である。図18-2に，研究者の判断とその結果をまとめた。研究者は，実際には真である帰無仮説を棄却することで，第一種の過誤 type I error をおかす。例えば，ある薬がプラセボよりもコレステロールを下げる効果が高いと結論付けたが，実際には観察されたコレステロール値の差は標本抽出のばらつきによるものだったとしたら，これは第一種の過誤，つまり偽陽性の結論となる。逆に，薬物がコレステロールを減少させたにもかかわらず，コレステロールの群間差は偶然に生じたものであると結論付けた場合，これは第二種の過誤 type II error，すなわち偽陰性の結論となる。薬効についての研究の場合，統計学的な過誤は次のように表現するのがよいだろう。第一種の過誤は効果のない薬が市場に出るのを許すかもしれないが，第二種の過誤は効果のある薬が市場に出るのを**妨げる**かもしれない。

有意水準

　統計的意思決定において，いつ誤りをおかしたかは，研究者にはわからない。帰無仮説の妥当性は，母集団からデータを収集することによってのみ知ることができる。研究者は，真の帰無仮説を誤って棄却する確率を意味する有意水準 level of significance を使うことで，第一種の過誤の**リスク**をコントロールできる。

　最もよく使われる有意水準（または α という）は，.05と.01の2つである。有意水準が.05の場合，母集団から抽出した100標本のうち，真の帰無仮説が5回棄却されるというリスクを受け入れることになる。有意水準が.01の場合，第一種の過誤のリスクは**低くなる**。間違って帰無仮説を棄却してしまうのは，100標本のうち1標本だけだからである。α の最小許容水準は，通常.05である。決定が重要な結果をもたらす場合には，より厳しい水準（例：.01や.001）が必要になるかもしれない。

ヒント

　著名な研究者や統計学者のグループが，統計学的有意性の推測に.05ではなく.005の閾値を用いることで「統計学的有意性を再定義する」という物議を醸す提案を行った（Benjamin et al., 2017）。彼らの主張は，多くの重要な知見が再現できないという事実に端を発している。今後，彼らの見解が主流になるかどうかは，これからの展開次第である。

　研究者は当然，両方のタイプの過誤のリスクを減らしたいのだが，残念ながら第一種の過誤を減らすと第二種の過誤のリスクが増加する。帰無仮説を棄却する水準を厳しくするほど，誤った帰無仮説を採用する確率が高くなる。研究者は統計的意思決定の水準を設定するうえでトレードオフを考えなければならないが，第二種の過誤のリスクを減らす最も簡単な方法はサンプルサイズを大き

くすることである。第二種の過誤については、本章で後述する。

■ 棄却域

研究者は有意水準を選択することで、判断ルールを設定する。そのルールとは、検定統計量が適切な理論分布上の棄却域 critical region にあれば帰無仮説を棄却し、そうでなければ帰無仮説を採用するというものである。棄却域は、結果について帰無仮説が**ありえない**かどうかを示す。

看護研究におけるジェンダーバイアスに関する私たちの研究（Polit & Beck, 2013）の例を挙げて、統計的な意思決定プロセスを説明する。この研究では、看護研究において、研究参加者として男性と女性が同比率であるかどうかを調べた。つまり、4つの主要な看護研究雑誌に掲載された研究の女性の平均比率が、バイアスがない場合に期待されるように50.0％であるかどうかを検討した。帰無仮説は $H_0 : \mu = 50.0$ であり、対立仮説は $H_A : \mu \neq 50.0$ である。2年間に発表された300件の研究を連続的に標本抽出したところ、研究参加者の女性比率の平均値は74.1であることがわかった。この平均値74.1は、母集団の平均値50.0からの単なる偶然の変動ではない、という仮説を統計的手法により検証した。

仮説の検定では、帰無仮説が真であると仮定し、それを棄却するためのエビデンスを集める。看護研究における母集団の平均比率を50.0と仮定すると、理論的標本分布が構築できる。この例では、**図18-3**に示すように、平均値の標準誤差は約2.0である。

正規分布の特性[1] に基づいて、看護研究の母集団から標本の平均値の**ありうる**値と**ありえない**値を判断することができる。帰無仮説のように母集団の平均値が50.0であれば、標本平均値の95％は46.0から54.0の間、すなわち平均値50.0の上下 $2SD$ の範囲に入ることになる。得られた標本の平均値74.1は、帰無仮説が真であれば**ありえない**とされる棄却域にあり、実際、女性の54.0％より大きい値は、$\alpha = .05$ でありえないとされる。

---

[1] 厳密には、この例で適切な理論分布は t 分布だが、N が大きいと t 分布は正規分布に近似できる。

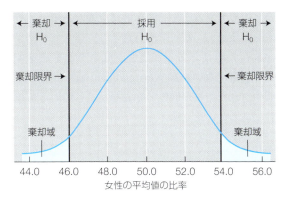

図18-3 両側検定における標本分布の棄却域：ジェンダーバイアスの例

私たちの研究では、偶然だけで平均74.1％の女性が得られる確率は10,000分の1以下であった。そこで、看護研究における女性参加の平均比率は50.0であるという帰無仮説を棄却した。第一種の過誤の可能性が残っているので、仮説を**立証した**とは言えないが、この場合、その可能性はきわめて低いだろう。母集団の平均値が50.0ではない、つまり、看護研究の参加者として男性と女性が同比率ではない、という対立仮説を**採用する**ことができる。

> **ヒント**
>
> 有意水準は、先に説明した信頼区間に類似している。.05 の α は95％信頼区間に相当し、.01 の α は99％信頼区間に相当する。私たちのジェンダーバイアスの研究例では、女性の比率の95％信頼区間は平均値74.1を中心として、71.1から77.1の範囲であった。

■ 統計学的検定

研究者は、自身のデータを用いて検定統計量 test statistics を計算することにより、仮説の検定を行う。すべての検定統計量には、関連する理論分布がある。計算された検定統計量の値は、該当する分布の棄却限界の値と比較される。

研究者が棄却限界を超える検定統計量を算出した場合、その結果は統計学的に有意 statistically significant であるといわれる。**有意**という言葉

は，**重要である**とか，**臨床的に意義がある**という意味ではない。統計学的**有意**とは，得られた結果が偶然の結果である可能性が低いことを意味する。**有意でない結果** nonsignificant result とは，観察された結果が偶然の変動を反映している可能性があることを意味する。

> **ヒント**
>
> 帰無仮説が採用される場合（すなわち結果が有意でない場合），これを**否定的結果**と呼ぶことがある。否定的結果は研究者をがっかりさせることが多く，雑誌の編集者が原稿を却下することもある。否定的結果の研究報告が却下されるのは，編集者が特定の結果に対して偏見をもっているからではなく，否定的結果は結論が出ず，解釈が難しいからである。有意でない結果は，その結果が偶然に起こった**可能性**は示唆するが，研究仮説が正しいか否かを示す根拠にはならない。

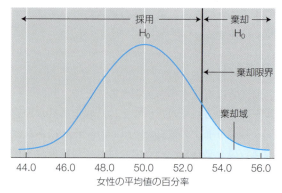

図18-4 片側検定における標本分布の棄却域。ジェンダーバイアスの例

片側検定と両側検定

ほとんどの仮説検定において，研究者は**両側検定** two-tailed tests を用いる。これは，標本分布の両端を用いて，起こりえない値を判断することを意味する。例えば，**図18-3** では，標本分布の面積の5%を含む棄却域は，分布の一方の裾に2.5%，他方の裾に2.5%含まれることになる。有意水準が.01であれば，棄却域はそれぞれの裾に0.5%ずつ含まれることになる。

研究者が強い根拠をもって方向性のある仮説[訳注1]を主張する場合，**片側検定** one-tailed test を用いることがある。例えば，農村部の女性について出産前の生活習慣を改善するプログラムを検証するためにRCTを行った場合，2群の出産結果が単に**差がある**だけでなく，プログラム参加者が**利益を得る**ことが期待される。したがって，介入群のアウトカムが**より悪い**ことを示す分布の裾を使うのは意味がないと主張することができる。

片側検定では，起こりえない値かどうかを判断する棄却域は，**図18-4**に示すように，分布の片側（仮説の方向に対応する裾）にのみ設定する。先ほどのジェンダーバイアスの例でいうと，検証する仮説は，「母集団の平均値が50.0**より大きい**」，つまり，「看護研究に女性が多く参加している」というものである。片側検定の場合，「ありえない improbability」5%の棄却域は，指定された裾の大きな領域をカバーするので，片側検定は両側検定より保守的な結果とならない。そのため，両側検定よりも片側検定のほうが帰無仮説を棄却しやすくなる。ジェンダーバイアスの例では，αが.05とすると，片側検定では標本の平均値が53.0以上であれば帰無仮説が棄却されるが，両側検定では54.0以上となる。

片側検定には賛否両論がある。ほとんどの研究者は，たとえ方向性のある仮説があったとしても両側検定を用いる。研究報告では，特に片側検定について言及されていない限り，両側検定が用いられたと考えてよい。しかし，方向性のある仮説に強い理論的な根拠があり，反対方向の知見は事実上ありえないと想定される場合は，片側検定が正当化されることがある。以後，本章では，両側検定の例を示す。

> **ヒント**
>
> 統計学的検定に先立ち方向性のある仮説を立てられる場合にのみ，片側検定を選択するべきである。また，たとえ群間差が大きくても，「誤った」方向の群間差は偶然に起こったとする覚悟が必要である。

訳注1：2群比較の場合であれば，どちらか一方だけが必ず大きな値をとるという仮説。

パラメトリック検定とノンパラメトリック検定

　統計学的検定は，パラメトリック検定とノンパラメトリック検定の2つに大別される。パラメトリック検定 parametric tests は，パラメーターの推定を行い，少なくとも間隔尺度で測定されていることが必要であり，変数が母集団で正規分布していると仮定できるなど，いくつかの前提がある。これとは対照的に，ノンパラメトリック検定 nonparametric tests は，パラメーターを推定しない。ノンパラメトリック検定は，パラメトリック検定に比べて，変数の分布形に関する制約が少ない。

　パラメトリック検定はノンパラメトリック検定よりも検出力が高く，通常は好まれるが，異論もある。統計を厳密に考える人は，パラメトリック検定の要件が満たされなければ，その使用は不適切であると主張する。しかし，多くの統計学的研究によると，サンプルサイズが大きければ，パラメトリック検定の前提が満たされなくとも，統計的意思決定には影響がないことが示されている。ノンパラメトリック検定は，データを間隔尺度として解釈できない場合や，分布が著しく非正規である場合，またはサンプルサイズが非常に小さい場合に有用である。

ヒント

　統計学者の中には，母集団が著しく異常な分布をしていない限り，N が50以上のとき，ノンパラメトリック検定を使う必要はないだろうとアドバイスする人もいる。これは，中心極限定理 central limit theorem を利用したものである。すなわち，標本が大きいとき，たとえ母集団でその変数自体が正規分布していなくても，標本の平均値の理論分布は正規分布に従う傾向があるという事実に基づいている。N が小さい場合には中心極限定理を仮定できないので，パラメトリック検定を使用すると誤った結果になる可能性がある。

対象者間検定と対象者内検定

　統計学的検定における分類には，比較に関するものがある。異なる人々（例：男性 vs 女性）を比較する場合，対象者間デザインを使用し，統計学的検定は独立した群間の検定 test for independent groups（対応のない検定）となる。他のデザインは，1つの群内で行われる。例えば，クロスオーバー・デザインでは，参加者は2つ以上の療法を受ける。対象者内デザインでは，すべての条件で同じ対象者が用いられるから，比較は独立群間ではなく，その適切な統計学的検定は従属した群間の検定 test for dependent groups（対応のある検定）になる。

■ 仮説検定の手順の概要

　次に，いくつかの2変量統計検定を示す。本書では，計算法よりも応用性を重視しているので，より詳しい説明については他の参考文献（例：Dancey et al., 2012; Gravetter et al., 2018; Polit, 2010）を参照してほしい。研究法の教科書である本書では，一般的な統計学的検定の利用法と解釈についての概要を示すことを目標としている。

　それぞれの統計学的検定にはそれに応じた適用範囲があるが，仮説を検証するプロセスは基本的に同じである。その手順は以下のとおりである。

1. **適切な検定統計量を選ぶ**：図 18-5 は，2変量統計検定を選択するためのクイックガイドである（多変量検定は第19章で扱う）。研究者は，どの尺度水準が使われたか，パラメトリック検定は妥当か，対応ある群の検定が適切か，相関か群比較か，そして，いくつの群が比較されるのか，などの要素を考慮しなければならない。
2. **有意水準を設定する**：研究者は，帰無仮説を採用するか否かの基準を設定する。ほとんどの場合，.05 の α が採用されている。
3. **片側検定か両側検定を選ぶ**：ほとんどの場合，両側検定が使われる。
4. **検定統計量を計算する**：収集したデータを使って，検定統計量を計算する。
5. **自由度（df と表記）を決定する**：自由度 degrees of freedom とは，パラメーターについて自由に変化できる観察数をいう。この概念は複雑なので，ここでは十分に説明できないが，df を計算するのは簡単である。

従属変数の尺度水準	群間比較：群の数（独立変数）				相関分析（関連の強さを調べる）
	2群		3群以上		
	独立した群間の検定	対応のある群間の検定	独立した群間の検定	対応のある群間の検定	
名義（カテゴリー）	カイ二乗検定（あるいはフィッシャーの正確確率検定）	マクネマーの検定	カイ二乗検定	コクランの Q 検定	ファイ係数（2値）あるいはクラメールの V（2値に限らない）
順序（ランク）	マン・ホイットニーの U 検定**	ウィルコクソンの符号付順位和検定	クラスカル・ウォリス検定	フリードマン検定	スピアマンの ρ（あるいはケンドールの τ）
間隔あるいは比例（連続量）*	独立した群間の t 検定	対応のある t 検定	分散分析	反復測定分散分析	ピアソンの r
	2つ以上の独立変数には，多元配置分散分析				
	2群以上で，2つ以上の経時的計測には，反復測定分散分析				

*正規分布からかけ離れた分布や標本数が少ない場合は，この行よりも上の行に示したノンパラメトリックな検定が適していることもある。

**マン・ホイットニーの U 検定は，ウィルコクソンの順位和検定としても知られている。

図18-5　2変量統計学的検定のクイックガイド

6. **検定統計量を表の値と比較する**：検定統計量の理論分布により，帰無仮説が真であると仮定すると，検定統計量（ステップ4）が，**ありうる範囲を超えているかどうか**を判断することができる。計算された検定統計量を表中の値と比較する。検定統計量の絶対値が表の値より大きければ，その結果は統計学的に有意である。計算された値が小さければ，結果は有意ではない。

コンピュータで分析を行う場合，通常，研究者は最初の3つのステップだけを行い，あとはコンピュータに指示を出す。コンピュータは，検定統計量，自由度，そして帰無仮説が真である**実際の確率**を計算する。例えば，コンピュータは，介入群が対照群と偶然に異なることの両側確率（p）が.025であることを示すかもしれない。これは，今回得られたような群間差が，介入効果ではなく偶然に生じるのは1,000回中25回だけであることを意味する。計算された確率は，研究者が設定した有意水準（α）と比較する。有意水準が.05であれば，.025は.05より厳しい値であるため，結果は有意となる。慣例により，計算された確率が.05より大きい場合（例：.20），非有意（**NS** と略されることもある）となる。すなわち，それは100標本中5標本以上で，偶然に起こりうること

を示している。

ヒント

図18-5の参照ガイドには，あなたが必要とする検定がすべて含まれているわけではないが，看護研究者が最も頻繁に使用する2変量検定を示している。適切な検定を選択するために，インタラクティブ決定木ツールなど，多くのリソースがオンラインで利用可能である。

以下の節では，いくつかの一般的な2変量統計検定について説明する。ここでの推測統計の紹介は簡略化されており，検定の基礎となる前提などの重要な問題を省いていることに注意してほしい。読者には，量的分析を行う前に，統計学の原理を理解することを強くお勧めする。

2群の平均値の差の検定

一般的な研究では，連続量のアウトカム変数について，2群を比較することがある。例えば，患者の平均血圧を実験群対照群で比較することや，あるいは，抑うつの平均得点を男女で比較することもあるだろう。

2群の平均値の差に関するパラメトリック検定

は，*t*検定 *t*-test である。*t*検定は，独立した2群（例：実験群対対照群）や，標本が対応している場合（例：同一人物の治療前後の平均得点）の比較に使用できる。

ヒント

1標本*t*検定 one-sample *t*-test は，単一グループの平均値を仮説値と比較するために使用できる。Polit と Beck（2013）の看護研究におけるジェンダーバイアスの研究では，前述したように，1標本*t*検定を用いて，得られた平均値を仮説値である 50.0 に対して検証した。

■ 独立した群間の*t*検定

産後早期の退院が母性能力の自覚に及ぼす効果を検証するとしよう。経腟分娩をした20人の初産婦に，退院時の母性能力の自覚に関する尺度を実施した。出産後25〜48時間入院した10人（通常退院群）と，24時間以内に退院した10人（早期退院群）を比較する。**表18-1**より，この2群の平均得点はそれぞれ 25.0 点と 19.0 点であることがわかる。この差は**信頼できる**のか（つまり，早期退院群と通常退院群の母集団でこの差が見られるのか），あるいは群間差は偶然の結果なのだろうか？

表18-1の20人の得点（各群に10人）は，群ごとに個人差があることに注意してほしい。ばらつきの一部は，母性能力の自覚の個人差を反映している。また，その一部は測定誤差（尺度の信頼性が低いなど）によるかもしれないし，参加者のその日の気分などによるかもしれない。リサーチクエスチョンは「ばらつきは，独立変数である退院時期に確実に起因するといえるのか？」である。*t*検定によって，この質問に客観的に答えることができる。仮説は次のとおりである。

$$H_0 : \mu_A = \mu_B \qquad H_A : \mu_A \neq \mu_B$$

これらの仮説を検証するために，*t*統計量を計算する。*t*統計量の公式に従い，群の平均値，ばらつき，サンプルサイズを用いて*t*値を計算する。**表18-1**のデータを公式に用いると，*t*値は

表18-1 *t*検定のための架空のデータ：通常退院と早期退院における母性能力に関する尺度得点の例

通常退院の母親	早期退院の母親
30	23
27	17
25	22
20	18
24	20
32	26
17	16
18	13
28	21
29	14
平均値 = 25.0	平均値 = 19.0
t=2.86; *df*=18; *p*= .011	

2.86 となる。次に，自由度を計算する。このとき，自由度は全サンプルサイズから2を引いた値になる（$df = 20 - 2 = 18$）。*t*境界値の表は，付録 A の**表A-1**に示されている。自由度は左列に列挙され，異なるα値は上の行に示されている。斜線の列は，両側検定でα= .05 の値を示している。この列で，$df = 18$ のところをみると，*t*値が 2.10 であることがわかる。**この値は，帰無仮説が真である場合に，起こりうる上限を示している**。計算された*t*値は 2.86 となり，統計量の表の値[2]よりも大きく，ありえない（= 統計的に有意な）値であることがわかる。したがって，早期退院した初産婦は，そうでなかった初産婦に比べて，母性能力の自覚が有意に低かったといえる。この母性能力についての群間差は十分に大きいので，単なる偶然の結果とは考えにくい。もしデータ分析にコンピュータを用いた場合，**正確な確率を求めること**ができ，.011 となる。つまり，平均値の群間差が 6.0 ポイントに偶然になる確率は，1,000 標本中 11 標本だけであることになる。

---

[2] 表の*t*値は，計算された*t*の絶対値と比較する必要がある。したがって，計算された*t*が−2.86 であっても，結果は有意である。

対応のない t 検定の例

Chiu ら（2018）は，長期療養施設のサルコペニアをもつ肥満の入居者を対象に，レジスタンストレーニングが身体組成と機能的能力に及ぼす効果を検討した。介入群の介入後の平均握力は，比較群の 20.4 kg に対して 29.8 kg であり，t 検定によると，この差は，$p<.001$ で統計的に有意であった。

同じデータで複数の検定を行う場合，つまり，複数の結果がある場合，第一種の過誤のリスクは増加する。1 つの t 検定において，$\alpha = .05$ であるとすると，5% の確率で第一種の過誤を起こすリスクがある。しかし，同じデータセットで 2 回 t 検定を行うと，9.75% の確率で見かけ上の有意な結果をもたらすリスクがあり，3 回の検定では，それは 14.3% に上昇する。研究者は，複数の検定を行う際には，ボンフェローニ補正 Bonferroni correction を適用することがある。それは，より保守的な水準を設定するためである。例えば，望ましい α が .05 で，3 つの別々の検定を行う場合，**すべての**検定で帰無仮説を棄却するのに必要な修正 α は，.05 ではなく，.017 になる。補正は，希望の α を検定の数で割ることによって計算される。例えば，.05/3 = .017。もし私たちが，平均値の群間差が 3 つの検定で $p = .017$ 以下で有意であると結論付けた場合，3 つの比較すべてで間違って帰無仮説を棄却する確率は，5% しかないことになる。しかし，ボンフェローニ補正は，第二種の過誤（実際には統計的関連があるのにないと誤って結論付けること）のリスクを高める傾向があるため，問題が生じる可能性がある。

■ 平均値の差の信頼区間

2 群の平均値の差に対して信頼区間を設定することができ，その結果は統計学的有意性（帰無仮説が棄却されるべきかどうか）と推定された差の精度に関する情報を提供できる。信頼区間の情報は臨床応用において p 値よりも有用であるため，信頼区間が好まれることがある。しかし，多くの医学雑誌ほど，看護学雑誌は信頼区間の提示を求めていない。

表 18-1 の例では，母性能力得点の平均値は通常退院群で 25.0 点，早期退院群で 19.0 点であった。**差の標準誤差**を計算する公式を使用すると，平均値差 6.0 を中心に信頼区間を算出することができる。この例での 95% の信頼区間の信頼限界は 1.6 と 10.4 である。これは，95% の確信をもって早期退院と通常退院の母親の得点における母集団の平均値の真の差が，この限界の間のどこかにあることを意味する。

t 検定では，平均値の群間差の推定値（6.0）が得られ，群間差はおそらく偶然ではないことがわかった（$p = .011$）。信頼区間の情報は，平均値の差がどの範囲にあるか教えてくれる。求められた信頼区間から，**その範囲が 0 を含まない**ので，.05 の水準でその差が有意であることがわかる。平均値差が 1.6 より大きい確率が 95% であることから，差が全くない確率は 5% 未満である。よって帰無仮説を棄却することができる。

信頼区間は帰無仮説の確からしさに関する正確な確率を与えるものではないので，パラメーターの推定値と仮説検定の両方の情報を提供することが有用である。今回の例では，結果は次のように報告できるだろう。「早期退院した母親（19.0）は，通常退院した母親（25.0）に比べ，母性能力の自覚得点が有意に低かった（$t = 2.86$, $df = 18$, $p = .011$）。平均値の差は 6.0 で 95% 信頼区間は 1.6 から 10.4 であった」。このように複数の結果がある場合，情報は表で示したほうがわかりやすい。

■ 対応のある t 検定

研究者は時に，同じ対象者から 2 つの測定値を得たり，ペアとなる対象者（例：兄弟姉妹）から 2 つの測定値を得ることがある。このように 2 つの得点の平均値が独立でない場合，**対応のある t 検定** paired t-test，つまり従属する群間において t 検定を使用する必要がある。

例えば，特別食が高齢男性のコレステロール値に及ぼす効果を研究するとしよう。標本として男性 50 人が選ばれ，彼らのコレステロール値は，ベースラインと，特別食を 2 か月間摂取した後に測定される。検証する仮説は

$$H_0：\mu_{X1} = \mu_{X2} \qquad H_A：\mu_{X1} \neq \mu_{X2}$$

ここで，X_1＝治療前のコレステロール値
X_2＝治療後のコレステロール値

　独立した群間の t 検定とは別の式を用いて，事前テストと事後テストのデータから t 統計量を計算する。得られた t 値は，表の t 値と比較される。対応のある t 検定では，自由度は観察数から1を引いたものである（$df = N - 1$）。信頼区間は，独立した2群と同様に，対応のある2群の平均値の差についても設定できる。

> ### ☞ 対応のある t 検定の例
>
> 　心不全患者に対するホリスティック・メディテーションのパイロット研究では，12週間のプログラムの前後で心理社会的苦痛を測定した（Heo et al., 2018）。対応のある t 検定を行った結果，健康関連 QOL は有意に改善し，抑うつ症状の重症度は有意に減少した（いずれも $p < .001$）。

■ ノンパラメトリック2群検定

　例えば，アウトカム変数が順序尺度である場合や，分布が著しく非正規である場合，2群の比較には，ノンパラメトリック検定を使う必要がある。**マン・ホイットニーの U 検定** Mann-Whitney U test は，独立した2群間の比較を行う t 検定のノンパラメトリック版で，得点に順位を割り当て計算する。2群の順位和を求め，U 統計量を計算し比較する（この検定は**ウィルコクソンの順位和検定** Wilcoxon's rank-sum test と呼ばれることがある）。順序尺度のデータが対になっている（従属する）場合，ウィルコクソンの符号付順位和検定が使用できる。**ウィルコクソンの符号付順位和検定** Wilcoxon signed-rank test では，対になった得点の差をとり，その差の絶対値を順位付けする。

3 群間以上の平均値差の検定

　分散分析 analysis of variance（**ANOVA**）は，3群以上の平均値の差を検証するパラメトリック手法である。分散分析で計算される統計量は，F 比

F-ratio である。分散分析は，アウトカム変数のすべてのばらつきを2つの部分に分解する。すなわち(1)独立変数によるものと，(2)個人差や測定誤差などの他のすべてのばらつきによるものである。群間のばらつきは，群内のばらつきと対比され，F 比が算出される。群内のばらつきに対して群間の差が大きい場合，独立変数がグループの差に関係している，または差をもたらした可能性が高くなる。

■ 一元配置分散分析

　禁煙を支援するさまざまな介入の効果を比較するとしよう。喫煙者の1番目の群は看護師のカウンセリングを受け（A 群），2番目の群はピアカウンセリング，すなわち，元喫煙者からのカウンセリングを受け（B 群），そして3番目の対照群は特別な介入を受けない（C 群）とする。アウトカム変数は，介入1か月後に測定される1日のタバコ消費量である。禁煙を希望する30人の喫煙者が，3つの条件のうちの1つに無作為に割り付けられる。**一元配置分散分析** one-way ANOVA は，次の仮説を検証する。

$$H_0 : \mu_A = \mu_B = \mu_C \qquad H_A : \mu_A \neq \mu_B \neq \mu_C$$

　帰無仮説は，「介入後のタバコ消費量の母平均値が3群とも同じ」であり，対立（研究）仮説は，「その平均値が異なる」となる。**表18-2**は30人の参加者の架空のデータである。介入後の1日に吸うタバコの平均本数は，A 群，B 群，C 群でそれぞれ 16.6 本，19.2 本，34.0 本である。これらの平均値は異なっているが，有意差があるのだろうか，それとも，その差は偶然に起きたものだろうか？

　F 統計量の計算では，データ中の全ばらつきを，2つの部分に分解する。群の状況（すなわち，独立変数である介入状況の違い）によるばらつきの部分は，**群間平方和** sum of squares between groups（SS_B）に反映される。SS_B は，すべての参加者の**全平均値** grand mean からの個々のグループ平均値の平方偏差の合計である。

　第2の部分は，**群内平方和** sum of squares within groups（SS_W）である。この指標は，各対

388 第Ⅲ部 看護のエビデンスを創出する量的研究のデザインと実施

表18-2 一元配置分散分析のための架空のデータ：3つの群における介入後1か月の1日の喫煙本数

A群 看護師によるカウンセリング		B群 ピアカウンセリング		C群 対照群（非介入）	
28	19	0	27	33	35
0	24	31	0	54	0
17	0	26	3	19	43
20	21	30	24	40	39
35	2	24	27	41	36
$\overline{X}_A$=16.6		$\overline{X}_B$=19.2		$\overline{X}_C$=34.0	
F=4.98, df=2, 27, p= .01					

表18-3 介入後の喫煙の例についての分散分析要約表

変動要因	SS	df	平均平方	F	p
群間	1,761.9	2	880.9	4.98	.014
群内	4,772.0	27	176.7		
合計	6,533.9	29			

象者の得点とその**属する**集団の平均値との偏差の二乗の合計である。SS_Wは，個人差や測定誤差などに起因するばらつきを示している。

標本分散の公式は，$\Sigma x^2 \div (N-1)$であることを第17章で学んだ。上述した2つの平方和はこの分散式の分子のようなもので，SS_BとSS_Wはともに平均値からの偏差の平方和に相当する。したがって，群内分散と群間分散を計算するためには，平方和を$N-1$に相当するもの，つまり各平方和の自由度で割る必要がある。群間については，$df_B = G-1$（群数から1を引いた値）で割る。群内については，df_Wは各群の参加者数から1を差し引いた数となる。

分散分析では，分散は平均平方和 mean square（MS）と呼ばれる。群間の平均平方和と群内の平均平方和の公式は次のとおりである。

$$MS_B = \frac{SS_B}{df_B} \qquad MS_W = \frac{SS_W}{df_W}$$

F比統計量は，これらの平均平方和の比，すなわち以下で示すとおりである。

$$F = \frac{MS_B}{MS_W}$$

分散分析の要約表（**表18-3**）から，この例ではF統計量が4.98であることがわかる。df=2と27

でα=.05においては，表からF値は3.35とわかる（理論的F分布からの値については付録Aの**表A-2**を参照）。得られたF値4.98は3.35を超えるため，母集団の平均値が等しいという帰無仮説は棄却される。コンピュータで計算した**実際の**確率は，.014である。介入後の1日の喫煙本数の平均的な群間差は，偶然による期待値を超えている。すなわち，1,000標本のうち，偶然にこれだけの差が出るのは14標本だけということである。

このデータは，介入によって喫煙本数に差がでるという研究仮説を支持するが，介入Aが介入Bよりも有意に効果的であったかどうかを知ることはできない。そこで，多重比較法 multiple comparison procedures（または事後検定 post hoc tests）として知られる統計学的分析が必要となる。これは，分散分析の帰無仮説を棄却する根拠であるグループ平均値間の差を分離する機能がある。一連のt検定（A群とB群，A群とC群，B群とC群）を使用することは，第一種の過誤のリスクを増大させるので適切で**ない**ことに注意してほしい。多重比較法は，Polit（2010）など，ほとんどの中級統計の成書に説明されている。

第18章 推測統計 **389**

表18-4 二元配置（2×2）分散分析の架空のデータ：カウンセラーの種類とカウンセリング様式における介入1か月後の1日の喫煙本数

因子B―手段	因子A―カウンセラーの種類				合計
	看護師		ピア		
対面(1)	24	25	27	23	対面
	28	38	0	18	$\overline{X}_{B1}=21.0$
	2	21	45	20	
	19	0	29	12	
	27	36	22	4	
	$\overline{X}_{A1B1}=22.0$		$\overline{X}_{A2B1}=20.0$		
電話(2)	10	36	16	27	電話
	21	41	18	0	$\overline{X}_{B2}=23.0$
	17	28	3	49	
	0	37	25	35	
	33	5	17	42	
	$\overline{X}_{A1B2}=16.0$		$\overline{X}_{A2B2}=30.0$		
合計	看護師カウンセラー： $\overline{X}_{A1}=19.0$		ピアカウンセラー： $\overline{X}_{A2}=25.0$		$\overline{X}_{T}=22.0$

☞ **一元配置分散分析の例**

Bonsaksenら(2019)は，ノルウェーの異なる属性をもつ人々について一般的な自己効力感の違いを研究した。彼らは，1,787人のノルウェー人のデータを用いて分散分析を行った結果，雇用形態グループ（就労，退職など）間で自己効力感の自覚に有意差があることを発見した（$F=15.8$, $p<.001$）。

■ 二元配置分散分析

一元配置分散分析は，3つの異なる介入における参加者のように，単一の独立変数について平均値の群間差を検定するために用いられる。要因デザインのように複数の要因をもつ研究データは，**多元配置分散分析**を用いることができる。本節では，二元配置分散分析 two-way ANOVA の原理について説明する。

例えば，2種類の禁煙支援方法（対面式と電話式）について，看護師によるカウンセリングの効果とピアカウンセラー（元喫煙者）の効果を比較するとしよう。40人の喫煙者からなる1つの標本を，4つの介入条件のうちの1つに無作為に割り付ける。介入から1か月後に，参加者は前日に吸ったタバコの本数を報告する。この例の架空の

データを**表18-4**に示す。

2つの独立変数について，3つの仮説を検証する。第1に，看護師によるカウンセリングとピアカウンセリングの効果を検証する。第2に，誰がカウンセリングを行うかにかかわらず，対面式と電話式で介入後の喫煙本数に違いがあるかを検証する。これらは主効果 main effects の検証である。第3に，交互作用効果 interaction effects（すなわち，2つの異なる介入方法における2種類のカウンセラーによる効果の差）を検証することである。交互作用とは，1つの独立変数の効果が2つ目の独立変数のすべてのレベルにおいて一貫しているかどうかをいう。

表18-4は，看護師カウンセリング群はピアカウンセリング群よりも平均して喫煙本数が少なかったこと（19.0対25.0），対面式カウンセリング群は電話カウンセリング群よりも喫煙本数が少なかったこと（21.0対23.0）を示している。そして看護師カウンセリング群で電話カウンセリングを受けた者がより喫煙本数が少なく，ピアカウンセリング群では対面式カウンセリングを受けたもので喫煙本数がより少なかったことを示している。これらのデータに対して二元配置分散分析を行うことで，その効果が統計学的に有意であるかを知ることができた。

多元配置分散分析は，二元配置分析に限定されるものではない。理論的には，任意の数の独立変数で可能であるが，実際には3つ以上の因子をもつ研究はまれである。

他の統計手法は，第19章で説明するように，通常，3つ以上の独立変数について使用される。

■ 反復測定分散分析

反復測定分散分析 repeated-measures ANOVA（RM-ANOVA）は，いくつかの場合に使用されるが，その1つは各参加者に同一のアウトカム変数の測定を3回以上実施するときである。例えば，ある研究では，血圧や心拍数などの生理学的測定が介入の前，間，後に行われるかもしれない。このような状況において用いられる一元配置反復測定分散分析は，対応のあるt検定を拡張したものである。これは単一グループを縦断的に調査する場合や3つ以上の異なる条件でのクロスオーバー・デザインで使用できる（第19章では，混合計画の反復測定分散分析について説明する）。

例えば，早産児の哺乳量について，(1)非栄養的吸啜，(2)非栄養的吸啜と音楽，(3)音楽のみの3つの介入の効果を比較するとしよう。実験的反復測定クロスオーバー・デザインにより，研究に参加した乳児は，3つの介入について異なる順序で無作為に割り付けられる。介入後に，アウトカムである哺乳量を測定する。この研究の帰無仮説は，介入条件は哺乳率に関係しない（すなわち，$\mu_1 = \mu_2 = \mu_3$）というものである。対立仮説は，哺乳率と介入条件は関係がある（すなわち，3つの母集団の平均値は等しくない）というものである。

このような研究では，各条件内の乳児間でも，3つの介入条件間でも，哺乳率にばらつきがあることがわかるだろう。他の分散分析と同様，アウトカム変数は，寄与する成分に分割できる平方和の合計によって表される。反復測定分散分析では，3つのばらつきが全体のばらつきに寄与する。

$$SS_{total} = SS_{treatment} + SS_{subjects} + SS_{error}$$

概念的には，**介入の平方和**は，通常の分散分析での群間平方和に相当する。これは独立変数の効果を表す（測定が介入なしに複数のポイントで行われる場合，**時間の平方和**と呼ばれることがある）。**誤差の平方和**は，通常の分散分析での群内平方和に相当する。両方ともランダムな変動に関連するばらつきを表す。3番目の成分，**対象者の平方和**は，単純な分散分析では対応するものがない。なぜなら，通常の分散分析では，比較されるのは異なる人の群であるからである。$SS_{subjects}$項は個人差を捉え，その効果は条件間で一貫している。つまり，介入に関係なく，ある乳児は哺乳率が高く，他の乳児は哺乳率が低い傾向がある。個体差は，誤差項（ランダムなばらつき）から統計的に分離できるため，反復測定分散分析は被験者間の分散分析よりも独立変数と従属変数の間の関係性をより敏感に検定する。統計的に分離するということは，個人差に起因するばらつきがF統計量を計算する際の分母から除去されるということである。

> ☞ **反復測定分散分析の例**
>
> Yatesら（2018）は，冠動脈バイパス術患者の配偶者の介護者における介護需要度と介護困難度の経時的な変化を検討した。介護負担尺度の得点は，退院初期と3か月後，6か月後に取得した。データは，群内変化について分析された。その結果，介護需要度（$p < .001$）および介護困難度（$p = .02$）は経時的に有意に低下したことが示された。

■ ノンパラメトリックな「分散分析」

ノンパラメトリック検定は，実際には分散を分析しないが，パラメトリック検定が適切でない場合，分散分析に相当するノンパラメトリックな方法がある。クラスカル・ウォリス検定 Kruskal-Wallis 検定は，マン・ホイットニーのU検定 Mann-Whitney U test を一般化したもので，さまざまな群の得点のランク（順位）に基づいている。この検定は，群の数が3つ以上で，独立した標本間の一元的な検定を行いたいときに使用される。複数の測定値が同じ対象から得られる場合，順位による「分散分析 analysis of variance」として，フ

リードマン検定 Friedman test を使用することができる。どちらの検定も，Polit（2010）などの統計学の教科書に説明されている。

比率の差の検定

これまで述べてきた検定は，連続的な従属変数を用いて群の平均値を比較するものであった。本節では，名義尺度の場合の群間差の検定を検討する。

■ カイ二乗検定

カイ二乗（χ^2）検定 chi-square test は，クロス集計表が作成されたときなど，比率の群間差に関する仮説を検証するために用いられる。例えば，患者の自己服薬コンプライアンスに対する看護師による指導の効果を研究するとしよう。看護師は無作為に割り付けられた実験群の患者 100 人に新しい指導方法を実施し，対照群の患者 100 人には通常の指導を行う。研究仮説は，「介入群のほうが対照群よりもコンプライアンス率が高い」である。

カイ二乗統計量は，観測度数 observed frequencies（すなわち，データで観察された値）と期待度数を比較することによって計算される。この例での観測度数は表 18-5 に示すように，介入後に服薬を遵守した患者は，実験群が 60 人（60%），対照群が 40 人（40%）であった。カイ二乗検定により，この比率の差が実際の介入効果を反映しているのか，それとも偶然のばらつきに過ぎないのかを検証することができる。期待度数 expected frequencies は，2 変数間に関係性がないと仮定した場合に得られる度数である。この例では，もし 2 つの変数間に関連がなかったとすると，全体として参加者のちょうど半分（200 人中 100 人）が

遵守することになるため，期待度数は 1 セルあたり 50 人となる。

カイ二乗統計量は，各セルについて，観測度数と期待度数の差を要約することで計算される。公式と計算はここでは示さないが，この例では χ^2 ＝8.00 である。カイ二乗検定を行う場合，df は行数マイナス 1×列数マイナス 1 に等しい。今回の事例では，df ＝1×1＝1 である。df が 1 の場合は .05 水準で有意とするために超えなければならない理論的なカイ二乗分布からの表の値（付録 A の表 A-3）は 3.84 である。得られた値 8.00 は，偶然によるものであると予想される値（実際の p ＝.005）よりもはるかに大きい。よって，実験群が対照群よりも有意にコンプライアンス率が多かったと結論付けることができる。

☞ カイ二乗検定の例

Snyder ら（2018）は，さまざまな雇用部門（ヘルスケア，教育，管理/専門職，サービス業など）における女性に対する母乳育児のための職場サポートについて，カイ二乗検定を用いて分析した。例えば，雇用主が母乳育児の目標をサポートしてくれたかどうかという質問に対する女性の回答では，「はい」と答えた割合が最も高いのは管理/専門職（81.9%）であり，最も低いのはサービス業（66.1%）で，グループ間に有意な差が見られた（p＝.03）。

■ 比率の差の信頼区間

平均値と同様に，2 群の比率の差に関する信頼区間を設定することができる。そのためには，**割合の差の標準誤差**を計算する必要がある。カイ二乗統計量の説明に用いた例（表 18-5）では，割合の差は .20（p＜.01）であり，その差の標準誤差

表 18-5　カイ二乗の例における観測度数。2 群における患者のコンプライアンス

患者コンプライアンス	群		合計
	対照群	実験群	
遵守	40	60	100
不遵守	60	40	100
合計	100	100	200
X^2＝8.00, df＝1, p＝.005			

は .069 である。この例では 95% 信頼区間は .06 から .34 である。私たちは，介入を受けた者と受けなかった者との間のコンプライアンス率における真の母集団の差が 6% から 34% の間であることを 95% の信頼度で確信することができる。この区間には 0% が含まれないため，集団の差が「本物」であることを 95% 確信できる。

■ 割合のその他の検定

カイ二乗検定が適切でない場合もある。サンプルサイズが小さい場合（合計 N が 30 以下），または頻度の小さいセル（5 以下）がある場合，割合の差の有意性を検証するためにフィッシャーの正確確率検定 Fisher's exact test を使用する必要がある。対応のある 2 群から得た割合を比較する場合（例：二値変数の割合の変化を比較するために事前事後デザインを用いる場合），適切な検定法はマクネマー検定 McNemar's test である。

相関関係を検証する

これまで議論してきた統計学的検定は，**群間の差**を検証するためのもので，すなわち独立変数が名義尺度である場合であった。本節では，独立変数とアウトカム変数の両方が順序，間隔，または比例尺度であるときに使われる統計学的検定について考える。

■ ピアソンの r

ピアソンの r Pearson's r は，2 変量が少なくとも間隔尺度で測定されたときに計算される相関係数で，記述的にも推測的にも用いられる。記述統計量として，相関係数は 2 つの変数間の関係の大きさと方向を要約する。推測統計量として，r は母集団の相関に関する仮説を検証するために用いられ，それはギリシャ文字の ρ（ロー）として表される。帰無仮説は，「母集団において 2 つの変数間には関連がない」であり，対立仮説は，「関連がある」である。

$$H_0 : \rho = 0 \qquad H_A : \rho \neq 0$$

例えば，患者が自己報告したストレスのレベル

と唾液の pH 値との関係を調べるとしよう。50 人の標本では，$r = -.29$ となり，ストレススコアが高い人は pH 値が低いという弱い傾向があることがわかった。しかし，この係数 $-.29$ は，標本に含まれる人々だけに観察される不規則なばらつきを反映しているのだろうか，それとも母集団においてもこの関連が真実であるのだろうか？ r の自由度は，参加者数から 2 を引いた数，つまり，$N-2$ に相当する。$df = 48$ で，$\alpha = .05$ の両側検定（付録 A の**表 A-4**）の r の値は，.2803 である。算出された r の絶対値は .29 であるから，帰無仮説は棄却される。「母集団におけるストレスと唾液酸度の相関はゼロではない」という研究仮説が採用される。

ピアソンの r は，群間および群内の両方の比較において使用することができる。ストレス得点と pH 値との関係についての例は，群間の比較である。問いは，ストレス得点が高い人は得点が低い異なる群の人よりも pH 値が有意に低くなる傾向があるか，である。同じ人から得られた場合（例：手術前と手術後），2 つのストレス得点の相関は，群内の比較になる。

☞ ピアソンの r の例

Wijdenes ら（2019）は，看護師の共感疲労と相関する因子について研究した。研究者らは，看護師のバーンアウトレベルは，共感疲労と有意な負の相関があることを見出した（$r = -.69$, $p < .001$）。

■ 2 変量の関係についてのその他の検定

ピアソンの r はパラメトリック統計量である。パラメトリック検定の前提に反する場合，またはデータが順序尺度の場合，適切な相関係数はスピアマンの ρ Spearman's ρ（r_s）またはケンダールの τ Kendall's τ のどちらかになる。これらの統計量の値は -1.00 から $+1.00$ の範囲にあり，その解釈はピアソンの r と同じである。二値変数と連続変数の相関に使われる別の相関統計量は，点双列相関係数 point-biserial correlation coefficient と呼ばれるものである。この統計量を解釈するには，二値変数がどのようにコーディングされたか

を知っておく必要がある（通常，1 と 0 である）。

　関連の大きさは，名義尺度のデータでも計算できる。例えば，ファイ係数φ coefficient は，二値変数の間の関連性を記述する指標である。クラメールの V Cramér's V は，2×2 より大きいクロス集計表に適用できる関係性についての指標である。両統計量ともカイ二乗統計量に基づいており，.00 から 1.00 の間の値をとり，値が大きいほど変数間の関連性が強いことを示す。

検出力分析と効果量

　発表された多くの看護研究（そしてさらに多くの未発表の看護研究）は，有意でない結果にいたっており，その多くは第二種の過誤による可能性がある。先に示したように，研究者は第一種の過誤（偽陽性）をおかす確率を有意水準αと設定している。第二種の過誤（偽陰性）の確率はβ（ベータ）である。βの補数$(1-\beta)$は，**真の関連や群間差を検出する確率**であり，統計学的検定の**検出力** power という。Polit と Sherman（1990）によれば，発表された多くの看護研究は検出力が不十分であり，第二種の過誤のリスクがある。しかし，より最近の看護研究では，おそらく意識の高まりから，平均的には検出力が向上している（Gaskin & Happell, 2014）。とはいえ，最近の分析でも，多くの研究が検出力不足 underpowered であることがわかっている。

　検出力分析 power analysis は，事前に必要なサンプルサイズを推定することによって，第二種の過誤のリスクを減らし，統計学的結論の妥当性を強化するために用いられる。検出力分析には 4 つの要素があり，そのうち 3 つは既知または推定する必要がある。

1. **有意水準**，α：他の条件が同じであれば，この基準が厳しいほど検出力は低くなる。
2. **サンプルサイズ**，N：サンプルサイズが大きくなると検出力が高くなる。
3. **効果量**（ES）：効果量は，帰無仮説がどの程度間違っているか，つまり，独立変数とアウトカムの間の関連が母集団においてどの程度強いかについての推定値である。
4. **検出力**，または $1-\beta$：これは偽の帰無仮説を棄却する確率である。

　研究者は通常，研究の最初に検出力分析を行い，第二種の過誤を回避するために必要なサンプルサイズを推定する。必要なサンプルサイズ（N）を推定するために，研究者はα，効果量，$1-\beta$ を指定する必要がある。研究者は通常，第一種の過誤のリスク（α）を .05 に設定する。$1-\beta$ の便宜的な標準値は .80 である。検出力が .80 であれば，第二種の過誤のリスクは 20% である。このリスクは高いように思うかもしれないが，もっと厳しい基準にすると，ほとんどの研究者が用意できないような大きなサンプルサイズが必要となる。

　αと $1-\beta$ が特定されている場合，N を求めるのに必要な情報は，推定される母集団の効果量である。効果量 effect size（ES）は，研究変数間の関係性の大きさである。関連（効果）が強ければ，標本が小さくてもその効果を検出できる。関係性が弱い場合は，サンプルサイズが大きくないと，第二種の過誤を回避できない。

　必要なサンプルサイズを推定するために検出力分析を行う場合，母集団の効果量は**不明**である。もしわかっているのであれば，新しい研究の必要性はないだろう。効果量は，利用可能なエビデンスと理論を用いて推定しなければならない。基本的に効果量の推定値は，関連がどの程度強いかについての研究者の**仮説**を表しているのである。研究者は，パイロット・スタディの知見を推定の根拠とすることがあるが，これが危険な理由については第 29 章で説明する。効果量は，類似の問題に対する先行研究の知見に基づいて算出することが多い。関連性のある先行知見がなく，理論がおおまかな指針にしかならない場合，研究者は効果が**小**，**中**，または**大**であると予想し，それに基づく慣例を用いる。ほとんどの看護研究では，効果は控え目（小〜中程度）である。

394　第Ⅲ部　看護のエビデンスを創出する量的研究のデザインと実施

表18-6　2平均値の差の検定における推定効果量の関数として，検出力の選択されたレベルを達成するために必要な群あたりのおおよそのサンプルサイズ[a]（$\alpha = .05$）

検出力	推定効果量(d)[b]										
	.10	.15	.20	.25	.30	.35	.40	.50	.60	.70	.80
.60	979	435	245	157	109	80	62	40	28	20	16
.70	1,233	548	309	198	137	101	78	50	35	26	20
.80	1,576	701	394	253	176	129	99	64	44	33	25
.90	2,103	935	526	337	234	172	132	85	59	43	33
.95	2,594	1,154	649	416	289	213	163	105	73	53	41

[a] 各群のサンプルサイズ。合計のサンプルサイズは，示した数の2倍となる。
[b] 推定効果量(d)は，母集団推定平均群差を母集団推定標準偏差で割ったもの，つまり($\mu_1 - \mu_2$)/s である。

ヒント

研究者は通常，効果量を推定できるいくつかの研究を見つけることができる。このような場合，推定は最も信頼性の高い先行研究に基づいて行われるべきである。研究者は，平均化または加重平均によって，質の高い複数の研究の情報を組み合わせて効果量を推定することもできる。

効果を推測し，必要なサンプルサイズを見積もる手順は，使用する統計手法によってさまざまである。ここでは，主に2群の平均値の差について説明する。

■2つの平均値の差を検証するためのサンプルサイズの推定

例えば，「クランベリージュースは食事制限をしている患者の尿のpHを下げる」という仮説を検証するとしよう。私たちは，患者を対照群（クランベリージュースなし）と，クランベリージュース300 mLを5日間飲む実験群に無作為に割り付けるよう計画している。望ましいαを.05，検出力を.80とすると，この研究にはどれくらいの大きさの標本が必要だろうか？

これに答えるためには，まず効果量を推定する必要がある。2群の母平均の差を比較する場合は，効果量は通常コーエンの d Cohen's d と呼ばれ，その公式は次のとおりである。

$$d = \frac{\mu_1 - \mu_2}{\sigma}$$

効果量(d)は，2つの母集団の平均値の差を母集団の標準偏差（σ）で割ったものである。これら母集団の値は決してわからないが，推定することができる。例えば，過去24時間にクランベリージュースを摂取した人としなかった人の尿のpHを比較した非実験的な先行研究を見つけたとする。この先行研究は，出発点としては妥当なものである。その結果が次のようなものだとする。

$$\overline{X}_1（クランベリージュースなし）= 5.70$$
$$\overline{X}_2（クランベリージュース）= 5.50$$
$$SD = 0.50$$

d の推定値は.40となる：

$$d = \frac{5.70 - 5.50}{0.50} = .40$$

表18-6 は，2群の平均値の差について，$\alpha = .05$（両側検定の場合）の場合の，さまざまな効果量と検出力に関するおおよそ必要なサンプルサイズを示している。この表から，効果量.40を検出力.80で検出するための推定 n（1**群あたりの人数**）は99人であることがわかる。以前の研究が母集団の効果量の良い推定値を提供したと仮定すると，新しい研究で必要な人数は約200人で，半分を対照群（クランベリージュースなし）に，残りの半分を実験群に割り付けることになる。サンプルサイズが200より小さいと，偽陰性である結論，

すなわち第二種の過誤になる確率が20%以上となる。例えば，サンプルサイズが128（各群64）であれば，誤って有意でない結果が出る確率は40%と見積もられる。

もし先行研究がない場合，研究者は最後の手段として，期待される効果が小，中，大のいずれかであると推定する。慣例によると（Cohen, 1988），2群の平均値の差の検定における効果量については，小さな効果では.20，中くらいの効果では.50，大きな効果では.80と推定される。α値を.05，検出力を.80とすると，小，中，大の効果が期待できる研究のn（1群あたりの参加者数）は，それぞれ394，64，25人となる。ほとんどの看護研究では，.50を超える効果量は期待できず，.20から.40の範囲のものが最も一般的である。PolitとSherman（1990）が，2つの看護研究雑誌に掲載された研究の効果量を分析したところ，t検定を用いた研究の平均効果量は.35だった。中程度の効果は，効果が肉眼で（すなわち，正式な研究手順なしで）検出できるほど顕著である場合にのみ推定されるべきである。

ヒント

効果量の推定をもとに検出力分析を行うのは，新しい研究をデザインするための**エビデンスに基づく**方法である。すなわち，新しい研究では，以前の研究からのエビデンスを用いて既知の情報に照らして，どれだけの参加者数が必要とされるかを推定する。有用な補足的な方法は，「臨床では，どの程度の効果が必要だろうか？」と問うことである。効果量の推定値がエビデンスに基づき，かつ臨床的に有効であれば，その研究はより強力なものとなる。

■ その他の2変量検定におけるサンプルサイズの推定

検出力分析は，他の統計学的検定についても実施することができる。検出力分析はオンラインで簡単に実施できる。ここでは，分散分析，ピアソンのr，またはカイ二乗検定において検出力分析を行うためのいくつかの基本的な特徴について説明する。

分散分析において検出力分析を行う方法がある。最も簡単な方法は，分散分析で説明される分散の比率を示す効果量指標である**イータ二乗** eta-squared（η^2）を推定することである。η^2は，平方根間の平方和（SS_B）を平方根の合計（SS_T）で割ったものに等しく，平方根の情報が利用可能であれば，効果量の推定値として直接用いることができる。η^2が推定できない場合は，効果の大きさを小，中，大のいずれかを予測することになる。分散分析において，小，中，大の効果の慣例的な推定値は，それぞれη^2の値が，.01，.06，.14である。$\alpha = .05$，検出力 $= .80$とすると，これは3群の研究では**1群あたり**約319，53，22人の被験者，4群研究では**1群あたり**約272，44，19人の被験者[3]となる（**表18-2**のデータ，**表18-3**の分散分析要約表では，$\eta^2 = .27$と大きな効果がある）。

ピアソン相関の場合，効果量の指標は母集団の相関係数であるρの推定値となる。したがって，関連する先行研究の相関係数（r）の値を推定効果量として直接使用することができる。**表18-7**は，$\alpha = .05$で検定統計量がピアソンのrの場合の，さまざまな効果量と検出力に対するサンプルサイズを示している。例えば，推定される母集団の相関が.25の場合，検出力 $= .80$では，123のサンプルサイズが必要になる。このサンプルサイズで，私たちは100回中5回は真の仮説を誤って棄却し，100回中20回は偽仮説を誤って採用することが予想される。効果量が事前に推定できない場合，2変量の相関における小，中，大の効果量の慣例値は，それぞれ.10，.30，.50（すなわち，検出力.80，有意水準.05でサンプルサイズは785，85，29）となる。PolitとSherman（1990）の研究では，看護学研究における平均的な相関は約.20であることがわかっている。

割合の群間差を検証するために必要なサンプルサイズの推定は複雑である。クロス集計表の効果量は，割合の予想される差（例：あるグループは60%，別のグループは40%で，20%の差）だけでなく，割合の絶対値にも影響を受ける。効果量

---

[3] 分散分析やカイ二乗の場合，ここでは検出力表は提供しない。

表18-7 母集団推定相関の関数として，検出力の選択されたレベルを達成するために必要なおおよそのサンプルサイズ（$\alpha = .05$）

検出力	母集団推定の相関係数（ρ）[a]										
	.10	.15	.20	.25	.30	.35	.40	.50	.60	.70	.80
.60	489	217	122	78	54	39	30	19	13	9	7
.70	614	272	152	97	67	49	37	23	16	11	8
.80	785	347	194	123	85	62	47	29	19	13	10
.90	1,047	463	258	164	112	81	61	37	25	17	12
.95	1,296	575	322	204	141	101	80	50	32	22	18

[a] 推定効果量（r）は，母集団推定の相関係数（ρ）である。

は，中点付近よりも極点でより**大きく**なる。したがって，必要なサンプルサイズはより小さくなる。10% と 30% の割合であれば，60% と 40% のような中間の割合よりも，20% の差が検出されやすくなる。このため，効果の小，中，大の値を示すことは困難である。しかし，2×2 のクロス集計表に合う，比率の**例**を挙げることはできる。

小：.05 対 .10，.20 対 .29，.40 対 .50，.60 対 .70，.80 対 .87
中：.05 対 .21，.20 対 .43，.40 対 .65，.60 対 .82，.80 対 .96
大：.05 対 .34，.20 対 .58，.40 対 .78，.60 対 .92，.80 対 .96

例えば，対照群の期待比率が .40 の場合，実験群で .40 より高い値が予想され，効果が小，中，大と予想される場合，研究者は 1 群あたり約 385，70，24 を必要とする。他の場合と同様に，研究者は，慣例値を使用するよりも先行研究のエビデンスに基づくより正確な推定値を優先することが推奨される。慣例値の使用が避けられない場合は，有意でない結果を得るリスクを最小にするために，控えめな推定値を用いるべきである。

👉 検出力分析の例

Miyamoto ら（2018）は，2 型糖尿病の成人患者の自己効力感を改善するために設計されたモバイルヘルスを活用した看護師による指導の効果について，無作為化試験のプロトコルを作成した。対象者の脱落率を 16% と想定し，検出力分析を行い 300 人（各群 150 人）の参加者をリクルートすることを目標とした。検出力は .80 とした。

ヒント

必要なサンプルサイズを推定するために検出力分析がよく行われるが，その代わりに，信頼区間を使い適切なサンプルサイズを推定する**精度推定**を使うことができる（Corty & Corty, 2011）。また，必要なサンプルサイズを推定する際に，**臨床的意義**があるベンチマーク（第 21 章）を考慮する方法もある。

■ 終了した研究における効果量の算出

検出力分析は，時に，分析が終了した後に，実際のサンプルサイズに基づいて母集団の効果量を推定するために用いられる。この場合，検出力，α，およびサンプルサイズは既知であるため，効果量を求めることが課題になる。効果量は，読者や臨床家に効果の大きさに関する推定値を提供するものであり，EBP において重要な問題である。標本のサイズが大きければ，たとえ小さな効果であっても統計学的に有意となる可能性があるため，効果量の情報は非常に重要である。p 値によって，結果が**本物**かどうかが明らかとなるが，効果量はそれが重要かどうかを示唆することができる。効果量の推定値はメタ分析（第 30 章参照）に必要となるため，これらの値が研究報告に示されることは，メタ分析者にとって有用である。

☞ **効果量の算出例**

Cheung ら（2019）は，初期から中等度の認知症の高齢者に対して，認知機能を刺激する遊びの介入効果を検証するパイロット試験を行った。介入群は，対照群に比べて，記憶の保持機能（p ＝.006）および想起機能（p ＝.018）において有意に高い得点を示し，その効果量は中程度だった（η^2 ＝0.19〜0.25）。

推測統計の批判的評価

統計学の十分な訓練を受けずに，研究者のデータ分析を批判的に評価することは難しい。しかし，統計学の知識が乏しくても，統計学的分析を評価するためにできることがある。

まず，研究報告にすべての研究仮説についての統計学的検定の結果が示されているか，研究の内的妥当性が検討されているかを確認することから始めるとよいだろう。例えば，症例対照研究において，群の比較可能性は評価されたか（すなわち，選択バイアスを検証するための分析が行われたか）？ また，対象者の脱落率について群間差はあったか？ 第10章で述べたように，分析とデザインの決定は統計学的結論の妥当性に影響を与える可能性がある。サンプルサイズが小さい場合，介入への参加率が低い場合，または強力な統計手法ではなく脆弱な統計手法を用いた場合，研究仮説について誤った結論が導かれるリスクが高くなる。統計学的結論の妥当性についての脅威は，研究仮説が支持されない場合に特に考慮されるべきである。

徹底的な評価において重要な他の問題は，研究者が適切な統計学的検定を用いたかどうか，報告された統計情報が読者のニーズを満たすのに十分かどうか，結果が明確かつ慎重に提示されているかどうか，本文とよく配置された表の組み合わせによって報告内容が適切に表示されているかどうかである。**Box 18-1** では，研究報告の2変量推測統計を批判的に評価するためのガイドとなる問

Box 18-1　2変量推測分析[a] の批判的評価のためのガイドライン

1. 研究報告には2変量推測統計量が含まれていたか？ 各仮説やリサーチクエスチョンに対して統計学的検定を用いたか？ 推測統計が使われていない場合，使うべきだったか？

2. 研究の内的妥当性に関する推論を強化するために統計学的検定を使用したか（例：選択バイアスや減少バイアスの検定）？ 使わなかった場合，使うべきだったか？

3. 選択した統計学的検定は，変数の尺度水準や仮説の性質から見て適切だったか？

4. パラメトリック検定を用いたか？ パラメトリック検定の使用は適切であったと考えられるか？ ノンパラメトリック検定を用いた場合，その根拠は示されていたか？

5. 仮説検定とパラメーター推定の両方について情報提供がされたか？ 効果量は報告されたか？

6. 研究報告では，選択した統計学的検定を使用する根拠が示されていたか？ 研究報告には，適切な統計が用いられたかどうかを判断するのに十分な情報が含まれていたか？

7. 統計学的検定の結果は有意であったか？ その検定から，研究仮説の妥当性について何がわかるか？ 効果は大きかったか？

8. 統計学的検定の結果，有意でないものがあったか？ それらは第二種の過誤を反映していると考えてよいか？ この研究の統計学的結論の妥当性を損なった要因は何か？

9. 適切な量の統計情報が報告されているか？ 結果は明確かつ論理的に整理されていたか？

10. 大量の統計情報を要約するために，表や図が適切に使用されていたか？ 表は，適切なタイトルと慎重にラベル付けされた列見出しで，明確に示されているか？ 本文中の情報は，表中の情報と整合性がとれているか？ 情報は重複していないか？

[a] これらの問いのほとんどは，第19章で記述する多変量統計を批判的に評価する際にも適している。

いをいくつか紹介する。

ヒント

研究報告の中に見覚えのない記号があった場合，付録の統計用語集を参照すると便利である。この用語集に掲載されている記号の中には，本書では説明されていないものもあるので，詳細は統計学の成書を参照してほしい。

研究例

本章の締めくくりとして，この章で説明したいくつかの統計学的検定を用いた研究の例を紹介する。

研究タイトル：急性冠症候群患者の健康増進型ライフスタイルに対する対話型テキストメッセージによるフォローアップの効果（Moradi et al., 2017）

目的：本研究の目的は，急性冠症候群（ACS）患者が健康増進のためにライフスタイルを向上させることを目的とした，対話型テキストメッセージによるフォローアップの効果を検証することであった。

方法：ACS 患者 100 人の標本が，介入群と対照群に無作為に割り付けられた。研究者は検出力分析により 1 群あたり 43 人必要であることを示したが，脱落に備え 1 群あたり 50 人を募集した。介入群の参加者には，健康的なライフスタイルの選択を促すテキストメッセージが 12 週間にわたり毎週 6 通送られ，参加者はテキストに返信したり質問をしたりできた。対照群には，毎週 1 回，健康に関連する（ただし健康増進を目的としない）メッセージが送られたが，研究者にテキストで返信することはできなかった。ベースライン時，3 か月後，4 か月後に，Walker Health Promoting Lifestyle（WHPL）質問紙法を全参加者に実施した。研究者は，「介入に参加することで尺度の得点が改善される」という仮説を立てた。

分析と知見：研究者は，データを分析するために，多くの 2 変量統計学的検定を行った。まず，2 群のベースライン特性を比較した。例え

ば，実験群および対照群の参加者の平均年齢は，それぞれ 54.3 歳と 56.1 歳であり，独立した群間について t 検定が行われた。性別や配偶者の有無などの名義尺度については，カイ二乗検定を使用して両群を比較した。背景となる特性については，両群に有意な差は見られなかった。

研究者は，対応のない t 検定を用いて，ベースラインから 3 か月後と 4 か月後の時点における 2 群間の得点差を検証した。その結果，いずれの時点でも群間差は有意であった（$p<.001$）。例えば，介入開始後 4 か月の時点で，実験群は WHPL 尺度の平均総得点が有意に高かった。対照群では 120.0 点であったのに対し，実験群は 163.1 点であった。一方，ベースラインの得点には有意差はなかった（それぞれ 119.3 点と 115.6 点）。

最後に研究者は，ベースラインから 3 か月後，4 か月後の WHPL 得点の変化を，一元配置反復測定分散分析で検討した。総得点と 6 つのサブスケールの得点について，経時的な改善は介入群で非常に有意であったが（$p<.001$），対照群でも緩やかな改善を示し有意であった（$p=.04$）。

✏ 要点

- 推測統計 inferential statistics は，**確率の法則** law of probability に基づき，標本から得られたデータから母集団について推論を行う。すなわち，標本のばらつきから生じる**標本誤差** sampling error が大きすぎて，信頼できる母集団の推定値が得られないかどうかを判断するための枠組みを提供する。

- 平均値の標本分布 sampling distribution of the mean とは，母集団から無限に抽出した標本の平均値の理論的分布のことである。平均値の標本分布は正規分布であるため，ある標本値が得られる確率を把握することができる。

- 平均値の標準誤差 standard error of the mean（*SEM*）は，理論的分布の標準偏差を表し，標本の平均値の平均誤差の程度を示す。*SEM* が小さいほど，標本平均値に基づく母平均の推定

第18章　推測統計　399

は正確であることを意味する。

- 統計学的推論は，パラメーター推定 parameter estimation と仮説検定からなる。パラメーター推定は，標本統計量から母集団のパラメーターを推定するために用いられる。

- 点推定 point estimation は，母集団の推定値（例：平均値やオッズ比）である。区間推定 interval estimation は，母集団の値が特定の確率でその間に入ると予想される上限値と下限値の範囲，すなわち信頼区間 confidence interval（CI）を示す。95% 信頼区間は，母集団の真の値が上限と下限を示す信頼限界 confidence limits 内に 95% の確率で存在することを示す。

- 統計学的手法による仮説検定 hypothesis testing により，研究者は，その仮説の妥当性について客観的に判断することができる。

- 帰無仮説 null hypothesis は，研究変数間に関係がなく，観察された関係は偶然によるとするものである。帰無仮説の棄却は，研究仮説の採用となる。

- 第一種の過誤 type I error は，帰無仮説が誤って棄却されたときに起こる（偽陽性）。第二種の過誤 type II error は，帰無仮説が誤って採用されたときに起こる（偽陰性）。

- 研究者は，このような誤りが起こる確率を示す有意水準 level of significance（または α 水準）を設定することによって，第一種の過誤のリスクをコントロールする。.05 という水準は，100 標本中 5 標本において，帰無仮説が採用されるべきはずが棄却されてしまう可能性があることを意味する。

- 仮説の検定では，検定統計量 test statistic を計算し，その統計量が関連する理論分布での棄却域 critical region にあるか，またはそれを超えるかを判断する。検定統計量の値が，帰無仮説を「ありえない」とする場合，その結果は統計学的に有意 statistically significant である。すなわち，得られた結果は，指定された確率水準において偶然に生じたものではないと考えられる。

- ほとんどの仮説の検定では，標本分布の両端を使用して，起こりえない値の領域を定める両側検定 two-tailed tests が行われる。もし事前に，

方向性をもつ仮説に確固とした根拠があるならば，片側検定 one-tailed test がふさわしい場合がある。

- パラメトリック検定 parametric tests は，少なくとも 1 つのパラメーターの推定，つまり間隔尺度あるいは比例尺度のデータで正規分布を前提とする変数の推定に用いられる。ノンパラメトリック検定 nonparametric tests は，データが名義尺度や順序尺度である場合，または正規分布を仮定できない場合（特に標本が小さい場合）に使用される。

- 独立した群間の検定 tests for independent groups は，異なる群の人々を比較し（対象間デザイン），従属した群間の検定 tests for dependent groups は，同じ群の人々を時間または条件によって比較する（対象内デザイン）。

- t 検定 t-test と分散分析 analysis of variance（ANOVA）は，よく使われる統計学的検定であり，どちらも群の平均値の差の有意性を検定する。分散分析は，3 つ以上の群がある場合（一元配置分散分析 one-way ANOVA），または複数の独立変数がある場合（例えば，二元配置分散分析 two-way ANOVA）に用いられる。反復測定分散分析 repeated measures ANOVA（RM-ANOVA）は，時間の経過とともに複数の平均値を比較するときに用いる。

- カイ二乗検定 chi-square test（χ^2）は，比率の差についての仮説を検証するために用いる。サンプルサイズが小さい場合は，フィッシャーの正確確率検定 Fisher's exact test を使う。

- 2 変量の関係の大きさを測定し，その関係に意味があるのかを検定する統計学的検定には，間隔尺度データではピアソンの r Pearson's r，順序尺度データではスピアマンの ρ Spearman's ρ とケンダールの τ Kendall's τ，名義尺度データではファイ係数 phi coefficient とクラメールの V Cramér's V がある。点双列相関係数 point-biserial correlation coefficient は，一方の変数が 2 値で，他方が連続量の場合に用いられることがある。

- 信頼区間は，平均値の差，比率の差，相関係数など，ほとんどすべての統計量について作成することができる。信頼区間の情報は，臨床の意

思決定者にとって重要であり，違いがあるとい
う以上の情報を知ることができ提供する。

- **検出力分析** power analysis は，第二種の過誤
を引き起こす可能性，または必要なサンプルサ
イズを推定する方法である。検出力分析には，
望ましい有意水準(α)，**検出力** power$(1-\beta)$，
サンプルサイズ(N)，推定**効果量** effect size
(ES)の4つの要素が含まれる。効果量の推定
値は，研究における効果の大きさに関する重要
な情報を提供し，p値や信頼区間値の補足とし
て有用である。**コーエンの d** Cohen's d は，2
群間の平均値差分効果を要約する効果量指標と
して広く使われている。

文献

Benjamin, D. J., Berger, J., Johannesson, M., Nosek, B., Wagenmakers, E., Berk, R., Johnson, V.... (2017). *Redefine statistical significance*. Paper downloaded December 14, 2018 from https://scholar.harvard.edu/files/dtingley/files/signaturehumanbehaviour.pdf.

Bonsaksen, T., Lerdal, A., Heir, T., Ekeberg, O., Skogstad, L., Grimholt, T., & Schou-Bredal, I. (2019). General self-efficacy in the Norwegian population: Differences and similarities between sociodemographic groups. *Scandinavian Journal of Public Health*. doi:10.1177/1403494818756701.

Braitman, L. (1991). Confidence intervals assess both clinical significance and statistical significance. *Annals of Internal Medicine, 114*, 515-517.

Cheung, D., Li, B., Lai, D., Leung, A., Yu, C., & Tsang, K. (2019). Cognitive stimulating play intervention for dementia: A feasibility randomized controlled trial. *American Journal of Alzheimer's Disease and Other Dementias, 34*(1), 63-71.

Chiu, S., Yang, R., Yang, R., & Chang, S. (2018). Effects of resistance training on body composition and functional capacity among sarcopenic obese residents in long-term care facilities: A preliminary study. *BMC Geriatrics, 18*, 21.

Cohen, J. (1988). *Statistical power analysis for the behavioral sciences* (2nd ed.). Hillsdale, NJ: Lawrence Erlbaum Associates.

Corty, E. W., & Corty, R. (2011). Setting sample size to ensure narrow confidence intervals for precise estimation of population values. *Nursing Research, 60*, 148-154.

Dancey, C., Reidy, J., & Rowe, R. (2012). *Statistics for the health sciences: A non-mathematical introduction*. Thousand Oaks, CA: Sage Publications.

Gaskin, C., & Happell, B. (2014). Power, effects, confidence, and significance: An investigation of statistical practices in nursing research. *International Journal of Nursing Studies, 51*, 795-806.

Gravetter, F., Wallnau, L., & Forzano, L. (2018). *Essentials of statistics for the behavioral sciences* (9th ed.). Belmont, CA: Wadsworth Publishing.

Gray, M., & Giuliano, K. (2018). Incontinence-associated dermatitis, characteristics and relationship to pressure injury: A multisite epidemiologic analysis. *Journal of Wound, Ostomy & Continence Nursing, 45*, 63-67.

Heo, S., McSweeney, J., Ounpraseuth, S., Shaw-Devine, A., Fier, A., & Moser, D. (2018). Testing a holistic meditation intervention to address psychosocial distress in patients with heart failure: A pilot study. *Journal of Cardiovascular Nursing, 33*, 126-134.

Miyamoto, S., Dharma, M., Fazio, S., Tang-Feldman, Y., & Young, H. (2018). mHealth technology and nurse health coaching to improve health in diabetes: Protocol for a randomized controlled trial. *JMIR Research Protocols, 7*, e45.

Moradi, A., Moeini, M., & Sanei, H. (2017). The effect of interactive text message follow-up on health promoting lifestyle of patients with acute coronary syndrome. *Iranian Journal of Nursing and Midwifery Research, 22*, 287-293.

Polit, D. F. (2010). *Statistics and data analysis for nursing research* (2nd ed.). Upper Saddle River, NJ: Pearson.

Polit, D. F., & Beck, C. T. (2013). Is there still gender bias in nursing research? An update. *Research in Nursing & Health, 36*, 75-83.

Polit, D. F., & Sherman, R. (1990). Statistical power in nursing research. *Nursing Research, 39*, 365-369.

Snyder, K., Hansen, K., Brown, S., Portratz, A., White, K., & Dinkel, D. (2018). Workplace breastfeeding support varies by employment type: The service workplace disadvantage. *Breastfeeding Medicine, 13*, 23-27.

Wijdenes, K., Badger, T., & Sheppard, K. (2019). Assessing compassion fatigue risk among nurses in a large urban trauma center. *Journal of Nursing Administration, 49*, 19-23.

Yates, B., Park, E., Hug, A., Kupzyk, K., & Skradski, S. (2018). Changes over time in caregiving demand and difficulty in spousal caregivers of coronary artery bypass graft surgery patients. *Applied Nursing Research, 39*, 1-3.

第 19 章 多変量統計

　科学者たちは，現象を説明したり予測したりするためには，2変数の研究では不十分な場合が多いと考えている。データ分析に対する古典的なアプローチは，アウトカムに対する単一の独立変数の効果を研究することであったが，それは洗練された**多変量**[1]**統計** multivariate statistics に取って代わられつつある。

　多変量統計の計算は厄介なものである。私たちの目的は，計算することなく，多変量統計がどのように，いつ，そしてなぜ使われるのかについて一般的な理解を提供することである。とはいえ，多変量解析の結果を読み，表を作成するためには，その基礎を理解しなければならないので，前の2章よりも多くの公式を提示しなければならない。この章では，よく使われる多変量解析の手法をいくつか紹介する。ただし，**一般化推定方程式** generalized estimating equations(GEE) のような，よく使われるようになってきた高度な分析方法の多くは，ここでは取り上げていない。多変量統計についてより包括的な内容を必要とする人は，Tabachnick と Fidell(2018)，Pituch と Stevens(2016)，Hair ら(2019)などの書籍を参照してほしい。

ヒント

多変量統計は手動で計算されることはない。

　多変量解析の1つに重回帰分析があり，これは2つ以上の独立変数と連続した従属変数の間の関係を分析するために用いられる。**重相関** multiple correlation と**重回帰** multiple regression は密接

---

[1] 本章では，少なくとも3つの変数を用いた解析のことを**多変量**と呼ぶことにする。

に関連しており，これらの用語は，ほぼ同義語として使われる。この関係を理解するために，まず単回帰(2変量回帰)を説明する。

線形単回帰

　回帰分析 regression analysis は，アウトカムを予測するために用いられる。単回帰では，1つの独立変数(X)を用いて従属変数(Y)を予測する。例えば，騒音レベルからストレススコアを予測するために，単回帰を用いることができる。2変数の間の相関が高いほど，予測はより正確になる。拡張期血圧と収縮期血圧の相関が完全な場合(つまり，$r=1.00$ の場合)，一方の値を知るには，もう一方を測定するだけでよい。しかし，ほとんどの変数は完全に相関していないので，回帰分析による予測は通常，不完全なものになる。基本的な線形回帰式は次のとおりである。

$$Y' = a + bX$$

ここで，Y' = 従属変数 Y の予測値
　　　a = 切片(定数)
　　　b = 回帰係数
　　　X = 独立変数 X の実測値

　回帰分析では，a と b を解くことで，任意の X の値に対して Y を予測することができる。高校時代に習ったように，上の式は直線の代数方程式である。**線形回帰** linear regression は，直線からの偏差を最小にするような，データに適合する直線を決定するために用いられる。例えば，**表19-1** に示すような，2つの強く相関する変数 X と $Y(r=.90)$ について5人から得たデータについて考えてみよう。5組の X と Y の値を用いて回

401

表 19-1　線形単回帰の例

(1)X	(2)Y	(3)Y'	(4)e	(5)e^2
1	2	2.4	−0.4	0.16
3	6	4.2	1.8	3.24
5	4	6.0	−2.0	4.00
7	8	7.8	0.2	0.04
9	10	9.6	0.4	0.16
$\overline{X}$=5.0	$\overline{Y}$=6.0		0.0	Σe^2=7.60

r = .90
$Y' = a + bX = 1.5 + .9X$

帰方程式で a と b を解くと，変数 X の情報を用いて任意の人の Y の値を予測することができる。

ここでは a と b の値の計算式は示さないが，X と Y の偏差値を用いた簡単な計算で求めることができる。**表 19-1** の下段に示すように，回帰方程式の解は $Y' = 1.5 + .9X$ である。ここで，1 列目の X の値だけがわかっているデータで，Y の値を予測するとしよう。最初の人では，$X = 1$ なので，$Y' = 1.5 + .9 \times 1$ つまり 2.4 と予測される。3 列目は各 X に対する Y' の値が使われており，これらの数値は Y' が**実際に**得られた値（2 列目）である Y と一致しないことを示す。**予測誤差** errors of prediction（e）は，4 列目に示すように，ほとんどが小さいものである。予測誤差が生じるのは，X と Y の相関が完全でないからである。$r = 1.00$ または -1.00 の場合のみ，$Y' = Y$ となる。回帰式は，このように誤差を最小にするように a と b を解く。より正確にいえば，これは予測誤差の平方和を最小化する解であり，標準的な回帰分析では**最小二乗推定** least-squares estimation を用いているので，**最小二乗** ordinary least squares (OLS) **回帰**ともいう。**表 19-1** の 5 列目では，**残差** residuals と呼ばれる誤差項の平方和は 7.60 となる。a と b の値が 1.5 と 0.9 以外の場合は，残差の平方和が大きくなる。

図 19-1 は，この回帰分析の解をグラフで示したものである。実際の X と Y の値を丸印でプロットしている。これらの点を通る直線が回帰分析の解を表している。切片（a）は，直線が Y 軸と交差する点で，1.5 である。傾き（b）は，直線の角度である。$b = .90$ では，X が 4 単位増えるごとに，Y が 3.6 単位（$.9 \times 4$）ずつ増加するように直線

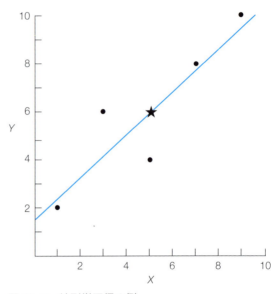

図 19-1　線形単回帰の例

が傾いている。このように，直線は回帰方程式を具体化したものである。Y 値を予測するには，得られた X 値に対する X 軸上の点をたどり，X 値の真上にある回帰線上の点まで垂直に上がり，そこから水平に Y 軸上の予測値 Y' を読み取ることになる。例えば，X 値が 5 であれば，星印で示すように，Y' は 6 と予測される。

相関係数は，ある変数のばらつきが，別の変数のばらつきとどのように関連しているかを表す。r の二乗（r^2）は，X によって説明される Y の分散の割合を示す。この例では，$r = .90$ なので，$r^2 = .81$ となる。これは，Y 値のばらつきの 81% が X 値のばらつきによって説明できることを意味する。残りの 19% は他の因子によるばらつきである。このように，相関が強ければ強いほど予測

第 19 章　多変量統計　　403

の精度は高くなり，相関が強ければ強いほど説明される分散の割合が大きくなる。

線形重回帰

2 つの変数の相関は完全でないことが多いため，研究者は，複数の独立変数（説明変数，予測変数 predictor variables ともいう）を用いて Y の予測の精度を向上させようとする。

■ 重回帰の基本概念

看護大学院生の GPA（grade-point averages，成績評価平均値）を予測するとしよう。すべての志願者を受け入れることはできないので，大学院で成功する可能性が高い人を選びたい。入学試験の言語的分野（EE-V）の得点が高い学生は，その得点が低い学生よりも大学院での成績が良い傾向があることがわかっていたと仮定しよう。EE-V と大学院の GPA の相関は .50 である。大学院の GPA の分散の 25％（$.50^2$）しか説明できないため，予測には多くの誤差が生じるだろう。つまり多くの入学者は期待したほどの成績を修めず，不合格者の多くは優秀な学生になったかもしれない。情報を追加することで，重回帰によって，より正確な予測ができるかもしれない。基本的な重回帰式は以下のとおりである。

$$Y' = a + b_1X_1 + b_2X_2 + \cdots b_kX_k$$

ここで，$Y' =$ 従属変数 Y の予測値
　　　$a =$ 切片（定数）
　　　$k =$ 説明変数（独立変数）の数
　　　$b_1 \sim b_k = k$ 個の変数の回帰係数
　　　$X_1 \sim X_k = k$ 個の独立変数の得点あるいは値

看護大学院生の GPA を予測する先の例で，「大学での GPA（GPA-U）と入学試験の数学分野（EE-Q）の得点が，大学院での GPA の予測精度を改善する」と仮定しよう。その結果，以下のような式が得られたとする。

$$Y' = .4 + .05(\text{GPA-U}) + .003(\text{EE-Q}) + .002(\text{EE-V})$$

例えば，EE-V スコアが 600，EE-Q スコアが 550，GPA-U が 3.2 であった受験者がいたとする。この場合，大学院の GPA は次のように予測される。

$$Y' = .4 + .05(3.2) + .003(550) + .002(600) = 3.41$$

2 つの説明変数を追加することで，大学院の成績予測能力がどの程度向上したかを重相関係数で評価することができる。2 変量の相関では，指標はピアソンの r であり，独立変数が 2 つ以上ある場合は重相関係数 multiple correlation coefficient，つまり R が指標となる。R は r とは異なり負の値にはならない。R の範囲は .00 から 1.00 で，複数の独立変数と 1 つの従属変数との関係の**強さ**を示すが，**方向性**は示さない。R は，二乗（R^2）すると，独立変数が同時に複合的に影響することで説明される Y の分散の割合を示す。

R^2 は，予測式の精度を評価する手段となる。この例の 3 つの説明変数では，$R = .71$ としよう。これは，大学院生の GPA のばらつきの 50％（$.71^2$）が，EE 得点と学部在学時の成績で説明できることを意味する。2 つの説明変数を追加することで，EE-V だけで説明されていた分散が .25 から .50 に倍増した。

重相関係数は，説明変数とアウトカム変数の 2 変量相関の最高値より小さい値をとることはない。**表 19-2** は，この例における変数のすべてのペアでの r を示した相関行列である。大学院の成績（GPA-GRAD）と最も強く相関する説明変数は GPA-U で，$r = .60$ である。R の値は .60 より小さくなることはない。

説明変数間の相関が低い場合，R は容易に大きくなる。この例では，相関は .40（EE-Q と GPA-U の間）から .70（EE-Q と EE-V の間）であった。すべての相関はかなり強いので，これは R が GPA-GRAD と GPA-U の間の r よりもあまり高くない（.60 に対して .71）ことを説明する助けとなる。このやや不可解な現象は，説明変数間の情報が重複していることを反映している。説明変数間の相関が高い場合，予測力はほとんど向上しない。説明変数間の相関が低いならば，それぞれがアウトカムを予測するために寄与することができ

表19-2　看護大学院生の成績の相関マトリックス例

	GPA-GRAD	GPA-U	EE-Q	EE-V
GPA-GRAD	1.00			
GPA-U	.60	1.00		
EE-Q	.55	.40	1.00	
EE-V	.50	.50	.70	1.00

EE：入学試験，EE-Q：入学試験の数学分野，EE-V：入学試験の言語的分野，GPA：成績評価平均値，GPA-GRADE：大学院のGPA，GPA-U：大学のGPA

る。この例では，GPA-U は Y の分散の 36% を予測する（$.60^2$）。残りの2つの説明変数は，大学院 GPA との2変量相関を考慮すると，期待するほどの寄与はない。それらを**合わせた**寄与は 14%（$.50 - .36 = .14$）であり小さいが，これは2つの得点が学部在学時の成績と重なる情報をもつためである。

　回帰式により多くの説明変数が加えられると，R への増分は減少する傾向がある。アウトカム変数とは強い相関を示すようになるが，互いにほとんど相関しない説明変数を見つけることは稀である。より多くの変数が追加されるにつれて，重複性を回避することが困難になる。最初の3～4個を超える説明変数を加えても，説明されるばらつきの割合または予測の精度は通常ほとんど改善しない。

ヒント

　説明変数同士の相関が高すぎる場合，**多重共線性** multicollinearity と呼ばれる問題が発生し，結果が不安定になる可能性がある。ほとんどの研究者は，回帰モデルを最終決定する前に多重共線性のリスクを検討する。

　重回帰分析の従属変数（目的変数）は，分散分析と同様，間隔尺度か比例尺度で測定しなければならない。一方，説明変数は，間隔または比例尺度の変数か，あるいはカテゴリー変数のいずれでもよい。カテゴリー変数は，通常，2値の**ダミー変数** dummy variables としてコーディングされ，コード1は属性が有ることを，0はそれがないことを意味する。例えば，女性を1，男性を0とした場合，1は「女性」の属性があることを表す。

2値のダミー変数の使用方法と解釈については，Polit（2010）などの成書を参照するとよい。

■ 有意性の検定

　重回帰分析は，予測式を作成するためだけに（あるいは，それを主目的に）使用されるわけではない。研究者は，通常，分析で変数間の関係性について仮説を検証する。さまざまな問いに応じた検定が行われる。

重回帰式全体と R の検定

　重回帰における基本的な帰無仮説は，「母重相関係数がゼロに等しい」というものである。重相関係数 R の有意性の検定は，分散分析の検定と類似した原理に基づく。分散分析では，F 統計量は，群間の平均平方を群内の平均平方で割ったものである。重回帰でも同様である。

$$F = \frac{\text{SS}_{回帰による}/df_{回帰}}{\text{SS}_{残差の}/df_{残差}} = \frac{\text{平均平方}_{回帰による}}{\text{平均平方}_{残差の}}$$

　分散分析と同様に，独立変数によって生じる分散を，他の因子や誤差による分散と対比させる。大学院での GPA を予測する例において，大学院生 100 人の標本で重相関係数は，$.71（R^2 = .50）$ と計算されたとしよう。この例では，F 統計量は 32.05 となる。有意水準 .01 の F の表の値（$df = 3$, 96）は約 4.00 であることから，$R = .71$ が偶然のばらつきから生じた確率は .01 よりかなり小さいといえる。

👉 重回帰の例

　Takei ら（2019）は，重回帰分析を用いて，日本人妊婦の野菜摂取量に関連する因子を検討し

た。妊婦273人の標本では，エネルギーによって調整された野菜摂取量の中央値は140 g/1,000 kcal であった。野菜摂取量の予測因子には，負の因子(例：妊娠に伴う吐き気，p =.006)と正の因子(例：運動習慣，p=.001)の両方があった。すべての説明変数の R^2 は .27 であった。

説明変数を追加するための検定

研究者が答えを得たいもう1つの問いがある。それは，「回帰式に X_k を**追加する**と，X_{k-1} で得られた以上に Y の予測精度が有意に改善されるか？」である。例えば，2つの説明変数が使われた後に，3番目の説明変数を加えることで Y を予測する能力は向上するだろうか？ この問いに答えるために F 統計量は計算される。

この例では，X_1＝GPA-U，X_2＝EE-Q，X_3＝ EE-V とする。そして，さまざまな相関係数を次のように記号化する。

$R_{y.1}$ ＝ Y と GPA-U の相関 ＝ .60
$R_{y.12}$ ＝ Y と GPA-U および EE-Q の相関 ＝ .71
$R_{y.123}$ ＝ Y と 3 つの説明変数の相関 ＝ .71

これらから，EE-V 得点は重相関係数に独自に寄与していないことがわかる。$R_{y.12}$ の値は $R_{y.123}$ の値と同じである。しかし，X_1 に X_2 を加えても Y の予測精度が**有意に**向上するかどうかは一見してわからない。知りたいのは，「X_2 を追加することは母集団での予測精度を向上させるのか，それともこの追加によって得られた予測精度の向上はこの標本で偶然に生じたものなのか？」ということである。この例では，EE-Q スコアを加えることで Y の予測精度が有意に向上するかどうかを検定する F 統計量の値は，27.16 である。もし，df が1と97，有意水準が.01 とした場合，F の理論分布の表を参照すると，臨界値は約 6.90 とわかる。したがって，GPA-U との回帰式に EE-Q を加えることで，卒業時 GPA の予測精度が，有意水準 .01 レベルを越えて向上したといえる。

回帰係数の検定

回帰係数(b)をその標準誤差で割ると，t 統計量が得られ，これにより説明変数の有意性を査定することができる。有意な t 値は，回帰係数(b)が有意にゼロではないことを示す。

単回帰では，b 値は X の特定の変化率に対する Y の予測値での変化量を示す。重回帰では，係数は**他の説明変数の影響が一定であるときに**，ある説明変数が1単位変化したときの予測される従属変数の変化量を表す。他の説明変数を「一定に保つ」とは，これらの変数を統計学的にコントロールすることを意味し，これは研究の内的妥当性を高めることができる特徴である。交絡変数が回帰式に含まれている場合に回帰係数が有意であれば，交絡変数が考慮された後でも，その係数に関連する説明変数が回帰に有意に寄与していることを意味する。

■ 重回帰における説明変数の扱い方

説明変数を回帰式に投入する方法には，同時回帰(標準回帰)，階層的回帰，ステップワイズ法の3つがある。

同時重回帰

最も基本的な戦略である同時重回帰 simultaneous multiple regression では，すべての説明変数を同時に回帰式に投入する。1つの回帰式がつくられ，統計学的検定によって R と個々の回帰係数の有意性が示される。この戦略は，特定の説明変数が他の変数に因果的に先行すると考える根拠がない場合や，どの説明変数もリサーチクエスチョンに対して同等の重要性をもつ場合に適している。

階層的重回帰

多くの研究者は，説明変数を段階的に回帰式に投入する方法の階層的重回帰 hierarchical multiple regression を用いる。これは研究者が，理論的考察に基づいて，投入する順序をコントロールする。例えば，ある説明変数は，他の変数よりも因果的または時間的に先行すると考えられる場合，それらは初期のステップで投入されるだろう。階層的回帰を用いるもう1つの重要な理由

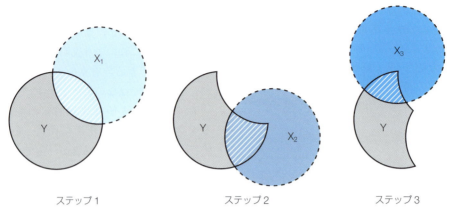

図19-2　ステップワイズ法の視覚的表現

は，最初に交絡変数の影響を除去（コントロール）した後に，主要な独立変数の効果を検討することである。

> 👉 **階層的重回帰分析の例**
>
> Staneva ら(2018)は，有害な出生アウトカムと関連する心理的因子を探索した。彼らは，階層的回帰を用いて，2つのステップで説明変数を投入した。第1ステップでは，医学的合併症（例：感染症，過剰出血，子癇前症，胎盤合併症）を投入し，第2ステップでは心理的ストレス（例：不安，少ない社会的支援）を投入した。

階層的回帰では，研究者はステップの数と各ステップに含まれる説明変数の数を決定する。Staneva の例のように，複数の変数がブロックとして追加された場合，その段階ではそれらの変数の同時回帰である。したがって，階層的回帰は，コントロールされた一連の同時回帰とみなすことができる。

ステップワイズ法

ステップワイズ法 stepwise multiple regression は，予測精度の最も高い独立変数の組合せを**実証的に**選択する。ステップワイズ法では，R^2 の増分を最大にするような順序で，説明変数を回帰式に投入する。最初のステップでは，アウトカム変数について単独で最良の説明変数，すなわち，Y との最大の2変量相関をもつ独立変数を選択する。この手法は，変数を追加して R^2 の値が有意に増加しなくなるまで続けられる。

図19-2にステップワイズ法を示す。最初の変数(X_1)と，Y の相関は .60(r^2 = .36)である。変数 X_1 は，図のステップ1の斜線部分で表される Y のばらつきの部分を説明する。

この斜線部分は，変数 X_1 によって説明されるので，その後の検討から取り除かれる。ステップ2で選択された変数は，必ずしも Y と2番目に大きな相関をもつ説明変数ではない。それは，X_1 が説明した後に**残る** Y のばらつきの最も大きな部分を説明するものである。次に X_2 は，今度は Y のさらなる部分を除去するために，ステップ3で選択された変数は，X_1 と X_2 の**両方**が除去された後の Y の最大のばらつきを説明する変数になる。

> 👉 **ステップワイズ法の例**
>
> Barbe ら(2018)は，患者を直接ケアする看護師の心理社会的因子と作業機能との関係を研究するためにステップワイズ法を用いた。看護師の疲労感や意欲の欠如を評価する作業機能の下位尺度得点の予測において，回帰式に組み込まれた説明変数はストレスの自覚のみであった。ストレスをコントロールした場合，抑うつ，睡眠障害，主観的認知障害(例：記憶力の低下)は，有意ではなかった。最終的な R^2 は .15，$p<.01$ であった。

ヒント

ステップワイズ法による回帰分析は，理論的基準ではなく，統計的基準に基づいて変数が回帰式に投入されるため，異論が多い。ステップワイズ法を用いる場合は，交差検証を行うことが推奨される（例えば，標本を半分に分割し，2つの独立した一連の回帰分析を行う）。

■ 説明変数の相対的寄与度

科学者は現象を予測するだけでなく，説明したいと考えている。予測は，理解していなくても可能である。例えば，先の大学院の例では，**なぜ**その因子が学生の成功に貢献したのかを理解していなくても，学生の成績をかなりよく予測することができる。実用的には，正確な予測ができれば十分かもしれないが，研究者は通常，現象を理解したいと思うものである。

重回帰では，現象を理解するための1つのアプローチとして，説明変数の相対的な重要性を探索する。残念ながら，アウトカム変数を予測する際に，独立変数の相対的寄与を判断することは，茨の道である。説明変数間に相関がある場合（通常はそうであるのだが），回帰式中の変数の影響を分離する理想的な方法はない。

各 X の R^2 への寄与を比較すれば解決できるように思われるかもしれない。大学院の例では，GPA-U が Y の分散の 36% を説明し，EE-Q がさらに 14% を説明した。では，大学院の成績を説明するうえで，学部在学時の成績は EE-Q 得点の2倍以上重要であると結論付けてよいだろうか？ この結論は正確ではないだろう。なぜなら，回帰式に投入する変数の順序が，見かけ上の寄与率に影響するからである。もし，この2つの説明変数が逆の順番（つまり，EE-Q が先）で投入された場合，R^2 は .50 で変わらないが，EE-Q の寄与率は .30（.55²），GPA-U の寄与率は .20（.50 − .30）となる。これは，独立変数が共有する分散は何であれ，分析に最初に投入された変数に帰属してしまうからである。

説明変数の相対的な重要性を評価するもう1つの方法は，回帰係数を比較することである。先ほど，各説明変数の a（定数）と b（回帰係数）を含む重回帰の式を示した。b の値は，元の得点の単位が変数によって異なるため，直接比較することはできない。X_1 はミリリットル，X_2 は華氏，といったこともあるだろう。この問題は，標準得点 standard scores（または z スコア z scores）を用いて，すべての変数を平均 0.0，標準偏差（SD）1.00 の得点に変換することで解消される（第16章）。素点を z スコアに変換するのは簡単で，得点とその平均値の差を標準偏差で割ればよい。

$$z_x = \frac{X - \overline{X}}{SD_x}$$

標準化された回帰式の形式では，素点（X）の代わりに標準得点（z）を用い，各 z の回帰係数は β 重み（β 係数）beta weights と呼ばれる**標準化回帰係数**となる。すべての β が同じ測定単位となるから，それらの相対的な大きさは，説明変数の相対的な重要性を示すのだろうか？ 多くの研究者は，この方法で β 重みを解釈しているが，これには問題がある。これらの回帰係数は，変数の投入順序に関わらず同じになる。しかし，問題は，これらの回帰係数の重みが不安定なことである。β 値は標本ごとに変動する。さらに，回帰式に変数を追加したり除去すると，β の重みは変化する。このように回帰係数の値は変動するため，理論的に重要視することは難しい。

最良の解決策の1つは，説明変数の部分相関係数の二乗 squared semipartial correlation coefficients（sr^2）を比較することである。この指標について詳しく説明することは本書の範囲を超えるが，sr^2 が有用なのは，従属変数のばらつきに対する説明変数の固有の寄与率，つまり，他の説明変数がコントロールされた後の寄与率を示すからであることに留意されたい。

■ 回帰結果

回帰分析の結果を示す表に標準の形式はなく，標準回帰（同時回帰），階層的回帰，ステップワイズ法のいずれを行ったかによって，適切な表形式は異なる。最も頻繁に報告される要素は，β，R^2，および p 値である。ここでは，米国のクリティカルケア看護師を対象とした道徳的苦悩の予測因子に関する研究（Hiler et al., 2018）を用いて，

408　第Ⅲ部　看護のエビデンスを創出する量的研究のデザインと実施

表 19-3　重回帰分析結果：米国のクリティカルケア看護師における道徳的苦痛の説明変数（N＝328）

ステップ[a]	説明変数	β	p
1	看護師の病院業務への参加	−.04	ns
1	ケアの質（患者安全）に関する看護基盤の認知度	−.12	ns
1	看護管理者の能力，リーダーシップ，看護師への支援	−.00	ns
1	人員配置とリソースの妥当性	−.19	.003
1	同僚看護師-医師関係（NPR 尺度）	−.18	.001
1	Beacon Award の認定（1＝あり，0＝なし）	−.03	ns
2	年齢	−.14	.001
2	仕事満足度	−.22	<.001

ステップ 1 回帰の場合：R^2＝.25，F＝17.65，p<.001.
最終回帰の場合：R^2＝.30，F＝17.07，p<.001.
ステップ 1 からステップ 2 への R^2 の変化：F＝11.77，p<.001.
[a]この階層回帰では，変数は指定された 2 つのステップで投入されている。β 値のパラメーターは，ステップ 2 の結果についてのみ示されている。
〔Hiler, C., Hickman, R., Reimer, A., & Wilson, K. (2018). Predictors of moral distress in a U.S. sample of critical care nurses. *American Journal of Critical Care*, 27, 59-65. の表 3 より引用〕

回帰分析結果の表を説明する。研究者は，看護師の道徳的苦痛は実践環境に対する認識によって予測されると仮定した。彼らは 2 段階階層回帰を用い，まず看護師の職場に対する認識に関する 5 つの自己報告尺度に加え，客観的指標（勤務する ICU が Beacon Award に認定されているかどうか）の数値を投入した。第 2 ステップでは，参加者の属性である年齢と仕事への満足度に対応する説明変数を投入した。表 19-3 は，すべての変数が方程式に含まれた最終モデルの結果を示している。

最初の列は，8 つの説明変数の投入順（ブロック単位）を示している。2 列目には，標準化 β 係数の値を示している。最後の列は，各説明変数が統計学的に有意であったかどうかを示している。例えば，看護師が認識する看護師と医師の同僚関係 nurse-physician relations（NPR）は，看護師の道徳的苦痛の程度に影響する説明変数であった。β の負の値（−.18）は，NPR 尺度得点が高いほど道徳的苦痛尺度の得点が低いことを示し，この結果は有意（p＝.001）である。すなわち，NPR 得点と道徳的苦痛得点との関係が偶然である確率は，1,000 分の 1 ということである。また，年齢が高いほど道徳的苦痛の得点が低い（p＝.001）。この結果は，看護師の年齢および仕事の満足度をコントロールしたあとでも，看護師の実践環境のある

側面が道徳的苦痛と有意に関連していることを示唆している。一方，他の因子（例：看護管理者のリーダーシップ能力に対する認識，Beacon Award の認定）は，道徳的苦痛の有意な独立した説明変数ではなかった。

表の一番下を見ると，最終モデルの R^2 の値が .30 であり，p<.001 で有意であることがわかる。ステップ 2 で年齢と仕事の満足度を加えると，R^2 の値は .25 から .30 へと有意に増加している（p <.001）。道徳的苦痛のレベルのばらつきの残りの 70% は，回帰モデルに含まれていない要因によるものである。

■ 重回帰の検出力分析

サンプルサイズが小さいことは，重回帰やその他の多変量解析では特に問題となる。サンプルサイズが十分大きくないと，第二種の過誤や不安定な回帰係数になることがある。

必要なサンプルサイズを推定するための 1 つの方法は，総事例数に対する説明変数の比率に関するものである。Tabachnick と Fidell（2018）は，「N は説明変数の個数に 8 を掛けた値に 50 を足した数よりも大きくなければならない」と提案している。つまり，説明変数が 5 個の場合，サンプルサイズは（5×8＋50＝）90 よりも大きくする必要がある。専門家の中には，同時回帰と階層的回帰

表19-4 重回帰の検出力分析表：2〜10個の説明変数で，検出力＝.80，α＝.05 で，R^2＝.00 という帰無仮説を検証するためのサンプルサイズ推定値

説明変数の数	推定母集団 R^2										
	.02	.04	.06	.08	.10	.13	.15	.20	.25	.30	.40
2	478	230	152	113	89	67	58	42	32	26	18
3	543	261	173	128	102	77	66	48	37	30	21
4	597	287	190	141	112	85	73	53	41	33	24
5	643	309	205	153	121	92	79	57	45	36	26
6	684	329	218	163	129	98	84	61	48	39	28
7	721	347	231	172	136	104	89	65	51	41	30
8	755	375	242	180	143	109	94	69	54	44	32
9	788	380	252	188	150	114	98	72	56	46	33
10	818	395	262	196	156	119	102	75	59	48	35

色を変えた列は，効果量が小，中，大の場合の用例を示す。

では20対1の比率を，ステップワイズ法では40対1の比率を推奨する者もいる。ステップワイズ法では，特定のデータセットの特異性をいかすため，より多くのケースを必要とする。

　サンプルサイズを推定するもう1つの方法は，検出力分析を行うことである。「R は0に等しい」という帰無仮説を棄却するために必要な参加者数を，効果量，説明変数の数，望ましい検出力および有意水準に基づき推定する。重回帰では，推定効果量は R^2 値の関数である。研究者は，先行研究に基づいて R^2 値を予測するか，慣例的な値，すなわち効果量が小さい（R^2＝.02），中程度（R^2＝.13），または大きい（R^2＝.30）を用いるかのいずれかを行わなくてはならない。

　表19-4 は，検出力＝.80，α＝.05 で，2〜10個の説明変数と R^2 のさまざまな値に対するサンプルサイズの推定値を示している。例として，5個の説明変数を使って，老人ホームの入居者の機能的能力を予測する研究を計画するとしよう。私たちは，中程度の効果量（R^2＝.13）を推定し，検出力＝.80 および α＝.05 を達成したいとする。5個の変数で母集団の R^2 が0.13，第一種の過誤が5％，第二種の過誤が20％ の確率で検出するためには，約92人の参加者からなる標本が必要となる。

ヒント

　いくつかの web サイトでは，多くの多変量解析手法に対して，検出力の計算とサンプルサイズの推測を瞬時に行うことができる。

■ 共分散分析

　共分散分析 analysis of covariance（**ANCOVA**）は，重回帰分析と多くの共通点があるが，分散分析の特徴ももっている。分散分析と同様，共分散分析は2つ以上のグループの平均値を比較するために用いられ，両者の中心的課題は同じである。つまり，「群間の平均値の差が**真**なのか見かけ上のものなのか？」ということである。重回帰のように，共分散分析は，研究者が交絡変数を統計学的にコントロールすることを可能にする。

■ 共分散分析の利用

　共分散分析は，特に次のような状況において有用である。例えば，介入を検証するために不等価対照群デザインを用いる場合，研究者は，介入前に存在していた群間差が得られた結果に影響していなかったかどうかを考慮しなければならない。無作為化によるコントロールが欠けている場合，共分散分析は事後的に統計学的コントロールができる。真の実験研究として無作為化を行った場合でも，通常，群間にわずかな差があることが多いため，共分散分析により群間差をより正確に推定

表19-5 共分散分析の例における架空のデータ：3つの食事療法介入における前後の体重比較

	食事療法A	食事療法B	食事療法C	合計
介入前の体重，平均値(*SD*)	180.0(23.5)	175.0(22.5)	185.0(24.6)	180.0(23.1)
介入後の体重，平均値(*SD*)	170.0(21.7)	165.0(22.0)	160.0(20.3)	165.0(20.0)
介入後の体重の平均的な群間差に関する分散分析 $F(2, 27) = 0.55, p = .58$				
共変量(介入前の体重)に対する共分散分析 $F(1, 26) = 309.88, p < .001$				
介入後の体重の平均的な群間差に関する共分散分析 $F(2, 26) = 17.54, p < .001$				

できる。共分散分析は，介入前のもともとの差を調整するので，介入の影響をより正確に評価できる。

厳密にいえば，共分散分析は無作為化を前提としているので，既存の集団に用いてはならない。しかし，この前提は満たされていないことが多い。無作為化が難しい場合，共分散分析は，研究の内的妥当性を改善できる。

■ 共分散分析の手順

患者の不安に対するバイオフィードバック療法の効果を検証するとしよう。ある病院の1つのグループが療法を受け，別の病院の1つのグループは療法を受けない比較群とする。患者の不安レベルは，介入の前後両方で測定する。したがって，共分散分析によって，事前テストの不安スコアは統計的にコントロールできる。この状況では，アウトカム変数は事後テストの不安得点であり，独立変数は実験群/比較群の状態である。そして，共変量 covariate は事前テストの不安得点である。共変量は，通常は連続変数(例：不安スコア)であるが，2値変数(男性/女性)でもよい。独立変数は名義尺度の変数である。

共分散分析では，共変量の影響を除くためにアウトカム変数の得点を調整した後，群間の平均値の差の有意性を検定する。本質的に，共分散分析の第1ステップは，階層的重回帰の第1ステップと同じである。共変量によって説明できるアウトカム変数のばらつきは，その後の検討から除かれる。共変量をコントロールしたうえで，群間の平均値に統計的有意差があるかどうかを見るために，アウトカム変数 Y のばらつきの残差部分について分散分析を行う。

共分散分析のさらなる側面を探索するために，別の例を考えてみよう。体重減量のための食事療法の効果を検証することを目的として，30人を3群のいずれかに無作為に割り付けたとする。介入前の体重を共変量とした共分散分析では，単なる分散分析よりも体重変化について感度の高い分析ができる。このような研究のための架空データを**表19-5**に示す。この表の体重の値について2つの特徴がわかる。第1に，無作為に割り付けたにもかかわらず，ベースラインでの群の平均値が異なっている。食事療法Bの参加者は食事療法Cの参加者と平均10ポンド(175ポンド対185ポンド)の差がある。この差は有意ではなく偶然のばらつきを反映している($F = 0.45, p = .64$)。第2に，介入後の平均値も最大で10ポンドしか違わない(160～170ポンド)。しかし，**減量した分**の平均値は，食事療法Aと食事療法Bの10ポンドから食事療法Cの25ポンドまで幅がある。

通常の分散分析で療法後の体重の群間差を検定すると，F値は0.55となり，群間平均値の差は有意でないことがわかる($p = .58$)。分散分析に基づくと，3つの食事療法は減量に同程度の効果であったと結論付けられるだろう。

ここで，共分散分析を使ってデータを分析してみよう。第1ステップでは，療法後の体重の総変動を2つの要素に分解する。つまり，(1)共変量(療法前体重)によって説明されるばらつきと(2)残差変動である。共変量は，分散のかなりの量を説明しているが，これは療法前後の体重に強い関連があるからで，驚くことではない。つまり，開始時点で体重が特に重い人々は，他の人々に比べて重いままになる傾向にあったことを示している。第2ステップでは，残差分散を群間と群内の寄与を反映するように分解する。その結果，F値は17.54(自由度 $df = 2, 26$)となり，.001の水準で

有意である。介入前の体重をコントロールした後，異なる食事療法による減量には有意差があると結論付けられる。

　この架空の例は，分散分析で「差はない」という結果が，共変量を加えることで変わってしまうように仕組んだものである。実際の結果のほとんどは，これほど劇的ではない。それでも，共変量は療法の効果を比較する誤差項（群内変動）を減少させるので，共分散分析は分散分析よりも感度の高い統計学的検定である。

　理論的には，共変量はいくつでも設定可能である。しかし，通常2～3個以上の共変量を用いることは，あまりお勧めできない。なぜなら，数が多くなると一般的に冗長性が高くなるため，それ以上の共変量を必要としないためである。さらに，それぞれの共変量は自由度を使うので，自由度が小さくなるほど，有意となるためにはより高い F 値が必要となる。例えば，df が2と26の場合，.01 水準で有意とするには 5.53 の F 値が必要だが，df が2と23（つまり共変量を3つ加える）の場合は，5.66 の F 値が必要である。

■ 共変量の選択

　有用な共変量は，ほとんどの場合に用いることができる。年齢や性別などの背景特性は，しばしば良い候補となる。背景特性は，アウトカムの説明変数であり，比較する群間に差がある場合，コントロールすることが特に重要である。文献を読むことで，アウトカムに影響する因子に関する良い情報が得られる。

　アウトカム変数のベースライン時の値と最終の値は常に強く相関しており，非常に重要な共変量となる。しかし，反復測定分散分析（RM-ANOVA）は，事前事後テストデザインの研究データを分析するときに共分散分析に代わるものである。**傾向スコア**は，第9章で簡単に説明したが，強力な共変量になりえる。傾向スコアは，広範囲の属性に関する群間差を捉えることができる。なぜなら，利用可能なデータを用いて群間差をモデル化しようとするからである。共変量としての傾向スコアの使用については，Qin ら（2008）および Schroeder ら（2016）を参照してほしい。

　一般的に，強い信頼性をもつ共変量を選択する

ことが重要である。測定誤差は平均値の過大調整や過小調整につながり，第一種や第二種の過誤の原因となる可能性がある。

■ 調整平均

　前述の3つの食事療法の例では，有意な共分散分析の F 検定結果は，3群のうちの少なくとも1つが，療法前の体重を調整した後，全体の総平均と有意差があることを示している。**調整平均** adjusted means，つまり，共変量を調整した後（すなわち，共変量の影響を除いた後）のアウトカム変数の群平均値を検証することが有用な場合もある。3つの食事療法の参加者の療法後の体重の例では，食事療法 A，B，C の調整平均は，それぞれ 170.0，169.4，155.6 で，異なる食事療法を受けた者の差を明確に示す値であった。

　共分散分析が有意な F 検定結果をもたらすとき，研究者は，群間の調整平均が等しいという帰無仮説を棄却することができる。分散分析と同様，どの群の組み合わせで調整平均が有意に異なるかを評価するために，さらなる分析が必要である。この例では，事後検定によって，食事療法 C の平均体重は食事療法 A と B の両方と有意に異なるが，食事療法 A と B の間には有意な差はないことが検証された。

ヒント

　共分散分析では，従属変数に対する独立変数の**調整された**効果の大きさを要約するために，イータ二乗（η^2）統計量を計算できる。η^2 推定値は，研究計画時に，サンプルサイズを推定するための検出力分析で使用できる。一般に，共分散分析で慎重に選択された共変量を用いた場合，誤差分散が減少するので，群間差の分析は分散分析よりも強力になる。この3つの食事療法の例では，調整 η^2 値は .57 である。

☞ 共分散分析の例

　Looman ら（2018）は，医療的ケアを必要とする子どもの健康関連 QOL アウトカムに対する遠隔医療連携介入の効果を検証した。2種類の介

入群と通常ケア対照群に無作為に割り付けられた子どもたちを，介入開始24か月後の機能状態や健康関連QOLなどのアウトカムについて比較した。共分散分析を用いてアウトカムのベースライン得点をコントロールし，介入後の群間差が検定された。

その他の最小二乗法による多変量解析手法

これまで述べてきた多くの多変量統計はそれぞれ関連している。例えば，ANOVAと重回帰分析は似ている。どちらも連続量の従属変数の値の総変動を分析し，独立変数によるばらつきと誤差に起因するばらつきを対比させる手法である。伝統的に，通常，実験研究のデータは分散分析で，相関研究のデータは回帰によって分析される。

一般線形モデル general linear model（GLM）には，幅広い統計手法が含まれ，それはデータを直線（線形）解に適合させる手法である。GLMは，t検定，分散分析，重回帰などの手法の基礎となるものである。GLMは汎用性が高く多くの研究に適用できるため重要なモデルだが，GLMを完全に理解するには，高度な統計学的トレーニングが必要である。ここでは，GLMのさまざまな手法を簡単に紹介する。

■ 混合計画のための反復測定分散分析

第18章では，一元配置の反復測定分散分析（RM-ANOVA）について説明したが，これは同一被験者を複数のポイントで測定するときに適切な方法である。多くのRCTでは，参加者を異なる群に無作為に割り付け，介入後のデータを複数の時点で収集する。データ収集ポイントが2つしかない場合（例：事前テストと事後テスト），共分散分析は，事前テスト（ベースライン）得点の影響を除去した後，群平均が等しいという帰無仮説を検定するために用いられる。データが3回以上収集される場合，混合計画のための反復測定分散分析 repeated-measures ANOVA for mixed designs がよく用いられる。

例として，介入群と対照群の人々から術後2時間（T1），4時間（T2），6時間（T3）の心拍数データを収集したとする。構造的には，これらのデータを分析する分散分析は，2×3の多要因分散分析に似ているが，この混合計画では計算が異なる。それは，それが被験者内因子と被験者間因子の両方を含むからである。被験者間効果（すなわち，実験群と対照群の差）を検定するために F 統計量が計算される。この統計量は，すべての時点において，平均心拍数が2群で異なるかどうかを示す。被験者内効果または時間要因（すなわち，T1，T2，T3での差）を検証するために，別の F 統計量が計算されるであろう。この統計量は，両群の平均心拍数が時間経過に伴って変化するかどうかを示すものである。最後に，交互作用効果 interaction effect を検証し，群間差が時間経過とともに変化したかどうかを評価する。混合計画のための反復測定分散分析では，通常，交互作用効果が主な重要性をもつ。人々を無作為に群に割り付けた場合，ベースラインでの平均が同等であることが期待されるが，もし治療効果があれば，その後のデータ収集の時点で群平均が異なることとなり，時間×療法の交互作用がもたらされる。

GLM内の検定にはいくつかの基本的な前提があり，それらはすべて統計学の教科書に詳しく説明されている。ほとんどのGLM手法は，分布の正規性や分散の等質性といった仮定をもつが，分散分析とその亜種のほとんどは，その仮定が成立していなくてもかなり頑強 robust である。つまり，成立していなくても統計的意思決定の正確さには影響しない傾向がある。しかし，反復測定分散分析には，球面性の仮定と複合対称性の仮定というユニークな仮定がある。どちらも複雑なので，ここでは詳しくは説明しない。反復測定分散分析は，残念ながら，これらの仮定が成立しない場合には頑強ではない。さらに，仮定が成立しないことをどのように検出し，対処するかについては，さまざまな意見がある。したがって，反復測定分散分析は，これまで議論されてきた多くの手法よりも複雑である。Polit（2010）や高度な統計学の教科書は，反復測定分散分析の使用に関する示唆を与えている。

第19章 多変量統計 413

👉 **混合計画の反復測定分散分析の例**

　Yang と Chen(2018)は，産後女性に対する有酸素運動の介入がストレス，疲労，睡眠の質に影響するかどうかを検証するために混合計画を用いて研究した。介入群または対照群のいずれかに無作為に割り付けられた女性について，ベースライン時，4週間後，12週間後にこれらのアウトカムに関するデータを収集した。反復測定分散分析により，介入群の女性には有意な改善がみられた。

多変量分散分析

　多変量分散分析 multivariate analysis of variance(MANOVA)は，分散分析の手法を複数のアウトカム変数に拡張したものである。多変量分散分析は，複数の従属変数について，群平均値の差の有意性を同時に検証するために用いる。例えば，拡張期血圧と収縮期血圧に対する2つの運動方法の効果を検証したい場合，多変量分散分析が適切であろう。研究者は，しばしば，2つの分散分析を別々に実行することによって，このようなデータを分析しようとするが，厳密に言うと，このやり方は適切ではない。別々に分散分析を行うことは，従属変数が互いに独立していると仮定していることになる。しかし，実際には同一人物から得た従属変数はほぼ相関している。多変量分散分析は，アウトカム変数間の相関を考慮する。一方，多変量分散分析に比べ分散分析は広く理解されている手法であり，その結果は，より多くの人々に理解しやすいかもしれない。

　多変量分散分析は，分散分析に類似した方法で拡張することができる。例えば，複数のアウトカム変数がある場合に，交絡変数(共変量)をコントロールする多変量共分散分析 multivariate analysis of covariance(MANCOVA)を行うことができる。

ヒント

　臨床家にエビデンスをわかりやすく提示するために，より単純な分析(例：多変量分散分析ではなく，3つの別々の分散分析)を用いた場合に

は，結局，両方の分析を行わなければならない。研究報告書では分散分析のような2変量の結果を示し，より複雑な分析(例：多変量分散分析)が同様の結果をもたらしたかどうかを述べるとよい。

👉 **多変量分散分析の例**

　Thorlton と Collins(2018)は，エナジードリンク[訳注1]の消費に関する大学生の考えを研究した。エナジードリンクの消費に関する学生の認識，意図，態度，行動について，性別による違いを多変量分散分析で分析した。性差は統計学的に有意であり，男性のほうが女性よりもエナジードリンクに対して肯定的であった。F (8, 264)＝4.26, p <.001。

ロジスティック回帰

　ロジスティック回帰 logistic regression は，多変量解析の手法として広く使われている。重回帰と同様，ロジスティック回帰は，複数の独立変数と1つの従属変数との関連を分析し，予測式を生成する。しかし，ロジスティック回帰は，GLMの多変量手法よりも制約の少ない推測手順に基づいており，カテゴリー変数型のアウトカムを予測するために使われる。

ヒント

　カテゴリー変数型のアウトカムを予測するための最小二乗法は，**判別分析**と呼ばれている。20年前は人気があったが，現在ではロジスティック回帰に取って代わられ，あまり使われていない。

ロジスティック回帰の基本概念

　ロジスティック回帰では，最尤推定 maximum likelihood estimation(MLE)を用いる。最尤推定量とは，観測データを生成した可能性が最も高い

───────────────

訳注1：アルギニン，カフェイン，炭酸等を含む清涼飲料。

パラメーターを推定するものである。第16章で説明した確証的因子分析も，MLEを用いる。

ロジスティック回帰は，変数の基礎的分布について，ほとんど仮定がない。ロジスティック回帰は，アウトカムの確率をモデル化できるため，多くの臨床的な問いによく適している。例えば，私たちは乳房自己検診を行う確率のモデル化や，患者の転倒する確率のモデル化に興味をもつかもしれない。ロジスティック回帰は，そのようなイベントが発生する確率（例：患者の転倒）をそのオッズに変換する。第17章で議論したように，**オッズ** odds は2つの確率の比，すなわち，イベントが発生する確率と発生しない確率の比である。例えば，10%の患者が転倒する場合，オッズは.10÷.90，つまり.111となる。

確率は0～1の範囲であるが，これを0から無限大の範囲の連続変数に変換する。オッズの範囲は制限されているので，さらにオッズの対数を計算して変換する。この新しい変数（**ロジット** logit，*logi*stic probability un*it* の略）の範囲は，マイナスからプラス無限大までとなる。アウトカム変数として連続するロジットを用いて，最尤法によって，独立変数の係数を推定する。

この解から，重回帰式と同様に，独立変数の重み付けされた組み合わせと定数からロジットを予測する方程式が得られる。しかし，この方程式は従属変数の実際の値を予測しないので，解釈は重回帰とは異なる。ロジスティック回帰では，回帰係数（*b*）は関連する説明変数が1単位変化したときの対数オッズの変化量として解釈できる。

■ オッズ比

ロジスティック回帰の式は，私たちが対数オッズの観点では考えていないので解釈するのは難しい。しかし，この式はさらに逆変換することで，対数オッズではなく，オッズの情報を提供できる。それは第17章で議論したリスク指標である**オッズ比**（OR）である。

例えば，乳房自己検診を実施する確率をロジスティック回帰で予測したとしよう。説明変数の1つは，女性に乳がんにかかった家族（例：姉妹）がいるかどうかとする。ロジスティック回帰分析では，式中の他のすべての説明変数を一定とした場

合，オッズ比は12.1であることが示される（これは**調整オッズ比**と呼ばれることが多い）。オッズ比は，相対リスク，すなわち，ある条件下での事象の発生リスクと別の条件下での発生リスクとの比の推定値（および信頼区間）を提供する。この例では，乳がんの家族歴がある女性はそうでない女性と比べて，乳房自己検診を行う「リスク」は他の因子をコントロールした場合，約12倍高いと考えられる。

ヒント

最小二乗推定による単純回帰，すなわち，単一の独立変数に基づくアウトカム変数の予測があるように，**2変量ロジスティック回帰**も可能である。これは**未調整**（または**粗**）オッズ比，すなわち，他の変数をコントロールしないオッズ比の推定値を生成するためによく行われる。

■ ロジスティック回帰における変数

ロジスティック回帰のアウトカム変数は，2値変数である。アウトカムは，通常，イベントまたは特性がある（例：転倒があった，肥満である）場合に1，イベントまたは特性の欠如（転倒がない，肥満でない）に0とコーディングする。説明変数は，連続変数，カテゴリー変数，または交互作用項とすることができる。投入する説明変数の個数に厳密な制限はないが，できるだけ少数の優れた変数によって，強い検出力をもつ簡潔なモデルを達成することが最善である。

説明変数が連続量の場合，オッズ比の解釈は，カテゴリー変数の場合とは少し異なる。例えば，老人ホームの入居者が転倒するかどうかを予測する場合，説明変数の1つが年齢であったとしよう。年齢のオッズ比が1.10であったとする。これは，モデル内の他の変数が一定であるとした場合，年齢が1歳増えるごとに，転倒のオッズが10%増加することを意味する。

ダミー・コーディングは，タバコを吸う（1），吸わない（0）のような2値の説明変数で表す一般的な方法である。2値を超えるカテゴリーをもつ変数については，一連のダミー変数が必要である。例えば，乳房自己検診を予測するためのロジ

スティック回帰において，婚姻状況を説明変数とする場合，ロジスティック回帰により，異なる婚姻状況（例：未婚，既婚，かつて結婚していた）による乳房自己検診の相対的なリスク推定値を求めることができる。このような分析では，1つの群がオッズ比 1.0 の参照群 reference group となり，他の2つの群は参照群を基準としたオッズ比が示される。架空の例として，未婚の参照群のオッズ比が 1.0，既婚者のオッズ比が 1.23 であった場合，既婚女性は未婚女性よりも乳房自己検診を行う確率が 23% 高いことを意味する。

重回帰と同様にロジスティック回帰でも，説明変数をさまざまな方法で式に投入することができる。そのオプションは，同時投入，階層的投入，ステップワイズ投入などである。

■ ロジスティック回帰における 有意性検定

研究者は通常，モデルの全体的な信頼性を見極めたい，すなわち，説明変数の集合全体が，有意にアウトカムの確率を予測できるか知りたい。残念ながら，ロジスティック回帰モデルの適合度の評価は混乱を招くことがある。というのも，評価にはいくつかの異なる検定方法があり，また著者によって異なる名称が用いられているからである。もう1つの潜在的な混乱の原因は，ある検定では有意な結果が適合度のよさを示し，他の検定では有意でない結果が適合度のよさを示すことである。ここでは2つのアプローチを簡単に示すが，Tabachnick と Fidell（2018）や Hosmer ら（2013）などの専門書をさらに読むことをお勧めする。

ロジスティック回帰の統計量の1つは尤度指標 likelihood index で，これは推定パラメーターが与えられたときの観測されたアウトカムの確率である。モデル全体がデータに完全に適合する場合，尤度指標は 1.0 となる。尤度指標は通常小さな小数の値になるから，尤度の対数に −2 を乗じて変換するのが一般的である。変換された指標（−2LL）は，適合度が良い場合は小さな数となり，完全に適合する場合は 0 となる。次に，尤度比検定 likelihood ratio test では，カイ二乗統計量を用いて，すべての b 回帰係数がゼロであると

いう帰無仮説を検証する。適合度統計量 goodness-of-fit statistic は，カイ二乗分布に従い重回帰における全体の F 検定と類似する。この統計量は，分析中のすべてのケースについての残差，すなわちあるイベントの観測された確率と予測された確率の差に基づく。したがって，この統計量は，予測モデルの適合性を評価する機能をもつ。尤度比検定は，階層回帰またはステップワイズ回帰の実施の際に，その説明変数が順次投入されることで −2LL が有意に改善されるかを評価することができる。

モデル全体の適合性を検証する他のアプローチは，ホスマー・レメショウ検定 Hosmer-Lemeshow test で，これは予測モデルを仮想的な「完璧な」モデルと比較するものである。簡単に言うと，完璧なモデルとは，観測されたアウトカムの頻度を再現するために必要となる正確な説明変数の集合である。完璧なモデルとは，観測度数と期待度数（すなわち，完璧なモデルで期待される度数）の差を計算することによって検定できる。この検定では，有意でないカイ二乗値が望まれる。有意でない結果は，検証されたモデルが完璧なモデルと確実には異ならないことを示す。言い換えると，有意でない結果は，モデルがアウトカムの観測度数を適切に再現しているという推論を支持する。

ヒント

モデル全体の検定方法については，どの手法がよいかという合意は得られていないが，ロジスティック回帰ソフトウェアプログラムは両方の検定を行うことができ，研究者によっては両方の結果を発表している。

また，モデル中の個々の説明変数の有意性を検証することも可能である。これは，重回帰分析で t 検定量が使用されるのと同様である。この目的のためによく使用される統計量は，カイ二乗分布をとるワルド統計量 Wald statistic である。有意性は，オッズ比の信頼区間（CI）を検討することによっても評価することができる。95% CI が 1.0 を含む場合，これはオッズ比が .05 の水準で統計

的に有意でないことを示す。

■ ロジスティック回帰における効果量

統計学者は，重回帰の R^2 に類似したロジスティック回帰の効果量の指標を開発することに取り組んできた。しかし，主な問題は，重回帰の R^2 は説明変数によって説明されるアウトカムの分散の割合として解釈できるが，これは2値アウトカムではより複雑になることである。最小二乗法に基づく R^2 に相当する良好な指標を得ることは困難であるにもかかわらず，いくつかの疑似 R^2 pseudo R^2 がロジスティック回帰のために提案されている。これらの指標は，説明される分散の割合ではなく，R^2 の近似として報告されるべきである。ナゲルケルケ R^2 Nagelkerke R^2 と呼ばれる統計量は，最も頻繁に用いられる疑似 R^2 指標である。

> 👉 **ロジスティック回帰の例**
>
> Siegmund ら(2018)は，心臓リハビリテーションを受けたメタボリックシンドローム患者において，再入院を予測する要因を特定することを目指した。ロジスティック回帰分析の結果，白人であること(OR＝.50)と高い機能的能力(OR＝.80)が，90日以内の再入院を防ぐ要因であることを見出した。

生存時間分析，イベント歴分析

時間に関連しているアウトカムもある。生存時間分析 survival analysis は，従属変数が初期イベント(例：疾患の発症)と最終イベント(例：死亡)の間の時間間隔である場合に，疫学者によって広く使われている。生存時間分析は，ある参加者の生存時間を他の参加者のそれと比較する生存スコアを計算する。研究者が集団の比較に興味がある場合，例えば，介入群と対照群の生存関数を比較する場合，「それらの群は同じ生存分布から抽出された」という帰無仮説を検定するための統計量を計算できる。

生存時間分析は，死亡とは関係のない多くの状況に適用できる。例えば，生存時間分析は，分娩

所要時間，入院期間，授乳期間などの時間に関係する現象を分析するために用いることができる。生存時間分析は，時間に関係するデータが打ち切られる censored 場合，すなわち，観測期間がすべての可能なイベントをカバーしていない場合に使用できる。例として，アウトカムが再入院で，データが退院後2年間に収集された場合，2年以上経過しての再入院は観察されないため，データは打ち切られたことになる。生存時間分析についてのより詳しい情報は，Hosmer ら(2008)の成書に掲載されている。

生存時間分析の拡張された手法では，研究者は多変量解析の枠組みで生存型の変遷の決定要因を検討できるようになった。これらの分析では独立変数を用いて，ある時点でイベントを経験するリスク(またはハザード)をモデル化する。最も一般的なハザードの仕様は，**Cox 比例ハザードモデル**である。コックス回帰 Cox regression に関するより詳細な情報は，O'Quigley(2008)を参照してほしい。

> 👉 **コックス回帰の例**
>
> Kim ら(2018)は，コックス回帰を用いて，低レベルの高密度リポタンパク質コレステロール(HDL-C)と気分障害の発症の関連を研究した。40万人以上の韓国人を対象とした標本で，HDL-C が低レベルの女性(男性ではない)は，気分障害の発症リスクが高いことを発見した。

因果モデリング

因果モデリング causal modeling とは，ある現象について仮説に基づいた因果的な説明を検証するもので，一般に非実験的(観測的)研究から得られたデータを用いる。因果モデルでは，研究者は3つ以上の変数間の因果関係を仮定し，原因から結果への仮説的な経路が観察されたデータと一致しているかを検証する。因果モデリングは，原因を発見するための手法ではなく，既存の知識や理論に基づいて前もって定式化されたモデルに適用する手法である。

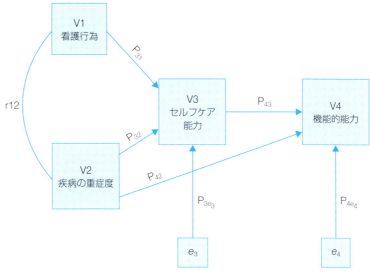

図19-3　パス図の例

ヒント

因果モデリングは，非実験研究データを用いて実施されることが多いが，無作為化比較試験における媒介経路についての仮説を検証するためにも用いることができる。

因果モデリングは，しばしば**パス解析** path analysis と呼ばれる。最近まで，看護研究者は，主に最小二乗法によるパス解析を実施していた。実は一連の重回帰分析でパス解析を行うことは可能である。ここでは，まず最小二乗法の枠組みでパス解析を説明する。

パス解析の結果は，通常**パス図** path diagram に表される。ここではそのような図(**図19-3**)を用いて主要な概念を説明する。このモデルでは，アウトカム変数である患者の機能的能力(V4)は，その人のセルフケア能力(V3)の影響を受け，それが看護行為(V1)および疾病の重症度(V2)に影響されると仮定している。**図19-3**のモデルは**再帰モデル** recursive model であり，因果の流れは一方向であることを意味する。つまり，V2がV3の原因であると仮定しているが，V3がV2の原因とは仮定されていない。

パス解析は，外生変数と内生変数を区別する。**外生変数** exogenous variable の決定要因は，モ

デルの外部にある。**図19-3**では，看護行為(V1)と疾病の重症度(V2)が外生変数であり，看護行為や疾病の重症度の差の原因を解明する試みは行われていない。これに対して，**内生変数** endogenous variable は，その変動が，モデル内の他の変数によって影響されると仮定される変数である。この例では，セルフケア能力(V3)と機能的能力(V4)が内生変数である。

パス図では，因果関係は，推定される原因から推定される結果へと描かれた矢印で示される。この図では，疾病の重症度は，機能的能力に，直接的に(パスP_{42})，または**媒介変数**であるセルフケア能力(パスP_{32}とP_{43})を介して間接的に影響すると仮定している。看護行為と重症度の間の曲線が示すように，相関する外生変数は曲線で示す。

理想的には，モデルがアウトカムを完全に説明できたらよいが，**残差変数** residual variables といわれる他の決定要因があるため，このようなことはほとんど起こらない。**図19-3**のeと書かれた2つの箱は，モデルにないセルフケア能力(e_3)と機能的能力(e_4)のすべての決定要因の合成を表している。もし，追加の原因を特定して測定し，理論に組み込むことができれば，モデルは強化されるであろう。

パス解析は，ある変数が別の変数に及ぼす効果を表す重みである**パス係数** path coefficients を求

める。**図19-3**では，ある変数（例：V3）が別の変数（例：V2）によって引き起こされることを示す因果パスが，P_{32}で示されている。研究報告では，このようなパスの記号は実際のパス係数に置き換えられるだろう。パス係数は標準化偏回帰係数である。例えば，パスP_{32}は，変数1を一定とした場合の変数2と変数3の間の$\beta_{32.1}$（β重み）に等しい。パス係数は標準化されているので，ある原因変数の1SDの変動が，従属変数の標準偏差に影響を与える比率を示す。したがって，パス係数は，さまざまな決定要因の相対的な重要性についての示唆を提供する。

構造方程式モデリング structural equation modeling（**SEM**）は，最尤推定を用いたパス解析のより強力なアプローチである。これにより，最小二乗法推定におけるいくつかの問題，特に前提を満たすことの難しさを回避する。最小二乗法アプローチとは異なり，構造方程式モデリングは測定誤差，誤差項の相関，相互因果を許容する**非再帰モデル** nonrecursive models に対応できる。構造方程式モデリングのもう1つの魅力は，1つ以上の**潜在変数**，すなわち直接測定されない構成概念を表す変数を含む因果モデルを分析できることである（第16章）。構造方程式モデリングでは，構成概念の指標となる複数の観察（顕在）変数によって潜在変数を捉える。

潜在変数がある場合，構造方程式モデリングは2つのフェーズで進む。確証的因子分析（CFA）に相当する最初のフェーズでは，測定モデルが検証される（第16章）。データが仮説の測定モデルに十分適合するというエビデンスがある場合，構造方程式モデリングによって，理論的因果モデルが検証される。

構造方程式モデリングは，仮説的な因果パラメーター，つまりβ重み（β係数）として表示されるパス係数についての情報を提供する。係数は，（潜在的）因果変数の変化によって生じる（潜在的）内生変数の変化の期待値を示す。構造方程式モデリングプログラムは，個々のパスの有意性についての情報を提供する。データに対するモデルの全体的な適合度は，**適合度指標** goodness-of-fit index（**GFI**）や**調整済み適合度指標** adjusted goodness-of-fit index（**AGFI**）など，いくつかの統計量によって検証できる。どちらの指標も，.90以上の値は，良好な適合度を示す。

構造方程式モデリングを用いたパス解析は，看護研究者の間で人気を得ているが，複雑な手法である。さらに詳しい情報を知りたい読者は，Loehlinと Beaujean（2017）を参照してほしい。

☞ **パス解析の例**

Xuら（2018）は，2型糖尿病患者のQOL得点を説明するための因果モデルについて構造方程式モデリングを用いて検証した。このモデルは，過活動膀胱の重症度が患者のQOLに直接に影響するだけではなく，受診行動と膀胱症状の煩わしさに対する認識を通じて，間接的にも影響を与えることを予測した。

多変量統計の批判的評価

前章で述べたように，統計学の知識がなければ，統計学的分析結果を批判的に評価することは困難である。この注意は，多変量解析となるとなおさらである。

2変量統計量と同様に，研究者が適切な検定を選択したかどうかが問題となる。多変量解析手法の選択は，リサーチクエスチョンの性質や変数の測定水準など，いくつかの因子によって異なる（また，この短い章では触れなかったが，データが検定の前提条件を満たされているかどうかにも左右される）。本章で取り上げた多変量統計の主な特徴のいくつかを**表19-6**にまとめている。これを参考にすれば，分析手法の適切性を評価するのに役立つだろう。また，多変量統計が使われていない研究は，多変量統計を使うべきだったかという観点でクリティークすることにも留意すべきであろう。例示したように，2変量検定の結果は，交絡変数をコントロールすることによって変わることがある。一方で，サンプルサイズが小さすぎて多変量統計を用いるのが適切でない場合に，多変量統計を使う研究者もいる。

本章では多変量統計に関する具体的な評価ガイドラインは示さないが，**Box 18-1**で示した問いのほとんどは，研究者が多変量統計を用いる場合

第 19 章　多変量統計　　419

表 19-6　主な多変量解析のガイド

検定名	目的	変数の測定尺度[a]			変数の数		
		独立変数	従属変数	共変量	独立変数	従属変数	共変量
重回帰/相関	複数の独立変数と 1 つの従属変数の関連を検定する 複数の独立変数から従属変数を予測する	名義,連続	連続	―	2+	1	―
共分散分析(ANCOVA)	1 つ以上の共変量をコントロールして,2 群以上の平均値の差を検定する	名義	連続	名義,連続	1+	1	1+
混合計画のための反復測定分散分析	複数回測定されたアウトカムについて,2 群以上の平均値の差を検定する	名義	連続	名義,連続	1+	1	1+
多変量分散分析(MANOVA)	複数の従属変数について,2 群以上の平均値の差を同時に検定する	名義	連続	―	1+	2+	―
多変量共分散分析(MANCOVA)	1 つ以上の共変量をコントロールして,複数の従属変数について 2 群以上の平均値の差を同時に検定する	名義	連続	名義,連続	1+	2+	1+
ロジスティック回帰	複数の独立変数と 1 つの従属変数の関係を検定する 事象の発生確率を予測する 相対リスクを推定する	名義,連続	名義	―	2+	1	―

[a] 測定尺度：連続変数とは間隔尺度または比例尺度をいう。

にも当てはまる。

ヒント

　本章で示す統計学的分析は,個人からのデータを分析するものである。ペア/家族のデータを分析する方法も開発されており,そのいくつかは,行為者-パートナー相互依存モデル(Fitzpatrick et al., 2016; Kenny & Ledermann, 2010)と呼ばれる枠組みの中で行われている。

研究例

　最後に,多変量解析の手法を用いた研究の概要を紹介する。

研究タイトル：心疾患をもつあるいはもたない 40 歳から 59 歳の人における併存疾患,リスク因子,および薬剤が性活動に及ぼす影響(Steinke et al., 2018)

目的：本研究の目的は,心不全,冠動脈疾患,狭心症,心筋梗塞などの心疾患をもつ人ともたない中年の人々における性活動を予測する要因を探索することである。

方法：本研究は,米国の入院していない成人を対象とした National Health and Nutrition Examination Survey(NHANES)のデータを二次分析したものである。研究者は,心血管疾患,合併症,薬物使用,性行為に関する質問に回答した 40 歳から 59 歳の回答者を選んだ。サンプルサイズは 1,741 人(男性 889 人,女性 852 人)であった。標本について,広範な人口統計学的特性に関するデータが利用可能であった。アウトカム変数は,性的に不活発(過去 1 年間に性行為のエピソードがないか 1 回のみ)または性的に活発(複数回)の 2 値変数であった。主な分析にはロジスティック回帰を用いた。

分析と知見：総じて,標本の 94% が性的に活発であった。研究者はまず,心疾患と性活動の 2 変量の関係を調べた。その結果,冠動脈疾患,狭心症,心筋梗塞のある人は,これらの疾患のない人に比べて,性活動が有意に少ないことがわかった。また,特定の薬物(スタチンなど)の使用も,性活動の少なさと関連していた。喫煙と体重に問題があるという自覚も,性活動の減少に関連していた。研究者は次に,性活動の 5 つの説明変数(性別,喫煙状況,上り坂を歩くときの胸痛,体重問題の自覚,1 つ以上の心疾患)を,ロジスティック回帰を用いて検証した。

ホスマー・レメショウ検定により，モデルはデータに十分に適合し，性別を除くすべての変数が性活動の有意な説明変数であることが示唆された。例えば，変数「上り坂を歩くと胸が痛い」のワルド統計量は33.02，$p < .0004$であった。モデル全体は統計学的に有意であったが，ナゲルケルケのR^2の値は.07に過ぎず，心疾患，喫煙，体重の問題は40歳から59歳の人々の性活動に大きな影響を与えるものの，他にも多くの要因が影響していることが示唆された。

🖌 要点

- 多変量統計 multivariate statistics は，3つ以上の変数間の複雑な関係を解明するために，看護研究において用いることが多くなっている。

- 線形単回帰 linear regression は，1つの変数の値から別の変数の値を予測する。一方，重回帰 multiple regression は，複数の独立（予測 predictor/説明）変数に基づいて連続量の従属変数を予測する方法である。

- 重相関係数 multiple correlation coefficients（R）を二乗（R^2）することで，説明変数によって説明されるアウトカム変数のばらつきの比率を推定できる。F統計量は，全体の回帰モデルおよび新しい説明変数の追加に伴うR^2への変化を検証するために用いる。

- 回帰式から各説明変数の回帰係数 regression coefficients（bs）が得られ，素点を標準得点 standard score に換算する場合に，これをβ重み beta weights（βs）と呼ぶ。

- 同時重回帰 simultaneous multiple regression は，すべての説明変数を同時に回帰式に投入する。階層的重回帰 hierarchical multiple regression は，研究者がコントロールする一連のステップに従い説明変数を式に投入する。ステップワイズ法 stepwise multiple regression は，統計学的基準に基づき投入順序を決め，説明変数を段階的に投入する。

- 共分散分析 analysis of covariance（ANCOVA）は，分散分析を拡張したものでアウトカム（従属）変数に関する群間平均値の差が統計学的に有意であるかどうかを検証する前に，交絡変数（共変量 covariates）の効果を除く。

- 混合計画のための反復測定分散分析 mixed design RM-ANOVA は，時間の経過（被験者内要因）に伴う群間（被験者間要因）の平均値差を検定するために使用される。混合計画のための反復測定分散分析では，通常，交互作用項（時間×群）が主要な関心事である。

- 多変量分散分析 multivariate analysis of variance（MANOVA）は，分散分析を複数のアウトカム変数がある場合に拡張したものである。

- 一般線形モデル general linear model（GLM）は，t検定，分散分析，共分散分析，重回帰など，データを直線（線形）解に適合させる，よく用いられる広い統計手法を包含している。

- GLM で使用される最小二乗法 least-squares estimation は，予測誤差 errors of prediction（残差 residuals）の二乗を最小化するものである。もう1つの方法は最尤推定 maximum likelihood estimation（MLE）で，観測データを生成した可能性が最も高いパラメーターを推定するものである。

- ロジスティック回帰 logistic regression は，MLE に基づいており，カテゴリーのアウトカムを予測するために用いる。ロジスティック回帰は，各説明変数の相対リスクの指標であるオッズ比 odds ratio を算出する。つまり，他の説明変数をコントロールしたとき，ある条件でアウトカムが発生するリスクと，別の条件で発生するリスクの比である。

- ロジスティック回帰モデルの全体は，適合度のカイ二乗 goodness-of-fit chi-square 統計量を用いた尤度比検定 likelihood ratio test で検証できる。その他，モデルが完全なモデルにどれだけ近いかを検証するホスマー・レメショウ検定 Hosmer-Lemeshow test がある。個々の説明変数は，ワルド統計量 Wald statistic で検証することができる。ロジスティック回帰の全体的な効果量を要約するために，複数の疑似R^2 pseudo R^2 指標が使用できる。最も広く報告されているのは，ナゲルケルケR^2 Nagelkerke R^2 である。

- 生存時間分析 survival analysis，およびコックス回帰 Cox regression などの関連するイベン

ト歴の手法は，関心のある従属変数が時間間隔（例：入院期間）である場合に用いる。

- **因果モデリング** causal modeling は，ある現象に対して仮説に基づいた因果関係の説明を展開し検定する。

- **パス解析** path analysis は，因果モデルを検証する手法の１つで，変数間の因果関係を仮定した**パス図** path diagram を作成し，そのパス図を用いて因果モデルの検定を行う。パス解析は最小二乗法で行うことができるが，現在はMLE アプローチによる因果モデリングである**構造方程式モデリング** structural equations modeling(**SEM**)が主流である。

文献

Barbe, T., Kimble, L., & Rubenstein, C.（2018）. Subjective cognitive complaints, psychosocial factors and nursing work function in nurses providing direct patient care. *Journal of Advanced Nursing, 74,* 914-925.

Fitzpatrick, J., Gareau, A., Lafontaine, M., & Gaudreau, P.（2016）. How to use the Actor-Partner Interdependence Model（APIM）to estimate different dyadic patterns in MPLUS : A step-by-step tutorial. *Quantitative Methods for Psychology, 12,* 74-86.

Hair, J. F., Black, W., Babin, B., & Anderson, R.（2019）. *Multivariate data analysis*（8th ed.）. Upper Saddle River, NJ : Prentice-Hall.

Hiler, C., Hickman, R., Reimer, A., & Wilson, K.（2018）. Predictors of moral distress in a US sample of critical care nurses. *American Journal of Critical Care, 27,* 59-65.

Hosmer, D., Lemeshow, S., & May, S.（2008）. *Applied survival analysis : Regression modeling of time to event data*（2nd ed.）. New York : John Wiley.

Hosmer, D., Lemeshow, S., & Sturdivant, R.（2013）. *Applied logistic regression*（3rd ed.）. New York : John Wiley & Sons.

Kenny, D. A., & Ledermann, T.（2010）. Detecting, measuring, and testing dyadic patterns in the Actor-Partner Interdependence Model. *Journal of Family Psychology, 24,* 359-366.

Kim, S., Han, K., Jang, S., & Park, E.（2018）. The association between low level of high-density lipoprotein cholesterol and mood disorder using time-dependent analysis. *Journal of Affective Disorders, 225,* 317-325.

Loehlin, J. C., & Beaujean, A.（2017）. *Latent variable models : An introduction to factor, path, and structural equation analy-*sis（5th ed.）. New York : Routledge.

Looman, W., Hullsiek, R., Pryor, L., Mathiason, M., & Finkelstein, S.（2018）. Health-related quality of life outcomes of a telehealth care coordination intervention for children with medical complexity : A randomized controlled trial. *Journal of Pediatric Health Care, 32,* 63-75.

O'Quigley, J.（2008）. *Proportional hazards regression.* New York : Springer.

Pituch, K., & Stevens, J.（2016）. *Applied multivariate statistics for the social sciences*（6th ed.）. New York : Routledge.

Polit, D. F.（2010）. *Statistics and data analysis for nursing research*（2nd ed.）. Upper Saddle River, NJ : Pearson.

Qin, R., Titler, M., Shever, L., & Kim, T.（2008）. Estimating effects of nursing intervention via propensity score analysis. *Nursing Research, 57,* 444-452.

Schroeder, K., Jia, H., & Smaldone, A.（2016）. Which propensity score method best reduces confounder imbalance? An example from a retrospective evaluation of a childhood obesity intervention. *Nursing Research, 65,* 465-474.

Siegmund, L., Albert, N., McClelland, M., Bena, J., & Morrison, S.（2018）. Functional capacity but not early uptake of cardiac rehabilitation predicts readmission in patients with metabolic syndrome. *Journal of Cardiovascular Nursing, 33,* 306-312.

Staneva, A., Morawska, A., Bogossian, F., & Wittkowski, A.（2018）. Maternal psychological distress during pregnancy does not increase the risk for adverse birth outcomes. *Women & Health, 58,* 92-111.

Steinke, E., Mosack, V., & Hill, T.（2018）. The influence of comorbidities, risk factors, and medications on sexual activity in individuals aged 40 to 59 years with and without cardiac conditions : US National Health and Nutrition Examination Survey, 2011 to 2012. *Journal of Cardiovascular Nursing, 33,* 118-125.

Tabachnick, B. G., & Fidell, L. S.（2018）. *Using multivariate statistics*（7th ed.）. Upper Saddle River, NJ : Pearson Education.

Takei, H., Shiraishi, M., Matsuzaki, M., & Haruna, M.（2019）. Factors related to vegetable intake among pregnant Japanese women : A cross-sectional study. *Appetite, 132,* 175-181.

Thorlton, J., & Collins, W.（2018）. Underlying beliefs associated with college student consumption of energy beverages. *Western Journal of Nursing Research, 40,* 5-19.

Xu, D., Zhao, M., Huang, L., & Wang, K.（2018）. Overactive bladder symptom severity, bother, help-seeking behavior, and quality of life in patients with type 2 diabetes : A path analysis. *Health and Quality of Life Outcomes, 16,* 1.

Yang, C., & Chen, C.（2018）. Effectiveness of aerobic gymnastic exercise on stress, fatigue, and sleep quality during postpartum : A pilot randomized controlled trial. *International Journal of Nursing Studies, 77,* 1-7.

第20章 量的データ分析のプロセス

本章では，量的データ分析の準備として，よく行われるステップの概要を説明する。これらのほとんどは，統計学的分析の**前**に行われるものだが，この章をここに位置付けたのは，その中には統計に関する知識をある程度必要とするものがあるためである。

図 20-1 は，量的分析における作業の流れを段階的に整理したものである。量的データの分析がこの図のように直線的に進むことはほとんどないが，図は分析プロセスの主要なステップを考えるための枠組みを示している。

前分析フェーズ

量的分析の最初の段階では，さまざまな事務的・管理的な作業がある。例えば，データ入力フォームへのログイン，データが完全であるか判読できるかどうかの確認，不足情報の収集，識別（ID）番号の割り当てなどである。もう1つの作業は，データ分析を行うための統計学的ソフトウェアを選択することである。広く使われている統計ソフトは，Statistical Package for the Social Sciences（SPSS）と Statistical Analysis System（SAS）の2つであるが，その他にも多くのソフトがある。次に，研究者はデータをコーディングし，コンピュータファイルに入力し，データセット dataset（標本全員の全データの集まり）を作成しなければならない。

■ 量的データのコーディング

コーディング coding とは，データを記号（通常は数値）に変換する作業である。ある種の変数はもともと量的変数であり（例：年齢，体温），データをカテゴリーに区分して集約しない限り（例：50歳未満と50歳以上），コーディングは必要ない。しかし，元から量的データであっても，研究者はデータを点検する必要はある。すべての回答は，同じ形式と精度を保つべきである。例えば，非メートル法で**身長**を示す場合，研究者はフィートとインチを2つの別々の「変数」として記録するか，情報をすべてインチに変換するかを決定する必要がある。どちらの方法を採用するにしても，すべての参加者に一貫して用いなければならない。また，参加者が異なる精度で提供した情報を扱う方法（例：5フィート2.5インチといった回答をどのようにコーディングするか）にも一貫性が必要である。

構造化された質問票からのデータのほとんどは，データを収集する前にコードを指定し，あらかじめコーディングできる。例えば，固定の選択肢がある質問には，50歳未満＝1，50歳以上＝2のように，あらかじめ数字でコードを割り当てることができ，それはデータ収集用紙に印刷されていることもある。性別のような変数では，コードは任意であることが多い。女性の参加者に1のコードが割り振られても2のコードが割り当てられても，男性には別のコードが一貫して割り当てられている限り，分析上問題はない。

例えば，過敏性腸症候群に関する調査で使用される次の質問のように，回答者は質問に対して複数の回答を選択できる。

過去1週間に経験した症状は次のうちどれですか（該当するものすべてをチェックしてください）？

腹痛

膨満感

便秘

下痢

鼓腸

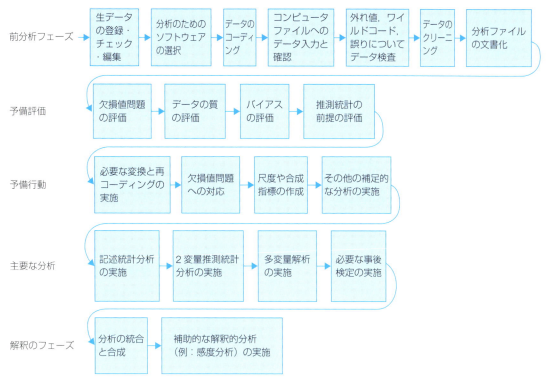

図20-1 量的データ分析における作業の流れ

このタイプの質問では，回答は5つの別々の質問としてコーディングする必要がある。つまり，「腹痛はありましたか？」「膨満感はありましたか？」などである。チェックがされていたら，それぞれ「はい」として扱われる。この質問から，「はい」を意味するコード（例：1）と「いいえ」を意味する別のコード（例：0）をもつ5つの変数が生成される。

自由回答式質問（開放型質問）で得られたデータで量的分析を行う場合は，コーディングを行う必要がある。研究者が事前にコードを作成できる場合もあるが，通常は回答を予測できないため，非構造化データが収集される。このような場合，研究者は通常，データを精読し，内容を理解したうえで，コーディング方法を決める。

たとえ無回答の場合でも，すべての標本メンバーの各変数についてのコードが必要である。**欠損値** missing values にはさまざまな種類がある。質問に回答する人は，回答を決めかねたり，拒否したり，または「わからない」ということもある。スキップ・パターンが使用されている場合，一部の回答者には該当しない質問の情報が欠損している。欠損値には1つのコードで十分な場合もあるが，異なるコードを使って異なるタイプの欠損データを区別することが重要な場合がある（例：回答拒否と**わからない**を区別する）。

欠損値にどのようなコードを用いるかは任意ではあるが，欠損値コードは，実際の情報に用いられないものでなければならない。研究者によっては，空白やピリオド，あるいは負の値を欠損値として使用する人もいる。また，9という数値は実際のコードにはない値であることが多いので，欠損値コードとして使用されることがある。

詳細なコーディングの指示は，コーディングマニュアルに文書化されるべきである。コーディング担当者は，観察者やインタビュー担当者と同様，適切な訓練を受けなければならず，コーディングの内的信頼性の確認が推奨される。

■ **データの入力，確認，クリーニング**

コーディングされたデータは，通常，キーボード入力によってデータファイルに移されるが，他の方法（例：書類のスキャン，電子医療記録情報のインポート）も利用可能である。データ入力に

は，表計算ソフトやデータベースソフトなど，さまざまなプログラムを使用することができる。統計学的分析のための主要なソフトウェアパッケージには，データ入力をかなり容易にするデータ編集機能がある。

ヒント

標本メンバーが，オンラインのアンケートに回答する際など，自分のデータを直接コンピュータファイルに入力することがある。これは，効率性とコストの面で明らかに有利である。

図 20-2 は，SPSS のデータファイルのスクリーンショットを示している。このデータファイルは非常に小さく，30×7 の行列で，30 行（参加者 1 人につき 1 行），7 列が変数，つまり，1 列につき 1 つの変数となっている。

データセットの各変数には名前を付けなければならない。通常，変数名は短縮される。例えば，**図 20-2** では，変数名がすべて短いことがわかる（GROUP，BWEIGHT など）。このソフトウェアでは，各変数のより詳細な説明を入力することができる。例えば，変数 BWEIGHT について，拡張ラベルは "Infant birth weight in ounces" である。BWEIGHT ではなく，このフルネームがすべての出力に表示される。

各参加者の固有の ID は，実際のデータとともにファイルに入力するべきである。なぜなら，これによって，何か確認する必要が生じた場合に，元の資料にさかのぼることができるからである。ID 番号は通常，**図 20-2** のように，レコードの最初の変数として入力する。

このデータセットに含まれる変数 BWEIGHT，AGE，PRIORS は，はじめから定量化されている（体重の数値，年齢，過去の妊娠回数）。その他の変数はコーディングする必要がある。例えば GROUP は，介入群メンバーには 1，対照群メンバーには 2 というコーディング方法が使われる。SMOKE は，喫煙者は 1，非喫煙者は 0 とコーディングされている。GROUP のコードを 1 と 2 としたのは，このコーディングによって，統計結果を出力する際に，研究報告の慣例である介入群

の情報が最初に来るようにするためである。SMOKE については，回帰結果の解釈を容易にするために 0 と 1 のダミーコードを使用した。

データ入力にはミスが起こりやすいので，入力内容を確認し，ミスを修正することが不可欠である。その方法としては，プリントアウトをしてデータファイルの数字を元の資料のコードと目視で比較する方法や，データを 2 人で入力し比較する方法がある。また，直接データ入力の際に比較するような専用の検証プログラムもある。

確認済みのデータもクリーニングが必要である。データクリーニング data cleaning では 2 つのことを確認する。1 つ目は，外れ値やワイルドコード wild codes の確認である。外れ値 outliers とは，正常な範囲から外れた値のことである。外れ値は，最小値と最大値に特に注意しながら，度数分布を調べることで見つけることができる（ほとんどの研究者は，データセット内のすべての変数について度数分布を作成することからデータ分析を始める）。外れ値の中には，正当な値もあるが（例：平均値が 5 万ドルの分布の中で，年収が 100 万ドル），データの入力ミスのこともある。

もう 1 つの問題はワイルドコード，つまり，ありえないコードである。例えば，性別の変数には，次のようなコードがある：1＝女性，2＝男性，3＝その他，そして「空白」＝欠損値。もし，コードが 5 であるならばそれは誤りである。コンピュータにより，誤りの記録がある ID 番号を探し，正しいコードを追跡することができる。

ヒント

このようなチェックでは，すべての誤りを明らかにすることはできない。例えば，先ほどのコーディング方法で，男性の性別が誤って「1」となっていたとしても，その誤りは発見できないかもしれない。誤りはデータの分析や解釈に大きな影響を与える可能性があるため，コーディング，入力，確認，クリーニングは慎重に行うことが重要である。

データクリーニングの 2 つ目は，データの内的整合性に着目した一貫性のチェック consistency

第20章 量的データ分析のプロセス 425

| File Edit View Data Transform Analyze Direct Marketing Graphs Utilities Add-ons |

	ID	GROUP	AGE	PRIORS	SMOKE	BWEIGHT	REPEAT
1	1	1	17	1	1	107	1
2	2	1	14	0	0	101	0
3	3	1	21	3	0	119	0
4	4	1	20	2	0	128	1
5	5	1	15	1	1	89	0
6	6	1	19	0	1	99	0
7	7	1	19	1	0	111	0
8	8	1	18	1	1	117	1
9	9	1	17	0	0	102	1
10	10	1	20	0	0	120	0
11	11	1	13	0	1	76	0
12	12	1	18	0	1	116	0
13	13	1	16	0	0	100	1
14	14	1	18	0	0	115	0
15	15	1	21	2	1	113	0
16	16	2	19	0	0	111	1
17	17	2	21	1	0	108	0
18	18	2	19	2	1	95	0
19	19	2	17	0	1	99	0
20	20	2	19	0	0	103	1
21	21	2	15	0	1	94	0
22	22	2	17	1	0	101	1
23	23	2	21	2	0	114	0
24	24	2	20	1	0	97	0
25	25	2	18	0	1	99	1
26	26	2	18	0	1	113	0
27	27	2	19	1	0	89	0
28	28	2	20	0	0	98	0
29	29	2	17	0	0	102	0
30	30	2	19	1	1	105	0

注意事項
GROUP：グループの状態 1＝実験群 2＝対照群
AGE：母親の年齢（歳）
PRIORS：過去の妊娠回数
SMOKE：母親の喫煙状況 1＝喫煙 0＝非喫煙
BWEIGHT：乳児の出生時体重（オンス）
REPEAT: 18か月以内に繰り返し妊娠した 1＝はい 0＝いいえ

図20-2 低所得の妊娠中の青少年を対象とした介入研究のための架空のデータセット（英語版 SPSSデータファイルのスクリーンショット）

checks である。この作業では，ケースのある変数が他の変数データと矛盾がないか検討することで誤りの有無を確認する。例えば，ある調査で，現在の婚姻状況を問う質問と，婚姻回数を問う質問があったとする。もしデータに内的整合性があれば，最初の質問で「独身，結婚歴なし」と答えた回答者は，2番目の質問はゼロ（または欠損値コード）のはずである。研究者は，入力されたデータの一貫性をチェックする機会を探すべきである。

Osborne（2013）は，著書一冊まるごとデータクリーニングの議論に充てている。また，Van den Broeck ら（2005）によるこのトピックに関する短いオープンアクセス論文も非常に参考となる。Dziadkowiec ら（2016）は，電子医療記録から抽出されたデータのクリーニングに関するアドバイスを提供している。

👉 データ検証・クリーニングの例

Minnick ら（2017）は，博士課程を提供する米国のプログラム管理者を対象とした調査で，若手看護研究教員の採用と人材確保に関する見解について調査した。研究者は，分析のためのデータセットの準備について，次のように述べている。「SPSS のデータ入力後，すべてのデータについて外れ値の検証を行った。また，郵送で返送された調査票を無作為に 25 件以上チェックし，データの入力ミスを確認した」（Minnick et al., 2017, p. 20）。

■ 分析ファイル作成手続きの文書化

研究者が行ったコーディングや変数の命名などについての決定は，完全に文書化しておくべきである。研究者は，コーディングをして数週間後には，男性を 1，女性を 2 としたか，あるいはその逆であったかを忘れてしまうかもしれない。さらに，研究仲間が二次分析のためにデータを使いたいというかもしれない。文書化は常に，元の研究を知らない人がそのデータを利用できるよう十分に詳細でなければならない。

文書化には，通常，コードブック codebook の作成が含まれる。コードブックは，各変数につい

ての情報リストで，ファイル内での変数の配置，変数の値に関連付けられたコード，その他の基本的な情報を示すものである。コードブックは，統計プログラムやデータ入力プログラムによって作成することができる。

予備評価と対策

研究者は通常，仮説を検証する前に複数の分析前の作業を行う。そのうちのいくつかの準備作業については，次に説明する。

■ 欠損値問題に対する評価と処理

研究者は，すべての主要変数について，参加者からすべてのデータ値が得られるように努力するが，通常，データセットにはいくつかの欠損値 missing values がある。欠損値の問題に対する適切な解決策は，欠損データの多さ，欠損データのある変数の重要度，欠損のパターンなどによって異なる。

欠損値には 3 つのパターンがある。まず，最も望ましいのは，完全無作為欠損 missing completely at random（MCAR）で，欠損値をもつケースが全ケースの無作為な部分集合である場合である。データが MCAR の場合，分析結果は影響を受けないが，欠損値が MCAR であることはめったにない。

欠損がデータセット内の変数（例：性別）に関連しているが，欠損値をもつ変数には関連していない場合，データは無作為欠損 missing at random（MAR）と考えられる。例えば，抑うつについての欠損値が女性よりも男性でより頻繁に起こるが，抑うつ傾向が最も高い人や最も低い人には起こらない場合，欠損のパターンは MAR であると考えられる。

第 3 のパターンは，非無作為欠損 missing not at random（MNAR）で，欠損している変数自体がその欠損性に関係しているパターンである（例：収入の報告をしなかったのは裕福な人である傾向がある）。MAR であっても MNAR であっても欠損値は偏った分析結果につながる可能性がある。欠損値が MAR であり，MNAR でない場合にはとても容易に解決されるが，しかし，これらの 2

パターンのどちらかなのかを知ることは困難である。

欠損データを分析する最初のステップは，変数ごとに頻度分布を検討し，問題の程度を判断することである。次のステップは，欠損値の累積の大きさを検討することである（例：変数が欠損していないケースは何％か，欠損している変数が1つあるケースは……など）。また，欠損値の無作為性を評価する作業もある。簡単な手法は，ある特定の変数について欠損データをもつ群ともたない群の2群に標本を分けることである。次に，2群をその特性で比較し，主要な人口統計学的または臨床的変数に関して同等であるかを検討する（例：男性は女性よりも，ある種の質問を回答しない傾向があったのか？ 欠損値のある人の平均年齢は欠損値のない人と異なっていたか？）。

最近まで，欠損のパターンを検討するのは面倒な作業だった。このことは，一部の研究者が単に欠損データの問題を無視していた（そしてバイアスが生じるリスクにさらされていた）からかもしれない。しかし現在では，広く普及している統計ソフトのプログラムによって，この重要な作業は大幅に簡素化されている。例えば，SPSS 内の欠損値分析 missing values analysis（MVA）モジュールは，欠損値を検出し，処理する強力な手段を提供している。

欠損値の程度とパターンを評価したら，その問題に対処しなければならない。解決策には3つの基本的なタイプがある。それらは，削除（除去），データ補完，縦断的データセットにおける混合モデリングである。ここでは，最初の2つについて説明する。高度なモデリングによる解決策については，Son ら（2012）を参照してほしい。

欠損データと除去

リストワイズ除去 listwise deletion（**完全ケース分析**とも呼ばれる）は，単に欠損データのないケースのみを分析することである。リストワイズ除去は，MCAR の暗黙の前提に基づくものである。この方法を使用する研究者は，通常，MCAR が起こりうる範囲について正式な評価をしておらず，むしろ，単に欠損データの問題を無視している。

おそらく最も広く使われている（しかし最善ではない）アプローチは，ペアワイズ除去 pairwise deletion（**利用可能ケース分析**とも呼ばれる）によって，変数ごとに選択的にケースを除去することである。例えば，患者の不安を軽減するための介入を検証する場合，アウトカムは血圧と自己報告による不安としよう。標本中の100人のうち10人が不安尺度を記入しなかった場合，不安データの分析は尺度を記入した90人に基づいて行うが，血圧の分析には標本100人全員を使用することができる。ケース数がアウトカムによって大きく変動する場合，標本は本質的に「動く標的 moving target」となるので，結果の解釈は難しくなる。

ヒント

SPSS のようなコンピュータプログラムでは，リストワイズまたはペアワイズのどちらかの除去がデフォルト default となっている。つまり，特に具体的な指示がない限り，この方法が分析で使用されるオプションである。

相関行列を含む分析において，ペアワイズ除去を用いることがある。行列内のある変数ペアと別のペアでは，ケースの数がかなり変わることがある。このような相関行列は有用な記述的情報は提供するかもしれないが，相関が同一ではない人々のサブセットに基づいているので，重回帰や因子分析のような多変量解析にペアワイズ除去を使用するのは賢明ではない。

もう1つのオプションは，変数を完全に削除することである。このオプションは，分析の中心ではない変数に多くの欠損値がある場合に適切かもしれない。この判断をする際の欠損データの割合の目安は，ケースの15％から40％の範囲である（Fox-Wasylyshyn & El-Masri, 2005）。

欠損データとデータ補完

欠損値に対処するための好ましい方法には，データ補完 imputation がある。つまり，もし欠損していなかったらその値だろうと考えられる良い推定値で欠損データを「埋める」ことである。

補完の魅力的な特徴は，研究者がサンプルサイズを完全に維持できることで，統計学的検出力が損なわれないことである。リスクは，データ補完が実際の値の良い推定値ではない場合に，大きさや方向性が不明なバイアスにつながることである。

最も単純な補完方法は平均値代入 mean substitution または**中央値代入**である。すなわち，連続量の欠損データを置き換えるために「典型的な」値を使用する。例えば，ある人の年齢が欠損していて，標本メンバーの平均年齢が 45.2 歳であれば，欠損値コードの代わりに 45.2 という値を代入する。平均値代入はリストワイズ除去と同様，その単純さゆえに一般的だ。しかし，平均値代入はサンプルサイズを増やし，変数の平均値を変えないとはいえ，最良のアプローチとは言えない。なぜなら，欠損のパターンが何であるかにかかわらず，平均値の代入は分散の過小評価につながり，分散はほとんどの統計学的分析で使われるものだからである。

平均値代入の改良版として，サブグループの平均値を使用することがある。これはサブグループ平均値代入 subgroup mean substitution あるいは**条件付き**平均値代入と呼ばれる。この前提は，参加者の特性に基づいて置換を行うことで，欠損値のより良い推定値を得ることができるというものである。例えば，欠損した年齢値を 45.2 に置き換えるのではなく，男性の欠損値を男性の平均年齢で，女性の平均値を女性の平均年齢で置き換えることができる。これは置換された値が実測値に近いと推定されることと，分散がそれほど減少しないことから，平均値代入よりも良い選択肢である。とはいえ，条件付き（サブグループ）平均値代入は，全体の欠損が少ない場合を除き，好ましいアプローチではない。

ヒント

多項目尺度の項目でデータが欠損している場合，欠損値をその人の他の類似した項目の平均値で置き換えることが適切な場合がある。このアプローチは，人々が類似の質問に対して「内的整合性をもつ internally consistent」ことを前提としている。このようなケース平均値代入

case mean substitution は，推定値にその人特有の情報を使用するので，データを完全に捨てる（リストワイズ除去）必要がないことや，その人が標本全体またはサブグループのすべての人と類似していると仮定（平均値代入）しないという利点がある。ケース平均値代入は，より洗練された方法と比較しても，項目レベルでのデータ補完の方法として許容できることが知られている。

研究者は，データセット内のデータをより広範囲に利用できる補完方法を用いるようになってきている。ある方法は，回帰分析を使って欠損データの正しい値を「予測する」。例えば，被験者の年齢が，性別，教育，健康状態と相関していることがわかったとしよう。データが完全に揃っている人々のデータに基づいて，年齢をこれらの 3 変数より回帰し，年齢データは欠損しているが他の 3 変数は揃っている人の年齢を予測することができる。回帰に基づくデータ補完は，以前に議論された戦略よりも正確だが，ばらつきの過小評価は残ったままである。

さらに洗練された方策も開発されている。最尤推定は，データセット内のすべてのデータを利用して推定された置換値を作るために有用である。期待値最大化 expectation maximization（EM）は，最尤法に基づくアルゴリズムを用いた反復的な手順で，最適なパラメーターを推定する。

多重代入法 multiple imputation（MI）訳注1 と呼ばれるアプローチは，現在，欠損値の問題に対処する最良の方法と考えられている。MI は，欠損データの推定にある不確実性という根本的な問題に対処する。具体的には，欠損データを複数（M個）の推定値で補完する。M 個の各推定値には無作為抽出の要素が導入されている。M 個の推定値で補完された分析結果は，後で統合される。

訳注 1：観察されているデータを基にして欠損データの事後分布を推定し，そこから無作為抽出により値を得て，欠損値をその推測値に置き換える。この手順を M 回繰り返し，欠損値を M とおりの値で置き換えた M 個のデータセットに対して，それぞれ統計解析を行う。その M 個の解析結果を統合し，元の不完全データの推定値を算出する方法。

MI はその複雑さと利用できるソフトウェアが限られていたために，あまり使用されてこなかったが，SPSS MVA モジュールの最近のバージョン（バージョン 17.0 以上）では，多重代入法が提供されるようになった。Patrician(2002)は，多重代入法について，さらに解説している。

> ☞ **欠損値への対応例**
>
> Okura ら(2018)は，日本の地域在住高齢者約5,000 人の健康信念と健康診断行動を調査した。欠損データの問題に対処するため，多重代入法が用いられた。

　無作為化比較試験（RCT）のデータ分析では，データ収集中の脱落がよくあるため，欠損値の問題が注目されていることに留意すべきだろう。RCT からのデータを分析するための「至適基準」は，intention-to-treat(ITT) 分析を行うことである。これは，研究から脱落した参加者も含め，最初に無作為に割り付けられた時点での全参加者のアウトカムデータを分析する。真の ITT 分析は，アウトカムデータの欠損がない場合，または欠損値の補完などにより欠損値が分析される場合にのみ達成できる。ITT を達成する方法に関するアドバイスは，Polit と Gillespie(2010) が提供している。Polit と Gillespie(2009)は，124 件の看護研究を分析した結果，RCT の 75% にアウトカムデータの欠損があり，4 件に 1 件は 20% 以上の欠損があったことを明らかにした。ITT 分析でデータ補完または混合効果モデルを用いた研究は 10% 程度であった。これらの RCT で欠損したアウトカム変数の値を補完するために最も多く用いられた手法は，LOCF(last observation carried forward)と呼ばれる手法であった。これは，欠損データをその 1 つ前の測定値で代入する方法である。例えば，介入後 1 か月と 3 か月のデータが収集されたが，3 か月のアウトカムデータが欠損していた場合には 1 か月の値が欠損値に置き換えられる。LOCF は，現在では最良のアプローチとは考えられていない。

　欠損値を扱う手法は，McKnight ら(2007)，Enders(2010)，Molenberghs ら(2015) によって詳しく解説されている。

■ データの質の評価

　データの質を評価することも分析前の作業である。例えば，合成尺度を使用する場合，研究者はその内的整合性を評価する必要がある（第 15 章）。また，主要な変数のデータ値の分布を検討し，ばらつきが少ない，歪度が極端に大きい，天井効果 ceiling effect やフロア効果 floor effect があるなど，異常がないかを評価しなければならない。天井効果とは，変数の分布が上限に偏る場合であり，フロア効果とは，値が下限に偏る場合である。例えば，10 歳児のための語彙テストを 11 歳児で行えば，高得点に集中する天井効果が生じ，そうなるとテストの得点と他の特性との間の相関を低下させるだろう。逆に，9 歳児で行えば，低得点に集中し，フロア効果が生じ同様の結果をもたらすだろう。変化を測定したい場合には，天井効果やフロア効果は特に注意が必要だ。測定に天井効果やフロア効果があると，改善（または悪化）を適切に捉えることができない。

　先に，データの精度を確保するためにデータセットのクリーニングに関連して，外れ値について説明した。正当な外れ値（真の値である極端な得点）は，データの質の問題となる。外れ値は研究結果を歪め，統計的な意思決定に誤りをもたらす可能性があるため精査する必要がある。慣習として，値が第 3 四分位より上または第 1 四分位より下で，四分位範囲の 3 倍を超える場合に，極端な外れ値 extreme outlier とみなされる。IQR は，第 17 章で簡単に述べたように，ばらつきの指数である。外れ値問題を検出し，対処する方法については，Polit(2010)に記載されている。

> ☞ **極端な外れ値の例**
>
> Kovach と Ke(2016)は，Kovach が既存のデータセットを使って老人ホーム入居者の将来の健康問題を予測した経験について書いている。予備的な重回帰分析では，説明変数がアウトカム分散の 42% を占めることがわかった(R^2 =.42)。1 つの極端な外れ値を除去したより正確な分析では，R^2 が 20 ポイント低下し，.22

になった。著者らは，外れ値の対応についていくつかのアドバイスをしている。

ヒント

SPSS を使用している人にとって，「探索 EXPLORE」の機能はデータの質を査定するうえで非常に役立つものである。

■ バイアスの評価

研究者は，以下のようなバイアスを評価するための予備的な分析を行うことが多い。

- **非回答バイアス（自己選択バイアス）**：可能であれば，研究者は研究参加者の中に偏った人々が含まれていないかどうかを検討しなければならない。参加を依頼されたすべての人の特徴に関する情報（例：病院記録からの人口統計学的情報）がある場合，研究者は参加に同意した人としなかった人の特徴を比較し，バイアスの性質を評価しなければならない。
- **選択バイアス**：非無作為化比較群（例：準実験研究）を使用する場合，研究者は，群間のベースライン時点の特性を比較することによって，選択バイアスをチェックすべきである。特に，ある特性が従属変数の強力な説明変数である場合，検出されたばらつきは，共分散分析などにより可能な限りコントロールされる必要がある。
- **減少バイアス**：複数の時点でデータ収集を行う研究では，ベースライン時の特性に基づいて，その後の調査に継続して参加した人としなかった人を比較することによって，減少バイアスをチェックすることが重要である。

これらの分析のどれを実施したとしても，有意な群間差にはしばしばバイアスの可能性があるので，結果の解釈や考察に際してそのような偏りを考慮しなければならない。可能な限り，主な仮説を検証する際には，バイアスをコントロールすべきである。

ヒント

RCT でベースライン時点の変数の群間差の有意性を検証することは，適切とは考えられていない。たとえそれが広く行われ，その結果が表で報告されることが多いとしても，それは適切ではない（Pocock et al., 2002）。無作為化と割り付けが適切に行われ，サンプルサイズが十分であれば，$\alpha = .05$ のとき，群間差の 5% が有意となることが期待できるが，これはバイアスを意味するものではない。専門家は，ベースライン時に有意な群間差があってもアウトカムとの関連が弱いような変数でコントロールするよりも，群間差が有意でなくてもアウトカムに重要な意味をもつ説明変数でコントロールすることが望ましいと助言している。

☞ バイアスを評価する例

Munday ら（2018）は，症例対照研究において，脊椎麻酔下で帝王切開出産を受けた女性の周術期低体温症の発生率を，脊髄クモ膜下モルヒネ投与の有無で検討した。選択バイアスを評価するため，2 群の女性について人口統計学的変数（例：年齢，BMI）と多数の臨床変数の観点から比較した。検討された数十の変数のうち，2 つにおいて有意な差が認められた。

■ 統計学的検定のための前提の検定

ほとんどの統計学的検定は，いくつかの前提 assumptions に基づいている。その前提条件が満たされないと仮定されるならば，誤った結論を導く可能性がある。例えば，パラメトリック検定は，変数が正規分布していることを仮定する。度数分布，散布図，その他の評価手法は，統計学的検定を行う際の前提条件が満たされているかどうかの情報を提供する。

統計学的な歪度や尖度の指数は，分布の形状が有意に歪んでいるか，尖っているか，あるいは平坦であるかを検証するために利用できる。多くのソフトウェアには，分布が正規分布から有意に逸脱していないことを検証する**コルモゴロフ・スミルノフ検定** Kolmogorov-Smirnov test が含まれている。

第 20 章 量的データ分析のプロセス　**431**

👉 前提の検証例

　Azarmnejad ら(2017)は，入院中の新生児の処置時の疼痛に伴う生理反応に対し，馴染みのある聴覚刺激(録音された母親の声)の効果を検証した。コルモゴロフ・スミルノフ検定を用い，アウトカムが正規分布から逸脱していないか検証した。分布が非正規性であるアウトカム変数については，ノンパラメトリック統計分析を行った。

■ データ変換の実施

　仮説の検証をする前に，生データの修正や変換が必要なことがよくある。さまざまなデータ変換 data transformation は，コンピュータへのコマンドで簡単に処理できる。例えば，複数の項目からなる尺度の一部の項目の得点は，合計する前に反転させる必要があるかもしれない。**項目の反転**に関する説明は第 16 章に示した。

　研究者は，データセット内の変数の累積カウントを作成したい場合がある。例えば，過去 1 か月に使用した違法薬物の種類を，10 の選択肢の中から回答するよう求めたとしよう。各薬物の使用は，はい(例：コーディング 1)またはいいえ(例：コーディング 0)として薬物の種類ごとに回答されるとしよう。私たちは，10 個の薬物項目の「1」コードの数を合計すると，使用薬物の種類という新しい変数を作成することができる。その他の変換方法には，元の値の再コーディング recodes がある。再コーディングは，多変量解析のための**ダミー変数**を作成するためによく使われる。

　変換は，データを統計学的検定に適したものにするためにも行われる。例えば，分布が非正規分布の場合，変換によってパラメトリック手法が適応できる場合がある。例えば，対数変換は正に歪んだ分布を正規化する傾向がある。

　変換を行う場合，元の値と変換後の値の標本を検証して，変換が正しく行われたことを確認することが重要である。これは，標本について，新しく作成された変数とそれを作成するために使用された元の変数の値をリストアップするようにコンピュータに指示することで確認できる。

👉 変数の変換例

　Kobayashi ら(2017)は，113 人の健康な若い男性を対象として，唾液中のコルチゾールと免疫グロブリン Ａ の濃度について，朝から午後にかけての変化を研究した。研究者は，午後のコルチゾール値を対数変換して分布をほぼ正規分布に近付けたが，朝の値の分布は正規分布に近付くようには改善されなかった。

■ 補足的な分析の実施

　研究によっては，実質的な分析に進む前に，さらに周辺的な分析が必要な場合がある。このような分析をすべて列挙することは不可能であるが，読者の注意を喚起するため，いくつかの例を挙げる。

データの統合

　研究者は，複数の情報源からデータを取得することがある。例えば，研究者が複数の場から参加者を募集する場合や，複数の集団からデータを取得する場合などである。異なる場や集団からの参加者は，実際には同一の母集団から抽出されていないリスクがあるため，データを統合すること pooling が正当かどうかを評価することが賢明である(Knapp & Brown, 2014)。この種の評価では，主要な研究変数について異なる場または集団の参加者を比較したり，主要な変数間の相関が場や集団間でどの程度類似しているかを比較したりする。

👉 データ統合の検証例

　Hung ら(2015)は，思春期の飲酒と未成年の飲酒に対する親の態度との関連における性差を調査した。データは，思春期の 2 つの集団から得られ，各集団は約 2,000 人であった。研究者は，集団間に効果の差がないことを確認し，2 つの集団を統合した。

順序効果(キャリーオーバー効果)の検証

　クロスオーバーデザイン(すなわち，参加者を異なる療法に異なる順序で無作為に割り付ける)

の場合，研究者は，療法順序が異なることによって，アウトカムが異なるかどうかを評価する必要がある。つまり，AをBより先に受けるのと，BをAより先に受けるのとでは，アウトカムは異なるのだろうか？ このような検証を行うことによって，異なる順序のデータを統合することの正当性を示すエビデンスが提供される。

☞ 順序効果を検証する例

Abdeyazdan ら（2016）は，NICU の未熟児の睡眠時間に対するネスト（鳥の巣のようなコットに入れる）とスワドル（布で包み込む）の効果を評価するために，クロスオーバーデザインを用いた。半数の乳児をネスト-スワドル条件に，残りの半数をスワドル-ネスト条件に無作為割り付けした。両条件ともに，2分間のウォッシュアウト期間を設けた。介入の順序が乳児の睡眠に影響を与えるかどうかを分析した結果，影響は認められなかった。

主要な分析

分析プロセスのこの時点で，研究者は欠損データの問題を解決し，変換を完了した誤りのないデータセットをもっており，データの質とバイアスについてもある程度理解している。この時点で，研究者はより実質的なデータ分析に着手できる。

■ 実質的なデータ分析計画

多くの研究では，研究者は何十もの変数についてのデータを収集する。すべての変数間の関係を分析することは不可能なので，データ分析の指針となる計画を作成する必要がある。1つの方法は，分析対象の変数と使用する統計学的検定方法の両方を明示した分析リストを作成することである。もう1つの方法は，表の枠組みを作成することである。表の枠組み table shells とは，研究者が知見を提示する表のレイアウトであり，数値の入っていない表である。表の枠組みを作成したら，研究者は，表を完成させるために必要な分析を行うことができる。研究者は，表の枠組みに固

執する必要はないが，それは大量のデータの分析を整理するための良い方法である。

■ 実質的な分析

実質的な分析は，通常，記述的な分析から始まる。研究者は通常，標本のプロファイルを作成し，変数間の相関関係を記述的に見るだろう。これらの初期分析によって，当初想定していなかったさらなる分析やデータの変換が示唆されることがある。また，研究者がデータに慣れる機会にもなる。

ヒント

データを探索するときは，「証拠漁り fishing expedition」，つまり，有意な関連はなんでも探し出そうとする誘惑に負けないようにしよう。コンピュータで統計学的な分析が簡単にできるようになったため，無秩序に分析することが容易になった。例えば，10変数による相関行列では，45個の相関が生じるが，$\alpha = .05$ のとき，2〜3個は**偽**の有意な相関となる可能性がある（すなわち，$.05 \times 45 = 2.25$）。

研究者は，次に，仮説を検証するために統計学的分析を行う。多変量解析（例：MANOVA）の実施を計画している研究者は，多くの場合，2変量解析（例：一連の分散分析）から始める。主要な統計分析は，すべてのリサーチクエスチョンに対応し，表の枠組みに該当する数値が入った時点で完了する。

■ 感度分析

時に，補足的な分析によって，結果の解釈が容易になったり，結論が補強されたりすることもある。重要な例として，感度分析 sensitivity analysis の利用がある。これは，異なる前提や異なる戦略を用いて研究仮説を検証する分析である。一例として，欠損値の問題に対処するために複数の戦略を検証することが挙げられる。状況によって適切な戦略が異なるため，異なる戦略が実質的に結果にどのような影響を与えるかを理解するために感度分析は価値がある。もう1つの例は，正当

な外れ値を用いた場合と用いない場合の分析を行い，結果が変わるかどうかを確認することである。Thabane ら（2013）は，感度分析の指導書を提供している。

☞ 感度分析の例

Pickham ら（2018）は，ICU の急性期患者を対象として，ウェアラブル患者センサーの使用が，体位変換手順の遵守率の改善と褥瘡予防に対して臨床的に有効かを検討した。介入群は，対照群に比べ，院内褥瘡（HAPIs）が有意に少なかった。Intention-to-treat（ITT）分析と per-protocol 分析の結果を比較するために感度分析を行い，同様の結果が得られた。

研究例

本章の最後を，データの管理と分析についての詳細を提供している研究で締めくくろう。この研究は最近のものではないが，あまり報告されることのない，研究者が分析で行ったステップの概要を示すものである。ここで示す研究は，より大規模な研究（Kintner et al., 2015a, 2015b）の実行可能性を検討するために実施されたが，その最新の研究の報告には本章で取り上げたようなトピックに関する情報はあまり掲載されていない。

研究タイトル：小学校高学年の児童を対象とした学校ベースのアカデミック・カウンセリングプログラムの無作為化臨床試験（Kinter & Sikorskii, 2009）

目的：この実行可能性研究の目的は，喘息をもつ小学校高学年の生徒を対象としたアカデミック・カウンセリングプログラムの有効性について，認知，行動，心理社会，および QOL の観点から予備的エビデンスを収集することであった。

方法：9～12 歳の小学 4 年生から 6 年生を対象とし，2 群クラスター無作為化法を用いた。3 つの学校が無作為に割り付けられた。1 校は SHARP（Staying Healthy-Asthma Responsible and Prepared）プログラムを受け，2 校は対照群に割り付けられた。標本には合計 66 名の生徒が含まれた。SHARP プログラムの生徒は，10 週間にわたり毎週 1 回，喘息のマネジメントについて話し合った。また，家族，友人などを対象としたコミュニティメンバーも参加することもあった。ベースライン時と介入後に，喘息に関する知識，喘息の健康行動，喘息の受容，生活活動への参加，病気の重症度といったアウトカムについてのデータが収集された。

分析：研究者はノートパソコンを用いてデータの収集と管理を行った。「このシステムは，フィールドの範囲と値を制限し，内的整合性のチェックを行い，誤ったデータの入力を防ぎ，欠損値を追跡するための品質管理方法を備えていた」（Kintner & Sikorskii, 2009, p. 326）。記入済みの調査票には，データの欠落はほとんど見られなかった。しかし，2 回目のデータ収集前に 4 人の脱落者（すべて介入群）があり，対照群 1 人のデータは使用できなかった。すべての参加者の脱落理由は報告されている。研究者は，「分析には，intention-to-treat アプローチを採用した」（Kintner & Sikorskii, 2009, p. 326）と述べている。研究者は，データの質と統計学的検定を行うための前提が満たされているかを査定するために，すべての変数の分布を見た。すべての尺度について，内的整合性の推定値を計算した。選択バイアスを査定するために，2群の生徒のベースライン特性を比較した。ベースライン測定において両群に差があったため，プログラムの効果を推定するために，ベースライン値を統計学的にコントロールした。研究者はまた，研究を完了した者とそうでない者の特徴を比較したが，有意差は認められなかった。2 群の介入後のアウトカムは，複雑な階層モデルを用いて評価された。研究者たちは，すべてのアウトカムについて，効果量指標と同様に調整平均値スコアを計算した。

結果：対照群の生徒と比較して，SHARP プログラムに参加した生徒は，喘息に関する知識，リスク低減行動およびその他のアウトカムにおいて統計学的に有意な改善を示し，その効果量 d は .70 以上であった。他の 2 つのアウトカムにおいては，中程度（$.30 < d < .50$）の（しかし統計

学的に有意ではない）効果が観察された。

要点

- 量的データを収集する研究者は，通常，データの分析と解釈を行うために一連のステップを踏む。慎重な研究者は，その進捗の指針となるよう事前にデータ分析計画を策定する。

- 量的データは，通常，数値にコーディングする coded 必要がある。すなわち，正当なデータおよび欠損値 missing values のためのコードを開発する必要がある。コーディングおよび変数の命名に関する決定は，コードブックに記録される。

- データ入力 data entry は間違いを起こしやすい作業であり，検証とデータクリーニング data cleaning が必要である。クリーニングでは，外れ値 outliers（正常な値の範囲外の値）やワイルドコード wild codes（論理的にありえないコード）の確認や，一貫性のチェック consistency checks（内的整合性のある情報かどうかの確認）を行う。

- 欠損値の取り扱いについては，欠損値の量と欠損値のパターン（すなわち，欠損がどの程度無作為に発生するか）に基づいて決定する必要がある。欠損値への対処は，intention-to-treat (ITT)分析を行ううえで重要である。

- 欠損値のパターンは3つある。(1)完全無作為欠損 missing completely at random（MCAR）は，欠損値をもつケースが標本中の全ケースの単なるランダムな部分標本である場合に起こる，(2)無作為欠損 missing at random（MAR）は，欠損が他の変数と関連しているが，欠損値をもつ変数とは関連していない場合に起こる，(3)非無作為欠損 missing not at random（MNAR）は，欠損が欠損値をもつ変数と関連して起こる場合である。

- 欠損値対策には，除去 deletion と補完 imputation の2つがある。除去方法には，欠損値をもつケースの除去（すなわちリストワイズ除去 listwise deletion），ケースの選択的なペアワイズ除去 pairwise deletion，欠損値をもつ変数の除去がある。データ補完方法には，平均値代入

mean substitution，欠損値の回帰に基づく推定，期待値最大化(EM)補完法 expectation maximization（EM）imputation，および最良のアプローチと考えられている多重代入法 multiple imputation（MI）がある。

- 生データは，分析のために変換が必要な場合が多い。データ変換 data transformations の例としては，項目のコーディングの反転，変数値の再コーディング（例：ダミー変数の作成），統計的前提を満たすためのデータ変換（例：正規性を達成するための対数変換）などがある。

- 研究者は通常，データの質を評価するための追加のステップを踏む。これらのステップには，尺度の内的整合性の評価，正当な値である極端な外れ値 extreme outliers の分布を検討し，非回答バイアス，選択バイアス，減少バイアスなどのバイアスの大きさと方向性についての分析がある。

- 別の評価として，天井効果 ceiling effects（変数の分布が上限に偏る場合）またはフロア効果 floor effects（変数の分布が下限に偏る場合）の可能性を精査することができる。

- 補足的な分析では，場/集団効果 site/cohort effects または順序効果 ordering effects の検討において，参加者の統合 pooling が正当かどうかを判断するための検定を行うことがある。

- データが実質的な分析のために完全に準備されたら，「証拠漁り fishing expedition」の誘惑を退けるためにも，正式な分析計画を立てるべきである。1つの方法は，表の枠組み table shells，すなわち，数値が入っていない完全にレイアウトされた表を作成することである。

- 補足的な統計分析は，解釈を容易にすることがある（例：異なる前提や異なる統計学的手法のもとでも結果が正しいかを検証する感度分析 sensitivity analysis を行う）。

文献

Abdeyazdan, A., Mohammadian-Ghahfarokhi, M., Ghazavi, Z., & Mohammadizadeh, M. (2016). Effects of nesting and swaddling on the sleep duration of premature infants hospitalized in neonatal intensive care units. *Iranian Journal of Nursing and Midwifery Research, 21*, 552–556.

Azarmnejad, E., Sarhangi, F., Javadi, M., Rejeh, N., Amirsalari, S., & Tadrisi, A. (2017). The effectiveness of familiar auditory stimulus on hospitalized neonates' physiologic responses to procedural pain. *International Journal of Nursing Practice, 23* (3), 1-7.

Dziadkowiec, O., Callahan, T., Ozkaynak, M., Reeder, B., & Welton, J.（2016）. Using a data quality framework to clean data extracted from the electronic health record : A case study. *eGEMS, 4*, 1-15.

Enders, C. K.（2010）. Applied missing data analysis. New York : The Guilford Press.

Fox-Wasylyshyn, S., & El-Masri, M.（2005）. Handling missing data in self-report measures. *Research in Nursing & Health, 28*, 488-495.

Hung, C., Chang, H., Luh, D., Wu, C., & Yen, L.（2015）. Do parents play different roles in drinking behaviours of male and female adolescents? A longitudinal follow-up study. *BMJ Open, 5*(4), e007179.

Kintner, E., Cook, G., Marti, N., Allen, A., Stoddard, D., Harmon, P, ... Van Egeren, L.（2015b）. Effectiveness of a school- and community-based academic asthma health education program on use of effective asthma self-care behaviors in older school-age students. *Journal for Specialists in Pediatric Nursing, 20*, 62-75.

Kintner, E., Cook, G., Marti, N., Stoddard, D., Gomes, M., Harmon, P., & Van Egeren, L.（2015a）. Comparative effectiveness on cognitive asthma outcomes of the SHARP academic asthma health education and counseling program and a non-academic program. *Research in Nursing & Health, 38*, 423-435.

Kintner, E., & Sikorskii, A.（2009）. Randomized clinical trial of a school-based academic and counseling program for older school-age students. *Nursing Research, 58*, 321-331.

Knapp, T. R., & Brown, J.（2014）. Ten statistics commandments that almost never should be broken. *Research in Nursing & Health, 37*, 347-351.

Kobayashi, H., Song, C., Ikei, H., Park, B., Kagawa, T., & Miyazaki, Y.（2017）. Diurnal changes in distribution characteristics of salivary cortisol and immunoglobulin A concentrations. *International Journal of Environmental Research & Public Health, 14*(9).

Kovach, C., & Ke, W.（2016）. Handling those pesky statistical outliers. *Research in Gerontological Nursing, 9*, 206-207.

McKnight, P., McKnight, K., Sidani, S., & Figueredo, A.（2007）. *Missing data : A gentle introduction.* New York : The Guilford Press.

Minnick, A. F., Norman, L., & Donaghey, B.（2017）. Junior re-

search track faculty in U.S. schools of nursing : Resources and expectations. *Nursing Outlook, 65*, 18-26.

Molenberghs, G., Fitzmaurice, G., Kenward, M., Tsiatis, A., & Verbeke, G.（2015）. *Handbook of missing data methodology.* Boca Raton, FL : Taylor & Francis.

Munday, J., Osborne, S., & Yates, P.（2018）. Intrathecal morphine-related perioperative hypothermia in women undergoing cesarean delivery : A retrospective case-control study. *Journal of Perianesthesia Nursing, 33*, 3-12.

Okura, M., Ogita, M., Yamamoto, M., Nakai, T., Numata, T., & Arai, H.（2018）. Health checkup behavior and individual health beliefs in older adults. *Geriatrics & Gerontology International, 18*, 338-351.

Osborne, J. E.（2013）. *Best practices in data cleaning : A complete guide to everything you need to do before and after collecting your data.* Thousand Oaks, CA : Sage Publications.

Patrician, P. A.（2002）. Multiple imputation for missing data. *Research in Nursing & Health, 25*, 76-84.

Pickham, D., Berte, N., Pihulic, M., Valdez, A., Mayer, B., & Desai, M.（2018）. Effect of a wearable patient sensor on care delivery for preventing pressure injuries in acutely ill adults : A pragmatic randomized clinical trial（LS-HAPI study）. *International Journal of Nursing Studies, 80*, 12-19.

Pocock, S. J., Assmann, S., Enos, L., & Kasten, L.（2002）. Subgroup analysis, covariate adjustment and baseline comparisons in clinical trial reporting : Current practice and problems. *Statistics in Medicine, 21*, 2917-2930.

Polit, D. F.（2010）. *Statistics and data analysis for nursing research*（2nd ed.）. Upper Saddle River, NJ : Pearson.

Polit, D. F., & Gillespie, B.（2009）. The use of the intention-to-treat principle in nursing clinical trials. *Nursing Research, 58*, 391-399.

Polit, D. F., & Gillespie, B.（2010）. Intention-to-treat in randomized controlled trials : Recommendations for a total trial strategy. *Research in Nursing & Health, 33*, 355-368.

Son, H., Friedman, E., & Thomas, S. A.（2012）. Application of pattern mixture models to address missing data in longitudinal data analysis using SPSS. *Nursing Research, 61*, 195-203.

Thabane, L., Mbuagbaw, L., Zhang, S., Samaan, Z., Marcucci, M., Ye, C., ... Goldsmith, C.（2013）. A tutorial on sensitivity analyses in clinical trials : The what, why, when, and how. *BMC Research Methodology, 13*, 92.

Van den Broeck, J., Cunningham, S., Eeckles, R., & Herbst, K.（2005）. Data cleaning : Detecting, diagnosing, and editing data abnormalities. *PLoS Medicine, 2*, 10.

第21章 臨床的意義と量的結果の解釈

本章では，統計結果の解釈の問題について説明する。まず，一般的な解釈のガイドラインをいくつか示し，次に健康に関する研究における重要な新しいトピックである臨床的意義について説明する。

量的結果の解釈

研究データの分析により，研究の結果 results が得られる。これらの結果は，研究の理論的根拠，既存の研究エビデンス，使用した研究方法の限界に配慮しながら，評価・解釈する必要がある。統計分析結果の解釈は，量的研究報告の「考察」セクションの基礎を形成する。

■ 解釈における諸問題

解釈の仕事は複雑で，方法論的，そして実質的なスキルが必要である。解釈について教えることは難しいが，ここでは研究結果から適切な推論を行う方法についてアドバイスする。

解釈の考え方

エビデンスに基づく実践（EBP）では，臨床家が「最良のエビデンス」を慎重に査定したうえで意思決定を行うことが推奨されている。批判的に考え，エビデンスを求めることも，研究結果を解釈する者の仕事の一部である。臨床家が「この介入や戦略が有益であるという**エビデンス**は何か？」と問わなければならないのと同様に，解釈する者も「その結果が，真実で重要であるという**エビデンス**は何か？」と問わなければならない。看護師が研究方法を理解し，研究報告を評価するスキルを身に付ける必要があるのは，まさにこのためである。研究結果の良い解釈者となるためには，その結果が真実で重要であると確信できるまで，懐疑的な態度をとり，結果を吟味することが重要である。

ヒント

次のような問いを立てる必要がある。「私の結果が選択バイアスの影響を受けたというのは，**もっともなこと**か？」もし別の測定ツールを使っていたら，あるいはもっと大きな標本が得られていたら，あるいは脱落者が少なかったら，私の結果は変わっていただろうというのは**妥当**だろうか？ このような問いに対する答えが「いいえ」であることを望むが，そうでないと確信するまでは，「そうかもしれない」という前提で解釈を始めるべきである。

解釈の側面

研究結果の解釈には，重複しつつも異なる検討事項について注意を払う必要がある。

- 結果の信用可能性と正確性
- 効果の推定精度
- 効果の大きさ，結果の重要性
- 結果の意味，特に因果関係に関する意味
- 結果の一般化可能性と適用可能性
- 実践，理論開発，さらなる研究への結果の示唆

■ 量的結果の信用可能性

解釈において最も重要な作業の1つは，結果が**正しい**かどうかを評価することである。これは，第2章でリサーチクエスチョンを評価する際に示したEBPの最初の問いに対応している。そのエビデンスはどの程度妥当性のあるものなのか？もし結果が信用できないならば，残りの解釈上の問題（意味，重要性など）は問題にならないだろ

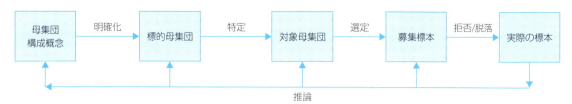

図 21-1　母集団に関する推論：分析標本から母集団構成概念へ

う。

　研究者の知見は，「現実の世界における真実 truth in the real world」を反映することを意図している。その知見は，実際のコミュニティや医療の場における真の状態のプロキシ proxy（代わり，第8章参照）となることを意図している。推論は，結果を現実の世界と結びつけるための手段である。しかし，現実の世界で真実であるとする推論は，研究者が決定した厳密な方法論の範囲において妥当なものとなる。結果が「現実の世界での真実」に近いかどうかを判断するためには，研究のデザイン，手法，標本抽出計画，測定，分析手法などの各側面を批判的に吟味しなければならない。

　信用可能性を査定する方法は，本書で紹介している批判的評価のガイドラインの活用をはじめ，さまざまな方法がある。ここでは，さらなる視点をお伝えする。

プロキシと信用可能性

　研究者は，抽象的な構成概念から出発し，それを操作可能な形にする方法を考案する。構成概念は，一連の推量によって現実と結び付けられるが，その際，各段階における推量が誤っている可能性があると，それが結果の解釈に影響する。標本が母集団の優れたプロキシであれば，結果はより信用可能性が高まる。本節では，標本抽出の概念を用いて，各段階のプロキシを説明し，特に推論上の課題となりうる事項について示す。

　研究者がリサーチクエスチョンや仮説を立てるとき，母集団は一般的に幅広く，抽象的である。母集団の特徴は，適格基準が定義され明確になる。例えば，低所得の女性の身体活動を増加させるための介入の効果を検証するとしよう。図21-1は，抽象的な母集団の構成概念（低所得の女性）の決定から，実際に研究に参加する女性を決定す

るまでの一連の流れを示したものである。右端の実際の標本（代表サンプル）のデータを使って，研究者はより広い集団に対する介入の効果について推論したいのだが，その過程の各プロキシは，望ましい推論を達成するにあたり潜在的な問題を含むことを示している。研究の解釈においては，読者は実際の標本が募集標本，対象母集団，標的母集団，そして母集団の構成概念をどの程度**もっともらしく反映しているか**を検討しなければならない。

　表21-1は，研究者が低所得女性の母集団の構成概念から研究に参加する161人の女性を決定したプロセスを，架空のシナリオにより説明したものである。この表は，研究結果について推論しようとする人が問いかけそうな質問をいくつか示しており，これらは推論上の課題を表している。これらの質問に対する答えは，介入が**本当に**低所得の女性に効果的なのか，それともロサンゼルスの2つの地区で最近生活保護が承認された，やる気があって協力的な生活保護受給者にだけ効果的なのか，という解釈に影響を与えるだろう。

　図21-1が示唆するように，この例の研究者は推論に影響を与える一連の方法論の決定を行い，これらの決定は研究の信用可能性を査定する際に精査されなければならない。しかし，参加者の行動や環境も結果に影響を与えるため，解釈の際に考慮する必要がある。**表21-1**の例では，300人の女性が募集されたが，解析に使用できるデータを提供したのは161人だけだった。161人の最終標本は，研究に参加しなかった139人とは重要な点でほぼ確実に異なり，これらの違いは推論の精度を下げることから，エビデンスとしての質の低下につながる。

　ここまでのところでは，抽象的なものから具体的なものまで研究における各段階のプロキシが標本抽出に関する推論にどのように影響を与えるか

表21-1 標本抽出における連続的なプロキシの例：母集団構成概念から分析標本まで

要素	説明	推論に起こりうる課題
母集団構成概念	低所得者層の女性	
標的母集団	カリフォルニア州で公的扶助（現金給付の福祉）を受けている全女性	・なぜ公的扶助受給者だけなのか，なぜワーキングプアではないのか？ ・なぜカリフォルニアなのか？
対象母集団	ロサンゼルスで公的扶助を受けている女性で，英語またはスペイン語を話すすべての人	・なぜロサンゼルスなのか？ ・非英語話者・非スペイン語話者はどうするのか？
募集標本	ロサンゼルスにある無作為に抽出した2つの福祉事務所で2020年1月に受給申請した女性公的扶助受給者（英語またはスペイン語話者）300人の連続標本	・なぜ新規申請者だけなのか，長期受給の女性はどうするのか？ ・なぜ2つの福祉事務所だけなのか？これらは代表的なものか？ ・1月は典型的な月か？
実際の標本	募集標本のうち，研究に完全に参加した女性161名	・誰が参加を拒否した（あるいは参加できなかった）のか，その理由は？ ・誰が研究から脱落したのか，その理由は？

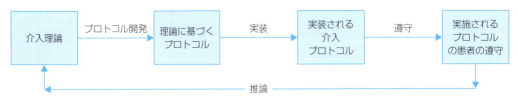

図21-2 介入に関する推論：実際のプログラム操作から介入理論へ

を説明してきたが，研究の他の側面に注目することもできる。例えば，**図21-2**は，これらの女性への介入に対する連続したプロキシを考察したものである。前に示した図と同様に，研究者は左側の抽象的なもの（ここでは，介入がなぜ有益なアウトカムをもたらすかを示す理論）から，その理論を操作化するプロトコルの設計を経て，右側の実際の介入の実施へと移行する。研究者は，右側が左側の良いプロキシとなっていると考えている。そして，その結果を解釈する際には，標本が母集団を代表していることの妥当性を評価しなければならない。

信用可能性と妥当性

研究は本質的に推論を伴うものである。私たちは，抑うつ尺度の得点が実際に抑うつの構成概念を捉えていると**推論する**。私たちは，標本が母集団について何かを示すことができると**推論する**。パラメーターについて推論するために推測統計を使用する。推論と妥当性の検証は密接に関連している。実際，研究者のShadishら（2002）は，妥当性を「推論のおおよその真実性」（Shadish et al., 2002, p.34）と定義している。慎重な解釈者であるために，研究者は，望ましい推論が実際に妥当性のあるものであるというエビデンスを研究の中で探さなければならない。

第10章では，量的結果の信用可能性を査定するうえで重要な役割を果たす4種類の妥当性（統計学的結論の妥当性，内的妥当性，外的妥当性，構成概念妥当性）について述べた。ここでは，標本抽出の例（図21-1，表21-1）を使って，方法論の決定が4つのタイプの妥当性に関係すること，そして研究結果の推論にも関係することを論証してみよう。

まず，研究の多くの側面に関連する構成概念妥当性について考えてみよう。この例では，母集団の構成概念は**低所得の女性**であり，その適格基準は公的扶助の受給者を基にしている。しかし，これには別の操作化もありうる。例えば，公的な貧困レベル以下の所得しかない女性，とすることもできる。構成概念妥当性は，研究の特殊性から高次の構成概念への推論を含むものである。よって「指定された適格基準は，母集団の構成概念である低所得の女性を適切に捉えているか？」という

問いかけは妥当なものである。

統計学的結論の妥当性（主要な変数間の関連が「本物」であるかどうかについて正しい推論ができる程度）は，標本抽出の決定にも影響される。理想的には，研究者は検出力分析を行い，どの程度の大きさの標本が必要かを推定すべきである。この例では，介入の効果量が（以前の研究に基づいて）小〜中程度と推定され，$d = .40$ であるとしよう。検出力が .80 で，第一種の過誤のリスクを .05 とすると，標本として約 200 人の参加者が必要である。実際の標本が 161 人だった場合，誤って，介入が成功しなかったと結論付ける第二種の過誤のリスクが約 30% となる。

外的妥当性（結果の一般化可能性）も，標本抽出の決定に影響される。この例の結果を誰に一般化するのが安全なのだろうか？ 低所得女性なのか，カリフォルニア州のすべての女性公的扶助受給者なのか，あるいはロサンゼルスの英語またはスペイン語を話すすべての女性公的扶助受給者なのか？ 研究結果が「現実の世界における真実」にどの程度対応しているかについての推論は，標本抽出の決定と標本抽出の問題（例：募集や参加維持の難しさ）を考慮に入れる必要がある。

最後に，内的妥当性（変数間の因果関係を推論できる程度）も標本構成に影響される。特に（この例では）群間で研究からの脱落者数に差が出ることが懸念される。介入群の参加者のほうが対照群の参加者よりも脱落しやすい（またはしにくい）のか？ もしそうであれば，観察された身体活動のアウトカムの差は，介入そのものではなく，両群の個人差（例えば，動機の差）に起因するものかもしれない。

標本抽出，介入デザイン，測定，研究デザイン，分析など，方法論の決定とその慎重な実装は，必然的に研究の妥当性と結果の解釈に影響を与える。

信用可能性とバイアス

研究者の仕事の 1 つは，抽象的な構成要素を，妥当で意味のあるプロキシに変換することである。もう 1 つの仕事は，バイアスを排除または軽減すること，あるいは最後の手段として，バイアスを検出し理解することである。結果を解釈する

際には，さまざまなバイアスのリスクを評価し，結論を出す際に考慮する必要がある。

バイアスとは，歪みを生み出し，「現実の世界における真実」を明らかにしようとする研究者の努力を損なう因子である。バイアスは普遍的に存在する。研究にバイアスが**ある**かどうかということよりも，どのような種類のバイアスが存在し，それがどの程度広範で系統的であるかが問題である。これまで多くのタイプのバイアスを紹介してきたが，あるものはデザインの不適切さを反映し（例：選択バイアス），あるものは募集または標本の問題を反映し（非回答バイアス），またあるものは測定に関連している（社会的望ましさのバイアス）。私たちの知る限り，研究で生じうるバイアスの包括的なリストはないが，**表 21-2** に本書で言及されているいくつかのバイアスとエラーのリストを示した。このリストはすべてを網羅しているわけではないが，研究結果を解釈する際に考慮すべき潜在的な問題を思い出させるためのものである。

信用可能性と裏付け

信用可能性を査定するためのもう 1 つの戦略は，結果の裏付けを求めることである。裏付けは内部と外部の両方から得ることができるが，どちらの場合も**再現**の概念は重要なものである。例えば，解釈は，そのテーマに関する先行研究を検討することに助けられる。解釈者は，研究結果が他の研究の結果を再現しているか（一致しているか）を検討することで結果を評価できる。研究間で一貫性があれば，知見の信用可能性を裏付けることになる。

研究者は，自ら再現の機会を追求することができる。例えば，マルチサイト研究において，もし結果が複数のサイトで類似していれば，それは何か「本当の」ことが規則正しく起こっていることを示唆している。トライアンギュレーションは，再現のもう 1 つの形であり，時には結果の裏付けに役立つことがある。例えば，あるアウトカムの異なる測定ツールで結果が類似している場合，その結果は「本物」であり，測定ツールの特殊性を反映しているわけではないという確信がより高まる。異なる結果が得られた場合，解釈者はその理

440 第Ⅲ部 看護のエビデンスを創出する量的研究のデザインと実施

表21-2 量的研究における主なバイアスや過誤のリスト

研究デザイン	標本抽出	測定	分析
期待バイアス	標本抽出の誤り	社会的望ましさのバイアス	第一種の過誤
ホーソン効果	ボランティアバイアス	黙諾のバイアス	第二種の過誤
実行バイアス	非回答バイアス	否定傾向者のバイアス	
検出バイアス		極端な回答傾向のバイアス	
療法の混入		想起・記憶のバイアス	
キャリーオーバー効果(順序効果)		天井効果	
非コンプライアンスバイアス		フロア効果	
選択バイアス・脅威		反応性	
減少バイアス・脅威		観察者のバイアス	
ヒストリーのバイアス・脅威			

由を明らかにするために，より深く掘り下げる必要がある。

　最後に，私たちはトライアンギュレーションの特殊なタイプであるミックス・メソッド研究（混合研究法）を強く支持している（第27章）。質的データの分析から得られた知見が統計学的分析の結果と一致する場合，内的な裏付けは特に強力で説得力のあるものになる。

■ 結果の精度

　統計学的仮説検定の結果は，観察された関係や群間差がおそらく実在し，再現可能であるかどうかを示すものである。仮説検定におけるp値は，帰無仮説が真である可能性がどの程度低いかを示すもので，臨床家に直接関連する数値の推定値ではない。p値は重要な情報を提供するが，完全ではない。

　一方で，信頼区間 confidence interval（CI）は研究結果の精度を示す。つまり，効果の推定値だけでなく，実際の効果がどの範囲にあるのかも示している。EBP 運動の創始者である David Sackett 博士は，信頼区間について次のように語っている。「p値そのものでは……情報が得られない……一方で，CI は治療効果のような直接的に関心のある量についてのエビデンスの強さを示す。したがって，信頼区間はエビデンスに基づく医療を実践する者にとって特に重要性が高い」（Sackett et al., 2000, p.232）。CI は，研究結果の解釈や看護実践への今後の利用を検討するために有用であることから，看護研究者が CI を報告する機会が増えることが期待されている。

■ 効果の大きさと重要性

　量的研究において，研究者の仮説を支持する結果は**有意である**と記述される。研究結果を注意深く分析するには，統計学的に有意であることに加え，その効果が大きく，臨床的に重要であるかどうかを評価する必要がある。

　統計学的有意性が得られたからといって，その結果が看護師やクライエントにとって意味のあるものであるとは限らない。統計学的有意性は，その結果が偶然による可能性が低いことを示すものであり，必ずしも価値があることを示すものではない。標本が大きければ，わずかな関係でも統計学的に有意となる。例えば，標本が 500 人の場合，相関係数 .10 は .05 の水準で有意となるが，この程度の弱い関連では実用的な価値はほとんどないであろう。効果の大きさと重要性を推定することは，本章で後述する臨床的意義の問題に関連する。

■ 結果の意味

　量的研究において，標準的な統計結果はp値，効果量，信頼区間の形で示される。研究者はこれらの結果に信用可能性があると判断したうえで，意味付けしなければならない。統計結果の意味に関する多くの論点は，因果関係を明らかにしたいという思いを反映している。

　結果の意味を解釈することは，通常，記述的研究では難しいことではない。例えば，電気けいれ

ん療法（ECT）を受けた患者のうち，ECT に起因する頭痛を経験する割合は 59.4％（95％ CI＝56.3〜63.1）であることがわかったとしよう。この結果は，直接的に意味があり解釈可能なものである。しかし，もし頭痛の発生率がアセトアミノフェンを投与された患者よりも冷却療法介入群の患者のほうが有意に低いという結果が得られた場合，その結果の意味を解釈する必要がある。特に，冷却療法が頭痛の減少を**引き起こした**ことが妥当であるかどうかを解釈する必要がある。結果が「本物」，すなわち統計的に有意と判断されたとしても，因果関係を推測する場合，解釈には内的妥当性についての検討が必要である。

　本節では，仮説の検定という文脈の中で，さまざまな研究アウトカムの解釈について，因果関係の解釈に重点を置いて説明する。因果関係の解釈を考える際には，因果関係の基準（第 9 章）を読み返すことをお勧めする。

仮説した結果の解釈

　統計結果の解釈は，仮説が支持されたとき，すなわち**肯定的な結果**が得られたときに最も簡単である。なぜなら，研究者はこれまでの知見や，理論，論理をもとに仮説を立てており，解釈は事前にある程度できあがっているからである。このような下地があるからこそ，特定の解釈が可能となるのである。

　しかし，結果の意味を説明するために，データの示す範囲を超えたいという誘惑を避けることが重要である。例えば，妊婦の分娩に対する不安レベルと出産した子どもの数に相関があるという仮説を立てたとする。不安水準と出産経験の間に有意な負の相関（$r＝-.30$）が得られたという結果を，出産の経験が増えるほど不安が減ると解釈した場合，この結論はデータで裏付けられているのだろうか？　この結論は論理的であるように思われるが，実際にはこの解釈を導くものはデータには存在しない。「**相関は因果関係を立証するものではない**」というのが，重要で不可欠な研究上の原則である。2 つの変数が関連しているという知見は，2 つの変数のうちどちらが他方を引き起こしたかを示唆するエビデンスにはならない。この例では，因果関係が逆になっているのかもしれな

い。つまり，女性の不安レベルが子どもの数に影響を及ぼしているのかもしれない。あるいは，女性と夫との関係のような第 3 の変数が，不安と子どもの数の両方に影響を及ぼしているのかもしれない。因果関係の推論は，非実験的デザインの研究において特に困難である。

ヒント

　Froman と Owen（2014）は，研究報告における因果関係の不適切な表現を避けるための有益な論文を書いている。彼らは，研究者が，研究デザインが因果関係の推論をサポートしない場合でも，「含みのある言葉 loaded words」，すなわち影響 impact，効果 effect，決定 determinant といった誤解を招く言葉を使用することがよくあると指摘している。

　結果に対する別の説明は常に検討されるべきである。研究者は時に，競合する仮説を直接検証することがある。もし，競合する解釈を排除できるのであれば，それに越したことはないが，自分自身の説明が十分に競合しているかどうかを，あらゆる角度から検討する必要がある。

　研究仮説を裏付ける実証的なエビデンスは，決してその真実性を**証明**するものではない。仮説の検証は確率論的なものである。観察された関連が偶然に起因する可能性，つまり，第一種の過誤が発生した可能性が常に存在する。研究者は，結果やその解釈について，慎重でなければならない。結果が期待どおりであっても，研究者は慎重に結論を導き，結果の信用可能性を査定する際に特定された制約を十分に考慮する必要がある。

👉　仮説の裏付けの例

　Wargo-Sugleris ら（2018）は，急性期看護師の仕事満足度，サクセスフル・エイジング，および退職の延期に関する仮説を検証した。サクセスフル・エイジング（構成概念に，健康状態，仕事能力の自己評価，病気休暇の利用を含む）は，仕事満足度と退職の延期と関連していた。研究者は，「環境とサクセスフル・エイジング

は，高齢看護師の仕事満足度と退職の延期に影響を与える重要な要素である」（Wargo-Sugleris et al., 2018, p. 911）と結論付けた。

この研究は，相関研究の知見を解釈することの難しさを示す一例である。研究者の解釈は，サクセスフル・エイジングが仕事の満足度に影響を与えるというもので，因果関係があると解釈している表現である。これは，先行研究によって支持された結論であり，理論とも一致している。しかし，看護師の仕事満足度が看護師の健康問題に影響を与える可能性や，仕事への不満と健康問題の両方を引き起こす第3の因子がサクセスフル・エイジングの測定に含まれる可能性は，このデータからは排除されない。研究者の解釈は妥当であるが，横断的なデザインであるため，他の説明を排除することは困難である。本研究における推論の内的妥当性への主要な脅威は，時間的な曖昧さである。すなわち，仕事上の不満がサクセスフル・エイジングに先行するのかどうかということである。

ヒント

多くの研究者がおかす誤りの1つは，統計学的検定における p 値を定性的に解釈することである。p 値 .0001 は，p 値 .05 よりも「より有意 more significant」という意味ではない。有意差検定の結果は二項対立であり，有意であるか，否かのどちらかである。同様に，p 値 .08 は「やや有意 marginally significant」ではなく，α=.05 を設定すれば，その結果は「有意ではない」（Hayat, 2010）。大きさと重要性を解釈するためには，p 値以外の要素が必要である。これについては本章で後述する。

■ 有意でない結果の解釈

統計学的検定は帰無仮説の棄却を目的としているので，有意でない結果は解釈上問題となる。帰無仮説が棄却されないのは，多くの理由があり，通常，その本当の理由を見極めるのは困難である。例えば，帰無仮説は実際に真である**可能性がある**。つまり，有意でない結果が，研究変数間に

関連がないことを正確に反映している可能性がある。一方で，帰無仮説が誤っている可能性もあり，その場合は第二種の過誤が生じている。有意でない結果は結論が不確かである。

誤った帰無仮説は，内的妥当性の低さ，標本の問題，統計手法の弱さ，測定法の信頼性の低さなど，いくつかの方法論の問題から生じることがある。特に，帰無仮説を棄却できないのは，標本が小さすぎるために検出力不足が原因であることが多い。

いずれにせよ，帰無仮説が支持されても変数間の関連がないことの証明にはならない。**有意でない結果は，仮説の真偽を示すエビデンスにはならない**。しかし，サンプルサイズや効果量の推定値などの要素を考慮することは，有意でない結果の解釈を助けることができる。

有意でない結果の例

Griffin, Polit, Byrnes（2007）は，看護師の患者に対する固定概念（患者の性別，人種，魅力に基づく）が，痛みを訴える子どもに対する看護師の疼痛管理の推奨に影響を及ぼす，という仮説を立てた。この仮説は支持されず，固定概念の影響がなかったという結論は，サンプルサイズがかなり大きかった（N=334）ことと，効果量がきわめて小さかった結果をもとに裏付けられた。

統計学的検定は帰無仮説の棄却をサポートするものであり，**実際の研究仮説を検証する**には適していない。すなわち関連の欠如や群間の同等性についての検証には適していない。しかし，これこそが研究者が行いたいことである場合もある。ある治療法が他の治療法と同等に効果的か（**同等性試験**），あるいは他の治療法より劣らないか（**非劣性試験**）を評価することが目標の臨床場面では，特にそうである。実際の研究仮説が無効である場合（すなわち，群間差または関連が無いと予測する場合），仮説を支持するためのエビデンスを提供するために追加の戦略が必要となる。特に，効果量と信頼区間を計算し，第二種の過誤のリスクが小さいことを示すことが重要である。また，有意ではないが予測された結果が妥当であることを

裏付けるために臨床基準が使用できる場合もある。非劣性試験や同等性試験では，検出力分析を行うための臨床パラメーターを規定する必要がある（Tunes da Silva et al., 2009）。

仮説に基づく有意でない結果の裏付けとなる例

Pottsら（2019）は，救急部における小児の静脈注射時の疼痛軽減法について，振動と冷却を組み合わせたデバイスが，標準治療（4%リドカインクリームの塗布）と比べて劣らないことを検証する無作為化非劣性試験を実施した。224人の標本では，2つの療法は，痛みと苦痛の軽減において同等に効果的であることを示した。

仮定していなかった有意な結果の解釈

仮定していなかった有意な結果は，2つの状況で発生する可能性がある。1つ目は，研究計画時に想定していなかった関連を探索する場合である。例えば，データセットの変数間の相関を検討する際，リサーチクエスチョンの中心ではない2変数が，有意に相関しており，興味深いことに気が付くかもしれない。このような予期せぬ発見を解釈するためには，文献を参照し，以前に同様の関連が観察されていないかどうかを確認し，再現実験を行うことが賢明である。

予期せぬ発見の例

Mustら（2017）は，全国調査のデータを二次分析し，米国の若者において，年齢が肥満の発生に影響するかを，自閉スペクトラム症（ASD）の有無に基づいて調べた。彼らの予想どおり，ASDを有する子どもの肥満の発生率は10歳から17歳まで増加していたが，ASDのない子どもではそうではなかった。予想外にも，白人のASDの子どもでは肥満の発生率が増加した一方で，少数民族のASDの子どもでは発生率が減少することがわかった。

2つ目の状況はもっと不可解で，あまり起こらないことだが，仮説と**反対**の結果が得られることである。例えば，ある研究者が，AIDSのリスクについて個別指導を行ったほうが集団指導よりも効果的であるという仮説を立てたとして，その結果，集団指導のほうが有意に優れていたということがある。このような状況を厄介に思う研究者もいるが，研究は研究者の予測を裏付けることが主目的ではなく，真実のエビデンスを得るために行われるべきである。このような知見の解釈には，他の研究との比較，他の理論の検討，そして可能であれば一部の研究参加者との詳細なインタビューが必要である。

仮説に反して有意な結果が得られた例

GriggsとCrawford（2017）は，約500人の大学新入生を対象として，希望，感情的well-being，健康-リスク行動の関連を調査した。研究者の仮説に反して，希望のレベルが高いほどリスクを伴う性行動や飲酒が少なくなるのではなく，むしろ多くなることが示された。

混在した結果の解釈

ある仮説はデータによって支持されるが，他の仮説は支持されないという，**混在した結果**によって，解釈はしばしば複雑になる。また，あるアウトカム測定では受け入れられ，別の測定では否定されることもある。一部の結果だけが予測に反している場合，最初に研究方法が精査されるべきである。例えば，さまざまな測定方法の妥当性や信頼性の違いが，そのような不一致の理由となる可能性がある。また，効果が大きい場合にはサンプルサイズは十分であっても，効果が緩やかなときには不十分な場合がある。一方，混在した結果は，理論の修正や，理論内の構成概念の再構築を示唆している場合がある。混在した結果は，時に概念上の進展の機会を提供する。なぜなら，異なるエビデンスの断片を理解するための努力が，ブレークスルーにつながる可能性があるからである。

つまり，研究結果の意味を解釈することは大変な仕事だが，その分，知的な報酬を得られる可能性がある。解釈者は科学の探偵のような役割を果たし，パズルのピースを合わせて，首尾一貫した

444 第Ⅲ部 看護のエビデンスを創出する量的研究のデザインと実施

絵を浮かび上がらせるよう努めなければならない。

> **ヒント**
>
> ミックス・メソッド研究の大きな強みは，結果の解釈において非常に有益となることであり，特に結果が予想と一致しない場合に重要な情報を提供できることである。

■ 結果の一般化可能性と適用可能性

研究者が，ある時点のその標本だけについて，変数間の関係を見つけることに関心をもっていることはほとんどない。新しい看護介入が成功することがわかれば，他の人もそれを採用したいと思うだろう。したがって，重要な解釈の問いは，その介入が他の場でも「機能」するかどうか，あるいは関係が「維持」されるかどうかである。解釈プロセスの一部は，「この研究の結果はどのような集団，環境，条件に合理的に適用できるのか？」という問いを含む。一般化可能性に関して研究結果を解釈する際には，先に述べたプロキシに関する議論を考慮することが有益である。この研究における操作がどの高次の概念，どの母集団，どの設定，またはどの介入のバージョンに対して良い「代わり stand-in」であったのかなど，研究エビデンスの一般化可能性と適用可能性の問題については，第31章で詳しく述べている。

■ 結果の意味するところ

結果の信用可能性，精度，重要性，意味，一般化可能性について結論に達したら，次はそれらが示唆することについて考えよう。将来の研究に関する示唆（この分野で研究している他の研究者は何をすべきなのか？　正しい「次のステップ」は何か？）や，理論開発（看護理論への示唆は何か？）についてどういう示唆があるかを考えることができる。しかし，重要な問題は，看護実践に対するエビデンスの示唆である。研究結果を実際の看護の現場で実践するための具体的な提案は貴重である。

> **ヒント**
>
> データを解釈する際には，他者があなたの解釈を批判的で，そしておそらく懐疑的な目で見ていることを忘れないようにしよう。研究結果を利用する人の仕事は，エビデンスの信用可能性と実用性について判断することであり，それは研究者が結果の妥当性と意味についてどれだけのサポートを提供するかによって影響を受ける可能性がある。

臨床的意義

統計学的に有意であるとは，その所見が臨床的に意義あるいは関連性があることを示すものではない。標本が十分に大きければ，些細な関連でも統計学的に有意となることがある。おおまかに言えば，**臨床的意義** clinical significance とは，研究結果が患者の日常生活や患者のために行われる医療上の意思決定に，真に明らかな効果をもたらすかどうかという点で，研究結果の実用的な重要性と定義される。

20年以上前，LeFort（1993）は著名な看護の学術誌に，臨床的意義に対する「最近の関心」について書いているが，その関心は看護以外の分野により大きな影響を及ぼしている。看護研究者の中で自分たちの知見の臨床的意義についてコメントする人は比較的少ない。看護研究者が臨床的意義について言及する場合，しばしばその表現が曖昧であったり，根拠を示さずに臨床的意義の基準を設けることもある（Bruner et al., 2012; Polit, 2017）。

看護以外の分野，特に医学や心理療法では，近年，臨床的意義に関する2つの重要な課題，すなわち臨床的意義の概念的な定義と操作化の方法が注目されている。どちらも合意は得られていないが，いくつかの概念的および統計学的な解決策がかなり頻繁に用いられている。本節では，臨床的意義の定義と操作可能化における最近の進歩について簡単に記述する。詳細な情報は，Polit と Yang（2016）に掲載されている。

統計学的な仮説検定では，数十年前に p 値 .05 を統計的有意性の基準とすることでかなりの合意

が得られたが，この基準については現在も議論が続いている。しかし，臨床的意義については，統計学的有意性よりも複雑な概念であるため，統一された基準が採用されることはないだろう。例えば，進行性の疾患であるのに悪化していないのであれば，経時的な**変化がない**ことが臨床的に意義がある場合もある。また，臨床的意義が改善と関係する場合もある。もう1つの問題は，臨床的意義について誰の**視点**を考慮するかである。健康管理に大きな影響をもつ臨床家の視点が最優先されることもあれば（例：血圧値について），他のアウトカムについては患者の視点が重要となることもある（例：痛みやQOLについて）。さらに，臨床的意義が集団レベルの知見にあるのか，それとも個々の患者にあるのか，また，臨床的意義が，一時点のスコアにあるのか，複数時点のスコアの変化にあるのか，という問題がある。今日までの研究のほとんどがそうであることから，本項での議論の大部分は，個々の患者に対する**変化スコア**の臨床的意義に関するものである。しかし，まずは集団レベルの臨床的意義について簡単に議論する。

■ 集団レベルでの臨床的意義

多くの研究は，集団レベルでの比較を行う。例えば，1群事前事後テストデザインでは，2つ（またはそれ以上）の時点で群内で比較し，平均してアウトカムに変化が生じたかどうかを検証する。無作為化比較試験（RCT）や症例対照研究では，異なる群の結果の平均的な差について比較される。これらの比較は仮説検定の手法に従い，統計学的検定により帰無仮説の棄却が決定される。

集団レベルの臨床的意義（**実践的有意性**と呼ばれることもある）では，通常，p 値以外の統計学的情報を用いて，結果の重要性について結論を導き出す。この目的のために最も広く使われている統計は，効果量 effect size（ES）指標，信頼区間（CI），治療必要数 number needed to treat（NNT）である。多くの医学雑誌は，CIとESに関する情報を報告することを求めている。しかし，トップクラスの看護研究雑誌でも，CIやESについて報告している論文は少数派である（Gaskin & Happell, 2014; Polit, 2017）。

ES指標は，関連や変化スコアの大きさを要約したものであり，したがって，ある群が**平均的に**どのように療法から利益を得る（または害を免れる）可能性があるかについての洞察を与えるものである。群レベルで臨床的に有意な知見は，「平均的」な患者にとってESが十分に大きいことを意味する。

CIは，臨床的意義を理解するための有用なツールとして支持する文献がいくつかある（例：Fethney, 2010）。CIは，特定の信頼水準で，療法後のアウトカムの平均値のような未知の母集団パラメーターの最も妥当な値の範囲を示すものである。Fethney は，未熟児への介入を評価する研究においてCIの使用例を説明した。事前に専門家パネルによって臨床的に有意な体重増加値が設定され，その後，得られた体重増加の平均値に対するCIが計算され，そのCIが指定された値を含んでいるかどうかが確認された。

NNTは比較的理解しやすい情報であるため，臨床的意義の有益な指標として利用されることがある。例えば，ある重要なアウトカムのNNTが2.0であれば，1人の患者が利益を得るためには2人の患者が療法を受ければよいことになる。しかし，NNTが10.0であれば，療法を受ける10人中9人の患者は何の利益も得られないことになる。

集団レベルの指標を使用する場合，研究者は何をもって臨床的意義とするかを，統計学的有意性の α 値を設定するのと同様に，あらかじめ指定しておく必要がある。例えば，ESが.20（第18章で記述した d の場合）であれば，臨床的に意義があると言えるだろうか？ Cohen（1988）によれば，d が.20の場合を「小さな」効果としているが，ときに小さな改善でも臨床的な意義をもつことがある。集団レベルでの臨床的意義に関する主張は，合理的な基準に基づいて行われるべきである。**表21-3** は，Kraemer ら（2003）の研究に基づいて，d，r，NNTの関連の強さを解釈するための従来のガイドラインを示したものである。

表21-3 関連の強さを解釈するための従来のガイドライン

効果の大きさ	効果量(d)	効果量(r)	NNT
小さい	.20	.10	8.9
中程度	.50	.30	3.6
大きい	.80	.50	2.3
非常に大きい	≥1.00	≥.70	≤1.9

NNT：治療必要数

〔Kraemer, H., Morgan, G., Leech, N., Gliner, J., Vaske, J., & Harmon, R.（2003）Measures of clinical significance. *Journal of the American Academy of Child and Adolescent Psychiatry*, 42, 1524-1529. の表1より引用〕

ヒント

第18章では，統計学的有意性を検出することを目標として，研究の計画段階でサンプルサイズの大きさを推定するために，検出力分析を用いることについて述べた。臨床的有意性と統計学的有意性の両方の目標をサポートするサンプルサイズの大きさを推定することは，説得力のあるアプローチである。

■ 個人レベルでの臨床的意義

臨床家は通常，**集団**の中で何が起こっているかには関心を示さない。エビデンスに基づく実践（EBP）の主要な目標は，特定の臨床状況の中で，「最良のエビデンス」を特定の患者のニーズに対する意思決定に個別化することである。したがって，個人レベルでの臨床的意義について結論を導く取り組みは，EBPの目標に直接結びつく。

個人レベルでの臨床的意義を定義し，運用するためのアプローチは何十種類も開発されているが，それらに共通しているのは，臨床的に意義があると考えられる測定値の値や変化スコアを指定する**ベンチマーク** benchmark（または**閾値**）を設定することである。ベンチマークがあれば，**研究参加者1人ひとりを，そのスコアや変化スコアが臨床的に有意であるかどうかで分類することができる**。ベンチマークがどのように設定されるかを見る前に，臨床的意義の別の定義について説明する。

ヒント

臨床的意義の操作化は，測定の解釈可能性に関連しており，これは私たちが分類した測定特性の1つである（**図15-1**）。

臨床的意義の概念的定義

臨床的意義の定義は，健康関連の文献に多数記載されており，ほとんどの定義は患者のアウトカム測定値の変化に関するものである。さまざまな定義は，主に4つのカテゴリーに分類できる。

定義の1つは，第15章で述べた統計学的な問題と関連しており，変化スコアが統計学的に信頼できるかどうかということである。ある結果について，患者の得点の改善がランダムエラーより大きい場合，その向上は臨床的意義があると推論する人もいる。

☞ 信頼できる変化を臨床的意義と定義した例

Bondら（2016）は，化学放射線治療を受けている頭頸部がん患者の機能の変化について検討した。彼らは，信頼性のある変化指標を用いて，臨床的に意味のある機能低下を評価した。

信頼性のある変化は，1990年初頭に心理療法の文献に登場した臨床的意義の定義にも含まれている。JacobsonとTruax（1991）は，心理療法の介入を受けている患者にとって臨床的に意義のある変化とは，信頼性のある改善と「正常な」機能への回復を伴うものであると提案している。彼らは，研究に参加した個々の患者がこの正常の基準を満たすほど十分に変化したかどうかを判断する方法をいくつか提案した。彼らのアプローチは，**J-Tアプローチ**と呼ばれることもあり，心理療法の研究で用いられる以外のアウトカム，例えば身体機能の測定値を主要アウトカムとする研究などでも用いられている（例：Mann et al., 2012）。

☞ J-Tアプローチ活用例

Da Mataら（2018）は，前立腺切除術後の在宅ケアプログラムの臨床効果を検証する試験にお

いて J-T アプローチを完全に適用した例を示した。研究者は、まず知識測定の得点が大きく変化したかどうかを、信頼性変化指標を用いて査定した。次に、Jacobson と Truax が提案した臨床的意義のベンチマークを確立するための方法を用いた。

ヒント

「正常化 normalcy」とは、時に血圧やコレステロール値などの生理学的なアウトカムが望ましい値に戻ること、と定義されることがある。これらのアウトカムに対する閾値は臨床ガイドラインで利用可能である。

臨床的意義を概念化する第3の方法は、変化スコアと明確には関連していない。Tubach ら（2006, 2007）は、患者は単に「よくなったと感じる feeling better」よりも「気分が良いと感じる feeling good」ことに関心があると主張した。彼らの考えでは、臨床的に意義のある状態とは、患者が重要で意味のあるものとして認識する結果を達成したときに生じるとされる。Tubach らは、そのベンチマークを PASS（patient acceptable symptom state）と呼んでいる。これは、患者にとって受け入れ可能な症状の状態を意味する。PASS のアプローチについては、Polit と Yang（2016）でより詳細に説明されている。

医学の世界では、4番目の臨床的意義の捉え方が主流である。医学文献に何百回も引用されている論文で、Jaeschke ら（1989）は次のような定義を提示している。「最小臨床的重要差とは、患者が有益と感じ、かつ有害な副作用や過剰な費用負担がない場合、患者管理の変更が求められることの根拠となりうるスコアの最小差と定義することができる」（Jaeschke et al., 1989, p. 408）。これらの研究者やその後の多くの研究者は、臨床的意義の閾値を**最小重要差** minimal important difference（MID）または**最小臨床的重要差** minimal clinically important difference（MCID）と呼んでいるが、私たちは COSMIN グループに従い、個人の**変化**スコア（グループの**差**ではない）に焦点を当てているため、**最小重要変化** minimal import-

ant change（MIC）（DeVet et al., 2011）という用語を使っている。私たちは、このベンチマークを操作化する方法に着目している。

臨床的意義の操作化：最小重要変化ベンチマークの確立

私たちの知る限り、Jaeschke ら（1989）が提示した最小重要変化の定義は、これまで完全に操作化されたことはない。例えば、副作用やコストは一般的に閾値を考慮されておらず、どの程度の変化であれば患者の管理を変更するきっかけになるのかについての情報はほとんど求められていない。したがって、変化スコアベンチマークに関する Jaeschke らの定義は広く引用されているものの、研究者はそれを解釈し、定量化する際に異なった方向性を示してきた。それにもかかわらず、最小重要変化を設定するために**患者の意見**に焦点を当てたことは、患者報告アウトカム patient-reported outcomes（PRO）のためのベンチマーク確立に大きな影響を与えてきた。

臨床的に重要な変化のベンチマークは、通常、個々の患者が達成しなければならない PRO の変化スコア点数であるが、ベンチマークは変化率であることもある。2種類の最小重要変化がある：1つは臨床的に有意な改善の閾値で示し、もう1つは臨床的に有意な悪化の閾値として設定される。

広く使われているヘルスケア尺度の最小重要変化を導き出すために、何十もの方法が用いられている。現在、多くの新しい多項目尺度の開発者は、心理学的測定法評価の一環として最小重要変化を推定する努力をしている。最小重要変化のベンチマークを確立する方法は、次に示す3つのアプローチに分類される。

健康アウトカムのベンチマークを設定する伝統的な方法は、医療専門家のパネルから意見を得ることであり、しばしば**コンセンサスパネル**と呼ばれる。例えば、臨床試験の方法・測定・疼痛評価に関するイニシアチブ（IMMPACT）は、臨床的意義に関する特別委員会を招集した。そのパネルが出したコンセンサスレビューの勧告の1つでは、自己申告による疼痛強度（例：視覚的アナログ尺度）の30%の改善は、中程度の重要な臨床変

化のベンチマークとみなされ，疼痛の50%の減少は，相当大きな変化のベンチマークとなるとしている（Dworkin et al., 2008）。

COSMIN グループは，異なるアプローチを提唱している。彼らは，最小重要変化を「患者が重要と認識する測定されたスコアの最小の変化」（DeVet et al., 2011, p. 245）と定義した。この定義でさえ，解釈の違いが生じている。ある研究者は，変化スコアを見る際に「最小」の側面を強調し，別の研究者は「重要」の側面を強調している。この乖離は，図解で説明するのが最もわかりやすい。

最小重要変化値を設定する方法として広く用いられているのは，アンカーに基づく方法 anchor-based approach と呼ばれるものである。このアプローチでは，変化が期待される標本に対して測定を2回実施し，変化スコアを計算する必要がある。2回目の実施では，「アンカー」についての情報も得ることができる。アンカーとは，尺度の最小重要変化ベンチマークを確立するための基準である。アンカーは，第15章の反応性の基準アプローチで記述したように，1つの項目のグローバル評定尺度 global rating scale（GRS）であることが多い。

実際，図15-3（328頁）で示した，身体機能 physical function（PF）尺度の反応性を評価するための7段階の GRS と同じ例を使うことができる。図21-3は，GRS の各反応区分に対する PF 尺度の平均得点を示したものである。もし，PF 尺度の最小重要変化を，認識しうる得点の最小の改善（「少しよくなった a little better」）を強調するような方法で操作化したい場合，PF 尺度の最小重要変化は 2.17 点と結論付けることができるかもしれない。この場合，個人のスコアの3点以上の変化は臨床的に意義のあるものと解釈される。しかし，他の研究者は，「最小限の変化」は基準として不十分であると主張している。彼らは，PF 尺度の最小重要変化を設定するための基準として，GRS の評定の「かなりよくなった much better」の段階を使用することを選択する。その場合，この事例の最小重要変化は 3.89 となり，尺度上の変化得点が4点以上である場合にのみ臨床的に意義があるとみなされる。アンカーに基づく方法を用いて最小重要変化を設定するには，受信者動作特性（ROC）曲線分析のような他の統計学的手法も用いることができる。

PRO の臨床的意義を定義する際に患者の意見を参考にすることは広く支持されているが，「最小限重要」を定義するのは，ほとんどの場合，患者ではなく，研究者であることに注意する。最小重要変化について読む際や，臨床的意義を査定するために過去に得られた最小重要変化値を使う際には，研究者がどのように「最小限重要」を定義したかを理解することが重要である。

座った状態から立ち上がったり，お風呂やシャワーを浴びたりするなどの**日常生活動作**について，過去3か月間に経験した変化について評価してください。

GRS 評価	局所身体機能尺度変化スコア平均値（事後テスト−ベースライン）
1. 非常に良くなった	5.50
2. かなり良くなった	**3.89**
3. 少し良くなった	**2.17**
4. 変化なし	0.75
5. 少し悪くなった	−1.89
6. かなり悪くなった	−4.03
7. 非常に悪くなった	−5.98

ハイライトされたカテゴリーは，最小重要変化の閾値の可能性を示している。

図 21-3 身体機能尺度における改善のための最小重要変化（MIC）を設定するために用いるグローバル評定尺度のアンカー例

ヒント

　最小重要変化の基準として使用されるアンカーは，患者が自己申告した GRS の変化に基づく必要はない。例えば，身体機能尺度のアンカーはパフォーマンス評価に基づいてもよい。

　アンカーに基づく方法で最小重要変化を算出するには多くの労力が必要であり，時間の経過とともに変化が予想される大規模な標本による慎重な研究デザインも必要である。アンカーに基づく方法では，新しい尺度ごとに最小重要変化を設定する必要があり，しかも最小重要変化の値は母集団に特異的である。痛みの強さの測定における最小重要変化は，慢性痛をもつ集団と，手術から回復した集団とでは異なるかもしれないし，慢性痛をもつ集団では，改善と悪化の両方に別の閾値が必要かもしれない。

　このような複雑さから，最小重要変化を定義する第 3 のアプローチとして，測定値の分布特性を利用する方法が考え出された。**分布に基づく方法** distribution-based methods は，標本の統計学的な特性によっており，最小重要変化を標準化した指標としている。最もよく使われる指標は，Cohen（1988）の効果量指数に基づくもので，個人レベルで標準偏差（SD）の分数として操作可能化されている。この方法を用いた最小重要変化の場合，多くはベースラインスコアの分布に基づく SD の半分，つまり $0.5\,SD$ が閾値として設定される（Norman et al., 2003, 2004）。Norman らは，$0.5\,SD$ という閾値を支持する「顕著な remarkable」一貫性があることを見出した。彼らは，この一貫性は偶然の一致ではなく，人間の鑑別の心理学に関する理論やエビデンスと関連している可能性が高いと主張した。彼らは，ベースラインスコアの $0.5\,SD$ の変化は，個人の変化スコアを重要であると解釈するための，正当なベンチマークであると結論付けた。

　この分布の手法を用いた変化スコアでの最小重要変化閾値は簡単に計算することができる。例えば，ある尺度のベースラインの SD が 6.0 であった場合，$0.5\,SD$ 基準を使用した最小重要変化は 3.0 となる。この値は，他の最小重要変化と同様に，個々の患者を臨床的に意味のある変化があったかどうかを分類するベンチマークとして使用することができる。

　分布に基づく別の方法として，測定誤差に基づいて最小重要変化の値を設定する方法がある（第 15 章参照）。多くの研究者が，標準誤差 standard error of measurement（SEM）を閾値の設定に用いることを提案している。Norman ら（2003）は，再テスト信頼性が .75 の測定値では，$0.5\,SD$ の閾値は 1 SEM に相当すると指摘している。

　最小重要変化の算出方法として，どの方法が臨床的意義のベンチマークとして最も有用であるかについてはコンセンサスが得られていないが，どれも理想的でないということは多くの人が認めるところである。COSMIN グループではアンカーに基づく方法が好まれているが，これには新しい尺度を構築し評価するという負担の大きい作業が必要となる。また，単一の GRS は信頼性が低く，想起バイアスの影響を受けやすいため，アンカーとしては不適切であるという主張もある。

　最小重要変化を計算することは分布に基づく方法で容易であるため魅力的であるが，そのような最小重要変化が何を表しているかを伝えることはしばしば困難である。この方法に対する根強い批判は，臨床的な基準とは無縁の値が得られること，すなわち，「意義深さ meaningfulness」や「重要性 importance」の概念を具体化していないことである。SD に基づく最小重要変化のもう 1 つの問題は，その値が研究対象集団の不均質性に依存することである。分布に基づく最小重要変化を提案した人々は，しばしば，それが妥当な出発点または「より具体的な情報がない場合のおおよその経験則」（Norman et al., 2003, p.590）であることを強調している。

最小重要変化のための方法トライアンギュレーション

　最小重要変化を設定するための「至適基準」アプローチは存在しないため，一部の専門家は，複数のアプローチから情報を得ることが有利であると主張している（例：Revicki et al., 2008）。トライアンギュレーションには多くのアプローチが採用されてきた。例えば，患者と臨床家の両方の視

点を反映する複数のアンカーからの情報を組み合わせている研究者もいる。多くの取り組みでは，*SEM*を用いるような分布方法とアンカーに基づく方法の両方を用いている。このタイプのトライアンギュレーションでは，変化スコアの値が臨床的に意味をもつだけでなく，信頼性を高めるという長所をもつ。

トライアンギュレーションの例として，呼吸器内科の分野から紹介する。Patel ら（2013）は，King's Brief Interstitial Lung Disease Questionnaire（K-BILD）の最小重要変化を確立することを目指した。彼らは，2つの分布方法（1 *SEM* と 0.3 *SD*），臨床的アンカー（ベースラインから少なくとも 7% の努力肺活量の変化），4つの GRS に対する患者の回答を利用した。すべての情報を統合し，研究者は K-BILD の最小重要変化を 8 点に設定した。

👉 最小重要変化の推定例

Chen ら（2018）は，アンカーと分布に基づいた2つの方法によってトライアンギュレーションを実施し，4つのドメインで構成される PROMIS® 疼痛干渉尺度について最小重要変化量を推定した。例えば，痛みのある患者については，最小重要変化の推定値は T-スコア点で 2 点から 3 点の範囲（つまり平均 50 点，*SD* 10 点の得点）であった。

臨床的意義に関する評価の流れ

看護研究者が本章で説明した手法のいくつかを用いて，個々の参加者に対する結果の臨床的意義を評価する場合，臨床的意義をどのように概念化したいかについて結論を出すことから始めなければならない。このことは，介入研究の文脈で最も簡単に説明できる。臨床的意義は多くの意味をもちうるため，研究者は療法の目標について最初の段階で明確にしておかなければならない。その目標は，患者が**真の変化**を達成することなのか？ **正常な機能**に戻ることか？ **良好な状態**を達成することだろうか？ それとも，**最小限の重要性**をもつレベルの変化を経験することなのか？

研究者が臨床的意義にどのようにアプローチし

たいかを事前に決めておけば，研究を計画する際に，それを操作化しやすくなる。例えば，「正常な機能への復帰」を目標とする場合，研究者は主要なアウトカムについて，基準となる情報が容易に入手できる測定法があるかどうかを調査する必要がある。例えば，抑うつがアウトカムである場合，抑うつの臨床的意義を評価したい研究者は，標準値や推奨カットオフ値が公表されている抑うつ尺度を選択すべきである。一方，目標が患者が意味のある改善を達成することである場合，研究者は測定したアウトカムの最小重要変化値を文献から検索すべきである。最小重要変化値は，多くの健康尺度について報告されている。最小重要変化値は母集団に特異的であるため，研究参加者に適切な最小重要変化の閾値を特定することが重要である。研究が開始される前に最小重要変化情報を探すことで，研究者は構成概念の代替となる測定法を選択することができるかもしれない。

👉 先行研究からの最小重要変化値の利用例

Garvin ら（2017）は，アフリカ系アメリカ人を対象に，健康関連 QOL 得点の臨床的に重要な最小限の改善を達成するために，どの程度の減量が必要かを検討した。研究者は，先行研究で確立された健康関連 QOL の測定のための最小重要変化の値を使用した。

トライアンギュレーションは，既存の臨床的意義のあるベンチマークを**使い**たい人が採用することがある。例えば，Fleet ら（2014）は，10.0 cm の痛みの視覚的アナログ尺度（VAS）を用いて，分娩時のフェンタニルの皮下投与が女性の痛み得点を変化させることができるかを検証した。4つの先行研究における VAS の最小重要変化値は 0.9～1.3 cm の範囲であった。Fleet らは，臨床的に意義のある改善のベンチマークとして 1.2 cm を採用し，標本中の 78% の女性に臨床的に有意な痛みの減少がみられたと結論付けた。

しかし，看護研究者に広く使用されている多くの測定は，最小重要変化を設定するための分析対象となっていないため，新たな研究が必要となるだろう。最小重要変化のベンチマークが確立され

ていない場合，看護研究者は分布に基づく方法で最小重要変化を推定しなければならないかもしれない。

レスポンダー解析

多くの研究者（看護研究者を含む）が，集団レベルの知見を解釈するために最小重要変化値を用いている。しかし，最小重要変化は**個人**の変化に関わる指数であり，集団の差ではない。専門家は，最小重要変化に関連して集団の平均差を解釈することは適切でないと警告している（Guyatt et al., 2002; Wyrwich et al., 2013）。例えば，重要なアウトカムに関する最小重要変化が 4.0 と報告されている場合，この値を用いて臨床的意義のために平均的な群間差を解釈してはならない。もし，平均値の群間差が 3.0 であった場合，その結果を臨床的意義がないと結論付けるのは不適切である。ほとんどの場合，平均値の群間差が 3.0 であれば，かなりの割合の被験者が意味のある効果，すなわち 4.0 以上の改善が得られたということを意味する。

しかし，最小重要変化の閾値は，群間差の解釈を進める新しいアウトカムを生み出すために使用できる。いったん最小重要変化が確立されると，研究参加者全員について，その閾値に達したか否かによって分類することができる。確立された有意な変化の閾値に基づいて，研究参加者を（例えば介入に対する）**レスポンダー**と**非レスポンダー**に分類することができる。その後，研究者は，2群（例：介入群と対照群）におけるレスポンダーの割合を比較する**レスポンダー解析** responder analysis を行うことができる。レスポンダー解析の明確な利点は，理解しやすく，試験間または試験内の異なるアウトカム間の比較を容易にできることである。

👉 レスポンダー解析の例

Horrocks ら（2015）は，便失禁に対する治療において，経皮的脛骨神経刺激と偽刺激の効果を検証した。彼らの主要アウトカムは週単位の便失禁エピソード数であり，彼らは臨床的改善のベンチマークとしてエピソード数の 50% 減少を設定し，この基準値を満たしたレスポンダーの割合を 2 群で比較した。

ヒント

研究者は，患者をレスポンダーと非レスポンダーに分類することで，臨床的に有意な水準で反応した人としなかった人を調べ，その人の特徴や療法経験を探索することができる。

解釈の批判的評価

研究者は，研究報告書の「考察」のセクションで，知見の解釈を示し，その知見が看護に何を示唆するのかを議論する。他者の研究を批判的に評価する場合，自分自身の解釈や推論を他の研究者の解釈と対比させることができる。

査読者としては，考察のセクションで何らかの限界が指摘されていない場合は，注意する必要がある。研究者は，標本抽出の不備，実施上の制約，データの質の問題などを発見し，その影響を評価する最良の立場にあり，これらの問題について読者に注意を促すのは専門家としての責任である。さらに，研究者が方法論的な欠点を指摘することで，読者は結果の解釈においてこれらの限界が考慮されていると，ある程度考えることができる。もちろん，研究者が自分の研究における欠点をすべて指摘することはありえない。査読者の役割は，独自に限界を査定し，正当化されないと思われる結論に異議を唱えることである。

研究者の解釈と自分の解釈を比較するだけでなく，研究の意義についても結論を導き出す必要がある。研究者の中には，控えめな結果を基に大げさな主張をしたり，根拠のない提言をしたりする人がいる。

本章では，臨床的意義の問題について，ある程度長く論じてきた。臨床的意義の概念化と操作化は，看護学ではあまり注目されていない（Polit, 2017）。今後，看護研究者がこの問題にもっと注目することを期待する。

研究者の解釈と示唆を評価するためのガイドラインを **Box 21-1** に示している。

452　第Ⅲ部　看護のエビデンスを創出する量的研究のデザインと実施

Box 21-1　量的研究報告の考察セクションにおける解釈を批判的に評価するためのガイドライン

知見の解釈

1. 重要な結果はすべて議論されているか？
2. 研究者は，研究の限界とそれが研究エビデンスの信用可能性に及ぼす可能性のある影響について議論したか？　限界について議論する際，研究の妥当性への主な脅威や起こりうるバイアスを指摘したか？
3. 研究者の解釈を裏付けるために，どのような種類のエビデンスが提供され，そのエビデンスは説得力があったか？　結果が「混在した」場合，考えられる説明は提示されたか？　結果は，他の研究の知見に照らして解釈されたか？
4. 研究者は不当な因果関係の推論をしなかったか？　知見に対する代替説明は検討されたか？　その代替案を否定する根拠は説得力があったか？
5. 解釈者は結果の正確さおよび/または効果の大きさを考慮に入れていたか？
6. 研究者は，知見の一般化可能性について議論したか？　一般化可能性について不当な結論を出していないか？

知見と提言の示唆

1. 研究者は，この研究が臨床実践，看護理論，または将来の看護研究に与える影響について議論したか？　また，具体的な提言を行ったか？
2. その場合，研究の限界と効果の大きさ，および他の研究からのエビデンスを考慮したうえで，述べられている示唆は適切か？　研究報告が記載しなかった重要な示唆があるか？

臨床的意義

1. 研究者は臨床的意義について言及したか？　統計学的有意性と臨床的有意性を区別しているか？　臨床的意義の明確な基準を示したか？
2. その場合，その解釈は集団レベルの情報（例：効果量）か個人レベルの結果かのどちらで行われたか？　後者の場合，臨床的意義はどのように操作化されたか？

研究例

　本章の最後に，臨床的意義を検討した研究の例を紹介する。

研究タイトル：地域密着型の看護師・薬剤師が管理するペインクリニックの効果（Hadi et al., 2016）

目的：本研究の目的は，看護師と薬剤師が共同で運営する地域密着型ペインクリニックの実効性を評価することであった。

方法：研究者は，薬剤師が週1日診療所に来て薬剤レビューを行っている地域密着型のペインクリニックを評価した。看護介入は，患者への疼痛に関する教育と自己管理スキルの向上に焦点を当てた。研究者は，準実験的な事前事後テストデザインに質的なインタビューを組み込んだミックス・メソッド研究を実施した。79人の患者がベースライン時の質問紙（主要アウトカムである痛みの強度，身体機能，不安，抑うつ，慢性疼痛のグレードの測定を含む）に回答した。疼痛管理サービス制度が予期せず中止されたため，36人の患者のみが介入終了時の追跡質問紙に回答した。

分析：ベースラインからフォローアップまでの参加者のアウトカムの変化における統計学的有意性を検証するために，被験者内検定（対応のあるt検定，ウィルコクソンの符号付順位和検定）が使用された。研究者らは，IMMPACTコンセンサスパネルが推奨する疼痛を対象とした

介入に関するベンチマークを用い，臨床的に重要な変化を示した患者数を評価した。

結果：介入終了時，「最悪の痛み」と「平均的な痛み」の強さの中央値において，統計学的に有意な減少が見られた(いずれも $p = .02$)。IMMPACTによる最小重要変化の推奨値を用いると，37%の患者が臨床的に重要な最小限の疼痛強度の改善($10 \sim 20\%$ の減少)を達成し，6%が中程度の改善(30% 以上)，6%が著しい改善(50% 以上)を達成したことがわかった。身体活動時の疼痛は，この集団で有意に改善され($p = .02$)，40%の患者が臨床的に重要な最小限の変化を達成した。その他のアウトカムについては，ベースラインからフォローアップまでの変化は統計学的に有意なものではなかった。

考察：研究者は，ディスカッションの項の一部を，質的な知見と量的な知見とを関連付けることに割いている。特に，慢性疼痛と不安や抑うつとの関連についてである。ペインクリニックが患者の感情の機能に影響を及ぼしていないという結果が示されたことに対し，彼らは，これはサンプルサイズが小さいか，感度の低い測定方法を用いた結果かもしれないと推測している。彼らは「これらの問題はさらに探索する必要がある」(Hadi et al., 2016, p. 226)と言及している。研究者は，最小重要変化を用いた分析が「結果の臨床的解釈を改善する」(Hadi et al., 2016, p. 226)のに役立ったと指摘し，疼痛強度に対するクリニックのサービスの明らかな肯定的な結果に基づいて，「看護師と薬剤師が運営する地域密着型ペインクリニックは，地域における慢性疼痛管理を改善する可能性を秘めている」(Hadi et al., 2016, p. 226)と結論付けた。考察では，この知見を他のエビデンスと関連付けてはいないが，研究報告の序論で，同様の先行研究でも疼痛の強さが有意に減少していることが指摘されている。研究者は，サンプルサイズが小さいため，この結果を慎重に解釈するよう促しているが，かなり弱い研究デザインから生じる内的妥当性への脅威の可能性には言及していない。しかし，痛みの強さの有意な改善を示唆する量的結果は，患者との質的インタビューでも裏付けられ，患者はペインクリニックの価値について肯定的な感想を述べている，と研究者らは指摘している。

🖌 要点

- 量的研究の結果 results(統計学的分析のアウトカム)の解釈は，一般的に，(1)結果の信用可能性，(2)効果の推定精度，(3)効果の大きさ，(4)結果の根本的意味，(5)結果の一般化可能性，(6)将来の研究・理論開発・看護実践への示唆を考慮する必要がある。

- 解釈の中心は推論である。研究者の方法論の決定は，研究結果と「現実の世界における真実 truth in the real world」との対応についてなされる推論に影響を与える。研究結果の信用可能性と意味について結論を出すには，慎重に見ることが適切である。

- 研究の信用可能性の評価にはさまざまなアプローチがあるが，その1つは抽象的な構成概念または理想化された方法と，他方は実際に使用されたプロキシとの間の適合度を評価することである。また，信憑性の評価には，結果の正確性を低下させる妥当性への脅威やバイアスの分析も含まれることがある。結果の裏付け(再現)は，信憑性の評価におけるもう1つのアプローチである。

- おおまかに言うと，臨床的意義 clinical significance とは，研究結果の実用的な重要性，すなわち研究結果が患者の日常生活や健康管理に真に役立つものであるかどうかを意味する。看護研究において，臨床的意義はこれまで十分に注目されてこなかった。

- 集団レベルの結果に対する臨床的意義は，効果量指標，信頼区間，治療必要数のような統計学的な推測に基づくことが多い。しかし，臨床的意義は，個々の患者に対する効果，特に，アウトカムにおいて臨床的に意味のある変化が得られたかどうかという観点で議論されることが最も多い。

- 個々の患者における臨床的意義の定義と操作化には，一般的に，意味のあるアウトカムの変化量を指定するベンチマーク benchmark や閾値を用いる。概念的なレベルでは，臨床的意義

は，属性の変化が本物か（信頼できるか），機能不全の状態にある患者が正常な機能に戻るか，患者が受け入れられる症状の状態になったか，変化量が最小限重要とみなせるか，といった観点から定義されてきた。

- 医学分野で臨床的意義を操作化する取り組みでは，4番目の定義に焦点が当てられることが多い。その定義は，最小重要変化 minimal important change（MIC），最小重要差（MID），最小臨床的重要差（MCID）とも呼ばれる健康状態を評価する指標についてのものであり，そのベンチマーク（スコアの変化値）の確立が取り組みの目標となっている。

- 最小重要変化ベンチマークは，個々の患者が臨床的に重要な変化を示したとみなされるために達成しなければならない変化スコア値である。

- ある測定の最小重要変化を確定する主な方法は，（1）コンセンサスパネルによるもの，（2）測定値の変化を意味のある変化の基準と関連付けさせるアンカーに基づく方法 anchor-based approach，（3）サンプルの分布特性（例えば，基準分布の $0.5\ SD$ または測定の1標準誤差）に基づいて最小重要変化を設定する分布に基づく方法 distribution-based approach である。トライアンギュレーションのアプローチはますます一般的になってきている。

- 最小重要変化は，群の平均値または平均値の差を解釈するための正当な手段ではない。しかし，最小重要変化は，標本中の個人が最小重要変化より大きい変化を得たか，あるいは得られなかったかを確認するために用いることができ，その後，群間のレスポンダーの割合を比較するレスポンダー解析 responder analysis を行うことができる。

文献

Bond, S., Dietrich, M., Gilbert, J., Ely, E., Jackson, J., & Murphy, B.（2016）. Neurocognitive function in patients with head and neck cancer undergoing primary or adjuvant chemoradiation treatment. *Supportive Care in Cancer, 24*, 4433-4442.

Bruner, S., Corbett, C., Dupler, A., & Gates, B.（2012）. Clinical significance as it relates to evidence-based practice. *International Journal of Nursing Knowledge, 23*, 62-74.

Chen, C., Kroenke, K., Stump, T., Kean, J., Carpenter, J., Krebs, E., ... Monahan, P.（2018）. Estimating minimally important differences for the PROMIS pain interference scales : Results

from 3 randomized clinical trials. *Pain, 159*, 775-782.

Cohen, J.（1988）. *Statistical power analysis for the behavioral sciences*（2nd ed.）. Hillsdale, NJ : Lawrence Erlbaum Associates.

Da Mata, L., Bernardes, M., Azevedo, C., Chianca, T., Pereira, M., & de Carvalho, E.（2018）. Jacobson and Truax method : Evaluation of the clinical effectiveness of a home care program after prostatectomy. *Revista Latino-Americana de Enfermagem, 26*, e3003.

DeVet, H., Terwee, C., Mokkink, L., & Knol, D.（2011）. *Measurement in medicine : A practical guide*. Cambridge : Cambridge University Press.

Dworkin, R., Turk, D., Wyrwich, K., Beaton, D., Cleland, C., Farrar, J., ... Zavisic, S.（2008）. Interpreting the clinical importance of treatment outcomes in chronic pain clinical trials : IMMPACT recommendations. *Journal of Pain, 9*, 105-121.

Fethney, J.（2010）. Statistical and clinical significance, and how to use confidence intervals to help interpret both. *Australian Critical Care, 23*, 93-97.

Fleet, J., Jones, M., & Belan, I.（2014）. Subcutaneous administration of fentanyl in childbirth : An observational study on the clinical effectiveness of fentanyl for mother and neonate. *Midwifery, 30*, 36-42.

Froman, R. D., & Owen, S.（2014）. Why you want to avoid being a causist. *Research in Nursing & Health, 37*, 171-173.

Garvin, J., Williams, L., Joshua, T., Looney, S., & Marion, L.（2017）. Percent weight reduction required to achieve minimal clinically important improvements in health-related quality of life among African Americans : A secondary analysis of the fit body and soul study. *Applied Nursing Research, 36*, 100-105.

Gaskin, C., & Happell, B.（2014）. Power, effects, confidence, and significance : An investigation of statistical practices in nursing research. *International Journal of Nursing Studies, 51*, 795-806.

Griffin, R., Polit, D., & Byrnes, M.（2007）. Stereotyping and nurses' treatment of children's pain. *Research in Nursing & Health, 30*,655-666.

Griggs, S., & Crawford, S.（2017）. Hope, core self-evaluations, emotional well-being, health-risk behaviors, and academic performance in university freshmen. *Journal of Psychosocial Nursing and Mental Health Services, 55*, 33-42.

Guyatt, G. H., Osoba, D., Wu, A., Wyrwich, K., Norman, G. R., & the Clinical Significance Consensus Meeting Group.（2002）. Methods to explain the clinical significance of health status measures. *Mayo Clinic Proceedings, 77*, 371-383.

Hadi, M., Alldred, D., Briggs, M., Marczewski, K., & Closs, S.（2016）. Effectiveness of a community-based nurse-pharmacist managed pain clinic : A mixed methods study. *International Journal of Nursing Studies, 53*, 219-227.

Hayat, M. J.（2010）. Understanding statistical significance. *Nursing Research, 59*, 219-223.

Horrocks, E., Bremner, S., Stevens, N., Norton, C., Gilbert, D., O'Connell, P., ... Knowles, C.（2015）. Double-blind randomised controlled trial of percutaneous tibial nerve stimulation versus sham electrical stimulation in the treatment of fecal incontinence. *Health Technology Assessments, 19*, 1-164.

Jacobson, N. S., & Truax, P.（1991）. Clinical significance : A statistical approach to defining meaningful change in psychotherapy research. *Journal of Consulting and Clinical Psychology, 59*, 12-19.

Jaeschke, R., Singer, J., & Guyatt, G. H.（1989）. Measurement of health status : Ascertaining the minimal clinically important difference. *Controlled Clinical Trials, 10*, 407-415.

Kraemer, H., Morgan, G., Leech, N., Gliner, J., Vaske, J., & Harmon, R. (2003). Measures of clinical significance. *Journal of the American Academy of Child and Adolescent Psychiatry, 42*, 1524-1529.

LeFort, S. M. (1993). The statistical versus clinical significance debate. *Image: The Journal of Nursing Scholarship, 25*, 57-62.

Mann, B. J., Gosens, T., & Lyman, S. (2012). Quantifying clinically significant change: A brief review of methods and presentation of a hybrid approach. *The American Journal of Sports Medicine, 40*, 2385-2393.

Must, A., Eliasziw, M., Phillips, S., Curtin, C., Kral, T., Segal, M., ... Bandini, L. (2017). The effect of age on the prevalence of obesity among US youth with autism spectrum disorder. *Childhood Obesity, 13*, 25-35.

Norman, G. R., Sloan, J., & Wyrwich, K. W. (2003). Interpretation of changes in health-related quality of life: The remarkable universality of half a standard deviation. *Medical Care, 41*, 582-592.

Norman, G. R., Sloan, J., & Wyrwich, K. W. (2004). The truly remarkable universality of half a standard deviation: Confirmation through another look. *Expert Review of Pharmacoeconomics & Outcomes Research, 4*, 581-586.

Patel, A., Siegert, R., Keir, G., Bajwah, S., Barker, R., Maher, T., ... Birring, S. (2013). The minimal important difference of the King's Brief Interstitial Lung Disease Questionnaire (K-BILD) and forced vital capacity in interstitial lung disease. *Respiratory Medicine, 107*, 1438-1443.

Polit, D. F. (2017). Clinical significance in nursing research: A discussion and descriptive analysis. *International Journal of Nursing Studies, 52*, 1746-1753.

Polit, D. F. & Yang, F. M. (2016). *Measurement and the measurement of change: A primer for health professionals*. Philadelphia: Lippincott.

Potts, D., Davis, K., Elci, O., & Fein, J. (2019). A vibrating cold device to reduce pain in the pediatric emergency department: A randomized clinical trial. *Pediatric Emergency Care, 35* (6), 419-425.

Revicki, D., Hays, R., Cella, D., & Sloan, J. (2008). Recommended methods for determining responsiveness and minimally important differences for patient-reported outcomes. *Journal of Clinical Epidemiology, 61*, 102-109.

Sackett, D., Straus, S., Richardson, W., Rosenberg, W., & Haynes, R. (2000). *Evidence-based medicine*. (2nd ed.). Edinburgh: Churchill Livingston.

Shadish, W. R., Cook, T. D., & Campbell, D. T. (2002). *Experimental and quasi-experimental designs for generalized causal inference*. Boston: Houghton Mifflin.

Tubach, F., Dougados, M., Falissard, B., Baron, G., Logeart, I., & Ravaud, P. (2006). Feeling good rather than feeling better matters more to patients. *Arthritis & Rheumatism, 55*, 526-530.

Tubach, F., Ravaud, P., Beaton, D., Boers, M., Bombardier, C., Felson, D., ... Dougados, M. (2007). Minimal clinically important improvement and patient acceptable symptom state for subjective outcome measures in rheumatic disorders. *Journal of Rheumatology, 34*, 1139-1193.

Tunes da Silva, G. T., Logan, B., & Klein, J. (2009). Methods for equivalence and noninferiority testing. *Biology of Blood and Marrow Transplantation, 15*, 120-127.

Wargo-Sugleris, M., Robbins, W., Lane, C., & Phillips, L. (2018). Job satisfaction, work environment and successful aging: Determinants of delaying retirement among acute care nurses. *Journal of Advanced Nursing, 74*, 900-913.

Wyrwich, K. W., Norquist, J., Lenderking, W., Acaster, S., & the Industry Advisory Committee of ISOQOL. (2013). Methods for interpreting change over time in patient-reported outcome measures. *Quality of Life Research, 22*, 475-483.

第 IV 部

看護における
エビデンス生成のための
質的研究の設計と実施

第22章 質的研究のデザインとアプローチ

質的研究のデザイン

　量的研究者は，データを収集する前に研究デザインを決め，研究が始まるとそのデザインから外れることはほとんどない。一方，質的な研究では，研究デザインは通常，研究の過程で進化していく。質的研究者は，すでに学んだことを反映させながら継続的に意思決定することで形にしていく**創発デザイン** emergent design を使用する。創発デザインには，当初はわからない，参加者の現実や視点に基づいて調査を行いたいという研究者の願いが反映されている（Lincoln & Guba, 1985）。

■ 質的研究デザインの特徴

　質的な探究はさまざまな分野で用いられ，それぞれの分野が特定のタイプの問いに取り組むための方法を開発してきた。しかし，質的研究デザインのいくつかの特徴は，学問分野の境界を越えている。一般的に，質的なデザインは以下のような特徴をもつ。

- データ収集中に新たな情報に対応できる柔軟性がある。
- 全体的な理解をねらいとする傾向がある。
- 多くの場合，さまざまなデータ収集戦略を統合する必要がある。
- 研究者の深い関与を必要とする。
- データ分析を継続的に行いながら，戦略を立案し，データ収集の停止時期を決める。

　質的研究者は，さまざまな情報源から，さまざまな方法を用いて，複雑なデータをまとめ上げることが多い。このプロセスは，時に**ブリコラー**ジュ bricolage と呼ばれ，質的研究者は，「インタビューから徹底的な考察や内省に至るまで，多様な仕事を巧みにこなす」（Denzin & Lincoln, 2011, p. 5）**器用人**と称されることもある。

■ 質的なデザインと計画立案

　デザインの決定は事前に指定されたものではないが，質的研究者は通常，創発デザインをサポートするために事前に計画を立てる。計画の立案は，特に以下に関して有効である。

- デザインの決定を導くために，幅広い探究の枠組みや伝統（次節で記述する）を選択する。
- コストやその他の制約を考慮したうえで，研究に利用できる最大限の時間を決定する。
- 広範なデータ収集戦略の策定と，信頼性を向上するための機会を特定する（例：トライアンギュレーション）。
- データ収集の場に関連する資料（例：地図，組織図，名簿）を収集する。
- データ収集に必要な機器の種類を特定する（例：音声録音機器，タブレット PC など）。
- 現象に対する個人の偏見，見解，先入観，思想的スタンスを明らかにする（リフレクシヴィティ）。

　このように，質的研究者はさまざまな状況を想定して計画を立てる必要があるが，それらにどのように対処するかは，社会的背景をよりよく理解し決定する必要がある。質的研究者は，戦略の進化を許容し，予測することで，研究デザインを状況や研究中の現象に対応したものにしようとする。

第 22 章　質的研究のデザインとアプローチ　　459

■ 質的なデザインの特徴

　第 8 章では，研究デザインのさまざまな特徴について議論したが，そのうちの 3 つは質的研究に関連するもので，比較，セッティング，時間枠である。ここでは，質的デザインのこれらの側面について簡単にレビューする。

　質的な研究者が明確に比較研究（例：がんにかかった子どもとそうでない子どもを比較）を計画することはめったにない。しかし，データから浮かび上がるパターンが，特定の比較に関連性があることを示唆することはよくある。実際，Morse（2004）が『Qualitative Health Research』の論説で述べているように，「すべての記述は比較を必要とする」（Morse, 2004, p.1323）のである。質的な情報をカテゴリー化し，カテゴリーが飽和しているかどうかを評価する際には必然的に，「これ this」と「あれ that」を比較する必要性が出てくる。Morse は，質的な比較は二項対立ではないことが多いと指摘している。「人生は通常，連続体上にある」（Morse, 2004, p.1324）。もちろん，質的研究において比較が計画**される**こともある（例：ある現象についての看護師と患者の視点の比較）。さらに，質的研究者は，参加者として多様性に富んだ人々を選ぶことで，比較の**可能性**を計画することもできる。

👉 質的な研究における比較の例

　Lin ら（2018）は，4 つの病院で詳細なインタビューを実施し，進行がん患者とその腫瘍内科医が，ケアの目標に関する話し合いへの家族の関与をどのように考えているかについて比較した。患者と腫瘍内科医の間で 4 つの共通するテーマ（患者-家族の意見の相違など）に加えて，患者のデータからは，がんが家族全体に及ぼす影響と，腫瘍内科医と家族の関係という 2 つの追加のテーマが浮かび上がった。

　研究のセッティングについては，質的研究者は通常，実世界の自然な環境でデータを収集する。また，量的研究者は通常，研究環境条件を一定に保つために 1 種類の場でデータを収集しようとするのに対し（例：インタビューはすべて参加者の自宅で行う），質的研究者は意図的にさまざまな自然な環境の中で現象を研究しようとする。

　時間枠に関しては，質的研究は，ある現象の発展を観察するために，1 つのデータ収集ポイントをもつ横断的研究と，長期間にわたって複数のデータ収集ポイントをもつ縦断的研究のいずれも実施可能である。質的研究者は縦断的デザインを計画することもあるが，データの予備的な分析の後に現象を縦断的に研究することを決定することもある。

👉 縦断的質的研究の例

　Armuand ら（2018）は，がん治療による不妊の脅威を男女がどのように経験するかを探索するために，詳細な縦断的研究を実施した。9 人の女性と 7 人の男性が，治療開始後，そして 2 年後にインタビューを受けた。

■ 因果関係と質的研究

　因果関係の問題は，科学の歴史を通じて論争の的となってきたが，特に質的研究においては論争が続いている。質的研究者の中には，因果関係は構成主義パラダイムにおいて適切な構成概念ではないと考えている人もいる。

　Lincoln と Guba（1985）は，自身の著書の 1 つの章を因果関係に対する批判に充て，因果関係を**相互形成**と呼ばれる概念に置き換えるべきであると主張した。原因と結果は相互かつ同時に形成されるという彼らの見解によれば，「今ここにあるすべてのものが他のすべてに影響を与える。ある行動に関与する要素は多数あり，それぞれの要素が相互に作用して，それらすべてを変化させると同時に，私たちが結果や効果として表示したものを生み出す」（Lincoln & Guba, 1985, p.151）。

　しかし，因果関係の説明は質的研究において正当な追求であるだけでなく，質的研究方法は因果関係の理解に特に適していると考える研究者もいる。例えば，Maxwell（2012）は，因果関係の説明には質的研究が重要であると主張し，「質的研究が提供できる意味，文脈，プロセスの深い理解に依存する」（Maxwell, 2012, p.655）と述べている。

現象を単に記述するだけでなく説明しようとする場合，綿密な調査を行う質的研究者は，必然的に因果関係の解釈を示唆するパターンとプロセスを明らかにする。これらの解釈は，よりコントロールされた調査方法を用いて，より系統的な検証が可能である。

■ 質的研究の伝統の概要

質的デザインには多くの共通する特徴があるにもかかわらず，さまざまなアプローチを取ることができるが，これらのアプローチに対する合意された分類システムはない。1つの方法は，学問的流儀に従って質的研究を分類することである。これらの流儀（または**探究の枠組み**）は，重要な問いのタイプの概念化や，それに応えるために適切と考えられる方法によって異なる。

ヘルスケア分野における質的研究の理論的基盤となる研究の流儀や枠組みは，人類学，心理学，社会学といった学問分野に由来している。**表22-1**に示すように，それぞれの学問分野は1つか2つの幅広い研究領域に焦点を当てている。各分野の研究者は，関連性のある研究をデザインし実施するための方法論的な戦略を開発してきた。したがって，研究者は人間の経験のどの側面に最も関心があるかを特定すると，通常，研究の設計と実施方法について，豊富な助言を得ることができる。

本章では，多くの看護研究者にインスピレーションを与えてきたエスノグラフィー，現象学，グラウンデッド・セオリーといった流儀に特に注目する。

ヒント

研究報告では，質的研究の枠組みとして複数の方法が示されていることがある（例：グラウンデッド・セオリー法を用いた現象学的研究）。このような「方法の混同 method slurring」（Baker et al., 1992）は，研究の伝統ごとに知的前提や方法論の指針が異なることから批判されてきた。しかし，Nepal（2010）が指摘するように，Janice Morse（2009）の論説にあるような，「研究者が最初から，2つの異なる質的方法を用いない限り，リサーチクエスチョンに完全に答えることができないと確信している」（Nepal, 2010, p.281）場合には，質的方法の混同は有効かもしれない。

エスノグラフィー

エスノグラフィー ethnography は人類学者の研究の流儀であり，文化的行動の記述と解釈が含まれる。エスノグラフィーは，フィールドワークとテキストという，プロセスとプロダクトの融合

表22-1 質的研究の流儀の概要

学問領域	ドメイン	研究の伝統/探究の枠組み	探究分野
人類学	文化	エスノグラフィー エスノサイエンス（認知人類学）	全体的な文化観 文化の認知世界のマッピング：文化が共有する意味，意味的ルール
心理学/哲学	生きられた経験	現象学 解釈学 記述現象学	生活世界における個人の経験 個人の体験の解釈と意味付け ある現象について人々が経験する，あるいは考える方法の違い
心理学	行動	動物行動学 生態学的心理学	自然環境下で長期間にわたって観察された行動 環境の影響を受けた行動
社会学	社会環境と相互作用	グラウンデッド・セオリー エスノメソドロジー 記号論	社会環境内の社会構造過程 社会環境において，共有された合意に達成するための方法 人々が社会的相互作用を理解するための方法
社会言語学	人間のコミュニケーション	会話分析	会話の形式とルール
歴史学	過去の行動・出来事・状況	歴史的研究	歴史的事象の記述と解釈

である。フィールドワークは，エスノグラファーが文化を理解するための方法であり，エスノグラフィーのテキストは，その文化がどのように伝達され，描写されるかを示すものである。**文化**は目に見えず，触ることもできないため，エスノグラフィック・ライティングによって構築されなければならない。文化は，集団のメンバーの言葉，行動，生産物から推論される。

エスノグラフィー研究は，**マクロエスノグラフィー** macroethnography として広義の文化（例：ナイジェリアの村落文化）を対象とすることがある。また，**ミクロエスノグラフィー** microethnography や**フォーカスエスノグラフィー** focused ethnography と呼ばれる，より狭く定義された文化に焦点を当てることが多い(Cruz & Higginbottom, 2013)。ミクロエスノグラフィーは，集団や文化の中の小さな単位（例：ホームレスシェルターの文化），あるいは組織単位での特定の活動（例：救急部で看護師が子どもとどのようにコミュニケーションをとっているか）を細かく調査するものである。エスノグラファーの根底にある前提は，すべての人間集団が最終的に文化を発展させ，それがメンバーの世界観や経験の組み立て方を導くということである。

☞ フォーカスエスノグラフィーの一例

Wright ら(2018)は，南オーストラリア州の妊産婦クリニックに勤務する助産師が，妊産婦へのコンサルテーションをどのように組織しているかを探索するために，フォーカスエスノグラフィーを実施した。

エスノグラファーは，ある文化集団のメンバーから学び，その世界観を理解しようとする。エスノグラファーは，「イーミック emic」な視点と「エティック etic」な視点（言語学の用語である音素 phon*emic* と表音 phon*etic* に由来）に言及することがある。**イーミックな視点** emic perspective とは，ある文化圏の人々が自分たちの世界を思い描く方法，つまり内部の人々の視点である。イーミックは，研究対象集団のメンバーが自分たちの経験を特徴付けるために使用するローカル言語，

概念，表現手段である。**エティックな視点** etic perspective とは，その文化の経験に対する外部の人々の解釈であり，研究者が同じ現象に言及するために使用する言語である。エスノグラファーは，ある文化のイーミックな視点を獲得しようと努力する。さらに，文化的経験の中に深く埋め込まれ，その構成員が口にしたり意識したりすることのない，文化に関する**暗黙知** tacit knowledge を明らかにすることを目指す。

エスノグラフィー研究には，通常，数か月から数年にわたる長期間のフィールドでの滞在が必要であり，重労働である。ある文化を研究するためには，その文化集団の構成員と，あるレベルの親密さを必要とし，そのような親密さは時間をかけてこそ培われるものである。人類学者は**研究者はツールである**という概念を，文化の分析と解釈においてエスノグラファーが果たす重要な役割を示すために頻繁に用いている。

エスノグラファーは通常，文化的行動（その文化の構成員が何をするか），文化的遺物（人々が何をつくり，使っているか），文化的発言（人々が何を言うか）の3種類の情報を求めている。つまり，観察，詳細なインタビュー，記録，写真や日記などの物的証拠など，さまざまなデータソースに依存することになる。エスノグラファーはしばしば**参与観察** participant observation を行い，文化活動に参加しながらその文化を観察する。エスノグラファーは，さまざまな状況下での行動を観察するために，日々，自然な環境の中で人々を観察する。また，**主要な情報提供者** key informants の協力を得て，観察された活動を理解し，解釈することもある。

エスノグラファーの中には，個人の関係やネットワークのパターンに注目する，**自己中心的ネットワーク分析** egocentric network analysis を行っている人もいる。人はそれぞれ，その人の行動や態度に影響を及ぼすと思われる人間関係のネットワークをもっている。研究者は，このネットワークを研究する際に，その人のネットワークの構成員(**alters** と呼ばれる)のリストを作成し，相互関係の範囲と性質を理解しようとする。このような取り組みから得られたネットワークデータは，しばしば数値化され，統計的に分析される。

自己中心的ネットワーク分析は，パーソナルネットワークの特徴を理解するために用いられ，長寿，危機への対処，リスクテイキングなどの現象を説明するために使われてきた。

自己中心的ネットワーク分析の例

Crotty ら（2015）は，自己中心的ネットワーク分析を用いて，精神疾患と 2 型糖尿病をもつ人々のサービスおよびソーシャルサポートネットワークを研究した。参加者は，友情で結ばれているわけではないが，小さな社会的ネットワークを形成していることが確認された。

エスノグラフィー研究は，通常，その文化について豊かで全体的な記述と解釈をもたらす。医療研究者の間では，エスノグラフィーは，ある文化の健康に対する信念と実践に触れる機会を提供する。したがって，エスノグラフィーの調査は，健康や疾病に影響を与える行動の理解を促進するのに役立つことがある。

エスノグラファーは，研究報告の執筆に加えて，近年では自身の研究をパフォーマンス・エスノグラフィーの基礎として利用している。パフォーマンス・エスノグラフィー performance ethnography は，文化の解釈を反映したエスノグラフィーの記録に基づいて脚本化された台本と演出によって再現するもの，と説明されている。Smith と Gallo（2007）は，パフォーマンス・エスノグラフィーがどのように看護分野に適用できるかについて論述している。

エスノグラフィーの手法は豊富に開発されており，本書では詳細な説明はしないが，より詳しい情報は，Fetterman（2010）および LeCompte & Schensul（2010）を参照されたい。ここでは，エスノグラフィック・リサーチの 3 つのバリエーション（エスノナーシング・リサーチ，制度的エスノグラフィー，オートエスノグラフィー）について記述し，4 つ目（批判的エスノグラフィー）については本章の後半で説明する。

■ エスノナーシング・リサーチ

多くの看護研究者がエスノグラフィーを行って

いる。Leininger はエスノナーシング・リサーチ ethnonursing research という言葉をつくり，「特定の文化における看護ケア行動とプロセスに関する現地の人々や先住民の視点，信念，実践の研究と分析」（Leininger, 1985, p. 38）と定義している。エスノナーシング・リサーチを行うに当たり，研究者は，Leininger の「文化ケアの多様性と普遍性の理論」（Leininger & McFarland, 2006; McFarland & Wehbe-Alamah, 2015）など，幅広い理論の枠組みを用いて研究を進めている。

McFarland と Wehbe-Alamah（2015）は，エスノナーシング・リサーチを行ううえで，研究者の取り組みを支援するいくつかのイネーブラー enabler について論述している。イネーブラーとは，ヒューマンケアのような複雑な現象の発見を可能にする方法である。イネーブラーのうち，「他人-友人モデル」と「観察-参加-省察モデル」の 2 つが挙げられる。他人-友人イネーブラーは，研究者が見知らぬ人から信頼できる友人へと変化していく過程を導き，研究者が自分の感情，行動，反応に気づくことを促すものである。Leininger の観察-参加-省察イネーブラーの段階は，（1）第一次観察とアクティブリスニング，（2）限定した参加での第一次観察，（3）第一次参加と継続観察，（4）第一次省察と情報提供者との結果の再確認，となっている。

エスノナーシング研究の例

Pennafort ら（2016）は，ブラジルの 1 型糖尿病の子どものケアにおけるネットワークとソーシャルサポートの影響を探索するためにエスノナーシング・リサーチを実施した。研究者は，Leininger の観察-参加-省察モデルを用いて，データの収集と分析を行った。

■ 制度的エスノグラフィー

カナダの社会学者 Dorothy Smith により，制度的エスノグラフィー institutional ethnography と呼ばれるエスノグラフィーのアプローチが開拓された（1999）。制度的エスノグラフィーは，看護，ソーシャルワーク，地域保健などの分野で，専門的なサービスの組織を，顧客や現場の労働者

の視点から検討するために用いられてきた。制度的エスノグラフィーは，組織的な環境における人々の日常的な体験の社会的決定要因を理解しようとする。社会組織や制度的なプロセスに焦点を当てるため，研究者の知見は組織変革の一翼を担うことができる。

制度的エスノグラフィーでは，社会における人の行動を「社会関係 social relations」と表記している。**支配**の関係は，社会関係が人々の生活や日々の活動に大きな調整を伴う場合に生じる。個人が制度内の社会的立場のどこに位置しているかによって，支配の関係が決まる。

制度的エスノグラファーは，社会と支配の関係の複雑さを研究する。Rankin（2013）は，制度的エスノグラフィーの重要なステップは，社会関係の仕組みの中で立場を決めることであると強調した。研究者はその立場から，活動がどのように社会的に組織化されているかを研究するのである。リサーチクエスチョンでは，「どのように起きているのか？」に焦点を当てる。

👉 制度的エスノグラフィーの例

MacKinnon ら（2018）は，カナダで再設計されたケア提供チームで働く看護師と LPN[訳注1] の仕事体験と相互関係を研究するために，制度的エスノグラフィーを実施した。

ヒント

ビデオリフレクシヴエスノグラフィー video reflexive ethnography（VRE）と呼ばれる比較的新しいアプローチが，医療分野で人気である。VRE は，医療従事者の仕事ぶりや患者の体験を理解・解釈するために，医療従事者が共同で用いる視覚的手法である（Carroll & Mesman, 2018）。

■ オートエスノグラフィー

エスノグラファーは，しばしば研究対象の文化

訳注 1：Licensed Practical Nurse（LPN）は，日本の准看護師に相当する資格である。

に対して「部外者 outsiders」である。研究者が所属するグループや文化の調査を含む自己省察を伴うエスノグラフィーの一種が，**オートエスノグラフィー** autoethnography であり，**当事者研究**や**ピアリサーチ**と呼ばれることもある。オートエスノグラフィーには多くの利点があるが，最も明白なのは，アクセスやリクルートが容易なこと，そして，事前に確立された信頼関係とラポールに基づいて，率直で詳細なデータを得ることができることである。また，外部の人間であれば見逃してしまったり，発見するのに何か月もかかったりするような微妙なニュアンスを研究者が見抜くことができるのも利点の1つである。しかし，研究者はグループ（または自分自身）のプロセスを客観視することができないため，重要だが繊細な問題について，予期せず近視眼的になってしまう可能性がある，という制約もある。オートエスノグラフィーでは，研究者が自分の役割を意識し，研究中の自分の内的状態や他者との相互作用をモニターすることが求められる。

Chang（2016）は，成功するオートエスノグラフィーは，個人の経験を豊かに記述するだけでなく，「そうした経験の社会文化的解釈」（Chang, 2016, p. 443）を提供する必要があると指摘している。Chang は，研究者がそのオートエスノグラフィーは真正性のあるデータを用いているかなど，5つの評価的な質問を自問することを勧めている。Ellis と Bochner（2000）は，オートエスノグラフィー研究の方法論的戦略を提案している。Peterson（2015）は，看護研究においてオートエスノグラフィーをもっと活用するよう主張している。

👉 オートエスノグラフィーの一例

Eileen ら（2017）は，ニュージーランドの医学部で働く看護師の経験を探索したオートエスノグラフィーについて説明し，「専門職文化の越境」と特徴付けた。

現象学

現象学 phenomenology は，Husserl や Heidegger によって発展した哲学に根ざしたものであり，人々の日常生活の経験を理解するためのアプローチである。現象学の研究者は，「この人たちが経験したこの現象の**本質**は何か，それは何を**意味するのか？**」と問いかける。現象学者は，エスノグラファーが文化の存在を仮定するのと同じように，理解しうる**本質**，不可欠な不変の構造があると仮定する。本質とは，現象をありのままの姿にするものであり，それなしに現象は存在しないのである。現象学者は，現実の本質的な真実は，人々の実際の経験に根ざしていると考え，主観的な現象を探索する。現象学的アプローチは，現象の定義が不十分な場合に特に有効である。

現象学者は，生きられた経験が，ある現象に対する各人の認識に意味を与えると信じている。現象学的探究の目標は，生きられた経験と，それが生み出す知覚を理解することである。現象学者が関心を寄せる生きられた経験の4つの側面は，**生きられた空間**(空間性)，**生きられた体**(身体性)，**生きられた時間**(時間性)，そして**生きられた人間関係**(関係性)である。

現象学者は，人間の存在が人々の意識によって意味のあるものとなり，興味深いものとなると考えている。世界内存在 being-in-the-world(あるいは**身体化**)という概念は，人が身体的に世界と結びついていることを認めるもの，すなわち人は自身の身体を通して世界と相互作用し，考え，見て，聞き，感じ，意識するものである。

現象学的研究では，研究者と情報提供者が共同参加として行う綿密な対話が主なデータソースとなる。研究者は綿密な対話を通して，情報提供者の世界に入り込み，彼らの生きられた経験に完全にアクセスしようと努める。複数回のインタビューや対話が必要となることもある。一般的に，現象学的研究では，研究参加者の数は少なく，15人以下であることが多い。現象学の研究者の中には，情報提供者から情報を集めるだけでなく，参加，観察，内省的な考察を通じて現象を経験しようとする人もいる。

> **ヒント**
>
> 現象学的な調査において，「当事者研究 insider research」が有用な戦略となりうるという考え方が最近出てきている。Johnston ら(2017)は，看護研究者が現象論的研究内において自身の体験を用いることに関連する方法論的考察を説明している。

現象学者は，その洞察を豊かで鮮明な報告で共有する。研究結果を記述する現象学的な文章は，ある経験についての読者の理解が深まるように，読者が何かを「見える」ようにすべきである。Van Manen(1997)は，現象学のテキストが平板で退屈なものだとしたら，「日常生活の当たり前の次元を突破する力を失う」(Van Manen, 1997, p.346)と警告している。現象学的方法については，Giorgi(2009)，Colaizzi(1973)，Van Manen (1990, 2014)などの古典的な文献を含め，豊富な資料がある。

現象学には複数のバリエーションと方法論的解釈がある。思想の2つの主な流派は，記述的現象学と解釈学的現象学(解釈学)である。Lopez と Willis(2004)や，Matua と Van Der Wal(2015)は，看護学分野において両者を区別する必要性について有益な議論を提供している。

■ 記述的現象学

記述的現象学 descriptive phenomenology は，主に Husserl(1962)によって展開されたもので，彼は「人は人として何を知っているのか？」という問いに関心を抱いていた。彼の哲学は，人間の経験の記述に重点を置いている。記述的現象学者は，日常生活における通常の意識的な経験，つまり，人々が経験する「もの things」の記述を注意深く行うことを主張する。これらの「もの」には，聞くこと，見ること，信じること，感じること，思い出すこと，決めること，評価すること，そして行動することが含まれる。Husserl の哲学的アプローチには，括弧入れ(**エポケー**とも呼ばれる)と還元という2つの行為が重要な鍵を握っている。括弧入れ bracketing とは，研究対象の現象に関する先入観的な信念や意見を特定し，そ

れを保留状態に置くプロセスである。括弧入れは，現象の真の意味に近付くことを妨げる要因を取り除くのに役立つ。現象学的還元 reduction は，瞑想的で解放的な実践であり，現象学者は経験の意味を絶えず問いかけることで，より注意深く心を開く状態に到達する。

記述的現象学では，括弧入れ，直観，分析，記述という4つのステップを踏むことが多い。括弧入れは完全に達成されることはないが，研究者は世界観や先入観を括弧に入れて，純粋な形でデータに対峙しようと努力する。括弧入れは，準備，評価，そして括弧入れの有効性についての系統的な継続的フィードバックを含む反復プロセスである。現象学の研究者は（他の質的研究者と同様に），括弧入れを成し遂げるために，しばしばリフレクシヴ日誌 reflexive journal をつける。Ahern（1999）は，質的研究者がリフレクシヴ日誌の作成を通して括弧入れを行う際に役立つ10のヒント提供している。

1. 研究者として，当たり前になっているような関心事を書きとどめておく。
2. 自分の価値観を明確にし，偏見があると自覚している部分を特定する。
3. 役割の衝突が起こりうる領域を特定する。
4. ゲートキーパーの関心を把握し，研究に対してどの程度好意的または不利な立場にあるかを書き留める。
5. 中立性の欠如を示す可能性のある感情を特定する。
6. データの収集と分析において，新しい，あるいは驚くべき知見を記述する。
7. 研究中に発生した方法論的な問題を振り返り，そこから学びを得る。
8. データ分析が終わった後でも，知見の書き方を振り返る。
9. 文献レビューが本当に自分の知見を裏付けているのか，それとも自分と似た文化的背景を表現しているのかを振り返る。
10. 参加者にもう一度インタビューしたり，問題の記録を再分析することによって，データの収集や分析におけるバイアスに対処できるかどうかを検討する。

記述的現象学の第2段階である直観 intuiting は，その現象を経験した人々によって与えられた意味に対して研究者がオープンであるときに生じる。その後，現象学の研究者は，第25章で記述するように，分析段階（すなわち，重要な陳述を抽出し，カテゴリー化し，現象の本質的な意味を理解すること）へと進む。最後に，研究者が現象を理解し，定義するための記述の段階に至る。

ヒント

記述的現象学はデュケイン大学で記述的現象学の方法を開発した3人の心理学教授，Colaizzi, Giorgi, van Kaam にちなんで，**デュケイン現象学学派**とも呼ばれている。

☞ 記述的現象学の例

Leyva-Moral ら（2019）は，スペインで HIV とともに年を重ねる経験について調査するために，記述的現象学的アプローチを用いた。

■ 解釈学的現象学と解釈学

看護研究者は，いくつかの探究のアプローチを包含する解釈学的現象学と呼ばれる方法も用いてきた。

ハイデガー学派の解釈学

Husserl の弟子である Heidegger は，Husserl の哲学から離れ，解釈学的現象学 interpretive phenomenology（解釈学 hermeneutics）へと移った。Heidegger（1962）にとって，重要な問いは，「**存在とは何か？**」である。彼は，単に人間の経験を記述するだけでなく，解釈し，理解することを強調した。彼の前提条件は，生きられた経験は本質的に解釈のプロセスであるということである。Heidegger は，解釈学が人間存在の基本的な特徴であると主張した。実際，解釈学という言葉は，ある対象（**テキスト**や芸術作品など）の意味を解釈する技術や哲学を指している。解釈学的現象学の研究の目標は，他者の世界に入り込み，そこにある実践的な知恵，可能性，理解を発見することである。

もう1人の有力な現象学者である Gadamer (1976)は，解釈のプロセスを解釈学的循環 hermeneutic circle と呼ばれる循環的な関係として説明した。それは，テキスト全体(例えば，書き起こしたインタビュー)は部分に基づいて，部分は全体に基づいて理解するということである。彼の考えでは，研究者はテキストと対話し，その意味を絶えず問い続ける。

解釈学的現象学者は，記述的現象学者と同様に，対象となる現象を経験した個人との綿密なインタビューに主に依存するが，データの収集と分析には従来のアプローチを超えることがある。例えば，解釈学的現象学者は，小説，詩，その他の芸術的表現などの補足的なテキストを分析することによって現象の理解を深めたり，このような素材を研究参加者との対話の中で使用したりすることがある。

解釈学的現象学の研究では，必ずしも括弧入れは行われない。Heidegger にとって，世界内に存在する自分を括弧に入れることは不可能であった。解釈学は，研究者側の事前の理解を前提としている。Gearing (2004)は，研究者は先入観的信念を特定しようとするが，それらを括弧入れにより排除することなく，より透明性を高めるために，「リフレクシヴ括弧入れ reflexive bracketing」を解釈学的探究のためのツールとして提唱した。解釈学的現象学者は，インタビュー・テキストに開かれた姿勢で臨むことを理想としている。すなわち，テキストが語ることを聞くためにはオープンでなければならない。Heidegger (1971)が述べたように，「われわれから思考が生まれるのではない。思考がわれわれにやって来るのだ」(Heidegger, 1971, p.6)。解釈学的現象学の看護研究に取り組む際のアドバイスは，Cohen ら(2000)が提示している。看護研究者(Benner, 1994; Dieckelmann et al., 1989)が開発した解釈学的探究のための分析方法は，第25章に記述されている。

えて生きることの意味を探索した研究において，解釈学的なアプローチを用いた。4人の MND 患者への詳細なインタビューの解釈可能性分析により，不確実性と結びついた病気の軌跡が明らかになった。

ユトレヒト学派の現象学

もう1つのアプローチは，オランダのユトレヒト学派 Utrecht school のものである。ユトレヒト学派は，記述的現象学と解釈学的現象学の両方の要素を取り入れている。ユトレヒト学派の影響を受けて，Van Manen (1990)は，「解釈学現象学は，その方法論の両側面に注意を払おうとしている。それは記述的(現象学的)方法論であり，物事がどのように現れるかに注意を払うため物事に自ら語らせようとする。また，それは解釈学的な方法論でもある。なぜなら，解釈されていない現象など存在しないと主張するからである」(Van Manen, 1990, p.180)と述べている。Van Manen (2017)にとって，現象学は事例の科学である。事例を熟考することで現象の意味の模範的側面を発見できる。Van Manen の方法については，第25章でより詳細に述べる。

解釈学的現象学的分析(IPA)

最近の研究では，看護研究者が心理学の現象学者のグループの研究を引用し，解釈学的現象学的分析 interpretive phenomenologic analysis または IPA (Smith, Flowers, & Larkin, 2009)と呼ばれるアプローチを提唱している。IPA では，個人の主観的な経験，つまり生活世界に焦点が当てられている。個人の生活世界に直接アクセスすることはできないため，個人の経験を研究するためには，研究者と参加者の側で解釈を行う必要がある。IPA には，(1)人の経験という現象を調査する，(2)人から得たデータを深く解釈し関与することを必要とする，(3)詳細に検討する，という3つの重要な原則がある。

☞ **解釈学的研究の例**

Harris ら(2018)は，筋萎縮性側索硬化症(MND)と診断された人々にとって不確実性を抱

☞ **解釈学的現象学的分析の例**

Liu と Chiang (2017)は IPA を用いて，台湾の終末期ケア看護師がどのように自分のケア経験

を解釈し，どのように経験や考え方を変容させているのかを探索した。

リフレクティブ・ライフワールド・リサーチ（RLR）

スウェーデンの看護研究者ら（Dahlberg et al., 2008）は，記述的現象学と解釈学的現象学を組み合わせた新しいアプローチとして，リフレクティブ・ライフワールド・リサーチ reflective life-world research（RLR）と呼ばれる方法を生み出した。生活世界にはオープンな態度を通して到達でき，それには研究対象となるものに対する鋭い感受性が必要とされる。Dahlberg らは，研究対象の現象が自ら現れるようなオープンで尊重的な態度を表現するために，括弧入れではなく，**bridling（制御する）**という言葉を用いている。彼らの見解では，括弧入れは研究者のエネルギーが先入観を抑制することに集中してしまうため，後ろ向きである。RLR の目標の 1 つは，当然視されている前提を振り返ることで，研究対象である現象をより完全に示すことである。「理解のプロセスは……意図的に減速される。これは，研究者自身の先入観や既存の理解によって曇らされていたかもしれない，新しい驚くべき意味が浮かび上がるのを待つためである」（Dahlberg et al., 2016, pp. 3-4）。

👉 RLR の例

Herlufsen と Brødgaard（2017）は，緊急のストーマサービスを受けた患者の入院生活の生きられた経験に関する研究において，RLR アプローチを用いた。

Parse 現象学-解釈学研究法

看護研究者の中には，Rosemarie Rizzo Parse（2014）が人間生成理論 Humanbecoming Paradigm に基づいて構築したアプローチを使う者もいる。Parse のアプローチは進化し続けている。直近では，彼女はこのパラダイムのもと，人間生成解釈学的科学（Parse, 2016a）とパースィの科学（Parse, 2016b）という 2 つの探究様式を提案している。

人間生成解釈学的科学 Humanbecoming hermeneutic sciencing では，研究者のねらいは出版物や芸術作品に表現された普遍的な生きられた経験の新たな意味を明らかにすることである。それは 3 つの段階からなる。すなわち，深く関与する談話，静かな見守りによる解釈，そして感動的な洞察をもった理解である。Parse は，「しかし，探究の器は決して満たされることがないという認識が残っている。常に神秘のベールがあり，かすかにしか見えないものがある」（Parse, 2016a, p. 129）と認めている。

Parse（2016b）の 2 つ目の探究様式は，パースィの科学 Parsesciencing であり，これは「普遍的なヒューマンユニバースの生きられた経験の意味を知ること」（Parse, 2016b, p. 271）と彼女は述べている。パースィの科学は「対話-関与」「蒸留-融合」「発見的解釈」からなる。この 3 つのフェーズを経て，研究者の目的は，自分の経験を説明することに同意した人々である「歴史家 historians」から得た記述を通して，普遍的なヒューマンユニバースの生きられた経験を発見することである。最初のフェーズでは，データは対話-関与を通して収集される。これは，インタビューではなく，むしろ研究者が参加者と真に向き合い，研究の対象である経験について語ってもらう独特の対話である。次のフェーズでは，研究者は記述に没頭し，より高い抽象度の達成を目指す。

👉 Parse の現象学の手法の例

Doucet（2018）は，Parse の方法を用いて，平和を感じるという生きられた経験を調査した。研究者は，あるコミュニティに住む 12 人の参加者との関わりを通して，「平和を感じることは，艱難辛苦の中の満足感である」という構造を明らかにした。

■ 記述現象学

記述現象学 phenomenography は，現象がどのように考えられ，理解されるかを研究するもう 1 つのアプローチである。記述現象学の重要な前提は，人によって，どのように世界を経験するかは

異なるが，その違いは他者によって記述され理解されうるということである。現象学者は，何かの本質，つまり実際の現象が何であるかという一次的な視点と，現象がどのように知覚され概念化されるかという二次的な視点を区別している。記述現象学の焦点は，この二次的な視点にある。記述現象学の研究では，研究者は人々がある現象をどのように質的に異なる方法で経験したり考えたりするのかを理解しようとする。記述現象学者は，データを分析する際に，データから浮かび上がる知覚を記述のカテゴリーに分類する。このカテゴリーは，互いに論理的に関連しており，現象の記述現象学的本質となる。記述現象学の詳細については，Marton と Booth(1997)の本が良い参考となる。

👉 記述現象学の研究例

Svensson と Wåhlin(2018)は，在宅で専門の緩和ケアチームによるケアを受けることについての患者の認識を探究するために現象学的研究を行った。研究者は，そのようなケアを受けている患者 14 人にインタビューを行い，「自宅でケアを受けるのは安全である」などの 4 つのカテゴリーを特定した。

グラウンデッド・セオリー

グラウンデッド・セオリーは，多くの看護中範囲理論の発展に寄与してきた。グラウンデッド・セオリーは，1960 年代に 2 人の社会学者，Glaser と Strauss(1967)によって質的調査の系統的方法として提唱されたものである。

グラウンデッド・セオリーでは，研究対象となる具体的な状況における行動を，関係者の視点から説明しようとする。グラウンデッド・セオリーの研究者は，個人の行動が対処しようとする主要な関心事や問題に焦点を当て，その行動を理解しようとする(Glaser, 1998)。この主な関心事を人々が解決する方法をコア変数 core variable と呼ぶ。コア変数の 1 つのタイプは，基本的な社会的プロセス basic social process(BSP)と呼ばれる。グラウンデッド・セオリーの目標は，この主

要な関心事と，人々がそれをどのように継続的に解決しているかを説明する基本的な社会的プロセスを発見することである。主要な関心事はデータから発見されなければならない。

概念化はグラウンデッド・セオリーの重要な側面である(Glaser, 2003)。グラウンデッド・セオリー研究者は，概念的なカテゴリーとその特性を生成し，データに基づいた実質的な理論 substantive theory に統合する。この概念化のプロセスを通じて，生成されたグラウンデッド・セオリーは，参加者の行動とその意味に基づいて抽象化される。グラウンデッド・セオリー研究者は，参加者の説明から潜在的なパターン(カテゴリー)を発見し，それに名前を付ける。Glaser は，概念は時間，場所，人を超越することを強調した。「グラウンデッド・セオリーでは，行動とは人が行うパターンであり，その人そのものではない。人は分類されないが，行動は分類される」(Glaser, 2003, p.53)。

グラウンデッド・セオリーの方法は，フィールド・スタディ(現地研究)を実施するためのアプローチ全体を構成している。例えば，Glaser と Strauss の方法に従った研究は，焦点を絞った研究問題から始まるのではなく，問題はデータから浮かび上がってくる。グラウンデッド・セオリーでは，問題とそれを解決するためのプロセスの両方が発見されるのである。

グラウンデッド・セオリー研究の基本的な特徴は，データ収集，データ分析，参加者の標本抽出が同時に行われるということである。グラウンデッド・セオリーのプロセスは反復的である。研究者はデータを収集し，それらを分類し，出現した中心的な現象を記述し，そして先のステップに戻り繰り返す。グラウンデッド・セオリー研究における最も一般的なデータソースは，詳細なインタビューと観察だが，文書などの他のデータソースが使用されることもある。

理論的に関連性のあるカテゴリーを開発し洗練させるために，継続的比較 constant comparison と呼ばれる手法が用いられる。データから導き出されたカテゴリーは，共通点や差異が特定するために以前に得られたデータと常に比較される。データ収集が進むにつれて，調査は徐々に浮かび

上がってくる理論的な関心事に焦点を当てるようになる。

👉 グラウンデッド・セオリー研究の例

Uengwongsapat ら（2018）は，タイの青年が無計画な妊娠で初めて父親になる過程を探索するために，Glaser のグラウンデッド・セオリー・アプローチを用いた。「10 代で父親になること Growing into teen fatherhood」は，青年が多くの葛藤や課題を経て父親としての役割に移行する基本的な社会的プロセスとして浮かび上がった。

ほとんどの理論と同様に，グラウンデッド・セオリーも研究者（または他の研究者）が新しいデータを集めるにつれて修正することができる。修正は継続的なプロセスであり，理論の完全性を高めるための方法である（Glaser, 2001）。より多くのデータが見つかり，実践的な場からより多くの質的研究が発表されると，グラウンデッド・セオリーは新しい次元や異なる次元に対応するために修正することができる。

👉 グラウンデッド・セオリー研究の修正例

Beck（2012）は，1993 年に行ったグラウンデッド・セオリー研究「瀬戸際に立つ Teetering on the Edge」を修正した。これは産後うつの実質的な理論であった。Beck の元の研究が行われた後に，他の文化圏の女性の産後うつに関する27 の質的研究が発表されていた。この 27 件の異文化研究の結果を，元のグラウンデッド・セオリーから得られた知見と比較した。比較対象群間の差異を最大化することは，理論的特性を高め，理論を拡張するための強力な方法論である。

ヒント

Glaser と Strauss（1967）によるグラウンデッド・セオリーの方法は，実質的なものと形式的なものの 2 種類に区別される。実質的な理論は，産後うつなど，特定の領域に関するデータに基づいている。これは，より高い概念レベルにあり，時間，場所，人物を抽象化した，**フォーマル・グラウンデッド・セオリー** formal grounded theory への出発点として機能することができる。フォーマル・グラウンデッド・セオリーの目標は，新しいコア変数を発見することではなく，実質的なグラウンデッド・セオリーを超えて，コア変数の一般的な意味合いを拡張する理論を開発することである。

■ グラウンデッド・セオリーの代替的見解：Strauss と Corbin

1990 年，Strauss と Corbin は，後に物議を醸すことになる『質的研究の基礎——グラウンデッド・セオリーの技法と手順』を出版した。著者らは，この本の目的はグラウンデッド・セオリーの研究者に，実質的なレベルで理論を構築するために必要な基本的な手法を提供することであると述べている。

しかし，Glaser は，Strauss（前共著者）やCorbin（看護研究者）が提唱した手法の一部に異を唱えた。Glaser は 1992 年に反論書『創発対強制——グラウンデッド・セオリー分析の基礎』を出版した。Glaser は，Strauss と Corbin が開発した方法はグラウンデッド・セオリーではなく，「完全な概念的記述」と呼べるものだと考えていた。Glaser によれば，グラウンデッド・セオリーの目的は，研究対象の実践の領域における行動のバリエーションを説明し，解釈するための概念と概念間の関係性についての理論を生成することである。これに対して，**概念的記述** conceptual description は，実践の領域で起きている行動の全容を記述することをねらいとしており，「概念間の関連性にかかわらず，行動のバリエーションを説明する」（Glaser, 1992, p. 19）。Corbin とStrauss（2015）は，最新版において，自分たちの方法は，プラグマティズム（実用主義）と相互作用主義の哲学に基づく Strauss のグラウンデッド・セオリーのアプローチを反映していると述べている。

看護研究者は，オリジナルの Glaser と Straussによるアプローチと，Strauss と Corbin によるアプローチの両方を用いてグラウンデッド・セオ

リーの研究を行ってきた。Heath と Cowley（2004）は，この2つのアプローチの比較を行っている。第25章で分析上の違いを説明する。

👉 Strauss と Corbin のグラウンデッド・セオリー手法の例

Milhomme ら（2018）は，Corbin と Strauss のグラウンデッド・セオリー・アプローチを用いて，専門看護師のクリティカルケアにおけるモニタリングプロセスを説明しようとした。

■ 構成主義的グラウンデッド・セオリー：Charmaz

Strauss と Glaser は，異なるバックグラウンドをもち，異なるトレーニングを受けていた。Strauss はシカゴ大学でトレーニングを受け，象徴的相互作用とプラグマティスト哲学のバックグラウンドをもっていた。対照的に，Glaser はコロンビア大学で実証主義と量的研究法を学んだ。Glaser（2005）は後期の著書の1つで，シンボリック相互作用がグラウンデッド・セオリーを取り込んだことについて議論した際，「グランデッド・セオリーは，特定の学問分野や理論的視点，データの型に属するものではなく，一般的な帰納的手法である」と主張した。

近年，構成主義的グラウンデッド・セオリー constructivist grounded theory というアプローチが登場した。その代表的な提唱者が社会学者の Kathy Charmaz で，彼女はグラウンデッド・セオリーの前身であるシカゴ学派を再び前面に出そうとしている。彼女は，「相互作用は本質的に動的で解釈可能であると仮定し，人々がどのように意味と行動を創造し，実行し，変更させるかを扱う」（Charmaz, 2014, p.9）プラグマティストの基盤に戻ることを求めている。Charmaz は，Glaser と Strauss（および Strauss と Corbin）によるグラウンデッド・セオリーの方法を，実証主義に基づくものと見なしている。彼女の立場は，彼らの客観的なグラウンデッド・セオリー手法に欠けているのは，収集および分析されたデータに対する研究者の影響力と，研究者と参加者の相互作用であるというものである。

Charmaz は，「データの構築と解釈における主観性と研究者の関与を認めるために」（Charmaz, 2014, p.14），構成主義という言葉を用いている。彼女のアプローチでは，開発されたグラウンデッド・セオリーは解釈されたものとみなされる。分析されたデータは，研究者と参加者の間で共有された経験や関係性から構築されたものであると認められる。Charmaz の見解は，「社会的現実は複数存在し，過程的で，構築されたものであるという前提から始めるのであれば，研究者の立場，特権，視点，そして相互作用を研究の現実の本質的な部分として考慮に入れなければならない」（Charmaz, 2014, p.13）というものである。研究者自身の解釈と参加者の解釈の両方に対するリフレクシヴィティが重要である。Higginbottom と Lauridsen（2014）は，Charmaz のアプローチがオリジナルのグラウンデッド・セオリーと似ている点と異なる点について説明している。

👉 構成主義的グラウンデッド・セオリーの例

Butler ら（2019）は，構成主義的グラウンデッド・セオリー法を用いて，小児集中治療室（PICU）で子どもが死亡したときの PICU の環境が親と医療従事者の関係に及ぼす影響を探索した。研究者は，PICU の環境は，死にゆく子どもの親をケアチームに迎え入れるか，あるいは「見守り役 watcher」に降格させるかのどちらかであることを明らかにした。

ヒント

グラウンデッド・セオリー研究は，現象学的研究よりも長期的で，より複雑なプロセスであることを，質的研究の初心者は知っておく必要がある。これは，研究に割くことのできる時間に制約がある場合に考慮すべき重要な点となるだろう。

他のタイプの質的研究

質的研究はしばしば，前節で議論された学問的研究の流儀の観点から特徴付けることができる。

しかし，他にも重要な質的研究の種類がいくつか存在する。本節では，特定の学問分野と関連付けられていない質的研究について説明する。

■ 事例研究

事例研究 case studies は，個人，家族，機関，コミュニティ，その他の社会的単位など，単一の主体（または少数の主体）に関する詳細な調査研究である。事例研究では，研究者は豊富な記述的情報を入手し，異なる現象間の関係を検討したり，時間の経過とともに生じる傾向を調べたりすることができる。事例研究の研究者は，研究対象の主体の歴史，発展，または状況にとって重要な問題を分析し，理解しようとする。

事例研究を考える1つの方法は，何が中心になっているかを考えることである。質的であれ量的であれ，ほとんどの研究では，ある現象や変数（または変数の集合）が調査の中心となる。事例研究では，**事例**そのものが中心となる。集中的な分析に適しており，事例研究の焦点は，通常，その人の状態，進展，行動が**何**であるかよりも，**なぜ**その人がそのように考え，行動し，成長するのかを理解することにある。この種の原因探索のための研究は，長期間にわたる詳細な調査を必要とすることが珍しくない。収集されるデータには，その人の現在の状態だけでなく，検討対象の問題に関連する過去の経験や状況的要因に関連するものが含まれることが多い。

Yin（2018）は，事例研究のいくつかのデザインについて述べている。単一事例研究 single case study は，次の場合に適切なデザインであると言える。それらは，（1）よく組み立てられた理論を検証するうえで重要な事例である場合，（2）極端または独特な事例である場合，（3）代表的または典型的な事例である場合，（4）啓示的事例である場合，または（5）縦断的事例である。複数事例デザイン multiple case design は，複数の事例を扱う研究である。単一事例研究および複数事例研究は，全体的なデザインと，組み込まれたデザインがある。全体的なデザイン holistic design では，個人，コミュニティ，組織など，事例の全体的な性質を検討する。組み込まれたデザイン embedded design では，複数の分析単位が含まれる。

事例研究では，インタビュー，観察，文書，人工物などからの，さまざまなデータを使用できる。

固有事例研究と手段的事例研究を区別することがある。**固有事例研究** intrinsic case study では，研究者は事例を選択する必要がない。例えば，ある改革の実施に関するプロセス評価は，多くの場合，特定のプログラムや機関の事例研究であり，「事例 case」は与えられている。**手段的事例研究** instrumental case study では，研究者はリサーチクエスチョンや問いから出発し，その問題を解明してくれる事例を探す。ねらいは，関心のある現象を理解するために，事例を利用することである。このような状況で事例が選ばれるのは，それが典型的だからではなく，むしろ，現象について最大限に学ぶことができるからである。

事例研究は，特定の事例を理解することが中心的な関心事であるが，時には，厳密な研究が行われていない現象を探索するのに有効な手段である。事例研究で得られた情報は，その後の研究においてより厳密な検証を行うための仮説を立てるために利用することができる。事例研究の特徴である徹底的な原因探索は，これまで疑われていなかった関係性についての洞察を導くことが多い。さらに，事例研究は，概念を明確にしたり，概念の捉え方を解明したりする重要な役割を果たすことがある。

> **ヒント**
>
> 事例研究は，独立した方法論ではない（Sandelowski, 2011）。多くのエスノグラフィーは，歴史研究と同様に，特定の「事例」に焦点を当てている。事例研究は，一般的に質的な情報を深く掘り下げて収集するものであるが，なかには，統計的手法を用いてデータを分析する量的な事例研究もある。また，ミックス・メソッド（質的アプローチと量的アプローチの両方）を用いた事例研究もある。

事例研究の最大の強みは，少数の個人，機関，集団を調査する際に可能となる深さである。事例研究は，研究者に，ある人物の状態，思考，行動（過去と現在），意図，環境について深く知る機会

を与えてくれる。一方で，この強みは，研究者がその対象者や対象集団をよく知りすぎているために，客観性が損なわれる可能性があるという弱みにもなる。事例研究の最大の懸念は，一般化可能性であろう。研究者が重要な関係を発見しても，その関係が他の人にも当てはまるかどうかを知ることは難しい。しかし，事例研究は他の種類の研究に基づく一般化に疑問を投げかける役割を果たすことができる。

事例研究は，症例報告のように，特定の出来事や患者について単に逸話的に記述するものではないことを認識することが重要である。事例研究は規律あるプロセスであり，通常，長期間にわたるデータ収集を必要とする。Yin（2018）やBaxterとJack（2008）の著作は，事例研究についてより詳しく知るための良い資料である。

👉 事例研究の例

Goicoleaら（2019）は，スペインの4つの一次医療チームを対象とした多重埋込事例研究を用いて，親密なパートナーからの暴力に対する医療従事者の反応にチームレベルの状況がどのような影響を与えるかを学んだ。

■ ナラティブ分析

ナラティブ分析 narrative analysis では，**物語**を調査の対象として，人々が自身の人生の出来事をどのように解釈しているかを検討する。ナラティブは，人々が自らの経験を注ぎ込む一種の「文化的包容力 cultural envelope」として捉えられている（Riessman, 1991）。ナラティブ分析が他の質的研究デザインと異なる点は，ナラティブのおおまかな輪郭に焦点を当て，ストーリーを細分化したり分解したりしないことである。ナラティブ研究の大前提は，人はストーリーを構築し，再構築し，物語ることによって，最も効果的に自分の世界を理解し，その意味を伝えることができるということである。人は，欲望や動機といった内なる世界と観察可能な外界の行動とを結びつける必要のある具体的な出来事や状況を理解しようとするときに，物語を構築する。ナラティブの分析者は，内容だけでなく**形式**も探索し，「なぜその

ような形で物語が語られたのか？」を問う（Riessman, 2008）。

物語を検討するためには，いくつかのアプローチがある。その1つが，Burke（1969）の**ペンタディック・ドラマティズム** pentadic dramatismである。Burke によれば，ストーリーには，行為 act，場面 scene，行為者 agent，手段 agency，目的 purpose という5つの重要な要素がある。ストーリーの分析においては，「何が行われたか（行為），いつ，どこで行われたか（場面），誰が行ったか（行為者），どのように行ったか（手段），そしてなぜ（目的）」（Burke, 1969, p. xv）という5つの問いに対し答えを提示する。Burke のペンタディックの用語は，行為：行為者，行為：場面，行為者：手段，目的：行為者のような対について比率として理解されることを意図している。この分析では，これら5つの要素の相互の内的関係や緊張関係に注目する。5つの要素の各対は，研究者の注意を向けるための異なる方法を提供する。ナラティブ分析を推進するのは，ペンタディックの要素の相互作用だけでなく，2つ以上の用語間の不均衡である。Bruner（1991）は，Burke の5要素を修正し，トラブルと呼ばれる6つ目の要素を追加した。Bruner は，この要素を加えることで，Burke の5つの要素間の不均衡にナラティブ分析の焦点を当てるようにした。

👉 ナラティブ分析の例，Burke のアプローチ

Tobin, Murphy-Lawless, Beck（2014）は，アイルランドにおける亡命希望女性の出産経験についてナラティブ分析を行った。22人の母親が40分〜1時間半の非構造化インタビューに参加した。Burke の5要素を用いてナラティブを分析した結果，彼女たちの経験における場面：行為者，行為：手段の不均衡が数多く明らかになった。彼女たちのナラティブの中で強調されたのは，コミュニケーション，つながり，文化的に適切なケアの欠如であった。

もう1つのアプローチは，Riessman（1993, 2008）のテーマ別ナラティブ分析の手法で，それぞれのストーリーを断片化せず，全体として尊重

するというものである。各ストーリーは，テーマを探すために個別に分析され，その後すべてのストーリーが比較され，**メガストーリー**のための共通テーマが特定される。研究者は，共通のテーマを説明するために，特定のストーリーを選択することができる。ナラティブ分析者は，ストーリーがどのように語られたか，またなぜ語られたかよりも，ストーリーの内容に焦点を当て続ける。Riessman（1993）は，ナラティブ分析者の研究プロセスにおける5つの経験のレベルについて論述している。

1. 参加する：参加者は，現実を新しい方法で積極的に考えることによって，個人的な意味を創造する。参加者は自分の経験を振り返り，記憶し，自分自身の現実を構成する。

2. 語る：参加者は，ある体験の出来事を「再提示 re-present」する。参加者は，登場人物，重要な出来事，その体験の解釈を語ることで，その出来事を共有する。インタビュアーは，ストーリーを聞き，（ストーリーを明確にし，さらに理解するために）質問をすることで，ナラティブに参加する。参加者が自分の物語を語るとき，彼らは自分自身のビジョンをも創り上げているのである。

3. 書き起こす：参加者の話は，通常，ビデオや音声の録音によって把握される。その後，分析者は会話を表すナラティブを作成する。

4. 分析する：研究者は，各個人のインタビュー記録を分析する。類似点を記録し，ナラティブの中の重要な瞬間を特定し，各ストーリーから意味をつくり出すことで「メガストーリー」を作成する。分析者はまた，ナラティブの提示形式，順序，スタイルについても決定を下す。

5. 読む：研究過程での経験の最終段階は読むことである。草稿は同僚と共有するのが一般的である。研究者は頻繁にこの編集上のフィードバックを取り入れ，研究者のナラティブの解釈を反映した最終報告書を作成する。

☞ **Riessman アプローチによるナラティブ分析の例**

Hall, Huston, West（2018）は，アパラチア地方に住む HIV 感染者または AIDS 患者の終末期のニーズに関する研究において，Riessman のナラティブ分析の方法を用いた。この研究では，8人の男女が語ったストーリーが分析され，そのナラティブは緊張，矛盾，逆説に満ちていた。

■ 記述的質的研究

多くの質的研究は，本章で論じられた研究の流儀のいずれかに関連している。一方，特定の学問分野や方法論のルーツによらない質的研究も多い。研究者は，単に質的研究または自然主義的な探究を行ったと表現することもあれば，質的データの**内容分析**または**テーマ分析**（ナラティブの内容に現れるテーマとパターンの分析）を行ったと表現することもある。正式な名称をもたない多くの質的研究を，**一般的質的探究**と呼ぶこともあるが，私たちは記述的質的研究 descriptive qualitative studies と呼んでいる（Patton, 2015）。

Sandelowski（2000）は，広く読まれた論文の中で，記述的質的研究を行う際，研究者はデータを解釈的に深く掘り下げない傾向があると指摘している。これらの研究は，現象や出来事の包括的な要約を提示する。記述的質的デザインは，折衷的である傾向があり，継続的比較のような他の質的研究法から方法論を借用したり，適応したりすることが多い。

より新しい論文で，Sandelowski（2010）は，研究者に対し，自分たちの研究を「構想や実施が不十分な研究に事後的に名前を付けるために」（Sandelowski, 2010, p. 80）**質的記述研究**と呼ぶことに対して警告している。彼女は，質的記述的研究は現象学やグラウンデッド・セオリーなどの伝統的な研究よりもデータに近い（「データ近傍 data-near」）知見を生み出すが，優れた質的記述は依然として解釈的な産物であると述べている。彼女は，2000年に書いた論文が主に生データを再現するような研究を正当化するものであったことを認め，「質的記述は研究者が分析や解釈をする義務を全くなくすことを意図していたわけでは

なかった」(Sandelowski, 2010, p. 79)と述べている。質的記述は，独立した方法論に分類されるのではなく，質的研究者の多様なグループの「連合体 confederacy」を示す「ばらばらな残りのカテゴリー」(Sandelowski, 2010, p. 82)と見なせるだろう。

> ☞ **質的記述的研究の例**
>
> O'Brien ら(2019)は，スピリチュアルケアに関する看護師などの医療従事者の認識と，スピリチュアルケア研修が臨床的役割に及ぼす影響を探索するために，記述的質的研究を実施した。

Sally Thorne(2008)は，質的記述を解釈的記述と呼ぶ領域へと拡大した。彼女の著書は，「単なる記述を超え，看護学などすべての応用的な学問分野の原動力である『それが何なのか』という領域にまで拡張する」アプローチについて概説している(Thorne, 2008, p. 33)。Thorne は，自分のアプローチが斬新でも特徴的でもないことを認めつつ，（看護学などの）学問的な概念フレームをもつことの重要性を強調している。「解釈的記述は，学際的なフレームワークから派生した強固で実質的な論理によって，特定の技術や手順を従来の文脈の外で適用することを正当化する概念的な手法となる」(Thorne, 2008, p. 35)。彼女のアプローチの重要な推進力は，実際の実践目標から目的のインテグリティを求め，実践への質的エビデンスの適用を形作るのに役立つ新しい洞察を生み出そうとすることである。

Thorne(2013)は，質的な方法論の制約から研究者を解放するために解釈的記述を開発したことを認めている。彼女は，「看護の学問的思考は，決して標準化を真に受け入れることはなく，常に必要なバリエーションの余地を確保しようとする」(Thorne, 2013, p. 296)と述べている。解釈的記述は，特定の質的方法に固執することなく，むしろ利用可能な多様な研究方法を使用する。彼女は，解釈的記述の典型的なリサーチクエスチョンの例として，「患者の体験に共通する方法は何か…？」(Thorne, 2013, p. 298)を挙げている。

> ☞ **解釈的記述的研究の例**
>
> Doull ら(2018)は，14 歳から 18 歳のレズビアンやバイセクシャルの少女が，女性同士のセックスの際に性感染症予防のための手段を取らない理由を探索する研究で，解釈的記述を用いた。

イデオロギーの視点に立った研究

質的研究者の中には，特定の集団の問題やニーズに注目し，変化をもたらすために，イデオロギー的な枠組みで調査を行う者もいる。これらのアプローチは，時に変革的パラダイム transformative paradigm(Mertens, 2007)に属するものと説明されるが，本節では簡単にその内容を説明する。

■ 批判理論

批判理論 critical theory は，1920 年代にフランクフルト学派と呼ばれるマルクス主義を志向するドイツの学者たちのグループに端を発している。批判的研究者は，社会をクリティーク(批判)し，新しい可能性を構想することに関心をもつ。

批判的社会科学は，典型的な行動指向型である。そのねらいは，人々が格差に気づき，それを変えようとするきっかけとなるように，理論と実践を統合することにある。批判的研究者は，客観的で利害関係のない探究者という立場を否定し，変革のプロセスを追求する。批判理論の重要な特徴は，啓蒙的な自己認識と社会政治的な行動を促進するための探究を求めることである。批判理論には，自己反省的な側面もある。批判的な社会理論がまた別の利己的なイデオロギーにならないように，批判理論家は自分自身の変革効果を説明しなければならない。

批判的な探究は，しばしば問題の側面を徹底的に分析することから始まる。例えば，批判的研究者は，問題の根底にある当たり前の前提，状況を描写するために使用される言語，あるいはその問題についての先行研究を実施した研究者の偏見などを分析し，批判することがある。批判的研究者

表 22-2　従来の質的研究と批判的研究の比較

問題	従来の質的研究	批判的研究
研究のねらい	理解，複数の構造の再構築	クリティーク，変革，意識向上，提唱
知識の見方	取引型/主観型，知識は調査研究者と参加者の相互作用の中でつくられる	取引的/主観的，価値媒介と価値依存，歴史的洞察の重要性
方法	弁証法：対話を通じて論理的に真理に到達する	弁証法と教訓：単純さと誤解を変革するためにデザインされた対話
探究の質の評価基準	正統性，信頼性	探究の歴史的位置付け，無知の侵食，変化のための刺激
研究者の役割	マルチボイス再構築の促進役	変革者，提唱者，活動家

は，多くの場合，複数の方法論にトライアンギュレーションを用いることで，問題に対する複数の視点(例：人種や社会階級の別の視点)を強調する。また，研究参加者の専門性を重視した方法で研究参加者と対話するのが一般的である。伝統的な質的研究と批判的研究を区別するいくつかの特徴は，表 22-2 にまとめている。

批判理論は，エスノグラフィーにおいて特に重要な役割を担っている。**批判的エスノグラフィー** critical ethnography は，社会の変革を促すことを期待して，意識の向上と抑圧的なシステムからの解放を支援することに焦点を当てている。批判的エスノグラファーは，文化の歴史的，社会的，政治的，経済的側面と，その価値観に基づく課題を扱う。批判的エスノグラフィー研究の前提は，行動と思考は権力関係によって媒介されるということである。批判的エスノグラファーは，文化研究の政治的次元を高め，抑圧的なシステムを弱体化させようとする。そこには明確な政治的目的が存在する。Cook(2005)は，批判的エスノグラフィーは健康増進研究に特に適していると主張している。なぜなら，どちらも人々が自分自身の状況をコントロールできるようにすることに関心があるからである。

Carspecken(1996)は，看護研究(Bidabadi et al., 2019 など)や健康増進研究において有用とされる批判的エスノグラフィーの 5 段階アプローチを開発した。Madison(2012)も批判理論手法に関する手引きを提供している。

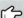
批判的エスノグラフィーの例
Laging ら(2018)は，オーストラリアの 2 つのナーシングホームで批判的エスノグラフィーを実施した。彼らの研究では，観察と詳細なインタビューを行い，容態が悪化したナーシングホームの入居者を看護師と個人介護アシスタントがどのように対応するかに焦点を当てた。彼らは，看護師に対する組織的支援の不足が，回避可能であった病院への転院につながっていることを明らかにした。

フェミニスト研究

フェミニスト研究 feminist research では，家父長制社会におけるジェンダー支配と差別に焦点が当てられている。批判的研究者と同様に，フェミニスト研究者も情報提供者と協力的かつ非搾取的な関係を築き，客観化を避け，変革的な研究を行おうとする。

ジェンダーはフェミニスト研究において中心的な構成概念であり，研究者はジェンダーと性別化された社会秩序がいかに女性の生活と意識を形成してきたかを理解しようとする。そのねらいは，「女性の不平等な社会的立場を解消するために，女性の経験の不可視化と歪曲を改善すること」(Lather, 1991, p.71)である。

フェミニスト研究者は，女性の多様な状況とその状況の構成要素との関連に注目することで一致しているが，フェミニスト研究には多くのバリエーションがある。3 つのおおまかなモデル(その中にも多様性がある)が確認されている。(1) **フェミニスト経験主義**：その支持者は通常，質的調査のかなり標準的な規範の中で活動するが，女

性の生活の社会的現実をより正確に描写しようとする。(2)**フェミニスト立場研究**：調査は，女性の社会的・政治的な日常の経験に基づいて始められ，それに照らして検証されるべきであり，女性の視点は特別で特権的であると主張する。(3)**フェミニストポストモダニズム**：「真実 truth」は破滅的な幻想であり，世界を終わりのない物語・テキスト・ナラティブとして捉える。看護・医療分野では，フェミニスト経験主義やフェミニスト立場研究がより一般的である。

ヒント

新しい構成概念として注目されているのが「**インターセクショナリティ**」である。これは，重なり合う，あるいは交差する社会的アイデンティティ(例：ジェンダーと人種)と，それに関連する抑圧や差別のシステムを指す用語である。インターセクショナリティは，複数の社会的アイデンティティが交差して，その構成要素とは異なる全体をつくり出すことを強調する。例えば，Caiola ら(2017)は，HIV に感染したアフリカ系アメリカ人の母親が，ジェンダー，人種，社会的不平等が交差する中で自分たちの状況をどのように捉えているかを研究している。

フェミニスト研究の範囲は，個々の女性の主観的な見解の研究から，女性に影響を与える(そしてしばしば排除される)社会運動，構造，広範な政策の研究まで多岐にわたる。フェミニスト研究の方法には，詳細で対話的かつ協力的な，個人またはグループインタビューが含まれ，これらはお互いに啓発し学び合う機会を提供する。フェミニストは通常，研究参加者と結果の意味を協議し，自分自身が何を経験し学んでいるかについて自己省察することを求めている。

フェミニスト研究は，イデオロギーの視点をもつ他の研究と同様，倫理的な研究実施のために基準を引き上げてきた。信頼，共感，非搾取的な関係を重視するこれらの新しい調査方法の支持者は，あらゆる種類の欺瞞や操作を疎ましいものとみなしている。フェミニズムの方法論に関心のある方は，Hesse-Biber(2014)や Brisolara ら(2014)

の著作を参考にされるとよいだろう。

👉 フェミニスト研究者の例

Clarke ら(2018)は，フェミニスト理論と方法を用いた研究において，電気けいれん療法を受けた女性の語りからインフォームド・コンセントのプロセスへの懸念を明らかにした。

■ 参加型アクションリサーチ

参加型アクションリサーチ participatory action research(**PAR**)と呼ばれるタイプの研究は，批判研究とフェミニスト研究の両方と密接に関連している。PAR は，1940 年代に社会心理学者のKurt Lewin によって生まれた**アクションリサーチ**の一種で，知識の生産は政治的であり，力を行使するために使われうるという前提に基づいている。アクションリサーチの研究者は，通常，支配的な集団や文化によって支配や抑圧を受けやすい弱い立場の人々やコミュニティと協働して研究を行う。

参加型アクションリサーチでは，研究者と研究参加者が協力して，問題の明確化，研究方法の選択，データの分析，知見の活用を決定する。PAR のねらいは，知識だけでなく，行動や意識改革を生み出すことである。研究者は，知識の構築と活用のプロセスを通じて，人々に力を与えようとする。PAR の伝統は，研究対象のグループが無力であることへの懸念を出発点としている。したがって，重要な目的は，教育や社会政治的な行動を通じて直接的に改善を行うための原動力を生み出すことである。

PAR では，研究の手段よりも，動機付けや自尊心の向上，コミュニティの連帯感を生み出すような共同作業のプロセスが優先される。「データ集め data-gathering」の戦略には，伝統的なインタビューや観察(質的・量的アプローチを含む)だけでなく，語り，ソシオドラマ，絵，演劇，寸劇など，人々が自分の人生を探索し，自分のことを語り，自分の強みを認識するための創造的な方法を見つけるよう促す活動が含まれる。Koch とKralik(2006)は，ヘルスケアのための PAR について学ぶための有用なリソースを提供しており，

Balbale ら(2016)は，参加型手法が質改善プロジェクトでどのように使用されるかを説明している。

☞ PAR の例

Caswell ら(2019)は，在宅での終末期ケアにおいて家族介護者を支援する最善の方法について学ぶための PAR プロジェクトを実施した。このプロジェクトでは，遺族となった介護者とケアをコーディネートするボランティアとサポートワーカーの知識とスキルを高めるための研修プログラムを開発した。

質的デザインの批判的評価

質的デザインを評価することは，多くの場合難しい。質的研究者は必ずしも研究計画の決定事項を文書化するわけではく，そのような決定がなされた過程を説明することもほとんどない。しかし，研究者はしばしば，研究が特定の質的研究の流儀に従い実施されたかどうかを示しており，この情報を使って一定の結論を導くことができる。例えば，エスノグラフィー研究の場合，研究者が2か月のフィールドワークを行ったと報告されていれば，研究対象の文化に対するイーミックな視点を得るにはフィールドでの滞在期間が不十分であったと考えることができるだろう。また，エスノグラフィー研究の情報提供者がインタビューのみと示されている場合，より広範なデータソース，特に観察者からの情報提供は行われていないことも疑われる。

グラウンデッド・セオリー研究の場合は，データがいつ収集され，いつ分析されたかについてエビデンスを探してほしい。もし，すべてのデータが分析前に収集されたのであれば，継続的比較が正しく行われたのかどうかを疑う必要がある。Glaser と Strauss(1967)は，グラウンデッド・セオリーを評価する4つの特性を提示しており，それらは適合性，理解力，一般性，コントロールである。理論は，データが収集された実践的な場に適合していなければならない。グラウンデッド・セオリーは，その実践的な場で活動する人々の理解を深めるものでなければならない。また，グラウンデッド・セオリーにおけるカテゴリーは，変化する状況に対して理論が一般的なガイドとなるように十分に抽象化されている必要があるが，状況の特徴的な側面を失うほどに抽象的になってはいけない。最後に，グラウンデッド・セオリーを実践に適用しようとする人が必要に応じて修正や統制できるよう，十分に柔軟性をもった実質的な理論でなければならない。

現象学の研究を評価する際には，まず，その研究が記述的なのか解釈的なのかを判断する必要がある。これにより，研究者がその質的研究の伝統の基本的な流儀にどれだけ忠実であったかを評価することができる。例えば，記述的現象学では，研究者は括弧入れをしたか？　現象学的研究を批判的に評価するときには，方法の評価に加えて，研究対象の現象の意味を実証する力についても検討する必要がある。Van Manen(1997)は，現象学の研究者に対し，研究報告において5つのテキスト上の特徴に対処するよう求めている。それらは，生活の徹底性 lived thoroughness(生活世界に現象を具体的に配置する)，喚起 evocation(生き生きと現象を存在させる)，強化 intensification(キーフレーズに十分な価値を与える)，調子 tone(テキストが読者に語りかける)，頓悟 epiphany(突然意味を理解する)である。

Box 22-1 のガイドラインは，質的研究のデザインを批判的に評価する際に役立つように設計されている。

研究例

看護研究者は，本章で解説したすべての質的研究の流儀に基づいて研究を実施しており，いくつかの実例が挙げられている。以下の節では，3つの質的看護研究について，より詳細な説明を行う。

エスノグラフィー研究の研究例

研究タイトル：韓国人海女(Jeju haenyeos)のヘルスケア体験(Kim & Kim, 2018)

目的：済州島の海女は，道具を使わずに息を止めながら海産物を採取する女性たちである。彼ら

Box 22-1 質的デザインの批判的評価のためのガイドライン

1. 質的研究の研究の流儀が特定されているか？ 特定されていない場合，推論可能か？ 複数の研究の流儀が特定されている場合，それは正当化できるか，それとも「方法の混同 method slurring」を示唆するものか？

2. リサーチクエスチョンは質的アプローチや特定の研究の流儀と合致しているか（すなわち，研究の探究領域は流儀に包含される領域と合致しているか）？ データソース，研究方法，分析方法は研究の流儀と合致しているか？

3. 研究デザインはどの程度記述されているか？ 研究デザインの決定は説明され，正当化されているか？ 研究者が前もってすべてのデザインを決定していたように見えるか，それともデータ収集中にデザインが創発され，研究者が初期の情報を活用することができたか？

4. リサーチクエスチョンから見て，デザインは適切か？ 研究デザインは，関心のある現象を徹底的に，深く，集中的に検討するのに適しているか？ どのようなデザイン要素があれば，研究を強化できたか（例：横断的な視点ではなく，縦断的な視点）？

5. 研究者は，フィールドワークや研究データの収集に十分な時間をかけたか？

6. デザインにリフレクシヴィティの跡が見られたか？

7. その研究はイデオロギーの観点で行われたのか？ もしそうなら，イデオロギー的な方法と目標が達成されたというエビデンスがあるか（例：研究者と参加者の間に十分な協力関係があったことを示すエビデンスがあるか？ 研究は変革させる力をもっていたか，変革の過程があったことを示すエビデンスがあるか？）？

は集団で行動し，独自の文化を発展させてきた。本研究では，済州島の海女たちの健康に対する信念と経験，そして日々の労働生活の中で彼らがどのように健康を管理・維持しているのかを探索することを目的とした。

セッティング：研究者は，韓国の済州島東部で調査を行った。

方法：エスノグラフィック・アプローチを用い，4か月間にわたってフィールドワークを行った。研究者は，済州海女会会長の許可を得て，参加者の作業現場で観察を行った。5歳から働き始めた73歳の海女が主要情報提供者となった。彼女は海女の健康管理や他の海女との付き合い方について豊富な情報を提供してくれた。研究者は彼女の自宅に3日間滞在し，海女の日常生活や交流の様子を観察した。また，潜水前の更衣室や潜水が行われる防波堤での観察も行った。研究者は，他の14人の海女と個別に対面インタビューを行った。調査対象となった海女の平均就労年数は55年であった。

主な知見：海女の健康管理の考え方のメインテーマは，「体と心の声に耳を傾け，欲をコント

ロールし，安全に潜るために仕事を調整する生活」（Kim & Kim, 2018, p. 756）だった。海女は仕事を中心とした共同生活を送り，集団で作業することで安全性を高めていることが明らかになった。しかし，研究者達は済州島の海女が仕事の前に心身を楽にするために，さまざまな予防薬を使用していたことを知った。また，他の薬物も使用しており，多様な薬物がどのように相互作用する可能性があるのかについての理解が不足していた。

現象学的研究の研究例

研究タイトル：つながりを保ちながらバラバラになること―女性のダイナミックな出産体験（Hall, Foster, & Yount, 2018）

目的：この現象学の研究の目的は，女性の出産体験の複雑さを，その体験が生じる文脈の中で探索することであった。

標本抽出：研究参加者は，23歳から38歳の健康な女性で，合併症のない経腟分娩で臨月に健康な乳児を出産した8名である。1人は自宅出産で，7人は病院での出産であった。

方法：詳細なインタビューは，2つの時点で行われた。最初のインタビューは産後2週間から10週間，2回目のインタビューは産後6週間から16週間の間に行われた。インタビューは25分から90分間で，女性が選んだプライベートな場所（多くの場合，自宅）で行われた。女性たちはできるだけ詳細に出産の体験談を語るように求められ，感情，身体感覚，時間や空間の体験についてはさらに詳しく尋ねられた。インタビューは音声録音され，分析のために専門家が文字に起こした。データは Van Manen の現象学的手法で分析された。

主な知見：分析の結果，出産という現象は，「つながりを保ちながら keeping it together」と「バラバラになる falling apart」の間で揺れ動くダイナミックなものであることが明らかになった。女性たちの感情の変化は，女性たちと環境，物理的空間，その場にいる他の人々との相互作用の間の繊細なフィードバックループによって生み出された。陣痛の間，女性たちは真の人間的つながりを求めていたのである。

グラウンデッド・セオリー研究の研究例

研究タイトル：学生退役軍人のレジリエンスの構築と発揮─構成主義的グラウンデッド・セオリー研究（Reyes et al., 2018）

目的：軍隊を退役し民間人へ，そして大学生へと移行する際，多くの退役軍人は課題に直面する。この研究の目的は，退役軍人が学業と個人生活（学業以外）において，どのようにレジリエンスを構築し，発揮しているかを理解することであった。

方法：研究者は，構成主義的グラウンデッド・セオリー・アプローチを用いて，学生退役軍人のレジリエンスを探索した。ネバダ州の退役軍人20人（男性16人，女性4人）に対して対面インタビューを行い，全員が米軍のどこかの支隊に配属されたり，戦闘に従事した経験があることがわかった。1時間半から2時間の詳細なインタビューは録音された。2つの主要な質問は，「兵役からの復帰後，大学生としてストレスや困難を感じた経験を教えてください」と「ストレスや困難をめぐる問題にどのように対処でき

ましたか？」（Reyes et al., 2018, p. 39）であった。データ収集と分析のプロセスは，繰り返し行われた。各インタビューの後，研究者はデータを分析し，初期概念を作成し，次のインタビューでさらに探索した。継続的比較が行われた。20回のインタビューの後，理論的飽和に達し，データ収集は停止された。

主な知見：研究者は，退役軍人のレジリエンスの構築と実行を表す**統合**のプロセスをコアカテゴリーとして特定した。彼らのレジリエンスは，学業や私生活における課題を統合し，解決していった結果である。レジリエンスには，軍隊生活から市民生活への移行という複雑な過程と，前向きな適応と一過性の困難の間の反復的な旅が含まれていた。

✏️ 要点

- 質的研究には，**創発デザイン** emergent design（研究の展開に伴いフィールドでデザインが創られる）が含まれる。質的デザインは柔軟性をもっているが，質的研究者はフィールドにおいて，研究デザイン変更させるような不確定要素に備えて計画する。

- 質的研究者は**器用人**であり，創造的かつ直感的で，多くの情報源から引き出されたデータを組み合わせて，現象の全体的な理解を深める傾向がある。

- 質的研究の伝統は，人類学（エスノグラフィー，**エスノサイエンス**など），哲学（現象学，解釈学，記述現象学），心理学（動物行動学，生態学的心理学），社会学（グラウンデッド・セオリー，**エスノメソドロジー**，**記号論**），社会言語学（**会話分析**），そして歴史学（**歴史的研究**）に根差している。

- **エスノグラフィー** ethnography は，ある集団の文化に焦点を当て，通常，**参与観察** participant observation や**主要な情報提供者** key informants への詳細なインタビューを含む大規模なフィールドワークを行う。エスノグラファーは，**エティック** etic な（部外者の）視点ではなく，**イーミック** emic な（内部者の）視点の獲得を目指す。

- エスノグラファーは，文化の分析と解釈における研究者の重要な役割を説明するために，「**研究者はツールである**」という概念を用いる。エスノグラフィー研究の成果物は，通常，文化の全体的を描写したものだが，時には**パフォーマンス・エスノグラフィー** performance ethnographies（演じることのできる解釈の台本）であることもある。

- 看護師は，自分たちのエスノグラフィー研究を**エスノナーシング・リサーチ** ethnonursing research と呼ぶことがある。この他，**制度的エスノグラフィー** institutional ethnography（専門的サービスの組織を，現場の労働者やクライエントの視点から考察する），**オートエスノグラフィー** autoethnography あるいは**当事者研究**（研究者が属する集団や文化に焦点を当てる）などがある。

- **現象学** phenomenology は，ある現象が人々によって経験されたときに，その**本質**と**意味**を発見しようとするもので，主に関連する経験をした人々への綿密なインタビューを通じて行われる。

- 生きられた経験を記述しようとする**記述的現象学** descriptive phenomenology では，研究者は先入観を**括弧に入れて** bracket，その経験をした者がその現象によって与えられた意味を受け入れることによって，その現象の本質を**直観しよう** intuit と努める。**解釈学的現象学** interpretive phenomenology（**解釈学** hermeneutics）は，単に経験を記述するだけでなく，その意味を解釈することに重点を置いている。解釈学的現象学のアプローチとしては，**解釈学的現象学分析** interpretive phenomenologic analysis（IPA），**リフレクティブ・ライフワールド・リサーチ** reflective lifeworld research（RLR），Parse の研究方法（**人間生成解釈学的科学** humanbecoming hermeneutic sciencing，**パースィの科学** Parsesciencing）など，さまざまなものが開発されている。

- **記述現象学** phenomenography とは，人々がある現象を経験したり考えたりするさまざまな方法について理解することである。

- **グラウンデッド・セオリー** grounded theory とは，データに裏付けられた理論的前提を発見することをねらいとする。グラウンデッド・セオリーの研究者は，人々の行動の主な関心事に焦点を当てることで，その行動がどのように解決されようとしているのかを説明しようとする。人々がこの主要な関心事を解決する方法は**コア変数** core variable である。グラウンデッド・セオリーの目標は，この主な関心事と，人々がそれをどのように解決するかを説明する**基本的な社会的プロセス** basic social process（BSP）を発見することである。

- グラウンデッド・セオリーでは**継続的比較** constant comparison を行う。データから引き出されたカテゴリーは，それ以前に得られたデータと常に比較される。

- グラウンデッド・セオリーの研究者の間で論争となっているのは，オリジナルの Glaser と Strauss の手法に従うか，それとも Strauss と Corbin の改変した手法を用いるかということである。Glaser は後者の手法は**グラウンデッド・セオリーではなく**，むしろ**概念的記述**になると主張している。

- 最近では，Charmaz の**構成主義的グラウンデッド・セオリー** constructivist grounded theory が，研究者と研究参加者の間の共有された体験と関係性からグラウンデッド・セオリーが構築されるという解釈面を強調する方法として台頭してきた。

- **事例研究** case studies とは，個人，グループ，組織，コミュニティなどの単一または少数の主体について集中的に調査する研究であり，通常，長期間にわたってデータを収集するものである。事例研究のデザインには，**単一** single または**複数** multiple，**全体的** holistic または**組み込まれた** embedded ものがある。

- **ナラティブ分析** narrative analysis は，人々が自分の人生における出来事をどのように意味付けるかを探索することを目的とした研究において，**物語**に焦点を当てる。ナラティブデータの分析には，例えば，Burke の**ペンタディック・ドラマティズム** pentadic dramatism など，いくつかの異なる構造的アプローチを用いることができる。

- **記述的質的研究** descriptive qualitative studies とは，どの学問的伝統にも当てはまらない「一般的 generic」な質的探究のことであり，現象の豊かな記述を目指している。質的記述は，看護学などの学問的概念枠組みの重要性を強調する**解釈的記述** interpretive description と呼ばれる領域に発展した。

- 研究者はイデオロギーの観点で研究を行うことがあり，そのような研究は主に質的な研究を行う傾向がある。

- **批判理論** critical theory は，既存の社会構造へのクリティークを含む。批判的研究者は，参加者との共同作業を伴う調査を行い，啓発的な自己認識と変革を促進することを目指す。**批判的エスノグラフィー** critical ethnography は，批判理論の原則を文化の研究に適用したものである。

- **フェミニスト研究** feminist research は，批判的研究と同様に，変革することを目指している。焦点は，ジェンダー支配と差別が女性の生活と意識にどのように影響しているかに置かれている。

- **参加型アクションリサーチ** participatory action research（PAR）は，支配的な社会集団によって管理や抑制をされやすい集団やコミュニティとの密接な協力を通じて知識を生み出す。PAR 研究では，人々を動機付け，コミュニティの連帯を生み出すことのできる創発プロセスが方法論よりも優先される。

文献

Ahern, K. J.（1999）. Ten tips for reflexive bracketing. *Qualitative Health Research, 9*, 407-411.

Armuand, G., Wettergren, L., Nilsson, J., Rodriguez-Wallberg, K., & Lampic, C.（2018）. Threatened fertility: A longitudinal study exploring experiences of fertility and having children after cancer treatment. *European Journal of Cancer Care, 27*, e12798.

Baker, C., Wuest, J., & Stern, P. N.（1992）. Method slurring: The grounded theory/phenomenology example. *Journal of Advanced Nursing, 17*, 1355-1360.

Balbale, S., Locatelli, S., & LaVela, S.（2016）. Through their eyes: Lessons learned using participatory methods in health care quality improvement projects. *Qualitative Health Research, 26*, 1382-1392.

Baxter, P., & Jack, S.（2008）. Qualitative case study methodology: Study design and implementation for novice researchers. *The Qualitative Report, 13*, 544-559.

Beck, C. T.（2012）. Exemplar: Teetering on the edge. A contin-

ually emerging substantive theory of postpartum depression. In Munhall, P.（Ed.）. *Nursing Research: A qualitative perspective*（5th ed., pp. 225-256）. Sudbury, MA: Jones & Bartlett Publishers.

Benner, P.（1994）. The tradition and skill of interpretive phenomenology in studying health, illness, and caring practices. In Benner, P.（Ed.）. *Interpretive phenomenology*（pp. 99-127）. Thousand Oaks, CA: Sage.

Bidabadi, F., Yazdannik, A., & Zargham-Boroujeni, A.（2019）. Patient's dignity in intensive care unit: A critical ethnography. *Nursing Ethics, 26*, 738-752.

Brisolara, S., Seigart, S., & SenGupta, S.（Eds.）.（2014）. *Feminist evaluation and research: Theory and practice.* New York: Guilford Press.

Bruner, J.（1991）. *Acts of meaning.* Cambridge, MA: Harvard University Press.

Burke, K.（1969）. *A grammar of motives.* Berkley, CA: University of California Press.

Butler, A., Copnell, B., & Hall, H.（2019）. The impact of the social and physical environments on parent-healthcare provider relationships when a child dies in PICU: Findings from a grounded theory study. *Intensive & Critical Care Nursing, 50*, 28-35.

Caiola, C., Barroso, J., & Docherty, S.（2017）. Capturing the social location of African American mothers living with HIV: An inquiry into how social determinants of health are framed. *Nursing Research, 66*, 209-221.

Carroll, K., & Mesman, J.（2018）. Multiple researcher roles in video-reflexive ethnography. *Qualitative Health Research, 28*, 1145-1156.

Carspecken, P. F.（1996）. *Critical ethnography in educational research.* New York: Routledge.

Caswell, G., Hardy, B., Ewing, G., Kennedy, S., & Seymour, J.（2019）. Supporting family carers in home-based end-of-life care: Using participatory action research to develop a training programme for support workers and volunteers. *BMJ Supportive & Palliative Care, 9*, e4.

Chang, H.（2016）. Autoethnography in health research: Growing pains? *Qualitative Health Research, 26*, 443-451.

Charmaz, K.（2014）. *Constructing grounded theory: A practical guide through qualitative analysis*（2nd ed.）. Thousand Oaks, CA: Sage Publications.

Clarke, K., Barnes, M., & Ross, D.（2018）. I had no other option: Women, electroconvulsive therapy, and informed consent. *International Journal of Mental Health Nursing, 27*, 1077-1085.

Cohen, M. Z., Kahn, D., & Steeves, R.（2000）. *Hermeneutic phenomenological research: A practical guide for nurse researchers.* Thousand Oaks, CA: Sage.

Colaizzi, P. F.（1973）. *Reflection and research in psychology.* Dubuque, Iowa: Kendall/Hunt Publishing Co.

Cook, K. E.（2005）. Using critical ethnography to explore issues in health promotion. *Qualitative Health Research, 15*, 129-138.

Corbin, J., & Strauss, A.（2015）. *Basics of qualitative research: Techniques and procedures for developing grounded theory*（4th ed.）. Thousand Oaks, CA: Sage Publications.

Crotty, M., Henderson, J., Ward, P., Fuller, J., Rogers, A., Kralik, D., & Gregory, S.（2015）. Analysis of social networks supporting the self-management of type 2 diabetes for people with mental illness. *BMC Health Services Research, 15*, 257.

Cruz, E. V., & Higginbottom, G.（2013）. The use of focused ethnography in nursing research. *Nurse Researcher, 20*, 36-43.

Dahlberg, K., Dahlberg, H., & Nyström, M.（2008）. *Reflective lifeworld research*. Lund, Sweden : Studentlitteratur.

Dahlberg, H., Ranheim, A., & Dahlberg, K.（2016）. Ecological caring : Revisiting the original ideas of caring science. *International Journal of Qualitative Studies on Health and Wellbeing, 11*, 33344.

Denzin, N. K., & Lincoln, Y. S.（Eds.）.（2011）. *Handbook of qualitative research*（4th ed.）. Thousand Oaks, CA : Sage.

Diekelmann, N. L., Allen, D., & Tanner, C.（1989）. *The NLN criteria for appraisal of baccalaureate programs : A critical hermeneutic analysis*. New York : NLN Press.

Doucet, T.（2018）. Feeling peaceful : A universal living experience. *Nursing Science Quarterly, 31*, 55-65.

Doull, M., Wolowic, J., Saewyc, E., Rosario, M., Prescott, R., & Ybarra, M.（2018）. Why girls choose not to use barriers to prevent sexually transmitted infection during female-to-female sex. *Journal of Adolescent Health, 62*, 411-416.

Eileen, M., Peter, G., Bernadette, J., Lindsay, M., & Christine, B.（2017）. Crossing professional cultures : A qualitative study of nurses working in a medical school. *Contemporary Nurse, 14*, 1-14.

Ellis, C., & Bochner, A. P.（2000）. Autoethnography, personal narrative, reflexivity. In Denzin, N. K. & Lincoln, Y. S.（Eds.）, *Handbook of qualitative research*（2nd ed., pp. 733-768）. Thousand Oaks, CA : Sage.

Fetterman, D. M.（2010）. *Ethnography : Step by step*（3rd ed.）. Thousand Oaks, CA : Sage.

Gadamer, H. G.（1976）. *Philosophical hermeneutics*（D. E. Linge, Ed. & Trans.）. Berkeley : University of California Press.

Gearing, R. E.（2004）. Bracketing in research : A typology. *Qualitative Health Research, 14*, 1429-1452.

Giorgi, A.（2009）. *The descriptive phenomenological method in psychology : A modified Husserlian approach*. Pittsburgh : Duquesne University Press.

Glaser, B.（1992）. *Emergence versus forcing : Basics of grounded theory analysis*. Mill Valley, CA : Sociology Press.

Glaser, B.（1998）. *Doing grounded theory : Issues and discussions*. Mill Valley, CA : Sociology Press.

Glaser, B.（2001）. *The grounded theory perspective : Conceptualization contrasted with description*. Mill Valley, CA : Sociology Press.

Glaser, B.（2003）. *The grounded theory perspective II : Description's remodeling of grounded theory methodology*. Mill Valley, CA : Sociology Press.

Glaser, B.（2005）. *The grounded theory perspective III : Theoretical coding*. Mill Valley, CA : Sociology Press.

Glaser, B. G., & Strauss, A.（1967）. *The discovery of grounded theory : Strategies for qualitative research*. New York : Aldine de Gruyter.

Goicolea, I., Marchal, B., Hurtig, A., Vives-Cases, C., Briones-Vozmediano, E., & San Sebastian, M.（2019）. Why do certain primary health care teams respond better to intimate partner violence than others? A multiple case study. *Gaceta Sanitaria, 33*, 169-176.

Hall, P., Foster, J., Yount, K., & Jennings, B.（2018）. Keeping it together and falling apart : Women's dynamic experience of birth. *Midwifery, 58*, 130-136.

Hall, J., Hutson, S., & West, F.（2018）. Anticipating needs at end of life in narratives related by people living with HIV/AIDS in Appalachia. *American Journal of Hospice & Palliative Care, 35*, 985-992.

Harris, D., Jack, K., & Wibberley, C.（2018）. The meaning of living with uncertainty for people with motor neurone disease.

Journal of Clinical Nursing, 27, 2062-2071.

Heath, H., & Cowley, S.（2004）. Developing a grounded theory approach : A comparison of Glaser and Strauss. *International Journal of Nursing Studies, 41*, 141-150.

Heidegger, M.（1962）. *Being and time*. New York : Harper & Row.

Heidegger, M.（1971）. *Poetry, language, thought*. New York : Harper & Row.

Herlufsen, P., & Brødgaard, A.（2017）. The lived experiences of persons hospitalized for construction of an urgent fecal ostomy. *Journal of Wound, Ostomy, & Continence Nursing, 44*, 557-561.

Hesse-Biber, S.（Ed.）.（2014）. *Feminist research practice : A primer*（2nd ed.）. Thousand Oaks, CA : Sage Publications.

Higginbottom, G., & Lauridsen, E.（2014）. The roots and development of constructivist grounded theory. *Nurse Researcher, 21*, 8-13.

Husserl, E.（1962）. *Ideas : General introduction to pure phenomenology*. New York : Macmillan.

Johnston, C., Wallis, M., Oprescu, F., & Gray, M.（2017）. Methodological considerations related to nurse researchers using their own experience of a phenomenon within phenomenology. *Journal of Advanced Nursing, 73*, 574-584.

Kim, J. I., & Kim, M.（2018）. Health care experiences of Korean women divers（Jeju Haenyeos）. *Qualitative Health Research, 28*, 756-765.

Koch, T., & Kralik, D.（2006）. *Participatory action research in healthcare*. Chichester, UK : Wiley.

Laging, B., Kenny, A., Bauer, M., & Nay, R.（2018）. Recognition and assessment of residents' deterioration in the nursing home setting : A critical ethnography. *Journal of Clinical Nursing, 27*, 1452-1463.

Lather, P.（1991）. *Getting smart : Feminist research and pedagogy with/in the postmodern*. New York : Routledge.

LeCompte, M., & Schensul, J.（2010）. *Designing and conducting ethnographic research : An introduction*（2nd ed.）. Plymouth, UK : AltaMira Press.

Leininger, M. M.（Ed.）.（1985）. *Qualitative research methods in nursing*. New York : Grune and Stratton.

Leininger, M. M., & McFarland, M.（2006）. *Culture care diversity and universality : A worldwide nursing theory*（2nd ed.）. Sudbury, MA : Jones & Bartlett.

Leyva-Moral, J., Martínez-Batlle, F., Vásquez-Naveira, M., Hernández-Fernández, K., & Villar-Salqueiro, M.（2019）. The experience of growing old while living with HIV in Spain : A phenomenological study. *Journal of the Association of Nurses in AIDS Care, 30*, 111-118.

Lincoln, Y. S., & Guba, E. G.（1985）. *Naturalistic inquiry*. Newbury Park, CA : Sage.

Lin, J., Smith, C., Feder, S., Bickell, N., & Schulman-Green, D.（2018）. Patients' and oncologists' views on family involvement in goals of care conversations. *Psychooncology, 27*, 1035-1041.

Liu, Y., & Chiang, H.（2017）. From vulnerability to passion in the end-of-life care : The lived experience of nurses. *European Journal of Oncology Nursing, 31*, 30-36.

Lopez, K. A., & Willis, D. G.（2004）. Descriptive versus interpretive phenomenology : Their contributions to nursing knowledge. *Qualitative Health Research, 14*, 726-735.

MacKinnon, K., Butcher, D., & Bruce, A.（2018）. Working to full scope : The reorganization of nursing work in two Canadian community hospitals. *Global Qualitative Nursing Research, 5*.

Madison, D. S.（2012）. *Critical ethnography : Methods, ethics, and performance*（2nd ed.）. Thousand Oaks, CA：Sage.

Marton, F., & Booth, S.（1997）. *Learning and awareness*. Mahwah, NJ：Erlbaum.

Matua, G., & Van der Wal, D.（2015）. Differentiating between descriptive and interpretive phenomenological research approaches. *Nurse Researcher, 22*, 22-27.

Maxwell, J.（2012）. The importance of qualitative research for causal explanation in education. *Qualitative Inquiry, 18*, 655-661.

McFarland, M. R., & Wehbe-Alamah, H. B.（2015）. *Leininger's culture care and diversity and universality：A worldwide nursing theory*. Burlington, MA：Jones & Bartlett Learning.

Mertens, D. M.（2007）. Transformative paradigm：Mixed methods and social justice. *Journal of Mixed Methods Research, 1*, 212-225.

Milhomme, D., Gagnon, J., & Lechasseur, K.（2018）. The clinical surveillance process as carried out by expert nurses in a critical care context：A theoretical explanation. *Intensive & Critical Care Nursing, 44*, 24-30.

Morse, J. M.（2004）. Qualitative comparison：Appropriateness, equivalence, and fit. *Qualitative Health Research, 14*, 1323-1325.

Morse, J. M.（2009）. Mixing qualitative methods. *Qualitative Health Research, 19*, 1523.

Nepal, V.（2010）. On mixing qualitative methods. *Qualitative Health Research, 20*, 281.

O'Brien, M., Kinloch, K., Groves, K., & Jack, B.（2019）. Meeting patients' spiritual needs during end-of-life care：A qualitative study of nurses' and healthcare professionals' perceptions of spiritual care training. *Journal of Clinical Nursing, 28*, 182-189.

Parse, R. R.（2014）. *The Humanbecoming Paradigm：A transformational worldview*. Pittsburgh, PA：Discovery International Publication.

Parse, R. R.（2016a）. Humanbecoming hermeneutic sciencing：Reverence, awe, betrayal, and shame in the lives of others. *Nursing Science Quarterly, 29*, 128-135.

Parse, R. R.（2016b）. Parsesciencing：A basic science model of inquiry. *Nursing Science Quarterly, 29*, 271-274.

Patton, M. Q.（2015）. *Qualitative research & evaluation methods*（4th ed.）. Thousand Oaks, CA：Sage.

Pennafort, V., Queiroz, M., Nascimento, L., & Guedes, M.（2016）. Network and social support in family care of children with diabetes. *Revista Brasileira de Enfermagem, 69*, 912-919.

Peterson, A. L.（2015）. A case for the use of autoethnography in nursing research. *Journal of Advanced Nursing, 71*, 226-233.

Rankin, J. M.（2013）. Institutional ethnography. In Beck, C.T.（Ed.）. *Routledge international handbook of qualitative nursing research*（pp. 242-255）. New York：Routledge.

Reyes, A., Kearney, C., Isla, K., & Bryant, R.（2018）. Student veterans' construction and enactment of resilience：A constructivist grounded theory study. *Journal of Psychiatric and Mental Health Nursing, 25*, 37-48.

Riessman, C. K.（1991）. Beyond reductionism：Narrative genres in divorce accounts. *Journal of Narrative and Life History, 1*, 41-68.

Riessman, C. K.（1993）. *Narrative analysis*. Newbury Park, CA：Sage Publications.

Riessman, C. K.（2008）. *Narrative methods for the human sciences*. Thousand Oaks, CA：Sage.

Sandelowski, M.（2000）. Whatever happened to qualitative description? *Research in Nursing & Health, 23*, 334-340.

Sandelowski, M.（2010）. What's in a name? Qualitative description revisited. *Research in Nursing & Health, 33*, 77-84.

Sandelowski, M.（2011）. "Casing" the research case study. *Research in Nursing & Health, 34*, 153-159.

Smith, D. E.（1999）. *Writing the social：Critique, theory, and investigation*. Toronto：University of Toronto Press.

Smith, J. A., Flowers, P., & Larkin, M.（2009）. *Interpretive phenomenological analysis：Theory, method and research*. Los Angeles：Sage Publications.

Smith, C. A., & Gallo, A.（2007）. Applications of performance ethnography in nursing. *Qualitative Health Research, 17*, 521-528.

Strauss, A., & Corbin, J.（1990）. *Basics of qualitative research：Grounded theory procedures and techniques*. Newbury Park, CA：Sage Publications.

Svensson, G., & Wåhlin, I.（2018）. Patient perceptions of specialised hospital-based palliative home care：A qualitative study using a phenomenographical approach. *International Journal of Palliative Nursing, 24*, 22-32.

Thorne, S.（2008）. *Interpretive description*. Walnut Creek, CA：Left Coast Press.

Thorne, S.（2013）. Interpretive description. In Beck, C. T.（Ed.）. *Routledge international handbook of qualitative nursing research*（pp. 295-306）. New York：Routledge.

Tobin, C., Murphy-Lawless, J., & Beck, C. T.（2014）. Childbirth in exile：Asylum seeking women's experience of childbirth in Ireland. *Midwifery, 30*, 831-838.

Uengwongsapat, C., Kantaruksa, K., Klunklin, A., & Sansiriphun, N.（2018）. Growing into teen fatherhood：A grounded theory study. *International Nursing Review, 65*, 244-253.

Van Manen, M.（1990）. *Researching lived experience*. New York：SUNY Press.

Van Manen, M.（1997）. From meaning to method. *Qualitative Health Research, 7*, 345-369.

Van Manen, M.（2014）. *Phenomenology of practice：Meaning-giving methods in phenomenological research and writing*. Walnut Creek, CA：Left Coast Press.

Van Manen, M.（2017）. Phenomenology in its original sense. *Qualitative Health Research, 27*, 810-825.

Wright, D., Pincombe, J., & McKellar, L.（2018）. Exploring routine hospital antenatal care consultations：An ethnographic study. *Women and Birth, 31*, e162-e169.

Yin, R.（2018）. *Case study research：Design and methods*（6th ed.）. Thousand Oaks, CA：Sage.

第23章 質的研究における標本抽出

　第13章では，量的研究における標本抽出に関する概念を示した。質的研究における標本抽出はこれとは全く異なる。質的研究では，ほとんどの場合，小規模で非無作為な標本が使用される。これは，質的研究者が標本の質に無頓着であるということではなく，むしろ知見を強化する参加者を選択する際に，異なる配慮をすることを意味している。実際，Patton（2015）が，広く読まれている質的研究に関する本の中で述べているように，「最終的に何が言えるかは，何を標本にしたかによる」（Patton, 2015, p. 244）のである。本章では，質的研究者が用いる標本抽出のアプローチについて説明する。

質的な標本抽出の論理

　量的研究者は，母集団における属性を測定し，関連を研究する。測定値が母集団を正確に反映し，一般化できる可能性を高めるために，量的研究では代表的な標本が望まれる。一方，ほとんどの質的研究のねらいは，**意味**を発見し，複数の現実を明らかにすることであり，母集団に一般化することではない。

　質的研究者は，まず次のような標本抽出の問いを念頭に置いている。私の研究にとって誰が情報に富んだデータの供給源となるのだろうか？ その現象を最大限に理解するためには，誰に話を聞き，誰を観察すればよいのか？ 質的標本抽出の重要な最初のステップは，情報の豊かさが期待できる環境を選ぶことである。研究が進むにつれて，以下のような新たな標本抽出の問いが浮かび上がってくる。私の理解を確かめてくれる人は誰か？ 私の理解に疑問を投げかけるか？ 私の理解を深めてくれるか？ このように，質的研究の全体的なデザインと同様に，標本抽出はしばしば創発的であり，初期の知見を活用してその後の方向性を導く。

ヒント

　質的研究において，個人が常に**分析の単位**になるわけではない。Glaser と Strauss（1967）は，時に「出来事 incidents」または経験が分析の基礎になることがあると指摘している。豊富な情報をもつ情報提供者は，何十もの出来事（例：ストレスの多いライフイベント）を提供することができるため，少数の情報提供者であっても，分析のための大きなデータを生成することができる。

　質的研究者は，結果を一般化するための母集団を明確にしないが，研究に参加する適格者の基準は設定している。主な基準は，その人が研究対象の現象，文化，プロセスを経験したことがあるかどうかである。また，コスト，アクセス，健康上の制約などの現実的な問題も，標本抽出に影響する。

👉 質的調査における適格基準の例

　Lamb ら（2019）は，解釈学的現象学の研究では，看護師にとっての良心の意味を，臨床実践における良心的兵役拒否の文脈で探索した。対象となる看護師は，英語を話すこと，オンタリオ州の医療環境で登録看護師として雇用されていること，そして臨床実践で良心的兵役拒否をしなくてはならなかったことが条件とされた。

質的標本抽出の種類

本節では，質的研究における標本抽出のいくつかの異なるアプローチについて検討する。違いはあるものの，質的な文献の分析から，ほとんどの標本抽出戦略を特徴付けるいくつかの重要な特性が明らかにされている(Curtis et al., 2000)。

- 参加者は無作為に選ばれたわけではない。無作為標本抽出は，良い情報提供者，つまり，知識が豊富で，表現力があり，内省的で，研究者とじっくりと話をすることをいとわない人々を選ぶための最適な方法とは考えられていない。
- 標本抽出は小規模で集中的に行われる傾向にあり，各参加者からは豊富なデータが提供される。一般的に，質的研究は50人未満(時には，はるかに少ない)の参加者で行われる。
- 標本のメンバーは事前に指定されず，その選定は進展に伴い行われる。
- 標本の選択は，代表的な標本を選ぶというよりも，概念的な要件に大きく左右される。

■ 便宜的標本抽出

質的研究者は，便宜的標本抽出 convenience sample から始めることが多く，それは**ボランティア標本**と呼ばれることもある。ボランティア標本は，研究者が参加者に名乗り出てもらい，身元を明らかにしてもらう必要がある場合に特に使用されやすい。例えば，悪夢を頻繁に見る人の経験を研究したい場合，掲示板やインターネットサイトに，悪夢を頻繁に見る人は連絡してくださいと掲示し，標本のメンバーを募集することがある。この場合は，悪夢を見る人の代表的な標本を得ることよりも，悪夢に関するさまざまな経験を代表する多様なグループを得ることに関心が向くだろう。

便宜的な標本抽出は簡単だが，質的研究であっても好ましい標本抽出ではない。質的研究の目標は，標本内の少数の事例から最大限の情報を引き出すことであるが，便宜的標本では最も情報豊富な事例を提供できないかもしれない。しかし，便宜的標本抽出は標本抽出を開始するには経済的な方法であり，後で他の方法に切り替えることもできる。

便宜的標本抽出は，特定の臨床環境や組織から参加者を募集する必要がある場合にも有効かもしれない。しかし，Thorne(2008)は，このような状況において，研究者は研究の文脈の特殊性について慎重に考え，理解する必要があると助言している。つまり，研究者は，参加者のナラティブが，研究対象である現象の経験よりも，医療環境や組織の経験をより多く反映しているかどうかを考慮する必要がある。

☞ **便宜的標本抽出の例**

> Durante ら(2019)は，心不全患者のセルフケア管理と維持に対する介護者の貢献について記述するために質的研究を行った。イタリアの3つの病院の心臓血管クリニック外来から40人の介護者の便宜的な標本を募集した。

■ 雪だるま式標本抽出

質的研究者は，量的研究者と同様に，初期の情報提供者に他の研究参加者を紹介してもらう雪だるま式(または連鎖式)標本抽出 snowball (chain) sampling を使用することがある。雪だるま式標本抽出には，広い母集団からの便宜的な標本抽出よりも利点がある。第一に，費用対効果が高いことである。例えば，研究者は，その人が適切な研究対象者かどうかを判断するためのスクリーニングに費やす時間を短縮することができる。さらに，紹介があれば研究者は新しい参加者と信頼関係を築きやすいかもしれない。最後に，研究者は，新しい参加者にもっていてほしい特性をより容易に指定することができる。例えば，悪夢を見る人の研究では，初期の参加者に，同じ問題を抱えていて言語表現が豊かな人を知っているかどうかを尋ねることができる。また，年齢，人種，社会経済的地位などが異なる人を紹介してもらうことで，標本に新たな側面を加えることも可能となる。

この方法の弱点は，最終的な標本がかなり小さな知人のネットワークに限定される場合があることである。さらに，紹介された標本が研究者を信

頼し，本当に協力したいと思っていたかどうか
で，紹介の質が左右される可能性もある。

ヒント

　研究者は，紹介された個人の権利を保護する
ことに細心の注意を払う必要がある。初期の情
報提供者には，まず紹介される可能性のある人
に参加する気があるかどうか確認した後にその
人の名前を研究者に知らせるよう，提案するの
が賢明である。これは，研究がデリケートな問
題(例：自殺未遂)に焦点を当てている場合に特
に当てはまる。

☞ 雪だるま式標本抽出の例

　Lauder ら(2018)は，早期発症の脊柱側弯症
の子どもを世話する母親の経験について質的記
述研究を実施した。雪だるま式標本抽出は，保
護者の募集に役立った。

■ 有意標本抽出

　質的標本抽出は，自発的な情報提供者から始ま
り，雪だるま式に新しい参加者を追加していくこ
ともあるが，多くの質的研究は，最終的には研究
に最も有益な特定の事例を選択する，有意(ある
いは合目的的な)標本抽出 purposive (purpose-
ful) sampling へと発展していく。

　十数種類の有意標本抽出方法が確認されている
(Patton, 2015)。質的研究者が概念的および実質
的なニーズを満たすために用いてきた多様なアプ
ローチを説明するために，いくつかの戦略につい
て簡潔に説明する。ただし，必ずしも，これらの
アプローチ名を研究者たちが標本抽出計画で用い
ているとは限らない。ここでは構造を整理するた
めに，Teddlie と Tashakkori(2009)が提案した
有意標本抽出の類型を用いた。

ヒント

　質的研究者の中には，対象となる現象を経験
した人を「意図的に purposely」抽出したとい
うだけで，それを有意標本と呼ぶ人もいるよう

である。しかし，現象を経験していることは適
格基準であり，対象となるグループは，その経
験をもつ人々から構成される。もし，研究者が
経験をもつ人を誰でもいいからと募集した場合，
その標本は便宜的標本であり有意標本ではない。
有意標本抽出は，研究者の現象の理解を最も深
めることができる**特定**の代表例や**タイプ**の人々
を選ぶという意図を含んでいる。

代表的な標本または比較価値のための標本抽出

　有意標本抽出の１つ目の広義のカテゴリーに
は，２つの一般的な目標がある。それらは，(1)
関心のある事象のある側面について，より広いグ
ループの代表例からなる標本を見つけるための抽
出，または(2)関心のある事象のある側面につい
て，異なる種類の事例間で比較することが可能に
なるような標本の抽出である。

　最大多様性標本抽出 maximum variation sam-
pling は，有意標本抽出の中で最も広く用いられ
ている方法である。これは，関心のある次元でば
らつきのある人(またはセッティング)を意図的に
選択するものである。多様な背景をもつ参加者を
選ぶことで，研究者は新たに浮かび上がる概念に
対する豊かな視点を得たり問題点に気づくことが
できる。最大多様性標本抽出には，多様な背景を
もつ人々が標本に代表されるようにすること(男
性と女性，貧困層と富裕層などが確実に含まれる
ようにすること)が必要かもしれない。また，研
究対象の現象について異なる視点をもつ人々を含
めるための意図的な試みがとられる場合もあるだ
ろう。例えば，研究者は雪だるま式に，初期の参
加者に異なる視点をもつ人々を紹介してくれるよ
う頼むかもしれない。最大多様性標本抽出の大き
な利点の１つは，標本の多様性にもかかわらず，
共通のパターンが現れた場合，それが中核となる
経験を捉えている可能性が高いということであ
る。

　最大多様性標本抽出は，多くの場合，創発的な
アプローチである。最初の参加者からの情報が，
その後の多様な参加者グループの選択を導くのに
役立つ。しかし，生産的であることが証明されそ
うなばらつきの側面について，前もって洞察を
もっておくことには有益かもしれない。調査対象

とする健康またはウェルネス体験に影響を与える因子は，しばしば事前に予測または特定することができる。その因子のリストを頭の中にもっておくことで，予測される複数の影響因子を備えた人を含んだ多様性の高い標本を確保するのに役立つ。

最大多様性標本抽出の例

Stormorken ら(2017)は，感染後疲労症候群患者の疾病の軌跡に影響を与える因子について検討した。ノルウェーのベルゲンで汚染された水道に起因する消化器感染症に罹患した患者から，標本として成人 26 人を抽出した。最大多様性標本抽出を用いて，研究者は年齢，性別，教育，所得，配偶者の有無，機能障害に関して多様な患者を選択した。

最大多様性標本抽出は，質的調査における標本抽出のアプローチとしては最も一般的だが，その他にも以下のような有意標本抽出がある。

- **均質標本抽出** homogeneous sampling は，意図的にばらつきを減らし，より焦点を絞った調査を可能にする。研究者は，特定の集団を特によく理解したい場合に，この方法を用いることができる。
- **典型例標本抽出** typical case sampling では，典型的，平均的，正常，あるいは代表的な事例を抽出する。典型的な事例を抽出することで，研究者は，通常の状況下で顕在化する現象の主要な側面を理解することができる。
- **層化有意標本抽出** stratified purposive sampling では，1 つの次元に沿って，参加者を異なるサブグループに分けて抽出する(例：痛みのレベルを平均以上，平均，平均以下に分類する)。このアプローチでは，各「層」はかなり均質な標本で構成されることになる。
- **極端例標本抽出** extreme (deviant) case sampling(**外れ値標本抽出**とも呼ばれる)は，少なくとも表面的には「ルールの例外」と思われるような，最も異常で極端な情報提供者から学ぶ機会を提供する(例：突出した成功例や顕著な

失敗例)。多くの場合，このアプローチは他の標本抽出戦略の補助的なものであり，研究対象の現象についてより豊かな，あるいはより微妙な理解を得るために極端な事例を探し出すものである。

- **強度標本抽出** intensity sampling は，極端例標本抽出と似ているが，極端さには重点を置かない。強度標本は，関心のある現象を強く示しながらも極端または歪んだ現れ方をしていない豊富な情報をもつ事例を抽出するものである。強度標本抽出の目標は，現象の**強力な**例を提供する豊かな事例を選択することである。
- **評判例標本抽出** reputational case sampling は，専門家や主要情報提供者の推薦に基づいて事例を抽出するものである。エスノグラフィーでよく用いられる手法で，研究者が標本抽出をどのように進めるのが最善かについての情報に乏しく，他者からの推薦に頼らざるを得ない場合に有効である。

これらの標本抽出戦略の多くは，研究者が研究の文脈について何らかの知識をもっていることを必要とする。例えば，極端な事例，典型的な事例，均質な事例を選ぶには，研究者は現象のバリエーションの範囲とその現れ方についての情報をもっていなければならない。初期の参加者は，これらの有意標本抽出を進めるうえで役に立つかもしれない。

特殊または独特な事例の標本抽出

有意標本抽出の広義のカテゴリーの 2 つ目は，特殊または独特な事例を抽出するものである。これらのアプローチでは，個々の事例または特定の事例グループが調査研究の焦点となる。これらのアプローチの中には，特に事例研究でよく使用されるものがある。

基準標本抽出 criterion sampling では，あらかじめ設定された重要性の基準に合致する事例を抽出する。例えば，看護ケアに対する患者の満足度を調査する場合，研究者は，退院時の質問に対する回答で看護ケアに対する不満を表明した患者のみから標本を抽出するかもしれない。基準標本抽出は，対象となる現象に関する経験的な情報を提供

できる事例を特定し，理解することを可能にする。

基準標本抽出の例

Hamilton ら（2018）は，アフリカ系アメリカ人家族の終末期と死別の経験を理解するためにスピリチュアリティの役割について探索した。基準標本抽出により，がんで家族を亡くした 19 人のアフリカ系アメリカ人を選んだ。

事例研究に関する著作が広く引用されている Yin（2014）は，啓示的事例標本抽出 revelatory case sampling について記述している。このアプローチでは，これまで研究による精査が不可能であった現象について，現象を代表する 1 つの事例を特定することで精査が可能になる。

啓示的事例標本抽出の例

Mamier と Winslow（2014）は，啓示的事例標本抽出を用いて，アルツハイマー病と診断された夫の施設入所の意思決定に関して，家族介護者（妻）と専門職との間の対照的な視点を描写した。

特殊事例標本抽出の 3 つ目のタイプは，政治的に重要な事例の標本抽出 sampling of politically important cases である。このアプローチは，政治的に慎重な対応が求められる事例（あるいは場）を分析対象として選択または探すために用いられる。政治的に重要な事例や場は，研究の認知度を高めたり，その研究が影響を与える可能性を高めたりすることがある。このアプローチは，不要な注目を集めることを避けるために，政治的にセンシティブな地域や個人を標本から除外するために使用されることもある。

連続した標本抽出

すでに説明した目的別抽出戦略の多くは，1 つの研究の中で組み合わせることができる。例えば，初めは最大多様性標本抽出のような戦略を取り，後に極端事例標本抽出を用いることができる。この第 3 の広義のカテゴリーに属する有意標本抽出では，抽出は段階的で，多くの場合は計画

的な順序で行う。このような戦略の 1 つである理論的標本抽出については，次節で別途説明する。

機会的標本抽出 opportunistic sampling（または緊急標本抽出）は，データ収集中の研究状況の変化に基づき，またはフィールドで展開される新しい手がかりや機会に応じて，標本に新しい事例を追加するものである。研究者がセッティングや現象に関する知識を深めるにつれて，その場で標本抽出を決定することで，展開する事象を利用することができる。このアプローチは，機会的標本抽出と呼ばれることはあまりないが，その柔軟性と創発的な性質から，質的研究において頻繁に使用されている。

確認事例と非確認事例の標本抽出 sampling confirming and disconfirming cases は，データ収集の終盤に使用される傾向がある。このアプローチでは，新しいデータを用いてアイデアを検証し，浮かび上がった知見や概念の有効性を評価する。確認事例 confirming case とは，研究者の概念に適合し，分析および結論の信用可能性，豊かさ，深さを増す追加の事例である。非確認事例 disconfirming cases（または否定的事例 negative cases）とは，研究者の解釈に適合せず疑問を投げかける事例である。これらの非確認事例は，単に「ルールを立証する例外」の場合もあるが，それまでの洞察を覆し，現象に関する対立する説明を示唆する例外である場合もある。これらの事例は，当初の概念化をどのように修正または拡大する必要があるかを明らかにすることができる。

否定的事例の標本抽出の例

Matthew-Maich ら（2013）は，産科医療の実践現場で看護師が母乳育児ガイドラインのベストプラクティスの導入を支援するために，現場のリーダーが用いるプロセスと戦略を探索した。彼らは，58 人の医療従事者と 54 人の顧客を標本抽出するために，複数のアプローチを用いた。彼らは，「データのコードやカテゴリーにギャップや矛盾が指摘されるたびに」（Matthew-Maich et al., 2013, p. 1761）否定的事例のインタビューを実施した，と述べている。

■ 理論的標本抽出

Patton(2015)は，理論的標本抽出を有意標本抽出の一種として分類しているが，グラウンデッド・セオリーにおける標本抽出戦略の重要性から，別項を割くことにした。Glaser(1978)は，理論的標本抽出を「理論を生成するためのデータ収集プロセスであり，分析者がデータを収集，コーディング，分析すると同時に，次にどのデータをどこで収集するかを決定することで，理論が出現するにつれて展開させることができる」(Glaser, 1978, p.36)と定義している。理論的標本抽出のプロセスは，展開中のグラウンデッド・セオリーによって導かれる。理論的標本抽出は，単一の一方向の道筋としては想定されていない。この複合的な標本抽出の手法では，研究者は理論が出現するにつれて，データとカテゴリーの間を行き来しながら，複数の線と方向に関与することが求められる。理論的標本抽出は，グラウンデッド・セオリー研究の主要な特徴である継続的比較をサポートする。

Glaser の見解では，理論的標本抽出は有意標本抽出とは異なるものである。理論的標本抽出の目的は，カテゴリーとその特性を発見し，(実質的な理論での)カテゴリー同士の関係性を提示することである。「理論的標本抽出における基本的な問いは，次のデータ収集でどのようなグループやサブグループを調べるかである」(Glaser, 1978, p.36)。これらのグループは，研究開始前に選ばれるのではなく，出現したカテゴリーを発展させるために理論的に必要とされたときにのみ選ばれる。

グラウンデッド・セオリー研究の報告の多くは，理論的標本抽出が用いられたと述べている。しかし，McCrae と Purssell(2016)が指摘するように，多くのグラウンデッド・セオリー研究は，理論的標本抽出の利用について論証していない。本書の著者の1人による次の例は，効果的な理論的標本抽出戦略についての洞察を提供する。

☞ 理論的標本抽出の例

Beck(2002)は，理論的標本抽出を用いて，生後1年の双子の母親を対象としたグラウンデッド・セオリー研究を行った。理論的標本抽出の具体例は，母親たちが「ぼんやり期 blur period」と呼ぶ双子の育児の最初の数か月間に関するものであった。Beck は当初，1歳前後の双子の母親にインタビューを行った。その理由は，これらの母親が双子の育児を始めた最初の1年間を振り返ることができると考えたからであった。この母親たちが「ぼんやり期」に言及したとき，Beck はこの時期をより詳細に説明するよう求めた。母親たちは，この時期について「あまりにもぼんやりしていた」ので，詳しく説明できないと答えた。そこで Beck は，生後3か月以下の双子の母親を対象にインタビューを行い，まだ「ぼんやり期」にある母親が，双子の育児の時期がどのようなものであったかを詳しく説明できるようにした。

ヒント

質的研究でどのような質的標本抽出方法を用いる場合であっても，日記やノートに標本抽出に関するアイデアや注意点を書き留めておくとよいだろう。自分自身へのメモは，標本に関する貴重なアイデアを思い出すのに役立つ。

質的研究におけるサンプルサイズ

質的研究において，サンプルサイズは，情報の必要性に基づいて決定されるべきである。よく使われる指針は，データの飽和 data saturation である。つまり，新しい情報が得られなくなり，データが冗長になる時点まで標本抽出を行うことである。目標は，研究対象となる現象のパターン，カテゴリー，および次元を明らかにするのに十分な詳細なデータを生成することである。冗長性，ひいてはサンプルサイズは，使用する標本抽出方法の種類によって影響を受ける。例えば，典型例標本抽出よりも最大多様性標本抽出のほうがより大きな標本が必要になる。

Morse（2000）は，飽和に達するために必要な参加者の数は複数の要因に依存すると述べている。1つの要因はリサーチクエスチョンの範囲に関連するもので，範囲が広ければ広いほど多くの参加者が必要になる可能性がある。範囲が広いと，現象を経験した人へのインタビューが増えるだけではなく，補足的なデータ源を探すことも必要となるかもしれない。

サンプルサイズには，データの質も影響する。参加者が自分の経験を振り返り，効果的にコミュニケーションをとることができる良い情報提供者であれば，比較的小さな標本で飽和を達成することができる。このため，便宜的標本抽出は，有意標本抽出や理論的標本抽出よりも飽和を達成するためにより多くの事例を必要とする場合がある。

ヒント

Malterud ら（2016）は，質的研究におけるサンプルサイズは，飽和よりも**情報提供力**によって導かれるべきであり，標本が保持する**情報**が多いほど，必要な参加者は少なくなると主張している。彼らの見解では，情報提供力は，研究のねらい，確立された理論の使用，データの質などの要因に依存する。

サンプルサイズに影響するもう1つの問題は，関心のある現象がデリケートかどうかである。テーマが個人的なものである場合，参加者は自分の考えを完全に共有することを躊躇するかもしれない。したがって，デリケートな，または議論を呼ぶような現象を深く理解するための十分なデータを得るためには，より多くの参加者が必要となる。

サンプルサイズを大きくすれば，より多くのデータを得ることができるが，より長く，より内容の濃いインタビュー（または参与観察）や，同じ参加者に何度も会うことによって，データの深さや豊かさが得られる場合もある。複数回のインタビューは，単により多くのデータを生み出すだけでなく，参加者が信頼を深めることで後のセッションでより積極的に発言するようになれば，より質の高いデータを得られるという利点もある。

Morse（2000）は，彼女が**シャドーデータ**と呼ぶデータの利用がサンプルサイズに影響を与える可能性があると述べている。これは，自分自身の経験だけでなく，他者の経験についても話し合うことができる参加者によるデータである。Morseは，シャドーデータは，研究者に「1人の参加者の個人的な経験を超えて，経験の範囲と現象の領域について，いくつかのアイデアを提供できる」（Morse, 2000, p. 4）と述べている。シャドーデータは，有意標本抽出や理論的標本抽出に関する判断に役立つ情報を提供できる。

研究者のスキルや経験もサンプルサイズに影響を与えることがある。インタビューや観察のスキルが高い研究者は，参加者を安心させ，率直さを促し，重要な発見を引き出すことに成功するため，より少ない参加者数で済むことが多い。したがって，質的研究を始めたばかりの学生は，経験豊富な指導者よりも，データの飽和を達成するためにより大きなサンプルサイズを必要とする。

最後に，初学者にとって特に重要な提案として，データの飽和が達成されたかどうかを「検証」することが挙げられる。これは，情報が冗長になった後に，1つか2つの事例を追加して，新しい情報が出てこないことを確認することである。

👉 データの飽和の例

Shamaskin-Garroway ら（2018）は，アメリカ人退役軍人女性の入院経験について研究した。データは退役軍人病院に入院したことのある女性 25 人から収集された。サンプルサイズは，「追加インタビューから新たな情報をもった概念が出現しなくなり飽和が達成されたと判断された時点で，確定した」（Shamaskin-Garroway et al., 2018, p. 602）。

ヒント

サンプルサイズの推定は，プロジェクトの承認や助成を求めている場合，現実的なジレンマを生じさせることがある。Patton（2015）は，研究計画書において，研究者は現象を理解するた

めに合理的に十分な**最小**のサンプルサイズを指定することを推奨している。その後，必要に応じて事例を追加することで飽和を達成することができる。

3つの主要な質的研究デザインにおける標本抽出

標本抽出に関しては，さまざまな質的研究において類似点がある。それらは，サンプル標本が小さいこと，無作為抽出を用いないこと，最終的な標本抽出方法の決定は通常はデータ収集中に行われることである。しかし，いくつかの相違点もある。

■ エスノグラフィーにおける標本抽出

エスノグラファーは，まず「大きな網 big net」のアプローチを採用する。つまり，研究対象の文化圏のできるだけ多くの人々と交流し会話をする。多くの人々と会話はするものの，少数の主要情報提供者に大きく依存することもよくある。**主要情報提供者** key informant（**文化的相談相手**）とは，その文化や組織について高度な知識をもち，研究者と継続的な関係を築いている人物のことである。この主要情報提供者は，研究者と「内側 inside」をつなぐ主要な存在であることが多い。

主要情報提供者は，エスノグラファーの判断に基づいて意図的に選ばれる。主要情報提供者となりうる要員の開拓は，関連性のある枠組みを構築するためのエスノグラファーの事前の知識に左右されることが多い。例えば，エスノグラファーは，役割（例：医師，ナースプラクティショナー）や他の実質的に意味のある区別に基づいて，必要とする主要情報提供者の種類を決定する。主要情報提供者候補のプールを作成した後，最終的に選定する際に考慮すべき点は，情報提供者の文化に関する知識のレベルと，その文化を明らかにし解釈する際にエスノグラファーと協力する意欲がどれくらいあるかということである。

ヒント

主要情報提供者は，あまり急いで選ばないほうがよいだろう。主要情報提供者に志願した最初の参加者が，研究対象の文化の典型的なメンバーではないかもしれない。エスノグラファーがその文化の非典型的なメンバーと同調すると，他の貴重な情報提供者にアクセスすることを妨げてしまう可能性がある（Bernard, 2018）。

エスノグラフィーにおける標本抽出は，情報提供者の選択にとどまらない。なぜなら，研究者が文化を理解するうえで，観察やその他のデータ収集の手段が重要な役割を果たすからである。エスノグラファーは，**誰を**標本にするかだけでなく，**何を**標本にするかも決めなければならない。例えば，**行事**や**活動**の観察，**記録**や文化**遺物**の調査，文化に関する手がかりとなる**場所**の探索などを決定する必要がある。主要情報提供者は，エスノグラファーが何を標本とするのかを決めるのを助ける重要な役割を果たすことができる。

■ 現象学的研究における標本抽出

現象学者は，非常に小規模な標本（通常10～15人）に頼る傾向がある。現象学の標本抽出は，参加者全員が現象を経験し，その生きられた経験がどのようなものかを明確に説明できなければならない，という重要な原則がある。現象学の研究者は，対象となる経験をした参加者を探すと同時に，個人の経験の多様性を探索しようともする。そのため，共通の経験をもちつつも，人口統計学的に違いがあったり他の側面に違いがある人を探すこともある。

👉 現象学的研究における標本抽出の例

Ramsayer ら（2019）は，解釈学的アプローチを用いて，産後3か月の母親の感情を研究した。研究者は，「幅広い参加者から個人の複数の視点を探索するために，有意標本抽出を用いた」（Ramsayer et al., 2019, p. 3）と述べている。例えば，15人からなる標本には，初めて出産した母親と以前に出産経験のある母親が含まれていた。

グラウンデッド・セオリー研究における標本抽出

グラウンデッド・セオリー研究は，通常，理論的標本抽出を用いて，20〜30人程度の標本で行われる。グラウンデッド・セオリー研究の目標は，進展する理論に最も貢献できる情報提供者を選択することである。標本抽出，データ収集，データ分析，理論構築は同時進行で行われる。研究参加者は，連続的かつ偶発的に(すなわち，新たに出現した概念に応じて)選択される。標本抽出は以下のように展開される。

1. 研究者は，どこから，誰と始めるかについての一般的な理解から始める。最初の数件は，便宜的あるいは雪だるま式抽出法で意図的に募集することがある。
2. 研究の初期には，研究対象とする現象の範囲と複雑さについての洞察を得るために，最大多様性標本抽出のような戦略を使うかもしれない。
3. 標本は継続的に調整される。新たに出現した概念は，理論的な標本抽出プロセスに情報を提供するのに役立つ。
4. 標本抽出は飽和が達成されるまで続けられる。
5. 最終的な標本抽出では，理論を検証，精錬，強化するために，確認事例と非確認事例を探すことがある。

Draucker ら(2007)は，性暴力への反応性に関する研究で用いられた戦略に基づいて，標本抽出の実際の実施に関して特に有用なガイダンスを提供している。彼らの論文には，「理論的標本抽出ガイド theoretical sampling guide」のモデルが含まれている。

☞ グラウンデッド・セオリー研究における標本抽出の例

Akbar ら(2017)は，グラウンデッド・セオリー・アプローチを用いて，職務ストレスに対処するイランの看護師の対処プロセスについて研究した。研究参加者は，大学病院の看護師15人，看護師長3人，看護スーパーバイザー1人であった。研究者は，まず有意標本抽出を行い，性別やシフトの面で多様なグループを選ぶように努めた。最後の12人は理論的条件に基づいて選ばれ，標本抽出はすべてのカテゴリーと概念が飽和するまで続けられた。

転用可能性

質的研究者は，一般化可能性について明確な心配をすることはあまりない。ほとんどの質的研究の目標は，少数の事例を集中的に研究することで，人間の経験について文脈に沿った理解を得ることである。標本の抽出は，標的(目標)母集団に一般化したいという願望によって導かれるものではない。

しかし，エビデンスに基づく実践を行う私たちの状況では，研究に参加した特定の人々を超えて研究知見を適用することが重要な課題となっている。実際，Groleau ら(2009)は，一般化可能性について議論する中で，質的研究の重要な目標は，人々の健康や well-being に影響を与える意思決定者の意見を形成することであると主張している。彼らは，「意思決定者に直接的な影響を与えるべきは質的データそのものではなく，研究中の問題に関連してもたらされる洞察である」(Groleau et al., 2009, p. 418)と指摘している。質的研究の一般化について書かれた多くの研究者は，**合理的な外挿**を通して一般化できるものと特殊なものの間のバランスを見出そうとしている。

Firestone(1993)は，一般化可能性の3つのモデルを示す有用な類型を開発した。最初のモデルは，標本から母集団への外挿であり，これは第13章で述べたように量的研究における標本抽出の基礎となるモデルである。2つ目は分析的一般化または概念的一般化であり，3つ目は事例対事例変換で，これは転用可能性 transferability と呼ばれることが多いが，いずれも質的研究に関連するものである。分析的一般化 analytic generalization では，目標は，特定の事例からより広い理論へと一般化することである。事例対事例変換(転

用可能性）は，調査から得られた知見を異なる
セッティングやグループに外挿できるかどうかを
判断する。質的研究のレポートでは，転用可能性
を支えるために，研究環境や研究参加者（または
事象）についての詳細な描写である分厚い記述
thick description が必要とされる。

質的な標本抽出計画の批判的評価

　質的研究者は，参加者を特定し，募集し，選定
する方法について，必ずしも十分に記述していな
い。しかし，読者は研究者の標本抽出戦略を理解
することなく，研究結果について結論を出すこと
は困難だろう。実際，質的研究における標本抽出
の決定やプロセスをより「公け」にすることが求
められるようになってきた（Onwuegbuzie &
Leech, 2007）。転用可能性を促進するために，質
的研究報告は理想的には以下のことを記述する必
要がある。

- 使用した標本抽出方法の種類（雪だるま式標本
  抽出，有意標本抽出，理論的標本抽出），およ
  び多様性をどのように扱ったかの表示（例えば，
  最大多様性標本抽出では，多様化のために選択
  した次元など）
- 研究参加者の適格基準
- セッティングやコミュニティの性質
- データが収集された期間
- 参加者数，およびデータの飽和が達成されたと
  いう明確な記述などのサンプルサイズの根拠
- 参加者の主な特性（例：年齢，性別，罹病期間
  など）

　標本抽出戦略の記述が不十分だと，その戦略が
成功したと評価することが困難になる。さらに，
記述が曖昧だと，読者がそのエビデンスを臨床に
応用できるかどうかの結論を出すことが難しくな
る。報告書を評価する際には，知見の転用可能性
を検討する人が十分な情報を得たうえで判断でき
るように，研究者が標本や研究実施状況について
十分に記述しているかどうかを検討する必要があ
る。
　質的研究における標本抽出の評価基準は，さま

ざまな著者によって提案されている。例えば，
Morse（1991）は，十分性と適切性という 2 つの基
準を提唱した。**十分性** adequacy とは，標本から
得られたデータが十分で質が高いことを指す。十
分な標本は，「薄い thin」部分のないデータを提
供する。研究者が本当にデータの飽和に達したと
き，結果として得られる記述や理論は高い完成度
をもつものとなる。
　適切性 appropriateness は，標本抽出に使用さ
れる方法に関係する。適切な標本は，研究の概念
的要件に最も適した情報を，最もよく提供できる
参加者を特定し使用した結果として得られる。研
究者は，関心のある現象を可能な限り完全に理解
できるような戦略を用いるべきである。否定的な
事例を除外したり，特異な経験をもつ参加者を含
めない標本抽出方法は，研究における情報のニー
ズを満たさないかもしれない。
　Curtis ら（2000）は，質的標本抽出戦略を評価
するための 6 つの基準を提案している。これらの
基準は，読者による評価と同様に，質的研究者に
よる自己評価にも関連している。第 1 に，標本抽
出は，研究の伝統，概念枠組み，リサーチクエス
チョンに関連したものでなければならない。第 2
に，標本は，対象とする現象に関する豊富な情報
を提供するべきである。第 3 に，標本は知見の分
析的一般化可能性を高めるものでなければならな
い。第 4 に，標本は，現実に忠実であるという意
味で，信憑性のある記述を生成するものでなけれ
ばならない。第 5 に，その戦略は倫理的であるべ
きである。最後に，標本抽出計画は，資源，時
間，研究者のスキル，および研究者や参加者が
データ収集プロセスに対処する能力の観点から実
行可能でなければならない。
　質的研究での標本抽出を批判的に評価するため
に使用できるいくつかの具体的問いを **Box 23-1**
に提示する。

研究例

　本章では，質的研究における標本抽出のさまざ
まなアプローチの例を紹介してきた。本節では，
エスノグラフィー研究で使用される標本抽出計画
についてより詳細に説明する。

494　第Ⅳ部　看護におけるエビデンス生成のための質的研究の設計と実施

Box 23-1　質的標本抽出デザインを批判的に評価するためのガイドライン

1. 研究の環境や文脈は適切に記述されているか？　研究の環境はリサーチクエスチョンに適切か？　その環境が選ばれた理由が説明されているか？

2. 標本抽出の手法は明確に定義されているか？　どのような標本抽出方法が用いられたか？

3. 研究参加者の適格基準は明記されていたか？　参加者はどのように募集されたか？　募集戦略によって豊かな情報をもつ参加者が得られたか？

4. 研究の情報ニーズに照らして，また適用可能な場合にはその質的研究の伝統も考慮して，標本抽出のアプローチは適切だったか？　研究対象の現象の側面は適切に表現されているか？

5. サンプルサイズは，研究デザインに照らして十分で適切か？　研究者は飽和に達したことを示したか？

6. 知見は，明らかな「穴」や薄い部分のない，豊かで包括的なデータを示しているか？　標本は分析的一般化に十分な貢献をしたか？

7. 標本の主要な特徴(例：年齢，性別)を記述しているか？　知見の転用可能性を評価するために，参加者とその背景について詳しく説明しているか？

研究タイトル：「食事の現実」—病院における食事環境と実践のエスノグラフィーによる探究(Ottrey et al., 2018)

目的：研究者は，病院スタッフ，ボランティア，訪問者の視点から，病棟における食事時間の文化，環境，社会的慣習のパターンを理解することを目指した。

方法：研究者は，食事時間の環境と実践を包括的に理解するために，エスノグラフィック・アプローチを使用した。主な目標は，スタッフ，ボランティア，訪問者が食事の時間に経験する課題を明らかにすることであった。データは，食事時の観察と，音声録音された詳細な個人面談によって収集された。

標本抽出の方法：オーストラリアのメルボルンにある公的医療機関の2つの病棟を研究の場とした。2つの類似した病棟を意図的に選択した。どちらも亜急性期を中心とした病棟で，規模，スタッフの配置，組織構造，給食供給システムも類似していた。研究参加者は，食事時に病棟にいたスタッフ，ボランティア，訪問者であり，これらの条件を満たす全員が観察およびインタビューの対象となった。また，栄養ケアに関わる主要な職種の指導者からも合目的的な標本を募り，インタビューを行ったが，本研究では主要情報提供者は1人もいなかった。研究責任者は67時間のフィールドワークを実施した。観察は，1週間のうち7日間の朝食，昼食，夕

食時に実施された。観察は，食事提供の約40分前に開始し，食事トレイが回収されるまで行われた。35回の観察期間中に150人以上のスタッフ，ボランティア，訪問者が観察された。インタビューは，観察により特定された参加者や，他の参加者から推薦された者に対して実施された。インタビューは平均して約45分であった。合計で61人の参加者にインタビューを行った。

主な知見：病棟での食事の時間について，分厚い記述がなされた。スタッフやボランティアおよび訪問者が，患者の価値観やニーズを尊重した食事時間になるように考えようとしていることと，食事とケアのシステムのルーティン化と構造化が患者に必要なケアを提供しようとする努力は常に対立関係にあることを研究者は知った。

✎ 要点

- 質的研究者は，研究の概念な要件に基づき，特定の経験をもち，それを明確に表現できる思慮深い情報提供者を柔軟に選ぶ。通常，初期の学びを活かして，その後の標本抽出を決定する。質的な標本は，小規模で非無作為的，かつ徹底的に研究される傾向がある。

- 質的調査における標本抽出は，便宜的(または**ボランティア**)標本から始まることがある。雪

だるま式（**連鎖式**）標本抽出も使われることがある。

- 質的研究者はしばしば，情報の豊かさを高めるデータ源を選択するために，**有意標本抽出** purposive sampling を使用する。質的研究者によってさまざまな有意標本抽出が用いられており，おおまかに分類すると，(1)代表性または比較価値を求めるための抽出，(2)特殊または独特な事例の抽出，(3)連続的な抽出，になる。

- 最初の分類に属する重要な有意標本抽出手法は，**最大多様性標本抽出** maximum variation sampling で，これは意図的に多様性のある事例を選択するものである。この他，比較のために用いられる戦略として，**均質標本抽出** homogeneous sampling（意図的にばらつきを少なくする），**典型例標本抽出** typical case sampling（典型的な事例を抽出する），**極端例標本抽出** extreme case sampling（最も珍しい，あるいは極端な事例を抽出する），**強度標本抽出** intensity sampling（強烈だが極端ではない事例を抽出する），**層化有意標本抽出** stratified purposeful sampling（定義した層から事例を抽出する），**評判例標本抽出** reputational case sampling（専門家や主要情報提供者の推薦に基づいて選定する）などが挙げられる。

- 「特殊事例」分類における有意標本抽出には，**基準標本抽出** criterion sampling（事前に設定した重要性の基準に合致する事例を研究する），**啓示的事例標本抽出** revelatory case sampling（以前は研究対象となりえなかった現象を表す事例を特定し，精査する），**政治的に重要な事例の標本抽出** sampling of politically important cases（政治的にセンシティブな事例または場を探し出し，選択または除外する）などが含まれる。

- 質的標本抽出の多くはフィールドで展開されるが，「連続的」分類における有意標本抽出には，**理論的標本抽出** theoretical sampling（重要な構成概念への貢献度に基づく事例を選択する）と**機会的標本抽出** opportunistic sampling（研究状況の変化やフィールドで得られる新しい手がかりに対応する新しい事例を追加する）があり，

熟考による創発的な取り組みと言える。もう 1 つの重要な連続的戦略は，**確認事例と非確認事例の標本抽出** sampling confirming and disconfirming cases であり，研究者の概念化を豊かにする事例と疑問を呈する事例を選択することである。

- サンプルサイズの指針となる原則は，**データの飽和** data saturation（新しい情報が得られず，冗長性が達成される時点まで標本を抽出すること）である。サンプルサイズに影響を与える因子には，データの質，研究者のスキルや経験，問題の範囲やデリケートさが含まれる。

- エスノグラフィーは，標本に**誰を**抽出するかだけでなく，**何を**抽出するか（例：活動，イベント，文書，文化遺物）など，多くの決定を行う。文化のガイドや通訳となる**主要情報提供者** key informants がしばしば標本抽出の判断を助ける。

- 現象学者は通常，研究対象の経験を生きてきたという基準を満たした少人数の標本（15 人以下）を対象に研究を行う。

- グラウンデッド・セオリー研究者は通常，**理論的標本抽出**を使用し，標本抽出の決定は，理論の進展によって継続的に導かれる。グラウンデッド・セオリー研究では，20〜30 人程度の抽出が一般的である。

- 質的研究に関連した一般化可能性のモデルは 2 つある。**分析的一般化** analytic generalization では，研究者は特殊な事例からより広範な概念や理論へと一般化しようと努める。**転用可能性** transferability は，調査から得られた知見を異なる環境に外挿できるかどうかを判断する。質的研究の報告において，転用可能性をサポートするには，研究セッティングや参加者の詳細が描写された**分厚い記述** thick description が必要である。

文献

Akbar, R., Elahi, N., Mohammadi, E., & Khoshknab, F. (2017). How do the nurses cope with job stress? A study with grounded theory approach. *Journal of Caring Sciences, 6*, 199–211.

Beck, C. T. (2002). Releasing the pause button: Mothering twins during the first year of life. *Qualitative Health Research, 12*, 593–608.

Bernard, H. R. (2018). *Research methods in anthropology:*

Qualitative and quantitative approaches（6th ed.）. Lanham, MD：AltaMira Press.

Curtis, S., Gesler, W., Smith, G., & Washburn, S.（2000）. Approaches to sampling and case selection in qualitative research：Examples in the geography of health. *Social Science & Medicine, 50*, 1001-1014.

Draucker, C., Martsoff, D., Ross, R., & Rusk, T.（2007）. Theoretical sampling and category development in grounded theory. *Qualitative Health Research, 17*, 1137-1148.

Durante, A., Paturzo, M., Mottola, A., Alvaro, R., Dickson, V., & Vellone, E.（2019）. Caregiver contribution to self-care in patients with heart failure：A qualitative descriptive study. *Journal of Cardiovascular Nursing, 34*, E28-E35.

Firestone, W. A.（1993）. Alternative arguments for generalizing from data as applied to qualitative research. *Educational Researcher, 22*, 16-23.

Glaser, B.（1978）. *Theoretical sensitivity*. Mill Valley, CA：The Sociology Press.

Glaser, B. G., & Strauss, A.（1967）. *The discovery of grounded theory：Strategies for qualitative research*. New York：Aldine de Gruyter.

Groleau, D., Zelkowitz, P., & Cabral, I.（2009）. Enhancing generalizability：Moving from an intimate to a political voice. *Qualitative Health Research, 19*, 416-426.

Hamilton, J., Best, N., Wells, J., & Worthy, V.（2018）. Making sense of loss through spirituality：Perspectives of African American family members who have experienced the death of a close family member to cancer. *Palliative & Supportive Care, 16*, 662-668.

Lamb, C., Evans, M., Babenko-Mould, Y., Wong, C., & Kirkwood, K.（2019）. Nurses' use of conscientious objection and the implications for conscience. *Journal of Advanced Nursing, 75*, 594-602.

Lauder, B., Sinclair, P., & Maguire, J.（2018）. Mothers' experience of caring for a child with early onset scoliosis：A qualitative descriptive study. *Journal of Clinical Nursing, 27*, e1549-e1560.

Malterud, K., Siersma, V., & Guassora, A.（2016）. Sample size in qualitative interview studies：Guided by information power. *Qualitative Health Research, 26*, 1753-1760.

Mamier, I., & Winslow, B.（2014）. Divergent views of placement decision-making：A qualitative case study. *Issues in Mental Health Nursing, 35*, 13-20.

Matthew-Maich, N., Ploeg, J., Jack, S., & Dobbins, M.（2013）. Leading on the frontlines with passion and persistence：A necessary condition for breastfeeding best practice guideline uptake. *Journal of Clinical Nursing, 22*, 1759-1770.

McCrae, N., & Purssell, E.（2016）. Is it really theoretical? A review of sampling in grounded theory studies in nursing journals. *Journal of Advanced Nursing, 72*, 2284-2293.

Morse, J. M.（1991）. Strategies for sampling. In Morse, J. M.（Ed.）, *Qualitative nursing research：A contemporary dialogue*. Newbury Park, CA：Sage.

Morse, J. M.（2000）. Determining sample size. *Qualitative Health Research, 10*, 3-5.

Onwuegbuzie, A., & Leech, N.（2007）. Sampling designs in qualitative research：Making the sampling process more public. *The Qualitative Report, 12*, 238-254.

Ottrey, E., Porter, J., Huggins, C., & Palermo, C.（2018）. "Meal realities"—An ethnographic exploration of hospital mealtime environment and practice. *Journal of Advanced Nursing, 74*, 603-613.

Patton, M. Q.（2015）. *Qualitative research and evaluation methods*（4th ed.）. Thousand Oaks, CA：Sage.

Ramsayer, B., Fleming, V., Robb, Y., Deery, R., & Cattell, T.（2019）. Maternal emotions during the first three postnatal months：Gaining an hermeneutic understanding. *Women and Birth*. doi：10.1016/j.wombi.2018.11.002.

Shamaskin-Garroway, A., Knobf, M., Adams, L., & Haskell, S.（2018）. "I think it's pretty much the same, as it should be"：Perspectives of inpatient care among women veterans. *Qualitative Health Research, 28*, 600-609.

Stormorken, E., Jason, L., & Kirkevold, M.（2017）. Factors impacting the illness trajectory of post-infectious fatigue syndrome：A qualitative study of adults' experiences. *BMC Public Health, 17*, 952.

Teddlie, C., & Tashkkori, A.（2009）. *Foundations of mixed methods research*. Thousand Oaks, CA：Sage Publications.

Thorne, S.（2008）. *Interpretive description*. Walnut Creek, CA：Left Coast Press.

Yin, R.（2014）. *Case study research：Design and methods*（5th ed.）. Thousand Oaks, CA：Sage.

第24章 質的研究におけるデータ収集

本章では，質的研究で用いられるデータ収集手法について，自己報告と観察に焦点を当てながら概観する。

質的研究のデータ収集の問題点

質的研究では，データ収集は量的研究よりも流動的で，どのような情報を収集するかは，フィールドワークをしながら決めていく。例えば，研究者がデータを収集し分析する過程で，新たな質問の方向性を追求することが有益であることに気づくかもしれない。しかし，質的研究者はこの柔軟性を生かしつつも，データ収集に関して事前にいくつかの決定を下し，フィールドで起こりうる問題に備えておく必要がある。

■ 質的研究のためのデータの種類

質的研究者は通常，最も可能性の高いデータソースを把握したうえで研究を開始するが，データ収集が進むにつれて明らかになる他のデータソースを排除することはしない。質的なデータを収集する主な方法は，研究参加者へのインタビューである。また，観察も多くの質的研究で用いられる。生理学的データは，参加者の特徴を記述したり，研究参加者の適格条件を確認したりする目的以外では，構成主義的な研究[訳注1]ではほとんど収集されない。

表24-1は，3つの主要な質的研究デザインにおいて，研究者が使用するデータの種類と，各データ収集プロセスの側面を比較したものである。エスノグラファーは通常，観察とインタビューを主な方法として，さまざまなデータを収集する。また，エスノグラファーは，文書，文化遺物，写真など，研究対象の文化の産物を検討する。現象学者やグラウンデッド・セオリーの研究者は，主に詳細なインタビューに頼っているが，観察や文書もグラウンデッド・セオリー研究において重要な役割を果たすことがある。

■ 質的研究のフィールドでの課題

質的データの収集は，いくつかの重要な問題を生じさせることがよくあり，特に，エスノグラフィーにおいては懸念が多い。エスノグラファーは，フィールドに入るアクセス許可の取得，インタビューやデータ記録のためのスペースやプライバシーについての交渉，適切な役割（その文化の活動にどの程度参加するか）の決定，そしてフィールドから早々に撤退してしまうことに対処する必要がある。また，エスノグラファーはカルチャーショックに対処できる能力が必要であり，不確実性や曖昧さに対する高い耐性が求められる。その他のフィールドにおける問題は，ほとんどの質的研究にも当てはまる。

信頼を得る

質的研究者は，参加者と強い信頼関係を築き，それを維持し，**共感的中立**を達成するよう努力しなければならない。これは微妙なバランスを必要とするかもしれない。研究者は，研究対象者「のようになる」ように努力すると同時に，一定の距離を保たなければならないのである。研究参加者「のようになること」は，研究者が調査対象者の服装のスタイルや話し方，習慣などについて敏感であるべきということを意味する。エスノグラフィー研究において重要なことは，論争の的となっている問題で一方の側に立たないこと，そし

訳注1：現象は客観的に存在するのではなく，人々においてつくられるという考えに立ち行われる研究。ここでは質的研究を指す。

表 24-1　3 つの主要な質的研究デザインにおけるデータ収集の比較

項目	エスノグラフィー	現象学	グラウンデッド・セオリー
データの種類	主に観察とインタビュー，文化遺物，文書，写真，家系図，地図，社会的ネットワークの図	主に詳細なインタビュー，時に日記，その他の文書資料	主に個人インタビュー，場合によってはグループインタビュー，観察，参加者の日誌，資料
データ収集の単位	文化システム	個人	個人
データ収集ポイント	主に縦断型	主に横断型	横断型あるいは縦断型
データ収集に要する時間	一般的に長い，何か月または何年も	一般的に中程度	一般的に中程度
データの記録	フィールドノート，ログ，インタビューノート/記録	インタビューノート/記録	インタビューノート/記録，メモ書き，観察ノート
顕著なフィールドでの問題	フィールドに入る許可の獲得，反応性，役割の決定，参加方法の学習，率直な意見の促しやインタビュー展開の最適化，客観性の喪失，早まった撤退，リフレクシヴィティ	自分の意見の括弧入れ，信頼関係の構築，率直な意見の促し，次の質問を準備しながら聞く，話題から「逸らない on track」，感情のコントロール	信頼関係の構築，率直な意見の促し，次の質問を準備しながら聞く，話題から「逸らない」，感情のコントロール

て文化の特定のサブグループ，特にその文化のリーダーや著名なメンバーと強く結びついているように見せないことである。研究者が権力者に近いと思われると，大きな集団からの信頼を得られないことが多いからである。

データ収集の質を高めるための準備

　質的研究において，特に研究対象の現象が病気体験やその他のストレスフルなライフイベント（例：DV）である場合，データ収集はとても疲れる体験となることがある。Petty（2017）は，質的研究における「感情労働 emotion work」について書いており，困難な経験を探索する際の質的研究者の感情的反応に言及している。質の高い質的データを収集するには，高い集中力とエネルギーが必要である。このプロセスは，感情的な負担となりうるため，研究者はそのための準備が必要である。Petty はこれを「感情的知性 emotional intelligence」を育むことと呼んでいる。その対処法として，ストレスを最小限に抑えられるペースでデータを収集すること（例：1 日 1 回のインタビュー）や，インタビューの合間に感情を解放する活動（例：運動）を行うことなどが挙げられる。また，苦痛を感じることがあれば，共同研究者，同僚，アドバイザーとデブリーフィングを行うことも有効である。

参加者との感情的な関わり

　質的研究者は，参加者と感情的になりすぎないように注意する必要がある。この落とし穴は，「現地人化 going native」と呼ばれている。参加者に近付きすぎると，研究者は，有意義で信頼性のあるデータを収集する能力を損なったり，参加者の苦しみに圧倒されてしまったりと，いくつかのリスクに直面する。もちろん，支援的に人々の懸念に耳を傾けることは重要だが，参加者の問題を解決しようとしたり，個人的な問題を共有したりすることは，通常，望ましくない。参加者が助けを必要としている場合は，直接助けるのではなく，どこで助けを得られるかについて助言するほうがよいだろう。

リフレクシヴィティ

　第 8 章で述べたように，質的データ収集において，リフレクシヴィティは重要な概念である。リフレクシヴィティとは，研究者が自分自身を収集しているデータの一部であると認識することである。研究者は，自分自身が研究の中でどのような役割を果たしているかを意識し，自分の経験が得られたデータにどのような影響を与えるかを振り返る必要がある。McNair ら（2008）は，綿密なインタビューのスキルを高めるために，リフレクシヴィティをどのように利用できるかを論じている。

👉 リフレクシヴィティの例

Nilson(2017)は，非先住民の白人研究者である彼女が，オーストラリアの先住民コミュニティの日常生活に完全に身を置くために経験した「内省的成長 reflective development」の個人的な旅に焦点を当てた思慮深い論文を書いた。彼女はリフレクシヴィティを用いて，自分の判断や先入観を検討し文脈化することにより，異なる視点や代替的な見方に対するオープンネスが促進された。

■ 質的なデータの記録と保存

質的研究者は，収集するデータの種類を考えることに加えて，データの記録と保存方法についても計画する必要がある。インタビューデータが参加者の実際の言葉どおりの回答であることを保証するために，質的研究のインタビューは，インタビュアーのメモに頼るのではなく，録音され，その後，文字に書き起こされる必要がある。メモは不完全になりがちで，インタビュアーの個人的な見解や記憶の欠落の影響を受ける可能性がある。さらに，メモを取ることは，真剣に耳を傾け，すでに語られたことに基づいて質問の流れを指示することが主な仕事であるインタビュアーの注意をそらす可能性がある。

ヒント

従来のオーディオレコーダーに加え，フィールドでの録音を容易にする新しい技術が登場している。例えば，文字起こし機能を備えたデジタルボイスレコーダーは音声データを録音し，USB インターフェースを用いてパソコンに転送することができる。また，デジタルボイスレコーダーに音声認識ソフトが付属しているものもある。最近では，ボールペンにコンピュータとデジタルオーディオレコーダーを内蔵し，最大 200 時間分の音声を録音できる**スマートペン**が開発されている。**デジタルペーパー**と一緒に使用すると，スマートペンは書かれたものをコンピュータにアップロードするために記録し，音声録音された資料と同期させることができる。

インタビュー収録の際に陥りやすいのが，周囲に気を取られることである。中断が発生しない静かな場所が理想的だが，いつもそうとは限らない。本書の第 2 著者(Beck)は，多くの困難なインタビューを実施してきた。例えば，3 人の子どもをもつ母親に，自宅で産後うつ病の経験についてインタビューしたことがある。インタビューは幼児の通常の昼寝の時間に予定されていたが，Beck が到着したとき，幼児たちはすでに昼寝を終えていた。幼児たちを退屈させないためにテレビをつけていたが，幼児たちはずっとオーディオレコーダーで遊ぼうとしていた。生後 6 週間の赤ちゃんは機嫌が悪く，インタビュー中ほとんど泣いていた。録音された音声はバックグラウンドノイズのため，正確な文字起こしが困難であった。

ヒント

研究者の中には，スマートフォンを使ってインタビューを録音する人もいるが，その場合，インタビューのセキュリティを確保するために特別な注意が必要である。インタビューデータを暗号化することができる特別なスマートフォンアプリがある。特別な暗号化を行わない場合，インタビューデータはできるだけ早くスマートフォンから安全なデバイスに転送し，スマートフォンから削除すべきである。

観察を行う場合，ビデオ録画が可能でない限り，詳細な観察記録を残す必要がある。観察記録は，通常は観察後すぐにコンピュータファイルに保存される必要がある。どのような方法で観察を行うにせよ，研究者はデータを記録するために必要な機器や備品をもってフィールドに入り，機器が正常に機能していることを確認しなければならない。

グラウンデッド・セオリー(およびその他の)研究者は，分析に関する研究者の考え(例：いくつかのカテゴリーがどのように相互に関連しているか)を文書化した分析メモ analytic memos を書く。これらのメモの長さは，一文から数ページまでさまざまである。Charmaz(2014)は，グラウンデッド・セオリー研究におけるノートとメモの作成に関するガイダンスを提供している。

アシスタントを使ってインタビューを行う場合，質的研究者は適切なスタッフを雇用し，豊かで生き生きとした描写を引き出すためのトレーニングを行う必要がある。質的研究のインタビューアーは聞き上手でなくてはならない。次に何がくるかを予測しようとするのではなく，発言されていることをすべて聞き取る必要がある。優れたデータ収集者は高い自己認識をもち，参加者に注意を払わなければならない（例：非言語的な行動に注意を払う）。質的研究のデータ収集者は，経験や感情を安全に共有できる雰囲気をつくり出す能力が求められる。参加者に対する敬意と真の思いやりが重要である。

ヒント

　質的研究では，研究者１人が単独でデータを収集することがある。このような場合，自己訓練と自己準備が重要である。研究者チームが共同で質的研究を行う場合，フィールドワークに関するチームの問題やグループの意思決定に注意を払う必要がある（Hall et al., 2005）。

質的自己報告法

　非構造化または緩やかに構造化された自己報告法は，質的な分析のためのナラティブデータを提供する。ほとんどの質的な自己報告データは，自記式質問紙ではなく，インタビューによって収集される。

■ 質的な自己報告の種類

　研究者は質的な自己報告データを収集する際に，さまざまなアプローチを用いている。ここでは，その主な方法を説明する。

非構造化インタビュー

　収集すべき情報の内容や流れについて先入観をもたない研究者は，完全な非構造化インタビュー unstructured interviews を行うことがある。非構造化インタビューは会話形式であり，研究者が，自分が何を知るべきかについて明確にわかっていない場合に選ばれる手法である。非構造化イ

ンタビューを行う研究者は，何を尋ねるべきか，あるいはどこから始めるべきかがわからないため，用意された問いをもたない。そのため研究者は，ほとんど遮ることなく参加者に話をさせる。現象学的研究，グラウンデッド・セオリー，エスノグラフィー研究では，特に最初の段階で，非構造化インタビューが行われることがある。

　完全に非構造化されたアプローチを用いる研究者は，しばしば，研究のトピックに関連する幅広い質問 grand tour question を形式ばらずに尋ねることから始める。例えば，「AIDS に感染したことを初めて知ったとき，何が起こりましたか？」というような質問である。その後の質問は，このおおまかな質問に対する反応に応じて，より焦点を絞ったものになる。回答者の中には，最初の質問が出された後，「どこから始めればいいですか？」といった指示を求める人もいる。回答者には，自分の好きなところから始めるよう促すべきである。

　Van Manen（1990）は，研究対象とする経験についての豊かな描写を生み出す現象学的インタビューを導くための方法を提案している：

- 「その体験を，いわば心の内側から描写する：感情や気分や情動などの心の状態を含めて説明する。
- 研究対象となる経験の具体的な例や出来事に焦点を当てる：特定の出来事，珍事，ハプニング，異常な経験を説明する。
- 鮮明に覚えている経験の例や，初めて体験したような経験に注目してみる。
- 体がどう感じるか，物の匂いがどうか，どのような音がしたかなどに注意を向ける」（Van Manen, 1990, pp. 64-65）。

　Kahn（2000）は，解釈学における非構造化インタビューについて，会話に似たインタビューを推奨している。対象とする経験が進行中のものである場合，参加者の日常生活についてできる限り詳細に聞き出すことを勧めている。例えば，「あなたにとって普通の日を選んで，何があったか教えてください」（Kahn, 2000, p.62）というような質問が可能である。研究対象とする経験が主に過去

のものである場合，Kahnは，「この経験はあなたにとってどんな意味がありますか？」（Kahn, 2000, p. 63）といった一般的な質問から始めて，その経験が完全に説明されるまで，より詳細に掘り下げることを提唱している。

👉 非構造化インタビューの例

Hoら（2018）は，香港に住む高齢者の元で働く外国人家事ヘルパーの経験について研究を行った。この研究では，ヘルパーがタスク指向の関係から思いやりのある同伴者へと移行する過程を取り上げた。11人の女性ヘルパーを対象に非構造化インタビューを実施した。研究者は，「自己紹介から始めましょう」と切り出し，「あなたの雇用主の家族である高齢者の世話について考えるとき，どのようなことが思い浮かびますか？」（Ho et al., 2018, p. 3）と質問した。

グラウンデッド・セオリーでは，理論が展開されるにつれて質問内容が変化していく。最初のうちは，インタビューは非構造化面接を用いた自由回答式の会話に近いものである。GlaserとStrauss（1967）は，研究者は最初，ただ座って参加者の話に耳を傾けるべきだと示唆した。その後，理論が浮かび上がってくると，研究者はグラウンデッド・セオリーにおけるカテゴリーに関連したより直接的な質問をするようになる。より直接的な質問にはすぐに答えられるので，グラウンデッド・セオリーが発展するにつれ，インタビュー時間は短くなる傾向にある。

エスノグラフィック・インタビューもまた，非構造的である。Spradley（1979）は，インタビューを導くために使用される3つのタイプの質問，すなわち記述的質問，構造的質問，対照的質問を記述している。**記述的質問**は，参加者に自分の経験を自分の言葉で説明するように求めるもので，エスノグラフィック・インタビューの中核をなしている。**構造的質問**は，より焦点を絞った質問で，カテゴリーや領域における用語の範囲を広げるのに役立つ。最後に**対照的質問**だが，これは用語や記号の意味の違いを区別するために行われる。

👉 エスノグラフィック・インタビューの例

Mirhaghiら（2016）は，救急部門の看護と非緊急患者のトリアージを理解するためにエスノグラフィー研究を実施した。インタビューの質問は，Spradleyの方法に従って，記述的質問，構造的質問，そして対照的質問の順序で構成されていた。

半構造化インタビュー

研究者は，質的研究のインタビューにおいて，特定のトピックスがカバーされていることを確認したいことがある。彼らは何を尋ねたいのかはわかっているが，答えがどうなるかは予測できない。研究者の役割は，ある程度構造化されているのに対し，参加者の役割はそうではない。このようなフォーカスインタビュー focused interviewsや半構造化インタビュー semistructured interviews では，研究者は事前に，各参加者と話し合うべき分野や質問のリストであるトピックガイド topic guide を作成する。インタビュアーの仕事は，参加者がガイドに書かれているすべてのトピックについて自由に話し，自分の言葉でストーリーを語るように促すことである。この手法は，研究者が必要な情報を確保しながら，参加者が自由に多くの例や説明を提供できる機会を与える。

トピックガイドを作成する際には，質問を論理的な順序で並べる必要がある。おそらく，年代順か，一般的なものから具体的なものへと並べるだろう。しかし，回答者はしばしば，リストの後半にある質問についての情報を先に提供することがあるため，インタビュアーは注意を払う必要がある。トピックガイドには，より詳細な情報を提供者から引き出すための**探り** probe の提案が含まれている場合がある。そのような探索の例としては，「次に何が起こりましたか？」や「それが起きたときに，どのように感じましたか？」などがある。「はい」「いいえ」など，1語または2語で答えられるような質問は，避けるべきである。質問は，研究が対象とする現象について豊かで詳細な情報を提供する機会を人々に与えるべきである。McIntoshとMorse（2015）は，さまざまなタ

イプの半構造化インタビューについて説明している。

👉 半構造化インタビュー例

Skilbeckら(2018)は，健康問題を抱える高齢者が日常生活でどのように虚弱を経験しているかを理解するためにエスノグラフィー研究を行った。10人の高齢者に自宅でインタビューするために使用されたトピックガイドは，4つの領域をカバーしていた。例えば，1つの領域は，参加者のフレイルに対する理解であり，「あなたは『フレイル』という言葉をどのように理解していますか？」「この説明から，あなたは自分がフレイルであると思いますか？」(Skilbeck et al., 2018, p. 5)といった質問が含まれていた。

フォーカスグループインタビュー

フォーカスグループインタビュー focus group interviews は，健康問題の研究において盛んに行われるようになった。フォーカスグループインタビューでは，グループ（通常は5人以上）をつくってディスカッションを行うが，それをオンラインで行うこともある。インタビュアー（または進行役 moderator）は，半構造化インタビューのように，一連の質問や取り上げるべきトピックのリストに従ってディスカッションを進める。フォーカスグループセッションは，グループダイナミクスや相乗効果を利用し，効率的に豊かな情報にアクセスするために，慎重に計画されたディスカッションである。

通常，快適なグループダイナミクスを促進するために，かなり均質な人々が選ばれる。人は通常，他のグループメンバーと同じような背景を共有していると，より安心して自分の意見を述べることができる。したがって，標本全体が多様である場合は，類似した特性（例：年齢や性別）をもつ人々のフォーカスグループを編成することが最善である。いく人かの著者は，フォーカスグループの最適なグループサイズは6〜12人であると提案しているが，トピックが感情的な負担が大きかったりデリケートな問題であったりする場合は，さらに小さなグループ編成を推奨する者もいる。

ヒント

グループメンバーを募集する際，欠席者が出るリスクを考えると，通常，最適と考えられる人数より1〜2人多く募集するのが賢明である。金銭的なインセンティブを与えることで，このリスクを減らすことができる。また，セッションの前日に応募者に電話をかけて，出欠を確認することも重要である。

進行役は，フォーカスグループインタビューの成功に重要な役割を果たす。セッションの開始時に，進行役は参加者とともに基本的なルールを確認する。例えば，1人ずつ発言すること，お互いを尊重すること，グループ内で語られたことについて守秘義務を守ることなどを参加者に求めるだろう。進行役は，一部の発言力の強い人に議論を支配されないように，グループのメンバー全員から意見を求めるよう注意しなければならない。進行役以外の研究者も，各セッションについて詳細な観察メモをとるために同席すべきである。

グループ形式の大きな利点は，研究者が短時間で多くの人の見解を得ることができる効率的な方法であることである。また，他の人の発言にメンバーが反応することで，より深い意見の表明につながる可能性があることも，フォーカスグループの利点である。また，フォーカスグループのインタビューは，回答者にとって刺激的なものだが，問題点として，一部の人々は人前で自分の意見を伝えることに抵抗を感じるということが挙げられる。もう1つの懸念は，セッションのダイナミクスがグループ文化を次第につくり上げて「グループ思考」を定着させ，個人の表現が抑制される可能性があることである。フォーカスグループの研究は，生み出されるアイデアの数や質という点で，個人インタビューと類似していることが先行研究において示唆されている(Kidd & Parshall, 2000)が，フォーカスグループからのデータが個人インタビューから得られるデータと同じくらい「自然」であるかどうかについて懸念している批判者もいる(Morgan, 2001)。

研究者の質問ルート（インタビューを導くための一連の質問）は，効果的なフォーカスグループ

セッションの鍵となる。典型的な2時間のフォーカスグループセッションには，約12の質問が含まれる必要がある。KruegerとCasey（2015）は，良い質問ルートを開発するためのガイドラインを以下のように示している。

1. ブレインストーミングを行う。
2. 質問の順番を決める。一般的な質問を先に，その後により具体的な質問を並べる。否定的な質問の前に肯定的な質問をする。
3. 質問のフレーズを工夫する。開放型質問を使用する。参加者に個人的な経験を振り返って考えてもらう。「なぜ」という質問は避ける。質問はシンプルにし，会話のように聞こえるようにする。例を挙げる際には注意する。
4. 各質問にかかる時間を見積もる。時間を見積もる際には，質問の複雑さ，質問のカテゴリー，参加者の専門知識のレベル，フォーカスグループの規模，質問に関連する話し合いの量などを考慮する。
5. 他者からのフィードバックを得る。
6. 質問を修正する。
7. 質問をテストしてみる。

Rothwellら（2016）は，ある種のフォーカスグループを用いた研究に対して，**熟議**アプローチを提案している。そのような研究では，研究者はグループインタビューの前に，焦点となるトピックについて参加者を教育し，情報を提供する機会をもつようにする。彼らは，このアプローチによって「情報提供者からのより質の高いデータ提供を促進することができる」（Rothwell et al., 2016, p. 734）と主張している。

フォーカスグループは，多くの質的研究の研究者によって使用されており，フェミニスト研究，批判理論，参加型アクションリサーチにおいて役割を果たすことができる。看護の研究者たちは，フォーカスグループを用いた研究に関して優れたガイダンスを提供しており（例：Carey, 2016; Côté-Arsenault, 2013），フォーカスグループ研究の方法に関する書籍もある（例：Carey & Asbury, 2012; Krueger & Casey, 2015）。

👉 フォーカスグループインタビューの例

Schenckら（2019）は，病院における患者や家族の関与が，危害の減少にどのように影響するかについて，さまざまな視点から研究した。アメリカの異なる州にある2つの急性期医療施設で，(1)最近入院した患者と家族，(2)看護師，(3)病院勤務医，(4)理学療法士と薬剤師の4グループによるフォーカスグループインタビューが実施された。90分のセッションでの質問は，トピックガイドに基づいて行われた。

共同インタビュー

看護研究者は，対人関係についての現象に関心をもつことがある。例えば，子どもを失った母親と父親の経験や，AIDS患者とその介護者の経験などである。このような場合，非構造化または半構造化形式で，2人以上の人に同時に質問する共同インタビュー joint interviews（ダイアドインタビュー dyadic interviews）を実施することが有益な可能性がある。通常は，互いに面識のないグループメンバーが参加するフォーカスグループインタビューとは異なり，共同インタビューでは，親密な関係にある回答者が参加する。

共同インタビューは，通常，個別インタビューに取って代わるものではなく，相手の前では容易に話せないこと（例：相手の行動に対する批判）があるため，補完的に行われるものである。しかし，共同インタビューは，研究者が2人の主要な当事者間のダイナミクスを**観察**したい場合に，特に有用である。Voltelenら（2018）やZarhin（2018）は，夫婦や近親者との共同インタビューを実施する際に考慮すべき倫理的な問題について説明している。

👉 共同インタビューの例

Yeら（2017）は，閉塞性睡眠時無呼吸症候群の治療の成功を促す因子と妨げる因子を明らかにするために，夫婦（患者20人とそのパートナー）を対象として共同インタビューを実施した。

日記と日誌

個人の日記は，長い間，歴史的研究のデータソースとして使われてきた。また，研究参加者に一定期間，日記や日誌をつけるよう求めたり，書いた日記を共有してもらったりすることで，研究のための新しいデータをつくり出すことも可能である。日記は，個人の日常生活について親密で詳細な説明を提供するのに有効である。

日記の形式は自由で構わない。例えば，臓器移植を受けた人は，1日に10分から15分程度，自分の考えや感情をメモするように依頼されるかもしれない。しかし，多くの場合，参加者は自分の経験の特定の側面について日記に記入するよう求められる。時には半構造化された形式で（例えば，食欲や睡眠について）記入することもある。看護研究者は健康日記を使用して，人々がどのように病気を予防し，健康を維持し，病気を経験し，健康問題を治療するかについての情報を収集している。

日記は，進行的な経験について知るための有用な手段であるが，十分な識字能力をもつ人にしか使えないという限界がある。しかし，日記を書き出すのではなく，音声を録音した研究例もある。また，日記をつけるには参加者の積極的な協力を必要とする。

👉 日記の例

Ten Hoeve ら（2018）は，卒後2年間の新人看護師の臨床経験について研究した。19人の新人看護師は，毎週，日記をつけた。看護師は，日記の中で次の質問に回答するよう求められた。「過去1週間の個人的または仕事上の経験で，あなたにとって本当に重要だったものを記述してください。その体験はどのようなものでしたか？ どのような状況でしたか？ この経験をどのように振り返り，それは仕事にどのような影響を与えましたか？」（Ten Hoeve et al., 2018, p. e1615）。

フォトエリシテーションとフォトボイス法

フォトエリシテーション photo elicitation は，写真画像によって刺激され，誘導されながらインタビューを行うものである。この手法はエスノグラフィーでよく用いられ，研究者と研究参加者の垣根を取り払い，共同で議論を進めることができる方法である（Frith & Harcourt, 2007）。写真は，研究者が参加者の世界を撮影したものであることもあり，研究者はそれを通じて新しい文化への洞察を得ることができる。参加者には，彼らが当たり前だと思っている写真の説明が，研究への有益な情報を提供していることを常に伝え安心させる必要があるかもしれない。フォトエリシテーションは，参加者の家にある写真でも可能だが，その場合，研究者は有益な質問を組み立てる時間が少なく，議論の刺激となる写真を選択する機会もない。

また，研究者は，参加者に写真を撮ってもらい，それを解釈する，フォトボイス法 photovoice と呼ばれる手法を用いることが多くなってきている。フォトボイス法は，社会的・政治的変化に取り組むうえで，参加者のエンパワーメントを促進し，声を届ける戦略として有用であるため，参加型アクションリサーチでよく用いられている（Liebenberg, 2018）。Oliffe ら（2008）は，参加者が撮影した写真を分析する4部構成の戦略についての有用な提案をし，Jaiswal ら（2016）はフォトボイスプロジェクトを円滑に行うための12のヒントを提供した。フォトボイス法はエンパワーメントを促進するデータ収集の戦略になりうるが，研究に関与していない人々が撮影されることも多いため，倫理的な課題が生じることもある（Caiola et al., 2018; Creighton et al., 2018）。

👉 フォトボイス法を用いた研究例

Chew と Lopez（2018）は，シンガポール人の心不全患者におけるセルフケアについて探索した。16人の参加者は，セルフケアを実施していることを表す写真を撮影するよう求められ，その後の詳細なインタビューでその写真について議論した。

ビデオ刺激想起インタビュー

関連する手法として，刺激想起インタビュー stimulated recall interview と呼ばれるものがあ

り，これは，人々が社会的相互作用にどのようにアプローチするかを探索するために使用される。研究者は，社会的な状況でさまざまな活動をする研究参加者をビデオで記録する。そして，フォローアップ・インタビューで，研究者は参加者の行動の側面について議論する。例えば，インタビュアーは，人が他者の行動や行為に対してどのように反応するかを決める際に，さまざまな選択肢の中からどのように選んだかを探ることができる。刺激想起インタビューは，特定の事象に関連した認知過程を調査するための貴重なツールと考えられている。刺激想起は，エスノグラフィー研究において最も頻繁に使用されてきた(Dempsey, 2010)。

👉 刺激想起インタビューの例

Burden ら(2018)は，看護実習の指導者が学生看護師の能力についてどのように判断し，結論に至るかを研究した。研究者たちは，実習指導者が学生を評価し，フィードバックを行う様子をビデオ録画した。刺激想起インタビューは，最後の臨床実習の指導者の中から有意抽出によって選ばれた 17 人に対して行われた。

ヒント

デジタルストーリーテリング digital storytelling は，電子フォーマットで短い 1 人称の記録を収集するための新しい手法である。デジタルストーリーは，通常 3〜5 分の長さで，本人の写真や絵，動画，本人の声による音声記録を含むことができる。これは，弱い立場にあり少数派の人々の健康格差に取り組むために，コミュニティを基盤とした参加型アクションリサーチで使用されている。Briant ら(2016)は，健康増進プロジェクトにおける文化的関連性のあるツールとしてのデジタルストーリーテリングの有効性について説明している。

インターネット上の自己報告ナラティブ

構造化または半構造化された「インタビュー」(次節で説明)により，インターネット上でナラティブデータを収集することに加え，質的研究者にとって豊富なデータソースとなりうるナラティブな自己報告を直接インターネット上で利用できる。例えば，研究者はチャットルームで他のユーザーと長い会話を交わすことができる。

質的に分析できるデータの中には，研究者がチャットルーム，ブログサイト，オンラインフォーラムに入り，既存の自発的なメッセージの内容を分析する場合のように，すでに「そこにある」ものもある。Keim-Malpass ら(2014)が指摘するように，インターネットはインタラクティブで社会的に媒介されたデータの豊富な情報源であり，「**インターネットエスノグラフィー**」を生み出している。特に，病気の経験を研究する手段として，病気のブログに関心が集まっている。

インターネットを使ってナラティブデータにアクセスすることには，明らかな利点がある。このアプローチは経済的であり，研究者は地理的に離れたところにいるインターネットユーザーから情報を得ることができる。しかし，多くの倫理的な懸念が指摘されており，真正性やその他の方法論的な課題を考慮する必要がある(Corti & Fielding, 2016; Smith et al., 2017)。Germain と他の 3 名の博士課程の学生(2018)は，博士論文のためにオンライン研究を行うことの利点と課題について議論している。

👉 Facebook 投稿の分析例

Gage-Bouchard ら(2017)は，がん患者の介護者が，個人の Facebook ページをどのようにがん関連のコミュニケーションに利用しているかを検討した。研究者らは，白血病の子どもをもつ親が運営する 18 の Facebook ページの 12 か月分のデータから，がんに関連するやりとりのテーマを調べた。

その他の非構造化自己報告

綿密な自己報告を収集する主な手段について説明してきたが，他の形式の非構造化自己報告も開発されている。例えば，以下のようなものがある。

• **ライフヒストリーインタビュー** life history interviews：個人のライフストーリーや，ライフコースで培われたライフストーリーの一面を記録するための個人インタビュー

- 口述史（オーラル・ヒストリー）oral histories：歴史的研究者が出来事や問題についての個人の回想を収集するためによく用いる方法
- クリティカルインシデント法 critical incidents technique：参加者が経験した特定の出来事について詳細な情報を収集する方法
- 発話思考法 think-aloud method：人がどのように問題解決や意思決定をしているかというナラティブデータをリアルタイムに取得する方法

■ インタビューによる質的な自己報告データの収集

ナラティブな自己報告データを集める目的は，研究対象者の解釈と一致する形で研究者が現実を構築できるようにすることである。この目標を達成するためには，研究者はコミュニケーションの障壁を克服し，意味の流れを向上させるための手段を講じる必要がある。良い質問をし，良いナラティブデータを引き出すことは，思っている以上に難しいものである。本節では，詳細なインタビューを通して質的な自己報告データを収集するためのいくつかの提案を行う。さらなるアドバイスは，Rubin と Rubin（2012）および Brinkman と Kvale（2015）により提供されている。

インタビューの場所を確認する

研究者は，インタビューをどこで行うかを決めなければならない。1対1のインタビューでは，インタビュアーが参加者の世界を観察し，観察メモを取ることができるため，自宅でのインタビューが好まれることがよくある。参加者が自宅でのインタビューを望まない場合（例：プライバシーを重視する場合），オフィスや喫茶店など，代わりとなる場所を定めることが賢明である。重要なことは，プライバシーが確保され，中断を防ぐことができ，録音に適した場所を選ぶことである。参加者に場所を選んでもらえる場合もあるが，参加者が入院中にインタビューを行う場合など，状況によっては場所が決まってしまっていることもある。

フォーカスグループセッションの場所は慎重に選ぶべきであり，理想的には中立的であるべきである。教会，病院，あるいは特定の価値観や期待される行動と強く結びついているような環境は，トピックによっては適さない場合がある。場所は，快適で，アクセスしやすく，見つけやすく，音声の録音が可能な環境が適している。

質的なインタビューのほとんどは個人インタビューで行われるが，新しい技術によって他の選択肢も開かれた。例えば，ビデオ会議を利用すれば，遠隔地から参加者と対面のインタビューが可能になる（Irani, 2019）。ビデオ会議は，インタビューを映像と音声の両方で記録することができるという観点から有利である。

☞ ビデオ会議によるインタビューの例

Lee ら（2015）は，前立腺がんの治療後の男性同性愛者の性的ニーズと懸念に関する質的研究を行った。16 人の男性のうち，一部には対面によるインタビューを，他の一部にはビデオ会議によるインタビューを行った。

また，Skype や Facebook などの同期型オンラインサービスを使ってインタビューを行うという方法もある。Janghorban ら（2014）は，こうしたサービスは，個人のインタビューにも小規模なフォーカスグループインタビューにも利用できると述べている。このような技術は，地理的に離れた場所にいる参加者や地方に住む人々からデータを収集するのに特に有用である。バーチャルフォーカスグループは，物理的に部屋に集まって行う従来のフォーカスグループに参加できない，あるいはしたくない人々を含めることも可能にするものである。

Liamputtong（2011）は，バーチャルフォーカスグループの利点について説明している。例えば，比較的安価であることに加え，参加者の抑制が和らぎ，匿名性が高まり，同調への圧力が軽減されることがある。オンラインフォーカスグループの潜在的な欠点としては，グループの相互作用が制限されること，コメントが短くて直接的であること，進行役が深い会話を引き出す機会が限られて

いることなどがある（Carey, 2016）。しかし，Woodyattら（2016）は，センシティブな話題について対面型とオンライン型のフォーカスグループのデータを比較したところ，対面型グループでは深い話の共有が少なかったが，「生成されたデータの内容は驚くほど似ている」（Woodyatt et al., 2016, p. 741）と述べていた。

研究参加者は，電子メールやソーシャルメディアを通じて，非同期（リアルタイムではない）に「インタビューを受ける」こともできる。オンラインインタビューの明確な利点は，参加者のナラティブがすでに入力されているため，録音されたインタビューの文字起こしに要する費用を節約できることである。JamesとBusher（2012）やFritzとVandermause（2018）は，インターネットインタビューに関するアドバイスを提供している。非同期による方法は，フォーカスグループでも用いられている（例：Biedermann, 2018）。

👉 インターネットインタビューの例

BeckとWatson（2016）は，出産トラウマをもつ女性の心的外傷後の成長の経験について，インターネットを通じて現象学的研究を実施した。出産時のトラウマを経験した女性の支援を目的とするニュージーランドの慈善信託団体である Trauma and Birth Stress のウェブサイトに募集告知が掲載された。参加に興味をもった女性は，Beck に電子メールで連絡した。各女性は次のような文章に回答するよう求められた。「出産がトラウマになったことであなたの信念や人生に何か良い変化があった，という経験をできるだけ詳しく思い出して説明してください。あなたの心的外傷後の成長についての具体的な例があれば，出産トラウマを経験した母親に対して，臨床家がより良いケアを提供できるように教育するうえで非常に貴重なものとなるでしょう」

ヒント

インターネット環境では，研究者は，すべての参加者が自分が大切にされていると感じ，自分のナラティブが研究に重要な貢献をしている

と思えるように，個々の電子メールに返信するための時間と労力を割く必要がある。

電話による詳細なインタビューも可能であるが，バイアスを反映してか，用いられることは比較的まれである（Novick, 2008）。電話インタビューに対する論証は，視覚的な手がかりがないことに関係しているが，それは非同期のインターネットインタビューでも同様である。MealerとJones（2014）は，センシティブな話題についての電話インタビューに関する方法論的・倫理的問題を説明している。

詳細なインタビューのための準備

質的研究におけるインタビューは会話形式だが，これは気軽に行われるものではない。会話は目的をもって行われ，事前の準備が必要である。例えば，質問の文言は慎重に検討されるべきである。可能な限り，回答者が納得し，その世界観を反映するような表現にする必要がある。例えば，研究者と回答者は，共通の語彙をもっている必要がある。研究者が独特の用語や俗語を使う文化や集団を調査する場合，データ収集の開始前に，それらの用語やニュアンスを理解するよう努力すべきである。

研究者は通常，インタビューの準備として，尋ねるべきおおまかな質問（非構造化インタビューの場合は最初の質問）を心の中でつくるか，文章に書き出す。時には，回答者の代役を立ててインタビューの練習をすることも有効である。信頼関係が構築された後，インタビューの後半にセンシティブな質問をするのは良いアイデアである。

ヒント

質問文を書き出した場合は，参加者とアイコンタクトが取れるように，重要な質問を暗記しておこう。

研究者，看護師，参加者と同じ一般人，謙虚な「学習者」など，自分をどのように見せるかをあらかじめ決めておくことが大切である。看護師を演じることの利点は，人々が看護師を信頼するこ

とが多いことである。しかし，看護師が自分より
も教養があり，知識も豊富だと思われると，人々
は過剰に敬遠してしまうかもしれない。さらに，
参加者はインタビューを，健康に関する質問をし
たり，医療従事者についての意見を求めたりする
機会として利用するかもしれない。Jack（2008）
は，質的研究のインタビューにおける役割の葛藤
について看護研究者が考える際のガイドラインを
いくつか提示している。

フィールドでインタビューを行う場合，研究者
は機材や備品が必要になることを想定しておかな
ければならない。そのような物品をすべて網羅し
たチェックリストを作成しておくと便利である。
チェックリストには，録音機器，ノートパソコン
やタブレット端末，バッテリーや充電器，同意書
や個人情報記入用紙，メモ帳，ペンなどが含まれ
る。その他に，謝礼金，打ち解けるためのクッ
キーやドーナツ，子どもがいる場合は興味を引く
おもちゃや本などが考えられる。参加者に訪問の
正当性を納得させるために，適切な身分証明書を
持参することが必要な場合もある。また，研究
テーマが感情的な語りを引き出す可能性がある場
合は，ティッシュを手元に用意する必要がある。

インタビューの実施

質的研究におけるインタビューは一般的に長
く，時には数時間に及ぶこともある。研究者は，
回答者が長時間にわたる深い対話の中で自身の経
験を構築し始めることに気づくことがしばしばあ
る。インタビュアーは，回答者をリラックスさせ
てインタビューに備えさせる必要がある。このプ
ロセスの一部には，研究についての適切な情報提
供（例：守秘義務）が含まれ，もう1つは，実際の
質問が始まる前の最初の数分間を，場を和らげる
ための会話のやり取りに使うことである。前もっ
て行う「世間話」は，インタビューする側とされ
る側の双方に起こりうる緊張感を和らげるのに役
立つ。インタビューが録音される場合，参加者は
特に緊張することがある。インタビューが始まる
と，レコーダーのことを忘れてしまうことが多い
ので，最初の数分間は，両者が「落ち着く」ため
に使うべきだろう。

参加者は，信頼できないインタビュアーには，

あまり情報を提供しないものである。回答者と親
密な信頼関係を築くことで，より豊かな情報を得
たり，彼らの話の詳細を知ることができるのであ
る。信頼関係を築くには，インタビュアーの個人
的な性格が重要な役割を果たす。良いインタビュ
アーは，通常，回答者の視点から状況を見ること
ができる，気さくな人たちである。非言語コミュ
ニケーションは，関心や感情を伝えるうえで非常
に重要である。表情，うなずきなどは，インタ
ビューの雰囲気をつくるのに役立つ。Gaglioら
（2006）は，プライマリケア環境における信頼関係
の構築について，いくつかの洞察を提示してい
る。

詳細なインタビューを行う際に重要なのは，聞
き上手であることである。特に重要なのは，回答
者の話を遮ったり，「誘導」したり，アドバイス
や意見を述べたり，相談に乗ったりしないことで
ある。インタビュアーの仕事は，回答者の話に真
剣に耳を傾けることである。回答者の話に注意深
く耳を傾けることによってのみ，インタビュアー
は適切な次の質問を展開できる。トピックガイド
を使用する場合でも，インタビュアーは対話の流
れがガイド内の質問に縛られるようなことがない
ようにしなければならない。

ヒント

詳細なインタビューでは，沈黙や間を恐れず
に，参加者が話すペースに合わせることが必要
である。インタビュアーは，「ふん，ふん」と
いった特定の意味をもたない相づちを打って，
回答者を促すことができる。

インタビューは，怒り，恐れ，悲しみなどの強
い感情が表面化することを想定しておく必要があ
る。ナラティブな開示は，回答者にとって「すべ
てを思い出させる」ものであり，インタビュアー
が関心と思いやりのある雰囲気をつくれば，カタ
ルシスや治療体験となりうるが，ストレスになる
こともある。

インタビュアーは，インタビュー中に起こりう
る危機を管理する必要があるかもしれない（Mac-
Donald & Greggans, 2008）。問題の1つは，イン

タビューの録音不備である。したがって，インタビューが録音されている場合でも，データの信頼性を可能な限り高め，情報の全面的な喪失を防ぐために，インタビューの直後にメモを取る必要がある。参加者の自宅でインタビューを行う場合によくある問題は，割り込み（通常は電話）があったり，注意が散漫になることである。回答者が快く応じてくれるなら，電話のプラグを抜いたり電源を切ったりしてコントロールすることができる。友人や家族の個人的な侵入による妨害は，管理がより困難な場合がある。例えば，女性が家庭内暴力について話しているときに，加害者が部屋に入ってきてそのまま居座るなど，場合によっては，インタビューを中止し，予定を変更しなければならないかもしれない。

インタビューアーは，インタビューを完全なものにして締めくくるよう努力する必要がある。詳細なインタビューにおける最後の質問は，通常，「他に何か話したいことはありますか？」，「他に私が聞いておくべきだった質問はありますか？」などであるべきである。このような探りから，しばしば重要な情報を引き出すことができる。通常，インタビューアーは，情報を分析した後で追加の質問が浮かんだ場合や情報の解釈を確認する必要がある場合に再度連絡してもよいかどうかを，最後に回答者に尋ねる。

ヒント

通常，インタビューの前後に別のインタビューのスケジュールを入れるように組むことは賢明ではない。最初の面接を早く切り上げて次の面接に間に合わせるべきではないし，精神的に参ってしまい，次の面接に臨めなくなる可能性もある。また，メモ，印象，分析的なアイデアを書き出す機会をもつことも重要であり，インタビューが記憶に新しいときにこれを行うのが最善である。

面接後の手順

録音されたインタビューは，インタビュー終了後すぐに聞いて，聞き取りやすさと完全性をチェックする必要がある。録音に問題があった場合，インタビューはできるだけ詳細に再構成されるべきである。インタビューを聴くことで，回答者に再度連絡を取る際に尋ねる可能性のある追加の質問についてアイデアが浮かぶかもしれない。Morse と Field（1995）は，インタビュアーが客観的に録音を聞き，自分自身のインタビューのスタイルを批評して，その後のインタビューの改善につなげるようにすることを勧めている。

また，インタビューの文字起こしを厳密に行うための手順も必要である。文字起こし担当者は，インタビュアーと同様に，心を痛めるようなインタビューを聞くと影響を受ける可能性がある。研究者は，特にストレスのかかるインタビューの予定について文字起こし担当者に警告し，インタビューに対する反応について文字起こし担当者が話す機会を設ける必要があるかもしれない（Lalor et al., 2006）

ヒント

文字起こしは，研究の中で最も費用がかかる部分である。一般的に，インタビュー1時間につき，約4〜5時間の文字起こしの時間がかかる。新しく改良された音声認識コンピュータソフトは，インタビューの文字起こしに役立つかもしれない。

■ 質的研究における自己報告アプローチの評価

詳細なインタビューは，柔軟なデータ収集のアプローチであり，そのアプローチには明確な利点がある。例えば，臨床の場では，人々が自分の問題や悩みについて自由に話せるようにし，彼ら自身に情報の流れを主導させることが適切な場合が多い。非構造化自己報告により，基本的な問題や課題が何であるか，その話題がどれほどセンシティブであるか，物議をかもすものか，個人がその問題をどのように概念化し話しているか，その話題に関してどのような意見や行動の範囲が存在するかなどを，研究者は確認できる。また，詳細なインタビューは，より構造化された研究で繰り返し観察されるパターンや関係性の根底にある意味を明らかにするのに役立つかもしれない。一

方，質的研究における自己報告は非常に時間がかかり，質の高いデータを収集するための高いスキルが要求される。

非構造化観察

質的研究者は，しばしば自己報告データを補完するために，おおまかに構造化された観察データを収集することがある。そのねらいは，自然な状況の中で実際に起こっている人々の行動や経験を理解することにある。

非構造化観察データは，フィールドにおいて，参与観察 participant observation によって集められることが最も多い。参与観察は，研究対象の社会集団の中に入り，集団構成員にとって関連性のある文脈や構造の中で，観察し，質問し，情報を記録するよう努める。参与観察の特徴は，参加者の社会政治的・文化的環境の中で，研究者と参加者が長期間にわたって相互作用を行うことである。

☞　**参与観察の例**

Van Meurs ら（2018）は，エスノグラフィー研究により，看護師が日々のケアの中で入院中のがん患者とのスピリチュアルな問題をどの程度吟味しているかを理解しようとした。参与観察を用いて，大学病院の腫瘍内科で4回のシフト中にデータを収集した。牧師である研究者は看護師と同じユニフォームを着用し，看護師を観察し，彼らの行動に参加し，シフト後にインタビューを行った。

質的な観察研究のすべてが**参与**観察（すなわち，研究対象の集団の**内側**から観察）とは限らない。非構造化観察の中には，活動に参加せずに行動を観察し記録するものもある。

☞　**非構造化非参与観察の例**

O'Brien ら（2018）は，看護師が周術期の場でどのようにリスクを最小化しているかに焦点を当てたグラウンデッド・セオリー研究を実施し

た。研究者は，11の異なる周術期の環境で働く37人の看護師へのインタビューに加え，33時間の非参与観察を実施した。

集団の相互作用や活動が人間の行動や経験にどのような意味を与えているかを知ることが重要な研究目的であるならば，参与観察は適切な方法であるといえる。どのような集団や文化であっても，その構成員は自分たちが当たり前と考える前提に影響されており，観察者は構成員として積極的に参加することで，その前提を理解できるようになる。参与観察は，エスノグラファーが最もよく用いる方法であるが，グラウンデッド・セオリー研究者やイデオロギーを観点とする研究者にも用いられる。

■ 参与観察における観察者と参加者の役割

観察者の社会的立場によって何を見ることになるかが決まるため，研究対象の集団の中で観察者が果たす役割は重要である。つまり，観察者が観察可能な行動は，関係するネットワークにおける観察者の立場によって決まる。

McFarland と Wehbe-Alamah（2015）は，Leininger の手法を説明する中で，参与観察者の役割は，4段階の段階を通じて発展していくと述べている。

1. 観察と積極的な傾聴
2. 限定的に参加しながら観察
3. 参加しながら継続的に観察
4. 情報提供者との振り返りと結果の再確認

初期段階において，研究者は研究対象者を観察し，話を聞いて，その状況について広く把握する。この段階では，観察者と被観察者の双方がお互いを「よく知る」ようになり，知り合い，心地よく話ができるようになる。次の段階では，適度な参加により観察が深まる。研究者は，集団の活動に参加することで，人々の行動や反応も研究できる。第3段階では，研究者はより積極的に参加するようになり，見たり聞いたりするだけでなく，実際に行動してみることで学んでいく。第4

段階では，研究者は，何が起こったのか，人々がどのように相互作用し，反応したのかを省察する。

Junker（1960）は，発展的なプロセスを想定しない，やや異なる連続体として，「完全な参加者」，「観察者としての参加者」，「参加者としての観察者」，「完全な観察者」を提示した。完全な参加者は，研究者であることを隠し，表向きは通常の構成員として集団に入る。例えば，看護研究者は，臨床環境のある側面を研究するという意図を隠して，臨床看護師の仕事を引き受けるかもしれない。一方，完全な観察者は，集団の活動に参加せず，むしろ部外者として観察を行う。この両極の場合，観察者は探りの質問をすることが難しいかもしれない。完全な参加者は，参加者の役割にそぐわない質問をすると疑わしく思われる可能性があり，完全な観察者は，観察される人々と個人的に接触したり，信頼関係を築くことができないかもしれないからである。ほとんどの観察型フィールドワークは，この両極端の中間に位置する。

👉 **参与観察の役割分担の例**

Aagaard ら（2017）は，フォーカスエスノグラフィーにより，デンマークの登録麻酔看護師（RNA）の職業的アイデンティティについて研究した。手術予定の患者と，手術中の患者を担当する RNA を対象として参与観察を実施した。「筆頭著者は，多様な患者グループ，外科病棟で働く看護師の臨床活動，および麻酔科の2つのユニットで働く RNA のことについて熟知するようになった。これらの参与観察によって，患者の入院計画に関する知識が得られた」（Aagaard et al., 2017, p. 621）。

ヒント

ある集団の構成員として完全に参加したからといって，その現象を研究するのに最適な視点が得られるとは**限らない**。それは，演劇の俳優として参加したからといって，その演技を最も有利に見ることができるわけではないのと同じである。

■ 観察研究のはじめに

観察者は，はじめに2つの障壁を乗り越えなければならない。それらは，研究対象の社会集団や文化に入るアクセス許可を得ることと，社会集団内で信頼関係を築き信頼を得ることである。アクセス許可を得られないと研究を進められないが，集団の信頼が得られないと，研究者は「表舞台 front-stage」（Leininger, 1985）の知識，つまり，集団の防御的な見せかけによって歪められた情報しか得られない可能性がある。観察者の目標は，「舞台裏に入る get back stage」こと，つまり，グループの経験や行動の実態を知ることである。本節では，フィールドでの活動を開始する際の，実践的かつ対人的な側面について説明する。

概観の把握

観察のためのフィールドワークの初期段階では，場の概要を示す文書や画像による説明資料を収集することが役立つ。例えば，施設の場合，見取り図，組織図，年次報告書などを入手するとよい。次に，その場の雰囲気に慣れるためや，主要な活動，社会的な集まり，やり取りなどを記録するために，予備的に個人的な視察をする必要がある。

コミュニティの研究では，エスノグラファーが地区踏査 windshield survey（または**車窓ツアー**）を行うことがある（自動車で窓越しに行われることもあるため，このように呼ばれている）。これは，コミュニティの重要な特徴について「地図に描く map」ために徹底的に探索するものである。このようなコミュニティのマッピングでは，コミュニティの資源（例：教会，企業，公共交通機関，コミュニティセンター），地域社会の負債（例：空き地，空き店舗，荒廃した建物），社会や環境の特徴（例：道路や建物の状態，交通パターン，看板の種類，公共の場所で遊ぶ子ども）を記録することができる。

地区踏査の例

Ballantyne-Riceら(2016)は，介護付き高齢者施設に住む高齢者の心身の健康に影響を及ぼす因子を探索するコミュニティアセスメントを実施した。研究者たちは，その施設のコミュニティとその周辺の郊外地域について理解を深めるために，地区踏査を行った。

信頼関係の確立

研究実施の許可を得た後，ゲートキーパーから許可を得たら，次のステップはフィールドに入ることである。社会的な集団に「溶け込む」あるいは徐々に馴染むことができる場合もあるが，多くの場合，研究者は見知らぬ存在で「注目を集める」状況に直面することになる。たいていの場合，参与観察者は，自分自身と参加者の心地良さのためにも，自分の存在について簡潔な説明をすることが最善であると気づく。まれなケースを除いて，欺くことは必要ではなく推奨もしないが，曖昧にすることには多くの利点がある。人々は，研究者が何を研究しているのか正確に知りたいと思うことはほとんどない。ただ紹介と，自分たちの好奇心を満たし，研究者の隠れた目的に対する懸念を解消するのに十分な情報を単に求めているのである。

その集団の構成員と最初に紹介しあった後は，通常，目立たないようにするのが一番である。最初のうちは，研究者がその集団の習慣，言語，規範にまだ慣れていないため，これらを学ぶことが非常に重要である。礼儀正しさと親しみやすさは不可欠だが，フィールドワークの初期段階では，熱心な社交は適切ではない。信頼関係が築かれると研究者はより積極的に参加し，本格的に観察データを収集することができるようになる。

ヒント

最初の仕事は，熱心に耳を傾け，その集団に馴染むために何が必要か，つまり，構成員として受け入れられるために何をすべきかを学ぶことである。可能な限り，あなたがもっている専門知識は控えめにするとよい。あなたの目標は，人々の信頼を獲得して関係をより深めることである。

■ 非構造化観察データの収集

参与観察は，観察者による意味や構造の押し付けを最小限に抑えるために，収集するデータの性質にほとんど制限を設けないのが一般的である。しかし，参与観察者は，収集する情報の種類について，おおまかな計画を立てていることが多い。関連する側面として，以下のようなものが考えられる。

1. **物理的環境**：環境の主な特徴は何か？ 人間の行動が展開される背景は何か？ 物理的環境はどのような行動を促進（または抑制）するか？
2. **参加者**：観察されている人々の特徴は何か？ 何人いるのか？ 彼らの役割は何か？ その場に自由に出入りできるのは誰か，誰が「所属」しているか？ これらの人々を引き付けるものは何か？
3. **活動や相互作用**：人々は何をし，何を言っているのか？ 活動に明確な進展が見られるか？ 人々は互いにどのように交流しているのか？ 人々はどのように，そしてどれくらいの頻度でコミュニケーションをとっているのか？ 人々は交流の際にどのような感情を示しているか？ 参加者は互いにどのような関係をもち，また進行中の活動にどのような関係があるのか？
4. **頻度と期間**：その活動やイベントはいつ始まり，いつ終了する予定か？ どれくらいの時間が経過したか？ その活動は繰り返し行われるものか，もしそうなら，どれくらいの頻度で繰り返されるか？ 観察下にある活動は，同種の活動の中でどの程度典型的なものか？
5. **誘発要因**：なぜその出来事や相互作用が起こっているのか？ 出来事または相互作用の展開にどのような要因が寄与しているか？
6. **組織**：出来事や相互作用はどのように組織化されているか？ 関係性はどのように構成されているか？ どのような規範や規則があるか？
7. **目に見えない因子**：何が起こら**なかった**か（特

に起こるべきだったことについて）？ 参加者
は言葉では１つのことを言いながら，非言語
的に異なるメッセージを伝えているか？ 活動
や状況を混乱させるようなものは何だった
か？

明らかに，これは１回の観察で得られるよりも
はるかに多くの情報である（また，すべての項目
がリサーチクエスチョンに関連しているとは限ら
ない）。しかし，この枠組みは，フィールドでの
観察の可能性について考えるための出発点を提供
する。

ヒント

　日常生活である社会的な場に入るとき，私た
ちは無意識のうちに，このリストにある多くの
質問を処理している。しかし，通常，私たちは
意識的に自分の観察や印象を体系的に**注意を払
う**ことはなく，印象に影響している細部を注意
深くメモすることもない。これこそが，参与観
察者が学ばなければならないことである。

Spradley（1980）は，フィールドワークで行われ
る典型的な観察を３つのレベルに分けている。最
初のレベルである記述的観察 descriptive obser-
vation は，広範囲にわたり，観察者が何が起こっ
ているのかを把握するのに役立つ。記述的観察で
は，研究者は可能な限り多くのことを観察しよう
とする。調査が進むにつれ，観察者は慎重に選択
した出来事や相互作用に焦点を当てた焦点観察
focused observations を行う。研究目的と，記述
的観察から得られた知見に基づいて，参与観察者
は，研究環境の重要な側面にさらに焦点を当てる
ようになる。これらの焦点観察から，分類法やカ
テゴリー・システムのような，観察を体系化する
ためのシステムを開発することができる。選択的
観察 selective observations は，高度に焦点化さ
れた観察であり，カテゴリー間や活動間の比較を
容易にするために行われる。Spradley は，これ
らのレベルを漏斗型に例えており，焦点が次第に
狭くなり，より系統的になっていくと説明してい
る。

参与観察者は，フィールドにいる間に観察の抽
出方法と観察する場所を決める必要がある。単独
測位 single positioning とは，１つの場所に一定
期間とどまり，その場所での行動ややり取りを観
察することである。多重測位 multiple position-
ing では，フィールド内を移動し，さまざまな場
所から行動を観察する。移動測位 mobile posi-
tioning は，ある活動や期間を通して人を追跡し
て観察することである。通常，これらの手法を組
み合わせて使用することが有効である。

参与観察者は，１つの場所に生涯滞在すること
も，同時に複数の場所にいることもできないた
め，ほとんどの場合，非構造化インタビューや会
話から得られる情報で観察を補完することにな
る。例えば，主要な情報提供者に，観察者が参加
できなかった会議の内容を説明してもらったり，
観察者がフィールドに入る前に起こった出来事を
説明してもらうことがある。このような場合，情
報提供者は観察者の観察者として機能する。

■ 観察の記録

参与観察者は，研究活動の記録よりも，**参加**や
観察の部分に重点を置きたくなるかもしれない。
しかし，観察データの系統的な記録がなければ，
プロジェクトは行き詰まる。観察情報は記憶に頼
ることはできず，観察後できるだけ早く，丹念に
記録する必要がある。

観察記録の種類

参与観察における最も一般的な記録方法は，ロ
グとフィールドノートだが，写真やビデオ録画も
使われることがある。ログ log（または**フィール
ド日誌** field diary）とは，フィールドでの出来事
や会話を毎日記録したものである。ログは研究者
がどのように時間を過ごしたかを時系列に列挙し
たもので，計画立案，経費の管理，すでに完了し
た作業の再確認に利用できる。**Box 24-1** は，双
子の母親を対象とした Beck（2002）のグラウン
デッド・セオリー研究からのログエントリーの例
である。

フィールドノート field notes は，単なる出来
事の羅列よりも広範囲で，分析的で，より解釈的
なものである。フィールドノートは，情報を記録

514　第Ⅳ部　看護におけるエビデンス生成のための質的研究の設計と実施

> **Box 24-1　ログエントリーの例：グラウンデッド・セオリー研究「多胎児をもつ母親たち」**
>
> 多胎児の母親支援団体の会合のログ入力
> 1999年7月15日午前10時〜11時30分
>
> 　今回で4回目の参加となるミーティング。今朝は9人の母親が双子を連れてきてくれた。他に女性が1人参加した。彼女は双子を妊娠しており，どのようなベビーカーを買えばいいかなど，他の母親たちからアドバイスをもらうためにサポートグループに参加したらしい。母親たちは皆，床に座り，その横の床に毛布を敷いて乳幼児を座らせた。幼児と年長児は，おもちゃで一緒に遊んでいた。私は，このグループに初めて参加した4か月の双子の女の子を連れた母親の隣に座った。私は，彼女が双子のうちの1人を抱っこしてミルクをあげるのを手伝った。私の反対側には，前回のミーティングで私の研究に参加することを申し込んだ母親がいた。私は，まだアポ取りの電話をしていなかった。彼女は，私の研究がどのように進んでいるかを尋ねてきた。そして，来週の木曜日の午前10時に，彼女の家で私がインタビューする約束を取り付けた。隣に座った新米の母親も，この研究に参加することを熱望していた。実は，彼女は今日のミーティングが終わったあと，すぐにインタビューができると言っていたのだが，私は別の会議のためにできなかった。来週の木曜日の午後1時にインタビューの予約を入れた。また，3つ目のインタビューとして，I. K. さんとのインタビューを来週月曜日の午後1時に設定した。彼女は以前，私の研究に参加したことがある。彼女は，今朝のサポートグループのミーティングで，すぐに私のところに来てくれた。
>
> 以下の論文で報告された研究の著者の記録より
> C. T. Beck (2002). Releasing the pause button: Mothering twins during the first year of life. *Qualitative Health Research. 12*, 593-608.

し，データを統合して理解しようとする観察者の努力を表している。Phillippi と Lauderdale (2018)は，質的研究におけるフィールドノートの作成に関する優れたガイドを執筆している。

> **ヒント**
>
> 　フィールドノートは，参与観察を含む研究だけでなく，多くのタイプの質的研究において貴重なものである。フィールドノートは，文脈情報を記録する重要な手段であり，データ源がインタビューのみであっても作成されるべきである。

フィールドノートの内容

　参与観察者のフィールドノートは，フィールドで起きていることを物語的に記述したもので，分析のためのデータとして利用される。フィールドノートの多くは，観察者がフィールドにいる間に書かれるものではなく，フィールドでの観察が終わった後に書かれる。

　フィールドノートの作成には，通常，長い時間と手間がかかる。観察者は豊富な詳細を描くように自分を律する必要がある。数週間経ってから，その意味や重要性に気づくこともあるからだ。何が起こったかを説明するために，時間，場所，登場人物に関する十分な文脈に関する情報を含めなければならない。参与観察者のフィールドノートの目標は(完成した質的研究を記述する場合と同様に)**分厚い記述**をつくることである。

> **ヒント**
>
> 　特にフィールドワークの初期段階では，「迷ったら書き留めておこう」と言われている。

　フィールドノートには，記述的なものと省察的なものがある。記述ノート descriptive notes(または観察ノート observational notes)は，観察された出来事や会話を客観的に記述するものである。行動，対話，文脈に関する情報は，可能な限り完全かつ客観的に記録される。記述ノートは，

第 24 章　質的研究におけるデータ収集　515

Box 24-2　フィールドノートの例：グラウンデッド・セオリー研究「多胎児をもつ母親たち」

観察ノート observational notes：O. L. さんは今月も多胎児の母親支援グループに参加したが，今日は疲れ切った様子だった。3 月のミーティング時ほどの活気はなかった。彼女は，今月調子がよくない理由を説明した。彼女と夫は，自分の家に鉛ベースの塗料が使われていたことを最近知った。双子とも鉛の濃度が高くなっている。彼女とご主人は，新しい家を購入するところである。

分析ノート analytic notes：これまでのところ，すべての母親が，双子の育児の最初の 1 年を乗り切るために，ルーチンの必要性を強調してきた。しかし，母親たちのルーチンの定義はさまざまである。I. R. さんは双子の生活についてのルーチンを最も厳しく守っている。B. L. さんはもっと柔軟で，双子にいつも同じ時間に食事を与えるが，昼寝や夜寝るときは同じ時間には寝かせなくてもよいと考えており，双子のどちらかが眠たくなったら，いつ寝てもよいとしている。B. L. さんには，家事に関するルーチンがある。例えば，午前中に双子が昼寝をしたら，その日の哺乳瓶（合計 14 本）をつくる。

方法論ノート methodologic notes：グラウンデッド・セオリー研究のために，多胎児の母親たちのサポートグループで最初に配布した登録用紙は，母親の名前と電話番号の 2 つの欄だけだった。この登録用紙は，多胎児の年齢，母親の住む町，兄姉の年齢を記入する欄を追加するよう修正する必要がある。多胎児の母親には，1 歳頃からインタビューを開始し，生後 12 か月間の育児を振り返ってもらう予定である。

　現時点では，インタビューに申し込んでくれた母親の乳幼児の年齢が全くわからない。このサポートグループの責任者の看護師に電話して，年齢を確認する必要がある。

個人ノート personal notes：今日は特に大変なインタビューだった。その母親は，私がインタビューのために彼女の家に行く時間として，2 歳の息子が昼寝をしているであろう午後の早い時間帯を選んだ。私が家に着くと，2 歳の子が駆け寄ってきて，こんにちはと言った。母親は，その日は早めに昼寝をしたので，インタビューの間は起きているだろうと説明した。というわけで，インタビュー中，リビングにはブランコで遊ぶ双子の娘たち（3 か月）と 2 歳の息子も一緒にいた。双子のうちの 1 人は，インタビューの最初の 30 分間はかなり不機嫌だった。インタビュー中，2 歳の息子は私の膝の上に座り，プレゼントとしてもってきた 2 冊の本に見入っていた。絵本に集中させるようにしておかないと，テープレコーダーのマイクに何度も手を伸ばそうとし続けた。

以下の論文で報告された研究の著者の記録より

C. T. Beck（2002）. Releasing the pause button: Mothering twins during the first year of life. *Qualitative Health Research*. 12, 593–608.

主要な情報を確実に捉えるために，トピックガイドのようなおおまかに構造化された書式に記録されることもある。

　省察ノート reflective notes は，フィールドでの研究者の個人的な経験，省察，進捗状況を記録するもので，次のようないくつかの役割を果たすことができる。

- 方法論ノート methodologic notes とは，観察方法についての省察を記したものである。観察者は，時には「機能」しないことをする。方法論ノートは，新しいアプローチについての考えや，ある方法が特に効果的だった理由を記録する。方法論ノートはまた，その後の観察方法について

の指示や覚書にもなる。

- 分析ノート analytic notes（理論ノート theoretical notes）は，今起こっていることをどのように理解するかという研究者の考えを記録したものである。これらのノートは，その後の分析の出発点となる。

- 個人ノート personal notes とは，研究者がフィールドで感じたことを書きとどめたものである。フィールドでの経験は，ほぼ確実に感情を引き起こし，研究者の前提に疑問を投げかける。その感情が観察に影響を及ぼしているかどうかを知るには，その感情を振り返ることが不可欠である。個人ノートには，倫理的ジレンマ

に関する省察が含まれることもある。

Box 24-2は，Beck（2002）の双子の母親に関する研究から，さまざまなタイプのフィールドノートの例を示している。

省察ノートは，通常，記述的メモに統合されず，並行するメモとして別々に管理される。それらは，日記や一連の自己のメモとして管理されたりすることもある。StraussとCorbin（1990）は，省察メモは研究者が実際のデータから分析的な距離を置くのに役立ち，プロジェクトの成功に重要な役割を果たすと論じている。

> **ヒント**
> 個人ノートは，フィールドに入る前からつけ始めるべきである。感情や期待を記録しておくことで，フィールドで生まれた感情や経験を比較するための基準をもつことができる。

フィールドノートの書き方

参与観察の成功は，フィールドノートの質にかかっており，その質にはタイミングが重要である。フィールドノートは，観察後できるだけ早く書かれるべきである。観察からフィールドノート作成までの間隔が長いほど，データを忘れたり歪めたりするリスクが高くなる。時間が経つと，詳細が忘れられ，その後に起こった出来事によって観察者の記憶にバイアスがかかる可能性がある。

> **ヒント**
> 観察ノートを書き上げる前に，観察について誰にも話さないように注意してほしい。そのような議論は，あなたが記録した内容に影響を与える可能性がある。

参与観察者は，通常，フィールドにいる間にフィールドノートを書くことはできない。その理由には，鋭い観察者としての仕事から注意がそがれてしまうことや，一般のメンバーとしての役割を損なってしまうことなどもある。

研究者は，後で正式な記録に残せるような詳細なメモを頭の中で取る技術を身に付けなければならない。観察者は，ある出来事，会話，印象を後で思い出すために，フレーズや文章を目立たないように書き留めることがよくある。多くの経験豊かなフィールドワーカーは，小さなノートやオーディオレコーダーに「メモ jottings」を残すために，トイレに何度も行くという方法をとっている。また，携帯電話の普及により，研究者は電話を掛けることを装って，その場でメモを「電話に残す」ことができるようになった。観察者は，これらのメモをもとに，より詳細なフィールドノートを作成する。

> **ヒント**
> 観察後にフィールドノートを記録するために十分な時間を確保することが重要である。1時間の観察でも，記録するのに3〜4時間かかることがある。できれば数時間，誰にも邪魔されずに作業できるような静かな場所を見つけて，フィールドノートを書くようにするとよい。

観察のフィールドノートは，できる限り詳細であるべきである。これは，通常，何百ページものフィールドノートが作成されることを意味し，それらを管理するシステムを開発する必要がある。例えば，各記録には，観察した日時，場所，観察者の名前（複数のチームで作業している場合）などを含める必要がある。観察記録には，「卵巣がん患者の感情の爆発」など，記憶を呼び起こすような名前を付けておくと便利である。

また，参加者の対話をどのように記録するかについても考える必要がある。目標はできるだけ正確に会話を記録することだが，研究者が通常の集団の構成員としての立場を維持しようとすると，常に逐語的な記録ができるとは限らない。対話を記録する際の正確さのレベルを区別するための手法が必要である（例：逐語的な記録には引用符とイタリックを使用し，言い換えには別の表記を使用するなど）。

> **ヒント**
> 　観察，参加，記録は疲れる重労働である。分析のために最高品質のノートをとるためには，これらの活動の適切なペースを確立することが重要である。

■ 参与観察の評価

　参与観察は，構造化された観察よりも，人間の行動や社会状況をより深く，豊かに理解することができる。参与観察は，ある状況の「内側に入り込み」，その複雑さを理解することができる点において特に価値がある。さらに，この方法は本質的に柔軟であり，観察者が状況に慣れた後に問題を再認識する自由を与えてくれる。参与観察は，内部の人間には説明が困難な現象，すなわち，当然のこととして受け止められている現象についての疑問に答えるのに適した方法である。

　しかし，他の研究方法と同様に，参与観察には潜在的な問題がある。観察者のバイアスや観察者の影響は顕著なリスクである。観察者は，観察したり記録したりする際に客観性を失う可能性がある。また，観察すべき事象や状況を不適切に選んでしまう可能性がある。研究者が集団の活動に参加し始めると，感情的な関与の可能性が大きな懸念事項になる。研究者が構成員としての役割を遂行する中で，研究に関連する側面に注意を払えなくなったり，集団にとって重要な問題について近視眼的な見方をするようになる可能性がある。したがって，参与観察は，同一化のリスクが高い場合には適さないかもしれない。もう1つの重要な問題は，参与観察研究でしばしば現れる倫理的ジレンマに関するものである。最後に，参与観察の成功は観察者の観察力と対人能力に依存するが，その能力は培うのが難しい。

　全体として，参与観察をはじめとする非構造化観察方法は，研究者が社会環境や文化内の現象を包括的に記述し概念化しようとする深層を探る研究において非常に有益な方法である。

> **ヒント**
> 　本章では，非構造化データを収集するために最も頻繁に使用される2つの方法（自己報告と観察）に重点を置いたが，文書のような他のデータソースについても考えることをお勧めする。Miller と Alvarado（2005）は，質的研究に文書を取り入れるための有用な提案を提供している。

質的研究におけるデータ収集の批判的評価

　研究者が質的なデータを収集する際に行った判断について，研究報告に詳しく書かれていることは少ないため，通常その評価は容易ではない。特に参与観察については，情報が少ないことが多い。研究者が参与観察を行ったとだけ書かれているだけで，フィールドでどれくらいの時間を費やしたのか，何を観察したのか，どのように記録したのか，どの程度参加したのかが書かれていないことが少なくない。実際のところ，参与観察を行ったと記述されているプロジェクトの多くは，実際には参加はほとんどない非構造化観察であったのではないかと推測される。したがって，データ収集方法について研究報告に情報がどの程度提供されているかに着目して評価することも可能であろう。学術誌の紙面の制約のため，研究者がその方法を完全に詳しく説明することは不可能だが，研究者には，読者がその研究がもたらすエビデンスの質を評価できるように，その方法に関する基本的な情報を提供する責任がある。研究者は，質問事項や観察の種類などの例を示すべきである。

　第26章で述べるように，複数のデータ収集方法である**トライアンギュレーション**は，質的研究者にデータの質を高める機会を提供する。したがって，非構造化データの評価で考慮すべき重要な問題は，収集されたデータの種類と量が，研究対象の現象についての包括的で深い理解を支えるのに十分に豊かかどうかということである。**Box 24-3** は，非構造化データの収集を批判的に評価

Box 24-3　非構造化データ収集法を批判的に評価するためのガイドライン

1. 非構造化データ収集は，研究目的に照らして適切であったか？
2. リサーチクエスチョンと参加者の特徴を考慮したうえで，研究者は研究対象の現象を捉えるのに最も適した方法（自己報告，観察）を用いたか？　分析に利用できるデータを充実させるために，補完的なデータ収集方法を用いるべきだったか？
3. 自己報告法を用いた場合，研究者は情報を求めるための具体的な方法（フォーカスグループインタビュー，半構造化インタビューなど）について適切な判断をしていたか？　データ収集の手段（例：対面インタビュー，電話インタビュー，インターネットでの質問など）は適切だったか？
4. トピックガイドを使用した場合，研究報告には具体的な質問例を提示していたか？　質問は適切で十分なものであったか？　回答が充実したものになるような表現になっていたか？
5. インタビューは録音され，文字起こしされたか？　インタビューが録音されていない場合，データの正確性を保証するためにどのような方法が取られたか？
6. 自己報告データは，質の高い回答を促す方法で収集されたか（例：プライバシーへの配慮，回答者に安心感を与える工夫など）？　誰がデータを収集したのか，またその作業に十分な準備がなされていたのか？
7. 観察法を用いた場合，研究報告書にはその観察内容が適切に説明されているか？　研究者は実際に何を観察したのか，どのような環境で観察が行われたのか，また，どのくらいの頻度で，どのくらいの期間，観察が行われたのか？　観察する場所の決め方についての説明があるか？
8. 研究者は，観察者であり参加者であるという点で，どのような役割を担ったのか？　その役割は適切だったか？
9. 観察データはどのように記録されたか？　その記録方法は，データの質を最大限に高めるものであったか？

するためのガイドラインを示したものである。

研究例

　ここでは，豊かな非構造化データを収集した質的研究の一例を紹介する。

研究タイトル：比喩を用いたカナダの健康な青年のがんに対する見方―質的研究（Woodgate & Busolo, 2017）

目的：本研究の目的は，カナダの思春期の若者が，がんとがん予防についてどのように考え，がんのリスクをどう理解しているかなどの知見を広げることであった。

研究デザイン：研究者は，複数のデータ収集方法を用いたエスノグラフィック・アプローチを使用した。有意抽出により，年齢，性別，民族性，がん経験，都市と農村の居住地が異なる75人の思春期の若者を選定した。データ収集は3年間にわたって行われた。

データ収集：各若者に対して2回の対面インタビューを計画し，2回目は1回目のインタビューから4〜5週間後に予定した。各インタビューは60分から90分で，デジタル録音と文字起こしが行われた。1回目のインタビューでは，（事前に十分にテストされた）トピックガイドに，がんのリスクと予防に関する自由回答式の質問（例：「人はどのようにしてがんになるのですか？　がんという言葉を聞いて，何を思い浮かべますか？」）を含んだ。また，フォトボイス法も用いた。参加者にカメラを渡し，1か月間，がんやがんのリスク，がん予防について感じたものを写真に撮るよう求めた。そして，2回目のインタビューで，53人の若者が557枚の写真を研究チームと共有した。参加者には，すべての写真について，何が起こっているのか，写真が彼らにとって何を意味するのかを説明するよう求めた。彼らには，「これ（写真）は，がんとどのように関係しているのか？」といっ

た質問から展開していった。最後に，14人の参加者で3～4人からなるグループをつくり，それぞれ4回のフォーカスグループインタビューを実施した。フォーカスグループインタビューは，がんとがん予防に関する新たなテーマを補完し，確認するために使用された。個人インタビューとフォーカスグループインタビューの後に，参加者の言語的・非言語的行動を説明するためのフィールドノートを作成した。

主な知見：研究者はデータを用いて，若者が表したがんに対する4つの比喩を明らかにした。それらは，喪失(病人，死そのもの)，軍隊(戦い)，生物(暴走する細胞)，信仰(神の意志)であった。

要点

- 質的研究者は，通常，研究の進行に応じて発展する柔軟なデータ収集計画を採用する。質的研究において最も頻繁に使用されるデータは自己報告であり，次いで観察である。エスノグラファーはこれらの2つのデータソースを，文化の産物(例：写真，文書，文化遺物)といった他のデータソースと組み合わせることが多い。

- 質的研究者は，フィールドワークにおいて，参加者の信頼を得ること，データの量や内容に圧倒されないようデータ収集のペースを調整すること，参加者との感情的な関わり(「現地人化 going native」)を避けること，リフレクシヴィティ(研究における自分の役割と，データに与えうる影響についての認識)を続けること，などの課題にしばしば直面する。

- 質的研究者は，データをどのように記録し保存するかを計画する必要がある。電子機器(例：オーディオレコーダー，ビデオレコーダー)を使用する場合は，フィールドで適切に機能するものを選択するよう注意が必要である。

- 非構造化された自己報告と緩やかに構造化された自己報告では，回答者とインタビュアーに質問と回答の自由度があり，質的分析のための豊富なナラティブデータを得ることができる。

- 質的な自己報告データを収集する方法には，以

下のようなものがある。(1)**非構造化インタビュー** unstructured interviews：関心のあるトピックについて会話形式で話し合う。(2)**半構造化インタビュー** semistructured interviews(または**フォーカスインタビュー** focused interviews)：インタビュアーは，おおまかな質問を列挙した**トピックガイド** topic guide に沿って質問する。(3)**フォーカスグループインタビュー** focus group interviews：小規模で均質な人々で構成されたグループで話し合う。(4)**共同インタビュー** joint interviews：関係性をもつ二人組の対象者と同時に話す。(5)**日記**や日誌：参加者が生活の一側面について継続的に記録する。(6)**フォトエリシテーションインタビュー** photo elicitation interviews：写真画像によって刺激と誘導を行う，**フォトボイス法** photovoice：参加者自身に写真を撮ってもらう。(7)**刺激想起インタビュー** stimulated recall interviews：社会的相互作用中の参加者をビデオ録画し，その後インタビューを行う。(8)インターネット上で利用可能なナラティブ資料。その他には，**ライフヒストリー** life histories，**オーラル・ヒストリー** oral histories，**クリティカルインシデントインタビュー** critical incident interviews，**発話思考法** think-aloud methods などがある。

- 詳細なインタビューの準備では，研究者は参加者の言語や習慣について学び，幅広い質問を設け，自己紹介の方法を決め，インタビューの場についてアイデアを出し，必要な機材を確保する。

- 質的なインタビューの多くは対面式で行われるが，技術の進歩により，遠隔地にいる人とのインタビュー(例：Skype)も可能になってきている。

- 詳細な良いインタビューを行うには，相手の気持ちを和らげ，信頼を築き，熱心に話を聞き，フィールドで起こりうる危機を管理する高度なスキルが必要である。

- エスノグラファー(および他の質的研究者)は，しばしば**参与観察** participant observation を通して非構造化観察データを収集する。参与観察者は，社会集団や文化のダイナミクスについ

て，メンバー自身の視点で情報を集める。

- 参加観察研究の初期段階では，研究者は主に観察者であり，現場を理解するために，時には「土地勘」を得るための**地区踏査**も行う。研究者はその後，より積極的に参加するようになる。

- 観察は時間とともに焦点が絞られる傾向があり，**記述的観察** descriptive observation（広範の観察）から，より慎重に選択した事象や相互作用に絞った**焦点観察** focused observation，そして比較を容易にするための**選択的観察** selective observations へと移行する。

- 参加観察者は通常，**単独測位** single positioning（固定した場所から観察），**多重測位** multiple positioning（フィールド内を移動して異なる場所で観察），**移動測位** mobile positioning（フィールド内で特定の人物を追跡する）の組み合わせで観察する事象を選択する。

- 非構造化観察データの主要な記録方法としては，日々の出来事の**ログ** logs と**フィールドノート** field notes がある。フィールドノートは，記述的なものと省察的なものがある。

- 記述ノート（または**観察ノート** observational notes）は，観察セッションで起こったことを詳細に，客観的に記述するものである。観察者は詳細な分厚い記述の作成に努める。

- **省察ノート** reflective notes には，観察者の戦略についての考えを記録する**方法論ノート** methodologic notes，データの意味を理解しようとする継続的な努力を示す**分析ノート** analytic notes（または**理論ノート** theoretical notes），そして観察者の感情や経験を記録する**個人ノート** personal notes が含まれる。

- 深層的な非構造化データ収集方法からは，豊かなデータが生み出される傾向があり，あまり研究されていない現象を理解するのに役立つが，時間がかかり，分析が困難な大量のデータを生成する。

文献

Aagaard, K., Sørensen, E. E., Rasmussen, B. S., & Laursen, B. S. (2017). Identifying nurse anesthetists' professional identity. *Journal of Perianesthesia Nursing, 32*, 619-630.

Ballantyne-Rice, M., Chopp, K., Evans, L., Ho, V., Hsiung, W.,

Simon, M., ... Donnelly, T. (2016). A client-centered community engagement project: Improving the health and wellness of older adults in an assisted living facility. *Journal of Gerontological Nursing, 42*, 44-51.

Beck, C. T. (2002). Releasing the pause button: Mothering twins during the first year of life. *Qualitative Health Research, 12*, 593-608.

Beck, C. T., & Watson, S. (2016). Posttraumatic growth following birth trauma: "I was broken. Now I am unbreakable". *MCN: American Journal of Maternal Child Nursing, 41*, 264-271.

Biedermann, N. (2018). The use of Facebook for virtual asynchronous focus groups in qualitative research. *Contemporary Nurse, 54*, 26-34.

Briant, K., Halter, A., Marchello, N., Escareno, M., & Thomson, B. (2016). The power of digital storytelling as a culturally relevant health promotion tool. *Health Promotion & Practice, 17*, 793-801.

Brinkman, S., & Kvale, S. (2015). *InterViews: Learning the craft of qualitative research interviewing* (3rd ed.). Thousand Oaks, CA: Sage.

Burden, S., Topping, A., & O'Halloran, C. (2018). Mentor judgements and decision-making in the assessment of student nurse competence in practice. *Journal of Advanced Nursing, 74*, 1078-1089.

Caiola, C., Barroso, J., & Docherty, S. (2018). Black mothers living with HIV picture the social determinants of health. *Journal of the Association of Nurses in AIDS Care, 29*, 204-219.

Carey, M. A. (2016). Focus groups—what is the same, what is new, what is next? *Qualitative Health Research, 26*, 731-733.

Carey, M. A., & Asbury, J. (2012). *Focus group research.* Walnut Creek, CA: Left Coast Press.

Charmaz, K. (2014). *Constructing grounded theory.* Thousand Oaks, CA: Sage.

Chew, H., & Lopez, V. (2018). Empowered to self-care: A photovoice study in patients with heart failure. *Journal of Transcultural Nursing, 29*, 410-419.

Corti, L., & Fielding, N. (2016). Opportunities from the digital revolution: Implications for researching, publishing, and consuming qualitative research. *Sage Open*, 1-16.

Côté-Arsenault, D. (2013). Focus groups. In Beck, C. T. (Ed.), *Routledge handbook of qualitative nursing research* (pp. 307-318). New York: Routledge.

Creighton, G., Oliffe, J., Ferlatte, O., Bottorff, J., Broom, A., & Jenkins, E. (2018). Photovoice ethics: Critical reflections from men's mental health research. *Qualitative Health Research, 28*, 446-455.

Dempsey, N. (2010). Stimulated recall interviews in ethnography. *Qualitative Sociology, 33*, 349-367.

Frith, H., & Harcourt, D. (2007). Using photographs to capture women's experiences with chemotherapy: Reflecting on the method. *Qualitative Health Research, 17*, 1340-1350.

Fritz, R., & Vandermause, R. (2018). Data collection via indepth email interviewing: Lessons from the field. *Qualitative Health Research, 28*, 1640-1649.

Gage-Bouchard, E., LaValley, S., Mollica, M., & Beaupin, L. (2017). Cancer communication on social media: Examining how cancer caregivers use Facebook for cancer-related communication. *Cancer Nursing, 40*, 332-338.

Gaglio, B., Nelson, C., & King, D. (2006). The role of rapport: Lessons learned from conducting research in a primary care setting. *Qualitative Health Research, 16*, 723-734.

Germain, J., Harris, J., Mackay, S., & Maxwell, C. (2018). Why should we use online research methods? Four doctoral health student perspectives. *Qualitative Health Research, 28*, 1650–1657.

Glaser, B. G., & Strauss, A. (1967). *The discovery of grounded theory: Strategies for qualitative research*. New York: Aldine de Gruyter.

Hall, W. A., Long, B., Bermbach, N., Jordan, S., & Patterson, K. (2005). Qualitative teamwork issues and strategies: Coordination through mutual adjustment. *Qualitative Health Research, 15*, 394–410.

Ho, K., Chiang, V., Leung, D., & Ku, B. (2018). When foreign domestic helpers care for and about older people in their homes: I am maid or a friend. *Global Qualitative Nursing Research, 5*, 1–10.

Irani, E. (2019). The use of videoconferencing for qualitative interviewing: Opportunities, challenges, and considerations. *Clinical Nursing Research, 28*, 3–8.

Jack, S. (2008). Guidelines to support nurse-researchers reflect on role conflict in qualitative interviewing. *The Open Nursing Journal, 2*, 58–62.

Jaiswal, D., To, M. J., Hunter, H., Lane, C., States, C., Cameron, B., ... MacLeod, A. (2016). Twelve tips for medical students to facilitate a photovoice project. *Medical Teacher, 38*, 981–986.

James, N., & Busher, H. (2012). Internet interviewing. In Gubrium, J. F., & Holstein, J. A. (Eds.), *Handbook of interview research: The complexity of the craft* (2nd ed., pp. 177–192). Thousand Oaks, CA: Sage.

Janghorban, R., Latifnejad Roudsari, R., & Taghipour, A. (2014). Skype interviewing: The new generation of online synchronous interview in qualitative research. *International Journal of Qualitative Studies on Health and Well-Being, 9*, 24152.

Junker, B. H. (1960). *Field work: An introduction to the social sciences*. Chicago: University of Chicago Press.

Kahn, D. L. (2000). How to conduct research. In Cohen, M. Z., Kahn, D. L., & Steeves, R. H. (Eds.), *Hermeneutic phenomenological research* (pp. 57–70). Thousand Oaks, CA: Sage.

Keim-Malpass, J., Steeves, R., & Kennedy, C. (2014). Internet ethnography: A review of methodological considerations for studying online illness blogs. *International Journal of Nursing Studies, 51*, 1686–1692.

Kidd, P. S., & Parshall, M. B. (2000). Getting the focus and the group: Enhancing analytic rigor in focus group research. *Qualitative Health Research, 10*, 293–308.

Krueger, R., & Casey, M. (2015) *Focus groups: A practical guide for applied research* (5th ed.). Thousand Oaks, CA: Sage.

Lalor, J. G., Begley, C., & Devane, D. (2006). Exploring painful experiences: Impact of emotional narratives on members of a qualitative research team. *Journal of Advanced Nursing, 56*, 607–616.

Lee, T., Handy, A., Kwan, W., Oliffe, J., Brotto, L., Wassersug, R., & Dowsett, G. (2015). Impact of prostate cancer treatment on the sexual quality of life for men-who-have-sex-with-men, *The Journal of Sexual Medicine, 12*, 2378–2386.

Leininger, M. (Ed.). (1985). *Qualitative research methods in nursing*. New York: Grune and Stratton.

Liamputtong, P. (2011). *Focus group methodology: Principles and practice*. Los Angeles, CA: Sage Publications.

Liebenberg, L. (2018). Thinking critically about photovoice: Achieving empowerment and social change. *International Journal of Qualitative Methods, 17*, 1–9.

MacDonald, K., & Greggans, A. (2008). Dealing with chaos and complexity: The reality of interviewing children and families in their own homes. *Journal of Clinical Nursing, 17*, 3123–3130.

McFarland, M. R., & Wehbe-Alamah, H. B. (2015). *Leininger's culture care diversity and universality: A worldwide nursing theory*. Burlington, MA: Jones & Bartlett Learning.

McIntosh, M., & Morse, J. M. (2015). Situating and constructing diversity in semi-structured interviews. *Global Qualitative Nursing Research, 2*, 1–12.

McNair, R., Taft, A., & Hegarty, K. (2008). Using reflexivity to enhance in-depth interviewing skills for the clinical researcher. *BMC Medical Research Methodology, 8*, 73.

Mealer, M., & Jones, R. (2014). Methodological and ethical issues related to qualitative telephone interviews on sensitive topics. *Nurse Researcher, 21*, 32–37.

Miller, F., & Alvarado, K. (2005). Incorporating documents into qualitative nursing research. *Journal of Nursing Scholarship, 37*, 348–353.

Mirhaghi, A., Heydari, A., Ebrahimi, M., & Bahmani, M. (2016). Nonemergent patients in the emergency department: An ethnographic study. *Trauma Monthly, 21*, e23260.

Morgan, D. L. (2001). Focus group interviewing. In Gubrium, J. F., & Holstein, J. A. (Eds.), *Handbook of interview research: Context and method* (2nd ed., pp. 141–159). Thousand Oaks, CA: Sage.

Morse, J. M., & Field, P. A. (1995). *Qualitative research methods for health professionals* (2nd ed.). Thousand Oaks, CA: Sage.

Nilson, C. (2017). A journey toward cultural competence: The role of researcher reflexivity in indigenous research. *Journal of Transcultural Nursing, 28*, 119–127.

Novick, G. (2008). Is there a bias against telephone interviews in qualitative research? *Research in Nursing & Health, 31*, 391–398.

Oliffe, J., Bottorff, J., Kelly, M., & Halpin, M. (2008). Analyzing participant-produced photographs from an ethnographic study of fatherhood and smoking. *Research in Nursing & Health, 31*, 529–539.

O'Brien, B., Andrews, T., & Savage, E. (2018). Anticipatory vigilance: A grounded theory study of minimising risk within the perioperative setting. *Journal of Clinical Nursing, 27*, 247–256.

Petty, J. (2017). Emotion work in qualitative research: Interviewing parents about neonatal care. *Nurse Researcher, 25*, 26–30.

Phillippi, J., & Lauderdale, J. (2018). A guide to field notes for qualitative research. *Qualitative Health Research, 28*, 381–388.

Rothwell, E., Anderson, R., & Botkin, J. (2016). Deliberative discussion focus groups. *Qualitative Health Research, 26*, 734–740.

Rubin, H., & Rubin, I. S. (2012). Qualitative interviewing: *The art of hearing data* (3rd ed.). Thousand Oaks, CA: Sage.

Schenck, E., Bryant, R., Van Son, C., & Odom-Maryon, T. (2019). Perspectives on patient and family engagement with reduction in harm. *Journal of Nursing Care Quality, 34*, 73–79.

Skilbeck, J., Arthur, A., & Seymour, J. (2018). Making sense of frailty: An ethnographic study of the experience of older people living with complex health problems. *International Journal of Older People Nursing, 13*(1).

Smith, H., Bulbul, A., & Jones, C. (2017). Can online discussion sites generate quality data for research purposes? *Frontiers in Public Health, 5*, 156.

Spradley, J. (1979). *The ethnographic interview.* New York: Holt Rinehart & Winston.

Spradley, J. P. (1980). *Participant observation.* New York: Holt, Rinehart & Wilson.

Strauss, A., & Corbin, J. (1990). *Basics of qualitative research: Grounded theory procedures and techniques.* Newbury Park, CA: Sage.

Ten Hoeve, Y., Kunnen, S., Brouwer, J., & Roodbol, P. (2018). The voice of nurses: Novice nurses' first experiences in a clinical setting. *Journal of Clinical Nursing, 27,* e1612-e1626.

Van Manen, M. (1990). *Researching lived experience: Human science for an action sensitive pedagogy.* London, Ontario: Althouse Press.

Van Meurs, J., Smeets, W., Vissers, K., Groot, M., & Engels, Y. (2018). Nurses exploring the spirituality of their patients with cancer. *Cancer Nursing, 41,* E39-E45.

Voltelen, B., Konradsen, H., Ostergaard, B. (2018). Ethical considerations when conducting joint interviews with close relatives or family. *Scandinavian Journal of Caring Sciences, 32* (2), 515-526.

Woodgate, R. L., & Busolo, D. (2017). Healthy Canadian adolescents' perspectives of cancer using metaphors: A qualitative study. *BMJ Open, 7,* e013958.

Woodyatt, C., Finneran, C., & Stephenson, R. (2016). In-person versus online focus group discussions: A comparative analysis of data quality. *Qualitative Health Research, 26,* 741-749.

Ye, L., Antonelli, M., Willis, D., Kayser, K., Malhotra, A., & Patel, S. (2017). Couples' experiences with continuous positive airway pressure treatment: A dyadic perspective. *Sleep Health, 3,* 362-367.

Zarhin, D. (2018). Conducting joint interviews with couples: Ethical and methodological challenges. *Qualitative Health Research, 28,* 844-854.

第25章 質的データ分析

質的なデータは，インタビューの逐語録，フィールドノート，参加者が書いた日記など，さまざまな情報源から得られる。本章では，このようなナラティブデータの分析方法について説明する。

質的分析の基礎

データ分析の目的は，データを整理し，構造化し，データから意味を引き出すことである。質的研究では，データ分析はすべてのデータが収集された後ではなく，データ収集と同時に行われることが多い。データ収集者がデータ分析者である場合，重要な概念やパターンの探索は，データ収集の進行中に始まる。

質的分析は，創造性，概念に関する感性，そして純粋な努力が求められる，骨の折れる活動である。まずは，いくつかの一般的な問題について説明する。

■ 質的分析の課題

質的データの分析は多くの努力を必要とするものである。質的データ分析には普遍的なルールがなく，標準的な手順がないため，その分析方法を説明することが難しい。また，研究者が分析プロセスを研究報告に長々と記述し，その妥当性の検証が明らかになるように知見を提示することも容易ではない。

質的分析の第2の課題は，膨大な作業量を必要とすることである。ほとんどの研究で，何百ページ（時には何千ページ）もの書き起こされたインタビューやフィールドノートを何度も読み，コーディング，再コーディングし，分析，解釈しなければならない。

もう1つの課題は，報告のためにデータを縮小することである。量的研究の結果は，多くの場合，いくつかの表にまとめることができる。一方，質的研究者は簡潔であることと，データの豊かさやエビデンスとしての価値を維持することのバランスを取らなければならない。

■ 質的分析における意思決定

質的研究者は，分析プロセスに影響を与える多くの決定を行う。そのすべての決定が独立しているとは限らず，ある決定が別の決定に影響を与える可能性がある。本節では，質的分析者にとって重要な意思決定について説明する。

誰が分析するのか？

多くの質的研究は，1人の研究者が研究を計画し，参加者を選び，データを収集し，そしてデータを分析することによって実施される。しかし，一部の研究では，2〜3人の研究者が共同で分析作業を行う。最近では，異なる分野の臨床家や研究者を含む学際的なチームによって質的な分析が行われることが多くなっており，一般人も含まれることがある。質的分析のアプローチには，チームワークを重視したものもある。複数の分析者がいることで質的研究の信憑性が高まることもあるが，チームは通常，定期的に会議を開いて合意を得る必要があるため，時間がかかることもある。

誰が文字起こしを行うのか？

質的研究の主要なデータソースは，オーディオ録音されたインタビューとフィールドノートである。録音を一字一句忠実に書き起こすことは，データ分析の準備として非常に重要なステップである。正確な文字起こしがなければ，分析に利用できるデータに欠陥が生じる可能性がある。データに没頭する方法として，分析を担当する人が文

字起こしを行うべきだと主張する人もいる。Braun と Clarke（2006）が指摘するように，「文字起こしのプロセスは，時間がかかり，イライラし，時には退屈に思えるかもしれないが，データに慣れ親しむための優れた方法となる」（Braun & Clarke, 2006, p.87）。しかし，一貫性と正確性を高める手段として，専門家による文字起こしを推奨する人もいる。

コーディングと解析は帰納的か演繹的か？

ほとんどの質的分析の初期段階では，関連する区分を分析のために取り出すことができるように，データのコーディングと索引付けを行う。ほとんどの場合，コードは帰納的に，つまり，データそのものによって導き出される。**帰納的** inductive（または「ボトムアップ」）**アプローチ**では，分析者はデータ内に規則的に現れる意味のある概念を特定する。**演繹的** deductive（または「トップダウン」）**アプローチ**では，研究者は，既存の理論，先行研究，または個人的な概念に基づく先験的な枠組みから始める。このようなアプローチでは，研究者はデータに対応するために修正が必要な場合もあるが，既存のコーディングフレーム（**テンプレート**と呼ばれることもある）にデータをコーディングする。既存のコーディングフレームを使用する研究者は，時期尚早に分析を終了するリスクがある，と批判する人もいるが，調査が既存の理論によって導かれている場合，演繹的アプローチは生産的である。

☞ **既存の枠組みを利用する例**

Grigsby（2018）は，アフリカ系アメリカ人の母親を対象として，思春期前の娘との性的な健康に関する会話について質的に調査した。その調査では，コーディングと分析のための体系的な枠組みとして，計画的行動理論を使用した。

ヒント

帰納と演繹を組み合わせた，いわゆる**アブダクティブ・アプローチ** abductive approach が用いられることもある。例えば，Graneheim ら

（2017）は，帰納的コーディングから始まった研究についての論述の中で，最初のコードで人間のテリトリー性という概念が想起され，その後に人間のテリトリー性の理論がデータ内のテーマを特定するために演繹的に使用されたことについて説明している。Caoila ら（2017）は，先験的なコーディング計画から始め，その後より帰納的な戦略に移行した。

どの程度のデータをコーディングすべきか？

質的研究者の中には，質的データセットのうち，重要な部分のみをコーディングし，分析する必要があると主張する人もいる。関連性の低い部分はコーディングせず，主要な区分をより集中的に分析することができる。その一方で，「その他」や「非該当」とされた区分であっても，すべてを予備的なコーディングの対象とすべきと考える研究者もいる。Saldaña（2016）は，初学者の研究者にはすべてをコーディングするよう助言している。

分析の焦点は説明か解釈か？

質的研究を行う研究者の中には，ある現象についての豊かで徹底的な記述を中心的なねらいとする者もいれば，現象の意味を記述し，解釈することを目的とする研究者もいる。ナラティブなデータの顕在的内容の分析と潜在的内容の分析は，区別されることがある。**顕在的内容** manifest content とは，研究参加者の実際の言動であり，顕在的内容の分析は，主に記述的な性質をもち，解釈は控えめである。**潜在的内容** latent content の分析では，根底にある考え方や概念的なものを探り，データの中で表現されていることの背景にある，より広い意味を理解しようとする。記述することは，一部の研究において重要かつ価値ある目標かもしれないが，データの潜在能力を最大限に引き出すには，データが何を意味しているかを解釈する努力が必要である。Graneheim ら（2017）は，記述と解釈は二項対立ではなく，連続体であると指摘している。

最終成果はどうなるのか？

これに関連して，研究者は最終的な成果物がど

のようなものになるかを把握しておく必要がある。研究の焦点が主に記述である場合，最終的な成果物は，カテゴリーのリストや**分類法**，すなわち，秩序だった分類システムの形をとるかもしれない。Morgan(2018)は，ほとんどの質的結果が理論，モデル，またはテーマとして報告され，テーマが最も典型的な形式であると述べている。**テーマ**とは，データにおける意味のあるパターンであり，記述的であったり解釈的であったりする。Morgan は，**モデル**を，テーマをつなぐ「低レベルの理論」で，多くの場合グラフィック形式で示されると述べている。**理論**は，一連のテーマ間のつながりを特定し，それらが特定の方法で関連している理由を説明する。グラウンデッド・セオリー研究は，明らかに理論開発に向けられている。研究者は，理論構築のための分析を追求するかどうか，前もって決定しておく必要がある。

分析にコンピュータソフトウェアは使用されるか？

質的データの管理と分析を容易にするソフトウェアは，ますます頻繁に使用されるようになっている。しかし，専門家の中には，研究の初心者やデータセットが少ない研究者に対しては，主に手作業（紙とペンを使った方法）を用いるようアドバイスする人もいる。このアドバイスの根拠は，手作業で行うことで研究者がよりデータに近付くことができ，ソフトウェアの習得に時間がかかると実際の分析に使える時間が減ってしまう可能性があるからである。しかし，質的ソフトウェアには多くの利点がある。

分析にはカウントが必要か？

ほとんどの質的分析では，重要なテーマや中核となる構成概念の探索が行われる。特に**内容分析** content analysis と呼ばれる戦略では，データ中にテーマ（あるいは単語）が何回現れるかを文字どおりに数えることがある。このような回数のカウントは，ソフトウェアを使用すれば非常に簡単である。ほとんどの質的研究者は，テーマの出現頻度の正式な分析は行わないが，「ほとんどの参加者が……と述べた」や「多くの回答者が……を経験していた」といった記述を使って，研究結果を

特徴付けることはよくある。「多くの」と「ほとんどの」は，少なくとも緩やかなカウントを示唆している。

Sandelowski(2001)は，質的研究において数字が十分に活用されていない理由として，2つの神話があるからだと述べている。1つ目は，本当の質的研究者は数字を数え**ない**ということ，2つ目は，質的研究者は数字を数え**られない**ということである。数字は，質的データの複雑さを強調するのに役立つ場合がある。また，解釈や結論を検証したり，出来事や経験を記述する際にも数字は有効である（ただし，Sandelowski は過度なカウントの落とし穴について警告している）。この問題については，ミックス・メソッド研究の章（第27章）でさらに議論する。

分析は正式なガイドラインに沿って行われるのか？

質的なデータを分析するための普遍的なルールは存在しないが，多くのガイドラインが開発されてきた。現象学，エスノグラフィー，グラウンデッド・セオリーなどの伝統では，さまざまな専門家によって複数のガイドラインが提案されており，研究者は最も関連性が高く，魅力的で，実行可能性があると思われるものを選択しなければならない。この章の後半で，これら3つの主要な質的研究デザインの分析システムについて簡単に説明する。

しかし，多くの質的研究は，これら3つの研究デザインのいずれかの枠内で行われているわけではない。質的分析は「不透明」または「謎めいている」と批判され，ほとんどの初学者は分析作業に苦労している。これらの問題に対処するため，分析作業をより理解しやすく，透明で，管理しやすくするためのおおまかなガイドラインがいくつか開発されており，（もしあれば）研究者はどれに従うかを決めることができる。

■ 質的分析のプロセス

質的データ分析は，基本的に反復的で非線形な，複雑で創造的なプロセスである。つまり，分析者はデータの意味を見極めるために，さまざまな分析タスクの間を行ったり来たりする。

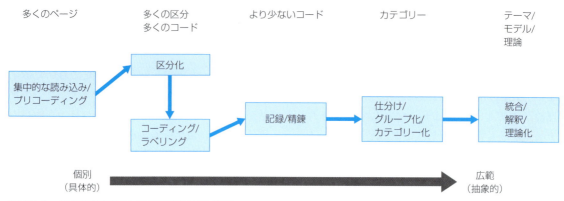

図 25-1　質的分析プロセスのおおまかな流れ

　質的データ分析のおおまかなプロセスを図25-1に示すが，いくつかの注意点がある。質的分析の中には，この図にあるすべての活動を伴わないものもある。例えば，**コーディング**は，多くの研究で，予備段階のデータ管理および分析として一般的に行われているが，すべての研究で実施されるわけではない。また，理論構築を伴う質的研究は比較的少ない。図25-1は実際よりも活動が直線的に進むように示しているが，この図は質的データ分析における一般的な流れの概要を提供しており，質的研究者が膨大な量の個別事象（データ）からより小さく一般的な理解の単位へと移行していくことを説明している。

　しかし，この図の中のある活動は，普遍的なものである。まず何よりも，分析者はデータにどっぷりと浸かる必要がある。優れた分析には，研究者がデータを注意深くじっくりと精査し，理解を求めて何度も記録を読み直し（あるいは録音を聴き直し）することが必要である。研究者がデータを「体験する」ことができなければ，洞察は得られない。また，注意深い分析者は，データを読み進めながらその意味や重要性を考える際に，逐語録の余白や**分析メモ** analytic memos に自分の考えや観察を書き留める習慣を身に付けていく。

　分析と解釈は，多くの場合，より綿密に吟味するためにセグメントを索引付けし取り出すことを可能にするコーディングシステムの開発に懸かっている。**プリコーディング** precoding は，通常，データ収集中に行われる。研究者がインタビュー記録やフィールドノートを読むことで，質問内容を練り直したり，新たな参加者を選んだりするのに役立つ。プリコーディングでは，通常，分析者が重要または注目すべきと感じた箇所や概念に丸を付けたり，下線を引いたり，ハイライトを入れたりする。（書かなくとも，少なくとも頭の中で）プリコーディングを行わないと，研究者はデータが飽和に達したかどうかを見極めることができない。

　データ収集が完了すると，分析者は通常，より正式なコーディング計画を作成し，そのコードをデータの一部に適用する。そして，「より深く掘り下げる」ため，またはコーディングを検証するために，コードを精練する。コーディングは，データを整理するための重要なメカニズムであり，洞察を刺激するプロセスでもある。

　実際のデータ分析では，データセット全体を何度も読み返し，新しい高次のコードを開発し，パターンを探し，コードをカテゴリーにグループ化し，カテゴリー間の関連を特定し，概念化を形成・修正し，カテゴリーやテーマの特性や次元を探索し，データに対して定式化を継続的に検証するという作業を何度も繰り返す必要があるかもしれない。MorseとField（1995）は，質的分析とは「データをまとめるプロセス，見えないものを明らかにするプロセス，結果を先行要因に関連付け，帰属させるプロセスである。それは，推測と検証，修正と変更，提案と弁明のプロセスである」（Morse & Field, 1995, p.126）と述べている。

表25-1　コーディングされた抜粋の例

データ抜粋	コード
「最もトラウマになる出産体験は，数年前に起こったことですが，今でもまるで昨日のことのように覚えています。ある多胎妊婦が陣痛で分娩室にやってきました。彼女は9回目の妊娠でした。私とはあまり仲のよくない医師が，彼女を汚物のように扱いました。彼は，合併症がない赤ちゃんを取り上げました。彼はすぐに母親に赤ちゃんを見せることも抱かせることもなく，赤ちゃんを保育器に入れました。そして，彼は自分の腕を半分ほどまで母親の中に入れて，胎盤を引っ張り始めたのです！ 彼女は『何かおかしいわ，こんな痛いの初めてよ！』と叫んでいました。私はベッドから離れましたが，彼女がまだ叫んでいたので，彼女のそばに戻り傍にいました。まるでレイプされているのを見ているような気分でした！ **私はひどい無力感を覚えました。**彼は，なぜか何でも許されるようなタイプの医者の1人です。私はそのことをケースマネジャーに話し，私がどれほど動揺しているかを伝えました。何もしてもらえませんでした。私は**とても無力**だと感じました。私は本当に**患者を裏切ったと思っています。**彼女は私を頼りにしていたんです。**私は彼女を失望させたのです。**今日に至るまで，**私はそのことを考え，もっと違うやり方があったのではないかと思っています。私は患者を守り，彼女のために主張するべきだったのに，そうしなかったのです」	無力感を覚えた 無力だと感じた――権威のある人が不必要なトラウマを与えていた 患者を裏切ったと感じる 違うやり方があったのではないか？ 患者を失望させた

以下の論文で報告された研究の著者のコーディングスキーム（未発表）から。
Beck, C., & Gable, R. (2012). A mixed methods study of secondary traumatic stress in labor and delivery nurses. *Journal of Obstetric, Gynecologic, & Neonatal Nursing, 41*, 747-760.

> **ヒント**
>
> 質的分析の多くが普遍的なルールをもたないことを考えると，それは実際にやってみることが最もよく学べるプロセスであると言えるかもしれない。

> **ヒント**
>
> 多くの質的研究者は，最初のコードから，コードをカテゴリーにグループ化したり，カテゴリーをテーマにクラスター化するなど，より高次の分析手法に移行する。しかし，いくつかの研究，特にグラウンデッド・セオリーでは，コーディングのサイクルが**複数回**ある。本節の議論は，最初のコーディングに焦点を当てている。

コーディングと質的データ管理

質的分析は多くの場合，大量のナラティブデータを整理し管理すると同時に，そのデータの中で何が起こっているのかについてのアイデアを練ることから始まる。次の数節では，データを**コーディング**するという広く使われている戦略について説明するが，すべての質的研究者がコーディングの利点に同意しているわけではない（例：St. Pierre & Jackson, 2014）。

■ コーディング計画の作成

質的分析では，調査中の現象に関連するデータの興味深い，顕著な，刺激的な，または本質的な特徴を（句，文，または段落などのデータ区分で）識別するために**コード** code が使用される。質的分析のコーディング計画のほとんどは，データ駆動型であり，分析者がデータを読み返しながら，帰納的に作成される。

質の高い帰納的コーディング計画の作成には，基本となる概念を特定するために，データを注意深く読み取ることが必要である。コンピュータソフトウェアを使用してデータにコードを適用する場合でも，ほとんどのコーディング計画は，紙とペンを使って作成される。つまり逐語録またはフィールドノートの印刷物を使用して，関連する区分の横に予備的なコードを書き込むのである。通常このプロセスでは，データ用とコード用の2つの列でページを構成する。

コードはさまざまな形式をとることができる。Saldaña（2016）は，**表25-1** の右列に示すようなコード全体を単語や句にすることを推奨している。この表は，Beck と Gable（2012）が実施した，出産トラウマ時に看護師が経験する二次的外傷性ストレスに関する研究から抜粋したものである。

コーディングの性質に応じて，コードは名詞（「不動」「疲労」），形容詞（「無力な」「恐ろしい」），動詞句（「体重が増えた」），動名詞句（「希望を失うこと」），あるいは質問文（「何が悪かったのか？」）にすることができる。

ヒント

質的研究者の中には，言葉の代わりに，言語コードに対応する略語（例：抑うつに DEPR）やアルファベットと数字の組合せ（A1, B2）を使用する人もいる。

予備的なコードを作成する際には，多様なコンテンツを得る機会を最大化するために，複数の事例を選択することが有用である。参加者の特徴（例：男性対女性），役割（例：患者対世話人），時間的要因（例：診断からの経過時間が異なる患者）など，重要な側面で異なる情報を意図的に選択することも 1 つの戦略である。コーディング計画をデータセットに適用する前に，かなりのデータを読み込む必要がある。

ヒント

Saldaña（2016）は，コーディングの卓越性を促進するいくつかのスキルや特性を特定している。これらには，優れた整理のスキル，柔軟性，創造性，忍耐力，曖昧さに対処する能力などが含まれる。彼はまた，言葉の選択が重要であるため，豊富な語彙をもつことが望ましい属性であると述べている。また，コーディングの際にはシソーラスや辞書などのツールを使用することを推奨している。

コードを作成するための簡単なガイドラインはなく，また，いくつのコードが必要かという魔法の数字もない。研究者が 1 つの研究で 100 以上のコードを作成することもあるが，「コードの増殖」は後続の分析作業を複雑にする可能性がある。一部の方法論者は，少数のコードを使用する「リーンコーディング lean coding」を提唱している（例：Creswell, 2013）。一般的に，研究者は 20〜

40 の初期コードのセットを作成する。コードの数は，リサーチクエスチョン，コーディングの焦点（例：顕在的なコンテンツと潜在的なコンテンツのコーディング），および求める詳細さのレベルによって異なる。コーディングされる分析セグメントが句または文章である場合，詳細な情報を提供するために多くのコードが必要となる。コーディングされる「塊」が段落全体である場合は，より少ないコードで足りる。**表 25-1** は，かなり詳細なコーディングの例を示している。

Saldaña（2016）は，詳細さや抽象化のレベルなどの複数の次元で異なる 27 種類の「第 1 サイクル」コーディングアプローチを特定した。ここでは，低所得家庭における飢餓と食料不安に関する研究（Polit et al., 2000）からコーディングされた例をいくつか紹介する。

- **記述的コーディング** descriptive coding は，主に名詞をコードとして使用し，質的研究初心者がよく選択する方法であるが，それは意味に対する深い洞察を与えるわけではない。
  - 抜粋：「先日，何もかもがなくなってしまい，教会で食料を調達しなくてはなりませんでした」
  - コード：食料無料配給所の利用
- **プロセス・コーディング** process coding では，データ中の行動や観察可能な活動（概念的な行動を含む）を表現するために，コードに動名詞を使用することが多い。
  - 抜粋：「先日，何もかもがなくなってしまい，教会で食料を調達しなくてはなりませんでした」
  - コード：食糧が足りなくなること（または，地域社会資源の利用）
- **コンセプト・コーディング** concept coding では，観察可能な事実や行動を超えた広い意味を象徴的に表現するために，単語や句を使用する。コードは通常，名詞か動名詞である。
  - 抜粋：「先日，何もかもがなくなってしまい，教会で食料を調達しなくてはなりませんでした」
  - コード：飢餓のリスクに対応すること
- **インビボ・コーディング** in vivo coding（「リテ

ラル」コーディングまたは「逐語的」コーディングとも呼ばれる）は，参加者が発した単語や句を使用するもので，多くのグラウンデッド・セオリー研究で最初のコーディングとして使用されているが，他のタイプの質的研究にも応用されている。

・抜粋：「先日，何もかもがなくなってしまい，教会で食料を調達しなくてはなりませんでした」
・コード：何もかもがなくなってしまった：教会で食料を調達しなくてはならなくなった

• **全体的なコーディング** holistic coding では，データを小さな区分をコーディングするのではなく，大きな「塊」からおおまかなアイデアを把握するためにコードを使用する。

・抜粋：「私はお買い得品を買います。どうしたらいいか，何を買って，何を買わないか，を学びました。どこで買い物をするか，どこでセールが行われているかとか。すべての店に行きます。新聞からクーポンを切り取ったりもしています。でも，それだけでは足りないこともあります。先日，何もかもがなくなってしまい，教会で食料を調達しなくてはなりませんでした」
・コード：フードマネジメント戦略

ヒント

Saldaña（2016）は，一部の研究者，特に現象学的研究を行う研究者の中には，短いコードではなく，拡張したテーマのような記述でデータの一部にラベルを付けて分析する者がいることを認めている。彼は，このような「コーディング」をデータのテーマ化と呼んでいる。

これらの例が示すように，同じ発言をさまざまな方法でコーディングすることができる。データをコーディングする唯一の「正しい」方法はなく，2人の人間が同じデータに対して同じコードを作成することはほとんどない。研究者は，望ましい解決策を得るまで，データをコーディングする別の方法を探索することもある。チームで作業する場合，チームは使用するコーディングのタイプについて決定を下す必要があり，チームメンバーは各自でコードを作成し，その後，合意を得るために協力的に作業する必要がある。

リサーチクエスチョンの性質と望ましい最終結果は，作成されるコードの種類に影響すると思われる。例えば，リサーチクエスチョンが「貧しい家庭が食料不安を経験するのはどのようなことか？」であった場合，記述的コーディングは生産的ではない可能性がある。リサーチクエスチョンが，「貧しい家庭は食料不足に対処するためにどのような戦略をとっているのか？」であれば，適切かもしれない。記述的質的研究は，特に記述的コーディングまたはプロセス・コーディングを使用する可能性が高い。

記述的コーディング計画の例

Dykeman ら（2018）は，高齢者の転倒予防介入の実施に関する地域サービス提供者の見解を探索するために，個人インタビューとフォーカスグループインタビューを使用した。データは，そのような介入に対する障壁と提案された戦略のカテゴリーにコーディングされた。

解釈することを目標としてデザインされた研究では，潜在的な内容（例：「飢餓のリスクへの対処」）に対して，抽象的で概念的なコードを含む可能性が高い。概念的なコードを作成する際，研究者はデータの区分を綿密に検討し，他の区分と比較して類似点と非類似点を探し，それらの現象の意味を明らかにする。これは**継続的比較**プロセスの一部で，グラウンデッド・セオリー研究の文脈で開発されたものだが，他のタイプの質的研究でも広く提唱されている。研究者は，個別の事象，出来事，発言について，次のような質問をする。

これは何か？
何が起こっているのか？
これは何を意味しているのか？
他にこれと似たものはあるのか？
これは何と違うのか？

データの詳細な検討から浮かび上がった重要な

概念には，ラベルが付けられる。このラベルは必然的に抽象的なものになるが，対象の特徴が明確になるように十分に具体的である必要があり，しばしば刺激的なこともある。

> **ヒント**
>
> コーディングを行っている間に，データ中の重要なパターンに気づくことは避けられない。あなたの進化する考えや観察は，分析メモに忠実に記録するべきである。

■ 質的データのコーディング

コーディング計画が作成されたら，一部のデータを使って精査とパイロットテストを行う必要がある。インタビューや観察のコーディングの一貫性を高めるために，1人が単独でデータセット全体にコードを適用することが推奨されることもあるが，チームによるコーディングを推奨する人もいる。コーディングプロセスの初期段階で，少なくともテキストの一部分を2人以上でコーディングすることは，信頼性を評価し向上させるために賢明な場合もある。

研究者は，この段階で2つの成果物を作成することが多い。1つは，コードのマスターリストまたは**索引**で，通常はアルファベット順または何らかの階層的な配置で整理されたものが作成される。もう1つは，**コードブック**で，これは，優れた説明と，そのコードの典型的な内容を1つ以上抜粋して示したコードをまとめたものである。

コーディング計画を作成したら，データ全体を読み直し，コードとの対応関係を確認するためにコーディングを行う。研究者は，最も適切なコードを決定することが難しかったり，いくつかのデータ区分の根本的な意味を完全に理解することができなかったりする場合がある。また，微妙なニュアンスを把握するために，何度もデータを読み込む必要がある場合もある。

研究者は，最初のコードが不完全であったことをコーディング中に発見することがよくある。当初は特定されなかった概念が，コーディング中に明らかになることもよくある。このような場合，すでにコーディングされたデータにその概念がな

かったと考えるのは危険である。ある概念は，何度か出てくるまで，重要な概念として認識されないかもしれない。そのような場合，コードが全体を網羅していることを確認するために，以前にコーディングされたデータをすべて読み直す必要がある。

もう1つの問題は，ナラティブなデータがほとんどの場合，線形的でないことである。例えば，インタビューから書き起こされた段落には，3つや4つの異なるコードに関連する要素が複合的に埋め込まれていることがある。**表25-1**は，複数のコードが含まれる段落の例である。

■ 質的なデータ管理

コーディングは，ほとんどの質的研究において，データ分析の重要な初期段階であり，データ整理においても重要な役割を担っている。研究者は，データセット全体を何度も読み直すことなく，データの一部にアクセスできるようにしなければならない。コーディングは，データをより小さく，より管理しやすい単位に変換し，検索と確認ができるようにする。データのコーディングは，手作業で紙とペンを使って行うことができ，その後，手作業でデータを整理する。しかし，最近では，コーディングとデータ管理のために特別なソフトウェアを使用することが多くなっている。

質的データの管理方法マニュアル

質的データを管理するためのコンピュータソフトウェアが登場する以前は，<u>概念ファイル</u> conceptual files を作成するのが典型的な手法だった。この方法では，研究者は余白にコードが記載されたデータの印刷物から始める。そして，コードごとに物理的なファイルフォルダを作成し，データからの抜粋を切り取って，そのコードに関連する資料をファイルに入れていく。特定のコードに関連するすべての内容は，該当するファイルフォルダから取り出すことができる。

このようなファイルの作成は，特にナラティブの区分が複数のコードをもつ場合，煩雑である。例えば，**表25-1**のデータでは，5つのコードに対応する5つの段落のコピーが必要である。ま

た，研究者は，切り取った資料が理解できるように，直接関連する資料の前後の資料など，十分な文脈を含むようにする必要がある。最後に，研究者は通常，適切な管理情報を提供しなければならない。例えば，インタビューデータの場合，研究者が必要に応じて文字起こし原稿のマスターコピーから追加情報を取得できるように，各抜粋には参加者のID番号を含める必要がある。

ヒント

手作業で整理する方法としては，積み重ねられるファイルカードや，大きな面に並べられる付箋紙を使う方法もある。コード数が少ないデータセットの場合，研究者は異なる色の文字を使って異なるコードを区別することがある。

質的なデータを管理するためのコンピュータソフトウェア

コンピュータ支援型質的データ分析ソフト（CAQDAS）は，会話の逐語録のページを切り取る作業を省くことができる。これらのプログラムにより，研究者はデータファイル全体をコンピュータに入力・保存し，会話の各部をコーディングし，特定のコードにタグ付けされたテキストを検索・表示することで分析的な考察を行うことができる。ほとんどのソフトウェアでは，研究者が分析メモを書くことができ，一部のソフトウェアは文字起こしのサービスを提供している。また，コード間の関連を検討するために使用できる。しかし，ソフトウェアは会話の内容を解釈してコーディングすることはできない，研究者にデータの分析方法を指示することもできない。研究者は，今後も分析者であり批判的思考者でなければならない。

数十種類のCAQDASが開発されている。これらのパッケージの主な機能には，テキスト検索，コーディングと検索，理論構築，コンセプトマッピング，データ変換と収集などがある（Silver & Lewins, 2014）。さまざまなソフトウエア・パッケージの使用方法に関するチュートリアルは，YouTubeで広く公開されている。

洗練された**理論構築ソフトウェア**も人気があ

る。このソフトウェアでは，概念間の関連を検討し，コードの階層を作成し，ダイアグラムを作成し，ハイパーリンクを生成して非階層的なネットワークを作成することができる。理論構築パッケージの例としては，NVivo，ATLAS.ti，HyperRESEARCH，MAXQDA，Quirkos，QDA Minerなどがあり，そのほとんどがMac版とPC版で利用可能である。

ヒント

Transanaは，大容量のデジタル音声ファイルや動画ファイルのコーディングを可能にする専門ソフトウェアの一例である。Dedooseは，質的データと量的データの両方を扱うミックス・メソッド研究に適していることで知られているクラウドベースのソフトウェアである。

コンセプトマップを作成するためのソフトウェアを用いることにより，研究者は理論構築ソフトウェアよりも洗練された図を作成することができる。コンセプトマップは，知識を整理し表現するための手段である（Novak & Cañas, 2006）。コンセプトマッピングソフトウェアの一例であるCmapToolsは，無償で入手可能である。

音声認識ソフトなどのデータ変換・収集ソフトは，音声をテキストに変換する。音声録音されたインタビューの文字起こしにかかる時間と費用の点で，このようなソフトウェアは魅力的かもしれないが，Johnson（2011）の研究によれば，時間の節約はそれほど大きくないことが示唆されている。音声認識ソフトは，単一のユーザー用に設計されている。このソフトウェアは，通常は**口述筆記担当者**であるユーザーの音声を認識するように「トレーニング」される必要がある。

音声認識ソフトの性能はまちまちで，コンピュータの性能，マイクの性能，周囲の雑音の量などに左右される。欠点の1つは，音声認識ソフトウェアが自動的に句読点を打てないことである。口述筆記担当者は，「ピリオド」や「コンマ」などの句読点を具体的に示さなければならない。また，口述筆記担当者は，誤りを修正するためにテキストを編集する必要がある。例えば，音声認

識プログラムは，to，too，two などの一般的な同音異義語を誤って解釈してしまうことがよくある。このように，音声認識ソフトウェアを使用することによる時間短縮のメリットは，それほど大きくないかもしれない。

コンピュータプログラムは質的なデータを管理するうえで多くの利点を提供するが，データに近付くための手段として手作業を好む人もいる。また，基本的に認知的なプロセスを機械的な作業に変えてしまうことに異論を唱える人もいる。また，ソフトウェアの習得にかなりの時間がかかることもデメリットの1つだが，一度習得したスキルは今後のプロジェクトでも活用できる。このような懸念にもかかわらず，多くの研究者がコンピュータによるデータ管理に移行している。賛成派は，それによって時間が自由になり，重要な概念的な問題にもっと注意を払うことができるようになると主張している。

☞ **質的データの管理におけるコンピュータの活用例**

Castro と Andrews（2018）は，一般にアクセス可能なブログに投稿された看護師のワークライフについてのナラティブを調査した。異なる専門領域の看護師が書いた4つのブログ（合計520件のエントリ）を NVivo10 にコピーし，コーディングと分析を行った。

分析手順の概要

質的研究におけるデータのコーディングと**管理**は，本質的に還元主義的なものである。それらは，大量のデータを小さく管理しやすい区分に変換することを必要とする。それに対して，質的データの**分析**は，構成主義的なものであり，意味のある概念的なパターンに区分されたデータをまとめることを伴う。質的分析では，普遍的な見解を発見し，帰納的なプロセスを通じて一般的な概念を探索する（**分析的一般化**）。質的データの分析にはさまざまなアプローチがあるが，いくつかの共通する特徴がある。

質的データの分析は，概念的につながったコー

ドのクラスターである大きな**カテゴリー** categories の特定から始まることが多い。**表25-1** は，Beck と Gable（2012）の看護師の二次的外傷性ストレスに関する研究からのコーディングの抜粋であり，そこでは2つのコード（「患者を裏切ったと感じる」と「患者を失望させた」）が他のコードとクラスター化されて「患者を守れなかった」というカテゴリーを形成している。カテゴリーの着想は，通常，コーディング中またはプリコーディング中に浮かび始め，分析メモに記録される。

多くの質的研究において，次の段階としてテーマの特定が行われる。DeSantis と Ugarriza（2000）は，質的研究者の間で**テーマ**という用語がどのように使われているかを徹底的にレビューし，よく引用される次の定義を提示している。「**テーマ** theme とは，現在の経験やそのさまざまな現れ方に意味とアイデンティティを与える抽象的な実体である。したがって，テーマは経験の本質やベースにあるものを捉え，意味のある全体へと統合する」（DeSantis & Ugarriza, 2000, p. 362）。

テーマ分析は，Spradley（1979）が類似性の原理と対照性の原理と呼ぶものに依拠することが多い。**類似性の原理**とは，類似した内容，シンボル，意味をもつ情報の単位を探すことである。**対照性の原理**は，内容やシンボルが他の内容やシンボルとどのように異なるかを見出す努力，つまり，明らかにされたテーマやカテゴリーの特徴を特定することである。

質的研究者は，分析の際に，すべての人（または多くの人）に当てはまる見解と，特定の参加者に特有の経験の側面を区別する。なぜなら，コードやカテゴリーがすべてのデータソースに含まれることはほとんどないからである。Ayres, Kavanagh, Knafl（2003）は，事例間分析と事例内分析の両方を行うことの重要性について説得力をもって主張した。個々の事例を分析することで，「研究者は，個々の『意味の単位』としてではなく，個々の事例内の意味の合流によって形成されたパターンの一部として生じる経験の側面を理解することができる」（Ayres, Kavanagh, & Knafl, 2003, p. 873）のである。個々の事例と標本全体の両方で説明力または概念的な力をもつテーマは，分析的一般化の可能性が最も高い。Ayres らは，

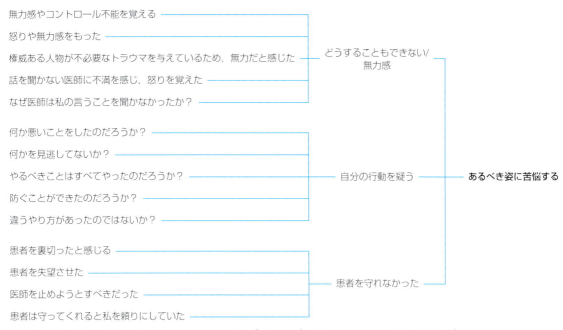

図 25-2 テーマ3「あるべき姿に苦悩する」のデンドログラムで示されるコードとカテゴリー
〔Beck, C. T., & Gable, R. (2012) A mixed methods study of secondary traumatic stress in labor and delivery nurses. *Journal of Obstetric, Gynecologic, & Neonatal Nursing, 41*, 747-760 より許可を得て転載〕

3つの看護研究において，事例内分析と事例間分析がどのように統合されたかを示している。

テーマの分析には，参加者間の共通点を見出すだけでなく，自然なバリエーションを求めることも必要である。テーマは決して普遍的なものではない。研究者は，どのようなテーマが現れるかだけでなく，それらがどのようにパターン化されているかにも注意を払う必要がある。そのテーマは，ある特定のタイプの人々にのみ適用されるのだろうか？ 特定の文脈で？ 特定の時期に？ 観察された現象に先行する条件は何で，その現象がもたらす明白な結果は何か？ つまり，質的分析者は，データ内の**関連性**に敏感でなければならないのである。

テーマは，カテゴリー内で展開されることもあるが，テーマの展開では，しばしばカテゴリーの組み合わせが行われる。例えば，BeckとGable (2012)の看護師が経験する二次的外傷性ストレスに関する研究では，コードをクラスター化してカテゴリー(「どうすることもできない/無力感」，「自分の行動を疑う」，「患者を守れなかった」)を作成し，これらのカテゴリーが「あるべき姿に苦悩する」というテーマの基礎となった(図 25-2)。

研究者がテーマやパターンを探す際に，行動，出来事，プロセスの変遷を要約する図表の作成が役立つことがある。例えば，意思決定のようなダイナミックな経験に焦点を当てた質的な研究では，時間の流れ，主要な意思決定ポイントや出来事，意思決定に影響を与える要因を強調したフローチャートやタイムラインを作成することが有用な場合がある。コードとカテゴリーのクラスタリングを描写するもう1つの方法は，**デンドログラム** dendrogram と呼ばれ，階層的に順序付けられたシステムにおけるクラスターの配置を木の枝のように線で描いた図である。図 25-2 は，BeckとGable (2012)の二次的外傷性ストレスの研究からのデンドログラムである。

2次元マトリックスも，テーマとなる素材を表示する方法の1つである(Miles et al., 2014)。伝統的に，マトリックスの各行は個々の参加者を表し，列はコードまたはテーマに使用される。交点に記載されていることは，生データまたは要約である。マトリックスは手作業で構築できるが，コンピュータのスプレッドシートを使用すると，データを並び変えることができる。

一部の質的研究者，特に現象学者は，分析戦略として比喩を使用する。比喩とは，視覚的な類似を呼び起こすために比喩的な言葉を使った象徴的な比較のことである。比喩は質的な分析者にとって，強力な表現のためのツールとなりえる。文学的手法として，比喩は質的分析における洞察力と理解を深め，部分と全体を結び付けることを助けることができる。しかし，Thorne と Darbyshire (2005) は，比喩の使いすぎについて懸念を表明している。彼らの見解では，比喩的な引用は，人間の経験を描写するための説得力のあるアプローチとなりうるが，「創造的な洞察を，深遠さを装った陳腐な決まり文句に置き換えてしまう」(Thorne & Darbyshire, 2005, p.1111) 危険性がある。Carpenter (2008) も，研究者が比喩を混ぜたり，中途半端に比喩を使ったり，データに合わない比喩を使ったりすると，データを誤って表現してしまうことがあると警告している。一方，Hunter は，青少年のレジリエンスに関する研究の中で，「これらの青少年の感情の傾向を捉えるために比喩を使うことが，私の知見に生命を吹き込んだ」(Hunter et al., 2002, p.392) と述べている。

重要なカテゴリーやテーマを特定することは，整然とした線形的なプロセスではない。研究者は，会話データからテーマを導き出し，そのテーマを念頭に置いてデータに立ち戻り，データが本当に適合しているかどうかを確認し，必要に応じてテーマを精練していく。時には，分析の初期に明らかになった洞察を放棄しなければならないこともある。

会話データの分析にはある程度の解釈が必要であり，解釈と分析はほぼ同時かつ反復的に行われる。解釈は質的分析における挑戦的な活動であり，それをどのように達成するかを明確に説明することが最も難しい部分である。解釈に関するガイダンスを提供することは難しいものの，質的テキストから「意味をつくる」能力は，研究者がデータに没頭し，データに近付くことに大きく依存するという点では，かなりの同意が得られている。**インキュベーション** incubation とは，研究者がデータの意味を理解し，その本質的なパターンを見つけ出し，正当で洞察に満ちた結論を導き出そうとするプロセスであり，データに**没頭する**ことである。解釈と意味付けにおいてもう1つ重要なことは，研究者の自己認識と，自分自身の世界観や視点を振り返る能力，すなわちリフレクシヴィティである。

創造性も，データの意味を明らかにするうえでも重要な役割を果たす。Hunter ら (2002) は，質的分析における創造性の役割について書き，「データ内の謎を理解する魔法に光を当てる」(Hunter et al., 2002, p.388) ためにデザインされた洞察を提供している。Chandler は，**飽和**から**解明**への移行について，「創造性のための戦略には時間がかかり，新しいアイデアを浸透させるためのインキュベーションが必要である」(Chandler *in* Hunter et al., p.396) と述べている。研究者は，事実を超えた意味を見出すための，**わかった！** という感覚が得られるように，十分な時間をかける必要がある。

研究者は，テーマの断片を織り込んで，統合された全体をつくり上げようと努力する。データに全体的な構造（統合された記述，モデル，理論など）を与えるために，さまざまなテーマやカテゴリーを相互に関連付ける必要がある。この統合作

☞ **比喩の例**

Cuthbert ら (2017) は，運動プログラムに参加しているがん家族介護者の経験を探索した。「下降スパイラル」の比喩は，介護の役割における彼らの経験を特徴付け，「上昇スパイラル」の比喩は，この運動プログラムにおける彼らの経験を表していた。

ヒント

また，研究参加者自身が使っている比喩の分析を行うことも可能である。例えば，Beck (2017) は，産科的腕神経叢損傷の子どもをケアする母親たちの経験についての記述の比喩分析を行った。母親たちが自分の経験を記述するために使用した比喩には，曲芸，迷路，煮えたぎる鍋，心臓への短剣，ジェットコースターなどがあった。

業は，創意工夫と知的厳密さが要求されるため難しい。質的研究者は，結論を導き出す際に，知見の転用可能性や質的エビデンスの潜在的な利用法を考慮することが多くなっている。量的研究者と同様に，質的研究者も，研究結果が将来の研究や看護実践にどのような意味をもつかを考える必要がある。

主な質的研究デザインにおける質的分析

本節では，3つの主要な質的研究法であるエスノグラフィー，現象学，グラウンデッド・セオリーにおける分析アプローチを概観する。しかし，これらの概要は，実際にどのように分析を行えばよいかについての指針を提供するほど詳細ではないため，参考文献を紹介する。

■ エスノグラフィーの分析

分析は，エスノグラファーがフィールドに足を踏み入れた瞬間から始まる。エスノグラファーは，参加者の行動の**パターン**を探し続け，あるパターンと別のパターンを比較し，多くのパターンを同時に分析している(Fetterman, 2010)。参加者の日常生活に入り込むことで，エスノグラファーは研究対象の文化についてより深く理解できるようになる。マップ，フローチャート，組織図は，データを明確にし，視覚的に示すのに役立つツールである。また，マトリックス(2次元表示)は，比較を視覚的に強調し，カテゴリーを相互参照し，新たなパターンを発見するのに役立つ。

エスノグラフィーのデータ分析には，Spradley (1979)の研究手法が使われることがある。彼の方法は，言語が文化的意味をもつ主要な手段であることを前提にしている。データ収集とデータ分析を含む12のステップからなる彼の手法は，以下のとおりである。

1. 情報提供者を探す
2. 情報提供者にインタビューをする
3. エスノグラフィーの記録を作成する
4. 記述的な質問をする
5. エスノグラフィーのインタビューデータを分析する
6. 領域分析を行う
7. 構造的な質問をする
8. 分類分析を行う
9. 対比的な質問をする
10. 成分分析を行う
11. 文化的テーマを発見する
12. エスノグラフィーを執筆する

Spradley の手法では，4段階のデータ分析が行われるが，その第1段階が領域分析 domain analysis である。文化的知識の単位である領域は，より小さなカテゴリーを包含する広いカテゴリーである。この第1段階のデータ分析では，エスノグラファーはその文化の構成員が使用する領域内の用語間の関係パターンを特定する。エスノグラファーは，文化で使用される用語やシンボル(物や出来事)の文化的意味とそれらの相互関連に注目する。

データ分析の第2段階である分類分析 taxonomic analysis では，エスノグラファーは分析対象がいくつの領域に及ぶかを決定する。1つか2つの領域のみを深く分析するのか，あるいはいくつかの領域はそれほど深くに調査しないのか。この決定後，分類法 taxonomy(用語を分類・整理するシステム)を開発し，領域の内部組織と領域のサブカテゴリー間の関係を説明する。成分分析 componential analysis では，領域内の文化的用語の類似点と相違点についてデータを分析する。最後に，テーマ分析 theme analysis では，文化的テーマを明らかにする。領域は文化的テーマで結ばれ，これは研究対象である文化の全体的な見方を提供するのに役立つ。文化的な意味の発見が最終的な成果物となる。

☞ Spradley 法を用いた例

Kim ら(2018)は，血液透析患者と家族介護者が認識する病院の待合室の経験に関するエスノグラフィー研究において，看護ケアを提供するための最適な社会環境を開発することを目的と

して，Spradley の分析手法を用いた。最後の分析ステップでは，3つの文化的テーマが導き出された。それらは，情報共有と慰め合うこと，安らぎと不快の分離領域に立つこと，警戒と不安の静寂を体験することであった。

エスノグラフィーの分析には，他のアプローチも開発されている。例えば，McFarland と Wehbe-Alamah（2015）で紹介されている Leininger のエスノナーシング・リサーチ方法では，エスノグラファーは4段階のエスノナーシングデータ分析ガイドに従う。エスノグラファーは，第1段階ではデータを収集し，描写し，記録する。第2段階では，構成要素を特定し分類する。第3段階では，データを分析し，その文脈の中で繰り返されるパターンを発見する。最終段階の第4段階では，主要なテーマを抽象化し，知見を提示する。

👉 Leininger の方法を用いた例

Salman ら（2018）は，ヨルダン人女性の乳がんに関する信念や価値観を理解し，それらの信念が乳がん検診の意思決定にどのように影響するかを理解するために，フォーカスエスノグラフィーを実施した。Leininger の4段階のデータ分析を用いて，彼らは3つのテーマを特定した。乳がん検診に関する恐怖と否定と知識不足，医療従事者の迅速ではない情報や教育の提供，乳がんや予防について学ぶ意欲の3つである。

■ 現象学的分析

多くの質的分析者は，データを分解し，カテゴリーに並べ替える「断片化」と呼ばれる戦略を用いる。現象学者は，ナラティブデータを「テクスト全体」の文脈で解釈する全体的な「文脈化」戦略を好む傾向にある。ここでは，現象学的分析の3つの幅広いアプローチについて簡単に見ていく。

記述的現象学

記述的現象学の方法としてよく使われるのは，Colaizzi（1978），Giorgi（1985），Van Kaam（1966）

の3つの方法である。3人ともフッサール哲学に基づくデュケイン現象学派である。

これらの方法を用いた現象学的分析では，共通のパターンを探すことになるが，**表 25-2** にまとめたように，これらのアプローチには違いがある。3つの手法の基本的な成果物は，多くの場合，本質的なテーマの特定を通じて経験の意味を記述することである。しかし，Colaizzi の方法は，研究参加者に戻って結果の妥当性の検証を求める唯一の手法である。Giorgi の分析は，研究者のみに依存している。彼の見解は，研究参加者に戻って知見の妥当性の検証を行うことや，外部の審査員に依頼し分析を見直したりすることは不適切であるというものである。Van Kaam の方法では，他の専門家による判定で主観的な合意に達することが要求されている。

👉 Colaizzi の方法を用いた研究例

Imani ら（2018）は，病院看護師の知的レジリエンスの生きられた経験について研究した。研究者は，イランの病院の看護師10人に対して詳細なインタビューを実施した。Colaizzi の7段階の分析プロセスが用いられた。インタビューからレジリエンスに関連する重要な発言が抽出され，354の意味が生成された。看護師たちの知的レジリエンス体験は，忍耐と知恵，尊敬，状況的自己コントロール，宗教性への訴求の4つの主要テーマに反映されていた。

ヒント

本書の著者の1人である Cheryl Beck は，Colaizzi の方法を用いて多くの研究を行っている。

ユトレヒト学派の現象学

現象学に対するもう1つのアプローチは，記述的現象学と解釈学的現象学の特徴を併せもつユトレヒト学派である。Van Manen（1990）の方法は，このアプローチの一例であり，研究者は，研究対象となる経験の本質的な意味を把握しようとす

表25-2　3つの現象学的分析手法の比較

Colaizzi(1978)	Giorgi(1985)	Van Kaam(1966)
1. すべてのプロトコルを読み，感覚をつかむ。	1. プロトコル一式を読み，全体を把握する。	1. 専門家による判定が必要な記述的表現を事前にリストアップし，グループ化する。最終的に，その具体的な標本に含まれるこれらのカテゴリーの割合を表にする。
2. 各プロトコルを再検討し，重要な記述を抽出する。	2. 研究対象とする現象に関する参加者の記述から単位を判別する。	2. 参加者の具体的な表現，曖昧な表現，重複した表現を，より記述的な用語に落とし込む(判定する専門家間の主観的な合意が必要)。
3. それぞれの重要な記述の意味を明確に説明する(つまり，意味を定式化する)。	3. それぞれの意味単位における心理的洞察を明瞭に表現する。	3. 研究対象とする現象に特有でない要素や，関連する2つの現象を混同している要素を排除する。
4. 定式化された意味をテーマのクラスターに整理する。 　a. これらのクラスターを元のプロトコルに照らし合わせ，妥当性を検証する。 　b. さまざまなクラスター間の不一致に注意し，適合しないデータやテーマを無視する誘惑に陥らないようにする。	4. 変換されたすべての意味単位を，参加者の経験に関する一貫した記述(「経験の構造」と呼ばれる)に統合する。これは，具体的または一般的なレベルで表現できる。	4. 研究対象とする現象について，仮説的な同定と記述を書く。
5. 結果を統合して，研究対象とする現象を詳細に記述する。		5. 標本から無作為に抽出した事例に対し，仮説的記述を適用する。必要であれば，仮説的記述を修正し，新たな無作為抽出標本で再度検証する。
6. 研究対象とする現象についての詳細な記述を，できるだけ明確な文章にまとめる。		6. 先行する作業が正しく実行された時点で，仮説化した同定は妥当性のあるものであり記述であるとみなす。
7. 最後の妥当性の検証ステップとして，ここまでの知見について参加者に尋ねる。		

る。Van Manenによれば，経験の主題的側面は，(1)全体論的アプローチ，(2)選択的アプローチ(ハイライト)，(3)詳細なアプローチ(行単位)の3つの方法で参加者の体験の記述から明らかにすることができる。全体論的アプローチ holistic approach では，研究者はテクストを全体として捉え，その意味を理解しようとする。選択的アプローチ selective approach では，研究者は研究対象となる経験に不可欠と思われる文や句を強調したり，抜き出したりする。詳細なアプローチ detailed approach では，すべての文章を分析する。一度テーマが特定されると，それらは参加者へのフォローアップインタビューを通じて，考察と解釈の対象となる。この過程を通して本質的なテー

マが発見される。

　Van Manen(2006)は，この現象学的手法は執筆の実践と切り離すことはできないと強調している。質的分析の結果を書き上げることは，研究対象である現象の生きた意味を理解し，認識するための積極的な闘いである。現象学の研究者が書いた文章は，読者を「疑問を抱く」状態に導くものでなければならない。Van Manen(2017)は最近，「現象学的研究の成果は，テーマの特定，批判的な検討，そして感銘的な展開を通じて，読者が特定の人間の経験や出来事の意味を認識するのを助ける内省を促す精錬されたテクストであり，読者を特定の問いについて考えさせるように導くものである」(Van Manen, 2017, p. 777)と主張して

いる。

Van Manen の方法を用いた研究例

Saxon ら（2018）は，ハイリスクをもつ呼吸器患者が意識下鎮静法により気管支鏡検査を受けた経験について研究した。13 人の患者への非構造化インタビューから得られたデータを，Van Manen の 3 相アプローチで分析した。分析から 5 つのテーマが浮かび上がった。それらは，フラストレーションと恐怖，快適さと安全性，窒息と咳，意識があること，そして結果である。

Van Manen は，参加者の言葉からテーマを特定することに加えて，芸術的な資料からテーマとなる記述を得ることも求めている。Van Manen は，質的研究者に対して，文学，音楽，絵画などの芸術が，研究対象である経験の本質的な意味を把握しようとする際に，洞察を深める経験的情報を提供することを念頭に置くよう促した。文学や芸術における経験的な記述は，現象学者の解釈的な感性を刺激し広げるのに役立つのである。

解釈学的現象学と解釈学

現象学の第 3 の大分類は，解釈学的現象学（解釈学）である。第 22 章で述べたように，解釈学的研究の重要な概念は**解釈学的循環**である。この循環は，理解に到達するために，分析対象であるテキストの部分と全体の間を絶えず移動する方法論的プロセスを意味する。Gadamer（1975）は，テキストを解釈するためには，研究者はテキストの意味から自分自身を切り離すことができず，テキストが明らかにしうる可能性を理解しようと努めなければならないことを強調した。Ricoeur（1981）は，このテキストという概念を書かれたテキストだけでなく，あらゆる人間の行為や状況を含むように拡大した。

Gadamer の解釈学の例

Dalteg ら（2017）は，配偶者の一方が心房細動をもつ夫婦の病気に関する信念を探索した。9 組の夫婦に対する詳細な 2 者間インタビューから得られたデータを，Gadamer の解釈学に基づくアプローチで分析・解釈した。分析の最終段階では，研究者と参加者の間で共有された理解を表するような部分，つまり「地平の融合 fusion of horizons」（Dalteg et al., 2017, p. 3702）を特定した。

Diekelmann, Allen, Tanner（1989）は，研究者チームが協力して行う解釈学におけるデータ分析の 7 段階のプロセスを提案している。

1. インタビューやテキストをすべて読み，全体像を把握する。
2. 各インタビューの解釈可能な要約を書く。
3. 研究者チームが，選択されたインタビューの逐語録やテキストを分析する。
4. 解釈に関する意見の不一致をテキストに戻り解決する。
5. テクストの比較と対比により，共通の意味を確認する。
6. テーマ間の関連を発見する。
7. テクストからの例を含むテーマの草案をチームに提示する。反応や提案などを最終案に反映させる。

Diekelmann らによれば，ステップ 6 で発見される**構成パターン** constitutive pattern（関係テーマ間の関連を表し，すべてのインタビューやテキストに存在するパターン）は，解釈学的分析の最高レベルであるという。状況が構成的であるのは，それが人の自己理解や世界内における人の存在の仕方に実際の内容を与えるときである。

Diekelmann の解釈学的分析例

Mirlashari ら（2019）は，新生児集中治療室（NICU）で家族中心のケアを実施する看護師の生きられた経験を，11 人の看護師への詳細なイン

タビューを通して探索した。Diekelmann のアプローチを用いて，研究チームは 4 つの主要なテーマを特定した。それらは，安定を得るための緊張感，複数の役割を担うことによる戸惑い，家族を受け入れること，および明るい未来に到達することである。

Benner(1994)は，解釈学のもう 1 つの分析方法を提示している。彼女の解釈学的分析は，パラダイムケースの探索，テーマ分析，具体例の分析という 3 つの相互に関連したプロセスから構成される。パラダイムケース paradigm cases とは，「その世界の中での関心やあり方の顕著な具体例」(Benner, 1994, p. 113)である。パラダイムケースは，理解を深めるための戦略として分析プロセスの初期に用いられる。テーマ分析は，事例間の類似性を比較対比するために行われる。パラダイムケースとテーマ分析は，パラダイムケースやテーマの側面を照らし出す具体例 exemplars を特定することで，その効果を高めることができる。研究報告におけるパラダイムケースや事例の提示は，事例が研究者の結論を裏付けているかどうかを読者が判断することで，読者が結果の妥当性の検証に参加する役割を果たすことを可能にする。Crist と Tanner(2003) は，Benner と Diekelmann の両アプローチの特徴を含む解釈学的な解釈プロセスのガイダンスを示している。

👉 Benner の解釈学による分析例

Izumi ら(2018)は，Benner のアプローチを用いてケアコーディネートを研究した。10 のプログラムから 15 人のケアコーディネーターに半年間にわたってインタビューを行った。研究者たちは，ケアコーディネーション実践の中心テーマが「患者と医療システムをつなぐこと」(Izumi et al., 2018, p. 49)であることを見出した。ケアコーディネーションの実践の強力な事例をパラダイムケースとし，そのうちの 2 つを研究報告の中で詳細に記述している。

Parse(2016)のパースィの科学 Parsesciencing も解釈学的アプローチである。Parse の探究の第

2 段階である蒸留-融合では，研究者はインタビューの逐語録や音声記録とじっくりと向き合う。それぞれの「歴史家(参加者)の」会話から，現象に関する中心的なアイデアを捉えたストーリーが構築される。これらの中心的な考え方は，エッセンス essences と呼ばれる。参加者の言葉で書かれたエッセンスは，研究者の言葉でより抽象度の高いものにされる。次にエッセンスは融合され，それぞれの参加者の独自の芸術的表現へと導かれる。普遍的な人間宇宙の生きられた経験の際立った瞬間が創造される。最終段階では，発見的解釈には変容 transmogrifying，本質変換 transsubstantiating，比喩的な現れ metaphorical emergings，芸術的表現を伴う。変容では，言語は新しい抽象レベルへと移行する。そして本質変換では，その言語は人間生成の核心的言語へと形作られる。参加者たちが象徴的な言葉で語る発言は，比喩的な現れである。最後に研究者は，自らが選んだ芸術様式でパースィの科学に基づいた研究結果を表現する。

ヒント

第 22 章で紹介したもう 1 つの研究は，リフレクティブ・ライフワールド・リサーチ Reflective lifeworld research(RLR) である。Dahlberg ら(2008)は，記述的現象学的 RLR 研究と解釈学的 RLR 研究の両方において，データ分析のステップを示した。Sidenius ら(2017)は，ストレス関連疾患に苦しむ人々のためのセラピーガーデンにおける自然を基盤としたセラピーの生きられた経験に関する記述的研究で RLR アプローチを用いた。彼らの論文では，彼らの分析プロセスを示すモデルが示されている。

■ グラウンデッド・セオリー分析

グラウンデッド・セオリーの方法は，1960 年代に Glaser と Strauss(1967)による病院での死に関する研究プログラムに関連して登場した。この 2 人の共同創始者は最終的に袂を分かち，「Glaser 派」と「Strauss 派」と呼ばれる別々の学派を発展させてきた(Walker & Myrick, 2006)。最近では，第 3 のグラウンデッド・セオリーのアプ

表 25-3　グラウンデッド・セオリー・アプローチの代替案の比較

	Glaser	Corbin と Strauss	Charmaz
初期データ分析	パターンが浮かび上がるように，データを分解し，概念化し，比較する	データを分解し，概念化するこれには，文章，観察，出来事などを分解することが含まれる	データ収集と新たな理論構築を関連付けるデータで何が起こっているかを定義し，それが何を意味するかを分析し始める
コーディングの種類	オープン，選択的，理論的	オープン，軸足	初期，焦点型
カテゴリー間の接続：戦略	18 種類のコーディングファミリーと異なる分野の理論的コード	パラダイム（条件，作用-相互作用，帰結またはアウトカム）と条件・帰結マトリックス	分析戦略は，手続き的な適用ではなく，創発的なものカテゴリー，サブカテゴリー，リンク
成果物	新たな理論（発見）	概念的記述（検証）	研究者の過去と現在の人物，視点，研究実践との関わりを通して構築された解釈可能な理論

ローチとして構成主義的グラウンデッド・セオリーが登場した。これらのアプローチの違いは，主にデータの分析に関するものである（**表 25-3** 参照）。

Glaser と Strauss によるグラウンデッド・セオリーの方法

継続的比較 constant comparison は，すべてのグラウンデッド・セオリー分析や他の多くの質的分析において核心的な特徴である。この方法は，あるデータソース（例：あるインタビュー）に存在する要素を別のデータソースと比較し，それらが類似しているかどうかを判断することを含んでいる。このプロセスは，各データソースの内容がすべてのソースの内容と比較されるまで続けられる。このようにして，共通点が特定される。

適合性の概念は，Glaser 派のグラウンデッド・セオリー分析における重要な要素である。Glaser のいう**適合性** fit とは，実質的な理論の開発中のカテゴリーはデータに適合していなければならないことを意味する。適合性によって，研究者はデータが同じカテゴリーに分類できるか，あるいは互いに関連付けられるかを判断できる。しかし，Glaser（1992）は質的研究者に対して，無理に分析ノートを適合させないように警告し，「データを拷問すると音を上げる」（Glaser, 1992, p. 123）と指摘している。適合性を強要することは，適切な理論の構築を妨げることになる。**適合性**は，グラウンデッド・セオリーを新しい文脈に

適用する際にも重要な問題であり，理論はそれが使用される実質的な領域に密接に「適合」していなければならない（Glaser & Strauss, 1967）。

古典的な Glaser 派のアプローチでは，データの実質は**実質的コード**を通して概念化され，**理論的コード**は実質的コードがどのように互いに関連しているかについての洞察を提供する。実質的なコーディングには，オープンコーディングと選択的コーディングがある。**オープンコーディング** open coding は，継続的比較分析の最初の段階で使用され，データで何が起こっているかを把握する。オープンコーディングを通して，データは 1 つひとつの出来事に分解され，それらの類似点と相違点が検討される。

オープンコードには，抽象度の程度により 3 つのレベルがある。**レベル I コード** level I codes （または**インビボ・コード**）は，参加者の言葉から直接導き出され，生き生きとしたイメージをもっている。**表 25-4** は，Beck（2002）の双子の母親に関するグラウンデッド・セオリー研究からの 5 つのレベル I コードと，それらのコードに関連するインタビューの抜粋を示したものである。研究者は，常に新しいレベル I コードと以前に特定されたコードを比較し，それらをより広範な**レベル II コード** level II codes（カテゴリー）に凝縮する。例えば，**表 25-4** では，Beck の 5 つのレベル I コードは，レベル II カテゴリーの「恵みを享受する」にまとめられている。**レベル III コード** level III codes（または理論的構成概念）は最も抽象的で

第25章 質的データ分析 541

表25-4 レベルIコードをレベルIIコード「恵みを享受する」(Beck, 2002)にまとめる

引用	レベルIコード
双子のやりとりを見ているだけでとても楽しいのです。特に今，彼らは動き回れるようになりましたから。まだ歩きませんが，ハイハイはします。もうすでに遊んでいますよ。1人が角を曲がって，ちょっと覗き込むと，2人でかくれんぼをするんです。ハイハイで互いに追いかけます。	双子を楽しむこと
双子ってほんとにすごいんですよ。彼女は病気で熱があったのです。でも具合が悪そうにみせていたのは彼のほうでした。彼女は全く病気には見えませんでした。彼はそうだったんです。6〜8時間彼の様子を見ていました。彼女に薬を飲ませたら彼は落ち着き始めました。まるでワオ！って感じです。それはとても奇妙なことです。だって，こういうことについて読んだことはあるけど，「おいおい！」って感じでしょ。そんなこと起こるわけがないって思うじゃないですか。でも，実際に起こるんです。本当に素晴らしいことです。	素晴らしい
最近，とても素敵なんです。お店や外出先で「双子なんだ，すごいね」と言われることが多くなりました。私は，「そうなんです。見て，私の子どもを見て」と言うんです。	注目されること
私はただ，2人を授かったことを幸せに感じています。1人の赤ちゃんをもつ母親より2倍ラッキーだと感じています。つまり，それが一番いいところなんです。1人の赤ちゃんが成長し，変化し，発達し，幼児や学童になるのを見守るのではなく，2人いるのですから。	恵まれていると感じる
とてもワクワクします。双子の絆がどのようなものなのか，見ていて面白いし，楽しいです。双子の絆は本当にあるんです。本で読んだり聞いたりしても，実際に体験してみないとわからないものなんです。あるとき，2人とも泣いていて，ミルクを飲ませたことがあります。着替えさせて，ゲップをさせました。何も問題はありませんでした。何が悪いのか，わからなかったのです。だから私は「2人を一緒にしてドアを閉めよう」と自分に言い聞かせました。2人を一緒にベッドに寝かせると，手をパタパタさせ，鼻をくっつけて，お互いを見つめ合い，すぐに寝たわ。	双子の絆

以下の論文で報告された研究のデータから。
Beck, C. T. (2002). Releasing the pause button: Mothering the twins during the first year of life. *Qualitative Health Research, 12,* 593-608.

ある。これらの構成概念は，生成された理論に「個別の意味を超えた範囲を追加する」(Glaser, 1978, p.70) ものである。レベルIIコードをまとめることは，構成概念に役立つ。Beckの研究では，レベルIIコードの「恵みを享受する」は，別のレベルIIコード（「管理可能になる」）にまとめられてレベルIIIコード「自身の生活を再開する」になっている。

オープンコーディングは，コア・カテゴリーが明らかになった時点で終了し，その後選択的コーディングを開始する。**コア・カテゴリー** core category は，参加者に関連性のある行動パターンである。コア・カテゴリーの主な機能は，理論を統合し，それを密度の高い飽和したものにすることである。Glaser派のグラウンデッド・セオリーにおけるコア・カテゴリーは，研究の焦点として浮かび上がった参加者の主な関心事のほとんどの変動を説明し，その解決を導く潜在的な行動パターンを説明することによって重要となる (Holton, 2010)。**選択的コーディング** selective

coding では，研究者は，コア変数に関係するデータのみをコーディングする。コア変数の1つの種類は，**基本的な社会的プロセス** basic social process（BSP）であり，それは2つ以上のフェーズで時間とともに進化する。すべてのBSPはコア変数であるが，すべてのコア変数がBSPである必要はない。Beck (2002) の研究では，コア・カテゴリー，すなわちBSPは，「一時停止ボタンの解除」であった。

Glaser (1978) は，コア・カテゴリーを決定するのに役立つ9つの基準を示した。

1. 中心的でなければならない，つまり多くのカテゴリーと関連していなければならない。
2. データ中に頻繁に出現していなければならない。
3. 他のカテゴリーに比べ，飽和するまでに時間を要する。
4. 他のカテゴリーと有意義かつ簡単に関連付けられる。

5. その理論に対して，明確で魅力的な洞察を提供する。
6. 解釈が一貫している。
7. 完全に変動可能である。
8. 問題の一側面である。
9. どのような種類の理論コードでもよい。

理論的コーディング theoretical coding は，選択的コーディングがまだ進行中の段階で開始されることが多く，グラウンデッド・セオリーの研究者が分断されたデータを再びまとめるのに役立つ。理論的コードは，コア・カテゴリーに関連するカテゴリーと，構成概念を結び付ける。理論的コードは，Glaser（2005）が「理論的コードの捕捉」（Glaser, 2005, p. 74）と呼んだ「捉える」力をもっている。理論的コードは，カテゴリー間の関係の抽象的な意味を高めるので，グラウンデッド・セオリーに大きな説明力を与える。Glaser（1978）は，研究者が実質的コードがお互いにどのように関連しているかを概念化するために使用できる 18 の理論的コードの「ファミリー」を提案した（**Box 25-1**）。その後，Glaser（2005）は，生化学（バイアス・ランダムウォーク），経済学（増幅的因果ループ），政治学（推測的因果関係）からの例を挙げて，理論的コードの多くの新しい可能性を明らかにした。Glaser は，理論的コードが豊富にあることによって，研究者が構築中の理論に特定の理論的コードを無理に当てはめる傾向を減らすと考えていた。

グラウンデッド・セオリー分析者は，コーディングと分析の全過程を通じて，データ，カテゴリー，そして浮かび上がる概念体系についての自分の考えを**メモ**に記録する。メモには，最初は役に立たないようにみえるアイデアも残しておくが，後に発展させることで価値あるものとなることもある。また，メモは，研究者がデータのパターン，カテゴリー間の関連，および浮かび上がる概念化について考察し，記述することを促す。

Box 25-1　グラウンデッド・セオリー分析のための理論的コードのファミリー

1. 6 つの C：原因 causes，文脈 contexts，偶発性 contingencies，帰結 consequences，共分散 covariances，条件 conditions
2. プロセス：段階，相，経過，移行
3. 程度：強度，範囲，等級，連続体
4. 次元：要素，部分，セクション
5. タイプ：種類，様式，形式
6. 方略：方策，技術，作戦
7. 相互作用：相互効果，相互依存，互恵性
8. 自己同一性：自己イメージ，自己価値，自己概念
9. カッティング・ポイント：境界，岐路，転機
10. 方法−目標：目的，最終成果物
11. 文化的：社会的価値観，信念
12. 合意：同意，統一性，適合性
13. 主流：社会化，募集，社会秩序
14. 理論的：密度，統合，明晰性，適合性，関連性
15. 順序付け/推敲：構造的順序付け，時間的順序付け，概念的順序付け
16. 単位：グループ，組織，集合体
17. 読解：仮説，概念，問題
18. モデル：理論の図式モデル

Glaser, B. G.（1978）Theoretical sensitivity. Mill Valley, CA: Sociological Press. から引用

ヒント

Glaser（1978）は，実質的な理論を生み出すために効果的なメモを作成するための指針として，次のようなものを提示している。

- メモとデータを分ける。
- メモのアイデアが浮かんだら，そのアイデアを失わないようにコーディングを中断する。
- メモは，コードについて書き始めることによって，強制的につくることもできる。
- 発展や気づきに応じて，メモを修正することができる。
- メモを書くときは，人物に焦点を当てず，実質的コードについての概念を語ること。
- アイデアが2つあるときは，混乱を避けるためにそれぞれのアイデアを別のメモとして書き出す。
- メモの作成には常に柔軟であり続ける。

Glaserのグラウンデッド・セオリー法は，カテゴリーと仮説の検証よりも，その**生成**に関心がある。典型的なグラウンデッド・セオリー分析の成果物は，「関心のある領域における行動の大部分を説明する，主要な関心事を継続的に解決する理論」（Glaser, 2001, p.103）を開発しようとするモデルである。問題や中心的な関心事が浮かび上がると，グラウンデッド・セオリーを用いる研究者は，参加者がその問題に対応し解決する際に経験するプロセスを探究しようとする。

☞ GlaserとStraussによるグラウンデッド・セオリーの分析方法例

図25-3は，Beck（2002）が実施したグラウンデッド・セオリー研究で開発されたモデルである。コア・カテゴリーである「一時停止ボタンの解除」は，双子の母親が出産後に生活を再開しようとする際に進むプロセスとして概念化された。このモデルによると，そのプロセスは，「力の消耗」「自身の生活の一時停止」「リセットへの努力」「自身の生活の再開」の4つの相からなる。Beckは，「一時停止ボタンの解除」プロセスの理論的コーディングにおいて，10のコードファミリーを使用した。**図25-3**の下部は，彼女のグラウンデッド・セオリーの各相の理論的コードを示している。「条件」「帰結」「方略」「帰結」である。もう1つの理論的コードは，家族の**カッティング・ポイント**である。母親にとって3か月は，人生がより管理しやすくなる転機のようであった。以下は，Beckがカッティング・ポイントとしてコーディングした抜粋である。「3か月経って，双子がどうにか夜通し寝てくれるようになり，それは大きな大きな違いだった。」

Glaserは，理論が安定する前に文献を参照することに注意を促したが，彼はまたグラウンデッド・セオリーを「常に変化するプロセス」（Glaser, 1978, p.5）として捉えており，他の研究の精査から恩恵を受けることができると考えていた。

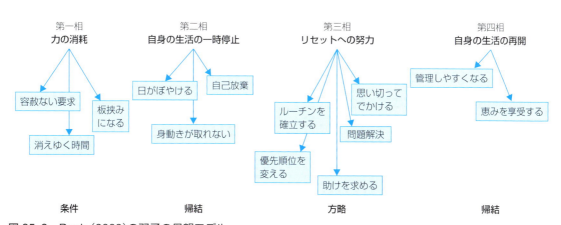

図25-3 Beck（2002）の双子の母親モデル

〔Beck, C. T. (2002) Releasing the pause button: Mothering twins during the first year of life. *Qualitative Health Research*, 12, 593-608. より許可を得て転載〕

Glaser は，個々の実質的な理論が「尊敬される小さな知識の島々」(Glaser, 1978, p.148)で終わらないように，創発的適合性 emergent fit のプロセスを通じてグラウンデッド・セオリーを進化させることを論じた。グラウンデッド・セオリーを生み出すには，必ずしも新しいカテゴリーをすべて発見する必要はなく，文献ですでに確認されているカテゴリーを無視する必要もないと Glaser は指摘している。研究者は継続的比較を通じて，データから浮かび上がった概念を既存の理論や先行研究の類似概念と比較し，どの部分が生成されつつある理論に創発的に適合しているかを査定することができるのである。

Glaser(2001)の考えでは，グラウンデッド・セオリーの修正は継続的なプロセスである。新しい研究からのデータが利用可能になると，グラウンデッド・セオリーは，理論の力と完全性を高めるために，さまざまな条件に対応するように修正されることがある。新しい研究からのデータを既存の理論と常に比較することで，カテゴリーの新しい特性を明らかにすることができる。グラウンデッド・セオリーを継続的に修正することで，より高いレベルの理論的完成度に到達できる。

Corbin と Strauss のアプローチ

Corbin と Strauss(2015)によるグラウンデッド・セオリー分析(「Strauss 派」のアプローチ)は，方法，プロセス，成果物に関して，オリジナルの Glaser と Strauss の方法と異なる。これについては表25-3 にまとめている。

Glaser は，グラウンデッド・セオリーを生み出すには，基本的な問題がデータから浮かび上がってこなければならない，つまり発見されなければならないと考えた。グラウンデッド・セオリーは，先入観にとらわれた問題から出発するのではなく，データに根ざした理論である。しかし，Corbin と Strauss は，研究データそのものは問題の唯一の出発点ではないと主張した。研究問題は，例えば，文献，研究者の個人的および専門的経験，アドバイザーやメンター，パイロット・プロジェクトなど他のさまざまなところからも生じる可能性がある。

Corbin と Strauss のアプローチでは，オープンコーディング open coding と軸足コーディング axial coding の2種類のコーディングが行われる。オープンコーディングでは，データは部分に分解され，生データを解釈し意味を示すために概念が特定される。軸足コーディングでは，分析者は，コード間の共通性を反映する概念的なカテゴリーにしたがって，オープンコードをグループ化する。軸足コーディングという用語は，オープンコードを「軸」や交差点の周りに集めるという考えを反映している。軸足コーディングでは，分析者は，「作用-相互作用を下位概念の枠組みの中で位置付け結び付けることで，意味を与え，どのような相互作用が起こっているか，なぜそれが起こっているのか，どのような結果が現実のものなのか，予想されるものなのかを説明できるようにする」(Corbin & Strauss, 2015, p.156)のである。

Corbin と Strauss のアプローチでは，パラダイムが構造とプロセスを統合するための分析戦略として用いられている。パラダイムの基本構成要素は，条件，作用-相互作用，帰結またはアウトカムである。Corbin と Strauss は，文脈に入りうる条件と帰結の範囲を考慮するための分析戦略として，条件・帰結マトリックスを提案した。

知見を統合する最初のステップは，研究の主要テーマである中心カテゴリー central category (コア・カテゴリーともいう)を決めることである。中心カテゴリーの特定を容易にするために推奨される手法は，ストーリーラインを書くこと，図を使うこと，メモを確認して整理することである。Corbin と Strauss のアプローチの成果は，Glaser(1992)が言うところの「完全な概念的記述」である。これに対して，オリジナルのグラウンデッド・セオリー法は，データから浮かび上がった基本的な社会問題が，社会的な場面でどのように処理されるのかを説明する理論を生成するものである。

👉 Corbin と Strauss のグラウンデッド・セオリー分析例

Huang ら(2017)は，台湾の生殖年齢にある女性がん患者の意思決定プロセスを理解するためにグラウンデッド・セオリー研究を実施した。

彼らは，がん治療中の女性 18 人に詳細なインタビューを行い，データを Corbin と Strauss のアプローチを用いて分析した。研究者たちは，オープンコーディングの後，軸足コーディングを行った。「すべてのコーディングされた要素を比較し，バリエーション，類似性，差異を探索した。そして，不妊に関する意思決定プロセスの文脈を示すコーディング計画によって，サブカテゴリーとカテゴリーにコードを割り当てた」(Huang et al., 2017, p. 396)。

構成主義的グラウンデッド・セオリー・アプローチ

グラウンデッド・セオリーに対する構成主義的なアプローチは Glaser 派のアプローチとそう大きく異なるものではない。しかし，Charmaz のアプローチは，解釈とデータ分析における研究者の影響力により重きを置いている。Charmaz (2014)によれば，構成主義的グラウンデッド・セオリーでは，「コーディングが分析の骨を生成する。理論的な中心性と統合は，これらの骨を作業用の骨格に組み立てる」(Charmaz, 2014, p. 113)。

Charmaz は，初期コーディングと焦点型コーディングを区別している。**初期コーディング** initial coding では，参加者が何を問題視しているかを研究者が知り始めると，データの断片(例：単語，行，区分，出来事)がコーディングされる。Charmaz は，「最初のコードは，短く，シンプルで，自発的で，分析的なものにするとよい。後は自然にうまくいく」(Charmaz, 2014, p. 161)とグラウンデッド・セオリーの研究の分析者にアドバイスしている。

焦点型コーディング focused coding では，初期コーディングから最も重要で頻度の高いコードを使用して大量のデータを分類，統合，整理することに分析の方向が定められる。研究者は，どのコードがさらなる分析に最も重要であるかを決定し，それらを理論的にコーディングする。焦点型コードは，初期コードよりも概念的であり，開発中の理論を進展させるのである。Charmaz は，データを分析する際に，理論的感受性を活用することを奨励している。**理論的感受性**とは，「現象を抽象的な言葉で理解・定義し，研究された現象間の抽象的な関連を論証する能力」(Charmaz, 2014, p. 161)である。

また，Charmaz の方法には，研究者が立ち止まり，カテゴリーとその関連を吟味し，分析するメモを作成するという重要なステップが含まれている。Charmaz は，**書くこと**をグラウンデッド・セオリーを展開するための戦略として捉えている。**クラスタリング**などの草稿の練習をすることで，創造性を育み，分析的な知見を整理することができる。クラスタリングは，仮のマップやチャートを作成するもので，分析者は主要なカテゴリーを円で描き，その円から放射状に小さな円を描いて，特性や関係を説明するのに役立てる。Charmaz は，文学的かつ科学的な文体を提唱している。つまり，分析的であると同時に，参加者の経験を喚起するような文体である。彼女の研究は，データから意味を見出し，参加者の言葉を理解可能な理論的解釈に置き換えるための指針を与えてくれる。また分析・執筆の過程を通して，参加者の存在を尊重することを提唱している。

ヒント

Hoare ら(2012)は，看護実践家による情報活用に関するデータをコーディングおよび分析するために，Charmaz のアプローチがどのように用いられたかについて，詳細な説明を提供している。

👉 構成主義的グラウンデッド・セオリー分析の例

Brauer ら(2018)は，造血細胞移植後のがんの新成人サバイバーにおけるセルフケアへの移行(「成人になること coming of age」)を探索した。彼らの分析は，Charmaz の構成主義に基づいて行われた。初期コーディングから始め，各インタビュー記録を詳細に検討し，次に焦点型コーディングを行うことで，重要なコードをグループ化し，暫定的なカテゴリーを形成した。図やメモのような手段を用いて，主要なカテゴリー間の関連を探索し，検証した。研究者は，健康に関連した挫折が，若者のセルフケアへの

旅と成人期への発達の軌跡を妨げていることを見出した。

その他の質的研究デザインにおける分析

分析プロセスを容易にし，透明性を高めるために，「一般的な」質的研究からのデータを分析するための幅広いガイドラインが登場している。看護研究者に利用されている分析ガイドラインの例としては，質的内容分析(Zhang & Wildemuth, 2005)，テーマ分析(Braun & Clarke, 2006)，Leuven の質的分析ガイド(QUAGOL)(Dierckx de Casterlé et al., 2012)，および枠組み分析(Gale et al., 2013)などがある。本節では，看護研究で広く用いられている内容分析と，枠組み分析について説明する。枠組み分析は，質的研究の初心者に有用な方法と考えられていること，学際的なチームでよく使用されること，そして文献にその適用事例が非常に豊富にあることから，本節に含めている。また，フォーカスグループデータを分析する際のいくつかの特別な考慮事項についても説明する。

■ 質的内容分析

内容分析とは，直感的で印象的な分析から厳密な系統的テキスト分析に至るまで，さまざまな分析アプローチの一群を指す。実際，量的研究者は，例えば単語や句を数えたり，形式的に仮説を検証したりすることで，内容分析を行うことがある。

質的内容分析 qualitative content analysis とは，ナラティブデータの内容を分析し，顕著なテーマやテーマ間のパターンを特定することであり，記述的質的研究でよく用いられる。Patton (2015)は質的内容分析を「大量の質的資料を取り扱い，核となる一貫性と意味を特定しようとするあらゆる質的データの削減と意味付けの努力」(Patton, 2015, p.541)と定義した。

質的内容分析では，データをより小さな単位に分解する。内容分析に関する文献には，しばしば**意味単位** meaning units への言及が見られる。内容分析について広く引用されている Graneheim と Lundman の論文(2004)の中では，意味単位を「内容や文脈を通して互いに関連する側面を含む単語，文，段落」(Graneheim & Lundman, 2004, p.106)と定義している。意味単位とは，本質的に，認識可能な情報の断片を含むテキストの最小の区分である。

意味単位に付けられたラベルがコード(**タグ**と呼ばれることもある)である。コードは発見を助ける装置であり，「コードに短縮された意味単位にラベルを付けることで，データを新しく，異なった方法で考えることができるようになる」(Graneheim & Lundman, 2004, p.107)。内容分析の成功は，コーディングプロセスの信頼性に依存する。コードは，順に，カテゴリーを開発するための基礎になる。「二次コーディング」と呼ばれることもある過程では，カテゴリーの作成にトピックの本質を捉えた意味単位を集めること，つまりクラスターに適合させることが含まれる(Krippendorff, 2013)。

記述的研究では，質的研究者は主にデータの顕在的内容(テキストに実際に書かれていること)を要約することに焦点を当てる場合がある。また，多くの内容分析者は，テキストが何について語っているのかを分析し，その潜在的な内容の意味の解釈を行う。解釈は深さや抽象化のレベルが異なり，通常，テーマの基礎となる。

Hsieh と Shannon (2005)は，帰納的推論の関与の度合いによって，内容分析への3つの異なるアプローチについて論じた。「従来の」内容分析(**帰納的内容分析**)では，コードはデータ内で識別され，データ分析中に定義される。「説明的」内容分析では，研究者は理論または以前の関連する知見から始め，コードはデータ分析前に定義され，その後，分析中に拡張される。このアプローチは，理論や概念モデルの妥当性を検証したり拡張したりするために使用されることが多い。「要約的な」内容分析では，キーワードが出発点となる。キーワードはデータ分析前(例：文献レビューから)だけでなく，データ分析中(顕在的内容)にも特定される。この第3のアプローチは，当初は量的分析に見える側面もあるが(例：顕在

的内容のカウント），プロセスの展開に伴い，帰納的に言葉や指標を探索することを目指すものである。

ヒント

Elo と Kyngäs（2007）は，内容分析における帰納的アプローチと演繹的アプローチのプロセスを区別する良い図を提示している。

☞ 内容分析の例

Hilding ら（2018）は，延命治療から緩和ケアへの移行を促進するための看護師の方策について研究した。14 人の看護師への詳細なインタビューから得られたデータを内容分析した。書き起こされたインタビューを何度も熟読して意味単位を特定し，それを短縮し，短縮された単位の中から，コードを抽出した。例えば，「私は常にできるだけ正直であろうと努める。正直であること，そして相手が必要としているかもしれないと思うことを伝えようとする」という意味単位がある。この例では，「看護師はできるだけ正直であろうと努力する」「看護師は患者が必要としていると思うことを伝える」（Hilding et al., 2018, p. 3）という 2 つのコードが抽出された。最終的なテーマは，「患者と家族をリードすることとフォローすることのバランスをとるよう努力する」（Hilding et al., 2018, p. 4）だった。

■ 枠組み分析

枠組み分析 framework analysis は，イギリスの社会政策研究者によって開発されたが，ヘルスケア分野の研究においてもよく使われる手法になった。系統的でありながら，柔軟性があり，データに基づいた方法である。分析の各段階における透明性が最も重要であると考えられている。ヘルスケアの研究者が使用する枠組み分析の段階的ガイドは，Gale ら（2013）によるオープンアクセス論文に掲載されている。彼らは，枠組み分析は，異なる分野の研究者や臨床家が参加する学際的なチームでも使用できると主張し，彼らの論文では，チームがプロジェクトを通してどのように協力したかを説明している。

枠組み分析は，通常，5 つの主要なステップを含むように説明されており，しばしば反復が必要とされる。ここでは，Hackett と Strickland（2019），Heath ら（2012），Parkinson ら（2016），Smith と Firth（2011），Ward ら（2013）の論文で説明されている 5 つのステップを紹介する。これらの論文はすべて，ヘルスケア研究における枠組み分析の適用について豊富で実践的な例を提示している。

ステップ 1. データに没頭し**熟知する**ことで，テキストを分割してコーディングする前に，テキスト全体（インタビューなど）の感覚を得る。熟知するには，データを聞き，逐語録を読み返し，逐語録の原稿の余白に重要なアイデアを書き留めることが必要である。

ステップ 2. **初期のテーマ別枠組みの特定**と，データを扱いやすい単位でラベリングする仕組みをつくる。参加者の見解や経験の中で繰り返し出てくる概念をもとに，最初のコーディングの枠組みを作成し，いくつかのナラティブでパイロットテストを行う。チームメンバーが最終的なテーマの枠組みに合意するまで，繰り返し精錬を行う。

ステップ 3. 枠組みを区分したデータに系統的に適用し，データの**コーディングと索引化**を行う（通常，CAQDAS を使用）。コードはその後，データセットの主要な概念を反映したカテゴリーに整理する。

ステップ 4. 各テーマのデータを 2 次元のマトリックスに整理するための**チャートを作成**する。参加者をマトリックスの行に配列し，指定されたテーマのコードを列に表す。そして，データを抽象化し，参加者およびコードに関連するセルに割り当てる。

ステップ 5. 枠組み分析の最終段階で**マッピングと解釈**を行う。分析者は，マトリックスを見直し，事例内および事例間，そしてコード間の関連性を見つける。この段階では，分析者はパターンや関係性を探し，データ内のパターンの説明を捜し出す。

データをマトリックスにチャート化する作業

は，NVivo などの CAQDAS プログラムや，Excel などの表計算ソフトで行える。Gale ら（2013）は，チームで作業する場合のチャート作成の利点を指摘している。「チャート作成中にデータを要約することは，多領域のチームの全メンバー（非専門家，臨床および，学術的なメンバーなど）が，すべての逐語録を読んだり，分析の技術的な部分に関与する必要なしに，分析プロセス中にデータに関わって自分たちの視点を提供できることを意味する」（Gale et al., 2013. p. 5）。また，マトリックス形式がパターンだけでなく，矛盾や逸脱した事例を認識することを容易にすることも指摘されている。枠組み分析のもう 1 つの利点は，そのプロセスが明確な**監査証跡**を残すことであり，この問題については第 26 章で議論する。しかし，枠組み分析の欠点は，時間がかかりリソースを多く使うことである。

👉 枠組み分析の例

Parsons ら（2018）は，ロンドンの糖尿病妊娠ユニットに通う多様な対象者における妊娠性糖尿病の経験を探索した。6 つのフォーカスグループと 15 の詳細なインタビューから得られたデータについて，枠組み分析を用いた。看護師と医師を含む研究チームは，分析を共同して行った。例えば，ステップ 2（テーマ別フレームワークの特定）では，3 人の研究者が独立して選択した逐語録をコーディングした後，枠組みに関する合意を得るために会議を開いた。また，2 人の研究者は，すべての逐語録をコーディングし，その過程で頻繁に会議を行い，不一致を解決した。彼らの論文には，女性の経験とケアのアウトカムとの関連を示すデンドログラムが含まれている。

■ フォーカスグループデータの分析

フォーカスグループインタビューは，豊かで複雑なデータをもたらし，特別な分析上の課題を提起する。実際，フォーカスグループからのデータの分析は広く使われているにもかかわらず，その分析方法についてはほとんど合意が得られていない。

フォーカスグループデータの分析で論争の的に

なっているのは，分析の単位がグループなのか参加者個人なのか，という点である。一部の著者（例：Morrison-Beedy et al., 2001）は，グループが適切な分析単位であると主張している。グループレベルのデータの分析には，グループ内およびグループ間のテーマ，相互作用，および順序の精査が必要である。しかし，グループレベルと個人レベルの両方で分析を行うべきだと主張する者もいる（例：Carey & Smith, 1994; Kidd & Parshall, 2000）。グループレベルの分析だけにこだわる人は，フォーカスグループでの個人の発言は，必然的にグループダイナミクスに影響されるため，個人の開示として扱うことはできないと主張する。しかし，個別インタビューでも，個人の反応は社会的プロセスによって形成されており，個人レベルのデータを（グループから独立して）分析することが重要な洞察をもたらすと考える分析家もいる。Carey と Smith は，第 3 の分析レベル，すなわち，グループの文脈に関連した個人の反応の分析（例：参加者の見解が多数意見と一致しているか，それとも対照的であるか）を提唱している。

個々の参加者のデータを分析するためには，各人が何を話したかについての情報が不可欠であり，音声記録のみに頼るのは不可能な作業である。フォーカスグループセッションで誰が何を話したかを特定するために，音声記録を補完する形でビデオ録画が使われることもある。しかし，より多くの場合，研究チームのメンバーがセッションに同席し，発言者の順番や拳を叩いたり握ったり，泣いたり，攻撃的なボディランゲージなどの重要な非言語的行動について，詳細なフィールド・メモを取る。

👉 フォーカスグループインタビューと観察者のデータを統合した例

Morrison-Beedy ら（2001）は，フォーカスグループ研究から得られた複数の異なった情報源のデータを統合する例をいくつか挙げている。例えば，逐語録には「それは大したことではなかった」という一言がある。これについて，フィールドノートには，女性がこの言葉を発したときに目を伏せていたこと，そしてこの言葉

第 25 章 質的データ分析　　549

が皮肉っぽく発せられていたことが記録されて
いた。その部分の完全な記録は，以下のように
研究者の解釈を括弧内に示す形で示された。
「『大したことなかった』（目を伏せながら皮肉っ
ぽく言った）。[彼女にとっては本当に大きな出
来事だったが，他の人はそれを認めていなかっ
た]」（Morrison-Beedy et al., 2001, p. 52）。

　グループダイナミクスのため，フォーカスグ
ループの分析者は，これらのインタビューのテー
マ内容だけではなく，どのように，いつ，なぜ
テーマが展開されるのかの両方に敏感でなければ
ならない。フォーカスグループ分析の中心となり
うる問題には，次のようなものがある。

- フォーカスグループで提起された問題は，**テー
  マ**を構成しているのか，それとも単に1人か2
  人のメンバーが強くもっている視点に過ぎない
  か？
- 同じ問題やテーマが複数のグループで生じてい
  るか？
- グループ間に違いがあった場合，それは参加者
  の特性や経験が異なっていたからか，あるいは
  グループのプロセスが議論に影響を与えたから
  か？
- 進行役が投げかけた具体的な質問に対する回答
  として話題になるだけでなく，セッションの複
  数の場面で自然に出てくるほど重要な問題があ
  るか？

　Kidd と Parshall（2000）のようなフォーカスグ
ループ分析者の中には，質的分析の補助として量
的方法を使用する人もいる。彼らは，CAQDAS
を使用して，グループ間の類似点と相違点の査
定，パターン検出を支援するためのコーディング
頻度の決定，参加者の特性に関連するコードの検
討，個々のメンバーがどれだけ対話に貢献したか
の検討，といった分析を行う。このような方法を
用いるのは，頻度に基づいて解釈するためではな
く，文脈をよりよく理解し，さらに批判的な精査
や解釈を必要とする問題を特定するためである。

質的分析の批判的評価

　研究報告書に書かれた質的分析を評価すること
は容易ではない。読者は，研究者が適切な判断と
洞察力でナラティブ資料をコーディングし，思慮
深い分析を展開し，資料を意味のある全体に統合
したことを確認するための必要な情報にアクセス
することができない。ほとんどの場合，研究者
は，学術論文に実際のデータのうちのほんの数例
しか掲載できない。さらに，データから意味を抽
象化するために使用したプロセスは，説明や例示
が困難である。
　研究報告は，データ分析に用いた手法に関する
情報を提供すべきである。例えば，グラウンデッ
ド・セオリー研究の報告では，研究者が Glaser,
Corbin と Strauss，あるいは構成主義的方法のい
ずれを用いたかを示す必要がある。しかし，グラ
ウンデッド・セオリー分析が Glaser の手法では
なく，Charmaz の手法に従っていることを理由
に批判するのは不適切だろう。研究者自身は，ど
ちらかの手法を好む正当な理由があるかもしれな
いが，どちらもグラウンデッド・セオリー研究を
行ううえで尊重される方法である。
　質的分析を評価**できる**1つの側面は，研究者が
1つの手法を一貫して使用し，その手法に完全に
忠実であったことを文書化しているかどうかであ
る。したがって，例えば，研究者がグラウンデッ
ド・セオリー分析に Glaser の手法を使用してい
るという場合，Corbin と Strauss の手法の軸足
コーディングに言及してはならない。さらに深刻
な問題は，時々起こることではあるが，研究者が
質的研究法を「混同している」場合である。例え
ば，グラウンデッド・セオリー研究であると記述
する研究者は，**テーマ**を提示すべきではない。な
ぜなら，グラウンデッド・セオリー分析ではテー
マは生み出されないからである。
　質的な分析を評価する際に役立ついくつかのガ
イドラインを **Box 25-2** に示す。

研究例

　本章では，研究例を通してさまざまな分析アプ

550 第Ⅳ部 看護におけるエビデンス生成のための質的研究の設計と実施

Box 25-2 質的分析と解釈を批判的に評価するためのガイドライン

1. データ分析の手法は，研究デザイン，質的な伝統，データの性質に対して適切であったか？

2. 主要な分析上の決定が研究報告書に記載されているか（例：誰が分析や文字起こしを行ったか）？ その決定は合理的なものであったか？

3. コーディングのプロセスとコーディング計画は説明されていたか？ 説明されている場合，そのプロセスは合理的と考えられるか？ 計画は論理的で完全なものに見えるか？ コードに不必要な重複や冗長性があるか？

4. データの索引化と整理に手作業が用いられたか，それともコンピュータソフトウェアが用いられたか？

5. 研究報告書には，実際の分析が行われたプロセスが適切に記述されているか？ コードがカテゴリーに分類された場合，その結果のカテゴリーが意味をなしているか？

6. 研究報告書には，データ分析に誰のアプローチ（例：グラウンデッド・セオリー研究では，Glaser 派，Strauss 派，構成主義）を用いたかが示されているか？ その方法は一貫して適切に適用されていたか？

7. データから得られた主要テーマやプロセスが読み取れたか？ データからの抜粋が提示されている場合，それらのテーマは語りの意味を捉えているように思えるか？ つまり，研究者がデータを適切に解釈し，テーマやカテゴリーを概念化したと思われるか？ 分析が簡略化されているか──2つ以上のテーマをより広い概念に統合できるか？

8. 分析が正確かつ適切であることを示すエビデンスは研究報告書に記載されているか？ 研究者の結論を検証できるような形でデータが共有されていたか？

9. 概念図，モデル，またはダイアグラムが提示されていたか？ それは重要なプロセス，パターン，または関連を明らかにしたか？

10. 分析の重要な要素を伝えるために比喩が使われたか？ その比喩は知見に深い示唆を与えたか，それとも作為的に見えたか？

11. 現象の背景は適切に記述されていたか？ 研究報告は，研究参加者の社会的あるいは感情的な世界を明確に描き出しているか？

12. 分析は，研究対象とする現象について意味のある洞察に満ちた描写を提供したか，あるいは，結果として得られた理論や説明は些細で自明なものだったか？

ローチを説明してきた。ここでは，2つの質的看護研究について，より詳細に紹介する。

現象学的分析の例

研究タイトル：出産時のトラウマからの精神的成長──「私は壊れたが，今は壊れない」（Beck & Watson, 2016）

目的：本研究の目的は，出産トラウマ後の女性における心的外傷後の成長の経験を探索することであった。心的外傷後の成長とは，困難な生活環境との闘いから生じる肯定的な心理的変化のことである。

方法：この記述的現象学的研究では，研究者は4か国15人の女性にインターネットインタビューを行った。彼女たちは，ニュージーランドの慈善信託団体である Trauma and Birth Stress（TABS）のウェブサイトに掲載された募集告知を通じて参加するよう誘われた。トラウマとなる出産からの期間は，5か月から19年の範囲であった。女性たちは，トラウマとなるような出産から生じた生活の肯定的な変化の経験について，思い出せる限り詳細に記述するよう求められた。記述内容は，電子メールで送信され，シングルスペースで1ページから7ページの文章量であった。データ収集は，データが飽和状態に達するまで，18か月にわたって続けられた。

分析：母親の記述データを（手作業で）分析するために Colaizzi の手法を用いた。逐語録の下読みでは，キーワードやフレーズに下線を引いた。そして，インタビューの中から，心的外傷後成長に関する重要な発言をすべて抽出し，その意

味を定式化した。以下はその一例である。

重要な発言：「私は耐えてきたおかげで以前より鋭く，強く，バランスが取れ，集中し，より強力になりました。私は壊れていました。今は私は壊れません」

定式化された意味：「この母親は，トラウマとなる出産に悩む前よりも，より鋭く，強く，バランスが取れ，集中し，力強くなったと感じていた。最初は壊れていると感じていたが，今は壊れないと感じている」

次の段階では，定式化された意味をテーマに分類した。最後に，それらのテーマを，心的外傷後の成長について網羅的に記述し，統合した。なお，一部の参加者からのフィードバックに基づき，分析に修正を加える必要はないことを確認した。

主な知見：母親たちの心的外傷後の成長に関する記述を解析した結果，4つのテーマが導き出された。それらは，(1)新しい現在に自分を開く，(2)新しいレベルの飾らない人間関係を実現する，(3)精神面を強化する，(4)新しい道を切り開く，である。研究者は，「トラウマとなる出産がもたらす地震のような力が，心的外傷後の成長につながる」(Beck & Watson, 2016, p. 267)と，地震に喩えて説明した。

グラウンデッド・セオリー分析の例

研究タイトル：保護すること─母親のがんに対処する年少児の経験に関するグラウンデッド・セオリー研究(Furlong, 2017)

目的：本研究の目的は，早期乳がんの診断を受け，抗がん剤治療を受けている母親と暮らす子どもたちの日々の葛藤についての理論を構築することであった。

方法：本研究では，古典的(Glaser派)なグラウンデッド・セオリーの方法を用いた。研究者は，過去4か月以内に母親が乳がんと診断された7歳から11歳の子ども28人(男14人，女14人)との詳細なインタビューを通してデータを収集した。インタビューは25分から55分で，子どもたちの家で行った。子どもたちは，乳がんの母親をもつ経験について説明するよう求められた。インタビューガイドを使用した

が，それは進行中の分析によって新たな疑問点が明らかになるにつれ，継続的に改訂した。標本抽出とデータ収集は，理論的飽和が達成されるまで続けられた。

分析：本研究のデータは，インタビューの逐語録，フィールドノート，および研究者の分析的洞察を記録したメモが含まれる。データは継続的比較を用いて分析された。「データ，コード，カテゴリーは，データ収集と分析の間，継続的に比較された」(Furlong, 2017, p.15)。データの保存と整理には，NVivoを使用した。分析は，行ごとのオープンコーディングから始まり，オープンコードを用いてカテゴリーを生成し，それを統合および精錬した。また，カテゴリー間の関連も確認した。理論的コーディングは，分析中に書き込まれたメモをもとに行われた。

主な知見：子どもたちの主な関心事は，生活における不確実性を乗り越え，複雑な変化を乗り切ることであった。「**守ること**」は，早期乳がんの母親と生きられた経験を，子どもたちがどのように問題化しているかを説明するものであった。子どもたちは，守るという戦略(コア・カテゴリー)を用い，これは**正常の転換**，**遮蔽**，**移行**という3つの循環的かつ反復的なプロセスを仲介したのである。研究者は，**守ること**は「データの中で常に繰り返し現れ」，「他のすべてのカテゴリーを統合する最も高い説明力のあるもの」(Furlong, 2017, p.15)だったという点で，コア・カテゴリーの基準を満たしていると述べた。

✏ 要点

- 質的分析は，標準化されたルールはほとんどない中で行う困難で手間のかかる作業である。ただし，そのプロセスをよりわかりやすくするためのガイドラインは登場し始めている。

- 研究者は質的データの分析において多くの決断を下す。例えば，誰が分析や文字起こしを行うか，コーディングは帰納的か演繹的か，記述と解釈のどちらに焦点を当てるか，**顕在的内容**と**潜在的内容**の両方を分析するか，データの管理

と整理にコンピュータソフトを使用するか，公式のガイドラインに従い分析するか，また従う場合はどれか，などがある。

- 普遍的な質的分析方法はないが，いくつかの広範で反復的なプロセスが一般的である。これには，データに没頭すること，データを区分化してコーディングすること，コードをより広く（通常は）より解釈的なカテゴリーにまとめること，そしてテーマ，モデル，または理論を統合して発展させること，などである。

- 質的分析は，通常，**コーディング計画**を作成することによって，大量の会話データを理解し，管理する努力から始まる。分析者は，**コード** codes を使用して，関心のある現象に関連するデータの興味深い，目立った，または本質的な特徴を（文や段落などのデータセグメントで）特定する。区分化したデータは，研究の目標に応じて，さまざまな方法でコーディングできる。

- 研究者は，コーディング計画を作成した後，区分化したデータにコードを適用し，その区分を容易に検索できるようにする。

- 従来，研究者は**概念ファイル** conceptual files（特定のコードに関連するデータの抜粋が置かれた物理的なファイル）を作成することによってデータを整理してきた。現在では，データの索引付けや分析を容易にするために，コンピュータ支援型質的データ分析ソフトウェア（**CAQDAS**）が広く使用されている。

- 質的データの分析では，しばしば，概念的に関連するコードのクラスターである広範な**カテゴリー** categories を探すことが行われる。多くの質的研究においては，次の段階としてテーマの特定が行われる。**テーマ** theme は，多くの場合，複数のカテゴリーにまたがるもので，データ中の意味のあるパターンを捉える繰り返し現れる規則性のことである。テーマの特定には，参加者間の共通点だけでなく，データ内の自然な変動やパターンの発見も含まれる。

- 質的分析者の中には，視覚的および象徴的な類推を喚起するために，**比喩** metaphors や比喩的な比較を用いる人もいる。また，タイムラインや**デンドログラム** dendrograms（階層的に順序付けられたコードやカテゴリーを示す樹形

図）など，さまざまな図表を用いる。

- 質的なデータを解釈し，そこから意味を見出すためには，通常，データに完全に没頭し，**インキュベーション** incubation と創造的な考察の期間を必要とする。

- エスノグラフィーでは，研究者がフィールドに入るところから分析が始まる。エスノグラファーは，調査対象者の行動や表現の**パターン**を常に探っている。

- エスノグラフィーのデータを分析する手法の1つに Spradley の方法がある。この手法は，**領域分析** domain analysis（文化的知識の**領域**または単位を特定），**分類分析** taxonomic analysis（主要な領域の選択と，**分類法** taxonomies または分類体系の構築），**成分分析** componential analysis（領域内の文化的用語の比較と対比），**テーマ分析** theme analysis（文化的テーマを明らかにする）という4段階のデータ分析を含む。

- Leininger のエスノナーシングは，「データの収集と記録」「構成要素の分類」「反復パターンの探索」「主要テーマの抽象化」という4つの段階から成る。

- 現象学的分析には，デュケイン学派の記述的手法をはじめ，多くのアプローチがある。Colaizzi，Giorgi，Van Kaam は，それぞれ異なる手法を推奨しているが，共通の目標は，関心のある現象に関連する経験の繰り返し現れるパターンを見出すことである。

- Van Manen のアプローチは，研究が対象とする経験の本質的な意味を把握しようとするものであり，**全体的アプローチ** holistic approach（テクスト全体を見る），**選択的アプローチ** selective approach（重要な文やフレーズを抜き出す），または**詳細なアプローチ** detailed approach（すべての文を分析する）のいずれかを用いてテーマを探す。Van Manen のアプローチは，現象学のユトレヒト学派に属するものである。

- 解釈学的現象学（解釈学）研究のデータ分析の中心は，**解釈学的循環** hermeneutic circle の概念であり，これは，分析対象のテクストの部分と全体の間で継続的に行き来する方法論的プロセスを意味するものである。

- 解釈学的なデータ分析には，Parse，Diekelmann，Benner の方法など，いくつかの選択肢がある。Diekelmann のチーム・アプローチは，テーマ間の関連を表す**構成パターン** constitutive pattern の発見が求められる。Benner のアプローチは，**パラダイムケース** paradigm cases の探索，テーマ分析，そして**具体例** exemplars の分析という 3 つのプロセスから成る。

- グラウンデッド・セオリーの研究者は(他の研究者も)，あるデータの特徴を特定し，それを他のデータと比較して類似性を評価する**継続的比較** constant comparative 法という分析方法を用いる。

- グラウンデッド・セオリーの手法の 1 つに，Glaser と Strauss(Glaser 派)による方法があり，この方法は，**実質的コード**(トピックの実証的実体を概念化する)と**理論的コード**(より高次の関連を概念化する)の 2 種類に大別される。

- 実質的コーディングでは，データの中で何が起こっているのかを把握するために，**オープンコーディング** open coding を行う。オープンコードは，**レベルⅠ(インビボ)コード** level Ⅰ (in vivo) codes から始まり，**レベルⅡコード** level Ⅱ codes(カテゴリー)のより抽象度の高いコードに統合される。レベルⅡコードは，次に理論的な構成概念である**レベルⅢコード** level Ⅲ codes を形成するために使用される。**選択的コーディング** selective coding は，コア・カテゴリーに関連するデータのみがコーディングされる。**コア・カテゴリー** core category は，参加者に関連性のある行動パターンで，理論を統合するために使用でき，**基本的な社会的プロセス** basic social process(BSP)はコア・カテゴリーの一例である。**理論的コーディング** theoretical coding は，コーディングされたデータの断片を再び結びつけるのに役立つ。

- Corbin と Strauss のアプローチは，グラウンデッド・セオリーの別の手法であり，その成果物は，完全な概念的記述である。彼らの方法では，**オープンコーディング** open coding(カテゴリーが生成される)と**軸足コーディング** axial coding(カテゴリーがサブカテゴリーとリンクし，統合される)の 2 種類のコーディングが行われる。

- Charmaz の構成主義的グラウンデッド・セオリー・アプローチでは，コーディングは単語単位，行単位，出来事単位で行うことができる。このような**初期コーディング** initial coding は，**焦点型コーディング** focused coding につながる。彼女の手法は，解釈とデータ分析における研究者の影響に特に重点を置いている。

- 学問的伝統の中で研究を行っていない質的研究者を導くために，いくつかのシステムが開発されている。例えば，質的な記述に重点を置く研究者は，分析方法として内容分析を使用することがある。**質的内容分析** qualitative content analysis とは，会話データの内容を分析し，顕著なテーマやパターンを特定することである。帰納的アプローチを用いる内容分析者は，**意味単位** meaning units を特定することに努め，それをコーディング(タグ付け)し，そのコードを基にカテゴリーを構築していく。

- 学際的な医療チームによってますます使用されるようになっているもう 1 つのアプローチは，**枠組み分析** framework analysis である。枠組み分析の 5 つの主要なステップは，熟知，初期のテーマ別枠組みの特定，コーディングと索引化，チャート作成，およびマッピングと解釈である。チャート作成のステップでは，通常，行に参加者，列にコードを配置した 2 次元マトリックスを使用する。その後，生データまたはデータの要約を適切なセルに入れる。

文献

Ayres, L., Kavanagh, K., & Knafl, K. (2003). Within-case and across-case approaches to qualitative data analysis. *Qualitative Health Research, 13*, 871–883.

Beck, C. T. (2002). Releasing the pause button: Mothering twins during the first year of life. *Qualitative Health Research, 12*, 593–608.

Beck, C. T. (2017). Caring for a child with an obstetric brachial plexus injury: A metaphor analysis. *Journal of Pediatric Nursing, 36*, 57–63.

Beck, C. T., & Gable, R. (2012). A mixed methods study of secondary traumatic stress in labor and delivery nurses. *Journal of Obstetric, Gynecologic, & Neonatal Nursing, 41*, 747–760.

Beck, C. T., & Watson, S. (2016). Posttraumatic growth after birth trauma: "I was broken, now I'm unbreakable". *MCN: The American Journal of Maternal-Child Nursing, 41*, 264–

271.

Benner, P.（1994）. The tradition and skill of interpretive phenomenology in studying health, illness, and caring practices. In Benner, P.（Ed.）, *Interpretive phenomenology*（pp. 99-127）. Thousand Oaks, CA : Sage Publications.

Brauer, E., Pieters, H., Ganz, P., Landier, W., Pavlish, C., & Heilemann, M.（2018）. Coming of age with cancer : Physical, social, and financial barriers to independence among emerging adult survivors. *Oncology Nursing Forum, 45*, 146-158.

Braun, V., & Clarke, V.（2006）. Using thematic analysis in psychology. *Qualitative Research in Psychology, 3*, 77-101.

Carey, M. A., & Smith, M. W.（1994）. Capturing the group effect in focus groups : A special concern in analysis. *Qualitative Health Research, 4*, 123-127.

Carpenter, J.（2008）. Metaphors in qualitative research : Shedding light or casting shadows? *Research in Nursing & Health, 31*, 274-282.

Castro, A., & Andrews, G.（2018）. Nursing lives in the blogosphere : A thematic analysis of anonymous online nursing narratives. *Journal of Advanced Nursing, 74*, 329-338.

Charmaz, K.（2014）. *Constructing grounded theory*（2nd ed.）. Thousand Oaks, CA : Sage Publications.

Colaizzi, P. F.（1978）. Psychological research as the phenomenologist views it. In Valle, R., & King, M.（Eds.）, *Existential phenomenological alternatives for psychology*. New York : Oxford University Press.

Corbin, J., & Strauss, A.（2015）. *Basics of qualitative research : Techniques and procedures for developing grounded theory*. Thousand Oaks, CA : Sage Publications.

Creswell, J. W.（2013）. *Qualitative inquiry and research design : Choosing among five approaches*（3rd ed.）. Thousand Oaks, CA : Sage Publications.

Crist, J. D., & Tanner, C. A.（2003）. Interpretation/analysis methods in hermeneutic interpretive phenomenology. *Nursing Research, 52*, 202-205.

Cuthbert, C., Culos-Reed, S., King-Shier, K., Ruether, J., Bischoff, M., & Tapp, D.（2017）. Creating an upward spiral : A qualitative study of caregivers' experience of participating in a structured physical activity programme. *European Journal of Cancer Care, 26*（6）, e12684.

Dahlberg, K., Dahlberg, H., & Nyström, M.（2008）. *Reflective lifeworld research*. Sweden : Studentlitteratur.

Dalteg, T., Sandberg, J., Malm, D., Sandgren, A., & Benzein, E.（2017）. The heart is a representation of life : An exploration of illness beliefs in couples living with atrial fibrillation. *Journal of Clinical Nursing, 26*, 3699-3709.

DeSantis, L., & Ugarriza, D.（2000）. The concept of theme as used in qualitative nursing research. *Western Journal of Nursing Research, 22*, 351-372.

Diekelmann, N. L., Allen, D., & Tanner, C.（1989）. *The NLN criteria for appraisal of baccalaureate programs : A critical hermeneutic analysis*. New York : NLN Press.

Dierckx de Casterlé, B. D. Gastmans, C., Bryon, E., & Denier, Y.（2012）. QUAGOL : A guide for qualitative data analysis. *International Journal of Nursing Studies, 49*, 360-371.

Dykeman, C., Markle-Reid, M., Boratto, L., Bowes, C., Gagné, H., McGugan, J., & Orr-Shaw, S.（2018）. Community service provider perceptions of implementing older adult fall prevention in Ontario, Canada : A qualitative study. *BMC Geriatrics, 18*, 34.

Elo, S., & Kyngäs, H.（2007）. The qualitative content analysis process. *Journal of Advanced Nursing, 62*, 107-115.

Fetterman, D. M.（2010）. *Ethnography : Step by step*（3rd ed.）. Thousand Oaks, CA : Sage Publications.

Furlong, E. P.（2017）. Protecting : A grounded theory study of younger children's experiences of coping with maternal cancer. *Cancer Nursing, 40*, 13-21.

Gadamer, H. G.（1975）. *Truth and method. G. Borden & J. Cumming（trans）*. London : Sheed and Ward.

Gale, N., Heath, G., Cameron, E., Rashid, S., & Redwood, S.（2013）. Using the Framework Method for the analysis of qualitative data in multi-disciplinary health research. *BMC Medical Research Methodology, 13*, 117.

Giorgi, A.（1985）. *Phenomenology and psychological research*. Pittsburgh : Duquesne University Press.

Glaser, B.（1978）. *Theoretical sensitivity*. Mill Valley, CA : The Sociology Press.

Glaser, B.（1992）. *Emergence versus forcing : Basics of grounded theory analysis*. Mill Valley, CA : Sociology Press.

Glaser, B.（2001）. *The grounded theory perspective : Conceptualization contrasted with description*. Mill Valley, CA : Sociology Press.

Glaser, B.（2005）. *The grounded theory perspective III : Theoretical coding*. Mill Valley, CA : Sociology Press.

Glaser, B. G., & Strauss, A.（1967）. *The discovery of grounded theory : Strategies for qualitative research*. New York : Aldine de Gruyter.

Graneheim, U., Lindgren, B., & Lundman, B.（2017）. Methodological challenges in qualitative content analysis. *Nurse Education Today, 56*, 29-34.

Graneheim, U., & Lundman, B.（2004）. Qualitative content analysis in nursing research : Concepts, procedures and measures to achieve trustworthiness. *Nurse Education Today, 24*, 105-112.

Grigsby, S.（2018）. Giving our daughters what we never received : African American mothers discussing sexual health with their preadolescent daughters. *Journal of School Nursing, 34*, 128-138.

Hackett, A., & Strickland, K.（2019）. Using the framework approach to analyse qualitative data : A worked example. *Nurse Researcher, 26*, 8-13.

Heath, G., Cameron, E., Cummins, C., Greenfield, S., Pattison, H., Kelly, D., & Redwood,.（2012）. Paediatric "care closer to home" : Stake-holder views and barriers to implementation. *Health & Place, 18*, 1068-1073.

Hilding, U., Allvin, R., & Blomberg, K.（2018）. Striving for a balance between leading and following the patient and family ―nurses' strategies to facilitate the transition from life-prolonging care to palliative care. *BMC Palliative Care, 17*, 55.

Hoare, K., Mills, J., & Francis, K.（2012）. Sifting, sorting and saturating data in a grounded theory study of information use by practice nurses : A worked example. *International Journal of Nursing Practice, 18*, 582-588.

Holton, J. A.（2010）. The coding process and its challenges. *Grounded Theory Review : An International Journal, 9*, 1.

Hsieh, H., & Shannon, S.（2005）. Three approaches to qualitative content analysis. *Qualitative Health Research, 15*, 1277-1288.

Huang, S., Hsieh, P., Hsiung, Y., Tseng, L., Chen, P., Hung, C.（2017）. Decision-making process regarding fertility among reproductive-age women with cancer in Taiwan. *Cancer Nursing, 40*, 394-402.

Hunter, A., Lusardi, P., Zucker, D., Jacelon, C., & Chandler, G.（2002）. Making meaning : The creative component in qualitative research. *Qualitative Health Research, 12*, 388-398.

Imani, B., Kermanshahi, S., Vanaki, Z., & Kazemnejad Lili, A.（2018）. Hospital nurses' lived experiences of intelligent resilience : A phenomenological study. *Journal of Clinical Nursing, 27*, 2031–2040.

Izumi, S., Barfield, P., Basin, B., Mood, L., Neunzert, C., Tadesse, R., ... Tanner, C. (2018). Care coordination : Identifying and connecting the most appropriate care to the patients. *Research in Nursing & Health, 41*, 49–56.

Johnson, B. E. (2011). The speed and accuracy of voice recognition software-assisted transcription versus the listen-and-type method : A research note. *Qualitative Research, 11*, 91–97.

Kidd, P. S., & Parshall, M. B. (2000). Getting the focus and the group : Enhancing analytic rigor in focus group research. *Qualitative Health Research, 10*, 293–308.

Kim, Y., Kim, M., Bhandari, P., & Choi, S. (2018). Experience of the waiting area as perceived by haemodialysis patients and family carers. *Journal of Advanced Nursing, 74*, 364–372.

Krippendorff, K. (2013). *Content analysis : An introduction to its methodology* (3rd ed.). Thousand Oaks, CA : Sage Publications.

McFarland, M. R., & Wehbe-Alamah, H. B. (2015). *Leininger's culture care diversity and universality : A worldwide nursing theory*. Burlington, MA : Jones & Bartlett Learning.

Miles, M., Huberman, M., & Saldaña, J. (2014). *Qualitative data analysis : A methods sourcebook* (3rd ed.). Thousand Oaks, CA : Sage Publications.

Mirlashari, J., Valizadhe, S., Navab, E., Craig, J., & Ghorbani, F. (2019). Dark and bright-two sides of family-centered care in the NICU : A qualitative study. *Clinical Nursing Research, 28*, 869–885.

Morgan, D. L. (2018). Themes, theories, and models. *Qualitative Health Research, 28*, 339–345.

Morrison-Beedy, D., Côté-Arsenault, D., & Feinstein, N. (2001). Maximizing results with focus groups : Moderator and analysis issues. *Applied Nursing Research, 14*, 48–53.

Morse, J. M., & Field, P. A. (1995). *Qualitative research methods for health professionals* (2nd ed.). Thousand Oaks, CA : Sage Publications.

Novak, J., & Cañas, A. (2006). *The theory underlying concept maps and how to construct them. (IHMC CmapTools Technical Report 2006-01)*. Pensacola, FL : Institute for Human and Machine Cognition.

Parkinson, S., Eatough, V., Holmes, J., & Stapley, E., & Midgley, N. (2016). Framework analysis : A worked example of a study exploring young people's experiences of depression. *Qualitative Research in Psychology, 13*, 109–129.

Parse, R. R. (2016). Parsesciencing : A basic science mode of inquiry. *Nursing Science Quarterly, 29*, 271–274.

Parsons, J., Sparrow, K., Ismail, K., Hunt, K., Rogers, H., & Forbes, A. (2018). Experiences of gestational diabetes and gestational diabetes care : A focus group and interview study. *BMC Pregnancy & Childbirth, 18*, 25.

Patton, M. Q. (2015). *Qualitative research and evaluation methods* (4th ed.). Thousand Oaks, CA : Sage Publications.

Polit, D. F., London, A., & Martinez, J. (2000). *Food insecurity and hunger in poor, mother-headed families in four U.S. cities*. New York : MDRC.

Ricoeur, P. (1981). *Hermeneutics and the social sciences*. (J. Thompson, trans. & ed). New York : Cambridge University Press.

Saldaña, J. (2016). *The coding manual for qualitative researchers* (3rd ed.). Thousand Oaks, CA : Sage Publications.

Salman, K., Zoucha, R., & Nawafleh, H. (2018). Understanding Jordanian women's values and beliefs related to breast cancer : A focused ethnography. *Journal of Transcultural Nursing, 29*, 139–145.

Sandelowski, M. (2001). Real qualitative researchers do not count : The use of numbers in qualitative research. *Research in Nursing & Health, 24*, 230–240.

Saxon, C., Fulbrook, P., Fong, K., & Ski, C. (2018). High-risk respiratory patients' experiences of bronchoscopy with conscious sedation and analgesia. *Journal of Clinical Nursing, 27*, 2740–2751.

Sidenius, U., Stigsdotter, U., Poulsen, D., & Bondas, T. (2017). "I look at my own forest and fields in a different way" : The lived experience of nature-based therapy in a therapy garden when suffering from stress-related illness. *International Journal of Qualitative Studies in Health and Well-Being, 12*, 1324700.

Silver, C., & Lewins, A. (2014). *Using software in qualitative research : A step-by-step guide* (2nd ed.). Thousand Oaks, CA : Sage Publications.

Smith, J., & Firth, J. (2011). Qualitative analysis : The framework approach. *Nurse Researcher, 18*, 52–62.

Spradley, J. (1979). *The ethnographic interview*. New York : Holt Rinehart & Winston.

St. Pierre, E., & Jackson, A. (2014). Qualitative data analysis after coding. *Qualitative Inquiry, 20*, 715–719.

Thorne, S. & Darbyshire, P. (2005). Land mines in the field : A modest proposal for improving the craft of qualitative health research. *Qualitative Health Research, 15*, 1105–1113.

Van Kaam, A. (1966). *Existential foundations of psychology*. Pittsburgh, PA : Duquesne University Press.

Van Manen, M. (1990). *Researching lived experience : Human science for an action sensitive pedagogy*. London, Ontario : Althouse Press.

Van Manen, M. (2006). Writing qualitatively or the demands of writing. *Qualitative Health Research, 16*, 713–722.

Van Manen, M. (2017). But is it phenomenology? *Qualitative Health Research, 27*, 775–779.

Walker, D., & Myrick, F. (2006). Grounded theory : An exploration of process and procedure. *Qualitative Health Research, 16*, 547–559.

Ward, D., Furber, C., Tierney, S., & Swallow, V. (2013). Using Framework Analysis in nursing research : A worked example. *Journal of Advanced Nursing, 69*, 2423–2431.

Zhang, Y., & Wildemuth, B. (2005). Qualitative analysis of content. *Analysis, 1*(2), 1–12.

第26章 質的研究における信憑性と厳密性

質的研究におけるインテグリティ integrity（健全性）は，質問作成から研究報告の執筆に至るまで，すべてに関わる重要な問題である。本章は，質的研究を学ぶ者にとって重要な章である。

ヒント

質的研究において質の向上を考える際には，「アート」と「サイエンス」の両方に注意を払う必要がある。創造性と洞察力は奨励され保たれる必要があるが，機能的な優秀さを犠牲にしてはいけない。また，厳密さを追求するあまり，インスピレーションや優美な抽象性を犠牲にしてはいけない。さもなければ，結果は「健全ではあるが死んでいる」（Morse, 2006, p. 6）ことになりかねない。優れた質的研究とは，記述的に正確であると同時に，解釈的に豊かで革新的なものである。

質的研究の質に関する視点

質的研究者は質の高い研究を行うことの重要性に同意しているが，「高い質」とは何かを定義しようと努力すればするほど，論争を巻き起こしている。ここでは，その論争のいくつかの側面を概観し，あなたの哲学的・方法論的見解に適合する立場を確認するのに役立つ情報を提供する。

■ 厳密性と妥当性をめぐる議論

研究の質に関する議論では，**厳密性** rigor や**妥当性** validity といった用語の使用に関して論争がある。これらの用語は，実証主義と結び付いているため，一部の批評家から反対されている。厳密性や妥当性は，構成主義や批判的パラダイムに合った目標とは見なされていない。これらの批評家は，哲学的基盤が実証主義のパラダイムとは根本的に異なり，独特の用語が必要であると主張している。彼らの見解では，厳密性という概念は，洞察力と創造性を重視する解釈的アプローチには適合しない（例：Denzin & Lincoln, 2000）。Sandelowski（1993a）が言うように，「質的研究の精神を守ることも殺すこともできる。厳密性の概念を，より芸術的な取り組みに伴う魂（そして）想像力を含むように柔軟に扱うこともできるし，無批判に規則を適用することでさらに硬化させてしまうこともできる。厳密性か死後硬直 rigor mortis か，どちらを選ぶかは私たち次第だ」（Sandelowski, 1993a, p. 8）。

しかし，質的研究者の中には，厳密性という言葉を使うことを主張する者もいれば（例：Cypress, 2017; Morse, 2015），**妥当性**という用語の使用を擁護する者もいる。例えば，Whittemore ら（2001）は，妥当性の辞書的定義（健全であること，正当であること，根拠があること）が質的研究にも量的研究にも同様に当てはまることを指摘し，妥当性はすべてのパラダイムで適切な用語であると主張した。Morse ら（2002）は，「信頼性 reliability と妥当性 validity の概念は，すべての研究に適用できる。なぜなら，もっともらしく信頼できる結果の説明を見つけることは，すべての研究にとって中心的な目標だからである」（Morse et al., 2002, p. 3）としている。妥当性や厳密性といった「主流」の用語を使うべきであるという実用的な理由は，まさにそれらの用語が多くの人に認識されているという点で主流だからである。助成金の決定にその基準が使用される科学界では，認知度の高い用語や基準を使用することが有効な場合がある。

Sparkes（2001）は，妥当性の問題には4つの視点がありうると主張した。1つ目は，彼が**再現視**

点 replication perspective と呼ぶもので，質的研究者はその達成のために量的研究者とは異なる手法を用いるが，妥当性は質的研究と量的研究の両方で質を査定するための適切な基準であるというものである（例：Morse, 2015）。2つ目は**並行視点** parallel perspective で，この視点を採用する人々は，質的研究には別の評価基準が必要であると主張する。この視点は，量的研究における信頼性と妥当性の基準に相当する質的研究における信憑性 trustworthiness の基準の開発につながった（Lincoln & Guba, 1985）。Sparkes による3つ目の視点は**意味の多様化の視点** diversification of meanings perspective であり，これは量的研究には類似するものがない新しい形の妥当性を確立しようとすることに特徴付けられる。例えば，Lather(1986)は，批判的研究とフェミニスト研究における**触媒的妥当性** catalytic validity を，研究プロセスが研究参加者を活性化し，その意識を変化させる程度として論じた。Sparkes の最後の視点は，妥当性の概念を完全に放棄する**妥当性放棄の視点** letting-go-of-validity perspective と呼ばれるものである。エスノグラファーである Wolcott (1994)は，妥当性の不条理を論じこの視点を代表した。しかし，Wolcott(1995)自身が指摘するように，妥当性を放棄しても，問題そのものがなくなることはない。「質的研究者は，議論の内容を理解し，自分の立場をもつ必要があるが，問題自体を解決する必要はない」(Wolcott, 1995, p.170)。

■ 一般的な基準と特定の基準

もう1つの論争は，エスノグラフィーやグラウンデッド・セオリーなど，異なるタイプの研究に対して，一般的な基準を設けるべきか，あるいは特異な基準を設けるべきか，ということである。多くの研究者が，異なるデザインの研究は，異なる関心事に注意を払わなければならず，研究のインテグリティを高め，論証するための手法はさまざまであるという考えを支持している。例えば，Watson と Girard(2004)は，質の基準は「研究が基づいている哲学的基盤に合致していなければならない」(Watson & Girard, 2004, p.875)と提案している。多くの著者が，グラウンデッド・セオ

リー(Chiovitti & Piran, 2003; Cooney, 2011)，現象学と解釈学(de Witt & Ploeg, 2006)，エスノグラフィー(LeCompte & Goetz, 1982)，記述的質的研究(Milne & Oberle, 2005)，および批判的研究(Lather, 1986)といった特定の形式の質的研究に対する基準を示している。

しかし，構成主義パラダイムにおいて，ある種の質の基準は普遍的であると考える人もいる。例えば，Whittemore ら(2001)は，質的研究における妥当性のエビデンスを確立するための基準の統合において，すべての質的研究に不可欠と考えられる4つの主要な基準を提案している。

■ 質的研究の実施基準と評価基準

質の評価基準における別の問題は，誰の視点が考慮されているかということである。Morse ら(2002)は，多くの既存の基準が，質の高い質的研究を行うためのガイドとしてではなく，読者による評価のためにあると主張した。彼らは，しばしば至適基準とみなされる Lincoln と Guba の基準は，完成した研究の信憑性を評価者が確認するための**事後**ツールとして使うのが最適であると考えている。「信憑性の戦略は厳密性を**評価する**のに役立つかもしれないが，それ自体が厳密性を**保証する**ものではない」(Morse et al., 2002, p.9)。

評価者の視点を重視する例として，インテグリティの指標として提案されているのが，研究者の信用可能性 researcher credibility，つまり，研究者に寄せられる信頼である(Patton, 1999, 2015)。このような基準は，研究のインテグリティに対する読者の信頼に影響を与えるかもしれないが，研究者が研究をより厳密にするために採用できる戦略でないことは明らかである。

Morse ら(2002)は，「信頼性と妥当性が，プロジェクト終了後に外部の評価者によって宣言されるのではなく，積極的に達成されるように」(Morse et al., 2002, p.9)，研究者が研究を通じて使用できる検証戦略の重要性を強調している。厳密性を確保する責任は，外部の評価者ではなく，研究者にあるというのが彼らの考えである。そして，自己点検と検証を行う主体的な姿勢を提唱している。Morse(2006)は，「優れた質的研究は，分析の各段階において，リフレクシヴィティを

もって検証されなければならない。これは，自己修正することを意味する」（Morse, 2006, p. 6）と述べている。

質的研究者の観点からすると，常に問うべき質問は「どうすれば，自分の記述が正確で洞察に満ちた表現であると確信できるのか？」ということである。批判的な読者の観点からは，「研究者が正確で洞察に満ちた表現をしていると，どうすれば信じられるのか？」という質問になる。

■ 用語の乱立と混乱

このような論争の結果として，質的研究の質についての基準や目標に関する共通の用語は存在しない。**善良さ**，**インテグリティ**，**真実性**，**厳密性**，**信憑性**などの用語が溢れ，提案されたそれぞれの用語に対して，それは不適切であるとの批判がある。

質的研究の質の基準はどうあるべきか，そしてその名称はどうあるべきかについて合意を確立することは，依然として困難な状態である。現在進行中の議論は適切であると感じる人もいれば，「状況は混乱しており，実際に厳密性を見極める能力が低下している」（Morse et al., 2002, p. 5）と感じる人もいる。

合意なしにさまざまな枠組みを支持・論争する熱のこもった議論を考えると，決定的なガイダンスを提供することは困難である。私たちは以下の節で，広く使われている枠組みからの**基準**に関する情報を提供し，質的研究におけるインテグリティへの脅威を最小限に抑えるための戦略を説明する。これらの戦略は，質的研究を可能な限り厳密で，信憑性があり，洞察に満ち，妥当性のあるものにする方法を探求するための出発点として見ていただくことをお勧めする。

Lincoln-Guba の枠組み

質的研究者によって最も頻繁に引用される質的基準は，Lincoln と Guba によって提案されたもので，彼らはその著書（1985）において，質的研究の信憑性 trustworthiness を高めるための4つの基準，すなわち信用可能性，明晰性，確認可能性，および転用可能性を提唱している。これら4

つの基準は，実証主義者の基準である内的妥当性，信頼性，客観性，外的妥当性と対応している。この枠組みは，現在の厳密性に関する論争の多くを生み出す土台となった。そして，多くの批判や彼ら自身の概念の進化に応えて，構成主義パラダイムに属するより明確な第5の基準として，真正性（Guba & Lincoln, 1994）が加えられたのである。

■ 信用可能性

信用可能性 credibility は，Lincoln と Guba によって質的研究の最も重要な目標とみなされており，いくつかの質的枠組みで確認された基準である。信用可能性とは，データの真実性とその解釈に対する信頼を指す。質的研究者は，研究の特定の参加者や文脈における知見の真偽に対する信頼を確立するために努力しなければならない。Lincoln と Guba は，信用可能性には2つの側面があると指摘している。1つは，研究結果の信憑性を高める方法で研究を実施すること，もう1つは，研究報告において信用可能性を**論証する**ための手順を踏むことである。

■ 明晰性

Lincoln と Guba の枠組みの2番目の基準である明晰性 dependability は，時間や条件にわたるデータの安定性や信頼性を意味する。明晰性の問いは，「同じ（または類似の）参加者に，同じ（または類似の）状況下において研究を再現した場合，その結果が繰り返されるか？」である。明晰性がなければ，信用可能性を得ることはできない。

■ 確認可能性

確認可能性 confirmability とは，客観性，すなわちデータの正確性，関連性，意味について，2人以上の独立した人々の間で一致する可能性があることを指す。確認可能性は，データが参加者の視点を表していること，およびそれらのデータの解釈が解釈者によって創作されたものではないことを立証する努力によって高められる。この基準を達成するためには，調査結果は，研究者のバイアスや視点ではなく，参加者の声や調査状況を反映していなければならない。

転用可能性

　転用可能性 transferability とは，外挿の可能性，すなわち，結果が他の設定や集団に転用できる，あるいは適用可能な程度を指す。Lincoln と Guba は，研究者には読者がデータの関連性を他の設定や集団で評価できるよう，十分な記述データを提供する責任があると指摘している。「したがって，自然主義者は調査の外的妥当性について特定することはできない。彼らができることは，転用に関心のある人が，転用可能かどうか判断できるように，必要な分厚い記述を提供するだけである」（Lincoln & Guba, 1985, p. 316）と述べている。

ヒント

　フィッティングネス fittingness という言葉を目にすることがあると思うが，これは Guba と Lincoln が以前に使った言葉で，研究知見が同じような状況にある他の人にとってどの程度意味をもつかということを指している。しかし，その後の研究において，彼らは**転用可能性**という言葉を使うようになった。同様に，**監査可能性** auditability という言葉も使っていたが，これは後に改良され，**明晰性**と呼ぶようになった概念である。

真正性

　真正性 authenticity とは，研究者がさまざまな現実を公正かつ忠実に示す程度を指す。研究報告書が参加者の生活の中で生じる感情的なトーンをありのまま伝える場合に，真正性が現れる。真正性があると，読者は描写されている生活を疑似体験することができ，描かれている問題への感受性を高めることができる。真正性が確保されていれば，読者は描かれている生活を「あらゆる角度から」理解することができ，その生活の雰囲気，感情，経験，言語，文脈をある程度理解することができる。

ヒント

　看護研究者である Whittemore, Chase, Mandle（2001）は，10 の主要な枠組みから質についての基準を統合した。彼らの見解では，すべての質的研究に不可欠な 4 つの主要基準（信用可能性，真正性，インテグリティ，批判性）があり，6 つの二次基準はすべての研究に関連するわけではないが，補足的な基準を提供する。研究者は，研究の目標に基づいて，各基準に最適な重みを決める。

質的研究の質を高めるための戦略

　質的研究においてインテグリティを確立するための基準には，課題がある。それらの課題に対処するためにさまざまな戦略が提案されており，本節ではその多くを紹介する。

　質を向上させる戦略は，多くの場合，複数の基準に同時に対応している。このため，質の基準に従って戦略を整理することはしなかった。その代わりに，データ収集，コーディングと分析，研究報告書の作成という研究のさまざまな段階に応じて戦略を整理した。しかし，質的研究の作業は直線的に進むわけではなく繰り返し行われる性質があるため，この構成は完全ではない。そのため，ある側面で説明した内容は，他の側面にも関連する可能性があるといえる。

データ収集における質向上戦略

　質的研究者が研究を充実させ，強化するために用いるいくつかの戦略は，前の章で述べたので，ここでは詳しくは説明しない。例えば，情報が豊富で理論的に関連のある十分な数のデータソースからの標本抽出，インタビュー中の徹底的な傾聴，豊かで包括的なデータを得るための慎重な探り，文字起こしのためのインタビューの音声記録，文字起こしの正確性の確認などは，フィールドワーク中に人々の信頼を得るための方法と同様，データの質を高める戦略である（第 24 章）。本節では，質的データ収集の際に使用される追加的な戦略に焦点を当てる。

長期的関与と持続的観察

　信用可能性を確立するための重要なステップは，**長期的関与** prolonged engagement（Lincoln & Guba, 1985）である。これは，調査対象者を深く理解し，誤報や歪曲がないか検証し，主要なカテゴリーを飽和させるために十分な時間をかけてデータを収集することである。また，長期的関与は情報提供者との信頼関係を構築するために不可欠であり，その結果，豊かで詳細な情報が得られる可能性が高くなる。質的研究を計画する際，研究者は，十分な期間にわたりフィールドワークに従事するための時間とリソースを確保する必要がある。

ヒント

　早すぎる終結はデータの質を損なう可能性がある（Thorne & Darbyshire, 2005）。長期的関与がなければ，研究者は都合の良い停止点に達しただけで，飽和したと主張するかもしれない。

☞ 長期的関与の例

　Wright ら（2018）は，終末期せん妄の患者と看護師との関係性について研究した。カナダの住宅型ホスピスで行われた本研究のエスノグラフィック・フィールドワークは，15 か月に及んだ。参与観察とインタビューは，日勤，夕勤，夜勤にわたりホスピスを 80 回訪問して実施された。

　質的研究における質の高いデータ収集には，収集され記録されるデータの重要性に関わる持続的観察も含まれる。**持続的観察** persistent observation とは，研究者が，研究対象である現象に関連する状況や会話の特徴や側面に焦点を当てることを指す。Lincoln と Guba（1985）が指摘するように，「長期的関与が広がりを提供するならば，持続的観察は深さを提供する」（Lincoln & Guba, 1985, p. 304）のである。

☞ 持続的観察の例

　DeForge ら（2017）は，認知症在宅ケアの実践がどのように実施されているか，特に家族による介護と専門家による介護の境界を理解するために批判的エスノグラフィーを実施した。クライエント，家族介護者，介護士との合計 52 回の詳細なインタビューが実施された。参加者は，19 か月の間に 2，3 回インタビューを受けた。各インタビューの後，「研究者は，観察，認識，洞察，コミュニケーションのニュアンス，非言語的表現，介護行動，およびすべての参加者間の相互作用について詳細なフィールドノートを記録した」（DeForge et al., 2017, p. 25）。

リフレクシヴィティの戦略

　第 8 章で述べたように，リフレクシヴィティでは，知識構築の文脈に体系的かつ継続的に注意を払う。特にデータの収集，分析，解釈に対する研究者の影響に目を向ける。リフレクシヴィティとは，研究者が独自の個人的背景や価値観を研究にもち込み，それが研究プロセスに影響を与える可能性のあることを認識することである。

　リフレクシヴィティを維持し，主観性を限定するための戦略として最も広く用いられているのが，リフレクシヴィティの日誌や日記をつけることである。リフレクシヴィティ・ノートは，研究初期から継続的に，これまでの人生経験や現象に関する過去の読書が研究に与える影響についての考えを記録するために使用できる。研究者は，自己問答とリフレクシヴィティにより，参加者の視点を通した研究対象の経験，プロセス，文化を深く探究し理解するための良い位置に立とうとするのである。日記をつけるような系統的な努力は，単に主観性を制限するための手段ではなく，自分自身の観点を認識することで解釈上の利点として活用できると主張する人もいる。最終的には新しい知見は参加者と研究者によって共同で創り出されるからである（Jootun et al., 2009）。

　リフレクシヴィティの戦略は他にもある。例えば，研究者自身が研究対象の現象についてインタビューを受けることから研究を始めることがあるが，これは研究者がその現象を経験した場合にの

み意味のあるアプローチである。また，同僚に「括弧入れインタビュー」を依頼する研究者もいる。このようなインタビューでは，リフレクシヴィティについて，また研究対象の現象について知識のある人が，研究者の先入観や視点について質問する。

👉 リフレクシヴィティ・インタビューの例

Lear ら(2018)は，看護学生の海外留学における好ましくない経験について研究した。潜在的なバイアスを特定し，インタビュー質問をパイロットテストするために，研究に関係しない上級研究者によるリフレクシヴィティ・インタビューが行われた。これらの質問に答えることは，研究者側の内省を必要とし，暗黙のバイアスを明らかにするものであった。この論文では，リフレクシヴィティ・インタビューに用いた手法が詳細に説明されている。

研究者は，研究報告書の中で，リフレクシヴィティを用いた，あるいは括弧入れを行ったと述べることがよくある。しかし，研究者によっては，初期の視点や偏見に対処する方法について，より詳細に説明している場合もある。

👉 「事前理解 preunderstandings」を伝える例

Crowther と Smythe(2016)は，農村部の産科医療において，ケア提供者と母親との関係がどのように安全を支えているかについて，現象学的研究を行った。研究者は，研究報告書の中に「事前理解」と題したセクションを設け，そこに「この研究に持ち込まれた疑問やその後の解釈に影響を与える」(Crowther & Smythe, 2016, p. 3)経験や判断を示した。

Bradbury-Jones(2007) や Finlay と Gough (2003)は，リフレクシヴィティに関するさらなるガイダンスを提供している。また，Park と Zafran(2018)は，研究者チームにおけるリフレクシヴィティについて論述している。

データのトライアンギュレーションと方法のトライアンギュレーション

トライアンギュレーション triangulation とは，何が真実であるかという結論を導き出すために，複数の参照を用いることを指し，収束妥当性と比較されてきた。トライアンギュレーションのねらいは，「単一の方法，単一の観察者，単一の理論による研究から生じる本質的なバイアスを克服すること」(Denzin, 1989, p. 313) である。Patton (1999) も，「単一の方法だけでは対立する説明の問題を適切に解決することはない」(Patton, 1999, p. 1192)と主張し，トライアンギュレーションを推奨している。トライアンギュレーションは，主要な現象をより完全で文脈に沿った形で捉えるのにも役立つ。Denzin は4種類のトライアンギュレーション，すなわちデータのトライアンギュレーション，方法のトライアンギュレーション，研究者のトライアンギュレーション，理論のトライアンギュレーションを挙げているが，ここではデータ収集に関連する最初の2つについて説明する。

データのトライアンギュレーション data triangulation は，結論の妥当性を検証する目的で複数のデータソースを使用することであり，時間，空間，人のトライアンギュレーションといういくつかの形態がある。時間のトライアンギュレーション time triangulation では，同じ現象について複数回データを収集する。時間のトライアンギュレーションでは，1日のうちで異なる時間帯，または1年のうちで異なる時期にデータを集める。この考え方は，テスト再テスト信頼性評価に似ている。要点は，現象を縦断的に調査して変化を評価するのではなく，時間を超えて現象の一致性を評価することである。場所のトライアンギュレーション space triangulation では，同じ現象について複数の場所でデータを収集し，場所間の一貫性を検証する。最後に，人物のトライアンギュレーション person triangulation では，異なるタイプの人(例：個人，その家族，臨床スタッフ)からデータを収集し，現象に対する複数の視点を通してデータの妥当性を検証することを目的としている。

👉 人物のトライアンギュレーションと場所のトライアンギュレーションの例

Carduff ら(2018)は，英国の医療従事者が緩和ケアにおける複雑なニーズをどのように理解し，対処しているかを理解するための研究を行った。彼らは，プライマリケア，病院，ホスピスの環境において，医師，看護師，コメディカル専門家からデータを集めた。

方法のトライアンギュレーション method triangulation とは，同じ現象について複数のデータ収集方法を使用することである。質的研究では，研究者はしばしば，現象の包括的な理解を深めるために，非構造化データ収集方法(例：インタビュー，観察，文書)を多様に組み合わせる。複数のデータ収集方法は，現象やプロセスについて，一貫した明確な全体像が浮かび上がってくるかを評価する機会を提供する。

👉 方法のトライアンギュレーションの例

Vasey ら(2019)は，子どもの急性疼痛ケアへの親の関わりを探索した。看護師，両親，祖父母，子どもが研究に参加した。研究者は，急性期小児病棟における看護師-親-子どもの相互作用について非参与観察によりデータを収集し，その後，参加者との半構造化インタビューを行った。

情報の包括的かつ鮮明な記録

インタビューデータを正確に記録するための手段を講じることに加えて，研究者は，フィールドで起こったことを豊かに記述した思慮に富んだフィールドノートを準備する必要がある。たとえインタビューが主たるデータソースであっても，研究者は交流中の参加者の態度や行動を記録し，インタビューの文脈を詳細に記述する必要がある。その他の記録管理も重要である。決定事項の記録，リフレクシヴィティの記録は定期的に行い，慎重な分析に必要な分析メモを残すことも必要である。

研究者は時に，<u>監査証跡</u> audit trail を特別に作ることがある。すなわち独立した監査人(または他のチームメンバー)がデータに基づいて結論を出せるように資料や文章を系統的に収集する。適切な監査証跡を作成するのに有効な記録の種類は以下のとおりである。(1)生データ(例：インタビューの逐語録)，(2)データの整理と分析の成果物(例：注釈付き記録，コードブック，分析メモ)，(3)研究者の姿勢に関する資料(例：リフレクシヴィティ・ノート)，(4)データ再構築の成果物(例：チャートマトリックス，最終報告書の草稿)。第25章で記述した枠組み分析の支持者の多くは，この手法の強みの1つは豊富な監査証跡の作成がその手法に組み込まれていることだと指摘している(例：Gale et al., 2013; Ward et al., 2013)。

ヒント

真摯な文書化だけで調査の妥当性を保証することはできない。Morse ら(2002)は，「監査証跡は，プロジェクトを通じて行われた決定の証拠として残されるかもしれないが，それらの決定の質，決定の背後にある論理的根拠，あるいは調査研究者のデータに対する反応性や感受性を明らかにするものではない」(Morse et al., 2002, pp. 6-7)と指摘している。

👉 監査証跡の例

Chen ら(2018)は，月経困難症の経験に関する女性の際立った考えを描写するために質的研究を実施した。チームメンバーの1人が，方法論の決定と分析的な決定，および草稿をすべて記録する監査証跡を管理し，その監査証跡は他のチームメンバーによって定期的に確認された。

メンバーチェック

Lincoln と Guba は，質的データの信用可能性を確立するために，メンバーチェックを特に重要な技法と位置付けている。<u>メンバーチェック</u> member check では，研究者が参加者に研究内容をフィードバックし(新たな解釈も含む)，参加者の反応を引き出す。その論証は，もし研究者の理

解や解釈が参加者の現実をよく表しているならば，参加者はその正当性を確認することができるはずだ，というものである。

メンバーチェックは，データ収集中に継続的に行うこともできるし(例えば，参加者の意味が理解できたかを確認するための意図的な探りによって)，データが処理または分析された後により正式な形で行うこともできる。Birt ら(2016)は，メンバーチェックのアプローチとして5つを挙げている。

- 正確さを確認するため，参加者に逐語録を確認してもらう。
- 参加者個人にメンバーチェックのためのインタビューを行い，インタビューの逐語録を用いて参加者の意味をともにつくり上げる機会とする。
- 元のインタビューの事前解釈に基づき，参加者個人にメンバーチェックのためのインタビューを行い，研究者の解釈を検証する。
- データセットの予備的な分析を検討するために，メンバーチェックのフォーカスグループインタビューを実施する。
- 分析したデータを総合的に判断し，解釈を確認するために，個々の参加者にメンバーチェック(書面または面談)を行う。

ヒント

Hagens ら(2009)は，51人の主要情報提供者とのインタビューを行った研究において，参加者にインタビューの逐語録を確認してもらう方法について評価した。その結果，確認作業は逐語録の正確性の向上にほとんど寄与しないことと，貴重な資料の削除を望む参加者がいる場合にはバイアスが生じることがあることが明らかになった。

メンバーチェックは文書で行われることもある。例えば，研究者は，参加者に解釈ノートやテーマ別サマリーを確認し，コメントするよう求めることができる。メンバーチェックは，多くの場合，参加者個人との対面での話し合いで行われる。

Birt ら(2016)は，メンバーチェックの系統的な手法を開発し，それを**統合メンバーチェック** Synthesized Member Checking(SMC) と名付けた。彼らの手法では，分析で特定されたテーマに基づいて，予備的な統合が準備される。それにはテーマを説明するためのインタビューの抜粋が含まれている。この要約は参加者に送られ，「これはあなたの経験と一致していますか？」や「何か変更または追加したいことはありますか？」など具体的に質問される。また，彼らの手法では，回答した参加者について丁寧な記録と分析が行われ，読者が検証の徹底度を判断できるようになっている。メンバーチェックに対する参加者の回答は，新しいデータソースとみなされ，コーディングされ，最終的な解釈において他のデータと統合される。

ヒント

検証方法としてメンバーチェックを用いる場合，参加者には，誤りや解釈上の欠陥について批判的なフィードバックを提供するよう促すべきである。研究報告書では，メンバーチェックがどのように行われたのか，検証方法としてどのような役割を果たしたのかを明確にすることが重要である。読者は，「メンバーチェックが行われた」というだけでは，その研究に大きな信頼を置くことはできない。

メンバーチェックは研究の信用可能性に寄与する可能性があるが，いくつかの問題点に留意する必要がある。まず，すべての参加者がこのプロセスに進んで参加するわけではない。特に，感情的な話題の場合，一度自分の経験を共有したことで気持ちの整理がつき終わったと思う人もいるかもしれない。Birt ら(2016)は，メンバーチェックにおいて起こりうる倫理的な懸念について述べており，特にメンバーチェックが対面式で行われない場合の問題について指摘している。

もう1つの問題は，参加者が「一般的な神話や表向きの姿を共有したり，誤解や隠蔽のために共謀した場合」(Lincoln & Guba, 1985, p.315)，メ

ンバーチェックが信憑性において誤った結論を導く可能性があることである。また，参加者の中には，礼儀として，あるいは研究者が自分よりも「賢い」あるいは知識があると信じて，研究者の解釈に同意する人もいるかもしれない。実際，Thorne と Darbyshire（2005）は，彼らが軽蔑的に**こびへつらいの妥当性**と呼ぶものに対して警告している。これは「よくやったと背中をたたく認識論的称賛，あるいは，研究者と対象者の両方の意図を満たす相互に撫で合う儀式の一部かもしれない」（Thorne & Darbyshire, 2005, p.1110）と説明している。彼らは，メンバーチェックでは，研究参加者を最も好意的に描くような解釈が優遇される傾向があると指摘している。

　検証戦略としてのメンバーチェックに懸念を抱いているのは，Thorne と Darbyshire だけではない。実際，データの質を高めるための戦略で，メンバーチェックほど議論を呼ぶものは少ない。例えば，Morse（1999, 2015）は，参加者が研究者よりも分析や解釈において，権威をもっているという考え方に異議を唱えている。Morse ら（2002），Sandelowski（1993b）は，研究結果がさまざまな参加者間で統合され，脱文脈化され，抽象化されるため，個々の参加者がメンバーチェックで自分自身の経験や視点を認識できない可能性があると懸念している。さらに批判的な見方をする人々もおり，メンバーチェックを質的研究の認識論に反するものと捉えている。Smith（1993）は，この手法に内在する哲学的矛盾を批判し，それがさまざまな現実や多様な認識を明らかにしようとする探究と矛盾していると主張した。

☞ **メンバーチェックの例**

　Kurz（2018）は，臓器移植を受けた女性の生殖に関する意思決定プロセスについてグラウンデッド・セオリー研究を行った。固形臓器移植を受けた 10 人の女性にインタビューを行った。参加者には，2 ページに要約した結果の下書きを送付し，その正確性についてコメントするよう呼びかけた。7 人の女性から，要約が正確であり，新たに付け加えることはないとの回答を得た。

ヒント

　フォーカスグループ研究では，メンバーチェックはしばしばその場で行われる。つまり，進行役がその場で主要なテーマや視点の要約を作成し，セッションの終わりにその要約を参加者に提示して，フィードバックを求める。これらの要約に対する参加者の反応から，豊かなデータが得られることがよくある。

■ コーディングと分析に関する質向上戦略

　優れた質的研究では，データの収集と分析が同時に行われることが多いため，前章で記述したいくつかの戦略は，分析のインテグリティを促進することにも関連する。また，第 25 章では，分析の厳密性を保つためのいくつかの戦略（例：テキストの集中的かつ複数回の読み込み，分析メモの作成）を議論した。本節では，質的データのコーディング，分析，解釈に関連する他のいくつかの戦略を紹介する。

研究者のトライアンギュレーションと理論のトライアンギュレーション

　トライアンギュレーションの包括的な目的は，真実に収束させることである。トライアンギュレーションは，複数の視点を用いることで，データの中にある「真実」を発見する機会を提供する。分析には，いくつかのタイプのトライアンギュレーションがある。研究者のトライアンギュレーション investigator triangulation とは，2 人以上の研究者がコーディング，分析，解釈の決定を行うことを指す。その利点は，研究者が協力することで，偏った判断や解釈のリスクを減らすことができることである。

　研究者のトライアンギュレーションは，概念的には量的研究における評定者間信頼性に似ているが，質的データのコーディングにおいてよく使われる。コーディングの一貫性は，明確なコードと決定ルールがコードブックに文書化されることで保証される。研究者は，2 つ以上の独立したコーディング計画や独立して行ったコーディング結果の一部を正式に比較することもある。コードブッ

第 26 章　質的研究における信憑性と厳密性　565

クの作成とコーディングの信頼性を査定するためのアドバイスを, Fonteyn ら(2008)と Burla ら(2008)が著している。

👉 独立したコーディングの例

Luck と Doucet(2018)は, 病院の禁煙政策実施後の医療従事者の認識, 経験, 行動について研究した。データは, 28 人の医療従事者に対する半構造化インタビューで集められた。2 人の研究者は, 比較のために無作為に選択された逐語録を独立してコーディングした。

分析の段階でも協働がよく行われる。研究者が方法論や, 学問的, 臨床的な専門知識を補完し合いながら分析作業を行えば, 多様な視点からの分析や解釈の恩恵を受けることができる。第 25 章で述べたように, 質的データ分析のアプローチには, チームでの作業を想定したものもある(例:枠組み分析, Diekelmann の解釈学的アプローチ)。

ヒント

フォーカスグループ研究では, セッション直後にデブリーフィングを行うことが推奨されている。デブリーフィングでは, セッションに参加したチームメンバーが集まり, 問題点やテーマについて話し合う。これらは録音しておく必要がある。また, 威圧的な参加者, 物議をかもす意見の排除, グループの意見についての個人の同調, 言語的行動と非言語的行動の不一致など, グループのダイナミクスに関する見解も共有する必要がある。

理論のトライアンギュレーション theory triangulation では, 研究者はデータを分析し解釈する際に, 競合する理論や仮説を使用する。フィールドで複数の仮説をもつ質的研究者は, 質的研究の柔軟なデザインが探究の方向を随時調整する機会を提供するため, それぞれの仮説の妥当性を検証することができる。理論のトライアンギュレーションは, 研究者が対立する仮説を排除し, 時期

尚早な概念化を防ぐのに役立つ。

Denzin(1989)は先駆的な研究で 4 種類のトライアンギュレーションを提唱しているが, 他のタイプも提案されている。例えば, Kimchi ら(1991)は, 分析のトライアンギュレーション analysis triangulation(すなわち, 同じデータセットを分析するために 2 つ以上の分析方法を使用すること)について説明している。このアプローチは, 質的データセットに内在する意味を検証する別の機会を提供する。分析のトライアンギュレーションは, 複数の分析単位(例:個人, 二人組, 家族)を使用することも含む。例えば, Renz ら(2018)は, 2 つの異なる質的な内容分析方法を用いた研究において, 分析方法間アプローチによるトライアンギュレーションについて説明している。

ヒント

Farmer ら(2006)は, Canadian Heart Health Dissemination Project において使用したトライアンギュレーションプロトコルの有益な説明を提供し, トライアンギュレーションがどのように実施されたかについて示した。

確証をもたらすエビデンスの探索

すでに述べたように, 参加者へのメンバーチェックは, 結果の妥当性を検証するための 1 つの手段である。別の検証戦略としては, 他の研究あるいは現象を描写した文学的資料などから, 外的エビデンスを求めることである。これは, 量的研究において, 信頼性を高めるために, 裏付けとなるエビデンスを求める戦略(第 21 章)と類似している。もう 1 つの可能性として, 他の場あるいは他の分野の人々に予備的な結果をレビューしてもらうことがあり, これは転用可能性を高める。

👉 確証をもたらすエビデンスの例

Lavallée ら(2018)は, 老人ホームにおける褥瘡予防の障壁と促進因子について研究した。彼らは, 4 つの「障壁」と 6 つの「促進因子」を特定した。彼らは, 自分たちの研究の強みは,

褥瘡予防に関する先行研究の知見と一致していることだと述べた。

反証エビデンスと競合する説明の探索

データ収集とデータ分析を通して行われる強力な検証手法には，新たに出現した分類や説明に疑問を投げかけるようなデータを系統的に探すことが含まれる。反証事例の探索は，第23章で示したように，有意抽出法または理論的抽出法によって実施できる。明らかに，この戦略では，データ収集とデータ分析を同時に行う必要がある。研究者は，何を知る必要があるのかを把握していなければ，反証データを探すことはできない。

また，メンバーチェックは，反証エビデンスを収集する機会にもなる。もし参加者が完全に正直なフィードバックをするよう奨励されるならば，否定的な声は最終的な分析や解釈を豊かにするだろう。

👉 反証エビデンスの例

Crispin ら(2017)は，イギリスの教育病院において，患者と看護師間の情報のやり取りを深く探索した。患者と看護師の相互作用を観察し，22人の看護師と19人の患者に対して詳細なインタビューを実施した。研究者は，インタビューと観察データの間に矛盾するデータを見つけたが，その矛盾が分析を強化し，「さらなる探索によって必要な矛盾する認識が明らかになった」(Crispin et al., 2017, p. 121)と感じた。

Lincoln と Guba(1985)は，関連する活動として，否定的事例分析 negative case analysis を取り上げた。この戦略は，研究者が以前の仮説を反証するように見える事例(またはデータ区分)を探し，必要に応じてその解釈を修正するプロセスである。この手法の目標は，仮説や理論を継続的に洗練することである。Morse(2015)は，否定的事例が「標準 the norm」，すなわち最もよく起こる事例を理解するための鍵を提供する可能性があると指摘した。彼女は，否定的事例のデータも飽和させるべきであると主張した。

👉 否定的事例分析の例

Ong ら(2018)は，終末期ケアを提供するクリティカルケア看護師の経験の軌跡を研究した。シンガポールの集中治療室に勤務する看護師10人にインタビューを行った。2人の研究者が独立してデータを分析し，その後，合意に達した。否定的事例分析は，「テーマと研究データが矛盾する問題を詳細に点検し，データに適合するようにテーマが再構築された」(Ong et al., 2018, p. 259)。

Patton(1999)も同様に，分析過程で対立するテーマや説明を系統的に探索することを勧めている。「データを提示する別の方法や反対の説明のための強力な支持エビデンスを見つけることができなかった場合，それは，分析者が生成した元の主要な説明の信頼性を高めるのに役立つ」(Patton, 1999, p. 1191)。この戦略は，帰納的にも論理的にも取り組むことができる。帰納的には，異なる結論や解釈に導く可能性のあるデータの整理方法を模索することが含まれる。論理的には，他の論理的可能性を概念化し，それらの競合する説明を支持しうるエビデンスを探すことを意味する。

ピア・レビューとピア・デブリーフィング

外部レビューもまた，質向上のための戦略である。ピア・デブリーフィング peer debriefing は，同僚と討議することで調査のさまざまな側面をレビューし，探索する。ピア・デブリーフィングは，質的研究の方法や研究対象の現象，またはその両方に経験豊富な他の研究者からの鋭い質問に研究者をさらすことになる。

ピア・デブリーフィングでは，研究者は，データの要約，浮かび上がったカテゴリーやテーマ，データの解釈について，書面または口頭で発表することがある。場合によっては，録音されたインタビューを再生したり，逐語録をレビューアと共有することもある。ピア・レビュー担当者は，以下のような質問に答えるよう求められるかもしれない。

- 研究者のバイアスのエビデンスはあるか？ 研

究者のリフレクシヴィティは十分であったか？
- データは現象を適切に描写しているか？
- 明らかな事実誤認はあるか？
- 解釈に誤りの可能性はあるか？　競合する解釈はあるか？　より包括的または簡潔な解釈はあるか？
- 重要なテーマやパターンはすべて特定されているか？
- テーマと解釈は，現象の説得力ある創造的な概念化に結び付いているか？

ヒント

Morse（2015）は，妥当性の検証戦略としてのピア・レビューの利用について懸念を表明している。彼女は，研究者たちが代替的な視点に耳を傾けることを推奨しているが，「結果と，その意味合いおよび適用に最終的な責任をもつ」（Morse, 2015, p. 1215）必要があると述べている。

　ピア・レビューの例

Sarre ら（2018）は，英国の3つの病院において，医療支援スタッフの訓練と評価を行う際の課題に関する経験を調査した。研究チームのデータの解釈は，プロジェクト諮問グループの2人のメンバーとの協議を通じて「検証」された。

研究の監査

類似している方法であるが，より正式なアプローチとして，外部の監査者によるデータと裏付け資料の精査を含む，**研究の監査** inquiry audit を行うことがある。このような監査では，前述したように，研究のあらゆる側面を注意深く文書化する必要がある。監査証跡の資料が揃うと，監査人は，財務監査に類似した方法で，データの信憑性とそれらに付けられた意味を監査する。このような監査は複雑だが，質的な知見が信頼に値するものであることを他者に納得させるためのツールとして役立つことがある。文献では，包括的な研究の監査が報告されているものは比較的少ない

が，部分的な監査について報告している研究もある。Rodgers と Cowles（1993）と Erwin ら（2005）は，研究の監査に関する有益な情報を提供している。

　外部監査の例

Estebsari ら（2017）は，イランの2つの病院において，患者とケア提供者の間で「健康な死（死を前向きに捉えること）」に関する見解を研究した。チームは，ピア・レビューと外部観察者によるレビューの両方を行った。外部観察者は，資料をレビューし，独立してコーディングも行った。レビューアのコーディングは，研究チームによるコーディングと85％一致した。

ヒント

テーマの妥当性の検証や精錬において，研究者の中には，ある特定のテーマや洞察がデータによって支持される頻度を集計する**準統計** quasi-statistics を導入する者もいる。この頻度は，量的研究の頻度のように解釈することはできないが，Becker（1970）が指摘したように「準統計は，研究者が特定の厄介な帰無仮説を棄却することを可能にする場合がある。ある現象が現れる回数の単純な頻度カウントは，その現象がまれであるという帰無仮説を成り立たなくすることがある」（Becker, 1970, p. 81）。

■ プレゼンテーションに関する質向上戦略

これまで述べてきた戦略は，研究者が自分たちの研究がインテグリティと信用可能性があると確信するために行うことができるステップである。本節では，研究の質の高さを他の人に納得させるためのいくつかの問題について説明する。

質向上戦略の開示

他者に対してインテグリティを論証するためには，実施した質向上の取組について説明することが大きな意味をもつ。多くの研究報告書では，読者に研究のインテグリティを確信させるような情

報が含まれていない。妥当性や信憑性について全く触れていない質的研究報告書もあれば，そのような懸念に対して形だけの対応，例えばメンバーチェックが行われたことを簡単に述べるだけに過ぎないものもある。臨床家が医療上の決定を裏付けるエビデンスを求めるのと同様に，研究報告の読者は調査結果が信用可能性をもつエビデンスを必要としている。読者が研究の質に関する賢明な結論を導き出すことができるのは，研究の質向上戦略に関する有意義な情報が提供された場合のみである。

ヒント

多くの研究者のように，「質向上戦略によって厳密性や信憑性を**保証した**，あるいは**確保した**」と述べることは避けよう。戦略は厳密性の**強化や促進**のために用いられるものであるが，それを保証するものではない。

分厚い記述と文脈に沿った記述

前の章で述べたように，分厚い記述 thick description とは，研究の背景や研究に参加した人々，研究において観察された経験やプロセスについての豊かで徹底的かつ鮮明な記述を意味する。研究者が，文脈の類似性を判断できるような詳細な情報を提供しない限り，転用可能性は生まれない。また，研究参加者の発言の適切な引用を伴う明瞭で詳細な記述は，質的研究の真正性とリアリティを高めるのに役立つ。

ヒント

Sandelowski(2004)は，「**分厚い記述**という用語は質的研究の報告書に登場すべきではないだろう。なぜならそれは質的研究において認識されるべきだが書かれるべきではない用語の1つだからである」(Sandelowski, 2004, p. 215)と警告している。

質の高い研究において，記述は情報の正確な描写を超える必要がある。力強い記述は，しばしば心を揺さぶり，感情的に訴える力を持つ。しか

し，質的研究者は，最もドラマチックで感動的なストーリーだけを共有することで，自分たちの知見を誤って伝えてしまわないように注意しなければならない。Thorne と Darbyshire(2005)は，「涙の妥当性 lachrymal validity」(研究報告書が読者の涙をどれだけ誘うかに基づいて研究を評価する基準)に対して注意を促している。同時に，彼らは，研究報告書の中には「血が通っていない bloodless」ことが逆に問題になっているものもあると指摘している。血が通っていない知見とは，一部の研究者が「研究の報告にあたり，安全策をとって当たり前のことしか報告しない……結果の順序，構造，形式に対して，いかなる帰納的な分析の工夫もしない」(Thorne & Darbyshire, 2005, p. 1109)傾向を指している。

研究者の信用可能性

質的研究において，研究者自身がデータ収集のツールであると同時に，分析プロセスを生み出す存在でもある。したがって，研究者の資格，経験，リフレクシヴィティは，知見に対する信頼を確立するうえで重要である。Patton(2015)は，研究報告書に研究者とその資格に関する情報が記載されていれば，信憑性は高まると主張している。さらに，研究報告書では，研究者が研究対象の人々，トピック，コミュニティとの個人的なつながりを明らかにする必要がある場合もある。例えば，AIDS 患者のコーピングに関する研究報告書の読者にとって，研究者が HIV 陽性であることは重要なことである。Patton は，研究者が「データの収集，分析，解釈に影響を与えた可能性のある個人的・職業的な情報(否定的なものも肯定的なものも)」(Patton, 2015, p. 700)を報告することを推奨している。

👉 研究者の信用可能性の例

DeMunnick ら(2017)は，HIV ケア看護師が HIV 陽性の男性と性的リスク行動について話し合う際の経験を探索した。報告書には，「主任研究者は……経験豊富な HIV 専門のナースプラクティショナーであり，定期的に患者を診ており，HIV 患者の現在の看護ケアを批判的に評価する

ことを学んできた」（DeMunnick et al., 2017, p.60）と記載されていた。

ヒント

　影響力のある質的看護研究者である Janice Morse（2015）は，Lincoln と Guba の枠組みのいくつかの側面に同意していない。例えば，彼女はメンバーチェックは決して行うべきではないと考えており，本章で説明した特定の戦略は時に不適切であると述べている。例えば，彼女は，データが非構造化インタビューから得られたものである場合，コーディング担当者の一貫性の評価は適切ではないと考えており，長期的関与は観察研究でのみ有用な戦略であると考えている。

質を重視する視点を育む

　質の高い質的研究を行うことは，研究者が何をするかだけの問題ではない。研究者がどのような人物であるか，つまり研究者の展望や自己への要求，そして創意工夫にも関っている。Morse ら（2002）が簡潔に表現しているように，「研究は研究者の質次第」（Morse et al., 2002, p.10）である。優れた質的研究者がもっていなくてはならない資質を教えることは困難だが，それらを知ることは，それを培うために重要なことである。ここでは，研究者が目指すべきいくつかの重要な特徴を**コミットメント**として表す。

1. **透明性へのコミットメント** Commitment to Transparency：優れた質的研究は，決定事項，バイアス，限界を外部の検証から隠すような秘密めいた活動であってはならない。誠実な質的研究者は，決定事項を文書化し，正当化するために必要な記録を残す。透明性を確保することは，決定事項を他者にレビューしてもらう努力をすることでもある。研究者は可能な限り，最初のデータからテーマやカテゴリーがどのようにつくられたかを示すなど，執筆において透明性を示す機会を探すべきである。

2. **徹底と勤勉へのコミットメント** Commitment to Thoroughness and Diligence：質の高い研究を行うためには，細心の注意が不可欠である。徹底していない研究者は，現象を豊かに記述することを妨げる不十分で飽和していないデータを扱うリスクをもつ。研究の**再現**という概念は非常に重要であり，現象のすべての側面を説明するために十分かつ重複するデータが必要である（Morse et al., 2002）。優れた質的研究において，研究者はデータを何度も読み直し，自分たちの解釈がデータに忠実であるかどうかを何度も確認する責務がある。また，徹底性には，研究者が初期の概念化に挑戦し，内部（つまり，研究データ内）と外部（例：文献）の両方から裏付けとなるエビデンスのソースを見つける努力が含まれる。

3. **検証へのコミットメント** Commitment to Verification：データおよびその分析と解釈に対する信頼は，研究者が研究全体を通じて検証および自己修正の手続きを取り入れることで初めて生まれる。Morse ら（2002）は，検証の重要性について詳しく述べており，検証とは「確認し，確証し，確実にし，確信するプロセス」（Morse et al., 2002, p.9）であると指摘している。検証への取り組みは，方法論の一貫性を強化し，誤りや失敗が研究を台無しにする前に修正される可能性を高める。

4. **リフレクシヴィティへのコミットメント** Commitment to Reflexivity：自己省察がどのような形で行われるかは必ずしも一致していないが，質的研究者は自分の仮定，バイアス，そして現在進行中の感情を分析し，記録することに時間とエネルギーを割く必要があるということは広く合意されている。リフレクシヴィティとは，「私のこれまでの経験，価値観，背景，バイアスが，私の方法，分析，解釈にどのような影響を与えているのか？」と絶えず自問自答することである。

5. **参加者主導の調査へのコミットメント** Commitment to Participant-Driven Inquiry：優れた質的研究においては，研究は研究者ではなく，参加者によって推進される。研究者は，情報提供者とのやり取りや観察の流れと内容

に常に敏感でなければならない。参加者は，質問の範囲と幅を決め，標本抽出の決定を導くのに役立つ。分析と解釈は，調査に参加した人々の声を伝えるものでなければならない。

6. **洞察に満ちた解釈へのコミットメント** Commitment to Insightful Interpretation：Morse (2006) は，**洞察**は質的な研究における主要なプロセスであるにもかかわらず，文献上では軽視され見過ごされてきたと述べている。おそらく洞察は簡単に習得できないからであろう。Morse は，研究者は洞察の**準備ができて**いなければならないと主張している。つまり，自分のデータについてかなりの知識をもち，それを関連する文献と有意義に結び付けることができなければならない。自分のデータに没頭すること，そして質の良いデータをもつことが不可欠である。しかし，Morse は，質的研究者が「洞察を活用する**許可**を自分自身に与え，それをうまく行う自信をもつ」(Morse, 2006, p.3) 必要があるとも述べている。また，Morse ら (2002) は，研究者が**理論的に考える**ことを促すために，「マクロ-ミクロの視点をもち，認知を飛躍させずに少しずつ前進し，常に確認と再確認を行い，確固たる基盤を築く必要がある」(Morse et al., 2002, p.13) と述べている。

質的研究の質に関する批判的評価

質的研究が信憑性があると判断されるためには，研究者が読者の信頼を獲得する必要がある。しかし，多くの質的研究報告書では，研究者が信憑性を高めるためにどのような努力をしたのかについての情報が，あまり提供されていない。研究エビデンスの質に非常に敏感な世界において，質的研究者は質の高い研究を行うことと，その質を高める努力を読者と共有することに積極的である必要がある。

質的研究者が信憑性と真正性を論証する際に直面する困難の1つは，学術誌のページ制約が，相反する要求を課していることである。質を高めるための戦略を適切かつ説得力のある形で報告するためには，貴重なスペースが必要である。そのような記述にスペースを割くことは，質の高い質的研究に必要とされる分厚い記述や豊かな逐語録のためのスペースが減ることを意味する。Pyett (2003) が指摘するように，質的研究はしばしば重要な妥協を必要とするという特徴があり，質的研究報告書を読む際にはこのことを心にとどめておくべきである。

質的研究の評価に役立ついくつかのガイドラインは **Box 26-1** に示されている。

Box 26-1 質的研究の質とインテグリティを批判的に評価するためのガイドライン

1. 研究報告書は，データおよび調査全体の質を高める，または監視するための取り組みについて説明していたか？ そうであれば，その内容は十分に詳細かつ明確だったか？ そうでない場合，データ，分析，解釈の質について推論可能な他の情報はあったか？

2. 研究者は，調査の信憑性とインテグリティを高めるために，具体的にどのような技法を用いたか（もしあれば）？ また，使用され**なかった**質向上のための戦略は何であったか？ 追加の戦略があれば，研究およびそのエビデンスに対する信頼は強まったか？

3. 研究者は，研究対象者の多様な現実を適切に表現していたか？ 知見に**真正性**があると考えられるか？

4. 結果は他の研究からの知見に照らして解釈されたか？

5. 研究報告書では，研究の限界とそれが結果の信用可能性やデータの解釈に及ぼしうる影響について議論されていたか？

6. データの質を向上させる取組を考慮して，研究の妥当性，厳密性，信憑性について，どのように結論付けることができるか？

7. 研究者は，この研究が臨床現場や将来の研究に与える影響について議論したか？ その影響は研究エビデンスに基づいて十分裏付けられていたか？

第 26 章　質的研究における信憑性と厳密性　　571

研究例

　質的な看護研究者が用いたさまざまな質向上戦略の例は，本章をとおして述べてきた。本節では，ある研究者チームが用いた戦略をより詳細に説明する。

研究タイトル：「できる限りのことをする I do the best I can」－超肥満患者のパーソナルケアの好み（Dial et al., 2018）

目的：本研究の目的は，超肥満患者が自分自身をケアするために用いて成功したセルフケア戦略を明らかにし，看護師がこれらの戦略を病院で再現できるようにすることであった。

方法：この質的記述的研究において，研究者は，500 床のマグネット認定施設に 2 日以上の入院をした BMI が 50 以上の男女を募集した。参加に同意した患者には，半構造化面接を用いてインタビューを行った。例えば，ある質問は「入院中，体の特定の部位を清潔に保つことに不安を感じる人がいることは知っています。あなたはどのような不安をおもちですか？」というものである。インタビューには，男性 8 名（平均 BMI＝60），女性 6 名（平均 BMI＝64）が参加した。データの分析の結果，217 のコードが得られ，9 つのテーマに分類された。

質向上のための戦略：研究報告書には「信憑性」というサブセクションがあり，信憑性を高めるための取り組みについて詳しく述べられている。患者を担当していない博士号をもつ看護師が，「一貫性を保つため」（Dial et al., 2018, p. 260），すべてのインタビューを実施した。インタビューはドアを閉め切った個室で行われデジタル録音された。その看護師は，「参加者が言葉だけでなく，身体を使って話していることに深く耳を傾けることに没頭した」（Dial et al., 2018, p. 261）。インタビュー中に「何かの気づき」（Dial et al., 2018, p. 260）を記録するため，フィールドノートを作成した。フィールドノートは，インタビュー後に振り返られ，分析のもう 1 つのデータソースとして用いられた。14 回のインタビューを終えた時点で，データの飽和が起こった。インタビューとフィールドノー

トは，専門家が書き起こした。コーディングの合意形成と標準化を図るため，チームメンバー全員が 1 つの記録を一緒にコーディングした。すべてのインタビューとフィールドノートは，少なくとも 2 名の研究者によって読まれ，コーディングされた。チームメンバーは，バイアスを防ぐために括弧入れを使用した。研究チームは，包括的な監査証跡を実施した。研究者の信用可能性の観点から，研究チームのメンバーは，参加者を募集したスタッフナースとナースマネージャーであった。インタビューを実施した看護研究者は，質的研究方法の経験があり，訓練を受けていた。分厚い記述という点では，研究者はインタビューから多くの生き生きとした発言を抜粋し，参加者の人口統計学的プロフィールを示した。

主な知見：研究者は，超肥満の人々が「できる限りの衛生的なセルフケアを行うためにつくり出す多くの構造とプロセス」（Dial et al., 2018, p. 262）を明らかにする 9 つのカテゴリーを特定した。このテーマは，ケアリング，セルフケア不足，セルフケアの 3 つのカテゴリーに集約され，図式モデルで提示された。包括的なテーマは，「できる限りのことをする I do the best I can」であった。

🖌 要点

- 質的研究の**質**に関する問題にはいくつかの論争があり，そのうちの 1 つは用語に関するものである。**厳密性** rigor や**妥当性** validity といった用語は量的研究の用語であり，質的な研究における目標としては不適切であると主張する人もいれば，これらの用語は適切であると考える人もいる。

- その他，インテグリティの指標としてどのような基準を用いるか，一般的な基準と研究デザインに特化した基準のどちらが必要か，質の基準に対応するためにどのような戦略をとるか，などの論争がある。

- 最もよく使われる質の基準の枠組みは，Lincoln と Guba のもので，彼らは調査の**信憑性** trustworthiness を評価するための 5 つの基準，

すなわち信用可能性，明晰性，確認可能性，転用可能性，真正性を特定した。

- **信用可能性** credibility とは，知見の真実らしさに対する確信のことで，質的研究においての内的妥当性にあたると言われることもある。**明晰性** dependability とは，時間や条件に対するデータの安定性を意味し，量的研究における信頼性と類似している。**確認可能性** confirmability とは，データの客観性や中立性を意味する。**転用可能性** transferability とは，外部妥当性の類似項目で，データから得られた知見を他の環境にどの程度転用できるかということである。**真正性** authenticity とは，研究者がさまざまな現実を公正かつ忠実に示し，生活者の実感を伝える程度を指す。

- 質的なデータを収集する際の質を高めるための戦略として，十分なデータの範囲を確保するための**長期的関与** prolonged engagement，十分な深さを得るための**持続的観察** persistent observation，リフレクシヴィティ，包括的で鮮明な情報の記録（主要な決定や成果物の**監査証跡** audit trail を含む），トライアンギュレーションとメンバーチェックなどが挙げられる。

- **トライアンギュレーション** triangulation とは，何が真実であるかについての結論を導き出すために，複数の参照元を使用するプロセスである。データ収集の際のトライアンギュレーションの主要な形態として，**データのトライアンギュレーション** data triangulation（結論を検証するために複数のデータソースを使用する）と**方法のトライアンギュレーション** method triangulation（同じ現象についてのデータを収集するためにインタビューや観察など複数の方法を使用する）がある。

- **メンバーチェック** member checks とは，参加者に研究データや浮かび上がったテーマや概念を確認し意見を求めることである。**統合メンバーチェック**（SMC）と呼ばれる手法は，メンバーチェックをより体系化した取り組みである。メンバーチェックは，質的研究における質の問題に対処する方法の中でも特に議論が多い。

- 質的データのコーディングと分析の質を高める

ための戦略には，①**研究者のトライアンギュレーション** investigator triangulation（2人以上の研究者が独立して，少なくともデータの一部をコーディングおよび分析すること），②**理論のトライアンギュレーション** theory triangulation（データの分析と解釈において競合する理論または仮説を使用すること），③確証をもたらすエビデンスと反証エビデンスの探索，④競合する説明の検索と**否定的事例分析** negative case analysis（初期の結論を覆すと思われる事例を説明するために解釈を修正すること），⑤**ピア・デブリーフィング** peer debriefings（同僚の厳しい質問に研究をさらすこと）による外部検証，⑥正式な**研究の監査** inquiry audit（独立した外部監査者による監査証跡文書の正式な精査）の実施などがある。

- 質的研究報告書の読者に質の高さを納得させる戦略としては，主要な質向上戦略を開示すること，参加者と中心となる現象について文脈に沿った情報を鮮明に描写するために**分厚い記述** thick description をすること，**研究者の信用可能性** researcher credibility を評価できるように研究者の資格やリフレクシヴィティに関する透明性を確保するよう努力することが挙げられる。

- 質の高い質的研究を行うことは，単に研究の**方法**や研究者が何をするかということだけでなく，研究者が誰であるかも重要である。優れた質的研究者になるためには，透明性，徹底性，検証，リフレクシヴィティ，参加者主導の探究，そして洞察力と芸術性に富んだ解釈へのコミットメントが必要である。

文献

Becker, H. S. (1970). *Sociological work*. Chicago: Aldine.

Birt, L., Scott, S., Cavers, D., Campbell, C., & Walter, F. (2016). Member checking: A tool to enhance trustworthiness or merely a nod to validation? *Qualitative Health Research, 26*, 1802-1811.

Bradbury-Jones, C. (2007). Enhancing rigour in qualitative health research: Exploring subjectivity through Peshkin's I's. *Journal of Advanced Nursing, 59*, 290-298.

Burla, L., Knierim, B., Barth, J., Liewald, K., Duetz, M., & Abel, T. (2008). From text to codings: Intercoder reliability assessment in qualitative content analysis. *Nursing Research, 57*, 113-117.

Carduff, E., Johnston, S., Winstanley, C., Morrish, J., Murray, S.,

Spiller, J., & Finucane, A.（2018）. What does "complex" mean in palliative care? Triangulating qualitative findings from 3 settings. *BMC Palliative Care, 17*, 12.

Chen, C., Draucker, C., & Carpenter, J.（2018）. What women say about their dysmenorrhea: A qualitative thematic analysis. *BMC Women's Health, 18*, 47.

Chiovitti, R., & Piran, N.（2003）. Rigour and grounded theory research. *Journal of Advanced Nursing, 44*, 427–435.

Cooney, A.（2011）. Rigour and grounded theory. *Nurse Researcher, 18*, 17–22.

Crispin, V., Bugge, C., & Stoddart, K.（2017）. Sufficiency and relevance of information for inpatients in general ward settings: A qualitative exploration of information exchange between patients and nurses. *International Journal of Nursing Studies, 75*, 112–122.

Crowther, S., & Smythe, E.（2016）. Open, trusting relationships underpin safety in rural maternity: A hermeneutic phenomenology study. *BMC Pregnancy and Childbirth, 16*, 370.

Cypress, B. S.（2017）. Rigor or reliability and validity in qualitative research: Perspectives, strategies, reconceptualization, and recommendations. *Dimensions in Critical Care Nursing, 36*, 253–263.

DeForge, R., Ward-Griffin, C., St-Amant, O., Hall, J., McWilliam, C., Forbes, D., ... Oudshoorn, A.（2017）. Evaluating dementia home care practices: The reification of care norms. *Journal of Aging Studies, 43*, 23–31.

DeMunnick, A., den Daas, C., Ammerlaan, H., Kok, G., Raethke, M., & Vervoort, S.（2017）. Let's talk about sex: A qualitative study exploring the experiences of HIV nurses when discussing sexual risk behaviours with HIV-positive men who have sex with men. *International Journal of Nursing Studies, 76*, 55–61.

Denzin, N. K.（1989）. *The research act*（3rd ed.）. New York: McGraw-Hill.

Denzin, N. K., & Lincoln, Y. S,.（Eds.）.（2000）. *Handbook of qualitative research*（2nd ed.）. Thousand Oaks, CA: Sage Publications.

DeWitt, L., & Ploeg, J.（2006）. Critical appraisal of rigour in interpretive phenomenological nursing research. *Journal of Advanced Nursing, 55*, 215–229.

Dial, M., Holmes, J., McGownd, R., & Wendler, M.（2018）. "I do the best I can:" Personal care preferences of patients of size. *Applied Nursing Research, 39*, 259–264.

Erwin, E., Meyer, A., & McClain, N.（2005）. Use of an audit in violence prevention research. *Qualitative Health Research, 15*, 707–718.

Estebsari, F., Taghdisi, M., Mostafaei, D., & Rahimi, Z.（2017）. Elements of healthy death: A thematic analysis. *Medical Journal of the Islamic Republic of Iran, 31*, 24.

Farmer, T., Robinson, K., Elliott, S., & Eyles, J.（2006）. Developing and implementing a triangulation protocol for qualitative health research. *Qualitative Health Research, 16*, 377–394.

Finlay, L., & Gough, B.（Eds.）.（2003）. Reflexivity: *A practical guide for researchers in health and social sciences*. Oxford: Blackwell Science.

Fonteyn, M., Vettese, M., Lancaster, D., & Bauer-Wu, S.（2008）. Developing a codebook to guide content analysis of expressive writing transcripts. *Applied Nursing Research, 21*, 165–168.

Gale, N., Heath, G., Cameron, E., Rashid, S., & Redwood, S.（2013）. Using the Framework Method for the analysis of qualitative data in multi-disciplinary health research. *BMC Medical Research Methodology, 13*, 117.

Guba, E., & Lincoln, Y.（1994）. Competing paradigms in qualitative research. In Denzin, N., & Lincoln, Y.（Eds.）, *Handbook of Qualitative Research*（pp. 105–117）. Thousand Oaks, CA: Sage Publications.

Hagens, C., Dobrow, M., & Chafe, R.（2009）. Interviewee transcript review: Assessing the impact on qualitative research. *BMC Medical Research Methodology, 9*, 47.

Jootun, D., McGhee, G., & Marland, G.（2009）. Reflexivity: Promoting rigour in qualitative research. *Nursing Standard, 23*, 42–46.

Kimchi, J., Polivka, B., & Stevenson, J. S.（1991）. Triangulation: Operational definitions. *Nursing Research, 40*, 364–366.

Kurz, J. M.（2018）. Pregnancy after solid organ transplantation. *MCN: The American Journal of Maternal-Child Nursing, 43*, 89–96.

Lather, P.（1986）. Issues of validity in openly ideological research: Between a rock and a hard place. *Interchange, 17*, 63–84.

Lavallée, J., Gray, T., Dumville, J., & Cullum, N.（2018）. Barriers and facilitators to preventing pressure ulcers in nursing home residents: A qualitative analysis informed by the Theoretical Domains Framework. *International Journal of Nursing Studies, 82*, 79–89.

Lear, H., Eboh, W., & Diack, L.（2018）. A nurse researcher's guide to reflexive interviewing. *Nurse Researcher, 25*, 35–42.

LeCompte, M., & Goetz, J.（1982）. Problems of reliability and validity in ethnographic research. *Review of Educational Research, 52*, 31–60.

Lincoln, Y. S., & Guba, E. G.（1985）. *Naturalistic inquiry*. Newbury Park, CA: Sage Publications.

Luck, K., & Doucet, S.（2018）. What are the perceptions, experiences, and behaviors of health care providers after implementation of a comprehensive smoke-free hospital policy? *Global Qualitative Nursing Research, 5*, 29568792.

Milne, J., & Oberle, K.（2005）. Enhancing rigor in qualitative description. *Journal of Wound, Ostomy, & Continence Nursing, 32*, 413–420.

Morse, J. M.（1999）. Myth # 93: Reliability and validity are not relevant to qualitative inquiry. *Qualitative Health Research, 9*, 717–718.

Morse, J. M.（2006）. Insight, inference, evidence, and verification: Creating a legitimate discipline. *International Journal of Qualitative Methods, 5*（1）, Article 8.

Morse, J. M.（2015）. Critical analysis of strategies for determining rigor in qualitative inquiry. *Qualitative Health Research, 25*, 1212–1222.

Morse, J. M., Barrett, M., Mayan, M., Olson, K., & Spiers, J.（2002）. Verification strategies for establishing reliability and validity in qualitative research. *International Journal of Qualitative Methods, 1*（2）, Article 2.

Ong, K., Ting, K., & Chow, Y.（2018）. The trajectory of experience of critical care nurses in providing end-of-life care: A qualitative descriptive study. *Journal of Clinical Nursing, 27*, 257–268.

Park, M., & Zafran, H.（2018）. View from the penthouse: Epistemological bumps and emergent metaphors as method for team reflexivity. *Qualitative Health Research, 28*, 408–417.

Patton, M.（1999）. Enhancing the quality and credibility of qualitative analysis. *Health Services Research, 34*, 1189–1208.

Patton, M. Q.（2015）. *Qualitative research and evaluation methods*（4th ed.）. Thousand Oaks, CA: Sage Publications.

Pyett, P. M.（2003）. Validation of qualitative research "in the real world". *Qualitative Health Research, 13*, 1170–1179.

Renz, S., Carrington, J., & Badger, T. (2018). Two strategies for qualitative content analysis: An intramethod approach to triangulation. *Qualitative Health Research, 28*, 824-831.

Rodgers, B. L., & Cowles, K. V. (1993). The qualitative research audit trail: A complex collection of documentation. *Research in Nursing and Health, 16*, 219-226.

Sandelowski, M. (1993a). Rigor or rigor mortis: The problem of rigor in qualitative research revisited. *Advances in Nursing Science, 16*, 1-8.

Sandelowski, M. (1993b). Theory unmasked: The uses and guises of theory in qualitative research. *Research in Nursing & Health, 16*, 213-218.

Sandelowski, M. (2004). Counting cats in Zanzibar. *Research in Nursing & Health, 27*, 215-216.

Sarre, S., Maben, J., Aldus, C., Schneider, J., Wharrad, H., Nicholson, C., & Arthur, A. (2018). The challenge of training, support, and assessment of healthcare support workers: A qualitative study of experiences in three English acute hospitals. *International Journal of Nursing Studies, 79*, 145-153.

Smith, J. (1993). *After the demise of empiricism: The problem of judging social and educational inquiry*. Norwood, NJ: Ablex.

Sparkes, A. (2001). Myth 94: Qualitative health researchers will agree about validity. *Qualitative Health Research, 11*, 538-552.

Thorne, S., & Darbyshire, P. (2005). Land mines in the field: A modest proposal for improving the craft of qualitative health research. *Qualitative Health Research, 15*, 1105-1113.

Vasey, J., Smith, J., Kirshbaum, M., & Chimera, K. (2019). Tokenism or true partnership: Parental involvement in a child's acute pain care. *Journal of Clinical Nursing, 28*, 1491-1505.

Ward, D., Furber, C., Tierney, S., & Swallow, V. (2013). Using Framework Analysis in nursing research: A worked example. *Journal of Advanced Nursing, 69*, 2423-2431.

Watson, L., & Girard, F. (2004). Establishing integrity and avoiding methodological misunderstanding. *Qualitative Health Research, 14*, 875-881.

Whittemore, R., Chase, S. K., & Mandle, C. L. (2001). Validity in qualitative research. *Qualitative Health Research, 11*, 522-537.

Wolcott, H. (1994). *Transforming qualitative data*. London: Sage Publications.

Wolcott, H. (1995). *The art of fieldwork*. London: Sage Publications.

Wright, D., Brajtman, S., & Macdonald, M. (2018). Relational ethics of delirium care: Findings from a hospice ethnography. *Nursing Inquiry, 25*, e12234.

第 **V** 部

看護における
エビデンス生成のための
ミックス・メソッド研究の
設計と実施

第27章 ミックス・メソッド研究の基本

ミックス・メソッド研究の概要

健康科学の研究において勢いを増している方法論は，単一の研究または一連の研究において，質的データと量的データを計画的に統合することである。健康科学における**ミックス・メソッド研究（混合研究法）**mixed methods research は，「静かな革命」と呼ばれている（O'Cathain, 2009）。20年前，ミックス・メソッド研究の実施に関するガイダンスはほとんど存在しなかった。今ではハンドブックや教科書などの形で豊富に提供され（Creamer, 2018; Creswell et al., 2011; Creswell & Plano Clark, 2018; Morse, 2017; Plano Clark & Ivankova, 2016; Tashakkori & Teddlie, 2010），看護や健康科学の文献には多くのミックス・メソッド研究の事例が掲載されている。急速に進化するこの分野では，新しいリソースが次々と利用可能になっている。

本章では，看護におけるミックス・メソッド研究に関する基本情報を提示し，次章では，看護介入の開発と検証におけるミックス・メソッドについて論じる。これらの章を簡潔に示すために，ミックス・メソッドを指す略語として MM を使用する。

■ ミックス・メソッド研究の定義

質的なデータと量的なデータを組み合わせて研究を行うというコンセプトは単純だが，MM 研究の定義は簡単ではない。これは，定義が広すぎると，ある意味，ほとんどの研究が MM とみなされる可能性があるためでもある。例えば，グラウンデッド・セオリーの研究者が詳細なインタビューの最後に年齢や学歴などの構造化された人口統計学的な問いをした場合，それはミックス・

メソッドとみなされるだろうか？ あるいは，調査紙の最後に自由回答式の幅広い問い（例：「他に付け加えたいことはありますか？」）をする場合，それは MM 研究だろうか？ そのような探究は，MM 研究とはみなさない。

MM 研究の定義として，本書では，『Journal of Mixed Methods Research』の創刊号で提示されたものを採用している。MM 研究とは，「研究者が，単一の研究や調査プログラムにおいて，質的および量的なアプローチの両方法を使用して，データを収集・分析し，結果を**統合して**，**推論する研究**」（Tashakkori & Creswell, 2007, p. 4, 強調を加えた）である。MM 研究では，質的データと量的データを収集するだけでなく，研究プロセスの複数の段階で両者を統合することで，メタ推論が生じる。**メタ推論** meta-inference とは，MM 研究の質的および量的なストランド strand[訳注1] からの推論を統合して得られる結論である。

■ ミックス・メソッド研究の理論的根拠

量的データと質的データの二分法は，行動科学や健康科学において主要な方法論の区別を表している。これまで，質的研究と量的研究の根幹をなすパラダイムは基本的に相容れないと主張する研究者がいた。しかし，現在では，質的データと量的データを適切に統合することで，健康に関する研究は，より豊かなものになると多くの人が考えている。MM の利点や「付加価値」には，次のようなものがある。

• **相補性**：質的なアプローチと量的なアプローチは相補的である。言葉と数字は人間のコミュニ

訳注1：ミックス・メソッド研究において，質的または量的な構成要素をさす。

ケーションにおける 2 つの基本言語である。MM を用いることで，研究者はそれぞれのアプローチが得意とすることを活かすことができる。

- **実用性**：現象の複雑さを考えると，1 つの方法論に固執して縛られないことが実用的である。MM 研究者は，単一のアプローチでは答えられないような問いをすることが多い。
- **妥当性の向上**：仮説，モデル，説明が相補的な種類のデータによって裏付けられている場合，研究者は結果の妥当性についてより確信をもつことができる。方法の統合は，別の解釈を検証する機会，裏付けを得る機会，および文脈が結果に影響したかを評価する機会を提供する。

■ パラダイムの問題とミックス・メソッド研究

MM 研究は何十年も前から存在していたが，広く受け入れられるようになったのは最近のことである。MM 研究は，1970 年代から 1980 年代にかけて噴出した実証主義陣営と構成主義陣営の論争を含む，いわゆるパラダイム戦争の余波から生まれた。そして，21 世紀に入ってから，MM 研究は勢いを増した。

MM 研究にとって適切なパラダイムは何かという議論についての研究は数多く存在する。パラダイムとは無関係であると主張するものから，複数のパラダイムを提唱するものまで，さまざまな見解がある。MM 研究は，**プラグマティズム（実用主義）** pragmatism と呼ばれるパラダイムと関連付けられることが多い。このパラダイムは，研究に「包括的世界観 umbrella worldview」を提供すると考える者もいる（Creswell & Plano Clark, 2018, p.69）。プラグマティズムを支持する研究者は，**リサーチクエスチョン**こそが探究に使用する方法を決定すべきであると考えている。彼らは，伝統的な実証主義者の手法と構成主義者の手法のどちらかを強制的に選ぶことを拒否する。プラグマティズムのパラダイムでは，帰納法と演繹法の両方が重要であり，理論生成と理論検証が可能であり，多元的な視点が推奨される。プラグマティズムは実用的であり，良いエビデンスを得るために最も適した方法が適用される。

ヒント

ほとんどの MM 研究の質的な要素は，多くの場合「一般的な質的」研究であり，特定の研究デザインと結びついていないことが多い。しかし，MM 研究に現象学的要素（Mayoh & Onwuegbuzie, 2015）やグラウンデッド・セオリーの要素（Guetterman et al., 2019）を取り入れることを議論する人もいる。

■ ミックス・メソッド研究の応用

Creswell と Plano Clark（2018）は，MM 研究に特に適した研究状況を大きく 7 つのタイプに分類した。

1. 質的アプローチまたは量的アプローチのいずれか一方だけでは，リサーチクエスチョンの複雑さに対処するのに十分でない場合
2. あるアプローチから得られた知見が，説明力のある第 2 のデータソースによって大いに強化される場合
3. 正式な測定ツールを開発する前に，現象を深く探索する必要がある場合
4. 介入研究で得られた量的な結果を説明し解釈するために質的なデータが必要である場合
5. 異なる種類の事例を記述し，比較する必要がある場合
6. 研究参加者を研究に関与させる努力が行われている場合
7. プログラムを開発し，実施し，評価する必要がある場合

このリストが示すように，MM 研究はさまざまな状況で利用できる。特に健康分野では，MM 研究が重要な貢献をしているいくつかの応用例が注目されている。

確認と説明

MM 研究は，確証的な戦略として，つまり真実を確かめるために行われることがある。また，量的な知見の**意味**を説明するために，意図的に質的データを収集する研究者もいる。量的方法は，変数同士が系統的に関連していることを論証する

ことはできるが，**なぜ**それらが関連しているのか
についての洞察を提供できないことがある。この
ような説明は，統計的な結果を裏付け，結果の解
釈を導くことができる。質的なデータは，研究が
対象とする現象について，より包括的で動的かつ
文脈に沿った見方を提供することができる。

👉 MM 研究による確認と説明の例

　Roberts ら(2017)は，自閉スペクトラム症
(ASD)と睡眠問題を抱える子どもの家族におけ
るレジリエンスについて MM 研究を行った。彼
らはまず，ASD の子どもをもつ親の標本を調査
し，睡眠問題がある子どもとない子どもを比較
した。睡眠問題のある子どもの親は，レジリエ
ンス/家族の強靭性の測定でより低い得点を示し
た。次に研究者は，睡眠問題のある子どもの親
に対して詳細なインタビューを行った。質的な
知見は，睡眠問題の影響に関する量的な知見を
裏付けるものであった。質的データによって，
睡眠問題がどのように家族の負担に影響してい
るか，どのようにより強いレジリエンスに進展
するのかが説明され，研究者の理解を深めた。

測定ツール開発

　研究者は，研究または臨床で用いる構造化され
た測定ツールを開発するための基礎として，質的
データを収集することがある。正式な測定ツール
についての問いは，臨床経験や先行研究から導き
出されることもある。しかし，構成概念が新しい
ものである場合，これらの方法では，その微妙な
違いを捉えることができないことがある。そのた
め，研究者は，第 16 章で記述されているように，
質的データを収集し，それを基に量的測定ツール
の項目を作成し，その後厳密に検証することがあ
る。

👉 測定ツール開発における MM の例

　Hall ら(2018)は，患者が補完代替療法を利用
することに対する看護師の態度と行動に焦点を
当てた 2 段階の MM 研究を実施した。19 人の
オーストラリア人看護師に対して詳細なインタ

ビューを行い，「安全なケアの促進」，「全体的な
ヘルスケアのサポート」を含む 4 つの主要テー
マを導き出した。これらのテーマは，600 人以
上の看護師を対象としてオンラインで実施され
た測定ツールの開発に役立てられた。

介入開発

　質的研究者は，有望な看護介入の開発において
ますます重要な役割を果たすようになってきてい
る。効果的な介入方法の開発には，クライアント
の視点を考慮する必要があるという認識が広まっ
ている。介入研究は MM 研究である可能性が高
まっており，この話題は次章で取り上げる。

👉 介入開発研究における MM の例

　Redeker ら(2018)は，都市部の貧しい地域に
住む子どもの睡眠に関する MM 研究のプロトコ
ルを発表した。彼らは，子どもの睡眠習慣や問
題について，主要なステークホルダー(例：親，
小児医療従事者)の視点を理解するために，コ
ミュニティ参加型の研究を開始している。チー
ムは，ステークホルダーへのインタビューを通
じて詳細なデータを収集し，30 人の乳幼児から
9 日間の客観的な睡眠データ(手首アクティグラ
フィー)を収集している。本研究で得られたデー
タは，睡眠の健康を促進するための，状況に応
じたプログラムの開発に使用される予定である。

介入とプログラム評価

　プログラム評価には，MM アプローチが用い
られてきた長い歴史がある(Patton, 2015 を参
照)。第 11 章で説明したように，プログラムの効
果を評価するインパクト分析では，一般的に量的
データを使うが，プログラムがどのように**機能す
る**かを検討するプロセス評価では，質的情報と量
的情報の統合が行われる。**リアリスト評価**では，
ほとんどの場合，プログラム評価において MM
のアプローチが用いられている。

プログラム評価における MM の例

Baron Nelson ら(2018)は，脳腫瘍の子どもをもつ親に対するピアサポートプログラムの評価を行った。彼らの準実験研究では，介入群と比較群の親からレジリエンスに関する量的データを収集した。プログラムでの経験を理解するために，プログラムのステークホルダーとのフォーカスグループセッションで質的データを収集した。

■ ミックス・メソッド研究における統合の問題

統合 integration は，MM 研究の主要な特徴とみなされることが多く，それが他の方法論と一線を画す中心的な要素と考えられている。MM 研究における意味のある統合は，「個々の質的および量的部分の合計を超える全体……を生み出す」ことができる(Fetters & Freshwater, 2015, p.115)。統合が行われることで，MM 研究は初めて，より高い洞察を提供するための潜在能力を最大限に発揮することができる。

統合は，最近かなり注目されているトピックである。一流の研究者は，MM 研究においてトライアンギュレーションという言葉から「脱却」し，質的方法と量的方法の統合という新しい言葉を使うことを推奨している(Fetters & Molina-Azorin, 2017a)。

MM の専門家の中には，統合のタイミングや方法についてガイダンスを示している人もいる。Creswell と Plano Clark(2018)は，広く使われている彼らの MM 研究の成書の 3 版すべてにおいて，混合 mixing，融合 merging，連結 connecting といった幅広い分析戦略を用いて，分析と解釈の段階での統合について説明している。例えば，質的結果と量的結果の解釈の際に，データの種類を混合することができる。融合は，データ分析中に，結合分析によって起こることがある。また，データ収集中に，ある段階の結果が次のデータ収集に影響を与えるような連結の戦略を用いて統合することができる。

しかし，Creamer(2018)は，研究の計画の全段階で統合を意図した完全統合型 MM 研究を提唱している。彼女は，計画とデザイン，データ収集，標本抽出，分析，推論展開という 5 つの段階において，意図的な統合を提唱している。

同じように，『Journal of Mixed Methods Research』の編集者は最近，長い論説を書き，MM 研究の全範囲の活動を網羅する 15 個の統合の次元を提案している(Fetters & Molina-Azorin, 2017b)。彼らは統合を「質的アプローチと量的アプローチ，そして次元を結び付けて，どちらか一方だけでは達成できない新しい全体像やより包括的な理解を生み出すこと」(Fetters & Molina-Azorin, 2017b, p.293)と定義している。彼らは，「哲学的，方法論的，手法的なレベルで統合アプローチを特定し，包括的な MM 研究アプローチに反映させること」を目指した(Fetters & Molina-Azorin, 2017b, p.293)。したがって，MM 研究者は，チームを編成し，文献レビューを行い，リサーチクエスチョンを構築するなど，研究プロセス全体を通じて行うすべての決定において，統合の問題について考慮するよう求められている。

■ 実践的な問題：ミックス・メソッドのためのスキルとリソース

MM 研究は，新人研究者にも経験豊富な研究者にも魅力的なものではあるが，MM 研究を軽々しく選択すべきではない。なぜなら，研究者は質的研究と量的研究の両方についてある程度の能力をもっていなければならないからである。現在では，MM 研究のスキルを教えるコースが多くあり，米国国立衛生研究所はトレーニングプログラムを提供している。また，研究の初心者が MM プロジェクトを計画するのに役立つコンピュータアプリケーション(アプリ)も開発されている(Luo & Creswell, 2016)。

MM 研究では，研究チームによるアプローチが提唱されることが多い。研究チームは，同じような課題に取り組んでいる質的研究者と量的研究者が協力する機会を提供する。チームアプローチは，両方のアプローチの専門家が貢献できるために有用な方法であるが，チームメンバー全員が両方の方法にバイリンガルである必要があり，さまざまなアプローチについて基本的に理解している必要がある。MM の共同研究では，多様な分野

の専門家がチームを組むことが多くなっている（Hesse-Biber, 2016）。Fetters と Molina-Azorin（2017c）は，チームで活動する場合には，MM 研究者は「これまで単一の方法をとってきた研究分野については，その固有の文化を理解する必要がある」（Fetters & Molina-Azorin, 2017c, p.428）と指摘している。

ヒント

　博士論文として MM 研究に取り組む場合には，さまざまな方法論に精通したアドバイザーを慎重に選ぶ必要がある。一方で，異なる背景をもつアドバイザーは，あなたの戦略のメリットや研究において重要視されるさまざまな側面について，相反する意見をもつ可能性があることに留意してほしい。Frels ら（2015）は，MM 研究における指導者の重要な役割について書いている。

　MM 研究はコストがかかる。研究助成機関はますます MM 研究に対して好意的になってきているが，2種類以上のデータを収集し，分析し，統合するためには明らかにコストがかかる。また，MM 研究は時間がかかることが多い。MM 研究に着手する前に，現実的なスケジュールを立てることが賢明である。

ミックス・メソッド研究への着手

　本章では，MM 研究の多くの側面について，研究デザインとデータ分析に重点を置いて議論する。しかし，まず，MM 研究の意図と，MM 研究に適した問いの種類を検討する。

■ ミックス・メソッド研究の目的/意図

　主要な学者達が MM 研究の現在の課題について議論した記事の中で，ある専門家（Tashkkori）は，新しい研究者に対して，MM 研究が**必要な**場合にのみ，それを使用するよう助言した（Fetters & Molina-Azorin, 2017c, p.427）。これは，目的の記述において，正当な MM 研究の目的を構築し，述べる必要があることを意味している。

　MM 研究の目的として，研究者は量的および質的要素の両方の目的を記述する必要がある。また，両方のアプローチを統合する全体的な意図intent について明示する必要がある。研究の意図は研究デザインを導くものであるため，その意図（例：探索するためか，説明するためか，確認するためか，比較するためか）を明確にすることが重要である。Creswell と Plano Clark（2018）の著書では，MM の目的を記述するための有用な「シナリオ scripts[訳注2]」が紹介されている。

👉 ミックス・メソッドの目的記述の例

　Bhandari と Kim（2016）は，2 型糖尿病をもつネパールの成人のセルフケア行動について MM 研究を行った。量的研究を主体として，230 人の成人の調査データを用いて，糖尿病のセルフケアを予測するためのパス解析モデルを開発した。質的な研究部分では，13 人の参加者への詳細なインタビューが行われた。その目的は，「質的データを加えることでモデルの解釈を強化する」（Bhandari & Kim, 2016, p.204）ことであった。

■ ミックス・メソッド研究のための リサーチクエスチョン

　MM 研究では，リサーチクエスチョンが調査範囲を決定する原動力となる。MM 研究の研究者は，通常，複数のタイプのデータを用いて**のみ**対処できる（または最もよく対処できる）問いを提起する。

　MM 研究では，必然的に少なくとも 2 つのリサーチクエスチョンが存在し，それぞれが異なるアプローチを必要とする。例えば，MM 研究者は，探索的（質的）な問いと確認的（量的）な問いに

訳注2：目的の記述についてのシナリオとして次の 4 要素が示されている。はじめに研究の意図を記載し，次に使用する MM デザインの簡単な説明と量的および質的データの種類ならびにそれらをどのように統合または連結するかを示す。そして，検討する理論または仮説，対象者，変数，対象とする主要な現象などを含むデータ収集方法について述べ，最後に量的データと質的データの両方を収集することについての論拠を示す。

第27章 ミックス・メソッド研究の基本 581

同時に対処できる。MM 研究者は，量的データで因果**効果**を検証することができるが，質的データで因果の**メカニズム**を明らかにすることもできる。

単一手法の問いに加えて，MM 研究では，質的データと量的データの統合に関連する特定の問いを立て，その統合によって何が得られるかを明確にする必要がある。例えば，「療法のデータはどの程度，一致しているか？」「一方のデータは，他方のデータの結果を説明するのにどのように役立つか？」などの問いがある。

ヒント

Creswell と Plano Clark(2018) の本には，MM の一連の問いが記載された表がある(Creswell & Plano Clark, 2018, pp. 169-170)。

☞ MM のリサーチクエスチョンの例

Beck ら(2016)は，トラウマ的な出産を経験した女性のケアにあたった助産師における，代理的トラウマ後の成長を調査する MM 研究を行った。研究者は，2 つの量的問い，2 つの質的問い，そして以下の MM 研究の問いを含む 5 つのリサーチクエスチョンを立てた。「トラウマ的出産を経験した女性のケアにあたった助産師における代理的トラウマ後の成長について，量的および質的な結果は，より完全な理解をどのように深めるか？」(Beck et al., 2016, p. 805)。

ミックス・メソッド・デザイン

MM デザインは，実りあるアプローチに対する考察が深まるにつれて，また，MM 研究の実践例が増すにつれて，進化し続けている。MM 研究者によって 12 以上のデザイン類型が開発されているが，そのすべてを議論することは困難である。本項では，まず，いくつかの重要なデザインの問題を指摘し，次に，表記システムと図を通してデザインを描写する方法を提示し，最後にCreswell と Plano Clark(2018)が提供するデザイン類型を説明する。

■ ミックス・メソッド・デザインにおける主要な決定事項

本節では，MM 研究を計画する際のいくつかの重要な決定を簡単に説明する。

固定デザインと創発デザインの比較

問題の 1 つは，最初にデザインを確立するかどうかというものである。場合によっては，研究意図から特定のタイプの MM 研究デザインが導き出されることもある。特に，研究の初心者は，従うべき「ロードマップ」をもって進むことが有益なことも多い。しかし，経験豊富な研究者は，最初のストランド(例：質的要素)で得られた答えが，その後の研究(例：量的要素)を導くような柔軟性を好むかもしれない。創発的 MM デザインは，単一の方法による研究中に生じた問題，例えば，対象とする構成概念または現象を十分に理解することができないといった問題から生じることがある。

Creswell と Plano Clark(2018)が指摘するように，「固定 fixed」デザインと「創発 emergent」デザインは，おそらく二項対立としてではなく，連続体の両端として理解するのが最適であろう。MM アプローチの特徴は，創造性を許容し，より深い理解への道を開くことにあるため，すべての MM デザインを網羅する分類法は存在しない。デザインの分類法や命名法は，主として研究計画書，IRB 申請書，研究論文において，あるアプローチを他者に伝えるという役割を果たすために有用である。本章で説明するデザインは，多くの研究で採用されているものであるが，MM デザインには他の可能性もあり，当初は固定デザインであった研究が，研究中に創発デザインになる場合もある。

ミックス・メソッド・デザインにおける順序

MM 研究において，研究の順序には 3 つあり，質的データを先に収集するか，量的データを先に収集するか，両方のデータを同時に(またはほぼ同時に)収集するかである。2 つのタイプのデータが同時に収集されない場合，そのアプローチは順次的 sequential と呼ばれる。2 種類のデータが

同時に収集される場合，その手法は同時並行的concurrent（または同時的）と呼ばれる。同時並行的デザインは1つのフェーズで行われるが，順次的デザインは2つ以上のフェーズで展開される。よく練られた順次的デザインでは，ある段階での分析と解釈は，次の段階でのデータの収集と分析に情報を提供する。もう1つの可能性は多フェーズのタイミングである。これは，研究者が複数のフェーズにわたるプロジェクトを開始し，その中でいくつかの順次的または同時並行的な副研究を含む場合に起こる。看護学における294件のMM研究の分析において，BeckとHarrison（2016）は，半数強（53%）が同時並行的デザインを使用していることを明らかにした。

ミックス・メソッド・デザインにおける優先度

研究者は，量的か質的かどちらのストランドをより重視するか，あるいは強調するかを決めることができる。1つの選択肢は，2つの要素に等しい，あるいはほぼ等しい重みを与えることである。しかし，多くの場合，どちらかに優先度priorityが与えられる。この区別は，平等な状態と支配的な状態と呼ばれることもある。

後述するように，研究の全体的な意図は，通常，優先度の決定に影響を与える。研究者の世界観も影響する。研究者の哲学的志向（実証主義または構成主義）により，どちらかのアプローチが優位で，もう一方は有用な補助的データソースとみなされるようなリサーチクエスチョンに取り組むことがある。実務的な考慮も，重み付けの決定に影響を与える場合がある。リソースが限られている場合や，研究者のスキルが質的手法と量的手法のどちらかに偏っている場合，MM研究はどちらかの手法が優位となる可能性がある。

しかし，優先度の問題は，やや議論を呼んでいる。専門家の中には，異なるストランドの情報価値ではなく，データ量のような比較的表面的な基準に基づいて優先度を決定することを懸念している者もいる（Fetters & Molina-Azorin, 2017c）。とはいえ，優先度を示すデザイン表記は使われ続けている。ただし，BeckとHarrison（2016）のMM看護学研究のレビューでは，優位性を明示した研究は少数だった。

■ ミックス・メソッド・デザインにおける表記と図式化

著名な看護研究者であるMorse（1991）は，さまざまな分野で採用されている表記法を提唱し，MM文献に重要な貢献をした。彼女の表記システムは，順序付けと優先度付けの決定に関するもので，MMデザインの主要な特徴を迅速に要約するのに役立つ。

Morseのシステムでは，優先度は大文字と小文字で指定される。QUAL/quanは質的なアプローチが優位なミックス・メソッド・デザイン，QUAN/qualはその逆を意味する。どちらのアプローチも優位でない場合（つまり，両者が同等である場合）には，QUAL/QUANと表記する。順序は，＋または→の記号で示される。矢印は，順次的アプローチを意味する。例えば，QUAN→qualは，主に量的なMM研究で，質的データ収集が第Ⅱ相で行われることを示す表記である。両方のアプローチが同時に行われる場合は，プラス記号が使用される（例：QUAL＋quan）。

ヒント

他の表記記号（括弧，ブラケット，両矢印など）も提案されているが，順序と優先度の表記が最もよく使われている。

表記システムに加え，MMデザインを視覚的に図式化することができる。このような図は，レビューアにプロセスを説明するのに役立ち，また，研究者自身にもガイダンスを与えることができる。**図27-1**は，QUAN＋QUAL試験の基本的な図を示している。図中のボックスの下に情報を追加して，より詳細な情報を提供できる。例えば，最初のボックス（量的データの収集と分析）の下に，「281人の患者にアンケートを実施」といった表記や，質的ストランドの2番目のボックスの下に，別の表記（例：「24人の患者にフォーカスグループインタビューを実施」）もできる。

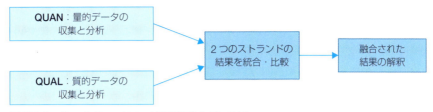

図27-1 ミックス・メソッド収斂デザインの図

表27-1 主なミックス・メソッド・デザイン

デザイン名[a]	表記と過程
収斂	QUAN＋QUAL→結果の融合→解釈
説明的順次的	QUAN→qual（QUANの結果をqualで解釈）→解釈 あるいは quan→QUAL（quanの結果をQUALで解釈）→解釈
探索的順次的	QUAL→開発（例：QUAL＋QUAN）→QUAN（検証）→解釈

[a] デザイン名は，Creswell and Plano Clark（2018）に基づく

> **ヒント**
>
> CreswellとPlano Clark（2018）は，MM研究の図式を描くための10のガイドラインを提供している（Creswell & Plano Clark, 2018, Fig. 3.2, p. 64）。彼らの書籍には，モデルとして役立つ数十点の図が掲載されている。

■ 主要なミックス・メソッド・デザイン

MMの方法論者によって数多くのデザイン類型が開発されているが，ここではMM研究の第一人者であるCreswellとPlano Clark（2018）が提案したものを取り上げる。彼らは中核的な**MMデザイン**と呼ぶ3つのデザインを示した。これら3つのデザインの表記を**表27-1**に示す。しかし，発表されているMM看護研究の多くは，Creswell-Plano Clarkの類型に正確には当てはまらないことに留意する必要がある。

収斂デザイン

収斂デザインconvergent designの目的は，研究の対象とする現象について，異なる補完的なデータを得ることである。このデザインでは，質的データと量的データが同時に，そしてほとんどの場合，同等の優先度で収集される。典型的な収斂デザインの表記は，QUAN＋QUALである。**図27-1**の図はこのデザインを示している。

収斂デザインは，研究者が，(1)問題をより完全に理解することを目的として，QUALとQUANの結果を比較したい場合，(2)あるストランドから得られた結果を別のストランドの結果で検証したい場合，(3)量的結果を質的結果で説明したい場合，またはその逆の場合，(4)構造的質問と非構造的質問に対する人々の回答を対比したい場合に適している。このデザインの包括的な目標は，問題や現象に関する「真実」に収斂させることである。

収斂デザインでは，研究者は2つのデータセットを別々に分析する。その後，さまざまな戦略を用いて，2つのデータセットを統合し比較する。例えば，一方のデータセットの顕著な側面に基づき，もう一方の結果において類似点と相違点を特定しようとすることがある。

収斂デザインにはいくつかのバリエーションがある。最もオーソドックスなのは，**パラレルデータベースバリアント**である（Creswell & Plano Clark, 2018）。このデザインでは，QUANデータの収集と分析は，QUALデータの収集と分析と並行して行われる。2つの別々の分析の結果は，結果の全体的な解釈のために統合される。その目標は，1つの現象について確認可能な結論を導き出すことである。

もう1つのバリエーションは，**データ変換バリアント**と呼ばれるものである。このデザインで

も，QUAL データと QUAN データは別々に，しかし同時に収集され，その後 QUAL および QUAN 分析が行われる。このデザインのステップでは，QUAL データは quan データ（または QUAN データを qual データ）に変換され，その後データセットを比較および相互に関連付けられる。データ変換については，本章で後述する。

第3のバリエーションは**質問紙型**であり，これは閉鎖型質問と探索型の開放型質問の両方を含むアンケートが用いられる。開放型質問はテーマ別に分析され，量的な結果を検証するために使用される。質的なデータの主な用途が，興味深い引用によって量的な知見を説明することである場合，このようなバリエーションは，QUAN＋qual と表記されることがある。

収斂デザインの主な利点は，両方のタイプのデータを同時に収集するため，効率的であることである。しかし，大きな欠点は，通常，QUAL と QUAN の各データを同等に重視するこれらのデザインは，1人の研究者が単独で行うには困難な場合があることである。また，もう1つの潜在的な問題は，2つのデータが一致しない場合に生じる可能性がある。

👉 収斂デザインの例

Fletcher ら（2019）は，頭頸部がんサバイバーにおける機能的コミュニケーションをよりよく理解するために，収斂 MM デザインを用いた。サバイバーは，生活の質や不安と抑うつの測定を含む構造化質問紙に回答した。また，サバイバーは，コミュニケーションに関する経験を探る詳細なインタビューにも同時に参加した。この2種類のデータは別々に分析され，その結果は統合された。

説明的順次的デザイン

説明的デザイン explanatory designs は，第1段階で量的データを収集し，第2段階で質的データを収集する順次的デザインである。説明的デザインでは，質的データと量的データのどちらを優先してもよい。つまり，QUAN→qual，quan→QUAL のいずれでもよいが，前者がより一般的である。

説明的デザインでは，第2段階のデータは，第1段階のデータを補強したり説明したりするために使用される。QUAN→qual デザインは，量的な結果が想定外である場合（例えば，重要な結果が偶然得られた場合），結果が複雑で解釈が難しい場合，または標本に説明が困難な多数の外れ値がある場合に特に適している。したがって，このデザインは，第1段階のデータが分析された後，第2段階のデータ収集のための情報として使用される。このデザインの使用を報告する際には，フォローアップされた具体的な量的研究結果を明示する必要がある。

Creswell と Plano Clark（2018）は，説明的デザインの2つのバリエーションを説明している。**フォローアップ説明型**では，研究者は最初の QUAN の知見を最もよく説明できる qual データを収集する。研究の重点は量的な側面に置き，分析では2つの段階間でデータを連結する。このモデルは，主に量的研究を行っている研究者が，フォローアップ調査により質的要素を加えることで研究がより充実すると考えた場合に，魅力的なモデルであろう。

第2のバリエーションは**事例選択型**で，第1段階の quan データを第2段階の QUAL 要素に役立てるものである。このモデルでは，第1段階で特定された大規模なグループの特性に関する情報を使用して，主要な第2段階で意図的にケースを選択する。例えば，極端なケースの標本抽出や層化有意標本抽出（第23章）を用いる。

ヒント

研究計画書や研究報告書に記述する場合は，文字と記号の組合せが最適だろう。特に名前の付いたデザインについては，引用を行う必要がある。例えば，あるデザインを次のように要約することができる。「提案の研究では，順次的質的優位（quan→QUAL）説明的デザイン（Creswell & Plano Clark, 2018）を採用する」。スペースが許せば，視覚的な図があると良い補足になる。

説明的デザインの利点は，単純で説明しやす

く，1人の研究者で行えることである。また，雑誌のページ数の制約を考慮すると，結果を2つの論文にまとめることができるのも魅力的である。一方，第1段階のデータが分析されるまで第2段階を開始できないため，説明的デザインは時間がかかる可能性がある。また，第2段階のデザインの詳細が事前にわかっていることはほとんどないため，資金提供者や倫理審査委員会から前もって承認を得ることが困難な場合がある。

👉 説明的順次的デザインの例

Alabdulaziz ら（2017）は，説明的順次的デザイン（QUAN→qual）を用いて，サウジアラビアの病院における小児看護師の家族中心ケアに対する認識と実践について研究した。第1段階では，6つの病院の看護師234人が家族中心のケアについての質問紙に回答した。調査の結果，看護師は家族中心のケアは必要であると認識しているが，それを実践に取り入れる可能性は低いことが示された。質的段階では，1つの病院で小児科看護師の実践を観察し，調査結果を支持する結果を得た。また14人の看護師への詳細なインタビューから，看護師が，家族中心のケアをケアモデルとして，限定的かつ表面的な理解しかしていないことが明らかとなった。

ヒント

Creswell と Plano Clark の説明的順次的デザインでは，QUAN データを分析し，その結果を基に qual のストランドについて決定する。しかし，多くの研究は，QUAN データの予備的な分析を伴わない順次的アプローチをとっている。この場合，qual の要素は第2段階で完了するが，その意図は（QUAN の知見を説明するというよりも）結果を比較することであり，したがって，より収斂デザインに近いものとなる。

探索的順次的デザイン

探索的順次的デザイン exploratory sequential design は，質的なデータを最初に収集する3段階の MM デザインである。このデザインは，現象に関連する文脈的または文化的な問題をよりよく理解するために，最初に現象を深く探索することを前提としている。その目的は，豊かな文脈に基づく情報を用いて，新しい測定ツール，調査，介入，ウェブサイトやアプリのようなデジタルツールなどの量的要素の開発に役立てることである。

最初の質的研究の知見は，イノベーションの開発（第2段階）および検証（第3段階）に使用される。第2段階では，追加で quan または qual データを集める場合がある（例：qual は「思考発話 think aloud」認知インタビュー，quan はパイロット試験）。最終段階は，新しい成果物についての QUAN 評価である。例えば，測定ツールの開発研究では，研究者は第3段階で測定ツールの心理測定評価 psychometric assessment を行う。このデザインの表記は，QUAL→quan + qual→QUAN となるかもしれないが，優先度に関する別の選択肢も考えられる。Creswell と Plano Clark（2018）は，**新しい変数開発型，調査（測定ツール）開発型，介入開発型**など，探索的デザインのいくつかのバリエーションを説明している。

👉 探索的順次的デザインの例

Yang ら（2016）は，進行した認知症患者の口渇を評価するためのチェックリストを開発した。チェックリストの項目は，進行した認知症患者をケアする看護師への詳細なインタビューを通じて開発された。その後，8施設の介護士を対象にチェックリストを量的に（例：信頼性について）検証した。

説明的 MM デザインの利点と欠点は，探索的 MM デザインにも当てはまる。このデザインは段階が分かれているため，調査の説明，実施，報告が容易である。大きな課題は，時間がかかり，ほぼ必然的に2回以上の標本抽出を必要とすることである。

ヒント

Creswell と Plano Clark は，MM についての成書の以前の版で，埋め込みデザインと呼ばれ

る設計を説明している。**埋め込みデザイン**とは，第2のタイプのデータが，他のタイプのデータに完全に従属するようなデザインである。CreswellとPlano Clark（2018）は現在，埋め込みをデザインの一種としてではなく，分析戦略として捉えている。

■ その他のミックス・メソッド・デザイン

プロジェクトによっては，主要なデザインでは質的なデータと量的なデータを混合する複雑な一連の流れを適切に表現できないことがある。MMデザインには，多段階（各段階でさまざまなquan/qualの両方のデータ収集が進行する），マルチレベル（組織システムの複数の層から異なる組み合わせのqual/quanデータを収集する）など，多くの高度なオプションが存在する。そのため，主要な分類は，特にMM研究の初心者にとって，MM研究について考え始めるには役立つ方法だが，本来，流動的で創造的であるべきプロセスを，これらの分類を用いて過度に単純化した枠に押し込めるべきではない。

CreswellとPlano Clark（2018）は，主要なデザインと他の研究アプローチや枠組みを混合する**複雑なMMデザイン**をいくつか説明している。1つは，複数の手法と複雑に関連する構成要素を用いて，時間をかけて展開する**ミックス・メソッド実験/介入デザイン**である。このタイプのMM研究は，次章で説明する。**参加型-社会正義デザイン**は，批判的な枠組みの中でのMMデザインである。3つ目の複合デザインは，**MMケーススタディ・デザイン**であり，ケーススタディ研究の枠組みの中で，主要なデザインの1つを使用するものである。4つ目の複合デザインは，**MM評価デザイン**であり，その特徴の一部は，第11章で説明したとおりである。

ヒント

MM研究は，**マルチメソッド・リサーチ**の1つのカテゴリーとされている（Fetters & Molina-Azorin, 2017a）。他のカテゴリーとしては，2つ以上のアプローチを用いた量的研究，2つ以上のアプローチを用いた質的研究などがある。例えば，Morse（2012）は，同時並行的デザインまたは順次的デザインを用いた質的-質的研究が正当な調査形態であると主張している。質的研究の1つは「完全」な手法（例：グラウンデッド・セオリー，現象学）であり，もう1つは補足的な手法（例：QUAL＋qual，qual→QUAL）である。補足的な戦略は，それ自体では研究として成り立たない。

■ ミックス・メソッド・デザインの選択

デザイン選択において最も重要なことは，リサーチクエスチョンに対する適切性である。研究デザインは，研究の意図に対応するものでなければならない。デザインに名前を付けることよりも，その方法で研究を構築する強い根拠をもつことが重要である。

研究計画には，実務的な問題も関連する。例えば，質的研究と量的研究を同様に得意とする研究者はほとんどいない。このことから，次の3つの選択肢が考えられる。(1)自分の得意とする方法論で研究を進める，(2)得意分野を補完し合える研究者とチームを組む，(3)得意でない分野のスキルを強化する，である。多くの学生にとって，最初の選択肢が最も現実的であると思われる。研究のためのリソースの利用可能性や時間的制約などの現実的な懸念も，デザインの選択に影響を及ぼす。同時並行的デザインは，多くの場合より短い時間しか必要とせず，得意とするほうのデザインは，多くの場合より少ないリソースで済む。

特定のMMデザインを選択する前に，その詳細を学ぶことが望ましい。MM研究者による方法論に関する著作を読むことに加えて，あなたが検討しているデザインを使用した研究報告書の方法セクションを調べることが有用である。また，TeddlieとTashakkori（2009）は，「『完全に合う』研究デザインではなく，最も適切な，あるいは利用可能な最善の研究デザインを探すべきだ。既存のデザインを組み合わせたり，新しいデザインをつくり出したりする必要があるかもしれない」

(Teddlie & Tashakkori, 2009, p. 163) とアドバイスしている。

ヒント

MM デザインは, 順次的デザインであっても横断的なものとして描かれることが多い。なぜなら, 順次的デザインにおける目標は, 通常, 現象が時間とともにどのように変化するかを理解することではないからだ。Plano Clark ら (2015) は, 縦断的 MM デザインの概念を整理している。

ミックス・メソッド研究における標本抽出とデータ収集

研究デザインを選択したら, 必要なデータを収集するための最善の方法を計画することができる。MM 研究における標本抽出とデータ収集は, 多くの場合, これまでの章で記述したアプローチの組み合わせとなる。MM 研究の標本抽出とデータ収集に関するいくつかの特殊な問題については, 大切なので簡単に説明しよう。

■ ミックス・メソッド研究における標本抽出

MM 研究では, さまざまな創造的な方法で標本抽出デザインを組み合わせることができる。量的な研究要素は, より広範な母集団に一般化できるような標本抽出戦略に依存する可能性が高い。第13章で述べたように, 確率標本は参加者の代表的な標本を抽出するのに適しているが, 看護研究者はしばしば妥協しなければならず, 連続標本や割り当て標本などのデザインを使用して代表性を高める必要がある。研究の質的な部分では, MM 研究を遂行する者は通常, 情報が豊富な事例を選ぶために, 有意抽出法を用いる (第23章)。

サンプルサイズは, 質的研究と量的研究で異なることが多く, 予測可能な, すなわち量的研究でより大きな標本が必要とされる。理想的には, MM 研究者は統計学的分析における第二種の過誤のリスクを小さくするために, 検出力分析を使用して, 量的研究のサンプルサイズを決定すべきである。質的研究の標本では, 飽和が, 標本抽出の停止を決定するためによく用いられる原則である。

MM 研究に特有の標本抽出の問題は, 質的と量的ストランドの両方に同じ人が入るかどうかということである。最適な方法は, 研究の目的や研究デザインによって異なるが, 重複する標本を用いることは有利になりえる。MM 研究の両ストランドに同じ人を参加させることで, 2つのデータセット間の収斂や比較の機会を得ることができる。

Onwuegbuzie と Collins (2007) は, 質的研究と量的研究の関係に基づいて混合型抽出デザインを分類している。すなわち, 同一, 並列, 入れ子, マルチレベルの4つに分類している。同一 identical の関係とは, 研究の両方のストランドに同じ人が含まれる場合に発生し, 特に収斂デザインで起こりやすい状況である。このアプローチは調査や介入研究の参加者全員に, 一連の自由回答式質問 (開放型質問) を行った場合や, 主に質的研究の参加者全員に, 自己効力感尺度などの尺度を使用した場合に生じる可能性がある。

👉 同一標本抽出の例

Moreland と Santacroce (2018) は, 先天性心疾患をもつ若年成人における病気の不確実性と心的外傷後ストレス障害 (PTSD) について, 収斂デザインを用いて研究した。25人の研究参加者は, PTSD の測定を含む質問紙に回答した。また, 非構造化面接で自分のことを語るよう求められた。ナラティブ分析の結果, PTSD の重症度と不確実性の評価・管理との間に関連があることが明らかになった。

並列 parallel の関係では, 2つのストランドの標本の構成員は全く異なるものの, 通常同じ母集団から抽出される。同一標本抽出と同様に, 並列標本抽出は, 同時並行的デザインでも順次的デザインでも, またどのような優先度をもつ研究においても発生しうる。並列標本抽出は, 探索的の順次的デザインで特によく見られる。ある現象を比較的少数の参加者の標本で探索し, その後, 異なる

標本を使って新しい QUAN を開発し，検証する。

👉 並列標本抽出の例

VanDevanter ら(2014)は，順次的な qual→QUAN 研究を行い，ハリケーン・サンディの被災直後にニューヨーク市の病院に派遣された看護師の課題を探索した。はじめに，最も多様性ある標本として 20 人の看護師から詳細なデータを収集した。その後，ニューヨークの医療センターに勤務するすべての登録看護師($N=1,668$)にインターネットベースの質問紙が送られた。

入れ子 nested の関係においては，質的ストランドの参加者は，量的ストランドの参加者のサブセットである。入れ子標本抽出は，特に説明的デザインを用いた研究で一般的である。実際，前の節で説明したように，説明的デザインのバリエーションは，QUAN 段階から参加者を選択し，qual 段階で綿密に検討することで，QUAN の結果を説明することを目的としている。入れ子標本抽出の戦略例としては，「典型的な」参加者，「外れ値」の参加者，または QUAN 分析において重要な予測因子の得点に差がある参加者の標本抽出が挙げられる。質的研究の意図が，量的に捉えられた現象や関係性について詳細かつ精緻な説明を提供することであるならば，入れ子標本は研究者の理解を豊かにする可能性がある。

👉 入れ子標本抽出の例

Schneerson と Gale(2015)は，がんサバイバーシップと自己管理に関する説明的順次的研究において，枠組み分析を用いた。量的データは，まず，10 種類の異なるがんをもつ成人がんサバイバー 445 人を対象として収集された。研究者は，有意抽出法を用いて，詳細なインタビューのための多様な標本を得た。研究者は，40 人の参加者を選択するために調査回答を用いて，がんの種類，人口統計的特性(年齢，性別，民族性)，およびがんの自己管理のパターンという 3 つの次元で標本抽出を行った。

最後に，マルチレベル multilevel の関係では，ある階層の異なるレベルから標本抽出を行う。通常このデザインでは，関連性のある異なる母集団(例：病院管理者，臨床スタッフ，患者)から標本抽出する。

👉 マルチレベル標本抽出の例

Horne ら(2015)は，英国の脳卒中ケアユニットにおける口腔衛生の実践と経験について研究した。11 の脳卒中病棟の上級看護師が，方針と実践に関する質問紙に回答した。質的データは，10 人の医療専門家による 2 つのフォーカスグループと，5 人の脳卒中サバイバーとの詳細なインタビューによって収集された。

標本抽出計画は，研究中の現象に関する完全なデータセットを生成し，MM デザインの意図と一致する必要がある。

■ ミックス・メソッド研究におけるデータ収集

第 14 章(構造化法)および第 24 章(非構造化法)で述べたすべてのデータ収集法は，MM 研究において創造的に組み合わせることが可能である。したがって，MM 研究のデータソースとしては，グループおよび個人インタビュー，心理社会学的尺度，観察，バイオマーカー，記録，日記，パフォーマンス評価，インターネットへの投稿，写真，およびさまざまな作品が考えられる。MM 研究では，**方法内の混合**(例えば，構造化自己報告と非構造化自己報告)，および**方法間の混合**(例えば，バイオマーカーと詳細なインタビュー)の両方を行うことができる。さらに，研究者は，既存のデータセットの二次分析が行われた研究に，第 2 のストランドを追加することができる。

👉 二次分析を行うミックス・メソッドの例

Kagawa ら(2017)は，メキシコの農村で思春期に出産した女性たちが，母親の役割を遂行するうえでの課題を理解しようとした。研究者は，2008 年にクラスター無作為化試験に参加した

1,381人の母親から得られた母親のwell-beingと育児の実践についてのベースラインデータの二次分析を行った。その5年後，試験に参加した町の母親30人（並列標本）に対してインタビューを行い詳細なデータを取得した。これらのデータから，母親としての役割を遂行するうえでの課題について洞察した。

MM研究の各ストランドでデータソースを選択する際の目標は，問題の理解を深めるために，各方法を効果的に活用してリサーチクエスチョンを解決することである。重要な考慮事項は，各方法の補完性である。つまり，一方の方法の限界を他方の方法の長所で相殺することである。

もう1つの考慮事項は，収集するデータの焦点に関するものである。例えば，研究の目的が2つのストランドの結果を比較することであるなら，共通の構成概念や現象が両方のデータセットに含まれるべきである。

ヒント

自己報告は質的および量的な看護研究において最も一般的なデータソースであり，MM研究においても非構造化データと構造化自己報告データの混合が最も一般的なアプローチである（Beck & Harrison, 2016）。

同時並行的デザインでは，データ収集法の決定は前もって行われる。しかし，順次的デザインでは，研究者は創発的なアプローチをとり，第2段階で収集するデータの種類は第1段階の知見によってある程度決定される。このように，順次的デザインは，互いに積み重なる漸進的な知見を得る可能性に富んでいる。

データ収集の計画を立てる際，MM研究者は，一方の方法が他の方法にバイアスをもたらすかどうかを検討する必要があるかもしれない。例えば，ある現象に関する閉鎖型の質問が，非構造化の質問をしたときに参加者がその現象についてどう考えるかに影響するだろうか（あるいはその逆）？ 言い換えれば，研究者は，一方の方法が人々の行動や反応に影響を与える可能性のある

「介入」になるかどうか，検討してみる必要がある。

最後に，分析・解釈の段階で追加データを必要とする可能性があることについて述べる。質的・量的な知見に矛盾がある場合，補足データを収集することで，矛盾や不一致を明らかにし，解決できる可能性がある。

ミックス・メソッド・データの分析

MMデータの分析では，問いに答えるために，量的および質的データセットに適用される分析テクニックと，2つのストランドの統合が含まれる。MM研究の最大の課題の1つは，MMデータの分析である。残念ながら，知見を統合することなく，2つのデータのストランドが別々に分析され，報告されることは珍しくない。例えば，BeckとHarrison（2016）は，レビューした294件のMM看護研究の約半数が，分析的または解釈的な統合がなされていないことを見出した。

統合は，質の高いMMデータの分析の主要な特徴である。もし，2つのストランドの結果を融合または連結し，統合された理解に基づく解釈を展開する試みがなければ，MM研究の真の利点は実現されない。Sandelowski（2003）が雄弁に語っているように，質の高いMM分析は，測定値と意味，図と図の説明，表と表の説明を統合するものである。MM研究者の中には，分析的統合が「研究のトピックスの複雑な関連を解き明かす鍵であった」（Bazely, 2009b, p.205）ことを認めている人もいる。

学生はしばしばデータの分析方法について具体的なガイダンスを求めるが，MMデータの分析と統合に関するルールは存在しない。データセットをどのように統合するかの決定は，いくつかの要因に左右される。研究デザイン，特にストランドの配列は，分析の選択に大きく影響する。標本抽出も重要な因子である。いくつかの分析手法は，同一人物から得られた質的データと量的データの両方を含むデザイン，すなわち同一標本や入れ子標本にのみ適用できる。

本節では，MM 研究におけるいくつかの分析について考慮すべきことを説明しているが，ここでの説明は決して包括的なものではない。Bazely（2009a, 2009b, 2012）や Creswell と Plano Clark（2018）などの著作を参照すべきである。

■ ミックス・メソッド・データの分析における決定事項

MM 研究者は，特定の分析戦略を追求する前に，その進め方に影響を与えるいくつかの事前決定をすることが多い。このリストはすべてを網羅しているわけではないが，いくつかの問題について分析前に考えておくことを奨励するものである。

1. **分析単位は何にするか？** 単位は通常，参加者個人であるが，他の選択肢としては，事象（Happ et al., 2006）または人々のサブグループがある。MM デザインがマルチレベルの場合，通常，レベルが主要な関心の単位となる。
2. **どちらのタイプのデータも変換または転化されるのだろうか？** 研究者が質的なデータを量的なデータに変換することもあれば，その逆もある。
3. **質的データと量的データの間で直接比較を行うかどうか，行う場合はどのレベルで比較を行うか？** 入れ子および同一標本抽出デザインでは，個人レベルでの比較が可能である。例えば，各参加者の健康増進尺度における得点と，詳細なインタビューにおいてライフスタイルや活動をどのように示したかを比較することができる。また，サブグループ間での比較も可能である。例えば，健康増進尺度の高得点者と低得点者が，質的な分析で浮かび上がったテーマに関して，どのように異なるのかを比較することができる。最後に，全体的な比較も可能である。例えば，健康増進の重要性に関するイメージは，質的データと量的データで一貫しているか？ 比較は収斂デザインの大きな特徴だが，他の MM デザインでも使用されることがある。
4. **統合には特別なソフトウェアが必要か？** MM 研究の分析を統合するためのソフトウェアには，大きな進歩が見られる。代表的なソフトウェアには，Dedoose, QDA Miner, MAX-QDA がある。SPSS などの統計学的分析パッケージには，テキスト回答を分類し，他の量的変数と組み合わせることができるテキスト分析ソフトウェアがある。質的データと量的データの統合に特化したソフトウェアを使用しない場合でも，MM 研究者は，基本的なスプレッドシートを上手に活用することができる。

■ ミックス・メソッド・データ分析における統合の意図

MM 研究における分析的統合の意図は，研究者の分析目標を反映している。先に述べたように，意図は MM デザインを選択する際の重要な問題であり，そのデザインは実行可能で生産的な分析手法に影響を与える。QUAL＋QUAL 収斂デザインでは，統合の意図は，結果を**融合する**ことで，包括的で確証的な MM 研究の結果と解釈をつくり出し，理解を広げることにある。

説明的順次的デザインでは，結果を連続的に統合して**連結する**ことを意図している。連結された結果は，QUAN の特定の結果を説明するために使用される。分析の目標は，特定の量的知見に，豊かで洞察に満ちた情報を提供することであり，2 つのストランドの知見を比較したり対比したりすることではない。統合された解釈では，質的要素の付加価値を明らかにする必要がある。

順次的統合は，探索的デザインの特徴でもあり，初期段階での詳細な探索に基づき，文脈に適した量的特徴（例：介入や測定）を**構築**（生成）することを意図している。統合された解釈は，量的結果が，新たに見出された特徴の整合性や文脈に特有の特性をどのように支持しているかを明らかにするためにデザインされている。

分析計画の立案にあたっては，エビデンスに基づく実践の目標という観点から，その意図を検討することも重要である。実践する看護師に質の高いエビデンスをもたらすために，データをどのように分析・統合するのが最適なのかを考える必要がある。

ヒント

Uprichard と Dawney（2019）は，データ統合は理にかなった目標である一方で，常にうまくいくわけではないことを指摘している。彼らは，「それが必然的に MM 研究の最適な結果であるという前提」（Uprichard & Dawney, 2019, p. 19）に異議を唱えている。データ要素が統合されない，あるいは「一貫性をもたない」場合をサポートするアプローチとして，彼らが**回折 diffraction**[訳注3] と呼ぶ戦略について提案した。

■ ミックス・メソッド研究における データ解析の手順

本節では，収斂デザインで特によく見られる，いくつかの具体的な MM 分析手法を説明する。このようなデザインでは，量的データは統計学的方法を用いて，質的データは質的分析方法（多くの場合，内容分析または枠組み分析）を用いて分析され，いずれも各方法の優れた基準に従って行われる。そして，2つの別々の分析から得られた知見は，MM の問いに答えるためにまとめられる。

収斂デザインでは，MM 分析の焦点は2組の知見の**比較**と**対照**にある。ある構成概念についての2つの結果を比較して，それらがどのようにお互いを確認，否定，修飾，または拡張するかを探索する。比較を容易にする1つのアプローチは，マトリックスを作成することであり，もう1つの戦略は，データを変換することである。どちらの方法も本節で後述する。

研究者の中には，一致の程度を正式に「監査」する者もいる。例えば，Tonkin-Crine ら（2016）は，医師向けのコミュニケーションスキル研修の効果に関する多国籍試験において，4つのデータセットを比較するために「トライアンギュレーションプロトコル triangulation protocol」を使用

訳注3：物理学における「回折」とは，進行する波動が障害物の影響を受けて，その影の部分に回り込む現象を指す。この概念を混合法に適用し，各ストランドの結果を統合するのではなく，不一致を許容し，差異に注目することで研究対象の複雑で多様な面を解釈しようとする方法。

した。このプロトコルは，2つのストランド（QUAL と QUAN）と2つの視点（医師と患者）から得られた対の知見を，一致，部分一致，不一致，「沈黙」（すなわち，比較対象の2つのデータセットのうち1つだけが特定の知見に関するデータを含むケース）という4つのカテゴリーのいずれかに分類するために使用された。

👉 収斂デザインにおける分析統合の例

Goldsmith ら（2018）は，最近退院した成人外傷患者の疼痛管理経験と，治療を行った病院の退院手続きを，病院の記録と患者の構造化質問紙への回答に基づいて研究した。12 人の患者が，詳細なインタビューに参加するために有意に選ばれた。両方のデータセットの疼痛管理に関するデータを統合して比較し，患者の疼痛管理実践の理由をより深く理解することができた。

分析的統合は，順次的デザインでも行えるが，このような統合は，研究の最終段階での正式な統合ではなく，Bazely（2009a）が「『途中』での統合 integration 'on the way'」（Bazely, 2009a, p. 92）と呼ぶようなものである場合が多い。つまり，1つ目のストランドのデータの分析結果が解釈され，2つ目のストランドのデザインおよび分析に利用されるというものである。また，MM の問いに答えるために，2つのデータ要素を全体的に統合する必要があるが，時にはそのような統合が行われないこともある。Bazely（2009a）は，**反復分析**と呼ばれる方法について説明している。これは解釈のフィードバックループを継続的に行うものである。反復分析とは，「プロジェクトのある段階で学んだことを，次の段階でデータ収集や分析に反映させ，さらに，1回以上の反復を経て，精錬や発展を図る」（Bazely, 2009a, p. 109）ことである。彼女はその例として，詳細な現象学的インタビューから得られたテーマに基づいて，正式な測定ツールを開発した研究を挙げている。そして，その尺度を心理学的に検証して得られた因子分析結果を現象学的データに戻し，さらにテーマを探索した。同様に，Mendlinger と Cwikel（2008）は，質的データと量的データの間の「スパ

イラル」がデータの統合に貢献したことを示す有用な事例を提供している。この戦略は，広く用いられている抑うつの尺度の日本語版の問題を解決しようとした看護研究にも用いられている（St. Arnault et al., 2016）。

メタマトリックスの構築

　MM 研究における分析統合の 1 つのアプローチとして，同一または入れ子標本抽出が使用された場合に，データソース間でパターンを特定し比較するために利用できるマトリックスの使用がある。マトリックスは，質的データ分析のために提唱されてきた手法であり（Miles et al., 2014），第25 章で説明した枠組み分析の明確な特徴である（Gale et al., 2013）。この概念は，MM 研究者の間で評判が高い。

　メタマトリックスでは，研究者は質的および量的データソースからの情報を配列する。典型的な事例ごとの変数メタマトリックスでは，行が事例，つまり個々の参加者に対応する。そして，各参加者について，複数のデータソースからのデータが列に入力され，分析者は，人口統計学的情報，心理社会的測定の得点，自由回答式質問への回答（例：逐語的ナラティブ），病院記録データ（例：バイオマーカーデータ），および観察フィールドノートなどの情報を一目で見ることができる。例えば，複数の構成要素（例：抑うつ，痛み）に関連する複数のデータソースがある場合，3 つ目の次元を追加できる。また，質的および量的データが縦断的に収集されている場合にも，3 次元目をつくることができる。

　規則性のあるパターンや異常は，メタマトリックスの精査によって明らかになることが多い。メタマトリックスの主な利点は，すべてのデータソースを同時に完全に探索することができる点である。また，メタマトリックスの構築により，研究者は，統計的な結論が個々の研究参加者の質的データによって裏付けられているかどうか，あるいはその逆であるかどうかを探索することができる。

　図 27-2 に，睡眠問題の研究のためのメタマトリックスを簡略化した例を示す。この例は，わずか 5 つの事例といくつかの変数のみを示している

が，パターンや関係性の推論を容易にするために，多様な情報を表示できる。ただし，大規模な標本では，このようなメタマトリックスは扱いにくくなる可能性があることもある。そのような場合，大規模な標本内の異なるサブグループ（例えば，この例では，疲労レベルが高い人と低い人）に対して別々のマトリックスを用意することも 1 つの戦略である。図 27-2 に示すようなメタマトリックスのデータは，表計算ソフトやいくつかの分析用ソフトに簡単に入力することができる。ソフトウェアには手作業に比べて重要な利点があり，特にデータを並べ替えてパターンを特定することができる。

☞ メタマトリックスを用いた研究例

　Valenta ら（2018）は，がん外来患者に対する痛みの自己管理介入の副作用を検証するためのMM 研究を実施している。プロトコルには，副作用と患者の知識に関する量的データと家族介護者の関与に関する質的データの収集について記述されている。彼らは「量的な結果と質的な結果をミックス・メソッド・マトリックス内で組み合わせる」（Valenta et al., 2018, p. 1）方法を説明している。

量的データと質的データの変換

　MM 研究における分析的および解釈的統合で使用できる方法として，あるタイプのデータを別のタイプのデータに変換することがある。質的なデータは，量的に分析できるように数値コードに変換されることがある（量化 quantitizing）。また，量的なデータを質的な情報に提供することも可能である（質化 qualitizing）。このような変換されたデータは，メタマトリックスに含むことができる。

　質的な研究者の中には，量化は不適切だと考える人もいるが，Sandelowski（2001）は，ある程度の量化はしばしば行われていると主張している。質的研究者が，少し a few，多くの many，ほとんどの most といった言葉を使うたびに，あるテーマやパターンの出現頻度に関する量的情報を暗黙のうちに提供していると彼女は指摘してい

事例	仮名	年齢	性別	1日の平均睡眠時間	現在の疲労度[a]	睡眠薬の使用[b]	疲労についてのナラティブ
1	Anna	57	F	6.0	9	1	私は一度も夜通し眠ったことがありません。寝つくのにそれほど苦労はしないのですが,どうしても眠り続けることができず,疲れずに目覚めた日は一度もありません。
2	Jonathan	45	M	5.5	5	1	私はもともと睡眠時間をそれほど必要としません。大学時代から,2～3時間寝れば十分なんです。
3	Claire	49	F	8.0	2	1	私は寝つきがよくて,いつでもどこでも眠れるんです。だから,必要なだけ寝ています。
4	Rosalind	51	F	7.0	7	2	私はよく眠れるのですが,夫は不眠症で,悩みの種です。彼は起きると,私も起こそうとするんです!
5	Michael	54	M	7.5	6	3	私は眠るのが好きです。十分な睡眠がとれないと,集中できないんです。やるべきことをやる,つまり誰よりも先にベッドに行き,睡眠薬を飲みます。

[a] 評価尺度のアンカー:0＝非常に元気,10＝完全に疲れている
[b] 薬の使用に関するコード:1 全くない,2 時々ある,3 定期的

図 27-2 質的データを用いたメタマトリックスの架空の例

る。質的データの定量化は,時に利益をもたらす。Sandelowski は,この方法を用いて2つの重要な目標を達成する方法を説明している。

- **質的なデータからの意味の生成**:質的なデータを量的に表示すると(例:ある現象の頻度を表示する),研究者の印象だけの場合よりも,パターンがより明確に浮かび上がってくることがある。
- **結論の文書化と確認**:数値の使用は,研究者の結論が妥当であることを人々に確信させることができる。研究者は,出現したパターンがどの程度観察されたか,あるいは観察されなかったかを文書化することで,データが十分に説明されていると確信することができる。Sandelowski は,質的な分析の落とし穴として,ドラマチックな話や鮮明な話を重視しすぎる,反証事例をあまり重視しない,人間の経験の「混沌」を整理するためにばらつきを減らしてしまう,などの問題を量化することで解決できると述べている。

さらに最近の論文では,Sandelowski ら(2009)は,量化は研究者にデータについて考えさせ,データとの対話を促すという重要な機能を果たすこともできると指摘している。彼女らは,量化が

「質的なデータを創造的,批判的,そしてリフレクシヴに用いられた場合,質的データの複雑さを示し,それによって研究者が理解しようとする経験的世界の『多変量的な性質 multivariate nature』を示すことができる」(Sandelowski et al., 2009, p.219)と述べている。このような現象のより高度な理解は,多くの MM 研究の包括的な目標である。

■ 統合したミックス・メソッドの結果発表:ジョイントディスプレイ

統合した MM の結果は,ナラティブな方法で報告されることが多い。収斂デザインでは,報告は QUAN と QUAL の知見を直接比較する形式をとることが多く,また QUAL のデータを直接引用して統計的知見を説明することもある。ナラティブな報告は,統合された結果の特徴を強調する表や図によって補完されることが多い。ジョイントディスプレイ joint display は,「量的および質的結果から得られる情報を超えた新たな洞察を引き出すために,視覚的手段によってデータを統合する方法」(Fetters et al., 2013, p.2143)と定義されている。

Guetterman ら(2015)は,MM がどのように新しい洞察と豊かな理解をもたらすかを読者に理解してもらうためのジョイントディスプレイの重要

睡眠薬の使用	詳細なインタビューから得られたテーマ		
	他者の役割	健康問題	睡眠のパターン
一度もない (*n*=18, 45%)	・睡眠障害のある人は家族にいない ・ペットを飼っていない	・特別な健康上の問題はない ・**すべての薬物を避ける**	・眠れないことはない ・人生を通してよく寝ることができている ・問題があるにもかかわらず, 睡眠導入剤に抵抗がある
時々ある (*n*=16, 40%)	・配偶者の睡眠障害 ・十代の子どもの帰宅が遅い ・ペットが騒がしい	・ストレスの多い仕事 ・ダイエットでイライラする ・医療行為や検査を受けることへの不安	・寝つきが悪い, 眠れない ・ストレスがかかると眠れなくなる ・頻繁な昼寝
定期的 (*n*=6, 15%)	・配偶者が遅くまで勤務または不規則な勤務をしている ・家族に乳幼児がいる ・重病の家族がいる	・最近の入院 ・生命を脅かす病気と診断された ・重度の抑うつ	・薬を飲まないと問題が起こる ・不眠症と日々闘う

図 27-3　要約メタマトリックスの架空の例

性について説明している。彼らの論文では, Creswell と Plano Clark (2018) が提唱する 3 つの主要なデザインすべてについて, ジョイントディスプレイの例を健康関連の文献から提示している。

　MM のジョイントディスプレイに「規則」や標準的な形式はないが, 特定の表示方法が一般的である。1 つ目は 2 次元の**テーマ別統計量型** statistics-by-theme ディスプレイである。これは一種のクロス集計表で, 収斂的または説明的 MM 研究の両ストランドに一部(またはすべて)の参加者がいる場合に使用することができる。例えば, 私たちの架空の睡眠問題に関する研究(**図 27-2**)では, **図 27-3** に示すように, 睡眠薬の使用に関する構造化された質問への回答によって定義されたサブグループごとに, QUAL データから抽出された主要なテーマを要約するジョイントディスプレイを作成することができる。もう 1 つのテーマ別統計量型は, これも架空の睡眠調査であるが, QUAN 測定に基づいて標本をサブグループ(例:疲労度測定の高得点者と低得点者)に分け, QUAL データからの実際の引用を表示に含めるというものであろう。

　ジョイントディスプレイのもう 1 つのタイプは, Guetterman ら (2015) が**対照比較型** side-by-side **ジョイントディスプレイ**と呼ぶものである。このようなディスプレイは, 通常, 統計的結果を 1 つの列に, 関連する質的結果またはデータを別の列に配置する。対照比較型ディスプレイは, 表

または図で表示することができる。

　Happ ら (2006) の論文も, MM のジョイントディスプレイを考えるうえで有用な資料である。彼らの論文には, 量化された質的データの頻度を示すために棒グラフを使用する例が含まれている。もう 1 つのジョイントディスプレイのタイプは, **修正幹葉図**である。肺移植を受けた患者の健康自己統制観 health locus of control (HLC) に関する研究の例では, 非構造化データソースから「内面的行動」と考えられる行動が片側に列挙され, それらの行動を示した肺移植患者の識別番号が右側に記載されている。その結果, 質的データは量的な方法で再提示され, 「内面的行動を示す患者の割合が視覚的にわかるようになった」(Happ et al., 2006, p.S46) のである。この表示によって, 患者の行動の共通点と相違点について, さらなる分析が促された。

　Happ ら (2006) の論文では, もう 1 つの巧妙な視覚化の方法として, 散布図の作成が行われている。縦軸の値は内面的得点, 横軸の値は外面的得点である。散布図の空間は, 四分割(例:高内面性, 高外面性)され, 4 つの HLC 信念のプロファイルに対応している。そして, 参加者の識別番号を 2 次元空間内にプロットした。この視覚的表示により, 研究者は, 量的分析だけでは特定しにくかったグループや「外れ値」をより明確に識別することができた。

　ジョイントディスプレイは, QUAN と QUAL

の標本が同一または入れ子になっている研究のものが多いが，並列標本を用いた研究のジョイントディスプレイを作成する場合もある。例えば，Guetterman ら(2015)は，尺度開発のための MM 研究(探索的)のジョイントディスプレイを示し，QUAL ストランドからの情報を 1 列，QUAN ストランドからの対応項目を別の列に表示した。

ジョイントディスプレイのための革新的なアイデアは，MM 論文に定期的に登場している。例えば，Johnson ら(2019)は，彼らが「柱を統合するプロセス Pillar Integration Process」と呼ぶ手法を記述しており，これは QUAN データと QUAL コードを統合するために「柱」を統合するアプローチである。明らかに，MM 研究におけるデータ分析は，データを視覚的に創造的に組み合わせたり対比したりする機会に満ちている。MM 分析の情報統合の表示に関するさらなる助言は，Onwuegbuzie と Dickinson(2008)および Creswell と Plano Clark(2018)により提供されている。

👉 ジョイントディスプレイを用いた MM 試験の例

Pedersen ら(2017)は，乳がん治療を受けている女性を対象に MM 研究を実施し，体重の変化と身体や自己に対する認識との関連について理解を深めた。女性たちの生理学的データと，身体の変化に関する掘り下げた質問に対する回答を統合したジョイントディスプレイから，わずかな体重の増減であっても乳がんの再発への恐れと関連していることが示唆された。

■ ミックス・メソッド研究における メタ推論

MM 研究において最も重要なステップは，質的要素と量的要素の統合による知見が，MM 研究の包括的な問いに効果的に答えるために概念化されるときであると主張されてきた。そのためには，結果の解釈と探究を積極的に行うことが必要である。

収斂デザインでは，解釈は結果がどの程度収斂しているかを理解することに焦点を当てる。多く

の研究者は，各ストランドから得られた知見が一貫しており，関心のある現象について補完的な視点を示すことが理想的であると考えている。しかし，多くの MM 研究者は，発散した結果がさらなる創造的な作業の機会をもたらす可能性があるため，知識を深めるうえで重要な役割を果たすと指摘している。

Moffatt ら(2006)は，MM の結果が矛盾する場合に取るべき措置を提案している。彼らの研究は，臨床試験参加者 126 人の量的データと，そのうちの 25 人を有意抽出した標本から得られた質的データから構成されている。量的結果は，介入(高齢者の健康と社会的なアウトカムを改善するためにデザインされた)が成功しなかったことを示唆したが，質的データは広範囲にわたる改善を示唆した。研究者は，この不一致をさらに探究する 6 つの方法を提案した。(1)各研究方法を根本的に別なものとして扱う，(2)それぞれのストランドにおける厳密性を検討する，(3)データセットの比較可能性を探る，(4)追加データを収集する，(5)介入プロセスを探る，(6)2 つのストランドのアウトカムが本当に一致しているかどうかを探る，である。Creswell と Plano Clark(2018)は，おそらく不一致の結果に対処する最も簡単な方法は，データベースに戻り，不一致を解決する手がかりと方法を探すことであると示唆している。

多くの MM 研究者は，結果の収斂と発散を二項対立で論じるが，実際には，結果は必ずしも正確には収斂または発散するわけではないため，解釈において統合されることで，現象が中途半端に描写されることが多いのである。したがって，「量的データと質的データはどの程度収斂しているのか？」というのが MM 研究者の問題とするところかもしれないが，もう 1 つの重要な問題は，「一方のストランドからの知見は，他方からの知見をどのように修飾する，限定する，または抑制するのか？」かもしれない。

本書の著者の 1 人によって行われた MM 研究から 1 例を挙げる。その収斂デザインは，4,000人近い低所得層の女性を対象とした調査と，その中から抽出された 67 人に並行して行われた詳細なインタビューからなるものであった(Polit et al., 2000）。分析は飢餓と食糧への不安に焦点を当て，どちらの標本でも，約半数の女性が食糧への不安をもっていたという収斂したような結果が得られた。しかし，詳細なインタビューによって，都市の低所得家庭における「食料の確保 food secure」という言葉は誤解を招く可能性があることが明らかになった。質的サンプルの母親たちは，自分と子どもに十分な量の食料を供給するために，大変な努力を重ね，食料の確保に奮闘しなければならなかった。このことから，著者らは，食料確保は低所得家庭と中流家庭では経験が異なり，おそらく全く別の現象であるという仮説を立てた。

　説明的デザインでは，解釈は通常，統計的結果をより深く理解するために，質的結果がどのように提供されるかを理解することに向けられる。場合によっては，解釈が，質的な情報に基づく説明に基づいて，新しい量的分析の可能性を示唆することもある。探索的順次的デザインにおける解釈は，新しい量的特徴（例：新しい測定ツール）が，最初の質的ストランドで提供された洞察によって，どのように豊かになったかを分析することに重点を置いている。

　MM 研究においてメタ推論を遂行するには，研究者は積極的に意味付けを行う必要がある。解釈は，研究の 2 つのストランドを意味深く振り返り，示唆に富む方法で「対話」させることにより，強化されることある。Teddlie と Tashakkori（2009）は，MM 研究の解釈の段階で適切な推論を行うためのいくつかのガイドラインを提示している。特に，彼らの「黄金の法則」は注目に値する。「汝の参加者を知れ Know thy participants」（Teddlie と Tashakkori, 2009, p. 289）である。MM 研究は，人間の複雑な生活を丸ごと把握するための大きな可能性を秘めている。

ミックス・メソッド研究における質の基準

　MM 研究の質の基準の問題は，最近かなり注目されているが，その理由の 1 つは，いくつかの論争が生じたからである。その 1 つは，第 26 章

で取り上げた問題と似ており，質についての目標を何と呼ぶかという問題である。**質，厳密性，妥当性**といった用語は，ある者は推奨しているが，ある者は拒否している。専門家の中には，QUAN や QUAL の研究で使われている用語とは意図的に異なる用語を提案する人もいる。例えば，ある著名な学者チーム（Teddlie & Tashakkori, 2009）は，妥当性の代用として**推論の質** inference quality を提案し，別のチーム（Onwuegbuzie & Johnson, 2006）は**正当化** legitimation という言葉を提案している。Creswell と Plano Clark（2018）や他の専門家は，質に関する用語の一貫性を求めているが，MM 研究において用語の決定は時期尚早であろう。

ヒント

　Teddlie と Tashakkori（2009）の古典的な枠組みでは，**推論の質**には，量的研究の枠組みからは内的妥当性と統計的結論の妥当性の両方の概念を取り入れ，質的研究の枠組みからは信用可能性の概念を取り入れている。推論の質とは，MM 研究から帰納的および演繹的に導かれる結論の信憑性と正確性を意味する。彼らはまた，外的妥当性（QUAN）と転用可能性（QUAL）を包含する基準として，**推論転用可能性**を提案している。推論転用可能性とは，MM の結論が，他の類似した人，文脈，状況，期間にどの程度適用できるかということである。

　MM 研究の高い質を達成するための基準については，何十と提案されている。Fàbregues と Molina-Azorin（2017）は，MM 文献のシステマティックレビューを行い，これまで提案されたよく普及している質基準のメタサマリーを提供した。いくつかの基準は，MM 研究の報告の卓越性に関するものであり，MM 研究を批判的に評価したい人にとって有用なものである。Fàbregues と Molina-Azorin（2017）のレビューにおいて多くの枠組みで提案されている質の高い MM 研究を行うための基準は，次のとおりである。

1. QUAN データと QUAL データの両方を収集し，分析するための強力な根拠が存在する。
2. QUAN と QUAL の各ストランドは，それぞれの研究デザインの質基準に従い，十分に実施されている。
3. QUAN と QUAL の構成要素がうまく統合している。
4. 両方のストランドの標本抽出，データ収集，データ分析の各手法は，研究の意図やリサーチクエスチョンと連動している。
5. 推論は，研究結果および研究意図に合致している。

その後の研究で，Fàbregues ら(2018)は，異なる分野の研究者が MM 研究において質をどのように概念化し，操作化しているかを比較した。看護学の 11 人を含む 44 人の国際的に集められた MM 研究者の標本に，質に関する見解についてインタビューを行った。前述した 5 つの質の基準はすべて，これらの専門家によって高く評価され，最も頻繁に言及された質の基準は，4 つの学問分野において同様に重視されていた。しかし，看護研究者は，MM 研究の実施および評価のための一連の質基準について MM 研究のコミュニティにおいて合意に達するべきであると考える傾向が特に強かった。

ミックス・メソッド研究の批判的評価

MM 研究のそれぞれの構成要素は，本書で示したガイドラインを使用して批判的に評価することができる。量的研究(**Box 5-3**)と質的研究(**Box 5-4**)に関する評価のための主な質問は，第 5 章で提示した。

Box 27-1 では，研究の MM の側面に特化した補足的な質問を提供している。これらの質問の多くは，Fàbregues と Molina-Azorin(2017)のシステマティックレビューから派生したものであり，したがって，MM 研究の批判的評価のために広く普及している基準をまとめたものを反映している。Mixed Methods Appraisal Tool(MMAT)

のような MM 研究を評価するための正式なツールも開発されている(Hong et al., 2018)。

MM 研究において最も重要な考慮事項は，各ストランドの真の統合が行われ，その結果として，対象となる現象に関する強力なメタ推論が得られたかということである。統合は，MM 研究の付加価値を高める基礎であり，基本的な原則である。QUAL と QUAN の結果を別々の論文で報告する研究者は，理想的には両者を統合した 3 本目の論文を書くべきである。単一手法(QUAL または QUAN)について書かれたそれぞれの論文においては，考察セクションで，どのような統合的作業が行われたのか，または行われる予定なのかを伝える必要がある。

ヒント

単一手法による質的または量的研究を批判的に評価する場合，MM アプローチによって研究の洞察や価値が高まったかどうかを検討する価値がある。

ミックス・メソッド研究の研究例

研究タイトル：NICU 看護師における二次的心的外傷ストレス：ミックス・メソッド研究(Beck, Cusson, & Gable, 2017)

目的：本研究の目的は，NICU 看護師における二次的心的外傷ストレス secondary traumatic stress(STS)の広がりを調査し，重症の乳児を看護する看護師の心的外傷体験を探索することであった。研究者は次の 3 つのリサーチクエスチョンを立てた。(1)NICU で重症の乳児を看護する看護師の STS の発生率と重症度は？(2)NICU で重症の乳児を看護する看護師の心的外傷体験はどのようなものか？(3)量的および質的な結果は，NICU 看護師における STS について，どのようなより完全な像を描き出すのか？

方法：収斂デザイン(QUAL＋QUAN)，すなわち，同じ優先度の独立したデータを同時に収集した。全米新生児看護師協会の会員に，オンライン調査へのリンクを含む招待メールを送付し

598　第Ⅴ部　看護におけるエビデンス生成のためのミックス・メソッド研究の設計と実施

Box 27-1　ミックス・メソッド研究を批判的に評価するためのガイドライン

1. 研究者は，ミックス・メソッド(MM)研究を実施する明確で説得力のある根拠を示したか？
2. 研究者は，包括的な MM の意図と明確な MM の問いを述べたか？
3. 研究者は研究デザインを明確にしたか？　研究デザインは，目的，順序，優先度が明確に記述されているか？　研究デザインはリサーチクエスチョンと研究意図に適切なものか？　デザインは同時並行的か順次的か？　どちらのストランドが優先か？　デザインの重要な側面を伝えるために，MM のデザイン表記(または視覚的な図)が使用されたか？
4. どのような標本抽出法(同一，並列，入れ子，マルチレベル)を用いたか，またその標本抽出法は研究の意図に適切だったか？　標本抽出方法は十分詳細に記述されていたか？
5. 研究データはどのように集められたか？　その方法は研究の意図に適切であったか？　順次的デザインでは，第2段階のデータ収集(および標本抽出)は，第1段階で収集されたデータの分析から行われたか？
6. 質的および量的な構成要素は慎重に実施されたか？　構成要素の厳密性/信憑性を高めるための手法が用いられたか？
7. データ解析の手法は十分に記述されていたか？　分析統合を促進するために，どのような具体的な分析技術が用いられたか(例：データ変換やメタマトリックスが用いられたか)？　知見は MM の問いに答えているか？　MM の知見を伝えるために，ジョイントディスプレイが効果的に使用されたか？
8. ストランドを統合するプロセスは記述されていたか？　統合はどのように行われたか？　構成要素は効果的な方法で統合されたか？
9. 統合された知見は，豊かな情報，付加価値のある洞察を生み出しているか？　ストランド間に矛盾がある場合，それが十分に記述されているか？　各ストランドからの知見が相反するものであったり，限定的なものであったりする場合，その相反するものに対して十分な説明がなされているか？
10. 研究者のメタ推論は，個々の知見と一致しているか？　推論は研究の意図と一致しているか？　メタ推論は，各ストランドからの推論を適切に包含し統合しているか？

た。この調査には，STS の存在と重症度を測定するための17項目の二次的心的外傷ストレス尺度 Secondary Traumatic Stress Scale (STSS)が含まれており，合計175人の看護師が調査に協力した。また，回答者には次のような原因探索の質問にも答えるよう求めた。「NICU で重症の乳児を看護した心的外傷的な体験を思い出せる限り詳しく記述してください。あなたの特定の事例は大変貴重です」(Beck, Cusson, & Gable, 2017, p.480)。109人の看護師からなる入れ子標本は，QUAL の問いに対して詳細な回答を提供した。

データの解析と統合：リサーチクエスチョン(1)に答えるために，統計的手法が用いられた。例えば，STS の発生率と重症度を特徴付けるために記述統計が用いられ，NICU 看護師の背景特性と STS 得点の関係を検討するために相関分析が用いられた。リサーチクエスチョン(2)

については，看護師の実体験に関する質的データの内容分析が行われた。また，一部の質的データは量化された。例えば，研究者は，質的部分を STSS の3つの下位尺度(覚醒，侵入回想，回避)との対応関係に従ってコーディングした。これらのコードは，自由回答式質問(開放型質問)に対する詳細な回答の有無についてカウントされた。質的データと統計結果の統合，およびジョイントディスプレイの作成により，MM の問いに対応した。

主な知見：この標本では，NICU 看護師の29%が高〜重度の STS を報告し，35% が出産心的外傷に立ち会ったことによる PTSD 陽性と判定された。STSS の総得点は，性別，年齢，NICU での勤務年数などの人口統計学的特徴とは無関係であった。平均得点が最も高かった下位尺度は「覚醒」であった(例：「眠れなかった」)。次に得点が高かったのは「侵入回想」で

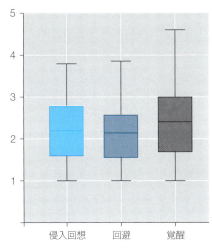

図 27-4 NICU 看護師における二次的心的外傷ストレスに関する Beck ら(2017)の研究からのジョイントディスプレイ

縦軸は，1（決してない）から5（非常に頻繁にある）までの尺度項目回答の値を示す。各箱ひげ図は，25 パーセンタイルから 75 パーセンタイルの範囲，中間の 50% の事例を表す。右側には，NICU 看護師の質的データから引用された説明文を掲載している。箱ひげ図と引用文の色分けは，量的および質的な回答をマッチさせている。

〔Beck, C. T., Cusson, R., & Gable, R. (2017) Secondary traumatic stress in NICU nurses: A mixed methods study. *Advances in Neonatal Care, 17,* 478–488. より許可を得て転載〕

あった（例：「嫌なときに患者との仕事について考えた」）。看護師の自由記載には，特に侵入回想に関するコメントが多く見られた。**図 27-4** は，左側に下位尺度の量的結果，右側に質的結果の説明文を並べたジョイントディスプレイである。質的データの内容分析では，5 つのテーマが浮かび上がった。「NICU 看護師の心的外傷体験を強めたもの：複数のシナリオ」，「積極的な治療を求める親たち：非常に苦痛」，「赤ちゃんの拷問：痛みを伴う処置の実施」，「自分の技術への疑問：十分なことができたのか？」，「家族の悲しみ：それは伝播する」。QUAL と QUAN の統合結果は，NICU 看護師における STS の発生率と STS に関する看護師の複雑な経験の両方について，より豊かで完全な全体像を提供した。

🖌 要点

- ミックス・メソッド mixed methods（MM）研究は，質的および量的データの両方を，1 つの研究または一連の研究において，収集，分析，統合する方法であり，多くの場合，より深い洞察を得ることを包括的な目標としている。

- MM 研究には，質的データと量的データの補完性や，問いに最適な方法を使用できる実用性など，多くの利点がある。また，測定ツールの開発や検証，介入，プログラムの開発など，多くの適用可能性をもっている。

- MM 研究に関連するパラダイムは，包括的な世界観を提供するとされるプラグマティズム（実用主義）pragmatism であり，「リサーチクエスチョンの独裁 the dictatorship of the research question」を主要な信条としている。

- MM 研究は，異なるタイプのデータを必要とする少なくとも 2 つの問いを立てるが，質の高い MM 研究では，2 つのストランドを結びつけることに焦点を当てた統合的な問いが設けられる。

- 統合 integration は，MM 研究の主要な特徴であり，他の方法論と区別するための主要な要素である。統合は，理想的にはプロジェクト全体を通じて行われる。

- MM 研究をデザインする際の重要な決定事項には，ストランド strand をどのように配列するか，どちらの研究を優先させるか，そして 2 つの研究をどのように統合させるかである。また，研究者は，MM 研究のデザインを「固定

- MM デザインの順序 sequencing には，同時並行的デザイン concurrent designs（両ストランドが同時に進行するデザイン）と順次的デザイン sequential designs（一方のストランドが他方より先に進行し，その情報を後のストランドに提供するデザイン）がある。

- MM 研究の表記は，優先度 priority（**優位なストランド**はすべて大文字，**非優位なストランド**はすべて小文字）と順序の両方を指定することが多い。順次的デザインの場合は矢印，同時並行的デザインの場合は「＋」を使用する。例えば，QUAL→quan は，質的優位の順次的デザインである。

- Creswell と Plano Clark の分類法における MM 研究の主要デザインには，収斂デザイン convergent design（QUAL＋QUAN），説明的順次的デザイン explanatory sequential design（QUAN→qual または quan→QUAL），探索的順次的デザイン exploratory sequential design（例：QUAL→quan＋qual→QUAN）などがある。主要デザインと他の構成要素やアプローチとを混合したより複雑な MM デザインが採用されることもある。

- 標本抽出法は，同一 identical（両方のストランドに同じ参加者がいる），入れ子 nested（一方のストランドの参加者の一部が他のストランドにいる），並列 parallel（同じ母集団から抽出された参加者がどちらかのストランドにいる），またはマルチレベル multilevel（参加者が同一ではなく，異なる母集団の異なる階層から抽出される）のいずれかで表記できる。

- MM 研究におけるデータ収集には，構造化データおよび非構造化データなどあらゆる収集方法が含まれる。順次的デザインでは，第2段階のデータ収集に関する決定は，第1段階の知見に基づくことが多い。

- MM 研究におけるデータ分析では，対象とする現象に関するメタ推論 meta-inferences を導出するために，各ストランドを統合する必要がある。多くの同時並行的デザインでは，一致性を評価し，補完性を探ることが統合の焦点となる。

- 分析時に質的データと量的データを統合する方法としては，量的データの質化や質的データの量化などのデータ変換 data transformations や，質的データと量的データをスプレッドシート型のマトリックスに配列したメタマトリックス meta-matrix を使用する方法などがある。

- ジョイントディスプレイ joint displays は，質的および量的な結果を統合して表や図に表したものである。

- MM 研究のインテグリティに関する目標と基準は，現在もなお進化し続けている。ある枠組みでは，**推論の質**（帰納的・演繹的に導かれた結論の信憑性と正確性）と**推論の転用可能性**（結論が他の類似した人物や文脈に適用できる度合い）という目標が提案されている。

- MM 研究を実施するための重要な基準は，両方の研究をそれぞれのストランドの質の基準に従って厳密に実施することである。もう1つの基準は，2つのストランドの慎重かつ徹底的な統合である。

文献

Alabdulaziz, H., Moss, C., & Copnell, B.（2017）. Paediatric nurses' perceptions and practices of family-centred care in Saudi hospitals: A mixed methods study. *International Journal of Nursing Studies, 69*, 66-77.

Baron Nelson, M., Riley, K., & Arellano, K.（2018）. Adding a parent to the brain tumor team: Evaluating a peer support intervention for parents of children with brain tumors. *Journal of Pediatric Oncology Nursing, 35*, 218-228.

Bazely, P.（2009a）. Analysing mixed methods data. In Andrew, S., & Halcomb, E.（Eds.）, *Mixed methods research for nursing and the health sciences*（pp. 84-117）. Oxford: Blackwell-Wiley.

Bazely, P.（2009b）. Integrating data analyses in mixed methods research. *Journal of Mixed Methods Research, 3*, 203-207.

Bazely, P.（2012）. Integrative strategies for mixed data sources. *American Behavioral Scientist, 56*, 814-828.

Beck, C. T., Cusson, R., & Gable, R.（2017）. Secondary traumatic stress in NICU nurses: A mixed methods study. *Advances in Neonatal Care, 17*, 478-488.

Beck, C. T., Eaton, C., & Gable, R.（2016）. Vicarious posttraumatic growth in labor and delivery nurses. *Journal of Obstetric, Gynecologic, & Neonatal Nurses, 45*, 801-812.

Beck, C. T., & Harrison, L.（2016）. Mixed methods research in the discipline of nursing. *Advances in Nursing Science, 39*, 224-234.

Bhandari, P., & Kim, M.（2016）. Self-care behaviors of Nepalese adults with Type 2 diabetes. *Nursing Research, 65*, 202-214.

Creamer, E.（2018）. *An introduction to fully integrated mixed methods research*. Thousand Oaks, CA: Sage Publications.

第 27 章　ミックス・メソッド研究の基本　　601

Creswell, J., Klassen, A., Plano Clark, V., & Smith, K.（2011）. *Best practices for mixed methods research in the health sciences*. Washington, DC：NIH.

Creswell, J. W., & Plano Clark, V. L.（2018）. *Designing and conducting mixed methods research*（3rd ed.）. Thousand Oaks, CA：Sage Publications.

Fàbregues, S., & Molina-Azorin, J.（2017）. Addressing quality in mixed methods research：A review and recommendations for a future agenda. *Quality & Quantity, 51*, 2847-2863.

Fàbregues, S., Pare, M., & Meneses, J.（2018）. Operationalizing and conceptualizing quality in mixed methods research：A multiple case study of the disciplines of education, nursing, psychology, and sociology. *Journal of Mixed Methods Research*. doi：10.1177/1558689817751774.

Fetters, M., Curry, L., & Creswell, J.（2013）. Achieving integration in mixed methods designs：Principles and practices. *Health Services Research, 48*, 2134-2156.

Fetters, M., & Freshwater, D.（2015）. The 1 + 1 = 3 integration challenge. *Journal of Mixed Methods Research, 9*, 115-117.

Fetters, M., & Molina-Azorin, J.（2017a）. Principles for bringing new and divesting of old language of the field. *Journal of Mixed Methods Research, 11*, 3-10.

Fetters, M., & Molina-Azorin, J.（2017b）. The mixed methods research integration trilogy and its dimensions. *Journal of Mixed Methods Research, 11*, 291-307.

Fetters, M., & Molina-Azorin, J.（2017c）. Perspectives of past editors on the current state of the field and future directions. *Journal of Mixed Methods Research, 11*, 423-432.

Fletcher, B., Schumacher, K., Cohen, M., Kupzyk, K., & Lydiatt, W.（2019）. Understanding functional communication in head and neck cancer survivors using a mixed methods design. *Cancer Nursing, 42*, 119-128.

Frels, R., Newman, I., & Newman, C.（2015）. Mentoring the next generation in mixed methods research. In Hesse-Biber, S., & Johnson, R.,（Eds.）, *The Oxford handbook of multimethod and mixed methods research inquiry*（pp. 333-353）. New York, NY：Oxford University Press.

Gale, N., Heath, G., Cameron, E., Rashid, S., & Redwood, S.（2013）. Using the Framework Method for the analysis of qualitative data in multi-disciplinary health research. *BMC Medical Research Methodology, 13*, 117.

Goldsmith, H., McCloughen, A., & Curtis, K.（2018）. Using the trauma patient experience and evaluation of hospital discharge practices to inform practice change：A mixed methods study. *Journal of Clinical Nursing, 27*, 1589-1598.

Guetterman, T., Babchuk, W., Smith, M., & Stevens, J.（2019）. Contemporary approaches to mixed methods-grounded theory research. *Journal of Mixed Methods Research, 93*, S154-S163.

Guetterman, T., Fetters, M., & Creswell, J.（2015）. Integrating quantitative and qualitative results in health science mixed methods research through joint displays. *Annals of Family Medicine, 13*, 554-561.

Hall, H., Brosnan, C., Cant, R., Collins, M., & Leach, M.（2018）. Nurses' attitudes and behavior towards patients' use of complementary therapies：A mixed methods study. *Journal of Advanced Nursing, 74*, 1649-1658.

Happ, M., Dabbs, A., Tate, J., Hricik, A., & Erlen, J.（2006）. Exemplars of mixed methods data combination and analysis. *Nursing Research, 55*, S43-S49.

Hesse-Biber, S.（2016）. Doing interdisciplinary mixed methods health care research. *Qualitative Health Research, 26*, 649-658.

Hong, Q., Gonzalez-Reyes, A., & Pluye, P.（2018）. Improving the usefulness of a tool for appraising the quality of qualitative, quantitative and mixed methods studies, the Mixed Methods Appraisal Tool（MMAT）. *Journal of Evaluation in Clinical Practice, 24*, 459-467.

Horne, M., McCracken, G., Walls, A., Tyrrell, P., & Smith, C.（2015）. Organisation, practice and experiences of mouth hygiene in stroke unit care：A mixed methods study. *Journal of Clinical Nursing, 24*, 728-738.

Johnson, R., Grove, A., & Clarke, A.（2019）. Pillar Integration Process：A joint display technique to integrate data in mixed methods research. *Journal of Mixed Methods Research, 13*, 301-320.

Kagawa, R., Deardorff, J., Esponda, R., Craig, D., & Fernald, L.（2017）. The experience of adolescent motherhood. *Journal of Advanced Nursing, 73*, 2566-2576.

Luo, S., & Creswell, J.（2016）. Designing and developing an app for a mixed methods research design approach. *International Journal of Designs for Learning, 7*, 62-71.

Mayoh, J., & Onwuegbuzie, A.（2015）. Toward a conceptualization of mixed methods phenomenological research. *Journal of Mixed Methods Research, 9*, 91-107.

Mendlinger, S., & Cwikel, J.（2008）. Spiraling between qualitative and quantitative data on women's health behaviors：A double helix model for mixed methods. *Quantitative Health Research, 18*, 280-293.

Miles, M., Huberman, M., & Saldaña, J.（2014）. *Qualitative data analysis：A methods source book*（3rd ed.）. Thousand Oaks, CA：Sage Publications.

Moffatt, S., White, M., Mackintosh, J. & Howel, D.（2006）. Using quantitative and qualitative data in health services research —what happens when mixed method findings conflict? *BMC Health Services Research, 6*, 28.

Moreland, P., & Santacroce, S.（2018）. Illness uncertainty and posttraumatic stress in young adults with congenital heart disease. *Journal of Cardiovascular Nursing, 33*, 356-362.

Morse, J. M.（1991）. Approaches to qualitative-quantitative methodological triangulation. *Nursing Research, 40*, 120-123.

Morse, J. M.（2012）. Simultaneous and sequential qualitative mixed method designs. In Munhall, P. L.（Ed.）, *Nursing research：A qualitative perspective*（pp. 553-569）. Sudbury, MA：Jones & Bartlett Learning.

Morse, J. M.（2017）. *Essentials of qualitatively-driven mixed-method designs*. New York, NY：Routledge.

Onwuegbuzie, A., & Collins, K.（2007）. A typology of mixed methods sampling designs in social science research. *The Qualitative Report, 12*, 281-316.

Onwuegbuzie, A., & Dickinson, W.（2008）. Mixed methods analysis and information visualization：Graphical display for effective communication of research results. *The Qualitative Report, 13*, 204-225.

Onwuegbuzie, A., & Johnson, R.（2006）The validity issue in mixed methods research. *Research in the Schools, 13*, 48-63.

O'Cathain, A.（2009）. Mixed methods research in the health sciences：A quiet revolution. *Journal of Mixed Methods Research, 3*, 3-6.

Patton, M. Q.（2015）. *Qualitative research & evaluation methods*（4th ed.）. Thousand Oaks, CA：Sage Publications.

Pedersen, B., Groenkjaer, M., Falkmer, U., & Delmar, C.（2017）. Understanding the essential meaning of measured changes in weight and body composition among women during and after adjuvant treatment for breast cancer. *Cancer Nursing, 40*, 433-444.

Plano Clark, V. L., Anderson, N., Wertz, J., Zhou, Y., Schumacher, K., & Miaskowski, C.（2015）. Conceptualizing longitudinal mixed methods designs: A methodological review of health sciences research. *Journal of Mixed Methods Research, 9*, 297-319.

Plano Clark, V., & Ivankova, N.（2016）. *Mixed methods research: A guide to the field*. Thousand Oaks, CA: Sage Publications.

Polit, D. F., London, A., & Martinez, J.（2000）. *Food security and hunger in poor, mother-headed families in four U.S. cities*. New York: MDRC.

Redeker, N., Ordway, M. Banasiak, N., Caldwell, B., Canapari, C., Crowley, A., ... Sadler, L.（2018）. Community partnership for healthy sleep: Research protocol. *Research in Nursing & Health, 41*, 19-29.

Roberts, C., Hunter, J., & Cheng, A.（2017）. Resilience in families of children with autism and sleep problems using mixed methods. *Journal of Pediatric Nursing, 37*, e2-e9.

Sandelowski, M.（2001）. Real qualitative researchers do not count: The use of numbers in qualitative research. *Research in Nursing & Health, 24*, 230-240.

Sandelowski, M.（2003）. Tables or tableaux? The challenges of writing and reading mixed methods studies. In Tashakkori, A., & Teddlie, C.（Eds.）, *Handbook of mixed methods in social and behavioral research*（pp. 321-350）. Thousand Oaks, CA: Sage Publications.

Sandelowski, M., Voils, C., & Knafl, G.（2009）. On quantitizing. *Journal of Mixed Methods Research, 3*, 208-222.

Schneerson, C., & Gale, N.（2015）. Using mixed methods to identify and answer clinically relevant research questions. *Qualitative Health Research, 25*, 845-856.

St. Arnault, D., Hatashita, H., & Suzuki, H.（2016）. Semantic examination of a Japanese Center for Epidemiologic Studies Depression: A cautionary analysis using mixed methods. *Canadian Journal of Nursing Research, 48*, 80-92.

Tashakkori, A., & Teddlie, C.（Eds.）.（2010）. *Handbook of mixed methods in social and behavioral research*（2nd ed.）. Thousand Oaks, CA: Sage Publications.

Tashakkorri, A., & Creswell, J.（2007）. The new era of mixed methods. *Journal of Mixed Methods Research, 1*, 3-7.

Teddlie, C., & Tashakkori, A.（2009）. *Foundations of mixed methods research*. Thousand Oaks, CA: Sage Publications.

Tonkin-Crine, S., Anthierens, S., Hood, K., Yardley, L., Cals, J., Francis, N., ... Little, P.（2016）. Discrepancies between qualitative and quantitative evaluation of randomised controlled trial results: Achieving clarity through mixed methods triangulation. *Implementation Science, 11*, 66.

Uprichard, E., & Dawney, L.（2019）. Data diffraction: Challenging data integration in mixed methods research. *Journal of Mixed Methods Research, 13*, 19-32.

Valenta, S., Spirig, R., Miaskowski, C., Zaugg, K., & Spichiger, E.（2018）. Testing a pain self-management intervention by exploring reduction of analgesics' side effects in cancer outpatients and the involvement of family caregivers. *BMC Nursing, 17*, 54.

VanDevanter, N., Kovner, C., Raveis, V., McCollum, M., & Keller, R.（2014）. Challenges of nurses' deployment to other New York City hospitals in the aftermath of Hurricane Sandy. *Journal of Urban Health, 91*, 603-614.

Yang, Y. P., Wang, C., & Wang, J.（2016）. The initial development of a checklist for assessing thirst in patients with advanced dementia. *Journal of Nursing Research, 24*, 224-230.

第28章 ミックス・メソッド研究を用いた複雑な看護介入方法の開発

本章では，革新的な看護介入を開発するための研究の取り組みについて論じる。歴史的に，介入を開発する方法よりも，介入を検証する方法について多くの指導がなされてきたが，その状況は変わりつつある。新しい介入は，研究によるエビデンスと問題の優れた概念化に基づいて設計されるべきであるという認識が広まっている。このような努力は，ミックス・メソッド（MM）デザインから利益を得ることができる。

看護介入研究

介入研究という用語は，看護研究者によって，研究方法だけでなく，介入の開発，実装，検証，普及という特徴的な**プロセス**によって特徴付けられる研究アプローチを表すために使用される（例：Richards & Rahm Hallberg, 2015; Sidani, 2015; Sidani & Braden, 2011）。Naylor（2003）は，**看護介入研究** nursing intervention research を「既存のケア実践に疑問を投げかけるか，あるいはケアにおける革新を検証する研究であり，それは看護の価値観や目標に基づき，強固な理論的基盤に導かれ，最近の科学の進歩に裏打ちされた，個人，家族，コミュニティ，および社会の健康とケアの質を向上させることを目的としたものである」（Naylor, 2003, p. 382）と定義している。

看護介入の中には，シンプルで大規模な開発を必要としないものがある。例えば，Lee ら（2018）は，集中治療室で人工呼吸器を使用している患者の不安，心拍数，血圧に対する音楽の効果を検証するために無作為化比較試験（RCT）を実施した。介入は比較的単純で，30分間の音楽療法セッション1回であり，研究者は介入を「開発」したのではなく，その実装のためのプロトコルを開発したのである。しかし，現在検証されている多く

の看護介入は複雑で，看護職のみか多職種のチームによって提供されるものであり，通常は，一連の研究が統合された研究プログラムによってつくり出される。

■ 複雑な介入

複雑な介入 complex intervention という用語は研究者の間で流行語となっており，看護文献のいくつかを含め，数十の討論記事のトピックとなっている（例：Bleijenberg et al., 2018; Corry et al., 2013）。まず，この用語が何を意味するのかについて論じることから始める。

英国の医学研究審議会 Medical Research Council（MRC）は，複雑な介入を開発し検証するための影響力のある枠組みを提案した（Craig et al., 2008a, 2008b）。MRC の報告書によると，介入における複雑性は，以下のようないくつかの次元に沿って生じる可能性がある。

- 介入内の異なる構成要素の数（「バンドル」）および構成要素間の相互作用
- 介入を提供する側または受ける側が求められるさまざまな行動の数とその難易度
- 介入が対象とする異なるグループや組織レベルの数
- 介入が目指す成果の数と多様性
- 介入を個々の患者に合わせて調整できる度合い

介入の複雑さは，二項対立ではなく連続的に存在する。つまり，単純な研究が複雑になるような転換点はない。Lewin ら（2017）は，介入の複雑性を 10 の次元に沿って評価できる複雑性評価ツールを開発した。看護介入は，多くの場合，複数の次元にわたって複雑なものである。

複雑な介入が必要とされるのは，複雑な問題が

表 28-1　健康関連の介入開発のための枠組み

枠組み	コメント
Intervention Mapping の枠組み (Bartholomew et al., 2016)	健康増進のための介入を開発するための 6 段階モデル
PRECEDE-PROCEED モデル (Green & Kreuter, 2005)	2 つの主要な構成要素からなるモデル：PRECEDE(5 段階における一連の計画的査定)と PROCEED(4 段階の戦略的実施)
6SQuID(Wight et al., 2016)	主に公衆衛生への介入を対象とした，質の高い介入開発のための 6 つの「必須」ステップ(6SQuID)をもつ枠組み
行動変容ホイール (Michie et al., 2011)	行動変容が求められる介入について，介入機能と政策カテゴリーを特定するモデル
エビデンスに基づく看護介入 (van Meijel et al., 2004)	理論的根拠に基づく強力な介入開発を導くためのモデル
MRC の枠組み (Craig et al., 2008)	複雑な健康介入を開発・検証するための 4 つの幅広い段階をもつ反復的な枠組み

扱われる場合，概念的枠組みが複数の媒介の作用を示唆している場合，または先行研究が単純な介入では効果がないことを示唆している場合などである。介入が複雑であればあるほど，介入の枠組みの必要性は大きくなる。

ヒント

複雑性の問題は，最近かなり注目を集めている。例えば，一部の研究者は，MRC の枠組みが複雑性理論との関わりを欠いていると批判している(例：De Silva et al., 2014)。1 つの懸念は，介入と**文脈**の相互作用が重要な複雑性の問題として概念化されていないことである(Fletcher et al., 2016)。

■ 複雑な介入を開発・検証するための枠組み

介入の開発と検証のプロセスを導くために枠組みを用いることを支持する者は，医療介入でしばしば用いられてきた単純化された非理論的なアプローチを否定している。介入研究のプロセスとして広く推奨されているのは，問題と標的母集団の深い理解，多様なエビデンスの慎重な統合，および指針となる介入理論の使用である。これらは，エビデンスに基づく開発において重要視されている系統的かつ段階的な手順を推奨している。

健康介入に関するいくつかの枠組みが提案されている。**表 28-1** にそれらのいくつかを示した。健康増進のための介入の開発において長い間使用されてきた枠組みのうちの 2 つ(Intervention Mapping と PRECEDE-PROCEED モデル)と，看護介入のための 1 つが含まれている。

複雑な健康介入に関する現在までの最も著名な枠組みは，2000 年に初めて文献で示された MRC の枠組み Medical Research Council framework である(Campbell et al., 2000)。最初の MRC の枠組みは 5 段階のプロセスとして概念化され，第 11 章で記述したように，米国国立衛生研究所が臨床試験のために定義した 4 段階の順序と一部の点で類似している。

MRC は，概説された最初のプロセスがあまりにも直線的であるという批評家たちの意見を反映し，2008 年に改訂版の枠組みを発表した(なお，MRC は 2019 年に枠組みを更新している。本書の出版時には公開されていなかった)。**図 28-1** は，MRC の枠組みが，介入プロセスの相互に関連する 4 つの「要素」，すなわち(1)開発，(2)実行可能性とパイロット・スタディ，(3)評価，(4)実装からなることを示したものである。これらの要素は線形でも循環する形でもつながってはいないが，Craig ら(2008a)は「段階的に考えることが有用」(Craig et al., 2008a, p. 8)であると述べている。そのため，本章の大部分を MRC 要素に対応する 4 つの広義の「フェーズ」(相)に沿って整理している。本章では開発の初期段階に焦点を当てている。

■ 複雑な介入研究の主な特徴

過去 10 年間，MRC のガイダンスをより具体

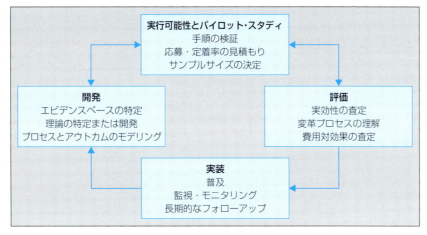

図28-1　MRCによる複雑な医療介入を開発・検証するための改訂版の枠組み
〔Craig, P., Dieppe, P., Macintyre, S., Michie, S., Nazareth, I., & Petticrew, M. (2008a) *Developing and evaluating complex interventions: New guidance*. London: MRCとCraig, P., Dieppe, P., Macintyre, S., Michie, S., Nazareth, I., & Petticrew, M. (2008b). Developing and evaluating complex interventions: The new Medical Research Council guidance. *BMJ, 337*, 979-983.より許可を得て引用〕

化し活用するために，多大な努力が払われてきた。介入研究のある種の特徴が成功に不可欠であることが明らかになっている。ここでは，いくつかの重要な特徴を挙げる。

第1に，**MMアプローチ**が強く支持されていることである。解決すべき問題から新しい介入の厳密な検証へと移行する際，多様な方法を必要とするさまざまな問いに答える必要がある。Borglin(2015)は，複雑な介入研究におけるMMの価値について説明している。

第2に，介入研究は協調的な**チームワーク**によって行われ，質の高い複雑な介入を開発するための努力は，しばしば学際的となることである。看護師は，多面的な解決策を必要とする複雑な問題に対して，他の医療専門家(例：医師，理学療法士，心理学者，栄養士)と協力することが多くなっている。

介入研究のもう1つの特徴は，長い年月を要することである。MRCの枠組みでは，「正しく理解する」ために長い時間をかけて一連の活動を行うことが求められている。評論家たちは，**研究の浪費**が多いことを指摘し始めている。これは研究者の中には，適切な問いを用いない，すでに知られていることを考慮しない，貧弱な研究方法を用いる，または自分の研究成果を迅速かつ効果的に普及させない人がいるなど理由で，**投資収益率** return on investment(ROI)がほとんどあるいは全くない研究があるということである(例：Chalmers et al., 2014; Ioannidis, 2016)。複雑な介入に関する研究は，継続的な専用の研究プログラムに組み込まれることで有益なものとなる(Rahm Hallberg, 2015)。問題を理解し，関連するエビデンスを統合し，介入を開発し，検証し，それが広く採用されることを促進するための協調的な努力は，研究の浪費を減らすための戦略である。

最後の特徴は，複雑な介入を開発し検証するプロセスを通じて，**患者と市民の参加** patient and public involvement(PPI)が不可欠であるという認識が高まっていることである(Richards, 2015a)。複雑な介入に関する文献は，潜在的な課題と落とし穴についての警告で満たされている。多くの落とし穴は，介入が検証される環境における患者，家族/介護者，医療スタッフ側の抵抗に関するものである。複雑な介入研究の道を進むにあたって，多くの問題が発生する**可能性がある**ことを理解し，可能な限りそれらが起こらないように戦略を設計することが重要である。そのため，患者やその他のステークホルダーの視点を理解する試みを含め，開発段階での巧みな基礎作業が非常に重要である。

606　第Ⅴ部　看護におけるエビデンス生成のためのミックス・メソッド研究の設計と実施

Box 28-1　「理想的な ideal」看護介入の特徴

理想的な臨床介入は，以下の要素を備えている。

- **重要性** salient：緊急課題に対応している
- **有効的** efficacious：クライエントのアウトカム向上につながる
- **安全性** safe：不利益や負担，ストレスを回避する
- **理論的妥当性** conceptually sound：理論的裏付けがある
- **費用対効果** cost-effective：手頃な価格で，クライエントや社会に経済的な利益をもたらす
- **実行可能** feasible：実世界の環境において実行可能であり，現在のケアモデルに統合できる
- **発達的適合性** developmentally appropriate：対象となる年齢層に適している
- **文化的感受性** culturally sensitive：さまざまな文化集団に配慮している
- **アクセスのしやすさ** accessible：対象者が容易にアクセスできる
- **受容性** acceptable：クライエントや，家族・看護師・医師・管理者・政策立案者などのステークホルダーから肯定的に受け止められる
- **適応性** adaptable：場の事情に合わせることができる
- **普及の容易さ** readily disseminated：他の場でも採用できるように十分に説明され，パッケージ化できる

ヒント

よくある落とし穴として，介入の開発者が過度に楽観的になり，問題，介入要素，関心のあるアウトカムの間の関係性を裏付けるエビデンスの開発や特定に失敗してしまうことがある（Wight et al., 2016）。

■ 看護介入の望ましい特徴

看護介入は，健康上のアウトカムを改善するために開発される。介入開発プロジェクトに着手する前に，看護研究者は特定の目標を達成することの相対的な重要性を慎重に検討するべきである。

Box 28-1 では，看護介入にとって「理想的」と考えられる特徴を挙げているが，どのような状況においても優先順位がある。場合によっては，望ましい特徴が互いに競合することもある。例えば，コストと効果はしばしばトレードオフの関係にある。実際，コストが問題でなければ，ほとんどの理想は十分に実行可能である。

しかし，現実的な問題は重要な考慮事項である。特に医療費に対する意識が高まっている現在，介入は費用対効果が期待できるものでなければならない。健康ニーズに対処する新しい方法を設計する際，看護研究者は，その介入が現実の環

境においてリソースの観点から実行可能であるかどうかを事前に検討する必要がある。Richards（2015b）が述べているように，「私たちは，デザイン，テスト，評価のプロセスを開始した瞬間から，複雑な介入の『実行可能性 implementability』を考慮すべきである」（Richards, 2015b, p. 333）。Box 28-1 の理想のいくつかは，コストの制約に直面して緩和しなければならないかもしれないが，これは意図的に決定されるべきで偶然に任せてはならない。決して緩めてはならない理想の１つは，このリストの最初にある，緊急課題に対処するための介入を行うことである。

第Ⅰ相：介入の開発

現在の最良の実践は，優れたエビデンスと，介入がどのように望ましい効果を達成するかについての適切な理論に基づき，系統的に介入を開発することである。言い換えれば，介入は最初からエビデンスに基づくべきで，そのためには広範で多様な基礎的作業が必要となることがある。

介入の開発とテストのプロセスにおける各段階には，次の３つの側面があると考えられる。それらは，(1)この段階で対処しなければならない重要な**課題**，(2)その問題に対処するための**行動**と

表28-2　看護介入に関する第Ⅰ相の開発作業における主要課題，活動，および成果

主な課題	主要な活動	成果とアウトカム
• 問題の概念化 • 現在の実践とそれが不十分である理由の理解 • 介入のエビデンスベースの明確化 • 文脈の概念化 • 解決策，戦略，アウトカムの概念化 • 介入の構成概念妥当性の検証 • 実装の文脈における潜在的な弱点の特定 • 関係性の構築	• 関連文献の批判的統合 • 概念と理論の開発 • 探索的研究と記述的研究 • 専門家との協議，内容妥当性の検証 • 同僚とのブレインストーミング，チームビルディング，ステークホルダーとのパートナーシップ • 介入のモデリングとデザイン	• 介入理論 • 介入の内容，強度，量，時期，セッティング，提供方法の予備的な特定 • 主要アウトカムの予備的特定 • 介入の実施と検証における落とし穴を克服するための戦略 • 実装計画 • パイロット・スタディのデザイン • パイロット・スタディの援助獲得のための計画

戦略，(3)次の段階に進むための道を開く**成果物**，である。**表28-2**は第Ⅰ相の開発における課題，活動，および成果物をまとめたものである。

■ 介入開発における重要課題

第Ⅰ相では，概念化と問題に対する深い理解が重要な課題となる。介入プロジェクトの出発点は問題そのものであり，それを徹底的に理解する必要がある。第5章では，文献レビューを行う者は文献を「自分のもの」にしなければならないことについて述べた。介入の開発についても，研究者は問題を「自分のもの」にしなければならない。

対象集団のニーズ，恐れ，好み，状況などを徹底的に理解することは，問題を自分のものにするために必要なことである。このような理解があってこそ，研究者は主要な介入の落とし穴が自分たちの状況に関連しているかどうかを知ることができる。また，問題を自分のものにするには，類似の介入に関する既存のエビデンスを完全に把握することと，現在の実践が不十分であることの理由を理解することも求められる。

開発におけるもう1つの課題は，主要な**ステークホルダー**，つまり問題の解決に利害関係のある人々を特定し，彼らを「参加させる」ことである。研究者が介入を公正に検証するために必要な関係を構築していないために，介入が失敗することがある。ステークホルダーには，対象集団に加えて，家族，支援者，地域のリーダー，複数の分野のサービス提供者，介入実施者，医療管理者，介入環境の支援スタッフ，専門家などが含まれるかもしれない。介入チームは，誰の支援が自分たちのプロジェクト遂行能力に影響を与えうるかを広く考える必要がある。

ステークホルダーは問題の範囲と深さについての洞察を提供することができるため，彼らとの関係構築は介入内容そのものに貢献することができる。研究者は**何を**提供するかだけでなく，**どのように**提供するかも考えなければならないため，ステークホルダーとの関係も重要である。介入は，管理者や医療スタッフの支持を得，対象集団に訴え，参加者の募集と参加継続を強化し，後の段階での介入忠実度を強化するような方法で実施されなければならない。

また，プロジェクトチームは，介入が実施される状況についてしっかりと理解する必要がある。Haweら(2009)が指摘するように，状況要因は，介入がどのように実施され，どのように機能し，誰が恩恵を受ける可能性が高いかをほぼ確実に形づくる。Fletcherら(2016)は，介入メカニズムが計画どおりに機能するために必要な条件を概念化することの重要性を強調している。

■ 介入の開発における活動と戦略

開発上の問題は，さまざまな活動を通じて対処することができる。適切な開発が重要であるということは，いくら強調してもし過ぎることはない。

既存のエビデンスの統合

図28-1のMRCの枠組みに示されているように，開発作業には「エビデンスベースの特定」が含まれるため，開発作業はしばしば文献の綿密な精査から始まる。研究チームは，問題の性質と範囲，そしてそれが異なるグループや場面でどのよ

表 28-3　エビデンスに基づく介入策を設計するための文献レビューの問いの例

課題	文献レビューでエビデンスを探すことができる問い
問題の概念化	この問題の性質や原因，可能な解決策について何がわかっているか？　この問題を説明するのに役立つ理論にはどのようなものがあるか？　原因や要因とアウトカムとの間の経路において重要な媒介因子は何か？
対象者層の絞り込み	この問題に対処するための取り組みの対象は，個人，家族，医療従事者，医療システムなど，誰または何か？　どのような母集団が最も介入しやすいか？
介入内容および構成要素の開発	他の類似の介入策の内容はどのようなものか？　特定のタイプの構成要素の存在がより良いアウトカムと結びついているか？　介入は一般的なものか個別化されたものか？
アウトカムと評価戦略の選択	同様の介入によって，どのような行動やアウトカムが目標とされてきたか？　介入はこれらのアウトカムに対して有意な効果を示したか？　主要な媒介因子に対する効果はあったか？　他の類似の介入ではどのような評価アプローチや測定方法が用いられてきたか？
量に関する決定	他の類似の介入はどの程度の強さか？　量とアウトカムの関連は確認されているか？
介入のタイミングの決定	この種の介入は通常いつ行われるか？　タイミングはアウトカムに関係するか？
提供方法の決定	同様の介入はどのように行われてきたか？　対面式（グループまたは個人）？　電話？　インターネット？　ビデオ？　特に効果的な提供方法があるというエビデンスはあるか？
アウトカム測定のタイミングの決定	この種の介入に関するデータは通常にいつ収集されるか？　効果が時間とともに低下することを示唆する文献はあるか？
設定と介入実施者の決定	この種の介入はどこで（どのようなセッティングで）実施されてきたか？　セッティングの種類によって影響は異なるか？　通常，誰がそれを実施するか？　アウトカムは介入実施者の種類によって異なるか？
介入の受容性の査定	この種の介入において，参加率が高い（あるいは低い）というエビデンスはあるか？　募集や参加継続の問題が報告されているか？
文化的適切性の査定	文化的な問題が類似の介入の実施に影響を与えるというエビデンスはあるか？　アウトカムには文化的なばらつきがあるか？

うに現れているかを徹底的に理解しなければならない。また，可能性のある介入の内容とメカニズム，つまり有効な要素についてのガイダンスを求めて文献を検索する必要がある。特定の戦略に関するエビデンスについては，システマティックレビューが利用できるかもしれないが，新規にまたは更新されたものを作成する必要があるかもしれない（第30章）。

　研究者が問題と可能な解決策を理解するための努力は，文献レビューの重要な一部であるが，それだけでは不十分である。表 28-3 は，開発段階で既存のエビデンスを精査することで対処すべき他の問いの例を示している。関連する文献が少ないか存在しない場合，残された不確実性に対処するために他の情報源を追求する必要がある。

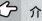

介入研究におけるシステマティックレビューの活用例

　Holloway ら（2017）は，男性再受刑者の飲酒問題に対処するための複雑な介入を開発するための手法を説明した。彼らの開発作業には，いくつかの関連するシステマティックレビューの精査が含まれていた。彼らは対象集団における飲酒問題と治療に関するさらなる探索的研究の必要性を認めた。

探索的研究と記述的研究

　ほとんどの研究者は，文献から得られたエビデンスでは，表 28-3 で示された問いに十分に対応できないと考えている。開発段階では，ほぼ必然的に探索的研究と記述的研究との MM を実施することになる。質的な研究からの洞察は，介入開発の成功に事実上不可欠である。Morden ら

(2015)は，複雑な介入の開発と実装における質的研究の重要性について説得力のある論証を展開している。

　前述したように，受け入れ可能で効果的な介入をデザインするためには，クライエントの視点を理解することが必要である。クライエントの探索的研究で追求できる問いの例としては，以下のようなものがある。この問題を抱えることはどのようなことなのか？ この問題に対処するためにどのような戦略が試されてきて，それらはなぜうまくいかなかったのか？ クライエントの目標は何か，つまり何を介入のアウトカムとして望んでいるのか？ これらのような問いに対する答えは，介入の形成を助け，介入が設定された対象集団にとってより効果的で，容認でき，適切なものにするのに役立つであろう。

　他のステークホルダーとの探索的研究も価値がある。介入研究の落とし穴の多くは，介入の実施者を含む主要なステークホルダー間の協力，支援，信頼の欠如に関係している。ステークホルダーは可能な限り開発プロセスに関与させるべきである。

　また，介入が展開されるであろう状況を理解するために探索的作業を行うこともできる(Bleijenberg et al., 2018; McGuire et al., 2000)。スタッフの離職率，スタッフの士気，看護師の業務負担，看護師の自律性などの組織の中の問題を理解することも重要である。Van Meijel ら(2004)は，精査中の問題がどのように対処されているかの現状を理解するために，「現在の実践分析 current practice analysis」を行うことを推奨している。

　看護の文献には，介入開発の一環として行われた記述的または探索的研究の例が何百とある。研究戦略には，フォーカスグループインタビュー，ニーズ評価調査，詳細なインタビューまたは批判性インタビュー，記録のレビュー，および臨床環境での観察など，幅広いアプローチが含まれる。研究者が介入プロジェクトの開発段階で3，4件の小規模な記述的研究を実施することは珍しくない。

☞ 看護介入開発のための質的研究の例

　Dugglebyと Williams(2016)は，介入を開発するために質的研究を使用する際の方法論的および認識論的考察について議論した。彼らは，進行がん患者に対する心理社会的希望介入に関する自身の開発研究からの洞察を用いて説明した。彼らは，変化のプロセスをよりよく理解するために，希望の体験についての質的研究と高齢の緩和ケア患者の希望に関するグラウンデッド・セオリー研究を実施した。

専門家への相談

　問題に関係する領域の専門家は，介入の開発中に重要な役割を果たすことができる。専門家のコンサルタントは，エビデンスの基盤が薄く探索的研究のためのリソースが限られている場合に特に有用である。**表28-3** の問いのうち，研究文献や新しい記述的研究から得られたエビデンスで答えが得られない問いの多くは，専門家と議論するのに適した候補である。例として，Dugglebyと Williams(2016)は，先述の介入開発プロジェクトにおいて，デルファイ調査を用いて，5名の専門家パネルに，質的研究から浮かび上がったテーマのうち希望を育むために最も重要なものを特定してもらい，これが希望のための活動の開発につながった。

ヒント

　専門家のコンサルタントを選ぶ際には，学際的に考えることが重要である。例えば，文化的なコンサルタントは，文化的な感受性や介入方法の適切性を評価するのに役立つかもしれない。発達心理学者は，発達の適切さを評価するのに助けとなるだろう。

　多くの場合，専門家は，予備的な介入プロトコルを査定し，その有用性を確認し，それを強化するための提案を行うことを求められる。興味深いことに，このプロセスは新しい尺度の開発方法を査定するプロセスほどに一定の形式にはなっていないことが多い。専門家パネルを用いて新しい測

定ツールの**内容妥当性**を査定する手法（第16章）は，介入プロトコルの草案を査定する際にも用いることができる。介入が多様な環境で行われることを意図している場合，内容妥当性の検証は有用性の高い手段である可能性が高い。

看護介入の内容妥当性検証の例

LuとHaase（2011）は，6人の科学者と臨床家からなる学際的なパネルを用いて，軽度認知障害患者と配偶者のペアに対する介入であるDaily Enhancement of Meaningful Activity（DEMA）プログラムの内容妥当性を査定した。

ブレインストーミングとチームビルディング

通常，開発は人との関わりを伴うので，人間関係を築くことが重要である。チームレベルでは，多様な臨床能力や研究能力をもつ熱心で献身的なプロジェクトチームを編成すべきである（学位論文のために開発作業を行う場合，「チーム」には博士論文委員会が含まれるが，この委員会のメンバーは慎重に選ぶ必要がある）。

理想的には，開発期間中にブレインストーミングセッションを頻繁に行って，エビデンスの要約，記述的な知見，専門家のフィードバック，予備的プロトコルについて論議する。ビデオ会議などの技術的進歩により，異なる場所にいるチームメンバーも参加することが可能である。チームには主要なステークホルダーを参加パートナーとして含めることもできる。

ヒント

ステークホルダーとの継続的なコミュニケーションと協力のためのしくみを開発することが賢明である。例えば，ステークホルダーからなる諮問グループを結成したり，プロジェクト専用のウェブサイトやFacebookページをもつことが有効である。

介入理論開発

開発段階における重要な活動は，介入の概念的根拠を明確にすることである（Craig et al., 2008a,

2008b）。**介入理論** intervention theory は問題を説明し，望ましい結果を得るために何をすべきかを導くものである。理論は，介入がなぜ「機能する」はずなのかについて，理論的根拠を提供する。問題の原因を概念化する際，研究チームはどの因子が修正可能で，どれが関心のあるアウトカムの改善に最も大きな影響を与えるかを特定する必要がある。

介入理論は，妥当性が検証された既存のものでよい。看護介入研究で用いられてきた理論の例としては，ヘルスプロモーションモデル，トランスセオレティカルモデル，社会的認知理論，ヘルスビリーフモデル，計画的行動理論などがある（第6章参照）。これらの理論は，人間の行動や行動変容を説明するメカニズムを提案しているため，介入をどのように行うかについての指針を与えてくれる。Abrahamら（2015）は，行動変容介入の理論的基盤に関する観点を提供している。

介入理論は，質的に導き出された理論から発展させることも可能であり，この点は Morse（2006）が最も雄弁に語っている。Morseら（2000）は，**質的アウトカム分析** qualitative outcome analysis（QOA）と呼ばれる戦略を開発した。これは関心のある現象に関連する介入戦略を特定することによって，質的研究の知見を拡張するためのプロセスである。

質的に導き出された介入理論の例

Harvey Chochinov をはじめとする研究者（看護研究者を含む）は，ホスピス患者への詳細なインタビューに基づき，尊厳に関する理論を構築した。この理論は終末期における尊厳を促し，ストレスを軽減するための介入（ディグニティセラピー）の基礎となった。Hall ら（2009, 2013）はケアホームの高齢者に対するディグニティセラピーの介入を評価し，試験の一環としてさらなる質的調査を実施した。また，ディグニティセラピーは，認知症の人に対する看護介入にも用いられている（Johnston et al., 2016）。

モデリングと介入のデザイン

MRC の枠組み（**図28-1**）には，介入開発の構

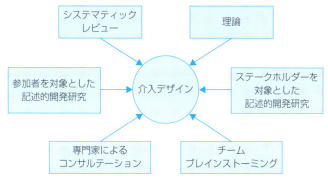

図 28-2　介入開発のためのエビデンスソースの統合

成要素として「プロセスとアウトカムのモデリング」が含まれている。モデリングでは，開発段階で得られた情報を総合し(**図 28-2**)，介入の構成要素を構築し，患者が介入を受ける際に通る道筋を視覚化する。Sermeus(2015)が説明しているように，モデリングのねらいは，介入の構成要素と望ましい結果の間の「ブラックボックス」を解き明かすことである。

エビデンスに基づく介入理論は，モデリング作業を進め，介入内容を開発するための基盤となる。介入の視覚的な**論理モデル**は，有効な構成要素を特定し，それらが関心のあるアウトカムに対してどのように作用すると期待されるかを示すべきである。また，有効な構成要素が互いにどのように関連しているかを説明する必要がある。

ヒント
ケロッグ財団は，論理モデル開発のためのガイドを作成した。

複雑な介入試験における論理モデルの例
Saal ら(2018)は，関節拘縮をもつ介護施設入居者の社会参加を向上させるための複雑な介入の開発について説明している。彼らの介入(Participation Enabling CAre in Nursing, PECAN)の論理モデルは，介入の「何を」と「どのように」行うのか，効果のメカニズム(計画行動理論の要素を含む)，プロセスに影響する因子，および健康アウトカムに関する情報を提供するものである。

介入の内容は，時に類似の介入から適応できることがある。しかし，研究チームは内容に加えて，以下のような介入の構成要素に関する多くの決定を行う必要がある。

1. **量と強さ** dose and intensity：介入は，関心のあるアウトカムに対して，測定可能な望ましい効果を発揮する十分な強さがなければならないが，コストが掛かりすぎたり，クライエントにとって負担になるほど強力であってはならない。介入の量に関して決めるべき問題には，介入の**効力**または**強さ**(どのくらいの内容が適切か，また個人に提供されるのか，グループに提供されるのか)，1回のセッションあたりの介入**量**，介入を行う**頻度**(セッション数)，介入する**期間**などである。

2. **タイミング** timing：場合によっては，他の事象との関連で，いつ介入を行うかを決定することが重要となる。問題は，介入を実施する最適な時期はいつか(病気や回復の経過，個人の発達，問題の深刻さの観点から)ということである。理想的には，介入理論が最も有利なタイミングを示唆することである。

3. **アウトカム** outcomes：2つの重要な決定事項は，どのアウトカムを対象とし，それをいつ測定するかということである。看護介入に鋭敏な指標と，クライエントにとって重要なアウトカムを選択する必要がある。1つの問題は，近位のアウトカムと遠位のアウトカムのどちらに焦点を当てるかである。**近位のアウトカム**は即効性があり，介入に直結しているため，通常は介入の効果に最も敏感である。

例えば，介入の教育的要素から得られる知識の向上は近位的なものである。**遠位のアウトカム**は潜在的に，より重要であるが，影響を与えるのがより難しい（例：食行動）。介入の実施について決定を下す人々の情報のニーズについても考慮すべきである。例えば，どのようなアウトカムが管理者や政策立案者による採用の決定に影響するか？ もう1つの重要なアウトカムはコストである。金銭的なコストと利益に関する情報がなければ，介入を「売り込む」ことは困難である。

4. **セッティング** setting：もう1つのデザイン上の決定事項は，セッティングである。セッティングは，実施の容易さ，コスト，アクセスの点でさまざまである。研究者は，セッティング（と場）を決定する際には，クライエントが受け入れやすくアクセスしやすく，効果が期待でき，必要な資源や支援を提供でき，介入に適合するニーズや特性をもつクライエントにサービスを提供できることを考慮する必要がある。

5. **実施者** agents：研究者は，誰が介入を行うか，また介入者をどのように訓練するかを決定しなければならない。多くの場合，介入者は看護師であるが，看護師が必ずしも最良の選択とは限らない。例えば，介入者が地域の住民や同じような病気や問題を経験した患者（すなわち，ピア）であれば，より快適に感じるクライエントがいるかもしれない。

6. **提供方法** delivery mode：技術改革が定期的に起こる中で，介入やその構成要素を提供するための選択肢は飛躍的に広がっている。対面，ビデオやオーディオの録音，印刷物，電話，ショートメール，電子メール，インターネット掲示板，ソーシャルネットワーキングサイトなど，可能な方法はさまざまある。どのような技術を用いた提供方法であっても，クライエントのニーズと介入内容の要件に合致させるように注意を払う必要がある。最新の技術が常に最適とは限らない。

7. **個別化** individualization：もう1つの決定事項は，介入を特定の集団（例：高齢者）のニーズや状況にどの程度合わせるか，あるいは特定のクライエントにどの程度個別化するかという点である。介入内容を導く指針として個別の情報を用いる場合，介入は一律の療法よりも本質的に複雑になるが，参加者にとってより効果的で魅力的なものになりうる（Lauver et al., 2002）。

これらのさまざまな決定は，可能な限りさまざまな情報源から統合されたエビデンスに基づくべきである。開発作業は，次の段階で介入を試験的に実施するための基盤を提供するものでなければならない。MRCの枠組みの著者が述べているように，「介入は，有意義な効果をもたらすことが合理的に期待できるところまで開発しなければならない」（Craig et al., 2008b, p. 980）。

■ 第Ⅰ相開発の成果物

第Ⅰ相では，通常いくつかの成果物が得られる（**表28-2**）。これらには，介入理論および概念図または論理モデル，予備的な介入構成要素とプロトコル，および実装への落とし穴に対処するための戦略を含む実施計画がある。研究チームは開発作業と主要な決定を継続的に文書化しているはずである。理論，介入の構成要素と戦略，および期待される結果に関する詳細な情報は，介入に関する研究報告書を作成する際や助成金申請の際に役立つ。

ヒント

マトリックスは，**重要な決定事項**を1つの列に，その決定を**支持するエビデンス**を別の列にまとめるのに役立つことがよくある。このようなマトリックスは，他者と決定事項について話し合うための優れたコミュニケーションツールである。

開発作業が介入のパイロット・スタディを進めるための支援を提供する場合，第Ⅰ相における作業のもう1つの成果物として，パイロット・スタディのデザインの決定があり，通常は研究計画書（第33章）の形となる。

介入研究の他のフェーズ

介入研究の他のフェーズには，実行可能性とパイロット・スタディ，効果を査定するための厳密な評価，そして（介入に効果があると立証された場合は）継続的なモニタリングおよび長期的なフォローアップを伴う実際の環境での介入の実施が含まれる。これらの他のフェーズについては，次に簡単に説明する。

■ 第Ⅱ相：介入のパイロット・スタディ

介入研究の第Ⅱ相は，新たに開発された介入のパイロット・スタディを行うことである。このフェーズでの重要な課題は，**実行可能性**（介入を概念どおりに実施できるか？），**受容性**（介入を受ける者や他の主要なステークホルダーが介入を関連があって適切と感じるか？），および**有望性**（介入が主要な結果に対して望ましい効果をもたらす可能性があるか？）である。第Ⅱ相の中心的な**活動**は，パイロット・スタディ pilot study の実施とパイロット・データの分析である。パイロット・スタディの重要な**成果物**は，結果と「得られた教訓」の文書化である。

各パイロット・スタディでは，それぞれの状況や介入に特有の教訓が得られるが，いくつかの「教訓」が繰り返し現れる。特に介入を試行している現実は，紙面上で開発された介入の設定とは異なることが想定され，これらの違いとその理由は記録されるべきである。介入が実行可能で有望であることが証明された場合，第Ⅱ相の成果物には，完全な第Ⅲ相試験で検証するための正式な介入プロトコルが含まれる。もう1つの成果物は，第Ⅲ相評価のための正式な計画であり，多くの場合，助成金の申請書の形をとる。第29章では，パイロット・スタディについてより詳しく述べている。

☞ MMによるパイロット・スタディの例

Barley ら（2012, 2014）は，広範な開発作業を経て，冠動脈心疾患患者を対象とした個別化ケア介入（UPBEAT）を開発した。81人の患者を対象とした看護師主導の6か月間の介入について，パイロット・スタディが行われた。研究者は，この介入は実行可能であり，受け入れられると結論付けた。UPBEAT に関する研究チームの研究プログラムは，Tylee ら（2016）の論文で説明されている。

■ 第Ⅲ相：介入の評価

複雑な介入プロジェクトの第Ⅲ相は，介入の完全な検証であり，ほとんどの場合，無作為化デザインを用いる。第10章では，量的研究の妥当性に対するさまざまな脅威を概説し，それらの脅威に対処するためのいくつかの戦略を示したが，第Ⅲ相評価の重要な問題の多くも，妥当性に関するものである。構成概念妥当性は介入プロジェクトの開発段階において特に重要であるが，内的妥当性と統計的結論の妥当性は評価段階における重要な問題である。

第Ⅲ相試験の主な目標は介入の**効能**を査定することであるが，試験は単に「確認 confirmatory」ではなく，進行中の開発であると考えたほうがよい。強力なパイロット・スタディであっても，ほとんどの場合，本試験を行う際に問題や課題が浮上する。プロセス分析（第11章）の一環として問題は特定される。研究者は，介入をどのように改善できるか，実装をどのように円滑にできるか，または介入の実施や効能の形成に文脈がどのように影響するかについて推奨事項を示す必要がある。

MRC は，複雑な評価のプロセス評価の計画と実施について有用なガイダンスを提供しており（Moore et al., 2015），その中では MM アプローチが強く推奨されている。第Ⅲ相における質的データ収集の目標としては，以下のようなものが考えられる。

1. **介入忠実度の査定** assessing intervention fidelity：介入が忠実に実施されたかどうか，また実際の状況においてどのように実施されたかについての判断材料として，MM 研究が必要である。介入の効果が緩やかな場合，1つの可能性として，計画どおりに実施されな

かったことが挙げられる。例えば、プロトコルやトレーニング教材の見直しが必要かもしれない。

2. **介入の明確化** clarifying the intervention：無作為化試験における質的要素は、自然な状況における介入の性質および経過を明らかにするのに役立つ。これは、介入を受ける者や他のステークホルダーが実生活でどのように介入を経験しているかを理解し、広く実施することを妨げるような障壁を特定するのに有用である。

3. **文脈の理解** understanding the context：介入の外的要因は、その実施を促進することも阻害することもある。これらの要因の一部は測定可能であるが(例：母集団の特徴、スタッフと患者の比率)、文脈を完全に理解するには、通常、より深い探索が必要である。Pfadenhauerら(2017)は、文脈の概念化と複雑な介入の実施を促進するための枠組みを開発した。

4. **臨床的意義の探索** probing for clinical significance：無作為化試験の量的結果は、その結果が統計的に有意であるかどうかを示しており、臨床的意義を量的に査定する方法が開発されている(第21章)。質的情報は、さらなる洞察を提供できることから、介入効果が統計学的に有意でない場合でも、臨床での効果は時に質的に見出せることがある。

5. **結果の解釈** interpreting results：量的結果は介入に有益な効果が**あったかどうか**を示すものであるが、**なぜ**効果が生じたかを説明するものでない。強力な概念枠組みは結果を説明する理論的な根拠を提供するが、効果が予想よりも弱い場合や、あるアウトカムでは観察されたが他のアウトカムでは観察されなかった場合には、すべてを説明することはできないかもしれない。さらに、たとえ特定の理論に基づいた介入に効果があったとしても、何が結果を**動かしているのか**という「ブラックボックス」的な疑問が生じることは避けられない。このような疑問は実用的な懸念から生じることが多く、資源が限られているときに成功した介入を合理化したいという願望を反映している。

 評価結果の解釈のための質的データの活用例

　Bergら(2015)は、植込み型除細動器装着患者に対する複雑な心臓リハビリテーション介入の有効性を検証する試験を実施した。第Ⅲ相試験では200人近くの患者が無作為化され、いくつかのアウトカム(ピーク酸素摂取量、全身状態、精神状態)に対して介入効果が認められた。研究者は、10人の患者への詳細なインタビューを含む質的な要素を組み込み、質的知見から効果のメカニズムを説明することができた。

ヒント

　量的結果には、あまり「魅力」はない。Sandelowski(1996)が鋭く指摘するように、介入研究に質的研究を組み込むことで、研究結果の知見を高めることができる。「科学的研究のストーリー性のある説明は、患者グループや政策立案者を含む多様な聴衆に研究結果を伝えるのに、より説得力があり文化的に共鳴する方法であることが多い」(Sandelowski, 1996, p.361)。

　したがって、第Ⅲ相の評価には、介入効果の分析と、介入の展開および発生した変化のプロセスに関する豊富な情報を提供する詳細なプロセス評価の両方が含まれる。最終的な評価要素として、介入を広く採用する可能性を高めるためにきわめて重要なのは、費用便益分析である。介入は、コストが利益を上回る場合には医療制度に組み込まれる可能性は低いため、評価チームは経済的な意味を理解するよう努めなければならない。PayneとThompson(2015)は、複雑な介入の経済的評価の概要を示している。

　第Ⅲ相の主な成果物は、評価結果をまとめた研究報告書である。特にMMを用いた場合は、1つの研究報告書ではプロジェクトに関するすべての情報を提供することができないことがよくある。理想は、1つの研究報告書に質的および量的研究の要素から得られた知見を統合し、介入のさらなる採用(または修正)のための推奨事項を提示することである。

ヒント

いくつかのグループは，複雑な介入について結論を出すにあたって，研究者が**リアリスト評価**（第11章）を行うよう求めている（例：Fletcher et al., 2016; Hansen & Jones, 2017）。彼らの立場は，従来の評価よりもリアリスト評価は，誰にとって，どのような状況下で，何が有効かという疑問に答えるのに優れている，というものである。現実主義的アプローチでは，文脈・メカニズム・アウトカム Context-Mechanism-Outcome（CMO）の構成に関する理論を構築し，検証する。リアリスト評価では，ほぼ必然的に MM デザインが用いられる。

■ 第Ⅳ相：実装

MRC の枠組みでは，介入研究の最終段階は，有益な効果と好ましい経済的結果が確認された複雑な介入の**実装**であるとされている。実装とは，新しく有望な介入を日常の医療や看護サービスに組み込むことをいう。実装のプロセスは**ノーマライゼーション**と呼ばれることもある。

研究者の仕事は第Ⅲ相試験に関する研究報告書の出版で終わるものではないことが，認識されるようになってきている。研究者が実装の課題に対処するための計画を立案するのを支援するために，**実装科学**という全く新しい分野が急成長している。

実装へのプロセスを導くために，いくつかの概念モデルや枠組みが考案されている。広く使われている枠組みの1つは，ノーマライゼーションプロセス理論 normalization process theory（NPT）と呼ばれるものである（May, 2013; May et al., 2016）。NPT は，新しい介入やプログラムがどのように社会的文脈の中に埋め込まれていくかに焦点を当てた行動理論である。NPT には，新しい実践を実施する際に人々が行う作業や活動の種類を表す4つの中核的な構成概念が含まれており，それらは整合性 Coherence，認知的参加 Cognitive Participation，集団行動 Collective Action，リフレクシヴ・モニタリング Reflexive Monitoring である。この4つの構成概念を実践の場で査定するために，NoMAD（Normalization MeA-

sure Development）と呼ばれる測定ツールが用意されている（Finch et al., 2013）。Richards と Rahm Hallberg（2015）のいくつかの章は，複雑な介入の実施中に起こる問題に焦点を当てている。

☞ ノーマライゼーションプロセス理論の活用例

Gillespie ら（2018）は，手術安全チェックリストの導入を含む複雑な介入の実施に関する評価において NPT を使用した。彼らの MM 研究では，手術チームが NoMAD ツールを記入し，チェックリストの使用経験についての詳細なインタビューに参加した。この評価は，チェックリストの使用のどのような側面が実践への統合につながったかを説明するのに役立った。

介入研究のためのミックス・メソッド・デザイン

複雑な介入を開発し検証するための研究活動の全過程は，豊富な手法を組み合わせて用いることでのみ回答できる無数の疑問に対処している。Creswell と Plano Clark（2018）は，発展的な MM デザインの1つとして，**MM 介入デザイン**を提唱した。これは，試験的な介入の実施前，実施中，そして（または）実施後に，質的データを試験に組み込むものである。また彼らは，**MM プログラム評価デザイン**という，MM 研究の介入の枠組みと一致する別の複雑なデザインも明らかにした。

図28-3 には，2つの可能な2段階 MM による介入デザインの視覚的な図解が示されている。これらのようなモデルは，単純→複雑への連続体の「単純」側に近い介入に対して比較的うまく機能する可能性がある。このデザインはまた，主要な QUAN の構成要素が本質的にパイロット・スタディである小規模な研究（学位論文のプロジェクトなど）にも適しているであろう。

MRC の枠組みで記述されているような複雑な介入では，各段階に独自の目的，リサーチクエスチョン，デザイン，標本抽出計画，データ収集戦

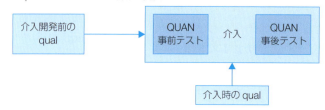

図28-3 二相介入プロジェクトのミックス・メソッド・デザイン

〔Creswell, J. W., & Plano Clark, V. L. (2018) *Designing and conducting mixed methods research* [3rd ed.]. Thousand Oaks, CA: Sage. より引用〕

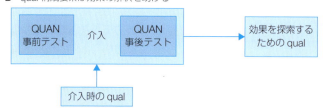

図28-4 三相看護介入プロジェクトで可能なミックス・メソッドのデザイン

略があるため，段階別のデザイン構造を考えたほうがよい。プロジェクト全体では，通常，QUANが優先される。しかし，開発段階での基礎的な作業では，QUALを主体とした研究が行われることが多い。

図28-4は，3段階の介入プロジェクトのデザインをいくつか示しているが，他にも多くの可能性がある。プロジェクト全体のデザインは本質的に順次的であるが，各段階内では，デザインは順次でも並列的でもありうる。各段階では，質的アプローチと量的アプローチの両方が使われることが多い。

最も適切なデザインを決定するための要因が多いため，どのデザインを採用するかについての指針を示すことは難しい。デザインの構成要素が少なくても済む可能性があるのは，より単純な介入の研究，「主流」な対象集団である研究，馴染みのある場での研究，十分に検証された介入を適応する研究などである。また，研究者は，リソース的な制約により，含めたいと思っていた構成要素を断念せざるを得ないこともある。第Ⅲ相試験のデザインは，(前節で記述したように)質的研究の5つの目標のうちどれが最も重要であるかによって影響される可能性もある。例えば，介入忠実度を監視することが質的な要素を含む主な目的である場合，QUAN＋qualデザインが必要となる。

第27章で説明したように，標本抽出デザインも3つのフェーズで異なっている。第Ⅰ相では，例えば患者，家族，医療スタッフといった異なる集団から詳細なQUALデータを収集するために，マルチレベル式が用いられることが多い。対照的に，第Ⅱ相および第Ⅲ相の標本抽出方法は，同一

式または入れ子式になる可能性が高いが，マルチレベル式は介入忠実度を理解するうえでも有用となる場合がある。質的な問いのための標本は，通常，介入の実施と効果に影響を与えそうな次元に沿って有意に抽出される。

要約すると，研究者は，自分たちのニーズ，状況，予算に合った全体的なデザインを創造的に開発することができる。しかし，複雑な介入を開発し検証するための強力な研究は，必然的に MM デザインを用いることになる。

介入研究の批判的評価

本書の多くの章は，介入プロジェクトに含まれるであろう研究の方法論的側面を評価するためのガイドラインを提供している。例えば，第 9 章と第 10 章のガイドラインは，第Ⅲ相のデザインを批判的に評価するのに有用である。質的な構成要素は，第 22 章から第 26 章のガイドラインを使用して評価することができ，前章では MM リサーチの評価に関する提案も含まれている。

Box 28-2 には，介入の問題に関する追加のいくつかの問いが示されており，その多くは介入の開発に焦点を当てたものである。もちろん，**Box 28-2** の問いに答えられるかどうかは，研究者が取り組み全体をどれだけ注意深く記録したかによる。ほとんどの場合，介入の開発とテストは別々の論文で報告されるが，チームはすべての段階からの質的および量的研究の知見を統合し，日常の実践の場で介入を実施する方法について，エビデンスに基づいた推奨を提案する要約報告書を作成するよう努めるべきである。

ミックス・メソッド介入研究の例

研究タイトル：オランダのプライマリケアにおける虚弱高齢者の身体機能維持のための看護師主導のプロアクティブケアプログラム（U-CARE）の開発と検証

目的：本研究の全体的な目的は，虚弱高齢者の身体機能を維持し，QOL を高めるための理論に基づいた複雑な介入を開発し，その効果を検証することであった。介入の開発過程と詳細については，「再現できるように」（Bleijenberg et al., 2013a, p.230）記述された。研究者らは，MRC の複雑な介入の枠組みに従った。

Box 28-2　介入プロジェクトの側面を批判的に評価するためのガイドライン

1. 単純から複雑への連続体において，その介入はどこに位置付けられるか？　介入が複雑な場合，どのような次元で複雑さが認められるか（例：構成要素の数，必要な行動の複雑さ，介入セッションの数，必要な時間など）？

2. 介入理論があるか，またそれは適切か？　その理論がどのように選択され，適応され，開発されたかについて説明があるか？　論理モデルが提示されているか？

3. 介入策開発の裏付けとなるエビデンスを特定し，作成するためにどのような戦略を用いたか？　システマティックレビューは行われたか？　専門家のコンサルタントは関与したか？　記述的または探索的な研究が行われたか？　全体として，開発作業は適切だったか？

4. 介入はどのようなものであったか？　内容，標的母集団，量，アウトカム，時期，個別化，介入手段などについて十分詳細に説明されていたか？

5. パイロット・スタディは行われたか？　パイロット・スタディは，本格的な臨床試験を進めるための十分な判断材料となったか？

6. プロジェクト全体と各フェーズにおいて，ミックス・メソッドのアプローチが用いられたか？　また，そのデザインはプロジェクトの各段階の目標に適しているか？

7. 最終研究報告書は，さまざまな研究から得られた重要な知見を統合しているか？　研究報告書は，介入を再現，拡張，適応するため，あるいは異なるセッティング，異なる母集団において使用するための推奨事項を提示しているか？

第Ⅰ相：このプロジェクトの開発は数年かけて行われた。プライマリケアでの臨床経験をもつ看護師や医師を含む研究チームは，徹底的な文献レビューを行った。既存のエビデンスを検討した結果，研究者は，理論的な枠組みである慢性期医療モデルに基づいた介入が最も有望であると結論付けた。U-CARE プログラムは，虚弱患者を特定するためのフレイル評価，在宅の虚弱患者に対する包括的な老年医学的評価，そしてエビデンスに基づく介入を含む個別のケアプランの3つのステップから構成されるようにデザインされた。研究者はまた，フレイル測定のための評価ツール（例：Drubbel et al., 2014）など，介入に使用する測定手段を検討した。介入と評価手法の「表面妥当性 face validity」は，経験豊富な看護師のパネルと10回の会合で議論された。研究チームは，他の老年医学の専門家にも意見を求め，その勧めに基づいてケアプランにいくつかの修正を加えた。U-CARE の内容は，2回の会合で「独立した5人の高齢者からなるパネルが査定し，承認された」(Bleijenberg et al., 2013a, p. 233)。

第Ⅱ相：U-CARE プログラムのパイロット・スタディと実行可能性研究を実施し，量的データと質的データの両方を収集した。実行可能性の観点から，MM アプローチ（QUAN→qual）を用いて，32人の開業医と21人の看護実践者から情報を収集した。この研究では，虚弱高齢者のための積極的かつ系統的なケアプログラムに対する参加者の期待や経験を探索した(Bleijenberg et al., 2013b)。その結果，いくつかの潜在的な障壁が明らかになったが，参加者はプライマリケアにおけるこのようなアプローチの実行可能性を肯定していた。研究者はまた，30人の患者を対象に，6週間の小規模なパイロット・スタディも行った。患者のアウトカムは正式には評価されなかったが，試験的な介入を提供した看護師は，自身の知識と患者のニーズに対する理解が深まったと報告した。

第Ⅲ相：オランダの39か所の一般診療所のクラスターにおいて，2つの介入の本格的な MM 評価（U-PROFIT と呼ぶ）が実施された(Bleijenberg et al., 2012, 2016a)。クラスター無作為化デザインを用いて，合計3,092人の地域在住高齢者を，3群のいずれかに無作為に振り分けた。その3群は，(1)フレイルリスクのある患者を特定するために日常診療記録データを用いた電子フレイルスクリーニングツールを使用し，その報告を積極的に利用する GP ケア(U-PRIM)，(2)スクリーニングツールを使用した看護師の主導による U-CARE プログラム，(3)通常のケアである。本試験を実施する前に，高齢者を担当した経験のある看護師21人を募集し，研修を行い，介入忠実度に関する事項に細心の注意を払った(Bleijenberg et al., 2016b)。この試験の主要アウトカムは，日常生活動作(ADL)のレベルであった。副次的アウトカムには，QOL，死亡率，介護施設入所，救急外来受診，介護者の負担が含まれた。ベースライン時，6か月後，12か月後のフォローアップ時に，アウトカムデータを収集した。研究者らは，12か月後のフォローアップで，通常ケア群の参加者に比べて，両方の介入群の参加者の ADL の低下が小さいことを見出した。他のアウトカムについては，両群間に有意な差はなかった。第2群の参加患者を詳細に調べたところ，看護師主導のケアは好評であり，看護師のモニターとしての役割（潜在的なリスクを査定する）が特に重要であると認識されていることが明らかになった(Bleijenberg et al., 2015)。研究チームの費用効果分析では，両介入群とも通常ケアと比較して患者1人あたりの総費用が低いことが判明したが，2種類の介入を複合した場合は費用対効果が低いことが示された(Bleijenberg et al., 2017)。

🖌 要点

- **看護介入研究** nursing intervention research は，看護介入（特に複雑な介入）を開発し，実装し，検証し，普及させるという特徴的な**プロセス**を含む。

- **複雑な介入** complex intervention における**複雑さ**は，構成要素の数，対象となるアウトカムの数，必要とされる行動の数と複雑さ，完全な介入が行われるために必要な時間など，いくつ

かの次元で生じる可能性がある。

- 複雑な介入を開発し検証するためのいくつかの枠組みが提案されている。最も広く引用されているのは，2000年に発表され，その後2008年に改訂されたMRCの枠組み Medical Research Council（MRC）framework（英国）である。

- ほとんどの枠組みは，最初に十分な開発努力が重要であることを強調しており，それに続いて介入のパイロット・スタディを実施し，次に効能と実施プロセスを評価するために厳密な比較試験が求められる。これらの枠組みは理想化されたモデルであり，そのプロセスが直線的であることはほとんどない。事実上，介入の開発と検証に関するほぼすべての枠組みは，MM研究を求めている。

- 第Ⅰ相の開発作業では，概念化と問題および標的母集団の深い理解が重要な課題である。第Ⅰ相での重要な成果物は，慎重に構想された介入理論 intervention theory であり，そこから介入のデザインが計画される。この理論は，特定のアウトカムを改善するためにどのようなことが必要かを示し，しばしば論理モデルに組み込まれる。

- 理論に加え，第Ⅰ相の開発中にエビデンスに基づく介入と介入戦略を作成するためのリソースには，システマティックレビュー，標的母集団または主要なステークホルダーを対象とした記述的研究，専門家との協議，および献身的で多様なチームによるブレインストーミングなどが挙げられる。

- 介入を開発する際，研究者は介入の内容だけでなく，量と強さ，介入のタイミング，目標とするアウトカムとその測定時期，介入の設定，介入を担当する者，提供の方法，個別化について決定しなければならない。

- 第Ⅱ相パイロット・スタディ pilot study では，予備的な介入の実行可能性と予備的な効果について検証する。パイロット・スタディでは，介入に参加する経験や，募集，参加継続，および受容性に関する問題を理解するために，しばしば補足的な質的研究の要素が含まれる。

- MMのアプローチは，第Ⅲ相比較試験中の介入の検証を強化することができる。質的な要素を含めることで，介入忠実度，臨床的意義，解釈のあいまいさについて光を当てることができる。

- MMデザインは，介入プロジェクトのすべてのフェーズにおいて適している。おおまかに言えば，デザインは順次的であるが，各段階ではさまざまなMMデザインを使用できる。第Ⅰ相では，QUALが優先されることが多く，第Ⅱ相，第Ⅲ相では通常，QUANが主導的である。

文献

Abraham, C., Denford, S., Smith, J., Dean, S., Greaves, C., Lloyd, J., ... Wyatt, K. (2015). Designing interventions to change health-related behaviour. In Richards, D., & Rahm Hallberg, I. (Eds.), *Complex interventions in health: An overview of research methods* (pp. 103-110). Oxford, UK: Routledge.

Barley, E., Haddad, M., Simmonds, R., Fortune, Z., Walters, P., Murray, J., ... Tylee, A. (2012). The UPBEAT depression and coronary heart disease programme: Using the UK Medical Research Council framework to design a nurse-led complex intervention for use in primary care. *BMC Family Practice, 13*, 119.

Barley, E., Walters, P., Haddad, M., Phillips, R., Achilla, E., Mc-Crone, P., ... Tylee, A. (2014). The UPBEAT nurse-delivered personalized care intervention for people with coronary heart disease who report current chest pain and depression: A randomised controlled pilot study. *PLoS One, 9*, e98704.

Bartholomew Eldredge, L., Markham, C., Ruiter, R., Fernandez, M., Kox, G., & Parcel, G. (2016). *Planning health promotion programs: An intervention mapping approach* (4th ed.). San Francisco: Jossey-Bass.

Berg, S. K., Moons, P., Christensen, A., Zwisler, A., Pedersen, P., & Pedersen, P. (2015). Clinical effects and implications of cardiac rehabilitation for implantable cardioverter defibrillator patients. *Journal of Cardiovascular Nursing, 30*, 420-427.

Bleijenberg, N., Boeije, H., Onderwater, A., & Schuurmans, M. (2015). Frail older adults' experiences with a proactive, nurse-led primary care program: A qualitative study. *Journal of Gerontological Nursing, 41*, 20-29.

Bleijenberg, M., de Man-van Ginekl, J., Trappenburg, J., Ettema, R., Sino, C., Heim, N., ... Schuurmans, M. (2018). Increasing value and reducing waste by optimizing the development of complex interventions: Enriching the development phase of the Medical Research Council (MRC) framework. *International Journal of Nursing Studies, 79*, 86-93.

Bleijenberg, N., Drubbel, I., Neslo, R., Schuurmans, M., Ten Dam, V., Numans, M., ... de Wit, N. (2017). Cost-effectiveness of a proactive primary care program for frail older people: A cluster randomized controlled trial. *Journal of the American Medical Directors Association, 18*, 1029-1036.

Bleijenberg, N., Drubbel, I., Schuurmans, M., Dam, H., Zuithoff, N., Numans, M., & de Wit, N. (2016a). Effectiveness of a proactive primary care program on preserving daily functioning of older people: A cluster randomized controlled trial. *Journal of the American Geriatrics Society, 64*, 1779-1788.

Bleijenberg, N., Drubbel, I., ten Dam, V., Numans, M., Schuurmans, M., & de Wit, N. (2012). Proactive and integrated primary care for frail older people: Design and methodological challenges of the Utrecht primary care PROactive frailty intervention trial (U-PROFIT). *BMC Geriatrics, 12*, 16.

Bleijenberg, N., ten Dam, V., Drubbel, I., Numans, M., de Wit, N., & Schuurmans, M. (2013a). Development of a proactive care program (U-CARE) to preserve physical functioning of frail older people in primary care. *Journal of Nursing Scholarship, 45*, 230-237.

Bleijenberg, N., ten Dam, V., Drubbel, I., Numans, M., de Wit, N., & Schuurmans, M. (2016b). Treatment fidelity of an evidence-based nurse-led intervention in a proactive primary care program for older people. *Worldviews on Evidence-Based Nursing, 13*, 75-84.

Bleijenberg, N., ten Dam, V., Steunenberg, B., Drubbel, I., Numans, M., deWit, N., & Schuurmans, M. (2013b). Exploring the expectations, needs and experiences of general practitioners and nurses toward a proactive and structured care programme for frail older patients: A mixed methods study. *Journal of Advanced Nursing, 69*, 2262-2273.

Borglin, G. (2015). The value of mixed methods for researching complex interventions. In Richards, D., & Rahm Hallberg, I. (Eds.), *Complex interventions in health: An overview of research methods* (pp. 29-45). Oxford, UK: Routledge.

Campbell, M., Fitzpatrick, R., Haines, A., Kinmouth, A., Sandercock, P., Spiegelhalter, D., & Tryer, P. (2000). Framework for design and evaluation of complex interventions to improve health. *BMJ, 321*, 694-696.

Chalmers, I., Bracken, M., Djulbegovic, B., Garattini, S., Grant, J., Gulmezoglu, A, ... Oliver, S. (2014). How to increase value and reduce waste when research priorities are set. *The Lancet, 383*, 156-165.

Corry, M., Clarke, M., While, A., & Lalor, J. (2013). Developing complex interventions for nursing: A critical review of key guidelines. *Journal of Clinical Nursing, 22*, 2366-2386.

Craig, P., Dieppe, P., Macintyre, S., Michie, S., Nazareth, I., & Petticrew, M. (2008a). *Developing and evaluating complex interventions: New guidance*. London: MRC.

Craig, P., Dieppe, P., Macintyre, S., Michie, S., Nazareth, I., & Petticrew, M. (2008b). Developing and evaluating complex interventions: The new Medical Research Council guidance. *BMJ, 337*, 979-983.

Creswell, J. W., & Plano Clark, V. L. (2018). *Designing and conducting mixed methods research* (3rd ed.). Thousand Oaks, CA: Sage.

De Silva, M., Breuer, E., Lee, L., Asher, L., Chowdhary, N., Lund, C., & Patel, V. (2014). Theory of Change: A theory-driven approach to enhance the Medical Research Council's framework for complex interventions. *Trials, 15*, 267.

Drubbel, I., Numans, M., Kranenburg, G., Bleijenberg, N., de-Wit, N., & Schuurmans, M. (2014). Screening for frailty in primary care: A systematic review of the psychometric properties of the Frailty Index in community-dwelling older people. *BMC Geriatrics, 14*, 27.

Duggleby, W., & Williams, A. (2016). Methodological and epistemological consideration in utilizing qualitative inquiry to develop interventions. *Qualitative Health Research, 26*, 147-153.

Finch, T., Rapley, T., Girling, M., Mair, F., Murray, E., Treweek, S., ... May, C. (2013). Improving the normalization of complex interventions: Measure development based on Normalization Process Theory (NoMAD). *Implementation Science, 8*, 43.

Fletcher, A., Jamal, F., Moore, G., Evans, R., Murphy, S., & Bonnell, C. (2016). Realist complex intervention science: Applying realist principles across all phases of the Medical Research Council framework for developing and evaluating complex interventions. *Evaluation, 22*, 286-303.

Gillespie, B., Harbeck, E., Lavin, J., Gardiner, T., Withers, T., & Marshall, A. P. (2018). Using Normalization Process Theory to evaluate the implementation of a complex intervention to embed the surgical safety checklist. *BMC Health Services Research, 18*, 170.

Green, L., & Kreuter, M. (2005). *Health program planning: An educational and ecological approach* (4th ed.). New York: McGraw Hill.

Hall, S., Chochinov, H., Harding, R., Murray, S., Richardson, A., & Higginson, I. (2009). A phase II randomised controlled trial assessing the feasibility, acceptability and potential effectiveness of Dignity Therapy for older people in care homes. *BMC Geriatrics, 9*, 9.

Hall, S., Goddard, C., Speck, P., & Higginson, I. (2013). "It makes me feel that I'm still relevant": A qualitative study of the views of nursing home residents on Dignity Therapy and taking part in a phase II randomised controlled trial of palliative care psychotherapy. *Palliative Medicine, 27*, 358-366.

Hansen, A., & Jones, A. (2017). Advancing "real world" trials that take account of social context and human volition. *Trials, 18*, 531.

Hawe, P., Shiell, A., & Riley, T. (2009). Theorising interventions as events in systems. *American Journal of Community Psychology, 43*, 267-276.

Holloway, A., Landale, S., Ferguson, J., Newbury-Birch, D., Parker, R., Smith, P., & Sheikh, A. (2017). Alcohol Brief Interventions (ABIs) for male remand prisoners: Protocol for development of a complex intervention and feasibility study. *BMJ Open, 7*, e014561.

Ioannidis, J. (2016). Why most clinical research is not useful. *PLoS Medicine, 13*, e1002049.

Johnston, B., Lawton, S., McCaw, C., Law, E., Murray, J., Gibb, J., ... Rodriguez, C. (2016). Living well with dementia: Enhancing dignity and quality of life, using a novel intervention, Dignity Therapy. *International Journal of Older People Nursing, 11*, 107-120.

Lauver, D. R., Ward, S. E., Heidrich, S. M., Keller, M. L., Bowers, B. J., Brennan, P. F, ... Wells, T. J. (2002). Patient-centered interventions. *Research in Nursing & Health, 25*, 246-255.

Lee, C., Lee, C., Hsu, M., Lai, C., Sung, Y., Lin, C., & Lin, L. (2018). Effects of music intervention on state anxiety and physiological indices in patients undergoing mechanical ventilation in the intensive care unit. *Biological Research for Nursing, 19*, 137-144.

Lewin, S., Hendry, M., Chandler, J., Oxman, A., Michie, S., Shepperd, S., ... Noyes, J. (2017). Assessing the complexity of interventions within systematic reviews: Development, content and use of a new tool (iCAT_SR). *BMC Medical Research Methodology, 17*, 76.

Lu, Y. Y., & Haase, J. (2011). Content validity and acceptability of the Daily Enhancement of Meaningful Activity program intervention for mild cognitive impairment patient-spouse dyads. *Journal of Neuroscience Nursing, 43*, 317-328.

May, C. (2013). Towards a general theory of implementation. *Implementation Science, 8*, 8-18.

May, C., Johnson, M., & Finch, T. (2016). Implementation, context and complexity. *Implementation Science, 11*, 141.

McGuire, D., DeLoney, V., Yeager, K., Owen, D., Peterson, D.,

Lin, L., & Webster, J.（2000）. Maintaining study validity in a changing clinical environment. *Nursing Research, 49*, 231-235.

Michie, S., van Stralen, M., & West, R.（2011）. The Behaviour Change Wheel : A new method for characterizing and designing behavior change interventions. *Implementation Science, 6*, 42.

Moore, G., Audrey, S., Barker, M., Bond, L., Bonell, C., Hardeman, W., ... Baird, J.（2015）. Process evaluation of complex interventions : Medical Research Guidance. *BMJ, 350*, h1258.

Morden, A., Ong, B., Brooks, L., Jinks, C., Porcheret, M., Edwards, J., & Dziedzic, K.（2015）. Introducing evidence through research "push" : Using theory and qualitative methods. *Qualitative Health Research, 25*, 1560-1575.

Morse, J. M.（2006）. The scope of qualitative derived clinical interventions. *Qualitative Health Research, 16*, 591-593.

Morse, J., Penrod, J., & Hupcey, J.（2000）. Qualitative outcome analysis : Evaluating nursing interventions for complex clinical phenomena. *Journal of Nursing Scholarship, 32*, 125-130.

Naylor, M. D.（2003）. Nursing intervention research and quality of care. *Nursing Research, 52*, 380-385.

Payne, K., & Thompson, A. J.（2015）. Economic evaluations of complex interventions. In Richards, D., & Rahm Hallberg, I.（Eds.）, *Complex interventions in health : An overview of research methods*（pp. 326-333）. Oxford, UK : Routledge.

Pfadenhauer, L., Gerhardus, A., Mozygemba, K., Lydashl, K., Booth, A., Hofmann, B., ... Rehfuess, E.（2017）. Making sense of complexity in context and implementation : The Context and Implementation of Complex Interventions（CICI）framework. *Implementation Science, 12*, 21.

Rahm Hallberg, I.（2015）. Knowledge for health care practice. In Richards, D., & Rahm Hallberg, I.（Eds.）, *Complex interventions in health : An overview of research methods*（pp. 16-28）. Oxford, UK : Routledge.

Richards, D. A.（2015a）. The critical importance of patient and public involvement for research into complex interventions. In Richards, D., & Rahm Hallberg, I.（Eds.）, *Complex interventions in health : An overview of research methods*（pp. 46-50）. Oxford, UK : Routledge.

Richards, D. A.（2015b）. A few final thoughts. In Richards, D., & Rahm Hallberg, I.（Eds.）, *Complex interventions in health : An overview of research methods*（pp. 326-333）. Oxford, UK : Routledge.

Richards, D. A., & Rahm Hallberg, I.,（Eds.）.（2015）. *Complex interventions in health : An overview of research methods*. Oxford, UK : Routledge.

Saal, S., Meyer, G., Beutner, K., Klingshirn, H., Strobl, R., Grill, E., ... Muller, M.（2018）. Development of a complex intervention to improve participation of nursing home residents with joint contractures : A mixed method study. *BMC Geriatrics, 18*, 61.

Sandelowski, M.（1996）. Using qualitative methods in intervention studies. *Research in Nursing & Health, 19*, 359-365.

Sermeus, W.（2015）. Modelling process and outcomes in complex interventions. In Richards, D., & Rahm Hallberg, I.（Eds.）, *Complex interventions in health : An overview of research methods*（pp. 111-126）. Oxford, UK : Routledge.

Sidani, S.（2015）. *Health intervention research : Understanding research design & methods*. Thousand Oaks, CA : Sage.

Sidani, S., & Braden, C. J.（2011）. *Design, evaluation, and translation of nursing interventions*. New York : Wiley-Blackwell.

Tylee, A., Barley, E., Walters, P., Achilla, E., Borschmann, R., Leese, M., ... Mann, A.（2016）. UPBEAT-UK : A programme of research into the relationship between coronary heart disease and depression in primary care patients. *Programme Grants for Applied Research, 4*(8).

Van Meijel, B., Gamel, C., van Swieten-Duijfjes, B., & Grypdonck, M.（2004）. The development of evidence-based nursing interventions. *Journal of Advanced Nursing, 48*, 84-92.

Wight, D., Wimbush, E., Jepson, R., & Doi, R.（2016）. Six steps in quality intervention development. *Journal of Epidemiology and Community Health, 70*, 520-525.

第29章 ミックス・メソッドを用いた介入の実行可能性研究とパイロット・スタディ

第28章で説明したMRC（Medical Research Council）の複雑な介入の枠組みでは，介入を開発するためにミックス・メソッド（MM）が使用されている（Craig et al., 2008）。次の段階では，研究者は介入およびそれを厳密に検証するためのアイデアが理にかなっているかどうか，つまり実行可能性，受容可能性，肯定的な効果の見込みがあるかどうかを評価する。

医療系の文献では，パイロット・スタディの計画や報告が往々にして不十分であるという意見が多い。最近まで，パイロット・スタディの計画と実施に関するガイダンスはほとんど存在しなかった。実際，Thabaneら（2010）は，パイロット・スタディに関する彼らの「チュートリアル」の中で，研究方法論の教科書におけるパイロット・スタディの扱いについて，「この問題について1つの章を割いている教科書を私たちは知らない」（Thabane et al., 2010, p. 2）と述べている。私たちは，この状況を改善するために本章を実行可能性の査定と介入のパイロット・スタディについての議論に割くことにした。パイロット・スタディを実施するための優れた最先端のアドバイスを提供する他の多くの資料が利用できるようになっており（例：Arain et al., 2010; Moore et al., 2011; Richards & Rahm Hallberg, 2015），さらに2015年にはこのトピックに特化したオープンアクセスジャーナル『Pilot and Feasibility Studies』が創刊された。

ヒント

前もって計画することの重要性は，多くの文化の中で知恵として語られている。例えば，ニューヨークのメトロポリタン美術館に展示されている10世紀のクフ王碑文の入った鉢には，関連するイランのことわざ「仕事の前に計画することが後悔を防ぐ」が刻まれている。また，アフリカには「川の深さを両足で確かめるのは愚か者だけだ」ということわざがある。

介入のパイロット・スタディにおける基本的問題

本節では，パイロット・スタディを成功させるための基礎を築き，介入や計画された評価に関する**不確実性**に対処することに焦点を当てる。

■ パイロット・スタディと実行可能性研究の定義

パイロット・スタディ pilot study という用語は，研究論文において何十とおりにも定義されており，パイロット・スタディと実行可能性研究 feasibility study という用語は，しばしば互換的に使用されている。最近，国際的な専門家パネルは，最近の概念枠組みで詳述されている定義と相互関係についての合意に達した（Eldridge et al., 2016）。

専門家パネルによると，パイロット・スタディは実行可能性研究の一部である。**実行可能性**は包括的な概念であり，パイロット・スタディはすべて実行可能性研究だが，実行可能性研究がすべてパイロット・スタディというわけではない。実行可能性研究は，何かが実行できるかどうかを検討するものである。チームはプロジェクトを進めるべきか，進めるとしたらどのように進めるべきかを判断する。実行可能性研究というおおまかな分類には，(1)無作為化パイロット・スタディ，(2)非無作為化パイロット・スタディ，(3)パイロット・スタディではない他の実行可能性研究の3種

パイロット・スタディは，介入が実行できる可能性を査定するために計画されているが，将来の大規模でより明確な研究の特徴を小規模で検証するという具体的な目標ももっている。パイロット・スタディは，より大規模な介入研究で使用するプロトコル，方法，手法の改良を支援するためにデザインされている。パイロット・スタディでは，募集，プロトコルの実施，データ収集手順，結果の測定，盲検化，および群間のコンタミネーションを回避する力など，本格的な検証のための一連の手続きの実行可能性を査定することに重点が置かれる。パイロット・スタディの中には，人々が無作為に割り付けられることを受け入れるかどうかを検証するために，無作為化デザインを用いるものもあるが，他のパイロット・スタディでは，準実験デザインを採用する。Taylor ら（2015）は，パイロット・スタディが無作為化を必要とする場合の示唆を与えている。

3番目のタイプの実行可能性研究は，専門家パネルが「その他の」実行可能性研究と呼ぶもので，本章では**実行可能性評価**と呼ぶことにする。このタイプの研究は，しばしば新しい介入や臨床試験の特定の個別的側面を検証するために実施される。例えば，実行可能性評価では，10週間の介入が実行可能で受け入れられるかどうかを評価することができる。あるいは，多施設共同試験に参加するために十分な数の施設を集められるかどうかを探索することもできる。実行可能性研究は，介入のアウトカムの検討ではなく，むしろ完全な介入試験の実施に不可欠な媒介変数を検討することに焦点を当てる。実行可能性評価は通常，無作為化デザインを使用しない。

研究者が実行可能性評価とパイロット・スタディの両方を実施することが必要な介入もある。初期の実行可能性評価で得られた教訓は，例えば，MRCの枠組み（**図 28-1**）で提案されているように，さらなる開発作業につながるかもしれない。その他の事例では，特に強力なエビデンスの基盤と熟考された介入理論がある場合，1回のパイロット・スタディで十分な場合がある。

実行可能性評価とパイロット・スタディを区別することは，それらを行う研究者にとって重要である。例えば，助成金を求める際や知見を発表する際には，適切なラベルを付ける必要がある。しかし，本章では，説明を簡略化にするために，ほとんどの場合，**パイロット・スタディ**という一般的な分類で活動を説明することにする。パイロット・スタディは，非介入研究（例：大規模調査）でも実施されることがあるが，本章では介入研究に焦点を当てる。

ヒント

一部の研究者は，内部パイロットと外部パイロットを区別している。**外部パイロット**は独立した研究であり，そこから得られた知見は完全なRCTのデザインと実施に役立つ。**内部パイロット**は大規模な試験の初期段階であり，その知見は通常，サンプルサイズの推定を調整するために使用される。本章では，独立した（外部）パイロット・スタディを主に取り上げる。

■ パイロット・スタディの全体的な目的

パイロット・スタディの全体的な目的は，高額な大失敗を避けることである。十分な検出力をもつRCTは非常に高くつく。パイロット・スタディを行わずに本格的な試験を行うと，資源の浪費や誤った結論を招くおそれがある。優れたパイロット・スタディは，本格的な試験が方法論的かつ概念的に健全で，倫理的で，情報提供に役立つ可能性を高めることができる。第28章で述べたように，医療研究における無駄や非効率性に対する懸念は高まっており（例：Ioannidis, 2016），パイロット・スタディはこれらの問題に責任をもって立ち向かうための重要なツールである（Treweek & Born, 2014）。大規模な臨床試験は，十分なパイロット・スタディなしに資金を得ることができないことが多い。

ヒント

医療に関する文献では，何千もの研究が「パイロット」として説明されているが，その多くは不適切にラベル付けされており，それらはしばしば単なる小規模な研究に過ぎない。より大

規模で最も信頼のおける研究を計画し実施するための最良の方法を学ぶという明確な目標がない限り，この用語を使用すべきではない。

パイロット・スタディに関する最近のガイダンスでは，パイロット・スタディを実施する側がしばしば理解していない重要なポイントが強調されている。すなわち，**パイロット・スタディの目的は，介入の有効性に関する仮説を検証することではない**点である。つまり目標は，主要なアウトカムに対する介入の効果を検証することでは**ない**ため，パイロット・スタディにおいて統計学的仮説検定を使用する場合は，慎重に解釈する必要がある（Arain et al., 2010; Thabane et al., 2010）。パイロット・スタディはサンプルサイズが小さいため，仮説の検証は一般的に検出力不足となり，効果量の推定値が信頼できないものとなってしまう。この問題については，本章の後半で再度議論する。

ヒント

Moore ら（2011）は，若手研究者がパイロット・スタディを行い，有意でない結果を得て，そのアイデアを放棄し，別のテーマを追求するという，非生産的な仕事のサイクルが発生することを嘆いている。仮説の検証がパイロット・スタディの主要な目的である場合，概して失望する結果に終わり，結果は報告されないことが多い。

■ パイロット・スタディからの教訓

パイロット・スタディの重要な成果物は，「得られた教訓」の記述である。ほぼ必然的に，パイロット・スタディでは，介入が「紙の上」で設計されたとおりには「現実の生活」で実施されないことが明らかになる。パイロット・スタディで得られた教訓について発表された研究報告書をレビューすると，いくつかの共通したテーマがあることがわかる。パイロット・スタディから得られた教訓として最もよく言及されているのは，以下のものである。

- 適格基準を満たす人が予想より少ない。
- 参加者の募集が予想以上に難しく時間がかかる。
- 参加者が直接使用する資料（例：パンフレット，教材）は簡略化する必要がある。
- 特にデータ収集に関する参加者の負担を軽減する必要がある。
- 効果量は本試験よりもパイロット・スタディで大きくなる傾向がある。
- 介入の重要な要素は，前倒しで，つまり早期に提供されるべきである。なぜなら，初期の段階ではより多くの注意が払われ，参加率が高くなるからである。
- 対照群が設けられている場合，介入群に提供されている情報が拡散され情報の混入が繰り返し問題となる。
- 専門家である介入者にもトレーニングが必要である（研究者自身も含む）。
- 他者との関係は継続的に育まれる必要がある。

パイロット・スタディを行う研究者は，これらの教訓を念頭に置き，頻繁に起こる問題を回避または最小化できるように研究を設計するよう努めるべきである。

☞ パイロット・スタディで学んだ重要な教訓の例

Beebe（2007）は，統合失調症の外来患者を対象とした運動介入のパイロット・スタディにおいて，予期せぬニーズが明らかになったという良い例を示している。彼女は，参加者の中に，介入に適した靴をもっていない者がいることを知り，「今後のプロジェクトの予算で靴を提供する」（Beebe, 2007, p. 216）必要があることを学んだ。

パイロット・スタディの目的と基準

実行可能性試験やパイロット・スタディの実施について助言する研究者は，必ずと言っていいほ

表 29-1　パイロット・スタディのためのプロセスに関連した目的と問いの例

目的	問い（量的）	問い（質的）
募集：十分な数の研究参加者を募集する実行可能性を査定する	・毎週/毎月，何人が適格性のスクリーニングを受けるか？ ・参加対象者の何割が参加に同意するか（実際に参加するのは何割か）？ ・毎週/毎月の登録者数は何人か？ ・参加に同意する人としない人の特徴は何か？ ・必要な標本の募集にどのくらい時間がかかるか？	・なぜ参加資格のある人は参加を辞退するか？何が介入（または研究参加）をより魅力的なものにするか？　無作為化は彼らの決断の因子になるか？ ・採用の成功に関して，研究の場にはどのような障壁が存在するか？ ・募集戦略はうまくいくか？　うまくいかないか？
適格基準：適格基準の妥当性を査定する	・各場に対象となる人は何人いるか？　全クライアント/患者のうち，対象となるのは何割くらいか？ ・どの適格基準が，最も多くの潜在的参加者の喪失と関連しているか？ ・パイロット・スタディでの脱落は，特定の適格基準に関連するか？	・適格者を特定するための手法は明確で管理しやすいか？ ・適格基準を緩めたり，厳しくしたりすることは，一部のステークホルダー（例：家族）に受け入れられるか？　それは募集のしやすさに影響するか？
参加の継続：十分な割合の参加者が継続する可能性を査定する	・最初の試験参加者のうち，何% が試験に参加し続けるか？ ・介入群と対照群で脱落に差があるか？ ・残る人，残らない人の特徴は？ ・脱落はどの時点で発生するか？	・なぜ，参加者は研究中止を決めるのか？ ・対象施設ではどのような要因が参加継続の悪さにつながるか？
プロトコルの遵守：参加者がプロトコルをどの程度遵守したかを査定する	・参加者の何% が介入の完全な「量」を受けるか？　典型的な参加者はどれくらいの介入の「量」を受けるか？ ・遵守できる人，できない人の特徴は何か？ ・特に遵守が悪い要素はあるか？	・参加者が介入プロトコル（あるいは特定の構成要素）を遵守しないのはなぜか？ ・対象施設において遵守の成功に寄与する要因は何か？
受容性：介入・研究が受益者や主要なステークホルダーにどの程度受け入れられるかを査定する	・受益者（または他のステークホルダー）は，介入，または介入の特定の要素にどの程度満足しているか？ ・受益者の何% を希望する療法に割り当てられるか？ ・データ収集の要求に対して，受益者はどの程度の負担を感じているか？	・受益者/ステークホルダーは介入について何が好きで何が嫌いか？　介入プロトコルにどのような変更を加えれば，より受け入れられやすくなるか？ ・受益者が最も嫌だと思う研究の側面（必要な時間の長さ，データ収集の頻度など）は何か？
倫理：人権保護の適切性を査定する	人権保護〔プライバシー，守秘義務（秘密保持）等〕の侵害はないか？	参加者は，自分たちの権利やプライバシーが十分に保護されていると感じるか？

ど，研究者に対して明確な目的を慎重に明示するように勧めている。パイロット・スタディの具体的な目的は，多岐にわたる。Thabane ら（2010）は，パイロット・スタディの目的を，プロセス，リソース，管理，科学的側面という4つの大きなカテゴリーに整理している。ここでは，この分類を用いて，パイロット・スタディに適したいくつかの目的の例を説明する。これらの例はすべてを網羅しているわけではないが，パイロット・スタディが本試験に関する決定にどのように役立つかについてのアイデアを提供できることを期待している。

■ プロセスに関連する目的

プロセス関連の目的は，研究を開始し継続するために計画された手順の実行可能性に焦点を当てる。これには，適格基準，募集，参加継続，理解，遵守，受容性，倫理などの問題が含まれる。各目的は，**表 29-1** に示すようなさまざまな問いに答えるためのデータを集めることで対処できる。表に示すように，プロセス関連の目的は，多くの場合，量的データと質的データの両方を収集することによって対処するのが最善である。パイロット・スタディと実行可能性評価は，介入を実施する際の潜在的な問題を調査し，それらの問題の解決方法を探るための良い手段である。

表 29-1 のいくつかの問いに対する回答は，介入開発中に得られることもあるが，それらの回答はしばしば確認が必要である。例えば，患者が介入に**興味があるだろう**と言うことと，実際に参加することに**同意すること**には大きな違いがあるかもしれない。さらに，ある患者は介入群として参加する意志があっても，対照群に割り当てられることを望ま**ない**かもしれない。あるいは，たとえ参加する意欲と関心があっても，複数セッションの介入期間中に意欲が減退する場合もある。したがって，机上で開発しているだけでは，現実世界で実施される介入の実行可能性についての重要な疑問に答えることはできない。

パイロット・スタディは，最初に設けた適格基準の妥当性を明らかにし，適格基準が募集，維持，プロトコルの遵守にどのように影響するかを示唆することができる。適格基準に関する決定は，実質的な懸念（利益を得られないかもしれない可能性のある一部の人を除外すべきか？），倫理的な懸念（特定の人々が害を受ける可能性があるか？），方法論的な懸念（適格基準をどのように測定するか？ その基準は，本試験で十分な参加者の確保に使えるか？），科学的な懸念（適格基準は知見の一般化可能性を制限しないか？）など，多くの懸念に対処しなければならない。パイロット・スタディのデータは，適格性についての決定や，十分に大きな標本を得るために必要な時間についての決定を微調整するために使用できる。

ヒント

被験者の抽出規模に関する根拠のない楽観論はよくあることであり，実際，**ラザニアの法則**（van der Wouden et al., 2007）という名前がついているほどよくあることである。Carlisle ら（2015）は，標本抽出の失敗により終了した，または予定よりもはるかに小さな標本で完了した約 500 の試験を分析し，抽出の失敗が適格基準の多さと強く関連していることを発見した。

特に重要なプロセス上の問題は，研究参加者だけでなく，実施施設や研究スタッフの募集に関するものである。完全な RCT として多施設共同試験を想定している場合，協力施設の実行可能性を早期に探索する必要がある。これは単に適切なサンプルサイズを達成するために十分な数の施設を確保することだけではなく，標的母集団の多様性を代表するような施設を確保することが重要である。また，探索により施設の拒否率が高いことが示唆された場合，研究者は管理者による拒否の要因を検討したほうがよい。特に，RCT が有望であるとの示唆が得られた場合で，拒否の要因が介入の実施に関連している場合はなおさらである。例えば，スタッフが費やす時間に関する懸念が重要な考慮事項である場合，介入を大規模に実施できる望みはほとんどないであろう。

研究参加者の募集は臨床試験における長年の問題であり，より困難になってきている。例えば，英国の公的資金による試験では，45% が目標とするサンプルサイズに達しなかったことが示されており（Sully et al., 2013），同様の結果が Walters ら（2017）によって報告されている。パイロット・スタディからの量的データは，完全な試験のために十分な数を募集する実行可能性に関する問いに答えることができるが，質的データは，主要な障壁をどのように排除することができるか，または追加の募集手段をどのように追求できるかを示唆するかもしれない。Treweek（2015）は，参加者の募集について有用なアドバイスを提供している。

パイロット・スタディにおいて精査すべきと考えられる 2 つの問題は，参加者の試験への参加継続率の低さと，（参加者または介入担当者の側の）プロトコル遵守の低さである。脱落によって分析できる最終的なサンプルサイズが小さくなるため，介入の有益性の推定にバイアスをもたらす可能性もある。高い脱落率，低いプロトコル遵守率，および低い満足度は，介入がまだ完全な RCT に向けての準備ができていないことを示唆している。

倫理的な問題も，パイロット・スタディ中に探索可能である。特に，本試験を実施する前に修正が必要な予期せぬ倫理的違反がないか，試験期間中に警戒する必要がある。また，パイロット・スタディは，同意を得るプロセスに関してフィードバックを得る良い機会でもある。パイロット・ス

タディの倫理的実施に関する特別なガイドラインがないことを指摘する人がいるが，インフォームド・コンセントの手続きにおいて，研究者はパイロット・スタディの実行可能性を開示する義務があるという点については，一定の合意が得られている（Arain et al., 2010; Thabane et al., 2010）。

👉 **プロセス関連の目標に関する
パイロット・スタディの例**

Himes ら（2017）は，産後ケアの遵守を向上させることを目的としたウェブベースの介入，Healthy Beyond Pregnancy のパイロット・スタディを行った。このパイロット・スタディは，無作為化試験に参加する意思のある適格条件を満たす女性の割合と，ウェブベースのプログラムを完了する意思のある女性の割合を判断し実行可能性を検討する目的があった。

■ リソースに関連する目的

パイロット・スタディは，本格的な試験で必要とされるリソースを把握するのに有効な方法であることが多い。リソースに関する目的は，通常，研究の以下の側面に関係する。

- 金銭的コスト
- 所要時間
- 施設側の受け入れ能力
- 人員要件と利用可能性
- 機器，技術，研究施設など，その他のリソースの必要性

Tickle-Degnen（2013）は，パーキンソン病患者に対する自己管理介入のパイロット・スタディで問われるリソースに関連する問いの良い例をいくつか挙げている。(1)望ましい参加者数に対応する受け入れ能力があるか？ (2)参加者と連絡を取り合い，調整するための電話や通信技術はあるか？ (3)プロジェクト関連のタスクを遂行し，研究者の時間や労力を支援する組織的な意向と能力はあるか？

複雑な介入を行う本格的な RCT には何千ドルもの費用がかかる。パイロット・スタディは，研

究者がそのような試験の現実的な予算を見積もるのに役立つ。また，介入にかかる費用が利益に見合うかどうかも明らかにすることができる。費用が高く現実世界では適用が不可能な介入や有益性が低い介入に対して，費用のかかる試験を進めることが現実的であるかどうかについて，研究者は初期の段階でも検討するべきである。

👉 **パイロット・スタディとリソースの
目的例**

Signorelli ら（2018）は，小児がんサバイバーを対象として，教育，エンパワーメントを目的とした看護師主導の eHealth 介入のパイロット・スタディについて記述している。研究者は，介入を実施するコスト，紹介や受けた医療ケアのコストを含む，介入のコストに関するデータを集める予定である。

■ 管理に関連する目的

パイロット・スタディのもう1つの目的は，研究チームが取り組みを管理し，チームとして生産的に働くことができるかどうかに関するものである。パイロット・スタディは，本格的な試験に進む前に対処すべき管理上の「不具合」を特定するのに役立つ。パイロット・スタディ実施における管理に関連する目的には，以下の観点から実行可能性を査定することが含まれる。

- 施設の実現可能性
- プロジェクトスタッフの意欲と能力
- 報告・モニタリング・技術などの仕組みの適切性
- 対人関係の管理・育成能力

パイロット・スタディから「得られた教訓」について書かれた論文において繰り返し出てくるテーマは，人間関係が問題を引き起こす可能性があるということである。これは，スタッフ間，スタッフと管理職間，スタッフと研究参加者やその家族の間に生じる緊張の結果である可能性がある。研究者は，さまざまなステークホルダーに当事者意識をもたせ，提案や苦情を言う機会を与え

ることがしばしば有効であることを見出している。

先に述べたパーキンソン病患者の自己管理介入に関するパイロット・スタディの論文で，Tickle-Degnen（2013）は管理目標に関連するさまざまな実行可能性の問いに取り組んでいる。例えば，(1)計画された RCT の管理，(2)試験期間中の参加者の進捗を記録するためのシステムの設計，(3)データの入力と質チェックの実施，(4)治験の倫理的側面の管理，などに対する研究者の管理能力の課題と強みは何かということである。

■ 科学的側面に関連する目的：
   実質的な課題

科学に関連する目的は，Thabane ら（2010）の分類システムにおける第4のカテゴリーである。この重要な目的のカテゴリーについて，私たちは2つのサブカテゴリーを議論する。科学的側面の目的の1番目のサブカテゴリーは，介入そのものに関する実質的なものである。2番目は，介入を厳密に検証する実行可能性に関する方法論的なものである。本節では，パイロット・スタディの実質的な科学的目的について説明する。

介入の特性

パイロット・スタディは，介入の内容，量，タイミング，セッティング，順序などに関して開発段階で行われた決定が適切なものであったかどうかを検証する機会を提供する（Feeley & Cossette, 2015）。パイロット・スタディは，参加者や介入スタッフからのフィードバックや，参加率や脱落率などの指標に基づいて，介入プロトコルを修正するのに理想的な時期である。

安全性と忍容性

新しい介入試験において，患者の安全性と介入の忍容性を評価することは，多くのパイロット・スタディにおいて重要な目的である。残念ながら，サンプルサイズが小さいため，パイロット・スタディでは信頼できる安全性と忍容性のデータを提供できないことが広く認識されている。例えば，30人の患者を対象としたパイロット・スタディでは，有害事象を観察しなかったとしても，

必ずしも安全性のリスクがないことを意味するとは限らない。

Leon ら（2011）は，パイロット・スタディにおける群別の有害事象の発生率は，95% 信頼区間（CI）とともに報告されるべきであると助言している。彼らはさらに，有害事象が観察されない場合，95% CI の上限を推定するために**3の法則**を用いることを推奨している。この「ルール」では，上限値として $3/n$ の値を使用する。したがって，1群につき30人の参加者がいて，介入群で有害事象が0件観察された場合，その群の有害事象発生率の95% CI は 0〜10%（3/30 = 10）と推定されることになる。10人に1人が有害事象を経験する可能性を示唆するこの計算は，安全性と忍容性に関してパイロットデータが不確実であることを示している。

とはいえ，介入によって疲労やめまいなどの軽微な有害事象が発生する可能性がある場合は，安全性と忍容性を監視することが重要である。さらに，Leon ら（2011）が指摘するように，パイロット・スタディは安全性監視システムの妥当性を検証するのに有用である。また，パイロット・スタディは，参加者らの医師から試験への参加許可を得ることが望ましいことを示唆する場合もある。安全性と忍容性の認識に関する参加者からのフィードバックも，潜在的な安全性の問題を評価するために非常に有用である。

👉 パイロット・スタディと安全性評価を行った例

Chan ら（2017）は，急性期病院の成人患者を対象に，末梢挿入型中心静脈カテーテル（PICC）用の中心静脈アクセスデバイスとドレッシングのパイロット・スタディを実施した。実行可能性のアウトカムには，介入の安全性が含まれていた。124人の患者を対象としたパイロット・スタディにおいて，研究者は，ドレッシングの失敗，皮膚合併症，局所感染による PICC の除去，カテーテル関連血流感染などのアウトカムをモニタリングした。

表 29-2 さまざまな N と d における，d に対する 95% 信頼区間[a]

d	N=20 各群 10 名	N=30 各群 15 名	N=40 各群 20 名	N=50 各群 25 名	N=60 各群 30 名	N=100 各群 50 名
0.20	−0.69〜1.09	−0.53〜0.93	−0.43〜0.83	−0.37〜0.77	−0.32〜0.72	−0.20〜0.60
0.30	−0.59〜1.19	−0.43〜1.03	−0.33〜0.93	−0.27〜0.87	−0.22〜0.82	−0.10〜0.70
0.40	−0.49〜1.29	−0.33〜1.13	−0.23〜1.03	−0.17〜0.97	−0.12〜0.92	0.00〜0.80
0.50	−0.39〜1.39	−0.23〜1.23	−0.13〜1.13	−0.07〜1.07	−0.02〜1.02	0.10〜0.90
0.60	−0.29〜1.49	−0.13〜1.33	−0.03〜1.23	0.03〜1.17	0.08〜1.12	0.20〜1.00
0.70	−0.19〜1.59	−0.03〜1.43	−0.07〜1.33	0.13〜1.27	0.18〜1.22	0.30〜1.10

[a] Leon ら（2011）の公式〔$d+(4 \div \sqrt{N})$〕を用いた 95% CI の近似値。2 群のサイズが等しいと仮定する。

介入の効能

ほとんどのパイロット・スタディは，介入が有益である可能性について予備的なエビデンスを得ることを目的として実施される。先述のように，仮説検定は第二種の過誤，つまり介入が有効であったにもかかわらず，有効でないと誤って結論付けてしまうリスクが高いため，パイロット・スタディでは適切でないと考えられている。

効果量 effect size（ES）の推定値は，介入が主要なアウトカムに対して有益な効果をもたらす可能性に関する情報を提供するが，パイロット・スタディ結果の ES を解釈する際には細心の注意が必要である。パイロット・スタディでよく見られるさまざまなサンプルサイズについて，大きさの異なる ES の推定値（d）の 95% 信頼区間を提示することで，この問題を説明する（**表 29-2**）。注意点として，d は 2 群の平均値（すなわち，あるアウトカムに関する介入群と対照群の介入後の平均値）の差をプールした標準偏差で割って算出される。例えば，40 人の参加者（各群 20 人）によるパイロット・スタディで，主要アウトカムに対する d を 0.50 と計算したとすると，これは中程度の強さの ES となる。**表 29-2** が示すように，このシナリオでは，真の ES が −0.13（すなわち，介入が軽度有害）から +1.13（すなわち，介入がきわめて有益）の間のどこかに 95% の確率で存在する。サンプルサイズを大きくすると，推定範囲の幅が狭くなることから，介入の潜在的な有効性についてより強いエビデンスを提供することになる。例えば，サンプルサイズが 100 人の参加者（各群 50 人）の場合，d が 0.50 の 95% CI は，0.10（わずかに有効）から 0.90（非常に有効）までの範囲となる

（後述するように，95% CI は，一般的な標準ではあるものの，パイロット・スタディには厳しすぎると考える専門家もいる）。パイロット・スタディの ES は，少なくとも期待をもたせるものであるべきである。例えば，得られた d が 0.02 では，介入の効果について確信をもつことはできないだろう。

パイロット・スタディの目的は，介入の効果に関する予備的な（最終的ではない）エビデンスを得ることであるため，研究者は介入の効果について結論を出すために追加の方法を用いるべきである。プログラム参加者および介入担当者の利益や失望についての認識を探るために詳細なインタビューを行うことは，統計結果を補強するための特に重要な手段である。例えば，（CI の下限に基づく）弱い有益な効果の妥当性は，参加者からの介入の価値に関するフィードバックを通じて，時として疑問視されることがある。いくつかの主要なアウトカムについて正の ES の推定値に一貫したパターンがあり，それを裏付ける質的データがある場合，研究者は介入の有効性が有望であると結論付ける準備が整っているといえる。

☞ パイロット・スタディと効果量推定の例

Wang ら（2018）は，2 型糖尿病の過体重または肥満の成人を対象に，ライフスタイル行動を改善する介入を検証するパイロット・スタディを実施した。その結果，体重減少の ES は 0.40 と中程度に大きく，血糖コントロールの ES は 0.28 であった。

> **ヒント**
> パイロット・スタディに基づき介入を大きく変更する(例:介入の内容や量)場合は,パイロット・スタディのESが本試験で得られる値の推定値として正確ではなくなる可能性がある。

臨床的意義

パイロット・スタディのもう1つの目的は,介入の臨床的意義を早期に評価することである。第21章で述べたように,集団レベルではESの推定値が臨床的意義の結論を導き出すためにしばしば用いられる。つまり,研究者は臨床的に意義があるとみなされる効果の大きさをあらかじめ設定しておく必要がある。その基準として諮問委員会の合意事項を用いることも可能である。Arnold ら(2009)は,推定された効果量の95% CIにあらかじめ指定された臨床的意義の最小値が含まれていれば,介入は効果を潜在的に有すると宣言できると助言している。しかし,標本が小さい場合の95% CIの幅を考えると,これは緩すぎる基準かもしれない。例えば,50人のパイロット・スタディの参加者(各群25人)の標本で,臨床的に有意なdの基準を0.50とすると,得られたdが0.00であってもこの基準を満たすことになる(95% CI $= -0.57 \sim +0.57$)。したがって,諮問委員会は臨床的意義の基準だけでなく,許容範囲も設定することがより賢明であろう。例えば,ES値の基準値が0.50の場合,専門家は臨床的意義の下限を0.20と設定するかもしれない。

第21章で説明したように,臨床的意義を評価する別のアプローチもある。主要アウトカムについてMIC(最小重要変化)ベンチマークが確立されていれば,臨床的に意義のある変化を達成した参加者の割合を計算することができる。統計学的有意性がない場合でも,介入を受けた参加者のかなりの割合が臨床的に有意な改善を示した場合,介入が有望であるという結論を支持することができる。

■ 科学的側面に関連する目的: 方法論的な問題

科学的側面に関連する目的には,介入に関する

実質的な懸念だけでなく,厳密な比較試験の実行可能性に関する方法論的な懸念も含まれる。本節では,新しい介入を検証する方法についてパイロット・スタディの目的に焦点を当てている。

研究デザイン

実行可能性に関する予備的なエビデンスは,1群事前テスト事後テストデザインのような,かなり単純なデザインで得ることができる。しかし,パイロット・スタディの場合は,理想的には本格的な試験の試行となるようなデザインであるべきである。多くの専門家は,パイロット・スタディでは,本試験のRCTが実行可能であるという確信を得るために,準実験的なデザインではなく,無作為化デザインを用いることを推奨している(例:Conn et al., 2010; Thabane et al., 2010)。Leon ら(2011)が指摘するように,パイロット・スタディに無作為化対照群を含めることで,「募集,無作為化,介入の実施,盲検化の評価手法,および参加者の継続をより現実的に検討することができる」(Leon et al., 2011, p.627)のである。

無作為化試験における重要な問題は,群間にコンタミネーションが発生することである。パイロット・スタディは,何らかの付加的な介入が本来の介入の有益性を増強するか(介入群にそれが発生する場合),あるいは有益性を減弱するか(対照群にそれが発生する場合)を評価するよい機会を提供するものである。

介入忠実度

パイロット・スタディは,研究者に,介入担当者が計画どおりにうまく介入を実施できるかどうかを検討する機会を提供する。研究者はまた,本試験における介入忠実度の妥当性を評価することもできる。量的データと質的データの両方は,研究者が,介入の実装がどの程度成功したかを理解し,介入プロトコルを完全に実施するための障壁を特定するうえで重要な役割を果たす。量的データは忠実度の達成率を算出するために用いることができ,質的データは忠実度の達成を困難にしている要因を理解するのに役立つ。

パイロット・スタディと介入忠実度の例

Coppell ら(2017)は，ニュージーランドにおいて糖尿病予備軍に対するプライマリケア看護師主導の食事介入のパイロット・スタディを実施した。介入では，ベースライン，2週間，3か月，6か月の訪問時に体系的な食事ツールを使用した。トレーニングセッション中の看護師の観察，記録物のレビュー，主要情報提供者および患者へのインタビューにより，忠実度がモニタリングされた。研究者は，パイロット・スタディにおける介入実施の忠実度は高かったと結論付けた。

データ収集プロトコルと測定ツール

研究者は，介入研究のためのデータ収集ツールや手順に関して多くの決定を下しており，パイロット・スタディは，研究者にこれらの決定を評価する機会を提供する。データの質と参加者の負担は，調査の鍵となる2つの領域である。パイロット・スタディでは，欠損データのパターンを調べ，尺度の内的一貫性を評価し，参加者の理解度を確認し，回答の変動性を探り，測定するために必要な時間を推定する機会が提供される。データ収集のスケジュールが負担になると研究から脱落する人が多くなるというエビデンスを考慮すると，提案された測定ツールの実用性を検討することが重要である。長時間を要する測定ツールは，脱落という点でリスクがあるだけでなく，データ収集スタッフ，データ入力，分析にかかる費用にも影響する。パイロット・スタディにより，研究者は1つまたは複数のアウトカムを削除したり，より短時間で済む測定ツールを選択したり，測定のスケジュールを変更したりすることができるかもしれない。Van Teijlingen と Hundley(2001)は，本格的な研究で使用する測定ツールのパイロット・スタディについて，明確なアドバイスを提供している。

サンプルサイズ

多くのパイロット・スタディは，本試験のサンプルサイズを決定するために実施されるが，検出力分析にパイロット・スタディの ES を用いるこ

とは危険である。大きな効果量(例えば，$d =$ 0.80)は，誇張された肯定的な結果を反映している可能性がある。この d を検出力分析のための推定 ES として使用した場合，本格的な試験が検出力不足，すなわちサンプルサイズの予測が小さくなりすぎるという結果になる可能性がある。一方，パイロット版の推定 ES が小さいと，第二種の過誤を反映する可能性があり，有望と思われる介入を放棄する決断につながりかねない。

ヒント

Vickers(2003)は，4つの主要な医学雑誌に掲載された多くの試験が，パイロット・スタディに基づいて必要なサンプルサイズを推定した場合，検出力がかなり不足することを明らかにした。例えば，本格的な試験の4件に1件は，推定された数の5倍の参加者が必要であったことを明らかにした。

この問題に対しては，いくつかのアプローチが提案されている。1つは，パイロット・スタディの ES について CI を計算し，検出力の計算ではその CI の下限を使用する方法である。しかし，95% CI は小さな標本では不当に大きな範囲になるため(表29-2)，80% CI(Cocks & Torgerson, 2013; Lancaster et al., 2004)，75% CI(Lee et al., 2014)，68% CI(Hertzog, 2008)など，あまり厳しくない CI が提案されている。

例として，30人の参加者(各群15人)のパイロット・スタディで，ES を $d = 0.50$ と推定したとする。表29-2 に示すように，このサンプルサイズでは 0.50 付近の 95% CI は $-0.23 \sim +1.23$ の範囲となる。しかし，d が 0.50 の場合の 80% CI は $-0.03 \sim 0.97$，68% CI は $0.12 \sim +0.88$ である。d の下限を 0.12 とすると，本格的な試験に必要なサンプルサイズは，検出力 $= .80$，両側検定で $\alpha = .05$ とすると，1群あたり 1,000 人以上となり，やはり不当に大きくなる。

多くの場合，研究者はサンプルサイズの推定をサポートするために，追加のエビデンスを利用することができる。例えば，主要アウトカムでの群間差は介入群に有利であるという類似の介入試験

から一貫したエビデンスがあった場合，私たちは片側検定の使用を検討するかもしれない。これにより，推定される d が +0.12 である本格的な試験では，1 群あたり約 850 人が必要になる。

類似の介入試験から得られたエビデンスがある場合，サンプルサイズを推定するための追加手段を追求できる。例えば，パイロット・スタディで観察された $d = 0.50$ を続けると，同様の介入を行った 3 つの先行 RCT があったとしよう。これらの試験では，同じ主要アウトカム（例えば，疼痛）に対して d の値は 0.26，0.34，0.42 であり，この値はすべてパイロット・スタディの $d = 0.50$ の 95% CI 内に入る。エビデンスをトライアンギュレーションすることで，本格的な RCT に必要な標本の大きさを推定するための最良のエビデンスを得られると主張できる。$d = 0.26$（4 つの推定値の中で最も保守的である），$d = 0.34$（最も厳密な研究で得られた），あるいは，$d = 0.38$（自分のパイロット版を含む 4 つの試験の平均値）を使用することもできる。両側検定の場合，これらの決定により，1 グループあたり，それぞれ 233，136，109 のサンプルサイズが必要になると見積もることができる。もし，検出力分析で単に $d = 0.50$ を使用していたら，必要な標本の大きさは 1 群あたり 63 となって，検出力不足で有意でない結果となり，第二種の過誤となる可能性が非常に高い。一方，$d = 0.12$（0.50 付近の 68% CI の下限）を用いた場合，全体のサンプルサイズが参加者 2,000 人を超えることになり，完全な臨床試験を実施することはなかったと思われる。

補足的な戦略として，検出力の計算において臨床的意義を考慮することがある（Kraemer et al., 2006）。その根拠は，介入が臨床的に意義のある効果を達成できない場合，試験が検出力不足であることは重要でない場合があるからである。したがって，この例では，研究チームまたは諮問グループの判断で，臨床的に有意となるには ES が少なくとも 0.40 である必要があるとする。言い換えれば，ES が 0.40 未満では臨床家が介入に関心を示さないという合意があるとする。$d = 0.40$ を用いた場合，本格的な主試験が 2 群デザインの場合のサンプルサイズは，1 群あたり約 100 人と見積もられる。パイロット・スタディの結果に基づくと，ES が 0.40 ということは $d = 0.50$ の 95% CI に十分収まるため，達成可能値であると考えられる。また，その達成可能性は，類似の介入を行った別の試験で $d = 0.42$ が得られた結果からも支持される。

要するに，サンプルサイズ算出において最も合理的な戦略は，主試験で達成可能であり，臨床的に意味のある効果の大きさを推定するために，すべてのエビデンスを総合的に検討することである。より詳細で洗練されたガイダンスは，Ukoumunne ら（2015）および Bell ら（2018）により提供されている。

■ パイロット・スタディの目的と成功の基準

これまで，介入のためのパイロット・スタディに関連する目的を広く提示した。しかし，すべての目的を 1 つのパイロット・スタディや実行可能性研究で達成することは明らかに不可能である。それでも，パイロット・スタディの目的を事前に特定することは非常に重要である。なぜなら，パイロット・スタディのデザインとデータ収集方法は，その目的によって決まるからである。

パイロット・スタディの目的を選択する際には，いくつかの考慮事項に基づくことをお勧めする。第 1 に，情報が本当に不足している目的，つまり主要な**不確実性**に対処する目的を選ぶ。例えば，標的母集団を対象とした過去の研究や他の類似の試験での脱落率から，どの程度の脱落が予想されるかについて十分な推定ができるかもしれない。第 2 に，本試験の実行可能性に最も大きく影響する目的を選択する。例えば，パイロット・スタディで十分な数の参加者を集められなければ，大規模な試験は不可能であろう。したがって，募集方法の評価と強化は重要な目的となる。そして第 3 に，資金提供者が特に注目する目的に焦点を当てることである。これには，例えば，参加者の募集，有効性，リソースの要件などが含まれたりもするかもしれない。

パイロット・スタディの主要な目的を明確にすることの重要性は，パイロット・スタディが「次のステップ」の決定につながるべきであることに起因している。基本的に，3 つの選択肢がある。

表 29-3 パイロット・スタディの目的と成功の基準の例

目的	基準	測定
1. 対象施設が参加希望者の適格性をスクリーニングする意欲	毎月 50 人以上の患者を対象としたスクリーニングを実施する	月ごとのスクリーニング患者数(場合によってはスクリーニングされていない患者数も)
2. 研究参加者の募集の実行可能性を査定する	適格者の 60% が参加に同意する	参加に同意した人数を,すべての適格者数で割った値
3. 研究参加者の募集の実行可能性を査定する	対象施設において,少なくとも週に 3 名の参加者の募集に成功する	1 か所あたりの参加に同意した者の数
4. 無作為化されることに対する人々の意思を査定する	参加に同意した者の 95% が無作為化される	無作為化された人数を,当初の参加に同意した人数で割った値
5. 介入の開始を適時に査定する	無作為化された人の 90% が無作為化後 7 日以内に介入を開始する	無作為化後 7 日以内に介入を開始した数を,無作為化された総数で割った値
6. 介入の遵守を査定する	介入群の 80% が,10 回の介入セッションのうち 8 回以上を完了する	8 回以上のセッションを完了した人数を,無作為化された人数で割った値
7. データ収集プロトコルの効率性を査定する	90% の参加者が 30 分以内に調査への回答を完成させる	30 分以内に調査への回答を完了した人数を,回答を完了した全員の数で割った値
8. 治験の参加維持率を査定する	両群とも 80% の参加者が 3 か月後のフォローアップ調査を完了する	各群の 3 か月後のフォローアップを完了した人数を,無作為割り付けされた人数で割った値
9. 介入の受容性を査定する	75% の参加者が介入に「満足」または「非常に満足」と回答する	満足している患者数を,介入参加者数で割った値
10. 介入の効果を査定する	d の値に対する 68% 信頼区間の下限は,少なくとも 0.20 となる	得られた d の 68% 信頼区間における d の下限値
11. 介入の臨床的意義を査定する	介入群の 40% が,ベースライン後 3 か月の時点で,痛みの視覚的アナログ尺度(VAS)において 8 cm 以上の減少〔最小重要変化(MIC)〕を示す	介入群のうち,フォローアップ期間中の VAS 疼痛得点がベースライン時より 8 cm 以上低くなった者の数を,介入群に無作為化された人数で割った値

1 つは,本格的な臨床試験に進むことである。2 つ目は,介入プロトコルや方法論の決定,または手法の変更を行うことである。変更を加えるという決定は,さらなる第 I 相(開発)の作業につながるかもしれないし,修正が重要であれば,おそらく第 2 のパイロット・スタディにつながるかもしれない。3 つ目の選択肢は,実行可能性の見込みが低いか,介入が効果的であるという十分なエビデンスがないため,この取り組み全体を断念することであろう。

研究者は,次に進むべき道について,どのように批判的な判断を下すのだろうか? 広く提唱されているアプローチの 1 つは,目的だけでなく,意思決定の基準を明確にすることである(例:Arain et al., 2010; Arnold et al., 2009; Thabane et al., 2010)。研究チームは,パイロット・スタディを開始する前に,本格的な RCT の実行可能性を主張するための閾値基準を策定しておく必要

がある。

ヒント

パイロット・スタディ後の意思決定に対する代わりの(または補足的な)アプローチが Bugge ら(2013)により提案されている。彼らの枠組みでは,パイロット・スタディの問題点を系統的に分析し,可能な解決策を査定する。

表 29-3 は,本試験の実行可能性について結論を出すための,パイロット・スタディの目的と成功の基準の例を示している。これらの例が示すように,量的基準は生の数値または割合の形で表現できる。例えば,この表の 2 番目と 3 番目の項目は,パイロット・スタディにおける募集方法を査定するという目的に焦点を当てている。2 番目の目的では,成功の基準は,適格基準を満たしたす

べての適格者のうちの一定の割合（この例では60％）の者が，パイロット・スタディへの参加に同意することである。一方，3番目の目的では，採用の成功は，毎週，特定の数の適格者がパイロット・スタディへの参加に同意することと定義されている。

この基準は研究チームの判断に基づくが，理想的には開発段階で収集したエビデンス（例：他の類似試験での採用率に基づく）によって情報が提供されるべきである。基準は，理想的なもの（例：100％の採用成功）と現実的なものとのバランスを達成する必要がある。提案された基準は，多くの場合，専門家やステークホルダーからなる諮問グループの支援を得て作成するのが最適である。**表29-3** の基準はあくまで**例**であり，介入の性質，場，標的母集団を含むパイロット・スタディの実際の状況を考慮することなく，そのまま採用すべきではないことを強調しておく。

パイロット・スタディの成功の基準を明確にすることで，「次のステップ」の意思決定が容易になる。募集の例では，パイロット・スタディの適格基準に該当する患者の30％しか参加に同意しなかった場合，次のステップはおそらく，本試験に進むべきではないだろう。探索的（質的）な調査によって，なぜ募集活動がうまくいかなかったのかを明らかにすることができるかもしれない。おそらく別の募集方法が必要だったり，介入や研究が負担になりすぎていたり，あるいは適格基準の調整が必要などの問題があったのかもしれない。パイロット・スタディの成功の基準がないと，研究者はパイロット・スタディのデータを望ましい方向に過剰に解釈してしまう。つまり，賢明な判断をする前に，本格的な試験に進んでしまう可能性がある。

「次のステップ」に関する決定は，いくつの基準が満たされていないか，またその不足の程度によって変わってくると思われる。例えば，60％以上の採用率を基準としていたのに，それが30％だった場合プロジェクトを大きく見直すことになるかもしれないし，50％だった場合は採用率を高めるための調整を行うことになるかもしれない。特定された問題を容易に修正できない場合，研究者は臨床上の問題に対処するために「振り出しに戻る」ことを余儀なくされるかもしれない。

本格的な臨床試験に進むかどうかの決定は，慎重に検討されるべきものである。厳密な RCT の研究助成を受けるための研究計画書を作成する際，研究チームは以下の点を確信する必要がある。(1)介入と研究方法が実行可能であること，(2)厳密な試験のための落とし穴が特定され，潜在的な問題の解決策が特定されていること，(3)介入が効果的であるという予備的エビデンスがあること，そして(4)重要なステークホルダーが「賛同している」ことである。

👉 ステークホルダーの課題例

Bird ら(2011)は，幹細胞移植を受けた患者に対する複雑なリハビリテーション介入を評価した際の経験について記述している。この介入は厳密なパイロット・スタディが行われておらず，実際の試験運用中にいくつかの問題が確認された。問題の1つは，スタッフによる試験への抵抗で，そのうちの1人は「試験が介入を台無しにした」(Bird et al., 2011, p. 5)とコメントしている。

パイロット・スタディのデザインと方法

本節では，パイロット・スタディのデザインと実施に関連する推奨事項を説明する。

■ パイロット・スタディにおける研究デザイン

特に，パイロット・スタディを本格的な試験の助成金申請のために使用することを予定している場合，私たちは無作為化デザインを使用することを推奨する。可能な限り，対照群の設定，盲検化の方法，アウトカム測定，データ収集のスケジュールなど，本試験のすべてのデザインの特徴を検証する必要がある。Arnold ら(2009)は，パイロット・スタディを複数の場で実施することが建設的であることを示唆している。多施設でのパ

イロット・スタディは，プロジェクト管理者に多施設で監督することを経験させる。

実行可能性評価では，通常，より単純なデザインで十分である。例えば，主な目標が適格者の数を査定することであったり，どれくらいの数の場でデータを収集できるかを推定することである場合，単純な記述デザインで十分であろう。1群デザインは，参加者が介入を受け入れられるかどうかなど，介入自体の側面を評価するためにしばしば用いられる。

実行可能性についての問いでは，主要な目的が達成できるかどうかだけでなく，なぜ達成できなかったかも問われるため，パイロット・スタディではMMデザインを用いるのが有利である。したがって，多くの場合，パイロット・スタディの適切なデザインは，同時並行的MMデザイン（例：QUAN＋qualまたはQUAN＋QUAL）または順次的デザイン（例：QUAN→qualまたはQUAN→QUAL）のいずれかとなる。

👉 パイロット・スタディの研究計画例

Sinら（2013）は，精神病のエピソードを有する患者の兄弟姉妹を対象としたオンラインの複合的介入を検証するパイロット・スタディのデザインについて，詳細に説明している。この介入はMRCの枠組みを使用してデザインされた。彼らの計画は，120人の適格基準に該当する兄弟姉妹を募集して無作為化し，4群のうちの1群（3つの療法群，1つの対照群）に割り当てることであった。MMのQUAN→qualデザインでは，彼らの経験をよりよく理解するために，すべての治療群の参加者のサブ標本にフォローアップインタビューを行った。研究者は144人の兄弟姉妹の募集と無作為化には成功したが，募集上の課題がわかり，それは詳細なインタビューによって探索された（Sin et al., 2017）。

■ パイロット・スタディにおける標本抽出

パイロット・スタディで使用する標本は，本試験と同じ母集団から抽出されるべきである。つまり，適格基準は同じであるべきことを意味する

が，研究者が予期せぬ問題に遭遇した場合は，試験中にこれらの基準が調整されることもある。

パイロット・スタディのサンプルサイズは，通常小さい。Hertzog（2008）は，2002年から2004年の間に国立看護研究所の助成を受けたパイロット・スタディを調査し，2群デザインの研究では，1群あたりの参加者数の中央値は約25人であることを明らかにした。Billinghamら（2013）は，英国で行われた79件のパイロット・スタディを監査し，公的助成を受けた試験における1群あたりのサンプルサイズの中央値は33人であることを明らかにした。

複数の専門家が，パイロット・スタディで必要なサンプルサイズを見積もるために，実行可能性のアウトカムの信頼区間を使用することを提案している（Arnold et al., 2009; Hertzog, 2008; Thabane et al., 2010）。例えば，3か月のフォローアップにおける脱落率が20%以下であれば，本格的な試験が実行可能であると判断したとする。他の類似の試験や第Ⅰ相の開発作業からのエビデンスに基づき，実際の脱落率は12%であると予測する。予想される12%に対する95%のCIを使用する場合，CIの上限が20%の基準を超えないためには，64人必要である（$N=64$の場合，12%に対する95% CIは4%～20%）。同じシナリオで，基準を比較的厳しくない90% CIにした場合，パイロット・スタディに必要なサンプルサイズは46となる（$N=46$の場合，12%に対する90% CIは4%～20%）。

パイロット・スタディの理想的なサンプルサイズは，目的や母集団が異なるため，研究ごとに異なる。Bellら（2018）は，目標とするESに応じたパイロット・スタディのサンプルサイズの「経験則」を示している。例えば，80%の検出力をもつ本試験において，目標とするESが0.10～0.30のdである場合，パイロット・スタディでは各群20人のサンプルを推奨するが，目標dが0.70より大きい場合，各群10人のサンプルで十分であるとしている。しかし，Hertzog（2008）は，助成金を求める場合は，少なくとも各群の参加者が30から40人のパイロット・スタディの規模を推奨している。

■ パイロット・スタディにおけるデータ収集

パイロット・スタディのデータ収集計画は通常複雑である。なぜならパイロット・スタディのデータは，本試験で使用する測定ツールの有効性を検証することと，パイロット・スタディ自体のさまざまな目的に対応することの2つの目的を果たすからである。

2番目の目的に関しては，収集すべきデータの種類は目的によって異なる。例えば，介入の受容性を評価することが重要な目的である場合（**表29-3**），参加者の満足度を定量的に測定することが必要であろう。

何がうまくいき，何が悪かったのかを明らかにするために，試験とその進捗について詳細な記録を残していく必要がある。パイロット・スタディの経験についての印象や観察を記録するために，日誌をつけることは有用である。日誌は，年代順ではなく，テーマ別にまとめるとよいだろう。例えば，日誌のセクションは，各パイロット・スタディの目的に充てることができる。それぞれの目的について，少なくとも毎週記入するべきである。

詳細なデータの収集を通じて，パイロット・スタディの仕組みを「深く理解する」最善の方法を考える必要がある。これには，さまざまな介入活動（例：募集，同意の手法，介入セッション）の非構造化観察が含まれると思われる。介入群と対照群の参加者に，終了インタビュー exit interviews を受けてもらうよう求めることができる。参加者，家族，パイロット・スタディのスタッフなど，さまざまなステークホルダーに対してもフォーカスグループインタビューを実施することができる。

👉 パイロット・スタディにおけるデータ収集例

Plow と Golding（2017）は，慢性的な障害をもつ成人の身体活動を促進するためのモバイルヘルスを用いた自己管理介入の無作為化パイロット・スタディにおいて，いくつかの実行可能性を査定した。彼らは，さまざまなプロセスの目標（例：脱落率，忠実度）および患者アウトカム（例：身体活動，自己効力感，自己調節）の量的データを収集した。研究者は，介入群の参加者の主観的な経験に関する質的データも収集した。

■ パイロット・スタディにおけるデータ分析

パイロット・スタディから得られた量的データの分析は，主にパイロット・スタディの目的に焦点を当てており，そのため主に記述統計を含む傾向がある。例えば，分析では，基準に該当する適格者のうちの何パーセントが参加に同意したか，または無作為化に同意したかを示すかもしれない。平均値と標準偏差が計算される可能性が高い（例：完了したセッションの平均数，データ収集フォームを完了するのにかかった平均時間）。ES の推定値も計算されるかもしれない。これらの例のほとんどで，推定値の CI を計算することは良いアイデアである。望ましい精度のレベル（例：68%，80% など）については，前もって決定しておく必要がある。

パイロット・スタディにおいては，研究者は集団の平均よりも個人の結果に注意を払うべきであると主張されてきた。例えば，Shih ら（2004）は，個人が有益な効果を経験したかどうかを検証することに重点を置くべきであると提案し，そのようなアプローチのための統計学的なガイダンスを提供している。1つの方法として，各人について，信頼できる改善があったかどうか（第15章）や，**レスポンダー解析**において臨床的に意義のある変化があったかどうか（第21章）を査定することができる。主要アウトカムが最小重要変化（MIC）のベンチマークが確立されていないものである場合，研究チームはどの程度の大きさの改善があれば意味があると見なすかを決めることができる。

パイロット・スタディの量的分析結果は，事前に設定された基準との比較に基づいて，研究をどのように進めるべきかを決定するために使用することができる。質的分析は，その決定の妥当性を確認するだけでなく，介入を公平に検証する本試

験が成功するように修正を加えるのに役立つ。

パイロット・スタディの成果物

パイロット・スタディからは，いくつかの成果物が得られるはずである。先述のように，1つの成果物は「得られた教訓」の記述であり，これは理想的には，研究チーム，諮問パネル，主要なステークホルダーによって正確性と完全性のために作成され，レビューされるべきである。その他の成果としては，以下のようなものが考えられる。

- 介入，実装，および研究計画のための改訂されたプロトコル（あるいは，大幅な修正が必要な場合は，さらなる記述的・探索的研究の計画）
- アウトカムの最終リスト
- 完全な第Ⅲ相試験（または別のパイロット・スタディ）の正式な研究計画書と助成金申請の計画書
- 学術誌に掲載するための原稿

パイロット・スタディからの結果を公表することの望ましさと義務については，かなりの議論がなされている（Conn et al., 2010; Thabane et al., 2010 など）。Moore ら（2011）は，一部の研究者が「何も見つからなかった」（Moore et al., 2011, p.3）という理由でパイロット・スタディの結果を公表しないことを嘆いている。これは，介入の有効性の仮説検証に重点を置く研究者の結論である可能性が高く，その研究結果は有意でないことが多いのかもしれない。しかし，本章で述べたように，パイロット・スタディの主目的は介入効果の統計学的有意性を検証することではなく，本格的な厳密な試験の実行可能性を評価することである。

たとえパイロット・スタディで介入の効果がほとんど期待できないことがわかったとしても，その知識は共有されるべきである。同じ問題や類似の問題に取り組んでいる他の研究者は，成功例だけでなく失敗例から学ぶことで利益を得ることができる。関連する問題として，パイロット・スタディで得られた知見をメタ分析やシステマティックレビューに含めることの重要性があり，特にパ

イロット・スタディが本試験に結び付かない場合はなおさらである。第30章で述べるように，メタアナリシストは**出版バイアス**の問題と格闘している。つまり，研究者は統計的に有意な結果が出たときだけ研究を公表する傾向があるということである。このような傾向は，エビデンスに基づいた実践を行う者にとって，偏ったエビデンスの一部を利用することになり，不利益をもたらす。

また，複数の識者が，パイロット・スタディの結果を伝える倫理的義務があると指摘している（例：Thabane et al., 2010; van Teijlingen et al., 2001）。その論点は，参加者は科学的に有用と思われる試みにボランティアとして時間を割くことに同意しており，知見が共有されないと研究者はその契約を履行することができない，というものである。さらに，パイロット・スタディに費やされた貴重な研究費も，結果が公表されないと無駄になり，他の研究者がその結果から学ぶことができなくなる。

パイロット・スタディの報告書の質については，最近の多くの研究者によって批判されている。研究報告書には，パイロット・スタディの目的と，次のステップを決定するために使用した基準を明確に記載する必要がある。パイロット・スタディに関する新たな指針が比較的新しいものであることを考えると，研究者は，研究の目的が仮説検証ではなく実行可能性に焦点を当てることについて，査読者や雑誌編集者を「教育する」必要があるかもしれない。その際，パイロット・スタディにおける p 値の解釈に伴うリスクについて，主要な専門家の助言を引用できる。

ヒント

研究者は，外部のパイロット・スタディのデータを本試験のデータと統合してよいかどうか，言い換えれば，パイロット・スタディの参加者を大規模試験の初期参加者とみなしてよいかどうか悩むことがある。この方法は，介入や試験プロトコルに変更がなく，母集団が同じである場合にのみ受け入れられると考えられている。ほとんどの場合，このようなことはおこりえない。Lancaster ら（2004）は，パイロット・

スタディのデータを本試験に統合することから生じうるバイアスについて論じている。

提示している。包括的な質問は，研究者が次のステップを決定するために必要なデータを得ることに成功したかどうかということである。

実行可能性研究とパイロット・スタディの批判的評価

パイロット・スタディの研究報告書には，研究方法(デザイン，標本抽出方法，データ収集方法など)の説明を含めるべきである。介入理論および介入の開発について説明するか，または介入開発作業に関して以前に発表した論文への参考を提供する必要がある。読者が介入の実行可能性と効能について自ら結論を導き出せるように，介入自体の主要な特徴についての情報を報告書に含める必要がある。

パイロット・スタディの批判的評価は，パイロット・スタディの目的，実行可能性の判断基準，および方法に関する研究者の記述に焦点を当てる必要がある。読者は，明確な目的の記載がないのであれば疑問をもつべきである。目的と基準が報告されていれば，読者はそれらが妥当かどうかを査定し，それを検証するために使用された方法が適切であったかどうかを判断することができる。

私たちは，パイロット・スタディのサンプルサイズが小さければ，介入の効能に関する仮説検証がリスクの高いものになることを強調してきた。しかし，パイロット・スタディがそのような情報を含んでいることを批判することは勧めない。多くの学術誌はそのような分析を期待しており，編集者はそれを報告しない原稿を拒否することもある。結果の点推定値やES の推定値の CI を提供することが理想的である。しかし，パイロット・スタディで仮説検定の結果を報告する場合，研究者は結果の解釈に慎重であるべきである。結果が統計学的に有意であろうとなかろうと，研究者は読者に対して，結果は予備的なものであり，サンプルサイズから確定的な結論は得られないことを警告する必要がある。

Box 29-1 では，パイロット・スタディの研究報告を評価するために使用できる質問をいくつか

パイロット・スタディの例

研究タイトル：再発卵巣がんの女性に対するウェブベースの症状マネジメント－WRITE Symptoms 介入のパイロット無作為化比較試験(Donovan et al., 2014)

目的：本研究の全体的な目的は，再発卵巣がんの女性のためにデザインされた介入法である Write Representational Intervention To Ease Symptoms(WRITE Symptoms)を試験的に検討することであった。

介入：WRITE-Symptoms は，参加者と看護師の間で非同期的にウェブベースのメッセージボードを通じて提供される教育介入である。これは，患者教育に対する Representational Approach(RA)に基づいており，ウェブベースの配信モードを用いた最初の RA 介入であった。このアプローチには，介入期間中に実施すべき 7 つの要素(例：ギャップと混乱の特定，目標設定，計画)が含まれていた。

目的：パイロット・スタディの主な目的は，「メッセージボードを使った研究の実行可能性」(Donovan et al., 2014, p. 218)を査定することであった。実行可能性は，参加の継続状況と，最初のメッセージから最後のメッセージまでの投稿期間と投稿数を調べることによって評価された。研究者は，もう 1 つのプロセス型の目的である介入の受容性にも取り組んだ。3 つ目の目的は，ウェブベースのシステムの使い勝手を査定することで，管理に関連するものだった。最後に，研究者は，症状の重症度，苦痛，影響，制御可能性などのアウトカムに関して，介入の有効性に関する予備的な情報を求めた。

デザインと標本：合計 271 人の女性がさまざまな募集に応じた。そのうちの 84 人の女性が適格基準を満たし，このうち 68 人の女性(81％)が同意書に署名した。実際のパイロット・スタディ参加者は，25 州から募集された適格基準を満たした女性 65 人で，介入群または待機リ

Box 29-1　パイロット・スタディの側面を批判的に評価するためのガイドライン

1. 論文のタイトルや抄録には，その研究がパイロット・スタディや実行可能性研究であると記述されていたか？　どの用語が使われていたか？「パイロット」という用語が適切に使われていたか，それとも，その研究が単に小規模な，あるいは探索的な研究で，より大規模な取り組みの一部としての役割については言及されていなかったか？
2. 研究報告書には，研究の明確な目的が記載されていたか？　具体的な実行可能性のアウトカムが特定され，その測定方法が記載されていたか？
3. 目的が明示されている場合，それは本試験のデザインと実施について重要な知識を提供するものであったか？　潜在的に重要な目的を見落としたか？　検証した目的が多すぎなかったか？
4. 研究者は，「次のステップ」の意思決定の基準となるような基準を示したか？　ない場合は，どのように決定するのかについて議論されたか？
5. パイロット・スタディの目的に明確な基準があった場合，その基準は妥当なものであったか？　自由すぎたり，厳しすぎたりしなかったか？
6. デザインはどの程度，本格的な臨床試験のデザインを反映しているか？　無作為化を行わなかった場合，その判断は適切に正当化されたか？
7. 標本抽出の規模はどの程度か？　サンプルサイズは，研究目的を達成するのに十分だったか？
8. データ収集計画は，実行可能性のアウトカムを測定し，より大規模な試験のためのデータ収集プロトコルを検証するために適切だったか？　量的データと質的データの両方が適切に収集され，実行可能性を明確に示すために統合されていたか？
9. 主要変数に関する信頼区間が報告されたか？　介入の効果は，統計学的な仮説の検定手法を用いて主要な結果について検証されたか？　その場合，結果の解釈には十分な注意が払われていたか？
10. 研究報告書には，重要な教訓が記述されていたか？　考察の項では，パイロット・スタディに基づいて介入や試験方法をどのように変更する可能性があるかが記述されていたか？
11. 全体として，パイロット・スタディは，本格的な臨床試験を進めることを決定するのに十分だったか？

ST対照群のいずれかに等しく無作為化割り付けされた。無作為化割り付けは，層化因子として人種/民族を用いた最小化技術を用いて作成された。介入の成果に関する量的データは，ベースライン時，介入後2週間および6週間後にオンラインで収集され，また自由回答式のコメントや提案も求められた。

結果：65人の研究参加者のうち，合計56人（88%）が研究に参加し続けた。介入群に割り当てられた参加者のほとんど（76%）が介入のすべての要素を完了し，メッセージボードへの投稿がなかった女性は2人のみであった。参加者の投稿の平均は260語で，看護師の投稿の平均は300語であった。看護師-参加者のペアが，介入の全要素を完了するのに平均79日を要した。満足度調査への回答は，患者がこのプログラムに非常に満足していることを示した。例えば，「症状マネジメントプログラムへの参加が楽しかった」という項目に対する回答の平均値は，7段階の満足度尺度で6.35であった。また，メッセージボードの使いやすさを測定する尺度では，「使い方を覚えるのが簡単」という意見が多く見られた。個別の不満としては，メッセージボードのタイムアウトや，看護師がメッセージを投稿したかどうかを確認するためにメッセージボードを何度もチェックする必要があることが挙げられた。研究者は，「予備的効能 preliminary efficacy」のエビデンスも報告した。介入群の女性は，対照群の女性よりも有意に低い苦痛を報告した。症状の重症度についても，群間差は（従来の統計的有意水準には達していないものの）有望であった。

結論：研究者は，この試験が「ウェブベースの教育的介入の実行可能性，受容性，および有効性を支持する」(Donovan et al., 2014, p. 228)と結論付けた。このパイロット・スタディは，国立看護研究所からの助成による大規模なRCTの基盤となった。介入の効果に関する最終結果はまだ報告されていないが，この試験に基づくいくつかの論文が発表されている(例：Hagan et al., 2017; Hay et al., 2016)。

🖌 要点

- 介入研究では，**実行可能性研究とパイロット・スタディ**という用語が同じ意味で使われることがあるが，最近では，より精密な定義が求められている。実行可能性研究 feasibility study は，何かが実行できるかどうか(実行可能かどうか)を査定するために実施されるものである。**実行可能性**は包括的な用語である。

- **パイロット・スタディ** pilot study とは，本格的な試験の小規模版であり，実行可能性と介入を実施し評価するための手順全体を査定するために計画され，無作為化デザインがよく使用される。パイロット・スタディは実行可能性研究であるが，すべての実行可能性研究がパイロット・スタディであるとは限らない。パイロット・スタディではない**実行可能性評価**は，創発的な介入の特定かつ個別の側面を検証するために，しばしば単純なデザインを用いて実施される。

- 新しい介入の本格的な評価にはコストがかかる。パイロット・スタディの全体的な目的は，費用のかかる失敗を避けることである。

- パイロット・スタディ方法の専門家の間では，パイロット・スタディにおけるサンプルサイズは信頼できる結果を得るには小さすぎるため，パイロット・スタディの目的は介入の有効性に関する仮説の検証であってはならない**ない**，という合意が高まっている。

- パイロット・スタディはさまざまな目的のために取り組むことができるため，研究者は最初にその目的を明確にする必要がある。目的は，プロセス(例：採用，維持，受容性)，リソース(例：金銭的，時間的)，管理問題(例：システムの適切性，対人関係)，および科学的側面の問題に焦点を当てることができる。

- 科学的側面の目的は，介入の内容や量，安全性，有効性の予備的証拠，臨床的意義など，介入の実質的な側面に関わるものである。

- 主要なアウトカムに対する効果量(ES)の予備的な推定値は，パイロット・スタディのデータから信頼区間(CI)とともに計算されることが多い。パイロット・スタディでは有効性の予備的なエビデンスのみが求められるため，厳密ではないCI(例：68% CI)で十分な場合がある。

- 科学的目的は，無作為化が実行可能かどうかなど，試験の方法論的側面に関する問いにも関係する。多くのパイロット・スタディにおける重要な問題は，本試験で十分な検出力を得るために必要なサンプルサイズの推定である。必要なサンプルサイズを推定するためにパイロット・スタディからの ES の推定値を直接使用することは，第二種の過誤，つまり本試験での検出力不足につながることが多く，賢明ではない。

- パイロット・スタディは，(1)本試験に進むか，(2)修正を加えてさらにパイロット・スタディを行うか，(3)プロジェクトを完全に断念するか，という決定を下すための情報を提供するためのものである。この判断をするために，研究者は事前に各目的の基準を明確にし，その基準がどの程度達成されたかを評価する必要がある。

- ミックス・メソッド・デザインは，特にパイロット・スタディに適している。量的データは実行可能性基準が満たされたかどうかを査定するために使用でき，質的データは**なぜ**それらが満たされなかったか，あるいは介入または試験プロトコルがどのように改善されうるかを明らかにすることができる。

- パイロット・スタディのサンプルサイズは，通常，小さい。特に助成金が必要な場合は，1群あたり少なくとも30～40人の被験者を推奨する専門家もいる。

- パイロット・スタディから得られる主な成果物は，「得られた教訓」の記述である。介入が実行可能で，受け入れられ，有望であることが判

明した場合は，もう1つの成果物として本格的な試験のための研究計画書があげられる。

- 理想的には，結果がどうであれ，パイロット・スタディの知見を公表することで，成功例と失敗例の両方から学ぶことができるようにすべきである。

文献

Arain, M., Campbell, M., Cooper, C., & Lancaster, G. (2010). What is a pilot or feasibility study? A review of current practice and editorial policy. *BMC: Medical Research Methodology, 10*, 67.

Arnold, D., Burns, K., Adhikari, N., Kho, M., Meade, M., & Cook, D. (2009). The design and interpretation of pilot trials in clinical research in critical care. *Critical Care Medicine, 37*, S69-S74.

Beebe, L. (2007). What can we learn from pilot studies? *Perspectives in Psychiatric Care, 43*, 213-218.

Bell, M., Whitehead, A., & Julious, S. (2018). Guidance for using pilot studies to inform the design of intervention trials with continuous outcomes. *Clinical Epidemiology, 10*, 153-157.

Billingham, S., Whitehead, A., & Julious, S. (2013). An audit of sample sizes for pilot and feasibility trials being undertaken in the United Kingdom registered in the United Kingdom Clinical Research Network database. *BMC Medical Research Methodology, 13*, 104.

Bird, L., Arthur, A., & Cox, K. (2011). "Did the trial kill the intervention?" Experiences from the development, implementation and evaluation of a complex intervention. *BMC Medical Research Methodology, 11*, 24.

Bugge, C., Williams, B., Hagen, S., Logan, J., Glazener, C., Pringle, S., & Sinclair, L. (2013). A process for Decision-making after Pilot and feasibility Trials (ADePT): Development following a feasibility study of a complex intervention for pelvic organ prolapse. *Trials, 14*, 353.

Carlisle, B., Kimmelman, J., Ramsay, T., & LacKinnon, N. (2015). Unsuccessful trial accrual and human subjects protections: An empirical analysis of recently closed trials. *Clinical Trials, 12*, 77-83.

Chan, R., Northfield, S., Larsen, E., Mihala, G., Ullman, A., Hancock, P., ... Rickard, C. (2017). Central venous Access device SeCurement And Dressing Effectiveness for peripherally inserted central catheters in adult acute hospital patients (CASCADE): A pilot randomised controlled trial. *Trials, 18*, 458.

Cocks, K., & Torgerson, D. (2013). Sample size calculations for pilot randomized trials: A confidence interval approach. *Journal of Clinical Epidemiology, 66*, 197-201.

Conn, V. S., Algase, D., Rawl, S., Zerwic, J., & Wyman, J. (2010). Publishing pilot intervention work. *Western Journal of Nursing Research, 32*, 994-1010.

Coppell, K., Abel, S., Freer, T., Gray, A., Sharp, K., Norton, J., ... Whitehead, L. (2017). The effectiveness of a primary care nursing-led dietary intervention for prediabetes: A mixed methods pilot study. *BMC Family Practice, 18*, 106.

Craig, P., Dieppe, P., Macintyre, S., Michie, S., Nazareth, I., & Petticrew, M. (2008). *Developing and evaluating complex interventions: New guidance.* London: MRC.

Donovan, H. S., Ward, S., Serieka, S., Knapp, J., Sherwood, P.,

Bender, C., ... Ingel, R. (2014). Web-based symptom management for women with recurrent ovarian cancer: A pilot randomized controlled trial of the WRITE symptoms intervention. *Journal of Pain & Symptom Management, 47*, 218-230.

Eldridge, S., Lancaster, G., Campbell, M., Thabane, L., Hopewell, S., Coleman, C., & Bond, C. (2016). Defining feasibility and pilot studies in preparation for randomised controlled trials: Development of a conceptual framework. *PLoS One, 11*, e0150205.

Feeley, N., & Cossette, S. (2015). Testing the waters: Piloting a complex intervention. In D. Richards, & I. Rahm Hallberg (Eds.), *Complex interventions in health: An overview of research methods* (pp. 166-174). Oxford, UK: Routledge.

Hagan, T., Arida, J., Hughes, S., & Donovan, H. (2017). Creating individualized symptoms management goals and strategies for cancer-related fatigue for patients with recurrent ovarian cancer. *Cancer Nursing, 40*, 305-313.

Hay, C., Courtney-Brooks, M., Lefkowits, C., Hagan, T., Edwards, R., & Donavan, H. (2016). Symptom management in women with recurrent ovarian cancer: Do patients and clinicians agree on what symptoms are most important? *Gynecological Oncology, 143*, 367-370.

Hertzog, M. A. (2008). Consideration in determining sample size for pilot studies. *Research in Nursing & Health, 31*, 180-191.

Himes, K., Donovan, H., Wang, S., Weaver, C., Grove, J., & Facco, F. (2017). Health Beyond Pregnancy, a web-based intervention to improve adherence to postpartum care: Randomized controlled feasibility trial. *JMIR Human Factors, 4*, e26.

Ioannidis, J. P. (2016). Why most clinical research is not useful. *PLoS Medicine, 13*, e1002049.

Kraemer, H. C., Mintz, J., Noda, A., Tinklenberg, J., & Yesavage, J. (2006). Caution regarding the use of pilot studies to guide power calculations for study proposals. *Archives of General Psychiatry, 63*, 484-489.

Lancaster, G., Dodd, S., & Williamson, P. (2004). Design and analysis of pilot studies: Recommendations for good practice. *Journal of Evaluation in Clinical Practice, 10*, 307-312.

Lee, E., Whitehead, A., Jacques, R., & Julious, S. (2014). The statistical interpretation of pilot trials: Should significance thresholds be reconsidered? *BMC Medical Research Methodology, 14*, 41.

Leon, A., Davis, L., & Kraemer, H. (2011). The role and interpretation of pilot studies in clinical research. *Journal of Psychiatric Research, 45*, 626-629.

Moore, C., Carter, R., Nietert, P., & Stewart, P. (2011). Recommendations for planning pilot studies in clinical and translational research. *Clinical & Translational Science, 4*, 332-337.

Plow, M., & Golding, M. (2017). Using mHealth Technology in a self-management intervention to promote physical activity among adults with chronic disabling conditions. *JMIR mHealth and uHealth, 5*, e185.

Richards, D. A., & Rahm Hallberg, I. (Eds.). (2015). Complex interventions in health: An overview of research methods. Oxford, UK: Routledge.

Shih, W. J., Ohman-Strickland, P., & Lin, Y. (2004). Analysis of data and early phase studies with small sample sizes. *Statistics in Medicine, 23*, 1827-1842.

Signorelli, C., Wakefield, C., Johnston, K., Fardell, J., Brierley, M., Thornton-Benko, E., ... Cohn, R. (2018). "Re-engage" pilot study protocol: A nurse- led eHealth intervention to re-engage, educate and empower childhood cancer survivors. *BMJ Open, 8*, e022269.

Sin, J., Henderson, C., Pinfold, V., & Norman, I.（2013）. The E-Sibling Project—Exploratory randomised controlled trial of an online multi-component psychoeducational intervention for siblings of individuals with first episode psychosis. *BMC Psychiatry, 13*, 123.

Sin, J., Henderson, C., Spain, D., Gamble, C., & Norman, I.（2017）. What factors influence successful recruitment of siblings of individuals with first episode psychosis to e-health interventions? A qualitative study. *Health Expectations, 20*, 696-704.

Sully, B., Julious, S., & Nicholl, J.（2013）. A reinvestigation of recruitment to randomised controlled, multicenter trials：A review of trials funded by two UK funding agencies. *Trials, 14*, 166.

Taylor, R., Ukoumunne, O., & Warren, F.（2015）. How to use feasibility and pilot trials to test alternative methodologies and methodological procedures prior to a full-scale trial. In D. Richards, & I. Rahm Hallberg（Eds.）, *Complex interventions in health：An overview of research methods*（pp. 136-144）. Oxford, UK：Routledge.

Thabane, L., Ma, J., Chu, R., Cheng, J., Ismaila, A., Rios, L., & Robson, R.（2010）. A tutorial on pilot studies：The what, why and how. *BMC Medical Research Methodology, 10*, 1.

Tickle-Degnen, L.（2013）. Nuts and bolts of conducting feasibility studies. *American Journal of Occupational Therapy, 67*, 171-176.

Treweek, S.（2015）. Addressing issues in recruitment and retention using feasibility and pilot trials. In D. Richards, & I. Rahm Hallberg（Eds.）, *Complex interventions in health：An overview of research methods*（pp. 155-165）. Oxford, UK：Routledge.

Treweek, S., & Born, A.（2014）. Clinical trial design：Increasing efficiency in evaluating new healthcare interventions. *Journal of Comparative Effectiveness Research, 3*, 233-236.

Ukoumunne, O., Warren, F., Taylor, R., & Ewings, P.（2015）. How to use feasibility studies to derive parameter estimated in order to power a full trial. In D. Richards, & I. Rahm Hallberg（Eds.）, *Complex interventions in health：An overview of research methods*（pp. 145-154）. Oxford, UK：Routledge.

Van Teijlingen, E. R., & Hundley, V.（2001）. The importance of pilot studies. *Social Research Update, 35*.

Van Teijlingen, E. R., Rennie, A., Hundley, V., & Graham, W.（2001）. The importance of conducting and reporting pilot studies：The example of the Scottish Births Survey. *Journal of Advanced Nursing, 34*, 289-295.

Van der Wouden, J., Blankenstein, A., Huibers, M., van der Windt, D., Stalman, W., & Verhagen, A.（2007）. Survey among 78 studies showed that Lasagna's law holds in Dutch primary care research. *Journal of Clinical Epidemiology, 60*, 819-824.

Vickers, A. J.（2003）. Underpowering in randomized trials reporting a sample size calculation. *Journal of Clinical Epidemiology, 56*, 717-720.

Walters, S., Henriques-Cadby, B., Bortolani, O., Flight, L., Hind, D., Jacques, R., ... Julious, S.（2017）. Recruitment and retention of participants in randomised controlled trials：A review of trials funded and published the United Kingdom Health Technology Assessment Programme, *BMJ Open, 7*, e015276.

Wang, J., Cai, C., Padhye, N., Orlander, P., & Zare, M.（2018）. A behavioral lifestyle intervention enhanced with multiple-behavior self-monitoring using mobile and connected tools for underserved individuals with type 2 diabetes and comorbid overweight or obesity. *JMIR mHealth and uHealth, 6*, 4.

第 **VI** 部

看護の実践のための
エビデンスの確立

第30章 研究エビデンスのシステマティックレビュー

本章では，エビデンスに基づく実践 evidence-based practice（EBP）の礎とされるシステマティックレビューについて説明する。第2章で述べたように，システマティックレビューは，ほとんどのエビデンス階層とエビデンスレベルの頂点に位置するものである。

研究統合とリサーチ・シンセシス

システマティックレビュー systematic review（SR）は，事前に明示された手法を用い，特定のリサーチクエスチョンに関する研究エビデンスを慎重かつ透明性をもって統合するものである。システマティックレビューは，厳密で再現性があり，検証可能な方法を用いて実施される。単純な文献レビューと比較して，システマティックレビューでは，特定の問いに答えるオリジナルの研究である一次研究 primary studies から，データを集めるための明確なルールをもつプロトコルを厳密に作成しそれを遵守することが必要である。

エビデンスを統合する研究の分野は，実施数とその手法の両面において，急速に拡大している。Page ら（2016）は，2014年に発表されたシステマティックレビューを分析したところ，MEDLINE に毎日25件の新しいシステマティックレビューが登録されていると推定され，その数は2014年から確実に増加していると述べている。

システマティックレビューの実施方法も進化しており，ガイダンスを提供することが難しくなっている。ここでは，この複雑なトピックについて簡単に紹介するのみとする。レビュープロジェクトに着手する者へのアドバイスは，この分野の発展を常に把握し，このトピックに特化したウェブサイトでより詳細な情報を探すか，コクラン共同計画や Joanna Briggs Institute（JBI）など，エビデンス統合に焦点を当てた組織が提供しているトレーニングに参加することである。

ヒント

コクラン共同計画のレビューアのためのマニュアルは，システマティックレビューを実施するための主要なリソースである。2011年に出版されたマニュアルの5.1版（Higgins & Green, 2011）は，本章で広く参照しており，オンラインで入手可能である（https://handbook-5-1.cochrane.org）。新しいマニュアル6.0版は2019年末に出版されたが，その公開は本書の脱稿後であった。コクラン共同計画の訓練チームが2019年初頭のオンラインウェビナーでマニュアルの主な変更点の説明の中で，いくつかの重要な改訂点を指摘した。改訂されたマニュアルのいくつかの章はオンラインで入手できるが，主な内容は出版された書籍（Higgins & Thomas, 2020）に掲載されている。

システマティックレビューの種類

システマティックレビューは，さまざまな形態をとり，そこからさまざまな成果物が得られる。システマティックレビューを分類するための単純な分類法はない。私たちは，いくつかの次元に沿ってレビューのタイプを見ていく。

■ 量的研究，質的研究，ミックス・メソッド研究のシステマティックレビュー

医療分野におけるシステマティックレビューは，その多くが無作為化比較試験 randomized controlled trial（RCT）から得られた量的エビデン

スの統合，つまり「これはうまくいくか？」という問いに焦点を当てた統合であった。言い換えれば，システマティックレビューは，療法/介入についての問いに対する一次研究のエビデンスを統合することがほとんどであった。2014 年にMEDLINE で索引付けされたシステマティックレビューの Page ら（2016）の分析では，55％ が療法のレビューに分類されている。研究者は，病因，予後，または診断についての問いを扱う研究のレビューなど，他のタイプの量的研究のシステマティックレビューも行っている（Munn et al., 2018）。

質的研究者は，複数の研究からのエビデンスを統合する手法も生み出しており，この分野では看護研究者が重要な役割を担っている。その成果は，しばしばメタシンセシス metasynthesis と呼ばれる。メタシンセシスは通常，抽象的な現象や経験（例：子どもの死後の悲しみ）に焦点を当てた研究の統合を伴う。しかし，医療研究者の間では，患者の受容，実装プロセス，実装の障壁など，介入の質的側面に関する情報を統合することに関心が高まっている（例：Shaw et al., 2014）。このようなレビューは，しばしば質的エビデンス統合 qualitative evidence synthesis（QES）と呼ばれる。

最近では，質的・量的研究やミックス・メソッド mixed methods（MM）研究からの知見を統合したシステマティックレビューが行われている。混合研究レビュー mixed studies reviews（MSR。または**混合研究シンセシス**）は，現在「ホットトピック」となっている。今後数年の間に方法論が発展すれば，このようなレビューを行う最善の方法がより明確になると思われる。

■ ナラティブな統合と統計学的統合（メタ分析）の比較

システマティックレビューでは，「データ」は関心のある問題に取り組んだ研究からの知見である。データは，ナラティブに，または統計学的に統合することができる。質的なシステマティックレビューと一部の量的なレビューは，ナラティブ・シンセシスを含む。

量的研究のシステマティックレビューの多く，

特に介入効果に焦点を当てたものでは，メタ分析 meta-analysis と呼ばれる統計学的統合を行う。メタ分析の本質は，各研究からの情報を用いて，共通の指標である**効果量** effect size（ES）を求めることである。効果量は研究間で平均化され，変数間の関連の**存在**だけでなく，その**大きさ**の推定に関する集約された情報が得られる。コクラン共同計画のシステマティックレビューの多くは，メタ分析が行われている。2014 年に Page ら（2016）が MEDLINE に登録されているシステマティックレビューをレビューしたところ，63％ がメタ分析を含んでいた。

量的なエビデンスを統合するために，メタ分析には以下のような利点がある。

- **客観性**：ナラティブレビューでは，レビューア（レビュー執筆者）は特定の基準を用いることなく異なる結果を統合している。メタ分析では判断基準は明確であり，統合そのものが客観的であることから，同じデータセットを使用する 2 人の分析者は同じ結論に達するだろう。
- **検出力**：検出力とは，変数間の真の関連を検出する確率のことである（第 18 章）。複数の研究結果を組み合わせることで，検出力が高まる。メタ分析では，いくつかの小規模な研究で有意でない知見が得られた場合でも，一定の確率で関連が実在する（例：介入が効果的である）と結論付けることが可能である。ナラティブレビューでは，統計学的に有意でない複数の知見は，関連のエビデンスがないと解釈される可能性が高く，それは誤りである可能性がある。
- **精度**：メタ分析は，介入効果の大きさについて，その結果が正確である確率を特定したうえで結論を導き出す。複数の研究から得られる効果量の推定値は，個々の研究よりも信頼区間 confidence interval（CI）が小さくなり，その結果，精度が向上する。

■ 特殊なタイプのレビュー

本章の大部分は，「基本的な」システマティックレビューに充てられている。しかし，進化するエビデンス統合の分野では，特殊なタイプのレビューが出現しており，定期的に言及されてい

スコーピングレビュー

システマティックレビューの具体的な疑問点を絞り込む手段として，スコーピングレビューscoping review（または**スコーピング研究**）が盛んに実施されるようになってきた。スコーピング研究はさまざまに定義されているが（Davis et al., 2009），ここでは，エビデンス基盤の範囲と性質を明確にする予備的な調査研究をスコーピングレビューと呼ぶことにする。システマティックレビューとは異なり，スコーピングレビューは広範な問いを扱い，柔軟な手法を用い，通常はエビデンスの質を正式に評価することはない。スコーピングレビューは，完全なシステマティックレビューのための戦略を提案し，統計学的統合（メタ分析）が可能かどうかを示唆することができる。また，スコーピングレビューは，さらなる研究が必要な領域を特定するためにも使用される。ArkseyとO'Malley（2005）は，スコーピングレビューの実施に関する古典といわれる論文を書いており，Daudtら（2013）とKhalilら（2016）はその枠組みを詳しく説明している。JBI（2015）は，スコーピングレビューのマニュアルを開発している。

👉 スコーピングレビューの例

Pedersenら（2019）は，乳がんのアジュバント療法を受ける女性の体重と体組成の変化に関するスコーピングレビューを行った。19件の研究をレビューした結果，研究デザイン，測定点，体重変化のカットオフ値に大きな違いがあることから，「知見を統合し，臨床で使用するための強力なエビデンスを提供することは困難である」（Pedersen et al., 2019, p. 91）と結論付けている。

迅速レビュー

迅速レビュー rapid review と呼ばれるタイプのエビデンス統合は，「エビデンスを合成するための合理的なアプローチ」（Khangura et al., 2012）として登場した。システマティックレビューは，知識統合における「至適基準」と考えられているが，通常，完成までに2年ほどかかる。研究エビデンスの迅速レビューは，統計的統合は行わず，利用可能なエビデンスの検索もそれほど厳密ではなく，多くの場合，単一のデータベースが検索されるだけであり，数週間で完了する。言い換えれば，迅速レビューは，システマティックレビューのプロセスの一部を簡略化または省略し，タイムリーにレビューを作成するエビデンス統合である（Tricco et al., 2015）。迅速レビューは，医療現場で臨床家が直面する緊急の意思決定に情報を提供するために用いられることが多い（Munn et al., 2015）。コクラン共同計画には，迅速レビューに特化した特別な手法グループがある（Garrity et al., 2016）。

👉 迅速レビューの例

Carrollら（2017）は，心臓カテーテル検査を受ける患者の心理的苦痛に対する非薬物的介入（例：リラクゼーション法）の効果を評価するために迅速レビューを実施した。研究者は29件の介入研究からの知見を統合したが，その検索が「すべての関連研究を特定したわけではない可能性がある……」（Carroll et al., 2017, p. 93）と認めた。また，統計的にエビデンスを統合することはしなかった。

レビューの概要（アンブレラレビュー）

システマティックレビューの件数が飛躍的に増えたことで，複数のレビューの知見を統合したレビューが，ある程度定期的に論文として登場するようになった。コクラン共同計画では，これをレビューの概要 overviews of reviews と呼び，システマティックレビューに関するハンドブックの1つの章をそれに充てている（Higgins & Green, 2011, Chapter 22）。また，個々のレビューを分析単位としてレビューする方法を指してアンブレラレビュー umbrella reviews という言葉を使う者もいる（例：Aromataris et al., 2015）。Huntら（2018）は，「概要は，情報過多をフィルタリングするニーズの高まりに対応して進化してきた」

（Hunt et al., 2018, p. 1）と指摘している。

> ### 👉 アンブレラレビューの例
>
> 　Jadczak ら（2018）は，地域在住のフレイル高齢者の身体機能に対する運動介入の効果に関するアンブレラレビューを実施した。58 件の関連する RCT を対象とした 7 つのシステマティックレビューが，アンブレラレビューに含まれた。

リビングシステマティックレビュー

　システマティックレビューはすぐに時代遅れになる（Eliott et al., 2014）。レビューを始めてから発表するまでの期間は通常 1 年以上であり，（ある研究では）一次研究の発表から発表されたシステマティックレビューに含まれるまでの期間の中央値は 3 年から 7 年であったとされている。Eliott らは，新しい研究が利用可能になるたびに更新され，オンラインのみのエビデンスサマリーとして出版されるタイムリーな**リビングシステマティックレビュー** living systematic reviews の実施を提案している。彼らのアプローチは，部分的には関連する情報の検索と抽出を自動化する新しい手法に依存している。リビングシステマティックレビューのガイドラインは，『Journal of Clinical Epidemiology』誌の一連の論文で発表された（例：Eliott et al., 2017; Thomas et al., 2017）。

「次世代」システマティックレビュー

　Ioannidis（2017）は，医学雑誌の論説で，次の 2 つを含むいくつかの「次世代」タイプの量的システマティックレビューについて言及している。

- **個人患者レベルのメタ分析** individual patient-level meta-analysis：レビューアは，複数の臨床試験実施者から生データを入手し，その個人レベルのデータを解析に用いることがある。この方法の主な利点は，交絡変数に対する統計学的な調整を行い，明確なサブグループに対する分析を行うことができることである（Higgins & Green, 2011, Chapter 18; Higgins & Thomas, 2020, Chapter 26）。
- **ネットワークメタ分析** network meta-analysis（NMA）：介入に関するシステマティックレビューでは，通常，介入群と対照群（多くの場合，プラセボまたは「通常ケア」）の間のアウトカムの差など，一対一の直接比較を行う。ネットワークレビューでは，たとえ試験において直接比較されていなくても，間接的なエビデンスを組み込んで，健康問題に対する代替的な介入の効果について結論を出す（Tonin et al., 2017）。このアプローチは，効果比較研究で人気がある。新しいコクランレビューア・マニュアルでは，NMA について 1 つの章を割いている（Higgins & Thomas, 2020, Chapter 11）。

> ### 👉 ネットワークメタ分析の例
>
> 　Norman ら（2018）は，静脈性下腿潰瘍の治療に対するドレッシングおよび外用剤の効果を評価するためにネットワークメタ分析を行った。彼らの標本には，静脈性下腿潰瘍の治療において，任意のドレッシングまたは外用剤の効果を他の介入と比較した RCT が含まれていた。一次研究は 25 種類の異なる介入についてのものであった。

システマティックレビューの計画

　システマティックレビューは，一次研究と同じ多くのステップを踏む。他の研究活動と同様に，システマティックレビューの実施には，事前の準備と計画が必要である。レビューを計画する際に考慮すべきいくつかの事柄について，簡単に説明する。

■ システマティックレビューのおおまかな流れ

　システマティックレビューの実施方法は進化しているが，研究エビデンスを統合するための厳密な取り組みにおいては，いくつかのステップがかなり標準化されている。この後の節で，システマティックレビューの手法の側面をより詳細に説明するが，ここでは，特に量的レビューで典型的なステップの概要を示す。

1. レビューのための問いを定式化する
2. 一次研究の適格基準を定める
3. レビューのためのプロトコルを作成する
4. 一次研究を検索し取得する
5. レビューに含める研究を選択する
6. 選択した一次研究の質を査定する
7. 研究からデータを抽出する
8. データを分析し統合する
9. 結果の信頼度を評価する
10. 知見をシステマティックレビューとしてまとめ，発表する

　レビューの進捗は，このリストが示すほど直線的ではなく，行きつ戻りつを繰り返し，内容が精錬される。

■ システマティックレビューを実施するための準備

　実際のレビュー作業が始まる前にも，対応が必要な活動もある。

事前準備

　システマティックレビューのプロジェクトを開始する前に，レビューが必要であることを確認する必要がある。質の高いシステマティックレビューを実施するための米国医学研究所 Institute of Medicine の基準の1つは，新しいレビューの必要性を確認することである（IOM, 2011, Standard 2.5.1）。重要なデータベース（システマティックレビュー専用のものを含む）を早期に検索することが求められる。そのような検索では，進行中のレビューが見つからない可能性があるため，システマティックレビューの国際的な事前登録である PROSPERO でレビューを検索することが重要である。2017年時点で約3万件のシステマティックレビューが登録されており，毎月1,000件近くが追加されている（Page et al., 2018）。

レビューチーム

　文献レビューとは異なり，システマティックレビューはチームを必要とする。適切なチームを編成することは，重要な計画活動である。システマ

ティックレビューのいくつかの作業（例：研究の質の評価）には，2人のレビューアと，多くの場合，意見が分かれたときに判定する役割を果たす3人目のレビューアが必要である。複数のレビューアがいれば，作業負担が分散され，主観性が低下する。チームには，内容の専門家とシステマティックレビューの手法に精通した方法論または統計学の専門家が参加することが望ましい。チームには，システマティックレビューのトレーニングを受けた図書館司書や情報専門家を加えるべきである。

　システマティックレビューのレビューアには，患者や一般市民など，他のステークホルダーが含まれることが多くなっている。コクラン共同計画は，「レビューチームの一員として，あるいは編集プロセスに医療消費者が参加すること」（Higgins & Greene, 2011, Chapter 2）を明確に奨励している。諮問グループを組織し，さまざまな経験をもつ人々から意見を求めることができる。

レビューの支援

　レビューチームは，例えば，地域で特定された問題に対応するために，システマティックレビューを独自に実施することができる。コクラン共同計画，Joanna Briggs Institute（JBI），Agency for Healthcare Research and Quality, Centre for Reviews and Dissemination などの国内または国際組織の支援のもと，システマティックレビューを準備するチームもある。そのプロセスは組織によって異なるが，通常，レビューアのアイデアは実施前に承認を得るために提出される。主要なレビュー機関は，独立して活動するレビューチームに対しても，研修の機会やコクラン共同計画（Higgins & Green, 2011; Higgins & Thomas, 2020）や JBI（Aromataris & Munn, 2017）などによるハンドブックを通じてガイダンスを提供している。これらのハンドブックは，主に量的レビューに焦点を当てているが，質的統合に関する章もある。

コンピュータソフトウェア

　システマティックレビューでは，膨大な量のデータを管理し，分析する必要がある。このプロ

セスを容易にするために，通常，コンピュータソフトウェアが使用される。テキストマイニングソフトウェア（例：SWIFT-Review, TERMINE），文献管理ソフトウェア（例：EndNote, Mendeley, RefWorks），重複排除ソフトウェア（例：DistillerSR），スクリーニング支援ソフト（例：Covidence, DistillerSR, Rayyan），データ抽出ソフト（例：DistillerSR, Covidence），メタ分析用ソフト（例：DistillerSR, Meta-Easy）などがある。また，SPSS や SAS などの主要なソフトウェアパッケージ内でメタ分析を行うためのプログラムも利用できる。質的なシステマティックレビューでは，研究者はしばしば，NVivo や第25章で説明した他のソフトウェアを使用する。コクラン共同計画の **RevMan** と呼ばれる一般的なソフトウェアには，システマティックレビューの機能の多くを実行するためのツールが含まれている。同様に，JBI は，**SUMARI** と呼ばれる包括的なレビューソフトウェアのパッケージを提供している。SRToolbox は，関連性のあるソフトウェアを特定するためのリソースである（https://systematicreviewtools.com）。

システマティックレビューのスケジュール

システマティックレビューの完了には，通常9〜18か月かかる。プロジェクトに着手する前に，プロジェクトを計画どおりに進めるためのタイムラインを作成する必要がある。一般的に，システマティックレビューのプロセスで最も時間がかかる作業は，関連性のある研究の検索と取得，研究報告書に不足している情報を得るための追跡研究，および質評価を実施することである。

プロジェクトのスケジュールを作成する際，チームは重要な決定事項のパイロット調査を計画する必要がある。例えば，検索プロセスの初期段階で，関連する一次研究が除外されないように，適格基準についてパイロット調査をするのがよいだろう。質評価の戦略やデータ抽出方法も，最適な結果が得られるよう，パイロット調査をする必要がある。

量的研究のシステマティックレビュー

本節では，量的研究のシステマティックレビューを実施する際の主なステップを説明している。このガイダンスは，一般的な量的研究のシステマティックレビューに適用されるが，ほとんどのアドバイスは，主に療法に関するリサーチクエスチョンに取り組む研究のために作成されたものである。観察研究，公衆衛生活動，経済評価，診断精度の研究から得られた知見を統合するための補足的なアドバイスは，JBI とコクランの両方のレビューアマニュアルに掲載されている。米国医療研究・品質調査機構（AHRQ, 2015）も，効果比較試験のレビューア向けガイドラインを発表している。

■ レビュークエスチョンの作成

焦点を絞ったシステマティックレビューは，慎重に組み立てられた問いから始まる。優れたレビュークエスチョンは，多くの場合，第2章で説明した PICO 形式をとる。その形式では，母集団 population，介入 intervention または影響 influence，比較対照 comparison，結果 outcome が指定される。第2章や第4章にあるような質問テンプレートは，良い出発点として役立つ。

> **ヒント**
>
> Munn ら（2018）は，いくつかのタイプのシステマティックレビューのための問いの形式を提案している。例えば，有病率や発生率のレビューについては，彼らは CoCoPop（状況 Condition，文脈 Context，母集団 Population）という頭字語を使っている。

システマティックレビューの問いは，その範囲がさまざまである。例えば，あるレビューは，（一般的な）運動介入が肥満の青年に対する減量療法として効果的であるかという広範な問いを取り上げるかもしれない。あるいは，ある特定の介入

（例：高強度インターバルトレーニング）が効果的な減量戦略であるかどうかをレビューで取り上げるかもしれない。コクランマニュアル（Higgins & Greene, 2011）の表5.6.a に，広義のレビュークエスチョンと狭義のレビュークエスチョンの利点と欠点がまとめられている。広範なレビューは，時間とリソースを必要とする傾向がある。

レビュークエスチョンを最終的に決定するには，何度も繰り返して改良を加える必要がある。チームメンバー全員が問いについて「納得」している必要があり，多様なステークホルダーの意見がそのプロセスに貢献する可能性が高い。スコーピングレビューは，システマティックレビューの問いを立てるうえで重要な役割を果たすことがある。

レビューアは，レビューのアウトカムを指定することに注意する必要がある。コクランレビューのハンドブックでは，考えられるアウトカムのリストを作成し，それに優先順位をつけることを推奨している。「主要アウトカム」とは，意思決定に不可欠なもので，通常，2～3個の主要アウトカムと少数の副次的アウトカムが含まれる。介入研究の場合，アウトカムには起こりうる副作用を含めるべきである。

> ☞ **量的システマティックレビューの問いの例**
>
> Sherifali ら（2018）は，インターネットベースの介入（I）が，それがない場合（C）と比較して，慢性的な健康問題を抱える成人を介護する介護者（P）のメンタルヘルス（O）にプラスの効果があるかという問いに取り組むために，システマティックレビューとメタ分析を実施した。

■ 適格基準の定義

システマティックレビューでは，一次研究の検索を開始する前に，選択基準と除外基準を指定する必要がある。システマティックレビューの文献抽出基準は，通常，以下のような実質的，方法論的，および現実的な要素を含んでいる。

• **研究参加者** study participants：選択基準は通常，対象となる疾患や状態（例：がん患者，低出生体重児），年齢などの関連する人口統計学的特性を示す。

• **介入・影響** intervention/influence：レビューアは，提供方法やタイミングなどの特徴を含め，関心のある介入または影響の本質的な特徴を規定する必要がある。

• **研究デザイン** study design：レビューによっては，対象となる一次研究の研究デザインを規定しているものもあり，レビューが療法上の問いに焦点を当てている場合は，無作為化デザインであることが最も多い。

• **その他の基準** other criteria：実用的な観点からは，英語以外の言語で書かれた研究報告書や，ある特定の日付以前に出版された研究報告書を除外することもできる。また，後述するように，レビューの対象として，出版済みと未出版の両方を指定することもできる。このことについては，後の項で述べる。

一部のレビューでは，選択基準で関心のあるアウトカムを指定している。しかし，療法についての問いに焦点を当てたレビューの場合，コクランレビューのハンドブックでは，「コクランレビューは通常，特定の母集団における介入の特定の比較について，測定または報告されたアウトカムに関係なく，すべての厳格な研究を求めるだろう」（Higgins & Green, 2011, 5.1.2）として，特定のアウトカムの研究を含めたり除外したりすることに注意を促している。

> ☞ **量的レビューの適格基準例**
>
> Whitehouse ら（2018）は，結核患者に対する禁煙介入の効果について，システマティックレビューを実施した。適格基準は以下のとおりであった。「結核が疑われるまたは確認された患者における何らかの禁煙介入を評価した査読付き雑誌論文を対象とした。禁煙の結果について報告していない研究はすべて除外した。検索は，英語，フランス語，スペイン語，ポルトガル語，韓国語で書かれた出版物を対象とした」（Whitehouse et al., 2018, p. 38）。

レビュープロトコルの作成

レビューチームは，提案されたシステマティックレビューのプロトコル protocol を準備し，しばしば事前に公表することが求められるようになってきている。プロトコルは透明性を高めるもので，レビューのロードマップの役割を果たす。通常，シングルスペースで10～15ページ程度のレビュープロトコルを作成し，それには以下の情報を含む。

- レビューのタイトル
- レビューチームのメンバー
- 予定スケジュール，開始日と終了日
- レビュークエスチョン
- レビューの背景と論拠
- レビューで扱う研究の適格基準
- 検索戦略（想定されるデータベース，キーワード，補足的な検索戦略など）
- レビュー方法（方法論の質の査定，データ抽出の方法，解析方法，バイアスの評価など）
- 知見に対する信頼度の評価

ヒント

コクランや JBI のレビュー用ソフトなど，システマティックレビュー用のソフトウェアには，プロトコルを作成するための記入欄が用意されているものがある。

プロトコルが作成できたら，PROSPERO や，関連性があれば，コクラン共同計画，JBI，その他のレビュー団体にプロトコルを登録することが望まれる。

👉 システマティックレビュープロトコル例

Hutchinson ら（2018）は，帝王切開出産率を減らすための組織的介入に焦点を当てたシステマティックレビューのプロトコルを『BMJ Open』に発表した。このレビューは PROSPERO に登録されており，登録番号は論文中に記載されている。

一次研究の検索とスクリーニング

システマティックレビューの執筆者は，適格基準を満たす一次研究を網羅的に検索することを目指すべきである。網羅的な検索には，特異度（関連性のない検索結果を最小限に抑える）よりも感度（関連するすべての研究を確実に検索する）を重視する必要がある。予備的な検索計画はプロトコルに明記されているが，レビューアは継続的にその戦略を評価し，改良する必要がある。

伝統的に，キーワードは主要な研究の変数である。多くの研究者は，PICO の要素を文献検索のキーワードとして使用している。しかし，完全な PICO の定式を使用すると，すべての関連のある論文を検索できない場合があるというエビデンスもある。例えば，Ho ら（2016）は，PICO の用語の2つまたは3つを使用すると，4つすべてを使用するよりも多くの論文を検索できることを見出した。これは，Agoritsas ら（2012）の知見と同様であった。コクランハンドブックの検索に関する章では，介入に関するシステマティックレビューの検索語として，Outcome や Comparison を含めることを明確に推奨していない（Higgins & Green, 2011, Chapter 6）。代替の検索方法を予備的に試すことが推奨されている。

ヒント

Aromataris と Riitano（2014）は，検索に関するアドバイスを提供している。彼らは，PICO を4列に配列したマトリックスから始まる**ロジックグリッド**の作成を提案している。検索の初期段階は，グリッド内の概念の代替語や同義語を特定し，グリッドに追加することが重要である。

一次研究の検索は，複数の書誌情報データベースで実施し，コクランデータベースや JBI データベースなど，既存のシステマティックレビューのリポジトリも含める必要がある。MEDLINE，Embase，CINAHL での検索は不可欠である。コクランハンドブック（Higgins & Greene, 2011）には，検討すべき多数の国・地域別データベース，対象別データベース，引用索引のリストが掲載さ

れている。Bramer ら（2017）は，重要なデータベースを検索しなかった結果，出版されたレビューの 60％ が全関連文献の 95％ を取得できていないと推定している。彼らの分析では，Google Scholar を検索戦略に含めるべきであると示唆された。

ヒント

技術の進歩により，システマティックレビューにおける検索やスクリーニングなどのいくつかの活動を自動化するための新しいアルゴリズムが，まもなく登場すると思われる（例：Beller et al., 2018; Tsafnat et al., 2018）。

レビューアは，標本抽出を出版された研究に限定すべきか，それともできるだけ広く網を張って灰色文献 grey literature（学位論文や学会発表など，流通が限定されている研究）を含めるべきかについては，意見が分かれるところである。査読システムは，エビデンスとして検討するに値する知見を評価するための重要で信頼できるフィルターであると主張し，標本は査読付き雑誌に掲載された研究報告に限定する人々もいる。

しかし，非公開の知見を除外することの限界は広く指摘されている。第 1 の問題は出版バイアス publication bias，すなわち，出版された研究が統計学的に有意な知見を過剰に代表する傾向である（このバイアスは，普及バイアス dissemination bias の一種として言及されることが多くなってきている）。出版バイアスは広く存在する。著者は否定的な知見を含む論文の投稿を控える傾向があり，査読者や編集者はそのような論文を投稿しても拒否する傾向があり，エビデンスの利用者はその知見が出版されても無視する傾向がある。システマティックレビューで灰色文献を除外すると，効果の過大評価につながる可能性がある（Conn et al., 2003; Dwan et al., 2013）。

ヒント

統計的に有意な結果の報告を優先するバイアスに加えて，もう 1 つのタイプの普及バイアス（肯定的な結果をもつ結果のみの選択的報告で，時にアウトカム報告バイアスと呼ばれる）についても十分なエビデンスがある。

未発表の報告書に含まれる方法論的な弱点は後で対処できるため，できるだけ多くの関連性のある研究を検索することをお勧めする。積極的な検索戦略は必須であり，以下のようなものが考えられる。

- 関連性のある雑誌のハンドサーチ handsearching，すなわち，主要な雑誌の目次を手作業で検索する。
- 雪だるま式検索（アンセストリー・アプローチや脚注の追跡，つまり関連する研究の書誌にある文献を探し出すこと），デジタル雪だるま式検索（電子データベースの「関連文献 related citations」機能を利用すること）などの方法を用いて検索する。
- その分野の主要な研究者を特定して連絡を取り，（まだ）発表されていない研究を行っていないか確認したり，学会で研究者とネットワークをつくったりする。
- その分野の主要な研究者をデータベースやインターネットで「著者検索 author search」する
- 臨床試験登録や学会発表の抄録を確認する。
- 学位論文，政府報告書，進行中の研究の登録など，未発表の報告書を検索する（例：米国では NIH RePORTER，https://reporter.nih.gov を通じて）。
- 研究中のテーマに関する財団，政府機関，企業のスポンサーに連絡を取り，進行中または最近完了した研究の情報を入手する。

関連性があると思われる研究が特定されたら，検索結果を統合し（多くの場合，文献管理ソフトを使用），重複を削除する必要がある。次のステップは，抄録の初期スクリーニングを行い，明らかに無関係な論文を削除することである。次に，スクリーニングを通過した論文の全文を検索し，実際に適格基準を満たしているかどうかを判断する必要がある。除外に関するすべての決定は，少なくとも 2 人のレビューアが行い，合意を

得るかまたは第3のレビューアによって矛盾が解決される必要がある。

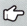 **システマティックレビューからの検索戦略の例**

Capezutiら(2018)は，長期介護施設入所者の夜間睡眠を改善するための非薬物的介入についてシステマティックレビューを行った。彼らは5つのデータベース(MEDLINE, Embase, CINAHL, Scopus, Cochrane Library)で検索を行った。報告書の表には，各データベースの検索用語が記載されていた。重複を排除した結果，6,747件の論文となり，その抄録は2名の著者により独立して適格性が評価され，不一致は3人目の著者によって解決された。最初のスクリーニングの結果，445件の論文が収集された。2名ずつの2つのチームが最終的なスクリーニングを行い，さらに311件の論文が削除された。

ヒント

標本抽出の基準を満たした研究報告書に，メタ分析に必要な情報が完全に含まれているとは限らない。補足情報を得るために，研究者とのコミュニケーションに時間とリソースを割く覚悟が必要である。

■ 研究の質とバイアスのリスクを評価する

システマティックレビューでは，一次研究からのエビデンスを評価し，知見がどの程度信頼できるかを判断する必要がある。研究の質の評価には，研究の特徴を量的に評価することがある。全体的な研究の質の合計スコアを得ることができる数多くの質評価尺度が開発されている(Zeng et al., 2015)。RCTの評価によく使われる尺度はJadad尺度(Jadad et al., 1996)である。非無作為化研究の評価には，Newcastle-Ottawa尺度(Stang, 2010)を用いることができる。ROBINS-Iと呼ばれる慎重に開発された尺度は，非無作為化研究のバイアスを評価するために開発されたが，RCTにも使用されている(Sterne et al., 2016)。しかし，尺度は妥当性や信頼性への懸念から批判

されることもある。質の基準は測定ツールによって異なり，その結果，異なる評価ツールや異なる評価者によって，研究の質が異なって評価されることがある(Jüni et al., 2001)。

もう1つの戦略は，合計せずに個別の項目からなる質評価チェックリストを使用することである。重要な例として，JBIがさまざまな種類の一次研究(例：RCT，有病率研究，症例対照研究)を批判的に吟味するために開発した批判的評価ツールがある。RCT用のJBI批判的評価ツールには13の項目があり，それぞれ「はい」「いいえ」「不明」「適用可能性なし」で評価される。例えば，「アウトカムは信頼できる方法で測定されたのか？」という項目がある。チェックリストを記入した後に，レビューアはその一次研究をレビューに含めるか，除外するか，さらに情報を求めるかについて査定を行う。

コクラン共同計画では，研究の質よりもバイアスのリスクを重視し，「構成要素component」アプローチを用いている(Higgins & Green, 2011, Chapter 8)。介入研究における*バイアスのリスク* risk of bias とは，因果効果の推定値が不正確になる可能性，すなわち，内的妥当性への脅威を指す。コクランレビューでは，レビューアは各研究を7つのバイアスリスクについて評価する(**表30-1**)。各要素は，バイアスのリスクが低，高，または不明確と評価される。コクランのバイアスのリスクツールは，主に療法についての問いを扱う研究に用いるが，ACROBAT-NRSIという非無作為化研究に対応したツールも開発されている(Bilandzic et al., 2016)。

どのような方法であっても，質評価は少なくとも2名の有資格者によって行われる必要がある。レビューア間で意見の不一致がある場合は，合意に達するまで話し合うか，必要であれば第三者がその不一致を解決することが必要である。評定者間信頼性を算出することで，研究の質に関する適切な合意を論証することができる。

ヒント

コクラン共同計画のレビューア・マニュアル改訂版(Higgins & Thomas, 2020)では，バイア

654 第Ⅵ部 看護の実践のためのエビデンスの確立

表30-1 コクラン共同計画のバイアスのリスクを査定するためのツール

構成要素	具体的なリスク
選択バイアス	無作為配列生成：無作為配列生成は，比較可能なグループを生成する可能性が高かったか？
	割り付けの隠蔽化：割り付けの順序は適切に隠蔽されていたか？
実行バイアス	研究参加者と担当者の盲検化：介入実施に関して，研究参加者と担当者の盲検化のための措置がとられていたか？
	アウトカム評価の盲検化：アウトカム評価者は，参加者がどの介入を受けたかについて盲検化されていたか？
減少バイアス	不完全なアウトカムデータ：各アウトカムのデータは，脱落や分析からの除外を含め，どの程度完全であるか？
報告バイアス	選択的な報告：すべてのアウトカムが報告されたのか，それともアウトカムが選択的に報告されたのか？
その他のバイアス	その他のバイアスの原因：これまで取り上げられなかった他の種類のバイアスについて重要な懸念があるか？

各一次研究は，各リスク因子について「バイアスのリスクが低い low risk of bias」，「バイアスのリスクが高い high risk of bias」，「バイアスのリスクが不明確 unclear risk of bias」と評価される。
〔Higgins, J. P. T., & Green, S. (Eds.)(2011). Cochrane handbook for systematic reviews of interventions (version 5.1.0). The Cochrane Collaboration. より引用。https://training.cochrane.org/handbook, Table 8.5.a. より取得〕

スのリスク(RoB)ツールが修正され，RoB2 と呼ばれている。

質評価情報をどうするかについては，意見が分かれるところである。JBI は，質の低い研究を除外する根拠としてチェックリストの使用を推奨している(Porritt et al., 2014)。しかし，コクランの構成要素アプローチを提唱する Jüni ら(2001)は，質の低い研究を除外することは時に正当化されるかもしれないが，「妥当性のある検証に貢献するかもしれない研究を除外する可能性がある」(Jüni et al., 2001, p. 45)と指摘した。彼らは，「重大な欠陥」のある研究のみを除外し，分析段階で質に対処することを推奨している。システマティックレビューにおける質評価についての詳しい情報は，Cooper(2017)および Viswanathan ら(2018)が提供している。

👉 **システマティックレビューにおける質評価例**

Aghajafari ら(2018)は，ビタミン D の欠乏と妊娠中および出産後のうつとの関連に関するエビデンスのシステマティックレビューを実施した。2 人のチームメンバーが，9 段階の Newcastle-Ottawa 尺度(NOS)を用いて，各一次研

究を独立して評価した。意見の不一致は，チームメンバー全員による会議で解決された。レビューには，レビューに含まれた 12 件の観察研究すべての質評価を示す表が含まれていた。

■ 分析のためのデータ抽出と符号化

システマティックレビューの次のステップは，各研究報告書から研究の特徴や知見に関する情報を抽出することである。データ抽出フォームを開発し，情報抽出の担当者の手引きとなるコーディングマニュアルを作成する必要がある。レビューアは，まず紙とペンで書式を作成し，その後，電子システムにデータを入力することがよくある。選択肢としては，スプレッドシート(例：Excel)，データベースソフト(例：Access)，データ抽出用に転用されたウェブを使った調査(例：SurveyMonkey)，コクランの RevMan(Elamin et al., 2009)などのレビューソフトウェアがある。

ヒント

紙とペンで書く書式を開発して予備テストを行うべきであるが，コンピュータ化されたプラットフォームを使用すると便利である。

すべての研究において，基本的なデータソースの情報を記録する。これには発表年，参加者の国籍，研究報告の言語などの特徴が含まれる。補足情報としては，研究助成の有無（および助成機関），データ収集年などがある。

方法論的情報では，サンプルサイズが重要な要素である。デザインに関する情報もコーディングする必要がある（例：RCT，準実験，症例対照）。測定の問題は重要かもしれない。例えば，アウトカムを測定するために使用する特定のツールを指定するためにコードを使用することができる。尺度については，高得点が望ましいのか低得点が望ましいのかについての情報が必要である。縦断的研究では，脱落の割合とデータ収集間隔の長さの情報が不可欠である。質評価に関する情報は，各研究の記録に含める必要がある。

介入研究では，設定の種類，介入の量または期間，介入の実施方法など，介入の特徴を記録する必要がある。比較条件の属性も抽出し，記録する必要がある。

研究参加者の特徴も，臨床的特徴と人口統計学的特徴の両方を含めて，コーディングしなければならない。パーセンテージで表すことのできるカテゴリーの特性には，性別，人種/民族，教育レベル，疾病/治療に関する情報（例：併存疾患をもつ参加者の割合）などがある。年齢は通常，標本メンバーの平均年齢として記録するべきである。

最後に，知見はコーディングされなくてはならない。効果量（次節で説明），または効果量を計算するための統計学的情報がメタ分析に不可欠である。効果量の情報は，複数の結果について記録されることが多く，また，研究参加者の異なるサブグループ（例：男性対女性の効果）についても記録されることがある。

情報の抽出とコーディングは，少なくとも研究の一部について，2人以上の担当者が行い，評価者間の一致を査定できるようにする。データ抽出とモニタリングに関するレビュー担当者へのトレーニングは不可欠である。システマティックレビューにおける抽出ミスの割合が高いことが研究によって判明している（Mathes et al., 2017）。データ抽出とデータ抽出フォームの作成に関する詳しいガイダンスは，HigginsとGreen（2011，Chapter 7），Pedderら（2016）が提供している。

 システマティックレビューにおけるデータ抽出の例

Sonら（2018）は，大腸がん患者のQOLに対する心理社会的介入の効果についてシステマティックレビューを実施した。適格基準を満たした一次研究8件から，「事前に設計されたデータ抽出フォーム」（Son et al., 2018, p. 3）を用いてデータを抽出した。情報が不足している場合は，レビューアが著者に連絡した。データは3人のレビューアが独立して抽出し，意見の不一致は議論によって解決した。

データの分析と合成

対象となる研究のデータ抽出が完了したら，レビューアはデータ分析に進むことができる。量的研究の場合，主な分析目標は**効果**，すなわち，介入または他の原因因子がアウトカムに及ぼす影響について洞察することである。分析がナラティブであれ統計学的であれ，レビューアは通常，データを統合して以下の問いに答えることに関心がある。(1)効果の方向性はどちらか（例えば，介入群に効果があるか）？ (2)効果はどれくらい大きいか？ (3)効果は研究間でどれくらい一貫性があるか？などである。補足的な質問としては，以下のようなものが考えられる。(4)参加者の異なるサブグループに対して効果は類似しているか？ (5)質が異なる研究に対して効果は類似しているか？

ナラティブ・シンセシスでは，エビデンスの要約表を作成し判断することでこれらの問いに答えるが，レビューアはメタ分析を行うことによって，この問いに事前に答えようとすることが多い。しかし，統計学的統合が常に可能であるとは限らないため，レビューアはメタ分析の実行可能性を検討することから始めることが多い。

ヒント

ここでは，主にメタ分析手法に焦点を当てているが，Institute of Medicine（2011）は，最終

的にメタ分析を行う場合でも，洞察力を得るためにナラティブな統合から始めることを推奨している。結果を定量的に統合する古いアプローチとして，**票数計算** vote counting があり，有意な知見と有意でない知見の件数をそれぞれ合計してエビデンスの優越性を評価する。さらに，メタ分析が不可能な場合，**ハーベスト・プロット** harvest plots と呼ばれる図を構築し，エビデンスを統合する方法もある（Ogilvie et al., 2008; Higgins & Thomas, 2020, Chapter 12）。

システマティックレビューにおけるメタ分析の使用基準

メタ分析を行う基本的な基準は，統合しようとする各研究のリサーチクエスチョンが同じであることである。つまり，独立変数，アウトカム，母集団が十分に類似しており，統合する価値があるということである。たしかに，変数の操作は異なるかもしれない。例えば，糖尿病患者の身体活動を促進するための介入は，ある研究では4週間のクリニックベースのプログラム，別の研究では5セッションのウェブベースの介入の場合もある。アウトカム（身体活動レベル）の測定は，研究によって異なる可能性がある。しかし，肥満の成人の身体活動に対する態度を改善するための1時間の講義の効果に関する研究は，このようなメタ分析に含めるには不適切な候補となるだろう。これは，しばしば「リンゴとオレンジ」あるいは「果物」の問題と呼ばれる。メタ分析は，果物，すなわち広く包括的なカテゴリーについてではなく，複数の研究で取り上げられた特定の問題，すなわち「リンゴ」について行われるべきである。

第2の基準は，統計的統合のための十分な知識基盤があるかどうかということである。研究数が少ない場合，あるいはすべての研究が弱いデザインで広範なバイアスを含んでいる場合，通常，効果の「平均」を計算することは賢明ではない。

最後の問題となる基準は，エビデンスの一貫性である。同じ仮説が複数の研究で検証され，結果が非常に矛盾している場合，通常メタ分析は適切ではない。極端な例として，ある介入を検証した研究の半分が介入群に利益をもたらし，残りの半分が対照群に利益をもたらした場合，効果の平均

を計算することは誤解を招くだろう。より適切な戦略は，知見が食い違っている理由を詳細にナラティブ分析することだろう。後述のように，結果の**異質性** heterogeneity の問題は，メタ分析を進めることを決定した場合にも重要である。

👉 メタ分析を実施しないことを決定した例

Denk ら（2018）は，握力と股関節骨折の発生率との関連について，エビデンスのシステマティックレビューを行った。彼らは11件の研究を特定し，ナラティブな統合を行った。「……研究は，デザイン，分析，母集団，主要目的，握力計の種類に関して，比較可能ではなかった。したがって，メタ分析のためにデータをプールすることは……不可能であった」（Denk et al., 2018, p. 3）。

メタ分析における効果の算出

メタ分析では，各研究における独立変数（介入または影響）とアウトカムの関連を要約した指数を算出する。効果は変数の測定レベルによって捉え方が異なるため，効果量の計算式は1つではない。看護学において，メタ分析で最も一般的な状況は，連続的なアウトカム〔例：肥満指数（BMI）〕に関する2群の比較，二項対立のアウトカム（例：肥満と非肥満）に関する2群の比較，または2つの連続変数間の相関（例：うつ得点とBMIの相関）である。

シンプルにするために，本書の議論の多くは，群間での平均値の比較に焦点を当てている。研究間の結果が同一の尺度（例：体重）である場合，効果は各研究で一方の群の平均から他方の群の平均を単純に引くことで捉えることができる。例えば，介入群の平均体重が182.0ポンドで，対照群の平均体重が190.0ポンドであれば，効果は−8.0となる。しかし，アウトカムはしばしば異なる尺度で測定される。例えば，産後うつは，ある研究では Beck の産後抑うつスクリーニング尺度によって測定され，別の研究ではエジンバラ産後うつ病尺度によって測定されるかもしれない。このような状況では，一次研究で使用された指標に中立的な指数が必要となる。コーエンの d は第18

章で記述した ES 指数で，よく利用されている。d の公式は，平均値の群間差をプールした標準偏差で割ったものであることを思い出してほしい。

$$d = (\overline{X}_1 - \overline{X}_2) / SD_\mathrm{P}$$

ここで，$\overline{X}_1$ はグループ 1 の平均，$\overline{X}_2$ はグループ 2 の平均，SD_P はプールされた標準偏差である。この ES 指数は，すべての効果を標準偏差の単位に変換する。つまり，d が 0.50 であれば，元の測定尺度に関係なく，一方のグループの平均が他方のグループの平均より標準偏差の 2 分の 1 高いことを意味する。

ヒント

コクランレビューにおける効果量 d の用語は，標準化平均差 standardized mean difference または *SMD* である。Cooper(2017)は，研究標本が小さいときに *SD* 推定値にバイアスが生じる可能性があるため，d を調整する **g 指数** と呼ばれる別の類似の指数について説明している。

メタ分析にメタ分析ソフトウェアを使用する場合，ES を手動で計算する必要はない。プログラムが平均値と *SD* に基づいて計算する。しかし，これらの情報が研究報告書にない場合はどうだろうか？ 幸い，一次研究の研究報告書の情報から d を計算する代替式がある。例えば，研究報告書に t や F の値，正確な確率値，または群間の平均差の 95% CI がある場合，d の値を導き出すことができる。必要な統計情報が研究報告書に記載されていない場合は，著者に連絡して追加情報を入手する必要がある。

一次研究の結果が二項対立の場合，メタ分析では ES の指数を選択することができるが，最も一般的なのは，以前の章で説明した相対リスク relative risk(RR)指数，オッズ比 odds ratio(OR)，絶対リスク減少 absolute risk reduction(ARR。リスク差ともいう)だろう。これらの指数の計算に関するガイダンスは **表 17-5** で提供されている。要約効果指数の選択は，数学的特性，解釈のしやすさ，一貫性などいくつかの基準によって決

まる。オッズ比はシステマティックレビューの多くの利用者にとって解釈が難しいが，看護文献では二値化されたアウトカムに対する ES 指数としてよく用いられている。

非実験研究の場合，影響とアウトカムの関連を表すのによく使われる統計量はピアソンの r である。メタ分析の一次研究が相関係数の形で統計情報を提供している場合，r 自体が効果の大きさと方向の指標として機能する。

結果は，すべて同じ変数レベルで報告されるわけではないこともある。例えば，**体重** という変数（連続変数）が主要アウトカムであった場合，いくつかの研究では，体重の結果を二項変数のアウトカム（例：**肥満** 対 **非肥満**）として報告することがある。1 つの方法は，すべての効果を統合できるように，効果指標を揃えることである。例えば，オッズ比は，r の値と同様に d に変換することができ，その逆もまた可能である。

ヒント

本書における ES の計算に関する説明は，いくつかの複雑な点を省略している。例えば，分析単位が個人でない場合，クロスオーバーデザインが使用された場合，データが著しく偏向している場合など，時には別の方法が必要となる場合がある。複雑なメタ分析プロジェクトに着手する場合は，統計専門家の指導を仰ぐべきである。

メタ分析でのデータ分析

メタ分析は，2 段階の分析プロセスで行われる。第 1 段階では，先述したように，各研究について効果を捉える要約統計量が計算される。第 2 段階では，個々の研究の効果の 加重平均 weighted average として，プールされた ES の推定値が計算される。加重平均は次のように定義され，ES は各研究からの ES の推定値を表す。

$$加重平均 = \frac{(ES \times ES についての重み)の合計}{重みの合計}$$

重み付けは，各研究が提供する情報量を反映する。ある研究の重みが大きければ大きいほど，そ

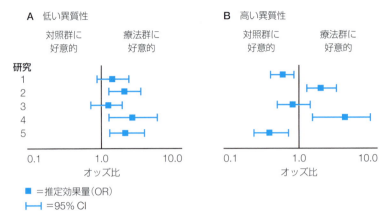

図30-1 効果量の推定値の異質性が低い(A),高い(B) 5つの試験の2つのフォレストプロット

の研究は加重平均により多く寄与することになる。広く使われているアプローチの1つは逆分散法 inverse variance method で,ESの推定値の分散の逆数(つまり,1をその標準誤差の二乗で割ったもの)を重み付けとして使用するものである。標準誤差が小さい大規模な研究は,小規模な研究よりも大きな重み付けをされる。この種の分析に必要なデータは,各研究のESの推定値とその標準誤差である。

メタ分析の実施者は,分析中に多くの決定を下す。この概要では,異質性の特定と検定,固定効果モデルまたはランダム効果モデルのどちらを使用するかの決定,臨床的および方法論的多様性の分析の取り組み,研究の質の取り扱いについての基本的な情報を示す。

異質性の検証:重要な分析上の問題は,統計学的異質性 statistical heterogeneity と呼ばれる一次研究間の結果の一貫性に関するものである。研究内にばらつきがあるように(各参加者のアウトカム得点は同じではない),研究間の効果にも必然的にばらつきがある。結果が非常にばらついている場合(例:矛盾する結果),メタ分析は不適切かもしれない。しかし,統計学的にまとめることが正当化される場合でも,異質性は分析者にとっての懸念事項である。

異質性は視覚的に,メタ分析ソフトウェアによるフォレストプロットを描くことで最も容易に検査できる。フォレストプロット forest plots は,

各試験の推定ESと各推定値に対する95% CI をグラフ化したものである。図30-1 は,ESの指標としてオッズ比を用いた5つの研究のうち,異質性が低い(A),高い(B)場合の2つのフォレストプロットを示している。パネルAでは,すべてのES推定値が介入群に有利であり,そのうち3件(研究2,4,5)では統計学的に有意であった。パネルBでは,結果は「まちまち all over the map」である。2つの研究は有意水準で対照群に有利であり(研究1と5),2つの研究は療法群に有利である(研究2と4)。Bの研究については,メタ分析は適切ではない。

研究間の異質性の検証には,ランダムな変動を反映しているという帰無仮説を用いる必要がある。**Q検定**と呼ばれるこの検定は,帰無仮説が真である場合に観察されるのと同程度の大きなESの差を得る確率を示すp値を算出する。通常,有意性の基準として.05のαが使用されるが,メタ分析に含まれる研究数が少ない場合,この検定は検出力不足となるため,.10のαが許容できる基準とされることもある。現在では,レビューアは分析に含まれる研究数を調整するI^2検定 I^2 test をよく使用する。この指数は0%から100%のスケール尺度で値を生成し,通常50%以上の値は中程度から高い異質性とみなされる。

統計モデルの決定:メタ分析では,2つの基本的な統計学的モデルを使用することができ,その選択は異質性に基づく。固定効果モデル fixed ef-

fects model では，すべての研究結果の根底には
単一の真の ES があり，観察された推定値は偶然
の結果としてのみ変化すると仮定される。固定効
果モデルの誤差項は，研究内変動のみを表し，研
究間変動は無視される。対照的に，ランダム効果
モデル random effects model は，各研究が異な
るが関連する真の効果を推定し，その推定値は平
均 ES の周りに正規分布していると仮定する。ラ
ンダム効果モデルは，研究内変動と研究間変動の
両方を考慮する。

　異質性がほとんどない場合，どちらのモデルも
ほぼ同じ結果をもたらす。しかし，異質性が大き
いと，平均 ES について異なる推定値が得られ
る。さらに，異質性がある場合，ランダム効果モ
デルは，固定効果モデルよりも広い CI をもたら
すので，より保守的である。しかし，広範な異質
性があるときにこそ，ランダム効果モデルを使用
すべきである。

　ランダム効果モデルは，異質性の検定が統計学
的に有意な場合（または $I^2 > 50\%$ のとき）だけ必
要であると主張する人もいる。また，無作為な効
果モデルは，ほとんどの場合，より信頼できると
主張する人もいる。推奨されるアプローチは，感
度分析 sensitivity analysis（分析の結果が分析方
法の変更に対してどの程度敏感であるかを検証す
る）を行うことである。これは，両方のモデルを
使用して，結果がどのように影響されるかを査定
するものである。結果が大幅に異なる場合は，ラ
ンダム効果モデルによる推定値を報告することが
賢明である。

異質性に影響を与える因子の検討：多くのメタ分析
者は，正式な分析を通じて ES のばらつきの決定
要因を理解しようとしている。このような分析
は，本質的に非実験的（観察的）であり，因果関係
の解釈は必然的に推測的であるため，常に探索的
であると考えるべきである。科学的に適切である
と考えられるためには，異質性の探索は，偽の関
連を発見するリスクを最小にするために，レ
ビューを行う前に（すなわち，プロトコルでの段
階で）指定されるべきである。

　研究間の異質性は，臨床的または方法論的特徴
に関する系統的な差異を反映している可能性があ

り，その両方を探索することができる。臨床的異
質性は，参加者の違い（例：男性対女性）または独
立変数がどう操作されるかに起因しうる。例え
ば，介入試験において，効果のばらつきは，介入
者が誰か（例：看護師対その他），またはセッティ
ングや提供方法が何であったかを反映している可
能性がある。

　方法論的異質性は，アウトカムが測定された時
期（例：介入後 3 か月または 4 か月）や無作為化が
行われたかどうかといったデザインの特徴を反映
している可能性がある。方法論的多様性の探索
は，主に結果がバイアスの影響を受けている可能
性に焦点を当てている。一方，臨床的多様性の探
究は，より実質的な関連性であり，臨床的に関連
する因子との関係で効果が異なる可能性を検討す
る（例：ある種の人々で効果がより大きいか？）。

　ES に対する調整効果 moderating effect を探索
するために，サブグループ分析とメタ回帰の 2 つ
の戦略を使用することができる。サブグループ分
析 subgroup analysis では，研究からの ES 情報
を明確なサブグループ（例：性別グループ）に分割
する。男性ばかり（または男性が圧倒的に多い）の
標本による研究の効果は，優位性の閾値（例：参
加者の 80% 以上）を用いて，女性ばかりまたは女
性が圧倒的に多い標本による研究の効果と比較す
ることができる。もちろん，研究データから直
接，男性用と女性用に別々の ES を推定すること
が可能であれば好都合であるが，これは研究者に
問い合わせない限り，めったにできないことであ
る。サブグループ分析を行う際には注意が必要
で，サブグループの効果が偽りであることがしば
しば発見されるからである（一次研究におけるサ
ブグループ分析については，第 31 章で詳しく説
明する）。

　研究の異質性に影響すると考えられる変数が連
続的な場合（例：介入の「量 dose」），または連続
的因子とカテゴリー的因子が混在している場合
は，メタ回帰が適切な場合がある。メタ回帰
meta-regression は，説明可能な因子に基づいて
ES を予測することである。通常の回帰と同様，
回帰係数の統計学的有意性は，ES と説明変数の
間の非ランダムな線形関係を示す。

第Ⅵ部　看護の実践のためのエビデンスの確立

👉 異質性の調査研究例

Lim ら(2018)は，1994 年から 2014 年の間に 30 か国で実施された研究を用いて，地域社会におけるうつ病の有病率を調査した。うつ病の有病率(ランダム効果モデルを使用)は 12.9% であり，高いレベルの異質性($I^2 =99.8\%$)を有していた。臨床的異質性(例：性別，都市部/農村部の設定)および方法論的異質性(自己申告による評価対臨床面接，発表年)についての仮説を検証するためにサブグループ分析を行った。うつ病の有病率は，女性，より最近発表された研究，および自己報告用の測定ツールを使用した研究で有意に高かった。メタ回帰では，回答率が高いほど，うつ病の有病率も高くなることが明らかになった。

研究の質への対処：メタ分析で研究の質を扱うには，4 つの基本的な戦略がある。1 つは，分析に含める研究の質の閾値を設定することである。質の低い研究を除外するために，特定の特徴(例：無作為化試験のみ)または質評価尺度での十分に高い得点を反映することができる。私たちは，レビューアがある領域のエビデンスの全範囲を要約できるような他の選択肢を好むが，場合によっては質に基づく除外が正当化されるかもしれない。

2 つ目の戦略は，質の低い研究を除外することで結果が変わるかどうかを確認するために感度分析を行うことである。Conn ら(2003)は，質の高い研究でメタ分析を開始し，その後，順次，質の低い研究を追加して，ES の推定値が質のばらつきにどれだけ頑健かを評価する方法を，1 つの選択肢として説明している。

👉 試験の質に関する感度分析の例

Chaboyer ら(2018)は，成人 ICU 患者における褥瘡の発生率と有病率を評価するためにメタ分析を行った。レビューアは妥当性の検証されたバイアスのリスク尺度を使用し，感度分析において，バイアスのリスクが低い研究の結果とすべての研究の結果を比較したところ，結果は基本的に同じであることが明らかとなった。

3 つ目の方法は，効果の異質性に影響を与える因子として，バイアスの指標を検証することである。例えば，有効性試験の効果は，質評価尺度試験の得点に応じて変化するだろうか？ 個々の研究の構成要素の評価(**表 30-1**)と全体の研究の質は，サブグループ分析やメタ回帰に用いることができる。

4 つ目の戦略は，質の基準に従って研究に重みをつけることである。メタ分析では通常，大規模な研究をより重視するが，ES を質の得点で重み付けることで，厳密な研究からの推定値をより重視することも可能である。しかし，Jüni ら(2001)は，この方法は，質評価尺度の妥当性が不明であることや評定尺度の信頼性が低いことなど，いくつかの理由で問題があると警告している。

研究の質のばらつきに対処するためには，適切な感度分析を行ったうえで，さまざまな戦略を組み合わせることが最も賢明な方法であると思われる。

ヒント

質に関する情報は解釈のために重要であり，尺度または構成要素法を用いて報告されなければならない。例えば，25 点満点の質尺度の場合，レビューアは一次研究の平均尺度得点，または閾値以上(例：20 点以上)の得点の割合を報告すべきである。

メタ分析結果の図表による出力：専用のメタ分析ソフトは，レビューの側面を要約するための図表を生成する。最も重要な図表は，先に述べた**フォレストプロット**である。フォレストプロット(**図 30-2**)は，レビューに使った各一次研究における効果(その点推定値は，95% CI を示す線をもつ四角で示される)およびメタ分析結果全体(菱形で示される)を視覚的に伝えるものである。四角の大きさは，標本抽出サイズに基づいて各研究に割り当てられた重みに対応する。この例では，ランダム効果モデルを用いたリスク比の ES の全体的な効果は 1.49 で，実験群に統計的に有意な効果があった($p =.02$)。分析に含まれる 3 つの研究の

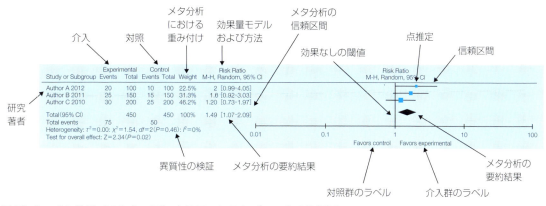

図30-2 メタ分析ソフトウェアによるフォレストプロットの注釈図

〔Munn, Z., Tufanaru, C., & Aromataris, E. (2014) JBI's systematic reviews: Data extraction and synthesis. *American Journal of Nursing*, 114 (7), 49-54. より許可を得て転載〕

異質性は有意ではなかった($\chi^2 = 1.54$, $p = .46$, $I^2 = 0\%$)。

メタ分析ソフトは解釈を容易にするために，他の図式を提供することがよくある。例えば，コクランのRevManソフトウェアでは，**図30-3** に示すように，**表30-1** の構成要素に対するバイアスリスクの評価を，レビュー内のすべての研究を要約した図を作成する。もう1つの有用なバイアスリスクの図は，各研究について6つのバイアスの構成要素について3つのリスク評価(低い，高い，不明)の割合を示したものである。

☞ 図表による出力例

Palaciosら(2017)は，冠動脈疾患と自己管理アウトカムを改善するためのインターネット配信の自己管理支援の効果についてメタ分析を行った。彼らは，レビューに含まれる7つの研究に，バイアスのリスクを査定するためにコクランの評価ツールを適用した。

研究	A	B	C	D	E	F
Allen et al., 2017	+	−	+	+	+	−
Chisolm & Evans, 2016	+	+	+	+	+	?
Denny et al., 2018	+	?	−	+	?	−
Friesen et al., 2015	+	?	+	+	+	+
Koretzky & Forman, 2017	+	+	+	+	+	+
Strohl & O'Connor, 2018	+	+	−	−	?	−

凡例：A＝無作為配列の生成　　　水色(+)＝バイアスリスクが低い
　　　B＝割り付けの隠蔽化
　　　C＝研究参加者と介入　　　青色(−)＝バイアスのリスクが高い
　　　　　実施者の盲検化
　　　D＝アウトカム評価の　　　灰色(?)＝バイアスのリスクが不明確
　　　　　盲検化
　　　E＝不完全なアウトカムデータ
　　　F＝報告バイアス

図30-3　レビューで扱う研究のバイアスのリスク要約図の例

〔Higgins, J. P. T., & Green, S. (Eds.)(2011). Cochrane handbook for systematic reviews of interventions (version 5.1.0). The Cochrane Collaboration. より引用。https://training.cochrane.org/handbook, Table 8.6.c. より取得〕

■ 結果の解釈と信頼度の査定：GRADEガイドライン

数年前まで，レビューアはデータの分析から知見の報告書の執筆に移るのが一般的だった。最近では，レビューアはさらにもう一歩踏み込むことが多くなっている。多くのシステマティックレビューでは，エビデンス全体を評価する，つまり，レビューの結果にどれだけの**信頼度**があるかについての結論を導き出すための系統だった取り組みが行われるようになった。コクラン共同計画やJBIなど，国際的な数多くの組織が，エビデンスの質を格付けする**GRADE**(Grading of Recommendations, Assessment, Development and Evaluation)アプローチを採用している(Guyatt et al., 2008, 2011)

GRADEは，臨床ガイドラインの開発を促進す

るために設計された2段階で構成されるプロセスである。プロセスの第1段階では，介入の効果に関するエビデンスの質が各アウトカムについて評価される。第2段階では，介入の使用/不使用に関する推奨が，推奨の強さ（強いまたは弱い）とともに行われる。システマティックレビューのために実施する場合には，レビューアは第1段階のみを行い，臨床的な推奨は行わない。

GRADE のガイドラインは，アウトカムごとに行われ，通常，レビューのアウトカムの一部，すなわち，介入に関する意思決定を行う者にとって重要であると判断された，患者にとって重要なアウトカムにのみ適用される。したがって，最初のステップは，レビューのどのアウトカムを評価するかを決定することである。

ヒント

GRADE は当初，治療についての問いに取り組む研究のエビデンスの質を評価するために開発されたが，予後についての研究（Iorio et al., 2015）や，経済的評価（Brunetti et al., 2013），診断テスト評価（Schünemann et al., 2008）など，他の種類の研究を評価するためのガイドラインも開発されている。

エビデンスの質は連続的なものであるが，GRADE ではシステマティックレビューの結果についての**信頼度**に関してカテゴリーとして判断する。すなわち，特定の結果（効果量に関係なく）に対するエビデンスの信頼度が，高い（＋＋＋＋），中程度（＋＋＋），低い（＋＋），または非常に低い（＋）かどうかを判断する。**表30-2** の2列目は，GRADE によるこれらの分類の説明を示している。例えば，「高い」の評価は，**真**の効果がレビューで推定された効果に近いという高い信頼度に相当する。

レビューチームは，レビューが無作為化研究（**表30-2** の1列目）からの知見を統合している場合は事前に「高い」得点（4点に相当），一次研究が観察的（非実験的）な場合は「低い」得点（2点）を割り当てる。エビデンスは，5つの基準（**表30-2** の3列目）の評価に基づいて格下げされうる。

- **バイアスのリスク** risk of bias：RCT における重要な限界には，割り付けの隠蔽化の欠如，盲検化の欠如，フォローアップの喪失，選択的なアウトカム報告バイアスが含まれる。観察研究における重要な限界には，交絡因子のコントロールの失敗，曝露とアウトカムの測定の誤り，適格基準の誤りなどがある。レビューア

表30-2 特定の結果に対する介入の効果のエビデンスの質に関する GRADE スコアリング[a]

研究デザイン	エビデンスの質	この場合，減点	この場合，加点
無作為化比較試験（RCT）（4点から開始，高い）	高い（＋＋＋＋）：真の効果は，効果の推定値に近いと確信できる。	バイアスのリスク −1 重大なリスク −2 非常に重大なリスク **結果の非一貫性** −1 重大な懸念 −2 非常に深刻な懸念 **エビデンスの非直接性** −1 重大な懸念 −2 非常に深刻な懸念 **不精確さ（広い CI）** −1 重大な懸念 −2 非常に深刻な懸念 **出版バイアス** −1 可能性が高い −2 非常に可能性が高い	効果の大きさが大きい ＋1 大きい ＋2 非常に大きい **用量反応勾配** ＋1 勾配のエビデンス **もっともらしい交絡** ＋1 結果が効果を示していないときに，論証された効果を減少させるか，偽の効果を示唆するもの
格下げされた RCT または格上げされた観察研究	中程度（＋＋＋）：効果推定値に中程度の確信がある。真の効果は推定効果に近いと思われるが，大きく異なる可能性もある。		
観察研究または格下げされた RCT	低い（＋＋）：効果の推定値に対する信頼度が限られている。真の効果は効果の推定値とは大幅に異なる可能性がある。		
格下げされたすべての研究デザインの研究	非常に低い（＋）：効果の推定にほとんど信頼度がない。真の効果は効果の推定値と大きく異なる可能性がある。		

[a] この表は，GRADE グループが作成したいくつかの表を合成・翻案したものである。

は，指定されたアウトカムについて，**レビュー内の全研究**のバイアスのリスク（低い，深刻，非常に深刻）を判断する。

- **結果の非一貫性** inconsistent results：点推定値が研究間で大きく異なる場合，研究の CI がほとんど重複してない場合，異質性の検定の p 値が低いかつ／または I^2 が大きい場合，結果は一貫性を欠くことになる。
- **エビデンスの非直接性** indirectness of evidence：直接的なエビデンスは，直接的に関心のある母集団において，関心のあるアウトカム（例：代替アウトカムではない）に対する介入を直接比較した研究から得られる（例：関心のある母集団は長期療養者であるが，エビデンスが病院患者から得られたものである場合は非直接的）。
- **不精確さ** imprecision：（通常はサンプルサイズが小さいため）レビュー内の指定したアウトカムの CI が広い場合，スコアが下げられることがある。
- **出版バイアス** publication bias：出版バイアスは，効果の大幅な過大評価につながる可能性があるため，そのリスクが高い場合，一連のエビデンスを格下げすることができる。

非 RCT における特定のアウトカムの評価は，3 つの状況下で格上げすることができる（**表 30-2** の 4 列目）。

- **大きな効果** large effect：観察研究からのエビデンスに対する信頼度は，効果が非常に大きく，その効果の大きさが通常のバイアスでは説明できない場合に，格上げすることができる。
- **用量反応勾配** dose-response gradient：効果が曝露の程度に比例する場合，信頼度は向上する。
- **もっともらしい交絡因子** plausible confounders：可能性のある交絡因子が観察された効果を**減少させる**可能性が高い場合，実際の効果は計算された ES が示唆するよりもおそらく大きいため，スコアを格上げすることができる。

GRADE の使用は，必然的に主観的な判断を伴う。例えば，10 件の RCT のレビューのうち，2

件だけが盲検化を行わなかった場合，評価は高から中程度に格下げされるのだろうか？ GRADE の開発者は，「エビデンス総体を全体的あるいはゲシュタルト的[訳注1]に見て」（Guyatt et al., 2011, p. 154）評価する必要があることを認めている。GRADE を用いたエビデンスの信頼度の評価は，完全に客観的なものではないが，GRADE が提供するのは透明性であり，レビューアは評定決定の根拠を明示する必要がある。

GRADE アプローチを適用するシステマティックレビューアは，しばしば GRADEpro と呼ばれるソフトウェアを使用し，2 種類の表を生成する。1 つ目は，各アウトカムに対する評定判断の詳細情報を提供する**エビデンスプロファイル** evidence profile である。エビデンスプロファイルの行は，評定された各アウトカムを示している。列は，バイアスのリスク，不一致など，得点の特徴に対応している。セル内の項目は，格下げが行われた理由を説明している。

GRADEpro は，**知見の要約** Summary of Findings（SoF）表も作成することができる。これらの表は，各アウトカム（行に表示）について，メタ分析結果，ES の基となった研究とその参加者数，そしてエビデンススコアの質を示している。

☞ **GRADE の使用例**

Milazi ら（2017）は，血液透析を受けている成人の血清リン値コントロールの遵守に対する教育的または行動的介入の効果について，システマティックレビューを行った。このレビューでは，いくつかのアウトカムについて知見を統合し，そのうちの 1 つは GRADE を用いて評価した。血清リン値に関して，介入を受けた群と標準ケア群を比較した 8 件の RCT についてメタ分析が行われた。知見の要約表（**表 30-3**）は，介入群に有意な効果を示しており，ES の信頼度は中程度であった。最下部の脚注は，すべて RCT である研究のエビデンスが格下げされた理由を示している。

訳注 1：「ゲシュタルト心理学」に由来し，物事を部分ではなく全体として捉える考え方を指す。

表 30-3　知見の要約表

血液透析を受けている成人の血清リン値コントロールの遵守に関する教育的または行動的介入を標準治療と比較した結果

患者または母集団：血液透析を受けている成人
介入：教育的または行動的な介入
比較：標準治療

アウトカム	研究参加者数			平均差 [a]	全体の効果の検証	エビデンスの質 (GRADE)
	教育的または行動的な介入	標準治療	合計			
血清リン値	$n=408$	$n=382$	$n=790$	$d=-0.23$ mmol/L 95% CI(-0.37, -0.08)	$Z=3.01$ $p=.003$	中程度 [b]

[a] 血清リン値の平均差は，介入群から標準治療群を引いた値で表した。
[b] 4 つの研究でデータ収集者の盲検化と割り付けの隠蔽化について説明がなかった。
CI：信頼区間，d：平均差，Z：Z-score。
〔Milazi, M., Bonner, A., & Douglas, C. (2017). Effectiveness of educational or behavioral interventions on adherence to phosphate control in adults receiving hemodialysis: A systematic review. *JBI Database of Systematic Reviews and implementation Reports, 15*(4), 971-1010. より許可を得て転載〕

■ 量的システマティックレビューの執筆

　システマティックレビューのプロジェクトの最終段階は，結果を普及させるための研究報告書を作成することである。この研究報告書は通常，一次研究の研究報告書とほぼ同じ形式で，序論，方法のセクション，結果のセクション，考察から構成される（第 32 章参照）。

　方法セクションの作成には特に注意が必要である。読者がレビューの厳密さを評価できるよう，方法論の決定とその根拠を記述する必要がある。システマティックレビューの研究報告書には，詳細（例：検索戦略や個々の研究の質の評価）を示すいくつかの付録が含まれていることがよくある。レビューアがメタ分析の実施は適切ではないと判断した場合は，その理由を明確にする必要がある。**コクランハンドブック**（Higgins & Green, 2011）には，システマティックレビューの研究報告書作成に関する優れた提案を提供している。また，RCT のメタ分析については PRISMA（Preferred Reporting Items for Systematic Reviews and Meta-Analyses. Liberati et al., 2009）と呼ばれる報告ガイドラインが，観察研究のメタ分析については MOOSE（Meta-analysis Of Observational Studies in Epidemiology. Stroup et al., 2000）というガイドラインも明示されている。本章で後述する批判的評価のガイドラインでも，報告書に含めるべき情報の種類を提案している。

　また，徹底した考察のセクションも重要である。考察では，エビデンス全体の質評価と研究間での知見の一貫性を提示する必要がある。また，不一致が生じる可能性がある理由の解釈も含める必要がある。結果の信頼性を評価するために GRADE ガイドラインを使用した場合，その情報は通常，考察のセクションに含まれる。また，エビデンスの基盤を改善するために必要なさらなる研究や，レビューの臨床的意味合いについても記述する。

　システマティックレビューの研究報告書では，通常，表と図が重要な役割を果たす。フォレストプロットは，知見の要約の表と同様に，ほぼ常に提示される。通常，レビューにおける研究の特徴を要約した表が含まれる。また，PRISMA ガイドラインでは，研究の特定，スクリーニング，およびシステマティックレビューへの組み込みを文書化したフローチャートを含めるよう求めている。

　最後に，レビューに含まれる標本全体の完全な引用を文献リストに記載する必要がある。多くの場合，これらの文献は他の参考文献とは別に識別されることが多く，例えばアスタリスクで記される。

質的なシステマティックレビュー

　質的研究結果の系統的統合は，急速に発展している分野であり，時に不可解なこともある。過去10年間だけでも，何十ものアプローチが提案され，それらを説明，解説，または批評する何百もの論文が発表されている。この分野は論争や議論にも満ちている。著名な質的研究者の中には，ヘルスケアの知識を統合するアプローチとしての**システマティックレビュー**の勢いの強まりに異議を唱える者もいる（例：Greenhalgh et al., 2018）。一方で，質的エビデンスを含むシステマティックレビューの拡大を受け入れている者もいる。

　また，この分野の用語も混乱を招くことがある。実際，この取り組み全体を何と呼ぶかについての合意すら存在しない。最も頻繁に使用される「包括的 umbrella」用語は，**質的メタシンセシス，質的システマティックレビュー，質的エビデンス統合，質的リサーチ・シンセシス**である（Booth et al., 2016）。

　質的エビデンスを統合するためのさまざまなアプローチについて詳細な説明をすることは，本書の範囲を超えている。この分野の現状を適切に要約することさえ困難である。いくつかのグループは，レビューアが「正しい」アプローチを選択するための補助として，多次元にわたるさまざまなアプローチの比較表を作成することに力を注いできた。本章の目標は，いくつかのアプローチのおおまかな概要を提示することである。

■ 集約的・解釈的な質的レビュー

　複数の学者は，システマティックレビューを**集約的か解釈的/構成的**かのどちらかで特徴付けている（例：Booth et al., 2018; Gough et al., 2012）。本書では，質的レビューのいくつかの特徴を強調するために，集約的/解釈的の区別を使用するが，ほとんどの質的レビューが集約と解釈の両方の要素をもち，これら2つの大分類の境界は行き来できることを強調しておく。

　どの広義の（そして特定の）質的統合アプローチを使うかの決定は，問いの性質やレビューアの哲学的な傾向など，いくつかの要因に依存する。そ

の他の重要な因子としては，時間や資源の制約，レビューチームの専門性，レビューの想定読者などが考えられる（Booth et al., 2018; Paterson, 2013）。学生にとっては，指導教官の好みによっても判断が左右されるかもしれない。

集約的質的レビュー

　質的レビューの主なものは集約的レビューであり，それは多くの点で量的なシステマティックレビューと類似している。集約的レビューでは，レビュー内の質的研究間における知見（つまり，テーマ，カテゴリー，プロセス）の**プーリング**を行う。集約的質的レビューが量的システマティックレビューと類似している他の特徴には，以下のようなものがある。

- レビューはかなり構造化されており，明確に定義された一連のステップに従う。
- これらのレビューで扱う問いはあらかじめ決定されており，多くの場合かなり焦点が絞られている。
- 一次研究の網羅的な検索が期待される。
- 一次研究の質を評価することが不可欠とされている。
- 主観やバイアスを最小化する努力がなされている。
- レビューの目標は，行動のための直接的で有用なガイダンスを提供することである。

　特定のリサーチクエスチョンは，集約的質的アプローチに特に適している。多くの場合，これらの問いは，ヘルスケアの問題にどのように最も効果的に対処するかに関するものであり，通常，記述的質的研究で扱われる。そのような問いの例としては，次のようなものがある。喫煙のリスクを知っている人が，なぜ喫煙を続けるのか？禁煙するために，人々はどのような戦略をとっているのか？禁煙のための介入に参加する患者の障壁は何か？喫煙介入のどのような特徴が実施忠実度の低下につながるか？

　JBIとコクラン共同計画の両者は，通常，質的エビデンス統合 qualitative evidence synthesis（QES）という包括的な用語を使用し，集約的と

特徴付けるのが最適なレビューのガイダンスを提供している。JBI では，質的レビューは**メタ集約** meta-aggregation と呼ばれるエビデンス統合のアプローチを使用している（Aromataris & Munn, 2017; Hannes & Lockwood, 2011）。JBI のアプローチについては，後の節で説明する。

解釈的質的レビュー

　解釈的な性質が強い質的レビューでは，質的研究から得られた知見を解釈し，再構成することによって，統合された概念や理論を生み出すことに重点を置いている。解釈的統合は，以下のような特徴をもつ傾向がある。

- アプローチは高度に構造化されない傾向がある。
- 解釈的レビューが扱う問いは，発見の過程で発展することが多い。
- 包括的な検索よりも有意的な標本抽出法が望ましい場合もある。
- 一次研究の質の評価は必ずしも不可欠とは考えられていない。
- 解釈者の洞察力が重視される。
- レビューの目標は，現象を理解する新しい方法を通じて啓発を提供することである。

　解釈的統合は主として，意味，感情，経験，プロセスに関する問い，つまり現象学的，エスノグラフィー，グラウンデッド・セオリー研究によって扱われる問いに焦点を当てることが最も多い。このような問いの例としては，喫煙者にとって愛する人を肺がんで亡くすことはどのようなことなのか？　軍人の間では喫煙は重要な文化なのか？　喫煙者が禁煙に成功する過程はどのようなものか？　などがある。

　看護学では，質的統合の包括的な用語として**メタシンセシス** metasynthesis という用語が優勢であり，通常は解釈的である統合を指している。実際，看護研究者は，他の健康関連分野の研究者よりも質的研究シンセシスの分野に貢献している（Tricco et al., 2016）。次の項では，メタシンセシスについて説明するが，そこでは，看護師研究者が他の解釈性統合アプローチ，すなわち，フォーマル・グラウンデッド・セオリー（Eaves, 2001），

批判的解釈的統合 critical interpretive synthesis または CIS（Dixon-Woods et al., 2006），テーマ別統合（Thomas & Harden, 2008）などの方法を使ってきたことに注目する。

> **ヒント**
>
> 　Hannes と Lockwood（2012）の著書では，メタ・エスノグラフィー，批判的解釈的統合，メタ集約の例を解説している。

■ メタシンセシス

　10 年以上前に，質的統合に関する 5 人の主要な研究者が，メタシンセシスという言葉を包括的な用語として使った。メタシンセシスは，「既存の質的研究知見の厳格な分析に基づいて新しい知識を開発するための方法論アプローチの一体系」（Thorne, Jensen, Kearney, Noblit, & Sandelowski, 2004, p. 1343）と表現されている。メタシンセシスを行うには，多様なアプローチがある。

　メタシンセシスが何であるかよりも，メタシンセシスが何でないかについて，より多くの合意がある。メタシンセシスは文献レビューではない，つまり研究結果の照合ではなく，概念分析でもない。多くの研究者は，Schreiber ら（1997）によって提供されるメタシンセシスの定義に従っている。「知見を集め，分解し，それらを検討し，本質的な特徴を発見し，何らかの方法で現象を組み合わせて変換された全体に統合すること」（Schreiber et al., 1997, p. 314）である。ほとんどのメタシンセシスには，変換のプロセスが含まれている。

　解釈的メタシンセシスには，**メタ・エスノグラフィー** meta-ethnography（Noblit & Hare, 1988）と**メタスタディ** metastudy（Patterson et al., 2001）の 2 つの重要なアプローチがある。**メタサマリー** metasummary（Sandelowski & Barrosso, 2007）と呼ばれるアプローチは，解釈的というよりは集約的なアプローチであるが，メタシンセシスとの関連から本節で述べる。ほとんどの場合，これらのアプローチの違いは，質的研究のデータがどのように分析され，統合されるかに関係している。

メタシンセシスの予備ステップ

質的統合のステップの多くは，量的システマティックレビューで説明したものと類似しているため，詳細はここでは繰り返さない。しかし，質的な統合に関連するいくつかの特徴的な問題を指摘する。

問いを立てる：メタシンセシスにおいて，研究者はおおまかなリサーチクエスチョンや調査研究の焦点から始める。Boothら（2018）は，集約的レビューではリサーチクエスチョンは「錨」として，解釈的レビューでは，より「コンパス」に近いものと描いている。1つの問題は，調査の範囲に関するものである。Finfgeld（2003）は，関心のある現象を完全に捉えるのに十分な広さをもちながら，臨床家や他の研究者にとって意味のある知見を得るために十分に焦点を絞った範囲にすることを推奨している。

メタシンセシスでは，リサーチクエスチョンがレビューの過程で変化する可能性がある。最初の問いに答えられるかどうか，レビューの範囲を拡大または縮小すべきかどうか，最初はわからないかもしれない。メタシンセシス研究者の研究報告書では，リサーチクエスチョンではなく，全体的な研究目的を述べることもある。

メタ・エスノグラフィーにおける目的の例

Nybakkanら（2018）は，メタ・エスノグラフィーのねらいを「公表されている質的研究からの知見を総合することにより，認知症のある介護施設入居者の攻撃的行動を介護スタッフがどのように認識・解釈しているかを探索する」（Nybakkan et al., 2018, p.2713）と述べている。

メタシンセシスをデザインする：メタシンセシスは事前の計画が必要である。少なくとも2人の研究者がチームを組んで研究をデザインし，実施することが有益なことが多い。研究者のトライアンギュレーションは，メタシンセシスの整合性を高めるための1つの戦略である。

ヒント

メタ分析は，レビューする一次研究を行っていない研究者によって実施されることが多い。対照的に，メタシンセシスは，同じテーマについて一次研究とメタシンセシスの両方を行った研究者によって完成されることが多い。ある分野での先行研究は，研究者が微妙なニュアンスを把握し，テーマについて抽象的に考えることができるという点で有利だが，自分の研究に対してある程度のバイアスをもつというデメリットもある。

メタシンセシスを行う研究者は標本抽出についていくつかの決断をする。その1つは，研究の標本が網羅的（関連性のある研究をすべて含む）なのか，それとも意図的なものなのか，という問題である。メタシンセシスのためのいくつかのアプローチ，特にメタ・エスノグラフィーは，概念的な目的のために研究が選択される合目的的戦略を含むことがある。合目的的戦略を選択する場合，メタシンセシスにおけるカテゴリーが理論的に飽和しているかどうかが標本抽出の妥当性の1つの指針となる（Finfgeld, 2003; Toye et al., 2014）。したがって，メタシンセシスに含まれる研究数は，研究自体の概念の豊かさに影響される可能性が高い。有意抽出法を採用する場合，前もって標本抽出の戦略を明確にすることが困難な場合が多い。

もう1つの問題は，査読付き雑誌からの知見のみを統合に含めるかどうかである。学術誌に掲載された論文は，紙面の都合上，報告できる内容に制約があるため，非出版物を含めることが1つの利点となる。Finfgeld（2003）は，「勇気」に関するメタシンセシスにおいて，同じ研究から査読付き論文が入手可能であっても，学位論文のほうがデータが豊富であったために学位論文を使用した。

メタシンセシスで論争になっている標本抽出の側面は，異なる研究伝統デザインからの研究を統合するかどうかということである。研究者の中には，異なる哲学的基礎をもつ質的研究を組み合わせることに反対する人もいる。しかし，それを超

えて知見を組み合わせることを主張する研究者もいる。どちらの道を選ぶかは、研究の焦点、理論構築の意図、利用可能なエビデンスの性質に依存すると思われる。

👉 標本抽出の決定例

Polita ら（2018）は、がんの子どもに父親が提供するケアに関する質的知見のメタシンセシスを行った。レビューにおける 16 件の一次研究は、現象学（$n=6$）、グラウンデッド・セオリー（$n=3$）、質的記述（$n=5$）、およびミックス・メソッド（$n=2$）を用いていた。

レビューの標本抽出が有意抽出法であろうとなかろうと、メタシンセシス研究者は選択基準と除外基準を設定しなければならない。これには、言語の制限、環境（例：田舎、長期ケアの環境）、人口統計学的特性（例：60 歳以上の高齢者）、研究デザインなどに関する制限が含まれる可能性がある。

データとなる文献を検索する：統合のために関連性のある質的研究を見つけることは、時に困難である。Booth（2016）は、標準化されていない用語、不適切なデータベースの索引、索引用語のデータベース間の違い、質的方法論の多様性など、質的研究の検索における数々の課題を挙げている。広義の検索語（質的）だけでなく、特定のデザインの名称（例：グラウンデッド・セオリー、現象学、エスノグラフ）を用いて検索することが有効であると思われる。Booth は、**インタビュー**や**経験**といった検索キーワードを提案している。さらなる検索ガイダンスは、DeJean ら（2016）が提供している。

ヒント

質的なエビデンス検索のために、PICO 以外の方法が提案されている（Booth, 2016）。3WH〔What（トピック）、Who（集団）、When（時間）、How（方法論）〕、SPIDER〔Sample（標本）、Phenomenon of Interest（関心のある現象）、Design（デザイン）、Evaluation（評価）、Research type（研究タイプ）〕、PICo〔Population（集団）、phenomenon of Interest（関心のある現象）、Context（文脈）〕などがある。

研究の質を評価する：一般に、解釈的統合では、集約的統合よりも一次研究の方法論的な質を査定することがあまり重視されていない。とはいえ、批判的評価はメタシンセシスでもしばしば用いられ、時にはレビューの研究標本について単純に説明するためだけに用いられることもあるが、他の場合では標本抽出の決定のために使用される。

メタシンセシスのための研究を除外する基準として、質を重視すべきかどうかについては、合意が得られていない。Sandelowski と Barroso（2003a）は、包括性を提唱している。「質的研究の報告の不十分さや、レビューアが方法論的な間違いと認識する可能性があることを理由に除外することは、必ずしもこれらの問題を無効することにはならず、実践に役立つ知見をもつ報告を除外することになるだろう」（Sandelowski & Barroso, 2003a, p. 155）。Finfgeld（2003）は、最低限、レビューに含まれる研究は、受け入れられている質的方法を使用し、生データ、つまり参加者からの引用によって裏付けられた知見をもっていなければならない、と提案した。

Noblit と Hare（1988）は、関連性のあるすべての研究を含めることを提唱しているが、より質の高い研究に重きを置くことも提案している。メタシンセシスにおける評価をより系統的に適用するには、質の低い研究を除外した場合に解釈が変わるかどうかを探索する感度分析で、質の情報を使用することである（Thomas & Hardin, 2008）。

メタシンセシスのために質的研究を評価するための測定ツールがいくつか作成されている。多くの看護研究者は、イギリスの Centre for Evidence-Based Medicine による Critical Appraisal Skills Programme（CASP）の 10 問の評価ツールを使用している（CASP, 2016）。また、本章で後述する JBI の質的エビデンスサマリー用に作成されたツールを使用する者もいる。Majid と Vanstone（2018）は、測定ツールの詳細な分析を行い、初心者やわかりやすいツールを探している人には

CASP の使用を推奨している。

> ### 👉 メタシンセシスにおける質評価の一例
>
> Fogarty ら(2018)は，摂食障害の女性の周産期における経験に関する研究のメタ・エスノグラフィーを行った。含まれた 12 件の研究は，CASP ツールを用いて評価され，2 人のレビューアが独立して評価を行った。チームは，その評価を用いて各研究について記述した。CASP の基準をすべて満たした研究はなかったが，ほとんどの研究は質が高かった。

分析のためのデータを抽出する：プロジェクトの一環として，研究のさまざまな特徴に関する情報を抽象化し，コーディングする必要がある。メタシンセシス研究者は通常，データソース情報（例：出版年，国），標本の特徴（例：参加者数，平均年齢，性別分布），方法論的特徴（例：研究デザイン）を記録する。

　最も重要なことは，調査結果に関する情報を抽出し，記録することである。Sandelowski と Barroso(2003b)は，**知見**を「各研究における出来事，経験，事例に関して研究者が提示したデータに基づく統合的な発見，結論，判断，声明（つまり，データ変換の程度に関係なく，研究者の解釈）」(Sandelowski & Barroso, 2003b, p.228)と定義している。また，各研究から得られた重要なテーマ，比喩，カテゴリー，概念，句などを知見とするものもある。

　しかし，Sandelowski と Barroso(2002)が指摘するように，知見を**見つける**ことは必ずしも容易ではない。質的研究者は，データと解釈を混ぜ合わせ，他の研究からの知見を自分の知見と混在させる。Noblit と Hare(1988)は，一次研究の研究者が意味のある分析を進める前にデータを何度も読み直さなければならないのと同様に，メタシンセシス研究者も，説明されているカテゴリーや比喩を完全に把握するために一次研究を何度も読み返さなければならないと助言している。メタシンセシスは，「データをあらためて『読み取る』ことであり，新しい方法でデータを振り返る機会」(McCormick et al., 2003, p.936)となる。

データの統合と解釈

　メタシンセシスのための戦略は，分析段階で最も大きく分かれる。ここでは 3 つのアプローチについて簡単に説明し，より詳しいガイダンスについては他のリソースを参照するようアドバイスする。どのようなアプローチであっても，メタシンセシスは「研究の表層を注意深く剝がし，最もダメージを与えない方法で，研究の真髄を見つけ出す」(Sandelowski et al., 1997, p.370)複雑な作業である。

メタ・エスノグラフィー：Noblit と Hare(1988)のメタ・エスノグラフィーのアプローチは，看護研究者の間で影響力をもっている。Noblit と Hare は，統合は分析よりも解釈の構築に焦点を当てるべきであると主張した（すなわち，集約の代わりに解釈することである）。彼らのアプローチには 7 つの段階があり，統合が進むにつれて重複し繰り返される。そのうち最初の 3 つは分析の前段階で，(1)現象を決定する，(2)統合に適した研究を決定する，(3)各研究を何度も読み返す，である。フェーズ 4～6 は分析に関わるもの，フェーズ 7 は統合の執筆である。

フェーズ 4：研究がどのように互いに関連しているかを決定する。このフェーズでは，研究者は，各研究における主要な比喩と，それらの相互の関係のリストを作成する。Noblit と Hare は，「比喩」という用語を使用して，一次研究から浮かび上がったテーマ，視点，および/または概念を指した。研究は，**相互的**（直接比較できる），**反証的**（互いに対立する），そして相互的でも反証的でもない**論証の筋道**の 3 つの方法で関連付けることができる。

フェーズ 5：質的研究を相互に変換する。Noblit と Hare は，「変換は個別性を保ちつつ，全体性を尊重して比較する独特な統合方法である。適切な変換は，各研究の中心的な比喩や概念と，他の研究における重要な比喩や概念との関連性を説明する」(Noblit & Hare, 1988, p.28)と述べている。**相互変換分析** reciprocal translation analysis(RTA)は，研究間の類似性と矛盾を探索し説明するもので，継続的比較に似て

いる。

フェーズ6：**変換を統合する**。この段階では、全体を個々の部分が意味する以上のものにすることが課題となる。統合には、部分的な精査から全体(例えば、文化や現象全体)の新しいイメージを構築することが含まれる。

Atkins ら(2008)は、メタ・エスノグラフィーのいくつかの側面が Noblit と Hare によって十分に定義されていないことを指摘し、さらなるガイダンスを提供した。Campbell ら(2011)は、メタ・エスノグラフィーの手法の評価を提示する有用なオープンアクセスの文書を作成した。より最近では、Toye ら(2014)が課題を特定し、メタ・エスノグラフィーのアプローチを構築するための示唆を与えている。

☞ **メタ・エスノグラフィーの例**

Schmeid ら(2017)は、移民女性の産後うつの経験に関する知見を統合するためにメタ・エスノグラフィーを使用した。チームメンバーは主に「研究間の類似性が支配していたことから」(Schmeid et al., 2017, p. 5)相互変換を使用した。4つの重要な比喩が特定され、そのうちの1つは「私はひとりぼっちで、心配で、怒っている。こんなの私じゃない！」(Schmeid et al., 2017, p. 2)であった。

メタスタディ：Paterson ら(2001)のメタシンセシスのメタスタディ手法は、メタデータ分析、メタメソッド、メタセオリーの3つの要素を含んでいる。これらの要素はしばしば同時に実施され、メタシンセシスはこれら3つの要素から得られた知見を統合することで結果が得られる。Paterson らは、メタデータ分析 metadata analysis は、「加工されたデータ」を分析することによって、特定の研究分野における具体的な事象や問題についての研究で報告された結果を研究することであると定義している。メタメソッド metamethod とは、メタシンセシスに含まれる研究の方法論的アプローチと厳密性を研究することである。最後に、メタセオリー metatheory とは、研究の根拠

となる理論的な裏付けを分析することである。メタスタディでは、メタセオリーを用いて、研究の体系を形成する理論を記述し、解体する。最終的な成果物は、これら3つの要素から得られた知見をまとめあげたメタシンセシスである。

☞ **メタスタディの例**

Aagard ら(2018)は、転院する新生児の親の経験についてメタスタディを行った。メタセオリー分析の結果、一次研究において、ケアリング、移行、家族中心ケアが主な理論的枠組みであることが明らかになった。メタ分析では、新生児の転院は親にとって怖いものであり、脅威であることが示された。また、「揺れ動く wavering」「さまよう wandering」という表現は、両親の経験を比喩的に表現したものであった。

Sandelowski と Barroso のメタサマリーとメタシンセシス：Sandelowski と Barroso(2007)が開発した戦略は、複数年にわたる方法論プロジェクトの結果である。彼らは、一次研究でどの程度のデータ変換が行われるかに関する一連の流れを提案している。さらに、統合と解釈のレベルに基づいて研究を二分化した。報告書は、概念的な再構成はなく、通常、トピックやテーマのリストと頻度を含む質的データの記述的要約である場合は、**要約**として記述される。**統合**は、より解釈的で説明的であり、概念的または比喩的な再構成を含む知見である。Sandelowski と Barroso は、メタシンセシスでは統合のみを使用すべきであると主張した。

しかし、要約と統合の両方は、メタシンセシスのための基礎となるメタサマリー metasummary に使用することができる。Sandelowski と Barroso(2003a)は、HIV 感染という文脈における母性の要約と統合の両方を使用したメタサマリーの例を提供している。最初のステップである知見の抽出では、45件の報告から約800の完全な文章が得られた。この800の文章を93のテーマ別の陳述、つまり抽象化された知見に落とし込むことができた。

メタサマリーの次のステップは、顕在効果量

manifest effect sizes，すなわち，抽象化された93の知見に表れたHIVの文脈における母性に関する顕在的内容から算出される効果量を算出することであった。質的効果量を介入効果と混同してはならない。「……効果量の計算は，それらのデータからより多くの意味を抽出し，パターンやテーマの存在を確認するために質的データを量的に変換するものである」(Sandelowski & Barroso, 2003a, p.231)。彼らは，効果量を計算することで，知見の過大評価や過小評価の可能性を避けることができると主張した。

顕在効果量は，2種類算出することができる。**頻度効果量** frequency effect size は，知見の大きさを示すもので，ある知見を含む重複しない情報の報告書数を，重複しない報告書数すべてで割ったものである。例えば，SandelowskiとBarroso (2003a)は，母親が自分のHIV感染状態を子どもに開示するかどうかで悩むという知見について，全体の頻度効果量を60%と算出した。つまり，45件の報告書の60%がこの種の知見を有していたことになる。このような効果量は，研究報告のサブグループ，例えば，出版された研究報告書と未公表の研究報告書，異なる質的研究手法の研究報告書などについても計算することができる。

強度効果量 intensity effect size は，各研究報告内の知見の集中度を示している。これは，ある研究報告内の異なる知見の数を全研究報告内の知見の総数で割ることによって算出される。例えば，ある一次研究では，93個の知見のうち29個の記載があった場合，その研究の強度効果量は31%となる(Sandelowski & Barroso, 2003a)。

メタシンセシスはメタサマリーをもとに構築することができるが，解釈可能な知見，すなわち統合として特徴付けられる報告書からの知見を必要とする。メタシンセシスでは，レビューアは個々の統合を組み合わせて，対象となる出来事や経験について首尾一貫した新しい説明をつくり上げることが求められる。この目標を達成するために，「……例えば，継続的比較，分類分析，インビボ概念[訳注2]の相互変換，データを構成する外部概念

―――――――――
訳注2：参加者が語った言葉や表現によって表される概念。

の使用」(Sandelowski in Thorne et al., 2004, p.1358)などの分析方法を用いることができる。

 SandelowskiとBarrosoのアプローチ例

Ludvigsenら(2016)は，転院や転棟に関する患者の経験について，メタサマリーとメタシンセシスを行った。彼らは，SandelowskiとBarrosoのアプローチを使用し段階的に説明した。彼らは，「効果量を計算することで，報告書の影響力とテーマと個々の報告書との関連についての理解が深まり，また，要約についてのチームでの議論を通じて理論を生み出す助けとなった」(Ludvigsen et al., 2016, p.325)と述べている。

メタシンセシス研究報告書の執筆

メタシンセシス研究報告書は，結果のセクションに量的知見ではなく新しい解釈が含まれることを除けば，量的システマティックレビューの研究報告書と似ている。メタサマリーが行われた場合，知見は通常，表で示される。

メタシンセシス研究報告書の方法のセクションでは，標本抽出基準，検索手順，研究評価手法，統合の完全性を高めるための取り組みについて記述する必要がある。標本抽出された研究の主な特徴は，通常，表にまとめられる。標本抽出の決定と結果を強調したPRISMAタイプのフローチャートが含まれることが多い。質的システマティックレビューの報告ガイドラインは，ENTREQ (ENhancing Transparency in REporting the synthesis of Qualitative research)と呼ばれている(Tong et al., 2012)。Franceら(2019)は，メタ・エスノグラフィーの報告ガイドラインを提供している。

メタ集約

JBIは，質的エビデンスを統合するために，集約的で構造化されたアプローチを使用している。JBIは，エビデンスが量的か質的かにかかわらず，知見の特殊性に対応するために特定のステップを調整したうえで，同じレビュープロセスを使用すべきであると主張している。Hannesと

Lockwood（2011）は，JBI のアプローチを実用主義に沿ったものと記述しており，統合は「実用的な有用性 practical usefulness」という考えと結び付いている。JBI の**メタ集約** meta-aggregation 法は，臨床的な意思決定に情報を提供するために，集約された知見を提供することを目標としている。

JBI のレビューマニュアル（Aromataris & Munn, 2017）には，メタ集約を用いた**質的エビデンス統合**の事前準備に関する規範的なガイダンスが掲載されている。また，JBI の研究者は，2014年に『The American Journal of Nursing』でシステマティックレビューへのアプローチを説明した一連の論文を発表している（例：Munn et al., 2014a; Porritt et al., 2014）。さらに，コクラン共同計画の質的ワーキンググループは，『Journal of Clinical Epidemiology』に掲載された 6 つの論文で QES に関するガイダンスを発表している（例：Noyes et al., 2018; Tugwell et al., 2018）。JBI よりも規定が少ないが，コクランガイドラインも集約的なアプローチを支持している。本節では，JBI アプローチに関連するいくつかの問題に簡単に触れる。

JBI の質的エビデンス統合の予備ステップ

メタ集約では，明確なレビュークエスチョンを事前に作成しておく。JBI では，問いを明確にするために PICo フォーマット（母集団 Population，関心のある現象 phenomenon of Interest，文脈 Content）を使用することを推奨している（Stern et al., 2014）。レビューアは，灰色文献の検索を含め，関連性のあるエビデンスを包括的かつ網羅的に検索することが期待される。JBI のレビューでは，レビュークエスチョン，検索戦略，選択基準など，QES の計画を記述したプロトコルを作成する必要がある。データの抽出は，2 人の独立したレビューアが JBI 抽出フォームを用いて行い，その情報を JBI のソフトウェア（SUMARI）に入力する。抽出フォームには，知見が，研究の生データからの補足的な引用とともに列挙される。

研究の質の評価は，10 項目の JBI Critical Appraisal Checklist for Qualitative Research を使

用して行われる。JBI のアプローチでは，各研究の方法論の全体的な質を評価することに加えて，研究の各知見の**信用可能性**を評価することが求められている。レビューアは，**明白**（疑問の余地のない知見），**信用可能**（反論の余地がある知見），**支持されていない**（データによる裏付けがない知見）の 3 段階で評価を行う。

メタ集約による分析

メタ集約を用いたデータ統合は，3 段階のプロセスで行われ，まず，対象となったすべての研究から知見と説明を抽出する。第 2 段階では，概念的に十分に類似しているか，関連している知見をカテゴリーにまとめる。各カテゴリーには 2 つ以上の知見が含まれていなければならない。最終段階で，レビューアは，少なくとも 2 つのカテゴリーを包含する 1 つまたは複数の統合された知見を作成する。レビューアは，どのデータを「知見」とみなしたか，知見をどのように特定したか，知見をどのようにグループ化してカテゴリーを作成したかを説明することが期待される。

Munn ら（2014a）は，患者が MRI のような高度な医療画像検査をどのように経験するかについて，質的エビデンスのメタ集約のための分析を示す図を提示した。例えば，「異質な体験」，「別世界にいる」，「飲み込まれて沈む」の 3 つの知見があり，これらは「この世のものではない，異質な体験」というカテゴリーに分類された。このカテゴリーと他のカテゴリーから導き出された統合された知見の 1 つが，「スキャンは，本人が体験しなければ真に理解できない，この世のものとは思えないユニークな体験」（Munn et al., 2014a, p. 53）である。

信頼度の評価

JBI のワーキンググループは，量的レビューの GRADE ガイドラインにヒントを得て，QES の統合知見に対する信頼度を評価するシステムを開発した（Munn et al., 2014b）。ConQual アプローチと呼ばれるこのシステムでは，各知見に対するレビューアの信頼度を，4（高い）から 1（非常に低い）までのスケールで要約する。基本的に，統合された質的所見には最初に「高い」のスコアが与

えられ，信用可能性が低い場合（例：疑問の余地のない知見と反論の余地がある知見が混在する場合は1点減点）や信頼可能性が低い場合は減点される。信頼可能性のスコアは，批判的評価ツールの5つの具体的な質問に対する回答に基づいている。

最終的な成果は，GRADEを使用して作成されるものと同様の知見の要約表である。この表では，各行にメタ集約分析の統合された知見を示し，次の情報と併記する。それらは，研究の種類，信頼可能性スコア，信用可能性スコア，ConQualスコア，およびスコアリングを説明するコメントである。

ヒント

GRADEに取り組むグループは，質的な統合から得られた知見に対する信頼度を評価する手段を開発するために，別の取り組みを行った。GRADE–CERQual（Confidence in the Evidence from Reviews of Qualitative Research）を説明する7本の論文シリーズが2018年に雑誌『Systematic Reviews』で発表された（Lewin et al., 2018）。GRADE–CERQualのアプローチでは，各知見について，方法論的限界，整合性，データの適切性，関連性の4つの側面を考慮する。普及バイアスも考慮される。このシステムにより，質的エビデンスの要約表Summary of Qualitative Findings tableとエビデンスプロファイルが生成される。GRADEガイドラインと同様に，信頼度は，高い，中程度，低い，非常に低い，の4段階である。ConQualとCERQualは，同様のランキングを作成するが，2つのシステムにおける得点基準は異なる。

メタ集約研究報告の書き方

JBIのレビューマニュアルには，質的エビデンスの研究報告書作成に関する明確な指示が記載されている。多くのJBIレビューでは，行にレビューに含まれる研究を列挙し，列に10の批判的評価の質問に対する回答（はい，いいえ，不明，該当なし）を記載する要約表がある。知見からカテゴリー，そして統合された知見への移行を示す図の使用が推奨される。ConQual評価を含む知見の要約表は必須である。主要なステークホルダー（例：患者，臨床家）に対して知見の関連性を議論することが推奨される。

☞ JBIメタ集約のアプローチ例

Parsonsら（2018）は，病院で直接ケアを提供する高齢看護師の経験に関する研究についてJBI質的レビューを実施した。12件の研究に基づき，75の知見を特定し，それを12のカテゴリーに分類し，さらに3つの統合された知見に統合した。レビューアは，統合された3つの知見について，知見の要約表を作成し，ConQual情報を記載した。例えば，知見の1つは「変化する仕事なので，ついていけるかどうか」であった。例えば，この知見は，表の中で〔「高齢の看護師は多くの懸念を口にする。ある者は記憶に問題があり，ある者は疲れている。多くが緊急時に十分素早く動けるかどうか懸念を示している」（Parsons et al., 2018, p. 671）〕と詳しく説明されている。ConQualスコアは，信頼可能性については1段階下げられたが，信用可能性については下げられず，その結果，総合信頼度スコアは中程度となった。

ミックス・メソッド研究のシステマティックレビュー

医療問題の複雑さが認識されるようになり，さまざまな方法論的研究からの知見を統合するシステマティックレビューへの関心が高まっている。質的エビデンスと量的エビデンスを統合するレビューは，**ミックス・メソッド・システマティックレビュー**（Pearson et al., 2014），**ミックス・メソッド・レビュー**（Harden & Thomas, 2005），**ミックス・リサーチ・シンセシス**（Sandelowski et al., 2013），**ミックス・メソッド・シンセシス**（Noyes et al., 2018），そして**ミックス・メソッド・リサーチ・シンセシス**（Heyvaert et al., 2017）と呼ばれてきた。

本書では，質的研究，量的研究，ミックス・メソッド（MM）研究からの知見を統合するための規律ある手法を用いたシステマティックレビューに

対して，システマティック混合研究レビュー mixed studies review（Pluye & Hong, 2014; Pluye et al., 2016）という用語を用いている。このようなレビューは，MM 研究だけの統合ではなく，多様な一次研究からの知見を統合する取り組みであることを明確にするために，「ミックス・メソッド」という言葉を含まない用語が望ましいと考える。

■ 混合研究レビューの合理性

　混合研究レビュー mixed studies reviews（MSR）は，単一手法のレビューでは，実世界でのヘルスケアに関する意思決定のための完全な情報を提供することはほとんどできない，という認識の高まりを反映している。MSR は，病気と健康に関する人間の経験に関する情報を，健康問題の有病率，介入の実効性，または病状の予後に関する情報と組み合わせるものである。質的研究の統合は，クライエントや医療提供者の懸念や経験を代弁し，量的研究の統合は，アウトカムや効果に関する情報を提供する。単一手法のレビューでは，不完全な全体像しか示せないことが多く，したがって，エビデンスに基づく意思決定への有用性が限られる。MSR は「非常に高いレベルのエビデンスを提示する能力をもつ」（Pearson et al., 2014, p. 16）。

　Hong ら（2017）は，MSR のレビューにおいて，459 件の公表された MSR を特定し，その数が 2007 年から 2014 年の間に 1000％（10 件から 101 件）増加したことを明らかにした。MSR を行う理由は，(1)問い自体の複雑さを認識するため，(2)関連するが異なる問い(何を，どのように，なぜ)に取り組むため，(3)徹底した理解を得るため，または全体像を示すため，(4)確証を得ることにより結果に対する信頼を強化するため，(5)実践により意味のあるエビデンスを提供するため，などに分類された。

ヒント

　MSR の利点は，潜在的な障壁との関連において考慮される必要がある。MSR は，単一手法のレビューよりも時間と費用がかかり，多様なス

キルをもつチームを必要とする。さらに，有意義な統合を行うためには，1 つのストランドにおいてエビデンスが不十分である可能性がある。

　MSR のもう 1 つの原動力は，複雑な介入への関心が高まっていることである。Petticrew ら（2015）が指摘するように，複雑な介入はシステマティックレビューを実施する者にとって「独特な課題」をもたらす。2017 年に『Journal of Clinical Epidemiology』に掲載された 7 本の論文シリーズ（例：Pigott et al., 2017）など，複雑な介入に対する MSR の指針となる論文が増えてきている。改訂版コクランマニュアルには，複雑な介入に関連するレビューの章が含まれている（Higgins & Thomas, 2020, Chapter 17）。

■ 混合研究レビューの実施

　本節では，MSR の実施に関連するいくつかの問題を簡単に説明するが，この分野は毎週新しいアイデアや手法が登場してくる分野である。また，研究報告書の検索や知見の抽出など，本項の前段で取り上げた MSR の実施手順については説明せず，MSR に特有の問題に焦点を当てる。

ヒント

　すべてのシステマティックレビューで議論や論争を巻き起こしてきた問題は，含まれる研究の質の評価に関するものであり，MSR も例外ではない。MSR の量的，質的，MM 研究の質を評価するための基準が提案され，検証されている（例：Pace et al., 2012; Pluye et al., 2009）。

MSR のリサーチクエスチョン

　MM 研究と同様，「リサーチクエスチョンの独裁」が MSR の原動力となっている。健康増進のための介入に焦点を当てた Harden と Thomas（2005）は，彼らのレビューが「複数の問いに答え始めている」こと，そして彼らのレビューが「研究の結果がまとめられるセクションが複数」（Harden & Thomas, 2005, p. 261）になってきていることを指摘している。

　MSR では，少なくとも 2 つの問いが必要であ

り，1つは量的データを必要とし，もう1つは質的データを必要とする。多くの場合，MSRにおける量的な問いは介入の効果に関するものであり，コクラン内で行われたすべてのMSRが該当する（Harden et al., 2018）。このようなレビューでは，療法についての問いと，時には介入費用についての問い（経済評価）がある。質的な問いは，次のような多様な介入に関する問いを扱うことができる。例えば，介入やその介入が対処しようとする健康問題について患者はどのような経験をしているのか？ 介入を受けることができない患者の経験はどのようなものか？ 介入はどのような文脈で実施され，文脈が実施とアウトカムをどのように形成したか？ 介入のどの要素または側面が最も有益または最も有益でないと認識されているか？ などの問いである。MSRは，予後についての問い，病因についての問い，有病率についての問いなど，療法の問い以外の問いにも対応することができる。

必ずしも明示されているわけではないが，MSRのレビューアは統合的な問いにも取り組む。つまり，質的知見が量的知見を裏付け，修飾し，反証し，あるいは拡張するのかどうかを見極めるために，多様なエビデンスを統合する必要がある。

👉 **混合研究レビューの質問例**

Beckとwoynar（2017）は，新生児集中治療室（NICU）に入院している早産児の母親の心的外傷後ストレスに関するMSRを行った。レビューでは37件の研究（量的25，質的12）から得られた知見を用いて，以下の4つの問いに取り組んだ。(1)早産児がNICUにいる母親の心的外傷後ストレス症状の有症率は？ (2)これらの症状を減らすためにどんな介入策が検証されているか？ (3)乳児が入院している間，母親たちはNICUでどのような体験をするのか？ (4)統合した結果は，乳児がNICUにいる間の母親の心的外傷後ストレスについてどのような全体像を描き出すか？

混合研究レビューのデザイン

MSRは比較的新しい取り組みであり，用語と

アプローチの両方が急速なペースで進化している。いくつかの類型が開発されており，そのうちのいくつかは，MMデザインに関連するカテゴリー体系に依存している（例：Heyvaert et al., 2013; Pluye & Hong, 2014）。

基本的なデザイン上の問題は，レビューのタイミングに関するものである。つまり，量的結果のレビューと質的結果のレビューを同時に行うか（**収束**デザイン），**順次的に**行うかである（Hong et al., 2017）。コクランのMSRはすべて順次的であり，臨床家に充実したガイダンスを提供するために，介入効果に関する標準的なコクランレビューの後に「事後的に」質的レビューが行われることが多い（Harden et al., 2018）。

Margarete Sandelowskiは，MSR開発の最前線にいた。彼女ら（Sandelowski et al., 2006）は，アプローチと目標が異なる3つのMSRデザインについて説明している。**分離デザイン** segregated design では，質的知見と量的知見を別々に統合し，その後その2つを統合する混合デザインを採用している。この方法は，質的知見と量的知見が，互いに確認したり反論したりするのではなく，互いに補完し合うと見なされる場合に適切である。相補性は，質的研究と量的研究が，異なるが関連した問いに取り組んでいる場合に生じる。分離デザインモデルは，多くのMSRを特徴付けており，介入研究における有効性と文脈・プロセスの両方に関する情報を統合するうえで有用であることがわかっている。JBIは，MSRのアプローチとして分離デザインを採用している（Pearson et al., 2014）。

2つ目のモデルは，**統合デザイン** integrated design（Sandelowski et al., 2006）で，これはある分野の質的・量的知見が，互いに確認，拡張，反証できると考えられる場合に使用される。統合デザインでは，研究は方法ではなく，同じリサーチクエスチョンに答えるものとみなされる知見によってグループ化される。分析アプローチには，知見を結合できるように変換すること（質的知見の量化または質的知見の質化）が含まれる場合がある。

3つ目は，協調的かつ順次的な一連の統合を含む**コンティンジェントデザイン** contingent design（Sandelowski et al., 2006）である。このようなデザインでは，1つのリサーチクエスチョンに答えるための系統的統合から得られた知見は，別のリサーチクエスチョンに対応するために使用され，その結果，さらに別の問いを扱う統合につながる可能性がある。例えば，量的レビューの前に質的統合を行い，メタ分析のための異質性分析のための主要アウトカムまたは主要変数を定義するのに役立つ場合がある。

Hong ら（2017）の 459 件の MSR のレビューでは，コンティンジェント/順次的は 5% 未満であった。ほとんどの MSR は，彼らが「データに基づく収束 data-based convergent」デザインと呼ぶものを使用しており，これは Sandelowski ら（2006）の統合デザインに最も近いと記述している。

ヒント

JBI レビューアマニュアルの MSR の章（第 8 章）には，Sandelowski の 3 つの MSR デザイン（Pearson et al., 2014）を図式化した図がある。なお，本書の執筆時点では，JBI のマニュアルの第 8 章は改訂中であった。

分析と統合のアプローチ

MSR における分析と統合のアプローチについては，これまでにも多くのものが記述されている。Hong ら（2017）の MSR のレビューでは，テキストナラティブ，内容分析，ナラティブサマリー，テーマ別統合，批判的解釈的統合（メタ・エスノグラフィーの応用）といった手法が確認されており，最も一般的な手法はテーマ別統合であった。

もう 1 つのアプローチは，JBI の MSR で使用されている**ベイズ統合** Bayesian synthesis である。ベイズ統合では，データを互換性のある形式に変換する。つまり，質的知見を量的知見に変換するか，その逆を行う（例：Voils et al., 2009）。JBI 法では，量的データを質的なテーマに変換し，メタ集約によって統合する（Pearson et al., 2014）。

ヒント

Lucas ら（2007）は，MSR の 2 つの代替アプローチ（テーマ別統合とテキストナラティブ）の実施例を示しており，Flemming（2010）は，MSR で批判的解釈的統合を使用するためのステップバイステップのガイドを提供している。Hannes と Lockwood（2012）の著書の 1 つの章では，MSR のベイズ的アプローチの事例が紹介されている。

コクラン作業部会は，質的エビデンスと介入効果レビューを統合するための 5 つの「ツール」または方法を特定した。それらは，（1）マトリックスによる知見の並置，（2）論理モデルまたは概念枠組みの使用，（3）介入理論の分析，（4）質的エビデンスから導き出した仮説のサブグループ分析による検証，（5）質的比較分析である（Harden et al., 2018）。5 つのツールはすべて，デザインが順次的/コンティンジェントである MSR で使用できるが，収束型デザインで使用できるのは最初の 3 つだけである。

3 つ目の手段である介入理論やプログラム理論の分析は，リアリストレビュー realist review とよく関連する戦略である。リアリストレビュー（または**リアリストシンセシス**）のねらいは，介入研究，特に複雑な介入における理論主導の**文脈・メカニズム・アウトカム** Context-Mechanism-Outcome（CMO）構成を理解することである。リアリストレビューの全体的な目標は，誰のために，どのような状況下で，何が機能するかについての洞察を得ることである（Emmel et al., 2019; Pawson, 2013）。

リアリストの視点によれば，介入はその中で行動する人々のために文脈を変えることによって機能する。文脈とは，介入が行われる制度的または空間的な場所と定義される。文脈には，介入の設定の規範，価値観，相互関係が含まれ，これらはすべて介入のメカニズムに境界を設けるものである。メカニズムには，人々や人々の集団の信念，感情，選択，動機が含まれ，これらはアウトカムとされる行動に影響を与える。リアリストレビューは，理論的説明の開発を通じて，介入がさ

まざまな文脈でどのように機能するかを「解明する」ために，質的および量的知見を組み合わせる。RCT からのエビデンスは通常，現実主義的 CMO 分析の結果とメカニズムの構成要素に影響し，質的および実装的研究からのエビデンスは文脈およびメカニズムの構成要素に影響する。

Hong ら（2017）の 459 件の MSR のレビューでは，リアリストレビューは 6 件だけだったが，リアリストレビューへの関心は高まっており，何人かの看護研究者がそのようなレビューを完成させたチームに参加している。

👉 リアリストレビューの例

O'Halloran ら（2018）は，末期腎臓病患者に対するアドバンス・ケア・プランニングに関連するシステマティックリアリストレビューを実施した。レビューアは，アドバンス・ケア・プランニングの実施を助ける，あるいは妨げる因子を特定し，介入がどのように機能するかについて理論を構築することを目指した。合計 62 件の論文がレビューの対象となった。

今後数年間は，MSR の最善の実施方法に関するガイダンス（および議論）が継続されることはほぼ間違いないだろう。

システマティックレビューの批判的評価

システマティックレビューは，レビュープロセスの適切性が評価されたうえで，その知見の信憑性や関連性について判断されるべきである。**Box 30-1** では，システマティックレビューを評価するためのガイドラインをいくつか示している。これらのガイドラインは広範囲にわたるが，すべての質問がすべてのタイプのシステマティックレビューに同じように当てはまるわけではないし，質問は包括的なものではない。レビューによっては，補足的な質問が必要な場合がある。例えば，MSR の場合である。

システマティックレビューを査定するために，

いくつかのツールが開発されている。厳密に開発されたツールの 1 つに，Assessment of Multiple Systematic Reviews（AMSTAR）というものがある（Shea et al., 2007）。AMSTAR は改訂（AMSTAR 2）されたが，いくつかの限界について議論が続いており，その信頼性と有用性に関するさらなる研究が進められている（Gates et al., 2018）。PRISMA ガイドラインは，レビューが十分な情報を含んでいるかどうかを査定するための追加的なリソースである。

研究の統合について結論を出す場合，レビューアがどのような判断をしたのかが大きな問題となる。標本抽出の決定，一次研究の質の扱い方，分析方法などを慎重に評価する必要がある。しかし，もう 1 つの側面は，臨床における実践の中でエビデンスをどのように利用するかを思い描くことである。

研究例

本章の最後に，2 つのシステマティックレビューについて説明する。

例 1：システマティックレビューとメタ分析

研究タイトル：ケアバンドル[訳注3] が患者の転帰に及ぼす効果：システマティックレビューとメタ分析（Lavallée et al., 2017）

目的：このレビューの目的は，ケアバンドルが患者の転帰に及ぼす効果，および実施に伴う医療従事者の行動を検討することであった。レビューのプロトコルは PROSPERO に登録された。

適格基準：以下の基準を満たす研究をメタ分析の対象として適格とした。標本抽出デザイン：RCT または準実験。参加者：年齢，環境，状態を問わず，標本に患者を含む。介入：あらゆるタイプのケアバンドル。アウトカム：患者の有害な転帰（死亡率，感染症）および提供者のケアバンドルへの遵守。2001 年から 2017 年の間に発表された，英語で書かれた研究報告書に限

訳注 3：エビデンスが確立されたケアを単独ではなく複数を組み合わせた方法。

678　第Ⅵ部　看護の実践のためのエビデンスの確立

Box 30-1　システマティックレビューを批判的に評価するためのガイドライン

問題点
- 研究課題やリサーチクエスチョンを明確に記述しているか？　プロジェクトの範囲は適切か？
- レビューの話題は看護にとって重要か？
- 概念，変数，現象は適切に定義されていたか？

検索戦略
- 一次研究の選択基準が明確に記述されているか，またその基準は妥当か？
- レビューアが使用したデータベースは特定されているか，また，それらは適切で包括的か？　検索用語は特定されているか，また，網羅的であるか？
- レビューアは関連性のある研究を特定するために適切な補足的努力をしたか？
- 検索結果をまとめるために，PRISMA タイプのフローチャートは含まれていたか？

標本
- 選択基準と除外基準は明確にされているか，また，その基準は妥当か？
- 検索戦略により，強力で包括的な標本が得られたか？　標本の長所と限界は明らかにされたか？
- 原著論文に主要な情報が欠けていた場合，レビューアは原著論文の研究者に連絡を取り，追加情報を得ようとしたか，あるいはその研究を除外しなければならなかったか？
- 情報不足以外の理由で研究が除外された場合，レビューアはその決定の根拠を示したか？

質評価
- レビューアは一次研究の質を評価したのか？　正当で明確に定義された基準，または評価の高い評価尺度を使用したか？
- 評価は 2 人以上で行い，評者間の一致は報告されているか？
- 研究の選択や結果の分析において，評価情報が明確に定義された正当な方法で使用されているか？

データ抽出
- 研究の方法論や管理面，標本の特徴，研究の知見について十分な情報が抽出されたか？
- データセットの完全性を高めるための措置がとられたか（例：解析のための情報の抽出と記録を 2 人以上の人間で行ったか）？

データ分析（一般）
- レビューアは，データをプールし，まとめて，統合する方法を説明したか？
- データの解析は徹底していて，信用可能なものだったか？
- 知見を要約するために，表，図，文章は効果的に使われたか？
- レビューアはレビュー結果の信頼度を評価するために GRADE または他の方法を使用したか？

データ分析（量的）
- メタ分析が行われなかった場合，ナラティブ統合法を用いることに十分な正当性があったか？　メタ分析を行った場合，それは正当化できるものであったか？
- メタ分析において，関連するアウトカムの効果量の推測手順が適切であったか？
- 効果の異質性は適切に扱われたか？　ランダム効果モデルと固定効果モデルのどちらを使用するかの判断は適切だったか？
- 適切なサブグループ分析が行われたか，あるいはサブグループ分析が行われなかったことは正当化されるか？
- 出版バイアスの問題は適切に対処されていたか？

データ分析（質的）
- 分析的アプローチは主に集約的か解釈的か？
- メタシンセシスにおいて，レビューアは各研究の知見を比較するために用いた手法を記述したか，また，データの解釈方法を説明したか？
- メタサマリーが行われた場合，抽象化された知見は適切で納得できるものであったか？　効果量の算出に適切な方法が用いられたか？　情報は効果的に提示されていたか？
- メタシンセシスにおいて，その統合は知識を前進させるような現象のより深い理解をもたらしたか？　解釈の根拠は十分か？　解釈を可能にする十分な量のデータが含まれていたか？
- メタ集約において，知見をカテゴリーに，カテゴリーを合成した知見に統合することは，洞察に富み，正当化されるように見えるか？

結論
- リサーチクエスチョンに関連するエビデンスの質，量，一貫性について，レビューアは妥当な結論を導き出したか？
- レビュー/統合の限界は指摘されたか？
- 看護実践やさらなる研究への示唆が明確に示されているか？

　すべてのシステマティックレビュー/リサーチ・シンセシス
■量的研究のシステマティックレビュー
▨メタシンセシス/質的エビデンス統合

定した。

検索方法：9つのデータベースで検索を行い，うち1つは灰色文献のデータベース（OpenGrey）であった。各データベースの検索語句は付録のファイルに記載した。2人のレビューアがタイトルと抄録を独立してスクリーニングした。

質の査定：2人のレビューアがコクランのバイアスのリスクツールを使用して，対象とした研究のバイアスのリスクを査定した。評価の評定者間信頼性は十分であった。レビューアは，バイアスのリスクが高い研究と低い研究の効果を比較する感度分析を行う予定であったが，バイアスのリスクが低いと評価された研究はほとんどなかった。

標本とデータの抽出：検索により5,796件の記録が得られた。重複を排除し，初期スクリーニングを行った後，503件の全文論文を精査した。合計37件の研究がナラティブ分析に含まれたが，データ不足のため34件の研究のみがメタ分析に含まれた。3人のレビューアが独立して，研究デザイン，母集団，医療環境，介入内容，転帰，追跡研究期間に関するデータを抽出した。

統計学的分析および知見：患者の負の転帰に対する効果量の指数として，相対リスク（RR）を用いた。ケアバンドルの患者の転帰に対する効果には研究間でかなりのばらつきがあり，RRは0.08（ケアバンドルの有効性は小さい）から1.88（ケアバンドルはリスク増加と関連）であった。強い異質性（$I^2=86\%$）のため，データは1つの解析にプールされなかった。むしろ，ランダム効果モデルを用いたサブグループ分析を用いて，特定の介入の側面または方法論の特徴が効果に影響を及ぼしたかどうかを探索した。例えば，無作為化デザインを用いた研究の患者では有意な有効性は観察されなかったが（RR＝0.97，95% CI＝0.71～1.34），一方で事前事後測定計画では観察された（RR＝0.66，95% CI＝0.59～0.75）。レビューアは，一般的にケアバンドルへの忠実度は適切であると判断した。

GRADE の査定：GRADE ガイドラインを用いて，レビューアはエビデンスを全体として質が低いと評価し，バイアスのリスク，非一貫性，

および非直接性により格下げを行った。事前事後研究からの質の低いエビデンスは，ケアバンドルが通常のケアと比較して患者の負の転帰のリスクを低減しうることを示唆しているが，6件の RCT からのより質の高いエビデンスでは，有効性に関する確実性が低かった。

例2：メタ・エスノグラフィー

研究タイトル：「空の待合室に閉じ込められて」―高齢期における実存的人間の孤独の核心―メタシンセシス（Kitzmüller et al., 2018）

目的：メタ・エスノグラフィーの目的は，高齢者の孤独の主観的経験に関する質的研究を統合することであった。

適格基準：学術誌に掲載され，質的アプローチ（またはミックス・メソッド）を用いて行われた，60歳以上の高齢者の視点から孤独という現象を扱った研究を対象とした。参加者が精神疾患を患っている場合や，緩和ケアを受けている状況にある研究は除外した。2001年から2016年の間に英語，フィンランド語，ドイツ語で発表された論文を対象とした。

検索戦略：予備的パイロット試験期間に系統的な検索戦略を策定した。7つの電子データベース（例：CINAHL，MEDLINE，Embase，PsycINFO）を検索した。適格な研究の文献リストを用いて，アンセストリー・サーチを行った。また，高齢者のケアに関連する内容の著明な雑誌のマニュアル検索も行った。

質の評価：研究者は，32項目のチェックリストを用いて，検索された研究を評価した。チェックリストの得点が25点未満の2件の研究は，統合から除外された。

標本抽出：合計11件の研究が適格基準を満たした。研究参加者は，62歳から103歳までの290人の高齢者であった。大多数が未亡人であった。5つの研究は現象学的であり，2つの研究は解釈学的であり，その他は記述的であった。

データ分析：統合は，Noblit と Hare のアプローチに基づいて行った。研究者は，選択した論文を独立して，またペアで読み，それぞれから比喩と概念を抽出した。研究の概念間の関係性は類似していることがわかり，相互に分析する可

能性が示されたその後テーマを展開することで，研究を相互に変換した。この分析の特徴は，レビューアが研究の知見を比較対照しながら，行ったり来たりする反復プロセスであることであった。

主な知見：変換の過程で4つの主要なテーマが浮かび上がり，それらは老年期の孤独の実存的核心であると解釈され「空の待合室に閉じ込められて」という比喩で表現された。その4つのテーマとは(1)不安な存在の空間における悲しみの壁——孤独についての否定的な感情，(2)「過去を返して」——意味のある対人関係の喪失，(3)役に立たない，つながっていない，ついていけないと感じる——孤独と自己認識，(4)耐えるエネルギーを維持しようと努力する——孤独との向き合い方，であった。

考察：レビューアは，高齢者の孤独の悪循環を断ち切るためには，医療従事者，ボランティア，家族の連携が必要であると結論付けた。

✎ 要点

- エビデンスに基づく実践は，システマティックレビューを通じて，トピックに関する研究エビデンスを厳密に統合することに依存している。**システマティックレビュー** systematic review は，特定のリサーチクエスチョンに関する複数の**一次研究** primary studies から得られた知見を，あらかじめ**プロトコル** protocol に明記された慎重な手法を用いて，体系的かつ透明性をもって統合するものである。

- システマティックレビューは，量的知見，質的知見，あるいはそれらを混合した知見を統合するために行われる。量的研究のレビューでは，**メタ分析** meta-analysis によって知見を統計的に統合することが多く，その手法には客観性，検出力，精度の向上などの利点があるが，メタ分析は幅広い問いや知見に大きな不一致がある場合には適切ではない。

- エビデンス統合のための研究分野が急速に発展する中，新たなタイプのレビューが登場している。**スコーピングレビュー** scoping review は，トピックに関する文献をマッピングし，システ

マティックレビューの可能性を評価する予備的な取り組みである。**迅速レビュー** rapid review は，システマティックレビューほど厳密ではないが，タイムリーな情報提供を目的としている。**アンブレラレビュー** umbrella review は，複数のシステマティックレビューをまとめたものである。**ネットワークメタ分析** network meta-analysis は，複数の介入を直接比較と間接比較の両方を用いて比較するレビューである。

- システマティックレビューの主な手順は，通常，問いの作成，適格基準の定義，プロトコルの作成，一次研究の検索と選択，研究の質の評価，データの抽出，データの分析，知見の解釈と信頼性の評価，結果の報告がある。レビューが重複するリスクを最小限にするために，システマティックレビューのプロトコルは，**PROSPERO** というデータベースに登録することができる。

- ほとんどの場合，レビューアは，複数の文献データベースの検索，主要雑誌の**ハンドサーチ** handsearching，**雪だるま式検索**，臨床試験登録の検索など，幅広い方法を用いて包括的な検索を行う。

- 出版された文献の中で有意でない知見が過小評価される結果になる**出版バイアス** publication bias（**普及バイアス** dissemination bias の一種）の懸念から，レビューアは**灰色文献** grey literature，すなわち未発表の研究報告書を探す傾向が強くなっている。

- 一次研究のエビデンスの質を評価する方法には，さまざまな尺度やチェックリストの使用など，多くのアプローチがある。コクランアプローチでは，各研究は別々の**バイアスのリスク** risk of bias のドメインで評価される。

- メタ分析では，一次研究から得られた知見は，変数（例：介入とその成果）の関連の大きさと方向を定量化する**効果量** effect size（ES）指数で表される。一般的な ES の指数には，（**標準化平均差** standardized mean difference または *SMD*），オッズ比（OR），相対リスク（RR），ピアソンの *r* などがある。

- 個々の研究の効果は，効果の**加重平均** weighted average を計算することによって，母集団の効果量の推定値を得るためにプールされる。しばしば，より大きな研究により大きく重み付けする，逆分散 inverse variance が用いられる。

- 統計学的異質性 statistical heterogeneity（研究間の効果の多様性）は，固定効果モデル fixed effects model（単一の真の ES を仮定）またはランダム効果モデル random effects model（効果の分布を仮定）の使用に関する意思決定に影響を与える。異質性は，フォレストプロット forest plot を使用して統計学的に検定することができる。ほとんどの場合，カイ二乗検定または I^2 検定 I^2 test を使用する。

- 非ランダムな異質性（緩和効果）は，サブグループ分析 subgroup analysis またはメタ回帰 meta-regression によって探索することができ，その目的は効果のばらつきに系統的に関連する臨床的または方法論的特徴を特定することである。

- 質評価は，エビデンスとして質が低い研究をレビューから除外するために使用される場合もあるが，研究に重み付けを行ったり，感度分析 sensitivity analysis で質の低い研究を含めるか除外するかで結論が変わるかどうかを検証するためにも使うことができる。

- システマティックレビューを行うチームが，レビューにおけるアウトカムの推定効果に対する**信頼度**を評価するために，GRADE（Grading of Recommendations, Assessment, Development, and Evaluation）アプローチを用いる傾向が高まっている。

- 質的システマティックレビューは，集約的 aggregative（複数の研究からの知見をプールする），または解釈的 interpretive（現象を理解する新しい方法を発見することを目標とする）のいずれかとして説明されてきた。集約的レビューはしばしば質的エビデンス統合 qualitative evidence synthesis と呼ばれ，解釈的レビューのために看護で最もよく使われる包括的用語はメタシンセシス metasynthesis である。看護の質的レビューのほとんどは，集約と解釈の両方の要素をもっている。

- 看護師研究者がよく使うメタシンセシスの方法には，メタ・エスノグラフィー，メタスタディ，メタサマリーなどがある。

- メタシンセシスを行う研究者は，必ずしもあらかじめ決められた問いから出発するわけではなく，問いは発見の過程でしばしば生まれる。メタシンセシス研究者は，網羅的なレビューを行わないこともある。研究には有意標本抽出が用いられるかもしれない。

- 質的統合のアプローチの1つであるメタ・エスノグラフィー meta-ethnography は，Noblit と Hare によって提案され，研究間の主要テーマや比喩を列挙し，それらを相互に変換することを含む。主要な比喩は，**相互的**，**反証的**，**論証の筋道**の3つの方法のいずれかで変換することができる。

- Paterson らのメタスタディ metastudy 法は，3つの要素を統合したものである。(1)メタデータ分析 metadata analysis：「加工されたデータ」の分析を通じて，特定の実質的な研究領域における結果を研究する，(2)メタメソッド metamethod：研究の方法論的厳密性を研究する，(3)メタセオリー metatheory：研究が根拠とする理論的裏付けを分析する，である。

- Sandelowski と Barroso は，質的研究の知見を**要約**（記述的要約）か**統合**（データの解釈的説明）かという観点で区別している。要約と統合はどちらもメタシンセシスで使用でき，メタサマリー metasummary の基礎となりえる。

- メタサマリーでは，一次研究から抽出された知見のリストを作成し，顕在効果量 manifest effect sizes を算出する。頻度効果量 frequency effect size は，研究標本内で特定の知見を含む研究数の割合を示す。強度効果量 intensity effect size は，特定の報告書内に含まれるすべての知見の割合を示す。

- Sandelowski と Barroso のアプローチでは，**統合**と記述された研究のみがメタシンセシスに使用でき，分析および解釈のためにさまざまなアプローチ（例：継続的比較）を用いることができる。

- Joanna Briggs Institute（JBI）で使用されている質的エビデンス統合のアプローチは，メタ集

約 meta-aggregation で，これはメタシンセシスよりも構造化されており，包括的な検索と系統的な質評価を行うものである。メタ集約では，研究間で類似した知見が**カテゴリー**にグループ化され，それが**統合された知見**にグループ化される。JBI の質的レビューでは，知見の信頼度は ConQual と呼ばれる評価システムを用いて評価される。また，GRADE にヒントを得た同様のシステムは，GRADE-CERQual と呼ばれている。

- **システマティック混合研究レビュー** systematic mixed studies reviews（MSR）は，規律正しい手順を用いて，質的，量的，ミックス・メソッド研究からの知見を統合するシステマティックレビューである。

- MSR のデザインは，同時並行的/収束的（質的・量的統合を同時に行う）か，順次的かのいずれかである。Sandelowski は，3 つのデザイン，すなわち，**分離**（2 つを別々に統合した後に統合），**統合**（質的知見と量的知見を同じ問いに答えるものと見なす），**コンティンジェント**（調整され順次的な一連の統合）を提案している。JBI の MSR は分離デザイン，コクランの MSR は順次的デザインを採用している。

- 内容分析，ナラティブサマリー，批判的解釈的統合，**ベイズ統合**など，MSR におけるデータの分析と統合には多くのアプローチが提案されている。

- MSR の特別なタイプは**リアリストシンセシス** realist synthesis と呼ばれ，その目標は理論に基づいた**文脈・メカニズム・アウトカム**（CMO）構成を理解することである。リアリストシンセシスは，複雑な介入のレビューにおいてしばしば使用される。

- PRISMA（Preferred Reporting Items for Systematic reviews and Meta-Analyses）は，RCT のシステマティックレビューの報告書作成に便利なガイドラインである。MOOSE（Meta-analysis of Observational Studies in Epidemiology）は，観察研究のメタ分析のためのガイドラインである。ENTREQ は質的なシステマティックレビューのための報告ガイドラインである。

- ほとんどのシステマティックレビューは，フローチャート（検索の取り組みと結果を示す），フォレストプロット（メタ分析の場合），知見の要約 summary of findings（SoF）表が含まれている。

文献

Aagard, H., Hall, E., Ludvigsen, M., Uhrenfeldt, L., & Fegran, L.（2018）. Parents' experiences of neonatal transfer: A meta-study of qualitative research 2000-2017. *Nursing Inquiry, 25*, e12231.

Agency for Healthcare Research and Quality.（2014）. *Methods guide for effectiveness and comparative effectiveness reviews.* Washington, DC: AHRQ.

Aghajafari, F., Letourneau, N., Mahinpey, N., Cosic, N., & Giesbrecht, G.（2018）. Vitamin D deficiency and antenatal and postpartum depression: A systematic review. *Nutrients, 10*, 478.

Agoritsas, T., Merglen, A., Courvoisier, D., Combescure, C., Garin, N., Perrier, A., & Perneger, T.（2012）. Sensitivity and predictive value of 15 PubMed search strategies to answer clinical questions rated against full systematic reviews. *Journal of Medical Internet Research, 14*, e85.

Arksey, H., & O'Malley, L.（2005）. Scoping studies: Toward a methodologic framework. *International Journal of Social Research Methodology, 8*, 19-32.

Aromataris, E., Fernandez, R., Godfrey, C., Holly, C., Khalil, H., & Tungpunkom, P.（2015）. Summarizing systematic reviews: Methodological development, conduct, and reporting of an umbrella review approach. *International Journal of Evidence-Based Healthcare, 13*, 132-140.

Aromataris, E., & Munn, Z.（Eds.）.（2017）. *Joanna Briggs Institute Reviewer's Manual.* Adelaide, Australia: JBI. Retrieved from https://reviewersmanual.joannabriggs.org/.

Aromataris, E., & Riitano, D.（2014）. Constructing a search strategy and searching for evidence: A guide to the literature search for a systematic review. *American Journal of Nursing, 114*(5), 49-56.

Atkins, S., Lewin, S., Smith, H., Engel, M., Fretheim, A., & Volmink, J.（2008）. Conducting a meta-ethnography of qualitative literature: Lessons learned. *BMC Medical Research Methodology, 8*, 21.

Beck, C. T., & Woynar, J.（2017）. Posttraumatic stress in mothers while their preterm infants are in the newborn intensive care unit: A mixed research synthesis. *Advances in Nursing Science, 40*, 337-355.

Beller, E., Clark, J., Tsafnat, G., Adams, C., Diehl, H., Lund, H., ... Glasziou, P.（2018）. Making progress with the automation of systematic reviews. *Systematic Reviews, 7*, 77.

Bilandzic, A., Fitzpatrick, T., Rosella, L., & Henry, D.（2016）. Risk of bias in systematic reviews of non-randomized studies of adverse cardiovascular effects of thiazolidinediones and Cyclooxygenase-2 inhibitors: Application of a new Cochrane risk of bias tool. *PLoS Medicine, 13*, e1001987.

Booth, A.（2016）. Searching for qualitative research for inclusion in systematic reviews: A structured methodological review. *Systematic Reviews, 5*, 74.

Booth, A., Noyes, J., Flemming, K., Gerhardus, A., Wahlster, P., van der Wilt, G., ... Rehfuss, E.（2016）. *Guidance on choosing qualitative evidence synthesis methods for use in health technology assessments of complex interventions.* Retrieved from http://www.integrate-hta.eu/downloads/.

Booth, A., Noyes, J., Flemming, K., Gerhardus, A., Wahlster, P., van der Wilt, G., ... Rehfuss, E.（2018）. Structured methodology review identified seven（RETREAT）criteria for selecting qualitative evidence synthesis approaches. *Journal of Clinical Epidemiology, 99,* 41–52.

Bramer, W., Rethlefsen, M., Kleijnen, J., & Franco, O.（2017）. Optimal database combination for literature searches in systematic reviews: A prospective exploratory study. *Systematic Reviews, 6,* 245.

Brunetti, M., Shemilt, I., Pregno, S., Vale, L., Oxman, A., Lord, J., ... Schünemann, H.（2013）. GRADE guidelines: 10. Considering resource use and rating the quality of economic evidence. *Journal of Clinical Epidemiology, 66,* 140–150.

Campbell, R., Pound, P., Morgan, M., Daker-White, G., Britten, M., Pill, R., ... Donovan, J.（2011）. Evaluating meta-ethnography: Systematic analysis and synthesis of qualitative research. *Health Technology Assessment, 15,* 1–164.

Capezuti, E., Sagha-Zadeh, R, Pain, K., Basara, A., Jiang, N., & Krieger, A.（2018）. A systematic review of non-pharmacological interventions to improve nighttime sleep among residents of long-term care settings. *BMC Geriatrics, 18,* 143.

Carroll, D., Malecki-Ketchell, A., & Astin, F.（2017）. Non-pharmacological interventions to reduce psychological distress in patients undergoing diagnostic cardiac catheterization: A rapid review. *European Journal of Cardiovascular Research, 16,* 92–103.

Chaboyer, W., Thalib, L., Harbeck, E., Coyer, F., Blot, S., Bull, C., ... Lin, F.（2018）. Incidence and prevalence of pressure injuries in adult intensive care patients: A systematic review and meta-analysis. *Critical Care Medicine, 46,* e1074–e1081.

Conn, V., Valentine, J., Cooper, H., & Rantz, M.（2003）. Grey literature in meta-analyses. Nursing Research, 52, 256–261.

Cooper, H.（2017）. *Research synthesis and meta-analysis: A step-by-step approach.*（5th ed.）. Thousand Oaks, CA: Sage Publications.

Critical Appraisal Skills Programme.（2016）. *CASP qualitative research checklist.* Retrieved from http://www.cask-uk.net/casp-tools-checklists.

Daudt, H., van Mossel, C., & Scott, S.（2013）. Enhancing the scoping study methodology: A large, inter-professional team's experience with Arksey and O'Malley's framework. *BMC Medical Research Methodology, 13,* 48.

Davis, K., Drey, N., & Gould, D.（2009）. What are scoping studies? A review of the nursing literature. *International Journal of Nursing Studies, 46,* 1386–1400.

DeJean, D., Giacomini, M., Simeonov, D., & Smith, A.（2016）. Finding qualitative research evidence for health technology assessment. *Qualitative Health Research, 26,* 1307–1317.

Denk, K., Lennon, S., Gordon, S., & Jaarsma, R.（2018）. The association between decreased grip strength and hip fracture in older people: A systematic review. *Experimental Gerontology, 111,* 1–9.

Dixon-Woods, M., Cavers, D., Agarwal, S., Annandale, E., Arthur, A., Harvey, J., ... Sutton, A.（2006）. Conducting a critical interpretive synthesis of the literature on access to healthcare by vulnerable groups. *BMC Medical Research Methodology, 6,* 35.

Dwan, K., Gamble, X., Williamson, P., & Kirkham, J.（2013）. Systematic review of the empirical evidence of study publication bias and outcome reporting bias: An updated review. *PLoS One, 8,* e66844.

Eaves, Y. D.（2001）. A synthesis technique for grounded theory data analysis. *Journal of Advanced Nursing, 35,* 654–663.

Elamin, M., Flynn, D., Bassler, D., Briel, M., Alonso-Coello, P., Karanicolas, P., ... Montori, V.（2009）. Choice of data extraction tools for systematic reviews depends on resources and review complexity. *Journal of Clinical Epidemiology, 62,* 506–510.

Elliott, J., Synnot, A., Turner, T., Simmonds, M., Akl, E., McDonald, S., ... Thomas, J.（2017）. Living systematic review: 1. Introduction — the why, what, when, and how. *Journal of Clinical Epidemiology, 91,* 23–30.

Elliott, J., Turner, T., Clavisi, O., Thomas, J., Higgins, J., Mavergames, C., & Gruen, R.（2014）. Living systematic reviews: An emerging opportunity to narrow the evidence-practice gap. *PLoS Medicine, 11,* e1001603.

Emmel, N., Greenhalgh, J., Manzano, A., Monaghan, M., & Dalkin, S.（Eds.）.（2019）. *Doing realist research.* Thousand Oaks, CA: Sage Publications.

Finfgeld, D.（2003）. Metasynthesis: The state of the art — So far. *Qualitative Health Research, 13,* 893–904.

Flemming, K.（2010）. Synthesis of quantitative and qualitative research: An example using Critical Interpretive Synthesis. *Journal of Advanced Nursing, 66,* 201–217.

Fogarty, S., Elmir, R., Hay, P., & Schmied, V.（2018）. The experience of women with an eating disorder in the perinatal period: A meta-ethnographic study. *BMC Pregnancy & Childbirth, 18,* 121.

France, E., Cunningham, M., Ring, N., Uny, I., Duncan, E., Jepson, R., ... Noyes, J.（2019）. Improving reporting of meta-ethnography: The eMERGe reporting guidance. *Journal of Advanced Nursing, 75,* 1126–1139.

Garritty, C., Stevens, A., Gartlehner, G., King, V., & Kamel, C.（2016）. Cochrane Rapid Review Methods Group to play a leading role in guiding the production of informed high-quality, timely research evidence syntheses. *Systematic Reviews, 5,* 184.

Gates, A., Gates, M., Duarte, G., Cary, M., Becker, M., Prediger, B., ... Hartling, L.（2018）. Evaluation of the reliability, usability, and applicability of AMSTAR, AMSTAR 2, and ROBIS: Protocol for a descriptive analytic study. *Systematic Reviews, 7,* 85.

Gough, D., Thomas, J., & Oliver, S.（2012）. Clarifying differences between review designs and methods. *Systematic Reviews, 1,* 28.

Greenhalgh, T., Thorne, S., & Malterud, K.（2018）. Time to challenge the spurious hierarchy of systematic over narrative reviews? *European Journal of Clinical Investigation, 48,* e12931.

Guyatt, G. H., Oxman, A., Akl, E., Kunz, R., Vist, G., Brozek, J., ... Schunemann, H.（2011）. GRADE guidelines: 1. Introduction－GRADE evidence profiles and summary of findings tables. *Journal of Clinical Epidemiology, 64,* 383–394.

Guyatt, G., Oxman, , Vist, G., Kunz, R., Falck-Ytter, Y., Alonso-Coello, P, & Schünemann, H.（2008）. GRADE: An emerging consensus on rating quality of evidence and strength of recommendations. *BMJ, 336,* 924–926.

Hannes, K., & Lockwood, C.（2011）. Pragmatism as the philosophical foundation for the Joanna Briggs meta-aggregative approach to qualitative evidence synthesis. *Journal of Advanced Nursing, 67,* 1632–1642.

Hannes, K., & Lockwood, C.（2012）. Synthesizing qualitative research: *Choosing the right approach.* Chichester, UK: Wiley-Blackwell.

Harden, A., & Thomas, J.（2005）. Methodologic issues in combining diverse study types in systematic reviews. *Internation-*

al Journal of Social Research Methodology, 8, 257-271.

Harden, A., Thomas, J., Cargo, M., Harris, J., Pantoja, T., Flemming, K., ... Noyes, J. (2018). Cochrane Qualitative and Implementation Methods Group guidance series-paper 5: Methods for integrating qualitative and implementation evidence within intervention effectiveness reviews. *Journal of Clinical Epidemiology, 97*, 70-78.

Heyvaert, M., Hannes, K., & Onghena, P. (2017). *Using mixed methods research synthesis for literature reviews.* Thousand Oaks, CA: Sage Publications.

Heyvaert, M., Maes, B., & Onghena, P. (2013). Mixed methods research synthesis: Definition, framework, and potential. *Quality and Quantity, 47*, 659-676.

Higgins, J. P. T., & Green, S. (Eds.). (2011). *Cochrane handbook for systematic reviews of interventions (version 5.1.0).* The Cochrane Collaboration. Retrieved from http://training.cochrane.org/handbook.

Higgins, J. P. T., & Thomas, J. (Eds.). (2020). *Cochrane handbook for systematic reviews of interventions (version 6).* Hoboken, NJ: Wiley Blackwell.

Ho, G., Liew, S., Ng, C., Shunmugam, R., Glasziou, P. (2016). Development of a search strategy for an evidence-based retrieval service. *PLoS One, 11*, e0167170.

Hong, Q., Pluye, P., Bujold, M., & Wassef, M. (2017). Convergent and sequential synthesis designs: Implications for conducting and reporting systematic reviews of qualitative and quantitative evidence. *Systematic Reviews, 6*, 61.

Hunt, H., Pollock, A., Campbell, P., Estcourt, L., & Brunton, G. (2018). An introduction to overviews of reviews: Planning a relevant research question and objective for an overview. *Systematic Reviews, 7*, 39.

Hutchinson, A., Nagle, C., Kent, B., Bick, D., & Lindberg, R. (2018). Organisational interventions designed to reduce caesarean section rates: A systematic review protocol. *BMJ Open, 8*, e021120.

Institute of Medicine. (2011). *Finding what works in health care: Standards for systematic reviews.* Washington, DC: The National Academies Press.

Ioannidis, J. (2017). Next-generation systematic reviews: Prospective meta-analysis, individual-level data, network and umbrella reviews. *British Journal of Sports Medicine, 51*, 1456-1458.

Iorio, A., Spencer, F., Falavigna, M., Alba, C., Lang, E., Burnard, B., ... Guyatt, G. (2015). Use of GRADE for assessment of evidence about prognosis. *BMJ, 350*, h870.

Jadad, A. R., Moore, R., Carroll, D., Jenkinson, C., Reynolds, D., Gavaghan, D., & McQuay, H. (1996). Assessing the quality of reports of randomized controlled trials. *Controlled Clinical Trials, 17*, 1-12.

Jadczak, A., Makwana, N., Luscombe-Marsh, N., Visvanathan, R., & Schultz, T. (2018). Effectiveness of exercise interventions on physical function in community-dwelling frail older people: An umbrella review of systematic reviews. *JBI Database of Systematic Reviews and Implementation Reports, 16*, 752-775.

Joanna Briggs Institute. (2015). *The Joanna Briggs Institute Reviewers' Manual 2015: Methodology for JBI scoping reviews.* Adelaide, Australia: JBI.

Jüni, P., Altman, D., & Egger, M. (2001). Systematic reviews in health care: Assessing the quality of controlled clinical trials. *BMJ, 323*(7303), 42-46.

Khalil, H., Peters, M., Godfrey, C., McInerney, P., Soares, C., & Parker, P. (2016). An evidence-based approach to scoping reviews. *Worldviews on Evidence-Based Nursing, 13*, 118-123.

Khangura, S., Konnyu, K., Cushman, R., Grimshaw, J., & Moher, D. (2012). Evidence summaries: The evolution of a rapid review approach. *Systematic Reviews, 1*, 10.

Kitzmüller, G., Clancy, A., Vaismoradi, M., Wegener, C., & Bondas, T. (2018). "Trapped in an empty waiting room"—the existential human core of loneliness in old age: A meta-synthesis. *Qualitative Health Research, 28*, 213-230.

Lavallée, J., Gray, T., Dumville, J., Russell, W., & Cullum, N. (2017). The effects of care bundles on patient outcomes: A systematic review and meta-analysis. *Implementation Science, 12*, 142.

Lewin, S., Booth, A., Glenton, C., Munthe-Kaas, H., Rashidian, A., Wainwright, M., ... Noyes, J. (2018). Applying GRADE-CERQual to qualitative evidence synthesis findings: Introduction to the series. *Implementation Science, 13*(Suppl. 1).

Liberati, A., Altman, D., Tetzlaff, J., Mulrow, C., Gotzsche, P., Ioannidis, J., ... Moher, D. (2009). The PRISMA statement for reporting systematic reviews and meta-analyses of studies that evaluate health care interventions: Explanation and elaboration. *Journal of Clinical Epidemiology, 62*, e1-e34.

Lim, G., Tam, W., Lu, XY., Ho, C., Zhang, M., & Ho, R. (2018). Prevalence of depression in the community from 30 countries between 1994 and 2014. *Scientific Reports, 8*, 2861.

Lucas, P., Baird, J., Arai, L., Law, C., & Roberts, H. (2007). Worked examples of alternative methods for the synthesis of qualitative and quantitative research in systematic reviews. *BMC Medical Research Methodology, 7*, 4.

Ludvigsen, M., Hall, E., Meyer, G., Fegran, L., Aagard, H., & Uhrenfeldt, L. (2016). Using Sandelowski and Barroso's meta-synthesis method in advancing qualitative evidence. *Qualitative Health Research, 26*, 320-329.

Majid, U., & Vanstone, M. (2018). Appraising qualitative research for evidence syntheses: A compendium of quality appraisal tools. *Qualitative Health Research, 28*, 2115-2131.

Mathes, T., Klassen, P., & Pieper, D. (2017). Frequency of data extraction errors and methods to increase data extraction quality. *BMC Medical Research Methodology, 17*, 152.

McCormick, J., Rodney, P., & Varcoe, C. (2003). Reinterpretations across studies: An approach to meta-analysis. *Qualitative Health Research, 13*, 933-944.

Milazi, M., Bonner, A., & Douglas, C. (2017). Effectiveness of educational or behavioral interventions on adherence to phosphate control in adults receiving hemodialysis: A systematic review. *JBI Database of Systematic Reviews and Implementation Reports, 15*(4), 971-1010.

Munn, Z., Lockwood, C., & Moola, S. (2015). The development and use of evidence summaries for point of care information systems: A streamlined rapid review approach. *Worldviews on Evidence-Based Nursing, 12*, 131-138.

Munn, Z., Porritt, K., Aromataris, E., & Parson, A. (2014b). Establishing confidence in the output of qualitative research synthesis: The ConQual approach. *BMC Medical Research Methodology, 14*, 108.

Munn, Z., Stern, C., Aromataris, E., Lockwood, C., & Jordan, Z. (2018). What kind of systematic review should I conduct? A proposed typology and guidance for systematic reviewers in the medical and health sciences. *BMC Medical Research Methodology, 18*, 5.

Munn, Z., Tufanaru, C., & Aromataris, E. (2014a). JBI's systematic reviews: Data extraction and synthesis. *American Journal of Nursing, 114*(7), 49-54.

Noblit, G., & Hare, R. D. (1988). *Meta-ethnography: Synthesizing qualitative studies.* Newbury Park, CA: Sage Publications.

Norman, G., Westby, M., Rithalia, A., Stubbs, N., Soares, M., & Dumville, J.（2018）. Dressings and topical agents for treating venous leg ulcers. *Cochrane Database of Systematic Reviews, 6*, CD012583.

Noyes, J., Booth, A., Cargo, M., Flemming, K., Garside, R., Hannes, K., ... Thomas, J.（2018）. Cochrane Qualitative and Implementation Methods Group guidance series－Paper 1: Introduction. *Journal of Clinical Epidemiology, 97*, 35-38.

Nybakken, S., Strandås, M., & Bondas, T.（2018）. Caregivers' perceptions of aggressive behaviour in nursing home residents living with dementia: A meta-ethnography. *Journal of Advanced Nursing, 74*, 2713-2726.

Ogilvie, D., Fayter, D., Petticrew, M., Sowden, A., Thomas, S., Whitehead, M., & Worthy, G.（2008）. The harvest plot: A method for synthesizing evidence about differential effects of interventions. *BMC Medical Research Methodology, 8*, 8.

O'Halloran, P., Noble, H., Norwood, K., Maxwell, P., Shields, J., Fogarty, D., ... Brazil, K.（2018）. Advance care planning with patients who have end-stage kidney disease: A systematic realist review. *Journal of Pain and Symptom Management, 56*, 795-807.

Pace, R., Pluye, P., Bartlett, G., Macauley, A., Salsberg, J., Jagosh, J., & Seller, R.（2012）. Testing the reliability and efficiency of the pilot Mixed Methods Appraisal Tool（MMAT）for systematic mixed studies review. *International Journal of Nursing Studies, 49*, 47-53.

Page, M., Shamseer, L., Altman, D., Tetzlaff, J., Sampson, M., Tricco, A., ... Moher, D.（2016）. Epidemiology and reporting characteristics of systematic reviews of biomedical research. *PLoS Medicine, 13*（5）, e1002028.

Page, M., Shamseer, L., & Tricco, A.（2018）. Registration of systematic reviews in PROSPERO: 30,000 records and counting. *Systematic Reviews, 7*, 32.

Palacios, J., Lee, G., Duaso, M., Clifton, A., Norman, I., Richards, D., & Barley, E.（2017）. Internet-delivered self-management support for improving coronary heart disease and self-management-related outcomes: A systematic review. *Journal of Cardiovascular Nursing, 32*, E9-E23.

Parsons, K., Gaudine, A., & Swab, M.（2018）. Older nurses' experiences of providing direct care in hospital nursing units: A qualitative systematic review. *JBI Database of Systematic Reviews and Implementation Reports, 16*, 669-700.

Paterson, B.（2013）. Metasynthesis. In Beck, C. T.（Ed.）. *Routledge international handbook of qualitative nursing research*（pp. 331-346）. New York: Routledge.

Paterson, B. L., Thorne, S. E., Canam, C., & Jillings, C.（2001）. *Meta-study of qualitative health research*. Thousand Oaks, CA: Sage Publications.

Pawson, R.（2013）. *The science of evaluation: A realist manifesto*. Thousand Oaks, CA: Sage Publications.

Pearson, A., White, H., Bath-Hextall, F., Apostolo, J., Salmond, S., & Kirkpatrick, P.（2014）. *Methodology for JBI mixed methods systematic reviews. The Joanna Briggs Institute Reviewers' Manual 2014, chapter 8*. Adelaide, Australia: JBI.

Pedder, H., Sarri, G., Keeney, E., Nunes, V., & Dias, S.（2016）. Data extraction for complex meta-analysis（DECiMAL）guide. *Systematic Reviews, 5*, 212.

Pedersen, B., Delmar, C., Lörincz, T., Falkmer, U., & Grønkjaer, M.（2019）. Investigating changes in weight and body composition among women in adjuvant treatment for breast cancer: A scoping review. *Cancer Nursing, 42*, 92-105.

Petticrew, M., Anderson, L., Elder, R., Grimshaw, J., Hopkins, D., Hahn, R., ... Welch, V.（2015）. Complex interventions and their implications for systematic reviews: A pragmatic approach. *International Journal of Nursing Studies, 52*, 1211-1216.

Pigott, T., Noyes, J., Umscheid, C., Myers, E., Morton, S., Fu, R., ... Beretvas, S.（2017）. AHRQ series on complex intervention systematic reviews-Paper 5: Advanced analytic methods. *Journal of Clinical Epidemiology, 90*, 37-42.

Pluye, P., Gagnon, M., Griffiths, F., & Johnson-Lafleur, J.（2009）. A scoring system for appraising mixed methods research, and concomitantly appraising qualitative, quantitative, and mixed methods primary studies in Mixed Studies Reviews. *International Journal of Nursing Studies, 46*, 529-546.

Pluye, P., & Hong, Q. N.（2014）. Combining the power of stories and the power of numbers: Mixed methods research and mixed studies reviews. *Annual Review of Public Health, 35*, 29-45.

Pluye, P., Hong, Q. N., Bush, P., & Vedel, I.（2016）. Opening up the definition of systematic literature review: The plurality of worldview, methodologies, and methods for reviews and syntheses. *Journal of Clinical Epidemiology, 73*, 2-5.

Polita, N., Alvarenga, W., Leite, A., Araújo, J., Santos, L., Zago, M., ... Nascimento, L.（2018）. Care provided by the father to the child with cancer under the influence of masculinities: Qualitative meta-synthesis. *Revista Brasileira de Enfermagem, 71*, 185-194.

Porritt, K., Gomersall, J., & Lockwood, C.（2014）. JBI's systematic reviews: Study selection and critical appraisal. *American Journal of Nursing, 114*（6）, 47-52.

Sandelowski, M., & Barroso, J.（2002）. Finding the findings in qualitative studies. *Journal of Nursing Scholarship, 34*, 213-219.

Sandelowski, M., & Barroso, J.（2003a）. Toward a metasynthesis of qualitative findings on motherhood in HIV-positive women. *Research in Nursing & Health, 26*, 153-170.

Sandelowski, M., & Barroso, J.（2003b）. Creating metasummaries of qualitative findings. *Nursing Research, 52*, 226-233.

Sandelowski, M., & Barroso, J.（2007）. *Handbook for synthesizing qualitative research*. New York: Springer Publishing Company.

Sandelowski, M., Docherty, S., & Emden, C.（1997）. Qualitative metasynthesis: Issues and techniques. *Research in Nursing & Health, 20*, 365-377.

Sandelowski, M., Voils, C., & Barroso, J.（2006）. Defining and designing mixed research synthesis studies. *Research in the Schools, 13*, 29.

Sandelowski, M., Voils, C. I., Crandell, J. L., & Leeman, J.（2013）. Synthesizing qualitative and quantitative research findings. In Beck, C. T.（Ed.）, *Routledge international handbook of qualitative nursing research*（pp. 347-356）. New York: Routledge.

Schmeid, V., Black, E., Naidoo, N., Dahlen, H., & Liamputtong, P.（2017）. Migrant women's experiences, meanings, and ways of dealing with postnatal depression: A meta-ethnographic study. *PLoS One, 12*, e0172385.

Schreiber, R., Crooks, D., & Stern, P. N.（1997）. Qualitative meta-analysis. In Morse, J. M.（Ed.）, *Completing a qualitative project*（pp. 311-326）. Thousand Oaks, CA: Sage Publications.

Schünemann, H., Oxman, A., Brozek, J., Glasziou, P., Jaeschke, R., Vist, G., ... Guyatt, G.（2008）. Grading quality of evidence and strength of recommendations for diagnostic tests and strategies. *BMJ, 336*, 1106-1110.

Shaw, R., Larkin, M., & Flowers, P.（2014）. Expanding the evidence within evidence-based healthcare: Thinking about the context, acceptability and feasibility of interventions. *Evidence-Based Medicine, 19*, 201-203.

Shea, B., Grimshaw, J., Wells, G. Boers, M., Andersson, N., Hamel, C., ... Bouter, L.（2007）. Development of AMSTAR：A measurement tool to assess the methodological quality of systematic reviews. *BMC Medical Research Methodology, 7*, 10.

Sherifali, D., Ali, M., Ploeg, J., Markle-Reid, M., Valaitis, R., Bartholomew, A., ... McAiney, C.（2018）. Impact of internet-based interventions on caregiver mental health：A systematic review and meta-analysis. *Journal of Medical Internet Research, 20*, e10668.

Son, H., Son, Y., Kim, H., & Lee, Y.（2018）. Effect of psychosocial interventions on the quality of life of patients with colorectal cancer：A systematic review and meta-analysis. *Health and Quality of Life Outcomes, 16*, 119.

Stang, A.（2010）. Critical evaluation of the Newcastle-Ottawa scale for the assessment of the quality of nonrandomized studies in meta-analysis. *European Journal of Epidemiology, 25*, 603-605.

Sterne, J., Herman, M., Reeves, B., Savovic, J., Berkman, N., Viswanathan, M., ... Higgins, J.（2016）. ROBINS-I：A tool for assessing risk of bias in non-randomised studies of interventions. *BMJ, 355*, i4919.

Stern, C., Jordan, Z., & McArthur, A.（2014）. JBI's systematic reviews：Developing the review question and inclusion criteria. *The American Journal of Nursing, 114*,（4）, 53-56.

Stroup, D., Berlin, J., Morton, S., Olkin, I., Williamson, G., Rennie, D., ... Thacker, S.（2000）. Meta-analysis of observational studies in epidemiology：A proposal for reporting. Meta-analysis Of Observational Studies in Epidemiology（MOOSE）. *Journal of the American Medical Association, 283*, 208-212.

Thomas, J., & Harden, A.（2008）. Methods for the thematic synthesis of qualitative research in systematic reviews. *BMC Medical Research Methodology, 8*, 45.

Thomas, J., Noel-Storr, A., Marshall, I., Wallace, M. McDonald, S., Mavergames, C., ... Elliott, J.（2017）. Living systematic reviews：2. Combining human and machine effort. *Journal of Clinical Epidemiology, 91*, 31-37.

Thorne, S., Jensen, L., Kearney, M., Noblit, G., & Sandelowski, M.（2004）. Qualitative metasynthesis：Reflections on methodologic orientation and ideological agenda. *Qualitative Health Research, 14*, 1342-1365.

Tong, A., Flemming, K., McInnis, E., Oliver, S., & Craig, J.（2012）. ENhancing Transparency in REporting the synthesis of Qualitative research. *BMC Medical Research Methodology, 12*, 181.

Tonin, F., Rotta, I., Mendes, A., & Pontarolo, R.（2017）. Network meta-analysis：A technique to gather evidence from direct and indirect comparisons. *Pharmacy Practice, 15*, 943.

Toye, F., Seers, K., Allcock, N., Briggs, M., Carr, E., & Barker, K.（2014）. Meta-ethnography 25 years on：Challenges and insights for synthesizing a large number of qualitative studies. *BMC Medical Research Methodology, 14*, 80.

Tricco, A., Antony, J., Zarin, W., Strifler, L., Ghassemi, M., Ivory, J., ... Straus, S.（2015）. A scoping review of rapid review methods. *BMC Medicine, 13*, 224.

Tricco, A., Soobiah, C., Antony, J., Cogo, E., MacDonald, H., Lillie, E., ... Kastner, M.（2016）. A scoping review identifies multiple emerging knowledge synthesis methods, but few studies operationalize the method. *Journal of Clinical Epidemiology, 73*, 19-28.

Tsafnat, G., Glasziou, P., Karystianis, G., & Coiera, E.（2018）. Automated screening of research studies for systematic reviews using study characteristics. *Systematic Reviews, 7*, 64.

Tugwell, P., Knottnerus, J., McGowan, J., & Tricco, A.（2018）. Systematic Review Qualitative Methods Series reflect the increasing maturity in qualitative methods. *Journal of Clinical Epidemiology, 97*, vii-viii.

Viswanathan, M., Patnode, C., Berkman, N., Bass, E., Chang, S., Hartling, L., ... Kane, R.（2018）. Recommendations for assessing risk of bias in systematic reviews of health-care interventions. *Journal of Clinical Epidemiology, 97*, 26-34.

Voils, C., Hasselblad, V., Crandell, J., Chang, Y., Lee, E., & Sandelowski, M.（2009）. A Bayesian method for the synthesis of evidence from qualitative and quantitative reports：The example of antiretroviral medication adherence. *Journal of Health Services Research & Policy, 14*, 226-233.

Whitehouse, E., Lai, J., Golub, J., & Farley, J.（2018）. A systematic review of the effectiveness of smoking cessation interventions among patients with tuberculosis. *Public Health Action, 8*, 37-49.

Zeng, X., Zhang, Y., Kwong, J., Zhang, C., Li, S., Sun, F., ... Du, L.（2015）. The methodological quality assessment tools for preclinical and clinical studies, systematic review and meta-analysis, and clinical practice guideline：A systematic review. *Journal of Evidence-Based Medicine, 8*, 2-10.

第31章 適用可能性，一般化可能性，関連性：実践に基づくエビデンスに向けて

本章は，今版で新たに取り上げる内容を扱う。他の章とは異なり規範的でない，つまり，研究者が自身の研究の完全性を高めるために取るべき手順を概説するものではない。むしろ，実世界の環境において研究エビデンスの**適用可能性**と**関連性**により大きな注意を払うべき理由を説明し，これらの目標を達成するためのいくつかの提案を行っている。本章は，ターゲットが絞られ個別化された，プレシジョンヘルスケア構想の開発と検証における新たな傾向を反映している。

ヒント

本章では多くの新しいアイデアを取り上げているため，オープンアクセスジャーナルを含む多くの参考文献を掲載している。

エビデンスに基づく実践と実践に基づくエビデンス

エビデンスに基づく実践 evidence-based practice（EBP）を促進する活動は，人類の well-being のために重要かつ永続的な貢献をしてきた。臨床家はもはや，日々の経験から得た知識の蓄積だけに頼るのではなく，生涯学習者として，差し迫った健康問題に対処する最善の方法について，厳密な研究から得られたエビデンスを探し活用することが期待されている。

しかし，EBP には限界があり，それは常に認識されているわけではない。特に，EBP が「個々の患者の臨床ケアにおける決定を導くためのエビデンス」（Horwitz & Singer, 2017）を提供できていないという懸念が増加している。複数の評論家が，質の高い患者ケアには**実践に基づくエ**ビデンス practice-based evidence，つまり，実世界の環境で開発され，特定の患者や文脈や状況のニーズに対応するエビデンスが必要であることが指摘されている（Concato, 2012; Horwitz et al., 2017; Sacristán & Dilla, 2018）。

本節では，研究から得られる知見の臨床的意思決定への適用可能性に関して，EBP の限界をいくつか簡単に指摘する。多くの懸念は，健康上のアウトカムに対する介入効果を理解するための「至適基準」と考えられている無作為化比較試験 randomized controlled trial（RCT）に，EBP が依存していることに起因している。雑誌『Social Science & Medicine』の一冊全体が RCT に関する議論に費やされ（例：Deaton & Cartwright, 2018; Horwitz & Singer, 2018），その中では，評論家たちは RCT が「明らかに不可欠」であることを認めながらも，「しばしば欠陥がある」または「ほとんど役に立たない」方法であると指摘している（Ioannidis, 2018, p. 53）。

■ 実践に基づくエビデンスと母集団モデル

EBP は，早産児の母集団や肥満の青少年の母集団など，**母集団**に関するエビデンスに基づくものである。RCT のシステマティックレビューは，エビデンス階層の頂点に位置し，EBP の礎となるものである。しかし，RCT のシステマティックレビューでは，効果的な介入を受ける**すべての**患者がその恩恵を受けると断言することはできず，特定の母集団における「平均的な」患者がおそらく恩恵を受けると言えるだけである。しかし，臨床家は「平均的な」患者を治療しているわけではなく，さまざまな特徴や嗜好，健康リスクをもつ人々をケアしているのである。

Subramanian ら（2018）は，この問題について

特に雄弁で，介入に対する反応が多様な場合，平均的な治療効果 average treatment effects に関する推論は誤解を招いたり，有害でさえある可能性があると指摘した。この状況は治療効果の不均一性 heterogeneity of treatment effects（HTE）と呼ばれるものである。彼らは，「平均的な患者」は構成概念であって現実ではないことを指摘し，「RCT で検証された有効な治療を受けているほとんどの人は，そこから利益を得ていない」（Subramanian et al., 2018, p.78）という彼らの主張についていくつかの根拠を示している。いくつかの介入については，介入による有益な効果がほぼ普遍的である可能性があるが，複雑な行動や感情に影響を及ぼすことを目的とした看護介入については，これが当てはまるとは考えにくい。普遍的な効果を前提とすべきではない。Subramanian らは，広く使われている薬であるネキシウムについての一例を挙げている。この薬は RCT の結果に基づいて有効であるとされているが，「胸焼けのために服用した 25 人に 1 人にしか効果がない」（Subramanian et al., 2018, p.78），すなわち治療必要数 number needed to treat（NNT）は 25 であった。それでも，臨床家が胸焼けの治療にネキシウムを勧めるのは，臨床試験でネキシウムを使用した患者は，使用しなかった患者に比べ，平均して胸焼けの発生率が低かったからであり，これは無理もない。平均的な効果に関する試験情報が重要でないわけではないが，不十分であることが多い。個々の患者にとって，平均的な効果というのはあまり意味がなく，介入は有益であるかないかのどちらかである。

ヒント

RCT は，当初は農業で使われていた。作物の収穫量を向上させることを目標に，さまざまな戦略が実験的に検証されたのである。しかし，これらの実験的戦略は，決して個々の作物のためものではなかった（Rolfe, 2009）。

システマティックレビューで推定されるような平均的な治療や療法の効果は，別の観点からは問題となる。それは平均は文脈を取り除いてしまう

からである。文脈は，介入がどのように実施されるかを導き，その効果に影響を与える。しかし，EBP の母集団モデルは，効果的なケアの提供について，文脈を無視して結論を出す。

■ 実践に基づくエビデンスと外的妥当性

第 10 章では，研究の内的妥当性（介入が効果を引き起こしたという推論）と外的妥当性（因果関係の主張が人，環境，時間を超えて一般化できるという推論）を高める力の間の緊張関係を指摘した。内的妥当性への脅威を軽減する戦略は，外的妥当性にマイナスの影響を与える傾向があり，その逆もまた然りである。

実践のためのエビデンスを創出しようとする研究者は，従来，内的妥当性と外的妥当性の間の緊張関係において内的妥当性に有利なように解釈してきた。例えば，エビデンス階層では，内的妥当性への脅威を排除する能力に基づいて研究デザインをランク付けし，外的妥当性は無視される。システマティックレビューでは，研究の質の評価は，ほとんど常に外的妥当性よりも内的妥当性に焦点を当てている。内的妥当性を重視するシステマティックレビューのエビデンスに対する信頼度を評価する GRADE システム（第 30 章）は，結果の一貫性という基準を含めることで外的妥当性に配慮しているが（表 30-2），根本的な関心は，因果関係の推論の再現可能性であって一般化可能性ではない（すなわち，結果が異なる状況や母集団の間で同じになるかどうかではない）。

従来の RCT は，さまざまな方法で結果の一般化可能性を損なっている。表 31-1 に，RCT において一般化可能性を制約する要因，すなわち内的妥当性を高める特徴を示す。これらの特徴は，RCT が通常の実世界の状況ではなく，理想的な条件下で実施されてきたことを示す。正確な介入は何か，介入者は誰か，試験はどこで行われるか，誰が試験に参加するかなど，試験のすべての側面が厳密にコントロールされている。

標本抽出の問題は，RCT の結果を一般化するうえで特に厄介である。交絡因子を減らすために，臨床試験担当者はしばしば重要な集団（多くの場合，高齢者と併存疾患をもつ人々）を除外する基準を設けるが，これらの人々こそ研究中の介

第31章 適用可能性，一般化可能性，関連性：実践に基づくエビデンスに向けて　689

表31-1　従来の探索的な無作為化比較試験（RCT）における一般化可能性の制約[a]

課題の種類	問題の性質
研究デザイン	アウトカムに影響を与える交絡因子は，一般的に行われているものとは異なり厳密にコントロールされている。
	臨床試験のフォローアップ期間は，通常の療法よりも短いことが多く，長期的なアウトカムについて，有益性が持続するか，有害性が現れるかを調べることはめったにない。
	通常の生活の中ではほぼ起こりえないことではあるが，参加者は他の療法を受けることが禁じられている。
	介入を療法なしまたはプラセボと比較することは，臨床判断に関する疑問が未解決のまま残る。
介入	試験は，「一般的な」環境ではなく，高度なスキルと資源の豊富な環境で実施されることが多い。
	通常の環境とは異なり，通常，高度なスキルと訓練を積んだスタッフによって介入が実施される。
	介入には十分な資金が投入され，慎重に管理されている。
	参加者は，通常の環境とは異なり，参加資格を得るために厳しいテストやスクリーニングを受けることが多い。
	治験における介入は，必要性に応じて治療のタイミングが決定されるのではなく，特定の時間間隔に限定される場合がある。
	遵守と介入忠実度は，通常の診療環境よりも臨床試験のほうが高くなる。
標本抽出	除外基準により，介入から最も恩恵を受ける（あるいは最も害を受ける）人々（例：高齢者，併存疾患をもつ患者）が排除されることがよくある。
	試験への参加率が低いとバイアスが生じる。RCT標本は無作為化されることを望む人だけを含み，療法に強い関心をもつ人（あるいは臨床家）を除外する可能性がある。
アウトカム/測定	患者にとって最も関心のあるアウトカム（QOLなど）に焦点を当てた研究であるとは限らない。
	管理者にとって最も関心のあるアウトカム（コスト，必要資源）に焦点を当てた研究はほとんどない。
	有害事象に関する情報が不十分である。
	回答の負担が大きいと，試験からの脱落の一因となることがある。
分析	効果の分布ではなく，「平均的な」効果に焦点が当てられている。
	サブグループ分析が行われたとしても，十分に考察されていない。

[a] GrossとFogg（2001）やRothwell（2005b；2006）などの論文に記載されている。

入から特に恩恵を得たり，害を被ったりする可能性がある。また，他の集団も，単に試験が実施される大規模な医療施設でサービスを受けていないという理由で除外されることがよくある（例：低所得層，地方在住者）。このような一般化可能性の限界は，RCTへの参加率が低いことによって悪化し，拒否率が90％に近付くこともある。要するに，一般に，実世界の患者はRCTに含まれる人々とは大きく異なるということである。

☞ **高い拒否率を伴うRCTの例**

Linら（2018）は，若年成人の体重の減量促進を目的とした携帯電話による介入を検証するためのRCTを実施した。スクリーニングを受けて試験に適格と判断された1,743人のうち，1,378人（79％）が参加を辞退した。

平均的な効果の母集団モデルに依存することと，非常に選択された研究参加者からのデータを使用することの複合効果により，EBPは，理想的で文脈に捉われない条件下での仮想の「平均的な」患者に介入の効果があるかどうかというエビデンスに基づくこととなる。RCTの結果は内的妥当性の観点からはバイアスがないかもしれないが，「理想的」でも「平均的」でもない個々の患者について意思決定を行う際には，期待するほど有用でない可能性がある。

■ **適用可能性，一般化可能性，関連性**

一般化可能性と適用可能性という用語は，しばしば互換的に使用されてきたが，両者は全く異なるものであるという見解が広がっている（Sacristán & Dilla, 2018；Treweek & Zwarenstein, 2009）。**一般化可能性** generalizability とは，母集

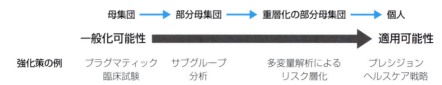

図 31-1　一般化可能性と適用可能性

団に関連する用語であり，研究者は，知見が合理的に一般化される可能性のある母集団の特徴を特定する。しかし，Lincoln と Guba（1985）が鋭く指摘したように，「一般化の問題は，それが個別のケースに適用されないことである」（Lincoln & Guba, 1985, p.110）。

適用可能性 applicability とは，研究エビデンスを，個人，個人の小さな集団，または地域集団にどの程度適用できるかを示すものである。適用可能性は，人間の不均質性のために，臨床的意思決定に関連がある。介入が機能するかどうか，またはそれがどのように見られ，経験され，遵守され，通常の生活に組み込まれるかについて大きな多様性がある場合，平均値は意思決定のガイドとしてあまり価値がない。Sacristán と Dilla（2018）は，「医療の意思決定がより患者中心になりつつある中，『適用可能性』という言葉は『平均的な患者』ではなく『個々の患者』を想起させるべきである」（Sacristán & Dilla, 2018, p.165）と指摘した。

図 31-1 は，エビデンスが一般化可能なものから適用可能なものへと移行する仮想の連続体を示している。図の下部には，研究者がこの連続体に沿って使用できる戦略の例を示している。本章では，一般化可能性と適用可能性，および関連性 relevance を高めるためのいくつかのアイデアについて説明する。実践に基づくエビデンスの文脈では，関連性とは，主要なステークホルダーにとって意味があり，実際に役立てることができるエビデンスと定義される。患者にとって有意義で価値のあるエビデンスの開発に重点を置く患者中心の研究 patient-centered research は，関連性を獲得するための努力を必要とする。

適用可能性や関連性があり，一般化可能性のあるエビデンスを生み出すには，研究者が継続的に用心深く，創造的で，洞察的であることが必要である。研究エビデンスを医療問題の解決に応用す

ることは実務家の責任だが，研究者は「合理的な外挿 reasonable extrapolation」のためのエビデンスの準備態勢を充実させるための措置を講じる必要がある（Patton, 2015）。

■ ヘルスケア研究の新たな方向性

実世界の文脈で個人に関する決定を導くためのエビデンスに基づく実践の限界に対する懸念から，エビデンスを**最適化する**ための新しいアイデアや革新的な手法が登場している。最適化のための努力は，**プレシジョンヘルスケア，個別化ヘルスケア，層化ヘルスケア，個人化ヘルスケア，患者中心のヘルスケア**など，さまざまな形で行われてきた。これらの領域における研究者は，おおまかには同じような方向性をもっているが，時には異なる強調点をもつこともある。このような研究者は，通常，実践に基づくエビデンスを目指している。

効果比較研究 comparative effectiveness research（CER）は，ヘルスケア研究における新たな方向性の重要な現れである。CER は患者中心主義を強調し，意思決定を容易にするために臨床介入を直接比較するものである（第 11 章）。Greenfield と Kaplan（2012）が指摘するように，「CER は，臨床研究の実施，解釈，応用の方法に変革を求めている。……進化する CER のパラダイムは，……何が効果的か？ 誰に対して？ 誰が行うことで？ という 3 つの基本的な問いに向き合うための革新を必要とする」（Greenfield & Kaplan, 2012, p.263）。

Institute of Medicine（2009）の効果比較研究の優先順位に関する報告書では，CER の定義として 6 つの特徴が提示されている。

1. **CER の目的は，臨床上の意思決定に直接情報を提供することである**。CER は，結果を実世界における意思決定に一般化する能力を高く

評価する。重要な意思決定に貢献することが目標であるため，優先順位の設定，試験のデザイン，知見の実装には，（患者を含む）幅広い関連性のあるステークホルダーと意思決定者を含めるべきである。

2. **CER では，2 つ以上の療法が比較され，それぞれが「最良の実践」となる可能性がある。** CER では，介入を検証する際の比較対象として，プラセボ群，アテンション対照群，介入なし群を使用することを避ける。このため，CER 試験は「直接対決 head-to-head」試験と呼ばれることもある。

3. **CER は，母集団レベルとサブグループレベルの両方においてエビデンスを求める。** CER の目標は，医療提供者と患者が，「平均的な効果」を超えて，類似した特徴をもつ人々に対する効果まで，個人に合わせて意思決定できるようにすることである。

4. **CER は，患者にとって重要なアウトカムを用いる。** CER は，患者が報告するアウトカムに重きを置き，医療介入の有益性，有害性，意図しない結果に注目するよう努めている。このことは，CER が長期的なアウトカムに焦点を当てることが多いことを意味する。コストは意思決定に影響を与えるため，CER では重視される。

5. **CER は多様な研究デザインと方法を用いる。** 比較効果試験には実験的デザインが用いられることもあるが，CER では非実験的（観察的）アプローチなど，他のデザインも用いられる。また，CER は，電子カルテ electronic health record（EHR），レセプト情報，特定健診等情報，臨床登録など，多様なデータソースを利用している。

6. **CER は実社会の環境で実施される。** CER は，介入が実際に行われるであろう環境に類似した場面で，介入の有効性を試験するものである。

CER のこれらの特徴は，内的妥当性を重視し，RCT からのエビデンスを厳密に遵守する EBP の下で確立された研究モデルとは多くの重要な点で異なっている。CER のこれらの特性は，一般化可能性（特徴 1），適用可能性（特徴 3），関連性（特徴 4）についての懸念を具体化していることに留意されたい。本章の残りの部分では，エビデンスを最適化し，実践に基づくエビデンスを創出するためのいくつかの提案を行う。これらの提案の多くは，効果比較研究の文脈で生まれたアイデアに依拠しており，その方法はまだ発展途上にある。

適用可能性，一般化可能性，関連性を高めるための戦略

実践に基づくエビデンスを開発するための戦略に関する本節は，研究プロジェクトの主なステップに従って整理されている。ここでの提案は単なる出発点に過ぎず，実際の環境において，エビデンスをより実践に役立つものにするための洞察を喚起することを期待している。

■ 実践に基づくエビデンスを得るための研究計画の立案

適用可能性を高めるための取り組みを始めるには，適切な問い，つまり患者や臨床家が答えを求めている問いを立てることが重要である。さまざまなステークホルダーや研究エビデンスの**エンドユーザー**と「共同設計すること」の重要性が認識されつつある（Rycroft-Malone, 2012）。研究プロセスを通じて，患者，さまざまな分野の実務者，管理者と協力することで，多職種間の「賛同」を高め，研究結果の関連性を高めることができる。また，ステークホルダーの参加は，研究参加者や研究場の募集をより容易にするなど，実践的な利点もある。米国の患者中心のアウトカム研究機関 The Patient-Centered Outcomes Research Institute（PCORI）は，ヘルスリサーチへのステークホルダーの関与を促すうえで主導的な役割を果たし，CER プロジェクトの主要資金提供者となっている（Forsythe et al., 2018; Newhouse et al., 2015）。

ヒント

ステークホルダーと患者の参加モデルがいくつか提案されている(例:Concannon et al., 2014; Sofolahan-Oladeinde et al., 2017)。これまでの研究によると,ステークホルダーの関与は難しいことがあるものの,研究の結果は関連性が高いものになることが示唆されている。

ヒント

トランスレーショナル研究や実装プロジェクトを円滑に進めるために,数多くの枠組みが考案されてきた。本章は,有効性の試験で得られたエビデンスを実世界の環境に橋渡しすることに重点を置く研究者を支援するためのものではない。むしろ,ここでの目標は,研究者が関連性と適用可能性を高めるために,最初からどのような手順を踏むことができるかを説明することである。RE-AIM は実装研究で最もよく使われるが,その戦略のいくつかは,実践に基づくエビデンスの開発に関心のあるすべての研究者に有用である。

試験を実施する場の選択は重要である。質改善プロジェクトやアクションリサーチのように地域に焦点を当てることは,適用可能性を大きく高めるが,一般化には制約が生じる可能性がある。プロジェクトを計画する際には,これらの目標のうちどれがより重要であるかを考慮する必要がある。複数の場所でプロジェクトを実施することは,しばしば有用な戦略であるが,その場合,その場所を基本的に複製するのか(特定の状況への適用可能性を高めるような方法で),それとも異なる種類の状況や人々に結論を一般化できるように意図的に選択するのかを決定しなければならない。後者の場合,選択した場の主な相違点(例:農村と都市,公的機関と私的機関など)を特定するように注意を払う必要がある。

図 31-1 が示すように,一般化可能性から適用可能性へと移行するアプローチの1つは,介入効果が,別の部分集団で異なるかどうかを研究することである。研究者には,後述する適切なデザインおよび標本抽出戦略を実施できるよう,計画の初期段階から**サブグループ効果**の研究を考慮することを奨励する。特に,事前にサブグループ効果に関する仮説を立て,そのような仮説に対する説得力のある根拠を示すことが重要である。

計画段階において,研究者は関連性の向上を目的とした研究のデザインと実装を導くための枠組みの使用も検討する必要がある。そのような枠組みの1つは,Reach, Effectiveness, Adoption, Implementation, and Maintenance(RE-AIM)と呼ばれるものである(Battaglia & Glasgow, 2018)。RE-AIM は,外的妥当性の検証への意識を高めることを明確な目標として開発された。

■ 実践に基づくエビデンスを得るための研究デザイン

表 31-1 には伝統的な RCT の特徴をいくつか示しているが,これらはすべて介入研究の関連性を高めるためにデザインを修正する必要性を示唆するものである。ここでは,いくつかのデザイン上の注意点について述べるが,そのほとんどは CER と一致している。しかし,この分野は日々革新が起きており,さらなる方法論の創造が期待されている。

プラグマティック臨床試験

これまで述べてきたように,従来の RCT デザインの特徴としてコントロールが厳しすぎるため,その結果と現実との関連性に疑問が生じることがある。この問題への懸念から,内的妥当性への悪影響を最小限に抑えながら外的妥当性を最大化することを目的とした**プラグマティック臨床試験** pragmatic clinical trial(PCT)に関心が集まっている(Ford & Norrie, 2016; Glasgow et al., 2005; Treweek & Zwarenstein, 2009)。Tunis ら(2003)は,画期的な論文の中で,プラグマティック臨床試験を「意思決定に必要な情報に基づいて仮説と研究デザインを策定する試験」(Tunis et al., 2003, p. 1626)と定義している。したがって,プラグマティック臨床試験は CER の目標に合致している。

ヒント

　プラグマティック臨床試験は，**効能** efficacy よりもむしろ**実効性** effectiveness に重点を置いている(第10章)。プラグマティック試験は時にトランスレーショナル研究の一部である。つまり，従来のRCTで効能が確認された介入を通常のケア環境で検証するものである。しかし，概念としての**プラグマティズム(実用主義)**は，ほとんどの研究で適用できる。Sacristán と Dilla (2018)が指摘するように，プラグマティズムはデザインの種類というよりも「考え方」であり，プラグマティズムの姿勢はあらゆる種類の研究で用いることができる。実際，プラグマティズムはミックス・メソッド研究の根底にあるパラダイムである。

　慎重に選ばれた参加者を対象として最適な条件で実施される伝統的な説明的試験 explanatory trials と比較して，プラグマティック臨床試験は，日常の臨床で展開されるであろう介入の利益とリスク，およびそのコストに関する実用的な問題を扱うものである。Tunis ら(2003)は，PCT について次のことを奨励している。それらは，高リスク患者の除外を少なくして多様な母集団を登録すること，さまざまな診療現場から参加者を集めること，より長期間のフォローアップを行うこと，経済的成果を含めること，臨床的に実行可能な代替案と比較検討することである。

　試験は**プラグマティック**か**説明的**か，と容易に分類することはできない。なぜなら，それらは二項対立ではないからである。Treweek と Zwarenstein(2009)が指摘したように，「二項対立ではなく，連続性がある……プラグマティックな態度は，試験結果を通常のケア設定に最大限適用できるようなデザインの選択を明確に支持する」(Treweek & Zwarenstein, 2009, p. 2)のである。

　研究者が自分の試験がどれだけプラグマティックかを評価し，そのデザインが意図したねらいと合致しているかを確認するために，PRECIS-2 (Preferred Explanatory Continuum Indicator Summary)というツールが開発された(Loudon et al., 2015)。このツールは9つの領域(例：患者の適格性，患者の募集)をカバーし，それぞれを

1(非常に説明的)から5(非常にプラグマティック)で評価するものである。例えば，適格性の領域の質問は「試験の参加者は，この介入が通常のケアの一部であった場合に受けるであろう対象とどの程度類似しているか？」というようになる。

　図31-2 に示すように，PRECIS-2 の各領域のスコアは「円板」上で行われる。円板が「塗りつぶされている」ほど，プラグマティズムの度合いが高いことを意味する。計画された試験をスコア化することで，研究者はその試験がどの程度プラグマティックであるかを確認し，よりプラグマティックな方向に進むようにデザインの特徴を「調整する」かどうかを決定することができるのである。Ford と Norrie(2016)は，多くの試験がPRECIS-2 ツールの1つか2つの領域でスコアが高くなりうるが，すべての領域で本当にプラグマティックである試験はほとんどないと認めている。Nguyen ら(2018)は，COPD 患者に対する身体活動指導の PCT の設計と実施に PRECIS-2 ツールを適用したことを記述している。

ヒント

　看護研究者たちは，PCT に対して，ますます関心を示している。2017年の看護科学振興会議(CANS)の会合では，方法論に関する会議はプラグマティック試験をテーマとして実施されており『Nursing Outlook』の特集号には，その会議での発表に基づくいくつかの論文が掲載された。その号で，Battaglia と Glasgow(2018)は，プラグマティックな研究は「看護科学界にとって多大な機会をもたらす領域である」(Battaglia & Glasgow, 2018, p. 430)と主張した。Littleton-Kearney(2018)は，国立看護研究所の PCT への助成について記述している。

　Glasgow ら(2005)は，プラグマティック試験のための研究デザインをいくつか提案している。最も有望な(そして広く用いられている)デザインは，クラスター無作為化法(個人ではなく群の無作為化)と遅延療法デザイン(誰もが最終的に介入を受ける)である。遅延療法戦略をクラスター無作為化と組み合わせると，その結果は，クラス

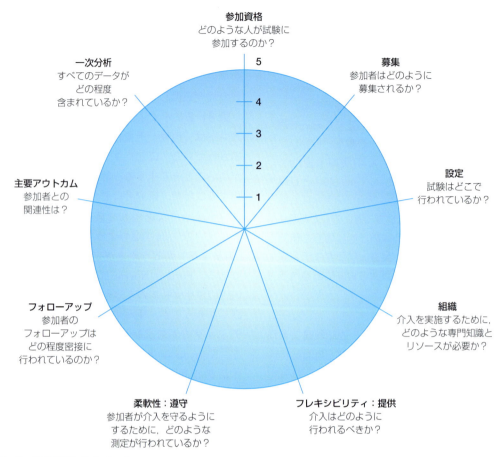

図 31-2 PRECIS-2 ホイール
各領域は以下の尺度で得点化されている。1＝非常に説明的，2＝どちらかといえば説明的，3＝プラグマティックと説明的が同程度，4＝どちらかといえばプラグマティック，そして 5＝非常にプラグマティック。
〔Loudon, K., Treweek, S., Sullivan, F., Donnan, P., Thorpe, K., & Zwarenstein, M. (2015) PRECIS-2 tool; Designing trials that are fit for purpose. *British Medical Journal, 350*, h2147. より許可を得て転載〕

ターが異なる時点で介入を受けるように無作為化されるステップ・ウェッジ・デザイン stepped wedge design となる（Battaglia & Glasgow, 2018）。

👉 クラスター無作為化法を用いた PCT の例

Chapman ら（2018）は，中国の 41 の地域保健ステーション（CHS）で，多施設の実用的なクラスター無作為化試験を実施した。CHS は，2 型糖尿病患者を管理するための通常ケア群またはヘルスコーチによる介入を受ける群に無作為化された。研究者は，この試験が「中国都市部の実際の CHS で実施されるように特別に調整されており，それゆえ外的妥当性が最大化された」（Chapman et al., 2018, p. 12）と述べている。

PCT は，無作為化，割り付けの隠蔽化，盲検化などのバイアスを減らす戦略を用いることにより，内的妥当性を保護する。さらに，クラスター無作為化プラグマティック試験は，療法の混入（コンタミネーション）を防ぐことで，内的妥当性を促進することができる。しかし，Eckardt と Erlanger（2018）は，プラグマティック試験における妥当性の検証に対する脅威の可能性を指摘している。1 つの問題は，介入が異なる実世界の環境で標準化されていないことが多く，おそらく介入の「量」に差が生じ，介入忠実度に違いが生じる可能性があるということである。

第 31 章　適用可能性，一般化可能性，関連性：実践に基づくエビデンスに向けて　　695

PCT のもう 1 つの問題は**精度**である。PCT は設定や研究参加者の多様性を許容し，そして奨励しているため，介入効果の信頼区間が広くなる傾向がある。このことは，説明的試験よりもプラグマティック試験において，より大きなサンプルサイズが必要であることを意味する。

適応的介入と適応的試験デザイン

研究者は，介入を個別化し，より効果的にターゲットを絞るために，さまざまな戦略を用いている。最近，研究者は多相最適化戦略 multiphase optimization strategy（MOST）と呼ばれる枠組みを使い始めた。これは，固定的な介入と，時間とともに進化する流動的な多要素介入の両方において最適化に用いられている（Collins et al., 2014）。

療法が状況に応じて流動的に変化することは臨床の場では一般的であり，臨床家はある介入から始め，それが機能しているかどうかを査定し，次に別の決定（例：療法を続ける，強化する，別の方法を試す）をする。適応的介入 adaptive intervention とは，時間の経過とともに複数の決定点が存在し，決定は個人の反応に基づいて行われるものである。適応的介入は時に**段階的ケア介入**の形をとり，ケアを低強度の戦略から始めて目標に達しない場合は強度を上げたり，高強度の戦略から初めて目標に達した場合は強度を下げたりする。適応的介入には 4 つの主要な構成要素がある。

1. **決定点**：療法を決定する時点
2. **テーラリング変数**：療法を決定するために使用される個人に関する情報
3. **介入オプション**：介入の種類，量，強度，期間，または提供方法に関する選択肢
4. **決定ルール**：決定点におけるテーラリング変数と療法オプションとの関連性

適応的介入を最適化するための MOST の枠組みは，介入の個別化の順序に関する疑問に答えるために，逐次的多段階割り付け無作為化試験 sequential, multiple assignment, randomized trial（SMART）デザインを用いることが多い（Almirall et al., 2014; Lei et al., 2012; Wilbur et al., 2016）。

SMART は通常，最適化のための情報を要因デザインで取得する。SMART 研究では，常に少なくとも 2 つの段階（決定点）があり，各段階で無作為化が行われる。SMART デザインは，最適な決定点，テーラリング変数，介入オプション，または決定ルールを特定するために使用することができる。

テーラリング変数には，2 つのタイプがある。**ベースラインのテーラリング変数**とは，介入前に得られた情報を用いて，最初の段階またはその後の決定の段階で，テーラーメイド療法を決定するために使用されるものである。例えば，体重減量のための介入では，「過体重」ではなく「肥満」と分類された参加者には，最初の段階でより長い，またはより集中的な療法が行われるかもしれない。ベースライン後に得られる**中間テーラリング変数**は，しばしば予備的な「アウトカム」，すなわち，最初の介入が効果を期待できるかどうかの指標である。事前に設定された閾値を用いて，これらのテーラリング変数は最初の療法に対する**応答者**と**非応答者**を区別するために用いられ，これが次の第 2 段階での介入を調整するために使用される。

図 31-3 は，中間的なテーラリング変数が使用された架空の例である。最初に，すべての研究参加者は介入 A または介入 B に無作為化される（この例では，減量のための個人カウンセリング［A］とグループカウンセリング［B］）。6 週間後，すべての研究参加者は介入に対する反応性，すなわち，事前に設定された基準（例：ベースライン体重の 3.0% を超える体重減少）に基づいた反応性の閾値に達したかどうかを評価される。ベンチマークは，ステークホルダーのパネルによって，または主要アウトカムに関する臨床的意義の確立された閾値を参照して設定されるかもしれない（第 21 章）。試験の両群において，応答者と非応答者はさらに無作為化される。両群の応答者は，「維持」（例：介入の継続）または中止のいずれかに無作為化される。非応答者は，元の治療の強化版（例：より長い期間またはより頻繁なセッション）または補足的な要素（例：置き換え食の使用）を受ける増強治療（介入 C）のいずれかに無作為化される。

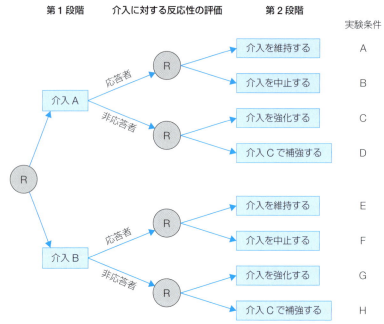

図 31-3　逐次的多段階割り付け無作為化試験(SMART)の例
注)R＝療法への無作為化。

　この例では，最初の**決定点**は開始(体重を減らしたい過体重の人々を特定する)にあり，2つ目は6週間後である。**テーラリング変数**は，その人が介入を受けた後に十分な減量を示したかどうかである。**介入オプション**は，(1)個別の減量カウンセリング，(2)グループ減量カウンセリング，(3)両タイプが強化されたカウンセリング，(4)補助的な介入である。**決定ルール**は，最初の介入を行い，その後，反応に応じて介入を調整することであった。

　SMART研究の目標は，完全な従来の(またはプラグマティックな)無作為化試験にもち込む前に，テーラーメイドの介入を構築し最適化することである。SMARTの各段階において，研究者は治療の選択肢に関する問題に答えるために無作為化を使用し，それらの選択肢は個人の状況または反応に合わせて調整される。SMARTデザインにおける無作為化は，適応的介入の開発の各段階で療法の構成要素を偏りなく比較することを可能にする。

　SMARTデザインのいくつかのバリエーションが提案されている。例えば，DaiとShete(2016)は，事前に設定された中間反応が観察され次第，つまり先述の例では参加者がベースライン時の体重の3％を超える減量を達成した時点で，参加者を第2段階目の介入に再度無作為化する時間変動型SMARTデザインを提案した。

> ☞ **SMARTデザイン例**
>
> 　Sikorskiiら(2017)は，がん患者の症状マネジメントを改善する戦略を検討するためにSMARTデザインが使用されている試験のプロトコルについて説明している。この試験では，固形がん患者とその介護者のペアが，最初に4週間のリフレクソロジーかマインドフルネスの実践群，または対照群に無作為に割り付けられる。第2段階では，患者の疲労レベルが改善されなかった介入群のペア(非応答者)を，さらに4週間の初期療法を受けるか，代替療法を追加するかのいずれかに再度無作為に割り付ける。この研究の詳細については，第10章の最後に説明している。

　SMART試験は適応的介入を開発するために用いられるが，試験の途中で試験デザインそのものを変更する**適応的試験デザイン** adaptive trial design は通常行わない(Bhatt & Mehta, 2016)。適応的デザインは，介入が安全かつ効果的かどう

か，そして誰が最も利益を得るかを学ぶために用いられる（Heckman-Stoddard & Smith, 2014）。適応的試験デザインでは，中間分析の結果を用いて，試験デザインの特徴を調整する。例えば，中間分析の結果によって，試験を早期に終了したり，適応な投与量を割り当てたり，介入群を減らしたり追加したり，反応があったグループにより注意を向けたり，試験の各群にランダムに割り当てられる参加者の割合を変更したりするかもしれない。適応的試験デザイン（および**バスケット試験**などの他の革新的なタイプのデザイン）は，プレシジョンヘルスケアに関連する遺伝子治療の試験でしばしば使用される（Biankin et al., 2015; Pallmann et al., 2018）。

ヒント

mHealth（モバイルヘルス）技術は『ジャストインタイム』適応型介入を生み出し，それは実験デザインに革新をもたらした。その1つがマイクロランダム化で，これは複数の決定ポイント，すなわち特定の構成要素が有効であると考えられた時点で，介入オプションを無作為に割り当てるものである（Klasnja et al., 2015）。

N-of-1 試験

個別化に対する究極のアプローチは，個々の試験参加者で介入を検証することである。N-of-1 試験 N-of-1 trials（**単一被験者実験** single-subject experiments とも呼ばれる）は，異なる介入を個々の患者において長期にわたって検証する試験である。N-of-1 試験は通常，1人の患者に対して実施される無作為化クロスオーバー試験である。これらの試験は，積極的療法相とプラセボ相を交互に行う（または，2つの積極的療法を交互に行う）ことが特徴である。最も単純な N-of-1 試験デザインは，1つの介入条件（A）に曝露した後，別の条件（B）に曝露するものである。順序が無作為に決定される場合，これは AB または BA 割り付けとなる。しかし，好ましいデザインは，さまざまなバイアス源から保護するために介入を繰り返し行うことである。例えば，ABAB や ABBAABBA のようなデザインである。N-of-1

試験は，患者中心の研究の支持者によって強く支持されてきた。このようなデザインは，個々の患者に対してエビデンスに基づいた臨床決定を導くことができるユニークなものである。場合によっては，複数の N-of-1 試験結果を有益に統合することができる（Schork, 2018）。

☞ 単一被験者 AB デザインの例

Strahan と Elder（2015）は，AB 単一被験者デザインを用いて，自閉スペクトラム症の青年においてビデオゲームをすることが肥満に及ぼす影響を評価した。ティーンエイジャーは，非活動的なビデオゲームを6週間，その後に活動的なビデオゲームを6週間プレイした。生理学的データおよびストレスと不安は毎週評価された。

『Journal of Clinical Epidemiology』誌は，2016年に N-of-1 試験に関する一連の論文を掲載しており，それは医療の個別化に関する研究上の関心の高まりと一致している（例：Knotnerus et al., 2016; Vohra, 2016）。Punja ら（2016）は，N-of-1 試験の潜在的な利点として，以下のようなものを多数挙げている。(1)介入アプローチが個別化されている，(2)結果が適用可能で参加者に直接関連する，(3)参加者が結果を迅速に知ることができる，(4)従来の RCT と比較して費用が安い，などである。N-of-1 試験では従来から方法論的な安全策（例：無作為化，盲検化）が実施されている。実際，Oxford Centre for Evidence-Based Medicine は，このような試験から得られたエビデンスをレベル1のエビデンスとみなしている。Kravitz と Duan（2014）は，N-of-1 試験に関する優れたガイダンスを提供している。

ヒント

「N-of-1」試験と呼ばれる研究の中には，介入を交互に行うのではなく，むしろ各参加者に個別化された介入を試験するものもある。

☞ **パーソナライズド(N-of-1)研究の例**

Yoon ら(2018)は,「活動フィンガープリント activity fingerprint」(6 か月間の観察データから行動科学に基づいて開発された,運動実施に対する個人的予測因子に関するパーソナライズされたメッセージ,すなわち N-of-1 の介入)を受け取った人は,それを受け取らなかった人に比べ,身体活動レベルが増加したかどうかを調べた。

無作為化試験に代わる方法：準実験

無作為化デザインは,内的妥当性を高め,因果関係についての結論を得るための至適基準であるが,臨床の現実からかけ離れたものになりがちである。Gross と Fogg(2001)が指摘するように,看護研究者は無作為割り付けの「合理的な代替案」を検討すべきである。患者の無作為化を行わないほうが,介入研究への参加希望者(および研究施設の管理者)にとってはるかに協力しやすくなる。これこそが,プラグマティック試験においてクラスター無作為化を魅力的にしている点である。参加率が高まれば,一般化可能性も高まる。

準実験デザインは RCT に代わる有用な方法である場合もあるが,研究者は準実験デザインを立てる際に,内的妥当性への脅威を最小化するために戦略的である必要がある。また,2017 年には『Journal of Clinical Epidemiology』誌に準実験デザインの有用性に関する 13 の論文が掲載された(例：Bärnighausen et al., 2017; Rockers et al., 2017)。部分無作為化患者志向デザイン(第 9 章)も適用可能性を高めるために有用である。このようなデザインは無作為化および非無作為化要素を含み,患者が何を好むかについての貴重な情報を提供することができる。

無作為化試験に代わる方法：非実験研究

観察研究(非実験研究)は,伝統的なエビデンス階層では準実験研究よりもさらに下位に位置付けられる。しかし,慎重に実施された観察研究は,高い内的妥当性をもつエビデンスを生み出す可能性があるという認識や,より広範で代表的な標本が含まれる傾向から説明的な RCT よりもはるかに高い外的妥当性のあるエビデンスを得ることができるという認識が広まっている(例：Booth & Tannock, 2013; Concato & Horwitz, 2018)。効果比較研究は,代替的な介入の利益と害を査定する際に観察研究を重視している(Marko & Weil, 2010)。

観察研究は,患者が無作為に割り付けされていない状況において,代替的な介入の効果を評価するために使用することができる。療法効果に関する観察研究では,療法への自己選択がある場合の「過大評価バイアス」が懸念されてきたが,RCT プロトコルを模倣した新しい研究デザインのアプローチが創発されつつある。適格基準を RCT に合わせる,療法の「ゼロ時間 zero time」を設定する,交絡変数に対処するために傾向スコア分析や操作変数などの高度な手法を用いるといった,方法論的戦略が追求されている(Armstrong, 2012; Frieden, 2017)。

大規模な行政データベースや疫学データベースを用いた観察研究は,他の方法で実践に基づくエビデンスに貢献することができる。例えば,大規模観察研究は,研究者が従来の RCT やプラグマティック RCT の標本の代表性を理解するのに役立つ(Greenhouse et al., 2008)。その観点から,RCT の結果の一般化可能性をよりよく把握するために,大規模母集団データベースや電子カルテ(EHR)データベースの中に RCT を「入れ子にする nesting」ことを提案する人もいる(Angus, 2015; Dahabreh, 2018)。

大規模データベースからの観察データのその他の重要な用途には以下がある。日常診療における新しい介入の採用率と成果を知ること,新しい介入に関連する潜在的な害や副作用を特定すること,テーラーメイドの臨床意思決定支援メカニズムを拡充すること(Angus, 2015),介入に好ましい反応を示す可能性が最も高い人々のタイプに関する予測モデルを開発すること(Iwashyna & Liu, 2014),などである。

Booth と Tannock(2013)は,RCT と集団ベースの観察研究は,ヘルスケアにおけるエビデンスを進化させるために併用すべきだと主張した。彼らは,臨床的に意味のある改善を検出できる厳密な RCT を実施した後,「日常診療におけるケア

第31章　適用可能性，一般化可能性，関連性：実践に基づくエビデンスに向けて　　699

のパターン，有害事象，効果を評価する」
(Booth & Tannock, 2013, p. 553)観察研究という
2段階のアプローチを推奨している。

ミックス・メソッド・デザイン

　実践に基づくエビデンスを開発するには，特に
介入の実効性に関する研究において，質的データ
と量的データを熟考して統合する必要がある
(Battaglia & Glasgow, 2018)。質的なデータは，
なぜ，どのように，そして誰に効果が観察される
のかという洞察を与える。

　エビデンスの適用可能性に関して，ミックス・
メソッド・デザインが特に重要である点がいくつ
かある。質的な情報は，介入が実施される**文脈**に
ついて豊富な理解を提供することができる。文脈
に基づく理解は，介入が機能する，あるいはしな
い環境についての洞察につながる。

　質的なデータは，「平均療法効果 average
treatment effects」の謎を解くうえで重要な役割
を果たすこともある。個々の参加者にとって効果
は平均よりもはるかに大きい場合もあれば，何の
利益ももたらさない場合もある。量的データによ
りサブグループ分析が行われることもあるが，こ
れは効果のばらつきに影響すると仮定される要因
が事前に設定されており，その要因が測定可能な
場合にのみ有効である。介入を異なる形で経験し
た参加者を対象とした質的研究は，今後介入をよ
り効果的に行う方法や，より多様な参加者に届く
ように介入を改善する方法を明らかにすることが
できる。また，質的要素によって，より正式なサ
ブグループ分析や，個人のニーズや状況に合わせ
た介入を開発するための基礎を築くことができ
る。質的な分析方法は，療法効果の不均一性を探
索するのに適している(Holtrop et al., 2018)。本
書で先に記述したリアリスト評価では，通常，適
用可能性を含む介入に関するさまざまな問いに対
応するためにミックス・メソッドを用いる。

■ 実践に基づくエビデンスのための
　　標本抽出

　従来の RCT から得られたエビデンス(ほとん
どの診療ガイドラインの基礎となっているエビデ
ンス)の大きな問題は，エビデンスが適用される

はずの多くのタイプの人々を標本から除外してい
ることである。プラグマティック試験では，一般
的に除外基準が少なく，より実世界の母集団に近
い標本が得られる傾向がある。したがって，実践
に基づくエビデンスを生成するための重要な提案
の1つは，介入から恩恵を受ける可能性のある
人々のすべてを反映するような研究標本を選ぶこ
とである。

　その他，適用可能性や一般化可能性を高めるた
めの方策として，以下のようなアドバイスがあ
る。

- **標的母集団を明確にする**：研究結果を一般化で
  きる不均質な「実世界の」サンプルを選択する
  ための出発点は，対象となる人々（および環境）
  の特徴を明確に定義することである。研究者
  は，明確に定義されていない限られた母集団か
  らの偏った標本で研究を始めておきながら，最
  善の結果を期待していることがあまりにも多
  い。母集団の特定にステークホルダーが関与す
  ることは，有益なことが多い。
- **有意抽出法を用いる**：量的研究において，「理
  想的な」（例：併存疾患をもたない），そして協
  力的な人々の便宜的標本抽出法は，かなり一般
  的である。割り当て標本抽出法は正しい方向へ
  の一歩であり，主要な母集団層で十分な数の標
  本メンバーを確保するために使用される。一般
  的に，研究者は，標本抽出により意図的なアプ
  ローチをとれば，はるかによく母集団を代表す
  る標本を得ることができるだろう(Polit &
  Beck, 2010)。研究者が標的母集団の特徴を事
  前に知っていれば，標本の特徴を継続的にモニ
  ターし，まだ十分に代表されていないタイプの
  参加者を募集することができる。実践に基づく
  エビデンスの創出を目標とする場合，便宜的な
  標本抽出が正当化されることはほとんどない。
- **複数の場から標本抽出する**：場の選択を戦略的
  に行い，標本を複数の研究の場から募集するこ
  とはしばしば有用である。例えば，単一の研究
  協力施設の人々が介入の結果に影響するような
  特性に関して均質である場合，介入の効果への
  理解を広げる重要な方法は，重要な次元で異な
  る場（例：低所得者と裕福なコミュニティ）を選

択することである。

- **サンプルサイズはサブグループ分析が可能な大きさを目指す**：サンプルサイズは，十分な検出力をもつ関連サブグループ分析を行うのに十分な大きさであるべきである。サンプルサイズの見積もりや統計学的有意性よりも，患者を中心とした臨床的有意性を研究するための要件も考慮する必要がある。
- **ミックス・メソッド研究における詳細な調査のために，参加者を慎重に抽出する**：全体の標本の参加者からなる入れ子標本（第27章）は，効果の不均一性だけでなく，遵守のばらつきなど他の問題を深く探索するために特に有用である。マルチレベルの標本は，研究の文脈に関する豊富な洞察を提供することができる。

■ 実践に基づくエビデンスのためのデータ収集

　実践に基づくエビデンスを目指す研究者のデータ収集の取り組みを改善するために，いくつかのステップを踏むことができる。何よりもまず，研究者が必ずしも患者や臨床家を含む主要なステークホルダーのニーズや関心に焦点を当てていないという認識が広まっている。理想的には，研究は患者にとって重要な結果について意見を述べることができる人々と一緒に実施することである。例えば，患者は，介入によって尺度の総合点が5ポイント改善されるかどうか，あるいは血圧が5％低下するかどうかなどには関心がなく，機能的なアウトカム（例：階段を上る能力を取り戻す）にしか関心がないであろう。その研究が自分に関連していると認識すれば，人々は研究に協力する可能性が高くなり，関連性のあるアウトカムを選択することが，患者中心の研究につながるのである。

　第15章では，研究目的のために質の高い測定基準を選択するための心理測定的基準，特に信頼性，妥当性，反応性について説明している。実践に基づいたエビデンスをつくるためには，さらなる基準を考慮する必要がある。GlasgowとRiley（2013）は，「プラグマティックな測定 pragmatic measures」のための4つの主要な基準を提示した。

- ステークホルダーにとって重要である（多様なステークホルダーがアウトカムを重要視している）
- 回答負荷が低い（回答するのに必要な時間や労力を最小限に抑えられる）
- 実用的である（多忙な実世界の環境での適用可能性があり，解釈が容易で意思決定に有用）
- 変化に鋭敏である（進捗状況を把握できる）

　特定のアウトカムについては，Patient-Reported Outcomes Measurement Information System（PROMIS®）の測定値を使用することで多くの利点が得られる（Kroenke et al., 2015）。PROMIS®は，患者との関連性が高い数十のアウトカム（例：疼痛，身体機能，睡眠障害）をカバーしており，コンピュータ適応型試験であるため，測定はきわめて効率的でありながら正確である。PROMIS®のもう1つの重要な特徴は，採点が即時に行われ，標準化された標本（多くの測定では，性別と年齢別に標準が設定されている）との比較によるパフォーマンスについてのフィードバックが得られることである。スコア化は共通の指標（Tスコア）で行われ，50点が米国の一般母集団の平均に相当する。これにより，患者や臨床家がスコアを解釈し，実用できるようになる。さらに，PROMIS®は，変化に対して鋭敏で，フロア効果や天井効果を最小化する測定値を含んでいる。PROMIS®は，一般母集団だけでなく，慢性疾患をもつ成人および小児の母集団にも使用することができる。PROMIS®は，オンラインで無料で入手でき，そのほとんどが数か国語に翻訳されている。

　患者や臨床家は，アウトカムの統計学的有意性よりも**臨床的意義**に対して，大きな関連性を見出すと思われる。このことは，最小重要変化 minimal important change（MIC）の基準をもつアウトカム指標を測定に含めることが望ましいことを示唆している（あるいは，第21章で述べるように，研究者が自ら推定することも可能である）。MIC値を推定するための最良の方法は，直接患者に意見を聞くことである。

　質的データは，実践に基づくエビデンスを構築するためにも重要である。質的データは，介入が

なぜ，あるいは**誰に対して**効果があったのか，あるいはなぜ効果がなかったのかを明らかにする可能性がある。質的データはまた，介入を他のセッティングで適用することに関心をもつ人々にとって重要な実施過程および文脈的特徴を明らかにすることができる。

ヒント

研究の文脈に関する情報は，ほとんどの場合，質的な記述である。しかし場合によっては，特にマルチサイト研究において，文脈の要素を正式に測定することが意味をもつこともある。例えば，Carole Estabrooks ら(2011)は，組織の文脈因子を測定するために，Alberta Context Tool を開発した。

看護研究においては，従来の測定方法やデータ収集方法に加え，**ビッグデータ** big data の活用も検討すべきである。ビッグデータは，幅広いグループや母集団に関する問い(一般化可能性を高める可能性がある)，療法効果のばらつきに関する問い(適用可能性を高める可能性がある)に対応するために使用することができる。ビッグデータとは，従来の分析手法では処理が困難なことが多い大規模で複雑なデータセットを指す。ビッグデータは，「大量のデータ」「データの流れの速さ」「データタイプの多様性」という 3 つの特徴をもつと言われている(Wang & Krishnan, 2014)。ビッグデータは，集約された臨床データセット，行政データセット(メディケアなど)，電子カルテ記録データセット，および米国の多様な 100 万人規模の研究コホート「All of Us」からのデータなどの大規模な調査から得られる(Lyles et al., 2018)。先述のように，大規模データセットからの観察データは，療法効果に関する結果の一般化可能性と，個人に合わせた意思決定を導くための予測モデルの開発による適用可能性の両方を向上させるために活用することができる。ビッグデータには，従来の臨床研究方法に対するもう 1 つの重要な利点がある。それは，ビッグデータは RCT からのデータよりも，何年，何十年にもわたって人々の健康や症状の軌跡を追跡するのに

適していることである(Concato & Horwitz, 2018)。

最後に，プレシジョンヘルスケアへの関心が急速に高まる中，研究者は個人の健康状態を理解するのに役立つ関連するバイオマーカーのデータ収集を検討すべきである。Corwin と Ferranti (2016)は，看護研究者に対し，バイオマーカーを研究に取り入れることを強く求めている。そうすることで「生涯にわたって患者や家族の健康と well-being を改善するための看護介入をより正確に検証することができる」(Corwin & Ferranti, 2016, p. 293)。彼らは，観察研究において疾患や症状へのバイオマーカーの関係を研究することで，精密な看護介入への道を開くことができると主張している。

■ 実践に基づくエビデンスのためのデータ分析

研究データの分析は，適用可能性を高めるための主要な手段である。特に，分析的な戦略は治療効果の不均一性をよりよく理解するために用いることができる。実践に基づくエビデンスを強化するための戦略は，単純なアプローチから複雑で洗練されたものまで多岐にわたる。

データを知る

多くの RCT やシステマティックレビューでは**平均的な効果**に焦点が当てられているため，量的研究者はデータに深く関わる必要性をあまり感じないかもしれない。複雑な統計学的分析が簡単にできるため，研究者とデータの間に「断絶」が生じることがある。これは，統計学者に分析を依頼した場合に特にその傾向が強まる。

統計学的分析に関しては，データセットの徹底的な探索から始めるのが常に良い方法である。研究者は，主要な結果に関するデータがどのように分布しているか，例えば，不均一性が大きいか，極端な外れ値があるか，データが歪んでいないかなどを知る必要がある。不均一性に注目することは非常に重要である。もし，ばらつきがなければ，「平均」が標本内の全員に当てはまることになる。

質的な研究者はデータに没頭することが求めら

れるが，量的な研究者も同様に，より深く没頭することで恩恵を得ることができるだろう。1つの方略は研究者がデータを縦方向（ケース間）だけでなく横方向（ケース内）にも見ていくことである。例えば，大きく改善した人，悪化した人，変化しなかった人など，選択したケースの全記録を注意深く精査することで，平均値を計算するだけではわからないような，データセットで「何が起こっているのか」を明らかにできることが多い（Polit & Beck, 2010）。極端なケースや典型的なケースに関する量的情報と，そのようなケースに関する詳細な質的情報を統合することで，一般化可能性に対する制約や適用可能性を高めるためのアプローチについての強力な知見が得られる可能性がある。

アウトカムの探索と表現

研究者が平均的な療法効果を計算し報告し続けることは避けられないが，データの他の見方を検討する必要がある。例えば，主要なアウトカムの分布が歪んでいる場合，中央値と平均値の両方を報告することが賢明であろう（Green & Glasgow, 2006）。

臨床試験のデータを分析する際，研究者はしばしば介入群と対照群の介入後のアウトカムの平均値について群間差の検証を行う。アウトカムがベースラインで測定された場合，**変化スコア**も検討することが賢明である。介入群における変化はどの程度多様で，何が典型的だったのか？ 患者も臨床家も，アウトカムの平均値よりも，介入を受けた人の何パーセントが改善したかを知ることのほうがより重要だと思うだろう。

個人に対する潜在的な介入効果について検討するためには，主要なアウトカムについて相対リスクではなく，絶対リスク減少 absolute risk reduction（ARR）を計算することが重要であると何人かの専門家が指摘している。Rothwell ら（2005）は，「大規模プラグマティック RCT における絶対リスク減少は，…日常診療における個人の治療がもたらすであろう効果に対する最良の指針である」（Rothwell et al., 2005, p. 257）と述べている。ARR は，ある個人が特定のアウトカムに対して介入から利益を得る確率を示すもので，治

療必要数（NNT）に相当するものである。例えば，25% の ARR は NNT 4 に相当し，治療された4人の患者のうち1人が利益を得ることになる。第21章で述べたように，NNT は群レベルの臨床的有意性を示す指数と考えられている。

ARR と NNT は二値化されたアウトカム（例：低下した/低下しなかった）で計算されるが，連続したアウトカムも二値化することができる。第21章で説明したように，ベンチマークの意味ある変化である MIC を推定するためのさまざまな方法がある。このようなベンチマークは，アウトカムを二分し（有意な変化があった/なかった），NNT を計算する機会を生み出す。MIC ベンチマークがない場合でも，多くの測定値には，人々を二分するために使用できる得点を解釈するための「カットオフ値」がある。例えば，うつ病尺度における臨床的うつ病の閾値などである。また，研究者の中には，標本に応答するグループと応答しないグループに分けるために，アウトカムの中央値を使用する者もいる。

特に，臨床的に意味のある変化を経験した人の割合を推定することは，患者中心の観点から有用である。関連性のあるエビデンスを構築しようとする研究者は，参加者個人のレベルで算出される意味のある改善（または悪化）の分析に努めるべきである。介入群と対照群で意味のある変化があった人となかった人の**レスポンダー解析** responder analysis は，適用可能性を向上させるための重要な分析手段である。

ヒント

時に，介入の有効性の違いに関する洞察は，**用量反応分析**，すなわち，介入や曝露の「量」を変えることで異なる結果が生じるかを分析することによって得られることがある。研究者の中には，異なる量の介入を行う治療群を設ける人もいるが，用量反応分析では，「量」は研究者が操作できないことが多い。「量」が実験的に操作されない場合，異なる用量が異なる結果をもたらしたのかどうか，あるいは異なる人々が異なる用量を自分で選択したのかについて，結論を出すには注意が必要である。

治療効果の不均一性とサブグループ分析

多くの研究者は，サブグループ分析 subgroup analysis を行うことで，（母集団全体ではなく）明確に定義された集団に適用可能なエビデンスを構築しようとする。サブグループ分析には，標本の中の小集団に対する治療効果の不均一性（HTE）を解明しようとする取り組みが含まれる。例えば，ある介入が男性には効果があるが女性には効果がないこと，あるいは併存疾患のない人よりもある人のほうがより効果があることをサブグループ分析が示唆する場合がある。

個別化ケアに関心のある人にとって直感的に魅力的なサブグループ分析は，RCT の文脈で実施されることが多い。医学における RCT のレビューは，主要なアウトカムのサブグループ分析が，公表された試験の 50〜60％ で実施され報告されていることを一貫して示唆している（Gabler et al., 2016, 2009; Sun et al., 2012）。サブグループ分析の割合が増加していることを示すエビデンスがあるが，おそらく CER においてサブグループ分析が注目されているためであろう。サブグループ分析は介入効果を検討する多くのコホート研究でも行われている（Dahan et al., 2018）。

しかし，サブグループ分析は，適切に実施されないことが多いこともあり，議論を呼んでいる（例：Burke et al., 2015; Sun et al., 2014）。母集団の平均を超えて分析したいという欲求がある一方で，サブグループ分析の統計学的な課題があるという葛藤は，著名な臨床疫学者 Alvan Feinstein によって「臨床統計学的悲劇 clinicostatistical tragedy」（Feinstein, 1998, p. 297）と表現された。

サブグループ分析における統計学的な問題は，第一種の過誤と第二種の過誤の両方の強いリスクに対処することである。偽陽性（第一種の過誤）は，研究者がしばしば確率の調整を行わずに複数のサブグループを検証するためよく起こる。偽陽性の確率は 1 回の検定では 5％ かもしれないが，3 回の独立した検定ではリスクは 14％ になる（第18章）。この問題により，再現できない多くのサブグループ効果が報告される結果となった。また，潜在的なサブグループ効果は，第二種の過誤のために見逃されるリスクも高い。標本全体に対して十分な検出力がある研究でも，標本をサブグループに分けると検出力不足になる可能性が高い。

個別化医療への関心の高まりから，サブグループ分析と HTE に関する学術論文の数は 2005 年から 2014 年の間に 3 倍になった（Tanniou et al., 2016）。ここでは，特に無作為化試験の分析に重点を置いて，推奨されるサブグループ分析戦略のいくつかを説明し，読者に参考文献で追加のガイダンスを求めるよう促す。

- **事前に仮説を明示する**：サブグループ分析は，仮説の検定作業であるべきで，やみくもに探索すべきではない。RCT の研究報告書では，あらかじめ設けた仮説なしに 5〜10 個のサブグループ検定の結果を示す表がよく見られる。全体として有意な効果がない場合に，複数のサブグループ試験を検証することは特に疑わしく，研究者が失望的な結果に対しサブグループに**救済**を求めているかのように見える。効果のばらつきに関する仮説は，健全な理論的根拠，生物学的妥当性，または過去の実証的エビデンスに基づくべきである。このことは，仮説が方向性をもち，どのグループがより大きな効果を得られるかを特定するべきものであることを意味する。サブグループ分析の計画は，研究計画書に明記されるべきで，できればその試験も登録されるべきだろう。サブグループについての仮説に強い根拠がある場合，研究者は層別無作為化の使用を検討するかもしれない。とは言え，Kaiser（2016）は，事前に指定したサブグループ分析に層化は必ずしも必要でないことを明らかにしている。

ヒント

Burke ら（2015）は，事前の仮説に基づく一次サブグループ分析と，研究開始後に仮説を生成する可能性のある二次サブグループ分析を区別した。彼らは，仮説検証分析が肯定的結果である場合，それは患者ケアに関する決定に影響を与える可能性があるが，それには確認のための研究が必要であると論じた。

- **サブグループ分析の回数を制限する**：Burke ら(2015)は，主要なサブグループ分析は1～2個以上行うべきではないと主張した。多数の検定を行うことの問題は2つある。まず，検定回数が増えるほど，第一種の過誤のリスクが高まる。もう1つの問題は，同じ人々が複数のサブグループに属することである。例えば，女性が男性よりも介入からより多くの利益を得ると仮定し(性別サブグループ)，若い人が高齢者よりも多くの利益を得ると仮定した場合(年齢サブグループ)，高齢女性や若い男性に対する期待値はどうなるだろうか？（これは次節で議論する問題である）。おそらく，1つの主要サブグループ分析を指定し，それ以上のサブグループ検定は探索的とみなし，ボンフェローニ型の手順で確率を調整するのが最も安全だろう。探索的(仮説生成的)分析については，有意性の基準を例えば$p<.10$に緩和することを提案する者もいる(Gabler et al., 2009)。

- **サブグループ分析を主要アウトカムに限定する**。複数の専門家が，サブグループ分析は，試験の主要アウトカムのみに行い，副次的アウトカムには行わないよう推奨している(例：Assmann et al., 2000; Rothwell, 2005a)。

- **検出力が著しく低いサブグループ分析は避ける**：多くの臨床試験は，80%の確率で全体の介入効果を検出するように検出力が設定されているが，サブグループ検定では必然的に統計学的検出力が低くなる。期待される介入効果と同程度の大きさのサブグループの効果の検出力はおそらく20～30%程度と思われる(Burke et al., 2015)。このことは，サブグループ分析が計画される場合，全体の標本に対してより厳しい検出力基準(例：90～95%の検出力)を使用することが望ましいことを示唆している。また，サブグループの参加者の割合が等しい場合(例：男女50%ずつ)，検出力が若干向上する。「サブグループ」という用語はカテゴリー的なグループ分けを示唆するが，HTEが仮定される変数は連続的であってもよく〔例：年齢，体格指数(BMI)〕，連続変数は統計学的検出力の実質的な改善をもたらすことができる(Hayward et al., 2006)。

- **ベースラインで定義された変数に基づいて分析する**：Sun ら(2014)が指摘するように，サブグループ分析は試験開始後に出現する特性(例：ICU滞在期間)ではなく，ベースラインの特性に基づいて行うべきである。医療系RCTにおけるHTE分析に最も頻繁に用いられる変数には，アウトカムのリスク因子(例：喫煙状況，疾患の重症度，併存疾患)，性別，年齢がある(Gabler et al., 2009, 2016)。マルチサイト研究では，施設間で同様の効果が観察されるかどうかを査定するために，サブグループ分析が実施されることが多い。

- **相互作用の検定を使用してサブグループの差異を分析する**：サブグループの効果分析のほとんどは，間違った方法で行われている(例：Gabler et al., 2009, 2016)。典型的なアプローチは，各サブグループ内の介入効果を検証すること，例えば，男性と女性で別々に介入群と対照群の差を検証し，その結果を比較することである。例えば，男性には有意な介入効果があるが女性にはない場合，これはしばしばサブグループの効果のエビデンスとみなされる。しかしながら，このような分析は，全く誤った結論を導く可能性がある。例えば，その差は単にサブグループのサンプルサイズの違いによって生じた結果であるかもしれない。HTEの検証で扱うべき問いは，**サブグループの介入効果は，互いに有意に異なるか？** である。帰無仮説は，介入効果がサブグループで同じであるとするものである。この仮説を検証するために，分析は，交互作用 interaction，すなわち，治療変数とサブグループ変数の間の相互作用を検定しなければならない。HTEのこのような分析は，調整分析 moderator analysis と呼ばれることもある(Kraemer et al., 2006; Wang & Ware, 2013)。交互作用の正式な検証を行う場合，サブグループにおける介入の効果の推定差として，信頼区間とともに報告する必要がある。

- **可能であれば，サブグループのARRs/NNTsを計算する**：Rothwell ら(2005)は，全体の結果とサブグループの結果の両方を，ARRを用いて表現すべきであると勧めている。

統計的誤りのリスクが高いため，サブグループの結果の解釈には慎重を期すことが賢明である。サブグループの効果について最も説得力のあるエビデンスは，再現された結果から得られる。その効果が説得力のある生物学的または理論的根拠によって裏付けられている場合は特にそうである。裏付けは，システマティックレビューの文脈で行われることがある（第30章）。Sun ら（2014）が指摘するように，真のサブグループの効果の可能性は，「『確実に正しい』から『確実に間違っている』までの連続体上で」（Sun et al., 2014, p. 406）検討することが適切である。

ヒント

サブグループの効果が一貫してみられない場合もまた，示唆に富んでいる。それは，エビデンスを適用する際に全体的な平均値を用いることが適切である可能性を示唆している。

👉 サブグループ分析の例

Bowen ら（2016）は，150名の2型糖尿病成人を，アテンション対照群または，2種類の代替的糖尿病自己管理栄養教育アプローチのうちのいずれかに無作為に割り付ける方法で，効果比較試験を実施した。研究者はサブグループ分析を事前に指定し，ベースラインの HbA1c が7〜10% の患者が，教育的介入から恩恵を受ける可能性が最も高いと仮定した。また，探索的なサブグループ分析として，患者の計算能力レベルによって効果に差があるかについても査定した。適切な相互作用の検定を行ったところ，ベースラインから6か月後には，ややコントロール不良な糖尿病患者の HbA1c は両介入群とも改善し，介入の「ターゲット化による改善が期待できる」（Bowen et al., 2016, p. 1374）ことが示唆された。計算能力に関するサブグループ分析では，統計学的有意性は認められなかった。

多変量リスク層化分析

治療効果の不均一性を理解するためのサブグループ分析は，たとえ厳密な分析が行われたとしても，その限界を指摘する専門家が増えてきている。基本的な問題は，人々は介入の効果に影響しうる多くの特性をもち，何十もの潜在的なサブグループに属しているという事実にもかかわらず，サブグループ分析が「一度に1変数 one-variable-at-a-time」のアプローチであることである。分析者は，例えば，高齢男性，高齢女性，若年男性，若年女性など，特徴を組み合わせて多因子サブグループを作成することもある。しかし，このアプローチでは一度に2つの変数しか使えない，第二種の過誤のリスクが高くなる。

注目を高めているアプローチは，介入効果の分析における多変量リスク層化 multivariable risk stratification（MRS）である（例：Dahabreh et al., 2016; Hayward et al., 2006; Kent et al., 2010）。MRS 分析を行うために，研究者は主要アウトカムのリスクを予測するために開発されたツールを使用する。例えば，関心のある介入が褥瘡 pressure ulcers（PU）のリスクを減らすように設計されている場合，ブレーデン尺度（Bergstrom et al., 1987）や他の PU 予測ツール（例：Deng et al., 2017）のような予測ツールが使用されうる。そして，リスク指数の得点は，相互作用の検定において，サブグループの変数ではなく，MRS 分析に含まれる。このツールは，弁別妥当性を厳密に評価したもので〔通常，受信者動作特性曲線 receiver operating characteristic curves（ROC 曲線）を用いて〕，適切であることが判明しているもの（例えば，曲線下面積 >.60）でなければならない。リスク予測ツールの構成要素は，多くの場合，電子カルテで利用可能な容易に入手できる臨床変数（例：年齢，性別，喫煙状況，BMI など）である。リスク予測ツールは，看護研究者が関心をもつ多くのアウトカムについて開発されている。疾患の重症度を示す指標 Acute Physiology and Chronic Health Evaluation（APACHE）の中には，予測範囲が広く，有用なものもある。

ヒント

専門家は通常，リスク層化分析において，外部で開発されたリスク予測ツールの使用を推奨している。しかし，そのようなツールは常に利

表31-2 リスク層化分析：転倒予防介入試験における転倒の転帰の架空の例，転倒の予測リスクで層別した場合

転倒の予測リスク[a]	試験終了時点での転倒者の割合		相対リスク減少 （RRR） （95% CI）	P	治療必要数 （NNT）
	介入群	対照群			
<3%	8/500（1.6%）	6/500（1.2%）	−33%（−28%，50%）	.79	−250[b]
3%-10%	10/400（2.5%）	24/400（6.0%）	58%（14%，80%）	.02	29
>10%	8/100（8%）	20/100（20%）	60%（14%，82%）	.025	8
全体	26/1,000（2.6%）	50/1,000（5.0%）	48%（17%，67%）	.007	42

[a] 転倒の予測リスクは，転倒リスク予測ツールの得点に基づくものである。結果は解釈を容易にするために3つのリスクカテゴリーで示されているが，効果の不均一性を検証するためのリスク層化分析は，リスク予測ツールの連続スコア全体に基づくべきである。
[b] 負の符号は害 harm を及ぼすのに必要な数を示し，これは統計学的に有意なものではなかった。

用できるとは限らない。Kent ら（2010）は，盲検化されたロジスティック回帰分析を用いて，アウトカムを予測するために試験自体のベースラインデータを用いた「内部」リスクモデルの開発について論じている。

　表31-2 は，病院での転倒を予防するための介入を検証する RCT の架空のデータを用いたリスク層化分析の結果の例である。この表は，転倒リスク予測尺度の得点に基づいて転倒リスクが低，中，高と予測された試験参加者の，介入群と対照群の絶対リスク，相対リスク減少 relative risk reduction（RRR），治療必要数（NNT）を示している。この表は，低リスク群には介入の効果がなかったが，中リスク群および（特に）高リスク群には効果があったことを示している。リスク変数の効果が非線形であると疑われる理由がない場合は，通常，実際のリスク層化分析では，サブグループ分析を行わず，全体のリスクスコアを使用する。しかし，サブグループで示したほうが結果は伝わりやすいかもしれない。

　リスク層化分析が可能な場合，治療効果の不均一性を理解するうえで，サブグループ分析に比べて多くの利点がある。第1に，MRS 分析はアウトカムが複数の独立した寄与因子によって影響を受けるという事実と一致する。第2に，この分析法は標本を個別のサブグループに分割しないため標本全体を利用する。これは，MRS 分析が，ほぼ常にサブグループ分析よりも優れた統計学的検出力をもつことを意味する（Hayward et al.,

2006）。リスクを層化した MRS 分析の結果は，誰が介入から最も恩恵を受けるか，あるいは誰があまり助けられないかについての洞察を与える。これにより，介入が最も効果的である可能性の高い人々にターゲットを絞るのに役立つ。

　介入効果における不均一性は，さまざまな理由で生じる可能性がある（Hayward et al., 2006）。1つは，介入前であっても悪いアウトカム（例：転倒）に対するリスクが人によって異なることである。リスク層化分析は，このような状況におけるターゲット化の決定に特に有用である。しかし，HTE が介入による恩恵の差を反映しているのであれば，強力な理論的根拠に基づくサブグループ分析が有利となるかもしれない。したがって，Hayward らは，リスク層化分析は，場合によってはサブグループ分析に取って代わるのではなく，むしろそれを補完するべきであると示唆している。

　試験データのリスク層化分析はサブグループ分析ほど一般的ではないが，このアプローチは医学における RCT で人気が高まっている。Gabler らは，HTE を探索した2009年の319件の研究知見のレビューでは MRS を用いた研究は3件のみ（0.9%）であったが，2016年の416件の研究知見のレビューでは33件（7.9%）であることを明らかにしている。Kent ら（2016）は，32件の大規模臨床試験のデータを用いて，このような分析がどのように行われるかを示している。

ヒント

MRS分析は，革新的な看護研究の機会を提供するものである。例えば，HTEのリスク層化分析は，臨床試験に関与していない研究者が臨床試験データの再分析として実施することができる場合がある。もう1つの機会は，看護学にとって重要な結果に対するリスク予測ツールの開発と妥当性の検証を行うことである。

プレシジョンヘルスケアとパーソナライズド・ヘルスケア

プレシジョンヘルスケア precision healthcare（**個別化ヘルスケア**あるいは**層化ヘルスケア**と同じ意味で使われることもある）の基本的な考え方は，その人特有の遺伝子，生理機能，行動，ライフスタイル，環境プロファイルに基づいて，介入方法を個別に調整することができる，というものである。その目標は，必ずしもすべての人に独自の治療/療法を開発することではなく，むしろ，生物学的特徴やその他の特徴が緊密にグループ化された人々に対して介入を調整することであり，リスク層化分析で可能となることを超えるものである。個別化ヘルスケアは分子ゲノミクスの進歩によって推進され，大規模データセット（ビッグデータ）のパターン同定のためのデータ連携と統合，データ分析，機械学習に大きく依存している。

プレシジョンヘルスケアという言葉は，ゲノミクスの進歩と強く結びついている。しかし，ゲノムやその他の「オミック omic」データ（例：メタボロミクス，プロテオミクス）だけが個別化医療におけるデータソースではない。広範なバイオマーカー，EHRからのデータ，ウェアラブルセンサーからのデータは，プレシジョンヘルスケアに関連するデータの例であり，個人の健康に影響を与える動的因子をマッピングするために必要となる複雑な多変量モデルの必然性を示唆している（Mutch et al., 2018）。機械学習システムを用いた多変量層化アルゴリズムが重要な役割を果たすと思われる。

現時点では，プレシジョンヘルスケアは広く実施されているわけではなく，新たな願望に過ぎず（Fröhlich et al., 2018），多くの課題が残されている。しかし，プレシジョン科学は急速に進歩しており，適用可能性の高いターゲットに絞った効率的なヘルスケアを改善するための良い兆しである。Hickeyら（2019）は，Nursing Science Precision Health Modelの説明を提供している。

 National Precision Medicine Initiativeにおける看護師の関与の例

Orucheら（2016）は，破壊的行動障害の青年を対象とした研究を行った。この研究の目標の1つは，National Precision Medicine Initiativeの一環として，これまであまり研究されてこなかった家族から得た生物試料（唾液サンプル）をIndiana Biobankに提供し，州全体のコホートの構築に貢献することであった。

ヒント

Ralph Horwitzらは，実践に基づくエビデンスの推進者として，患者プロファイルの大規模なライブラリーを構築し，それを検索することによって個々の患者に合わせた医療上の意思決定を行うことを提案している。このプロファイルは，EHR，臨床試験，縦断的観察研究から得られるものである。彼らの考えでは，プロファイルは，多くの異なる介入を受けた患者とそうでない「多数の」患者による比較群を構成することになる[訳注1]（例：Horwitz & Singer, 2017, 2018）。

実践に基づくエビデンスのための結果報告

研究結果の適用可能性と関連性を高めるには，研究結果を報告し，その意味するところを議論する際に細心の注意を払う必要がある。本書では，読者が個々の患者または患者グループに対する情

訳注1：ライブラリーには多数の患者の多数のデータが含まれ，多様な介入を受けた患者と受けなかった患者の両方が含まれる。これにより異なる治療アプローチ間での結果の比較が可能になる。

報の活用性について判断できるよう，研究者に研究報告書へ十分な情報を提供することを推奨している。以下は，いくつかの具体的な提案である。

- **「適用可能性」という姿勢をもつ**：適用可能性を重要な目標として掲げることで，強力な普及計画への取り組みがより鮮明になる。研究者は，このエビデンスの利用を決定するにあたって，私は何を知るべきかと自問自答する必要がある。Treweek と Zwarenstein（2009）は，「臨床試験実施者は，その適用可能性について他者が容易に判断できるような方法で臨床試験を報告することができ，またそうすべきである」（Treweek & Zwarenstein, 2009, p. 2）と述べている。
- **ステークホルダーの意見を求める**：エビデンスの適用可能性に関する視点を得るための重要な方法は，分析の計画，結果の解釈，研究報告書の草稿の確認に，主要なステークホルダーを参加させることである。多様なステークホルダーに対し，適用可能性に関するフィードバックを明確に求めるべきである。
- **広く普及させる**：適用可能性を高める方法の1つは，エビデンスを広く共有することである。これは，さまざまなステークホルダー（例：臨床家，患者とその家族，支援団体）に結果を普及させるために意図的に努力することを意味し，できれば対面式の会合または学会で行うことが望ましい。特に，一般聴衆に結果を提示する場合は，結果の提示の仕方に注意する。例えば，平均的な改善ではなく，改善した人の割合について話す。
- **補足情報提供の機会を探る**：雑誌のページ数制限により，関連性や適用可能性の判断に必要な情報を提供することが困難な場合がある。オープンアクセスジャーナル（第32章）は，従来の雑誌よりも論文の長さに関する制約が少ないことが多いが，従来の雑誌の多くでは，より広範な情報を盛り込むことができるオンラインの補足資料を提供している。あるいは，研究者は，研究方法に特化した別の論文を発表することで，厳密性と適用可能性の両方を高める方法に焦点を当てることができる。

- **標本について明確に記述する**：研究報告書では，ほとんどの場合，標本の主要な特徴を記述しているが，主要アウトカムのベースラインのリスクなどの重要な情報の報告がおろそかになっている場合がある。リスク予測ツールがある場合は，リスクの分布を記述することが有用である。これにより，一度に1変数の記述をする方法（例：平均年齢，平均BMI）よりも，標本についてのより豊かな理解が得られる。
- **標的母集団を明確に記述する**：研究報告書では，標的母集団が誰であったのか必ずしも明確ではない。読者は，母集団を理解することなしに，自分の環境におけるエビデンスの利用を想像することはできない。したがって標的母集団については，適格基準を示すだけにとどまらない記述が必要である。その集団が，読者自身がケアを提供している患者と類似しているかどうかを判断できるように情報を提示しておくべきである。
- **研究背景について詳しく説明する**：エビデンスの潜在的な利用者は，標的母集団だけでなく，研究が実施された状況からも研究エビデンスの関連性を判断する。研究の場がどのように，そしてなぜ選ばれたのかについての情報とともに，研究の場に関する豊かな質的な記述を提供する必要がある。文脈的な記述が十分に「分厚い」記述になっているかどうかを評価するための明確な努力を行い，可能であればこの評価に他者を参加させる。研究報告書の読者は，研究結果を自分の実践環境で実施することが妥当かどうかについて結論を下すことができるはずである。
- **結果の適用可能性に関連する側面に読者の注意を喚起する**：その研究が「プラグマティック」かどうかにかかわらず，可能であれば，PRECIS ツールで特定された構成要素に関する情報を含める。また，「平均的な」結果だけでなく，結果の不均一性に読者の注意を喚起する努力が必要である。
- **考察の中で指針を示す**：研究報告書の考察の項では，適用可能性と一般化可能性に関する制約を強調すべきである。効果の不均一性が臨床上の意思決定や今後の研究において何を意味する

かについての考察は，適用可能性の問題にスポットライトを当てるのに役立つだろう。サブグループ分析が行われた場合，読者はその意義を過大評価しないように注意すべきであるが，サブグループの結果の一貫性を支持するエビデンスを記載すべきである。

実践に基づくエビデンスへ向けて

EBP の推進は，すべての医療分野におけるヘルスケアの目覚しい改善につながり，EBP への継続的な取り組みは正当化されている。しかし，最大の利益を得るためには，集団モデルに基づいてエビデンスを生成する努力を，個別化ケアのために用いる必要がある。

ヘルスリサーチにおいて，患者中心の実践に基づく，個別化されたエビデンスに対する，より大きな要求と関心を高めるいくつかの力が結集しつつある。その中には，多くの臨床家が EBP の限界に不満を抱いていること，効果比較研究への関心が高まっていること，これらへの助成が増加していること，プレシジョンヘルスケア研究やビッグデータの取り組みを通じて得られる機会への新たな期待があること，などが含まれる。本章のメッセージは，看護研究者が大きな役割を果たしてきた米国の Patient-Centered Outcomes Research Institute の優先課題と一致している。例えば，研究優先事項の 2 つは「療法に対する患者の反応の違いを明らかにすること」「グループ間の有効性の違いを理解すること」である（Barksdale et al., 2014）。

厳密な研究を行うことは決して容易なことではないが，バイアスを最小限に抑え，得られたエビデンスの質について結論を出すための，広く受け入れられた「青写真」は存在している。私たちは，さらに要求の厳しい時代に入りつつある。なぜなら，個人中心の実践に基づくエビデンスには，より大きな創造性と細心の注意が必要だからである。研究者は，標準的な研究の「手順」に機械的に従うだけでは，研究結果を実際の環境に関連させ，個人に適用することはできない。本書では，実践に基づくエビデンスに向けた戦略についていくつかのアイデアを提供したが，多くの看護研究者が，自分たちの研究を関連性があり適用可能性があるものにするために，創意工夫を凝らすと確信している。

ヒント

個人を中心とした研究と実践に基づくエビデンスの発展には，多職種間の協力が不可欠であることが証明されそうである。専門分野の「サイロ silos（タコツボ化）」は，ヘルスケアの個別化の取り組みにおいて非生産的であろう。

患者中心のエビデンスに基づき，患者中心のケアを促進したいと願う人々には，新たな挑戦と新たな報酬が待ち受けている。したがって，研究を行う人々に対する本章の全体的なメッセージは，次のとおりである。研究の計画，設計，データの分析，結果の解釈，知見の報告において，エビデンスの利用者のニーズを常に考慮するように努めてほしい。

適用可能性，一般化可能性，関連性の批判的評価

Box 31-1 では，研究の適用可能性，一般化可能性，関連性について結論を出すために，研究者が十分な情報を提供しているかどうかを検討したい人のために，いくつかの提案を提供している。多くの場合，本章で取り上げた問題に研究者が注意を払っていないことを，残念に思うかもしれない。適用可能性に関する情報が提供されていないのは，雑誌のページ数の制約を反映しているのかもしれない。また，ほとんどの研究者が論文を執筆する際に，適用可能性を考慮に入れていない従来の基準を用いていることを反映しているのかもしれない。さらに，ほとんどの論文の査読は，ヘルスケア研究で起こっている変化にまだ気づいていない研究者によって行われている。今後，適用可能性，一般化可能性，関連性についての疑問に臨床家が答えられるよう，研究者がより一層の努力をすることを期待する。

710　第Ⅵ部　看護の実践のためのエビデンスの確立

Box 31-1　研究の適用可能性，一般化可能性，関連性*を批判的に評価するためのガイドライン

1. 患者または他のステークホルダーは研究の共同企画に関与していたか？ 彼らはどのような形で関与したか(例：リサーチクエスチョンの特定，研究計画，結果の普及または使用など)？ そのような関与がなかった場合，研究者は研究の関連性を高めるためにどのような手段を講じたか(もしあれば)？

2. 研究者は，その研究が効果比較研究であることを述べていたか？ もしそうであれば，その研究は本文中で説明されている CER の 6 つの特徴に合致していたか？ その研究が臨床試験であった場合，比較対象は何だったか？

3. その研究が臨床試験であった場合，その試験はプラグマティックなものから説明的なものへの連続体のどこに位置するか？ その試験は，幅広い研究参加者とともに，どの程度「実世界」の状況で実施されたのか？ 研究者は，この試験がプラグマティックであると主張したか？ PRECIS-2 ツールは使用されたか？

4. この研究で用いられた測定は，どの程度までプラグマティックと言えるか？

5. 介入を伴う研究の場合，研究者は介入を個々の参加者に合わせて調整するような努力をしたか？ 例えば，適応的介入は試したか，あるいは適応的試験デザインを使用したかなど，介入を個々の参加者に合わせるような努力はしたか？

6. 結果の一般化可能性にはどのような制約があるか？ 例えば，研究の文脈が一般化可能性を制限する可能性はあるか？ 標本の適格基準は一般化可能性を制約しているか？ 研究への参加を辞退した人の割合は高かったか？

7. サブグループ効果は検討されたか？ 行った場合，サブグループ分析は適切に行われたか(例：少数のサブグループ効果に関する事前の仮説，交互作用に関する適切な検定)？ 多変量リスク層化分析は行われたか？

8. 研究報告の「考察」のセクションは，適用可能性，一般化可能性，関連性の問題に適切に対処していたか？

*これらの問いは，主に量的研究またはミックス・メソッド研究，特に介入に関する試験に関連するものである。

ヒント

　サブグループ分析を伴う研究を評価するために，慎重に作成された，調整因子と予測因子の評価のためのチェックリスト(CHAMP)がある(van Hoorn et al., 2017)。また，プラグマティック臨床試験を報告するためのガイドライン(Zwarenstein et al., 2008)も評価に有用な資料である。

研究例

　本節では，本章で説明したいくつかの戦略を取り入れたプロジェクトのプロトコルを紹介する。

研究タイトル：2 型糖尿病と複数の慢性疾患をもつ高齢者とその家族介護者のための ACHRU-CPP と通常ケアの比較。無作為化比較試験の研究プロトコル(Markle-Reid et al., 2017)

背景：カナダの学際的研究チームは，Aging, Community and Health Research Unit(ACHRU)と呼ばれる研究プログラムを開発した。この研究プログラムは，複数の疾病をもつ高齢者が自宅で最適に年を重ねることを推進する研究を中心としており，チームによれば，このプログラムは患者指向で，地域ベースの機関，政策立案者，医療・社会サービス機関等との機関間および部門間の横断的なパートナーシップに重点を置いている(Markle-Reid et al., 2018)

プログラムの目的：この研究プログラムには数多くの目的があり，その中には，(1)高齢者，家

族・友人介護者，およびケア提供者との統合的で個別化した介入の設計，(2)新たに設計された介入の査定，(3)介入の背景と実施の障壁および促進要因の検討，(4)患者中心の研究戦略の開発が含まれる。3つの実用的な臨床試験が行われており，そのうちの1つをここで説明する。

試験の説明：研究チームは，2型糖尿病と複数の併存疾患を有する高齢者とその家族介護者を対象とした介入を実施し検証している。介入は，6か月間にわたり看護師が主導する多職種連携プログラムで，高齢患者の自己管理を促進し，その介護者を支援することを目的としている。この介入は，地域連携プログラム community partnership program（CPP）を通じて実施されるものである。在宅訪問やグループミーティングを含む多要素の介入は，地域組織と連携しながら看護師と栄養士によって提供される。各クライアントは「ケアチームの重要なメンバーであり，個々のニーズや好みに合わせたケアプランの作成に全面的に関与する」（Markle-Reid et al., 2017, p. 6）。この介入にはパイロット試験が実施され，その後クライアントと介入者からのフィードバックに基づいて修正された。

方法：ACHRU-CPP の介入はカナダの2つの州で検証される。計画では160人の参加者を登録し，プログラムまたは通常のケアのいずれかに無作為に割り当てる。試験デザインはミックス・メソッドで，プラグマティックである。プログラムは，参加者の自宅を含むコミュニティの場で，実際の条件下で実施される。包含基準は，「結果の適用可能性を広げるために，できるだけ厳しくならないように設計した」（Markle-Reid et al., 2017, p. 5）。サンプルサイズは，主要アウトカムにおいて最小重要差を検出できるように算出された。主要アウトカムはクライアントの身体機能の変化であり，副次的アウトカムには自己効力感と精神機能の変化などが含まれる。介護者のアウトカムには，QOL や抑うつ症状などがある。RE-AIM の枠組みを用いた幅広い実施アウトカム（例：到達度，参加の維持率）がモニタリングされる。プログラムの実施とチームの協力関係を検討するために質的

なデータが収集される。「アウトカムの背後にあるメカニズムをよりよく理解するために」（Markle-Reid et al., 2017, p. 9），用量反応分析が計画されている。研究者はまた，どのようなクライアントが介入から最も利益を受けるかを特定するために，サブグループ分析を行う。サブグループの仮説は述べられていないが，いくつかの可能性のあるサブグループ変数が特定されている（例：年齢，性別，併存疾患の数）。サブグループ分析は，交互作用項を用いて主要アウトカムに対して行われる。

🖌 要点

- エビデンスに基づく実践（EBP）運動は，世界中のヘルスケアに大きな貢献をしてきた。しかし，さまざまな要因が重なり，**実践に基づくエビデンス** practice-based evidence，すなわち，特定の患者や地域のニーズや状況に対応した，実際の現場における**患者を中心としたエビデンス**に，より大きな注意を払うことが求められるようになっている。

- EBP は，母集団に関するエビデンスに基づいている。それは，無作為化比較試験（RCT）の結果に大きく依存している。RCT は（特にシステマティックレビューで統合された場合），対象集団内の**平均的な治療効果** average treatment effects を得ることができる。

- **適用可能性** applicability とは，研究エビデンスを個人，個人の小集団，または地域の文脈に適用できる度合いを指す。

- **一般化可能性** generalizability は，標本から特定の母集団にエビデンスを外挿する能力に関するものである。

- 本章でいう**関連性** relevance とは，研究エビデンスが主要なステークホルダーにとってどの程度重要で，行動に移せる可能性がどの程度あるかを意味する。実践に基づくエビデンスを開発するための重要な戦略は，ステークホルダーを研究プロセスの共同企画者として巻き込むことである。

- RCT は，一般化可能性や適用可能性という目標を念頭に置いてデザインされることはめった

- にない。伝統的な説明的試験 explanatory trials では，研究者は外的妥当性を犠牲にして内的妥当性を重視し，治療効果の不均一性 heterogeneity of treatment effects（HTE），つまり介入に対する反応の個人差の理解を犠牲にして平均効果に焦点を合わせる。

- 研究者は，革新的な方法論によってこれらの問題に取り組み始めているが，そのうちのいくつかは本章で説明している。特に，効果比較研究 comparative effectiveness research への関心が高まっており，その特徴は，個人を中心とした研究や実践に基づくエビデンスと一致している。

- 説明的 RCT に対する懸念（例：制限的な適格基準，厳密なコントロール）は，実際の環境から多様な人々を登録し，外的妥当性を高めるように設計されたプラグマティック臨床試験 pragmatic clinical trials の開発につながった。試験がどの程度「プラグマティック」であるかは，PRECIS-2 と呼ばれるツールを用いて評価することができる。

- 多相最適化戦略 multiphase optimization strategy（MOST）と呼ばれる戦略が，ターゲットを絞った適応的介入を開発するために用いられている。適応的介入 adaptive interventions とは，複数の決定点をもち，個々の反応性に基づいて決定されるものである。適応的介入のための MOST の枠組みは，しばしば逐次的多段階割り付け無作為化試験 sequential, multiple assignment, randomized trial（SMART）と呼ばれるツールを用いて，2回目の無作為化で介入を調整するために標的変数（例：最初の介入に対する反応）を使用する。

- 個別化のための究極のデザインは，N-of-1 試験 N-of-1 trial（単一被験者実験 single-subject experiment）であり，個人または少数の患者において，異なる治療が長期間にわたって検証されるものである。これらの試験は通常，AB または ABAB 配列のように，積極的治療相とプラセボ相（または2つの積極的治療相）を交互に行うことが特徴である。

- RCT は，EBP のための厳密なエビデンスを生み出すための最も標準的なデザインであると考

えられているが，個別化ヘルスケアおよびプレシジョンヘルスケアに向けた動きにおいては，それに代わるもの（例：準実験，観察デザイン）にも魅力的な特徴がある。また，ミックス・メソッド・デザインは実践に基づくエビデンスとして重要である。なぜなら，このデザインは豊かな文脈情報を取り入れることができ，「平均効果」が誤解を招く理由についての深い洞察や，効果のばらつきの原因を探る手がかりを提供できるからである。

- 実践に基づくエビデンスの標本抽出戦略には，標的母集団を明確にすること，有意抽出法を用いること，サブグループ分析のための十分な規模の標本を募集すること，などがある。

- 研究者は，データ収集に関して，**プラグマティックな測定法**，すなわち，ステークホルダーにとって重要で，実行可能で，変化に鋭敏で，回答の負担を最小限にする測定法〔例：Patient-Reported Outcome Measurement Information System（PROMIS®）からの測定法〕を考慮するべきである。

- ビッグデータ big data（大規模で複雑なデータセット）は，集団に関するエビデンスの一般化可能性を向上させ，予測モデルの開発を通して個人の意思決定へ応用できる可能性がある。

- サブグループ分析 subgroup analysis とは，部分集団の治療効果の不均一性を解明しようとする取り組みである。サブグループ分析は，第一種の過誤および第二種の過誤の両方のリスクから論議を呼んでいるが，厳密に実施するためのガイダンスが登場している（例：仮説の事前指定，少数のサブグループに分析を限定，相互作用の検定）。

- 「一度に1変数」のサブグループ分析の代わりに，サブグループ変数ではなく，多要素リスクに基づく個人のスコアを使用する多変量リスク層化 multivariable risk stratification を行うことが可能な場合もある。リスク層化分析の結果は，誰が介入から最も恩恵を得られるかについての洞察を提供できる。

- 技術や研究方法の進歩は，個別化ヘルスケアやプレシジョンヘルスケアへの関心の高まりと相まって，実践に基づく患者中心のエビデンスの

可能性を前進させ，その適用可能性に貢献すると思われる。

文献

Almirall, D., Nahum-Shani, I., Sherwood, N., & Murphy, S. (2014). Introduction to SMART designs for the development of adaptive interventions: With application to weight loss research. *Translational Behavioral Medicine, 4*, 260–274.

Angus, D. C. (2015). Fusing randomized trials with big data. *Journal of the American Medical Association, 314*, 767–768.

Armstrong, K. (2012). Methods in comparative effectiveness research. *Journal of Clinical Oncology, 34*, 4208–4214.

Assmann, S., Pocock, S., Enos, L., & Kasten, L. (2000). Subgroup analysis and other (mis)uses of baseline data in clinical trials. *The Lancet, 355*, 1064–1069.

Barksdale, D., Newhouse, R., & Miller, J. (2014). The Patient-Centered Outcomes Research Institute (PCORI): Information for academic nursing. *Nursing Outlook, 62*, 192–200.

Bärnighausen, T., Tugwell, P., Røttingen, J., Shemilt, I., Rockers, P., Geldsetzer, P., ...Atun, R. (2017). Quasi-experimental study designs series—paper 4: Uses and value. *Journal of Clinical Epidemiology, 89*, 21–29.

Battaglia, C., & Glasgow, R. (2018). Pragmatic dissemination and implementation research models, methods and measures and their relevance for nursing research. *Nursing Outlook, 66*, 430–445.

Bergstrom, N., Braden, B., Laguzza, A., & Holman, V. (1987). The Braden Scale for predicting pressure sore risk. *Nursing Research, 36*, 205–210.

Bhatt, D., & Mehta, C. (2016). Adaptive designs for clinical trials. *New England Journal of Medicine, 375*, 65–74.

Biankin, A., Piantadosi, S., & Hollingsworth, S. (2015). Patient-centric trials for therapeutic development in precision oncology. *Nature, 526*, 361–370.

Booth, C., & Tannock, F. (2013). Randomised controlled trials and population-based observational research: Partners in the evolution of medical evidence. *British Journal of Cancer, 110*, 551–555.

Bowen, M., Cavanaugh, K., Wolff, K., Davis, D., Gregory, R., Shintani, A., ... Rothman, R. (2016). The diabetes nutrition education study randomized controlled trial: A comparative effectiveness study of approaches to nutrition in diabetes self-management education. *Patient Education & Counseling, 99*, 1368–1376.

Burke, J., Sussman, J., Kent, D., & Hayward, R. (2015). Three simple rules to ensure reasonably credible subgroup analyses. *British Medical Journal, 351*, h5651.

Chapman, A., Browning, C., Enticott, J., Yang, H., Liu, S., Zhang, T., & Thomas, S. (2018). Effect of a health coach intervention for the management of individuals with type 2 diabetes mellitus in China: A pragmatic cluster randomized controlled trial. *Frontiers in Public Health, 6*, 252.

Collins, L., Nahum-Shani, I., & Almirall, D. (2014). Optimization of behavioral dynamic treatment regimens based on the sequential, multiple assignment, randomized trial (SMART). *Clinical Trials, 11*, 426–434.

Concannon, T., Fuster, M., Saunders, T., Patel, K., Wong, J., Leslie, L., & Lau, J. (2014). A systematic review of stakeholder engagement in comparative effectiveness and patient-centered outcomes research. *Journal of General Internal Medicine, 29*, 1692–1791.

Concato, J. (2012). Is it time for medicine-based evidence? *Journal of the American Medical Association, 307*, 1641–1643.

Concato, J., & Horwitz, R. (2018). Randomized trials and evidence in medicine. *Social Science & Medicine, 210*, 32–36.

Corwin, E., & Ferranti, E. (2016). Integration of biomarkers to advance precision nursing interventions for family research across the lifespan. *Nursing Outlook, 64*, 292–298.

Dahabreh, I. (2018). Randomization, randomized trials, and analyses using observational data. *Social Science & Medicine, 210*, 41–44.

Dahabreh, A., Hayward, R., & Kent, D. (2016). Using group data to treat individuals: Understanding heterogeneous treatment effects in the age of precision medicine and patient-centred evidence. *International Journal of Epidemiology, 45*, 2184–2193.

Dahan, M., Scemama, C., Porcher, R., & Biau, D. (2018). Reporting of heterogeneity of treatment effect in cohort studies: A review of the literature. *BMC Medical Research Methodology, 18*, 10.

Dai, T., & Shete, S. (2016). Time-varying SMART design and data analysis methods for evaluating adaptive intervention effects. *BMC Medical Research Methodology, 16*, 112.

Deaton, A., & Cartwright, N. (2018). Understanding and misunderstanding randomized controlled trials. *Social Science & Medicine, 210*, 2–21.

Deng, X., Yu, T., Hu, A. (2017). Predicting the risk for hospital-acquired pressure ulcers in critical care patients. *Critical Care Nurse, 37*, e1–e11.

Eckardt, P., & Erlanger, A. (2018). Pragmatic study lessons learned: Methods and analyses. *Nursing Outlook, 66*, 446–454.

Estabrooks, C., Squires, J., Hutchinson, A., Scott, S., Cummins, G., Kang, S., ... Stevens, B. (2011). Assessment of variation in the Alberta Context Tool: The contribution of unit level contextual factors and specialty in Canadian pediatric acute care settings. *BMC Health Services Research, 11*, 251.

Feinstein, A. R. (1998). The problem of cogent subgroups: A clinicostatistical tragedy. *Journal of Clinical Epidemiology, 51*, 297–299.

Ford, I., & Norrie, J. (2016). The changing face of clinical trials: Pragmatic trials. *New England Journal of Medicine, 375*, 454–463.

Forsythe, L., Heckert, A., Margolis, M., Schrandt, S., Frank, L. (2018). Methods and impact of engagement in research, from theory to practice and back again. *Quality of Life Research, 27*, 17–31.

Frieden, T. R. (2017). Evidence for health decision-making: Beyond randomized, controlled trials. *New England Journal of Medicine, 377*, 465–475.

Fröhlich, H., Balling, R., Beerenwinkel, N., Kohlbacher, O., Kumar, S., Lengauer, T., ... Zupan, B. (2018). From hype to reality: Data science enabling personalized medicine. *BMC Medicine, 16*, 150.

Gabler, N., Duan, N., Liao, D., Elmore, J., Ganiats, T., & Kravitz, R. (2009). Dealing with heterogeneity of treatment effects: Is the literature up to the challenge? *Trials, 10*, 43.

Gabler, N., Duan, N., Raneses, E., Suttner, L., Ciarametaro, M. Cooney, E., ... Kravitz, R. (2016). No improvement in the reporting of clinical trial subgroup effects in high-impact general medical journals. *Trials, 17*, 320.

Glasgow, R. E., Magid, D., Beck, A., Ritzwoller, D., & Estabrooks, P. (2005). Practical clinical trials for translating research to practice: Design and measurement recommendations. *Medical Care, 43* 551–557.

Glasgow, R., & Riley, W. (2013). Pragmatic measures: What they are and why we need them. *American Journal of Preventive Medicine, 45*, 237-243.

Greenfield, S., & Kaplan, S. (2012). Building useful evidence: Changing the clinical research paradigm to account for comparative effectiveness research. *Journal of Comparative Effectiveness Research, 1*, 263-270.

Green, L., & Glasgow, R. (2006). Evaluating the relevance, generalization, and applicability of research. *Evaluation & the Health Professions, 29*, 126-153.

Greenhouse, J., Kaizar, E., Kelleher, K., Seltman, H., & Gardner, W. (2008). Generalizing from clinical trial data: A case study. *Statistics & Medicine, 27*, 1801-1813.

Gross, D., & Fogg, L. (2001). Clinical trials in the 21st century: The case for participant-centered research. *Research in Nursing & Health, 24*, 530-539.

Hayward, R., Kent, D., Vijan, S., & Hofer, T. (2006). Multivariable risk prediction can greatly enhance the statistical power of clinical trial subgroup analysis. *BMC Medical Research Methodology, 6*, 18.

Heckman-Stoddard, B., & Smith, J. (2014). Precision medicine in clinical trials: Defining new treatment strategies. *Seminars in Oncology Nursing, 30*, 109-116.

Hickey, K., Bakken, S., Byrne, M., Bailey, D., Demiris, G., Docherty, S., & Grady, P. (2019). Precision health: Advancing symptom and self-management science. *Nursing Outlook, 67*, 462-475.

Holtrop, J., Rabin, B., & Glasgow, R. (2018). Qualitative approaches to use of the RE-AIM framework: Rationale and methods. *BMC Health Services Research, 18*, 177.

van Hoorn, R., Tummers, M., Booth, A., Gerhardus, A., Rehfuess, E., Hind, D., ... Kievet, W. (2017). The development of CHAMP: A checklist for the appraisal of moderators and predictors. *BMC Medical Research Methodology, 17*, 173.

Horwitz, R., Hayes-Conroy, A., Caricchio, R., & Singer, B. (2017). From evidence based medicine to medicine based evidence. *American Journal of Medicine, 130*, 1246-1250.

Horwitz, R., & Singer, B. (2017). Why evidence-based medicine failed in patient care and medicine-based evidence will succeed. *Journal of Clinical Epidemiology, 84*, 14-17.

Horwitz, R., & Singer, B. (2018). Introduction: What works? And for whom? Social Science & Medicine, 210, 22-25.

Institute of Medicine of the National Academies. (2009). *Initial priorities for comparative effectiveness research*. Washington, DC: IOM.

Ioannidis, J. (2018). Randomized controlled trials: Often flawed, mostly useless, clearly indispensable. *Social Science & Medicine, 210*, 53-56.

Iwashyna, T., & Liu, V. (2014). What's so different about Big Data? *Annals of the American Thoracic Society, 11*, 1130-1135.

Kaiser, L. D. (2016). Stratification of randomization is not required for a pre-specified subgroup analysis. *Pharmaceutical Statistics, 12*, 43-47.

Kent, D., Nelson, J., Dahabreh, I., Rothwell, P., Altman, D., & Hayward, R. (2016). Risk and treatment effect heterogeneity: Re-analysis of individual participant data from 32 large clinical trials. *International Journal of Epidemiology, 45*, 2075-2088.

Kent, D., Rothwell, P., Ioannidis, J., Altman, D., & Hayward, R. (2010). Assessing and reporting heterogeneity in treatment effects in clinical trials. *Trials, 11*, 85.

Klasnja, P., Hekler, E., Shiffman, S., Boruvka, A., Almirall, S., Tewari, A., & Murphy, S. (2015). Micro-randomized trials:

An experimental design for developing just-in-time adaptive interventions. *Health Psychology, 34*, 1220-1228.

Knottnerus, J., Tugwell, P., & Tricco, A. (2016). Individual patients are the primary source and the target of clinical research. *Journal of Clinical Epidemiology, 76*, 1-3.

Kraemer, H., Frank, E., & Kupfer, D. (2006). Moderators of treatment outcomes: Clinical, research, and policy importance. *Journal of the American Medical Association, 296*, 1286-1289.

Kravitz, R. L., & Duan, N. (2014). *Design and implementation of N-of-1 trials: A user's guide*. Washington, DC: Agency for Healthcare Research and Quality.

Kroenke, K., Monahan, P., & Kean, J. (2015). Pragmatic characteristics of patient-reported outcome measures are important for use in clinical practice. *Journal of Clinical Epidemiology, 68*, 1085-1092.

Lei, H., Naum-Shani, I., Lynch, K., Oslin, D., & Murphy, S. (2012). A "SMART" design for building individualized treatment sequences. *Annual Review of Clinical Psychology, 8*, 21-48.

Lincoln, Y., & Guba, E. (1985). *Naturalistic inquiry*. Beverly Hills, CA: Sage.

Lin, P., Grambow, S., Intille, S., Gallis, J., Lazenka, T., Bosworth, H., ... Svetkey, L. (2018). The association between engagement and weight loss through personal coaching and cell phone interventions in young adults. *JMIR mHealth and uHealth, 6*, e10471.

Littleton-Kearney, M. (2018). Pragmatic clinical trials at the National Institute of Nursing Research. *Nursing Outlook, 66*, 470-472.

Loudon, K., Treweek, S., Sullivan, F., Donnan, P., Thorpe, K., & Zwarenstein, M. (2015). The PRECIS-2 tool: Designing trials that are fit for purpose. *British Medical Journal, 350*, h2147.

Lyles, C., Lunn, M., Obedin-Maliver, J., & Bibbins-Domingo, K. (2018). The new era of precision population health: Insights from the All of Us Research Program and beyond. *Journal of Translational Medicine, 16*, 211.

Markle-Reid, M., Ploeg, J., Fraser, K., Fisher, K., Akhtar-Danesh, N., Bartholomew, A., ... Upshur, R. (2017). The ACHRU-CPP versus usual care for older adults with type-2 diabetes and multiple chronic conditions and their family caregivers: Study protocol for a randomized controlled trial. *Trials, 18*, 55.

Markle-Reid, M., Ploeg, J., Valaitis, R., Duggleby, W., Fisher, K., Fraser, K., ... Williams, A. (2018). Protocol for a program of research from the Aging, Community and Health Research Unit: Promoting optimal aging at home for older adults with comorbidities. *Journal of Comorbidity, 8*, 1-16.

Marko, N., & Weil, R. (2010). The role of observational investigations in comparative effectiveness research. *Value in Health, 13*, 989-997.

Mutch, D., Zulyniak, M., Rudkowska, I., & Tejero, M. (2018). Lifestyle genomics: Addressing the multifactorial nature of personalized health. *Lifestyle Genomics, 1*, 1-8.

Newhouse, R., Barksdale, & Miller, J. (2015). The Patient-Centered Outcomes Research Institute: Research done differently. *Nursing Research, 64*, 72-77.

Nguyen, H., Moy, M., Fan, V., Gould, M., Xiang, A., Bailey, A., ... Coleman, K. (2018). Applying the pragmatic-explanatory continuum indicator summary to the implementation of a physical activity coaching trial in chronic obstructive pulmonary disease. *Nursing Outlook, 66*, 455-463.

Oruche, U., Carpenter, J., Renbarger, J., & Ross, S. (2016).

Raising the level of nursing involvement in the National Precision Medicine Initiative. *Journal of Child and Adolescent Psychiatric Nursing, 29*, 85–88.

Pallmann, P., Bedding, A., Choodari-Oskooei, B., Dimairo, M., Flight, L., Hampson, L., ... Jaki, T.（2018）. Adaptive designs in clinical trials: Why use them, and how to run and report them. *BMC Medicine, 16*, 29.

Patton, M. Q.（2015）. *Qualitative research & evaluation methods*（4th ed.）. Thousand Oaks, CA: Sage.

Polit, D. F., & Beck, C. T.（2010）. Generalization in quantitative and qualitative research: Myths and strategies. *International Journal of Nursing Studies, 47*, 1451–1458.

Punja, S., Bukutu, C., Shamseer, L., Sampson, M., Hartling, L., Urichuk, L., & Vohra, S.（2016）. N-of-1 trials are a tapestry of heterogeneity. *Journal of Clinical Epidemiology, 76*, 47–56.

Rockers, P., Tugwell, P., Røttingen, J., & Bärnighausen, T.（2017）. Quasi-experimental study designs series—paper 13: Realizing the full potential of quasi-experiments for health research. *Journal of Clinical Epidemiology, 89*, 106–110.

Rolfe, G.（2009）. Complexity and uniqueness in nursing practice. *International Journal of Nursing Studies, 46*, 1156–1158.

Rothwell, P. M.（2005a）. Subgroup analysis in randomised controlled trials: Importance, indications, and interpretation. *The Lancet, 365*, 176–186.

Rothwell, P. M.（2005b）. External validity of randomised controlled trials: "To whom do the results of this trial apply?" *The Lancet, 365*, 82–93.

Rothwell, P. M.（2006）. Factors that can affect the external validity of randomised controlled trials. *PLoS Clinical Trials, 1*, e9.

Rothwell, O. M., Mehta, Z., Howard, S., Gutnikov, S., & Warlow, C.（2005）. From subgroups to individuals: General principles and the example of carotid endarterectomy. *The Lancet, 365*, 256–265.

Rycroft-Malone, J.（2012）. Implementing evidence-based practice in the reality of clinical practice. *Worldviews on Evidence-Based Nursing, 9*, 1.

Sacristán, J., & Dilla, T.（2018）. Pragmatic trials revisited: Applicability is about individualization. *Journal of Clinical Epidemiology, 99*, 164–166.

Schork, N. J.（2018）. Randomized clinical trials and personalized medicine. *Social Science & Medicine, 210*, 71–73.

Sikorskii, A., Wyatt, G., Lehto, R., Victorson, D., Badger, T., & Pace, T.（2017）. Using SMART design to improve symptom management among cancer patients: A study protocol. *Research in Nursing & Health, 40*, 501–511.

Sofolahan-Oladeinde, Y., Newhouse, R., Lavallee, D. C., Huang,

J. C., & Mullins, C. D.（2017）. Early assessment of the 10-step patient engagement framework for patient-centred outcomes research studies. *Family Practice, 34*, 272–277.

Strahan, B., & Elder, J.（2015）. Video game playing effects on obesity in an adolescent with autism spectrum disorder. *Autism Research and Treatment, 2015*, 128365.

Subramanian, S., Kim, N., & Christakis, N.（2018）. The "average" treatment effect: A construct ripe for retirement. *Social Science & Medicine, 210*, 77–82.

Sun, X., Briel, M., Busse, J., Akl, E., Mejza, F., Bala, M., ... Guyatt, G.（2012）. Credibility of claims of subgroup effects in randomised controlled trials: A systematic review. *British Medical Journal, 344*, e1553.

Sun, X., Ioannidis, J., Agoritsas, T., Alba, A., & Guyatt, G.（2014）. How to use a subgroup analysis: Users' guide to the medical literature. *Journal of the American Medical Association, 311*, 405–411.

Tanniou, J., van der Tweel, I., Teerenstra, S., & Roes, K.（2016）. Subgroup analyses in confirmatory clinical trials: Time to be specific about their purposes. *BMC Medical Research Methodology, 16*, 20.

Treweek, S., & Zwarenstein, M.（2009）. Making trials matter: Pragmatic and explanatory trials and the problem of applicability. *Trials, 10*, 37.

Tunis, S. R., Stryer, D., & Clancy, C.（2003）Practical clinical trials: Increasing the value of clinical research for decision making in clinical and health policy. *Journal of the American Medical Association, 290*, 1624–1632.

Vohra, S.（2016）. N-of-1 trials to enhance patient outcomes: Identifying effective therapies and reducing harms, one patient at a time. *Journal of Clinical Epidemiology, 76*, 6–8.

Wang, W., & Krishnan, E.（2014）. Big data and clinicians: A review of the state of the science. *Journal of Medical Informatics, 1*, e1.

Wang, R., & Ware, J.（2013）. Detecting moderator effects using subgroup analyses. *Prevention Science, 14*, 111–120.

Wilbur, J., Kolanowski, A., & Collins, L.（2016）. Utilizing MOST frameworks and SMART designs for intervention research. *Nursing Outlook, 64*, 287–289.

Yoon, S., Schwartz, J., Burg, M., Kronish, I., Alcantara, C., Julian, J., ... Diaz, K.（2018）. Using behavioral analytics to increase exercise: A randomized N-of-1 study. *American Journal of Preventive Medicine, 54*, 559–567.

Zwarenstein, M., Treweek, S., Gagnier, J., Altman, D., Tunis, S., Haynes, B., ... Moher, D.（2008）. Improving the reporting of pragmatic trials: An extension of the CONSORT statement. *British Medical Journal, 337*, a2390.

第32章 エビデンスの普及：研究の知見の報告

研究は，その知見が他者と共有されるまで完了したとは言えない。本章では，研究結果を普及させるためのガイダンスを提供する。研究知見の出版に関するさらなる支援が，いくつかの書籍により提供されている（例：Lang, 2010; Oermann & Hays, 2016; Wager, 2016）。また，『American Journal of Nursing』は，看護師を出版のプロセスに導くための4つの論文を発表している（Roush, 2017a, 2017b, 2017c, 2017d）。

普及活動を始める

研究者は，本節で述べるように，普及のための計画を立てる際にさまざまな問題を考慮する。

■ コミュニケーションの媒体と発表先を選ぶ

研究者は，知見を口頭または文書で伝えることができる。学会発表（通常，学術集会で行う）は，聴衆を前にした正式な口演や，**ポスターセッション**の形式で行われる。学会発表の主な利点は，研究終了後すぐに（または研究進行中に）公表することができることと，そのテーマに関心をもつ人々との対話の機会を得られることである。書面による報告には，学位論文や，従来の雑誌やオープンアクセスジャーナルに掲載される論文の形式がある。論文，特にオープンアクセスジャーナルの場合の大きな利点は，世界中からのアクセスが可能なことである。本書におけるアドバイスは，ほとんどの種類の情報発信に適応できるが，特に学術誌での出版に重点を置いている。

■ 対象読者を知る

研究の知見の普及のための優れたコミュニケーションを行うには，研究者は，どのような読者層に届けたいのかを考える必要がある。ここでは，検討すべき質問をいくつか紹介する。

1. 読者は看護師だけか，それとも他の分野の専門家（例：医師，心理学者，理学療法士）も含まれるか？
2. 読者は研究者なのか，それとも臨床家や他の専門家（例：医療政策立案者）も含まれるか？
3. 患者やその他の一般市民も潜在的な読者か？
4. 読者には英語を母国語としない人も含まれるか？
5. 査読者，編集者，読者はその分野の専門家か？

研究者は，多くの場合，複数のタイプの読者を想定しているため，可能な限り明瞭かつ専門用語を避けて文章を書く。また，研究者は時には多角的な戦略を立てなければならない。例えば，研究者向けの研究報告を『Nursing Research』などの学術誌に発表し，その後に臨床家向けのサマリーを専門誌や機関誌にニュースレターのような形で要約を掲載するといった具合である。

> **ヒント**
>
> Oermann ら（2006）は，臨床家を対象として研究結果を提示する際の示唆を与えている。彼らのアドバイスは，対象者に患者が含まれている場合にも有用である。

幅広い読者に向けて書くことが目標かもしれないが，想定される**主な読者**のニーズにも留意することが重要である。読者の大半が臨床看護師であれば，知見が実践にどのような意味をもつかについての説明が不可欠である。読者が管理者や政策

立案者であれば，**コスト**や**利用しやすさ**といったアウトカムへの影響について情報を提供する必要がある。研究者が主な読者である場合は，方法論的戦略，研究の限界，今後の研究への示唆に関する情報の提供が必要である。

■ 計画を練る

報告書を書く前に，研究者は計画を立てるべきである。その計画には，原稿 manuscript（未発表の論文）を作成する作業をどのように最適にするかが含まれる。

オーサーシップを決定する

研究をチームで行う場合，役割分担とオーサーシップを検討する必要がある。International Committee of Medical Journal Editors（ICMJE, 2017）は，オーサーシップの付与は以下に基づくべきであると忠告している。それらは，(1)研究の構想とデザイン，データ収集，データ分析，解釈に実質的に貢献する，(2)専門知識を使って原稿を作成または修正する，(3)掲載する原稿の最終版を承認する，(4)研究のすべての側面について説明責任をもつことに合意すること，である。

主著者 lead author（通常，筆頭著者）は，報告書の全体的な責任を負う。主著者と共著者は，原稿の作成責任について事前に合意しておく必要がある。また，揉め事を避けるために，著者の名前の掲載順序も事前に決めておくべきである。倫理的に最も適切なのは，著者の地位ではなく，仕事への貢献度の順に名前を並べることである。共著者の貢献度が同等である場合は，アルファベット順の記載が適切である。『Western Journal of Nursing Research』の編集委員会は共著者のガイドラインを作成しており（Conn et al., 2015），『Research in Nursing & Health』の元編集者も同様なガイドラインを提供している（Kearney, 2014）。

ヒント

学術的な著作物に対する著者の特定の貢献を特定するために，Contributor Roles Taxonomy（CRediT）と呼ばれる分類法が作成されている。

同様のツールは，Clement（2014）により提案されている。

内容を決定する

多くの研究では，1回の報告書で紹介しきれないほどのデータが収集されるため，複数の論文を発表することが可能である。また，リサーチクエスチョンが複数ある場合，結果を適切に伝えるために複数の論文が必要になることもある。このような場合，どの知見をどの論文で発表するかを早期に決定しなければならない。ミックス・メソッド研究の場合，質的な知見と量的な知見をまとめるために別々の研究報告が必要になることがあるが，両方の知見を統合した研究報告書も必要である。

しかし，1本の論文で十分に網羅できるにもかかわらず，複数の論文に分けて書くことは不適切であり，非倫理的でさえある。これは「サラミ出版 salami slicing」と呼ばれている行為である（Jackson et al., 2014）。1つの研究をもとに執筆された各論文は，独立した貢献をするものでなければならない。編集者，査読者，読者は独創的な研究を期待しているので，不必要な重複は避けるべきである。また，本質的に同じ，あるいは類似した論文を2つの雑誌に同時に投稿することも非倫理的である。Oermann と Hays（2016）は重複および冗長な出版に関するガイドラインを作成し，また Happell（2016）は1つのデータセットから複数の論文を扱うための実践的なヒントを提供している。

資料を揃える

計画には，原稿の要件に関する情報を含め，原稿作成に必要な資料を揃えることも含まれる。伝統的な雑誌やオンラインジャーナルは，著者のためのガイドラインを発行しているので，これらを検索し，理解しなければならない。

その他として，関連文献，研究で使用した測定ツールの詳細，研究参加者の説明，コンピュータによる分析結果の出力，関連する分析メモやリフレクシヴノート，研究のある側面を説明するための図や写真，著作権保護された資料の使用許可なども収集する必要がある。文法や言語の使用に関

718 第Ⅵ部 看護の実践のためのエビデンスの確立

する情報を提供するスタイルマニュアル（例：Strunk & Campbell, 2018）は，専門論文や科学論文を書くための具体的なガイド（例：American Psychological Association, 2020; ICMJE, 2017）と同様に重要なツールである。

ヒント

　英語を母国語としない著者で，英文雑誌への投稿を計画している場合は，英語に堪能な人物に確認してもらうことをお勧めする。発展途上国の著者の場合は，AuthorAID（www.authoraid.info/en/）を通じて支援を受けられる場合がある。

　最後に，特に複数の共著者が論文の異なる部分に責任をもって担当する場合は，概要書と予定表を作成する必要がある。全体的な概要と個々の担当箇所および期限については，共同で検討すべきである。

■ 効率的に書く

　多くの人が，自分のアイデアを紙に書き出すことに苦労している。良い文章を書く技術を教えることは本書の範囲外だが，いくつか提案することはできる。その１つは，簡単に言えば，「書く」ことである。１日15分でもいいので，書く習慣を身に付けよう。毎年，何千もの未完成（あるいは未着手）の原稿ができるのは，おそらく**ライターズ・ブロック**が原因だろう。とにかく，どこからでもよいので始めて，定期的に書き続けよう。書くことは，練習を重ねるほど容易になる。

　もちろん，**上手に書くことは重要**である。説得力のある文章を書き，良い言葉を選び，アイデアを効果的にまとめる方法についての提案をする資料がいくつかある（例：Zinsser, 2006）。通常，草稿を一とおり書き上げてから，後で戻って不自然な文章を書き直したり，誤りを訂正したり，再編成したりして，全体的に精練するのがよいだろう。

　Northam ら（2014）は，61名の看護学雑誌編集者を対象とした調査で，原稿をリジェクトする理由として，(1)新しい情報を提供していない，(2)文章が下手である，の２点が最も多いことを明ら

かにした。これらの編集者が頻繁に口にした提案は，原稿を投稿する前に他の人に確認してもらうことだった。Kennedy ら（2017）は，53人の編集者を対象とした別の調査で，雑誌に投稿された学生の論文について編集者が見出した共通の問題点として，著者ガイドラインに従わないことや，文章が下手，詳細が不十分などがあることを報告している。Griffiths と Norman（2016）も，『International Journal of Nursing Studies』に投稿された論文の査読者が共通してもつ懸念事項は，文章の稚拙さであると述べている。

ヒント

　剽窃を避けるべきなのは言うまでもない。場合によっては，自分自身の「盗用 plagiarizing」を避けるということでもある。現在，ほとんどの学術誌は強力な盗作検出ソフトを使っており，自分の過去の出版物から「もち出した」文章を書き直すように編集者から求められることがある。

研究報告書の内容

　研究報告書は，対象読者，目的，長さの点でさまざまである。修士論文や博士論文は，学生が学術的な研究を行う能力を証明するものであるため，長くなる傾向がある。一方，学術誌の論文は，限られた誌面を争うため，また多忙な専門家が読むため，短くなっている。とはいえ，研究報告書の形式や内容は似ていることが多い。第３章では，研究報告書の主な項目をまとめたが，ここではさらにいくつかのヒントを紹介する。さまざまな種類の研究報告書の違いについては，本章の後半で説明する。

■ 量的研究報告書

　量的研究報告書は通常，IMRAD 形式を採用しており，「序論 Introduction 訳注1」，「方法 Methods」，「結果 Results」，それと and 「考察 Dis-

_____

訳注1：このセクションは「序論」の他に「はじめに」「緒言」「研究の背景」等の項目名が付けられる。

「cussion」の 4 つのセクションで内容を整理する。これらのセクションでは，それぞれ次のような問いに答える。

- なぜ，この研究を行ったのか？（I）
- どのように研究を行ったのか？（M）
- 何がわかったのか？（R）
- それにはどのような意味があるのか？（D）

序論

　序論では，研究問題，その重要性，その背景を読者に紹介する。序論には，既存の文献からの知見，研究の概念枠組み，問題点，リサーチクエスチョン，仮説，研究の根拠を記述することで舞台を整える。序論は複数の要素を含むが，簡潔にすべきである。投稿原稿に対する査読者の一般的な批判は，序論が長すぎるというものである。

　序論は，しばしば研究を理解するための枠組みを確立するために広く全体像を示すことから始まり，徐々に研究者が明らかにしようとする具体的な研究内容へと絞り込んでいく，漏斗型の構成で書かれる。序論の終わりには，リサーチクエスチョンや仮説を簡潔に示すことが望ましく，これは方法のセクションへの良い導入となる。

> **ヒント**
>
> 　冒頭で明確に問題提起を述べることは，非常に大きな価値がある。最初の段落は，読者の注目を集めることが目標であるため特に注意して書く必要がある。

　序論には通常，適切な文脈を提供するために関連研究の要約を含める。学位論文を除き，文献検討は網羅的なレビューではなく，簡潔な要約であるべきである。この要約は，何が明らかとなっていて，何が不足しているのかを明確にし，新しい研究の貢献を明確にするのに役立つ。

　また，序論では，研究の理論的枠組みまたは概念枠組みを記述する必要がある。その枠組みに馴染みのない読者でもその主旨を理解できるように，十分に説明すべきである。

　さまざまな背景を説得力のある形で織り交ぜ，

新しい研究が看護にとって重要なエビデンスを追加する見込みがあることを読者に納得させる必要がある。序論は，言い換えれば，新しい研究の必要性を**論証する**ものである。

> **ヒント**
>
> 　多くの学術論文は，**序論**と書かれた明確な見出しを付けずに始まる。一般的には，方法セクションの前のすべての内容が序論とみなされる。**文献レビュー**や**仮説**のような小見出しを含む序論もある。

方法セクション

　読者は，研究のエビデンスの質を批判的に評価するためには，リサーチクエスチョンに答えるために，どのような方法が使われたかを正確に知る必要がある。学位論文では，方法のセクションで，他の研究者がその研究を再現できるように十分な詳細を提供すべきである。学術論文や学会発表では，方法セクションは簡略化されるが，読者が結果の整合性について結論を下すことができる程度に詳しくなければならない。方法セクションの不備は，学術誌による論文却下の主な原因となっている。量的研究報告書の方法セクションを書く際のあなたの仕事は，あなたの研究から得られたエビデンスが検討に値するほど十分に確かなものであることを読者に説得することである。

> **ヒント**
>
> 　方法セクションは，読者が重要な情報を見つけやすいように，いくつかのパートに分けられていることが多い。例として，方法セクションには，研究デザイン，標本抽出，データ収集ツール，研究手順，データ分析というようなサブセクションを設けることがある。

　通常，方法セクションは研究デザインの記述から始まる。臨床試験では，研究デザインはしばしば詳細に説明され，採用されたデザイン，被験者の割り付け方，盲検化の有無やその方法についての情報が提供される。データ収集のポイントが複

数ある研究の場合は，データ収集の回数とそのポイント間の経過時間を示すべきである。すべての種類の量的研究において，交絡変数のコントロール方法を明らかにすることが重要である。また，参加者の権利を保護するために取られた措置についても方法セクションで言及する。

読者は研究参加者についても知っておく必要がある。このサブセクション（**研究標本**，**被験者**，**研究参加者**と表示されている場合もある）は，通常，結果を一般化できる母集団を明らかにするため，適格基準を明記する。標本の抽出方法とその根拠，募集方法，およびサンプルサイズも示すべきである。必要サンプルサイズを推定するために検出力分析を行った場合は，その内容を記述する。また，回答率に関する情報，可能であれば回答バイアス（または該当する場合は減少バイアス）についての情報が必要である。研究参加者の基本的特徴（例：年齢，性別，健康状態など）も記述すべきであるが，これは結果セクションで提示されることもある。

ヒント

研究エビデンスを実践に役立てようとする読者は，標本の特徴だけでなく，主要な文脈上の特徴についても学ぶ必要があり，これにより研究結果が自分の状況に応用できるかを判断することができる。

方法セクションのもう1つの重要な要素であるデータ収集方法は，**測定ツール**，**測定方法**，**データ収集**というサブセクションで提示することができる。測定ツールの説明と，その使用理由を示すべきである。測定ツールがプロジェクトのために特別に作成された場合は，その開発について記述する。使用した特別な機器（例：バイオマーカーデータを収集するためのもの）については，製造者の情報を含めて記述する。また，誰がデータを収集したのか（例：著者，研究補助者，スタッフ看護師），どのように訓練されたのかについても記述する。研究報告書は，データ収集方法が適切であったことを読者に納得させるものでなければならない。データの質に関する情報，信頼性と妥当性の検証に用いた手法について説明する必要がある。

介入研究では，通常，介入に関する情報を記載する手順のサブセクションがある。具体的にどのような介入が行われたか？ 介入は誰によってどのように行われたか？ 対照群の条件は何だったか？ 介入とアウトカム測定の間にどれくらいの時間が経過したか？ 介入忠実度はどのようにモニターされたか？

分析手法も方法セクションで記述する。通常，使用した統計学的検定名を示せば十分であり，重回帰分析のような一般的に使用される統計手法については計算式や参考文献の記載は必要ない。特殊な手法の場合は，その使用を正当化する参考文献を記載する。交絡変数を統計学的に調整した場合は，調整された変数を明示する必要がある。有意水準は，通常両側検定では.05に設定されており，これは記載しなくてもよいかもしれないが，別の有意水準または片側検定を用いた場合は，その旨を明記する。

さまざまな種類の研究について，主要な情報を提供するための明確なガイドラインが利用可能である（**表32-1**）。最もよく知られているのは，CONSORT（CONsolidated Standards Of Reporting Trials）ガイドラインである。このガイドラインは無作為化比較試験 randomized controlled trial（RCT）に関する情報を提供することに重点を置いており，クラスター無作為化試験やパイロット試験のような特定のデザインに対しては拡張版が開発されている。CONSORTガイドラインは，ほとんどの主要な医学および看護学の学術誌で採用されており，RCTの研究報告書に含めるべき25項目の情報のチェックリストが含まれている（Moher et al., 2010）。CONSORTのウェブサイト（www.consort-spirit.org）では，チェックリストの構成要素に関する詳細な情報を含む対話型のチェックリストが提供されている。プラグマティック試験のための特別な報告ガイドラインも作成されており（Zwarenstein et al., 2008），知見の適用可能性を高めることに関心のある者はこれを精査する必要がある。

表 32-1　さまざまな種類の論文の報告ガイドライン

研究の種類	ガイドライン
並行群間無作為化比較試験（RCT）	CONSORT[a]: CONsolidated Standards Of Reporting Trials（Moher et al., 2010）
医療における複雑な介入の開発と評価	CReDECI 2: Criteria for Reporting the Development and Evaluation of Complex Interventions（Möhler et al., 2015）
介入の特徴の説明	TIDieR: Template for Intervention Description and Replication（Hoffman et al., 2014）
臨床試験のプロトコル	SPIRIT: Standard Protocol Items; Recommendations for Interventional Trials（Chan et al., 2013）
準実験デザインを用いた介入策の評価	TREND: Transparent Reporting of Evaluations with Nonrandomized Designs（Des Jarlais et al., 2004）
非実験的（観察的）研究	STROBE: Strengthening the Reporting of Observational Studies in Epidemiology（von Elm et al., 2014）
複雑な介入の実装研究	StaRI: Standards for Reporting Implementation studies（Pinnock et al., 2017）
日常的に収集された健康データを用いた観察研究	RECORD: Reporting of studies Conducted using Observational Routine-collected health Data（Benchimol et al., 2015）
質的研究	SRQR: Standards for Reporting Qualitative Research（O'Brien et al., 2014）
質的研究（フォーカスグループ，インタビュー・スタディ）	COREQ: COnsolidated criteria for REporting Qualitative research（Tong et al., 2007）
測定の信頼性と一致率に関する研究	GRRAS: Guidelines for Reporting Reliability and Agreement Studies（Kottner et al., 2011）
診断精度に関する研究	STARD: Standards for Reporting of Diagnostic accuracy（Cohen et al., 2016）
ヘルスケアの質向上に関する研究	SQUIRE 2: Standards for QUality Improvement Reporting Excellence（Ogrinc et al., 2015）
医療経済評価	CHEERS: Consolidated Health Economic Evaluation Reporting Standards（Husereau et al., 2013）
RCT のメタ分析	PRISMA[b]: Preferred Reporting Items for Systematic Reviews and Meta-Analyses（Moher et al., 2009）
観察研究のメタ分析	MOOSE: Meta-analysis Of Observational Studies in Epidemiology（Stroup et al., 2000）
質的研究の統合	ENTREQ: ENhancing Transparency in REporting the synthesis of Qualitative research（Tong et al., 2012）

[a] CONSORT 拡張機能は，以下のようないくつかのタイプのデザインに特化した試験に利用可能である。パイロット試験および実行可能性試験（Eldridge et al., 2016），N-of-1 試験（Vohra et al., 2016），被験者内（クロスオーバー）試験（Pandis et al., 2017），プラグマティック試験（Zwarenstein et al., 2008），非劣性試験および同等性試験（Piaggio et al., 2012），クラスター無作為化試験（Campbell et al., 2012），非薬理学的介入の試験（Boutron et al., 2008），患者報告アウトカムによる試験（Calvert et al., 2013），心理的介入の試験（Montgomery et al., 2013）。

[b] PRISMA の拡張版も多数開発されている。https://www.equator-network.org/reporting-guidelines/prisma/を参照。

ヒント

　また，多くの看護系学術誌で使用されている米国心理学会 the American Psychological Association（APA）の様式を用いた原稿のための報告ガイドラインも用意されている。

　いくつかのガイドラインでは，適格性スクリーニングからアウトカム分析まで，研究を通して参加者を追跡するためのフローチャートを含めるこ

とを推奨している。フローチャートは，研究中に参加者を失った理由について，スペースの制約範囲内でできる限り詳細に記載すべきである。**図32-1** は RCT のためのそのフローチャートの例である。この図は，介入からの脱落だけではなく，フォローアップ期間中の参加者の喪失も要約している。また，CONSORT（Polit & Gillespie, 2010）で推奨されている ITT 分析 intention-to-treat analysis で，すべての参加者のデータが分析されたことを示している。

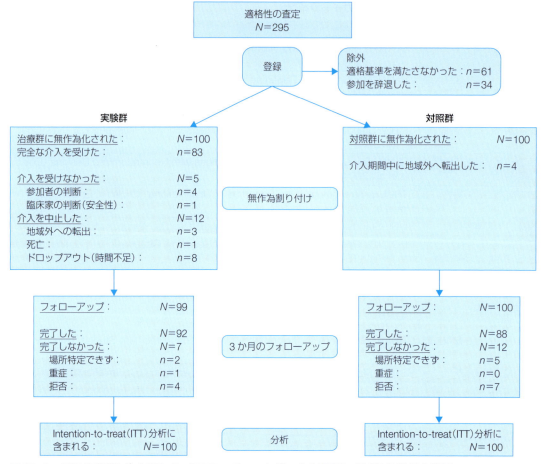

図32-1 CONSORTガイドラインのフローチャート例：介入試験における参加者の進行

介入の特徴についての報告が不十分であるという批判(例：Conn et al., 2008; Glasziou et al., 2008)に応えて，いくつかの関連するガイドラインが登場している。CReDECIガイドライン(Möhler et al., 2015)は，研究者が複雑な介入を開発し，試行し，評価する際の各段階で行ったことについて報告するための基準を提供している。CReDECIは介入研究の**プロセス**に関する情報を提供するのに有用である。TIDieRガイドライン(Hoffmann et al., 2014)は，介入を詳細に説明するためのテンプレートを提供している。主要な介入の特徴は常に研究報告書において要約して示すべきであるが，より詳細に介入を説明する別の論文が必要な場合もある。

ヒント

さまざまな種類の研究のためのガイドラインは，定期的に更新または拡張されている。EQUATOR Network(www.equator-network.org)は，報告ガイドラインに関する情報や，健康調査における優れた報告に関するヒントを提供する有用なリソースで，スペイン語やその他の言語でもリソースを提供している。

結果セクション

読者は，研究が厳密に行われたかどうかを知るために方法セクションを精査するが，結果セクションは研究報告書の中心的な部分である。量的研究では，統計学的分析の結果を事実に基づいてまとめる。通常，記述統計を最初に提示し，研究変数の概観を提供する。主要なリサーチクエス

第 32 章　エビデンスの普及：研究の知見の報告　　**723**

Box 32-1　統計表作成のためのガイドライン

1. 本文中で参照できるように，表に番号を付ける。
2. 表には簡潔でわかりやすい説明のタイトルを付ける。
3. 本文のほうがより効率的に情報を提供できるような単純すぎる表や，読者を威圧したり混乱させたりするような複雑すぎる表は避ける。
4. 一目でパターンがわかるようにデータを配置する。
5. データの各列と行には，簡潔かつ明確な見出しを付ける。表の見出しは，表構造の論理を確立するものでなければならない。
6. データの値は，測定精度に応じた小数点以下の桁数で表記する。一般に，精密な値よりも丸めた値のほうがわかりやすいので，小数点第一位（相関係数の場合は小数点第二位）で報告することが望ましい。表中の数値はすべて同じ精度で報告する。
7. 各表は，本文を参照しなくても理解できるような「独立した」プレゼンテーションにする。
8. 確率のレベルは，実際の p 値または信頼区間として示す。相関行列では，アスタリスクと確率レベルの表注のシステムを使用する。通常の慣例では，$p<.05$ の場合はアスタリスク 1 つ，$p<.01$ の場合は 2 つ，$p<.001$ の場合は 3 つである。
9. 適切な場合には常に，表中の数値の測定単位を示す（例：ポンド，ミリグラム）。
10. 表で使用されている略語や特殊記号の説明には，N などの一般に理解されている略語を除き，表注を使用する。

チョンが，従属変数に関する群間比較を伴う場合（例：実験研究や症例対照研究），結果セクションは，ベースライン変数に関する群間での比較可能性に関する情報から始まることが多く，読者はそこで選択バイアスのリスクを評価することができる。

研究結果は通常，全体的な重要性の観点から順番に並べる。しかし，リサーチクエスチョンや仮説が序論で番号付けされている場合は，それらに対応する分析結果も同じ順序で並べる必要がある。

仮説の検定結果を報告する場合，一般的には，算出された統計量の値，自由度，正確な有意確率の 3 つの情報を提供する。例えば，「介入を受けた患者は，対照群の患者よりも褥瘡の発生率が有意に低かった（$\chi^2=8.23$，$df=1$，$p=.008$）」と報告されるかもしれない。しかし，APA の現行の出版マニュアル（2020 年版）では，信頼区間を報告するよう著者に促している。「信頼区間は位置と精度に関する情報を組み合わせ，有意水準を推測するために直接使用できることが多いため，一般に，最良の報告戦略である」（American Psychological Association, 2020, p. 34）。また，この

マニュアルではメタ分析を容易にするために効果量を報告することを強く推奨している。

複数の統計学的分析の結果を報告する場合は，表 table にまとめる必要がある。正確なタイトル，見出し，脚注をもつ優れた表は，退屈で反復的な記述を避けるための重要な手段である。表を使用する場合，本文中では番号で表を参照する（例：「表 2 に示すように，介入群の患者は……」）。Box 32-1 では，効果的な統計表の作成に関するいくつかの提案を示している。

ヒント

本文や表で，統計情報を単純に繰り返さないこと。表には，本文では単調になりがちな情報をパターンが明確になるように表示すべきである。本文は主要な結果を強調するために使用する。

結果を伝えるために，図 figures を使うこともある。結果を視覚化した図は，紙面の節約というよりも，重要な結果や関連を目立つように表現する手段として使われる。図は，時系列で現象に関

する情報を表示したり，概念的または実証的なモデルを描写したりする場合に特に有効である。

ヒント

研究エビデンスは何かを**立証**するものではないので，研究報告書では，決して，データにより仮説の正しさや誤りを証明した，検証した，確認した，または論証したなどと主張してはならない。仮説は支持されるか支持されないか，受け入れられるか拒否されるかである。

考察セクション

考察セクションは，知見とその臨床的・理論的有用性についての思慮深い（そしてできれば洞察に満ちた）分析に充てられる。典型的な考察セクションは，以下のような問いに答えるものである。主な知見は何か？ 知見は何を意味するのか？ 結果と解釈が妥当というエビデンスはどのようなものか？ 妥当性を脅かす可能性のある限界は何か？ 結果は，そのトピックに関する先行研究とどのように比較されるか？ この知見は，今後の研究にとってどのような意味をもつか？ 看護実践への示唆は何か？

ヒント

考察は，多くの場合，最も難しいセクションである。このセクションは，あなたの知的努力の結晶であり，同僚による入念なチェックを必要とする。推論がどれだけ妥当か，セクションがどれだけうまく構成されているか，長すぎないか（これはよくある欠点である）などについて，同僚にコメントを求めるべきである。Griffiths と Norman（2016）は，『International Journal of Nursing Studies』に投稿された原稿がリジェクトされる主な理由として，結論が不適切であることを指摘している。

通常，考察セクションは，主要な知見の要約から始まる。しかし，考察の焦点は結果を理解すること（単に繰り返すことではない）であるため，要約は簡潔であるべきである。

結果の解釈は，知見，方法論の長所と短所，標本の特徴，関連する研究結果，臨床的および文脈的側面，理論的問題を含む包括的なプロセスである。研究者は，他の説明がなぜ排除されたのかを述べ，解釈を正当化する必要がある。新たに見出したことが先行研究の知見と矛盾する場合は，暫定的な説明を行う。また，研究結果の一般化可能性についても言及する。

研究結果の示唆は推測に基づくものであるため，以下の例のように暫定的な言葉で表現する必要がある。「結果は，事前指示書に関する看護師のコミュニケーションには一貫性がなく，看護師の経験年数がコミュニケーションの性質や量に影響することを**示唆している**」。この解釈は，要するに，別の研究で検証することができる仮説である。考察には，そのような仮説を検証するための提案を含めるべきである。

最後に，知見が看護実践に与える影響について議論する必要がある。エビデンスは臨床的に意義があるのか，もしそうなら，看護師はそのエビデンスをどのように利用できるのか？ 看護実践への示唆を述べることの重要性は，いくつかの看護学雑誌の編集者によって議論されてきた（例：Becker, 2009; Gennaro, 2010）。

研究報告書のその他の側面

IMRAD の 4 つのセクションで扱われている内容は，ほとんどの量的研究報告書に何らかの形で見られるものである。研究報告書の他の側面についても見ていこう。

タイトル：すべての研究報告書には，研究の本質を明確に示すタイトルが必要である。可能な限り，独立変数とアウトカム（または研究の中心的な構成概念）の名称をタイトルに記載する必要がある。また，研究母集団を示すことも望ましい。しかし，タイトルは簡潔でなければならない（英単語約 15 語以下[訳注2]）ので，著者は明瞭さと簡潔さのバランスをとる必要がある。タイトルの長さは，「〜の調査」や「〜の効果を検証する研究」など，不要な用語を省くことで短縮できることが多い。タイトルは，何が研究されたかを簡潔に伝

訳注 2：日本語では 40 字以下が望ましいといわれている。

え，研究への関心を喚起するものでなければならない。しかし，『International Journal of Nursing Studies（IJNS）』のようないくつかの雑誌では，基本的な方法またはデザインをタイトルに記載するよう求めており，多くの場合，コロンの後に記載されている。例えば，Markopoulos ら（2019）は，IJNS に「人工関節全置換術における尿カテーテル抜去前の膀胱訓練：無作為化比較試験」と題した論文を発表している。

抄録：研究報告書には通常，抄録が含まれる。抄録とは，研究の問題，方法，結果に関する簡潔な記述で，読者が報告全体を読むかどうか判断できるように書かれたものである。第 3 章で述べたように，雑誌の抄録は 100～200 語の非構造化パラグラフとして書かれることもあれば，小見出しのついた構造化された形式で書かれることもある。Pearce と Ferguson（2017）は，優れた抄録を書くためのヒントを提供している。

ヒント

説得力のある抄録を書くために時間をかけよう。抄録は査読者や読者との最初の主な接点となる。あなたの研究が臨床的に重要であり，概念的・方法論的に厳密に実施されたものであることを伝える必要がある。抄録には，そのテーマに関する論文を検索したときに，あなたの論文を見つけやすくするような語を入れる必要がある。

キーワード：他者があなたの研究を見つけやすくするために，多くの場合，データベースで使用されるキーワードを示すことが必要になる。著者が選択できるキーワードのリスト（多くの場合，Medical Subject Headings，MeSH 用語）が与えられることもあるが，キーワードを追加できる場合もある。重要な用語，方法論的な用語，理論的な用語をキーワードとして使用することができる。

参考文献：各報告書の最後には，雑誌または機関が指定する参考文献のスタイルを用いて，本文中で引用した文献のリストを掲載する。参考文献の作成は面倒だが，ソフトウェアを使用すると参考文献リストの作成が容易になる（例：EndNote, ProCite, Reference Manager, Format Ease）。Penders（2018）は，責任ある引用に関するガイダンスを提供している。

謝辞：研究を手伝ったが，その貢献度がオーサーシップを得るほどでない人物に対して，研究報告の中で謝辞を述べることができる。これには，統計コンサルタント，データ収集者，原稿を確認した人などが含まれるかもしれない。また，助成機関や参加者の募集に協力した組織など，プロジェクトを可能にした組織への謝辞も必要である。

チェックリスト：『International Journal of Nursing Studies』など一部の雑誌では，総語数やキーワードの申告など，さまざまな条件を遵守していることを明記した著者チェックリストの記入を義務付けている。

■ 質的研究報告書

質的研究の知見を報告するための統一されたスタイルはないが，多くの場合，質的研究報告書は IMRAD 形式またはそれに類似したものに従う。

序論

質的研究報告書は，通常，量的研究報告書と同様に問題提起から始まる。研究者が答えようとした問いの種類は，通常，研究の基礎となる研究の流儀（例：グラウンデッド・セオリー，エスノグラフィー）と結びついており，これは通常，序論で述べられている。研究中の現象に関する先行研究は，序論で要約されることもあるが，考察セクションで説明されることもある。

質的研究では，研究の文化的あるいは社会的な文脈を説明することが不可欠である。また，思想的な方向性をもつ研究（例：批判理論）の場合，社会政治的な文脈を記述することも重要である。現象学的デザインやグラウンデッド・セオリーデザインを用いた研究では，それぞれ現象学や象徴的相互作用の哲学について説明することがある。

研究の背景を説明するもう 1 つの側面として，質的研究者は，関連する個人的経験や資格についての情報を提供することがある。例えば，介護施設への入所に関する意思決定を研究している研究

者が，2人の高齢な親を介護しており，介護者支援グループに参加している場合，この情報は読者の研究理解に影響する。記述的現象学研究では，研究者は，括弧入れ（第22章参照）をした内容を伝えるために，研究が対象としている現象に関連する個人的な経験について議論することがある。

序論の結びの段落では，通常，研究の目的やリサーチクエスチョンを要約する。

方法セクション

通常，研究の流儀については序論で述べるが，方法セクションでは，その研究法の流儀に則って用いられた具体的な方法を詳しく説明する。また，縦断的な研究であるかどうかなど，デザインの特徴も記載する。

方法セクションでは，読者が知見の転用可能性を評価できるよう，研究環境を適切に記述する必要がある。また，研究参加者とその選定方法についても記述する。参加者が少人数の場合でも主な特徴をまとめた表を提供することは，しばしば有用である。研究者が参加者と個人的なつながりがある場合は，そのつながりも記すべきである。団体や組織を匿名化するために，特定される可能性のある情報の省略や修正が必要な場合がある。

質的研究報告では通常，データ収集に関する具体的な情報はあまり提供されないが，特にトピックガイドを使用した場合は，質問事項をいくつか提供する研究者もいる。データ収集方法の説明には，どのようにデータを収集したか（例：インタビューや観察），誰がデータを収集したか，どのようにデータを記録したかを含める必要がある。

質的研究において，研究の質とインテグリティ（第26章参照）に関する情報は特に重要である。研究者がデータの信憑性を確保するために講じた措置に関する情報が研究報告書に多ければ多いほど，読者はその知見が信頼できるものであると確信することができる。

量的研究報告書では，標準的な統計学的分析手法が広く理解されているため，データ分析手法は通常，簡単な記述にとどまる。一方，質的研究報告書では，研究者がどのようにデータを整理，統合し，意味を理解したかを読者が理解する必要があるため，分析手法はある程度詳細に記述される

ことが多い。

結果セクション

質的研究者は結果セクションで，テーマ，カテゴリー，分類構造，または理論を要約する。結果セクションはさまざまな方法で構成することができる。例えば，プロセスを記述する場合，結果はプロセスの展開に対応するように時系列で表示される。主要なテーマ，比喩，領域は，しばしば小見出しとして使用され，参加者や理論にとって重要な順に整理される。

☞ **質的な結果の整理の例**

Lambert ら（2018）は，南アフリカの女性に提供された出産時のケアの質に関する記述的現象学的研究において，49人の新米の母親と33人の医療従事者にインタビューを行った。研究者は8つのテーマを特定し，それらを用いて結果セクションを構成した。テーマの例としては，「孤独」「露出」「無支援」「相互不信」がある。

Sandelowski（1998）は，結果を書き始める前にストーリーラインを作成することの重要性を強調している。質的データの豊かさゆえに，研究者はどのストーリーを，あるいはどの程度語るかを決めなければならない。また，記述と解釈のバランスをどのようにとるのが最適なのかも決めなければならない。質的研究論文の結果セクションは，量的研究論文の結果セクションとは異なり，データとその解釈が絡み合っている。しかし，読者が参加者の生活や世界を理解できるように，参加者自身の声や経験を十分に強調することが重要である。したがって多くの場合，重要なポイントを説明するために，直接引用を用いる。紙面のスペースの関係で，引用はあまり多くできないので，できるだけ良い例を選ぶように細心の注意を払わなければならない。Gilgun（2005）は，質的研究の結果を「魅力的な方法で」書き上げるための指針を提示している。

ヒント

　語りを引用することは複雑なプロセスである。結果セクションに引用を挿入するときは，その引用をどのように導入し，どのように文脈に置くかに注意してほしい。引用は無計画に使ったり，ただ並べて羅列したりしてはいけない。

　概念を整理した図，ダイアグラム，単語表は，研究が対象とする現象の全体的な概念化を要約するのに役立つことが多い。グラウンデッド・セオリー研究では，特に基本的な社会的プロセスを図式化して提示することが有効であると考えられる。

考察セクション

　質的研究において，質的資料を統合する作業は本質的に解釈的であるため，知見と解釈は通常，結果セクションで織り交ぜられている。したがって，質的研究報告書の考察セクションは，結果に意味を与えるためというよりも，結果を要約し，他の研究と関連付け，理論，研究，または看護実践への示唆を与えることを目的としている。

質的研究報告書のその他の側面

　質的研究報告書も量的研究報告書と同様に，抄録，キーワード，参考文献，謝辞を含む。質的な報告を扱う雑誌(例:『Qualitative Health Research』)の抄録は，構造化された抄録ではなく，従来型の(1段落の)タイプであることが多いようである。

　質的研究報告書のタイトルには，通常，精査の対象となる中心的な現象が記載される。現象学的研究のタイトルには，「～の生きられた経験」や「～の意味」といった言葉が含まれることが多い。グラウンデッド・セオリー研究では，例えば，中核的なカテゴリーや基本的な社会的プロセスについて言及するなど，タイトルで**知見**について示すことが多い。エスノグラフィーのタイトルには，通常，研究対象の文化が示されている。内容と方法，研究の伝統と知見，テーマと意味のように，コロンで区切られた2部構成のタイトルも珍しくはない。例えば，Wong ら(2019)は，「オースト

ラリアの集中治療室における家族のレジリエンスに対するソーシャルサポートネットワークの影響：構成的グランデッドセオリー」というタイトルの論文を発表している。

ヒント

　ミックス・メソッド研究の研究報告書作成には，特に質的・量的構成要素の統合に関して，独自の課題がある。Creswell と Plano Clark (2018)は，統合されたミックス・メソッド研究報告を書き上げるための有用なガイダンスを提供している。

研究報告書のスタイル

　研究報告書，特に量的研究報告書は，独特の文体で書かれる。いくつかのスタイルに関する問題は以前に説明したが，ここでは追加の要点を詳しく説明する。

　研究報告書は，エッセイではなく，ある問題をどのように，なぜ研究し，その結果として何を発見したかを説明するものである。あからさまに主観的な主張や，感情を込めた記述は避けなければならない。これは，研究のストーリーを無味乾燥に語るべきだということではない。実際，質的研究報告書では，豊かな描写，語りの引用，洞察に満ちた解釈によって，叙述を生き生きとさせる機会は十分にある。量的研究報告書の著者は，構成的な面や数値情報を含める必要性から多少なりとも制約を受けるものの，生き生きとした表現を心がける必要がある。

　量的研究者は，「私」「私の」「私たち」といった人称代名詞を避けることが多いが，これは，非人称代名詞や受動態の使用がより公平であることを示唆するのかもしれない。これに対して質的研究報告書は，一人称で，能動態で書かれることがある。しかし，量的研究者でも，能動態と受動態のバランスをとる傾向がある。バイアスを感じさせない直接的な表現を用いることで，より読みやすくなることが多い。

　シンプルかつ明確に書くことは簡単ではないが，これらは科学的な文章の重要な目標である。

専門用語の使用は，研究報告書の伝達力を高めることはほとんどなく，実践家の看護師に知見を伝える際には避けたほうがよい。文体は簡潔でわかりやすいものでなければならない。もし著者が，明瞭さや正確さを損なわずに優雅な報告書を書くことができれば，それに越したことはないが，研究報告書に文学性を期待すべきではない。

経験の浅い研究者の研究報告書にありがちな欠点は，構成が不十分なことである。全体的な構成は比較的標準的であるが，セクションやサブセクション内の構成にも注意が必要である。順序は，適切な移行を伴って整然と進行すべきである。連続性と論理的なテーマ展開は，効果的なコミュニケーションに欠かせない。

些細なことに思えるかもしれないが，方法や結果は過去形で記述する必要がある。例えば，「特別な訓練を受ける看護師は受けない看護師よりもトリアージ機能が有意に優れている」というのは不適切である。この文章では，「受ける」と「行う」を「受けた」と「行った」に変えて，この文章が過去に行われた特定の標本の行動にのみ関係することを反映させるべきである。

研究報告書の種類

本節では，修士論文や博士論文，従来の雑誌論文，オンラインジャーナル，学術集会での発表など，いくつかの主要な研究報告の特徴について記述している。クラスプロジェクトのレポートは，重要でないからというわけではなく，むしろ小規模な修士論文に非常に似ているため，除外している。

■ 修士論文・博士論文

ほとんどの博士号，および一部の修士号は，研究を成功裏に完成させることで授与される。ほとんどの大学では，学位論文に望ましい形式が定められている。最近まで，ほとんどの大学でも次のような構成の伝統的な形式を使用していた。

- 前付：タイトルページ，抄録，著作権ページ，承認ページ，謝辞ページ，目次，表リスト，図リスト，付録リスト

- 本文：第Ⅰ章 序論，第Ⅱ章 文献レビュー，第Ⅲ章 方法，第Ⅳ章 結果，第Ⅴ章 考察と結論
- 補足ページ：参考文献，付録，履歴書

学位論文の前付 front matter は，学術書と同じようなものである。タイトルページには，研究のタイトル，著者の名前，達成すべき学位要件，学位を授与する大学名などの情報が記載されている。謝辞のページでは，プロジェクトに貢献した人たちに感謝の意を表す。目次は，主要なセクションとサブセクションの概要を示し，読者が興味のある内容がどこのページに記載されているかを見つけやすくする。表と図のリストは，本文中の表や図が番号，タイトル，ページでわかるようになっている。

一般的な学位論文の本文は，前述の IMRAD の形式で記述されている。文献レビューは非常に広範囲に及ぶことが多いため，別の章を充てることもある。短いレビューで十分な場合は，最初の2つの章を組み合わせてもよい。場合によっては，研究の概念枠組みを詳述するために，別の章が必要となることもある。

ヒント

従来の博士論文では，序章で学生の知的な旅を記述し，最終的なリサーチクエスチョンや方法論を選択する際にたどった道筋や決断を紹介しているものもある。

補足ページには，参考文献リストと必要に応じて付録が含まれる。付録には，報告書の本文に含めるには長すぎる資料または補足するための資料が含まれている。データ収集ツール，採点指示書，コードブック，カバーレター，許可書，IRB 承認，カテゴリー分類，周辺統計表などが付録資料の例である。著者の履歴書が必要な場合もある。

大学によっては，論文フォーマットの学位論文 paper format thesis または出版オプション publication option と呼ばれる，新しい形式の選択肢を提供している（Robinson & Dracup, 2008）。典型的な論文フォーマットの学位論文では，序論，

出版可能な2つ以上の論文，そして結論がある。この形式では，学生は学位論文から直接雑誌に投稿することができるが，学生と指導教官の双方にとって，従来の形式よりも負担が大きくなる可能性がある。論文フォーマットの学位論文の形式はさまざまで，通常は学位論文委員会が決定する。大学によっては，出版可能な論文のうち一定数（例：3本のうち2本）はデータに基づいていること，つまりオリジナル研究の報告書であることを要求しているところもある。しかし，学位論文に含まれる他の論文は，出版可能なシステマティックレビュー，概念分析，または方法論的論文（例：測定ツールの開発について記述したもの）である可能性もある。大学によっては，論文が査読中または**印刷中**であること（つまり，受理されて出版を待っている状態），あるいは投稿可能な状態であることを条件としているところもある。

　学術機関が論文フォーマットの学位論文を受け入れない場合は，学生は博士論文を修正して学術誌に投稿する必要がある。Ahern（2012）は，伝統的な博士論文を原稿に変換するためのガイダンスを提供している。Roush（2016）は，修士論文と博士論文の書き方に関する有用なガイドを執筆している。

> **ヒント**
>
> 　もう1つの改革は，修士論文や博士論文を電子的に公開することである。分野によっては，博士論文のオンラインリポジトリが広く利用されているが，看護学ではそうなっていなかった（Macduff et al., 2016）。電子学位論文 Electronic Theses and Dissertations（ETD）には，学術論文に広くアクセスできるという利点があり，ETDには映像や音声クリップなどの機能を取り入れることができる。

■ 学術誌の論文

　従来の博士論文は，広く利用するには長すぎるうえ，アクセスも難しいことが多いため，ほんの一握りの人にしか読まれない。専門誌に掲載されれば，研究成果がより広範に流通することになり，専門家として有利になる。ここでは，研究報告書の学術誌への掲載について説明する。

> **ヒント**
>
> 　Nurse Author & Editor（https://onlinelibrary.wiley.com/journal/17504910）は，看護師の著者のための貴重なリソースである。

従来の学術誌とオープンアクセスジャーナル

　著者が直面する重要な問題は，従来の学術誌か**オープンアクセスジャーナル** open-access journalsか，どちらで出版するかということである。伝統的な学術誌は通常，印刷物とオンラインの両方で入手できるが，オンライン版へのアクセスは，購読料を支払う個人や機関に限定されている。オープンアクセスジャーナルは，インターネットにアクセスできる人であれば，無料で利用することができる。

　主な利点は，オープンアクセス形式は世界中の読者に向けて公開されるため，著者の研究の可視性と影響力を高めることができることである。また，学術誌の出版社が出版物の著作権をすべて保持する従来の雑誌とは異なり，オープンアクセスジャーナルは通常，著者が著作権を保持することを許可している。オープンアクセスの法的根拠は，著作権者，すなわち著者の同意である。多くの場合，著作権者は，**クリエイティブ・コモンズ・ライセンス**と呼ばれるものを使用することによって，オープンアクセスの使用に対する同意を示している。著者がオープンアクセスに同意するとき，通常，作品への無制限のアクセス，閲覧，ダウンロード，複製，印刷，共有に前もって同意していることになる。

　オープンアクセスジャーナルに受理された論文は，従来の印刷物である学術誌よりも迅速に出版されるのが一般的である。もう1つの利点は，オンラインジャーナルはページ数の制限にあまり厳しくないことである。質的な研究者は，逐語的な引用をより多く含めることができるため，この特徴の恩恵を受けることができる。量的研究者は，従来の学術誌の論文よりも多くの図表を含めることができる（ただし，従来の学術誌の中には，追加資料を共有するために使用できるオンライン補

足資料を発行しているものもある）。

> **ヒント**
>
> 今版の本書では，看護研究の例を選ぶ際に，世界中の読者が入手できるよう，あえてオープンアクセスジャーナルを選んだ。

欠点としては，オープンアクセスジャーナルは通常，学術誌の制作費を賄うために料金を徴収することである。例えば，2019 年，オープンアクセスジャーナルの『BMC Nursing』は，受理された論文に対して 2,170 ドル（1,480 ポンド，1,690 ユーロ）を著者に請求した。しかし，看護師の著者の多くは BioMed Central の会員である機関に所属しており，その場合は費用がかからない。また，教育機関が教員の出版費用を負担している場合もある（オープンアクセスジャーナルの出版料は，低所得国の著者には免除されることが多く，学生には減額されることもある）。看護研究者にとってのもう 1 つの欠点は，オープンアクセスの看護学雑誌が比較的少ないことである。そのため，オープンアクセスでの出版を希望する看護研究者は，しばしば看護系以外の学術誌を選択することになる。

> **ヒント**
>
> Directory of Open Access Journals（DOAJ）では，約 12,500 誌のオープンアクセスジャーナルを登録し，情報を提供しているが，そのうち 2019 年に Nursing を対象コードとして分類されたものは 90 誌である（doaj.org）。例えば，『Nursing Plus Open』，『SAGE Open Nursing』，『Global Qualitative Nursing Research』，『BMC Nursing』などである。多くのオープンアクセスの看護学雑誌は，各国政府から補助金を得ている（例：ブラジルやイラン）。コクラン共同計画は，2020 年までにシステマティックレビューをオープンアクセスで公開することを公約していた。

多くの伝統的な学術誌は，ハイブリッドモデルに移行しており，著者は通常，論文処理費を支払うことで，個々の論文をオープンアクセスとして出版することを選択できる。しかし，ヘルスリサーチに資金を提供する多くの政府機関（米国の the National Institutes of Health や英国の Research Councils など）は現在，政府資金による研究の報告書をオープンアクセスで出版するよう要求している。

学術誌によっては，ResearchGate や Academia.edu などの学術ネットワーク上の**オープンアクセス・リポジトリ**や，機関リポジトリに論文のアップロードを許可しているものもある。オープンアクセスは重要だが，金銭的な余裕がない場合，研究者はオープンアクセス・リポジトリへのアップロードに関する雑誌の方針（**禁止期間**の有無も含む）を確認するとよい。禁止期間がある場合，論文は印刷物として最初に掲載されてから一定期間（例えば 12 か月間）リポジトリにアップロードすることができない。Griffiths（2014）が指摘するように，出版社や雑誌によって，費用や禁止期間（あるいはアップロードの許可）に関する方針が異なるため，著者は「著作権法に違反しないように注意する必要がある」（Griffiths, 2014, p.690）。

オープンアクセス運動が始まったとき，多くの人が，低品質の論文がますます出版されるようになるのではないかと懸念を示した。そして実際，料金を徴収し，適切な査読や編集サービスを提供せず，質の低い論文を出版する**ハゲタカジャーナル** predatory journals が憂慮すべきほど急増している（Oermann et al., 2018）。2016 年の看護系ハゲタカジャーナルの研究では，Oermann らはそのような雑誌を 140 誌特定したが，そのほとんどがスパムメールで原稿を募集している。Bradley-Springer（2015）は，ハゲタカジャーナルを特定する方法についてアドバイスしている。

とはいえ，質の高いオープンアクセスジャーナルの多くは，完全な査読制をとっており，その多くは高い名声を獲得している。すべての主要なオープンアクセス構想は，投稿論文に対する質の高い科学的査読の重要性を主張している。

学術誌の選び方

何百もの看護学雑誌が存在し，CINAHL と

PubMed で登録されている。学術誌によって，焦点，評価，採択率，文字数制限，参考文献のスタイルが異なる。また，雑誌の目標，求める原稿の種類，査読方法，読者層にも違いがある。これらのさまざまな因子を，個人の野心や研究に対する現実的な評価と照らし合わせて検討する必要がある。執筆者は，執筆を開始する前に，どの学術誌に投稿するかについて明確な考えをもつ必要がある。

ヒント

研究者が適切な学術誌を特定するのを支援するために，いくつかの「学術誌選択 journal selection」ウェブサイトが作成されている(Cuschieri, 2018)。一部のサービスは無料であるが，有料のサービスもある。

すべての学術誌は，目標ステートメントと，原稿の準備と投稿のガイドラインを公開している。これらの情報は，学術誌のウェブサイトに掲載されている。

👉 ウェブサイトに掲載された学術誌の目標ステートメントの例

『Qualitative Health Research』は，ヘルスケアを向上させ，ヘルスケア領域における質的研究方法の発展と理解を深めるための国際的，学際的，査読制の雑誌である。病いの体験の記述と分析，健康と健康追求行動，介護者の体験，ヘルスケアの社会文化的組織，ヘルスケア政策，および関連するトピックに関する原稿を求めている。また，質的な探究に関する概念的，理論的，方法論的，倫理的な問題を扱った批判的なレビューや解説も求めている。

多くの著者は，学術誌の採択率を知りたいと考えているが，この情報はほとんど提供されていない。Northam ら(2014)は，雑誌編集者を対象として調査を実施し，61 の看護学雑誌の採択率について報告した。一部の学術誌は，他の雑誌よりも競争率が高かった。例えば，『Nursing Research』は投稿原稿の 20% しか採択しなかった

が，いくつかの専門雑誌の採択率は 50% を超えていた。学術誌への掲載競争は，この調査が行われてから数年で，より激化していると思われる。

ヒント

看護学雑誌の中には，ウェブサイトで採択情報を提供しているものもある。例えば，『Oncology Nursing Forum』のウェブサイトには，2018 年，同誌が初回投稿時に 36%，修正後に 52% の原稿を採択したと記載されている。また，同ウェブサイトでは，ピア・レビューのプロセスは平均して 6〜8 週間かかり，出版までの期間は 7〜10 か月であると記されている。権威ある『International Journal of Nursing Studies (IJNS)』の編集者らによる解説の中で Griffiths と Norman (2016)は，IJNS に投稿された原稿の約 70% は査読者に送られる前に不採択になると説明している。

著者は，学術誌を選ぶ際に，その学術誌の**名声**に導かれることがよくある。インパクトファクター impact factor(IF)，**Cite Score**，**Source Normalized Impact per Paper(SNIP)**と呼ばれる指標など，雑誌の影響力を把握するための指標がいくつか開発されている。

学術誌の IF は，最も広く使われているステータスを示す指標である。IF は，ある学術誌の平均的な論文の被引用回数を測る指標である。具体的には，例えば 2019 年の学術誌の IF は，その 2 年前(2017 年と 2018 年)にその学術誌に掲載された論文が 2019 年に引用された回数を，この 2 年間の雑誌の論文のうち引用される**る**数で割ったもの(すなわち，実際の引用数を引用可能な論文数で割った値)である(Polit & Northam, 2011)。例として，その年の看護学雑誌での最高位である『International Journal of Nursing Studies』の 2018 年の IF は 3.57 であり，6 位の『Journal of Cardiovascular Nursing』のそれは 2.51 であった。IF の情報は，『Journal Citation Reports』や，IF をもつ学術誌のウェブサイトで知ることができる。多くの看護学雑誌が IF をもつわけではないが，100 誌以上は評価されている。

オープンアクセスジャーナルの看護学術誌は，

特に IF をもたない傾向がある。2018 年に IF を
もつ 120 の看護学雑誌のうち，オープンアクセス
ジャーナルは 4 誌のみで，そのうち IF が 1.00 以
上だったのは 1 誌のみだった。これに対し，オー
プンアクセスジャーナルの医学系雑誌の多くは，
高い IF をもっている。例えば，『PLoS Medicine』
の IF は 11.05 であった。オープンアクセスジャー
ナルは，従来の学術誌よりも全体的に引用数が多
いことがわかっている (Cuschieri, 2018)。

学術誌の IF は，雑誌内で引用回数の多い論文
が 1 本あれば影響を受けてしまうため，別の有用
な指標として，雑誌内で引用された論文の**割合**が
ある。例えば，2016 年から 2019 年にかけて，
『Western Journal of Nursing Research』と『On-
cology Nursing Forum』の 2 誌の IF が同程度
(それぞれ 1.46 と 1.44) であるにもかかわらず，
前者の全論文の 53.5% が引用されたのに対し，
後者の全論文の 7.2% が引用されるにとどまっ
た。この指標は，Clarivate Analytics の InCites
で利用可能である。

> **ヒント**
>
> 引用インパクト指標は，学術誌だけでなく，
> 特定の論文や著者についても利用可能である。
> 著者レベルの被引用数を測定する最も有名な指
> 標は，**h-index** であり，学者の出版物の生産性
> と引用の影響の両方を捉えようとするものであ
> る。別のアプローチ (しばしば altmetrics と呼ば
> れる) は，論文のダウンロード数などの利用デー
> タに基づいて影響を測ることである。

問い合わせの手紙

学術誌に 問い合わせの手紙 query letter を送
り，編集者に原稿に興味があるかどうか尋ねるの
が有効な場合がある。問い合わせの手紙には，
テーマと方法の概要，タイトル，推定投稿日を記
述する。学術誌の目標について十分に下調べをし
ていれば，問い合わせの手紙は必須ではないが，
状況によっては障害 (例：編集者が最近同じよう
なテーマの論文をいくつか採択し，さらに別の論
文を検討したくない状況) を避けるのに役立つか
もしれない。問い合わせの手紙は，学術誌のウェ
ブサイトに掲載されている連絡先から，電子メー
ルで提出することができる。

問い合わせの手紙は複数の学術誌に同時に送る
ことができるが，最終的に原稿を提出できるのは
1 つだけである。複数の編集者が原稿の査読に興
味を示した場合，先に記述した基準に従って雑誌
の優先順位を決定することができる。第一希望の
学術誌が拒否した場合，リストの次の学術誌に原
稿を再投稿することができるため，優先順位リス
トは保存しておく必要がある。

> **ヒント**
>
> 学術誌を選ぶ際の有用な方法は，引用文献リ
> ストを調べることである。リストに掲載されて
> いる学術誌は，あなたのトピックに関心を示し
> ており，そのトピックに関する新しい研究を公
> 表するのに適した候補である可能性が高い。

原稿の準備

学術誌を選んだら，その雑誌の**執筆要項** In-
structions to Authors に記載されている情報を注
意深く確認する必要がある。執筆要項には通常，
最大ページ数，許可されるフォントや余白，必要
な抄録の種類，使用すべき参考文献のスタイル，
オンライン原稿の提出方法などが記載されてい
る。内容以外の理由でリジェクトされないよう，
学術誌のガイドラインを遵守することが重要であ
る。学術誌編集者への非公式調査で，Froman
(2008) は，最も悩ましい著者の行為は「学術誌の
形式または使命の無視」(Froman, 2008, p. 399)
であることを明らかにした。

> **ヒント**
>
> 執筆を始める前に，手本となる研究論文を検
> 討するのも有効である。第一候補として選んだ
> 学術誌に掲載されている，自分の論文と似たよ
> うなトピックの学術誌論文を選ぼう。草稿を書
> いたら，同僚やアドバイザーに査読してもらう
> と，改善の可能性についてフィードバックが得
> られ，非常に有益である。

一般的に，学術誌に掲載する原稿は，参考文献や表を除いて，ダブルスペースで15〜20ページ以内に収める必要がある。通常は，方法と結果に最も多くのスペースを割り当てる必要がある。学術誌の編集者からよく寄せられる苦情は，投稿原稿が長すぎるというものである。

引用の使用と準備には注意が必要である。看護学雑誌の中には，引用文献を合計15件以内，または1つの論点を支持する引用文献を3件以内とすることを推奨しているものもある。一般的に，引用できるのは出版されたものだけである（例：学会で発表されただけの論文は不可）。米国心理学会（APA, 2020）の参考文献スタイルは，多くの看護学雑誌で使用されているスタイルである。もう1つの一般的なスタイルは，米国医師会のものである。

> **ヒント**
>
> APAスタイルによる執筆を支援するための豊富なリソースがある。これには，APA crib sheetやチュートリアルがある。

原稿の提出

学術誌に投稿する原稿の準備ができたら，**カバーレター**の下書きをする。カバーレターには，論文のタイトル，連絡先著者 corresponding author（雑誌とのやり取りをする著者で，通常は主著者）の名前と連絡先を明記する。カバーレターには，(1)論文はオリジナルで，他で発表・投稿されていないこと，(2)全著者が原稿を読み，承認したこと，(3)利益相反がないこと，を保証する内容を含めるとよいだろう。大半の伝統的な学術誌では署名した**著作権譲渡**書類を義務付けている。これは，原稿のすべての著作権を雑誌に移譲し，署名したすべての著者が，オーサーシップを正当化できるほど研究に十分に参加したことを保証するものである。

論文をオンラインで投稿する場合，通常，原稿のさまざまな部分を含む複数のファイルをアップロードする必要がある。最初のファイルには，著者を特定する情報を含むタイトルページが必要で

ある。次のファイルには，通常，抄録，本文，参考文献が含まれる。表と図は別々に，1ファイルずつ提出する。つまり，表が2つ，図が1つの場合，これらは3つのファイルで提出することになる。最後に，すべての要素を含むPDFファイルが作成され，提出前に著者が確認することができる。この作業にはかなりの時間を要するが，幸いなことに，共著者の住所など必要な情報を確認する必要があれば，いったん作業を始めて，後で戻ることが可能である。

> **ヒント**
>
> 看護師は，看護学雑誌だけでなく，多くの健康関連雑誌に論文を発表している。多職種間のチームで仕事をすることが多くなった看護研究者は，多様な学術誌に掲載される論文の共著者となっている。

原稿の査読

研究論文については，ほとんどの看護学雑誌は，その分野の2人以上の専門家による独立したピア・レビュー peer review を行うという方針をとっている。査読者は通常，独立した立場であり，合意形成のために共同作業を行うことはない。最終的な決定は，学術誌編集者の手に委ねられる。ピア・レビューは通常，**匿名の査読**である。これは，匿名であれば，より率直な意見が述べられるという考えに基づいている。二重盲検査読では，査読者は著者の身元を知らず，著者も査読者の身元を知らない。査読者がいる雑誌は査読付き雑誌 refereed journals であり，そうでない雑誌よりも高く評価される。査読付き学術誌に投稿する場合，著者の名前はタイトルページ以外には記載すべきではない。

> **ヒント**
>
> 良い査読者になるにはスキルが必要である。理想的なシナリオでは，経験豊富な査読者が，この重要な専門的役割について学生を指導することになる。Monsivais（2016）は，査読者として応答性，集中力，思いやりをもつ方法につい

て提案をしている。Nurse Author & Editor という ウェブサイトでは，査読者のためのガイダンスを提供している（https://onlinelibrary.wiley.com/page/journal/17504910/homepage/for-reviewers）。

ピア・レビューの査読者は，原稿を採用するか，修正を条件に採用するか，あるいは不採用にするかを編集者に勧告する。最初の投稿で受理される原稿は比較的少なく，内容や編集上の修正が必要である。

☞ 査読者勧告のカテゴリー例

『Research in Nursing & Health』誌は，査読者に，（1）受理，（2）軽微な修正，（3）大幅な修正，（4）不採択で再提出，（5）不採択の5つの勧告のいずれかを求めている。

編集者の決定に関する情報は，査読者のコメントとともに著者に送られる。多くの場合，初回査読の結果，再投稿を促される。Algase（2016）が指摘するように，修正後に再投稿の決定は，論文に魅力はあるが，最初の形では受け入れがたい欠陥があるという編集者の見解を反映したものである。編集者は通常，修正投稿の期限を提示する。著者はそれを受け入れることができるが，再投稿を拒否する場合は，その論文は審査対象から外される。

修正した原稿を同じ雑誌に再投稿する場合は，各査読者の勧告に対応し，要求された変更を加えるか，修正を行わなかった理由をカバーレターで説明する必要がある（Bearinger et al., 2010）。査読者の勧告に対して論文のある側面を擁護するには，多くの場合，強力な裏付けとなる論証と引用が必要である。Noble（2017）は，査読者への対応についてアドバイスしている。通常，原著論文の投稿から雑誌論文の出版まで，修正がある場合は，何か月もかかる。

☞ 雑誌のタイムライン例

Beck（2017）は，『Journal of Perinatal Education』に「出産時トラウマの記念日：比喩分析」と題する論文を発表した。比較的早かったこの原稿の受理・掲載までのスケジュールは以下のとおりである。

2016年10月27日　『Journal of Perinatal Education』に原稿を投稿
2017年1月5日　修正・再提出の判断を知らせる編集者からの通知
2017年1月18日　修正原稿再提出
2017年1月21日　修正原稿の受理
2017年秋　『Journal of Perinatal Education』掲載

競争が激しいため，多くの原稿が不採択となる。不採択となった原稿は，査読者のコメントを考慮したうえで，他の雑誌に投稿する必要がある。

ヒント

査読プロセスに関する著者の経験談は，SciRev に掲載されている。特定の分野のレビューは，scirev.org で分野名を検索フィールドに入力することで見つけることができる。特定の学術誌も検索可能である。

■ 学会発表

多くの国際的，国内的，地域的な団体が主催する会議において，看護研究が口頭やポスターセッションで発表される。学術集会は，臨床の聴衆に結果を発表するための良い場である。研究者は，異なる地域で同じような問題に取り組んでいる他の学会参加者と出会い，話をする機会を生かすことができる。学会発表に関する Becker（2014）の著書は有用なリソースであり，Joshua（2017）は学会発表の学習機会について書いている。

ヒント

ハゲタカ学会 predatory conferences は，正規の専門学会に見せかけて，実際は登録料で儲ける搾取的な方法である。「Think. Check. Attend.」と呼ばれるガイドラインは，学会の正当性を判断するために使用することができる。

学術集会での発表を申請する仕組みは，論文の投稿に比べれば簡単である。通常，学術集会を主催する学会は，開催日の6～9か月前に，ウェブサイト上で告知または抄録募集 Call for Abstracts を行い，会員に電子メールで通知する。この通知には，関心のあるテーマ，投稿要件，抄録またはポスターの提出期限が記載されている。ほとんどの大学や主要な医療機関は，抄録募集のお知らせを受け取り，掲載している。さらに，シグマ・シータ・タウ Sigma Theta Tau は，看護学術集会のスケジュールをウェブサイトに掲載している（https://www.sigmanursing.org）。

口頭発表

ほとんどの学術集会では，発表希望者は250～1,000語のオンライン抄録を提出する必要がある。抄録の内容や形式については，各学会が独自のガイドラインを設けている。抄録は，特定のセッションの世話人に対して提出されることもあるが，関連する抄録をいくつか集めた後に特定のセッションを構成する場合もある。抄録は，研究の質と独創性，および学会の聴衆に適切であるかどうかという点に基づいて評価される。抄録が採用された場合，研究者は学術集会に出席し，発表することが求められる。

会議での口頭報告は，通常 IMRAD 形式に従って行われる。発表に割り当てられる時間は通常10～15分程度で，5分ほどは聴衆からの質問に割かれる。そのため，結果に重点を置きながら，研究の最も重要な側面のみを共有することになる。特に，質的な知見を，データの豊かで深い特徴を失うことなく，簡潔な口頭での要約に凝縮するのは非常に困難である。

目安としては，ダブルスペースのテキスト1ページを読み上げるのに，2分半から3分かか

る。発表者は原稿や台本を用意することが多いが，プレゼンテーションは一字一句読み上げるよりも，くつろいだ感じや会話形式で行うのが効果的である。発表のリハーサルを行い，台本に慣れ，制限時間を超えないようにする必要がある。

ヒント

ほとんどの学会発表では，パワーポイントのスライドをはじめとする視覚的な資料が使用される。視覚的な資料は，最大のインパクトを与えるためにシンプルであるべきである。表はスライドでは読みにくいが，印刷資料の形で聴衆に配布することができる。

質疑応答の時間は，研究について詳しく説明し，早期のフィードバックを得る良い機会になる。聴衆のコメントは，学会発表を雑誌に投稿するための原稿を書く際に役立つ。

ポスター発表

研究者は，研究結果や研究プロトコルをポスターセッション poster sessions で発表することもある。口頭発表と同じような抄録を，特定のガイドラインに沿って学会主催者に提出する必要がある。ポスターセッションでは，複数の研究者が同時に研究の特徴をまとめた視覚的な展示を行い，学会参加者は展示エリアを回りながら展示を見る。ポスター発表に興味をもった研究者は研究者と議論を交わしたり，興味のないポスターは飛ばすことも可能である。ポスターセッションは効率的で，1対1のディスカッションを促進する。ポスターセッションの長さは通常1～2時間である。研究者は，セッション中，ポスターの近くに立って議論を行うことが期待される。

効果的なポスターをデザインするのは難しい。ポスターは，研究の背景，デザイン，結果などの重要な情報を，数分で読み取れるような形式で伝えなければならない。情報を素早く伝えるには，箇条書き，グラフ，写真などが有効である。ポスターは離れたところから読まれることが多いので，大きく太いフォントが不可欠である。ポスターのサイズや形式などについては，学会のガイ

ドラインに従うことが重要である。長距離を移動する場合は，軽量の布製ポスターが便利である。

複数の著者がポスターセッションの準備に関するアドバイスを提供している（例：Berg & Hicks, 2017; Kohtz et al., 2017; Siedlecki, 2017）。ポスターを作成するためのソフトウェアが利用できる（例：www.posterssw.com）。

■ 電子配信

コンピュータとインターネットは，情報の普及方法を大きく変えた。先に，オープンアクセス・オンラインジャーナルでの出版について説明したが，インターネット上で研究成果を普及させる方法は他にもある。例えば，研究者や研究チームの中には，自分たちの研究についての情報を掲載した独自のウェブページを作成する人もいる。ウェブサイトにハイパーリンクが埋め込まれていれば，利用者はファイルやウェブサイト間を移動して，関心のあるトピックの関連情報を取得することができる。また，未発表の論文へのリンクを，個々の研究者，所属機関，特定の営利団体，オンラインリポジトリのウェブサイトにアップロードすることも可能である。

このようなオンラインでの情報提供は，タイムリーな情報発信を可能にする。しかし，このような普及の機会の欠点は，論文がピア・レビューを受けていないことである。自分のエビデンスが看護実践に影響を与えることを望む研究者は，原稿を専門家の外部査読を受ける媒体で発表すべきで

あろう。

ヒント

McGrath と Brandon（2016）は，Facebook や X（旧 Twitter）などのソーシャルメディア上で研究を「マーケティングする」方法についてアドバイスしている。

研究報告書の批判的評価

研究方法のさまざまな側面は本書で紹介するガイドラインで評価できるが，研究報告書で情報がどのように伝えられているかについても包括的な評価で精査することが可能である。**Box 32-2** には，研究報告書を評価する際に考慮すべき主要なポイントをまとめている。

重要なのは，その研究報告書が，他の側面を十分に評価するための情報を提供しているかどうかという点である。重要な情報が提供されない場合，読者は最も慎重な解釈，すなわち最悪の状況を想定する以外にはない状況に置かれることになる。例えば，盲検化についての記述がない場合，最も安全な結論は，盲検化が行われなかったと捉えることになる。

質的研究報告書と量的研究報告書では書き方が異なり，一方のパラダイムで適切とされる基準を他方に適用するのは不合理である。しかし，どの

Box 32-2　研究報告書のプレゼンテーションを批判的に評価するためのガイドライン

1. 研究報告書には，研究の目的，概念枠組み，デザインと方法，倫理的問題の取り扱い，データの分析，解釈について，徹底的な評価を可能にするのに十分な量の詳細が示されているか？
2. 研究報告書は文法的に正しく書かれているか？　もっと簡単な表現ができるはずなのに，気取った言葉や専門用語が使われていないか？
3. 研究報告書は適切に構成されているか？　アイデアが整然と，論理的に提示されているか？
4. 研究報告書は，文章と図表を効果的に組み合わせているか？
5. 明らかなバイアス，誇張，歪曲を避けているか？　結論は論理的か？
6. 研究報告書は適切に慎重な表現で書かれているか？
7. 性差別や配慮に欠ける表現を避けているか？
8. 研究報告書のタイトルは，主要な概念と調査対象の母集団を適切に捉えているか？　抄録は，研究問題，研究方法，重要な知見を適切に要約しているか？

第32章　エビデンスの普及：研究の知見の報告　737

ようなスタイルであっても，あからさまなバイアスや誇張の兆候には注意する必要がある。

つまり，研究報告書とは，ある問題をどのように，なぜ研究し，どのような結果を得たかを説明するものである。また，読み手の興味をそそるような，わかりやすく，説得力のある，簡潔な報告書でなければならない。

✏ 要点

- 研究者は，エビデンス普及のための計画を立てる際に，情報伝達手段（例：学術論文や学会発表）を選択し，伝えたい相手を特定し，効果的に伝えられる内容を決定する。
- 研究者は，企画段階で，著者のクレジット（複数の著者がいる場合），主著者 lead author と連絡先著者 corresponding author には誰がなるか，著者名をどのような順番で記載するかを決める必要がある。
- 量的研究報告（および多くの質的研究報告）は，IMRAD 形式に従い，序論，方法，結果，考察のセクションで構成されている。
- 序論では，読者に研究問題を理解してもらう。問題提起と研究目的，研究仮説またはリサーチクエスチョン，簡単な文献検討，枠組みなどを記述する。質的研究報告では，序論で研究の伝統と，関連性がある場合は研究者と問題の関連性を示す。
- 方法セクションには，研究者が研究問題に取り組むために何を行ったかを説明する。研究デザイン（または研究の哲学的基盤の説明），標本抽出の方法と研究参加者についての説明，データの収集と評価のために使用した手段および手順，データを分析するために用いた方法などを記載する。
- 結果セクションでは，分析から得られた知見を要約する。質的研究報告の結果のセクションは，記述と解釈が必然的に絡み合う。語りの引用は，研究参加者の声を伝えるために不可欠である。
- 質的研究者，量的研究者ともに，主要な知見や概念図などを印象的に，あるいは簡潔にまとめた図 figures や表 tables を掲載する。

- 考察セクションでは，結果の解釈，先行研究との関連性，研究の限界，看護実践や今後の研究に対する知見の示唆を提示する。
- 方法論的要素を報告するための基準が現在では数多く存在する。RCT を報告する研究者は CONSORT（Consolidated Standards of Reporting Trials）ガイドラインに従っており，これには研究参加者の流れを示すフローチャートの使用も含まれている。介入の側面を報告するためのガイドラインには，CReDECI と TIDieR がある。
- 研究報告の主な種類は，修士論文・博士論文，学術誌の論文，学術集会での発表などである。
- 修士論文と博士論文は通常，標準的な IMRAD 形式に従うが，一部の大学では，序論，2 つ以上の出版可能な論文，結論を含む，論文フォーマットの学位論文 paper format theses を受け入れている。
- 研究者は，出版する学術誌を選ぶ際に，その学術誌の目標や読者層，権威，出版頻度などを検討する。また，従来の学術誌で出版するか，オンラインのオープンアクセスジャーナル open-access journal で出版するかも大きな検討事項である。オープンアクセスジャーナルの利点は，迅速かつ世界中に広められることである。
- 原稿を募集して論文処理料を徴収して利益を得る一方で，十分な編集サービスを提供せず，質の低い論文を出版する傾向にある多くのハゲタカジャーナル predatory journals に，研究者は注意する必要がある。
- 学術誌の権威の 1 つの指標として，インパクトファクター impact factor がある。これは，雑誌への被引用論文数と最近出版された引用可能な論文数の比である。
- 学術誌に投稿する原稿 manuscript の準備を始める前に，研究者はその学術誌の執筆要項 Instructions to Authors を注意深く読み込む必要がある。
- 研究報告を掲載する看護学雑誌の多くは，査読付き雑誌 refereed journals であり，掲載の決定は，通常，二重盲検化された査読 double-blinded reviews（著者と査読者の身分は明かされない）であるピア・レビュー peer reviews に

基づくという方針がとられている。

• 看護研究者は学術集会で研究を発表することもできる。これは，着席した聴衆を前にして行う10〜15分の口頭報告のセッションか，聴衆が貼られたポスター上の研究概要を見ながら会場内を移動する**ポスターセッション** poster session を通して行う。学会主催者は通常，学会開催の6〜9か月前に**抄録募集** Call for Abstracts を行う。

文献

Ahern, K.（2012）. How to create a journal article from a thesis. *Nurse Researcher, 19*, 21-25.

Algase, D. L.（2016）. Revise and resubmit: Now what? *Research and Theory for Nursing Practice, 28*, 195-198.

American Psychological Association.（2020）. *Publication manual of the American Psychological Association*（7th ed.）. Washington, DC: Author.

Bearinger, L., Taliaferro, L., & Given, B.（2010）. When R & R is not rest and recovery but revise and resubmit. *Research in Nursing & Health, 33*, 381-385.

Beck, C. T.（2017）. The anniversary of birth trauma: A metaphor analysis. *Journal of Perinatal Education, 26*, 219-228.

Becker, P. T.（2009）. Thoughts on the end of the article: The implications for nursing practice. *Research in Nursing & Health, 32*, 241-242.

Becker, L.（2014）. *Presenting your research: Conferences, symposiums, poster presentations and beyond*. Thousand Oaks, CA: Sage.

Benchimol, E., Smeeth, L., Guttmann, A., Harron, K., Moher, D., Petersen, I., ... Langan, S.（2015）. The Reporting of studies Conducted using Observational Routinely-collected health Data（RECORD）statement. *PLoS Medicine, 12*, e1001885.

Berg, J., & Hicks, R.（2017）. Successful design and delivery of a professional poster. *Journal of the American Association of Nurse Practitioners, 29*, 461-469.

Boutron, I., Moher, D., Altman, D., Schulz, K., Ravaud, P., for the CONSORT group, .（2008）. Extending the CONSORT statement to randomized trials of nonpharmacologic treatment: Explanation and elaboration. *Annals of Internal Medicine, 148*, 295-309.

Bradley-Springer, L.（2015）. Predatory publishing and you. *Journal of the Association of Nurses in AIDS Care, 26*, 219-221.

Calvert, M., Blazeby, J., Altman, D., Revicki, D., Moher, D., & Brundage, M.（2013）. Reporting of patient-reported outcomes in randomized trials: The CONSORT PRO extension. *Journal of the American Medical Association, 309*, 814-822.

Campbell, M., Elbourne, D., & Altman, D.（2012）. CONSORT 2010 statement: Extension to cluster randomised trials. *British Medical Journal, 345*, e5661.

Chan, A. W., Tetzlaff, J., Gotzsche, P., Altman, D., Mann, H., Berlin, J., ... Moher, D.（2013）. SPIRIT 2013 explanation and elaboration: Guidance for protocols of clinical trials. *British Medical Journal, 346*, e7586.

Clement, T.（2014）. Authorship matrix: A rational approach to quantify individual contributions and responsibilities in multi-author scientific articles. *Science and Engineering Ethics, 20*, 345-361.

Cohen, J., Korevaar, D., Altman, D., Bruns, D., Gatsonis, C., Hooft, L., ... Bossuyt, P.（2016）. STARD 2015 guidelines for reporting diagnostic accuracy studies: Explanation and elaboration. *BMJ Open, 6*, e012799.

Conn, V. S., Cooper, P., Ruppar, T., & Russell, C.（2008）. Searching for the intervention in intervention research reports. *Journal of Nursing Scholarship, 40*, 52-59.

Conn, V. S., Ward, S., Herrick, L., Topp, R., Alexander, G., Anderson, C., ... Georgesen, S.（2015）. Managing opportunities and challenges of co-authorship. *Western Journal of Nursing Research, 37*, 134-163.

Creswell, J. W., & Plano Clark, V. L.（2018）. *Designing and conducting mixed methods research*（3rd ed.）. Thousand Oaks, CA: Sage.

Cuschieri, S.（2018）. Is open access publishing the way forward? A review of the different ways in which research papers can be published. *Early Human Development, 121*, 54-57.

Des Jarlais, D., Lyles, C., Crepaz, N., & the TREND Group.（2004）. Improving the reporting quality of nonrandomized evaluations of behavioral and public health interventions: The TREND statement. *American Journal of Public Health, 94*, 361-366.

Eldridge, S., Chan, C., Campbell, M., Bond, C., Hopewell, S., Thabane, L., & Lancaster, G.（2016）. CONSORT 2010 statement: Extension to randomised pilot and feasibility trials. *British Medical Journal, 355*, i5239.

Froman, R.（2008）. Hitting the bull's eye rather than shooting yourself between the eyes. *Research in Nursing & Health, 31*, 399-401.

Gennaro, S.（2010）. Closing the gap. *Journal of Nursing Scholarship, 42*, 357.

Gilgun, J.（2005）. "Grab" and good science: Writing up the results of qualitative research. *Qualitative Health Research, 15*, 256-262.

Glasziou, P., Meats, E., Heneghan, C. & Shepperd, S.（2008）. What is missing from descriptions of treatment in trials and reviews? *British Medical Journal, 336*, 1472-1474.

Griffiths, P.（2014）. Open access publication and the International Journal of Nursing Studies: All that glitters is not gold. *International Journal of Nursing Studies, 51*, 689-690.

Griffiths, P., & Norman, I.（2016）. Why was my paper rejected? Editors' reflections on common issues which influence decisions to reject papers submitted for publication in academic nursing journals. *International Journal of Nursing Studies, 57*, A1-A4.

Happell, B.（2016）. Salami: By the slice or swallowed whole? *Applied Nursing Research, 30*, 29-31.

Hoffmann, T. C., Glasziou, P. P., Boutron, I., Milne, R., Perera, R., Moher, D., ... Michie, S.（2014）. Better reporting of interventions: Template for intervention description and replication（TIDieR）checklist and guide. *British Medical Journal, 348*, g1687.

Husereau, D., Drummond, M., Petrou, S., Carswell, C., Moher, D., Greenberg, , ... Loder, E.（2013）. Consolidated Health Economic Evaluation Reporting Standards（CHEERS）statement. *BMC Medicine, 11*, 80.

International Committee of Medical Journal Editors.（2017）. *Recommendations for the conduct, reporting, editing, and publication of scholarly work in medical journals—updated 2017*. Retrieved from www.icmje.org.

Jackson, D., Walter, G., Daly, J., & Cleary, M.（2014）. Multiple outputs from single studies: Acceptable division of findings vs. "salami" slicing. *Journal of Clinical Nursing, 23*, 1-2.

Joshua, B.（2017）. Reflecting on the learning opportunities of presenting at a conference. *Nurse Researcher, 24*, 27-30.

Kearney, M. H. (2014). Be a responsible co-author. *Research in Nursing & Health, 37*, 1-2.

Kennedy, M., Newland, J., & Owens, J. (2017). Findings from the INANE survey on student papers submitted to nursing journals. *Journal of Professional Nursing, 33*, 175-183.

Kohtz, C., Hymer, C., & Humbles-Pegues, P. (2017). Poster creation : Guidelines and tips for success. *Nursing, 47*, 43-46.

Kottner, J., Audigé, L., Brorson, S., Donner, A., Gajewski, B., Hróbjartsson, A., ... Streiner, D. (2011). Guidelines for reporting reliability and agreement studies (GRRAS). *International Journal of Nursing Studies, 48*, 661-671.

Lambert, J., Etsane, E., Bergh, A., Pattinson, R., & van den Broek, N. (2018). "I thought they were going to handle me like a queen but they didn't" : A qualitative study exploring the quality of care provided to women at the time of birth. *Midwifery, 62*, 256-263.

Lang, T. A. (2010). *How to write, publish, and present in the health sciences*. Washington : American College of Physicians.

Macduff, C., Goodfellow, L., Leslie, G., Copeland, S., Nolfi, D., & Blackwood, D. (2016). Harnessing our rivers of knowledge : Time to improve nursing's engagement with Electronic Theses and Dissertations. *Journal of Advanced Nursing, 72*, 2255-2258.

Markopoulos, G., Kitridis, D., Tsikopoulos, K., Georgiannos, D., & Bisbinas, I. (2019). Bladder training prior to urinary catheter removal in total joint arthroplasty : A randomized controlled trial. *International Journal of Nursing Studies, 89*, 14-17.

McGrath, J., & Brandon, D. (2016). Scholarly publication and social media : Do they have something in common? *Advances in Neonatal Care, 16*, 245-248.

Moher, D., Hopewell, S., Schulz, K. F., Montori, V., Gotzsche, P., Devereaux, P., ... Altman, D. (2010). CONSORT 2010 explanation and elaboration : Updated guidelines for reporting parallel-group randomised trials. *British Medical Journal, 340*, c869.

Moher, D., Liberati, A., Tetzlaff, J., Altman, D., & The PRISMA Group, . (2009). Preferred reporting items for systematic reviews and meta-analyses : The PRISMA statement. *British Medical Journal, 339*, b2535.

Möhler, R., Köpke, S., & Meyer, G. (2015). Criteria for Reporting the Development and Evaluation of Complex Interventions in healthcare : Revised guideline (CReDECI 2). *Trials, 16*, 204.

Monsivais, D. B. (2016). Taking a professional approach to peer reviewing. *Research and Theory for Nursing Practice, 30*, 195-197.

Montgomery, P., Grant, S., Hopewell, S., MacDonald, G., Moher, D., Michie, S., & Mayo-Wilson, E. (2013). Protocol for CONSORT-SPI : An extension for social and psychological interventions. *Implementation Science, 8*, 99.

Noble, W. S. (2017). Ten simple rules for writing a response to reviewers. *PLoS Computational Biology, 13*, e1005730.

Northam, S., Greer, D., Rath, L., & Toone, A. (2014). Nursing journal editor survey results to help authors publish. *Nurse Educator, 39*, 290-297.

Oermann, M., Conklin, J., Nicoll, L., Chinn, P., Ashton, K., Edie, A., ... Budinger, S. (2016). Study of predatory open access nursing journals. *Journal of Nursing Scholarship, 48*, 624-632.

Oermann, M., Galvin, E., Floyd, J., & Roop, J. (2006). Presenting research to clinicians : Strategies for writing about research findings. *Nurse Researcher, 13*, 66-74.

Oermann, M., & Hays, J. (2016). *Writing for publication* (3rd ed.). New York : Springer Publication.

Oermann, M., Nicoll, L., Chinn, P., Ashton, K., Conklin, J., Edie, A., ... Willias, B. (2018). Quality of articles published in predatory nursing journals. *Nursing Outlook, 66*, 4-10.

Ogrinc, G., Davies, L., Goodman, D., Batalden, P., Davidoff, F., & Stevens, D. (2015). SQUIRE 2.0 (Standards for QUality Improvement Reporting Excellence) : Revised publication guidelines from a detailed consensus process. *Journal of Nursing Care Quality, 31*, 1-8.

O'Brien, B., Harris, I., Beckman, T., Reed, D., & Cook, D. (2014). Standards for Reporting Qualitative Research : A synthesis of recommendations. *Academic Medicine, 89*, 1245-1251.

Pandis, N., Chung, B., Scherer, R., Elbourne, D., & Altman, D. (2017). CONSORT 2010 statement : Extension checklist for reporting within person randomised trials. *British Medical Journal, 357*, j2835.

Pearce, P., & Ferguson, L. (2017). How to write abstracts for manuscripts, presentations, and grants : Maximizing information in a 30-s sound bite world. *Journal of the American Association of Nurse Practitioners, 29*, 452-460.

Penders, B. (2018). Ten simple rules for responsible referencing. *PLoS Computational Biology, 14* (4), e1006036.

Piaggio, G., Elbourne, D., Pocock, S., Evans, S., & Altman, D. (2012). Reporting of noninferiority and equivalence randomized trials : Extension of the CONSORT 2010 statement. *Journal of the American Medical Association, 308*, 2594-2604.

Pinnock, H., Barwick, M., Carpenter, C., Eldridge, S., Grandes, G., Griffiths, C., ... Taylor, S. (2017). Standards for Reporting Implementation Studies (StaRI) : Explanation and elaboration document. *BMJ Open, 7*, e013318.

Polit, D. F., & Gillespie, B. (2010). Intention-to-treat in randomized controlled trials : Recommendations for a total trial strategy. *Research in Nursing & Health, 58*, 391-399.

Polit, D. F., & Northam, S. (2011). Impact factors in nursing journals. *Nursing Outlook, 59*, 18-28.

Robinson, S., & Dracup, K. (2008). Innovative options for the doctoral dissertation in nursing. *Nursing Outlook, 56*, 174-178.

Roush, K. (2016). *A nurse's step-by-step guide to writing your dissertation or capstone*. Indianapolis : Sigma Theta Tau.

Roush, K. (2017a). Becoming a published writer. *American Journal of Nursing, 117* (3), 63-66.

Roush, K. (2017b). Writing your manuscript : Structure and style. *American Journal of Nursing, 117* (4), 56-61.

Roush, K. (2017c). What types of articles to write. *American Journal of Nursing, 117* (5), 68-71.

Roush, K. (2017d). Navigating the publishing process. *American Journal of Nursing, 117* (6), 62-67.

Sandelowski, M. (1998). Writing a good read : Strategies for representing qualitative data. *Research in Nursing & Health, 21*, 375-382.

Siedlecki, S. L. (2017). Original research : How to create a poster that attracts an audience. *American Journal of Nursing, 117*, 48-54.

Stroup, D., Berlin, J., Morton, S., Olkin, I., Williamson, G., Rennie, D., ... Thacker, S. (2000). Meta-analysis of observational studies in epidemiology : A proposal for reporting. *Journal of the American Medical Association, 283*, 208-2012.

Strunk, W., & Campbell, V. (2018). *The elements of style : Simplified & illustrated for busy people*. Essex, UK : Campbell & Co. Literary.

Tong, A., Flemming, K., McInnis, E., Oliver, S., & Craig, J.

（2012）. ENhancing Transparency in REporting the synthesis of Qualitative research. *BMC Medical Research Methodology, 12*, 181.

Tong, A., Sainsbury, P., & Craig, J.（2007）. Consolidated criteria for reporting qualitative research（COREQ）: A 32-item checklist for interviews and focus groups. *International Journal for Quality in Health Care, 19*, 349-357.

Vohra, S., Shamseer, L., Sampson, M. Bukutu, C., Schmid, C., Tate, R., ... CENT group, .（2016）. CONSORT extension for reporting N-of-1 trials（CENT）2015 statement. *Journal of Clinical Epidemiology, 76*, 9-17.

von Elm, E., Altman, D., Egger, M., Pocock, S., Gotzsche, P., & Vandenbroucke, J.（2014）. The Strengthening the Reporting of Observational Studies in Epidemiology（STROBE）statement: Guidelines for reporting observational studies. *International Journal of Surgery, 12*, 1495-1499.

Wager, E.（2016）. Getting research published: *An A-Z of publication strategy*（3rd ed.）. London: Radcliffe Books.

Wong, P., Liamputtong, P., Koch, S., & Rawson, H.（2019）. The impact of social support networks on family resilience in an Australian intensive care unit: A constructivist grounded theory. *Journal of Nursing Scholarship, 51*, 68-80.

Zinsser, W.（2006）. *On writing well: The classic guide to writing nonfiction*（9th ed.）. New York: Harper Collins.

Zwarenstein, M., Treweek, S., Gagnier, J., Altman, D., Tunis, S., Haynes, B., ... Moher, D.（2008）. Improving the reporting of pragmatic trials: An extension of the CONSORT statement. *British Medical Journal, 337*, 1-8.

第33章 エビデンスを生み出す研究計画書の執筆

研究計画書 research proposals は，研究問題とその解決方法の提案を関係者に伝えるものである。研究計画書は，学生らが教員の許可を得て研究を行うために書く場合と，研究者が経済的支援を求めて作成する場合の両方がある。本章では，研究計画書の質を高め，研究資金を獲得するために必要な一連のスキルである助成金獲得術 grantsmanship を身に付けるためのヒントを提供する。

研究計画書の概要

本節では，研究計画書に関する一般的な情報を提供するが，そのほとんどは，博士論文計画書や助成金の申請書にも同様に適用可能である。

■ 研究計画書の機能

研究計画書は，研究者と他の関係者との間のコミュニケーションを開始する手段である。通常，この関係者とは助成機関や指導教員であり，研究計画書を受諾するか拒否するか，または修正を要求するのが仕事である。研究計画書の承認は双方間での契約を意味する。つまり，計画書を受理する側は，「計画書どおりに進む研究に（専門的または金銭的な）支援を惜しまない」と伝え，計画書を書く側は，「あなたが支援を提供してくれるなら，研究は計画書どおりに実施する」と伝えることになる。

研究計画書は，しばしば他の関係者と交渉する際の土台となる。例えば，研究計画書は，研究実施のために機関から承認を求める際（例：参加者へのアクセス権を得るため）に管理者と共有することができる。また計画書は，施設内の研究倫理審査委員会への提出書類に組み込まれることもある。

研究計画書は，研究者が自らの考えを明確にするのに役立つ。アイデアを文書化することで，曖昧な点に早い段階で対処することができる。計画書を共同で作成すれば，研究の進め方について，すべての関係者が「共通認識」をもっていることを確認することができる。また，計画書を審査する者は，概念的や方法論的な改善点を提案するという重要な役割も担っている。

■ 研究計画書の内容

研究計画書の審査者は，研究者が何を研究しようとしているのか，なぜその研究が必要なのか，研究目標を達成するためにどのような方法を用いるのか，いつ，どのように課題を達成するのか，研究者がプロジェクトを成功させるスキルをもっているのか，などの明確な情報を求めている。研究計画書は，研究問題の重要性，方法の妥当性，資金を要求する場合は予算の妥当性など，多くの基準で評価される。

研究計画書の書き手には，通常，計画書の構成について指示が与えられる。助成機関が提供する申請書キットには，記入すべき書式や研究計画書の内容構成が明記されていることが多い。大学では，学位論文の研究計画書のガイドラインを出している。ほとんどの研究計画書の内容と構成は，研究報告書の場合とほぼ同じだが，計画書は未来時制で書かれ（すなわち，研究者が何をする予定かを示す），当然のことだが，結果と結論は含まれない。

■ 質的研究への研究計画書

質的研究の研究計画書の作成には，特別な課題が伴う。方法論の決定は通常，研究開始後に行われるため，サンプルサイズやデータ収集戦略などに関する徹底した情報を示すことはほとんど不可

能である。しかし，研究者が良い標本から豊富なデータを収集し，収集したデータを正当に扱うことができると審査者が確信できるように，十分な詳細情報を提供する必要がある。

質的研究者は，そのテーマが重要で研究に値すること，現場の課題について十分な知識があり，豊富なデータを引き出すのに十分なスキルがあること，要するに，そのプロジェクトは低リスクであることを審査者に説得しなければならない。Knafl と Deatrick（2005）は，質的研究の計画書の作成を成功させるための10のヒントを提示している。最初のヒントは，方法ではなく，**アイデア**の正当性を主張することである。彼らはまた，質的研究者に，方法論の手順書のようになることを避け，専門家と懐疑的な人の両方に向けて書くようにアドバイスしている。

質的研究者が研究計画書を作成する際に役立つリソースが用意されている。例えば，『Qualitative Health Research』では，1冊全部が研究計画書の作成に充てられている（13巻6号）。また，Klopper（2008）や Padgett と Henwood（2009）の論文にも有用なアドバイスが掲載されている。

> **ヒント**
>
> DeCuir-Gunby と Schutz（2017）は，ミックス・メソッド研究の研究計画書を作成する際のガイダンスを提供している。

■ 学位論文の研究計画書

博士論文の研究計画書は，時に論文そのものよりも大きなハードルとなる。多くの博士号取得希望者が，論文の執筆や口頭試問の段階ではなく，研究計画書の作成段階で行き詰まってしまう。本章におけるアドバイスの多くは，特にこの章の後半にある「ヒント」の項で述べているように，助成金申請と同様に修士論文や博士論文の研究計画書にも当てはまるが，いくつかの追加アドバイスが役に立つかもしれない。

博士論文審査会

適切な博士論文のアドバイザーや審査委員長（指定されているのではなく，選べる場合）を選ぶ

ことは，適切な研究テーマを選ぶことと同じくらい重要である。理想的なアドバイザーは，その分野で高い評価を得ている専門家であり，よき教師，忍耐強く支援的な指導者であり，批評家，そして擁護者である。また，研究に十分な時間と関心をもち，プロジェクトが完了するまで付き合ってくれることも理想的である。つまり，アドバイザーの候補が長期休暇を予定しているか，定年間近であるかは重要なことである。

博士論文審査会は，通常，3人以上の委員で構成される。アドバイザーに特定の「理想的な」特性が欠ける場合，その特性は，才能を補い合う人を探すことで委員間のバランスを取ることができる。しかし，うまく協力し合えるグループを編成するのは大変なことである。アドバイザーは通常，他の委員について提案することができる。

審査会が発足したら，研究計画書の作成前や作成中に，委員と良好な関係を築き，彼らの視点を知ることが重要である。これは，最低限，彼らの研究と彼らが好んできた方法論に精通することを意味する。また，委員に会い，テーマや方法について意見を聞くことも重要である。2人以上の委員からの提案が対立している場合は，それを解決する方法について，アドバイザーの助言を求めるのが賢明だろう。

> **ヒント**
>
> アドバイザーや委員とのミーティングでは，彼らの提案についてメモを取り，ミーティングの後，まだ記憶に新しいうちにさらに詳しく書き出す。このメモは，研究計画書を作成する際に見直すことが必要である。

実施方法は大学や指導教員によって異なるが，研究計画書の作成を承認する前に**概要書**の提出を求める教員もいる。概要書は通常，研究課題と提案された方法を概説した3〜4ページの文書である。

博士論文研究計画書の内容

博士論文研究計画書の長さや形式に関する具体的な要件は多様であるため，最初に何を期待され

第33章 エビデンスを生み出す研究計画書の執筆　743

ているかを知ることが重要である。一般的に，博士論文研究計画書は 20〜40 ページで構成されている。しかし，場合によっては「ミニ博士論文」，つまり若干の修正を加えて博士論文自体に挿入できるような，十分に練られたセクションをもつ文書が，審査会から好まれることもある。例えば，文献検討，理論的枠組み，仮説，参考文献リストは，研究計画書の段階で十分に洗練されていれば，最終的な論文に組み込むことができる。

　文献検討は，少なくとも量的研究の場合は，学位論文の研究計画書の中で最も重要な部分であることが多い。審査会は，文献検討が長くなることを望まないかもしれないが，学生が自分の研究分野における知識を完全に把握していることを確信したいと考えている。

　博士論文の研究計画書には，通常，資金提供機関への申請書には見られない要素が含まれる。そのような要素の 1 つが，表の枠組み[訳注1]（第 20 章参照）である。これにより，学生がデータを分析し，結果を効果的に提示する方法を知っていることを論証することができる。研究計画書に含まれるもう 1 つの要素は，論文の目次である。目次は，最終成果物のアウトラインとして機能し，学生が資料を整理する方法を知っていることを示す。

　Locke ら（2014），Roberts と Hyatt（2019），Rudestam と Newton（2015）などによるいくつかの書籍が，学位論文の計画書の書き方について追加のアドバイスをしている。Bloomberg と Volpe（2016）は，特に質的な論文について書いている。

研究への助成

　研究プロジェクトの助成金は，競争が激しく，獲得がますます難しくなってきている。採択される研究計画書を書く者は，優れた研究と計画書作成のスキルを必要とし，また，誰から資金が得られるかを知っていなければならない。Wisdom ら（2015）は，53 本の論文に掲載された助成金申請のための執筆のアドバイスを統合し，潜在的な資

訳注 1：分析に用いる各変数と統計学的検定方法ならびに予定している結果の提示方法を示した表。

金提供者の目標や使命を特定するために適切な背景を調査することの重要性を強調している。

ヒント

　研究費の獲得競争が激しいため，Conn ら（2015）は，「限られた予算での科学」，つまり，少ない予算で研究を行うための創造的なアプローチを提案した。例えば，二次分析，電子カルテやソーシャルメディアからのデータを用いた研究，**実践ベースの研究ネットワーク** practice-based research networks（PRBN）による共同作業などである。

■ 政府の助成金

米国における政府助成金について

　米国における研究活動の最大の資金提供者は連邦政府である。医療研究者にとっては，国立衛生研究所 the National Institutes of Health（NIH），米国医療研究・品質調査機構 the Agency for Healthcare Research and Quality（AHRQ），患者中心のアウトカム研究機関 the Patient-Centered Outcomes Research Institute（PCORI）が主要な機関である。連邦政府の支出には，大きく分けて助成金 grant と契約 contracts がある。助成金は研究者自身が発案した研究に対して交付され，契約は政府が実施を求めている研究に対して交付される。

　NIH 助成金にはいくつかの仕組みがあり，国内外の研究機関に所属する研究者に授与される。助成金申請のほとんどは，個々の研究者の研究上の関心事を反映したものである。そのような申請は，国立看護研究所 the National Institute of Nursing Research（NINR）のような NIH 研究所の広範な目的に合致している必要がある。研究者主導の申請は，オムニバスの**助成機会公募** Funding Opportunity Announcements（FOA）の対象となる親公募 Parent Announcements に対応して提出される。

　NIH はまた，新規，継続，または拡大されたプログラムの関心事を説明する**プログラム・アナウンスメント** Program Announcements（PA）を定期的に発行している。例えば，2018 年 11 月，

NINR は「Addressing caregiver symptoms through technological tools」（PA-19-023）と題する PA を発表した。2022 年に期限が切れたこの PA の目的は，「介護者の症状に対処するためのツールを開発・検証する」プロジェクトの申請を奨励することであった。

その他の助成金制度は，連邦政府機関が研究計画書を受け付けたい**特定の分野**を定めるものである。**応募依頼書** Requests for Applications（RFA）は，1 回限りの機会であり，提出期限がある。例として，NIH は 2018 年 10 月に「音楽と健康に関する研究の促進」と題する RFA（RFA-NS-19-008）を発表し，その助成金申請の提出期限は 2019 年 1 月であった。RFA には競争に関する一般的なガイドラインと目標が記載されているが，研究者は広い関心領域の中で具体的なリサーチクエスチョンを策定することができる。『NIH Guide for Grants and Contracts』（オンライン版：https://grants.nih.gov/funding/nih-guide-for-grants-and-contracts）には，RFA，PA，親公募に関する告知が掲載されている。

PCORI を筆頭に，いくつかの連邦機関は，特定の研究を行うための契約を結んでいる。契約の提供は**提案依頼書** Request for Proposals（RFPs）で発表され，そこには政府が求めている研究の詳細が記載されている。契約の締結は多くの場合，1 件のみのため，研究者の活動は制約される。連邦政府の RFP は，Federal Business Opportunities（https://www.fbo.gov/）や各省庁のウェブサイトで発表される。

ヒント

Kulage ら（2015）は，NIH 助成金申請に伴うコストが非常に高いことを指摘している。ある看護学部での分析では，助成 1 件あたりの費用は約 5,000 ドルから 13,500 ドルに及んだという。

アメリカ以外の国の政府助成金

看護研究に対する政府の助成は，他の多くの国でも受けられる。例えばカナダでは，カナダ衛生研究所 the Canadian Institutes of Health Re-search（CIHR）がさまざまな種類の医療研究への支援を提供している。オーストラリアでは，医療研究のための主要な助成は，国立保健医療研究評議会 the National Health and Medical Research Council（NHMRC）が支援している。英国では，医療研究の主要な資金提供者は医学研究審議会 the Medical Research Council（MRC）である。

■ 民間の助成金

医療研究は，多くの慈善財団，専門職団体，企業によって支援されている。多くの研究者は，政府の助成よりも民間の助成のほうが「お役所仕事」が少なくて済むためこちらを好む。

米国で研究を支援している慈善財団に関する情報は，財団センター（https://candid.org/）を通じて入手することができる。助成の機会を特定するための包括的な情報源として，財団センターの「財団ディレクトリ」があり，オンラインで有料で入手できる。このディレクトリには，財団の目的や活動，連絡先が掲載されている。財団センターはまた，助成金申請書の書き方に関するセミナーや研修も全米各地で開催している。また，Community of Science の資金提供機会のデータベースも，資金提供に関する情報源となる。Hassmiller（2017）は，地域の小規模な財団から最初の助成を受けることが容易な場合があると指摘しており，United Philanthropy Forum はそのような財団の情報源である。

ヒント

ロバート・ウッド・ジョンソン財団 Robert Wood Johnson Foundation（RWJF）は，特に看護プロジェクトの強力な支援者である。この財団は「健康文化」と呼ばれる協働の枠組みを支える研究に資金を提供しており，その目標は，1 人ひとりが可能な限り最も健康的な生活を送れるようになることである（Hassmiller, 2017）。

専門職能団体である，米国看護師研究基金 the American Nurses Foundation，シグマ・シータ・タウ Sigma Theta Tau，米国重症看護師協会 the American Association of Critical-Care

Nurses などは，研究を行うための資金を提供している。米国心臓協会 the American Heart Association や米国癌協会 the American Cancer Society などの健康関連の団体も，研究活動を支援している。

最後に，民間企業，特にヘルスケア製品を扱う企業から研究資金が寄付されることもある。財団センターは，企業の助成金提供者のディレクトリを発行しており，ウェブサイトから企業の慈善事業へのリンクを提供している。企業の要件や利益に関する追加情報は，その団体から直接入手するか，所属機関の研究管理室のスタッフから入手するとよい。Conn ら（2015）は，地元の活動を支援することを好む地元のビジネス・コミュニティも探索する価値のあるリソースかもしれないとも述べている。

NIH への助成金申請

NIH は，NINR や他の研究機関を通じて多くの看護研究に助成している。NINR は看護研究者の資金源として重要であるため，本節では NIH での研究計画書提出と審査のプロセスについて説明する。AHRQ も看護師主導の研究に資金を提供しており，NIH と同じ申請キットを用い，手続きも同様である。助成金申請の要項は資金提供者によって異なるが，本節で指摘したことの多くは，他の資金提供者にも通じるものである。

ヒント

NIH には 24 の研究所とセンターがあり，各組織はその使命と優先順位を説明するウェブサイトをもっている（例：NINR の場合：https://www.ninr.nih.gov/）。もし研究のアイデアがあり，どの助成金制度が適切かわからない場合，あるいは NINR や他の NIH の研究所が興味を示すかわからない場合は，直接 NINR（電話番号：301-496-0207，メール：info@ninr.nih.gov）に連絡するとよい。NINR のプログラムオフィサーが，あなたの研究計画書が NINR のプログラムにマッチしているかどうか，フィードバックしてくれる。

■ NIH 助成の種類

NIH にはさまざまな種類の助成があり，それぞれ独自の目的と審査基準をもっている。基本的な助成プログラム，および独立した研究のための主な助成のしくみは，伝統的な研究プロジェクト助成金 Research Project Grant（R01）である。R01 助成金の目的は，主任研究者 principal investigator（PI）とそのチームの関心と能力を反映した分野での特定プロジェクトを支援することである。これは NIH で最も一般的に利用されている助成金プログラムである。R01 助成金には，臨床試験用とその他のプロジェクト用の 2 つの親公募があることに注意が必要である。

NIH の助成は他に 3 つあり，注目に値する。これまで NIH のプログラムにあまり参加してこなかった研究機関の研究者を対象とした特別プログラム（R15）が設けられている。この学術研究促進基金 Academic Research Enhancement Awards（AREA）は，健康関連の研究に進む多くの人に学士課程教育を提供している機関の研究を活性化するために設けられたものである。また，パイロット・スタディ，実行可能性研究，方法論開発，二次分析などを支援する小規模助成金制度 Small Grant Program（R03）もある。R03 助成金は，最高 5 万ドル，最長 2 年間の支援で，更新はできない。最後に，R21 助成金制度（探査・開発研究助成基金 Exploratory/Developmental Research Grant Award）は，研究の初期段階を支援し，新規，探索的，発展的なプロジェクトを奨励することを目的としている。

NIH やその他の機関も，個人および機関レベルのプレドクやポスドクのフェローシップやキャリア開発賞を提供している。NINR の National Research Service Award（NRSA）プログラムで利用可能な個人向けフェローシップの仕組みは以下のとおりである。

- F31，Ruth Kirschstein Individual Predoctoral NRSA Fellowships は，NINR のミッションに関連する分野で博士号を取得するための学術的トレーニングを行う看護師を支援するものである。

表 33-1　国立衛生研究所(National Institutes of Health)の選定された新規研究申請に関するスケジュール

申請締切日[*]	支援形態				
	R01(新規)	R03, R21	R15	K シリーズ	F シリーズ
サイクル I [a]	2 月 5 日	2 月 16 日	2 月 25 日	2 月 12 日	4 月 8 日
サイクル II [b]	6 月 5 日	6 月 16 日	6 月 25 日	6 月 12 日	8 月 8 日
サイクル III [c]	10 月 5 日	10 月 16 日	10 月 25 日	10 月 12 日	12 月 8 日

[*]注：AIDS 関連の適用可能性は別スケジュールとなる。5 月 7 日，9 月 7 日，1 月 7 日，新規適用可能
[a] サイクル I：科学的メリット審査，6 月～7 月，最短開始日：9 月または 12 月
[b] サイクル II：科学的メリット審査，10 月～11 月，最短開始日：4 月
[c] サイクル III：科学的メリット審査，2 月～3 月，最短開始日：7 月

- F32，Ruth Kirschstein Individual Postdoctoral NRSA Fellowships は，科学的背景を広げるための看護師へのポスドク研修をサポートする。

ヒント

NRSA フェローシップの研究計画書作成に関するアドバイスは，Parker と Steeves(2005)と Rawl(2014)の論文で提供されている。

NINR が提供する重要なキャリア開発に関する賞は以下の 3 つである。

- K01，メンター付き研究者育成賞：専門家である出資者からの指導を受けることが有益である博士号を取得した科学者に授与される。
- K23，メンター付き患者志向研究キャリア開発賞：患者志向の研究に専念する研究者のキャリア開発を支援する。
- K99，独立研究者への道賞：独立研究プロジェクト申請書の提出につながるポスドク研究活動を支援する。

ヒント

Botham ら(2017)は，キャリア開発賞の研究報告書を作成するための「10 のシンプルなルール」について説明している。また，Lor ら(2019)は，看護師のためのポスドクの機会に関するリソースガイドを作成している。

■ NIH の書式と申請スケジュール

オンラインポータルの Grants.gov からアクセスできる SF424 申請書は，前項で記述したタイプの助成金，表彰の申請に使用されるが，一部の申請には追加の書類が必要である。研究者は Adobe Reader を使って，この申請書に「記入」し，完成させる。申請プロセスに関する情報はオンラインで豊富に提供されており，NIH は申請書の電子的な提出方法に関するトレーニングセッションを開催している。申請書の提出には，NIH ASSIST システムを使用して申請書を作成・提出する方法や，研究機関のシステム間プロセスを利用するなど，いくつかの方法がある。

新規の助成金申請は，通常，年 3 回のサイクルで処理される。**表 33-1** に示すように，助成金の種類によって締め切りが異なる。F シリーズのフェローシップと AIDS 関連研究を除くほとんどの新規申請の受付締め切りは，2 月，6 月，10 月である。科学的価値の審査は，各申請書の提出日から約 4～5 か月後である。例えば，2 月期の申請書は 6 月または 7 月に審査され，その期に助成された申請書の最短プロジェクト開始日は 9 月または 12 月になる(申請書が NIH 諮問委員会によって審査される時期により異なる)。申請者は，申請日の少なくとも 6 週間前までに，電子研究管理(eRA)コモンズを通じて登録手続きを開始する必要がある。申請後は，eRA コモンズ(https://public.era.nih.gov/commonsplus)から申請を追跡することができる。

■ NIH への助成金申請の準備

NIH 助成金申請の実質的な側面はほとんど変わっていないが，NIH 助成金申請書の書式や手続きは変化している。本章に書かれている情報に頼らず，助成金申請書の提出に関する最新の説明書をよく見直すことが重要である。

フォーム画面とアップロードされた添付ファイル

SF424 の書式には，多くの構成要素がある。SF424 の「前付 front matter」は，一連の記入可能な画面に表示されるさまざまな書式で構成されている。これらの書式は，申請書の処理に役立つ。主な書式には，以下のものがある。

• **SF424 書式**：この書式は，すべての助成金申請で使用され，申請書の種類，申請者のタイプ，研究計画日程，その他の管理データに関する情報を収集する。申請者はまた，プロジェクトの簡単なタイトルを記載しなければならない。

ヒント

プロジェクトのタイトルは，慎重に検討すべきである。審査員が最初に目にするものであり，良い印象を与えるように工夫する必要がある。200 文字に制限されているタイトルは，簡潔で情報に富み，説得力のあるものである必要がある。

• **R & R Other Project Information Form**：この書式は，すべての助成金申請において主要な情報を提出するためのものである。この書式は，被験者と実験脊椎動物に関する質問から始まる。最後の数項目は，プロジェクトの概要 Project Summary，プロジェクトナラティブ Project Narrative，参考文献，施設・設備に関する情報など，添付資料のアップロードが必要である。添付ファイルは PDF 形式でなければならず，ファイルサイズに厳しい制限がある。プロジェクトの概要は，研究申計画書のねらいと方法を簡潔に説明するもので，30 行以内でなければならない。プロジェクトナラティブは，研究と公衆衛生との関連性を（2〜3 文で）簡潔に説明したものである。**参考文献**は，研究計画書で引用した文献のリストで，参考文献のスタイルは問われない。**設備**は，必要な資源や利用可能な資源（例：研究室）を説明するためのものである。**備品**は，プロジェクトで使用可能な主な備品をリストアップするために使用する。

• **Senior/Key Person Profile Form**：この書式では，研究に参画する主要な研究者ごとに，基本的な識別情報を求め，添付資料として「略歴」を要求している。略歴には，学歴や職歴の他，以下の項目を，1 人あたり 5 ページ以内で記載する。(1)役割に適した資質について説明した自己紹介文，(2)職歴と受賞歴，(3)科学への貢献として，最大 5 件までの貢献を記載し，それぞれに関する最大 4 件の出版物または中間研究成果の引用を提供，(4)研究支援（進行中および完了したプロジェクト）や学業成績。

• **予算書**：NIH 申請では，研究者は 2 つの予算オプション（R&R 予算コンポーネントまたは PHS 398 モジュール式予算コンポーネント）を選択する必要がある。年間の直接経費が 25 万ドルを超える場合は，具体的な予測経費を示した詳細な研究開発予算を記載する必要がある。

ヒント

カバーレターは，特別な状況（例：申請書が遅れてしまい，その遅れの原因となった特別な状況をカバーレターで説明する）以外では，もはや推奨されない。特定の審査グループに割り当てる（あるいは割り当てない）要請は，PHS Assignment Request Form と呼ばれる特別な書式で提出する必要がある。この書式では，申請を審査すべきでない個人とその理由を申請者が示すことも可能である。

NIH およびその他の公共医療サービス機関への助成金申請には，PHS 398 コンポーネントと呼ばれる追加の書式が必要であり，以下のものが含まれる。

- **PHS 398 モジュール式予算書**：25,000 ドル単位で支払う**モジュール式予算** modular budgets は，年間 25 万ドル以下の直接経費を要請する国内機関の R シリーズ申請（例：R01）に適している。（**直接経費** direct costs には，スタッフや消耗品など，プロジェクトに固有の費用が含まれ，**間接経費** indirect costs は研究機関の**オーバーヘッドコスト** overhead costs である）。この書式には，最大 5 年間の支援に対する年間の予測経費の概要を記入するための予算欄がある。また，主に人件費について詳述した**予算正当化**資料のアップロードが必要である。

ヒント

モジュール式の予算書では，研究を完了するために必要な資金の概要しか求められないが，必要な資金の妥当な予測を立てるには，より詳細な予算を立てる必要がある。研究の初心者は，最初の予算案作成時に研究管理者や経験豊富な助成金を受けた研究者の支援を必要とすることが多いようである。Higdon と Topp（2004）と Bliss（2005）は，予算作成に関するアドバイスを提供している。

- **PHS 398 Research Plan Form（研究計画書）**：この書式では，提案された研究と研究計画に関する情報を添付資料の形で求められる。研究計画書の核となる計画者の要件は，次節で説明する。
- **PHS Human Subjects and Clinical Trials Information**：参加者からのデータ収集を計画する研究者は，参加者の保護に関する書式を提出しなければならない。計画書は，参加者の関与について言及し，研究リスクからの保護について説明するか，保護が免除できる正当な理由を提供しなければならない。また，計画書には，女性，マイノリティ，および子どもの参加に関するさまざまな情報を提供する必要がある。例えば，申請者は包括登録報告書と累積包括登録報告書に記入しなければならず，これらは性別ごとに分けて，さまざまな人種および民族カテゴリーからの参加者の登録の見込みを尋ねる。

その他の添付資料には，参加者の募集と維持のための計画および試験スケジュールが含まれる。申請している研究が臨床試験の場合，データ安全性のモニタリング計画を記述した添付資料が必要である。

研究計画の構成要素

研究計画の構成要素は 12 項目からなり，その全項目がすべての申請書に関連するわけではない。例えば，項目 1 は序論だが，再申請または修正の場合にのみ必要である。項目ごとに，別々の PDF 添付ファイルをアップロードする必要がある。本節では，いくつかの項目について，特に 2 と 3 について簡単に記述する。また，NINR ではない臨床研究審査グループによる 66 件の申請書（R01）の批評を内容分析した研究（Inouye & Fiellin, 2005）に基づくアドバイスも紹介する。したがって，具体的な落とし穴に関する助言は，「エビデンスに基づく」，すなわち，実際の申請書にみられる問題に基づいている。私たちの知る限り，この有用な分析は更新されていない。

ヒント

Inouye と Fiellin（2005）は，彼らの研究に基づき，申請書作成者のための自己評価ツールとして，助成金作成チェックリストを作成した。

具体的なねらい：研究者は，1 ページに制限されている添付書類に，研究問題の簡潔な要約と，検証する仮説を含む研究の具体的な目標を記載する必要がある。目標の記述は，問題の範囲と重要性を示すものでなければならない。正確であること，管理可能な規模の問題を特定することに注意を払う必要がある。Santen ら（2017）は，この「具体的なねらい」についてのセクションを助成金申請書の「王冠の宝石」，つまり審査員が最初に読んですぐに意見を形成するため最も重要な構成要素であると述べている。

Inouye と Fiellin（2005）は，「具体的なねらい」のセクションに対する最も頻繁な批評は，目標が誇張されている，野心的すぎる，非現実的である，であったことを明らかにした（審査の 18％）。

その他の不満は，プロジェクトのコンセプトが不十分(15%)，仮説が明確に示されていない(12%)というものであった。

研究戦略：資金調達の助成機会公募 Funding Opportunity Announcement(FOA)に別段の定めがない限り，研究戦略セクションは，R01 と R15 の申請では 12 ページ，R03，R21，F シリーズ申請では 6 ページまでに制限されている。その他の助成金制度については，FOA にページ数の制限が明記されている。

> **ヒント**
>
> キャリア開発賞(K シリーズ)には，申請者の経歴，キャリア目標および目的，受賞期間中のキャリア開発または研修活動，責任ある研究活動のための研修などを記載した特別なフォームの添付が必要である。また，申請者の所属機関と指導者は，申請者とその能力開発へのコミットメントを記述した書類を提出する必要がある。

「研究戦略」のセクションは，「意義 Significance」「革新性 Innovation」「アプローチ Approach」の 3 つのサブセクションで構成されている。「意義」では，研究者は計画書で提案している研究アイデアが臨床的または理論的な関連性をもち，その研究が科学的知見や臨床実践に貢献することを審査員に納得させなければならない。申請者は，プロジェクトのねらいが達成された場合，その分野を牽引する概念，療法，サービス，または介入がどのように変化するかを説明する必要がある。研究者は，このセクションで，そのテーマに関する既存の知識とギャップの簡単な分析を通じて，研究の背景を説明する。研究者は，その分野の現在の知識を把握していることを示す必要があるが，このセクションは非常に簡潔に書かなければならない。Inouye と Fiellin(2005)は，このセクションに関して審査員が頻繁に指摘した批評は，研究の必要性が適切に正当化されていないことである(29%)と報告している。

「革新性」のセクションでは，研究者は提案する研究が現在の研究または臨床実践のパラダイムにどのように挑戦し，それを洗練させ，または改善させるかを説明する必要がある。計画書では，開発または実施される新規の理論的概念，測定ツール，介入方法を記述し，既存のものに対する優位性を説明する必要がある。革新的な助成金申請は，多くの場合，長く続いている問題を新しい方法で解決するためのアプローチを提案するものである。

研究のデザインと方法は，3 番目のサブセクション「アプローチ」で記述する。申請書の核心であるこのセクションは，細心の注意を払って書き，自己批判的な目で見直されるべきものである。「アプローチ」は，簡潔でありながら，方法論の決定が適切で研究が重要で信頼できるエビデンスをもたらすものであると審査員を納得させるために，十分に詳しく書く必要がある。

> **ヒント**
>
> 2018 年，NIH は臨床研究，特に臨床試験の説明責任と透明性を高めるための取り組みを開始した。特別なウェブサイト(Research Methods Resources)が開発され，研究者が新しい要件を満たすための支援が提供されている(https://researchmethodsresources.nih.gov/)。

「アプローチ」セクションは，通常，以下を記述する。(1)比較群戦略および交絡変数の調整方法を含む研究デザイン(質的研究の場合は，研究の哲学的基盤について記述する)，(2)実験研究で該当する場合は，介入群および対照群について条件の記述を含む，(3)参加者を群に割り当てる方法および必要に応じてどのタイプの盲検化を用いるのかといった手続き，(4)適格基準とサンプルサイズを含む標本抽出計画，(5)データ収集方法と，使用する測定法の測定特性，(6)データ分析戦略。アプローチでは，潜在的な方法論上の課題およびそのような課題に対処するために意図された戦略を明確にする必要がある。質的研究の研究計画書では，研究のインテグリティおよび信憑性を高めるために講じられる措置が記述されるべきである。

Inouye と Fiellin(2005)は，彼らが分析したすべての審査において，このセクションに対して 1

つ以上の批判があったことを明らかにしている。その中で最も一般的なものは，方法の記述が不十分である（15％）というものであった。多い批判は，次のようなものであった。

- アウトカム評価における不十分な盲検化（36％）
- 欠陥のある標本：バイアスの存在，代表性の欠如（36％）
- 不十分な重要な交絡変数のコントロール（32％）
- 不適正なサンプルサイズ，不適正な検出力の計算（26％）
- 不十分なデータ解析のアプローチに関する記述（24％）
- 不十分なアウトカム測定の指定や記述（23％）

これらの懸念のいくつかは臨床試験に関連するものであるが（例：盲検化），その多くは広くすべての研究タイプに関連している。小さなサンプルサイズ，サンプルのバイアス，データ収集計画や分析計画の記述の不備は，どのような種類の研究においても問題となりうる。

「アプローチ」セクションには，予備研究についての情報も含める必要がある。新規申請では，研究者は主任研究者の予備研究または開発研究，および申請に関連するあらゆる経験について記述する必要がある。このセクションは，あなたが研究を行うために必要なスキルと背景をもっていることを，審査員に納得させるものでなければならない。申請する研究の基礎となったパイロット・スタディがあれば，記述する必要がある。予備研究に関しては，Inouye と Fiellin（2005）の分析が特に示唆に富んでいる。彼らは，66 件の審査のうち最も大きな批判は，もっとパイロット・スタディが必要であるというもので，41％ の審査で言及されていることを明らかにした。

その他の研究計画セクション：研究計画の残りの項目（項目 5〜11）のほとんどは，常に記載が必要となるわけではない。例えば，脊椎動物を使用することの説明と正当化（項目 5），複数の研究責任者がいる場合のリーダーシップ計画（項目 7）などがこれにあたる。しかし，1 つの項目（項目 9 Letters of support）は，多くの申請に関係がある。この項目は，コンサルタントや共同研究者など，プロジェクトにサービスを提供することに同意する個人からの書簡を添付することを要求している。また，ホストとなる予定の組織からも，その組織がプロジェクトを受け入れ，研究計画書どおりに進めることを支持する旨の書簡（できれば組織のレターヘッドで）を提出する必要がある。

付録資料：2017 年，NIH は付録資料に制限を設けた。許可される資料は，臨床試験プロトコル（臨床試験用），空欄のインフォームド・コンセント用紙，質問紙あるいはデータ収集ツールなどである。その他の項目は，FOA が要求する場合にのみ含めることができる。許可されていないものを含めると，申請書の審査は行われない。

> **ヒント**
>
> NIH の研究計画書の内容は，一般的な研究計画書に求められるものとほぼ同じだが，強調事項やページ数の制限があったり，補足情報が必要だったりする場合がある。

■ 審査のプロセス

NIH に提出された助成金申請書は，NIH 科学審査センターによって，その完全性，重要性，指示への遵守について審査される。審査可能な申請書は，適切な研究所またはセンター，およびピア・レビュー・グループに割り当てられる。

NIH は助成金の申請に関する情報を提供するために，順次的かつ 2 段階の審査システムを採用している。第 1 段階は，ピア・レビューア（NIH の職員ではない）が，申請書の科学的メリットを評価するものである。これらの審査パネルは科学審査グループ scientific review groups（SRG），またはより一般的には研究部会 study sections と呼ばれている。各パネルは，選ばれた研究部会にふさわしい経歴をもち，通常 NIH からの助成実績のある 10〜20 人程度の研究者で構成されている。審査員の任期は 4 年で，各パネルの約 4 分の 1 が毎年新しくなるように時期をずらして任命される。

ヒント

看護研究者による申請は通常，Nursing and Related Clinical Sciences Study Section (NRCS)に割り当てられる。しかし，看護研究者の申請は，健康格差と公平性促進 health disparities and equity promotion（HDEP）または保健サービスの組織と提供 health services organization and delivery（HSOD）など，他の研究部会で審査されることがある。

2段階目の審査は，専門家と一般人の代表で構成される国家諮問委員会によって行われる。諮問委員会は，申請の科学的なメリットだけでなく，申請が提出されたセンターまたは研究所のプログラムや優先事項との関連性，さらには予算的な考慮も考慮する。

研究部会での一次審査では，申請書は詳細な分析のために一次審査員と二次審査員（場合によっては三次審査員）に割り当てられる。各審査員は，5つの主要な審査基準に従ってコメントを作成し，得点を割り振る。

1. **意義**：この研究は，重要な問題に取り組んでいるか？ 申請のねらいが達成された場合，科学的知見や臨床実践はどのように進歩するか？ この分野を牽引する概念や方法に対して，この研究がどのような影響をもたらすか？
2. **研究者**：研究代表者は，この仕事を遂行するために適切な訓練を受け，適切な能力をもっているか？ 提案された研究は，研究代表者や他の研究者の経験レベルにふさわしいか？ 初期段階の研究者は適切な訓練と経験をもっているか？
3. **革新性**：プロジェクトは，新しい概念，アプローチ，方法を用いているか？ ねらいは独創的で革新的か？ 既存のパラダイムに挑戦したり，新しい手法や技術を開発するものか？
4. **アプローチ**：全体的な戦略，設計，手法，分析が適切に展開されており，プロジェクトのねらいに適切か？ 申請者は，潜在的な問題領域をよく認識し，別のアプローチも検討しているか？
5. **研究環境**：その研究が行われる学術的な環境は，成功の可能性を高めるのに寄与するか？ 提案された実験は，その環境独自の特徴を生かしたものか，あるいは有用な協力体制が整備されているか？

これら5つの基準に加え，人または実験動物に対する保護の適切性，女性・少数民族・子どもを参加者として含める標本抽出計画の適切性など，他の要素も計画書の評価に関連している。しかし，これらの要素は正式には採点されない。

計画書の採点方法は2010年に変更された。現在のシステムでは，5つの中核的な基準のそれぞれについて，1（優れている）から9（劣っている）までの尺度で採点される。担当の審査員は研究部会に出席する前に計画書を採点し，1〜9の尺度で総合的な**インパクトスコア** impact score（**優先スコア** priority score とも呼ばれる）を予備的に提出する。インパクトスコアは，その研究がある研究分野にどの程度強力な影響を及ぼすかについての審査員の評価を反映したものである。予備的なインパクトスコアに基づいて，好ましくないスコア（通常，下半分のスコア）の申請は，研究部会全体での会議では議論されず採点も行われない。この合理的なプロセスは，研究部会のメンバーが最も優れた計画書に審議を集中できるようにするために設けられた。

研究部会で審議された計画書については，審査員だけでなく各研究部会員が，計画書に対する各自の批判と研究部会での審議に基づいてインパクトスコアを指定する。そして，各委員が出した個々のインパクトスコアを平均し，その平均値に10を掛けたものが最終的なスコアとなる。したがって，最終的なインパクトスコアは，10点（可能な限り最良のスコア）から90点（可能な限り最悪のスコア）までの幅がある。しかし，最終的なスコアは10点から50点の範囲に集中する傾向がある。これは，最も評価の低い申請書が事前に選別され，研究部会でスコア化されなかったためである。スコアのついた申請書のうち，実際に助成金を獲得できるのは，優先スコアが最も高いものだけである。助成のためのカットオフ値は研究所

や年によって異なるが，通常，助成を確保するためには20点以下になる必要がある。

ヒント

NIHのいくつかの機関（NINRは除く）では，ペイライン（インパクトスコアのパーセンタイルに基づく助成金のカットオフ値）を算出し公表しており，このポイントまでのほぼすべてのR01申請に対して助成金が支払われる。

研究部会開催後数日以内に，申請者は自分の優先スコアとパーセンタイル順位をNIH eRAコモンズからオンラインで知ることができ，約30日以内に評価の要約にアクセスすることができるようになる。この要約書 summary statement には，担当審査員による批評，研究部会の議論の要約，研究部会の推奨事項，特別な配慮事項（研究対象者の問題など）に関する管理上の注意事項が記載されている。採点されなかった場合でも，すべての申請者に要約書が配布され，担当審査員が5つの主要基準をどのように採点したかを知ることができる。

■ 改訂と再提出

資金提供されなかった計画書が何らかの根本的な点（例：問題領域が重要であると判断されなかった）を批評されない限り，多くの場合，審査員の懸念に対応し修正をした申請書を再提出すべきである。Noble（2017）は，審査員への回答を作成するための「10のシンプルなルール」を提示している。彼のガイダンスは学術誌に投稿された原稿の査読に関するものだが，そのアドバイスは研究計画書の審査員の懸念に対処する際にも有用である。彼のヒントの例としては，査読者が指摘したすべての点に対応すること，審査員に礼儀正しく敬意を払うこと，可能な限り審査員の要求に応えること，などが挙げられる。

研究計画書を再提出する際，次の審査員には元の申請書のコピーと要約書が渡され，懸念事項がどの程度解決されたかを評価することができる。NIHへの修正申請書の再提出は，一度だけ可能である。

研究計画書作成のコツ

採択される研究計画書を作成するために踏む正確な手順を伝えることはできないが，本章の最後に，プロセスと成果物の改善に役立つかもしれないいくつかのアドバイスを提供する。これらのヒントの多くは，特に助成金のための研究計画書の準備に関するものである。本節では，採択される助成金申請書の書き方について，ヘルスケア関連の文献に掲載された多くの論文と，Wisdomら（2015）によるアドバイスの統合を大いに参考にした。効果的な助成金申請書を書くためのさらなる提案は，FunkとTornquist（2016），Gerinら（2018），KarshとFox（2014）の著書に示されている。

■ 執筆を始める前にすべきこと

研究計画書を成功させるためには，事前の計画が欠かせない。本節では，実際に執筆準備として行えることを提案する。

早めに着手する

研究計画書を書き，正式な応募手続きの詳細に注意を払うのは時間がかかり，ほとんどの場合，想定していたよりも長くかかる。チームのメンバー（指導教員を含む）や協力的な同僚が何度も見直すことができるよう，十分な時間を確保しよう。許可の取得や予算の承認など，管理上の問題にも十分な時間を割こう。

研究計画書のタイムラインを設けることは，研究計画書作成プロセスに規律を課す良い方法である。図33-1 はその一例だが，タスクのリストは単なる示唆にすぎない。もちろん，研究計画書の作成スケジュールに試験的または予備的な研究を組み込んでおくと有利であり，そうすればタイムラインに何か月も追加されるかもしれない。先述のように，NIHの審査員は，適切なパイロット・スタディがないことをよく批判する。段階的な知識の蓄積は，審査員にとって魅力的である。資金提供を申し込むということは，資金提供者にあなたへの投資を求めるということであるから，研究の基礎がすでにある程度完成していれば，資

タスク	タイムライン（提出前の月数）												
	12+	12	11	10	9	8	7	6	5	4	3	2	1
問題の特定/概念化	X												
文献レビューの実施	X												
データ収集可能な場所の特定とアプローチ	X												
記述的または試験的な作業の開始	X												
パイロットデータの分析により実行可能性を査定	XXXXX												
研究計画全体についての意義と予備的な考えをまとめた「概要書」を作成		XX											
方法論と内容についての専門家の特定と，意見と協力要請の可能性の探索		XXX											
共同調査研究者やコンサルタントのチームづくりの開始		XXXX											
資金提供者やプログラム担当者の特定と連絡（必要に応じて）		XX											
適用可能なすべての書類と説明書の入手・ダウンロード		XX											
助成機関の優先事項を確認し，最近助成を受けた研究を検討		XXX											
研究計画の策定や測定ツールの特定など，必要に応じて統計学者や心理測定学者などと相談		XXXXXXX											
データ収集の場，スタッフ，クライエントを記述するためのサイトデータの収集		XXX											
データ収集場からの同意書および/または支援書の入手		XXX											
研究計画書のアウトライン作成，記載内容の検討					XX								
研究計画書の下書き					XXXXXXX								
予算書の下書き							XX						
その他の付随要素の下書き（略歴など）							XX						
申請書類の内部査読（チームメンバー）								XXX					
査読に基づく改訂								XXX					
申請書類を外部の同僚や指導者による講評，模擬審査委員会の招集								XXX					
すべてのコメントの検討，最終的な修正の追加									XXX				
抄録やサマリーの執筆										XX			
予算やその他の付随要素の最終決定												X	
すべての最終文書の作成，必要な署名の取得												X	

図 33-1　助成申請のタイムラインの例

金提供者はより良い投資の機会を与えられたと感じるだろう。

重要な問題を選択する

研究計画書の採択に不可欠な要素は，臨床的または理論的に重要な問題を選択することである。申請書には，その研究が，審査員にとって重要かつ魅力的なテーマに関するエビデンスに貢献しうるという説得力のある根拠が明確に示されていなければならない。

研究者は，世間や政府関係者が特に注目してい

る特定の「ホットトピック」を利用することで，利益を得られる可能性がある。例えば，**患者の安全性**は今世紀の初めに重要なトピックとして浮上した。その他にも，**統合ケア**，**患者中心のケア**，**プレシジョンメディシン**など，ヘルスケアにおける最近の「流行語」がある。研究者が「波を捉え，波に乗る」（Wiseman et al., 2013, p. 229）ことができるようなホットトピックが出現することもある。米国では，新たな健康トピックを把握する1つの方法として，今後10年間の主要な健康トピックに焦点を当てた「Healthy People」イニ

シアチブのウェブサイトを閲覧することができる。例えば，Healthy People 2020 で新たに取り上げられたトピックには，**睡眠の健康，レズビアン，ゲイ，バイセクシャル，トランスジェンダーの健康**，そして**備え**が含まれていた。研究者は，文化的および政治的な現実に敏感であるべきである。

読者を知る

研究計画書の読者について，できるだけよく知ること。博士論文の場合，これは委員会のメンバーを知り，彼らの期待，興味，スケジュールについて把握することを意味する。助成金を得るための研究計画書を書いている場合は，助成団体が優先している事項に関する情報を入手しよう。また，最近助成を受けたプロジェクトについても調べておくとよいだろう。NIH の申請の場合，予測される審査グループのメンバーリストを見つけることで，審査員の関心事や好みの方法について知ることができるかもしれない。

「読者を知る」ことのもう 1 つの側面は，審査員の視点を理解することである。助成機関の審査員は多忙な専門家であり，自分の仕事の時間を割いて，提案された新しい研究の価値を検討している。彼らは方法論に精通し，その分野の専門家である可能性が高いが，あなたの研究分野に関する知識は限られているかもしれない。したがって，時間に追われる審査員が，専門用語や特殊な表現に頼ることなく研究計画書の価値を把握できるようにすることが重要である。

指導者を決め相談する

助成金申請の経験が豊富で，指導や支援をしてくれる人は，研究初心者にとって非常に貴重な存在である。指導者は，研究計画書の作成や審査員としての自らの経験を共有してくれるかもしれない。理想的には，初期のアイデアについて話し合い，予算編成の過程を助け，研究計画書案を確認してくれる指導者を見つけることである。また，指導者に研究計画書のタイムラインを確認してもらい，それを守ることを約束することも必要である。指導者は，多くの場合，若手研究者が研究計画書を書く際に陥る「自分は一体何を考えていた

んだろう」という段階を乗り越えるのを助けてくれる(Conn, 2013)。

採択された研究計画書を確認する

研究計画書を実際に書くことに勝る学習体験はないが，研究計画書作成の初心者は，採択された研究計画書を調べることで利益を得ることができる。あなたの同僚や学生の中には，（資金提供者や論文委員会に）受け入れられた研究計画書を書いた人がいるだろうし，成功した取り組みを他の人と共有することをいとわない人もいるだろう。また，政府から助成を受けた研究計画書は通常公開されている，つまり，助成を受けた研究計画書のコピーを求めることができる。例えば，NIH が資金提供したプロジェクトを入手するには，該当する研究所の NIH Freedom of Information Coordinator に連絡すればよい。また，過去に助成を受けたプロジェクトの研究責任者と直接連絡を取り，研究計画書を共有してもらえるかどうか問い合わせることも重要な方法である。

いくつかの学術誌では，管理や予算情報を除いた研究計画書全体が掲載されている。例えば，『Western Journal of Nursing Research』は，思春期の父親に関する質的研究の研究計画書を審査員のコメントとともに掲載している(Dallas et al., 2005a, 2005b)。DeCuir-Gunby と Schutz(2017)の著書の 1 つの章には，ミックス・メソッド研究の完全な研究計画書が掲載されている。この研究計画書は健康分野のものではなく，NIH への研究計画書よりも長いが，良い助成金申請書の書き方について有用な視点を提供している。最後に，NIH の 1 つの機関〔国立アレルギー感染症研究所(NIAID)〕は，R01，R03，R15，K01，F31 など，いくつかのタイプの助成金制度のための申請書と要約のサンプルを提供している。

強力な研究チームをつくる

助成研究の場合，審査員は研究者の資質を重要視することが多いため，戦略的にチームを編成することが重要である。有能な人材だけを集めたチームでは不十分で，適切な能力の**組み合わせ**が重要である。コンサルタントをうまく利用することで，ギャップや弱点を補うことができる場合が

多い。

　また，プロジェクトチームによっては，時間的に十分コミットできない研究者が多すぎるという欠点もある。プロジェクトに5〜10%の時間しか割けないトップレベルの専門家を5人以上集めるのは賢明ではない。そのようなプロジェクトでは，誰も仕事の流れをコントロールできないため，しばしば管理上の問題に直面する。共同研究は評価されるが，参加するすべての研究者について，その理由を正当化する必要がある。

■ 執筆中に行うべきこと

　十分に計画を立て，現実的なスケジュールを作成したら，次は研究計画書の作成に取りかかろう。執筆段階でのいくつかの提案は以下のとおりである。

指示を遵守する

　研究助成機関(および大学)は，研究計画書に必要な事項について指示を出している。これらの指示をよく読み，正確に従うことが非常に重要である。研究計画書は，最小フォントサイズやページ数制限などのガイドラインを守っていない場合，審査なしに却下されることがある。

明確で説得力のある主張を構築する

　助成金を求めるかどうかにかかわらず，研究計画書では，あなたが正しい問いを立てていること，その問いを立てるのに適切な人物であること，そして妥当で信用できる答えを得るために厳格な方法を使用することを審査員に納得させる必要がある。また，その答えが看護とそのクライエントに変化をもたらすものであることも納得させなければならない。

　研究計画書作成の初心者は，自分自身と自分のアイデアという商品を**売り込んでいる**ことを忘れてしまうことがある。したがって，研究計画書はマーケティングの機会であると考えるのが適切である。良いアイデアと適切な方法があるだけでは不十分で，説得力のあるプレゼンテーションが必要である。助成金調達が懸かっている場合，**他の応募者は自分の研究計画書があなたの研究計画書よりも資金を提供する価値があると審査員を説得**

しようとするため，その挑戦はより大きなものとなる。

　審査員は，自分が審査するほとんどの申請が助成を受けられないことを承知している。例えば，2018年度，NINRへの新規および競合的助成金申請の**採択率**は約11%だった。つまり，10件の申請のうち約9件が助成を受けられなかったということである(Fシリーズの助成金の場合は成功率が高くなる傾向があり，約33%である)。審査員の仕事は，学術的に最も価値のある申請書を見極めることである。研究計画書を書く際には，自分の申請が有利になるような特徴を意識的に盛り込む必要がある。つまり，競争力をつけるための工夫が必要である。審査員によって常に指摘される問題点(Inouye & Fiellin, 2005)を考慮し，よく練られたチェックリストを使って，研究計画書を強化する機会を逃さないようにしよう。

　研究計画書は，前向きで自信に満ちた調子で書こう。申請された研究が重要で，厳密に行われると確信させられなければ，審査員を説得することはできない。実現不可能なことを約束するのは賢明ではないが，強い興味をもたせる方法を考えるべきだろう。

方法論の決定を正当化する

　多くの計画書が失敗するのは，方法論の重要な決定に十分な根拠があると確信させられないからである。方法論の決定は，別の方法の利点と欠点を念頭に置いて慎重に行うべきであり，簡潔であっても説得力のある正当な理由を提供する必要がある。可能な限り，エビデンスに基づいて決定し，研究計画書で提案した方法の有用性を示す引用文献で**弁護する**。ページの制約上，十分な説明ができないことも多いが，方法論の選択についての詳細が不十分であったり，説明が乏しかったりすると，危ういことになる。

審査基準に対応する

　審査基準を意識し，研究計画書の中でその基準に関連する部分を強調しながら書こう。すべての段落を精査し，研究計画書の審査基準の少なくとも1つに対応しているかどうかを評価する必要がある。研究計画書の確認を他者に依頼する場合

は，その人が審査基準を理解していることを確認しておくことが大事である。

華やかに始め，華やかに終わる

研究計画書の要約や概要は，細心の注意を払って作成する必要がある。審査員が最初に読むものの1つであるため，好印象を与えるものでなければならない(NIH申請の場合，割り当てられた審査員以外は，研究計画書全体を読まずに**要約だけ**を読む場合がある)。理想的な要約は，興奮を呼び起こし，提案された研究の厳密性に対する信頼を喚起するものである。要約は研究計画書の冒頭に表示されるが，多くの場合，研究計画書作成の最後に書かれる。

研究計画書は通常，データ分析計画など，やや刺激的でない内容で締めくくられる。提案されたプロジェクトの重要性と革新を要約した簡潔で前向きな結論の段落は，看護実践と看護科学に貢献する可能性を審査員に思い起こさせるのに有効である。

プレゼンテーションに注意を払う

研究計画書がよく整理されており，文法的に正しく，読みやすければ，審査員はより良い精神状態で読み進めることができる。派手な図表は必要ないが，プロフェッショナルな表現で，疲弊した審査員に対する敬意を示す必要がある。Inouyeと Fiellin(2005)の調査では，助成金申請書の20%が，誤字脱字，レイアウトの不良，一貫性の欠如，表の欠落といったプレゼンテーションの問題で批判された。

研究計画書を講評してもらう

研究計画書を正式に提出する前に，草稿を他者に確認してもらうべきである。レビューには，内容と方法論の両方についての専門知識をもっている人を選ぶべきである。研究計画書が助成金を目的としたものである場合，確認する者の1人は助成金源について知識をもっていることが理想的である。研究を強化すると考えられる専門的な知識をもつコンサルタントの候補者がいる場合は，その人にも参加してもらって草稿を見直し，改善のための提言をもらうようにする。

大学では，助成機関に提出する前に，模擬審査委員会が開催されることがよくある。教員や学生はこの模擬審査に招かれ，研究計画書を強化するための貴重なフィードバックを提供する。Kulageと Larson(2018)は，ある看護学部において，模擬審査を受けた申請書は，受けていないものに比べて，資金調達率が有意に高いことを明らかにした。彼らは，模擬審査のプロトコルについて説明している。

研究例

NIH は Research Portfolio Online Reporting Tools(RePORTER)を通じて，助成を受けた全研究の要約を公開している。要約は，対象，研究者，研究所，助成制度の種類，助成年等によって検索することができる。ここでは，NINR から助成を受けた2件のプロジェクトの要約を紹介する。

助成金付き臨床試験(R01)プロジェクトの一例

ピッツバーグ大学看護学部のポストドクフェローの Ji Yeon Choi 博士は，「Lung Transplant GO (LTGO)：肺移植後の運動に関する自己管理の改善」と題するプロジェクトで以下の要約を作成した。この申請は，Special Emphasis Panel による審査を受け，2018年5月に NINR の助成を受けた。プロジェクトは2022年3月に完了する予定である。このプロジェクトの助成総額は 569,238 ドルである。

プロジェクト概要：肺移植は費用のかかる治療法である。移植前30日から術後6か月までの推定費用は，患者1人あたり100万ドルを超え，その後の日常的な医療管理には年間5万ドルの費用がかかると言われている。このような多額の投資にもかかわらず，大きな課題が残されている。移植前の肺移植患者 lung transplant recipient(LTR)は，重度の換気障害のために自ら活動を制限し，その結果，筋肉量が減少し，大きな運動をしている骨格筋に質的変化が生じる。移植後には肺機能は改善されるものの LTR は予測される身体機能や身体活動量に達しないことが，先行研究では一貫して報告され

ている。さらに，LTR の約 70% は，免疫抑制レジメンのために最初の 5 年以内に高血圧を発症するリスクがあり，不活発なライフスタイルはこのリスクを悪化させる可能性がある。その結果，移植の恩恵を十分に受けることができない可能性がある。LTR が運動を自己管理し，活動的なライフスタイルをとるための方法を検証した研究はほとんどない。新進気鋭の研究者が主導して実施する本研究では，LTGO の効果を検証する。LTGO は，LTR の自宅で実施する個別化された運動トレーニングと行動コーチングと統合した行動的運動介入プログラムである。運動トレーニングは，LTR が筋肉の衰えを回復させるための運動を学び，実践することに焦点を当てる。行動コーチングでは，段階的な目標設定，自己モニタリング，フィードバック，問題解決などの戦略を用いて，LTR が日常生活で身体活動を自己管理し，持続的な習慣として維持するためのスキルを身に付けられるよう支援する。LTGO 介入は，2 つの段階で構成されている。第 1 段階では，遠隔リハビリテーションのプラットフォームである VI-SYTER（Versatile and Integrated System for Telerehabilitation）を用いて，在宅での集中的な運動トレーニングと行動コーチングを行う。双方向の介入セッションは，リアルタイムのビデオ会議を通じて自宅で行われる（12 週間で 10 セッション）。そして第 2 段階は，自己管理への移行である。12 週間にわたり，4 回の電話セッション（1 回の行動契約＋3 回の月ごとのカウンセリング）を行い，行動コーチングと運動強化を行う。この画期的なパイロット研究では，LTGO の実行可能性，安全性，身体機能と身体活動を改善する能力を論証することに成功し，熱烈な支持を得た。私たちは，LTGO と強化された通常ケア enhanced usual care（EUC）を比較する 2 群の RCT を実施する予定である。参加者は 112 人の LTR で，LTGO 群または EUC 群に無作為化（1：1）される予定である。アウトカムは，ベースライン，3 か月後，6 か月後に測定する。主要アウトカムは身体機能〔歩行能力（6 分間歩行テスト），バランス（バーグ・バランススケール），下半身筋力

（30 秒椅子立ち上がりテスト），大腿四頭筋筋力（Biodex System 3 Pro）〕および身体活動（Actigraph GT3X）である。副次的アウトカムは，血圧コントロール（高血圧発症の予防または既存の高血圧のコントロール）である。潜在的な媒介因子は，運動自己効力感および自己モニタリング（Fitbit Charge HR）である。潜在的な調整因子は，性別および臨床因子（症状，移植前後の臨床データ）である。知見は，LTR における運動自己管理を改善する手段としての LTGO の有効性に関するエビデンスを提供し，潜在的には，他の複雑な慢性疾患を有する個人における利益となる可能性がある。

助成金を受けたミックス・メソッド研究のトレーニング（F31）プロジェクトの一例

ペンシルバニア大学博士課程の Foster Baah は，NRSA プレドクトラル（F31）フェローシップに申請し，採択された。このプロジェクトは 2018 年 9 月に NINR から助成を受け，2020 年 6 月に終了予定であった。彼は，「地域在住の心不全患者における健康の社会的決定要因とセルフケアの関係を理解するためのミックス・メソッド研究」と題する研究について，以下の要約を作成した。

研究概要：先行研究では，心不全のような慢性疾患の地域集団内での分布と健康の社会的決定要因 social determinants of health（SDH）の関連性に焦点が当てられてきた。これらの研究は，人種的，民族的，社会経済的に少数派のグループが，心不全による負担を最も大きく受けていることを反映している。心不全患者における適切なセルフケアは，増悪の予防，再入院の減少，生活の質および全体的な well-being の向上に大きく寄与することが知られているが，SDH と心不全セルフケアとの関係についてはほとんど知られていない。特に，SDH が心不全患者のセルフケアの選択を制限するメカニズムにおいて，患者の基本的な状況的ニーズがどのように影響しているかについては明らかになっていない。このメカニズムは，異なる少数派グループ間で心不全による負担の差異を生じさせる可能性がある。セルフケア行動に影響を

与える特定の患者に特有のニーズを査定することによってのみ，SDH の悪影響を受けやすい立場のグループの健康を改善するための介入を的確に実施することができる。したがって，今回提案する研究計画書は，入院中の心不全患者における SDH と心不全セルフケアの関係を理解するためのミックス・メソッド研究を，申請者が実施するための準備となるものである。この目標は，3 つの具体的な目的を通じて達成される。(1)心不全増悪のため入院した 145 人の地域住民を対象として，SDH と心不全セルフケアの関係を定量的に評価する。SDH の 7 つの中核領域(人種，所得，教育，雇用，近隣環境，住宅状況と安定，社会的統合と支援)を心不全セルフケア(維持，モニタリング，管理，自信)の予測因子として，変数減少法による重回帰分析を用いて検証する。(2)量的分析を行った標本のうち SDH とそのセルフケア選択をめぐる極端なケース(セルフケア維持不良と優良，$N=40$)を対象として，認識，信念，経験について，1 対 1 のインタビューを行い，Gibb の反射的サイクルを用いて質的に探索する。これにより，SDH が心不全患者のセルフケア選択を制限するメカニズムにおける，参加者にとっての顕著な基本的な状況的ニーズを明らかにする。(3)3 つめの目的では，極端なケースから得られた質的・量的データを統合し，参加者のセルフケア行動と自己申告された SDH の差異を記述することで，SDH とセルフケア行動の差異また一致のパターンを明らかにする。これは，SDH と心不全セルフケアの関係を探索し，SDH がセルフケアに影響するメカニズムとして患者固有の基本的ニーズを特定するためにミックス・メソッドアプローチを用いる初めての研究である。本研究は，健康の増進，疾病の予防，個人の健康増進，健康の公平性の向上を目指す国立看護研究所の戦略計画に合致するものである。

🖌 要点

- 研究計画書 research proposal とは，研究者が何を研究しようとするかを明記した文書で，学位論文の承認を求める学生や，財政的あるいは組織的支援を求める研究者が作成するものである。助成金獲得のための研究計画書作成に関連する一連のスキルは，助成金獲得術 grantsmanship と呼ばれている。

- 質的研究では方法論の決定が研究開始後に行われるため，研究計画書の作成は特に困難である。質的研究の計画書は，提案された研究が重要であり，リスクが低いことを審査員に納得させる必要がある。

- 学位論文の研究計画書を作成する際には，適切に選ばれた委員および委員長と緊密に協力する必要がある。博士論文の研究計画書は，論文に組み込むことができる部分を含む「ミニ論文」になることもある。

- 米国では，連邦政府が健康分野の研究者にとって最大の研究資金源となっている。通常の助成金プログラムは，親公募 Parent Announcement〔助成機会公募(FOAs)でカバーされる〕を通じて説明される。また，国立衛生研究所(NIH)などの連邦機関では，助成金 grants のためのプログラム・アナウンスメント Program Announcements(PA)や応募依頼書 Requests for Applications(RFA)，契約 contracts のための提案依頼書 Requests for Proposals(RFP)という形で特別な機会を発表している。

- 看護師は NIH のさまざまな助成に応募することができる。主なものとして，研究プロジェクト助成金 Research Project Grants(R01)，学術研究促進基金 Academic Research Enhancement Awards(AREA)助成金(R15)，小規模助成金 Small Grants(R03)，探査・開発研究助成基金 Exploratory/Development Grants(R21)がある。また，NIH は National Research Service Award(NRSA)プログラムを通じて，F シリーズ賞やキャリア開発賞(K シリーズ賞)として研修フェローシップを授与している。

- NIH への助成金申請は，SF424 という特殊なフォーム(入力可能な画面)を使用し，PDF をアップロードして添付することによりオンラインで行われる。

- NIH 助成金申請の中心となるのは研究計画の構成要素 research plan component であり，新

規申請には2つの主要なセクションが含まれる。それは**具体的なねらい**と**研究戦略**である。後者はR01申請では12ページに制限されており，意義，革新，アプローチと呼ばれるサブセクションが含まれる。

- NIHの助成金申請には予算も必要だが，R01助成金の募集要項で直接経費が年間25万ドルを超えない場合は，簡略化されたモジュール式予算 modular budgets が使用可能である。

- NIHへの助成金申請は，年に3回，2段階プロセスで審査される。第1段階は，各提案の科学的なメリットを評価する科学審査グループ scientific review group（SRG。通常は研究部会 study section と呼ばれる）によるピア・レビューで，第2段階は諮問委員会による審査である。

- NIHの審査手法では，研究部会は担当審査員による予備評価で研究計画書の上位半分と判断された申請書のみに優先スコア priority score（インパクトスコア impact score）を付与している。研究部会による最終的な優先スコアは，10点が最良，90点が最低となる。

- NIH助成金の申請者には，研究計画書の批評を記載した要約書 summary statement が送付される。また，採点された研究計画書の申請者には，インパクトスコア/優先スコアとパーセンタイルランキングの情報が送られる。

- 良い研究計画書を書くための提案として，計画段階に関すること（例：早めに着手する，重要なテーマを選ぶ，読者について学ぶ，成功した研究計画書を確認する，強力なチームをつくるなど）と，執筆段階に関すること（研究計画書の指示に従う，説得力のある主張を構築する，方法論の決定を正当化する，審査基準に確実に対応する，華やかに始め華やかに終わる，研究計画書の草稿を専門知識をもつ者に講評してもらう）がある。

文献

Bliss, D. Z.（2005）. Writing a grant proposal, Part 6: The budget, budget justification, and resource environment. *Journal of Wound, Ostomy, & Continence Nursing, 32*, 365-367.

Bloomberg, L., & Volpe, M.（2016）. *Completing your qualitative dissertation: A road map from beginning to end*（3rd ed.）. Thousand Oaks: Sage.

Botham, C., Arribere, J., Brubaker, S., & Beier, K.（2017）. Ten simple rules for writing a career development award proposal. *PLoS Computational Biology, 13*, e1005863.

Conn, V.（2013）. Welcome to the dark side of grant writing. *Western Journal of Nursing Research, 35*, 967-969.

Conn, V., Topp, R., Dunn, S., Hopp, L., Jadack, R., Jansen, , ... Moch, D.（2015）. Science on a shoestring: Building nursing knowledge with limited funding. *Western Journal of Nursing Research, 37*, 1256-1268.

Dallas, C., Norr, K., Dancy, B., Kavanagh, K., & Cassata, L.（2005a）. An example of a successful research proposal: Part I. *Western Journal of Nursing Research, 27*, 50-72.

Dallas, C., Norr, K., Dancy, B., Kavanagh, K., & Cassata, L.（2005b）. An example of a successful research proposal: Part II. *Western Journal of Nursing Research, 27*, 210-231.

DeCuir-Gunby, J., & Schutz, P.（2017）. *Developing a mixed methods proposal: A practical guide for beginning researchers*. Thousand Oaks, CA: Sage.

Funk, S. G., & Tornquist, E. M.（2016）. *Writing winning proposals for nurses and health care professionals*. New York: Springer Publishing Co.

Gerin, W., Kinkade, C., & Page, N.（2018）. *Writing the NIH grant proposal: A step-by-step guide*（3rd ed.）. Thousand Oaks, CA: Sage.

Hassmiller, S. B.（2017）. How to engage funders and get money: The 10Rs you need to know. *American Journal of Nursing, 117*, 63-65.

Higdon, J., & Topp, R.（2004）. How to develop a budget for a research proposal. *Western Journal of Nursing Research, 26*, 922-929.

Inouye, S. K., & Fiellin, D. A.（2005）. An evidence-based guide to writing grant proposals for clinical research. *Annals of Internal Medicine, 142*, 274-282.

Karsh, E., & Fox, A.（2014）. *The only grant-writing book you'll ever need*（4th ed.）. New York: Basic Books.

Klopper, H.（2008）. The qualitative research proposal. *Curationis, 31*, 62-72.

Knafl, K., & Deatrick, J.（2005）. Top 10 tips for successful qualitative grantsmanship. *Research in Nursing & Health, 28*, 441-443.

Kulage, K., & Larson, E.（2018）. Intramural pilot funding and internal grant reviews increase research capacity at a school of nursing. *Nursing Outlook, 66*, 11-17.

Kulage, K., Schnall, R., Hickey, K., Travers, J., Zezulinski, K., Torres, F., ... Larson, E.（2015）. Time and costs of preparing and submitting an NIH grant application at a school of nursing. *Nursing Outlook, 63*, 639-649.

Locke, L., Spirduso, W., & Silverman, S.（2014）. *Proposals that work: A guide for planning dissertations and grant proposals*（6th ed.）. Thousand Oaks, CA: Sage.

Lor, M., Oyesanya, T., Chen, C., Cherwin, C., & Moon, C.（2019）. Postdoctoral opportunities for nursing PhD graduates: A resource guide. *Western Journal of Nursing Research*. doi:10.1177/0193945918775691.

Noble, W. S.（2017）. Ten simple rules for writing a response to reviewers. *PLoS Computational Biology, 13*, e1005730.

Padgett, D., & Henwood, B.（2009）. Obtaining large-scale funding for empowerment-oriented qualitative research: A report from personal experience. *Qualitative Health Research, 19*, 868-874.

Parker, B., & Steeves, R.（2005）. The National Research Service Award: Strategies for developing a successful proposal. *Journal of Professional Nursing, 21*, 23-31.

Rawl, S. M.（2014）. Writing a competitive individual National

Service Award (F31) application. *Western Journal of Nursing Research, 36*, 31–46.

Roberts, C., & Hyatt, L. (2019). *The dissertation journey: A practical guide to planning, writing, and defending your dissertation* (3rd ed.). Thousand Oaks, CA: Sage.

Rudestam, K., & Newton, R. (2015). *Surviving your dissertation: A comprehensive guide to content and process* (4th ed.). Thousand Oaks, CA: Sage.

Santen, R., Barrett, E., Siragy, H., Farhi, L., Fishbein, L., & Carey, R. (2017). The jewel in the crown: Specific aims section of investigator-initiated grant proposals. *Journal of the Endocrine Society, 1*, 1194–1202.

Wisdom, J., Riley, H., & Myers, N. (2015). Recommendations for writing successful grant proposals: An information synthesis. *Academic Medicine, 90*, 1720–1725.

Wiseman, J., Alavi, K., & Milner, R. (2013). Grant writing 101. *Clinics in Colon and Rectal Surgery, 26*, 228–231.

確率分布の統計表

表A-1　t分布の棄却限界値

df	両側検定の有意水準	.10	.05	.02	.01	.001
	片側検定の有意水準	.05	.025	.01	.005	.0005
1		6.314	12.706	31.821	63.657	636.619
2		2.920	4.303	6.965	9.925	31.598
3		2.353	3.182	4.541	5.841	12.941
4		2.132	2.776	3.747	4.604	8.610
5		2.015	2.571	3.376	4.032	6.859
6		1.953	2.447	3.143	3.707	5.959
7		1.895	2.365	2.998	3.449	5.405
8		1.860	2.306	2.896	3.355	5.041
9		1.833	2.262	2.821	3.250	4.781
10		1.812	2.228	2.765	3.169	4.587
11		1.796	2.201	2.718	3.106	4.437
12		1.782	2.179	2.681	3.055	4.318
13		1.771	2.160	2.650	3.012	4.221
14		1.761	2.145	2.624	2.977	4.140
15		1.753	2.131	2.602	2.947	4.073
16		1.746	2.120	2.583	2.921	4.015
17		1.740	2.110	2.567	2.898	3.965
18		1.734	2.101	2.552	2.878	3.922
19		1.729	2.093	2.539	2.861	3.883
20		1.725	2.086	2.528	2.845	3.850
21		1.721	2.080	2.518	2.831	3.819
22		1.717	2.074	2.508	2.819	3.792
23		1.714	2.069	2.500	2.807	3.767
24		1.711	2.064	2.492	2.797	3.745
25		1.708	2.060	2.485	2.787	3.725
26		1.706	2.056	2.479	2.779	3.707
27		1.703	2.052	2.473	2.771	3.690
28		1.701	2.048	2.467	2.763	3.674
29		1.699	2.045	2.462	2.756	3.659
30		1.697	2.042	2.457	2.750	3.646
40		1.684	2.021	2.423	2.704	3.551
60		1.671	2.000	2.390	2.660	3.460
120		1.658	1.980	2.358	2.617	3.373
∞		1.645	1.960	2.326	2.576	3.291

762　付録A：確率分布の統計表

表A-2　F分布の棄却限界値

| $\frac{df_B}{df_W}$ | $\alpha=.05$（両側） | | | | | $\alpha=.025$（片側） | | | | |
---	1	2	3	4	5	6	8	12	24	∞
1	161.4	199.5	215.7	224.6	230.2	234.0	238.9	243.9	249.0	254.3
2	18.51	19.00	19.16	19.25	19.30	19.33	19.37	19.41	19.45	19.50
3	10.13	9.55	9.28	9.12	9.01	8.94	8.84	8.74	8.64	8.53
4	7.71	6.94	6.59	6.39	6.26	6.16	6.04	5.91	5.77	5.63
5	6.61	5.79	5.41	5.19	5.05	4.95	4.82	4.68	4.53	4.36
6	5.99	5.14	4.76	4.53	4.39	4.28	4.15	4.00	3.84	3.67
7	5.59	4.74	4.35	4.12	3.97	3.87	3.73	3.57	3.41	3.23
8	5.32	4.46	4.07	3.84	3.69	3.58	3.44	3.28	3.12	2.93
9	5.12	4.26	3.86	3.63	3.48	3.37	3.23	3.07	2.90	2.71
10	4.96	4.10	3.71	3.48	3.33	3.22	3.07	2.91	2.74	2.54
11	4.84	3.98	3.59	3.36	3.20	3.09	2.95	2.79	2.61	2.40
12	4.75	3.88	3.49	3.26	3.11	3.00	2.85	2.69	2.50	2.30
13	4.67	3.80	3.41	3.18	3.02	2.92	2.77	2.60	2.42	2.21
14	4.60	3.74	3.34	3.11	2.96	2.85	2.70	2.53	2.35	2.13
15	4.54	3.68	3.29	3.06	2.90	2.79	2.64	2.48	2.29	2.07
16	4.49	3.63	3.24	3.01	2.85	2.74	2.59	2.42	2.24	2.01
17	4.45	3.59	3.20	2.96	2.81	2.70	2.55	2.38	2.19	1.96
18	4.41	3.55	3.16	2.93	2.77	2.66	2.51	2.34	2.15	1.92
19	4.38	3.52	3.13	2.90	2.74	2.63	2.48	2.31	2.11	1.88
20	4.35	3.49	3.10	2.87	2.71	2.60	2.45	2.28	2.08	1.84
21	4.32	3.47	3.07	2.84	2.68	2.57	2.42	2.25	2.05	1.81
22	4.30	3.44	3.05	2.82	2.66	2.55	2.40	2.23	2.03	1.78
23	4.28	3.42	3.03	2.80	2.64	2.53	2.38	2.20	2.00	1.76
24	4.26	3.40	3.01	2.78	2.62	2.51	2.36	2.18	1.98	1.73
25	4.24	3.38	2.99	2.76	2.60	2.49	2.34	2.16	1.96	1.71
26	4.22	3.37	2.98	2.74	2.59	2.47	2.32	2.15	1.95	1.69
27	4.21	3.35	2.96	2.73	2.57	2.46	2.30	2.13	1.93	1.67
28	4.20	3.34	2.95	2.71	2.56	2.44	2.29	2.12	1.91	1.65
29	4.18	3.33	2.93	2.70	2.54	2.43	2.28	2.10	1.90	1.64
30	4.17	3.32	2.92	2.69	2.53	2.42	2.27	2.09	1.89	1.62
40	4.08	3.23	2.84	2.61	2.45	2.34	2.18	2.00	1.79	1.51
60	4.00	3.15	2.76	2.52	2.37	2.25	2.10	1.92	1.70	1.39
120	3.92	3.07	2.68	2.45	2.29	2.17	2.02	1.83	1.61	1.25
∞	3.84	2.99	2.60	2.37	2.21	2.09	1.94	1.75	1.52	1.00

（続く）

付録Ａ：確率分布の統計表　　763

表 A-2　F 分布の棄却限界値（続き）

$\dfrac{df_B}{df_W}$	α＝.01（両側）					α＝.005（片側）				
	1	2	3	4	5	6	8	12	24	∞
1	4,052	4,999	5,403	5,625	5,764	5,859	5,981	6,106	6,234	6,366
2	98.49	99.00	99.17	99.25	99.30	99.33	99.36	99.42	99.46	99.50
3	34.12	30.81	29.46	28.71	28.24	27.91	27.49	27.05	26.60	26.12
4	21.20	18.00	16.69	15.98	15.52	15.21	14.80	14.37	13.93	13.46
5	16.26	13.27	12.06	11.39	10.97	10.67	10.29	9.89	9.47	9.02
6	13.74	10.92	9.78	9.15	8.75	8.47	8.10	7.72	7.31	6.88
7	12.25	9.55	8.45	7.85	7.46	7.19	6.84	6.47	6.07	5.65
8	11.26	8.65	7.59	7.01	6.63	6.37	6.03	5.67	5.28	4.86
9	10.56	8.02	6.99	6.42	6.06	5.80	5.47	5.11	4.73	4.31
10	10.04	7.56	6.55	5.99	5.64	5.39	5.06	4.71	4.33	3.91
11	9.65	7.20	6.22	5.67	5.32	5.07	4.74	4.40	4.02	3.60
12	9.33	6.93	5.95	5.41	5.06	4.82	4.50	4.16	3.78	3.36
13	9.07	6.70	5.74	5.20	4.86	4.62	4.30	3.96	3.59	3.16
14	8.86	6.51	5.56	5.03	4.69	4.46	4.14	3.80	3.43	3.00
15	8.68	6.36	5.42	4.89	4.56	4.32	4.00	3.67	3.29	2.87
16	8.53	6.23	5.29	4.77	4.44	4.20	3.89	3.55	3.18	2.75
17	8.40	6.11	5.18	4.67	4.34	4.10	3.78	3.45	3.08	2.65
18	8.28	6.01	5.09	4.58	4.29	4.01	3.71	3.37	3.00	2.57
19	8.18	5.93	5.01	4.50	4.17	3.94	3.63	3.30	2.92	2.49
20	8.10	5.85	4.94	4.43	4.10	3.87	3.56	3.23	2.86	2.42
21	8.02	5.78	4.87	4.37	4.04	3.81	3.51	3.17	2.80	2.36
22	7.94	5.72	4.82	4.31	3.99	3.76	3.45	3.12	2.75	2.31
23	7.88	5.66	4.76	4.26	3.94	3.71	3.41	3.07	2.70	2.26
24	7.82	5.61	4.72	4.22	3.90	3.67	3.36	3.03	2.66	2.21
25	7.77	5.57	4.68	4.18	3.86	3.63	3.32	2.99	2.62	2.17
26	7.72	5.53	4.64	4.14	3.82	3.59	3.29	2.96	2.58	2.13
27	7.68	5.49	4.60	4.11	3.78	3.56	3.26	2.93	2.55	2.10
28	7.64	5.45	4.57	4.07	3.75	3.53	3.23	2.90	2.52	2.06
29	7.60	5.42	4.54	4.04	3.73	3.50	3.20	2.87	2.49	2.03
30	7.56	5.39	4.51	4.02	3.70	3.47	3.17	2.84	2.47	2.01
40	7.31	5.18	4.31	3.83	3.51	3.29	2.99	2.66	2.29	1.80
60	7.08	4.98	4.13	3.65	3.34	3.12	2.82	2.50	2.12	1.60
120	6.85	4.79	3.95	3.48	3.17	2.96	2.66	2.34	1.95	1.38
∞	6.64	4.60	3.78	3.32	3.02	2.80	2.51	2.18	1.79	1.00

（続く）

764 付録Ａ：確率分布の統計表

表 A-2 F 分布の棄却限界値（続き）

$\frac{df_B}{df_W}$	$\alpha=.001$（両側）					$\alpha=.0005$（片側）				
	1	2	3	4	5	6	8	12	24	∞
1	405,284	500,000	540,379	562,500	576,405	585,937	598,144	610,667	623,497	636,619
2	998.5	999.0	999.2	999.2	999.3	999.3	999.4	999.4	999.5	999.5
3	167.5	148.5	141.1	137.1	134.6	132.8	130.6	128.3	125.9	123.5
4	74.14	61.25	56.18	53.44	51.71	50.53	49.00	47.41	45.77	44.05
5	47.04	36.61	33.20	31.09	29.75	28.84	27.64	26.42	25.14	23.78
6	35.51	27.00	23.70	21.90	20.81	20.03	19.03	17.99	16.89	15.75
7	29.22	21.69	18.77	17.19	16.21	15.52	14.63	13.71	12.73	11.69
8	25.42	18.49	15.83	14.39	13.49	12.86	17.04	11.19	10.30	9.34
9	22.86	16.39	13.90	12.56	11.71	11.13	10.37	9.57	8.72	7.81
10	21.04	14.91	12.55	11.28	10.48	9.92	9.20	8.45	7.64	6.76
11	19.69	13.81	11.56	10.35	9.58	9.05	8.35	7.63	6.85	6.00
12	18.64	12.97	10.80	9.63	8.89	8.38	7.71	7.00	6.25	5.42
13	17.81	12.31	10.21	9.07	8.35	7.86	7.21	6.52	5.78	4.97
14	17.14	11.78	9.73	8.62	7.92	7.43	6.80	6.13	5.41	4.60
15	16.59	11.34	9.34	8.25	7.57	7.09	6.47	5.81	5.10	4.31
16	16.12	10.97	9.00	7.94	7.27	6.81	6.19	5.55	4.85	4.06
17	15.72	10.66	8.73	7.68	7.02	6.56	5.96	5.32	4.63	3.85
18	15.38	10.39	8.49	7.46	6.81	6.35	5.76	5.13	4.45	3.67
19	15.08	10.16	8.28	7.26	6.61	6.18	5.59	4.97	4.29	3.52
20	14.82	9.95	8.10	7.10	6.46	6.02	5.44	4.82	4.15	3.38
21	14.59	9.77	7.94	6.95	6.32	5.88	5.31	4.70	4.03	3.26
22	14.38	9.61	7.80	6.81	6.19	5.76	5.19	4.58	3.92	3.15
23	14.19	9.47	7.67	6.69	6.08	5.65	5.09	4.48	3.82	3.05
24	14.03	9.34	7.55	6.59	5.98	5.55	4.99	4.39	3.74	2.97
25	13.88	9.22	7.45	6.49	5.88	5.46	4.91	4.31	3.66	2.89
26	13.74	9.12	7.36	6.41	5.80	5.38	4.83	4.24	3.59	2.82
27	13.61	9.02	7.27	6.33	5.73	5.31	4.76	4.17	3.52	2.75
28	13.50	8.93	7.19	6.25	5.66	5.24	4.69	4.11	3.46	2.70
29	13.39	8.85	7.12	6.19	5.59	5.18	4.64	4.05	3.41	2.64
30	13.29	8.77	7.05	6.12	5.53	5.12	4.58	4.00	3.36	2.59
40	12.61	8.25	6.60	5.70	5.13	4.73	4.21	3.64	3.01	2.23
60	11.97	7.76	6.17	5.31	4.76	4.37	3.87	3.31	2.69	1.90
120	11.38	7.31	5.79	4.95	4.42	4.04	3.55	3.02	2.40	1.56
∞	10.83	6.91	5.42	4.62	4.10	3.74	3.27	2.74	2.13	1.00

付録Ａ：確率分布の統計表　765

表 A-3　カイ二乗分布の棄却限界値

df	有意水準				
	.10	.05	.02	.01	.001
1	2.71	3.84	5.41	6.63	10.83
2	4.61	5.99	7.82	9.21	13.82
3	6.25	7.82	9.84	11.34	16.27
4	7.78	9.49	11.67	13.28	18.46
5	9.24	11.07	13.39	15.09	20.52
6	10.64	12.59	15.03	16.81	22.46
7	12.02	14.07	16.62	18.48	24.32
8	13.36	15.51	18.17	20.09	26.12
9	14.68	16.92	19.68	21.67	27.88
10	15.99	18.31	21.16	23.21	29.59
11	17.28	19.68	22.62	24.72	31.26
12	18.55	21.03	24.05	26.22	32.91
13	19.81	22.36	25.47	27.69	34.53
14	21.06	23.68	26.87	29.14	36.12
15	22.31	25.00	28.26	30.58	37.70
16	23.54	26.30	29.63	32.00	39.25
17	24.77	27.59	31.00	33.41	40.79
18	25.99	28.87	32.35	34.81	42.31
19	27.20	30.14	33.69	36.19	43.82
20	28.41	31.41	35.02	37.57	45.32
21	29.62	32.67	36.34	38.93	46.80
22	30.81	33.92	37.66	40.29	48.27
23	32.01	35.17	38.97	41.64	49.73
24	33.20	36.42	40.27	42.98	51.18
25	34.38	37.65	41.57	44.31	52.62
26	35.56	38.89	42.86	45.64	54.05
27	36.74	40.11	44.14	46.96	55.48
28	37.92	41.34	45.42	48.28	56.89
29	39.09	42.56	46.69	49.59	58.30
30	40.26	43.77	47.96	50.89	59.70

表 A-4 　*r* 分布の棄却限界値

df	片側検定の有意水準				
	.05	.025	.01	.005	.0005
	両側検定の有意水準				
	.10	.05	.02	.01	.001
1	.98769	.99692	.999507	.999877	.9999988
2	.90000	.95000	.98000	.990000	.99900
3	.8054	.8783	.93433	.95873	.99116
4	.7293	.8114	.8822	.91720	.97406
5	.6694	.7545	.8329	.8745	.95074
6	.6215	.7067	.7887	.8343	.92493
7	.5822	.6664	.7498	.7977	.8982
8	.5494	.6319	.7155	.7646	.8721
9	.5214	.6021	.6851	.7348	.8471
10	.4973	.5760	.6581	.7079	.8233
11	.4762	.5529	.6339	.6835	.8010
12	.4575	.5324	.6120	.6614	.7800
13	.4409	.5139	.5923	.5411	.7603
14	.4259	.4973	.5742	.6226	.7420
15	.4124	.4821	.5577	.6055	.7246
16	.4000	.4683	.5425	.5897	.7084
17	.3887	.4555	.5285	.5751	.6932
18	.3783	.4438	.5155	.5614	.5687
19	.3687	.4329	.5034	.5487	.6652
20	.3598	.4227	.4921	.5368	.6524
25	.3233	.3809	.4451	.5869	.5974
30	.2960	.3494	.4093	.4487	.5541
35	.2746	.3246	.3810	.4182	.5189
40	.2573	.3044	.3578	.3932	.4896
45	.2428	.2875	.3384	.3721	.4648
50	.2306	.2732	.3218	.3541	.4433
60	.2108	.2500	.2948	.3248	.4078
70	.1954	.2319	.2737	.3017	.3799
80	.1829	.2172	.2565	.2830	.3568
90	.1726	.2050	.2422	.2673	.3375
100	.1638	.1946	.2301	.2540	.3211

付録B 統計記号一覧

　この一覧では統計学で一般的に用いられる記号をまとめた。ほぼアルファベット順であるが，英語とギリシャ語が混在している。文字ではない記号は末尾に載せている。

a　　回帰の定数，切片

α　　ギリシャ語のアルファ；仮説検定における有意水準，第一種の過誤の確率，信頼性係数

b　　回帰係数，傾き

β　　ギリシャ語のベータ；第二種の過誤の確率，標準化回帰係数（ベータ重み）

χ^2　　ギリシャ語のカイ二乗；いくつかの統計的検定の検定統計量

CI　　母集団の推定値についての信頼区間

d　　効果量の指標，標準化平均差

df　　自由度

η^2　　ギリシャ語のイータ二乗；ANOVA における分散の大きさを示す指標

f　　得点値の頻度（度数）

F　　分散分析（ANOVA），共分散分析（ANCOVA），その他の検定で使用される検定統計量

H_0　　帰無仮説

H_A　　対立仮説，研究仮説

λ　　ギリシャ語のラムダ；多変量解析で使用される検定統計量（ウィルクスのラムダ）

μ　　ギリシャ語のミュー；母平均

M　　標本の平均値（$\bar{X}$ の別記号）

MS　　平均平方和；ANOVA の分散の推定値

n　　標本のサブグループのケース数

N　　ケースや標本の全数

NNT　　治療必要数

OR　　オッズ比

p　　観察されたデータが帰無仮説と矛盾しない確率

r　　標本についてのピアソンの積率相関係数

r_s　　スピアマンの順序相関係数

R　　重相関係数

R^2　　決定係数；独立変数に起因する従属変数の分散の割合

RR　　相対リスク

ρ　　ギリシャ語のロー；母集団の相関係数

SD　　標準偏差

SEM　　標準誤差

σ　　ギリシャ語のシグマ（小文字）；母集団の標準偏差

Σ　　ギリシャ語のシグマ（大文字）；合計

SS　　平方和

t　　t 検定で使用される検定統計量（ステューデントの t）

U	マン・ホイットニーの U 検定で使用される検定統計量
$\bar{X}$	標本の平均値
x	偏差値
Y'	Y の予測値，回帰分析の従属変数
z	正規分布の標準得点
$\|\|$	絶対値
$\leq$	より小さいまたは等しい，以下
$\geq$	より大きいまたは等しい，以上
$\neq$	等しくない

用語集

5 Whys 5 Whys　一部の質改善プロジェクトで使用される問題の根本的原因を洞察するために問いを重ねるプロセス。

6S 階層 6S hierarchy　エビデンスの情報源(事前に評価されたエビデンスを含む)を，臨床現場での使いやすさの観点からランク付けした6段階の階層。

AGREE 評価ツール Appraisal of Guidelines Research and Evaluation instrument　臨床診療ガイドラインを系統的に評価するために広く用いられている手法。

AUC　→曲線下面積参照。

Bland-Altman プロット Bland-Altman plot　同じ連続測定尺度で2回測定された人々の2組のスコア間の一致度を図示したもの。このプロットは，**許容範囲**と呼ばれるパラメータを作成することで，2つの測定値間のランダムな差異を強調する。

CONSORT ガイドライン Consolidated Standards of Reporting Trials guidelines　無作為化比較試験に関する情報を報告するために広く採用されているガイドラインで，募集からデータ分析まで，試験を通して参加者を追跡するためのチェックリストやフローチャートが含まれる。

COSMIN The Consensus-based Standards for the selection of health Measurement Instruments　重要な測定分類法を開発し，測定特性の定義を標準化しようとするイニシアチブ。

d　2群の平均を比較するための効果量の指標で，一方の平均を他方の平均から引き，プールされた標準偏差で割ることにより計算される。**コーエンの d** または**標準化平均差**とも呼ばれる。

F 比 F-ratio　いくつかの統計的検定(例：ANOVA)で得られる統計量で，異なるソースに起因する変動(例：群間変動と群内変動)が対比される。

GRADE The Grades of Recommendation, Assessment, Development and Evaluation　エビデンス全体の質を評定するアプローチ。

Hosmer-Lemeshow 検定 Hosmer-Lemeshow test　ロジスティック回帰に使用される検定で，予測された確率の観察された度数が，確率値の範囲にわたって理想的なモデルで期待される度数と一致する度合いを評価するもの。統計的に有意でないことが，適合性の高さを示す。

IMRAD 形式 IMRAD format　「序論」「方法」「結果」「考察」の4つのセクションに分けられる研究報告の標準的な構成。

Intention-to-treat(ITT) 分析 intention-to-treat analysis

無作為化比較試験のデータを分析するための戦略で，割り付けられた群に関連する治療/療法を受けたかどうか，完了したかどうか，およびそのアウトカムデータが欠落しているかに関わらず，すべての参加者を割り付けられた群に含めて分析すること。

LOCF last observation carried forward　同じアウトカムの前回の測定値を用いて，欠損したアウトカムを補完する方法。

MANOVA　→多変量分散分析参照

Medical Research Council の枠組み Medical Research Council framework　複雑な介入策を開発・テストするためにイギリスで開発されたフレームワーク。

MeSH Medical Subject Headings　MEDLINE で記事を索引付けするために使用される医学件名標目。著者が論文のキーワードを特定するのを助けるために，複数の看護ジャーナルで推奨されている。

N　参加者の総数を示す記号で，例えば「合計 N は 500 人」のように用いることができる。

n　研究のサブグループまたはセルの参加者数を示す記号で，例えば「4つのグループの n はそれぞれ 125 で，合計 N は 500」のように用いることができる。

N-of-1 トライアル(N-of-1 研究) N-of-one trial　1人の人を対象に介入の実効性を検証する試験で，通常は時系列計画を用いる。**単一被験者実験**と呼ばれることもある。

p 値 p value　統計学的検定において，得られた結果が偶然によるものである確率。第一種の過誤が発生する確率。

per-protocol 分析 per-protocol analysis　割り付けられたプロトコルを遵守しなかった(または不完全な量を受けた)参加者を除外した無作為化比較試験のデータの解析。**オンプロトコル分析**と呼ばれることもある。

PICO の枠組み PICO framework　適切な問いを立てエビデンスを探すための枠組み。P＝母集団，I＝介入または影響，C＝比較，O＝アウトカムを表す。

Plan-Do-Study-Act(PDSA)　系統的で迅速な活動のサイクルを伴う質改善モデル。**PDCA(Plan-Do-Check-Act)** と呼ばれることもある。

PRECIS-2 ツール Preferred Explanatory Continuum Indicator Summary 2 instrument　試験計画が「プラグマティック」から「説明的」の連続体のどこに位置するかを評価するために広く使用される尺度。

PRISMA ガイドライン PRISMA guidelines　無作為化比較試験のメタ分析報告のためのガイドライン。

Q 分類 Q sort　参加者が，何らかの二極的次元(例：最も

役に立った/最も役に立たなかった)に従って，ステートメントを山(通常は9または11個)に分類するデータ収集方法。

r 2変量相関係数(**ピアソンの*r***)の記号で，間隔尺度または比尺度で測定された2つの変数間の関連の大きさと方向を要約する。

R 重相関係数の記号で，アウトカム変数と複数の独立変数(予測変数)との間の関連の大きさ(方向ではなく)を示す。

R^2 独立変数(予測変数)群によって説明される従属変数の分散の割合を示す値。決定係数。

RE–AIM の枠組み *Reach, Efficacy, Adoption, Implementation,* and *Maintenance* framework 外的妥当性を含む複数の形態の研究の妥当性に対処する介入研究を設計および評価するためのモデル。

ROC 曲線 receiver operating characteristic curve, ROC curve 特定の測定における異なるスコアに対して，感度と特異度をプロットし，「症例」の最適なカットオフ値を決定するための統計ツール。また，曲線下面積(AUC)という指標を生成し，状況によっては妥当性や反応性を評価するために使用される。

SD 法 semantic differential 回答者が関心のある概念を一連の二極両性の評価尺度で評価する態度測定の方法。

***t* 検定** *t*-test 2群の平均値の差を分析するためのパラメトリック統計学的検定。

Wald 統計 Wald statistic ロジスティック回帰式で個々の予測変数の有意性を評価するために使用される統計量。

z スコア *z* score 平均からの標準偏差で表される標準得点。生のスコアは，平均がゼロ，標準偏差が1となるように変換される。

アーン無作為化 urn randomization 参加者をグループに無作為に割り当てる方法で，グループのバランスを監視し，不均衡が生じた場合に割り当て確率を調整する。

アウトカム研究 outcomes research 医療サービスの有効性と患者ケアの最終結果を記録することを目的とした研究。

アウトカム分析 outcome analysis プログラムまたは介入を実施した後，関心のあるアウトカムがどうなるかを評価するもので，通常，1群事前事後デザインを用いる。

アウトカム変数 outcome variable 介入研究で，従属変数，つまり介入の結果(エンドポイント)を指すためによく使用される用語。

アクセス許可の取得 gaining entrée 選択されたコミュニティやサイトの主要なゲートキーパーの協力を通じて，研究参加者へのアクセスを得るプロセス。

アテンション対照群 attention control group 介入の「有効成分」を受けないが，介入群と同程度の注意を向けられる対照群。

アルファ(α) alpha (1)統計学的有意性の検定における有意性の基準，つまり研究者が第一種の過誤のリスクを許容する基準。(2)測定における内的整合性の指標，すなわちクロンバックのアルファ。

アルファ係数 coefficient alpha 内的整合性の指標として広く用いられているもので，多項目尺度の項目が，どの程度同じ基礎的な構成概念を測定しているかを示す。**クロンバックのアルファ**とも呼ばれる。

アンカーに基づく方法 anchor-based approach 測定の反応性を推定し，変化スコアを解釈するための重要度の基準を作成するためのアプローチで，「至適基準 gold standard」をアンカーとして使用する。

アンセストリー・アプローチ ancestry approach 文献検索において，関連する研究の引用を利用して，同じトピックに関する先行研究(先祖 ancestors)を探し出すこと。**雪だるま式，脚注追跡法，真珠採取法**とも呼ばれる。

アンブレラレビュー umbrella review 複数のシステマティックレビューから得られた知見を統合したシステマティックレビュー。**レビューの概要**とも呼ばれる。

暗黙知 tacit knowledge 語られることはなく，意識さえされていないほど深く埋め込まれた文化に関する情報。

暗黙の同意 implied consent 回答済みの質問票を返送するなどの参加者の行動に基づいて，研究者が与えられたと想定する研究参加への同意。

イータ二乗 eta squared 分散分析において，独立変数によって説明される従属変数の分散の比率を示すために計算される統計量。重回帰の R^2 に類似している。

イーミックな視点 emic perspective ある文化に属する人々自身が自分たちの世界をどのように見ているかを指すエスノグラフィーの用語。「内部者」の視点。

異質性 heterogeneity ある属性について対象が類似していない(つまり，ばらつきがある)度合い。

一次研究 primary study システマティックレビューにおいて，レビューのデータとなるオリジナルの研究。

一次資料 primary source 事実や知見の一次的な報告。研究では，研究を実施した研究者が作成したオリジナルの報告書。

一致率 proportion of agreement 2つの名義尺度値または順序尺度値の間の一致や一貫性を評価する際に一致するケースの割合。

一般化可能性 generalizability 研究方法が，研究参加者よりも幅広い集団に研究結果が真であるという推論を正当化する度合い。通常は，研究結果がサンプルから集団に一般化できるという推論。

一般線形モデル(GLM) general linear model 直線的な解を用いて従属変数と1つ以上の独立変数との関係を記述する統計手法の大きな分類で，回帰分析と分散分析(ANOVA)を含む。

異文化間妥当性 cross-cultural validity 翻訳または文化的に適応された尺度の項目が，元の尺度の項目と比較して，個別的にも全体的にも適切かつ同等に機能する度合い。

イベント履歴カレンダー event history calendar 一方の次元に時間，他方の次元に関心のある出来事や活動をプロットしたデータ収集マトリックス。

意味的等価性 semantic equivalence 尺度の翻訳または改訳において，ある項目の意味が，翻訳後の対象文化において原文と同じである程度。

意味/プロセスについての問い Meaning/process question 健康に関する現象が人々にとってどのような意味をもつか，またはあるプロセスがどのように展開するかについての問い。

入れ子標本抽出 nested sampling ミックス・メソッド研究における標本抽出のアプローチで，量的研究の参加者の一部(全員ではない)を質的研究のサンプルに含めるもの。

因果関係 causal（cause-and-effect）relationship 2つの変数間の関連で，一方の変数(原因)の存在や値が他方の変数(結果)の存在や値に影響を与えるもの。

因果モデリング causal modeling 現象間の仮説された因果関係を説明するモデルの開発と統計学的検定。

因子回転 factor rotation 因子分析の第2段階で，項目または変数を単一の因子により明確に整列するように因子の一致させるために回転される。

因子行列 factor matrix 尺度項目の因子分析において，1つの次元に項目，もう1つの次元に因子を配置し，行列の各要素が項目への因子負荷量となる行列。因子行列は**回転させる**ことも**回転させない**こともある。

因子抽出 factor extraction 因子分析の第1段階で，分析における変数の線形結合を連続的に作成することによって，可能な限り多くの分散を抽出することを含む。

因子負荷 factor loading 因子分析において，特定の因子に対する変数または項目に関連付けられた重み。

因子分析 factor analysis 項目間の複雑な相互関係を解きほぐし，統一された次元として「一緒になる」項目を特定するための統計的手法。

陰性的中率(NPV) negative predictive value スクリーニングや診断検査の有用性を示す指標で，検査結果が陰性であっても正しい確率と解釈できるもの。検査が陰性であった人のうち，対象の条件を満たさない人の数を，検査が陰性であった人の数で割って算出される。

インタビュー interview データ収集の方法の1つで，インタビュアーが対面または電話で回答者に質問するもの。

インパクトファクター impact factor 2年間にわたる特定の学術誌における論文の平均的な被引用回数を示す指標。その期間に学術誌で公表された引用可能な項目に対する引用の比率。

インパクト分析 impact analysis 関心のあるアウトカムに対するプログラムまたは介入の効果を，そのアウトカムに影響を及ぼす他の要因を差し引いて評価すること。

インフォームド・コンセント informed consent 研究者は，起こりうるリスクと利益を伝えたうえで，人々の自主的な参加を得る必要があるという倫理原則。

隠蔽 concealment 研究参加者の知識や同意なしに，研究データを気づかれないように収集する方法。観察者の存在が知られることで，対象となる行動を歪めてしまうような場合に，自然な行動を正確に観察するために使用される。

ウィルコクソンの符号付順位和検定 Wilcoxon signed-rank test 2つの対応のあるグループを比較するためのノンパラメトリック統計検定で，ペア間の値の相対順位に基づく。

ウェブ調査 web-based survey インターネット上の専用調査サイトを通じて実施される自記式のアンケート調査。

後ろ向きデザイン retrospective design 現時点におけるアウトカムの発現(例：肺がん)を起点とし，過去に発生したと推定される原因(例：喫煙)を探索する研究デザイン。

エコロジカル・モーメンタリー・アセスメント(EMA) ecological momentary assessment スマートフォンなどの現代のテクノロジーを使って，生活環境の中で，人々の感情，経験，行動をリアルタイムで繰り返し評価すること。

エスノグラフィー ethnography 人類学に関連する人間探求の一分野で，ある集団の文化に焦点を当てて研究対象の人々の世界観や習慣を理解しようとするもの。

エスノナーシング・リサーチ ethnonursing research 看護ケアや健康行動に関する集団の信念や実践に焦点を当てた，人間の文化の研究。

エティックな視点 etic perspective エスノグラフィーにおいて，ある文化集団の経験に対する「部外者」の視点。

エビデンス階層 evidence hierarchy 研究エビデンスの強さを，それを生み出した方法の厳密さに基づいてランク付けしたもの。従来のエビデンス階層は，主に原因探索研究に適している。

エビデンスに基づいた実践(EBP) evidence-based practice 臨床的判断，患者の志向，および最良のエビデンス(多くの場合，厳格な研究によるエビデンス)に基づいて臨床的決定を行う実践。

エビデンスに基づく実践の Iowa モデル Iowa Model of Evidence-Based Practice エビデンスに基づく実践を推進するプロジェクトの開発と実施の指針として，広く利用されている枠組み。

エビデンスレベル(LOE)尺度 level of evidence scale 原因探索についての問いに対するエビデンスをバイアスのリスクに基づいてランク付けする尺度で，エビデンスの階層に基づいている。レベルＩのエビデンスは一般的にシステマティックレビューである。

演繹的推論 deductive reasoning 一般的な原則から具体的な予測を展開するプロセス。**帰納的推論**も参照。

エンドポイント endpoint 臨床試験において，関心の対

象となる主要なアウトカム。

横断的デザイン cross-sectional design　縦断的デザインとは対照的に，一時点でデータを収集する研究デザイン。異なる年齢または発達段階のグループからデータを収集した場合，経時的変化を推測するために用いられることがある。

応用研究 applied research　実践的な問題に対する解決策を見出すことを目的とした研究。

オートエスノグラフィー autoethnography　研究者が自分たちの文化や集団を研究するエスノグラフィー研究。

オープンアクセスジャーナル open-access journal　利用者の購読料なしで，論文への無料オンラインアクセスが可能なジャーナル（通常，著者またはその所属機関が出版費用を支払う）。従来のジャーナルの中には，オープンアクセスの論文が含まれる場合もある。

オープンコーディング open coding　グラウンデッド・セオリー研究におけるコーディングの最初のレベルで，ナラティブ資料の内容の基本的な記述的コーディングを指す。

オッズ odds　ある事象の発生確率を表す方法。ある事象を経験した人の数を経験しなかった人の数で割って算出される，発生しない確率に対する発生する確率。

オッズ比（OR） odds ratio　あるオッズと別のオッズの比。例えば，あるグループのある事象のオッズと別のグループのある事象のオッズの比。オッズ比 1.0 は，群間に差がないことを示す。

重み付け weighting　不均衡な標本抽出が行われた場合に，母集団の推定値を調整するために使用される手順。

音声 CASI audio-CASI (computer-assisted self-interview)　回答者がヘッドホンを通して質問を聞き，コンピュータに情報を入力して回答する自己報告データの収集方法。

回帰分析 regression analysis　1つ以上の独立変数（予測変数）に基づいて従属変数の値を予測する統計的手法。

解釈 interpretation　研究結果を理解し，その意味を検討するプロセス。

解釈学 hermeneutics　解釈的現象学の流れを汲む質的研究の哲学的基盤で，人間の生きた経験と，その経験をどのように解釈するかに焦点を当てるもの。

解釈学的循環 hermeneutic circle　解釈学において，理解に到達するために，分析されているテキストの部分と全体の間を継続的に行き来する方法論的・解釈的プロセス。

解釈可能性 interpretability　測定において，測定ツールの得点や変化スコアに質的な意味を与えることが可能な度合い。

下位尺度 subscale　多次元構成概念の1つの側面または次元を測定する項目のサブセット。

外生変数[1] exogenous variable　因果モデル（パス分析）において，決定要因がモデルの外にある変数。

外生変数[2] extraneous variable　独立変数と従属変数の関係を混乱させる変数で，研究デザインまたは統計的手続

きによってコントロールする必要があるもの。**交絡変数**と呼ばれることが多い。

改善科学 improvement science　質改善をいかに加速させるか，そしてそれをいかに厳密に行うかの探求に焦点を当てた新興分野。

階層的重回帰 hierarchical multiple regression　予測変数が一連の指定されたステップで式に投入される重回帰分析。

外的妥当性 external validity　研究結果が，研究対象以外のセッティングやサンプルに一般化できる度合い。

回答オプション response options　閉鎖型質問や項目に対して，事前に指定された一連の回答の集合。**回答選択肢**とも呼ばれる。

回答傾向のバイアス response set bias　項目の内容とは無関係に，ある個人が項目に対して特徴的な回答（例：常に同意する）をする傾向から生じる系統的なバイアス。

回答者 respondent　自己報告研究では，研究者が提示した質問に答える人。

回答バイアス response bias　ある項目に対して，その人が仮想的にもっている「真のスコア」と一致しない回答を選択させてしまう原因となる影響。

回答率 response rate　研究への参加率で，参加者数を参加依頼者数で割って算出する。

カイ二乗検定 chi-square test　さまざまな文脈で使用される統計的検定で，比率の差を評価するために最も頻繁に使用される。χ^2 と表される。

介入 intervention　実験的研究（臨床試験）において試験される治療/療法。

介入研究 intervention research　介入の開発，実施，テストを含む研究。

介入忠実度 intervention fidelity　治療/療法の実施が計画に忠実である程度。

介入プロトコル intervention protocol　介入と代替（または対照）治療/療法条件が何であるか，そしてそれらがどのように実施されるべきかについての詳細な手順。

介入理論 intervention theory　医療介入の概念的基盤で，望ましいアウトカムを達成するための理論的根拠を明確にしたもの。

概念 concept　行動，状況，特性（例：ストレス，痛み）の観察または自己報告から推測される抽象。

概念図 conceptual map　理論や概念モデルを図式化したもので，主要な概念や概念間の関連性を視覚的に表す。**図式モデル**とも呼ばれる。

概念的定義 conceptual definition　関心のある概念の抽象的または理論的な意味。

概念的同等性 conceptual equivalence　対象となる構成概念が，尺度の翻訳や文化的適応に関連して，他の文化圏でどの程度比較可能であるかの程度。

概念ファイル conceptual files　コーディングスキームの各カテゴリーにファイルフォルダを作成し，データから

関連する抜粋を挿入する，質的データを手作業で整理する方法。

概念分析 concept analysis　概念や構成概念の境界，定義，次元を特定することを目的とした系統的なプロセス。

概念モデル conceptual model　相互に関連する概念を合理的かつ説明的な枠組みにまとめ，関係性を明らかにしたもの。理論ほど正式ではない。**概念的枠組み**と呼ばれることもある。

会話分析 discourse analysis　社会言語学に由来する質的研究デザインで，会話のルール，メカニズム，構造を理解しようとするもの。

カウンターファクチュアル counterfactual　ある因果因子に曝露された**同じ人々**が，**同時に**その因果因子に曝露され**なかった**としたらどうなったかを表すもので，試験において比較の基礎として用いられる条件または群。

科学的方法 scientific method　信頼できる実証的(通常は量的)情報を得るための秩序的かつ系統的でコントロールされた一連の手順。実証主義パラダイムに関連する方法論的アプローチ。

科学的メリット scientific merit　研究が方法論的および概念的に健全である度合い。

確認可能性 confirmability　質的調査における信憑性の基準で，データや解釈の客観性や中立性を指す。

確認的因子分析(CFA) confirmatory factor analysis　最尤推定を用いて仮定された測定モデルを確認するためにデザインされた因子分析で，尺度の構造的妥当性の評価に使用される。

確認バイアス ascertainment bias　データ収集者が盲検化されていない場合に，アウトカム変数の測定，検証，記録方法に比較群間で系統的な差が生じること。**検出バイアス**とも呼ばれる。

確率標本抽出 probability sampling　無作為な手順(例：単純無作為標本抽出)を用いて，母集団から要素(例：参加者)を選択すること。

仮説 hypothesis　予測されるアウトカムに関する記述で，多くの場合，研究変数間の予測される関連に関する記述。

仮説検証的妥当性 hypothesis-testing validity　ある測定値が他の変数の値に関連してどのように機能するかについての仮説を裏付けることが可能な程度。構成概念妥当性の重要な側面。

片側検定 one-tailed test　統計的検定で，有意性を決定する際に分布の片側の値のみを考慮する。研究者が方向性のある仮説を立てているときに使われることがある。

括弧入れ bracketing　現象学的探究において，研究対象の現象に関する先入観や意見を特定し，保留するプロセス。

カットオフ値 cutoff point(cutpoint)　ある病気や健康問題の有無など，人々を異なるグループに分類または分割するために使用される点数分布のポイント〔例：新生児を低出生体重児と分類するためのカットポイントは5.5

ポンド(2,500 g)〕。

カッパ(κ) kappa　2つの名義尺度または順序尺度の測定値の間で偶然補正された一致または一貫性の統計的指標で，しばしば評定者間または評定者内の信頼性を評価するために使用される。

カテゴリー・システム category system　観察が含まれる研究において，観察中の行動や出来事を記録するための事前に指定された計画。質的研究ではナラティブデータから開発されたデータを整理するためのシステム。

カテゴリー変数 categorical variable　連続値に沿った値(例：体重)ではなく，離散的なカテゴリー(例：血液型)から成る変数。

間隔尺度 interval measurement　属性または変数が，その尺度上の点間の距離が等しい尺度で順位付けされる測定レベル(例：華氏度)。

看護介入研究 nursing intervention research　既存のケア実践に疑問を投げかけるか，看護の価値観と目標によって形作られ，介入理論によって導かれるケアの革新を検証する研究。

看護研究 nursing research　看護専門職にとって重要な問題に関する知識を深めるために計画された系統的な探究。

看護に鋭敏なアウトカム nursing-sensitive outcome　看護ケアの量や質が高まれば改善する患者のアウトカム。

監査証跡 audit trail　質的調査の独立した監査人が信頼性について結論を導き出せるような系統的な資料を文書化したもの。

観察 observation　行動や特性を直接観察し記録することによって情報を収集し，構成概念を測定する方法。

観察研究 observational research　実験的な介入を伴わない研究，すなわち現象が単に観察される非実験的な研究。

観察メモ observational notes　自然な環境で観察された出来事や会話についての観察者による詳細な記述。

患者中心の介入(PCI) patient-centered intervention　個々人のニーズや特性に合わせて調整された介入。

患者中心の研究 patient-centered research　患者にとって重要で関連性のあるエビデンスの開発に焦点を当てた研究。

患者報告アウトカム(PRO) patient-reported outcome　患者に直接情報を尋ねることによって測定される健康アウトカム。

間接経費 indirect costs　研究の実施にあたりその管理にかかる費用。**オーバーヘッド**とも呼ばれる。

完全な関連 perfect relationship　一方の変数の値から他方の変数の値を完全に予測できるような2つの変数間の相関で，1.00または−1.00で表される。

完全な情報開示 full disclosure　研究参加候補者に完全で正確な情報を伝えること。

完全無作為欠損(MCAR) missing completely at random　欠損データの値や他の変数の値とも無関係に欠損している，データセットから欠けている値。欠損値をもつ標本

は元の標本において完全にランダムな部分集合である。

観測スコア observed（obtained）score　ある指標で個人に割り当てられた実際のスコアまたは数値。

感度 sensitivity　「症例」または真陽性のようなある状態の診断を正しく識別する測定の能力。

感度分析 sensitivity analysis　統計学的分析の結果が，前提条件の変更や解析方法の変更に対してどの程度敏感かを検証する取り組み（例：メタ分析では，結論が含まれる研究の質に対して敏感かどうかを評価する）。

関連 relationship　2つ以上の変数間の結び付きまたはつながり。

関連性 relevance　患者中心の研究の文脈において，エビデンスが患者やその他の利害関係者にとって有意義で価値があり，実行可能性がある度合い。

キーワード keyword　トピックに関する文献を書誌データベースで検索する際に使用する重要な用語で，報告書が見つけられる可能性を高めるために著者または索引作成者によって提供される。

棄却域 critical region　帰無仮説が真である場合に「起こりそうにない」値を表す標本分布の領域。

疑似 R^2 pseudo R^2　ロジスティック回帰で全体的な効果の大きさを評価するために使用される統計量の一種で，最小二乗重回帰の R^2 に類似している。厳密には，この統計量はアウトカム変数で説明される分散の比率を示すものではない。

記述現象学 phenomenography　人々が現象をどのように異なる形で経験しているかを理解しようとする質的研究の方法。

記述的研究 descriptive research　人々の特性や状況，または特定の現象が起こる頻度を正確に描写することを主な目的とする研究。

記述統計 descriptive statistics　データを記述し要約する統計（例：平均値，パーセンテージ）。

記述についての問い Description question　健康に関する現象を説明することを目的とした問い。

記述理論 descriptive theory　特定のある現象を包括的に特徴付け，詳細に説明するもの。

基準妥当性 criterion validity　ある尺度の得点が，「至適基準 gold standard」である測定基準を適切に反映（または予測）している度合い。

基準標本抽出 criterion sampling　質的研究者が使用する，あらかじめ設定された重要性の基準を満たすケースを選択する有意標本抽出の手法。

基礎研究 basic research　現在の問題を解決するためではなく，知識の生産や理論構築のために，ある学問分野の知識基盤を拡張することを目的とした研究。

期待値最大化（EM） expectation maximization　欠損データに対して推定値を生成する高度なデータ補完プロセス。最尤推定を用いて，2つのステップ（期待値または Eステップと最大化または Mステップ）で行われる。

期待バイアス expectation bias　介入研究において，研究参加者（または研究スタッフ）が治療/療法の有効性について期待をもっている場合に生じうるバイアス。期待によって行動が変わりうる。

既知集団妥当性 known-groups validity　構成概念妥当性の一種で，ある尺度が，対象とする構成概念に関して異なることがわかっている，または異なると予想される集団間を識別できる程度。**判別的妥当性**とも呼ばれる。

機能的関連 functional relationship　2つの変数間の関係で，一方の変数が他方の変数の原因であると仮定できないもの。

帰納的推論 inductive reasoning　特定の観察から，より一般的な規則へと推論するプロセス。**演繹的推論**も参照。

規範 norms　大規模で代表的なサンプルからのテストまたは尺度スコア情報に基づく測定基準。

基本的な社会的プロセス（BSP） basic social process　グラウンデッド・セオリーのデータ分析を通じて発見される中心的な社会的プロセス。**コア変数**の一種。

欺瞞 deception　通常，潜在的なバイアスを最小限に抑えるために，研究参加者に対して意図的に情報を隠したり，虚偽の情報を提供したりすること。

帰無仮説 null hypothesis　研究中の変数間に関係がないことを述べる仮説。主に統計学的検定において棄却されるべき仮説として用いられる。

逆相関 inverse relationship　ある変数の高い値がもう一方の変数の低い値と関連する傾向によって特徴付けられる関係。**負の関連**とも呼ばれる。

逆分散法 inverse variance method　メタ分析において，効果推定値の分散の逆数（1を標準誤差の2乗で割ったもの）を重みとして用いて効果の加重平均を計算する方法。

客観性 objectivity　独立した2人の研究者が，同様の判断や結論に到達する程度。すなわち，個人的な価値観や信念によってバイアスがかからない判断。

キャリーオーバー効果 carryover effect　ある治療/療法（または測定）が後続の治療/療法（または測定）に及ぼす影響。特にクロスオーバーデザインや再テスト信頼性評価において顕著。

級内相関係数（ICC） intraclass correlation coefficient　ある測定の信頼性（例：再テスト信頼性）を評価するために用いる統計指標。

強制 coercion　研究において，人々の協力を得るために，脅し（または過剰な報酬）を明示的または暗黙的に用いること。

強度効果量 intensity effect size　質的メタサマリーにおいて，特定の報告書に含まれるテーマ的知見が全体のテーマ的知見に占める割合。

共分散分析（ANCOVA） analysis of covariance　1つ以上の共変量でコントロールしながら，アウトカム変数の平均値の群間差を検定するために使用される統計手法。

共変量 covariate　ANCOVA において統計的にコント

ロールされる（一定に保たれる）変数で，通常，アウトカム変数に対する交絡の影響，またはアウトカム変数の介入前の測定値。

曲線下面積（AUC） area under the curve　ROC 分析における診断またはスクリーニング手段の診断精度の指標で，通常 0.50（ランダムな分類と同等）から 1.0（完全な分類）の範囲で 1 つの値にまとめられる。

極端な回答傾向 extreme response set　項目の内容に関係なく，回答者が尺度項目に対して一貫して極端な選択肢（例：**強くそう思う，強くそう思わない**）を選択することによって生じるバイアス。

許容範囲（LOA） limits of agreement　2 つのスコアセット間の差の範囲の推定値で，通常 95% の信頼度で，ランダムな測定誤差と見なすことができるもの。Bland-Altman プロットで図示される。

均質性 homogeneity　ある属性において対象が類似している（すなわち，ばらつきが少ないという特徴がある）度合い。

区間推定 interval estimation　統計学的推定手法の 1 つで，ある信頼度の範囲内で，真の母集団パラメータを含む可能性が高い値の範囲を研究者が設定するもの。

グラウンデッド・セオリー grounded theory　実世界の観察から得られたデータに基づいて社会的プロセスに関する理論を構築することを目的とした，質的データの収集と分析のアプローチ。

クラスカル・ウォリス検定 Kruskal-Wallis test　ランク付けされた得点に基づいて，3 つ以上の独立したグループ間の差を検定するために使用されるノンパラメトリック検定。

クラスター標本抽出 cluster sampling　大きなグループ（クラスター）を最初に選択し（例：国勢調査区），多段階アプローチでより小さな単位（例：世帯）を連続的に標本抽出する標本抽出形式。

クラスター無作為化 cluster randomization　個人ではなく，単位または組織ごと（例：病院）治療/療法条件に無作為に割り付けること。

クラメールの V Cramér's V　名義尺度のデータ間の関連の大きさを表す指標で，適用する分割表が 2×2 より大きい場合に使用される。

グランドセオリー grand theory　物理的，社会的，または行動的世界の大部分を記述し説明することを目的とした広範な理論。**マクロ理論**とも呼ばれる。

クリティーク critique　研究報告書や研究計画書の短所と長所の両方を分析する批判的評価。

グローバル評定尺度（GRS） global rating scale　ある構成概念に関する個人の状態，または特定の期間にわたるその構成概念の変化に対する個人の認識を要約して測定する単一の項目で，**健康変化評価尺度**とも呼ばれる。

クロスオーバーデザイン crossover design　1 群の参加者が，無作為な順序で複数の条件または処置に曝される実験デザイン。

クロス集計 crosstabulation　2 つの変数を同時に検討する際の頻度の計算。例：性別（男性/女性）と喫煙状況（喫煙者/非喫煙者）のクロス集計。

クロンバックのアルファ Cronbach's alpha　複数の下位部分（例：項目）から構成される合成尺度の内的整合性を推定するために広く使用されている指標。**アルファ係数**とも呼ばれる。

群 arm　参加者が割り付けられる特定の治療条件（例：対照試験の介入**群**または対照**群**）。

傾向スコア propensity score　さまざまな介入前の特性を考慮に入れたうえで，治療/療法への曝露の条件付き確率を捉えるスコア。比較群のマッチングや，内的妥当性を高めるための統計的コントロール変数として使用できる。

経済分析 economic analysis　代替的な医療介入の費用と結果の分析。

形成型指標 formative index　構成概念の結果ではなく，関心のある対象の構成概念を「引き起こす」または定義するものとみなされる項目からなる多項目尺度。**反映型尺度**とは異なる。

継続的質改善 continuous quality improvement　管理者とスタッフが常に質の向上に努める環境づくりを含む医療へのアプローチ。

継続的比較 constant comparison　質的分析（特にグラウンデッド・セオリー）で使用される手法で，新しいデータを以前に得られたデータと継続的に比較し，理論的に関連するカテゴリーを精錬させる。

系統標本抽出 systematic sampling　標本抽出枠の k 番目（例：10 番目）ごとに人や要素が選ばれるような標本メンバーの選択。

結果 results　収集したデータの分析を通じて得られた，リサーチクエスチョンに対する答え。

欠損値 missing values　拒否，研究からの離脱，用紙への記入漏れ，研究者のミスなどの要因により，一部の参加者のデータセットに欠けている値。

決定論 determinism　現象は無秩序や偶然ではなく，むしろ先行する原因があるという信念。実証主義パラダイムにおける前提。

原因探索研究 cause-probing research　現象の根本的な原因を明らかにするための研究。

研究 research　疑問に対する答えや問題を解決するために，秩序だった規律ある方法を用いる系統的な探究。

研究仮説 research hypothesis　**帰無仮説**とは対照的に研究者が実際に検証したい仮説で，2 つ以上の変数間の予想される関連を述べたもの。

研究活用 research utilization　本来の研究とは関係のない用途で，研究の一部の側面を利用すること。

研究計画書 research proposal　提案された研究のための文書で，研究問題，その重要性，問題解決のための提案された手順，および資金を求める場合には，その研究に

どれくらいの費用がかかるかを伝えるもの。

研究参加者 study participant　研究に参加し，情報を提供する個人。

研究者の信用可能性 researcher credibility　研究者の訓練，資格，経験に基づく研究者への信頼。

研究者のトライアンギュレーション investigator triangulation　信憑性を高めるために，2人以上の研究者がデータのコーディング，分析，解釈を行うこと。

研究責任者(PI) principal investigator　研究を監督する主要な責任を負う主任研究者。

研究デザイン research design　研究のインテグリティを高めるための仕様を含む，リサーチクエスチョンに取り組むための全体的な計画。

研究の監査 inquiry audit　外部レビューアーによる質的データと裏付け資料の独立した精査で，その信頼可能性と確認可能性を評価する。

研究部会 study section　米国国立衛生研究所内で，2段階審査プロセスの第1段階で助成金申請書を評価する審査者のグループ。

研究不正 research misconduct　捏造，改ざん，剽窃，または研究の実施や報告において科学界で一般的に受け入れられているものから逸脱したその他の行為。

研究報告 research report　リサーチクエスチョン，それに取り組むために用いた方法，結果，結果の解釈など，研究の主な特徴を要約した文書(多くの場合，学術論文)。

研究方法 research methods　研究を構造化し，リサーチクエスチョンに関連する情報を収集・分析するために用いられる手段。

研究問題 research problem　規律ある探求によって調査することができる，謎めいた，あるいは不可解な状況や状態。

健康変化評価尺度 health transition rating scale　特定の属性に関して，通常7段階評価で，どの程度改善/悪化したか(例：少し，中程度，大きく)，または変わらなかったかを評価するように求める単一質問項目。

顕在変数 manifest variable　潜在的な構成概念や特性の指標として機能する観察された測定可能な変数。確証的因子分析や構造方程式モデリングでよく使用される用語である。

検出バイアス detection bias　比較する群間で，アウトカム変数の測定方法，検証方法，または記録方法に系統的な違いがあること。データ収集者に盲検化が行われていない場合に生じるバイアス。

検出力 power　変数間に存在する真の関連を検出するデザインや分析の能力。

検出力不足 underpowered　第二種の過誤(ある関係が存在するにもかかわらず，実際には存在しないと結論付けてしまうリスク)のリスクを最小化するのに十分な統計学的検出力がない研究の特徴。

検出力分析 power analysis　研究を実施する前に必要なサンプルサイズを推定したり，第二種の過誤を犯す可能性を推定したりするために使用される手法。

現象 phenomenon　研究対象の抽象的な概念。質的研究者が変数の代わりによく使う用語。

現象学 phenomenology　哲学と心理学をルーツとする質的研究の方法で，人間の生きられた経験に焦点を当てる。

現地人化 "going native"　エスノグラフィー調査の落とし穴で，研究者が参加者に感情移入してしまい，客観的に観察する能力を失ってしまうこと。

検定統計量 test statistic　変数間の関係の信頼性を評価するために使用される統計量(例：カイ二乗，t)。帰無仮説が真である場合の検定統計量の標本分布は既知である。

ケンドールのタウ(τ) Kendall's tau　順序尺度の変数間の関連の大きさを示すために使用される相関係数。

コア・カテゴリー(変数) core category（variable）　グラウンデッド・セオリー研究において，データのすべてのカテゴリーを統合するために使用され，何が起こっているかを説明するうえで中心となる現象。

効果 effect　原因となる要因の結果(例：ある結果に対する介入の効果)。

効果比較研究(CER) comparative effectiveness research　健康改善をもたらすための代替的アプローチの比較に焦点を当てた，患者中心の研究アプローチ。

効果量(ES) effect size　量的研究では，変数間の関連の強度をまとめた指標。例として**コーエンの d** がある。メタシンセシスでは，テーマやカテゴリーの顕著さを特徴付けるために使用される指標。

交互作用効果 interaction effect　2つ以上の独立変数が結果に対して相互作用的に作用する効果。サブグループ分析は，治療/療法の変数とサブグループ変数の間の相互作用を検証する。

構成概念 construct　研究者によって創作(構築)された概念や抽象化されたもので，人間の行動や特性からの推論に基づいている(例：健康自己統制観)。**潜在特性**と呼ばれることもある。

構成概念妥当性 construct validity　研究の特殊性に関するエビデンスが，それが表すことを意図している高次の構成概念に関する推論を裏付ける度合い。測定においては，尺度が焦点となる構成概念を真に捉える度合い。

合成尺度 composite scale　複数の項目から得られた情報を1つの数値スコアに集約し，その属性に関して人々を連続的な位置に置く尺度。

構成主義的グラウンデッド・セオリー constructivist grounded theory　Charmaz によって開発されたグラウンデッド・セオリーのアプローチで，研究者と研究参加者の共有経験や関係性からグラウンデッド・セオリーを構築し，解釈的側面を重視する。

構成主義パラダイム constructivist paradigm　実証主義パラダイムに代わるもので，現実には複数の解釈が存在

し，研究の目標は個人がそのコンテクストの中でどのように現実を構築するかを理解することであるとするもの。**自然主義パラダイム**とも呼ばれる。

構成パターン constitutive pattern　解釈学的分析において，関係性のあるテーマ間の関連を表し，すべてのインタビューやテキストに存在するパターン。

構造化データ収集法 structured data collection　自己報告または観察によって参加者からデータを収集するアプローチで，情報のカテゴリー（例：回答選択肢）があらかじめ指定されている。

構造的妥当性 structural validity　測定ツールが幅広い構成概念の仮説的次元を捉える程度。構成概念妥当性の一側面。

構造方程式モデリング（SEM） structural equations modeling　変数セット間の仮説的関係の大きさを表す方程式を含む統計的モデリング手順。通常，最尤推定を用いたパス分析でモデルや理論を検証するために使用される。

肯定傾向者のバイアス yea-sayers bias　回答者が内容に関係なく，記述に同意する（賛成的回答）特徴をもつときに自己報告尺度に生じるバイアス。

肯定的な結果 positive results　研究者の仮説と一致する研究結果。

効能研究 efficacy study　内的妥当性を最大化するデザインを用いて，理想的な条件下で介入の効能を立証するためにデザインされた厳密な比較試験で，**説明的試験**と呼ばれることもある。

項目 item　尺度などの測定ツールに関する単一の質問。

項目応答理論（IRT） item response theory　**潜在特性理論**とも呼ばれ，潜在特性の正確な多項目測定法を開発するために支持を集めている「現代的な」測定法の視点。IRT では，項目に回答する人とは無関係に，項目の特性を理解することに焦点が置かれる。古典的テスト理論の代替案。

項目バンク item bank　項目応答理論における，過去にテストされた項目の大規模なコレクション。通常，その項目をコンピュータ適応型テストで使用することを目的としている（例：NIH が設立した PROMIS® 項目バンク）。

項目プール item pool　多項目尺度に含めるために作成された項目の集まり。

項目分析 item analysis　尺度の項目が同じ構成概念を測定し，十分に識別できるかどうかを評価するために使用される分析の一種。

交絡変数 confounding variable　リサーチクエスチョンとは無関係で，独立変数と従属変数の関係の理解を妨げる変数。交絡変数は，研究デザインまたは統計学的手法によりコントロールすることができる。

コーエンのカッパ Cohen's kappa　→**カッパ**参照

コーエンのd Cohen's d　2群の平均値を比較するための効果量指標で，一方の平均値を他方の平均値から引き，プールされた標準偏差で割ることにより算出される。**標**

準化平均差（**SMD**）とも呼ばれる。

コーディング coding　生データをデータ処理と分析のために標準化された形に変換するプロセス。量的研究では，カテゴリーに数字を付けるプロセス。質的研究では，データ内に繰り返し現れる顕著な単語，テーマ，または概念を特定し，索引を付けるプロセス。

コードブック codebook　分類とコーディングの決定を文書化した記録。

国勢調査 census　全人口を対象とした調査。

コクラン共同計画 Cochrane Collaboration　主に医療介入の効果に関するシステマティックレビューを後援することで，十分な情報に基づいたヘルスケアの意思決定を促進することを目的とした国際組織。

誤差項 error term　回帰分析などにおいて，アウトカム変数に影響する未知または測定不可能なすべての属性を表す数学的表現。

故障モード影響解析（FMEA） Failure Mode and Effect Analysis　質改善において，問題が発生する前にそれを特定し防止するための系統的なアプローチ。

個人インタビュー personal interview　1 人のインタビューアーと 1 人の回答者間で行われるインタビュー。

コックス回帰 Cox regression　独立変数を使用して，ある時点で事象が発生するリスク（またはハザード）をモデル化する回帰分析で，その時点までに事象を経験していないことが前提となる。

固定効果モデル fixed effects model　メタ分析において，研究が単一の真の効果を推定していると仮定するモデル。観察された研究間のばらつきが偶然に起因するという仮定のもとでプールされた効果推定値が計算される。

古典的テスト理論（CTT） classical test theory　伝統的に多項目尺度の開発に用いられてきた測定理論。CTT では，尺度のどのスコアも「真のスコア」成分と誤差成分をもつものとして概念化され，真のスコアに近似させることが目標とされる。

コホートデザイン cohort design　定義された集団（コホート）を長期にわたって追跡し，その中のコホートまたはサブグループのアウトカムを研究する非実験的デザイン。**前向きデザイン**とも呼ばれることもある。

固有値 eigenvalue　因子分析における因子などの線形結合の重みの平方和に等しい値で，解の中で説明される分散の量を示す指標。

混合研究レビュー mixed studies review　あるトピックに関する質的，量的，ミックス・メソッドの研究から得られた知見を統合し，まとめたシステマティックレビュー。

混合デザイン mixed design　経時的な群内比較（被験者内）と異なる参加者群間の比較（被験者間）の両方に適したデザイン。

コンタミネーション contamination　対照群の参加者が介入を受けた場合のように，ある治療/療法の条件が別の

条件に対して意図せずに望まない影響を及ぼすこと。**治療/療法の拡散**と呼ばれることもある。

コントロール control　研究のアウトカムに対する交絡因子の影響を一定に保つプロセス。

コンピュータ適応型テスト(CAT) computerized adaptive testing　通常，項目反応理論を用いて作成された項目バンクから質問を選び，コンピュータ・アルゴリズムを使用して個人に合わせた質問セットを作成する潜在特性を測定するアプローチ。CAT は少数の的を絞った項目で特性の精密な測定を提供する。

根本原因分析(RCA) root cause analysis　質改善において，取り組むべき問題の根本的な原因を特定するための系統的な取り組み(例：5 whys プロセスを用いる)。

再帰モデル recursive model　因果の流れが一方向で，フィードバックループのないパスモデル。非再帰モデルとは異なる。

再現 replication　以前の結果が確認できるかどうかを評価する目的で，2回目の調査で調査手順を繰り返すこと。

最小可検変化量(SDC) smallest detectable change　スコアの「実際の」変化，すなわち信頼度95%で測定誤差を超える変化の閾値を推定する指標。SDC は Bland-Altman プロットの許容範囲から外れる変化スコアである。

最小限のリスク minimal risk　研究参加により予想されるリスクが，日常生活や日常的な検査や処置の実施中に通常遭遇するものを超えないもの。

最小重要変化(MIC) minimal important change　変化スコアを解釈するための基準で，患者や臨床家にとって意味のある最小の変化を表し，臨床的有意性を確立するもの。

最小二乗(OLS)回帰 ordinary least squares (OLS) regression　回帰式のパラメータを推定するために最小二乗基準を使用する回帰分析。

最小二乗推定 least-squares estimation　誤差項の平方和を最小化する解を求める統計的な推定方法。OLS(ordinary least squares)とも呼ばれる。

最大多様性標本抽出 maximum variation sampling　質的研究者が用いる標本抽出手法で，関心のある次元でばらつきのあるケースを意図的に選択する。

再テスト信頼性 test-retest reliability　変化していない人々のスコアが，測定が2回実施された際にどの程度同じであるかに関する信頼性の一種。測定の安定性の評価。

サイト site　研究が行われる場所。

最頻値 mode　中心傾向の尺度。得点分布の中で最も頻繁に出現する値。

最尤法 maximum likelihood estimation　観測された測定値を生成した可能性が最も高いパラメータを推定する推定手法。

探り probe　インタビューで回答者から詳細で内省的な情報を得るために用いられる方法。認知的インタビューでは，質問がどのように処理され，どのように回答された

かについての情報を得るために用いられる方法。

雑誌論文 journal article　『Nursing Research』や『International Journal of Nursing Studies』などの専門誌に掲載された報告書(例：研究の記述)。

サブグループ分析 subgroup analysis　介入効果が明確に定義されたグループ(例：男性と女性)で異なるかどうかを理解するための分析。効果の不均一性(HTE)を分離するために行われる。

参加型アクションリサーチ(PAR) participatory action research　知識の使用と生産は政治的なものであり，権力を行使するために使用されうるという前提に基づく，グループやコミュニティに対する研究アプローチ。

残差 residuals　回帰分析において，誤差項，すなわち説明されない分散。

散布図 scatter plot　2つの連続変数の関係を座標グラフで表したもの。

サンプルサイズ sample size　研究に参加する人の数。分析の**検出力**と統計的結論の妥当性において重要な要素。

参与観察 participant observation　ある集団や文化に参加し，詳細な観察を通じてデータを収集する方法で，エスノグラフィーで最もよく用いられる。

視覚的アナログ尺度(VAS) visual analog scale　特定の臨床症状(例：痛み，疲労)を測定するために使用される尺度法。通常，0 から 100 の値をもつ 100 mm の直線上に症状の強さを示してもらい測定する。

時間のトライアンギュレーション time triangulation　同じ現象または同じ人々について，異なる時点でデータを収集し，一致性を評価し信頼性を高めること。

時間標本抽出(タイムサンプリング) time sampling　構造化された観察において，特定の時間帯を設定して観察し，データを抽出すること。

軸足コーディング axial coding　Strauss と Corbin のアプローチを用いたグラウンデッド・セオリー研究における第2段階のコーディングで，カテゴリーとそのサブカテゴリーを関連付けることによって，第1段階のコードを再分類し，凝縮するプロセス。

時系列デザイン time series design　介入の前後に複数のデータ収集ポイントを設け，長期間にわたってデータを収集する準実験的デザイン。

刺激想起インタビュー stimulated recall interview　社会的状況における研究参加者の行動をビデオ録画し，その後のインタビューで参加者の行動について議論するアプローチ。

自己決定 self-determination　研究に参加するかどうかを自主的に決定することで個人の権利である。

事後検定 post hoc test　全体的な群間差の有意な検定〔例：分散分析(ANOVA)〕に続いて，すべての可能な群の対を比較する検定。

事後テスト posttest　介入導入後のデータ収集。

事後テストのみデザイン posttest-only design　介入を導

入した後にのみ参加者からデータを収集する実験計画で，**事後のみデザイン**とも呼ばれる。

自己報告 self-report　研究対象者から直接言葉の情報を集めるデータ収集方法(例：インタビューや質問紙調査)。

事象標本抽出 event sampling　観察対象となる不可欠な行動や事象を選択する観察標本抽出の一種。

システマティックレビュー systematic review　系統的な標本抽出，データ収集，データ分析の手順と正式なプロトコルを用いて，リサーチクエスチョンに関する研究結果を厳密に統合すること。

施設内研究倫理審査委員会(IRB) Institutional Review Board　主に米国で使用される用語で，倫理的配慮事項に関して提案された研究や進行中の研究を検討するために招集される機関グループを指す。

事前事後デザイン before-after design　介入導入の前後に参加者からデータを収集するデザイン。

自然実験 natural experiment　自然発生的な出来事(例：地震)を利用した非実験的研究で，通常，その出来事に曝露された人とそうでない人を比較することによって，人々の行動や状態に及ぼす影響を調べる。

自然な場 naturalistic setting　研究データの収集場所で，研究対象者にとって自然な環境(例：自宅，勤務先)。

事前テスト pretest　(1)実験的介入前のデータ収集。ベースラインデータと呼ばれることもある。(2)新しく開発された尺度の試行的実施。欠陥を特定したり，問題の構成概念が回答者によってどのように概念化されているかをよりよく理解したりするためのもの。

事前テスト事後テストデザイン pretest-posttest design　介入の導入前後の両方で参加者からデータを収集する実験デザインで，**事前事後デザイン**とも呼ばれる。

持続的観察 persistent observation　質的研究者が，研究が対象とする現象に関連する状況の側面に対して行う集中的な焦点。

質化 qualitizing　量的データを質的な方法で解釈するプロセス。

質改善(QI) quality improvement　通常，特定の組織や患者グループ内で，実践やプロセスを改善するための系統的な取り組み。

シックスシグマモデル Six Sigma Model　パフォーマンスのばらつきを最小化することによって，アウトプットを改善することに焦点を当てた質改善アプローチ。

実験群 experimental group　実験的治療または介入を受ける研究参加者。

実験研究 experimental research　研究者が独立変数をコントロール(操作)し，参加者を異なる治療/療法条件に無作為に割り当てるデザインを用いた研究。無作為化比較試験は実験デザインを用いる。

実行可能性研究 feasibility study　主要な介入研究の前に実施される研究で，プロジェクトを進めることが合理的かどうかを評価するもの。**パイロット・スタディ**とは異なり，**実行可能性評価**は介入または予定された試験の特定の側面(例：介入の受容性)を試験する。

実効性研究 effectiveness study　標準的な実世界の条件下で介入の実効性を検証するためにデザインされた臨床試験で，多くの場合，効能試験ですでに効能が認められている介入を用いる。

実行バイアス performance bias　臨床試験において，調査の焦点となる介入以外に，異なるグループの参加者に提供されるケアの系統的な差異。盲検化が行われない場合に発生する可能性がある。

実証主義パラダイム positivist paradigm　秩序ある現実が客観的に研究できるという前提に基づいた科学的アプローチの基礎となるパラダイム。しばしば量的研究と関連付けられる。

実証的エビデンス empirical evidence　客観的な現実に根ざしたエビデンスであり，知識を生み出す基礎として自分の感覚を使って収集されたもの。

実践に基づくエビデンス practice-based evidence　実世界の環境で開発され，特定の患者や状況のニーズや状況に対応した研究エビデンス。

実装研究 implementation research　医療改善(例：新プログラム)の実施における問題解決に焦点を当てた研究。

実装分析 implementation analysis　評価においてプログラムや介入が実際にどのように実施されたかのプロセスの記述的分析。

質的エビデンス統合(QES) qualitative evidence synthesis　質的エビデンスのシステマティックレビュー。通常，エビデンスの統合に集約的アプローチを用い，介入やプログラムの質的側面(例：参加への障壁)に焦点を当てることが多い。

質的研究 qualitative research　豊かなナラティブ資料を柔軟な研究デザインを用いて収集し，通常は詳細に現象を調査すること。

質的データ qualitative data　会話形式(自由形式)のインタビューで提供された情報のような，物語形式(非数値形式)の情報。

質的な記述的研究 qualitative descriptive research　現象学のような質的デザインに根ざしていないが，現象の豊かな記述をもたらす質的研究。

質的分析 qualitative analysis　重要な根底にあるテーマ，カテゴリー，関連性のパターンを発見する目的で，ナラティブデータを整理し解釈すること。

質問紙 questionnaire　質問の自己記入によって自己報告データを収集するために使用する書面または電子媒体。

指標 index　多項目で構成された測定方法で，慣例的に**尺度**とは区別され，**指標**は(反映型ではなく)形成型の測定に用いられる。

四分位範囲(IQR) interquartile range　ばらつきの指標で，Q_3(第3四分位数または75パーセンタイル)とQ_1(第1四分位数または25パーセンタイル)の差を示す。

死亡の脅威 mortality threat　研究の内的妥当性に対する脅威であり，各群の参加者の脱落率に差が生じることを指す。

ジャーナルクラブ journal club　臨床現場（またはオンライン）で集まり，学術誌に掲載された研究報告について議論し，批判的に評価するグループ。

社会的望ましさバイアス social desirability response bias　参加者が一般的な社会規範に合致した意見の方向に自分の意見を歪めて伝える傾向によって生じる自己報告型ツールにおけるバイアス。

謝金 stipend　研究に参加する個人に対し，参加のインセンティブや時間や経費を補償するために支払われる金銭。

尺度 scale　ある属性や特性の合成測定値で，複数の項目からの情報を集約し，特性に関して人々を連続体上に配置する1つの数値スコアに変換するもの。

尺度の水準 level of measurement　測定の性質および許容される数学的操作の種類に従って測定を分類するシステム。そのレベルは名義，順序，間隔，比率である。

斜交回転 oblique rotation　因子分析において，基準軸が鋭角または斜角に移動することを許容することで因子間の相関を許容する因子の回転。

重回帰 multiple regression　2つ以上の独立変数（予測変数）が従属変数に及ぼす影響を調べる統計手法。

自由回答式質問（開放型質問） open-ended question　インタビューやアンケートにおいて，回答者の回答をあらかじめ設定された回答選択肢に制限しない質問。

重相関係数 multiple correlation coefficient　2つ以上の独立変数（予測変数）と従属変数の間の関連の強さを要約する指標で，R で表される。

収束妥当性 convergent validity　焦点となる尺度の得点が，理論的に相関があると仮定される構成概念の尺度の得点と相関する度合い（すなわち，概念的収束の度合い）に関するもので，構成概念妥当性の一種。

従属変数 dependent variable　独立変数に依存する，または独立変数によって引き起こされると仮定される変数。関心のあるアウトカム変数。

縦断的デザイン longitudinal design　横断研究とは対照的に，長期間にわたって複数の時点でデータを収集する研究デザイン。

自由度（*df*） degrees of freedom　自由に変動する標本値の個数を指す統計学的概念（例：標本平均が与えられた場合，1つの値を除くすべての値が自由に変動する）。

収斂デザイン convergent design　ある現象について相補的な質的データと量的データ（通常，優先順位は同じ）が収集される同時並行型のミックス・メソッド・デザイン。QUAL＋QUAN と表されることが多い。

主効果 main effect　複数の独立変数がある研究において，1つの独立変数がアウトカムに及ぼす影響。

主成分分析（PCA） principal components analysis　因子分析の一種と考える人もいる分析。PCA は，観測変数のすべての分散を分析し，共通因子分散だけでなく，相関行列の対角線に1を置く。

出版バイアス publication bias　統計的に有意な結果を過度に代表する公表された研究から生じるバイアスで，有意でない結果を公表しない傾向を反映している。**帰無仮説に対するバイアス**とも呼ばれる**普及バイアス**の一種。

守秘義務 confidentiality　提供されたデータが公に漏れることがないように研究参加者を保護すること。

守秘義務証明書 certificate of confidentiality　米国国立衛生研究所 National Institutes of Health が，研究者を研究機密情報の強制開示から保護するために発行する証明書。

主要な情報提供者 key informant　ある現象や文化について知識があり，研究者と情報や洞察を共有することを厭わない人のことで，主にエスノグラフィーで用いられる。

準実験 quasi-experiment　介入研究のデザインの一種で，参加者を療法の条件に無作為に割り付けないもので，**非無作為化試験**とも呼ばれる。

順次的デザイン sequential design　一方のデータ収集ストランド（質的または量的）が他方のデータ収集に先行して行われ，そのデータ収集が2番目のデータ収集に反映されるミックス・メソッド・デザイン。QUAL→QUAN のように矢印で表される。

順序効果相殺法 counterbalancing　特にクロスオーバーデザインにおいて，順序効果をコントロールするために刺激または治療/療法の提示順序を系統的に変化させるプロセス。

順序尺度 ordinal measurement　ある属性に関する相対的な順位に基づいて人（または物）を分類する測定レベル。

準統計 quasi-statistics　質的分析から導き出された結論の妥当性を評価するために用いられることがある「集計」システム。

ジョイントディスプレイ joint display　ミックス・メソッド研究において，質的および量的研究の両側面からの統合された結果を視覚的に表示するもの。

省察ノート reflective notes　質的研究者の個人的な経験，省察，フィールドでの進捗状況を記録したメモ。

承認 assent　個人（例：子ども）による研究参加への肯定的な合意を，親や保護者による正式な同意によって補完するもの。

情報提供者 informant　研究対象の現象について研究者に情報を提供する個人。主に質的研究で使用される用語である。

正味の影響 net impact　標準的なケアを超えた，介入やプログラムの結果への効果。場合によっては共変量の効果を統計的（例：共分散分析）にコントロールした後のもの。

症例対照デザイン case-control design　「症例 cases」（例：肺がんなどの特定の状態にある人々）を，マッチン

グされた対照群（その状態のない類似した人々）と比較し，「ケースネス caseness」に寄与した可能性のある差異を検討する非実験的デザイン。

抄録 abstract　完了した，または提案される研究についての簡単な記述で，通常は研究報告書や研究計画書の冒頭に記載される。

除外基準 exclusion criteria　標本抽出の目的で規定された，対象母集団がもって**いない**特徴を特定する基準。

書誌情報データベース bibliographic database　文献検索を行う際に電子的にアクセスできる書誌（参考文献）情報を含むデータファイル。

助成金 grant　提案された研究を実施するために研究者に与えられる財政的支援。

助成金獲得術 grantsmanship　研究アイデアに対する財政的支援を確保するために必要な一連のスキルと知識。

事例研究 case study　個人，集団，その他の社会的単位を徹底的に深く分析する研究。

新規性効果 novelty effect　介入が新しいまたは異なるために（本質的な特性ではなく），参加者や研究者が行動を変える場合に起こり得る，デザイン関連の構成概念妥当性への潜在的脅威。

真正性 authenticity　質的研究者が，データの収集，分析，解釈において，さまざまな現実を公正かつ忠実に示す程度。

迅速レビュー rapid review　システマティックレビューよりも合理化された厳密性の低いエビデンス統合のアプローチ。迅速に情報ニーズを満たすため，通常数週間で完了する。

診断/アセスメントについての問い Diagnostic/assessment question　患者をスクリーニング，診断，または評価するためのツールの正確性と妥当性に関する質問。

診断精度 diagnostic accuracy　至適基準によって確立された，ある病態の「症例」と「非症例」を診断または予測する際の測定の正確度。

真の得点 true score　測定が完全無欠であった場合に得られるであろう仮想的な得点。

信憑性 trustworthiness　質的研究者がデータと分析に対してもつ信頼度。信用性，転用可能性，明析性，確認可能性，真正性の基準を用いて評価される。

信用可能性 credibility　質的研究における信憑性を評価する基準で，データの真実性に対する信頼度を指す。量的研究における内部妥当性に類似している。

信頼区間（CI） confidence interval　母集団のパラメータが指定された確率（例：95% 信頼区間）で入ると推定される値の範囲。

信頼限界 confidence limit　信頼区間の上限（または下限）。

信頼性 reliability　研究における情報の正確性さと一貫性。測定においては測定誤差がない度合い。統計学では，結果が母集団において真実であるかについての推論を支持する度合い。

信頼性係数 reliability coefficient　通常 0.00 から 1.00 の範囲の数値で，ある測定ツールがどの程度信頼できるかを推定する定量的指標（例：級内相関係数）。

信頼性変動指数（RCI） reliable change index　スコアの「真の」変化，すなわち 95% 信頼度で測定誤差を超える変化の閾値を推定するために（特に心理療法で）使用される指標。**最小可検変化量**と類似しているが，異なる公式に基づく。

心理測定アセスメント psychometric assessment　測定ツールの質を評価するもので，測定ツールの測定特性（信頼性，妥当性，反応性）を推定するもの。

心理測定学 psychometrics　抽象的な心理的構成概念の測定理論に関する研究分野。また，この理論を応用して，尺度の開発や検証を行う分野。

診療実践ガイドライン clinical practice guidelines　通常，システマティックレビューから得られた研究エビデンスの統合と評価を，臨床的な決定のための具体的な推奨事項と組み合わせた診療ガイドライン。

推測手法 estimation procedures　標本の統計量に基づいて母集団のパラメータを推定する統計手法。

推測統計 inferential statistics　標本で観察された結果が母集団でも見られる可能性が高いかどうかについての推論を可能にする統計。

推論 inference　研究において，エビデンスを生み出すために使用された方法を考慮に入れて，研究エビデンスから引き出された結論。

推論の質 inference quality　ミックス・メソッド研究のインテグリティに関する包括的な基準で，帰納的および演繹的に導き出された結論の信用性と正確性を指す。

スクリーニングツール screening instrument　研究参加者候補が適格基準を満たすかどうか，または特定の条件に対して陽性であるかどうかを確認するために使用されるツール。

スコア score　測定から導き出された数値で，ある属性が人にどの程度存在するか，またはその属性が存在するかしないかを伝える。

スコーピング・レビュー scoping review　多くの場合，システマティックレビューのための問いとプロトコルを精錬するために行われる，エビデンス基盤の範囲と性質を明確にするための研究結果の予備的レビュー。

図式評定尺度 graphic rating scale　回答者がある概念を，順序付けられた番号のついた連続体に沿って評価するよう求められる尺度であり，通常は二極的な次元（例：「非常に悪い」から「優れている」まで）で評価される。

図式モデル schematic model　理論や概念モデルを表現するもので，主要な概念や概念間のつながりを図式化したもの。**概念図**とも呼ばれる。

ステークホルダー stakeholder　ヘルスケアの文脈において，ヘルスケアの決定や行為に直接的な利害関係をもつ人またはグループ。

ステップ・ウェッジ・デザイン stepped wedge design クラスター無作為化デザイン内の遅延治療戦略を含むデザイン(すなわち,クラスターが異なる時点で介入を受ける)。

ステップワイズ法 stepwise multiple regression 予測変数が,Rへの増加が最大になる順序で,段階的に式に投入される重回帰分析。

スピアマンのρ(スピアマンの順位相関) Spearman's rho (Spearman's rank-order correlation) 順序尺度で測定された変数間の関連の大きさを示す相関係数。

正規分布 normal distribution 単峰性で,釣鐘型,対称性な理論的分布。**ガウス分布**とも呼ばれる。

成熟の脅威 maturation threat 時間の経過によってアウトカム変数に変化が生じた場合に生じる研究の内的妥当性に対する脅威。

生存分析 survival analysis アウトカム変数が初期イベント(例:疾患の発症)と終了イベント(例:死亡)の間の時間間隔を表す場合に使用される統計的手法。

生態学的妥当性 ecological validity 研究デザインと知見が,世界のさまざまな状況において関連性と意味をもつ程度。

精度 precision 同じ条件下で繰り返し測定(またはパラメータ推定)を行った場合に,同じ結果が得られると推測できる度合い。通常,信頼区間の幅で表される。

正の相関 positive relationship 2つの変数の間の関係で,一方の変数の値が高いと,もう一方の変数の値も高くなる傾向があること(例:身体活動が増えると心拍数が増える)。

正の歪み positive skew 値の非対称分布で,下端に不釣り合いに多くのケースがあるもの。グラフで示すと,右側に裾が延びている。

積率相関係数(r) product moment correlation coefficient 少なくとも間隔尺度で測定された2つの変数間の関連の大きさを示す相関係数で,**ピアソンのr**とも呼ばれる。

絶対リスク(AR) absolute risk 群内で望ましくないアウトカムを経験した人の割合。

絶対リスク減少(ARR) absolute risk reduction ある群(例:介入に曝露された群)における絶対リスクと別の群(例:曝露されなかった群)における絶対リスクとの差。**リスク差**または**RD**と呼ばれることもある。

セッティング setting 研究においてデータ収集が行われる物理的な場所。

説明的試験 explanatory trial 内的妥当性を高めるために,慎重に選ばれた参加者を用いて最適な条件下で実施される臨床試験。

説明的デザイン explanatory design 第1段階で量的データを収集し,第2段階で質的データを収集することで,量的知見を補完したり,説明したりする逐次的ミックス・メソッド・デザイン。

セル cell 2つ以上の次元をもつ表(行列)の行と列の交点。

要因デザインでは,模式図に実験条件を表現するもの。

線形回帰 linear regression データに対する直線のフィットを決定し,その線からの偏差を最小化することによって,1つ以上の予測変数から従属変数の値を予測するための分析。

善行 beneficence 研究参加者の利益を最大化し,危害を防止しようとする倫理原則。

潜在特性 latent trait 直接観察または測定できない抽象的な人間の特性で,人々の行動や一連の質問への回答から推測できるもの。項目応答理論分析,確証的因子分析,構造方程式モデリングの文脈でよく使用される用語。**構成概念**も参照。

潜在特性尺度 latent trait scale 項目応答理論の枠組みの中で開発された尺度で,**古典的テスト理論**に代わる心理測定理論。

選択的コーディング selective coding グラウンデッド・セオリー研究において,中核カテゴリーが発見された後に始まる段階のコーディング。中核カテゴリーに関連するカテゴリーのみにコーディングを限定する。

選択の脅威(自己選択) selection threat (self-selection) 群間の既存の差から生じる研究の内的妥当性に対する脅威。その差は独立変数(例:介入)の効果とは無関係な方法でアウトカム変数に影響する。

前提 assumption 証明なしに,論理や理由に基づいて真実であると受け入れられる原則。

層 strata 特定の特性(例:性別)に基づく母集団の下位区分。

層化 stratification 母集団の標本をより小さな単位(例:男性と女性)に分割すること。通常,代表性を高めるために使用され,標本抽出と群への割り付けの両方で使用される。

相加評定尺度 summated rating scale 複数の項目から構成される複合尺度で,全体的な属性の連続的な測定値を得るために項目が合計される(例:リッカート尺度)。

層化無作為標本抽出 stratified random sampling 母集団の2つ以上の層からそれぞれ研究参加者を無作為に選ぶこと。

相関 correlation ある変数のばらつきが別の変数のばらつきと系統的に関連している,変数間の関連性または結び付き。

相関行列 correlation matrix データセット内のすべて変数のペア間の相関係数を示す二次元表示。

相関係数 correlation coefficient 変数間の関連の強さを要約する指数で,通常+1.00(完全な正の関係),0.00(関係なし),-1.00(完全な負の関係)の範囲である。

相関デザイン correlational design 研究者が介入することなく,対象となる変数間の相互関係を探る観察研究デザイン。

操作 manipulation 実験的または準実験的研究において,関心のあるアウトカムへの影響を評価するために,意図

的に導入される介入または治療/療法。

操作化 operationalization　研究概念を測定可能な現象に変換するプロセス。

操作的定義 operational definition　ある概念や変数を，それを測定するための手順の観点から定義すること。

相対リスク(RR) relative risk　ある群(例：治療群)の絶対リスクを別の群(例：未治療群)の絶対リスクで割ることによって算出される，ある群と別の群との「ケースネス」リスクの推定値で，**リスク比**とも呼ばれる。

相対リスク減少(RRR) relative risk reduction　介入への曝露によって減少するベースライン(未治療)リスクの推定割合。対照群の絶対リスクで絶対リスク減少(ARR)を割ることによって計算される。

創発的適合性 emergent fit　グラウンデッド・セオリーにおいて，新しいデータや新しいカテゴリーを以前の概念化と比較する概念。

創発デザイン emergent design　質的研究の過程で，研究者がすでに学んだことを反映させながら，継続的にデザインを決定していくことで展開されるデザイン。

双峰分布 bimodal distribution　2つのピーク(高頻度)をもつデータ値の分布。

測定 measurement　人(または物)に存在する構成概念や属性の量を表すために，指定された規則に従って数字を割り当てるプロセス。

測定誤差[1] error of measurement　ある測定された特性の理論上の得点と得られた得点の差。

測定誤差[2] measurement error　測定される構成概念以外の要因を反映し，観測されたスコアが仮想上の真のスコアと異なる結果となる，個人の測定値における系統的および無作為誤差。信頼性の領域における測定特性。

測定ツール measure　属性や構成概念を定量化するように設計された手段で定量的スコアを生成する。

測定ツールの脅威 instrumentation threat　研究者が2つのデータ収集時点の間に測定ツールや測定状況を変更した場合に生じる，研究の内的妥当性に対する脅威。

測定特性 measurement property　尺度の質の異なる側面を反映する特性で，信頼性，妥当性，変化の信頼性，反応性などがある。

測定の標準誤差(*SEM*) standard error of measurement　測定における「典型的な」誤差の量を定量化し，個々のスコアの精度を示す指標。

測定パラメータ measurement parameter　尺度の測定特性を推定する統計的指標(例：クロンバックのアルファは，内的整合性の特性の測定に関するパラメータ)。

測定モデル measurement model　構造方程式モデリングにおいて，顕在変数と潜在変数の間の仮説的関係を規定するモデル。

第一種の過誤 type I error　帰無仮説が真であるにもかかわらず，帰無仮説を棄却することによって生じる誤り(実際には関連が存在しないにもかかわらず，関連が存

在すると研究者が結論付けること。偽陽性)。

待機リストデザイン wait-list design　介入研究のデザインで，フォローアップデータが収集されるまで対照群の参加者を介入待機リストに入れるもの。**遅延療法デザイン**とも呼ばれる。

対照群 control group　実験研究において，試験されている介入を受けない参加者であり，カウンターファクチュアルの基準を提供し介入の効果と比較される(**比較群**も参照)。

対称的な分布 symmetric distribution　2つの半分が互いに鏡像となっている値の分布。

対象母集団 accessible population　ある研究に参加可能な人々の母集団で，多くの場合，標的の母集団の非無作為な部分集合。

代替アウトカム surrogate outcome　関心のある実際の結果の代用または代理として使用されるアウトカム(例：最終的な肺がんの代用としての喫煙の継続)。

第二種の過誤 type II error　帰無仮説が偽であるにもかかわらず，帰無仮説を受け入れることによって生じる誤り(実際には関連があるにもかかわらず，関連がないと研究者が結論付けること。偽陰性)。

代表的な標本 representative sample　抽出された母集団と同等の特性をもつ標本。

対立仮説 alternative hypothesis　仮説検定において，実際に検定される仮説(帰無仮説)とは異なる仮説。**研究仮説**と呼ばれることもある。

多重共線性 multicollinearity　多重回帰分析において予測変数間の相関が高すぎる場合に起こりうる問題で，回帰係数の推定値が不安定になる可能性がある。

多重代入法(MI) multiple imputation　欠損値に対処するための至適基準のアプローチで，欠損値の複数(m)の推定値を代入し，後にプールして平均化するもの。

多重比較法 multiple comparison procedures　通常，分散分析(ANOVA)が統計的に有意な群間差を示した後に適用される統計的検定で，すべての群のペアを比較するもの。**事後検定**とも呼ばれる。

多相最適化戦略(MOST) multiphase optimization strategy　行動および生物行動学的介入を最適化し，より効果的に標的を絞るための枠組みであり，多くの場合，要因デザインを含む。

多段抽出 multistage sampling　より大きな標本抽出単位からより小さな標本抽出単位へと段階を踏んでいく標本抽出戦略(例：州から国勢調査地区，そして世帯へ)。

脱落 attrition　研究期間中に参加者が減ること。最初に抽出されたサンプルの構成が変化し，バイアスが生じる可能性がある。

妥当性 validity　研究で行われた推論が偏りなく十分な根拠があるかを示す質的基準。測定においては，ツールが意図したものを正しく測定する度合い。

妥当性の分析 plausibility analysis　研究結果の代替説明

784 用語集

（対立仮説）の妥当性を分析するもので，特に無作為化を行わない計画で有用である。

妥当性への脅威 threats to validity　研究デザインにおいて，推論（例：介入などの独立変数がアウトカムに及ぼす影響）が間違っている可能性がある理由。

多特性・多方法行列法 multitrait-multimethod matrix method　あるサンプルについて複数の尺度を用いて測定ツールの構成概念妥当性を評価する方法。対象となるツールは，同じ属性を測定する他の尺度との間に強い関連（収束妥当性）があり，異なる属性を測定すると推定される尺度との間に弱い関連（弁別妥当性）があれば妥当とされる。

多変量統計 multivariate statistics　3つ以上の変数間の関連を分析するためにデザインされた統計手法（例：重回帰，共分散分析）。

多変量分散分析（MANOVA） multivariate analysis of variance　2つ以上のアウトカムについて，2つ以上の群の平均値間の差を，2つ以上の結果について同時に検定するために使用される統計的手法。

多変量リスク層化 multivariable risk stratification　患者のリスクと介入に対する反応との関連を理解するために考案された分析手法。

多峰分布 multimodal distribution　複数のピーク（高頻度）をもつ値の分布。

ダミー変数 dummy variable　多くの多変量統計解析で使用される二値変数で，通常0と1のコードを使用する（例：喫煙者＝1，非喫煙者＝0）。

単一次元尺度 unidimensional scale　1つの構成概念または構成概念の単一の側面のみを測定する尺度。

単一被験者実験 single-subject experiment　通常は時系列デザインを用いて，介入の実効性を1人を対象として検証する介入研究。**N-of-1実験**と呼ばれることが多い。

探索的因子分析（EFA） exploratory factor analysis　変数の集合の根底にある次元性を探るために行われる因子分析。

探索的研究 exploratory research　ある現象の次元性を探求したり，現象間の関係に関する仮説を開発または洗練したりする研究。

探索的デザイン exploratory design　第1段階で質的データを収集し，第2段階で最初の綿密な調査に基づいて量的データを収集する，逐次ミックス・メソッド・デザイン。

単純無作為標本抽出 simple random sampling　標本抽出枠から標本メンバーを無作為に抽出する基本的な確率標本抽出。

単変量統計 univariate statistics　記述を目的とした単一変数の統計学的分析（例：平均値の計算）。

単峰分布 unimodal distribution　1つのピーク（高頻度）をもつ値の分布。

単盲検試験 single-blind study　ある1つのグループ（例：

データ収集者）のみが，参加者が割り当てられたグループに関する状態を知らない研究。

遅延療法デザイン delay of treatment design　介入研究のデザインで，フォローアップデータが収集されるまで対照群の参加者を介入待機リストに入れること。**待機リストデザイン**とも呼ばれる。

置換ブロック無作為化 permuted block randomization　参加者のブロック（例：一度に6人または8人）に対して行われる無作為化で，参加者のコホート内でグループへの割り当てのバランスを確保するもの。ブロックのサイズは変動する（置換される）。

逐次的多段階割り付け無作為化試験（SMART） sequential, multiple assignment, randomized trial　適応的介入を最適化するための試験デザインで，複数の個別化された一連の介入を含む。介入要素に対する反応がさまざまな患者に対して，最良の決定点，決定規則，介入オプション，およびテーラリング変数を特定するために使用される。

逐次臨床試験 sequential clinical trial　データが継続的に分析され，治療/療法の効能に関するエビデンスが十分に強くなった時点で，試験を中止できるかどうか決定するために**中止ルール**が用いられる試験。

知見 findings　分析した研究データの結果と解釈。

中央値 median　中心傾向の指標。得点分布において50%のケースがその値を境に上位または下位に分かれる点。

中心カテゴリー central category　グラウンデッド・セオリー分析における主要なカテゴリーまたは行動パターン。

中心極限定理 central limit theorem　標本が大きければ大きいほど，平均の標本分布は正規分布に近くなり，標本分布の平均は母集団の平均に等しくなると規定する統計学的原理。

中心傾向 central tendency　得点分布の中心から導き出される，得点の集合における「典型的」なものを示す統計学的指標。中心傾向の指標には，最頻値，中央値，平均値などがある。

中範囲理論 middle-range theory　現実や人間の経験の一部を，限られた数の概念に焦点を当てて説明しようとする理論（例：ストレス理論）。

長期的関与 prolonged engagement　質的研究において，データ収集に十分な時間を費やすことで，調査対象集団を深く理解し，信頼性を高めること。

調査研究 survey research　直接的な質問を通じて，人々の活動，信念，選好，態度に関する情報を収集する非実験的研究。

調整変数 moderator variable　独立変数と従属変数の間の関連の強さまたは方向に影響を与える（調整する）変数。

直接経費 direct costs　試験中に発生する特定のプロジェクト関連費用（例：給与，消耗品など）。

直観 intuiting　記述的現象学の第2段階。ある現象を経験した人々によって与えられた意味に対して，研究者が心を開いている場合に起こる。

直交回転 orthogonal rotation　因子分析において，基準軸を直角に保つ回転で，因子間の相関を保たない因子の回転。

治療効果の不均一性(HTE) heterogeneity of treatment effects　ある集団間における介入の有効性のばらつき。すなわち，介入の有益性(または有害性)が普遍的でないこと。

治療必要数(NNT) number needed to treat　望ましくないアウトカム1件を防ぐために何人が介入を受ける必要があるかの推定値。絶対リスク減少値で1を割って算出する。

治療/療法群 treatment group　試験される介入を受ける群。実験群。

追跡 tracing　縦断的研究において，参加者の脱落を減らすために参加者を再度見つけ出すために使用される手順。

追跡研究 follow-up study　特定の状態にある人や特定の治療/療法を受けた人のアウトカムを確認するために行われる研究。

ツール instrument　データ収集に使用される手段(例：質問紙や観察チェックリスト)。

ディッセンダンシー・アプローチ descendancy approach　文献検索において，初期の重要な研究を見つけ，引用索引を用いて重要な研究を引用したより最近の研究(子孫descendants)を見つけること。

データ data　研究で得られた情報の断片。単数形はdatum。

データクリーニング data cleaning　データが正しいことを保証するためのチェックを行い，分析用のデータを準備すること。

データ収集計画 data collection plan　研究問題に取り組むために必要な情報を収集するための計画。

データ収集プロトコル data collection protocols　標準化された方法でデータを収集するために研究者が作成する正式な手順。

データセット data set　研究の参加者全員についてのすべての変数に関するデータの集合。

データのトライアンギュレーション data triangulation　結論を検証する目的で複数のデータソースを使用すること。

データの飽和 data saturation　新たなデータが重複する情報をもたらすことで完結したと感じられるところまで質的データを収集すること。

データ分析 data analysis　研究データの系統的な整理と統合，およびほとんどの量的研究では，それらのデータを用いた仮説の検証。

データ変換 data transformation　量的データ分析の前に行われるステップで，データを意味のある分析ができる形に整えること(例：値の再コーディング)。ミックス・メソッド研究では，量的データの質化や質的データの量化。

データ補完 imputation　欠損値を推定(補完)することにより，欠損値の問題に対処するために使用される方法。

テーマ theme　質的データの分析から浮かび上がる繰り返し現れる規則性。

適応的介入 adaptive intervention　経時的に複数の決定ポイントがあり，治療に対する個々の反応に基づいて決定される介入。

適応的試験デザイン adaptive trial design　介入をテストするための戦略で，試験中にデザインそのものを変更すること(例：中止や群の追加)。

適格基準 eligibility criteria　標的母集団の具体的な属性を示す基準で，これによって人々が研究に組み入れられたり，研究から除外されたりする。

適合性 fit　Glaser派のグラウンデッド・セオリー分析における要素で，研究者がデータに適合する実質的理論のカテゴリーを開発すること。

適用可能性 applicability　研究エビデンスを，(広範な母集団ではなく)個人，小規模の集団，または地域の状況に適用できる程度。

テスティングの脅威 testing threat　独立変数の影響とは別に，アウトカム変数の事前テストまたはベースライン測定を実施した結果，その変数に変化が生じた場合に起こる研究の内的妥当性に対する脅威。

デブリーフィング debriefing　研究参加終了後，研究参加者と研究の側面に関してコミュニケーションを取ること。

デルファイ調査 Delphi survey　ある懸案事項について，専門家パネルから判断を得る手法。専門家が個別に数回にわたって質問を受け，その間にパネルの意見の要約を回覧することで，ある程度の合意を得る。

天井効果 ceiling effect　測定の連続体上の特定の点を超えたばらつきが制限されることによって生じる効果で，測定の上限の識別を制限し，真のばらつきを抑制し，検出可能な上向きの変化量を減少させる。

点推定 point estimation　母集団のパラメータを最もよく表す単一の値を推定するために，標本(統計量)からの情報を使用する統計手法。

デンドログラム(樹形図) dendrogram　質的研究において，コードやカテゴリーを階層的に並べたものを示すために用いられる枝分かれで描いた図。

点有病率 point prevalence rate　ある状態や疾病に罹患している人の数を，リスクがある人の総数で割り，その率が設定される総数(例：人口1,000人あたり)を掛けたもの。

転用可能性 transferability　質的研究の知見を他の状況や集団に使用できる程度。信憑性の一側面。

問い合わせの手紙 query letter　提出された原稿に関心があるかどうかを尋ねるジャーナル編集者への手紙，または提案された研究に関心があるかどうかを尋ねる資金提供者への手紙。

同意書 consent form　研究参加者と研究者との間で，研究への自発的参加に関する条件について署名された合意書。

同一標本抽出 identical sampling　ミックス・メソッド研究における標本抽出のアプローチで，すべての参加者を質的および量的研究の側面の両方に含める。

投影法 projective technique　曖昧な刺激（例：ロールシャッハ・インクブロット・テスト）を提示することで，その人の心の奥底にある感情や感覚に関する情報を引き出すために考案されたデータ収集法。

等価 equivalence　尺度翻訳の文脈において，翻訳された尺度と原版の尺度が同等である程度。等価性の種類には，概念的等価性，内容的等価性，意味的等価性，技術的等価性，測定等価性，要因的等価性などがある。

統計学的異質性 statistical heterogeneity　メタ分析に含まれる一次研究間の効果の多様性。

統計学的結論の妥当性 statistical conclusion validity　データの統計学的分析から得られた関連に関する推測が正しい程度。

統計学的検出力 statistical power　変数間の真の関連を検出する研究デザインと分析戦略の能力。

統計学的検定 statistical test　標本から得られた結果が真の母集団の値を反映している確率を推定するために使用される分析ツール。

統計学的コントロール statistical control　アウトカム変数への交絡の影響をコントロールするための統計学的手法の使用。

統計学的推論 statistical inference　確率の法則を用いて，標本からの情報に基づいて母集団について行うこと。

統計学的分析 statistical analysis　記述統計と推測統計の両方を含む統計的手順を用いた定量的データの整理と分析。

統計学的有意性 statistical significance　サンプルデータを分析した結果が，指定された確率レベルにおいて，偶然によるものである可能性が低いことを示す用語。

統計的プロセス制御（SPC） statistical process control　時間の経過とともに展開するプロセスを監視する統計的手法。元々は製造工程の質を監視するために使用されたが，SPC は時間の経過に伴う変化（例：質改善の結果）に関する仮説の検証にも用いることができる。

統計量 statistic　サンプルデータから計算されたパラメータの推定値。

当事者研究 insider research　通常，エスノグラフィーにおいて，ある集団や文化について，その集団や文化に属するメンバーによって行われる調査。エスノグラフィーでは，**オートエスノグラフィー**と呼ばれる。

同時重回帰 simultaneous multiple regression　すべての予測変数が同時に式に投入される重回帰分析。

同時並行的デザイン concurrent design　質的および量的なデータ収集が同時に行われるミックス・メソッド・デザイン。プラス記号で表される（例：QUAL＋QUAN）。

同等性試験 equivalence trial　2 つの治療／療法のアウトカムが，事前に指定された臨床的に重要でないと判断される量以上に異ならないかかどうかを評価するためにデザインされた試験。

特異度 specificity　スクリーニングまたは診断ツールが，非症例（真陰性）を正しく識別する能力。

匿名性 anonymity　研究者であっても参加者と提供されたデータを結び付けることができないように個人のプライバシーを保護すること。

匿名の査読 blind review　著者も査読者も互いに相手の身元を知らされない状態で行われる原稿や研究計画書の査読。

独立変数 independent variable　従属変数を引き起こすまたは影響を与えると考えられる変数。実験研究では操作変数（介入）。

度数分布 frequency distribution　最低値から最高値までの数値を系統的に配列し，各数値が得られた回数を数えたもの。

度数分布多角形 frequency polygon　度数分布の情報を図示したもので，分布の形状を示す。

トピックガイド topic guide　半構造化インタビューやフォーカス・グループ・インタビューで取り上げる大まかな質問領域のリスト。

ドメイン・サンプリングモデル domain sampling model　古典的テスト理論の枠組みにおける尺度開発を支えるモデルで，概念的には構成概念に関連する項目の仮想的な全体から同質な項目セットを無作為に抽出する。

ドメイン分析 domain analysis　Spradley のエスノグラフィック分析のレベルの 1 つで，ドメイン（文化的知識の単位）の特定に焦点を当てたもの。

トライアンギュレーション triangulation　現実の正確な表現に収束するために，ある現象に関するデータを収集し解釈するために複数の方法を用いること。

トランスレーショナルリサーチ translational research　研究結果をどのように実践に移すのが最善であるかに焦点を当てた研究。

トレンド研究 trend study　ある現象に関して，母集団から長期にわたって異なる標本を抽出する縦研究の 1 つの形態（例：妊娠中絶に対する意識に関する年次世論調査）。

内生変数 endogenous variable　因果モデル（パス分析）において，ばらつきがモデル内の他のばらつきによって影響される変数。

内的整合性 internal consistency　合成尺度の項目が相互に関連し，同じ属性または次元を測定している度合いで，通常はアルファ係数を用いて評価される。信頼性の領域における測定特性。

内的妥当性 internal validity　観察されたアウトカムへの効果が，交絡因子ではなく介入（独立変数）によって引き起こされたと推論できる度合い。

内容妥当性 content validity　多項目測定尺度が，測定される構成領域の全内容を反映する適切な関連項目群をも

つ度合い。

内容妥当性指数（CVI） content validity index　ある尺度の内容妥当性について，専門家パネルがどの程度同意しているかを要約する指標。項目の内容妥当性(I-CVI)と尺度全体の内容妥当性(S-CVI)の両方を評価することができる。

内容分析 content analysis　重要な概念やテーマに沿って，文書（多くの場合，質的研究のナラティブデータ）から資料を抽出，整理，統合するアプローチ。

生データ raw data　変換も分析もされていない，収集された形のままのデータ。

ナラティブ分析 narrative analysis　調査の対象としてストーリーに焦点を当てる質的アプローチ。

ナルゲルケ R^2 Nagelkerke R^2　ロジスティック回帰分析で全体的な効果量指標として使用される疑似 R^2 統計量。最小二乗重回帰の R^2 に類似しているが，アウトカム変数で説明される分散の割合を捉える能力はない。

ナレッジトランスレーション（KT） knowledge translation　医療の改善を目的とした研究の有益な効果を加速するために，複雑なシステムの中で関連する利害関係者が知識を交換，統合，応用すること。

ニーズアセスメント needs assessment　グループ，コミュニティ，または組織のニーズを記述するためにデザインされた研究で，通常は政策立案や資源配分の指針として使用される。

二項分布 binomial distribution　一連の観察における事象の発生回数を記述する既知の特性をもつ統計分布で，二値データの分析の基礎となる。

二次資料 secondary source　出来事や事実についての二次的な説明。研究においては，元の研究者以外の者が作成した研究についての記述。

二次分析 secondary analysis　ある研究で収集されたデータを（通常は別の研究者が）再分析し，新たな疑問に答える形式の研究。

二重盲検研究 double-blind study　研究参加者がどの群に属しているかに関して，2組の人々が盲検化されている研究（通常は臨床試験）。多くの場合，参加者と治療/療法を行う人が，誰が実験群か対照群かを知らない状況に置かれる。

二値変数 dichotomous variable　2つの値またはカテゴリーのみをもつ変数（例：生存/死亡）。

2変量統計 bivariate statistics　2つの変数間の経験的関係を評価するための統計分析。

認知的質問 cognitive questioning　回答者に質問への回答プロセスを説明してもらう方法で，尺度開発の予備調査において時に用いられる。基本的なアプローチには，**発話思考法**や狙いを定めた**探り**の使用などがある。内容妥当性の検討にも用いられる。

認知テスト cognitive test　認知能力または認知機能を評価するためにデザインされたパフォーマンステスト

（例：認知障害のテスト）。

ネットワーク・サンプリング network sampling　すでにサンプルに含まれている他の人からの紹介に基づく参加者の標本抽出。**雪だるま式標本抽出**とも呼ばれる。

ノンパラメトリック統計検定 nonparametric statistical tests　変数の分布に関する厳密な仮定を伴わない統計学的検定の1つ。

パーセンタイル percentile　ある指標で特定のスコア以下の人の割合を示す値で，50パーセンタイルはスコアの分布の中央値である。

バイアス bias　研究結果を歪め，妥当性を損なうあらゆる影響。

灰色文献 grey literature　未発表の，つまりアクセスしにくい論文や研究報告（例：学位論文）。

バイオマーカー biomarker　生物学的プロセスや状態の客観的で測定可能な特性。

媒介変数 mediating variable　因果連鎖において2つの他の変数を結ぶ「仲介役」として機能する変数。**媒介因子**とも呼ばれる。

パイロット・スタディ pilot study　大規模研究の準備として行われる小規模あるいは試行版の研究。臨床試験のような大規模試験で使用されるプロトコル，方法，手順の実現可能性を評価し，改良を支援するために計画される。

場所のトライアンギュレーション space triangulation　複数の場所で同じ現象に関するデータを収集することで，場所間の一貫性を評価し，知見の妥当性を高めること。

パス係数 path coefficient　パス分析モデルにおいて，ある変数が別の変数に及ぼす影響を表す重み。

パス図 path diagram　変数間の仮説的な相互関係と因果の流れを図式化したもの。

パス分析 path analysis　因果モデルを検証するための回帰ベースの手法で，通常は相関データを使用する。

外れ値 outlier　特にデータセット内の他のケースとの関係において，ある測定値の通常の範囲外にある値。

発生率 incidence rate　一定期間の新規症例数を，新規症例になるリスクのある数（つまり，期間の開始時点では発症していない症例数）で割ったもの。すなわち特定の状態の新規症例の割合。

発話思考法 think aloud method　認知的プロセス（例：意思決定）に関するデータを収集するために使用される質的手法で，意思決定や問題解決に関する人々の考察を，その意思決定が行われている最中に把握する。新しい測定ツールの事前テスト中の認知的質問で時々使用される。

パフォーマンス・エスノグラフィー performance ethnography　エスノグラフィーで得られた知見を反映し，その文化を解釈して脚本化し，舞台上で再現する手法。

パフォーマンステスト performance test　人の身体的または認知的な能力や成果を評価するために考案された尺度。

パラダイム paradigm　自然現象に対する見方（世界観）で

あり，探求へのアプローチを導く一連の哲学的前提を包含するもの。

パラダイムケース paradigm case　Benner の解釈学的分析において，研究対象の現象の強力な具体例。しばしば研究対象となる現象を理解するために分析の初期段階で用いられる。

ばらつき variability　一連の得点の値が分散している度合い。

パラメーター parameter　母集団の特性（例：すべての現役看護師の平均年齢）。

パラメトリック統計検定 parametric statistical tests　変数の分布とパラメータの推定に関する仮定を含む統計学的検定の1つ。

パレート図 pareto chart　質改善で使用されるチャートで，対象とする問題に寄与する要因の分布を図示したもので，優先順位の設定に役立つもの。

範囲 range　得点分布の最高値から最低値を引くことで算出されるばらつきを表す指標。

反映型尺度 reflective scale　測定されている基本的な特性によって「引き起こされた」と概念化されている項目をもつ多項目尺度。項目は基本的な構成概念の「効果」として見なされる。**形成型指標**も参照。

半構造化インタビュー semi-structured interview　研究者が特定の質問ではなく，取り上げるべきトピックのリストをもって進めるインタビュー。

ハンドサーチ handsearching　電子検索では見落とされる可能性のある関連報告を特定するため，主要な学術誌を記事ごとに（つまり手作業で）検索すること。

反応性[1] reactivity　研究参加者が観察されていることを意識することから生じる，またはより一般的には測定手順そのものの影響から生じる測定の歪み。

反応性[2] responsiveness　変化した構成概念の時間経過による変化を，その変化の程度に応じて検出する尺度の能力。

反復測定デザイン repeated measures design　アウトカムの変化を追跡するために，時間の経過とともに複数の時点でデータを収集するデザイン。

反復測定分散分析 repeated-measures ANOVA　経時的なアウトカム変数の測定が複数あるデザイン（例：クロスオーバーデザイン）に使用される分散分析。

ピアソンの *r* Pearson's *r*　少なくとも間隔尺度で測定された2つの変数間の関連の大きさを指定する相関係数。**積率相関係数**とも呼ばれる。

ピア・デブリーフィング peer debriefing　質的研究の信頼性を高めるアプローチとして，研究のさまざまな側面を検討し，探求するための同僚とのセッション。

ピア・レビュー peer review　1人以上の研究者が研究報告（または研究計画書）のレビューと批評を行い，研究の出版（または資金提供）について勧告を行うこと。

非回答バイアス nonresponse bias　研究参加者として招待された人々が非ランダムに（偶然ではなく）参加を辞退した場合に生じうるバイアス。

比較群 comparison group　主要な関心グループの結果を評価するために，その結果に関する得点が使用される研究参加者のグループ（例：喫煙者の比較グループとしての非喫煙者）。研究デザインが無作為化実験でない場合に，対照群の代わりに使用される用語。

比較試験 controlled trial　無作為化の有無にかかわらず対照群を有する試験。

非確認事例 disconfirming case　質的研究において，研究者の概念化に挑戦するような事例。標本抽出戦略の一環として意図的に探されることもある。

非確率標本抽出 nonprobability sampling　無作為化しない方法（例：便宜標本抽出）を用いて，母集団から要素（例：参加者）を選択すること。

被験者 subject　研究に参加し，データを提供する個人。主に量的研究で使用される用語である。

被験者間デザイン between-subjects design　異なる集団（例：喫煙者と非喫煙者，介入群と対照群）を比較する研究デザイン。

被験者内デザイン within-subjects design　異なる条件下または異なる時点（例：手術前と手術後）で，一群の参加者を比較する研究デザイン。

非構造化インタビュー unstructured interview　研究者が収集する情報の内容や流れについて決まった計画をもたずに，回答者に質問をするインタビュー。

非構造化観察 unstructured observation　情報を観察，列挙，記録するための正式に事前に指定された計画に基づかずに観察を行い，記述的データを収集すること。

非再帰モデル nonrecursive model　交互作用を予測する因果モデル（すなわち，ある変数が別の変数の原因であると同時に，別の変数の結果にもなりうる）。

非識別化データ de-identified data　個人のプライバシーを保護するために，個人を特定する情報が削除されたデータまたは記録。

非実験研究 nonexperimental research　研究者が介入を導入せずにデータを収集する研究。**観察研究**とも呼ばれる。

比尺度 ratio measurement　スコア間の距離が等しく，真に意味のあるゼロ点をもつ測定レベル（例：体重）。

ヒストグラム histogram　度数分布情報を図示したもので，分布の形状を示す。

ヒストリーによる脅威 history threat　介入とは無関係であるが同時に発生し，アウトカム変数に影響を与え，研究の内的妥当性を脅かす可能性のある出来事の発生。

非対称分布 asymmetric distribution　データ値の分布が歪んでいて，2つの半分が互いに鏡像になっていないもの。

ビッグデータ big data　データの処理速度が速く，データ量が膨大で，データ型が多様な大規模で複雑なデータセット。分析では，パターン，傾向，関連性の探索が行われる。

否定傾向者のバイアス nay-sayers bias　回答者が内容に関係なく，一貫して否定的な回答（否定的傾向）をすることで生じる自己報告尺度におけるバイアス。

否定的結果 negative results　研究者の仮説を支持できない結果。

否定的事例分析 negative case analysis　質的研究において，初期の仮説を反証すると思われる事例を探し，含めることによって，理論や記述を精錬させること。

人のトライアンギュレーション person triangulation　現象に対する複数の視点を通してデータを検証することを目的として，異なるレベルまたはタイプの人々からデータを収集すること。

ビネット vignette　回答者が反応を表現するよう求められる出来事，人物，状況についての簡潔な説明。

批判的エスノグラフィー critical ethnography　社会変革をもたらすことを期待して，調査対象の集団や文化における意識改革に焦点を当てたエスノグラフィー。

批判理論 critical theory　新たな可能性を構想し，社会変革をもたらすことを目的として，社会に対する批判を含む現象を研究するアプローチ。

非方向性仮説 nondirectional hypothesis　変数間の関連の予想される方向を規定しない研究仮説。

秘密データ収集 covert data collection　研究において，参加者に知られないように情報を収集すること。

非無作為欠損（MNAR） missing not at random　データセットから欠損している値で，欠損の有無が欠損データの値や，通常は他の変数の値にも関係するようなもの。

比喩 metaphor　視覚的または象徴的な類推を呼び起こすために，一部の質的分析者が用いる例えを用いた比較。

病因についての問い Etiology question　健康問題の根本的な原因，例えば環境要因や個人の行動（喫煙など）に関する問い。

評価研究 evaluation research　プログラム，実践，または政策がどの程度うまく機能しているかを評価する研究。

費用効果分析 cost-effectiveness analysis　介入のコストは金銭的な観点から測定され，成果は自然単位（例：追加された生命1年当たりの費用）で表される経済分析。

費用効用分析 cost-utility analysis　介入の効果を全体的な健康改善として表現し，何らかの追加的な効用獲得にかかる費用〔通常は質調整生存年（QALY）の獲得に関連する〕を記述する経済分析。

標準化平均差（SMD） standardized mean difference　メタ分析において，2群の平均を比較する際の効果量の指標で，一方の平均を他方の平均から引き，プールされた標準偏差で割って算出する。

標準誤差（SE） standard error　平均値の標本分布などの標本分布の標準偏差。

標準得点 standard score　平均からの標準偏差の単位で表されるスコアで，生のスコアは通常，平均が0，標準偏差が1となるように変換される。Zスコアとも呼ばれる。

標準偏差（SD） standard deviation　一連のスコアにおけるばらつきの「平均」を表す統計量。

評定者間信頼性 interrater（interobserver）reliability　2人の評価者または観察者が独立して，測定される属性に対して同じ評価またはスコア値を割り当てる度合い。

評定尺度 rating scale　連続体に沿って対象や概念を評価する尺度。

評定者内信頼性 intrarater reliability　自己一貫性の指標として，評価者または観察者が2つの別々の機会に観察された属性に同じスコア値を割り当てる程度。

標的母集団 target population　研究者が関心をもち，研究結果を一般化したいと考える集団全体。

表の枠組み table shell　データ分析に先立って作成され，実行される分析を導くための数値が入っていない表。

費用便益分析 cost-benefit analysis　プログラムまたは介入のコストと成果の両方を金銭的な観点で表し，比較する経済分析。

標本 sample　研究に参加するために選ばれた人々からなる母集団の部分集合。

標本誤差 sampling error　同じ母集団から抽出された異なる標本間での統計量の値のばらつき。

標本抽出 sampling　母集団全体を代表するように母集団の一部を選択するプロセス。

標本抽出計画 sampling plan　量的研究において，標本抽出方法，希望するサンプルサイズ，参加者募集の手順を明記した正式な計画。

標本抽出のバイアス sampling bias　サンプルが母集団を代表していない場合に生じる歪み。

標本抽出枠 sampling frame　標本が選択される母集団内のすべての要素のリスト。

標本分布 sampling distribution　統計量の理論的分布で，無限のサンプルから計算された統計量（例：平均値）の値を分布のデータ点として使用する。

表面妥当性 face validity　ある測定ツールが測定しようとしているものを実際に測定しているように見える程度。

比例層化標本抽出 proportionate stratified sampling　研究者が母集団の異なる層から，その母集団における代表性に直接比例して標本を抽出するアプローチ。

比例ハザードモデル proportional hazards model　独立変数を用いて，ある時点である事象に遭遇するリスク（ハザード）を予測するモデル。

非劣性試験 noninferiority trial　臨床的に重要でないと判断される事前に規定された量以下で，新しい治療/療法の効果が標準治療/療法より劣らないことを評価するためにデザインされた試験。

頻度効果量 frequency effect size　質的メタサマリーにおいて，特定のテーマ別知見を含む研究報告の割合。

ファイ係数 phi coefficient　2つの二項変数間の関係の大きさを表す統計学的指標。

分厚い記述 thick description　質的研究のナラティブにお

ける，研究の背景，研究参加者，関心のある現象について豊かで詳細な記述。

ファンネルプロット funnel plot　研究の精度の指標（例：サンプルサイズ）を効果量に対してプロットし，出版バイアスの可能性を探る図。

フィールド日記 field diary　フィールドでの出来事や会話を日々記録したもので，ログとも呼ばれる。

フィールドノート field notes　研究者がフィールドで行った非構造化観察とその解釈を記録するために取るメモ。

フィールドワーク fieldwork　質的研究者がフィールド，すなわち自然な環境においてデータを収集するために行う活動。

フィッシャーの正確確率検定 Fisher's exact test　サンプルサイズが小さい場合やクロス集計表のセルに観察がない場合に使用される，比率の差の有意性を検定する統計的手法。

フィッシュボーン分析 fishbone analysis　根本原因分析で使用される手法で，因果プロセスを可視化し，質改善の機会を特定することを目的とする。

フェミニズム研究 feminist research　ジェンダーとジェンダー化された社会秩序が，女性の生活と意識をどのように形づくっているかを理解しようとする研究。

フォーカスインタビュー focused interview　トピックガイドを使ってインタビュアーが一連の質問を通して回答者を導く，緩く構造化されたインタビュー。

フォーカス・グループ・インタビュー focus group interview　特定のトピックについて議論するために集められた少人数の個人に対するインタビューで，通常，半構造化されたトピックガイドを用いてモデレーターが進行する。

フォーマル・グラウンデッド・セオリー formal grounded theory　実質的なグラウンデッド・セオリーの中核となるカテゴリーを，さまざまな実質的分野の他の研究を参考にすることによって拡張した理論。

フォトエリシテーション photo elicitation　写真画像によって刺激され，誘導される綿密なインタビュー。

フォトボイス法 photovoice　参加者に自分たちの文化や環境の写真を撮ってもらい，その後で写真を解釈してもらう質的データの収集方法。

フォレストプロット forest plot　メタ分析における研究間の効果を図式化したもので，異質性の視覚的評価を可能にする。

普及バイアス dissemination bias　研究結果の特徴が，その知見の方向性や強さによって左右される場合に生じるバイアス（例：**出版バイアス**）。

不均一性 heterogeneity　ある属性について対象が類似していない（つまり，ばらつきがある）度合い。

不均衡標本抽出 disproportionate sampling　研究者が構成要素の異なる母集団層からさまざまな割合で人々を標本抽出し，より小さな層からの十分な代表性を確保する

標本抽出法。

複雑な介入 complex intervention　構成要素の数，目標とする成果の数，完全な介入を実施するために必要な時間など，1つ以上の次元において複雑性のある介入。

不等価対照群デザイン nonequivalent control group design　無作為割り付けではない比較群を含む準実験的デザイン。

負の相関 negative relationship　2つの変数の間に，一方の変数の値が高いと他方の変数の値が低くなる傾向がある関連（例：ストレスが増加すると感情的幸福度が低下する）。逆相関関係とも呼ばれる。

負の歪み negative skew　データ値の非対称な分布で，高いほうに不釣り合いなほど多くのケースがあるもの。グラフで示すと，左に裾が延びている。

部分無作為化患者志向（PRPP）デザイン partially randomized patient preference（PRPP）design　治療/療法の条件を強く希望しない患者のみを無作為に割り付けるデザイン。

プラグマティズム pragmatism　ミックス・メソッド研究がしばしば基づいているとされるパラダイムで，「リサーチクエスチョンの独裁」という現実的な要請を認めるもの。

プラグマティック（実用的）臨床試験 pragmatic（practical）clinical trial　日常的な臨床実践で展開されるであろう介入の利益，リスクやコストに関する実践的な問いに取り組み，臨床的意思決定を強化するための試験。

プラセボ placebo　偽または疑似的な介入で，対照群の条件として用いられることもある。

プラセボ効果 placebo effect　プラセボ条件に起因する期待によるアウトカムの変化。

フリードマン検定 Friedman test　対応のある群または反復測定において使用される，分散分析のノンパラメトリック版。

ブリコラージュ bricolage　さまざまな情報源から多様な方法を用いて複雑なデータを収集する，質的研究における傾向。

プレシジョンヘルスケア precision healthcare　個々の患者の遺伝的，生理学的，行動学的，ライフスタイル的，環境的プロファイルに基づいて，意思決定や医療のカスタマイズを提案するモデル。

フロア効果 floor effect　測定の連続体上の特定の点以下でばらつきが制限されることによって生じる効果で，測定の下限の識別を制限し，真のばらつきを抑制し，検出可能な下向きの変化量を減少させる。

プロセス・コンセント process consent　質的研究において，研究参加者と同意について交渉する継続的で相互作用的なプロセスであり，参加者が継続的な参加に関する決定に協力することを可能にするもの。

プロセス分析 process analysis　評価において，プログラムや介入が実践で実施され使用されるまでのプロセスの

記述的分析。

文献レビュー literature review　関心のあるトピックに関する研究の要約で，多くの場合，研究問題の背景を説明するために作成される。通常，システマティックレビューよりも厳密さが低い。

分散 variance　ばらつきやちらばりの測定基準で，標準偏差の2乗に等しい。

分散分析(ANOVA) analysis of variance　群間のばらつきと群内のばらつきを対比することによって，3つ以上の群間の平均値差を検定する統計的手法で，F比統計量が得られる。

分析 analysis　リサーチクエスチョンに答えたり，仮説を検証したりするためのデータの整理と統合。

分析単位 unit of analysis　研究者の分析の基本単位または焦点。通常，個々の研究参加者となる。

分析的一般化 analytic generalization　一般化の3つのモデルのうちの1つで，特殊なものからより広範な概念や理論へと一般化しようとする研究者の取り組み。

分布に基づくアプローチ distribution-based approach　指標の反応性を推定し，変化スコアを解釈するための重要性の基準を作成するためのアプローチで，データの分布特性(多くの場合，変化スコアの分布)に依存する。

分類法 taxonomy　エスノグラフィックな分析において，ドメインの内部組織やカテゴリー間の関係を明らかにするため開発された，用語や概念を分類・整理するシステム。

ペアワイズ除去 pairwise deletion　データセットの欠損値を処理する方法で，欠損データのあるケースを選択的に(つまり変数ごとに)削除する。

平均値 mean　すべての得点を合計し，総症例数で割って算出される中心傾向の指標。

平均値代入 mean substitution　変数の欠損値をその変数の標本平均で置き換える，欠損データ問題に対処するための比較的弱いアプローチ。

閉鎖型質問 closed-ended question　回答者に特定の回答選択肢を提供する質問。**選択回答式質問**とも呼ばれる。

併存妥当性 concurrent validity　ある尺度の得点と同時に測定された外的基準との相関の程度に関する基準妥当性の一種。

並列標本抽出 parallel sampling　ミックス・メソッド研究における標本抽出のアプローチで，一方のストランドともう一方のストランドの参加者は全く異なるが，両方のストランドの標本抽出は同じ母集団から行われるもの。

ベースラインデータ baseline data　変化の評価を可能にするために，初回測定(例：介入前)で収集されたデータ。

ベータ(β) beta　統計学的検定において，第二種の過誤が発生する確率。

ベータ(β)重み beta (β) weight　重回帰における，方程式中の予測変数の相対的な重みを示す標準化係数。

変化スコア change score　同じ尺度における2回の測定間の個人の値の差。ある時点の値を別の時点の値から引

いて計算される。

便宜的標本抽出 convenience sampling　研究の参加者として最も参加してもらいやすい人物を選ぶこと。

偏差値 deviation score　全スコアの平均から個々のスコアを引いて計算されるスコア。

変数 variable　変化する，つまり異なる値をとりうる属性(例：体温，心拍数)。

ペンタディック・ドラマティズム pentadic dramatism　Burke によって開発された物語を分析するアプローチで，物語の5つの主要要素である，行為(何がなされたか)，場面(いつどこでなされたか)，行為者(誰がそれを行ったか)，手段(どのようになされたか)，目的(なぜそれがなされたか)に焦点を当てるもの。

ベンチマーク benchmark　測定において，スコアの変化が意味のある，または臨床的に有意なものかを解釈するための閾値など，重要な値を意味する尺度の閾値。

弁別妥当性 divergent validity, discriminant validity　対象とする測定が異なる構成概念の測定ではない，というエビデンスを収集することを含む構成概念妥当性の検証へのアプローチ。

方向性仮説 directional hypothesis　2つの変数の間の関係の方向性について具体的な予測をする仮説。

峰性 modality　ピーク，すなわち高頻度の値の数に関する度数分布の特徴。

方法(研究の) methods, research　研究を計画し，研究データを収集・分析するための手順，手続き，戦略。

方法のトライアンギュレーション method triangulation　一貫性と妥当性を高めるために，同じ現象について複数のデータ収集方法を用いること。

方法論的研究 methodologic study　データの入手，整理，分析方法の開発または改良を目的とした研究。

飽和 saturation　新たなデータが重複する情報しかもたらさなくなり，収束感が得られるまで質的データを収集すること。

ホーソン効果 Hawthorne effect　自分が研究対象者であることを人々が認識することによって生じる，結果への影響。

母集団 population　いくつかの共通の特徴をもつ個人または対象の全体集合(例：カナダのすべての RN)。時にユニバースとも呼ばれる。

ポスターセッション poster session　専門的な学会で，複数の研究者が同時に自分たちの研究を要約した視覚的な展示を行い，学会参加者が展示場所を回って閲覧するもの。

ボンフェローニ補正 Bonferroni correction　同じデータセットから複数の統計的検定が実行される場合に，より保守的なアルファ水準を設定するために行われる調整。補正は，望ましい α を検定数で割ることによって計算される(例：$0.5/3 = 0.17$)。

前向きデザイン prospective design　推定される原因

（例：喫煙）を調査することから開始し，その後，推定される影響（例：肺がん）を観察するために前向きに時間を進めてみていく研究デザインで，**コホートデザイン**とも呼ばれることもある。

マクネマーの検定 McNemar test　対になった（独立でない）グループから得られた値の比率の差を比較するための統計的検定。

マクロ理論 macrotheory　物理的，社会的，または行動的世界の大部分を説明することを目的とした広範な理論。大理論とも呼ばれる。

マスキング masking　→**盲検化**参照

マッチング matching　グループの比較可能性を高めるために，あるグループの参加者を，1つ以上の次元での類似性に基づいて別のグループの参加者と対にすること。

マルチサイト研究 multisite study　複数の場所でデータが収集される研究で，通常，一般化可能性を高めたり，より大きな標本を集めたりするために行われる。

マルチレベル標本抽出 multilevel sampling　ミックス・メソッド研究における標本抽出のアプローチで，2つのストランドの参加者が同じではなく，異なる階層の異なる母集団から抽出されること（例：看護師，看護管理者）。

マン・ホイットニー U 検定 Mann-Whitney *U* test　順位付けされた得点に基づいて，2つの独立した群の差を検定するために使用されるノンパラメトリック統計量。

ミックス・メソッド(MM)研究 mixed methods（MM）research　質的データと量的データの両方を収集・分析し，異なるが関連性のある問いに取り組む研究。

無作為化 randomization　参加者を無作為に（すなわち，偶然のみによって決定される方法で）介入の条件に割り当てること。**無作為割り付け**とも呼ばれる。

無作為化比較試験(RCT) randomized controlled trial　参加者を異なる療法群に無作為に割り付ける介入の完全な実験的検証。

無作為欠損(MAR) missing at random　別の変数をコントロールした後，欠損データの値とは無関係に欠損しているデータセットから欠けている値。欠損は欠損データの値とは無関係だが，他の変数の値と関連している。

無作為性 randomness　量的研究における重要な概念で，研究の特定の特徴をデザインや個人的な好みではなく，偶然に確立すること。

無作為標本抽出 random sampling　母集団の各メンバーが含まれる確率が等しくなるようなサンプルの選択。

無作為割り付け random assignment　無作為に（すなわち，偶然のみによって決定される方法で）参加者を治療の条件に割り付けること。**無作為化**とも呼ばれる。

名義尺度 nominal measurement　カテゴリーに数字を割り当てる最も低い水準の測定（例：既婚＝1，未婚＝2）。

明晰性 dependability　質的研究における信頼性を評価する基準で，時間や条件を超えたデータの安定性を指す。量的研究における信頼性に類似している。

メタエスノグラフィー meta-ethnography　Noblit と Hare によって開発された質的研究から得られた知見を統合するアプローチで，研究間の概念や比喩を翻訳・解釈するもの。

メタ回帰 meta-regression　メタ分析において，効果の異質性に寄与する臨床的，人口統計学的，方法論的要因を統計的に検討する方法。

メタサマリー metasummary　量的指向の方法を用いて質的研究の結果を集約する質的研究統合の一種。一次研究から抽出した知見のリストを作成し，明白な効果量（頻度と強度の効果量）を算出する。

メタ集約 meta-aggregation　質的エビデンスを統合するアプローチで，結果を変換するのではなく，分類して要約する。

メタシンセシス metasynthesis　複数の質的研究から得られた知見を統合して作成された解釈的翻訳。

メタ推論 meta-inference　ミックス・メソッド研究において，2つのストランド（質的および量的）から得られた知見を統合して解釈したときに得られる，より高次の結論。

メタ分析 meta-analysis　同じリサーチクエスチョンに取り組む複数の研究の結果を定量的に統合する手法。

メタマトリックス meta-matrix　ミックス・メソッド研究で用いられる 2 次元のデータ配列で，研究者がデータソース間の重要なパターンやテーマを認識することを可能にするもの。

メモ jottings　フィールドワーク中に，研究者の観察やグループの一員としての役割を妨げないように素早く書き留める短い記録のこと。

面接票(面接スケジュール) interview schedule　構造化された自己報告データを収集する研究で，回答者に口頭で尋ねる質問の文言を指定する正式なツール。

メンバーチェック member check　研究参加者とのデブリーフィングやディスカッションを通じて，質的データの信頼性を検証する方法。

盲検化 blinding　研究に関与する人々（参加者，介入実施者，データ収集者，または医療提供者）が，バイアスにつながる可能性のある情報，特に参加者がどの治療/療法群に属しているかについての情報をもたないようにすること。**マスキング**とも呼ばれる。

黙従回答傾向 acquiescence response set　自己報告式の測定ツール，特に心理社会的尺度において，内容に関係なく参加者が記述されたことに同意する（「賛成論 yea-say」）場合に生じるバイアス。

目的記述 statement of purpose　研究の全体的な目標をおおまかに述べた文。

モデル model　概念や変数，およびそれらの相互関係を記号化したもの。

問題記述 problem statement　調査が必要な矛盾した状況や困難な状況を明確に述べること。

有意水準 level of significance　統計分析において第一種の過誤を犯す危険性のことで，その基準（α）はあらかじめ研究者によって設定されている（例：α＝.05）。

有意でない結果 nonsignificant result　統計学的検定の結果で，群間の差または観察された関係が，与えられた確率水準で偶然に生じた可能性があることを示すもの。NSと略されることもある。

有意標本抽出 purposive（purposeful）sampling　研究者が最も有益な情報を提供すると判断した参加者を選択する非確率的な抽出方法。

優越性試験 superiority trial　研究者が焦点となる介入が対照条件より「優れている」（より効果的である）と仮定する試験。ほとんどの臨床試験は優越性試験である。

優先度 priority　ミックス・メソッド・デザインの特徴で，どちらのストランド（質的または量的）に重点を置くかに関するもの。デザインを表す記号を使用し，優位なストランドはすべて大文字でQUALまたはQUANと表記し，優位でないストランドは小文字でqualまたはquanと表記する。

尤度比（LR） likelihood ratio　スクリーニングまたは診断ツールにおいて，ある結果が，その対象とする属性をもつ人（もたない人）に期待される相対的な可能性。LR指数は，特異度と感度の関連を1つの数値にまとめたものである。

尤度比検定 likelihood ratio test　ロジスティック回帰でモデル全体を評価するための検定，または予測変数が追加されたときのモデル間の改善を検定するためのテスト。

有病率 prevalence　ある時点で特定の状態（例：卵巣がん）を有する集団の割合。

歪んだ分布 skewed distribution　中心点を中心としたデータ値の非対称な分布。

雪だるま式標本抽出 snowball sampling　先行する参加者からの紹介によって参加者を選別すること。**ネットワーク・サンプリング**，**連鎖式標本抽出**とも呼ばれる。

要因デザイン factorial design　2つ以上の独立変数を同時に操作し，独立変数の主効果とそれらの交互作用を別々に分析することを可能にする実験デザイン。

陽性適中率（PPV） positive predictive value　スクリーニング/診断検査の有用性を示す指標で，陽性の検査結果が正しい確率として解釈できるもの。陽性の検査結果をもち，対象の状態をもつ人数を，陽性の検査結果をもつ人数で割って計算する。

要素 element　標本抽出目的の母集団の最も基本的な単位で，通常は人間を指す。

用量反応分析 dose-response analysis　より大きな介入量がより大きな利益と関連するかどうかを評価するための分析。

予後についての問い Prognosis question　疾患や健康問題の結果や長期的なアウトカムに関する問い。

予測 prediction　新しい環境や異なるサンプルで変数がどのように機能するかを推測するために実証的エビデンスを使用すること。

予測妥当性 predictive validity　基準妥当性の一種で，ある尺度が将来の時点で測定される基準とどの程度相関しているかに関係するもの。

予測変数 predictor variable　別の変数（通常はアウトカム）を予測するために使用される変数（通常は独立変数）。主に回帰分析の文脈で使用される用語。

読みやすさ readability　さまざまな読解力をもつ人々が，資料（例：質問紙）を読むことができる容易さ。多くの場合，読みやすさの公式によって評価することができる。

弱い立場の人々 vulnerable groups　意味のあるインフォームド・コンセントを提供できないか，または状況が平均以上の有害な影響のリスクにさらされているために，研究における権利が特別な保護を必要とする特別なグループの人々（例：小児，意識のない患者）。

ライバル仮説 rival hypothesis　研究結果の解釈において，研究者の仮説と競合する代替的な説明。

ライフヒストリー life history　関心のあるトピックに対する，その人の人生経験についての叙述的な自己報告。

乱数表 random number table　0から9までの数字がランダムな順序で表示される表。各数字は他のどの数字の後にも等しい確率で続く。

ランダム効果モデル random effects model　メタ分析において，研究が同じ全体的効果を測定していると仮定せず，異なるが関連する効果を測定していると仮定するモデル。統計的異質性が大きい場合，固定効果モデルよりも好まれることが多い。

リアリスト評価 realist evaluation　複雑なプログラムを評価するための理論主導のアプローチで，「誰にとって，どのような状況下で，何が有効か」を検証するために設計されている。

リアリスト・レビュー realist review　複雑な介入に関する質的および量的エビデンスを統合し，理論駆動型の文脈・メカニズム・アウトカム（CMO）の構成を理解しようとするアプローチ。

リーン・アプローチ lean approach　質改善において，より低いコストで質と効率を改善することを目的とした生産モデル。トヨタ生産方式とも呼ばれる。

リサーチクエスチョン research question　研究問題に取り組むために，研究者が答えたい具体的な質問。

リサーチ・コントロール research control　→**コントロール**参照。

離散変数 discrete variable　2点間の値が有限である変数で，離散量を表す（例：子どもの数）。

リスクと利益の比率 risk/benefit ratio　研究への参加による，個人と社会全体における相対的な費用と利益。また革新を実施することによる相対的な費用と利益。

リストワイズ除去 listwise deletion　データセットの欠損値を処理する方法で，欠損データのあるケースを除外す

ること。

リッカート尺度 Likert scale　態度を測定するための尺度の一種で，回答者が同意または不同意の程度について評価する一連の項目の得点の合計を伴う。より広義には，多くの相加評定尺度に使用される名称。

リフレクシヴィティ reflexivity　質的研究において，自分自身の偏見，志向，先入観について批判的に自己省察すること。

リフレクティブ・ライフワールド・リサーチ（RLR） reflective lifeworld research　研究対象の現象がより完全に現れるように，当たり前と思われている仮定について研究者が振り返ることを可能にする現象学的研究へのDahlbergのアプローチ。

量化 quantitizing　質的データをコーディングし定量的に分析するプロセス。

両側検定 two-tailed tests　標本抽出分布の両端を使用して，起こり得ない値を設定する統計学的検定。

量的研究 quantitative research　正確な測定と定量化が可能な現象の調査であり，多くの場合，厳密かつコントロールされたデザインとデータの統計的分析を伴う。

量的データ quantitative data　数値（定量化された）形式で収集された情報。

量的分析 quantitative analysis　現象を記述したり，現象間の関係の大きさや信頼性を評価したりする目的で，統計的手法によって数値データを探索すること。

療法 treatment　介入。実験研究（臨床試験）において，操作される状態。

療法/介入についての問い Therapy/intervention question　患者のアウトカムに対する介入の効果に焦点を当てた問い。

療法の遵守 adherence to treatment　介入群の参加者がプロトコルを守る，あるいは治療を継続する度合い。

理論 theory　現象間の関係について系統的な説明を提示したり，現象を徹底的に説明したりする抽象的な一般化。

理論的標本抽出 theoretical sampling　質的研究，特にグラウンデッド・セオリー研究において，重要な理論的カテゴリーの十分な飽和を確保するために，新たな知見に基づいた標本メンバーを選択すること。

理論ノート theoretical notes　フィールド調査において，観察された行動や出来事に対する研究者の解釈を詳細に記したメモ。

臨床計量学 clinimetrics　症状や徴候などの臨床現象を定量的に測定するアプローチ。健康測定のための心理測定に代わるアプローチ。

臨床研究 clinical research　ヘルスケア分野における実践の指針となる知識を生み出すことを目的とした研究。

臨床試験 clinical trial　新しい臨床介入の安全性，有効性，効果を評価するために計画された研究で，しばしば複数の段階を含む（例：第Ⅲ相試験は通常，実験的デザインを用いた**無作為化比較試験**である）。

臨床的意義 clinical significance　研究結果が，患者の日常生活や患者のために行われる医療上の決定に対して，真に実感できる影響を与えるかどうかという観点からの実践的な重要性。

倫理 ethics　研究において，研究手順が研究参加者に対する専門的，法的，社会的義務をどの程度遵守しているかに関わる道徳的価値観の体系。

倫理綱領 code of ethics　人（または動物）を対象とする研究において，研究者の行動の指針となる，学問分野または機関によって確立された基本的な倫理原則。

歴史研究 historical research　過去の出来事に関する事実や関係を発見するためにデザインされた系統的な研究。

歴史的比較群 historical comparison group　過去のある時点で観察された群，または既存のデータ（多くの場合，記録物）が入手可能な群から選ばれた比較群。

レスポンダー解析 responder analysis　異なるグループ（例：治療/療法群グループと対照群）間において，**レスポンダー**，すなわち変化スコア基準に達した人の割合を比較する分析。

連合的関係 associative relationship　因果関係があるとは言えない2つの変数の間の関連。

連続標本抽出 consecutive sampling　対象母集団から，特定の時間間隔または指定されたサンプルサイズにわたって，適格基準を満たすすべての人々を標本抽出すること。

連続変数 continuous variable　指定された連続体に沿って無限の範囲の値を取り得る変数（例：身長）。より厳密には，間隔尺度または比尺度で測定される変数。

ログ log　参加者観察研究において，観察者が出来事や会話を毎日記録すること。フィールド日記とも呼ばれる。

ロジスティック回帰 logistic regression　2つ以上の独立変数とカテゴリカルなアウトカムとの関連を分析する多変量回帰手法。

ロジット logit　ロジスティック回帰のアウトカム変数として使用されるオッズの自然対数。ロジスティック確率単位の略。

論証 argument　研究者が何を研究したいのかを，根拠となるエビデンスや背景資料を関連付けて説明すること。

論理的実証主義 logical positivism　伝統的な科学的アプローチの根底にある哲学。**実証主義パラダイム**も参照。

ワイルドコード wild code　そのデータセットのコーディングスキーム内で正当でないコード値。

枠組み framework　研究の概念的基盤。理論に基づく研究では**理論的枠組み**，概念モデルに基づく研究では**概念的枠組み**。

枠組み分析 framework analysis　質的分析を整理・管理するために使用される手法で，通常はチームで作業する研究者が，事例とテーマの両方でデータを分析できるようにマトリックスを作成する。

割り当て標本抽出 quota sampling　サンプルの代表性を

高めるため，母集団の割合に基づいて特定のサブグルー
プ（例：男性，女性）の「割り当て」を設定する非無作為
標本抽出法。

割り付けの隠蔽化 allocation concealment　臨床試験に参
加者を登録する人が，治療条件への割り付けを知らない
ようにするためのプロセス。

索引

和文

あ

アーム　173
アーン無作為化　177
アウトカム　32, 172
―― ，介入の　611
―― 研究　225
―― 評価　222
―― 分析　222
―― 変数　42
―― 報告バイアス　652
アクションリサーチ　476
アクセス許可　52, 155
新しい変数開発型　585
アテンション対照群　173
アドバイザー　742
アプガースコア　376
アブダクティブ・アプローチ　524
アルファ係数　314
アンカーに基づく方法　327, 448
アンセストリー・アプローチ　85
アンブレラレビュー　23, 646
暗黙知　461
暗黙の同意　134

い

イータ二乗　395
イーミックな視点　461
医学研究審議会　603, 744
閾値　446
生きられた体　464
生きられた空間　464
生きられた時間　464
生きられた人間関係　464
石川図　244
意思決定, 質的分析における　523
意思決定プロセス　19
異質性　656
一元配置分散分析　387
一次研究　22, 644
―― の検索　651
一次質問　82
一次資料　81

一貫性　171
―― のチェック　424
一致率　312
一般化可能性　9, 152, 689
一般化可能性判断　266
一般化推定方程式　401
一般記憶指数　320
一般線形モデル　412
一般的質的探究　473
逸話　82
遺伝子検査　294
意図　580
移動測位　513
イネーブラー　462
異文化間妥当性　325
イベント履歴カレンダー　277
意味単位　546
意味の多様化の視点　557
意味/プロセスについての問い　14
入れ子標本抽出　588
因果関係　45, 170, 459
因果モデリング　189, 416
インキュベーション　534
インクブロットテスト　160
因子回転　346
因子性　345
因子抽出　345
因子負荷量　347
因子分析　324, 344
陰性適中率　319
陰性尤度比　319
インターセクショナリティ　476
インターネットエスノグラフィー
　505
インタビュアー　502
―― バイアス　280
インタビュー　280
―― データの収集　284
―― の実施　508
―― の場所　506
―― の文字起こし　509
―― の利点　280
インタラクティブ決定木ツール　384
インテグリティ　556

インパクトスコア　751
インパクトファクター　731
インパクト分析　222
インビボ・コーディング　528
インビボ・コード　540
インフォームド・コンセント
　129, 132
―― の記録　134
―― の理解　133
隠蔽　129
引用索引　88

う

ウィルコクソン
―― の順位和検定　387
―― の符号付順位和検定　387
ウェーバー　8
ヴェダー接触法　222
ウェブ調査　286
ウォッシュアウト期間　181
後ろ向きデータ　160
後ろ向きデザイン　187
埋め込みデザイン　586

え

影響　32
エコロジカル・モーメンタリー・ア
　セスメント　279
エジンバラ産後うつ病尺度　656
エスノグラフィー　47, 68, 460
―― における標本抽出　491
―― の分析　535
エスノナーシング・リサーチ
　462, 536
エッセンス　539
エティックな視点　461
エナクトメント　206
エビデンス
―― 階層　20, 26
―― サマリー表　95
―― 情報に基づく実践　21
―― に基づく医療　21
―― に基づく質改善　236
―― に基づく実践　2, 19, 644, 687

エビデンス
── に基づく実践の主要なステップ 31
── の一貫性 35
── の拠点 21
── の質 28, 34
── の強さ 28
── の非直接性 663
── の普及 716
── の量 35
── プロファイル 663
── レベル尺度 27
エポケー 464
得られた得点 305
遠位のアウトカム 612
演繹的アプローチ 524
演繹的仮説 74
演繹的推論 6, 41
演繹法 73
エンドポイント 172

お

横断的デザイン 156
応答者 695
応募依頼書 744
応用研究 11
オーサーシップ 717
オーディオレコーダー 499
オートエスノグラフィー 463
オートコンプリート 89
オーバーヘッドコスト 748
オープンアクセスジャーナル 94, 729
オープンアクセス・リポジトリ 730
オープンコーディング 540, 544
オープン試験 179
オーラル・ヒストリー 506
オッズ 371, 414
オッズ比 371, 414, 657
オミック研究 6
オミックデータ 707
思いやりの科学 6
重み付け 261
親公募 743
音声 CASI 229
オンラインフォーカスグループ 506

か

回帰係数の検定 405
回帰分析 401
改ざん 143

解釈 50
── の考え方 436
── の側面 436
解釈学 465, 538
── 的現象学 465, 538
── 的現象学的分析 466
── 的循環 466, 538
解釈可能性 351
解釈的記述 474
解釈的質的レビュー 666
下位尺度 312
外生変数 150, 417
回折 591
改善科学 236
改善科学研究ネットワーク（ISRN）
238
階層的重回帰 405
階層的投入 415
改訂版 Iowa モデル 29
改訂版 Self-Care of Heart Failure
Index（SCHFI） 324
外的エビデンス 20
外的妥当性 200, 212, 439
── の強化 212
── への脅威 213
回転因子行列 347
回答傾向 288
回答選択肢 275, 337
回答バイアス 287
回答率 267
ガイドライン・シンセシス 26
カイ二乗（χ^2）検定 391
介入 32, 172
── に関する推論 438
── の開発 606
── の効能 613
── の実装 615
── のパイロット・スタディ 613
── の評価 613
── の平方和 390
── の明確化 614
── の臨床的意義 630
介入アーム 173
介入・影響 650
介入オプション 695
介入開発型 578, 585
介入研究 12, 603
── のプロセス 722
介入忠実度 206
── の査定 613

介入プロトコル 49, 172
介入理論 610
概念 41
── の操作化 43
── の統合 108
── のフェーズ 47
概念図 109
概念図式 109
概念的記述 469
概念的定義 43
概念ファイル 530
概念分析 111, 336
概念モデル 41, 109
概念枠組み 109, 110
外部パイロット 623
外部レビュー 566
開放型質問 275
害や不快を被らない権利 128
概要書 742
ガウス分布 363
カウンターファクチュアル 170, 222
科学審査グループ 750
科学的仮説 74
科学的価値 148
化学的測定 294
科学的方法 9
学位論文の研究計画書 742
学術研究 7
学術研究促進基金 745
学術交流ネットワーク 94
学術論文 53
── のスタイル 55
確証的因子分析 324, 349
確認可能性 149, 558
確認事例 488
確認的因子分析 349
確認バイアス 179
確率的エビデンス 8
確率の法則 376
確率標本抽出 255, 376
隠れた母集団 257
加重平均 657
仮説 49, 62
── の機能, 量的研究における 72
── の検定 379
── の検定と証明 75
── の導出 73
── の表現 74
仮説検証的妥当性 321
仮説した結果の解釈 441

和文索引　799

過大評価バイアス　698
片側検定　382
学会発表　734
括弧入れ　464, 726
　——インタビュー　561
カットオフ値　320, 352
カットポイント　320
カテゴリー　532
　——の組み合わせ　533
カテゴリー・システム　288
カテゴリー尺度　360
カテゴリー変数　42
カナダ衛生研究所　744
カバーレター　281, 733
簡易版の同意書　134
間隔尺度　360
カンガルーケア　3
喚起　477
還元　465
還元主義的　9
看護介入研究　603
看護介入分類法　226
看護研究　2
　——の実施，普及，実装における
　　倫理的ガイドライン　126
　——の消費者　3
　——の生産者　3
看護師
　——と医師の同僚関係　408
　——の解釈指針付き倫理綱領　126
看護実践博士号　22
看護診断分類法　226
看護中範囲理論　468
看護に鋭敏なアウトカム　227
監査可能性　559
監査証跡　548, 562
観察　50, 160
　——された得点　305
　——の記録　513
観察研究　46, 698
観察-参加-省察モデル　462
観察者のバイアス　160
観察的　187
観察ノート　514
観察標本抽出　291
患者　32
　——と市民の参加　605
　——の安全性　753
　——の参加　63
　——の志向と価値観　19

患者・市民参画　152
患者中心
　——のアウトカム研究　63, 224
　——のアウトカム研究機関
　　（PCORI）　5, 224, 743
　——の介入　172
　——のケア　20, 753
　——の研究　690
　——のヘルスケア　690
患者中心主義　5
患者報告アウトカム　159, 278, 447
感情的知性　498
感情労働　498
感性的枠組み　41
間接経費　748
完全ケース分析　427
完全な情報開示　129
完全な相関　309
完全無作為化　175
完全無作為欠損　426
観測者間信頼性　312
観測度数　391
寛大効果　293
感度　318
感度分析　432, 659
観念的理論　116
関連　44
関連性　687, 690
関連文献　652

き
キーワード　86, 725
偽陰性　393
機会的標本抽出　488
棄却域　381
疑似 R^2　416
記述現象学　467
記述的観察　513
記述的研究　189
記述的現象学　464, 536
記述的コーディング　528
記述的質的研究　473
記述的質問　501
記述的相関研究　190
記述統計　359, 367
記述についての問い　13
記述ノート　514
記述理論　108
基準関連妥当性　317
基準妥当性　317

基準値　352
基準範囲　294
基準標本抽出　487
基礎研究　11
期待値最大化　428
期待度数　391
期待バイアス　178
既知集団妥当性　322
既知集団反応性　328
帰納的アプローチ　524
帰納的仮説　73
機能的関係　45
機能的自立度　318
帰納的推論　6, 119
帰納的内容分析　546
帰納法　73
規範　154
基本検索　88
基本的な社会的プロセス　468, 541
欺瞞　129
帰無仮説　75, 379
逆相関　309
脚注追跡法　85
逆点数化　344
逆分散法　658
客観性　162
キャリーオーバー効果
　　　　　　　　181, 311, 348, 431
級内相関係数　310
球面性の仮定　412
強化　477
共感的中立　497
偽陽性　393
強制選択式質問　276
共同インタビュー　503
強度効果量　671
強度標本抽出　487
共分散分析　202, 409
共変量　410
共有意思決定プロセス　105
曲線下面積　320
極端な回答　288
極端な外れ値　429
極端例標本抽出　487
許容範囲　220, 315
記録　161
近位のアウトカム　611
緊急標本抽出　488
禁止期間　730
均質　41, 364

均質性　201
均質標本抽出　487
近接効果　343

く

クアドラプル・エイム　240
区間推定　377
具体理論　116
具体例　539
組み込まれたデザイン　471
グラウンデッド・セオリー
　　　　　　　　　　　46, 67, 468
　── 研究における標本抽出　492
　── 分析　539
クラスカル・ウォリス検定　390
クラスター（群）無作為化法　178
クラスター標本抽出　262
クラスタリング　545
クラメールの V　393
クリエイティブ・コモンズ・ライセ
　　ンス　729
クリティーク　98, 99
クリティカルインシデント法　506
クローズド試験　179
グローバル評定尺度　328, 448
クロスオーバー　201
クロスオーバーデザイン　181, 431
クロス集計表　367
クロンバックのアルファ　314
群　173
群間のばらつき　387
群間平方和　387
群内のばらつき　387
群内平方和　387

け

ケアの文化　43
ケアバンドル　26
ケアリング　43
計画的行動理論　109
経験サンプリング法　280
経験的エビデンス　20
傾向スコア　202, 411
傾向スコア分析　698
傾向スコアマッチング　202
傾向マッチング　202
経済分析　222
啓示的事例標本抽出　488
形成型測定ツール　307
形成的評価　221

継続的質改善　237
継続的比較　468, 529, 540
系統的　9
系統的バイアス　150
系統標本抽出　262
契約　743
ケースネス　188, 318
ケース平均値代入　428
ゲートキーパー　52, 155
結果　436
　── の一般化可能性　444
　── の解釈　614
　── の適用可能性　444
　── の非一貫性　663
結果セクション　54
　──, 質的研究報告書の　726
　──, 量的研究報告書の　722
欠損値　423, 426
欠損値分析　427
決定点　695
決定ルール　695
決定論　7
原因　170
原因探索　13
厳格効果　293
研究　2, 40
　── の監査　567
　── の基本要素　41
　── の総合的評価　99
　── の浪費　605
研究概要　23
研究仮説　72, 74, 379
研究活用　20
研究可能性　65
研究クリティーク　98
研究計画書　50, 741
　── 作成のコツ　752
　── におけるレビュー　81
研究参加者　40, 650
　── の参加可能性　66
研究者　40
　── の関心　66
　── の経験　66
　── の信用可能性　557
　── のトライアンギュレーション
　　　　　　　　　　　　　　564
研究デザイン　630, 650
　──, パイロット・スタディの
　　　　　　　　　　　　630, 634
研究場所　155

研究部会　750
研究不正　142
研究不正防止局　142
研究プログラム　75
研究プロジェクト助成金　745
研究プロジェクトの準備　163
研究プロトコル　82
研究報告　51
　── に組み込まれたレビュー
　　　　　　　　　　　　　　80
研究報告書
　── の種類　728
　── のスタイル　727
研究方法　8
研究問題　62
　── の精錬　64
　── の設定　64
　── の評価　65
研究倫理委員会　139
原稿　717
　── の準備　732
　── の提出　733
健康自己統制観　594
健康の社会的決定要因　757
健康変化評価尺度　328
顕在効果量　670
顕在的内容　524
現在の実践分析　609
顕在変数　349
検索式　92
検索戦略　85
検索用語　85
検出バイアス　179
検出力　393, 645
検出力不足　393
検出力分析　263, 393
　──, 重回帰の　408
現象　41, 62
現象学　47, 463
現象学的研究　67
　── における標本抽出　491
現象学的分析　536
検証可能な仮説の特徴　72
減少バイアス　430
検証へのコミットメント　569
健全性　556
ケンダールの τ　392
現地人化　498
現地訪問　155
検定統計量　381

和文索引　801

厳密性　99,556

こ

コア・カテゴリー　541,544
コアコンピテンシー　19
コア変数　468
行為者-パートナー相互依存モデル
　　　419

効果　170
　――の大きさ　34
効果比較研究　5,174,224,690
効果量　264,393,645
効果量指数　34
交互作用　704
交互作用効果　389,412
交差検証　407
考察セクション　55,727
　――,量的研究報告書の　724
口述史　506
口述筆記担当者　531
構成概念　41
　――ラベル　212
構成概念妥当性　200,210,320,438
　――の強化　211
　――への脅威　211
構成主義的グラウンデッド・セオ
　リー　470,540
構成主義パラダイム　8
公正な処遇を受ける権利　130
構成パターン　538
構造化観察　288
　――ツール　291
　――の評価　292
構造化された自己報告　287
構造化された自己報告式ツール　274
構造化日記　277
構造的な質問　501
構造的妥当性　324
構造方程式モデリング　349,418
肯定傾向者　288
口頭発表　735
効能　219,693
効能研究　214
広範囲理論　109
項目
　――の内容妥当性の検証　341
　――の反転　431
項目 CVI　317
項目 items　275
項目応答理論　305,315,336

項目間の相関　344
項目尺度間相関　344
合目的的な標本抽出　486
項目バンク　306
項目プール　336
項目分析　344
交絡変数　150
合理的行為理論　108
合理的な外挿　492,690
コーエンの d　394
コーディング　50,422,527
　――,質的データの　530
　――と分析に関する質向上戦略
　　　564

コード　527
コードブック　426,530
国際臨床試験登録機関　220
国勢調査　228
国民健康調査　263
コクラン共同計画　21,644,648
コクランハンドブック　664
国立衛生研究所　4,743
国立看護研究所　5,743
国立保健医療研究評議会　744
誤差　377
　――の平方和　390
故障モード影響解析　240
個人インタビュー　228
個人化ヘルスケア　690
個人患者レベルのメタ分析　647
個人ノート　515
個人レベルでの臨床的意義　446
コストデータ　7
コスト分析　222
コックス回帰　416
固定効果モデル　658
固定デザイン　581
古典的テスト理論　305,315,336
子ども行動チェックリスト　292
こびへつらいの妥当性　564
個別化,介入の　612
個別化ヘルスケア　690,707
個別研究　22
　――のシノプシス　23
　――の評価　99
コホート研究　158
コホート多重無作為化コントロール
　試験デザイン　266
コホートデザイン　188
コホート比較デザイン　157

コミットメント　569
固有事例研究　471
固有値　345
コルモゴロフ・スミルノフ検定　430
混合計画のための反復測定分散分析
　　　412
混合研究シンセシス　24,645
混合研究法　149,576
混合研究レビュー　645,674
　――のデザイン　675
混合デザイン　154
混在した結果　443
コンセプト・コーディング　528
コンセプトマップ　531
コンセンサスパネル　447
コンディション　173
コンティンジェントデザイン　675
コントロール　9,46
　――イベント率　370
　――チャート　241,247
コンピュータ支援型質的データ分析
　ソフト　531
コンピュータ適応型テスト　306
コンピュータ補助
　――による個人インタビュー法
　　　229,280
　――による電話インタビュー法
　　　229,280

根本原因分析　63,243

さ

再帰モデル　417
再現　212
再現可能性　688
再現研究　230
再現視点　556
再現性　83
再構築　8
再コーディング　431
最小可検変化量　326
最小限のリスク　131
最小重要差　447
最小重要変化　272,447,700
最小二乗回帰　402
最小二乗推定　402
最小二乗法　349
最小臨床的重要差　447
最大多様性標本抽出　486
採択率　755
財団ディレクトリ　744

再テスト信頼性 310
—— 分析 348
最頻値 363
細胞学的測定 294
最尤推定 349, 413
最良のエビデンス 2, 19
索引 530
搾取から守られる権利 128
探り 340, 501
差スコア 325
査読者 99
査読付き雑誌 733
差の標準誤差 386
サブグループ効果 265, 692
サブグループ分析 659, 703
サブグループ平均値代入 428
サラミ出版 717
参加型アクションリサーチ 476
参加型-社会正義デザイン 586
参加者主導の調査へのコミットメント 569
参考文献 725
産後抑うつ 322
残差 402
残差変数 417
参照基準 317
参照群 415
暫定性, 理論やモデルの 111
散布図 368
サンプルサイズ 263, 269, 631
——, パイロット・スタディの 631, 635
参与観察 461, 510
—— の評価 517

し

シード 257
視覚的アナログ尺度 277
時間
—— のトライアンギュレーション 561
—— の平方和 390
時間的曖昧さ 207
時間標本抽出 291
自記式質問紙 275
資金 66
資金調達の助成機会公募 749
軸足コーディング 544
シグマ・シータ・タウ 744
時系列デザイン 184

刺激想起インタビュー 504
時限事象系列データ 292
試行錯誤 6
自己決定 129
事後検定 388
自己効力感理論 114
自己選択 191
自己選択バイアス 430
自己中心的ネットワーク分析 461
事後テストのみデザイン 179
事後のみデザイン 179
自己報告 50, 159, 228
自己問答 560
事象標本抽出 291
システマティック混合研究レビュー 24
システマティックレビュー 5, 23, 644
システム 26
施設内研究倫理審査委員会 139
事前事後デザイン 180
自然実験 189
自然主義パラダイム 8
事前テスト 273
事前テスト事後テストデザイン 180
事前理解 561
持続的観察 560
質化 592
質改善 22, 235
—— の取り組み 63
—— モデル 240
—— やリスクに関するデータ 7
シックスシグマ 241
実験 171
—— の限界 182
—— の強み 181
実験研究 46
実験的イベント率 370
実験デザイン 171
実行可能性 66, 606
実行可能性研究 622
実行可能性評価 623
質向上戦略
——, コーディングと分析に関する 564
——, データ収集における 559
——, プレゼンテーションに関する 567
実効性 220, 693
実効性研究 214

実行バイアス 179
実施者, 介入の 612
実質的コード 540
実質的な理論 468
実証主義 7
実証的エビデンス 9
実証的フェーズ 50
実践的有意性 445
実践に基づくエビデンス 687
—— のための結果報告 707
—— のためのデータ収集 700
—— のためのデータ分析 701
—— のための標本抽出 699
実践ベースの研究ネットワーク 743
実践理論 109
実装科学 615
実装研究 229
実装分析 221
質調整生存年 223
質的アウトカム分析 610
質的エビデンス統合 645, 665, 672
質的エビデンスの要約表 673
質的記述研究 473
質的研究 8, 9
—— におけるサンプルサイズ 489
—— における文献レビュー 81
—— におけるリサーチクエスチョン 69
—— の概念化 51
—— の計画 51
—— の実施 52
—— のデータ収集 497
—— のデザイン 458
—— への研究計画書 741
質的研究報告書 725
質的自己報告法 500
質的システマティックレビュー 665
質的知見の普及 53
質的調査における適格基準 484
質的データ 44
—— の管理 530
—— の記録 499
—— のコーディング 530
質的内容分析 546
質的な記述的研究 46
質的標本抽出の種類 485
質的分析 523
—— における意思決定 523
—— のプロセス 525
質的メタシンセシス 665

質的リサーチ・シンセシス　665
質の改善(QI)プロジェクト　185
執筆要項　732
質問項目　337
質問紙　275
　── の回収，対面配布による　285
　── の収集，郵便による　286
質問紙型　584
質問紙データの収集，インターネットによる　286
質問紙法　228,280
　── のメリット　280
質問ルート　502
実用主義　577,693
実用性　577
実用的臨床試験　221
至適基準　27,172,317,687
シナリオ　580
支配的な状態　582
指標　307
四分位範囲　365
死亡　208
ジャーナルクラブ　3
社会関係　463
社会的健康領域　287
社会的認知理論　114
社会的望ましさバイアス　287
尺度　278,307
　── の水準　359
　── の得点化　349
　── の内容妥当性係数　317
　── の内容妥当性の検証　342
　── の見直し　348
斜交回転　346
謝辞　725
車窓ツアー　511
シャドーデータ　490
主因子分析　345
周囲の協力　66
重回帰　401
　── の基本概念　403
　── の検出力分析　408
自由回答式質問　275
修士論文　728
　── や博士論文におけるレビュー　81
修正幹葉図　594
重相関　401
重相関係数　403
従属した群間の検定　383

収束妥当性　322,323,561
収束デザイン　675
収束反応性　328
従属変数　42
集団行動　615
縦断的デザイン　157
集団レベルの臨床的意義　445
自由度　383
十分性　493
集約的質的レビュー　665
終了インタビュー　636
収斂デザイン　583
熟議アプローチ　503
主効果　180,389
受信者動作特性曲線　320,352,705
主成分分析　345
主題コード　86
主題見出し　86
手段的事例研究　471
主著者　717
出版オプション　728
出版バイアス　637,652,663
主任研究者　40
守秘義務　134,136
守秘義務違反　136
守秘義務証明書　137
主要アウトカム　650
主要情報提供者　461,491
順位付け質問　276
準実験　182,698
順次的　581
順次登録　259
順序効果　431
順序効果相殺法　181
順序尺度　359
順序のバイアス　210
準統計　567
準無作為化　177
ジョイントディスプレイ　593
小規模助成金制度　745
状況特定理論　109
条件付き平均値代入　428
証拠漁り　189,432
詳細なアプローチ　537
省察ノート　515
症状科学　6
状態不安尺度　43
焦点　70
焦点型コーディング　545
焦点観察　513

承認　138
情報
　── の記録　95
　── の抽出　95
　── の分析・統合　101
情報シート　134
情報提供者　40
情報提供力　490
正味の影響　222
症例　318
症例対照デザイン　187
症例報告　82
抄録　53,725
抄録募集　735
ショーカード　285
除外基準　255
初期コーディング　545
触媒的妥当性　557
書誌情報データベース　85
助成機会公募　743
助成金　743
助成金獲得術　741
序論　54
　──,質的研究報告書の　725
　──,量的研究報告書の　719
事例研究　471
事例選択型　584
真陰性　318
新規性効果　212
進行役　502
審査基準　755
審査のプロセス　750
真珠採取法　85
真正性　149,559
人生満足度尺度　315
シンセシス(統合)　23
　── のシノプシス　24
迅速エビデンス評価　24
迅速審査　140
迅速対応チーム　183
迅速なサイクル　242
迅速レビュー　24,646
身体機能尺度　448
身体的健康領域　287
診断/アセスメントについての問い　12
診断精度　318
真の得点　305
信憑性　53,149,557,558

人物のトライアンギュレーション 561

シンボリック相互作用 116
信用可能性 149, 558
真陽性 318
信頼関係 155
信頼区間 378, 440, 723
信頼限界 378
信頼性 148, 308, 310
信頼性係数 310, 313
信頼性変動指数 326
信頼度 688
心理測定アセスメント 305
心理測定学 305
診療実践ガイドライン 25

す

推測統計 359, 376
推論 148
　── の質 596
推論転用可能性 596
スキップパターン 283
スクラッチテスト 289
スクリーテスト 346
スクリーニング 651
スクリーニング支援ソフト 649
スクリーニングツール 265
スコーピング研究 646
スコーピングレビュー 23, 646
図式モデル 109
ステークホルダー 152, 607
ステップ・ウェッジ・デザイン 694
ステップワイズ投入 415
ステップワイズ法 406
ストランド 576
スピアマンのρ 369, 392
スマートペン 499

せ

生活の徹底性 477
正義 130
正規分布 363
整合性 171, 615
政治的に重要な事例の標本抽出 488
成熟 208
正常化 447
精神的健康領域 287
生存時間分析 416
生体外測定法 294
生体内測定法 293

静的測定ツール 306
正当化 596
精度推定 396
制度的エスノグラフィー 462
正に歪んでいる 362
正の相関 309
西部州間看護高等教育協議会 4
生物学的妥当性 171
生物生理学的測定 50, 161, 294
成分分析 535
ゼーレンデザイン 178
世界内存在 464
積率相関係数 368
絶対リスク 370, 706
絶対リスク減少 370, 657
セッティング, 介入の 612
説明的な試験 693
説明的デザイン 584
説明変数 403
セマンティック・ディファレンシャル法 279
セルフケア 41
セルフケア不足理論, Orem の 112
ゼロ時間 698
線形回帰 401
線形重回帰 403
善行 127
潜在的内容 524
潜在特性 335
潜在特性尺度 336
潜在変数 349, 418
全体的なコーディング 529
全体的なデザイン 471
全体論的アプローチ 537
選択 207
選択回答式質問 275
選択基準 255
選択的アプローチ 537
選択的観察 513
選択的コーディング 541
選択バイアス 430
前提 7, 430
全米医療の質フォーラム 247
全平均値 387
全米品質フォーラム 227
専門職間連携 5
専門職文化の越境 463
専門用語 40

そ

層 256
層化 201
相加評定尺度 278
層化ヘルスケア 690, 707
層化無作為標本抽出 261
層化有意標本抽出 487
相関 367
相関係数 309
相関研究
　── の限界 191
　── の強み 192
相関的原因探索研究 187
相関デザイン 187
相関マトリックス 344, 369
相互形成 459
相互作用効果 180, 213
相互作用論 116
相互変換分析 669
操作 172
操作チェック 206
操作的定義 43
操作変数 698
創造性 534
相対リスク 190, 371, 657
相対リスク減少 371, 706
創発的適合性 544
創発デザイン 52, 458, 581
層別無作為化 177
双峰 362
相補性 576
粗オッズ比 414
測定 304
　── の標準誤差 315
測定誤差 305, 314
測定ツール 208, 304
　── の開発 578
　── のフィールドテスト 342
測定特性 307
測定パラメーター 308
測定モデル 349
組織学的測定 294
組織生検 294

た

第Ⅰ相, 臨床試験の 219
第Ⅱ相, 臨床試験の 219
第Ⅲ相, 臨床試験の 219
第Ⅳ相, 臨床試験の 220
ダイアドインタビュー 503

和文索引　805

第一種の過誤　380
対応のある *t* 検定　386
待機リスト対照群　174
対照アーム　173
対照群　173
対象者　40
　──の平方和　390
対象者間検定　383
対象者内検定　383
対照性の原理　532
対照前後デザイン　182
対照的質問　501
代償的対抗意識　212
代償的な均質化　212
対照比較型ジョイントディスプレイ　594
対象母集団　254
代替アウトカム　159,271
代替形式テスト　312
タイトル　724
第二種の過誤　380
代表性　49,212
代表的な標本　255
タイミング，介入の　611
タイムサンプリング　291
タイムフレーム　156
対面インタビュー　228
対立仮説　379
大理論　109
対話型意思決定支援ツール　105
タグ　546
多元配置分散分析　389
多項目合成尺度　278
多項目並行テスト　312
多施設共同第Ⅲ相 RCT　220
多肢選択質問　276
多重共線性　404
多重測位　513
多重代入法　428
多重比較法　388
多相最適化戦略　695
多段抽出　256
脱構築　8
脱落　158,208
妥当性　148,200,308,316,556
　──の向上　577
　──の分析　186
　──への脅威　200
妥当性係数　324
妥当性放棄の視点　557

多特性・多方法行列法　323
他人-友人モデル　462
多フェーズのタイミング　582
多変量共分散分析　413
多変量的な性質　593
多変量統計　401
多変量分散分析　413
多変量リスク層化　705
多峰分布　362
ダミー変数　404,431
単一次元尺度　335
単一事例研究　471
単一被験者実験　697
段階的ケア介入　695
段階的な参入　156
探究の枠組み　460
探査・開発研究助成基金　745
探索的因子分析　324,344
探索的順次的デザイン　585
単純無作為化　175
単純無作為標本抽出　260
単独測位　513
断片化　536
単変量記述研究　190
単峰分布　362
単盲検試験　179

ち

チームビルディング　610
チームワーク　605
チェックリスト　277,289,725
置換ブロック無作為化　177
逐次的多段階割り付け無作為化試験　695
逐次臨床試験　220
地区踏査　511
知見　54
　──の要約表　663
知識に焦点を当てたトリガー　32
知能検査　279
地平の融合　538
中央値　363
中央値代入　428
中間テーラリング変数　695
中心カテゴリー　544
中心極限定理　383
中心傾向　363
中断時系列デザイン　184
中範囲理論　109
長期的関与　560

調査　40,228
調査者　40
調査（測定ツール）開発型　585
調子　477
調整オッズ比　414
調整効果　659
調整済み適合度指標　418
調整分析　704
調整平均　411
調整変数　69
重複排除ソフトウェア　649
直接経費　748
著作権譲渡　733
著者検索　652
直観　465
直交回転　346
治療効果の不均一性　688,703
治療必要数　371,706

つ

追跡研究　158
ツール　272
強さ，介入の　611

て

提案依頼書　744
提供方法，介入の　612
ディグニティセラピー　610
定数　41
ディッセンダンシー・アプローチ　85
データ　43
　──に基づく収束デザイン　676
　──の統合　431
　──のトライアンギュレーション　561
　──の飽和　53,489
データ集め　476
データおよび安全性モニタリング委員会　140
データクリーニング　424
データ収集
　──，実践に基づくエビデンスのための　700
　──，質的研究の　497
　──，パイロット・スタディにおける　636
　──，量的研究の　271
　──における質向上戦略　559
　──の時期　156

データ収集計画　50, 159
──, 量的研究の　271, 296
データ収集プロトコル　50, 274
データセット　422
データ抽出ソフト　649
データ抽出フォーム　95
データニーズ　271
データ分析
──, 実践に基づくエビデンスのための　701
──, パイロット・スタディにおける　636
データ変換　431
データ変換バリアント　583
データ補完　427
テーマ　52, 101
テーマ分析　101, 473, 535
テーマ別統計量型ディスプレイ　594
テーマ別統合　666, 676
テーマ別ナラティブ分析　472
テーラーメイド介入　172
テーラリング変数　695
適応型測定ツール　306
適応的介入　695
適応的試験　181
適応的試験デザイン　696
適応モデル, Roy の　112
適格基準　254, 255
── の定義　650
適合性　540
適合度指標　418
適合度統計量　350, 415
テキストナラティブ　676
テキストマイニングソフトウェア　649
適性検査　279
適切性　493
適用可能性　5, 35, 49, 152, 214, 687, 690
デザイン・計画フェーズ　49
デジタルストーリーテリング　505
デジタルペーパー　499
デジタルボイスレコーダー　499
デジタル雪だるま式検索　652
手順書　206
テスティング　208
徹底と勤勉へのコミットメント　569
デフォルト　427
デブリーフィング　137
デュケイン現象学学派　465

デルファイ調査　229
典型例標本抽出　487
電子学位論文　729
電子カルテ　248, 295
電子配信　736
天井効果　206, 340, 429
点推定　377
点双列相関係数　392
デンドログラム　533
テンプレート　524
転用可能性　149, 152, 492, 559
電話インタビュー　228

と
問い合わせの手紙　732
同意書　134
同一　587
同一標本抽出　587
投影法　160
同化バイアス　293
統計学的異質性　658
統計学的結論の妥当性　200
統計学的検出力　204
統計学的検定　54, 379
統計学的コントロール　202
統計学的に有意　54, 381
統計学的分析　50
統計的仮説　75
統計的プロセス制御　185, 247
統計量　359
統合　579
統合ケア　753
統合デザイン　675
統合メンバーチェック　563
洞察に満ちた解釈へのコミットメント　570
当事者研究　463, 464
投資収益率　605
同時重回帰　405
同時的　582
同時投入　415
同時並行的　582
投資利益率　223
同等性試験　220, 442
動物利用における倫理的課題　141
透明性へのコミットメント　569
盗用　718
登録看護師のための倫理的研究ガイドライン　126
登録システム　82

特異度　318
特性要因図　244
得点　304
匿名性　136
匿名の査読　733
独立した群間の t 検定　383, 385
独立変数　42
度数分布　361
度数分布多角形　361
トピック　62
── の絞り込み　64
── の選択　64
トピックガイド　501
ドメイン・サンプリングモデル　337
トヨタ生産システム　240
トライアンギュレーション　149, 449, 517, 561
トライアンギュレーションプロトコル　591
トランケーション記号　87
トランスセオレティカルモデル　114
トランスレーショナルリサーチ　5, 21, 229
トランスレーションサイエンス　229
トリガー　32
トリプル・エイム　240
トレーニングマニュアル　297
トレンド研究　158
頓悟　477

な
ナース・チャンピオン　367
内省的成長　499
内生変数　417
内的一貫性　314
内的エビデンス　20
内的整合性　310, 314
── の分析　348
内的妥当性　186, 200, 207, 439
── への脅威　207
内部パイロット　623
内部レビュー　339
内容妥当性　316, 340
内容妥当性指数　317, 341
内容分析　473, 525, 676
ナゲルケルケ R^2　416
生データ　53
涙の妥当性　568
ナラティブサマリー　676
ナラティブ・シンセシス　645, 655

ナラティブ文献レビュー　80
ナラティブ分析　472
ナレッジトランスレーション　21

に

ニーズアセスメント　229
二極性尺度　276
二元配置分散分析　389
二項分布　378
二次コーディング　546
二次質問　82
二次資料　82
二次的心的外傷ストレス尺度　598
二次分析　229
二者択一質問　276
二重盲検　179
二値変数　42
日記　277
ニュルンベルク綱領　126
人間生成解釈学的科学　467
人間生成理論　467
認知的参加　615
認知的質問　340
認知テスト　279

ね

捏造　143
ネットワーク・サンプリング　257
ネットワークメタ分析　647

の

ノーマライゼーション　615
ノーマライゼーションプロセス理論
　　615
ノルム値　352
ノンテクニカルスキル習熟度測定ス
　　コア　247
ノンパラメトリック検定　383
ノンパラメトリック2群検定　387

は

場　41
バーグ・バランススケール　757
パースィの科学　467,539
バーセルインデックス　318,328
パーセンタイル　351
バーチャルフォーカスグループ　506
ハーベスト・プロット　656
バイアス　149
　──のリスク　653,662

灰色文献　85,93,652
バイオフィードバック療法　49
バイオマーカー　50,161,293,701
　──の選択　294
　──の評価　294
媒介変数　69,150,417
排他的行動　347
パイロット・スタディ　164,613,622
　──における研究デザイン　634
　──におけるデータ収集　636
　──におけるデータ分析　636
　──における標本抽出　635
　──の基準　624
　──のサンプルサイズ　635
　──の成果物　637
　──の目的　624
博士論文　728
　──におけるレビュー　81
博士論文審査会　742
曝露　32
ハゲタカ学会　735
ハゲタカジャーナル　730
場所のトライアンギュレーション
　　561
柱を統合するプロセス　595
パス解析　189,417
パス係数　417
バスケット試験　697
パス図　417
外れ値　342,365,424
外れ値標本抽出　487
パターン　535
バックグラウンド・クエスチョン
　　32
発生率　190
発生率研究　190
発話思考法　340,506
パネル研究　158
パフォーマンス・エスノグラフィー
　　462
パフォーマンステスト　295
パラダイム　7
パラダイムケース　539
ばらつき　364
パラメーター　359
パラメーター推定　377
パラメトリック検定　383
パラレルデータベースバリアント
　　583
バランスデザイン　202

パレート図　245
ハロー効果　293
範囲　364
反映型尺度　306
半構造化インタビュー　501
反証エビデンス　566
ハンドサーチ　652
反応性　160,293,308,327
反復測定デザイン　159,180
反復測定分散分析　390,411
反復分析　591
判別的妥当性　322
判別分析　413

ひ

ピアソンのr　309,369,392
ピア・デブリーフィング　566
ピアリサーチ　463
ピア・レビュー　566,733
非応答者　695
非回転因子行列　345
非回答バイアス　267,430
比較　32
比較群　183
非確認事例　488
非確率標本　255
非確率標本抽出　257
被験者間効果　412
被験者間デザイン　154
被験者内効果　412
被験者内デザイン　154
非構造化インタビュー　500
非構造化観察　510
非構造化観察データの収集　512
非再帰モデル　418
非識別化　134
非実験研究　46,698
非実験的　187
比尺度　360
ヒストグラム　361
ヒストリーによる脅威　207
微生物学的測定　294
ビッグデータ　161,701
筆頭著者　717
否定傾向者　288
否定的結果　382
否定的事例　488
否定的事例分析　566
ビデオ会議によるインタビュー　506

ビデオリフレクシヴエスノグラ
　フィー　463
人を対象とする研究委員会　139
皮内テスト　289
ビネット　279
批判的エスノグラフィー　475
批判的解釈的統合　666, 676
批判的社会科学　474
批判的評価　98
批判的評価ツール　653
批判理論　117, 474
非方向性仮説　74
秘密データ収集　129
非無作為欠損　426
比喩　534
比喩的な現れ　539
病因についての問い　13
評価研究　221
病気の不確かさ理論　113
費用効果分析　222
費用効用分析　223
標準化回帰係数　407
標準化平均差　657
標準基準　317
標準誤差　377
標準値　272
標準得点　352, 407
標準偏差　352, 365
票数計算　656
剽窃　143
評定者間信頼性　293, 310, 312
評定尺度　289
評定尺度質問　276
評定者内信頼性　310, 312
標的（目標）母集団　254
平等な状態　582
病棟文化　6
表の枠組み　432
評判例標本抽出　487
費用分析　222
費用便益分析　222
標本　40, 255
標本誤差　263, 376
標本抽出　255
　――, エスノグラフィーにおける
　　　　　　　　　　　　　491
　――, グラウンデッド・セオリー研
　　究における　492
　――, 現象学的研究における　491

　――, 実践に基づくエビデンスのた
　　めの　699
　――, パイロット・スタディにおけ
　　る　635
　――, ミックス・メソッド研究にお
　　ける　587
　―― のステップ, 量的研究におけ
　　る　265
　―― のバイアス　256
標本抽出間隔　262
標本抽出計画　49, 254
標本抽出枠　260
標本調査　228
標本分布　376
表面妥当性　316
比率尺度　360
比例尺度　360
比例層化標本抽出　261
非劣性試験　220, 442
頻度効果量　671

ふ

ファイ係数　393
分厚い記述　493, 514, 568
フィールド　10
フィールド日誌　513
フィールドノート　513
　―― の書き方　516
フィールドワーク　41
フィッシャーの正確確率検定　392
フィッシュボーン図　244
フィッシュボーン分析　244
フィッティングネス　559
フィルター　85
フィルター質問　283
プーリング　665
ブール演算子　87
フェミニスト運動　63
フェミニスト経験主義　475
フェミニスト研究　475
フェミニスト立場研究　476
フェミニストポストモダニズム　476
フォアグラウンド・クエスチョン
　　　　　　　　　　　　32, 68
フォーカスインタビュー　501
フォーカスエスノグラフィー　461
フォーカスグループインタビュー
　　　　　　　　　　　340, 502
フォーカスグループデータの分析
　　　　　　　　　　　　　　548

フォーマル・グラウンデッド・セオ
　リー　469, 666
フォトエリシテーション　504
フォトボイス法　504
フォレストプロット　658, 660
フォローアップ説明型　584
部外者　463
不確実性　622
普及バイアス　652
普及フェーズ　51
不均衡標本抽出　261
不均質　41, 364
複合対称性の仮定　412
複雑な MM デザイン　586
複雑な介入　603
複数事例デザイン　471
不精確さ　663
不等価対照群事前事後テストデザイ
　ン　182
負の相関　309
部分相関係数の二乗　407
部分無作為化　178
部分無作為化患者志向　178
部分無作為化患者志向デザイン　698
プライバシー委員会　140
プライバシーの権利　130
プラグマティズム　577, 693
プラグマティックな測定　700
プラグマティック臨床研究　214
プラグマティック臨床試験　221, 692
プラセボ　173
プラセボ効果　173
ブランド・アルトマンプロット　315
フリードマン検定　390
プリコーディング　526
ブリコラージュ　458
プリックテスト　289
ブレインストーミング　610
ブレーデン尺度　705
プレシジョン科学　707
プレシジョンヘルスケア
　　　　　　　5, 690, 701, 707
プレシジョンメディシン　753
プレゼンテーションに関する質向上
　戦略　567
プレテスト　273
フロア効果　206, 340, 429
フローレンス・ナイチンゲール　3
プロキシ　437
プログラム・アナウンスメント　743

プロジェクトナラティブ　747
プロジェクトの概要　747
プロセス・コーディング　528
プロセス・コンセント　133
プロセス分析　221
ブロック化　201
プロテオミクス　707
プロトコル　651
分割表　367
文化的相談相手　491
文献
　──の収集　94
　──のスクリーニング　94
文献管理ソフト　84,649
文献検索における文書化　94
文献資料　81
文献専門司書　85
文献データベース　86
文献レビュー　48,70,80
　──,質的研究における　81
　──の書き方　102
　──の作業フロー　83
　──のサマリー表　97
　──の目的　80
分散　366
分散分析　387,390
分析
　──の単位　24,484
　──のトライアンギュレーション
　　　　　　　　　　　　　　565
分析的一般化　492,532
分析ノート　515
分析フェーズ　50
分析メモ　499,526
分布に基づく方法　328,449
文脈　699
　──の理解　614
文脈化　536
文脈・メカニズム・アウトカム
　　　　　　　　　　　615,676
分離デザイン　675
分類分析　535
分類法　535

へ

ペアマッチング　202
ペアワイズ除去　427
平均　363
平均値　363
　──の標本分布　376

平均値代入　428
平均的な治療効果　688
平均平方和　388
平均療法効果　699
並行視点　557
並行テスト信頼性　310,313
米国医療研究・品質調査機構
　　　　　　　　　　　26,743
米国癌協会　745
米国看護師研究基金　744
米国看護師資格認定センター　2
米国重症看護師協会　744
米国心臓協会　745
閉鎖型質問　275
ベイズ統合　676
併存妥当性　318
並列標本抽出　587
ベースラインデータ　177
ベースラインのテーラリング変数
　　　　　　　　　　　　　695
ベースラインリスク率　370
ベル型曲線　363
ヘルシンキ宣言　126
ヘルスケアの質のモデル　225
ヘルスサービス研究　225
ヘルスビリーフモデル　114
ヘルスプロモーション　113
ヘルスプロモーションモデル
　　　　　　　　　　　110,113
ベルモントレポート　126
変革ステージ　114
変革的パラダイム　474
変化スコア　325,702
　──の信頼性　308
便宜的標本抽出　257,485,699
偏差値　365
変数　41
ペンタディック・ドラマティズム
　　　　　　　　　　　　　472
ベンチマーク　446
ベンチマークデータ　7
ベンチリサーチ　11
弁別妥当性　323
弁別反応性　328
変容　539

ほ

ポイント・オブ・ケア　25
包括的世界観　577
方向性仮説　74

峰性　362
法的後継人　134
方法間の混合　588
方法セクション　54
　──,質的研究報告書の　726
　──,量的研究報告書の　719
方法内の混合　588
方法の混同　460
方法のトライアンギュレーション
　　　　　　　　　　　　　562
方法論研究　230
方法論的異質性　659
方法論ノート　515
ホーソン効果　182,211
北米看護診断協会　226
保健技術評価　224
保護者報告ツール　311
母集団　32,49,254
　──に関する推論　437
ポスターセッション　716,735
ポスト実証主義パラダイム　7
ポストモダニズム　8
ホスマー・レメショウ検定　415
発端コホートデザイン　188
ホットトピック　753
ボランティア標本　485
本質　464
本質変換　539
ボンフェローニ型　704
ボンフェローニ補正　386
ぼんやり期　489

ま

前付　728
前分析フェーズ,量的データ分析の
　　　　　　　　　　　　　422
前向き研究　158
前向きデザイン　188
前向き非実験的デザイン　188
マグネット認定プログラム　2
マクネマー検定　392
マクロエスノグラフィー　461
マスキング　178
マッチング　175,202
マッピング　87
マトリックス　95
マルチサイト研究　41
マルチパラダイム　10
マルチメソッド・リサーチ　586
マルチレベル標本抽出　588

索引

マン・ホイットニーの U 検定
387, 390

み

ミクロエスノグラフィー　461
ミクロ理論　109
未熟児疼痛プロファイル　290
未調整オッズ比　414
ミックス・メソッド研究
11, 149, 576
── における標本抽出　587
── のシステマティックレビュー
673
ミックス・メソッド・システマ
ティックレビュー　673
ミックス・メソッド実験/介入デザイ
ン　586
ミックス・メソッド・シンセシス
673
ミックス・メソッド・データの分析
589
ミックス・メソッド・デザイン
581, 699
── における優先度　582
── の選択　586
ミックス・メソッド・リサーチ・シ
ンセシス　673
ミックス・メソッド・レビュー　673
ミックス・リサーチ・シンセシス
673
ミニチェックリスト　26
ミニメンタルステート検査　312, 325

む

無危害の原則　128
無作為化　174, 201
── の原則　174
無作為化クロスオーバー試験　697
無作為化コンセント　177
無作為化比較試験
27, 46, 171, 644, 687
無作為化ブロックデザイン　201
無作為欠損　426
無作為性　151
無作為標本抽出　176, 259
無作為割り付け　174, 176

め

名義尺度　359
明晰性　149, 558

メガストーリー　473
メタ・エスノグラフィー
666, 669, 676
メタ回帰　659
メタサマリー　666, 670
メタ集約　24, 666, 672
メタシンセシス　24, 645, 666
メタ推論　576, 595
メタスタディ　666, 670
メタセオリー　670
メタデータ分析　670
メタ分析　23, 645
メタ分析用ソフト　649
メタボロミクス　707
メタマトリックス　592
メタメソッド　670
メディアン　363
メディケア　701
メモ　516
面接スケジュール　274
面接票　274
メンバーチェック　562

も

盲検化　178
モード　363
模擬面接　297
黙従回答傾向　288
黙従性反応　338
目的記述　62, 67
文字起こし, インタビューの　509
モジュール　281
モジュール式予算　748
モダニズム　7
もっともらしい交絡因子　663
モデル　109
──, 量的研究における　117
問題
── に焦点を当てたトリガー　32
── の意義　65
問題解決プロセス　19
問題記述　62, 70
モントリオール認知評価　320

ゆ

唯物論的理論　116
有意水準　54, 380, 393
有意性検定, ロジスティック回帰に
おける　415
有意抽出法　699

有意でない結果　382
── の解釈　442
有意標本　486
有意標本抽出　259, 486
優越性試験　220
優先スコア　751
優先度　582
郵送調査　286
尤度指標　415
尤度比　319
尤度比検定　415
有病率　190
有病率研究　190
郵便調査　228
雪だるま式検索　85, 652
雪だるま式標本抽出　257, 485
ユトレヒト学派　466, 536

よ

要因デザイン　180
陽性適中率　319
陽性尤度比　319
要素　255, 289
要約　25
要約書　752
用量反応　185
用量反応効果　173
用量反応勾配　663
用量反応分析　702
ヨーロッパ看護研究者ワークグルー
プ　4
予後についての問い　13
予算書　747
予測誤差　402
予測妥当性　318
予測値　319
予測変数　403
予備的研究　164
予備的効能　639
予備テスト　273
読みやすさ　339
弱い立場の人々　138

ら

ライターズ・ブロック　718
ライバル仮説　186
ライフチェンジ単位　307
ライフヒストリーインタビュー　505
ラザニアの法則　626
乱数表　175, 176

和文索引　811

ランダムアロケーション　174
ランダムエラー　150
ランダム効果モデル　659
ランダム・デジット・ダイヤリング
　　　164
ランダムバイアス　150

り

リアリストシンセシス　676
リアリスト評価　223, 578, 615
リアリストレビュー　23, 676
リーダビリティ指標　134
リーン・アプローチ　240
リーンコーディング　528
リサーチクエスチョン
　　　47, 62, 68, 577
　──, 質的研究における　69
　──, 量的研究における　68
リサーチ・コントロール　150
リサーチ・シンセシス　5
離散変数　42
リスク　380
　──と利益のアセスメント　130
リスク差　370, 657
リスク指標　369
リスク比　371
リストワイズ除去　427
リッカート尺度　278
リビングシステマティックレビュー
　　　647
リフレクシヴィティ
　　　151, 458, 498, 560
　──へのコミットメント　569
リフレクシヴ括弧入れ　466
リフレクシヴ日誌　465
リフレクシヴ・モニタリング　615
リフレクティブ・ライフワールド・
　リサーチ　467, 539
リマインダー　286
リミッター　85
量, 介入の　611
領域分析　535
量化　592
利用可能ケース分析　427
両側検定　382
量的結果
　──の解釈　436
　──の信用可能性　436
量的研究　8, 9

　──におけるデータ収集計画の策
　定　271
　──におけるモデル　117
　──におけるリサーチクエスチョ
　ン　68
　──における理論　117
　──のシステマティックレビュー
　　　649
　──の主要なステップ　47
　──のデータ収集　271
量的研究報告書　718
量的システマティックレビュー　664
量的データ　43
療法　11, 172
　──のコンタミネーション　216
療法/介入についての問い　11
療法遵守　206
療法忠実度　206
理論　41, 108
　──, 量的研究における　117
　──のトライアンギュレーション
　　　565
理論検証研究　117
理論構築　119
理論構築ソフトウェア　531
理論的感受性　545
理論的構成概念　540
理論的コーディング　542
理論的コード　540
理論的ドメインフレームワーク　115
理論的標本抽出　489
理論的標本抽出ガイド　492
理論的枠組み　110
理論ノート　515
臨床
　──の専門知識　19
　──のフィールドワーク　48
臨床解説　82
臨床看護研究　2
臨床疑問検索　91
臨床経験　6, 63
臨床計量学　307
臨床試験　46, 219
臨床試験登録　94
臨床試験登録機関　220
臨床的意義　5, 34, 50, 444, 700
　──, 介入の　630
　──, 個人レベルでの　446
　──, 集団レベルの　445
　──の概念的定義　446

　──の操作化　447
　──の探索　614
臨床的異質性　659
臨床的観察　337
臨床的専門知識　20
臨床統計学的悲劇　703
倫理綱領　126
倫理諮問委員会　139
倫理的ジレンマ　126
倫理的な配慮　66

る

類似性の原理　532
ルール　304
　──, 測定の　304

れ

歴史的比較群　183
レジストリ　161
レジリエンス　316
レスポンダー解析　451, 636, 702
レビュークエスチョンの作成　649
レビューの概要　646
レビュープロトコル　651
レベルⅠコード　540
レベルⅡコード　540
レベルⅢコード　540
連合的関係　45
連鎖式標本抽出　257, 485
連続標本抽出　258
連続変数　42, 360
連番の不透明な密封封筒　177
連絡先著者　733

ろ

ロールシャッハテスト　160
ログ　513
ロジスティック回帰　413
　──における有意性検定　415
ロジックグリッド　651
ロジット　414
ロック　7
論説　82
論文フォーマットの学位論文　728
論理的実証主義　7
論理モデル　611

わ

ワイルドカード記号　87
ワイルドコード　424

枠組み　110
枠組み分析　547
割合の差の標準誤差　391
割り当て　257
割り当て標本　257
割り付けの隠蔽化　177
ワルド統計量　415

数字・ギリシャ文字

数字

1標本t検定　385
1変量　367
2組の知見の対照　591
2組の知見の比較　591
2次元マトリックス　533
2変量記述統計　367
2変量ロジスティック回帰　414
3WH　668
3の法則　628
5 Whys　244
6S階層　22
6分間歩行テスト　295, 757
30秒椅子立ち上がりテスト　757

ギリシャ文字

α　380, 393
α係数　314
β　393
β重み　407, 418
β係数　418
η二乗　395
ϕ coefficient　393
χ^2検定　391

欧文

A

abductive approach　524
absolute risk(AR)　370
absolute risk reduction(ARR)
　　　　　　　　　　370, 657
abstract　53
Academia.edu　94, 730
Academic Research Enhancement
　　Awards(AREA)　745
Access　654
accessible population　254
acquiescence response set　288
ACROBAT-NRSI　653

Actigraph GT3X　757
Acute Physiology and Chronic
　　Health Evaluation(APACHE)
　　　　　　　　　　　　　705
Adaptation Model　112
adaptive intervention　695
adaptive measure　306
adaptive trial design　696
adequacy　493
adjusted goodness-of-fit index
　　(AGFI)　418
adjusted means　411
Advanced Research and Clinical
　　Practice Through Close Collabora-
　　tion in Education(ARCC-E)　29
Agency for Healthcare Research
　　and Quality(AHRQ)　26, 648, 743
Aging, Community and Health
　　Research Unit(ACHRU)　710
Alberta Context Tool　701
allocation concealment　177
All of Us　701
alternative hypothesis　379
alters　461
altmetrics　732
American Association of Criti-
　　cal-Care Nurses　744
American Cancer Society　745
American Heart Association　745
American Nurses Foundation　744
analysis of covariance(ANCOVA)
　　　　　　　　　　　　　409
analysis of variance(ANOVA)
　　　　　　　　　　202, 387
analysis triangulation　565
analytic generalization　492
analytic memos　499, 526
analytic notes　515
ancestry approach　85
anchor-based approach　327, 448
AND演算子　87
anonymity　136
applicability　5, 690
applied research　11
Appraisal of Guidelines Research
　　and Evaluation(AGREE)　26
appropriateness　493
Archie Cochrane　21
area under curve(AUC)　320

Arthritis Self-Management Assess-
　　ment Tool　350
ascertainment bias　179
assent　138
assessing intervention fidelity　613
Assessment of Multiple Systematic
　　Reviews(AMSTAR)　677
assimilatory biases　293
associative relationship　45
assumption　7, 430
ATLAS.ti　531
attrition　158, 208
Audio-CASI(ACASI)　229
audit trail　562
auditability　559
authenticity　149, 559
author search　652
AuthorAID　718
autoethnography　463
availability of study participants
　　　　　　　　　　　　　66
average treatment effects　688, 699
axial coding　544

B

balanced design　202
Barthel Index(BI)　318, 328
basic research　11
basic search　88
basic social process(BSP)　468, 541
Bayesian synthesis　676
Bayley Scales of Infant
　　Development-Ⅲ(BSID-Ⅲ)　330
Beacon Award　408
Beckの産後抑うつスクリーニング尺
　　度　656
being-in-the-world　464
benchmark　446
beneficence　127
beta weights　407
between-subjects designs　154
bias　149
bibliographic database　85
big data　701
bimodal　362
binominal distribution　378
Biodex System 3 Pro　757
biomarker　50, 161, 293, 701
bipolar scale　276

欧文索引 813

Birth Satisfaction Scale-Revised (BSS–R) 323
bivariate descriptive statistics 367
Bland-Altman plots 315
blinding 178
blur period 489
BMJ Best Practice 25
Bonferroni correction 386
Boolean operators 87
bracketing 464
bricolage 458
British Nursing Index(BNI) 88

C

Call for Abstracts 735
Canadian Council on Animal Care (CCAC) 142
Canadian Institutes of Health Research(CIHR) 744
CAQDAS 531
CAQDAS プログラム 548
care bundles 26
case 318
case control design 187
case mean substitution 428
case studies 471
caseness 188, 318
catalytic validity 557
categorical variable 42
categories 532
category system 288
causal modeling 416
cause 170
cause-and-effect(causal) relationship 45
cause-probing 11
ceiling effect 429
census 228
Center for Epidemiologic Studies Depression Scale(CES-D) 306
central category 544
central limit theorem 383
central tendency 363
Centre for Evidence-Based Medicine 668
Centre for Reviews and Dissemination 24, 648
chain sampling 485
change score 325
checklists 277

Child Behavioral Style Scale 299
Childbirth Connection: Listening to Mothers II U. S. National Survey 57
chi-square test 391
CINAHL 88, 651, 653
Cite Score 731
clarifying the intervention 614
classical test theory(CTT) 305, 315, 336
clinical nursing research 2
clinical practice guidelines 25
Clinical Query search 91
clinical significance 5, 444
clinical trial 46, 219
ClinicalTrials.gov 94, 220
clinical trials registry 220
clinicostatistical tragedy 703
clinimetrics 307
closed-ended questions 275
cluster randomization 178
cluster sampling 262
CmapTools 531
Cochrane Central Register of Controlled Trials(CENTRAL) 88
Cochrane Collaboration 21, 644, 648
Cochrane Database of Systematic Reviews 24, 88
Cochrane Library 653
CoCoPop 649
code 527
codebook 426, 530
codes of ethics 126
coding 50, 422, 527
coefficient alpha 314
Cognitive Participation 615
cognitive questioning 340
cognitive test 279
Cohen's d 394
Coherence 615
cohort design 188
cohort studies 158
Collective Action 615
COMET イニシアチブ 273
Commitment to Insightful Interpretation 570
Commitment to Participant-Driven Inquiry 569
Commitment to Reflexivity 569

Commitment to Thoroughness and Diligence 569
Commitment to Transparency 569
Commitment to Verification 569
comparative effectiveness research (CER) 5, 174, 224, 690
Comparison 32
comparison group 183
complex intervention 603
componential analysis 535
computer-assisted personal interviewing(CAPI) 229
computer-assisted telephone interviewing(CATI) 229
computerized adaptive testing (CAT) 306
concept coding 528
concepts 41
conceptual definitions 43
conceptual description 469
conceptual files 530
conceptual framework 109, 110
conceptual models 109
conceptual schemes 109
concurrent 582
concurrent validity 318
confidence interval(CI) 378, 440, 723
confidence limits 378
confidentiality 136
confirmability 149, 558
confirmatory factor analysis(CFA) 324, 349
confirming case 488
confounding variables 150
COnNECT+ 25
ConQual アプローチ 672
consecutive sampling 258
Consensus-based Standards for the selection of health Measurement Instruments(COSMIN) 307
consent form 134
consistency checks 424
COnsolidated criteria for REporting Qualitative research(COREQ) 721
Consolidated Health Economic Evaluation Reporting Standards (CHEERS) 721

CONsolidated Standards Of Reporting Trials(CONSORT) 720, 721
constant comparison 468, 540
constitutive pattern 538
constructivist grounded theory 470
constructivist paradigm 8
constructs 41
construct validity 200, 320
contamination of treatment 216
content analysis 525
content validity 316, 340
content validity index(CVI) 317, 341
Context-Mechanism-Outcome (CMO) 615, 676
contingent design 675
continuous quality improvement (CQI) 237
continuous variable 42
contracts 743
Contributor Roles Taxonomy (CRediT) 717
control 9
control chart 247
control event rate(CER) 370
control group 173
convenience sample 257, 485
convergent design 583
convergent validity 322
cooperation of others 66
core category 541
core variable 468
correlation 367
correlation matrix 369
correlational coefficient 309
correlational design 187
corresponding author 733
cost analysis 222
cost-benefit analysis 222
cost-effectiveness analysis 222
cost-utility analysis 223
counterfactual 170
covariate 410
Covidence 649
Cox 比例ハザードモデル 416
Cox regression 416
Cramér's V 393
CReDECI ガイドライン 722
credibility 149, 558

Criteria for Reporting the Development and Evaluation of Complex Interventions(CReDECI 2) 721
criterion related validity 317
criterion sampling 487
criterion standard 317
criterion validity 317
critical appraisal 98
Critical Appraisal Skills Programme (CASP) 668
critical ethnography 475
critical incidents technique 506
critical interpretive synthesis(CIS) 666
critical region 381
critical theory 117, 474
critique 99
Cronbach's alpha 314
cross-cultural validity 325
crossover design 181, 431
cross-sectional designs 156
crosstabs table 367
culture of care 43
Cumulative Index to Nursing and Allied Health Literature (CINAHL) 88, 651, 653
current practice analysis 609
cutoff point 320

D

data 43
data and safety monitoring board (DSMB) 140
data-based convergent 676
data cleaning 424
data collection plan 50
data-gathering 476
data saturation 53, 489
data transformation 431
data triangulation 561
Database of Promoting Health Effectiveness Reviews(DoPHER) 88
dataset 422
David Sackett 20
DecisionKEYS 105
deconstruction 8
Dedoose 531, 590
deductive hypotheses 74
deductive reasoning 6

default 427
degrees of freedom 383
Delphi surveys 229
Dementia Care Mapping(DCM) 291
dendrogram 533
dependability 149, 558
dependent variable 42
descendancy approach 85
Description questions 13
descriptive coding 528
descriptive correlational research 190
descriptive notes 514
descriptive observation 513
descriptive phenomenology 464
descriptive qualitative studies 473
descriptive research 189
descriptive statistics 359
descriptive theory 108
detailed approach 537
detection bias 179
determinism 7
deviant case sampling 487
deviation score 365
diagnosis/assessment questions 12
diagnostic accuracy 318
diary 277
dichotomous questions 276
dichotomous variable 42
diffraction 591
digital storytelling 505
Dimensions of Temperament Survey 299
direct costs 748
directional hypothesis 74
Directory of Open Access Journals (DOAJ) 730
disconfirming cases 488
discrete variables 42
discriminant validity 323
disproportionate sampling 261
dissemination bias 652
DistillerSR 649
Distraction Coaching Index 299
distribution-based approaches 328
distribution-based methods 449
divergent validity 323
diversification of meanings perspective 557

欧文索引　815

domain analysis　535
domain sampling model　337
dose-response　185
dose-response effects　173
dose-response gradient　663
double blind　179
dummy variables　404
dyadic interviews　503

E

EBP　2, 19, 644, 687
ecological momentary assessment
　　280
economic analysis　222
EER　370
effect　170
effect size(ES)　264, 393, 645
effectiveness　693
effectiveness studies　214
efficacy　693
efficacy studies　214
egocentric network analysis　461
eigenvalues　345
electronic health records(EHR)
　　248
Electronic Theses and Dissertations
　(ETD)　729
element　255, 289
eligibility criteria　255
Embase　651, 653
embedded design　471
emergent design　52, 458
emergent fit　544
emic perspective　461
emotional intelligence　498
emotion work　498
empirical evidence　9
enabler　462
enactment　206
EndNote　84, 649, 725
endogenous variable　417
ENhancing Transparency in
　REporting the synthesis of
　Qualitative research(ENTREQ)
　　671, 721
Epilepsy Monitoring Unit Comfort
　Questionnaire　317
epiphany　477
Epub ahead of print　92
EQUATOR Network　722

equivalence trials　220
eRA コモンズ　746
error of leniency　293
error of measurement　305
error of severity　293
errors of prediction　402
essences　539
eta-squared(η^2)　395
ethical consideration　66
ethnography　47, 67, 460
ethnonursing research　462, 536
etic perspective　461
Etiology questions　13
evaluation research　221
event history calendar　277
event sampling　291
Evidence-Based Medicine Toolbox
　　379
evidence-based practice(EBP)
　　2, 19, 644, 687
evidence-based quality improvement
　(EBQI)　236
evidence hierarchies　26
evidence-informed practice(EIP)
　　21
evidence profile　663
evocation　477
Excel　654
Excerpta Medica database
　(EMBASE)　88
exclusion criteria　255
exemplars　539
exit interviews　636
exogenous variable　417
expectation bias　178
expectation maximization(EM)
　　428
expected frequencies　391
experiment　171
experimental research　46
explanatory designs　584
explanatory trials　693
Exploratory/Developmental Re-
　search Grant Award　745
exploratory factor analysis(EFA)
　　324, 344
exploratory sequential design　585
exposure　32
external evidence　20
external validity　200

extraneous variables　150
extreme case sampling　487
extreme outlier　429
extreme response　288

F

F 比　387
face validity　316
factorability　345
factor analysis　324, 344
factor extraction　345
factorial design　180
factor loadings　347
factor rotation　346
Failure Mode and Effect Analysis
　(FMEA)　240
feasibility study　622
feminist research　475
field　10
field diary　513
field notes　513
figures　723
findings　54
fishbone analysis　244
Fisher's exact test　392
fishing expedition　188, 432
fit　540
Fitbit Charge HR　757
fittingness　559
fixed effects model　658
Flesch-Kincaid グレードレベル
　　134, 339
Flesch Reading Ease score　134
floor effect　206, 340, 429
Florence Nightingale　3
focused coding　545
focused ethnography　461
focused interviews　501
focused observations　513
focus group interviews　502
follow-up reminders　286
follow-up studies　158
forced-choice questions　276
forest plots　658
formal grounded theory　469, 666
Format Ease　725
formative measure　307
framework　110
framework analysis　547
F-ratio　387

frequency distribution　361

frequency effect size　671

Friedman test　391

front matter　728

functional relationship　45

Funding Opportunity Announcement(FOA)　743, 749

fusion of horizons　538

G

g 指数　657

gain entrée　52

gatekeepers　52

generalizability　9, 152

generalizability judgements　266

generalized estimating equations (GEE)　401

general linear model(GLM)　412

General Memory Index(GMI)　320

global rating scale(GRS)　328, 448

going native　498

gold standard　27, 317

goodness-of-fit index(GFI)　418

goodness-of-fit statistic　350, 415

Google Scholar(GS)　92, 652

GRADE-CERQual　673

GRADEpro　663

Grading of Recommendations, Assessment, Development and Evaluation(GRADE)　28, 661

grand mean　387

grand theories　109

grant　743

grantsmanship　741

grey literature　85, 93, 652

grounded theory　46, 67, 468

Guide to the Care and Use of Experimental Animals　142

guideline syntheses　26

Guidelines for Reporting Reliability and Agreement Studies(GRRAS)　721

H

halo effect　293

handsearching　652

harvest plots　656

Hawthorne effect　182

Health and Psychosocial Instruments(HaPI)　88, 279

Health Belief Model(HBM)　114

Health Insurance Portability and Accountability Act(HIPAA)　130

health locus of control（HLC）　594

health promotion model(HPM)　113

health service research　225

Health technology assessments（HTAs）　224

health transition rating　328

Heart Failure Somatic Perception Scale（HFSPS）　323

Heart Quality of Life 尺度　326

hermeneutic circle　466

hermeneutics　465

heterogeneity　656

—— of treatment effects(HTE)　688

heterogeneous　41, 364

hierarchical multiple regression　405

h-index　732

historical comparison group　183

history threat　207

holistic approach　537

holistic coding　529

holistic design　471

Holmes-Rahe 社会的再適応評価尺度　307

home of evidence　21

homogeneous　41, 364

homogeneous sampling　487

Hosmer-Lemeshow test　415

Humanbecoming hermeneutic sciencing　467

Humanbecoming Paradigm　109, 467

HyperRESEARCH　531

hypotheses　49, 62

hypothesis testing　379

hypothesis-testing validity　321

I

I^2 検定　658

iCAHE Guideline Quality Checklist　26

ICN 看護師の倫理綱領　126

I-CVI　317

ID 番号　136

ideational theory　116

identical　587

impact analysis　222

impact factor(IF)　731

impact score　751

implementability　606

implementation analysis　221

implementation research　229

imprecision　663

improvement science　236

imputation　427

IMRAD 形式　53, 718

inception cohort design　188

incidence rate(IR)　190

incidence studies　190

InCites　732

inclusion criteria　255

inconsistent results　663

incubation　534

independent variable　42

index　307

indirect costs　748

indirectness of evidence　663

individual patient-level meta-analysis　647

inductive hypothesis　73

inductive reasoning　6

inference　148

inference quality　596

inferential statistics　359, 376

influence　32

informants　40

informed consent　129, 132

initial coding　545

inquiry audit　567

insider research　464

Institute for Healthcare Improvement(IHI)　238

institutional ethnography　462

Institutional Review Board(IRB)　139

Instructions to Authors　732

instrumental case study　471

instrumentation　208

instruments　272

integrated design　675

integration　579

integrity　556

intensification　477

intensity effect size　671

intensity sampling　487

intent　580

intention-to-treat（ITT）分析
210, 429

interaction 704
interaction effect 180, 389, 412
inter-item correlation 344
internal consistency 314
internal evidence 20
internal validity 200
International Clinical Trials Registry
　Platform of the World Health
　Organization 220
International Committee of Medical
　Journal Editors（ICMJE） 717
interpretability 351
interpretation 50
interpreting results 614
interpretive phenomenologic
　analysis（IPA） 466
interpretive phenomenology 465
interprofessional collaboration 5
interquartile range（IQR） 365
interrater reliability 310, 312
interval estimation 377
interval measurement 360
intervention 32, 172
intervention/influence 650
intervention fidelity 206
Intervention Mapping 604
intervention protocol 49
intervention research 12
intervention theory 610
INTErventions to Reduce Acute
　Care Transfers（INTERACT）
247

interview schedule 274
intraclass correlation coefficient
　（ICC） 310
intrarater reliability 310, 312
intrinsic case study 471
introduction 54
intuiting 465
inverse relationship 309
inverse variance method 658
investigation 40
investigator 40
investigator triangulation 564
in vitro measurements 294
in vivo coding 528
in vivo measurements 293
Iowa モデル 29

IPSS 329
ISRN 238
item analysis 344
item CVI 317
item pool 336
item response theory（IRT）
305, 315, 336
item-scale correlations 344

J

Jadad 尺度 653
jargon 40
JBI Critical Appraisal Checklist for
　Qualitative Research 672
Joanna Briggs Institute（JBI）
24, 27, 644, 648
John Stuart Mill 170
joint display 593
joint interviews 503
jottings 516
journal article 53
journal club 3
J-T アプローチ 446

K

kangaroo care 3
Kendall's τ 392
key informant 461, 491
keywords 86
King's Brief Interstitial Lung
　Disease Questionnaire（K-BILD）
450
knowledge translation（KT） 21
known-groups validity 322
Kolmogorov-Smirnov test 430
Kruskal-Wallis 検定 390

L

lachrymal validity 568
large effect 663
last observation carried forward
　（LOCF） 429
latent content 524
latent trait 335
latent variables 349
law of probability 376
lead author 717
Lean approach 240
lean coding 528
least-squares estimation 349, 402

legitimation 596
letting-go-of-validity perspective
557

level I codes 540
level II codes 540
level III codes 540
level of evidence scales 27
level of significance 54, 380
levels of measurement 359
Licensed Practical Nurse（LPN）
463

life change unit 307
life history interviews 505
likelihood index 415
likelihood ratio 319
likelihood ratio test 415
Likert scale 278
limits of agreement（LOA） 315
linear regression 401
listwise deletion 427
literature review 48, 70, 80
lived thoroughness 477
living systematic reviews 647
LOE 尺度 27
log 513
logistic regression 413
logistic probability unit（logit） 414
longitudinal design 157
LR－ 319
LR＋ 319

M

macroethnography 461
main effects 180, 389
manifest content 524
manifest effect sizes 671
manifest variables 349
manipulation 172
manipulation check 206
Mann-Whitney U test 387, 390
manuscript 717
masking 178
materialistic theory 116
maturation 208
maximum likelihood estimation
　（MLE） 349, 413
maximum variation sampling 486
MAXQDA 531, 590
McNemar's test 392
Md 363

Mdn 363
mean 363
mean square(MS) 388
mean substitution 428
Meaning/process questions 14
meaning units 546
measurement model 349
measurement parameters 308
measurement properties 307
median 363
mediating variable 69, 150
Medical Literature On-Line
　(MEDLINE) 88, 91, 651, 653
Medical Research Council(MRC)
　603, 744
Medical Research Council frame-
　work 604
Medical Subject Headings(MeSH)
　91, 725
member check 562
Memorial Emergency Department
　Fall-Risk Assessment Tool
　(MEDFRAT) 36
Mendeley 84, 649
MeSH 用語 91, 725
meta-aggregation 24, 666, 672
meta-analysis 23, 645
Meta-analysis Of Observational
　Studies in Epidemiology
　(MOOSE) 664, 721
metadata analysis 670
Meta-Easy 649
meta-ethnography 666, 669, 676
meta-inference 576, 600
metamethod 670
metaphorical emergings 539
meta-regression 659
metastudy 666
metasummary 666, 670
metasynthesis 24, 645, 666
metatheory 670
methodologic notes 515
methodologic studies 230
method slurring 460
method triangulation 562
microethnography 461
middle-range theories 109
mini-checklist(MIChe) 26
minimal clinically important differ-
　ence(MCID) 447

minimal detectable change(MDC)
　326
minimal important change(MIC)
　447, 700
minimal important difference(MID)
　447
Mini-Mental State Examination
　(MMSE-2) 279, 312, 325
missing at random(MAR) 426
missing completely at random
　(MCAR) 426
missing not at random(MNAR)
　426
missing values 423, 426
missing values analysis(MVA) 427
mixed designs 154
Mixed Methods Appraisal Tool
　(MMAT) 597
mixed methods research 11, 576
mixed methods study 149
mixed studies reviews(MSR)
　645, 674
MM アプローチ 605
MM 介入デザイン 615
MM ケーススタディ・デザイン
　586
MM 評価デザイン 586
MM プログラム評価デザイン 615
mobile positioning 513
modality 362
mode 363
moderating effect 659
moderator 502
moderator analysis 704
moderator variable 69
modular budgets 748
money 66
Montreal Cognitive Assessment
　(MoCA) 320
mortality 208
Mosby's Nursing Consult 25
multicollinearity 404
Multi-item composite scales 278
multimodal distribution 362
multiphase optimization strategy
　(MOST) 695
multiple case design 471
multiple-choice questions 276
multiple comparison procedures
　388

multiple correlation 401
multiple correlation coefficient 403
multiple imputation(MI) 428
multiple positioning 513
multiple regression 401
multistage sampling 256
multitrait-multimethod matrix
　method(MTMM) 323
multivariable risk stratification
　(MRS) 705
multivariate analysis of covariance
　(MANCOVA) 413
multivariate analysis of variance
　(MANOVA) 413
multivariate nature 593
multivariate statistics 401

N

Nagelkerke R^2 416
NANDA International 226
narrative analysis 472
National Center for Nursing Re-
　search(NCNR) 4
National Database of Nursing
　Quality Indicators(NDNQI) 227
National Guideline Clearinghouse
　25
National Health and Medical Re-
　search Council(NHMRC) 744
National Health and Nutrition
　Examination Survey(NHANES)
　419
National Health Interview Survey
　263
National Institute of Nursing
　Research(NINR) 5, 743
National Institutes of Health(NIH)
　4, 743
National Precision Medicine Initia-
　tive 707
National Quality Measures Clearing-
　house 273
National Research Service Award
　(NRSA) 745
natural experiment 189
nay-sayers 288
needs assessment 229
negative case analysis 566
negative cases 488
negatively skewed 362

negative predictive value(NPV) 319

negative relationship 309

net impact 222

network meta-analysis(NMA) 647

Newcastle-Ottawa 尺度 653, 654

NIH Freedom of Information Coordinator 754

NIH RePORTER 94, 652

N-of-1 試験 181, 697

nominal measurement 359

nondirectional hypothesis 74

nonequivalent control group pre-test-posttest design 182

nonexperimental 187

nonexperimental research 46, 698

noninferiority trials 220

nonparametric tests 383

nonprobability sample 255

nonrecursive models 418

nonresponse bias 267

nonsignificant result 382

normal distribution 363

normalcy 447

Normalization MeAsure Development(NoMAD) 615

normalization process theory(NPT) 615

norms 154, 272, 352

NOS 654

NOT 演算子 87

NOTECS 247

NQF 227, 247

null hypothesis 75, 379

number needed to treat(NNT) 371

Nurse Author & Editor 729

nurse-physician relations(NPR) 408

Nursing and Related Clinical Sciences Study Section(NRCS) 751

Nursing Care Performance Framework(NCPF) 226

Nursing Intervention Classification(NIC) 226

nursing intervention research 603

Nursing Reference Center 25

nursing research 2

nursing-sensitive outcome 227

Nursing-Sensitive Outcomes Classification(NOC) 227

Nursing Work Index-Revised(NWI-R) 226

Nutrition Literacy Assessment 尺度 340

NVivo 531, 548

O

objectivity 162

oblique rotation 346

observation 160

observational 187

observational notes 514

observational sampling 291

observational study 46

Observation Scale of Behavioral Distress 尺度 299

observed frequencies 391

observer biases 160

odds ratio(OR) 371, 414, 657

one-sample t-test 385

one-tailed test 382

one-way ANOVA 387

open-access journals 94, 729

open coding 540, 544

open-ended questions 275

OpenGrey 679

operational definition 43

opportunistic sampling 488

OR 演算子 87

oral histories 506

ordinal measurement 359

ordinary least squares(OLS) 402

Orem のセルフケア不足理論 112

orthogonal rotation 346

Oucher 尺度 299

outcome 32, 172

outcome analysis 222

outcome research 225

outcome variable 42

outliers 342, 424

outsiders 463

overhead costs 748

overviews of reviews 646

Oxford Centre for Evidence-Based Medicine 27, 28

P

paired t-test 386

pair matching 202

pairwise deletion 427

panel studies 158

paper format thesis 728

paradigm 7

paradigm cases 539

parallel perspective 557

parallel test reliability 310, 313

parameter 359

parameter estimation 377

parametric tests 383

Parent Announcements 743

Parenting Dimensions Inventory 299

Pareto chart 245

Parse 現象学 467

Parsesciencing 467, 539

partially randomized patient preference(PRPP) 178

partial randomization 178

participant observation 461, 510

Participation Enabling CAre in Nursing(PECAN) 611

participatory action research(PAR) 476

path analysis 189, 417

path coefficients 417

path diagram 417

patient acceptable symptom state(PASS) 447

patient and public involvement(PPI) 152, 605

patient-centered care 20

patient-centered interventions(PCI) 172

patient-centered outcomes research(PCOR) 63, 224

Patient-Centered Outcomes Research Institute(PCORI) 224

patient-centered research 690

patient centeredness 5

patient-reported outcome(PRO) 159, 278, 447

Patient-Reported Outcomes Measurement Information System(PROMIS®) 287, 306, 700

patients 32

PCPT ALF 327

PDSA サイクル　242
Pearson's *r*　369, 392
Pediatric Eating Assessment Tool
　（PediEAT）　311
peer debriefing　566
peer review　733
peer reviewers　99
Pender のヘルスプロモーションモデ
　ル　110
percentile　351
performance bias　179
performance ethnography　462
performance tests　295
permuted block randomization　177
per-protocol 分析　210
persistent observation　560
personal interview　228
personal notes　515
Personal Workplace Safety Instru-
　ment for Emergency Nurses
　（PWSI-EN）　344
person triangulation　561
phenomena　41
phenomenography　467
phenomenology　47, 463
photo elicitation　504
photovoice　504
PHS 398 Research Plan Form　748
PHS Assignment Request Form
　　　　　　　　　　　　747
PHS Human Subjects and Clinical
　Trials Information　748
Physical and Cognitive Performance
　Test for Assisted Living Facilities
　（PCPT ALF）　318
physical function（PF）　448
PICO　32, 69
PICo　668
PICo フォーマット　672
PICOT　32
Pillar Integration Process　595
pilot study　164, 613, 622
PIO　32, 69
Piper Fatigue Scale　322
placebo　173
plagiarizing　718
Plan-Do-Check-Act（PDCA）　242
Plan-Do-Study-Act（PDSA）　242
plausible confounders　663

point-biserial correlation coefficient
　　　　　　　　　　　　392
point estimation　377
point of care（POC）　25
population　32, 49, 254
positive predictive value（PPV）
　　　　　　　　　　　　319
positive relationship　309
positively skewed　362
positivism　7
post hoc tests　388
poster sessions　735
postpartum depression（PPD）　322
postpositivist paradigm　7
posttest-only design　179
power　393
power analysis　263, 393
practice-based evidence　687
practice-based research networks
　（PRBN）　743
Practice Environment Scale　226
pragmatic clinical trial（PCT）
　　　　　　　　　　　221, 692
pragmatic measures　700
pragmatism　577
PRECEDE-PROCEED モデル　604
precision healthcare　5, 690, 701, 707
precoding　526
predatory conferences　735
predatory journals　730
predictive validity　318
predictive value　319
predictor variables　403
Preferred Explanatory Continuum
　Indicator Summary（PRECIS-2）
　　　　　　　　　　　　693
Preferred Reporting Items for
　Systematic Reviews and Meta-
　Analyses（PRISMA）　664, 721
preliminary efficacy　639
Premature Infant Pain Profile
　（PIPP）　290
Pressure Ulcer Risk Primary or
　Secondary Evaluation Tool
　（PURPOSE T）　312
pretest-posttest design　180
pretesting　273
preunderstandings　561
prevalence rate（PR）　190
prevalence studies　190

primary source　81
primary studies　22, 644
principal axis factor analysis　345
principal component analysis（PCA）
　　　　　　　　　　　　345
principal investigator（PI）　40
priority　582
priority score　751
Privacy Board　140
probability sampling　255
probe　340, 501
probing　13
―― for clinical significance　614
problem statement　62
process analysis　221
process coding　528
process consent　133
ProCite　725
product-moment correlation coeffi-
　cient　369
Prognosis questions　13
Program Announcements（PA）　743
program of research　75
Project Narrative　747
Project Summary　747
projective techniques　160
prolonged engagement　560
propensity matching　202
propensity score　202
proportion of agreement　312
proportionate stratified sampling
　　　　　　　　　　　　261
proposal　50
prospective design　188
PROSPERO　648, 677
protocol　651
proxy　437
pseudo R^2　416
Psychology Information（PsycINFO）
　　　　　　　　　　　　88
psychometrics　305
publication bias　652, 663
publication option　728
PubMed　91
purposeful sampling　486
purposive sampling　259, 486

Q

Q 分類　279
QDA Miner　531, 590

欧文索引　821

QOL 尺度　325
Quadruple Aim　240
qualitative content analysis　546
qualitative data　44
qualitative descriptive research　46
qualitative evidence synthesis（QES）
　　645, 665
qualitative outcome analysis（QOA）
　　610
qualitizing　592
quality-adjusted life year（QALY）
　　223
Quality and Safety Education for
　Nurses（QSEN）　238
── イニシアチブ　19
quality improvement（QI）
　　22, 185, 235
Qualtrics　286
quantitative data　43
quantitizing　592
quasi-experiments　182
quasi-randomization　177
quasi-statistics　567
query letter　732
questionnaire　228, 275
Quirkos　531
quota sample　257
quotas　257

R
random assignment　176
random effects model　659
random sampling　176, 259
randomization　174
randomized consent　177
randomized controlled trial（RCT）
　　27, 46, 171, 644, 687
randomness　151
range　364
rank-order questions　276
rapid response team（RRT）　183
rapid review　646
rating scale　289
rating scale questions　276
ratio measurement　360
raw data　53
Rayyan　649
RD　370

Reach, Effectiveness, Adoption,
　Implementation, and Maintenance
　（RE-AIM）　692
reactivity　160
readability formula　134
ReaDySpeech　46
realist evaluations　223
realist review　676
reasonable extrapolation　690
receiver operating characteristic
　curve（ROC 曲線）　320
recodes　431
reconstruction　8
recursive model　417
reduction　465
reductionist　9
refereed journals　733
reference group　415
Reference Manager　725
reference standard　317
reflective development　499
reflective lifeworld research（RLR）
　　467, 539
reflective notes　515
reflective scales　306
reflexive bracketing　466
reflexive journal　465
Reflexive Monitoring　615
reflexivity　151, 458, 498, 560
RefWorks　84, 649
regression analysis　401
related citations　652
relationship　44
relative risk（RR）　190, 371, 657
relative risk reduction（RRR）　371
relevance　690
reliability　148
reliability coefficient　310
reliable change index（RCI）　326
repeated-measures ANOVA
　（RM-ANOVA）　390, 411
── for mixed designs　412
repeated measures design　159
replication perspective　557
replication studies　230
Reporting of studies Conducted
　using Observational Routine-col-
　lected health Data（RECORD）
　　721
representative sample　255

representativeness　49
reputational case sampling　487
Request for Proposals（RFPs）　744
Requests for Applications（RFA）
　　744
research　2
research critique　98
Research Ethics Board（REB）　139
research hypothesis　74
research methods　8
Research Methods Resources　749
research problem　62
Research Project Grant（R01）　745
research proposals　741
research question　47, 62, 68, 577
research report　51
research synthesis　5
research utilization（RU）　20
researcher　40
researcher credibility　557
researcher experience　66
ResearchGate　94, 730
residual variables　417
residuals　402
respondent-driven sampling
　（RDS 法）　257
responder analysis　451, 702
response bias　287
response options　275
response rates　267
response set　288
responsiveness　327
results　436
retrospective design　187
return on investment（ROI）
　　223, 605
revelatory case sampling　488
RevMan　649, 654
rigor　556
Risk Engagement and Protection
　Survey（REPS）　317
risk of bias　653, 662
rival hypothesis　186
Robert Wood Johnson Foundation
　（RWJF）　744
ROC 曲線　320, 352, 705
rolling enrollment　259
root cause analysis（RCA）　63, 243
rotated factor matrix　347
Roy の適応モデル　112

R & R Other Project Information
Form 747
Ruth Kirschstein Individual Post-
doctoral NRSA Fellowships 746
Ruth Kirschstein Individual Predoc-
toral NRSA Fellowships 745

S

salami slicing 717
sample 40, 255
sample size 263, 269, 631
sample survey 228
sampling 255
—— of politically important cases
488
sampling bias 256
sampling confirming and disconfirm-
ing cases 488
sampling distribution of the mean
376
sampling error 263, 376
sampling frame 260
sampling interval 262
sampling plan 49, 254
Satisfaction with Life Scale(SLS-6)
315
scale 278, 307
scale CVIs(S-CVI) 317
scatter plot 368
schematic models 109
SCHFI 324
science of compassion 6
scientific merit 148
scientific method 9
scientific review groups(SRG) 750
SciRev 734
scoping review 646
Scopus 88, 653
scores 304
screening instruments 265
scripts 580
SD 法 279
secondary analysis 229
secondary source 82
Secondary Traumatic Stress Scale
(STSS) 598
seeds 257
segregated design 675
selection 207
selective approach 537

selective coding 541
selective observations 513
self-administration of questionnaire
(SAQ) 275
Self-Care Deficit Theory 112
self-efficacy theory 114
self-report 159, 228
self-selection 191
semantic differential scales 279
semistructured interviews 501
Senior/Key Person Profile Form
747
sensitivity 318
sensitivity analysis 432, 659
sensitizing framework 41
sequential 581
sequential clinical trials 220
sequential, multiple assignment,
randomized trial(SMART) 695
sequentially numbered, opaque
sealed envelopes(SNOSE) 177
SF-36 325
SF424 書式 747
show card 285
Sigma Theta Tau 744
simple random sampling 260
simultaneous multiple regression
405
single-blind study 179
single case study 471
single positioning 513
Single Studies 22
single-subject experiments 697
site 41
situation specific theory 109
Six Sigma 241
skewed 362
Small Grant Program(R03) 745
smallest detectable change(SDC)
326
Smoking Susceptibility Index 14
snowball sampling 257, 485
Social Cognitive Theory 114
social desirability response bias
287
social determinants of health(SDH)
757
social relations 463
source material 81

Source Normalized Impact per
Paper(SNIP) 731
space triangulation 561
Spearman's ρ 369, 392
specificity 318
SPIDER 668
SQ3R 読書法 56
squared semipartial correlation
coefficients(sr^2) 407
SRToolbox 649
standard deviation(SD) 352, 365
standard error of measurement
(SEM) 315, 449
standard error of the mean(SEM)
377
Standard Protocol Items; Recom-
mendations for Interventional
Trials(SPIRIT) 721
standard score 352, 407
standardized mean difference
(SMD) 657
Standards for QUality Improvement
Reporting Excellence(SQUIRE 2)
721
Standards for Reporting Implemen-
tation studies(StaRI) 721
Standards for Reporting of Diagnos-
tic accuracy(STARD) 721
Standards for Reporting Qualitative
Research(SRQR) 721
State Anxiety Scale 43
State-Trait Anxiety Inventory 299
statement of purpose 62
static measure 306
statistic 359
statistical analysis 50
Statistical Analysis System(SAS)
422
statistical conclusion validity 200
statistical control 202
statistical heterogeneity 658
Statistical Package for the Social
Sciences(SPSS) 311, 422, 590
statistical power 204
statistical process control(SPC)
185, 247
statistical tests 54, 379
statistically significant 54, 381
statistics-by-theme 594

Staying Healthy-Asthma Responsible and Prepared(SHARP)　433
STEEEP　236
stem　337
stepped wedge design　694
stepwise multiple regression　406
Stetler モデル　29
stimulated recall interview　504
strand　576
strata　256
stratified purposive sampling　487
stratified random sampling　261
stratified randomization　177
Strengthening the Reporting of Observational Studies in Epidemiology(STROBE)　721
structural equation modeling(SEM)　349, 418
structural validity　324
structured observation　288
study　40
study design　650
study participants　40, 650
study sections　750
subgroup analysis　659, 703
subgroup effects　265
subgroup mean substitution　428
subject headings　86
subjects　40
subscales　312
substantive theory　116, 468
SUMARI　649, 672
Summaries　25
Summary of Findings(SoF)　663
Summary of Qualitative Findings table　673
summary statement　752
summated rating scales　278
sum of squares between groups (SS$_B$)　387
sum of squares within groups(SS$_W$)　387
superiority trials　220
surrogate outcome　159, 271
survey　228
SurveyMonkey　286, 654
survival analysis　416
SWIFT–Review　649
symbolic interaction　116
symptom science　6

Synopses of Single Studies　23
Synopses of Syntheses　24
Syntheses　23
Synthesized Member Checking (SMC)　563
systematic　9
systematic bias　150
systematic mixed studies review　24
systematic review(SR)　5, 644
systematic sampling　262
Systems　26

T

t 検定　385
──. 独立した群間の　385
T スコア　352, 700
table　723
table shells　432
tacit knowledge　461
tailored interventions　172
target population　254
taxonomic analysis　535
taxonomy　535
telephone interview　228
Template for Intervention Description and Replication(TIDieR)　721
TERMINE　649
test for dependent groups　383
test for independent groups　383
test-retest reliability　310
test statistics　381
testing　208
theme analysis　535
themes　52
theoretical coding　542
Theoretical Domain Framework (TDF)　115
theoretical framework　110
theoretical notes　515
theoretical sampling guide　492
theory　41, 108
Theory of Planned Behavior(TPB)　109
Theory of Reasoned Action　108
theory triangulation　565
therapy　11
Therapy/intervention questions　11
thick description　493, 568

think-aloud method　340, 506
threats to validity　200
TIDieR ガイドライン　722
timed event sequential data　292
Timed Up-and-Go Test　295
time sampling　291
time series design　184
time triangulation　561
tone　477
topic guide　501
transferability　149, 152, 492, 559
transformative paradigm　474
translational research　5, 21, 229
transmogrifying　539
Transparent Reporting of Evaluations with Nonrandomized Designs(TREND)　721
transsubstantiating　539
Transtheoretical Model　114
Trauma and Birth Stress(TABS)　507, 550
treatment　172
treatment adherence　206
treatment fidelity　206
trend studies　158
triangulation　149, 449, 517, 561
triangulation protocol　591
triggers　32
Triple Aim　240
true negatives　318
true positives　318
true score　305
truncation symbol　87
trustworthiness　53, 149, 557, 558
T scores　352, 700
t-test　385
TUG テスト　295
two-tailed tests　382
two-way ANOVA　389
type I error　380
type II error　380
typical case sampling　487

U

umbrella reviews　646
umbrella worldview　577
Uncertainty in Illness Theory　113
Uncivil Behavior in Clinical Nursing Education(UBCNE)　347
underpowered　393

understanding the context 614
unimodal distribution 362
unit culture 6
unit of analysis 24
United Philanthropy Forum 744
univariate 367
univariate descriptive studies 190
unstructured interviews 500
UpToDate 25
urn randomization 177
using PubMed in Evidence-Based
  Practice 91
Utrecht school 466

V

validity 148, 200, 316, 556
validity coefficient 324
variability 364
variables 41

variance 366
Versatile and Integrated System for
  Telerehabilitation(VISYTER)
                                757
video reflexive ethnography(VRE)
                                463
Vignettes 279
visual analog scale(VAS) 277
vote counting 656

W

Wald statistic 415
web-based surveys 286
Web of Science 88
Weight Bias Internalization Scale
  (WBIS-Y) 322
weighted average 657
weighting 261
well-being 113

Western Interstate Council for
  Higher Education in Nursing 4
Wilcoxon signed-rank test 387
Wilcoxon's rank-sum test 387
wild codes 424
wildcard symbol 87
windshield survey 511
within-subjects designs 154
Write Representational Intervention
  To Ease Symptoms
  (WRITE Symptoms) 638

Y・Z

yea-sayers 288

z スコア 407
Zelen design 178
zero time 698